T0213198

CAMBRIDGE LIBRARY COLLECTION

Books of enduring scholarly value

Classics

From the Renaissance to the nineteenth century, Latin and Greek were compulsory subjects in almost all European universities, and most early modern scholars published their research and conducted international correspondence in Latin. Latin had continued in use in Western Europe long after the fall of the Roman empire as the lingua franca of the educated classes and of law, diplomacy, religion and university teaching. The flight of Greek scholars to the West after the fall of Constantinople in 1453 gave impetus to the study of ancient Greek literature and the Greek New Testament. Eventually, just as nineteenth-century reforms of university curricula were beginning to erode this ascendancy, developments in textual criticism and linguistic analysis, and new ways of studying ancient societies, especially archaeology, led to renewed enthusiasm for the Classics. This collection offers works of criticism, interpretation and synthesis by the outstanding scholars of the nineteenth century.

Claudii Galeni Opera Omnia

Galen (Claudius Galenus, 129–c. 199 CE) is the most famous physician of the Greco-Roman world whose writings have survived. A Greek from a wealthy family, raised and educated in the Greek city of Pergamon, he acquired his medical education by travelling widely in the Roman world, visiting the famous medical centres and studying with leading doctors. His career took him to Rome, where he was appointed by the emperor Marcus Aurelius as his personal physician; he also served succeeding emperors in this role. A huge corpus of writings on medicine which bear Galen's name has survived. The task of editing and publishing such a corpus, and of identifying the authentic Galenic texts within it, is a hugely challenging one, and the 22-volume edition reissued here, edited by Karl Gottlob Kühn (1754–1840) and published in Leipzig between 1821 and 1833, has never yet been equalled.

Cambridge University Press has long been a pioneer in the reissuing of out-of-print titles from its own backlist, producing digital reprints of books that are still sought after by scholars and students but could not be reprinted economically using traditional technology. The Cambridge Library Collection extends this activity to a wider range of books which are still of importance to researchers and professionals, either for the source material they contain, or as landmarks in the history of their academic discipline.

Drawing from the world-renowned collections in the Cambridge University Library, and guided by the advice of experts in each subject area, Cambridge University Press is using state-of-the-art scanning machines in its own Printing House to capture the content of each book selected for inclusion. The files are processed to give a consistently clear, crisp image, and the books finished to the high quality standard for which the Press is recognised around the world. The latest print-on-demand technology ensures that the books will remain available indefinitely, and that orders for single or multiple copies can quickly be supplied.

The Cambridge Library Collection will bring back to life books of enduring scholarly value (including out-of-copyright works originally issued by other publishers) across a wide range of disciplines in the humanities and social sciences and in science and technology.

Claudii Galeni
Opera Omnia

VOLUME 8

EDITED BY KARL GOTTLOB KÜHN

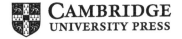

CAMBRIDGE
UNIVERSITY PRESS

CAMBRIDGE UNIVERSITY PRESS

Cambridge, New York, Melbourne, Madrid, Cape Town,
Singapore, São Paolo, Delhi, Tokyo, Mexico City

Published in the United States of America by Cambridge University Press, New York

www.cambridge.org
Information on this title: www.cambridge.org/9781108028349

© in this compilation Cambridge University Press 2011

This edition first published 1821-3
This digitally printed version 2011

ISBN 978-1-108-02834-9 Paperback

CONTENTA TOMI VIII.

———

ΓΑΛΗΝΟΥ ΠΕΡΙ ΤΩΝ ΠΕΠΟΝΘΟΤΩΝ ΤΟΠΩΝ ΒΙΒΛΙΟΝ Α.

Ed. Chart. to. VII. [p. 378.]   Ed. Baf. to. III. (p. 248.)

Κεφ. α'. Τόπους ὀνομάζουσι τὰ μόρια τοῦ σώμα-
τος οὐχ οἱ νεώτεροι μόνον, ἀλλὰ καὶ τῶν παλαιῶν ἰατρῶν
οὐκ ὀλίγοι, σπουδάζουσί τε διαγινώσκειν τὰ κατ᾿ αὐτοὺς
πάθη, διότι καὶ τὴν θεραπείαν ὑπαλλάττεσθαι συμβαίνει
κατὰ τὰς διαφορὰς αὐτῶν. ὁπόσον μὲν οὖν τι τὸ πρὸς τὰς
ἰάσεις ἐστὶ χρήσιμον ἐκ τῆς τοιαύτης γνώσεως, ἐν τῇ τῆς θε-
ραπευτικῆς μεθόδου πραγματείᾳ δηλοῦται· νυνὶ δὲ μόνον,
ὅπως ἄν τις διαγινώσκοι τὰ πάσχοντα μόρια, πρόκειται σκο-
πεῖσθαι. τὰ μὲν οὖν ἐπιπολῆς ἑτοίμως ὑποπίπτει ταῖς

GALENI DE LOCIS AFFECTIS LIBER I.

Cap. 1 Locos nominant partes corporis non re-
centiores folum, fed et veterum medicorum non pauci, ac
affectus ipforum dignoscere ftudent, propterea quod pro ip-
forum differentiis curationem quoque immutari contingit.
At quam utilis ad curationem fit hujusmodi notitia, in opere
methodi medendi declaratur. Nunc vero, quomodo affectae
partes a quovis poffint dignosci, fpeculari duntaxat propo-
fitum eft. Igitur partes in fuperficie conftitutae una cum

Ed. Chart. VII. [378. 379.]   Ed. Baf. III. (248.)

αἰσθήσεσιν ἅμα ταῖς ἰδέαις τῶν παθῶν· ὅσα δ᾽ ἐν τῷ βάθει
κατακέκρυπται, γεγυμνασμένου δεῖται τὸν λογισμὸν ἀνδρὸς
ἔν τε ταῖς ἐνεργείαις τῶν μορίων καὶ χρείαις, οὐχ ἥκιστα δὲ
κἂν τῇ προηγουμένῃ τούτων ἀνατομῇ, ἥτις ἐδίδαξεν ἡμᾶς
ἄλλά τε πολλὰ καὶ τῆς οὐσίας ἑκάστου τὴν ἰδιότητα. σῶμα
γοῦν τι χονδρῶδές ἐστι κατὰ τὰς τοῦ πνεύμονος τραχείας
ἀρτηρίας, ὃ καλοῦσι βρογχίον, οὗ τὴν ἰδιότητα μόνοις τοῖς
τεθεαμένοις ὑπάρχει γιγνώσκειν. ὅταν μὲν οὖν ποτε τοῦτο
μετὰ βηχὸς ἀναπτυσθῇ, μέγιστον ἕλκος ἐξ ἀναβρώσεως ἢ ση-
πεδόνος ἐν πνεύμονι λογιζόμεθ᾽ ὑπάρχειν. ἔστι μὲν γὰρ καὶ
καθ᾽ ὅλον τὸν τράχηλον, ἐν τῷ μεταξὺ φάρυγγός τε καὶ πνεύ-
μονος, ἡ τοιαύτη φύσις τοῦ σώματος· ἀλλ᾽ οὐχ οἷόν τε τηλι-
καύτην ἕλκωσιν ἐνταυθοῖ γενέσθαι· [379] φθάσει γὰρ ἀπο-
θανεῖν τὸ ζῶον· ἐν δὲ τῷ πνεύμονι δυνατὸν, ὡς ἂν σηπο-
μένου τε τοῦ σπλάγχνου δι᾽ ὑγρότητα ῥᾳδίως, ὑπό τε μοχθη-
ρῶν χυμῶν ἑτοίμως ἀναβιβρωσκομένου, τῶν τε βρογχίων ἐν
αὐτῷ σμικρῶν ὑπαρχόντων· οὐδὲ γὰρ οὐδὲ μόριον αὐτῶν
ἀποσαπῆναι δυνατὸν, ἀλλ᾽ ὅλον ἀνενεχθῆναι τὸ βρογχίον

affectuum ideis facile fub fenfus cadunt.   Quae vero in imo
corpore delitescunt, exercitatae rationis virum defiderant
cum in partium et actionibus et ufu, tum vel maxime in eas
praecedente anatome, quae nos docuit cum alia permulta
tum cujusque partis effentiae proprietatem.   Corpus igitur
quoddam cartilagineum eft fecundum asperas pulmonis arte-
rias, quod bronchion appellant; cujus proprietatem folis
ipfum intuitis cognoscere conceditur.   Id fi aliquando per
tuffim ejectum fit, maximum ulcus ab erofione, vel putredi-
ne, in pulmone effe exiftimamus.   Eft enim et per totum
quidem collum, inter guttur et pulmonem media, talis cor-
poris natura; tam grandis tamen ulceratio in ipfo haudqua-
quam fieri poteft, prius enim mors animal occupabit.   In
pulmone vero fieri poteft, quum hoc viscus et ob humidita-
tem facile putrescat, et a vitiofis humoribus prompte eroda-
tur, et bronchia ipfius exigua fint; nequaquam enim ulla
pars ipforum exputrescere poteft, fed totum bronchium re-

Ed. Chart. VII. [379.]   Ed. Baf. III. (248. 249.)

ἀναγκαῖόν ἐστιν, τῶν συναπτόντων αὐτὸ τοῖς συνεχέσιν ὑμε-
νωδῶν δεσμῶν ἀπολυθέντων, ʹίτινες πάσχουσι πολὺ πρότε-
ρον τῶν βρογχίων αὐτῶν· τὰ ,ἐν γὰρ χονδρώδη τέ ἐστι καὶ
σκληρὰ καὶ παχέα, λεπτοὶ δὲ καὶ ἀσθενεῖς οἱ συνδοῦντες ὑμέ-
νες αὐτά. καὶ μὲν δὴ καὶ ἀγγείου τι μόριον οὐ σμικρὸν ἀνα-
βηχθὲν ἐθεασάμεθα, σαφῶς ἐνδεικνύμενον καὶ τοῦτο τοῖς ἐμ-
πείροις ἀνατομῆς, ὡς ἐκ τοῦ πνεύμονός ἐστι. τὰ μὲν γὰρ
κατὰ τὴν ἐν τῷ τραχήλῳ τραχεῖαν ἀρτηρίαν ἀγγεῖα τριχοειδῆ
πάντ᾽ ἐστὶν, ὥστ᾽ οὐ μόνον ἡ τῆς οὐσίας ἰδιότης, ἀλλὰ καὶ
τὸ μέγεθος ἐνδείκνυ(249)ται πολλάκις οὐκ ἀσαφῶς, ὁποῖός
τίς ἐστιν ὁ πεπονθὼς τόπος. οὕτω γ᾽ οὖν ἐν δυσεντερίᾳ
θεασάμενός τις ἐντέρου χιτῶνα διαχωρηθέντα, καὶ πλάτει καὶ
πάχει μείζονα τῶν ἐν τοῖς λεπτοῖς ἐντέροις, οὐκ ἂν ἀλόγως
τεκμαίροιτο τὴν ἕλκωσιν ἐν τοῖς παχέσιν ἐντέροις εἶναι. καὶ
μὲν δὴ κἀπὶ τοῦ μειρακίου τοῦ μετὰ βηχὸς ἀναπτύσαντός
ποτε χιτῶνα παχὺν καὶ γλίσχρον ἐτεκμηράμεθα τὸ κατὰ τὸν
λάρυγγα σῶμα τὸ ἔνδον, ὃ καὶ τὴν ἐπιγλωττίδα συνίστησιν,
εἶναι. ἐθεραπεύθη γ᾽ οὖν τὸ μειράκιον, οὐ πάνυ τι προσ-

jici neceſſe eſt, membranoſis vinculis, quae ipſum cum con-
tinuis partibus conjungunt, exolutis, quae ſane ipſis bron-
chiis multo prius afficiuntur; haec enim et cartilaginea et
craſſa et dura ſunt; membranae vero, quae ipſa colligant,
tenues et infirmae. Quinetiam portionem quandam vaſis
haud parvam tuſſiendo rejectam vidimus, et ipſam diſſectio-
nis peritis plane demonſtrantem ſe ex pulmone fuiſſe educ-
tam. Nam quae ad aſperam in collo arteriam *perveniunt*
vaſa, omnia capillacea ſunt. Proinde non ſolum eſſentiae
proprietas, ſed magnitudo quoque ſaepenumero haud ob-
ſcure indicat, quis ſit affectus locus. Sic igitur qui inteſtini
tunicam per dyſenteriam alvo dejectam conſpexerit, tum
latitudine tum craſſitudine tenuiorum inteſtinorum *tunicis*
majorem, non abs re conjiciet ulcerationem in craſſis inteſti-
nis conſiſtere. Ac ſane et in adoleſcentulo, qui tuſſiendo
tunicam craſſam viſcoſamque expuerat, conjecimus inter-
num eſſe gutturis corpus, quod epiglottida conſtituit. Itaque
ſanatus eſt adoleſcentulus, non admodum ſperantibus nobis;

4   *ΓΑΛΗΝΟΥ ΠΕΡΙ ΤΩΝ ΠΕΠΟΝΘ. ΤΟΠΩΝ*

Ed. Chart. VII. [379.]   Ed. Baf. III. (249.)

δοκώντων ἡμῶν, ἐκακώθη μέντοι τὴν φωνήν. ἡ δὲ τῆς οὐ-
σίας ἰδιότης καὶ τὰ κατὰ τοὺς νεφροὺς ἕλκη τῶν ἐν τῇ κύ-
στει διορίζει, καθότι καὶ Ἱπποκράτης ἔγραψεν ἐν ἀφορισμοῖς·
τὰ μὲν πεταλώδη τοῖσιν οὔροισιν ἐμφερόμενα τῆς κύστεως
ἕλκωσιν σημαίνει, τὰ δὲ σαρκώδη τῶν νεφρῶν. ἀλλὰ κᾀκ
τῶν περιεχομένων ἔν τισι μορίοις οὐσιῶν οὐκ ὀλιγάκις ἡμῖν
ἔνδειξις γίνεται τοῦ πεπονθότος τόπου. ἐν Μιτυλήνῃ γ᾽ οὖν
ἐτρώθη νεανίσκος ὑπὸ ξίφους ἄχρι βάθους ἱκανοῦ περὶ τὴν
ἕδραν, ἡμερῶν τε τριῶν τῶν πρώτων ἄσιτός τε καὶ ἄποτος
μείνας, τὴν τετάρτην μετὰ τὴν θεραπείαν τραφεὶς καὶ
πιὼν, εἶτ᾽ αὖθις ἡλίου δύνοντος θεραπευόμενος ἐξέκρινε διὰ
τοῦ τραύματος οὔρου κοτύλας ὡς τέτταρας, οὐδ᾽ ὅλως
πρότερον οὐρηκὼς ἐξ οὗπερ ἔτυχε τρωθείς· καὶ δὴ καὶ τοῦ
βάρους ἀπηλλάχθαι τελέως ἔφη τηνικαῦτα τοῦ πρότε-
ρον ἀνιῶντος αὐτὸν ἐν τῷ κατὰ τὸ καλούμενον ἐφή-
βαιον χωρίῳ. δῆλον οὖν ἦν ἐπὶ τοῦδε τὴν κύστιν τε-
τρῶσθαι· δῆλον δὲ κᾀπὶ τοῦ κόπρον ἀποκρίναντος κατὰ
τὸ τραῦμα τετρῶσθαί τι τῶν ἐντέρων· ὥσπέρ γε καὶ εἰ

manfit tamen vox vitiata. Praeterea fubftantiae proprietas
a veficae ulceribus ea quae in rembus confiftunt, diftinguit,
qua ratione in aphorismis fcripfit Hippocrates: *Quae cum
urinis excernuntur, laminarum fpeciem referentia, veficae
ulcus fignificant; quae vero carunculis fimilia funt, re-
num.* Imo et a rebus in partibus quibusdam contentis non
raro locus affectus deprehenditur. Itaque Mitylenis ado-
lescens quidam fecundum fedem vulneratus eft gladio, vul-
nere fatis profundo; ac tribus primis diebus quum fine ci-
bo et potu permanfiffet, quarto poft curationem cibum fum-
pfit ac bibit, deinde occidente fole iterum adhibita cura-
tione heminas urinae circiter quatuor per vulnus excrevit,
quum prius ex quo *tempore* vulneratus erat, haud prorfus
minxiffet; tum vero ab onere, quo in ea regione quae circa
pubem vocatam eft, gravabatur prius, fe perfecte liberatum
effe dixit. Itaque in ifto conftabat veficam fuiffe vulnera-
tam. Conftat autem et in eo qui ftercus per vulnus excre-
vit, inteftinorum alicui vulnus effe illatum. Quemadmodum

Ed. Chart. VII. [379 380.]   Ed. Baf. III. (249.)

τροφή τισιν ἐπανέλθοι, τὴν γαστέρα τετρῶσθαι δηλώσει.
καὶ μὴν καὶ φύματός τινι γεννηθέντος ὑπεράνω τοῦ βουβῶ-
νος, ὡς ἐκπυῆσαι, τεμόντος τοῦ ἰατροῦ, κόπρος ἐπηκολού-
θησεν, ἐφάνη τε σαφῶς ἀπόστημα γεγονὸς ἐν κώλῳ. τοῦ
δὲ αὐτοῦ γένους τούτοις ἐστὶν καὶ τὸ τοῦ θώρακος τρωθέν-
τος ἐκφυσώμενον πνεῦμα καὶ τὸ τῆς ἀρτηρίας ἐκχεόμενον
αἷμα. πολλάκις γοῦν ἀδήλου πρὸς τὴν αἴσθησιν ὄντος τοῦ
τετρωμένου σώματος, ἀκριβὴς διάγνωσις ἐκ τούτων γίνεται.
τὸ μὲν γὰρ ἐν ταῖς ἀναπνοαῖς τοῦ θώρακος ἐκφυσώμενον
πνεῦμα τὸν ὑπεζωκότα τὰς πλευρὰς ὑμένα τετρῶσθαι ση-
μαίνει· τὸ δ᾽ ἐξακοντιζόμενον αἷμα σφυγμωδῶς ἀρτηρίαν·
εὐθὺς δὲ τοῦτο καὶ θερμότερόν ἐστι καὶ λεπτομερέστερον καὶ
ξανθότερον τοῦ κατὰ τὰς φλέβας. ὥσπερ δὲ ταῦτα σαφῆ
τὴν διάγνωσιν ἔχει, κατὰ τὸν αὐτὸν τρόπον, ἐὰν ἐπίπλους
ποτὲ ὀφθῇ προπεσὼν διὰ τραύματος, [380] ἤ τι τῶν ἐντέ-
ρων, ἀναγκαῖόν ἐστι διῃρῆσθαι τὸ περιτόναιον· εἰ δὲ πνεύ-
μονος ὀφθείη τι πέρας λοβοῦ προπεσὸν ἔξω τοῦ τραύματος,
ἐνδείκνυται συντετρῶσθαι τὸν θώρακα· διαφέρει δ᾽ οὐδὲν

fi quibusdam cibus egrediatur, ventriculum vulneratum effe
declarabit. Jam ortum fupra inguina cuidam tuberculum,
ut pus excluderet, quum medicus incidiffet, ftercus fubfe-
quutum eft, et in colo factus abfceffus manifefto apparuit.
Ejusdem cum iftis generis eft et qui vulnerato thorace fpiri-
tus efflatur, et fanguis qui ab arteria effunditur. Quum
igitur faepe vulneratum corpus fenfui abditum fit, accurata
ex his dignotio percipitur. Nam ex thorace fpiritus inter
refpirandum efflatus membranam coftas fuccingentem vul-
neratam effe fignificat; fanguis faliendo ejaculatus arte-
riam; fed hic protinus eo, qui ex venis erumpit, et calidior
et tenuior et flavus magis eft. At ut haec dilucidam habent
dignotionem, ad eundem modum fi aliquando omentum, aut
inteftinorum aliquod procidere per vulnus videatur, perito-
naeum divifum effe neceffe eft. Si vero pulmonis aliquod
fibrae extremum in externum vulnus prolapfum videatur,
thoracem confoffum effe oftendit; atque nihil refert, five

ἢ τὸν ὑπεζωκότα τετρῶσθαι λέγειν, ἢ συντετρῆσθαι τὸν θώ-
ρακα. καὶ μὴν κἀκ τῶν ἐπιφυομένων ἔστιν ὅτε γνωρίζεται
ὁ πεπονθὼς τόπος· ἰδιότης μὲν γὰρ τῆς οὐσίας ἐστὶ τῶν ἐπι-
φυομένων, ὥσπερ τῶν μυκήτων τοῖς ἐν τῇ κεφαλῇ κατάγμα-
σιν, ὅταν ἡ μῆνιγξ ᾖ πεπονθυῖα· ἰδιότης δ᾽ ἑτέρα πάλιν,
ὅταν ὀστοῦν πεπόνθῃ κατά τι μόριον. ἐκ τούτου δὲ τοῦ γέ-
νους ἐστὶ καὶ ἡ ἐφελκὶς ὀνομαζομένη· δηλοῖ γὰρ ἡλκῶσθαι
τὸ μόριον ἐκεῖνο, καθ᾽ ὅπερ ἂν ἐκκριθεῖσα φαίνηται, μετὰ
μὲν τῶν οὔρων ὑπελθοῦσα, τῶν οὐρητικῶν τι· μετὰ δὲ βη-
χὸς ἀναχθεῖσα, τῶν ἀναπνευστικῶν· εἰ δ᾽ ἐμεθείη, τῶν κατὰ
τὸν στόμαχόν τε καὶ γαστέρα· καθάπερ γε καὶ εἰ μετὰ τῶν
διαχωρημάτων ὑπέλθοι, τῶν ἐντέρων τινὸς ἕλκωσιν ἐνδείκνυ-
ται. ἕτερος δὲ τρόπος ἐστὶ διαγνώσεως ἐκ σημείων τινῶν,
ὅταν ἐν ἀλλοτρίᾳ χώρᾳ περιέχηταί τι παρὰ φύσιν, οἷον ἐν
νεφροῖς ἢ κύστει λίθος, πῦον ἐν θώρακι· ἐκ τούτου δὲ τοῦ
γένους ἐστὶν καὶ θρόμβος αἵματος, ἐν ᾧ περ ἂν ᾖ περιεχόμε-
νος, ἤ τις ἕτερος χυμὸς ἀνιαρὸς ἐν τῷ σώματι τοῦ ζώου γεν-

fuccingentem membranam vulneratam effe, five thoracem
confoffum dicere.   Jam vero ex iis etiam rebus, quae adnas-
cuntur, affectus locus quandoque dignoscitur; proprietas
enim effentiae eft eorum quae adnascuntur, quemadmodum
fungorum in fracturis capitis, quum meninx fuerit affecta.
Atque rurfus alia proprietas confpicitur, quum os partis cu-
juspiam affectum fit.   Hujus generis eft ramentum ulceris
appellatum, declarat enim ulceratam effe partem, a qua ex-
cretum cernatur; cum urina quidem fi eruperit, urinae or-
ganorum aliquod; at cum tuffi eductum, fpirabilium; fi au-
tem vomitu exclufum fit, gulae ac ventriculi; quemadmo-
dum, fi cum alvi excrementis exierit, inteftinorum aliquod
ulceratum effe indicat.   Eft praeterea ex fignis quibusdam
alius dignotionis modus, quum videlicet in alieno fpatio ali-
quid praeter naturam continetur, ut in renibus aut vefica la-
pis, aut pus in thorace; ex eo autem genere cenfetur et gru-
mus fanguinis, ubicunque contineatur, aut alius quidam
humor moleftus in animalis corpore genitus, vel extrinfecus

νηθεὶς, ἢ ἔξωθεν ἐπεισαχθείς. ὅθεν καὶ ζήτησις, οὐδὲν μὲν
εἰς τὰ τῆς ἰατρικῆς τέχνης ἔργα συντελοῦσα, λογικωτέραν δέ
τινα θεωρίαν ἔχουσα, πολλοῖς τῶν νεωτέρων ἰατρῶν ἐγένετο,
πότερον ἐκ τῶν πεπονθότων τόπων ἐστὶ καὶ τὰ τοιαῦτα τᾶ ν
παρὰ φύσιν ἐν ἡμῖν γινομένων, ἢ τόπος μὲν οὐδεὶς πέπονθεν,
ἐνοχλεῖται δὲ τὸ ζῶον ὑπὸ τῆς παρὰ φύσιν αἰτίας. ὅτι δ᾽,
ὡς ἔφην, ἄχρηστός ἐστιν ἡ τοιαύτη ζήτησις, ἔνεστί σοι γνῶ-
ναι ῥᾳδίως, ἐννοήσαντι τὸ χρήσιμον εἰς τὴν τέχνην ἐκ τῶν
διαγνώσεων. ὑποκείσθω γοῦν τις ἡμερῶν τριῶν μηδ᾽ ὅλως
οὐρηκώς· ἆρ᾽ οὖν οὐκ εὐθέως ζητήσομεν, ἐν τίνι μορίῳ τοῦ
σώματός ἐστιν ἡ ᾽τοῦ συμπτώματος αἰτία; πότερον ἐν τοῖς
νεφροῖς, ἢ τοῖς οὐρητῆρσιν, ἢ κατὰ τὴν κύστιν, ἢ κατὰ τὴν
οὐρήθραν; οὐ μὴν ἐν ἥπατί γε καὶ πνεύμονι καὶ σπληνὶ
καὶ γαστρὶ καὶ καρδίᾳ ζητήσομεν αὐτὴν, οὐδ᾽ ὅλως ἐν ἄλλῳ
μορίῳ, διότι οὐδὲν ἐκείνων ἐστὶν οὐρήσεως ὄργανον. εἰ δέ γ᾽
ἠγνοοῦμεν, ὡς ἐν μὲν τοῖς νεφροῖς πρῶτον ἡ τῶν οὔρων γί-
νεται διάκρισις, ἐφεξῆς δὲ διὰ τῶν οὐρητήρων ἐπὶ τὴν κύστιν
ἀφικνεῖται, κἄπειτ᾽ ἐντεῦθεν ἐκκρίνεται καθ᾽ ὃν ἐμάθομεν
τρόπον ἔμπροσθεν ἐν τοῖς τῶν φυσικῶν ἐνεργειῶν λογισμοῖς,

appulfus. Unde et juniorum medicorum compluribus orta
quaeftio eft, ad medicae quidem artis opera nihil conferens,
fed logicam magis habens contemplationem quandam, utrum
hujusmodi res in nobis praeter naturam genitae ex affectis
fint locis, an loco nullo affecto, animal a caufa praeter natu-
ram male afficiatur. Sed quod inutilis, ut dixi, fit hujus-
modi quaeftio, cognitu facile tibi eft, fi confideraveris, quan-
tum dignotiones ad artem conferant. Subiiciamus ergo ali-
quem tribus diebus nihil urinae prorfus excreviffe; nonne
protinus, in qua corporis parte fit hujusmodi fymptomatis
caufa, inveftigabimus? an in renibus, aut ureteribus, aut ve-
fica, aut urethra? neque enim in hepate, pulmone, liene,
ventriculo, corde, aut alia quavis parte ipfam quaeremus,
quod nulla ipfarum fit mejendi inftrumentum. At fi igno-
raremus, urinae fecretionem in renibus primum fieri, dein-
de eam per ureteras ad veficam pervenire, ac demum inde
excerni, quemadmodum antea in disputationibus naturalium

οὐδὲν ἂν τούτων εὑρεῖν ἠδυνήθημεν. οὐ μὴν οὐδ᾽ ἄχρι το-
σούτου προελθεῖν ἀρκέσει· σκέψασθαι γὰρ ἄμεινον, ἥτίς
ποτε τῶν εἰρημένων αἰτία, δι᾽ ἣν ἴσχεται τὸ οὖρον. ἡ δὲ
ὁδὸς τῆς σκέψεως ἥδε. πάντ᾽ ἐπισκέψασθαι χρὴ τά τε πα-
ρόντα καὶ τὰ προγεγονότα συμπτώματα, τὰ μὲν παρόντα
θεασάμενον αὐτὸν, ὅσα δ᾽ ἔμπροσθεν ἐγένετο διαπυνθανό-
μενον οὐ τοῦ κάμνοντος μόνον, ἀλλὰ καὶ τῶν οἰκείων.
ἔστω τοίνυν, ἕνεκα παραδείγματος, ὄγκος μέν τις κατὰ τὸ
καλούμενον ἐφήβαιον, ἐν περιγραφῇ σαφῶς ἐνδεικνύμενος
πεπληρῶσθαι τὴν κύστιν, ἐκκρινέσθω δὲ μηδὲν, ἆρ᾽ οὐ πρό-
δηλον, ὡς ἤτοι παραλελύσθαι τὴν ἀποκριτικὴν τῶν οὔρων
ἐνέργειαν ἀναγκαῖόν ἐστιν, ἢ τὸν τῆς οὐρήθρας πόρον ἐστε-
γνῶσθαι; πρῶτον μὲν οὖν ἐπισκεπτέον, εἰ παραλελύσθαι
δυνατὸν, ἀναμνησθέντας, ὅπως ἡ τῶν οὔρων ἔκκρισις γίνε-
ται τοῖς ὑγιαίνουσιν, ὅταν αὐτοὶ προέλωνται, τοῦ μὲν ἐν
κύκλῳ περιβεβλημένου [381] τραχήλῳ τῆς κύστεως· μυὸς παυ-
σαμένου τῆς ἐνεργείας, αὐτῆς δὲ τῆς κύστεως ἐνεργούσης.
ἔστι δὲ ἡ μὲν τοῦ μυὸς ἐνέργεια κατὰ τὴν ἡμετέραν γινομένη

actionum didicimus, nihil hujusmodi invenire potuiffemus.
Verum nec eousque proceffiffe fufficiet; quin perpendere
praeftat, quaenam fit dictorum caufa, ob quam urina fuppri-
mitur. Eft autem via contemplationis haec. Intueri opor-
tet omnia tum praeterita, tum praefentia fymptomata; praes-
entia quidem ipfum infpicientem; quaecunque vero ante-
cefferunt, non folum a laborante, fed etiam ab ipfius famili-
aribus, interrogantem. Sit igitur, exempli gratia, tumor
aliquis in pube quam vocant, evidenter quidem in circum-
fcriptione veficam impletam effe oftendens, nihil autem ex-
cernatur: nonne plane conftat, aut expellentem urinae
actionem neceffario refolutam, aut urethrae meatum effe
conftipatum? In primis igitur confiderare oportet, num re-
foluta effe potuerit *facultas*, memores, quomodo bene va-
lentibus urinae fiat excretio, quum ipfi volunt; ubi muscu-
lus quidem cervicem veficae circumdans ab actione quieve-
rit, ipfa autem vefica fuo munere fungatur. Musculi autem
actio ad arbitrium noftrum perficitur, at veficae actio et in-

Ed. Chart. VII. [381.]   Ed. Baſ. III. (249. 250.)

προαίρεσιν, ἡ δὲ τῆς κύστεως ἀπροαίρετός τε καὶ φυσική.
δέδεικται γὰρ ἐν τοῖς τῶν φυσικῶν δυνάμεων ὑπομνήμασιν,
ἐν ἅπασι σχεδόν τι τοῖς τοῦ σώματος μορίοις ἀποκριτικὴν
τῶν περιττωμάτων ὑπάρχειν δύναμιν, ἢν ἔχει μὲν ἀεὶ πάντα,
χρῆται δ᾽ αὐτῇ, ὅταν ὑπὸ τῶν περιττωμάτων ἀνιαθῇ. ταύ-
της οὖν παθούσης τῆς ἀποκριτικῆς δυνάμεως, ἐγχωρεῖ ποτε
γενέσθαι τὴν ὀνομαζομένην ἰσχουρίαν· ἀλλ᾽ ἐὰν οὕτω σχη-
ματίσῃς τὸν ἄνθρωπον, ὡς κατάῤῥοπον εἶναι τὸν αὐχένα τῆς
κύστεως, ἐπιθλίψῃς τε ταῖς χερσὶν τὸν παρὰ φύσιν ὄγκον,
ἐκκριθήσεται τὸ οὖρον· εἰ δὲ ταῦτα παράξαντί σοι μηδὲν γί-
γνοιτο πλέον, ἀφίστασθαι μὲν χρὴ τῆς κατὰ τὴν παράλυσιν
αἰτίας, ἐστεγνῶσθαι δὲ τὴν οὐρήθραν ὑπολαμβάνειν· ὁ γάρ
τοι μῦς ὁ περικείμενος αὐτῇ παραλυθεὶς οὐκ ἰσχουρίας,
ἀλλ᾽ ἀκουσίου κενώ(250)σεως τῶν οὔρων αἴτιος γίνεται. κατὰ
πόσους δὴ τρόπους ἐγχωρεῖ στεγνωθῆναι τὸν πόρον τοῦ τρα-
χήλου τῆς κύστεως, ὃν ὀνομάζουσιν οὐρήθραν, ἐφεξῆς ἂν εἴη
σκέπτεσθαι. ἐμοὶ μὲν δοκοῦσι τρεῖς οἱ πάντες εἶναι, ἤτοι
τοῦ σώματος αὐτῆς εἰς ὄγκον τινὰ παρὰ φύσιν ἀρθέντος οὕτω
μέγαν, ὡς ὑπ᾽ αὐτοῦ καταληφθῆναι τὸν πόρον· ἢ τινος

voluntaria eſt et naturalis. Nam in commentariis de natu-
ralibus facultatibus declaratum eſt, in omnibus propemodum
corporis partibus eſſe facultatem excrementorum expultri-
cem, quam habent omnes perpetuo, ſed ea utuntur, quum
ab excrementis vexantur. Ea ergo facultate excretrice la-
borante, contingit aliquando urinae ſuppreſſionem fieri; ſed
ſi hominem ita figuraveris, ut declivis ſit cervix veſicae, ac
manibus tumorem praeter naturam compreſſeris, excernetur
urina; quum autem haec feceris, ſi tibi nihil magis obor.a-
tur, a cauſa paralyſeos credita deſiſtere, atque urethram
conſtipatam eſſe ſuspicari oportet; nam musculus ei circum-
datus ſi reſolvatur, non ſuppreſſae, ſed praeter voluntatem
emiſſae urinae cauſa eſt. Itaque quot modis contingat, cer-
vicis veſicae meatum, quem urethram vocant, ſtipari, dein-
ceps conſiderandum eſt. Equidem tres in univerſum eſſe
cenſeo; aut quum corpus ipſius in tantum tumorem praeter
naturam attollitur, ut meatus ab ipſo occupetur; aut quum

Ed. Chart. VII. [381.]   Ed. Baf. III. (250.)

ἐπιτραφέντος αὐτῷ παρὰ φύσιν ἤτοι σαρκοειδοῦς ἢ πωροει-
δοῦς σώματος, ἢ καὶ φράξαντός τινος τὸν πόρον. αὐτὸ μὲν
δὴ τὸ σῶμα πρὸς ἀξιόλογον ὄγκον ἐπιδίδοται φλεγμαῖνον,
ἢ σκιῤῥούμενον, ἢ ἀφιστάμενον, ἢ ὁπωσοῦν οἰδισκόμενον·
ἐπιτραφήσεται δὲ τῷ πόρῳ σὰρξ μὲν, ἑλκώσεώς τινος προη-
γησαμένης, ἑτέρα δέ τις οὐσία χρόνῳ πολλῷ κατὰ βραχὺ
χυμοῦ παχέος καὶ γλίσχρου γεννήσαντος αὐτήν. ἐμφραχθή-
σεται δ᾽ ὑπό τε λίθου καὶ θρόμβου καὶ πύου καὶ χυμοῦ
παχέος τε καὶ γλίσχρου. ταῦτ᾽ οὖν χρὴ διορίζεσθαι πάντα,
μὴ μόνον τὰ παρόντα συμπτώματα θεώμενον, ἀλλὰ καὶ τὰ
προηγησάμενα. φέρε γὰρ, ὑποκείσθω παιδίον μὲν τὸ κάμνον,
ἔμπροσθεν δ᾽ αὐτῷ γεγονέναι τὰ τοῦ λίθου σημεῖα, τὸ μὲν
οὖρον ὑδατῶδες, ὑποστάσεις δέ τινες ψαμμώδεις ἐν αὐτῷ,
καὶ κνώμενον τὸ αἰδοῖον συνεχῶς, καὶ χαλώμενον ἢ ἐντεινό-
μενον ἀλόγως, ἔπειτ᾽ ἐξαίφνης ἰσχουρῆσαν· ἐπὶ τούτῳ τις οὐκ
ἄνευ λόγου ὑπονοήσειεν ἄν, ἐμπεπτωκέναι τῷ τραχήλῳ τῆς
κύστεως τὸν λίθον. ὕπτιόν τε οὖν σχηματίσας τὸ παιδίον,
ὑψηλότερά τε πολλῷ τοῦ λοιποῦ σώματος ἐργασάμενος τὰ

ei quaedam moles praeter naturam, vel carnofa, vel callofa,
innafcitur, aut a re quapiam obftruitur meatus. Corpus
quidem ipfum ad infignem tumorem attollitur, fi vel inflam-
matione, vel fcirrho, vel abfceffu, vel alio quovis tumore
fuerit affectum; in meatu autem caro quidem orietur, fi
praecefferit ulcus; alia vero fubftantia longo temporis fpa-
tio ex craffo lentoque humore paulatim nasci poteft. At
obftruetur *meatus* vel lapide, vel grumo, vel pure, vel
craffo lentoque humore. Igitur haec omnia diftinguere opor-
tet, non folum ex praefentibus fymptomatis, fed etiam ex
iis, quae praeterierunt. Age enim, fubjiciatur puer aegro-
tus; apparuerint vero antea calculi figna, urina aquac fimi-
lis, fedimenta in ea fabulofa quaedam; ipfe infuper affidue
pudendum fcalpat, idque vel laxum vel intentum praeter
rationem; poftea urina derepente fupprimatur: non fine ra-
tione conjecerit quivis huic calculum in veficae cervicem in-
cidiffe. Itaque fupino figurato puero, cruribusque reliquo
corpore multo fublimioribus redditis, multifariam ipfum

σκέλη, διασείσεις πολυειδῶς, ἐπιτεχνώμενος ἐκπεσεῖν τοῦ πό-
ρου τὸν λίθον. ἐπειδὰν δὲ ταῦτα πράξῃς, κέλευε προθυ-
μηθῆναι τὸ παιδίον οὐρῆσαι· κἂν μὲν ὑπακούσῃ τὸ ἔργον,
ἐκκριθῇ τε τὸ οὖρον, ἅμα τῆς τ᾽ αἰτίας ἀκριβῆ διάγνωσιν
ἐσχηκέναι καὶ τῆς θεραπείας εὐπορηκέναι πεισθήσῃ· μενού-
σης δὲ ἔτι τῆς ἰσχουρίας, ἐκ δευτέρου διασείσεις σφοδρότερον·
εἰ δὲ διασείσαντος καὶ νῦν ἔτι μένοι, διὰ τοῦ καλουμένου
καθετῆρος ἅμα μὲν ἀπώσῃ τὸν λίθον ἐκ τοῦ τραχήλου τῆς
κύστεως, ἅμα δὲ ποδηγήσεις τοῖς οὔροις. εἰ δὲ τὰ μὲν λίθου
σημεῖα μὴ φαίνοιτο προγεγενῆσθαι τῆς ἰσχουρίας, αἵματος
δέ τις ἔκκρισις, εἰκὸς εἶναι θρόμβον ἐμφράττοντα τὴν οὐρή-
θραν· ἐγχωρεῖ δὲ καὶ τῆς κύστεως ἡλκωμένης ἔκκρισιν μὲν
αἵματος μὴ προηγήσασθαι, κατὰ βραχὺ δὲ συστῆναι θρόμ-
βον· ἐγχωρεῖ δὲ κἀκ τῶν νεφρῶν αἷμα διὰ τῶν οὐρητήρων
εἰς τὴν κύστιν ῥυὲν εἰργάσθαι τὸν θρόμβον. ἀλλὰ κἀπὶ
τῶν τοιούτων στοχασμῶν ὁ καθετὴρ χρήσιμος, ὥσπερ κἀπει-
δὰν πῦον, ἢ χυμός τις παχὺς καὶ γλίσχρος ὑπονοῆται κατει-
ληφέναι τὸν πόρον. [382] εἰς δὲ τὴν τοιαύτην ὑπόνοιαν

concuties, fatagens, ut lapis ex meatu excidat. Qui-
bus peractis, jube ut puer urinam reddere tentet; quod fi
res fuccefferit, profluxeritque urina, fimul accuratam cau-
fae dignotionem te habere et curationem tibi fuppetere
certo credideris; perfeverante nihilominus urinae fuppref-
fione, rurfus concuties vehementius; fi vero concuffione
facta adhuc fic permanferit, tum demiffo chatetere vocato
fimul et calculum a veficae cervice repelles et urinae iter
praebebis. At nullis calculi fignis retentam urinam prae-
ceffiffe apparentibus, fed aliqua fanguinis excretione, par
eft, grumum urethram obftruere; at datur etiam, ubi ulce-
rata eft vefica, paulatim *in ipfa* grumum conorefcere, non
praecedente fanguinis fluore; accidit etiam, ut fanguis ex
renibus per ureteras in veficam defluens, grumum efficiat.
Atque in hujusmodi conjecturis catheter utilis eft, quemad-
modum et quum vel pus, vel craffum lentumque humorem
meatum intercepiffe fufpicamur. In hujusmodi vero con-

ἀφιξόμεθα διὰ τῆς τῶν προγεγενημένων γνώσεως οὕτως.
εἰ μὲν γὰρ ἤτοι κατὰ κύστιν ἢ νεφροὺς εἴη τι προγεγενημένον
πάθος, ὡς ἐξ αὐτοῦ δύνασθαι προσδοκῆσαι πῦον ἠθροῖσθαι
τοσοῦτόν τε καὶ τοιοῦτον, ὑφ᾽ ὅσου τε καὶ οἵου φραχθῆναι
τὸν πόρον εἰκός ἐστι δυνατὸν εἶναι, στοχάσεσθαι, διὰ τὴν
αἰτίαν ταύτην ἐπίσχεσθαι τὸ οὖρον· ἢ εἰ καὶ ἀνωτέρω τῶν
νεφρῶν ἀπόστημα καθ᾽ ἕτερόν τι μόριον προγεγενημένον εἴη,
οὗ ῥαγέντος εἰκός ἐστι τὸ πῦον εἰς νεφροὺς μεταληφθῆναι.
μηδενὸς δὲ τοιούτου προηγησαμένου, τὴν δίαιταν ἐξετάσομεν,
εἰ ἀργός, ἢ διὰ πολλῶν ἐδεσμάτων παχεῖς ἢ γλίσχρους ἐργα-
ζομένων χυμούς. οὕτω δὲ εἰ καὶ σάρκα τινὰ δι᾽ ἕλκωσιν ἐπι-
τραφεῖσαν ἡγούμεθα τὸν τράχηλον τῆς κύστεως ἐμφράττειν,
ἔκ τε τῶν προηγησαμένων τοῦ ἕλκους σημείων ἔκ τε τοῦ κε-
νωθῆναι τὸ οὖρον ἐπὶ τῷ καθετῆρι συλλογιούμεθα. καί
ποτε καὶ γενόμενον οἶδα τοιοῦτόν τι πάθημα· διεμβαλλομέ-
νου γοῦν τοῦ καθετῆρος, ἤλγησεν κατ᾽ ἐκεῖνο τοῦ πόρου τι
μέρος, ἔνθα καὶ πρότερον ἐτεκμηράμεθα τὴν ἕλκωσιν εἶναι·
θλασθείσης δὲ τῆς σαρκὸς ὑπὸ τοῦ καθετῆρος, ἠκολούθησε
μὲν μετὰ τὴν τῶν οὔρων ἔκκρισιν αἵματός τέ τι καὶ θρύμματα

jecturam ex praecedentium notitia hoc pacto inducemur.
Etenim five veſica, ſive renes antea affectu aliquo labora-
verint, per quem tale tantumque pus colligi potuerit, ut
par ſit ab ipſo meatum fuiſſe obſtructum, probabiliter con-
jicies, hanc ob cauſam urinam ſupprimi; aut ſi etiam in
parte aliqua renibus ſuperiore fuerit abſceſſus, quo rupto,
haud abſurde pus in renes transſumptum eſſe putaveris.
Quod ſi nihil hujusmodi praeceſſerit, victus rationem in-
quiremus, an in otio *educatus*, vel multis cibis craſſos
viſcoſosque humores generantibus *fuerit uſus*. Sic etiam,
ubi ob carunculam aliquam ab ulcere innatam veſicae cer-
vicem obſtructam eſſe putamus, et ex praecedentibus ulce-
ris ſignis et ex eo, quod demiſſo cathetere urina vacuetur,
intelligemus.   Nam et hunc affectum aliquando vidimus;
quippe demiſſus catheter dolorem movit in ea meatus parte,
ubi et antea ulcus eſſe conjiciebamus; fractaque ſub cathe-
tere carne, ſequuta ſunt urinae excretionem et cruor aliquis

τῆς σαρκός. ταῦτα μὲν οὖν εἴρηταί μοι τῆς προκειμένης
ἰδία πραγματείας ὄντα, καὶ γέγονεν ἤδη δῆλον ὡς λογικὴ μό-
νον ἐστὶν ἡ μικρὸν ἔμπροσθεν εἰρημένη ζήτησις, οὐδὲν ἡμᾶς
ὠφελοῦσα πρὸς τὰ τῆς τέχνης ἔργα. τὸ γάρ τοι χρήσιμον εἰς
ταῦτ᾽ ἐστὶ, γνῶναι τὸν πόρον ἐμπεφραγμένον ὑπὸ θρόμβου
τινὸς, εἰ οὕτως ἔτυχεν, ἢ λίθου· τὸ δ᾽ εἴτε πάθος εἶναι
λεκτέον τοῦ πόρου τὸ γεγονὸς, εἴτε αἴτιον ἰσχουρίας ἐν τῷ
πόρῳ περιέχεσθαι, τῶν ἀχρήστων εἰς τὴν τέχνην ἐστίν.
Ἀρχιγένης δ᾽ οὐκ οἶδ᾽ ὅπως ἐν τοῖς τοιούτοις σκέμμασι χρο-
νίζει, μετὰ καὶ τοῦ γράφειν ἀσαφῶς οὕτως ὑπὲρ αὐτῶν, ὡς
μηδένα νοῆσαι. πάλιν οὖν ἀναλαβόντες τὸν λόγον ἐπὶ τὰ
συνεχῆ προέλθωμεν, ὡς ἐκ τῶν προγεγενημένων τε καὶ τῶν
νῦν ὄντων συμπτωμάτων ἡ τῆς ἰσχουρίας αἰτία γνωρίζεται.
πληγεὶς γάρ τις ἰσχυρῶς κατὰ τὸ καλούμενον περίναιον, ἐπι-
γενομένης τῇ πληγῇ φλεγμονῆς, οὔτε οὐρεῖν ἠδύνατο καὶ
προφανῶς ἡ κύστις αὐτῷ πεπληρωμένη κατὰ περιγραφὴν ἐτέ-
τατο. ἔπειτα τούτῳ καθετῆρα προσφέρειν οὐκ ἐδόκει, πα-
ροξυνθησομένης ὑπ᾽ αὐτοῦ τῆς φλεγμονῆς, ἀλλὰ καταντλεῖν

et carnis fragmenta. Atque haec diximus, ut quae ad inſti-
tutum opus proprie pertineant; conſtatque jam quod paulo
ante citata a nobis quaeſtio logica duntaxat ſit, quodque
nihil ad artis opera conducat. Ad haec enim utile fuerit
cognoscere meatum eſſe obſtructum a quodam grumo, ſi ita
contigerit, aut lapide; at quaerere, utrum morbum eſſe me-
atus factum, an cauſam ſuppreſſionis urinae in meatu conti-
neri dicendum ſit, ad artem inutile. Archigenes autem quo-
modo in hujusmodi quaeſtionibus immoretur me fugit, poſt-
quam de iisdem adeo obſcure ſcripſerit, ut intelligatur a ne-
mine. Igitur rurſus oratione reſumpta, ad conſequentia
progrediamur, quomodo tum ex praecedentibus tum ex
praeſentibus ſymptomatis ſuppreſſionis urinae cauſa depre-
hendatur. Percuſſus enim vehementer quidam in perinaei
vocati regione, ſuborta inflammatione percuſſioni, urinam
reddere non potuit; ac veſica ipſi repleta manifeſte ſecun-
dum circumſcriptionem intenta erat. Huic poſtea, ne irri-
taretur inflammatio, catheterem adhibere noluimus, ſed aqua

14   *ΓΑΛΗΝΟΥ ΠΕΡΙ ΤΩΝ ΠΕΠΟΝΘ. ΤΟΠΩΝ*

Ed. Chart. VII. [382. 383.]   Ed. Baf. III. (250.)

ὕδωρ θερμὸν, ἔλαιον παραχέοντας, ἄμεινον ἐφαίνετο· καὶ
σχεδὸν ὥραις τρισὶ τοῦτο ποιήσαντες, ἐπειδὴ τήν τε τάσιν
ἑωρῶμεν ἱκανῶς κεχαλασμένην τήν τ' ὀδύνην, ὡς αὐτὸς ὡμο-
λόγει, πραοτέραν γεγενημένην, παρεκελευσάμεθα προθυμηθῆ-
ναι περὶ τὴν οὔρησιν· οὕτω τε πράξαντος, ἐπεθλίψαμεν ἠρέ-
μα τὸν ὄγκον τῆς κύστεως εἰς τὸ κάτω βιαζόμενοι, καὶ ταῦτα
ποιησάντων οὔρησεν ὁ νεανίσκος. ἐπὶ μὲν δὴ τῶν τοιού-
των ἐναργὲς ἡμῖν ἡ τῆς ἰσχουρίας αἰτία διαγινώσκεται·
κατ' ἔνια δὲ τῶν ἄλλων οὐκ ἐναργῶς, ἀλλ' ὁ συνήθως ὀνο-
μαζόμενος ὑπὸ πάντων ἤδη χρήσιμος ἡμῖν τεχνικὸς στοχασμὸς,
ὃς ἐν τῷ μεταξύ πώς ἐστιν ἀκριβοῦς τε γνώσεως καὶ παντε-
λοῦς ἀγνοίας. ὅθεν οὐδὲ δυνατόν ἐστιν ἐπὶ πάντων τῶν
νοσημάτων ποιήσασθαι τὰς ὑπὸ τῶν ἐμπειρικῶν ὀνομαζομέ-
νας παθογνωμονικὰς συνδρομὰς, ἀλλ' ὅπερ ὁ Ἐρασίστρατος
εἴωθεν λέγειν, ἀληθέστατόν ἐστιν· γεγυμνάσθαι χρὴ τὸν λο-
γισμὸν, ὅστις μέλλει διαγνώσεσθαι καλῶς οὐ μόνον τὸ πά-
θος ὁποῖόν ἐστιν, ἀλλὰ καὶ τὸν πάσχοντα τόπον. ἡ γυ-
[383]μνασία δὲ γενήσεται προσηκόντως, οὐκ ἐὰν ζητῶμεν,

calida affufa, oleo perungere fatius effe putavimus; quum-
que fere tribus horis id feciffemus, quum tenfionem abunde
laxatam ac dolorem, ut ipfemet fatebatur, leviorem factum
effe confpiceremus, imperavimus, ut urinam reddere tenta-
ret: quod quum feciffet, nos veficae tumorem ad inferiores
partes impellendo fenfim preffimus, hisque factis juvenis uri-
nam reddidit.   Atque in his a nobis caufa ifchuriae mani-
fefte deprehenditur; at in aliis quibusdam non manifefte,
fed quae pro confuetudine artificiofa conjectura ab omnibus
jam vocatur, nobis utilis eft, quae inter accuratam notitiam
et univerfam ignorantiam media quodammodo exiftit.   Pro-
inde fieri non poteft, ut in omnibus morbis dentur, quae
pathognomonicae fyndromae ab Empiricis nominantur; fed
veriffimum eft id, quod Erafiftratus dicere folebat: *Oportet
hominem exercitatum ratione effe, quicunque voluerit non
folum affectus ipfius qualitatem, fed affectum quoque lo-
cum probe dignoscere.*   Verum exercitatio decenter fiet,

εἴτε χρὴ φάναι πεπονθέναι τὸν τράχηλον τῆς κύστεως διὰ τὸν
ἐμφράξαντα λίθον ἢ θρόμβον, εἴτε τοῦτον μὲν ὑπάρχειν
ἀπαθῆ, τὴν δὲ ἐνέργειαν βεβλάφθαι. ταῦτα μὲν οὖν ὁ Ἀρ-
χιγένης ζητεῖ, περιττὰ πρὸς τὴν τέχνην· ἕτεροι δὲ τούτων
ἐπέκεινα προϊόντες οὐδὲ τὴν ἐνέργειαν βεβλάφθαι φασί· γί-
νεσθαι γὰρ αὐτὴν, ἀνιεμένου μὲν τοῦ σφίγγοντος μυὸς τὸν
τράχηλον τῆς κύστεως, περιστελλομένης δὲ τῆς κύστεως τῷ
περιεχομένῳ κατ᾽ αὐτὴν οὔρῳ, συνεπιθλιβόντων δὲ τῶν κατ᾽
ἐπιγάστριον μυῶν. ὅταν οὖν ἥ τε κύστις ἀβλαβῆ τὴν ἑαυτῆς
ἐνέργειαν ἔχῃ τούς τε μῦς ἡ προαίρεσις ὡς ἂν ἐθέλῃ παρα-
σκευάζῃ, τοὺς μὲν ἄνωθεν ἐντείνουσα, τὸν δὲ ἐπὶ τῷ τρα-
χήλῳ χαλῶσα, πῶς ἂν ἔτι, φασὶ, δεόντως τις ὑπολάβοι βε-
βλάφθαι τὴν ἐνέργειαν; ἀναγκάζονται τοιγαροῦν οὗτοι, τὸ
τῆς ἰσχουρίας πάθος οὐ βεβλαμμένης τῆς οὐρήσεως, ἀλλ᾽
ἐμποδιζομένης γίνεσθαι λέγειν, ὥσπερ ὠφελοῦντές τι τὴν
ἰατρικὴν, εἰ τὸ βεβλάφθαι ῥῆμα μεταθέντες ἐμποδίζεσθαι
λέγοιεν. αἱ μὲν δὴ τοιαῦται ζητήσεις, (251) ὡς ἔφην, λογικαί
τινές εἰσιν καὶ γυμνάζουσι τὸν λογισμὸν, οὔτ᾽ εἰς τὴν τῶν

non fi quaeramus an dicere oporteat, veficae cervicem ob
lapidem vel grumum obftructam affectam effe; an ipfa non
affecta, actionem laefam effe. Haec igitur ad artem fuper-
vacanea Archigenes quaerit; alii vero ultra haec procedentes,
ne laefam quidem effe actionem dicunt; fieri enim ip-
fam, musculo veficae cervicem conftringente laxato, vefica
autem ipfa circa urinam in fe contentam contracta, muscu-
lis vero abdominis fimul exprimentibus. Quum itaque et
vefica illaefam fuam functionem habeat et musculos volun-
tas prout imperat moveat, fuperiores quidem intendens,
eum vero, qui cervicem circumdat, laxans, quomodo, in-
quiunt, recte poterit aliquis fuspicari laefam effe actionem?
Quapropter ifti dicere coguntur, ifchuriae affectum fieri non
laefa, fed impedita mejendi actione; tanquam arti medi-
cae opem ferant, fi vocabulum *laedi* transmutantes *impe-
diri* dixerint. Sed hujusmodi quaeftiones, ut diximus, lo-
gicae quaedam funt ac rationem exercent, neque ad affe-

Ed. Chart. VII. [383.]　　　　　　　Ed. Baf. III. (251.)

παθῶν διάγνωσιν οὔτ' εἰς τὴν τῶν πεπονθότων τόπων εὕρε-
σιν συντελοῦσαι· ἡ δ' ὑφ' ἡμῶν ἀρτίως λεγομένη τῆς προκει-
μένης πραγματείας ἐστὶν οἰκεία, καὶ φαίνεται τό γε τοσοῦτον
ἤδη κατ' αὐτήν, ὡς χρὴ γιγνώσκειν πρῶτον μὲν ἐξ ἀνατομῆς
ἑκάστου τῶν μορίων ἀκριβῶς τὴν οὐσίαν, ὁποία τίς ἐστιν·
ἔπειτα δὲ τὴν ἐνέργειάν τε καὶ πρὸς τὰ πλησιάζοντα μόρια
κοινωνίαν, ὅπερ ἐν τῷ τῆς θέσεως ὀνόματι περιλαμβάνεται.
καὶ μὴν καὶ ἡ χρεία τῶν μορίων ἑκάστου μεγάλα συντελεῖ
πρὸς τὴν τῶν πεπονθότων τόπων εὕρεσιν· αἱ μὲν γὰρ ἐνέρ-
γειαι κινήσεις εἰσὶ δραστικαὶ τῶν μορίων, αἱ χρεῖαι δ' ἅπα-
σιν ὑπάρχουσι, κἂν μηδὲν ἐνεργοῦσιν. ἐπί γέ τοι τῶν κατὰ
τὴν οὔρησιν ἡ μὲν ἐνέργεια τῆς ἐκκρίσεως τῇ περιστολῇ τῆς
κύστεως γίνεται, συνεπιβοηθούντων ἐνίοτε καὶ τῶν καθ' ὑπο-
γάστριον μυῶν, ὅταν ἤτοι παντάπασιν ὀλίγον ᾖ τὸ περιεχό-
μενον οὖρον, ἢ ἄτονος ἡ κύστις· ἅπαντα δὲ τἄλλα χρήσιμ'
ἐστὶν πρὸς τὴν ἐνέργειαν. εἰ μὴ γὰρ ἥ τε κύστις αὐτὴ τὸ κύ-
τος ὅλον οὕτως ἐσχημάτιστο, καὶ ὁ τράχηλος αὐτῆς ἐτέτρητο
δι' ὅλου, καὶ ἡ τῶν οὐρητήρων ἔμφυσις εἰς αὐτὴν ἐγένετο

ctuum dignotionem, neque ad locorum affectorum inventio-
nem conferunt.　Verum quae nuper a nobis prolata eft,
propofiti operis propria eft.　Intelligitur autem ex ipfa jam
tantum, cognoscere oportere primum quidem per anatomen
accurate cujusque partis fubftantiam, quae et qualis fit; de-
inde vero et actionem et focietatem, quam cum proximis
habet partibus, quae fitus vocabulo comprehenditur.　Quin-
etiam et partium ufus ad affectorum locorum inventionem
magnopere conducit; actiones enim motus funt partium acti-
vi; ufus vero omnibus infunt, etiam nihil agentibus.　Ergo
quod ad urinae redditionem pertinet, excretionis actio fit a
velicae contractione, concurrente interdum musculorum ab-
dominis auxilio, quum vel admodum pauca continetur uri-
na, aut vefica ipfa infirma eft; reliquae vero partes omnes
utiles funt ad actionem.　Nifi enim vefica ipfa toto fpatio
fic figurata fuiffet, ac cervix ipfius tota fuiffet perforata, et
ureteres oblique inferti in ipfam fuiffent, fruftra habuiffet

λοξὴ, μάτην ἂν εἶχε τὴν περισταλτικὴν κίνησιν. ἐξ οὖν τῆς
τούτων γνώσεως ἡ τῶν πεπονθότων μορίων διάγνωσις ἅμα
τοῖς κατ᾽ αὐτὰ γίνεται πάθεσιν, οὐκ ἐκ τοῦ ζητεῖν, εἴτε χρὴ
πεπονθέναι φάναι τὸ ἐμπεφραγμένον ὄργανον, εἴτ᾽ ἀπαθὲς
εἶναι. παραπλήσιον δὲ τούτου ζήτημά ἐστι καὶ τὸ περὶ πα-
σχόντων μὲν ἔτι μορίων, οὐδέπω δ᾽ ἐχόντων ἐν ἑαυτοῖς διά-
θεσιν οἰκείαν· οἰκίαν δ᾽ ὀνομάζουσι διάθεσιν, ὅταν τοῦ
ποιοῦντος αὐτὴν αἰτίου χωρισθέντος, ἔθ᾽ ὑπομένῃ· κατα
τοῦτο γοῦν τὸ σκέμμα πάλιν λέγουσιν ἔνιοι, μηδὲν πεπονθέ-
ναι τὴν κεφαλὴν ἐν ἐκείναις ταῖς κεφαλαλγίαις, ὅσαι γίγνονται
διὰ χολώδη χυμὸν ἐν τῇ γαστρὶ περιεχόμενον· ἐμεθέντος γὰρ
αὐτοῦ παύεσθαι παραχρῆμα τὴν κεφαλαλγίαν, ὡς εἴγε καὶ
μετὰ τὸν ἔμετον ἔτι διαμένοι, τηνικαῦτα πεπονθέναι λέ-
γουσι τὴν κεφαλήν· πολὺ δὲ δὴ μᾶλλον, ὅταν ὅμοια τοῖς
τῶν ὑποχεομένων συμπτώματα γένηται κατὰ τοὺς ὀφθαλ-
μούς, ἐφ᾽ ὧν ἀθροίζεταί τι περίττωμα κατὰ τὸ τῆς γαστρὸς
στόμα· ταυτὶ γὰρ οἷον σκιάς τινας εἶναι παθῶν. ἐν τοῖς
τοιούτοις ἅπασι ζητήμασι πλεονάσαντες οἱ πρὸ ἡμῶν ὀλί-
γιστα περὶ τῆς τῶν πεπονθότων τόπων ἔγραψαν διαγνώσεως·

contrahendi motum. Ex horum itaque notitia et affectae
partes et affectus ipfarum dignoscuntur, non ex ea quae-
ftione, qua inveftigatur, utrum dicere oporteat, obftructum
inftrumentum effe affectum, an affectione carere. Confimi-
lis huic eft quaeftio et de iis quae adhuc afficiuntur partibus,
fed in fe nondum proprium affectum habent, vocant autem
proprium affectum, quando feparata caufa ipfum efficiente,
permanet; hac igitur confideratione rurfus dicunt nonnulli
nequaquam affectum effe caput per eos capitis dolores, qui a
biliofo humore in ventriculo contento proveniunt; eo nam-
que per vomitum ejecto, capitis dolorem protinus quiescere;
ut fi poft vomitum nihilominus permanferit, tum dicant affe-
ctum effe caput; idque multo magis, quum fimilia fuffufioni
fymptomata oculis oboriuntur, cumulatis in orificio ventri-
culi excrementis; haec enim veluti umbras quasdam effe af-
fectuum. In omnibus his quaeftionibus plurimum occupati
maiores noftri pauca de affectorum locorum dignotione fcri-

Ed. Chart. VII. [383. 384.]   Ed. Baf. III. (251.)

ἀλλ᾽ ἡμεῖς τὴν [384] ἐναντίαν ὁδὸν ἐκείνοις βαδιοῦμεν, γυμ-
νάζοντές τε καὶ ὡς ἂν εἴποι τις τεχνοῦντες τοὺς ἐσπουδακό-
τας διαγνωστικοὺς γενέσθαι τῶν πεπονθότων μορίων. ὥσπερ
οὖν ὀλίγον ἔμπροσθεν ὑπέκειτο, διατεταμένης τῆς κύστεως,
ἀδυνατῶν ὁ ἄνθρωπος οὐρεῖν, οὕτω νῦν ὑποκείσθω χωρὶς
τοῦ κατὰ τὴν κύστιν ὄγκου γεγενημένη ἡ τῶν οὔρων ἐπίσχε-
σις. ἀνάγκη δήπου κατὰ τὴν τοιαύτην ἰσχουρίαν ἤτοι τοὺς
οὐρητῆρας ἢ τοὺς νεφροὺς ἐμπεφράχθαι. πάλιν οὖν ἐνταῦθα
σκεπτέον ἐστὶν τὰ πρὸ τῆς ἰσχουρίας συμπτώματα, πότερα
λιθιώντων τῶν νεφρῶν, ἢ φλεγμαινόντων, ἤ τι ἄλλο κακὸν
πασχόντων· ἐπισκεπτέον δὲ καὶ περὶ τῆς ἐν ὅλῳ τῷ σώματι
διαθέσεως, ἵνα διορισώμεθα καθ᾽ ὅσον οἷόν τε στοχασμῷ
τεχνικῷ, πότερον ἐν τοῖς νεφροῖς αὐτοῖς ἡ ἔμφραξις ἐγένετο
διὰ λίθους τινὰς, ἢ παχεῖς χυμοὺς, ἢ κατὰ τοὺς οὐρητῆρας
καλουμένους, οἵ πέρ εἰσιν οἱ ἀπὸ τῶν νεφρῶν ἐπὶ τὴν κύστιν
ἐκτεταμένοι πόροι. τινὰ μὲν γὰρ εἰς ἀκριβῆ διάγνωσιν ἥκει,
καθάπερ ὀλίγον ἔμπροσθεν ἐλέγομεν περὶ τῶν ἐμφανιζόντων
τῆς πεπονθυίας οὐσίας τὴν ἰδιότητα· τινὰ δὲ ὑποπέπτωκε

pferunt.   Nos vero contraria incedemus via, exercentes et
ut dixerit quispiam, inſtruentes ſtudioſos, ut dignotionis
partium affectarum peritiſſimi evadant.   Igitur quemadmo-
dum paulo ante propoſitum erat, quod diſtenta veſica homo
urinam reddere non poſſet, ita nunc ſubjiciatur, citra veſi-
cae tumorem urinae ſuppreſſionem factam eſſe.   Ergo ne-
ceſſe eſt per ejusmodi iſchuriam vel ureteras vel renes eſſe
obſtructos.   Quapropter rurſus hic intueri oportet, num
antequam ſupprimeretur urina, aut lapidis, aut inflammatio-
nis, aut alterius cujuspiam mali praeceſſerint ſymptomata.
Conſideranda quoque eſt univerſi corporis dispoſitio, ut poſ-
ſimus, quoad artificioſa conjectura permiſerit, diſtinguere,
utrum in ipſis renibus a lapide, vel craſſis humoribus fuerit
obſtructio, an in vocatis ureteribus, qui meatus ſunt a reni-
bus ad veſicam exporrecti.   Quaedam namque ad exquiſi-
tam veniunt dignotionem, ut paulo ante dicebamus de iis
quae affectae ſubſtantiae proprietatem declarant; quaedam

τεχνικῷ στοχασμῷ, καὶ διὰ ταῦτά γε μακρὸς ὁ λόγος γίγνε-
ται, κἂν ἀποσκευάσηταί τις τοὺς σοφιστὰς, ὥσπερ ἀμέλει
καὶ νῦν Ἀσκληπιάδου κατεφρονήσαμεν ἀλλόκοτα γράψαντος,
ὡς δι᾽ ἑτέρων ἐξελήλεγκται, περὶ τῆς τῶν οὔρων ἀθροίσεως
ἐν κύστει. κατέγνωσται δ᾽ ἤδη πρὸς ἁπάντων τῶν ἀνατο-
μικῶν καὶ τὰ περὶ τοῦ τῆς ψυχῆς ἡγεμονικοῦ γεγραμμένα τοῖς
ἐν τῇ καρδίᾳ νομίζουσιν ὑπάρχειν αὐτὸ, καὶ οἵ γε περὶ τὸν
Ἀρχιγένην μήτ᾽ ἀποστῆναι φανερῶς τοῦ δόγματος ὑπομένον-
τες, ἐξελεγχόμενόν τε αὐτὸ διά τε πολλῶν ἄλλων ὁρῶντες,
οὐχ ἥκιστα δὲ καὶ κατὰ τὰς θεραπείας τῶν φρενιτικῶν τε
καὶ ληθαργικῶν, ἄνω τε καὶ κάτω τοὺς λόγους στρέφου-
σιν, ἄλλοτ᾽ ἄλλα λέγοντες, εἰ καὶ μηδὲν ὅλως ἀποσα-
φοῦντες, οἷον ἀμέλει καὶ τὸ τρίτον ἐστὶ περὶ τῶν πεπον-
θότων τόπων Ἀρχιγένους. ἡμῖν δὲ περὶ μὲν ἡγεμονικοῦ
ψυχῆς ἐν τοῖς περὶ τῶν Ἱπποκράτους καὶ Πλάτωνος δογμά-
των ἐπὶ πλεῖστον εἴρηται· νυνὶ δ᾽, ὡς ἀποδεδειγμένου, τὴν
ἐπίσκεψιν ποιησόμεθα τῶν πεπονθότων μορίων. ὅπερ δέ
ἐστι κοινὸν ἐπὶ πάντων τῶν πεπονθότων μορίων καὶ τόπων,

vero artificiofae conjecturae fubjacent, proptereaque prolixa
evadit oratio, etiam fi quis ableget fophiftas, quemadmodum
et nunc fane Asclepiadem negligimus, qui de urinae in vefi-
ca collectione, ut alibi coarguimus, fcripfit abfurda. Porro
ea etiam quae de principe animae facultate fcripta funt ab
iis, qui eam in corde confiftere exiftimant, omnes anatomici
jam damnarunt, atque Archigenis fectatores quum ab hac
opinione aperte discedere non fuftineant, eamque convinci
videant cum per alia multa, tum maxime in phreniticorum
lethargicorumque curationibus, furfum ac deorfum fermones
fuos volutant, alias alia dicentes, quamvis nihil omnino de-
clarent, cujus generis eft et tertius Archigenis liber de locis
affectis. A nobis vero de principe animae facultate in li-
bris de Hippocratis Platonisque placitis copiofiffime dictum
eft; nunc vero, velut hac demonftrata, affectarum par-
tium contemplationem perficiemus. Quod autem omnibus
affectis partibus locisque commune eft, id non in logi-

Ed. Chart. VII. [384.]   Ed. Baf. III. (251.)

οὐκ εἰς λογικὴν ζήτησιν, ἀλλ᾽ ἀναγκαίαν ἐκτεινόμενον, ἤδη
σοι δίειμι.

Κεφ. β. Τῶν κατὰ τὸ σῶμα τοῦ ζώου πασῶν ἐνερ-
γειῶν ἑκάστης τι μόοιον ἴδιόν ἐστιν, δι᾽ οὖ γίνεται. καὶ
τοίνυν καὶ βλάπτεσθαι τὴν ἐνέργειαν ἀναγκαῖόν ἐστι, παθόν-
τος κατά τι τοῦ δημιουργοῦντος αὐτήν. πάσχει δὲ ποτὲ μὲν
οὕτως εὔλυτον πάθος, ὡς εὐθὺς ἅμα τῷ δράσαντι χωρι-
σθέντι πεπαῦσθαι, ποτὲ δ᾽ οὕτως δύσλυτον, ὡς παραμένειν
ἐπὶ πλεῖστον· ἔστιν δ᾽ ὅτε καὶ τὸ δρῶν αὐτὸ διοδεῦον, οὐκ
ἐστηριγμένον ἐν τῷ μορίῳ τὸ πάθος ἐργάζεται, καὶ τοῦτ᾽ εἰ-
κάζει σκιᾷ πάθους ὁ Ἀρχιγένης, ὡς ἐπὶ τῶν ὅμοια τοῖς ὑπο-
χεομένοις φανταζομένων ὀφθαλμῶν, ἐφ᾽ ὧν ἐν τῷ στόματι
τῆς γαστρὸς ἤθροισται περίττωμα λεπτομερές· ἀτμῶν γάρ
τινων ἐντεῦθεν εἰς τοὺς ὀφθαλμοὺς ἀναφερομένων, περι-
πίπτουσα τούτοις ἡ ὀπτικὴ δύναμις, ὁμοίως φαντάζεται
τῇ κατὰ τοὺς ὑποχεομένους· καὶ μάλιστά γε συμβαίνει τὸ
τοιοῦτο ἐφ᾽ ὧν αὐτό τε τὸ κατὰ τοὺς ὀφθαλμοὺς ὑγρὸν
ἀκριβῶς ἐστι καθαρὸν ἤ τ᾽ ὀπτικὴ δύναμις αἰσθητικωτάτη.

cam, fed neceffariam quaeftionem porrectum, jam enarrare
aggrediar.

Cap. II.   Omnium corporis animantis functionum
unicuique pars quaedam propria eft, per quam editur; ac
proinde functionem laedi neceffe eft, parte ipfam efficiente
aliquo modo affecta.   Interdum vero accidit adeo facile mor-
bum folvi, ut fimul atque efficiens caufa fuerit feparata,
quamprimum ipfe ceffet; interdum ita eft folutu difficilis,
ut diutius permaneat, *caufa etiam ablata*.   Accidit etiam
nonnunquam, ut efficiens caufa pertranfiens, non firmatum
in parte faciat morbum, huncque Archigenes cum umbra af-
fectus comparat, veluti quum fuffufis fimilia quaedam oculi
imaginantur, collecto in ore ventriculi tenui excremento;
nam inde vaporibus quibusdam in oculos fublatis, in eos vi-
dendi facultas incidens, iisdem imaginibus, quibus per fuffu-
fiones, afficitur; idque maxime evenire folet in iis, quibus
oculorum humor exquifite purus eft et optica facultas quam

Ed. Chart. VII. [385.]   Ed. Baf. III. (251.)

[385] κατὰ δὲ τὴν αὐτὴν αἰτίαν ἐπί τε τῶν αἱμορραγησόν-
των ἐν νόσοις, ἢ ἐμεσόντων, ἐνίοτε προφαίνεται τὰ τοιαῦτα
συμπτώματα, καὶ γράφει γε περὶ αὐτῶν ὁ Ἱπποκράτης ἐν τῷ
προγνωστικῷ ταυτί· ὅστις δ᾽ ἂν ἐν πυρετῷ μὴ θανατώδει
φησὶ τὴν κεφαλὴν ἀλγέειν, ἢ καὶ ὀρφνῶδές τι πρὸ ὀφθαλμῶν
φαίνεσθαι, ἢν καρδιωγμὸς τουτέῳ προσγένηται, χολώδης ἔμε-
τος παρέσται. καὶ μετ᾽ ὀλίγα πάλιν· οἷσι δ᾽ ἂν ἐν τοιουτο-
τρόπῳ πυρετῷ κεφαλὴν ἀλγέουσιν ἀντὶ μὲν τοῦ ὀρφνῶδές
τι πρὸ τῶν ὀφθαλμῶν φαίνεσθαι ἀμβλυωγμὸς γίνεται, ἢ
μαρμαρυγαὶ προφαίνονται, ἀντὶ δὲ τοῦ καρδιώττειν ἐν τῷ
ὑποχονδρίῳ ἐπὶ δεξιὰ ἢ ἐπ᾽ ἀριστερὰ ξυντείνεταί τι, μήτε
ξὺν ὀδύνῃ μήτε ξὺν φλεγμονῇ, αἷμα διὰ ῥινῶν τουτέῳ ῥυῆ-
ναι προσδόκιμον ἀντὶ τοῦ ἐμέτου. αὗται μὲν αἱ τοῦ Ἱππο-
κράτους ῥήσεις· ἐδίδαξε δὲ δι᾽ αὐτῶν, ὡς ἐπὶ χυμοῖς πολλά-
κις ἠθροισμένοις ἐν τῇ γαστρὶ συμβαίνει τινὰ φαντάσματα
γίγνεσθαι κατὰ τὴν ὄψιν. ἀλλ᾽ εἴπερ ὅλως ἀπὸ τῶν χυμῶν
ἐπὶ τοὺς ὀφθαλμοὺς ἀνεφέρετο μηδὲν, οὐδὲ τῶν τοιουτων
συμπτωμάτων ἐγίνετό τι, καθάπερ οὐδ᾽ εἰ πρὸς τοὺς των

facillime fentit. Eandem ob caufam, ubi fanguinis eruptio,
aut vomitus per morbos expectatur, hujusmodi fymptomata
interdum apparent, de quibus Hippocrates in prognoftico
hunc in modum fcripfit: *Quicunque vero in non lethali fe-
bre dixerit caput dolere, aut ante oculos tenebrofum quid-
dam obverfari, fi cardiogmos accefferit, is bilem evomet.*
Ac paulo poft: *Quibus vero in hujusmodi febre caput do-
lentibus pro tenebris ante oculos apparentibus vifus hebe-
tudo contingit, aut vibrantes fplendores ipfis objiciuntur,
ac pro cardiogmo in hypochondria dextra aut finiftra ali-
quid contenditur, neque cum dolore, neque cum inflamma-
tione, his pro vomitu fanguis e naribus fluxurus expectan-
dus eft.* Haec eft verborum Hippocratis feries, quibus do-
cuit faepenumero contingere, ut ab humoribus in ventriculo
collectis imagines quaedam oculis objiciantur. Quod fi ni-
hil omnino ab humoribus ascenderet ad oculos, nullum hu-
jusmodi fymptomatum eveniret; quemadmodum neque fi vel

Ed. Chart. VII. [385.]   Ed. Baf. III. (251. 252.)

ὤτων ἠνέχθη πόρους, ἢ τοὺς τῆς ῥινὸς, ἢ τὸ τῆς γλώττης
σῶμα. κἂν τῷδε δῆλον, ὡς ἀπολαῦσαί τι χρὴ τῆς κατὰ τὴν
γαστέρα διαθέσεως τοὺς ὀφθαλμοὺς, εἰ μέλλει παρόψεσθαι
τὸ ζῶον. οὕτως δὲ κἀπειδὰν εἴπη πάλιν ὁ Ἱπποκράτης· οἷσι
χολώδεα διαχωρήματα, κωφώσιος ἐπιγενομένης παύεται, καὶ
οἷσι (252) κώφωσις, χολωδέων ἐπιγενομένων παύεται· τίς
οὕτω ληρώδης ἐξηγητής, ὡς ἐάσας ἐν τῷ λόγῳ τὰ ὦτα πά-
σχειν, ἐπειδὰν ἐπὶ τοὺς ὀφθαλμοὺς ἀνενεχθῆναι συμβῇ τὴν
ἔμπροσθεν ἐκκενουμένην διὰ τῆς κοιλίας χολὴν, τηνικαῦτα
φάσκη γενέσθαι τὴν κώφωσιν; ἀεὶ τοίνυν ἀναγκαῖόν ἐστιν
ἄρχεσθαι μὲν ἀπὸ τοῦ τῆς βεβλαμμένης ἐνεργείας ὀργάνου, ζη-
τεῖν δ᾽ ἐφεξῆς, ὅστις ὁ τρόπος αὐτῷ τῆς βλάβης ἐστὶν, ἆρά
γε διάθεσις ἤδη μόνιμος, ἢ γινομένη μὲν ἔτι, τὸ μόνιμον δὲ
οὔπω προσειληφυῖα· καὶ εἰ γινομένη, πότερον ἐν αὐτῷ τῷ
μορίῳ περιεχομένης τῆς ποιούσης τὸ πάθος αἰτίας, ἢ διο-
δευούσης αὐτό. ξηρανθέντος μὲν γὰρ ἀμέτρως τοῦ κρυσταλ-
λοειδοῦς ὑγροῦ, μόνιμος ἡ βλάβη τῷ μορίῳ, καὶ τὸ πάθος
ἴδιον τῆς οὐσίας αὐτοῦ· παχυμεροῦς δὲ ὑγροῦ συνισταμένου

ad aurium, vel ad narium meatus, vel etiam ad linguae cor-
pus, quicquam transferatur. Unde manifeſtum eſt, quod
oportet oculos participes fieri affectionis ventriculum infe-
ſtantis, ſi videndo debeat animal errare. Ita etiam quum
rurſus dicit Hippocrates: *Quibus dejectiones biliofae ſunt,
furditate ſuperveniente finiuntur; et quibus ſurditas adeſt,
definit quum dejectiones ſequuntur biliofae;* quis eſt adeo
demens interpres, ut omittat in hujus ſermonis enarratione
aurium affectum, ac tum dicat nasci ſurditatem, quum bilis,
quae ante per alvum vacuabatur, ad oculos effertur? Igi-
tur ſemper incipere neceſſarium eſt a laeſae actionis inſtru-
mento; deinde quaerere, quis fit ipſi laeſionis motus; utrum
affectus jam ſtabilis ac firmus, an qui adhuc quidem fiat,
ſtabilitatem autem nondum fit adeptus; quod ſi fiat, utrum
cauſa, quae morbum efficit, in ipſa parte contineatur, an per
ipſam tranſeat. Etenim arefacto immodice humore cryſtal-
loide, perſeverabit in parte laeſio et ſubſtantiae ipſius pro-
prius affectus; ſi vero craſſus humor in pupilla conſiterit,

κατὰ τὴν κόρην, οὐδέπω μὲν ἡ οὐσία βέβλαπται, τὸ δὲ τοῦ
συμπτώματος αἴτιον ἐν αὐτῷ περιέχεται τῷ ὀφθαλμῷ· διέρ-
χεται δ᾽ αὐτὸν, ὅταν ὁ ἀτμίζων χυμὸς ἐν τῇ γαστρὶ περιέχη-
ται. τὸ δὲ τηνικαῦτα μόνον ἡγεῖσθαι πεπονθέναι τὸ μόριον,
ὅταν τῆς οὐσίας αὐτοῦ μόνιμος διάθεσις γένηται, νομοθε-
τούντων ἐστὶν ἴδια σημαινόμενα τῶν Ἑλληνικῶν ὀνομάτων.
ἐπὶ μέντοι τῶν ἀλγούντων σφοδρῶς κατ᾽ ἔντερον, ἐστηριγμένῳ
δὲ καθ᾽ ἕν τι μέρος τῷ πόνῳ, καὶ οἷον διατιτρῶντι, πῶς ἄν
τις ἢ μηδ᾽ ὅλως πεπονθέναι τὸ ἔντερον, ἢ μὴ τὸ πάθος εἶναι
κατ᾽ αὐτὸ λέγοι; καίτοι γ᾽ ἐνίοτε μιᾷ καιροῦ ῥοπῇ τὰ τοιαῦτα
τῶν ἀλγημάτων ἐπαύσατο, χυμοῦ τινος ὑαλώδους ἐκκριθέν-
τος· οὐ μὴν οὐδ᾽ ἄλλό τι τὸ τῆς ὀδύνης αἴτιον ὑπολαβεῖν
ἐνδέχεται παρὰ τὸν ἐκκριθέντα χυμόν. ᾧ γὰρ ἐκκριθέντι
παραχρῆμα παύσασθαι τὴν ὀδύνην ἠκολούθησεν, ἅπαντες
ἄνθρωποι τοῦτο τῆς ὀδύνης αἴτιον εἶναι πεπιστεύκασι, φυσι-
κοῦ τινος ἀξιώματος ὑπάρχοντος αὐτοῖς ἐξ ἑαυτοῦ πιστοῦ
πρὸς τὴν τῶν τοιούτων αἰτίων γνῶσιν. οὐ γάρ τοι ψαύον-
τος μὲν ἡμῶν γίνεται τόδε τι τὸ πάθος, ἀποχωρήσαντος δὲ

ſubſtantia quidem nondum laeſa eſt, verum ſymptomatis
cauſa in oculo ipſo continetur; ſed tum per ipſum tranſit,
quum evaporans humor conſiſtit in ventriculo. Tunc au-
tem ſolum arbitrari affectam eſſe partem, quum ſubſtantiae
ipſius affectus permanens fuerit, legislatorum eſt, qui Grae-
cis nominibus propria ſignificata inſtituunt. Enimvero ubi
vehemens dolor inteſtinum cruciat, firmato in una quadam
parte dolore, ac tanquam pertundente, quo pacto vel nequa-
quam affectum eſſe inteſtinum, aut affectum in ipſo non eſſe
quis dixerit? quanquam interdum hujusmodi dolores, ex-
creto vitreo quodam humore, vel unico temporis momento
finiuntur; non tamen aliud eſſe quidpiam doloris cauſam
conjectare licet, praeter humorem excretum. Quo enim
excreto illico dolorem ſedari ſequitur, id omnes homines do-
loris cauſam eſſe credunt, naturali quodam axiomate, quod
ex ſeipſo ad hujusmodi cauſarum dignotionem fidem habere
videtur. Id enim, quo nos tangente hic aliquis affectus ſit,

Ed. Chart. VII. [385. 386.]   Ed. Baf. III. (252.)

παραχρῆμα παύεται, τοῦτ᾽ αἴτιον εἶναι πεπιστεύκασι πάντες
ἄνθρωποι. οὕτως οὖν καὶ τὸ πῦρ τοῦ καίειν ἡμᾶς αἴτιον
εἶναι πεπίστευται, καὶ τὸ ξίφος τοῦ τέμνειν, ἕκαστόν τε τῶν
[386] ἄλλων ὡσαύτως. αἴτιον οὖν ἡγητέον εἶναι καὶ τὸν κε-
νωθέντα χυμὸν τοῦ γινομένου πάθους, ἡνίκα ἐν τῷ μορίῳ
περιείχετο· πότερον δὲ τῷ ψύχειν σφοδρῶς, ἢ τῷ θερμαίνειν,
ἢ ὅλως κατὰ δυσκρασίαν ἠνώχλει τὸν τόπον, ἢ τῷ διεξέρ-
χεσθαι συνεχῆ σώματα βιαζόμενος ἐπὶ τὴν ἔκκρισιν, ἢ διὰ
πνεῦμα φυσῶδες ὑπ᾽ αὐτοῦ γενόμενον, ὡς διατείνεσθαι τὸ
περιέχον, ἢ διὰ βιαίαν σφήνωσιν, ἢ τῷ διαβιβρώσκειν καὶ
δάκνειν, οὐδέπω δῆλον ἔκ γε τῆς μετὰ τὴν κένωσιν ὠφελείας,
ἀλλ᾽ ὅτι μόνον ἐλύπει περιεχόμενος. οὐ μόνον οὖν αἴτιον
ἡγητέον εἶναι τὸν τοιοῦτον χυμὸν τῆς ὀδύνης, ἀλλὰ καὶ τὸ
μόριον ἐν ᾧ περιείχετο πάσχον ἐν ἐκείνῳ τῷ χρόνῳ, καθ᾽ ὃν
ὠδυνᾶτο διὰ τὸν χυμόν. οὕτω γέ τοι πάσχειν λέγομεν καὶ
διά τι τῶν ἔξωθεν προσπιπτόντων, ἤτοι θερμαινόντων, ὡς
τὸ πῦρ, ἢ ψυχόντων, ὡς ἡ χιὼν, ἢ θλώντων, ὡς ὁ λίθος, οὗ

et quo feparato ftatim ceffat, caufam effe omnes homines
crediderunt. Sic enim et ignem uftionis et gladium fectio-
nis caufam effe credimus, atque unumquodque aliorum eo-
dem modo. Ergo et vacuatum humorem ejus affectus cau-
fam fuiffe, qui quo tempore in parte continebatur, fiebat,
putandum eft; fed an ob id quod vehementer refrigeraret,
aut calefaceret, aut in totum per intemperiem locum infe-
ftaret; an quia per continua corpora transiret, ea ad excre-
tionem vi quadam excitans; aut ob flatulentum fpiritum ab
eo exortum, qui continentem partem extenderet; aut ob vi-
olentam impactionem; an quia eroderet et morderet; non-
dum ex utilitate poft evacuationem manifeftum eft; fed fo-
lum quod, quum continebatur, molefte laederet. Igitur
non folum putare oportet hujusmodi humorem effe caufam
doloris, verum partem quoque, in qua continebatur, illo
tempore affici, quo ob humoris praefentiam dolore crucia-
tur. Sic etiam affici *aliquem* dicimus, quum aliquid extrin-
fecus incidit, vel calefaciens, ut ignis, vel refrigerans, ut
nix, vel contundens, ut lapis, quo feparato protinus finitus

χωρισθέντος εὐθὺς πέπαυται τὸ πάθος, οὐδενὸς διὰ τοῦτ᾽
ἐροῦντος ὡς οὐκ ἔπασχεν, ὅτι μηδεμία κατὰ τὸ μόριον ὑπε-
λείπετο διάθεσις. ὡς οὖν οὕτως ἡμῶν ἀεὶ χρησομένων τῷ
τοῦ πάθους ὀνόματι καὶ τῷ τοῦ πάσχειν ῥήματι, πρόσεχε τὸν
νοῦν τοῖς λεχθησομένοις, ἐπισκοπούμενος ἐν αὐτοῖς τὸ χρήσι-
μον εἴς τε τὰς προγνώσεις καὶ τὰς θεραπείας. ἐνίοτε μὲν
γὰρ ὑπὸ μὲν αἰτίου τινὸς γίνεται τὸ πάθος, οὐ μὴν ἤδη πως
μόνιμον ἔχει τὴν διάθεσιν, εἰ χωρισθείη τὸ αἴτιον· ἐνίοτε δ᾽
ἤδη γέγονεν, ἔτι τε γίνεται· πολλάκις δὲ πέπαυται μὲν γινό-
μενον οἰχομένης τῆς αἰτίας, ἤδη δέ ἐστι μόνιμος ἡ διάθεσις.
οἷον ἐπὶ δυσεντερίας ὁ δακνώδης χυμὸς αἴτιός ἐστιν τοῦ πά-
θους, ἐν ἀρχῇ μὲν ἀποῤῥύπτων τε καὶ ξύων, ἐν χρόνῳ δὲ
ἑλκῶν τὸ ἔντερον. εἰ μὲν οὖν πρὶν ἑλκῶσαι παύσεται διεξιὼν,
οὐδέπω δυσεντερία τὸ πάθος ἐστίν· εἰ δ᾽ ἑλκωθῆναι φθά-
σειεν τὸ ἔντερον, οὐκ ἂν ἔτι συμπαύσαιτο τῷ χυμῷ τὸ γενό-
μενον πάθος, οὐδὲν ἡμᾶς εἰς τὰ παρόντα τοῦ παρὰ μικρὸν
λόγου λυποῦντος, ὃν καὶ σωρείτην ὀνομάζουσιν· κοινὴ γὰρ
ἡ ἐξ αὐτοῦ πρὸς πολλὰ τῶν κατὰ τὸν βίον ἀπορία, περὶ ὧν

fuerit affectus; nemine propter hoc dicente, partem non fu-
iſſe affectam, quod in ipſa nulla affectio reliqua ſit. Igitur
tanquam nobis et nomine affectus et verbo affici ad hunc
modum uſuris, ita dicendis animum adhibe, in ipſis inſpici-
ens utilitatem, tum ad praenotiones tum curationes. Fit
enim nonnunquam a cauſa quadam affectus, non tamen, ſi
qua ratione ſit ſeparata cauſa, is jam permanentem habet
diſpoſitionem; interdum autem partim jam factus eſt, par-
tim etiamdum ſit; ſaepenumero fieri deſiit, abeunte cauſa,
jam vero perſeverans manet diſpoſitio. Veluti in dyſente-
ria mordax humor cauſa eſt affectus, ut qui ab initio et ab-
ſterget et abradit, dein temporis tractu ulcerat inteſtinum;
quod ſi antequam ulcus induxerit, effluere deſinat, affectus
ipſe nondum dyſenteria dicetur; ſi vero ulcus praeoccupet
inteſtinum, non amplius factus ſimul cum humore finitur af-
fectus.   Nec officit quicquam nobis in praeſentia paulatim
progrediens oratio, quam acervatem vocant; communis
enim eſt ex ipſa difficultas ad multa vitae utilia, de quibus

Ed. Chart. VII. [386.]   Ed. Baf. III. (252.)

εἴρηται καὶ δέδεικται τοῖς πρὸ ἐμοῦ φιλοσόφοις τε καὶ ἰατροῖς·
διὸ κἀμοὶ μνημονεύειν αὐτῶν περιττὸν, ἔχοντί γε κατ᾽ αὐτὸ
τοῦτο τῆς τέχνης τὸ μέρος ἐπιδεῖξαι τὴν ἀπορίαν. ὅτι μὲν
γὰρ ἔν τινι χρόνῳ γίνεται τὰ πάθη, τῶν ὁμολογουμένων
ἐστίν· εἰ δ᾽ ὥσπερ ἡ οἰκία καθ᾽ ὃν γίνεται χρόνον οὐδέπω
μέν ἐστιν οἰκία, τὸ δ᾽ ὅλον τοῦτο γινομένη οἰκία, τὸν αὐ-
τὸν τρόπον ἕκαστον τῶν νοσημάτων ἐν ᾧ γίνεται χρόνῳ γι-
νόμενον μέν ἐστιν, ὃν δ᾽ οὐδέπω, ζητήσεως ἄξιον· οὐδὲ γὰρ
ἡ αὐτὴ φύσις ἐστὶν ἁπάντων τῶν γινομένων, ἀλλ᾽ ὅσα μὲν
ὁμοιομερῆ τε ὑπάρχει καὶ σχῆμα σύμφυτον ἔχει μηδὲν, οὐσία
τούτων εὐθὺς ἐξ ἀρχῆς ἐστιν ἡ αὐτή· τῶν δὲ ἤτοι πολυειδῶν
τὴν μορφὴν, ἢ ἀνομοιομερῶν, ἐγχωρεῖ τὴν οὐσίαν ὑστέραν
εἶναι τῆς γενέσεως. οὐ γὰρ ἅμα γίνεται τῆς οἰκίας τὰ θεμέ-
λια καὶ οἱ τοῖχοι καὶ ἡ ὀροφὴ καὶ ὁ κέραμος αἱ θύραι τε
καὶ αἱ θυρίδες, ἐξ ὧν ἁπάντων ὡδί πως συγκειμένων καὶ εἰς
μίαν μορφὴν ἀναγομένων σύνθετός ἐστιν ἡ τῆς οἰκίας οὐσία.
τὸ δέ γε θερμὸν νόσημα καὶ τὸ ψυχρὸν ὑγρόν τε καὶ ξηρὸν
εὐθὺς ἐξ ἀρχῆς, ἐπειδὰν πρῶτον ὑπερβάλῃ τοὺς ὑγιεινοὺς

nobis priores tum medici tum philofophi loquuti funt au
demonftrationes fecerunt; proinde mihi fupervacaneum ef-
fet ea nunc recenfere, praefertim quum habeam in ipfa hac
parte artis, unde difficultate n oftendam. Quod enim in
quodam tempore generentur affectus, omnes concedunt, an
vero quemadmodum, quum domus fit, nondum eft domus,
fed totum hoc fimul, quae fit domus, eodem etiam pacto
unusquisque morbus quo tempore fit, eft quidem in fieri,
nondum tamen exiftit, id quaeftione dignum eft. Neque
enim omnium quae fiunt eadem natura eft; fed quae et fi-
milaria funt et nullam figuram congenitam habent, eorum
fubftantia protinus ab initio eadem eft; diffimilaria vero, et
quibus varia eft forma, effentiam generatione pofteriorem
habere poffunt. Non enim domus fimul fiunt fundamenta,
parietes, faftigium, tegulae, januae, feneftrae, ex quibus
omnibus eo modo compofitis atque in unam formam reda-
ctis, domus ipfius fubftantia compofita eft: morbus vero et
calidus et frigidus et humidus et ficcus, quum primum ab

Ed. Chart. VII. [386. 587.] Ed. Baf. III. (252.)

ὅρους τῆς κράσεως τὸ σῶμα, τὴν αὐτὴν ἑαυτῷ φύσιν ἔχει.
καὶ γὰρ εἰ διὰ σμικρότητα πολλάκις ἐκφεύγει τήν θ' ἡμετέραν
διάγνωσιν καὶ τὴν τῶν καμνόντων αἴσθησιν, ἀλλὰ τό γε
εἶδος ἔχει τὸ οἰκεῖον. [387] οὕτω δὲ καὶ ἡ φλεγμονὴ, καθ'
ὅ τι περ ἂν εἴη μέρος τοῦ ζώου μέγιστον ἢ σμικρότατον, ἓν
καὶ ταὐτόν ἐστι πάθος ὑπηλλαγμένον οὐκ ἰδέαις, ἀλλὰ μεγέ-
θους διαφορᾷ· ὅτι δὲ ἐγχωρεῖ τινα παθήματα περὶ τοῖς σώ-
μασιν εἶναι, διὰ σμικρότητα μηδέπω φαινόμενα, τεκμήριον
καὶ ἡ κοιλαίνουσα τὴν πέτραν ἐν χρόνῳ πλείονι ῥανὶς, ἐφ' ᾗ
καὶ τοῦτο τὸ ἔπος ὀρθῶς εἰρῆσθαι πιστεύεται,

Πέτρην κοιλαίνει ῥανὶς ὕδατος ἐνδελεχείῃ.

καὶ μὴν οὔθ' ὑπὸ μιᾶς ἢ δυοῖν ἢ τριῶν ἢ τεττάρων πληγῶν
τοῦ ὕδατος εἰς τὴν πέτραν ἐμπεσουσῶν, ὅπου γ' οὐδ' ὑφ'
ἑκατὸν, αἰσθητή ποτ' ὤφθη κοιλότης, οὔτε δυνατόν ἐστι τῆς
μιᾶς πρώτης μηδὲν ἐργασαμένης τὴν δευτέραν ἐργάσασθαί
τι· τὸν αὐτὸν γὰρ ἕξει πρὸς τὴν πέτραν λόγον, ὃν ἔσχεν ἡ
πρώτη· δεῖ τοίνυν, εἰ δράσει τι περὶ τὴν πέτραν ἡ δευτέρα

initio corpus fanos temperamenti limites excefferit, eandem
fibi ipfi naturam habet.   Etenim fi is ob parvitatem plerum-
que et noftram dignotionem et aegrotantium fenfum effugiat,
propriam tamen habet fpeciem.   Ita vero inflammatio quo-
que, in quacunque animalis parte conftiterit, maxima vel
minima, unus atque idem eft affectus, non fpecie, fed ma-
gnitudinis differentia varius.   At quod poffint aliquae affe-
ctiones in corporibus confiftere, quae ob exiguitatem non-
dum appareant, argumento eft gutta longo temporis tractu
faxum excavans, de qua recte carmen hoc proditum effe
creditur,

Gutta cavat lapidem faepe cadentis aquae.

Neque tamen uno vel duobus vel tribus vel quatuor
aquae ictibus in faxum incidentibus, quando ne centefi-
mo quidem, fenfibilis vifa eft cavitas; neque etiam fieri pot-
eft, ut primo nihil efficiente, alter aliquid faciat; quippe qui
habet eandem, quam primus habuit, ad faxum rationem.
Ergo fi fecunda gutta in faxum quippiam effecerit, ipfum a

Ed. Chart. VII. [387.]   Ed. Baf. III. (252. 253.)

ῥανὶς, ὑπηλλάχθαι τι κατὰ τὴν προτέραν, ὡς μὴ πάντη δια-
μένειν ἔτι τοιαύτην, οἷαπερ ἐξ ἀρχῆς ὑπῆρχεν. εἰ γὰρ αὐτή
τε κατὰ πᾶν ἡ αὐτὴ διαμένοι καὶ τὸ δρῶν εἰς αὐτὴν αἴτιον
ἡ ῥανὶς τοῦ ὕδατος, ἀναγκαῖον αὐτήν, ὥσπερ ἐπὶ τῆς πρώτης
πληγῆς, οὕτω κἀπὶ τῆς δευτέρας ἀπαθῆ διαφυλαχθῆναι· εἰ
δὲ τοῦτο, κἀπὶ τῆς τρίτης· ὁ γὰρ αὐτὸς λόγος· οὕτω δὲ
κἀπὶ τῆς τετάρτης καὶ πέμπτης καὶ πασῶν τῶν ἐφεξῆς· ἄχρι
γὰρ ἂν ὡσαύτως ἐχούσῃ τῇ πέτρᾳ προσπίπτῃ ταὐτὸν αἴτιον,
οὐδὲν ἐργάζεται πλέον. εἰ δὲ μετὰ χιλίας πληγὰς αἰσθητὴ ἡ
τῆς πέτρας φανείη κοιλότης, ἀναγκαῖόν ἐστιν ἑκάστην πληγὴν
φάναι τὸ χιλιοστὸν (αὐτῆς) μέρος ἐργάσασθαι τοῦ φανέντος
πρῶτον αἰσθητοῦ πάθους ἐν τῇ πέτρᾳ. καὶ τοίνυν καὶ τῶν
αἰτίων τῶν δρώντων εἰς τὸ σῶμα τὸ μὲν τοῦ πάθους εἶδος
ἐξ ἀρχῆς ταὐτόν, ἀφανὲς δ᾽ ἐστὶ διὰ σμικρότητα. τὰ δ᾽
οὕτω σμι(253)κρὰ πάθη χωρισθέντων τῶν ποιούντων αἰτίων
αὐτίκα παύεται, τῆς φύσεως ἰωμένης αὐτά. μόνα γὰρ ἐκεῖνα
δεῖται τῆς ἔξωθεν βοηθείας, ὧν διὰ τὸ μέγεθος ἀδυνατεῖ
κρατεῖν ἡ φύσις. ὥστε κατὰ τὸν λόγον τοῦτον, ὅταν πρῶτον

prima non nihil mutatum fuiſſe neceſſe eſt, ut non omnino
idem, quale ab initio fuerat, permanferit. Etenim ſi ipſum
omnino idem permaneat, atque agens quoque in ipſum cau-
fa aquae gutta   neceſſe eſt, quemadmodum a primo ictu
non affectum eſt, ita neque a ſecundo; quod ſi fateare, ne-
que a tertio, nam eadem ratio eſt; ita vero et de quarto et
quinto et reliquis deinceps omnibus; etenim quoad eodem
modo ſe habente faxo eadem quoque cauſa acceſſerit, nihil
amplius efficietur.   Quod ſi a milleſimo ictu ſenſibilis vide-
atur faxi cavitas, neceſſe eſt unumquemque ictum dicere
milleſimam partem effeciſſe apparentis primum ſenſilis in ſa-
xo affectus.   Quum itaque cauſae agunt in corpus, ſpecies
affectus ab initio eſt eadem, tamen ob exiguitatem non appa-
ret.   At vero ita exigui affectus, feparatis cauſis efficienti-
bus, illico finiuntur, natura ipſos ſanante; nam illi ſoli ex-
terno egent auxilio, quos ob magnitudinem natura vincere
non poteſt.   Igitur hac ratione, quum primum mordax hu-

Ed. Chart. VII. [587.]   Ed. Baf. III. (253.)

ὁ δακνώδης χυμὸς ἀποξύσῃ τι τῶν ἐντέρων, εἰ καὶ μηδέπω
φαίνεται τὸ γεγενημένον, ἀλλ' ἤ γε διάθεσις ἐν τῷ τῆς δυσεν-
τερίας ἐστὶν εἴδει. καθάπερ οὖν ἕλκη πολλάκις γενόμενα σμι-
κρὰ χωρὶς φαρμάκου παντὸς ἡ φύσις ἐθεράπευσεν, οὕτω καὶ
τὰ τῶν ἐντέρων ξύσματα. κατὰ τοῦτον μὲν οὖν τὸν λόγον
οὐδ' ἀληθές ἐστιν ὅλως, ὃ λέγουσί τινες, ὡς οὐδὲν ὑπολεί-
πεται κατὰ τὰ τοιαῦτα συμπτώματα πάθος τῶν σωμάτων·
εἴπερ ἦν ἀληθὲς, ἀλλ' ὁπότε γε πόνος ἀξιόλογος ὑπὸ τῆς τῶν
διαχωρουμένων δριμύτητος ἀναβιβρωσκομένων τῶν ἐντέρων
ἐγίνετο, τηνικαῦτα ἔπασχε τὰ ἔντερα. φυλαττέσθω δὲ τοῦθ'
ἡμῖν ὥσπέρ τι στοιχεῖον ἐν ἅπαντι τῷ μετὰ ταῦτα λόγῳ,
καὶ γινέσθω τῆς μεθόδου τῶν εὑρεθησομένων πεπονθέναι τό-
πων ἀρχὴ τὸ μηδέποτε βλάπτεσθαι μηδεμίαν ἐνέργειαν ἄνευ
τοῦ πεπονθέναι τὸ ποιοῦν αὐτὴν μόριον. καὶ γὰρ ἐὰν ὀδύνη
τις ᾖ κατ' αὐτό, πέπονθε πάντως τι, κἂν ὄγκος τις παρὰ
φύσιν, ἔτι δὲ μᾶλλον, ὅταν ἐνέργεια βλάπτηται. προείρηται
δ' ὅτι καὶ τῇ τῶν ἐκκρινομένων φύσει τεκμαρτέον ἐστὶ περὶ
τοῦ πεπονθότος τόπου. ὅτι δὲ διττῶς τοῦτο ποιητέον, ἐστι

mor aliquod inteftinorum deraferit, quamvis id, quod fa-
ctum eft, nondum videatur, nihilominus affectio ipfa fub dys-
enteriae fpecie comprehenditur. Quemadmodum igitur na-
tura parva quaedam ulcera, quae nonnunquam eveniunt,
citra quodcunque medicamentum fanavit, ita et inteftinorum
abrafiones. Hac ergo ratione neque verum eft omnino,
quod a quibusdam dicitur, nullum per hujusmodi fympto-
mata relinqui corporum affectum. Quod fi verum effet,
tamen inteftina tum erant affecta, quum ab acrimonia deje‹
ctionum corrofis inteftinis dolor notatu dignus percipieba-
tur. Hoc autem in omni fubfequenti oratione tanquam ele-
mentum quoddam a nobis obfervetur, fitque hoc initium
methodi, qua inveniri debent fedes affectae, nullam actionem
unquam laedi, nifi pars quae ipfam facit, affecta fit; fi enim
vel dolor, vel tumor praeter naturam aliquis in ea fit, om-
nino aliqua re affecta eft: et magis praeterea, quum actio lae-
ditur. At antea etiam dictum eft, quod ab excretorum na-
tura affectae fedis conjectura facienda fit. Id vero bifariam

Ed. Chart. VII. [387. 388.]   Ed. Baf. III. (253.)

δῆλον, ἢ κατὰ τὴν ἰδιότητα τῆς ἐκκρινομένης οὐσίας, ἢ ἀπὸ
τῶν περιεχομένων ἐν αὐτῷ. λέλεκται δ᾽ ὅτι κἀκ τῶν ἐπιφυο-
μένων ἐνίοτε τεκμήρασθαι δυνατόν ἐστι περὶ τῶν πεπονθό-
των μορίων· ἔστι δὲ ἐκ τοῦ γένους τῶν συμπτωμάτων καὶ
ταῦτα, παμπόλλην ἔχοντα πρὸς ἄλληλα διαφορὰν, ὑπὲρ ἧς
αὖθις εἰρήσεται.

Κεφ. γ´. [388] Νυνὶ δὲ πάλιν ἐπ᾽ ἀρχὴν ἀνάγωμεν
τὸν λόγον, ἐφ᾽ ἑκάστου μορίου ζητοῦντες εὑρεῖν σημεῖα, τὰ
μὲν ὡς τῆς ἰδίας οὐσίας αὐτοῦ δηλοῦντα τὰ πάθη, τὰ δ᾽ ὡς
ὀργάνου. καθ᾽ ἑκάτερόν τε πάλιν ἀφορίζοντές τε καὶ δια-
κρίνοντες ἀπὸ μὲν τῶν γεγενημένων ἤδη παθῶν τὰ γινόμενα
μὲν ἔτι, μόνιμον δὲ οὐκ ἔχοντα τὴν κατασκευήν· ἀπὸ δὲ
τῶν ἐν αὐτῷ τῷ πεπονθότι περιεχομένων αἰτίων τὰ διόδῳ
μόνον αὐτῷ χρώμενα· πρόδηλον δ᾽ ὅτι καὶ σύνθετοί τινες ἐκ
τῶν εἰρημένων ἔσονται τρόποι. διορίσωμεν δὲ καὶ τὰ κατὰ
συμπάθειαν ἑτέρου μορίου γινόμενα πάθη τῶν κατὰ ἰδιοπά-
θειαν· οἰκειότερον γὰρ ἰδιοπάθειαν ὀνομάζειν, οὐχ ὡς εἴθισται

oportere fieri conftat, vel ab excretae fubftantiae proprie-
tate, vel ab iis quae in ipfa continentur. Similiter dixi-
mus ab adnatis interdum rebus de locis affectis conjecturam
fumi poffe; funt autem de fymptomatum genere et haec,
permultasque habent inter fe differentias, de quibus rurfum
differetur.

Cap. III.   Nunc vero rurfus ad principium fermo-
nem reducamus, in fingulis partibus ftudentes invenire figna
indicantia tum eos, qui in ipfarum propria fubftantia con-
fiftunt, affectus, tum illos, qui ipfis ut organis infident.
Rurfus in utrisque feparemus et discernamus a factis jam
affectibus eos, qui etiamdum fiunt, fed permanentem non-
dum habent dispofitionem; item a caufis quae in affecta
parte continentur, eas, quae ea tanquam tranfitu duntaxat
utuntur. Quod vero ex dictis quidam componantur modi,
fatis conftat. Praeterea diftinguamus affectus, qui per con-
fenfum alterius partis accidunt, a propriis affectibus; nam
magis proprium fuerit proprium affectum, quam, ut medici

τοῖς ἰατροῖς πρωτοπάθειαν, ἀντιδιαιρουμένης τῆς συμπαθείας
τῇ ἰδιοπαθείᾳ. κυρίως οὖν ὀνομάζειν βουλόμενοι, τῇ μὲν
πρωτοπαθείᾳ δευτεροπάθειαν ἢ ὑστεροπάθειαν ἀντικεῖσθαι
φήσομεν, ἰδιοπάθειαν δὲ τῇ συμπαθείᾳ. καὶ συνελθεῖν γε
δύναται πολλάκις εἰς ταὐτὸ κατὰ συμπάθειάν τε καὶ κατ᾽
ἰδιοπάθειαν ἤδη νοσεῖν, ὅταν τῷ πάσχοντι μορίῳ μόνιμος
ἐγγένηται διάθεσις· οὐ γὰρ δὴ πρωτοπαθεῖν αὐτὸ τηνικαῦτα
φήσομεν, ἀλλὰ δευτεροπαθεῖν τε καὶ ἰδιοπαθεῖν. ἐναργῶς
δὲ τοῦτο φαίνεται κἀπὶ τῶν ἐκτός· ὥσπερ ὅταν ἐφ᾽ ἕλκει
γινομένου μεγάλου βουβῶνος ἐν πληθωρικῷ σώματι, τὸ μὲν
ἕλκος εἰς οὐλὴν ἀχθῇ, μένῃ δ᾽ ὁ βουβὼν, ἤτοι γ᾽ εἰς φλεγ-
μονὴν ἐκπυΐσκομένην μεταβάλλων, ἢ εἰς σκιῤῥώδη διάθεσιν,
ἣν προσαγορεύουσιν χοιράδα. κατὰ πρωτοπάθειαν μὲν οὖν
οὐκ ἄν τις φαίη γεγονέναι τὰ τοιαῦτα νοσήματα, προηγησα-
μένου γ᾽ ἑτέρου πάθους, ἐφ᾽ ᾧ συνέστη· κατὰ συμπάθειαν
μέντοι γενόμενα μεταπεσεῖν εἰς τοιαύτην ἰδιοπάθειαν, ὡς εἰ
καὶ πρωτοπάθειά τις αὐτοῖς ἐξ ἀρχῆς συνέπεσεν. ἀναμνησθῶ-
μεν δ᾽ εἰς τὰ παρόντα χρησίμως καὶ τῶν ἐν τῇ περὶ ἰατρικῶν

folent, primarium affectum, nominare, oppofito in divifione
affectu per confenfum, proprio. Ergo, quum proprie vo-
cabulis uti voluerimus, primario quidem affectui fecundari-
um, aut pofteriorem opponemus; ei vero qui per confenfum
eft, proprium. Equidem in idem evenire faepenumero
poteft, et per confenfum et propria affectione jam aegrota-
re, quum in affecta *per confenfum* parte permanens facta eft
difpofitio; neque enim primario, fed fecundario et proprie
ipfam tum affici dicemus. Id vero dilucide et in externis
videri poteft; ut quum in corpore plethorico, oborto ingenti
bubone ab ulcere, ulcus inductum fuerit cicatrice, perma-
neat autem etiamdum bubo, vel in fuppuratam inflammatio-
nem tranfiens, vel in fcirrhofum affectum, quem ftrumam
appellant. Nemo igitur primarios dixerit hujusmodi mor-
bos, qui ob alium praecedentem evenerunt; at per confen-
fum factos ad hujusmodi transire idiopathiam, perinde ac fi
protinus ab initio protopathia ipfis accidiffet. At in praes-
entia utiliter meminerimus eorum, quae iu libro de medicis

ὀνομάτων πραγματείᾳ λελεγμένων, ἔνθα περὶ τῶν σημαινο-
μένων ὁ λόγος ἦν, ἃ κακῶς συγχέουσιν οὐκ ὀλίγοι τῶν νεω-
τέρων ἰατρῶν τε καὶ φιλοσόφων. ἡ μὲν γὰρ κυριωτάτη χρῆ-
σίς ἐστι τῆς πάθος φωνῆς ἀντικειμένη τῇ τῆς ἐνεργείας,
ἐνεργεῖν μὲν λεγομένου τοῦ τὴν κίνησιν ἔχοντος ἐξ ἑαυτοῦ,
πάσχειν δὲ τοῦ τὴν κίνησιν ἔχοντος ἐξ ἑτέρου. κινήσεως δ᾽
οὔσης κατὰ γένος διττῆς, ἀλλοιώσεώς τε καὶ φορᾶς, ὅταν εἰς
μόνιμον ἀφίκηται διάθεσιν ἡ ἀλλοίωσις, ὀνομάζεται νόσημα,
παρὰ φύσιν οὖσα δηλονότι διάθεσις· καταχρώμενοι δ᾽ ἐνίοτε
καὶ τὴν τοιαύτην διάθεσιν ὀνομάζουσιν πάθος. ὥστε ἄν τις
ἕπηται τῇ λέξει τῶν Ἑλλήνων, πάσχειν μᾶλλον ἐρεῖ τὰ μόρια,
καθ᾽ ἅπερ ἂν ὦσι κινήσεις παρὰ φύσιν, ὡς τά γε διαθέσεις
ἔχοντα παρὰ φύσιν, ἐὰν μὲν κυρίως ὀνομάζῃ, νοσεῖν μᾶλλον
ἢ πάσχειν ἐρεῖ, καταχρώμενος δ᾽ οὐ νοσεῖν μόνον, ἀλλὰ καὶ πά-
σχειν. ὅπερ δ᾽ ἀεὶ λέγων διατελῶ, τοῦτο καὶ νῦν ἐρῶ· κατὰ
τὰς ἐπιστημονικὰς διδασκαλίας ἀρκεῖ τοὔνομα μόνον εἰπόντα,
καὶ τὸ σημαινόμενον ἐξ αὐτοῦ, καθ᾽ ὅ τι περ ἂν ὁ διδάσκων
ἐθέλῃ, προέρχεσθαι λοιπὸν ἐπὶ τὴν τῶν πραγμάτων ὑφήγησιν.

nominibus diximus, ubi de fignificatis eft fermo, quae peffi-
me a recentioribus tum medicis tum philofophis confun-
duntur. Maxime enim proprius vocabuli *affectus* ufus eft
contrarius *voci* actionis; agere nempe id dicitur, quod ex fe
ipfo motum obtinet; affici vero, quod motum habet ab alio.
Quum itaque duo fint genere motus, alteratio et latio; ubi
ad permanentem affectum alteratio pervenerit, appellatur
morbus, fi videlicet fit affectus praeter naturam; fed abu-
tuntur interdum, et hunc etiam affectum pathos nominant.
Quare fi quis Graecorum dictionem fequatur, partes potius
affici dicet, quibus motus iufunt praeter naturam; ut eas,
quae affectus jam habent praeter naturam, fi proprie lo-
quatur, aegrotare potius quam affici dicet; quod fi ab
ufu recefferit, non folum aegrotare, fed et affici. Quod
autem femper dicere confuevi, nunc quoque dicam; in
eis doctrinis, in quibus fcientia acquiritur, fatis eft, fi
quis vocabulum atque fignificatum ejus pro doctoris volun-
tate proferens procedat deinceps ad rerum enarrationem.

BIBΛION A. 33

Ed. Chart. VII. [389.]   Ed. Baf. III. (253.)

[389] ἐγὼ δὲ διὰ τοῦτο νῦν ἐμνημόνευσα τῶν σημαινομένων,
ὅτι πρὸς τῷ διαστρέφειν ἔνιοι τὰ πρὸς τῶν Ἑλληνικῶν φω-
νῶν δηλούμενα καὶ τοῖς καλῶς χρωμένοις ἐγκαλοῦσι. τοιοῦ-
τοι δ᾽ εἰσὶ καὶ οἱ φάσκοντες ἐν ταῖς βεβλαμμέναις ἐνεργείαις
μηδὲν πάσχειν ἐνίοτε τὰ μέρη, διότι μηδέπω διάθεσιν ἔχει
μόνιμον, ὥσπερ ἐπὶ κεφαλαλγίας τῆς διὰ τοὺς ἐν τῇ γαστρὶ
περιεχομένους χυμοὺς γινομένης. ὑπαλλάξας γὰρ ἄν τις, εἰ
βούλοιτο περὶ τῶν ὀνομάτων ἐρίζειν, οἰκειότερον ἑρμηνεύοι,
πάσχειν μὲν λέγων τὴν κεφαλὴν, ὅταν συμπαθῇ τῇ γαστρὶ,
νοσεῖν δ᾽, ὅταν ἰδιοπαθῇ· καὶ αὐτήν γε τὴν γαστέρα πάσχειν
μὲν, ὅταν ὑπὸ μοχθηρῶν ἐνοχλῆται χυμῶν, νοσεῖν δ᾽, ὅταν
ἤτοι κατὰ δυσκρασίαν ἰδίαν, ἢ διὰ φλεγμονήν, ἢ ἕλκος, ἢ
ἀπόστημα, παρὰ φύσιν ἔχῃ. εἰ δ᾽ ὅλως τις ἐθέλοι τὰ τοι-
αῦτα διαλεκτικωτέρᾳ ἀκριβολογεῖσθαι ζητήσει, ποτὲ μὲν ἅμα
τῷ διεφθάρθαι τὰ σιτία καὶ τῆς πέψεως τὴν ἐνέργειαν ἐρεῖ
βεβλάφθαι, ποτὲ δ᾽ ἀβλαβῆ μὲν εἶναι ταύτην, διεφθάρθαι
δ᾽ ἐκεῖνα. τρεῖς γὰρ αἱ πρῶται καὶ οἷον γενικώταται τῆς

Ego vero propterea nunc memini fignificatorum, quia
nonnulli non folum Graecorum vocabuloram fignificata
pervertunt, fed et eos, qui recte utuntur, calumniantur.
Tales autem funt ii, qui dicunt, in laefis actionibus
partes interdum non affici, eo quod nondum permanen-
tem habent affectionem, ut in capitis dolore propter
humores in ventriculo contentos oborto. Nam mutata
ratione, fi quis de nominibus certare velit, magis pro-
prie interpretando dicet, affici quidem caput, quum ven-
triculi confenfu afficitur; aegrotare vero, quum proprio
affectu laborat; et ipfum quoque ventriculum affici qui-
dem, quum a pravis vexatur humoribus; aegrotare vero,
quum aut propria intemperie, aut ob inflammationem, vel
ulcus, vel abfceffum, praeter naturam afficitur. Quod fi
quis omnino voluerit accuratiori quaeftione ifta disputare
more dialectico, interdum fimul atque alimenta fuerint cor-
rupta, coctionis quoque actionem laefam effe dicet; inter-
dum hanc quidem illaefam effe, illa vero effe corrupta.
Nam corruptionis ciborum tres primae ac veluti generaliffi-

34 ΓΑΛΗΝΟΥ ΠΕΡΙ ΤΩΝ ΠΕΠΟΝΘ. ΤΟΠΩΝ

Ed. Chart. VII. [389.]   Ed. Baf. III. (253.)

διαφθορᾶς τῶν σιτίων ὑπάρχουσιν αἱ διαφοραί, μία μὲν ἐπὶ
νοσήμασιν ἰδίοις τῆς γαστρὸς, ἑτέρα δὲ ἐπὶ χυμοῖς μοχθηροῖς
ἀθροιζομένοις ἐν αὐτῇ, καὶ τρίτη διὰ τὴν τῶν ἐδεσμάτων
ποιότητα. τὰ γοῦν ἤτοι φύσει τι κνισῶδὲς, ἢ ὀξῶδες, ἢ
ὅλως εὔφθαρτον ἔχοντα, καὶ τὰ τῷ τρόπῳ τῆς σκευασίας εἴς
τινα τοιαύτην ἠγμένα διάθεσιν, εὔδηλον μὲν ὅτι διαφθείρεται
κατὰ τὴν γαστέρα, καὶ κατὰ τοῦτ᾽ ἂν ἠπεπτῆσθαι λέγοιτο.
διαφωνεῖται δὲ περὶ τοῦ πεπονθέναι τηνικαῦτα τὴν πεπτικὴν
ἐνέργειαν ἐπ᾽ αὐτῶν, ἐνίων μὲν ἀπαθῆ παντάπασιν ἐν ταῖς
τοιαύταις ἀπειρίαις εἶναι φασκόντων αὐτὴν, ἐνίων δὲ πεπον-
θέναι. καὶ μὴν καὶ τρίτη τίς ἐστι δόξα τῶν μηδ᾽ ἠπεπτῆ-
σθαι τὰ τοιαῦτα λεγόντων, ἀλλὰ μὴ πεπέφθαι μόνον, ὡς οὐ
ταυτὸν ὂν ἢ δι᾽ ἀποφάσεώς τι δηλοῦν, ἢ διὰ τῆς καλουμένης
ὑπὸ τῶν διαλεκτικῶν στερητικῆς φωνῆς. κατὰ τὴν αὐτὴν ἔν-
νοιαν, οἶμαι, καὶ ὁ Ἐρασίστρατος ἔλεγε τὰ γίγαρτα καὶ τὰ
σήσαμα καὶ πάντα τὰ διαχωρούμενα παντάπασιν ἄσηπτά τε
καὶ ἀμετάβλητα μηδεμίαν ἐνδείκνυσθαι τῷ ζώῳ γεγενημένην
ἀπεψίαν, ἀλλ᾽ αὐτὸ δὴ τοῦτο, μὴ πεπέφθαι, μόνον.

mae funt differentiae, una quidem per proprios ventriculi
morbos, altera a pravis humoribus in ipfo accumulatis, ter-
tia ab alimentorum qualitate. Quae igitur fua natura aut
nidorulentam, aut acidam, aut virulentam, aut putridam,
aut omnino corruptioni obnoxiam habent, quaeque ex prae-
parationis modo ad hujusmodi affectionem aliquam deducta
funt, clarum eft ea in ventriculo corrumpi; atque hoc mo-
do inconcocta effe fortaffe dicentur. Sed oritur controverfia
de affecta tunc ob haec concoquendi functione, nonnullis
quidem per hujusmodi cruditates eam haudquaquam affici
contendentibus, aliis vero affici. Atque invenitur tertia
quaedam opinio eorum, qui hujusmodi alimenta ne dicunt
quidem incocta effe, fed folum non concocta effe; tanquam
non fit idem per negationem aliquid enunciare, aut per pri-
vantem vocatam a dialecticis dictionem. Idem intellexiffe
Erafiftratum puto, quum acinos et fefama et reliqua om-
nia, quae omnino imputria et immutata dejiciuntur, nullam
dixit indicare in animali factam effe apepfiam, fed hoc ipfum
duntaxat, non effe concocta.

Ed. Chart. VII. [389. 390.]   Ed. Baf. III. (253. 254.)

Κεφ. δ'. Οὔκουν ἀμελεῖν οὐδ' ἐν τούτοις προσήκει,
ἀλλὰ προσ(254)έχοντας τὸν νοῦν ἀκριβῶς, ὅσα μὲν εἰς λογι-
κὴν ἀνάγεται ζήτησιν, ἰδίᾳ καταλιπεῖν, ὅσα δ' εἰς διάγνωσιν
τοῦ πεπονθότος, ἀκριβῶς ἐπισκοπεῖσθαι· τὸ γάρ τοι προγι-
νώσκειν μὲν τὸ μέλλον ἔσεσθαι, θεραπεύειν δὲ προσηκόντως
τὸ γεγονὸς ἤδη πάθος, ἐντεῦθεν ἡμῖν περιγίνεται. διὸ καὶ
χωρὶς τῶν ἀμφισβητουμένων ὀνομάτων ἔνεστι τὸ χρήσιμον ἐκ
τῶν πραγμάτων λαμβάνειν ὧδέ πως. ἔστω τινὰ λέγειν ἕωθεν
ἀναστάντα κνισῶδες ἐρυγγάνειν, ἤ τι ἕτερον, οἷον ὠῶν τα-
γηνιστῶν, ἢ δυσωδέστερον καὶ σαπρόν· ὁμολογεῖν δὲ τὸν
μὲν τὸ κνισῶδες ἐρυγγάνοντα μετὰ τὸ δεῖπνον ἐδηδοκέναι
πλακοῦντος κνισώδους, ὁποῖός ἐστιν ὁ διὰ [390] τοῦ ἐλαίου
καὶ ἰτρίου σκευαζόμενος· ἕτερον δὲ, ταγηνιστῶν ὠῶν, ὁμο-
λογοῦντα καὶ τοῦτον αὐτῶν ἐκείνων ἐρυγγάνειν· ἄλλον δὲ
ῥαφανίδων πολλῶν, ὡς ἄν τι δυσῶδες καὶ σαπρὸν ἐρυγγάνειν.
ὅτι μὲν οὖν οὐ καλῶς ἐπέφθη τὰ σιτία τούτοις, ὁμολογή-
σουσι πάντες· αὐτή γε μὴν ἡ γαστὴρ οὐδὲν ἐπ' αὐτῷ πέπον-

Cap. IV. Verum neque in his negligentius verfari
decet, fed mentem accurate adhibentes, quae ad logicam
quaeftionem reducuntur, privatim praetermittere, quae vero
ad affectae *fedis* dignotionem *conferant*, accurate infpicere;
hinc enim et id quod futurum eft, praenoscere, et affectum
jam factum decenter curare poffumus. Itaque fine conten-
tiofis nominibus ex rebus ipfis utilitatem confequi licet
hoc modo. Efto fuppofitum, aliquem mane exurgentem di-
cere nidorulentum fe ructum emittere, aut quid aliud ovis
frictis fimile, aut etiam foetidius ac putre fubolens; illum
itaque qui nidorulentum ructum percepit, fateri fe a coena
placentam nidorulentam comediffe, quales funt quae ex
oleo et itriis praeparantur. Alter vero confiteatur fricta
ova fe ingeffiffe, atque nunc illorum nidorem eructare. De-
inde alius complures radiculas *comederit*, ut foetens ac putre
aliquid eructet. Igitur cibos in iis non bene fuiffe concoc-
tos omnes concedent, quamvis ex hac re ipfe ventriculus
haudquaquam fuerit affectus; neque etiam, quod ad ipfius

θεν, οὐδὲ κατὰ τὸν ἑαυτῆς λόγον ἐσφάλη περὶ τὴν ἐνέργειαν,
ὥσπερ οὐδ᾽ ὅταν ὁλόκληρα τὰ γίγαρτα διαχωρήσῃ τις. εἰ μὲν
γὰρ ἐπεφύκει κατὰ τὴν τῶν ἀνθρώπων γαστέρα μεταβάλλειν
τὰ γίγαρτα, τότ᾽ ἂν ᾐτιώμεθα τὸ σῶμα τῆς κοιλίας αὐτὸ,
καὶ μοχθηρῶς ἔχειν ἐνομίζομεν· ἐπεὶ δ᾽ οὐ πέφυκεν, ἀλλ᾽ ἔστι
τῆς τῶν γιγάρτων οὐσίας σύμπτωμα τὸ μὴ πέττεσθαι, ταῦτα
μὲν εἰκότως λεχθήσεται μὴ πεπέφθαι, τὸ δὲ τῆς γαστρὸς
σῶμα κατὰ φύσιν ἔχειν, ὅπέρ ἐστιν χρήσιμον ἐγνῶσθαί τε
καὶ διωρίσθαι τοῖς ἰατροῖς· εἴτε δὲ βεβλάφθαι χρὴ φάναι
τὴν ἐνέργειαν αὐτῆς ἐν ταῖς τοιαύταις διαχωρήσεσιν, εἴτε μὴ,
περιττῶς ζητεῖται πρός γε τὰ τῆς ἰατρικῆς τέχνης ἔργα. φέρε
δὴ πάλιν νῦν ἐρυγγάνειν μέν τινα κνισῶδες, ἐδηδοκέναι δὲ μη-
δὲν κνισῶδες, ἐπὶ τούτου θερμασίαν τινὰ πυρώδη κατὰ τὴν
γαστέρα φήσομεν ὑπάρχειν, εἶθ᾽ ἑξῆς διοριούμεθα, πότερον
ὑπὸ δυσκρασίας τοῦ σώματος τῆς κοιλίας αὐτοῦ τοῦτο γέγο-
νεν, ξανθῆς χολῆς ἐν αὐτῇ περιεχομένης, ἤτοι κατὰ τὴν ἐντὸς
εὐρυχωρίαν, ἢ οἷον ἀναπεπομένης δυσεκνίπτως εἰς τοὺς χιτῶ-
νας αὐτῆς. οὐ μὴν οὐδ᾽ ἐνταῦθα, ζητήσομεν δ᾽ ἐφεξῆς, εἶθ᾽

rationem pertinet, circa actionem erraverit, ut neque ubi
quis integros acinos per alvum dejecerit. Si enim humano
ventriculo innatum eſſet acinos transmutare, accuſaremus
tum ventriculi corpus, ipſumque vitiatum eſſe putaremus;
quum vero id ſuae actionis non ſit, ſed acinorum ſubſtantiae
ſymptomata non concoqui, haud abs re dicetur, hos non
eſſe concoctos, ventriculi vero corpus ſecundum naturam ſe
habere, quod ſane et noſſe et definire medicis utile eſt; ſed
quaerere, an dicendum ſit actionem ipſius per hujuscemodi
dejectiones fuiſſe laeſam, an contra, ad medicae artis opera
ſupervacaneum eſt. Age rurſus, nunc quispiam nidorulen-
tum ructum emittat, nihilque nidorulentum comederit, huic
igneum quendam calorem in ventriculo eſſe dicemus, ac de-
inde rurſus diſtinguemus, utrum ab intemperie corporis ip-
ſius ventriculi hoc obortum ſit, aut a flava bile, quae in ipſo
continetur, aut in interiore ſpatio, aut in ejus tunicas, ut
difficilis expurgationis ſit, imbibita. Ac ne hic quidem con-

Ed. Chart. VII. [390.]   Ed. Baf. III. (254.)

ἥπατος κακοπραγοῦντος ὁ τοιοῦτος ἀθροίζεται χυμός, εἴτ᾽
ἐξ ὅλου καταῤῥέει τοῦ σώματος, εἴτε καὶ κατ᾽ αὐτὴν γαστέρα.
ταῦτα μὲν γὰρ ἀναγκαιότατα μέν ἐστιν ἐγνῶσθαι, δεῖται δ᾽
ἀνδρὸς γεγυμνασμένου τὸν λογισμὸν ἐν ἐπιστήμῃ τῶν πραγμά-
των αὐτῶν, οὐ τῶν δηλούντων ὀνομάτων αὐτά. οὐ γὰρ
ὥσπερ ἡ τῆς διαφθορᾶς ἰδέα τὴν ποιήσασαν αἰτίαν ἐνδείκνυται
σαφῶς, οὕτω καὶ περὶ τῆς κατ᾽ αὐτὴν γενέσεως ἔστιν εὑρεῖν
ὡρισμένην ἔνδειξιν. εἰ μὲν οὖν κνισοῦται τὰ σιτία κατὰ τὴν
γαστέρα, μὴ διὰ τὴν ἑαυτῶν φύσιν, ἀναγκαῖόν ἐστι τὴν ταῦτ᾽
ἐργαζομένην αἰτίαν εἶναι θερμήν· εἰ δ᾽ ὀξύνεται, ψυχράν·
οὐ μὴν ἤδη γέ πω δῆλον, εἴτε δυσκρασία τίς ἐστι κατὰ τὸ
σῶμα τῆς κοιλίας, εἴτε χυμός τις μοχθηρός· ἀλλὰ διορίσασθαι
χρὴ δόντα σιτία τῆς ἐναντιωτάτης φύσεως τῷ τρόπῳ τῆς δια-
φθορᾶς, ἄρτον μὲν εἰ τύχοι καὶ χόνδρον ἐφ᾽ ὧν κνισοῦται,
μέλι δ᾽ ἐφ᾽ ὧν ὀξύνεται· κἄπειτ᾽ ἐπισκοπεῖσθαι τά τ᾽ ἐμού-
μενα καὶ τὰ διαχωρούμενα, πότερον ἅμα χυμῷ τινι, τὰ μὲν
χολώδει καὶ θερμῷ, τὰ δὲ φλεγματώδει καὶ ψυχρῷ λαμβάνει

fifiemus, fed quaeremus deinceps, an jecore male fuam fun-
ctionem obeunte hujusmodi humor accumuletur; an is ex
univerfo defluat corpore; an etiam in ipfomet generetur
ventriculo.   Haec enim funt cognitu perquam neceffaria,
fed viro indigent exercitatae rationis, qui res ipfas potius
quam nomina, quibus explicantur, fcire ftuduerit.   Non
enim quemadmodum corruptionis idea efficientem caufam
aperte oftendit, fic etiam licet invenire definitam indicatio-
nem ejus generationis.   Igitur fi in ventriculo cibi in ni-
dorem transeunt, non fuapte natura, efficientem caufam ca-
lidam; fi vero acescunt, eam frigidam effe neceffe eft; non-
dum tamen jam conftat, utrum intemperies aliqua, an vitio-
fus quispiam humor ventriculi corpus obfideat; fed diftin-
guere oportet datis cibis naturae maxime contrariae modo
corruptionis, ut pane quidem exempli gratia et alica illis
quibus in nidorem transmutari cibi confueverunt; melle au-
tem iis, quibus acescunt; deinde confiderare tum quae vo-
muntur, tum quae per alvum dejiciuntur, num humor ali·

Ed. Chart. VII. [3go. 3g1.]　　　　　Ed. Baf. III. (254.)

τὴν κένωσιν, ἢ χωρὶς χυμοῦ τινος βραχεῖάν τινα μεταβολὴν
ἐσχηκότα. τῆς κοιλίας μὲν γὰρ αὐτῆς δυσκράτου γεγενημένης
κατὰ θερμότητα πυρώδη χωρὶς χυμοῦ, τὸν ἄρτον καὶ τὸν
χόνδρον ὄψει διαχωρούμενα βραχυτάτης εἰς αὐτὰ μεταβολῆς
γεγενημένης· εἰ δὲ χυμός τις εἴη μοχθηρὸς ὁ φθείρων τὴν
τροφὴν, αὐτά τε τὰ σιτία δεδευμένα φαίνεται τῷ τοιούτῳ
χυμῷ καὶ σαφέστερον ἠλλοιωμένα κατὰ τὴν ἐνέργειαν αὐτοῦ.
πολὺ δὲ δὴ μᾶλλον ἐμέτοις διορίζεται ταῦτα, ῥᾳδίως πεφυ-
κότος ἐμεῖν τοῦ κάμνοντος, ὡς τόν γε μὴ δυνάμενον ἀναγ-
κάζειν ἐμεῖν οὐκ ἐπιτήδειον. ἀλλὰ ταῦτα μὲν, ὅταν ἐμπλέῃ
τῷ κύτει τῆς κοιλίας ὁ λυπῶν χυμός· ἀναπεπομένου δ᾽ εἰς
τοὺς χιτῶνας αὐ[3g1]τῆς, ναυτίαι μὲν πάντως ἕπονται, δίψος
δὲ πλέον ἐπὶ τοῖς θερμοτέροις, ὥσπερ ὄρεξις ἡ πρὸς τὰ σιτία
τοῖς ψυχροτέροις ἀκολουθεῖν πέφυκεν. ἐπισκοπεῖσθαι δὲ χρὴ
καὶ εἰ ἀπαθές ἐστι τὸ ἧπαρ, ἢ πέπονθέ τι· καὶ τὸ πάθος
ὁποῖον αὐτοῦ, πότερα θερμόν ἐστιν, ἢ ψυχρόν· ὡσαύτως
δὲ καὶ περὶ τοῦ σπληνός. ἐκ γὰρ τῆς τῶν τοιούτων ἁπάν-

quis, cum illis quidem biliofus et calidus, cum his vero pi-
tuitofus ac frigidus, fimul excernatur; an nullo vacuato hu-
more, ipfa exiguam quandam mutationem habuerint.　Enim-
vero ubi igneo calore ventriculus fine humore intemperatus
evafit, panem et alicam dejici videbis, perquam exigua in
ipfis facta transmutatione; fi vero humor quidam pravus fit,
qui cibum corrumpat, videntur cibi in hujusmodi humore
fubmerfi et ab ipfius actione manifeftius alterati; at haec
multo magis vomitionibus discernuntur, fi laborans fuapte
natura facile vomere poffit; nam cogere eum, qui vomere
non poteft, abfurdum eft.　Atque haec ita deprehenduntur,
quum in fpatio ventriculi noxius humor innatat; fi vero in
tunicas ipfius imbibitus fit, naufeae quidem omnino confe-
quuntur, fitis vero magis in calidioribus, quemadmodum
ciborum appetentia in frigidioribus fubfequi folet.　Verum
confiderare oportet, utrum haud affectum fit hepar, an affe-
ctu quodam laboret; et qualis fit ipfius affectus, utrum ca-
lidus, an frigidus.　Eodem modo et de fplene.　Nam ex

των ἐπισκέψεως, ἅμα τῇ τῶν ἐσθιομένων ἢ πινομένων ὁσημέραι πείρᾳ, δυνήσεταί τις ἀκριβῶς εὑρεῖν οὐ μόνον τὸν πεπονθότα τόπον, ἀλλὰ καὶ τὴν διάθεσιν αὐτοῦ. χρησιμωτέρα γὰρ ἡ ταύτης γνῶσίς ἐστιν, παρ' ὅσον ἡ τῆς θεραπείας ἰδέα κατ' αὐτὴν τυποῦται. τὴν γοῦν θερμὴν διάθεσιν ἀεὶ μὲν ψυκτέον, ἐν ὁποίῳ ποτ' ἂν εἴη χωρίῳ· τὸ δ' ἄχρι πόσου ψυκτέον, ἢ ὅντινα τρόπον, ἢ διὰ τίνος ὕλης, ὁ πεπονθὼς συνενδείκνυται τόπος. εἰ μὲν οὖν αὐτὸ δὴ τοῦτο μόνον εἴη, δυσκρασία τις ἐν τῷ σώματι τῆς γαστρὸς αὐτῷ, ψύχων μὲν τὴν θερμὴν, θερμαίνων δὲ τὴν ψυχρὰν, ὠφελήσεις αὐτίκα τὸν ἄνθρωπον· ἔσται δέ σοι καὶ τῆς ὑπολήψεως ἣν ἔσχες οὐ ψιλὴ δόξα μόνον, ἀλλ' ἐπιστήμη σαφὴς, καὶ μᾶλλον, ἐὰν ἑκατέρωθεν αὐτὴν βασανίσῃς, ἐπὶ μὲν τοῖς ψύχουσι φαρμάκοις τε καὶ διαιτήμασιν ὠφελούμενον ὁρῶν τὸν ἄνθρωπον, ἐπὶ δὲ τοῖς θερμαίνουσιν βλαπτόμενον· ἢ τοὐναντίον ἐπὶ μὲν τοῖς θερμαίνουσιν ὠφελούμενον, ἐπὶ δὲ τοῖς ψύχουσι βλαπτόμενον. ἐὰν δὲ χυμός τις ᾖ περιεχόμενος ἐν αὐτοῖς τοῖς χιτῶσι τῆς κοιλίας, αἱ μὲν ναυτίαι χωρὶς ἐμέτου γενήσονται κεναί, σπαράττουσαι

horum omnium confideratione, fimul cum quotidiana eduliorum potionumque experientia, exquifite poterit quis invenire non folum locum affectum, fed etiam ipfius affectum. Hujus enim notitia eft utilior, quatenus curationis fpecies per ipfam figuratur; nam calidus affectus femper refrigerandus eft, quacunque in regione fuerit; fed quousque, aut quomodo, aut qua materia, refrigerandum, locus affectus commonftrat. Igitur fi id ipfum duntaxat fuerit, in ipfo ventriculi corpore intemperies quaedam, calidam refrigerando, et frigidam calefaciendo, illico juveris hominem; neque nudam duntaxat opinionem, verun etiam fcientiam manifeftam fusceptae habebis conjecturae, ac magis, fi utrinque ipfam examinaveris, refrigerantibus quidem tum medicamentis, tum victus ratione, videndo hominem juvari, calefacientibus vero laedi; vel contra a calefacientibus quidem juvari, a refrigerantibus autem laedi. Quod fi humor quispiam in ipfis ventriculi tunicis contineatur, naufeae quidem vexabunt irritae fine vomitu, quae convellant duntaxat,

μόνον, οὐ μὴν ἐκκενοῦσαί γέ τινα χυμὸν, ὡς ἐφ' ὧν ἐν αὐτῷ
περιείχετο κύτει τῆς γαστρὸς κατὰ τὴν ἔνδον αὐτῆς εὐρυχω-
ρίαν· αἱ δ' ἐρυγαὶ τοῖς μὲν ὀξώδεις ἔσονται, τοῖς δὲ κνι-
σώδεις· ὠφελήσει δὲ τοὺς μὲν τὸ διὰ τριῶν πεπέρεων φάρ-
μακον, ἤ τι τοιοῦτον, δι' ὕδατος, ἢ οἴνου ποθέν· τοὺς δ'
ἑτέρους ἀψίνθιόν τε καὶ ἡ διὰ τῆς ἀλόης ἱερὰ, καλοῦσι δ'
αὐτὴν ἔνιοι καὶ πικράν. ἐὰν οὖν εὐθέως ἅμα τῇ πρώτῃ πείρᾳ
φαίνηται πρὸς τῶν οἰκείων φαρμάκων ἡ ὠφέλεια σαφὴς ἑκα-
τέρων τῶν χυμῶν γεγενημένη, τήν τε διάγνωσιν ἐπιστημονικὴν
ἕξεις ἤδη τήν τε θεραπείας ὑφήγησιν, ὡς ἐπιμένοντα τοῖς
αὐτοῖς ἐκθεραπεῦσαι τὸν ἄνθρωπον· ἐὰν δὲ ἐπὶ τοῖς ὠφελεῖν
εἰθισμένοις φαρμάκοις ἑκατέραν τὴν διάθεσιν ἀκολουθήσῃ
ποτὲ βλάβη, περὶ τὴν διάγνωσιν εὑρήσεις ἐσφαλμένον σαυ-
τόν. ἡ γάρ τοι βεβαιοτάτη γνῶσις ἁπασῶν τῶν τοιούτων
διαθέσεων γίνεται τοῖς ἀκριβῶς ἐπισταμένοις ὑφ' οἵων ἰαμά-
των ἑκάστη καθίσταται. ἐγὼ γοῦν ἐνίους τῶν ὀνομαζομένων
κωλικῶν ἰασάμην τῇ πόσει τοῦ διὰ τῆς ἀλόης φαρμάκου,
τεκμηράμενος μὲν ἀναπεπόσθαι δακνώδη χυμὸν εἰς τοὺς χιτῶ-

nullum humorem evacuantes, quemadmodum fieri folet, ubi
fecundum internam fpatii latitudinem in ventriculo humor
continetur; ructus autem aliis acidi, aliis nidorulenti erunt.
Auxiliabuntur autem illis quidem medicamentum ex tribus
piperibus, aut aliquod hujusmodi, ex aqua, vel vino potum;
his vero tum abfinthium, tum hiera ex aloe, quam nonnulli
picram quoque appellant. Igitur fi per primam protinus
experientiam a familiaribus medicamentis in utroque humo-
re manifeftum videatur auxilium, jam habebis et dignotio-
nem fcientificam, et curationis methodum, ita ut fi in his
perfeveraveris, hominem fanes. At fi a folitis auxiliari
medicamentis utrumque affectum interdum laefio fequatur,
deceptum te ipfum circa dignotionem invenies; nam certiffi-
ma omnium hujusmodi affectuum notitia ab iis deprehendi-
tur, qui exacte intelligunt, quibus quisque praefidiis ad na-
turalem ftatum reduci poffit. Sic equidem quosdam colicos
vocatos fanavi dato in potu medicamento ex aloe; fane
conjiciens mordacem humorem in affecti inteftini tunicas im-

BIBΛION A. 4₁

Ed. Chart. VII. [391. 392.]   Ed. Baf. III. (254, 255.)

νας τοῦ πεπονθότος ἐντέρου, δούς τε τοῦ φαρμάκου, διότι
πάντως ἠπιστάμην ὑπ᾽ αὐτοῦ τὴν τοιαύτην διάθεσιν ὠφελη-
θησομένην· ὡς δ᾽ ὠφελήθη, γνοὺς ὅτι καλῶς ἐστοχασάμην,
πλέον ἐδίδουν αὐτῆς. ἀλλ᾽ ἐκ τίνος γε τὴν ἐλπίδα ταύτην
ἔσχον, (255) ἄμεινον εἰπεῖν. ἑώρων τὸν ἄνθρωπον ἐπὶ μὲν
τοῖς θερμοῖς ἐδέσμασί τε καὶ φαρμάκοις καὶ ὅλως διαιτήμασι
παροξυνόμενον, ἐπὶ δὲ τοῖς εὐχύμοις τε καὶ κατακεραστικοῖς
ὀνομαζομένοις ὠφελούμενον· ἑώρων δὲ καὶ πρὸς τῆς ἀσιτίας
αὐτὸν βλαπτόμενον. ὡς δὲ καὶ πυνθανομένῳ μοι καὶ περὶ
τῆς κατὰ τὴν ὀδύνην ἰδέας ἔφη δακνώδη τινὰ ὑπάρχειν αὐ-
τήν, ἔτι δὲ καὶ μᾶλλον εἰς ἐλπίδα τῆς ἀληθοῦς διαγνώσεως
ἀφικόμενος ἐτόλμησα δοῦναι τοῦ πικροῦ φαρμάκου· θεασά-
μενός τε προφανῶς ὠφεληθέντα τὸν ἄνθρωπον ἐπείσθην
ἐγνωκέναι [392] βεβαίως, ἥ τίς ἐστιν ἡ διάθεσις. ἕτερον δ᾽
ὑπὸ τῶν εὐπέπτων σιτίων παροξυνόμενον ἀνηρώτησα τὰ
προηγησάμενα, πυθόμενός τε ὅτι μετὰ καθαρτικοῦ φαρμάκου
δόσιν εἰς ταύτην ἤχθη τὴν διάθεσιν, αὖθίς τε ἐρωτήσας, ὑπὸ
τίνος αἰτίας ἐπὶ τὴν τοῦ φαρμάκου χρῆσιν ἧκεν, ἀκούσας τε
δι᾽ ἀλγήματα δακνώδη τε καὶ διαβρωτικά, πολυχρονίως ἐν

bibitum, datoque medicamento, quia fciebam omnino hujus-
modi affectum ejus ope adjutum iri; quod auxilium ubi con-
tigit, intelligens recta me ductum conjectura, plus ipfius ex-
hibui. Sed unde hanc fpem habuerim, praeftiterit enarrare.
Vidi hominem a calidis tum cibis tum medicamentis atque
omnino victus ratione irritari; rurfus juvari ab alimentis
boni fucci et contemperantibus nominatis; vidi praeterea ab
inedia ipfum laedi; ubi vero doloris fpeciem percontanti mi-
hi mordacem effe refpondit, magis ad fpem etiam verae di-
gnotionis appulfus, aufus fum amarum ei medicamentum ex-
hibere. Poftremo confpiciens hominem aperte adjutum,
quis fuerit affectus certo me deprehendiffe putavi. Alterum,
quem cibi concoctu faciles irritabant, de praecedentibus in-
terrogavi; refpondit is fe in hanc deductum affectionem
fumpto purgante medicamento. Rurfus quoque interrogans,
quam ob caufam ad medicamenti ufum veniffet, intellexi ob
mordaces erodentesque dolores multo tempore in locis ad

τοῖς κατὰ τὴν γαστέρα τόποις διαμένοντα, κεκακῶσθαι τὸ
ἔντερον ὑπὸ τοῦ καθαρτικοῦ φαρμάκου στοχασάμενος, ἐν δια-
θέσει τε γεγονέναι ῥευματικῇ, καὶ δέχεσθαι ῥᾳδίως εἰς ἑαυτὸ
τὰ περιττὰ τοῦ ἥπατος, ἐπιδιαφθείρειν τε ταῦτα, τροφὴν
ἔδωκα δύσφθαρτόν τε καὶ στύφουσαν· ἐφ᾽ ᾗ τῶν τε δήξεων
ἐπαύσατο καὶ διεχώρησεν οὐκ ἔτι οὐδὲν, ἔμπροσθεν ἀεὶ μετὰ
τὰς δήξεις ἐκκρίνων διεφθαρμένα τε ἅμα καὶ ὑγρὰ καὶ δυσώδη.
προπεπυσμένος δ᾽ ὅτι χρόνῳ πλείονι μετὰ τὴν δῆξιν ἡ διέξοδος
αὐτῶν ἐγένετο, τῶν μετεώρων ἐντέρων ἐστοχασάμην εἶναι τὴν
διάθεσιν, ὡς ἐφ᾽ ἑτέρου τε ταχείας ἐπὶ τῇ δήξει τῆς ἐκκρίσεως
γινομένης, ἐτεκμηράμην εἶναι τῶν κάτω τὴν διάθεσιν. ἐκεῖ-
νον μὲν οὖν ἐνέσει φαρμάκου, τοῦτον δὲ τοῖς εἰρημένοις ἐδέ-
σμασιν ἰασάμην, ἐπιστάμενός τε τοῦτο βεβαίως, ὅτι τὰ μὲν
ἐγγὺς τῇ γαστρὶ τοῖς ἄνωθεν ἐσθιομένοις τε καὶ πινομένοις
ἑτοιμότερον ὠφελεῖται, τὰ δ᾽ οὐ πόῤῥω τῆς ἕδρας τοῖς κά-
τωθεν. οὐχ ἁπλῶς οὖν προσήκει σκοπεῖσθαι τοῦτο μόνον,
εἰ ἡ γαστὴρ πέπονθεν, ἤ τι τῶν ἐντέρων, ἀλλὰ καὶ τί τὸ

ventriculum fpectantibus perfeverantes; hinc vitiatum fuiſſe
a purgante medicamento inteftinum conjiciens, ac in rheu-
maticam deveniſſe affectionem, et facile in fe ipfum jecoris
excrementa recipere, eaque poftea corrumpere, cibum ex-
hibui haud facile corruptibilem et adftringentem; unde et
mordaces dolores mitigati funt et nihil poftea dejecit, quum
antea femper poft mordacitatis fenfum corrupta quaedam
et liquida et foetentia excerneret; quum vero multo poft
mordicationem tempore eorum dejectionem fieri audiiſſem,
fuperiorum inteftinorum affectum eſſe conjeci; ut in alio
quoque, ubi celeriter a mordicatione fieret excretio, judica-
vi inferiorum inteftinorum affectum eſſe. Hunc igitur in-
jecto medicamento, illum vero dictis jam cibis exhibitis, fa-
navi; quippe certo fciebam, quod proximae ventriculo par-
tes exhibitis fuperne tum cibis tum potibus, quae vero non
procul a fede diftant, inferne *injectis medicamentis* promp-
tius adjuvarentur. Non fimpliciter itaque hoc folum con-
fiderare convenit, venterne affectus fit, aut aliquod intefti-

Ed. Chart. VII. [392.]   Ed. Baf. III. (255.)

πάθος ἐστὶ, καὶ διορίσασθαί γε, τίνα μὲν ἴδια τῶν παθῶν
ἐστι σημεῖα, τίνα δὲ τῶν πασχόντων μορίων· οἷον ὅτι τὸ μὲν
ἀπεπτεῖν γαστρός ἐστι σύμπτωμα, τὸ δ᾽ ἐπὶ τὸ κνισῶδες ἢ
ὀξῶδες ἐκτρέπεσθαι τὰ ἐδηδεσμένα τῶν κατ᾽ αὐτὴν αἰτίων τε
καὶ παθημάτων. οὕτω δὲ κᾀπὶ τῶν κατὰ τὸ ἔντερον ὅ τε
χρόνος τῆς διεξόδου καὶ τῶν ἐκκρινομένων ἡ ἰδέα καὶ τῶν
συμπτωμάτων ἡ διαφορὰ μετὰ τῶν προηγησαμένων καὶ τῶν
νῦν εἰς πεῖραν ἀγομένων ἐνδείξεται συναμφότερον ἅμα, τό
τε πάθος αὐτὸ καὶ τὸ μόριον ἐν ᾧ συνέστη. φέρε γὰρ ἐκ-
κρίνειν τινὰ κατὰ γαστέρα ποτὲ μὲν ἐφελκίδας, ἢ οἷον ὑμε-
νώδη ξύσματα, ἢ οἷον αἱματῶδές τι, ποτὲ δ᾽ ἅμα ταῦτα
πάντα· τὸ μὲν ἡλκῶσθαι τὸ ἔντερον οὐκ ἂν ἀμφισβητήσειέ
τις, εἴτε δὲ ἐν τοῖς λεπτοῖς ἐντέροις ἐστὶν, ἢ ἐν τοῖς παχέσιν
ἡ ἕλκωσις, οὐδέπω δῆλον, ἀλλ᾽ ἔκ τε τῆς τῶν ξυσμάτων
ἰδέας, ὡς ἔμπροσθεν εἴρηται, κᾀκ τοῦ χρόνου τῆς διεξόδου
καὶ τρίτου τοῦ μεμίχθαι τῇ κόπρῳ τὸ μὲν μᾶλλον αὐτῶν, τὸ
δὲ ἧττον ἢ καὶ μηδόλως μεμίχθαι, διορισθήσεται. αἱ μὲν
γὰρ ἐν τοῖς κατωτάτω μέρεσιν ἑλκώσεις οὐδ᾽ ὅλως ἔχουσιν

norum, fed et quisnam fit affectus, tum quae figna propria
fint affectuum, quae partium affectarum, diftinguere; ut
apepfiam ventriculi effe fymptoma; at ciborum ad nidoru-
lentum vel acidum ructum converfionem ad caufas et af-
fectus ipfius referendam. Sic autem de inteftinis et tempus
exitus et excretorum fpecies atque fymptomatum differen-
tia cum iis, quae praecefferunt et nunc in experientiam
ducuntur, fimul utrumque, affectum ipfum et partem in
qua confiftit, oftendent. Pone enim per ventrem cuidam
dejici aliquando quidem ramenta, aut veluti membranarum
rafuram, aut veluti cruentum quid, ac aliquando fimul haec
omnia; inteftinum ulcere affectum nemo dubitaverit; at vero
utrum in exilibus inteftinis, an craffis, ulcus confiftat, non-
dum manifeftum eft; fed, ut nuper dieebamus, et ex ramen-
torum fpecie et exitus tempore et tertio ex mixtione cum
ftercore, modo maiore, modo minore, aut etiam nulla, di-
ftinguetur. Nam infirmarum partium ulcera nullo modo ul-

Ed. Chart. VII. [392. 393.]　　　　Ed. Baf. III. (255.)

ἀναμεμιγμένα τοῖς διαχωρήμασι τὰ τῶν ἑλκῶν γνωρίσματα·
ταῖς δ᾽ ὀλίγον ἀνωτέρω μέμικται μὲν, ἀλλ᾽ ἐπὶ βραχύ· κα-
θάπερ γε τῶν ἐπὶ πλέον ἀνωτέρω καὶ ἡ μίξις ἐπὶ πλέον·
ἔτι δὲ δὴ μᾶλλον ἐπὶ τῶν ὑψηλοτάτων ἐντέρων ἀναμέμικται
τῇ κόπρῳ τὰ τῆς ἑλκώσεως ἴδια.

Κεφ. ε΄. Πολλάκις δ᾽ ἅμα τόπου τε καὶ διαθέσεως
ἐξ ἑνὸς γνωρίσματός ἐστιν ἡ ἔνδειξις, ἢ τόπου τε ἅμα καὶ
[393] αἰτίου· οἷον ἐπὶ μὲν τῶν τόπων ἀπό τε τῆς βεβλαμ-
μένης ἐνεργείας καὶ τῶν ἐκκρινομένων καὶ τῆς θέσεως καὶ
τῆς κατὰ τὴν ὀδύνην ἰδιότητος καὶ τῶν οἰκείων συμπτωμά-
των ἡ ἔνδειξις, ἐπὶ δὲ τῶν παθῶν ἀπό τε τῆς τῶν ἐκκρι-
νομένων ἰδέας καὶ τῆς τοῦ τόπου φύσεως καὶ τῆς κατὰ τὴν
ὀδύνην ἰδιότητος καὶ τῶν οἰκείων συμπτωμάτων. ἀπὸ μὲν
οὖν τῆς βεβλαμμένης ἐνεργείας ἔνδειξις τοῦ πεπονθότος μορίου
γίνεται κατὰ τόνδε τὸν τρόπον. εἴ τινι σύμπτωμά τι τῆς
κατὰ τὸ βλέπειν ἐνεργείας ἐστὶν, ὀφθαλμὸς ἐξ ἀνάγκης ἐκείνῳ
πάσχει· πότερον δὲ κατ᾽ ἰδιοπάθειαν, ἢ κατὰ συμπάθειαν,
ἢ κατὰ ἄμφω, δεύτερον ἂν εἴη σκέμμα. τῇ δὲ τῶν ἐκκρινο-
μένων ἰδέᾳ διαγινώσκεται τὸ πεπονθὸς μόριον, ὡς ἔμπροσθεν

cerum habent notas alvi excrementis admixtas; partium ve-
ro paulo fuperiorum ulcera mixtas quidem cum ftercore ha-
bent notas, fed leviter duntaxat; quemadmodum, fi multo
fint fuperiores, vehementior erit mixtura; praecipue vero
in fupremis inteftinis ulceris propria vehementer ftercori
funt admixta.

Cap. V. Atque faepenumero ex uno figno fimul et
loci et affectus proditio eft, aut loci una et caufae; veluti
locorum indicatio et ab actione laefa et excretis et fitu et
doloris proprietate et propriis fymptomatis fumitur; affe-
ctuum vero et ab excretorum fpecie et loci natura et do-
loris proprietate et propriis fymptomatis. Sane ab actione
laefa affectae partis fignificatio datur hocce modo. Si ali-
cui fymptoma quoddam videndi fit actionis, illi oculus ne-
ceffario afficitur; verum an proprio affectu, an per confen-
fum, an utroque modo, alia confideratione inquirendum eft.
Excretorum fpecie affecta pars dignofcitur, veluti jam antea

Ed. Chart. VII. [393.]   Ed. Baſ. III. (255.)

εἴρηται, διά τε τῶν τῆς οὐσίας αὐτοῦ μερῶν καὶ τῶν περιε-
χομένων ἐν αὐτῷ. καὶ μὴν καὶ ἡ θέσις ἱκανὴ συνενδείξασθαι
τὸ πεπονθὸς μέρος. ὄγκος γοῦν σκληρὸς ἐν περιγραφῇ κατὰ
τὸ δεξιὸν ὑποχόνδριον οὐ σπληνὸς, ἀλλ᾽ ἥπατος γνώρισμά
ἐστι πάσχοντος· ὥσπέρ γε κατὰ τὸ ἀριστερὸν οὐχ ἥπατος,
ἀλλὰ σπληνός. ὁμοίων τε τῶν ἐκκρινομένων ὄντων ἡ θέσις
ἐνίοτε συνενδείκνυται τὸ πάσχον. εἰ γοῦν ὑμενώδους χιτῶ-
νος ἐκκριθείη μόριον, ὅτι μὲν ἕλκωσίς ἐστί που, δηλώσει· τὸ
δ᾽ ὁποίου τοῦ μορίου, παρὰ τῆς θέσεως διδαχθήσῃ. τὸ μὲν
γὰρ ἐμούμενον ἤτοι γαστρὸς, ἢ τοῦ στομάχου τὸ πάθος
εἶναι σημαίνει· τὸ δ᾽ ἀναβησσόμενον ἤτοι τοῦ λάρυγγος, ἢ
τῆς τραχείας ἀρτηρίας· τὸ δὲ πτυόμενον μετὰ τὸ χρέμψασθαι
τῆς φάρυγγος· εἰ δ᾽ οὐρηθείη, τῆς οὐρήθρας αὐτῆς· εἰ δὲ
διὰ ἕδρας ἐκκριθείη, τῶν ἐντέρων τινός· εἰ δὲ δι᾽ αἰδοίου γυ-
ναικείου, τῶν κατὰ τὴν μήτραν. ὅτι δὲ καὶ τῶν ὀδυνῶν
ἑκάστη κατὰ τὴν θέσιν ἐνδείκνυται τὸ πεπονθὸς μόριον, εὔ-
δηλον· οὕτως γέ τοι καὶ τὰ προειρημένα διορίζεται· σημείων
γὰρ φανέντων ἕλκους ἐν ἐμέτῳ, σκεπτέον ἐστὶ πότερον ἐν

dictum eſt, et per partes ipſius ſubſtantiae et per contenta
in ipſa. Ac ſitus quoque ad affectam partem commonſtran-
dam ſatis eſt idoneus; itaque durus et circumſcriptus in dex-
tri hypochondrii regione tumor non lienis, ſed jecinoris
affecti nota eſt; quemadmodum et ſiniſtri non hepatis, ſed
ſplenis. Ac ubi ſimiliter ſe habent excreta, ſitus interdum
affectam partem commonſtrat. Si enim membranoſae tuni-
cae portiunculae excernatur, id ulcus eſſe alicubi oſtendit;
verum in qua ſit parte, ex ſitu diſcere poteris. Nam ſi
vomendo fuerit rejecta, aut ventriculi, aut ſtomachi; ſi tuſſi-
endo, gutturis, aut asperae arteriae; ſi ſcreando, faucium;
ſi cum urina, urethrae ipſius; ſi a ſede, alicujus inteſtino-
rum; ſi per mulieris pudenda, uteri affectum eſſe ſignificat.
Ita vero etiam conſtat, quod ſinguli dolores pro ſitus va-
rietate affectum locum oſtendunt (hoc etiam pacto ea, quae
ſupra propoſuimus, diſtinguere oportet;) nam apparentibus
per vomitum ulceris ſignis, animadvertendum eſt, utrum in

46 ΓΑΛΗΝΟΥ ΠΕΡΙ ΤΩΝ ΠΕΠΟΝΘ. ΤΟΠΩΝ

Ed. Chart. VII. [393.]   Ed. Baf. III. (255.)

τοῖς πρόσω μέρεσιν κατὰ τὸ ὑποχόνδριον, ἢ κατὰ τὸ μετά-
φρενον ὄπισθεν ὀδύνη τίς ἐστιν. διορισθήσεται δὲ τῆς μὲν
ἔμπροσθεν ὀδύνης κατὰ τὴν γαστέρα, τῆς δ᾽ ὀπίσω κατὰ
τὸν στόμαχον γινομένης. ἀλλὰ καὶ αὐτῆς τῆς γαστρὸς τὸ
στόμα τοῦ κύτους ὡσαύτως διορισθήσεται, εἰ τῶν καταπι-
νομένων δριμέων τὸ μὲν τῷ στόματι τῆς γαστρὸς ἐργάζοιτο
τὴν δῆξιν ἢ κατωτέρω, τὸ δ᾽ ἐν τῇ κατὰ τὸν θώρακα διόδῳ·
τὰ γὰρ τοιαῦτα πάντα τῇ θέσει διορίζεται, καθάπερ ἄλλα τῇ
τῆς ὀδύνης ἰδέᾳ. λεχθήσεται δ᾽ ἐπὶ πλέον ὑπὲρ ἀλγημάτων
ἐν τῷ δευτέρῳ γράμματι, νυνὶ δὲ ἤδη καιρὸς εἰπεῖν τι παρά-
δειγμα τῆς ἀπὸ τῶν οἰκείων συμπτωμάτων ἐνδείξεως τόπου
πεπονθότος. ἔμπροσθεν μὲν οὖν ἑκάστου τῶν ἐπιφυομένων
τοῖς ἕλκεσιν ἰδίαν ἔνδειξιν ἐλέγομεν εἶναι, νυνὶ δὲ καὶ τὰ
τοιαῦτα προσκείσθω. ἀσώδεις μὲν ἐπὶ στόματι γαστρὸς πά-
σχοντι γίνονται· πλύματι δὲ κρεῶν ὅμοια κενοῦνται κάτω δι᾽
ἀτονίαν ἥπατος· ἐρυθρὰ δὲ τὰ μῆλα γίνονται τοῖς περιπνευ-
μονικοῖς. ἀλλὰ καὶ τῶν παθῶν αὐτῶν ἐν μὲν τοῖς ἐκκρινο-
μένοις ἴδια σημεῖα, τοῦ μὲν ἕλκους ἐφελκίς· αἱ δὲ ψαμμώ-

anterioribus hypochondrii partibus, an pofterioribue circa
metaphrenum, dolor fit aliquis; dignoscetur autem, quod
qui dolor in anterioribus percipitur, ventriculum; qui vero
in pofterioribus, ftomachum occupet. Sed et os ventriculi
a fpatio ipfius pariter diftinguetur, fi devoratis quibusdam
acribus, hoc quidem in ore ventriculi aut parte inferiore
mordicationem excitet, illud vero in tranfitu thoracis; om-
nia enim haec fitu diftinguuntur, quemadmodum alia ex do-
loris fpecie.   Verum de doloribus latius in fecundo libro
dicemus.   Sed nunc jam tempus eft producendi exemplum
quoddam indicationis loci affecti ex propriis fymptomatis.
Itaque fupra diximus fingula, quae ulceribus adnascantur,
propriam indicationem habere; haec vero nunc addantur.
Orificio quidem ventriculi affecto, faftidia fuboriuntur; per
hepatis vero imbecillitatem loturis carnium fimilia per in-
feriora vacuantur; maxillae vero rubrae fuccedunt peri-
pneumonicis.   At etiam propria affectuum ipforum figna in
excretis deprehenduntur, ut ramentum ulceris; arenofa

Ed. Chart. VII. [393. 394.]   Ed.'Baſ. III. (255. 256.)

θεις ὑποστάσεις λιθιάσεως· αἱ δὲ τοῖς τῆς κολοκύνθης σπέρ-
μασιν ἐκκρίσεις ὅμοιαι πλατείας ἕλμινθος. ἀπὸ δὲ τῶν τό-
πων αὐτῶν ἔνδειξις τοῦ νοσήματος γίνεται διὰ τὸ τινὰς
μὲν μόνους πάσχειν ἐκεῖνο τὸ νόσημα, (256) τινὰς δὲ μόνους
μὴ πάσχειν. ὑποχέονται μὲν γὰρ οἱ ὀφθαλμοὶ μόνοι, λιθιῶσι
δὲ νεφροὶ καὶ κύστις, ὡς δ᾽ ἔνιοί φασι, καὶ κῶλον· ἕλμινθες
δ᾽ ἐν ἐντέροις γεννῶνται· τὴν καρδίαν δ᾽ αὖ πάλιν ἀδύνατον
ἀπόστημα παθεῖν, ὥσπερ ὀδυνηθῆναι πνεύμονί τε καὶ συν-
δέσμοις. ἀπὸ δὲ τῆς τῶν συμπτωμάτων ἰδιότητος ἔνδειξις
γίνεται τοῦ πάθους ἐν τοῖσδε. γρυποῦνται μὲν οἱ ὄνυχες ἐπὶ
ταῖς φθινώδεσι [394] νόσοις· ἄλογον δὲ ῥῖγος ἅμα πυρετῷ
σημεῖόν ἐστι φλεγμονῆς μεταβαλλούσης εἰς ἐμπύημα· μελαινο-
μένη δὲ γλῶσσα καυσώδους πυρετοῦ σημεῖον, ὥσπέρ γε καὶ
ἡ τοῦ χρώματος ἰδιότης ἐν ὅλῳ τῷ σώματι δι᾽ ἧπαρ μὲν
ἑτέρα, διὰ σπλῆνα δ᾽ ἄλλη, μὴ δυναμένη λαθεῖν τὸν ἐπιστή-
μονα, καθάπερ οὐδ᾽ ἡ δι᾽ αἱμοῤῥοΐδας. ἔστι δ᾽ ὀλίγα πάνυ
τῶν παθῶν αὐτῶν ἴδια σημεῖα, χωρὶς τοῦ συνενδείκνυσθαι
τὸν πεπονθότα τόπον. αἱ μὲν γὰρ τῆς ἐνεργείας βλάβαι

ſedimenta lapidis; cucurbitae vero ſeminibus ſimilia excre-
menta latorum vermium. Atque a locis ipſis morborum
indicia ſumuntur, eo quod quibusdam ſolis morbus hic acci-
dat, quibusdam vero ſolis non eveniat. Nam ſoli oculi
ſuffuſione laborant; lapis in renibus et veſica naſcitur, atque,
ut nonnulli narrant, etiam in colo; lumbrici in inteſtinis
gignuntur: rurſus impoſſibile eſt abſceſſum cor pati, quem-
admodum pulmonem et ligamenta dolorem. A ſymptoma-
tum quoque proprietate affectuum in his indicia oriuntur.
Per tabiſicos morbos ungues adunci evadunt. Sine ratione
invadens rigor una cum ſebre inflammationis ad ſuppuratio-
nem transeuntis indicium eſt. Lingua nigricans ardentis
febris ſignum eſt, quemadmodum etiam coloris in univerſo
corpore proprietas, alia quidem per hepatis, alia vero per
ſplenis affectus apparet, ita ut doctum *medicum* haudqua
quam poſſit fallere, ſicut nec quem haemorrhoides induxe-
runt. At pauca ſunt admodum ipſorum affectuum propria
ſigna, quae ſimul locum affectum non oſtendant; etenim acti-

μόνον δηλοῦσι τὸ πεπονθὸς μόριον, αἱ δ᾽ ἐν αὐταῖς διαφο-
ραὶ τὸ πάθος αὐτοῦ. μόνα τοίνυν ἐκεῖνα τῶν παθῶν ἐστιν
ἴδια σημεῖα, τὰ κατά τι συμβεβηκὸς αὐτοῖς ἑπόμενα. (ὅτι μη-
δενὸς πάθους ἐνίοτε περὶ τὰ τῆς φωνῆς αὐτῆς ἴδια μόρια γε-
γενημένου, συμβαίνει βλάπτεσθαι τὴν φωνὴν ἀπορίᾳ τῆς ὕλης
ἐξ ἧς ἐγίνετο) φανεῖται δέ σοι τοῦτο σαφέστερον ἐν ὅλῃ τοῦ
λόγου τῇ διεξόδῳ· φανεῖται δὲ καὶ τὰ κοινὰ πάθους τε ἅμα
καὶ τόπου πάσχοντος, ἢ δυοῖν παθοῖν, ἢ μορίοιν δυοῖν.

    Κεφ. στ. Ἐν δὲ τῷ παρόντι τὸν περὶ τῶν ἰδιοπα-
θούντων τε καὶ συμπαθούντων λόγον ἔγνωκα προσθεὶς, ἐπ᾽
αὐτοῦ καταπαῦσαι τὸ βιβλίον, ἀναμνήσας πρότερον, ὡς τὴν
ὑπὸ τῶν ἄλλων ἰατρῶν ὀνομαζομένην πρωτοπάθειαν οἰκειό-
τερον ἔφην ἰδιοπάθειαν ὀνομάζεσθαι· διαφέρει γε μὴν οὐδὲν,
οὐδ᾽ εἰ πρωτοπάθειάν τις αὐτὴν καλεῖ· βέλτιον γὰρ οὐ περὶ
τῶν ὀνομάτων ἐρίζειν, ἀλλὰ τῶν πραγμάτων ἐπίστασθαι τὰς
διαφοράς. ὅταν μὲν γὰρ ἐκ τῆς κοιλίας, ἤτοι γε ἀτμῶν
μοχθηρῶν, ἢ καὶ τῶν χυμῶν αὐτῶν ἀναφερομένων ἐπὶ τὸν

onis laefiones affectam duntaxat partem; earum vero diffe-
rentiae ipfius affectum declarant. Ea ergo fola funt affe-
ctuum propria figna, quae per aliquod accidens ipfos fe-
quuntur. (Quod nullo interdum affectu in propriis ipfius
vocis partibus oborto, vocem materiae, ex qua fit, penuria
oblaedi contingat). Id vero tibi clarius in univerfo hujus
operis decurfu patebit; nec non videbuntur communes quo-
que notae, quae fimul et affectum et fedem affectam, aut
duos affectus, aut duas partes affectas, indicare poffint.

    Cap. VI. Huic autem libro in praefentia finem im-
ponere ftatui, fi de propriis affectibus et iis qui per con-
fenfum *eveniunt,* aliquid addidero, admonens in primis,
quod affectus, qui a reliquis medicis primarii vocantur,
commodius proprios affectus appellaverim; quanquam nihil
refert, fiquis eos primarios nominare voluerit; nam fatius
eft rerum differentias intelligere, quam contendere de nomi-
nibus. Enimvero quum vel vaporibus vitiofis, vel ipfis
quoque humoribus a ventriculo ad cerebrum ascendentibus

Ed. Chart. VII. [394.]   Ed. Baf. III. (256.)

ἐγκέφαλον, ἡ διάνοια βλάπτηται, πρώτως μὲν οὐκ ἄν τις
φαίη πάσχειν τὸν ἐγκέφαλον, οὐ μὴν οὐδ᾽ ἀπαθῆ γε παντά-
πασιν ὑπάρχειν, ἀλλ᾽ ὅ τι περ ὑπ᾽ αὐτῶν ἐκείνων ὁμολογεῖται,
διὰ τοῦ συμπάσχειν ῥήματος ἀληθέστατόν ἐστιν. δηλοῦται
γὰρ οὐ τὸ μηδόλως πάσχειν ἐκ τῆς συμπάσχειν φωνῆς, ἀλλὰ
τὸ σὺν ἑτέρῳ πάσχειν. ἄμεινον δὲ καὶ σαφέστερον ἐφ᾽ ἑτέρῳ
πάσχειν ἄν εἴποι τις τὸ συμπάσχον. ὅπερ οὖν ἔνιοι τῶν
ἰατρῶν νενοήκασι μὲν ἀμυδρῶς, ὥσπερ ὀνειρώττοντες, οὐκ
εἰρήκασι δὲ σαφῶς, ὅτι μηδὲ ἐγνώκασι, τοῦτ᾽ ἐγώ μοι δοκῶ
διδάξειν ἀναγκαιότατον ὂν εἰς τὴν προκειμένην πραγματείαν,
ἀρξάμενος ἐντεῦθεν. ἔνιαι τῶν ἐνεργειῶν ἐξ ὕλης ἐπιτηδείου
γενόμεναι προπαρασκευαζομένην αὐτὴν ὑφ᾽ ἑτέρων μορίων
λαμβάνουσιν· εἰκότως οὖν ἔσθ᾽ ὅτε, πάθος ἴδιον οὐδὲν ἐχόν-
των τῶν οἰκείων τῆς ἐνεργείας ὀργάνων, ἀπόλλυσθαι συμβέ-
βηκεν αὐτὴν ἀπορίᾳ τῆς ὕλης ἐξ ἧς ἐγένετο, καθάπερ ἐπὶ τῆς
φωνῆς ἔχει. δέδεικται γὰρ ἐν τοῖς περὶ αὐτῆς λόγοις ἡ ἐκ-
φύσησις ὕλη μὲν οὖσα τῆς φωνῆς, γινομένη δ᾽ ὑπὸ τῶν μεσο-

mens laeditur, primigenio quidem affectu cerebrum tum la-
borare dicet nemo; non tamen affectus expers omnino effe,
verum verbo per confenfum affici, quod ab illis ipfis con-
ceditur, id veriffimum eft; nam ex voce, per confenfum af-
fici, nequaquam partem non penitus affici, fed ipfam cum
alia affici, declaratur. At quivis melius clariusque enarra-
verit, fi eam partem quae per confenfum afficitur, ob alteram
affici dixerit. Igitur, quod multi medicorum veluti fomni-
antes obfcure intellexerunt, atque ipfum, utpote non intel-
ligentes, haudquaquam clare enunciaverunt, id equidem vel-
uti inftituto operi perquam neceffarium docere aggredior,
hinc fumpto initio. Nonnullae actiones ex idonea materia
genitae ipfam ab aliis partibus praeparatam accipiunt; pro-
indeque decenter interdum, nullo exiftente in actionis pro-
priis inftrumentis affectu proprio, actionem ipfam deperdi
contigit, defectu materiae ex qua fieri confuevit, ut in vo-
ce res fefe habet. Nam in libro, quem de ipfa confcripfi-
mus, oftenfum eft, quod efflatio materia quidem vocis eft,

Ed. Chart. VII. [394. 395.]　　　Ed. Baf. III. (256.)

πλευρίων, μυῶν συστελλομένων τοῦ θώρακος· ὅταν οὖν οὗτοι
μηκέτ᾽ ἐνεργῶσιν, ἄφωνον γίνεται τὸ ζῶον, οὐδενὸς πάθους
ἐνίοτε περὶ τὰ τῆς φωνῆς αὐτῆς ἴδια μόρια γεγενημένου.
ταῦτα δ᾽ ἐστὶ συ[395]νελόντι μὲν εἰπεῖν ὁ σύμπας λάρυγξ,
κατὰ μέρος δ᾽ ἑρμηνευόντων, οἵ τε τρεῖς αὐτοῦ χόνδροι καὶ
οἱ κινοῦντες αὐτοὺς μύες τρεῖς ἅμα τοῖς ἀπ᾽ ἐγκεφάλου νεύ-
ροις, ἔτι τε πρὸς τούτοις ἡ ἔνδον τοῦ λάρυγγος ἐπιγλωττὶς,
ἥ πέρ ἐστι τὸ κυριώτατον ὄργανον τῆς φωνῆς· αὕτη γὰρ ὑπὸ
τῶν μυῶν ἀνοιγομένη τε καὶ συναγομένη μετρίως ἐργάζεται
τὰς φωνάς· ἀλλ᾽ οὐχ οἷόν τε γενέσθαι ταύτας ἄνευ τοῦ
σφοδρῶς ἔξω φέρεσθαι τὸ πνεῦμα· τοῦτο δ᾽ ὑπὸ τῶν μεσο-
πλευρίων ἐπιτελεῖται μυῶν. καί τις ἀφ᾽ ὑψηλοῦ πεσὼν, ὡς
ἐρεῖσαι κατὰ τῆς γῆς τὴν ἀρχὴν τοῦ μεταφρένου, περὶ μὲν
τὴν τρίτην ἡμέραν πάνυ μικρὸν ἐφθέγγετο, τῇ δὲ τετάρτῃ
τελέως ἦν ἄφωνος, ἅμα τῷ παραλελύσθαι τὰ σκέλη, μηδὲν
τῶν χειρῶν βεβλαμμένων, οὐ μὴν οὔτ᾽ ἄπνους οὔτε δύσ-
πνους ἐγένετο· παραλυθέντος γὰρ ὅλου τοῦ μετὰ τὸν τράχη-
λον νωτιαίου, συνέβη τῷ θώρακι πρός τε τοῦ διαφράγματος

et efficiunt eam contracto thorace intercoftales musculi; igi-
tur his nihil agentibus, animal vocis fit orbum, et quidem
nullo interdum in propriis vocis partibus genito affectu.
Sunt vero eae fummatim quidem loquendo totus larynx;
fi vero particulatim explicare volueris, tres ipfius cartilagi-
nes, et qui eas movent musculi tres, cum nervis a cerebro;
ac praeterea laryngis ligula, quae maxime proprium vocis
inftrumentum eft.　　Etenim quum haec a musculis moderate
et aperitur et committitur, voces efficit; quanquam eas red-
di impoffibile eft, nifi vehementer foras fpiritus feratur; id
vero intercoftales musculi perficiunt.　　Ac lapfus quidam ab
alto, ut in terram dorfi initium affligeretur, tertio die exi-
guam admodum vocem emifit; quarto deinde omnino obmu-
tuit, refolutaque fimul fuerunt crura, manibus omnino il-
laefis; fed neque fpirationem amittebat neque difficulter
fpirabat.　　Quum enim tota fub cervice fpinalis medulla ef-
fet refoluta, accidit thoraci ut per feptum transverfum et

ἔτι τε καὶ τῶν ὑψηλῶν μυῶν κινεῖσθαι τῶν ἕξ, ἐπειδὴ τὰ
νεῦρα τούτοις ἐκ τοῦ κατὰ τὸν τράχηλόν ἐστι νωτιαίου· τὰ
δὲ τῶν μεσοπλευρίων μυῶν νεῦρα πάντ᾽ ἔπαθεν, ὑφ᾽ ὧν ἡ
ἐκφύσησις ἐδείχθη γινομένη. βουλομένων οὖν τῶν ἰατρῶν
ἐνοχλήσειν εἰκῇ, τοῖς μὲν σκέλεσι, διότι παρεῖτο, τῷ δὲ λά-
ρυγγι διὰ τὸ τῆς φωνῆς πάθημα, κωλύσας ἐγὼ, μόνου προε-
νοησάμην τοῦ πεπονθότος τόπου, καὶ γενομένου ἀφλεγ-
μάντου τοῦ νωτιαίου μετὰ τὴν ἑβδόμην ἡμέραν ἐπανῆλθεν
ἥ τε φωνὴ καὶ ἡ τῶν σκελῶν κίνησις τῷ νεανίσκῳ. τὸ μὲν δὴ
τοιοῦτον εἶδος τῆς βλάβης κυριώτερον ἄν τις ὀνομάσειε συμ-
πάθειαν, ἥπερ ὅταν ἐπὶ χυμοῖς τισι κατὰ τὴν γαστέρα περιε-
χομένοις ἄλγημα γίνηται τῇ κεφαλῇ· ἀναφέρεται γάρ τι πρὸς
αὐτὴν ἐν ταῖς τοιαύταις διαθέσεσιν, οὐ μὴν ἐπὶ τὰ σκέλη γε
φέρεταί τι τῶν βλαπτόντων ἐν ταῖς εἰρημέναις διαθέσεσιν,
ἀλλὰ τοὐναντίον ἀποστερεῖται δυνάμεως ἧς πρότερον αὐτοῖς
ἐχορήγει ὁ νωτιαῖος. ὁ δὲ λάρυγξ οὐκ ἀποστερεῖται μὲν εἰς
τὸ παντελὲς τοῦ πνεύματος ἐν ταῖς ἀφωνίαις· ἔτι γὰρ ἐκπνεῖ
τὸ ζῷον δι᾽ αὐτοῦ· στερεῖται δὲ τῆς ἐκφυσήσεως, ἥ τις ἦν

musculos fupernos fex moveretur, quum his nervi ex fpinali medulla cervicis prodeant: at intercoftalium musculorum nervi, per quos efflationem fieri diximus, omnes affecti erant. Quum itaque fruftra medici negotium facere vellent, cruribus quidem, utpote refolutis, gutturi vero, propter vocis affectum, prohibui, atque affecto duntaxat loco curationem adhibui; proinde finita tandem fpinalis medullae inflammatione a feptimo die vox reftituta eft juveni et crurum motus. Hujusmodi ergo laefionis fpeciem magis proprie quis per confenfum evenire dixerit, quam ubi ab humoribus quibusdam in ventriculo contentis capiti dolor accidit. Nam per hujusmodi affectiones elevatur ad ipfum aliquid; fed in dictis nuper affectibus nihil noxium ad crura defertur, fed contra privantur ea facultate, quam antea fpinalis medulla ipfis fuppeditabat. Guttur vero, quum vox ablata eft, non omnino privatur fpiritu, nam animal per ipfum etiamnum expirat; at efflatione privatur, quae eft

Ed. Chart. VII. [395.]   Ed. Baf. III. (256.)
ἀθρόα φορὰ τοῦ πνεύματος πολλοῦ διὰ λάρυγγος ἔξω τοῦ
ζώον. περὶ μὲν δὴ τῶν ὀνομάτων ἑτέροις φιλονεικεῖν ἐπι-
τρεπτέον· ἡμῖν δ᾽ ἀρκέσει περὶ τῶν πραγμάτων, ὧν ἐκεῖνοι
παντάπασιν ἀγνοοῦσι, διελθεῖν. ἄλλως μὲν ἐπὶ τοῖς ἐν γα-
στρὶ χυμοῖς κεφαλαλγοῦσι, τῶν ἀναφερομένων δηλονότι χυ-
μῶν θερμαινόντων τε ἅμα καὶ διατεινόντων τὰ κατὰ τὴν κε-
φαλήν· ἄλλως δὲ τὰ τῶν ὑποχεομένων πάσχουσι φαντάσματα,
μήτε θερμαινομένων τῶν ὀφθαλμῶν μήτε διατεινομένων,
ἀλλὰ μόνον ἀτμοῦ διοδεύοντος αὐτούς· ἔτι τε πρὸς τούτοις
ἑτέρως μὲν ὁ φραχθεὶς τὸν ἀπ᾽ ἐγκεφάλου καθήκοντα πόρον
οὐχ ὁρᾷ, καὶ τούτῳ παραπλησίως μέν πως, ἑτέρως δὲ, ὁ
διὰ τὴν τοῦ νωτιαίου φλεγμονὴν παρεθεὶς τὰ σκέλη· καθ᾽
ἕτερον δὲ τρόπον ὁ τὴν φωνὴν ἀπολέσας ἢ βλαβείς. εἰς
μὲν γὰρ τὰ σκέλη δύναμίς τις ἀφικνεῖσθαι κεκώλυται χωρὶς
οὐσίας, εἰς δὲ τοὺς ὀφθαλμοὺς μετ᾽ οὐσίας, εἰς δὲ τὸν
λάρυγγα τῆς ἀφικνουμένης ὕλης κεκώλυται τὸ πλῆθος· ἐπὶ
δὲ τοῦ διὰ τὴν μεσοπλευρίων μυῶν σύντρησιν ἀφώνου γε-
γονότος ἀπόλωλε τελέως ἢ τῆς φωνῆς ὕλη. ὅστις δὲ ὁ τρό-
πος τοῖς σκέλεσι τῆς παραλύσεως γίνεται κατὰ τὰς εἰρημένας

multi fpiritus extra animal per guttur affatim facta emiffio.
Sed de nominibus contendere caeteris permittamus; nobis
enim res, quas illi penitus ignorant, pertractare fatis fuerit.
Equidem aliter dolet caput, ubi contenti in ventriculo hu-
mores elevantur, qui fimul et calefacere et diftendere ea quae
funt in capite poffunt; atque aliter fuffuforum apparent vifa,
neque calefactis, neque diftentis oculis, fed folo vapore per
ipfos transeunte. Praeterea aliter cui meatus a cerebro de-
fcendens obftructus eft non videt, aliter ille, quamvis hu-
ic quodammodo fit fimilis, cui propter fpinalis medullae in-
flammationem refoluta funt crura, atque aliter is, cui vox
aut periit, aut vitiata eft. Etenim ad crura facultas quae-
dam citra fubftantiam descendere prohibita eft; ad oculos
vero cum fubftantia; verum ad guttur materiae pervenien-
tis multitudo prohibita eft; qui vero ob intercoftalium mu-
sculorum perforationem obmutuit, is totam vocis materiam
amifit. Sed quemadmodum crura per dictas fpinalis medul-

τοῦ νωτιαίου διαθέσεις, ὁ αὐτὸς καὶ τῷ λάρυγγι, τῶν νεύρων τῶν φωνητικῶν τμηθέντων ἢ βρόχῳ διαληφθέντων. ὀνομά-ζειν δὲ εἴωθα φωνητικὰ νεῦρα τὰ πρὸς ἡμῶν εὑρεθέντα, τῶν διδασκάλων μόνα τὰ παρὰ ταῖς ἀρτηρίαις εἰδότων. ἀκολου-θεῖ μὲν οὖν κἀκείνοις ὁμοίως κακωθεῖσιν ἀπώλεια φωνῆς, ὅτι καὶ τὰ τοῦ λάρυγγος ἴδια νεῦρα, τὰ παλινδρομοῦντα πρὸς ἐμοῦ κληθέντα, μόρια τῆς οὐσίας αὐτῶν ἐστιν· [396] εἰς πολλὰ δὲ καὶ ἄλλα μόρια νενεμημένων (257) αὐτῶν, οὐκ ἔχει προσηγορίαν οἰκειοτέραν τῆς τῶν φωνητικῶν, ἅπερ ἴδια τῶν τὴν φωνὴν ῥυθμιζόντων ὀργάνων ἐστίν. ὅ γε μὴν τρόπος τῆς βλάβης τοῖς μυσὶ τοῦ λάρυγγος ὁ αὐτός ἐστιν, εἴτε τὰ παλιν-δρομοῦντα νεῦρα κακωθείη, εἴτε τὰ παρὰ ταῖς ἀρτηρίαις, ἑκατέρως γὰρ ἀποροῦσι δυνάμεως ψυχικῆς, ἧς χωρὶς οὐχ οἷόν τε κατὰ προαίρεσιν αὐτοῖς κινεῖσθαι. καὶ μὴν καὶ ἡ τῶν κι-νούντων τὴν ἐπιγλωττίδα μυῶν τομὴ, τελέως μὲν ἄφωνον ἐργάζεται τὸ ζῶον· ἀλλ᾽ οὐ κατὰ τὸν αὐτὸν ἅπαντη τρόπον, οὐ μὴν οὐδὲ πάντη διαφερόντως, ἢ εἰ τὰ νεῦρα βλαβείη· τὸ κοινὸν γὰρ τῆς βλάβης ἀμφοῖν ἐστιν ἐν τῷ στερίσκεσθαι τὴν

lae affectiones refolvuntur, ita etiam guttur, vocalibus ner-vis vel incifis vel laqueo interceptis; vocare autem vocales nervos confuevi eos, quos ipfe inveni; nam praeceptores mei eos duntaxat, qui apud arterias funt, cognoscebant. Igitur ob horum quoque vitia vox perire folet, quod pro-prii gutturis nervi, quos recurrentes nominavi, ipforum fubftantiae pars fint; fed quum hi ad multas alias partes dis-tribuantur, nullam habent magis propriam appellationem ea, qua vocales appellantur, qui ad inftrumenta vocem con-cinnantia proprie pertinent. At idem eft modus laefionis gutturis musculis, five recurrentes nervi, five ii, qui fecun-dum arterias funt, vitientur utrinque enim animalis facul-tas defideratur, fine qua voluntatis imperio moveri illis non contingit. Et quidem musculorum ligulam moventium incifio animal penitus mutum efficit, fed neque fimili omnino mo-do, neque etiam in totum diverfo, quam fi nervos laeferit; nam habent utrique hanc communem laefionem, quod ligula

ἐπιγλωττίδα τῆς πρὸς τὴν κινοῦσαν ἀρχὴν συνεχείας, γίνεταί
τε τοῦτο ἐάν τε τοὺς μῦς ἐάν τε τὰ νεῦρα τέμῃς, ἢ βρόχῳ
διαλάβῃς, ἢ θλάσῃς, ἢ ὁπωσοῦν ἄλλως κακώσῃς. ἐγὼ γοῦν
οἶδα καὶ ψυχθέντων ἐπὶ πλεῖον τῶν παλινδρομούντων νεύρων
ἐν χειρουργίᾳ τινὶ κατὰ τράχηλον ἐν χειμῶνι γενομένῃ κακω-
θεῖσαν τὴν φωνὴν, ὡς ὀλίγου δεῖν ἀπολέσθαι· καὶ συνιέντες
γε τοῦτ' αὐτὸ θερμαίνουσι φαρμάκοις αὐτὴν ἀνεκαλεσάμεθα,
τὴν κατὰ φύσιν κρᾶσιν ἀνακτησάμενοι τοῖς νεύροις. ὥσπερ
δ' ἐπὶ ταῖς τοῦ θώρακος συντρήσεσιν ἀπόλλυται ἡ φωνὴ στε-
ρήσει τῆς ὕλης, οὕτω κἂν τὴν τραχεῖαν ἀρτηρίαν ὅλην διατε-
μῃς· οὐ γὰρ ἔτι παραγίνεται τὸ πνεῦμα πρὸς τὸ τῆς φωνῆς
ἴδιον ὄργανον. ἑτέρῳ δὲ τρόπῳ ταὐτὸν ἐργάζεται βρόχος
ὅλῳ τῷ τραχήλῳ περιτεθείς· ἀλλ' οὗτος μὲν οὐκ ἄφωνον μό-
νον ἀποτελεῖ τὸ ζῶον, ἀλλὰ πνίγει, στερίσκων τῆς ἀναπνοῆς·
ἡ δ' ἀρτηρία διαρεθεῖσα φωνὴν μὲν βλάπτει, τῆς δ' ἀνα-
πνοῆς οὐκ ἀφαιρεῖται τὸ ζῶον· αἱ δὲ κυνάγχαι καλούμεναι,
φλεγμοναὶ τῶν ἔνδον τοῦ λάρυγγος οὖσαι σωμάτων, ἀνάλο-
γον ἀγχόνῃ στερίσκουσι τῆς ἀναπνοῆς, ἐμφράττουσαι τὸν

continuitate, quam ad movens principium habet, privetur;
idque fieri folet, five nervus, five musculus incidatur, aut
laqueo intercipiatur, aut contundatur, aut quomodolibet ali-
tei vitietur.   Equidem vocem vitiatam fuiffe memini adeo,
ut pene perderetur, refrigeratis vehementer nervis recurren-
tibus, quum per hiemem in collo adhibita fuiffet quaedam
chirurgia; quod quum intelligerem, calefacientibus remediis
naturale temperamentum nervis reftituens, vocem revocavi.
Caeterum ut ob materiae privationem perforato thorace, ita
etiam afpera arteria tota incifa, vox perit; non enim etiam-
num ad proprium vocis organum fpiritus accedit.   Idem
efficit alio modo laqueus toti collo circumdatus; verum hic
non folum mutum reddit animal, fed etiam fuffocat, tollendo
refpirationem.   Arteria autem diffecta vocem quidem lae-
dit, fed animal refpiratione non privat.   Angina vero vo-
cata, quum fit internarum gutturis partium inflammatio,
flrangulationi fimiliter refpirationem tollit, ipfius meatum

Ed. Chart. VII. [396.]   Ed. Baf. III. (257.)

πόρον αὐτῆς, διὸ δὴ καὶ μάλιστα τοῦ τῆς φωνῆς ὀργάνου πά-
θος ἴδιόν εἰσιν, ἐφεξῆς δὲ τῶν ἔξωθεν αὐτοῦ μυῶν ἡ βλάβη·
τῶν δ᾽ ἄλλων ἁπάντων ὧν διῆλθον, οὐκ ἴδιον, ἀλλα κατὰ
συμπάθειαν μᾶλλον. ἐκκόπτων γοῦν τις ἐκ τραχήλου χοιρά-
δας ἐν τῷ βάθει κειμένας, εἶτα δὲ εἰς τὸ μὴ τεμεῖν τι ἀγγεῖον
οὐ τῇ μήλῃ τέμνων τοὺς ὑμένας, ἀλλὰ τοῖς ὄνυξι διασπῶν,
ἔλαθεν ὑπ᾽ ἀγνοίας συνδιασπάσας τὰ παλινδρομοῦντα νεῦρα·
καὶ οὕτω τῶν μὲν χοιράδων ὑγιὲς ἀπέφηνε τὸ παιδάριον,
ἄφωνον δὲ εἰργάσατο. καί τις ἄλλος ἕτερον παῖδα χειρουρ-
γῶν ὁμοίως ἡμίφωνον ἐποίησεν, ἐπὶ θατέρῳ μόνῳ νεύρῳ
βλαβέντι· καὶ μέν τοι καὶ θαυμαστὸν ἐδόκει πᾶσιν, ὅτι μήτε
τῆς τραχείας, μήτε τοῦ λάρυγγος παθόντων τι, τὴν φωνὴν
βλαβῆναι συνέβη· δειχθέντων δ᾽ αὐτοῖς ὑπ᾽ ἐμοῦ τῶν φωνη-
τικῶν νεύρων, ἐπαύσαντο θαυμάζοντες. ἐφ᾽ ὧν οὖν ἤτοι γ᾽
ὕλης ἢ δυνάμεως ἡ χορηγία διαφθείρεται, πιθανῶς ἄν τις λέ-
γοι βεβλάφθαι τὴν ἐνέργειαν, ἀβλαβοῦς φυλαττομένου τοῦ
ποιοῦντος αὐτὴν μορίου· τὸ δ᾽ ὑπὸ χυμῶν ἢ ἀτμῶν ἑτέρω-
θεν ἡκόντων εἰς αὐτὸ βλαπτόμενον οὐκ ἂν εἰκότως ἀπαθὲς

obftruendo; iccirco vocalis inftrumenti maxime proprius
affectus eft, ac deinceps externorum ipfius musculorum no-
xa; caeterarum vero partium omnium, quarum meminimus,
non proprius, fed per confenfum potius affectus eft. Quum
ergo ex cervice quidam ftrumas in profundo fitas excideret,
ac deinceps ne fecaret aliquod vas, membranas non fpecillo
caederet, fed unguibus evelleret, imprudens ob ignorantiam
fimul recurrentes nervos diftraxit; atque hoc pacto pueru-
lum liberavit a ftrumis, fed mutum reddidit. Quidam alius
in alio puero fectionem faciens, ipfum fimiliter femimutum
reddidit, laefo videlicet altero duntaxat nervo. Mirabantur
vero omnes, quod neque aspera arteria neque gutture quic-
quam affecto, vocem laedi contingeret; at quum vocales ner-
vos illis demonftraffem, admirari defierunt. Quibus igitur
partibus vel materiae vel facultatis fuppeditatio corrumpi-
tur, actionem laedi probabiliter aliquis dixerit, parte ipfam
faciente nequaquam laefa: at vero fi vel a vaporibus, vel
humoribus aliunde ad ipfam venientibus laedatur, eam non

Ed. Chart. VII. [396. 397.]   Ed. Baf. III. (257.)

εἶναι λέγοιτο· πιθανῶς δ᾽ οὐδὲν ἧττον ἄν τις λέγοι κἀπὶ
τῶν γε στερισκομένων ὕλης τινὸς ἢ δυνάμεως βεβλάφθαι τὸ
μόριον, εἴ γε ἐν τῷ παραλαμβάνειν ταῦτα τὴν κατὰ φυσιν
εἶχε διοίκησιν. ὥστε κἀκ τῆς τοιαύτης εἰς ἑκάτερον ἐπιχειρή-
σεως ἄχρηστος φαίνεται τῶν λογικῶν προβλημάτων ἡ σκέψις,
οὐδὲν οὔτ᾽ [397] εἰς τὴν διάγνωσιν τῶν παθῶν οὔτ᾽ εἰς τὴν
ἴασιν οὔτ᾽ εἰς τὴν τῶν ἀποβησομένων πρόγνωσιν ὠφελοῦσα.
θέασαι γοῦν, ὅπως ἐγὼ μηδ᾽ ἁψάμενος αὐτῆς διηγήσομαι
θεραπείαν ἐκ τῆς τοῦ πεπονθότος τόπου γνώσεως εὑρεθεῖσαν.
ἔχων τις ἐπικείμενον φάρμακον τοῖς τρισὶ δακτύλοις τῆς χειρὸς,
ἔφασκε τριάκονθ᾽ ἡμερῶν ἤδη τὴν αἴσθησιν αὐτῶν ἀπολωλέ-
ναι, τῆς κινήσεως ἀβλαβοῦς φυλαττομένης, ὀνίνασθαί τε μη-
δὲν ὑπὸ τῶν ἐπιτιθεμένων φαρμάκων. ὅπερ οὖν εἴωθα ποιεῖν
ἐπὶ τῶν τοιούτων, οὐδὲ τότε παρέλιπον, ἀλλ᾽ ἠρώτησα κα-
λέσας τὸν προνοούμενον αὐτοῦ τῶν δακτύλων ἰατρὸν, ὁποίοις
τισὶ χρησάμενος εἴη φαρμάκοις· ὡς δὲ τοῖς προσήκουσιν εὗ-
ρον, ἐζήτουν τὴν αἰτίαν τοῦ μηδὲν ὠφελεῖσθαι τὸν ἄνθρωπον,

recte dixeris affectam non eſſe. Neque minus etiam proba-
biliter quis dixerit, partem vel materia vel facultate priva-
tam laeſam eſſe, ſi his recipiendis, dispenſationem ſecundum
naturam habebat. Proindo ex hujusmodi in utramque par-
tem argumentatione logicorum problematum conſideratio
inutilis apparet, neque ad eſſectuum dignotionem, neque ad
curationem, neque etiam ad futurorum eventuum praeſagia,
quicquam conferens. Animadverte ergo, quomodo cura-
tionem ex affecti loci notitia inventam, hac conſideratione
neglecta, narrabo. Quidam habens medicamentum tribus
manus digitis adhibitum dixit triginta jam diebus ipſorum
ſenſum ſe deperdidiſſe, illaeſa ſervata motione, nihilque
praeſidii ab impoſitis medicamentis percipere. Ego vero id,
quod in hujusmodi caſibus facere conſuevi, ne tunc quidem
oblivioni tradidi; ſed vocatum medicum, qui digitorum ejus
curationem ſuſceperat, interrogavi, cujusmodi remedia ad-
hibuiſſet; quae quum intelligerem ad hanc rem eſſe idonea,
cauſam inveſtigare coepi, cur nullum ab ipſis homo praeſi-

BIBΛION Δ. 57

Ed. Chart. VII. [397.]   Ed. Baf. III. (257.)

ἠρώτων τε τὰ προηγησάμενα συμπτώματα. τοῦ δὲ μήτε
φλεγμονήν τινα μήτε ψύξιν μήτε πληγὴν αὐτῷ προηγήσα-
σθαι φάντος, ἀλλ᾽ ἐκ τοῦ κατὰ βραχὺ τὴν αἴσθησιν ἀπολέ-
σθαι, θαυμάζων πάλιν ἠρόμην, εἰ μὴ τῶν ἀνωτέρω τι μο-
ρίων ἐπλήγη. τοῦ δὲ κατὰ μὲν τὴν χεῖρα μηδὲν εἰπόντος, ἐν
ἀρχῇ δὲ τοῦ μεταφρένου πληγῆναι φάσκοντος, αὖθις ἠρόμην
ὅπως τε καὶ ὁπότ᾽ ἐπλήγη. καὶ μέντοι καὶ ἀποκριναμένου,
κατὰ τὴν εἰς Ῥώμην ὁδὸν ἡνίκ᾽ ἐξέπεσε τοῦ ὀχήματος εἶναι τὸν
χρόνον οὐ πολὺ πρότερον ἢ τοὺς δακτύλους ἄρξασθαι πά-
σχειν, ἐτεκμηράμην ἐν τῇ πρώτῃ τοῦ μετὰ τὸν ἕβδομον σπόν-
δυλον νεύρου διεκπτώσει μόριόν τι ἐπὶ τῇ πληγῇ φλεγμῆναν
σκιῤῥώδη διάθεσιν ἐσχηκέναι. τοῦτο δ᾽ ἐνόησα, μεμαθηκὼς
διὰ τῆς ἀνατομῆς, ὅτι τὰ νεῦρα κατὰ περιγραφὴν μὲν ἰδίαν,
ὡς αἱ φλέβες, ἐκφυόμενα φαίνονται, καὶ δόξαις ἂν ἐν ἀκρι-
βῶς ἕκαστον αὐτῶν ὑπάρχειν, ὥσπερ καὶ τὴν φλέβα· τὰ δ᾽
ἐστὶν εὐθέως ἀπὸ τῆς ἀρχῆς πολλὰ, σφιγγόμενα ἅπαντα καὶ
συνεχόμενα κοινοῖς περιλήμασιν ἀπὸ τῶν μηνίγγων ἐκπεφυ-
κόσιν. καὶ τοίνυν τοῦ τελευταίου τῶν ἐκ τοῦ τραχήλου

dium confequutus fuiffet, inquirens quae praecefferant fymp-
tomata. Ipfo autem dicente, neque inflammationem, ne-
que refrigerationem, neque ictum praeceffiffe, fed paulatim
fenfum periiffe, captus admiratione, rurfus interrogavi, num
fuperiorum partium aliqua icta fuiffet, ille refpondit, ma-
num quidem non fuiffe ictam, fed dorfi initium fuiffe. De-
inde quomodo et quando id accidiffet quum interrogarem,
refpondit, fe, quum Romam proficifceretur, a vehiculo de-
cidiffe, ac non multo poft digitorum incepiffe affectum.
Quocirca conjecturam feci, in primo delapfu nervi poft fe-
ptimam vertebram prodeuntis partem quampiam ob ictum
inflammatam fcirrhofum induiffe affectum. Id vero intel-
lexi, doctus ex anatome, quod nervi per propriam circum-
fcriptionem, veluti venae, exoriri videantur, adeo ut unum-
quemque eorum exquifite unum effe putes, quemadmodum
et venam; verum protinus ab origine multi funt, fimul con-
creti et communibus involucris contenti, quae a cerebri me-
ningibus exoriuntur. Ergo nervorum, qui a cervice prod-

νεύρων ἡ ταπεινὴ μοῖρα πρὸς τοὺς μικροὺς ἀφικνεῖται δα-
κτύλους, εἰς τὸ περιέχον αὐτοὺς διασπειρομένη δέρμα, καὶ
προσέτι τοῦ μέσου δακτύλου τὸ ἥμισυ μέρος· ὅπερ δὴ καὶ
θαυμασιώτατον ἐδόκει τοῖς ἰατροῖς, ὅτι τὸ ἥμισυ μόνον ἐφαί-
νετο πεπονθός· ἐμὲ δ᾽ αὐτὸ τοῦτο προσήγαγε μᾶλλον, ὡς
ἐκεῖνο μόνον εἴη τοῦ νεύρου τὸ μέρος πεπονθός, ὃ κατὰ τὸν
πῆχυν ἀποφυόμενον αὐτοῦ τελευτᾷ πρὸς τοὺς εἰρημένους δα-
κτύλους· ὑπορρῖψαί τε κελεύσας τὸ φάρμακον, ὃ κατ᾽ αὐτῶν
ἐπέκειτο, κατ᾽ ἐκεῖνο μάλιστα τῆς ῥάχεως ἐπέθηκα τὸ μέρος,
ὃ τὴν ἀρχὴν εἶχε τοῦ πάσχοντος μορίου. καὶ οὕτως συνέβη,
καθάπερ ἐδόκει τοῖς ὁρῶσι, θαυμάσιόν τε καὶ παράδοξον, οἱ
τῆς χειρὸς δάκτυλοι διὰ τῶν ἐπιτιθεμένων τῇ ῥάχει φαρμάκων
θεραπευόμενοι. κἀπειδὴ τελέως ἀπηλλάγη τοῦ πάθους, ζή-
τησις ἐγένετο τοῖς ἰατροῖς, ἥτίς ποτ᾽ ἦν ἡ διάθεσις τῶν νεύ-
ρων, ἐν ᾗ τὴν μὲν κίνησιν αὐτῶν σώζεσθαι συμβαίνει, τὴν δ᾽
αἴσθησιν ἀπόλλυσθαι. κἀγὼ τὸ λελεγμένον ἤδη τισὶ τῶν ἔμ-
προσθεν ἰατρῶν εἶπον, ὡς ἡ μὲν αἴσθησις ἐν τῷ πάσχειν, ἡ
δὲ κίνησις ἐν τῷ ποιεῖν τι γίνοιτο· καὶ διὰ τοῦτο ῥώμης μὲν

eunt ultimi, humilior pars ad minores pervenit digitos, per
cutem disperfa ipfos continentem, ac praeterea per medii
digiti mediatatem; quod etiam caeteros medicos in maximam
duxit admirationem, quod dimidia duntaxat pars videretur
affecta; id vero mihi perfuafit potiffimum, eam tantum ner-
vi partem, quae in cubito ab ipfo egrediens jam propofitis
digitis finitur, effe affectam. Igitur adhibitum eis medica-
mentum abjicere jubens, illi praecipue fpinae parti, quae
affectae partis initium obtinebat, ipfum adaptavi; fecutaque
eft res, ut aspicientibus videbatur, et admirabilis et inopi-
nata, quod digiti manus, adhibitis fpinae medicamentis, ef-
fent curati. Verum affectu omnino fummoto, orta eft inter
medicos quaeftio, quisnam fit ille nervorum affectus, per
quem fervato eorum motu, fenfus pereat. Atque ego id
ipfum dicebam, quod priores jam medici dixerant quidam,
quod fcilicet fenfus patiendo, motus vero faciendo aliquid
fit, quapropter, ut quis moveatur, opus eft robore; fed ut

δεῖ τῷ κινήσοντι, τῷ δ᾽ αἰσθησομένῳ καὶ ἡ βραχυτάτη δύνα-
μις ἀρκεῖ. δόξαντος δ᾽ αὐτοῖς ὀρθῶς εἰρῆσθαι τοῦ λόγου,
τί οὖν, εἶπον, οὐ καὶ τοὐναντίον ἐθεάσασθέ ποτε, τῆς αἰ-
σθήσεως σωζομένης ἐκλελοιπυῖαν τὴν κίνησιν; οἱ μὲν οὖν ἄλ-
λοι σχεδὸν πάντες οὐδέποθ᾽ [398] ἑωρακέναι τοῦτ᾽ ἔφασαν,
εἷς δέ τις ὡμολόγει, καὶ τοὔνομά γε τοῦ παθόντος ἔλεγε, καὶ
μάρτυρας ἐπηγγέλλετο παρέξειν. δόξαντος δὲ τούτου μάχε-
σθαι τοῖς εἰρημένοις ἐπὶ (258) τῶν κινουμένων μὲν μορίων,
οὐ μὴν αἰσθανομένων· ὅσον μὲν γὰρ ἐπ᾽ ἐκείνῳ τῷ λόγῳ,
παντάπασιν ἀδύνατόν ἐστιν ἀπωλωλυίας αἰσθήσεως ἔτι κι-
νεῖσθαι κατὰ προαίρεσιν· αὖθις ἐδέοντό μου τὴν αἰτίαν
ἀκοῦσαι τῶν φαινομένων ἀμφοτέρων. ἔστι δὲ σαφὴς τοῖς
ἐπισταμένοις ἀνατομῆς νεύρων, οὖσα τοιάδε· ἅπασα μὲν ἡ
καθ᾽ ὁρμὴν κίνησις ὑπὸ μυᾶν γίνεται· νεῦρον γὰρ οὐδέν
ἐστιν αὐτὸ καθ᾽ ἑαυτὸ χωρὶς μυὸς οὐδὲ μίαν ἐργαζόμενον ἐν
τοῖς τοῦ ζώου μορίοις οὐδαμόθι τοιαύτην ἐνέργειαν, ἀλλὰ
διὰ μέσων τῶν μυῶν πάσας τὰς προαιρετικὰς ὀνομαζομένας
κινήσεις ἐπιτελεῖ. καθήκουσιν δ᾽ εἰς τὰ κινηθησόμενα μόρια

fentiat, vel minima facultas fufficit. Quumque recte me
hunc dixiffe fermonem putarent, quid igitur, inquam, nun-
quid vidiftis aliquando contra evenire, ut fervato fenfu
motus periret? Tum caeteris omnibus fe nunquam con-
fpexiffe dicentibus, unus id confitebatur, ac nomine labo-
rantis citato, teftes quoque fe adhibiturum pollicebatur;
quod quum pugnare videretur cum enarratis de partibus,
quae moventur quidem, non vero fentiunt; etenim quod
ad hanc rationem pertinet fieri haudquaquam poteft ut, per-
dito fenfu, motus a voluntatis imperio prodiens fervetur;
rurfus orabant, ut caufam explicarem, quamobrem utraque
appareant. Ea vero plana eft iis, qui nervorum diffectio-
nem didicerunt, talisque eft. Omnis voluntarius motus a
musculis perficitur; nullus enim nervus per fe fine musculo
ullam hujusmodi in animantis partibus actionem efficit, fed
per medios musculos omnes a voluntate prodeuntes motus
perficit. Ad partes vero movendas musculi ipfi aliquando

ποτὲ μὲν ἄντικρυς οἱ μύες αὐτοὶ, ποτὲ δὲ διὰ μέσων τενόν-
των, οὓς ἀπονευρώσεις ἔνιοι προσαγορεύουσιν. ἐκ τούτου
τοῦ γένους εἰσὶ καὶ οἱ τοὺς δακτύλους κινοῦντες τένοντες,
ὁμοίως τοῖς τόνοις ὀνομαζομένοις ὑφ᾽ Ἱπποκράτους περιφε-
ρεῖς. ἐὰν μὲν οὖν τὰ τῶν μυῶν νεῦρα πάθῃ, τὴν κίνησιν
ἀπολλύουσιν οἱ δάκτυλοι· τῶν δ᾽ εἰς τὸ δέρμα παραγινομέ-
νων παθόντων ἡ κατὰ τὴν ἁφὴν αἴσθησις διαφθείρεται·
κατὰ δὲ τὰς ὅλων τῶν κώλων παραλύσεις, ὡς ἂν τῆς κοινῆς
ἀρχῆς πεπονθυίας, ἀμφότεραι συναπόλλυνται, κινήσεις τε
καὶ αἰσθήσεις. καὶ τόν γε πρωτοπαθοῦντα τόπον ἐκ τοῦ
πλήθους τῶν βεβλαμμένων νεύρων μόνον ἔστιν ἐξευρεῖν, ἐὰν
γέ τις ἀκριβῶς ἴδῃ τὰς κοινὰς αὐτῶν ἀρχὰς, ἃς ἐν τῇ τῶν
νεύρων ἀνατομῇ διῆλθον, οὐδενὸς τῶν πρὸ ἐμοῦ τὴν ἀνατο-
μὴν ταύτην ἀκριβώσαντος, ἀλλὰ τῶν μὲν μεῖζον, τῶν δ᾽
ἔλαττον σφαλέντων. ὁ δ᾽ οὖν γεγυμνασμένος ἐν αὐτοῖς μό-
νος ἀκριβῶς λογίζεσθαι δύναται, κατὰ τίνα σπόνδυλον ὁ νω-
τιαῖος ἔπαθεν, ἤτοι γε ὅλος, ἢ τὸ ἕτερον αὐτοῦ μέρος·
ἔστιν ὅτε γὰρ ἐν τῷ δεξιῷ μόνον αὐτοῦ μορίῳ τὸ πάθος ἐστὶ,

quidem manifefte perveniunt, aliquando vero per medios
tendones, quos aponeurofes aliqui cognominant; atque ex
hoc genere funt tendones, quibus digiti moventur, fimiliter
iis, qui toni ab Hippocrate nominantur, rotundi. Si itaque
musculorum nervos affici contingat, motus digitorum perit;
fi vero eos qui ad cutem perveniunt, tangendi fenfus cor-
rumpitur; fed ubi tota refolvuntur membra, quum videli-
cet commune principium affectum eft, fimul et fenfus et mo-
tus pereunt. Et locum quidem primario affectum ex lae-
forum nervorum multitudine duntaxat invenire licet, fi quis
exquifite cognoverit communia ipforum principia, quae in
nervorum diffectione percurrimus, quum nullus ante me
hujusmodi diffectionem accurate tractaffet, fed alii plus, alii
minus, erraffent. Igitur folus ille, qui in ipfis fuerit exer-
citatus, exquifite confiderare poterit, in qua vertebra fpina-
lis medulla fit affecta, five tota, five altera ejus pars; nam
accidit aliquando, ut dextra ipfius pars duntaxat affecta fit,

Ed. Chart. VII. [398.]   Ed. Baf. III. (258.)

μηδὲν θατέρου παθόντος· ἢ πάλιν τοὐναντίον, ἀπαθὲς μὲν
ἔμεινε τοῦτο, μόνον δ᾽ ἔπαθε τὸ εὐώνυμον· καὶ κατὰ τοῦτο
ποτὲ μὲν ἅπαντα τὰ ἐν τοῖς εὐωνύμοις παραλύεται, τῶν δε-
ξιῶν ἀπαθῶν φυλαττομένων, ἐνίοτε δ᾽ ἔμπαλιν ἔπαθέ τε
καὶ παρελύθη τὰ δεξιὰ μέρη μόνον. μηδὲν μέντοι παθόντος
αὐτοῦ τοῦ νωτιαίου, μόνης δὲ μιᾶς ἐκφύσεως νεύρου, τῶν
μορίων ἐκείνων παρακολουθεῖ παράλυσις, εἰς ἃ τὸ νεῦρον
διασπείρεται· καὶ μὴν καὶ δύο καὶ τρεῖς ἐνίοτε μόναι τῶν
ἐκφύσεων ἔπαθον, ἀπαθοῦς τοῦ νωτιαίου φυλαχθέντος.
οὕτως γοῦν ἐπεπόνθει καὶ ὁ τἄλλα τῆς χειρὸς ἅπαντα παρα-
λυθείς, ὡς μήτε αἰσθάνεσθαι μήτε κινεῖσθαι, κατὰ δὲ τοὺς
τρεῖς δακτύλους μόνους ἔχων διασωζομένην τὴν αἴσθη-
σιν. ἄλλῳ δ᾽ οὐκ αὐτὴ μόνον, ἀλλὰ καὶ αἱ κινήσεις ἐσώ-
ζοντο τῶν μυῶν ἐκείνων, εἰς οὓς ἡ μετὰ τὸν ἕβδομον
σπόνδυλον ἔκφυσις διενέμετο. καί τις ἄλλος ἐκ καταπτώ-
σεως σφοδρᾶς ἐκείνους μόνους τοὺς μῦς παρελύθη τοὺς ἐκ
τούτου τοῦ νεύρου λαμβάνοντας μόρια· τῷ δ᾽ αὐτῷ τούτῳ
καὶ τοῦ δέρματος ἐκεῖνα μόνα τὴν αἴσθησιν ἀπώλεσεν, ὅσα

altera nequaquam laeſa; aut e contrario, ut illa manente in-
tegra, ſola ſiniſtra affectum ferat; atque hac ratione inter-
dum tota pars ſiniſtra reſolvitur, dextra parte manente il-
laeſa; interdum contra dextra pars duntaxat et affecta eſt
et reſoluta. Ubi vero non affecta ſpinalis medulla eſt, ſed
tantum unus nervi proceſſus laeſus, earum duntaxat partium
reſolutio ſequitur, in quas nervus ille diſtribuitur; atque in-
terdum duo, aut tres duntaxat nervorum proceſſus affecti
ſunt, quum interim ſpinalis medulla citra affectum ſervetur.
Sic igitur affectus erat is, qui per reliquas manus partes
omnes ita fuit reſolutus, ut neque ſentiret, neque moveretur
in ſolis tribus digitis ſenſum habuit ſuperſtitem. Alteri non
ſolum ipſe ſenſus, ſed etiam eorum muſculorum, in quos
nervorum propago ſub ſeptima vertebra exorta diſtribuitur,
motus ſervati ſunt. Atque alius ob caſum ab alto vehe-
mentem ſolos eos muſculos reſolutos habuit, qui hujus nervi
partes ſuſcipiunt; idem etiam ille in iis duntaxat cutis par-

Ed. Chart. VII. [398. 399.]	Ed. Baf. III. (258.)

παρὰ τοῦ λελεγμένου νεύρου τὰς ἀπονεμήσεις ἐλάμβανεν.
ὅστις οὖν βούλεται γνωρίζειν, ἐν ποίῳ σπονδύλῳ τὸ πάθος
ἐστὶν, ἤτοι μόνης τῆς ἐκφύσεως νεύρου τινὸς, ἢ καὶ τοῦ νω-
τιαίου μυελοῦ, κατὰ τὴν τῶν νεύρων ἀνατομὴν γυμνασάσθω,
μέθοδον [399] ἔχων ἐν ἅπασι κοινὴν, τοὺς παραλυθέντας
μῦς ἐπισκοπεῖν ἅμα τῷ τὴν αἴσθησιν ἀπολωλεκότι δέρματι.
τοῦ μὲν γὰρ νωτιαίου παθόντος ὅλου κατά τινα σπόνδυλον,
ἅπαντα τὰ κάτω μέρη παραλύεται· κατὰ δὲ τὸ ἕτερον μέρος
εἰ βλαβείη, θατέρου μένοντος ἀπαθοῦς, ἐν τοῖς κατ' εὐθὺ
μέρεσιν ἡ παράλυσις ἔσται μόνον· εἰ δὲ ῥίζα νεύρου πάθοι,
τὰ μὲν ἄλλα τὰ κάτω τοῦ πεπονθότος οὐδὲν πείσεται, μόνα
δ' ἐκεῖνα παραλυθήσεται τῶν μορίων, εἰς ἃ ἕκαστον τῶν νεύ-
ρων διασπείρεται. ταῦτ' οὖν ἐὰν ἀκριβῶς μάθῃς, οὐκέτ'
ἐνοχλήσεις τοῖς παραλελυμένοις κώλοις, ἀφεὶς τὴν ῥάχιν, ἀλλ'
ἐπ' ἐκείνην ἀφικόμενος ἐκθεραπεύσεις τὸ πεπονθός. οὕτω
δὲ κἂν μὴ κατὰ τὴν ῥάχιν, ἀλλὰ κατά τι τῶν μετὰ ταύτην
χωρίων τὸ νεῦρον πάθῃ, γνωρίσεις ἐκ τῶν μυῶν τε καὶ τοῦ

tibus fenfum amifit, ad quas praedicti nervi diftributiones
demittuntur. Igitur quisquis fcire defiderat, in qua verte-
bra fit affectus, five in fola nervi cujuspiam propagine, five
in fpinali quoque medulla, in nervorum diffectione exerci-
tatus fit, communemque habeat methodum, qua refolutos
musculos una cum cute, quae fenfum amiferit, obfervet.
Nam fi fpinalis medulla in aliqua vertebrarum tota affecta
fit, omnes partes inferiores refolvuntur; fi vero in altera
parte laefa fit, altera manente illaefa, in partibus duntaxat
illi e directo refpondentibus erit refolutio; fi vero nervi ra-
dix affecta fit, reliquae partes omnes affecto loco inferiores
nihil afficientur, fed folae illae partes refolventur, in quas
finguli nervi diftribuuntur. Haec igitur fi accurate didice-
ris, refoluta membra, relicta fpina, non amplius vexabis,
fed huic adhibitis remediis, partem affectam curabis. Sic
etiam, fi non circa fpinam, fed in regione quapiam illam
fequente, nervus affectus fit, ex musculis et cute quaeren-

δέρματος. τὸ μὲν οὖν δέρμα ῥᾳδίως γνωρίσεις, ὑποπῖπτόν
γε τοῖς ὀφθαλμοῖς· οἱ δὲ μύες ἐκ τῶν ἀπολωλυιῶν ἐνερ-
γειῶν διαγινώσκονται. χρὴ τοίνυν σε καὶ περὶ τῶν μυῶν
ἀνατομὴν γεγυμνάσθαι, καὶ γινώσκειν ἧστινος ἕκαστος ἐνερ-
γείας ἐστὶν ὄργανον· οὕτω γὰρ ὑπάρξει σοι μόνως διακρίνειν
δύνασθαι, τίνων μὲν ἀπόλλυται μορίων ἢ ἐνέργεια, μηδὲν
νόσημα τῆς σωματικῆς οὐσίας αὐτῶν πασχούσης, τίνων δὲ
νόσημα προηγεῖται, γινόμενον, ἢ γεγονός. οἶσθα δὲ τά τε
γένη τῶν νοσημάτων καὶ τὰς διαφορὰς ἁπάσας ἐν ἑτέρῳ
βιβλίῳ γεγραμμένας, ὃ περὶ τῆς τῶν νοσημάτων διαφορᾶς
ἐπιγέγραπται, καθάπερ ἐν ἑτέρῳ περὶ τῆς τῶν συμπτω-
μάτων διαφορᾶς· ἀλλὰ καὶ περὶ τῆς τῶν αἰτίων ἑκατέρων
ἰδίᾳ γέγραπται, καθ᾽ ἓν μέν τι περὶ τῆς τῶν νοσημάτων,
ἐν τρισὶ δὲ περὶ τῆς τῶν συμπτωμάτων· ἐν οἷς ἅπασι γε-
γυμνάσθαι προσήκει τὸν μέλλοντα ῥᾳδίως εὑρήσειν τε καὶ
διακρινεῖν αἰτίαν καὶ πάθος καὶ τόπον πεπονθότα. κατὰ
συνδρομὰς μὲν γὰρ οὐχ οἷόν τε πάντα διδάξαι, καίτοι γ᾽
ἀξιούντων οὕτω τῶν ἐμπειρικῶν· ἀλλὰ τά τε προηγησάμενα

dae funt notae. Cutem quidem facile cognosces, nam ocu-
lis fubjicitur; musculi vero ex actionibus deperditis depre-
henduntur. Proinde neceffe eft, circa musculorum fectio-
nem te exercites, et cognoscas, cujus quisque actionis fit
inftrumentum; fic enim duntaxat discernere poteris, quarum
partium actio pereat, nullo morbo corpoream ipfarum fub-
ftantiam afficiente; in quibus praecedat morbus, vel qui
fiat, vel factus. Verum morborum genera et differentias
omnes in altero libro fcriptas didicifti, qui de morborum dif-
ferentiis infcriptus eft, atque fimiliter in alio fymptomatum
differentias; at de caufis utrorumque etiam feparatim fcri-
ptum eft, in uno quidem de morborum, in tribus vero de
fymptomatum; in quibus omnibus exercitari oportet eum,
qui facile voluerit invenire discernereque et caufam et mor-
bum et fedem affectam. Etenim fieri non poteft, ut omnia
per fyndromas doceantur, quamvis empiricorum ea fit opi-
nio; qui vero accurate et praecedentia et praefentia cogno-

Ed. Chart. VII. [399.]   Ed. Baf. III. (258.)

καὶ τὰ παρόντα συμπτώματα γνοὺς ἀκριβῶς τις, ἐπί τε τὴν
διὰ τῆς θεραπευτικῆς μεθόδου πεῖραν ἀφικόμενος, εὑρήσει τὸ
πεπονθὸς ἅμα τῇ διαθέσει. καὶ πλεῖστον τοῦτ᾽ ἔστιν ἐπὶ
τῶν ἐν τῷ βάθει τοῦ σώματος τεταγμένων μορίων, ὡς ὀλίγον
ἔμπροσθεν ἐπὶ τὴν αἴσθησιν ἢ κίνησιν ἀπολλύντων ἐδείξαμεν.
ἴσως μὲν οὐδὲν χεῖρον ἔτι παραγράψαι τινὰ τῶν γεγονότων,
ὁποῖα καὶ ταῦτ᾽ ἐστίν. παιδίον ὡς ἐτῶν ἓξ ἀκουσίως ἀπο-
πατεῖν ἤρξατο, παραλυθέντος ἐξαίφνης αὐτῷ τοῦ κατὰ τὴν
ἕδραν μυός· ἐγένετο δὲ καὶ γέροντί ποτε τοιοῦτον σύμπτωμα·
καί τινι πάλιν ἑτέρῳ παιδίῳ περὶ τεσσαρεσκαιδεκάτην ἡλι-
κίαν ἀκούσιος ἔκκρισις ἐγένετο διαχωρημάτων, ἅμα τοῖς
κατὰ τὴν κύστιν ἀλγήμασι, καὶ ἄλλῳ μετὰ τῆς τῶν οὔρων
ἐπισχέσεως· ἄλλῳ δὲ πάλιν ἀκουσίως ἐξεκρίνετο τὰ οὖρα, καὶ
ἄλλῳ καὶ ταῦτα καὶ τὰ διαχωρήματα. χρὴ τοίνυν ἐπὶ τῶν τοι-
ούτων ἁπάντων πυνθάνεσθαι τὰ προγεγονότα· τοὐπίπαν γὰρ
ἤτοι ψύξις τις ἢ πληγὴ κατὰ ῥάχιν αὐτῶν ἡγεῖται· ἡ μὲν
ψύξις, ἕνα μόνον τὸν πεπονθότα βλάπτουσα μῦν, ἡ πληγὴ δὲ

verit fymptomata, atque fic ad methodi medendi experien-
tiam venerit, inveniet locum affectum fimul cum ipfo affe-
ctu. Atque id maxima ex parte accidit partibus, quae in
intimo corpore conftituuntur, uti paulo ante de iis, qui fen-
fum vel motum perdunt, demonftravimus. At nihil dete-
rius fortaffis fuerit narrare quaedam jam facta, cujusmodi
haec funt. Puer annorum fere fex invitus per alvum ex-
crementa dejicere coepit, refoluto derepente circa fedem
musculo; quinetiam feni quondam hujusmodi evenit fym-
ptoma; atque rurfus alius puer, aetatis fere annorum qua-
tuordecim, excrementa invitus per alvum deiecit, infeftante
fimul veficam dolore, atque alteri urina quoque fuppreffa;
contra alius urinam invitus excrevit, atque alius non folum
urinam, fed alvi quoque excrementa. In hujusmodi omni-
bus ea, quae praeceferunt, fcrutari oportet; prorfus enim
vel perfrigeratio quaedam vel ictus in fpina praeceffit; fri-
gus quidem uni duntaxat affecto musculo nocet; ictus vero

Ed. Chart. VII. [399. 400.]   Ed. Baf. III. (258. 259)

πλείους ὡς τὰ πολλά· πάνυ γάρ ἐστι σπάνιον ἐπὶ πληγῇ
ῥάχεως ἕνα μῦν παθεῖν, ὡς ἂν τῶν ἐκφυομένων τοῦ νω-
τιαίου νεύρων εἰς πλείονας μῦς κατασχιζομένων. ἀλλὰ καὶ
διὰ πληγὴν αὐτοῦ τοῦ πεπονθότος μυὸς, ἀμεληθείσης
ἐνίοτε καὶ σκιῤῥωθείσης τῆς ἐπιγενομένης, ἠκολούθησε
παράλυσις αὐτοῦ· ἔσται δὲ καὶ τοῦτο σπάνιον· ἀλλ' ἥ γε
ψύξις ἔβλαψε πολλάκις ἕνα μῦν, καὶ μάλιστα τῶν ἐπιπο-
λῆς κατὰ τὴν ἕδραν, ἤτοι καθίσαντος ἐπὶ ψυχροῦ λίθου
τινὸς, ἢ ἐν ὕδατι [400] ψυχρῷ διατρίψαντος ἐπιπλέον.
ὁ γοῦν παῖς ὁ βλαβεὶς τὴν κύστιν τε καὶ κατὰ τὴν ἕδραν,
ἐν ποταμῷ θηρεύων ἰχθῦς, ἔπαθεν οὕτως· ἐνίοις δὲ
νηξαμένοις ἐν ὕδατι ψυχρῷ τὸ τοιοῦτο συνέβη. τοὺς μὲν
οὕτω παθόντας ἰάσασθαι (259) προσήκει θερμαίνοντα βοη-
θήματα τοῖς πεπονθόσιν τόποις προσφέροντας· οἷς δὲ τῶν
ἀπὸ τοῦ νωτιαίου νεύρων ἔπαθέ τι, τῇ ῥάχει προσακτέον
τὰ βοηθήματα. πολλάκις γε μὴν ἐπὶ καταπτώσεσιν ἀφ'
ὑψηλοῦ τόπου γενομέναις, ἢ πληγαῖς σφοδραῖς, ἰσχυρῶς
παθούσης τῆς ῥάχεως, ἡ φλεγμονὴ μέχρι πλειόνων ἐκτα-

magna ex parte pluribus; nam perrarum eft, ut icta fpina
unus afficiatur musculus, quoniam nervi ex fpinali medulla
orti in plures musculos dividuntur. Verum et ob ictum
affecti musculi, oborta inflammatione neglecta et in fcirrhum
coacta, refolvi aliquando ipfum contigit; quanquam id raro
accidet; at vero frigus faepenumero unum laedit musculum,
maxime eum qui in fuperficie fedis eft, five federit quis fu-
per lapidem frigidum, five in aqua frigida fupra modum fu-
erit verfatus. Igitur puer, cujus et vefica et fedes laefa fuit,
quum in fluvio pisces venaretur, fic fuit affectus; nonnullis
etiam in aqua frigida natantibus itidem accidit. Itaque fic
affectos curare oportet calefacientia auxilia locis affectis ad-
hibendo. Quibus vero nervorum a dorfi medulla ortorum
quispiam fuerit affectus, fpinae adhibenda funt remedia. At
faepenumero ubi cafu ex alto aut vehementi fortique ictu
fpina laefa eft, inflammatio ad plures partes extenfa non

Ed. Chart. VII. [400.]   Ed. Baf. III. (259.)

θεῖσα μορίων οὐ μόνους τοὺς μῦς ἔβλαψεν, ἀλλὰ καὶ τὴν
κύστιν· ἐφ' ὧν ἴσχεται τὰ οὖρα, διὰ τὸ τὴν κύστιν αὐ-
τὴν παθεῖν· ἐνίοις δ' οὐ ταῦτα μόνον, ἀλλὰ καὶ τὰ δια-
χωρήματα τελέως ἐπεσχέθη, παθόντων δηλονότι τῶν ἐν-
τέρων. ὥσπερ γὰρ οἱ μύες εἰς τὰς προαιρετικὰς ἐνεργείας
βλάπτουσι παθόντες, οὕτω τὰ ἔντερα καὶ ἡ κύστις εἰς
τὰς φυσικὰς, ἐπειδὴ περιστελλομένων αὐτῶν ἐκκρίνεται τὰ
περιεχόμενα.

Κεφ. ζ. Καὶ διαφέρει πάμπολυ κατὰ τοῦτο τὰ φυ-
σικὰ τῶν ψυχικῶν ὀργάνων, εἴγε τοῖς μὲν φυσικοῖς ἐδείχθη
σύμφυτος ἡ τῆς ἐνεργείας δύναμις οὖσα, τοῖς ψυχικοῖς δὲ
ἀπὸ τῆς ἀρχῆς ἐπιῤῥεῖν ὁμοίως ἡλιακῷ φωτί. καθάπερ
οὖν ἡ μαγνῆτις λίθος ἐν ἑαυτῇ δύναμιν ἔχει, καθ' ἣν
ἕλκει τὸν σίδηρον, οὕτω καὶ τῶν φυσικῶν ὀργάνων ἕκα-
στον, ὥστε εἴπερ ἦν μόνιμος αὐτῶν ἡ οὐσία, μηδὲν δεῖ-
σθαι μήτ' ἀρτηριῶν μήτε φλεβῶν· ἐπεὶ δὲ καὶ τρέφεσθαι
δεῖται, καὶ τὴν συμμετρίαν φυλάττειν τῆς ἐμφύτου θερ-
μασίας, διὰ τοῦτ' αὐτοῖς ἐδέησε φλεβῶν καὶ ἀρτηριῶν.

folum musculis, fed veficae quoque noxam intulit; atque
illis ob veficae ipfius affectum urina fupprimitur; funt qui-
bus non folum urina, fed alvi quoque excrementa penitus
retinentur, affectis fcilicet inteftinis; nam ut musculi affecti
actiones voluntarias, ita vefica et inteftina naturales actio-
nes laedunt, quod ipfis contractis excernantur ea quae
continent.

Cap. VII. Atque hac in re plurimum differunt na-
turalia ab animalibus inftrumentis; fiquidem naturalibus in-
natam actionis facultatem effe, animalibus vero a principio,
veluti lumen a fole, defluere oftenfum eft. Ergo ut ma-
gneti lapidi facultas ineft, qua ferrum attrahit, ita natura-
lium inftrumentorum unicuique; ita ut fi permanens effet
ipforum fubftantia, neque arteriis, neque venis indigerent;
verum quia nutrimento egent, fervataque innati caloris
fymmetria, hanc ob caufam et venis indigent et arteriis.

BIBΛION Λ. 67

Ed. Chart. VII. [400.]   Ed. Baſ. III. (259.)

οἱ δὲ μύες ἕνεκα μὲν τοῦ φυλάττεσθαι τὴν οὐσίαν αὐτῶν,
ὡσαύτως δέονται φυσικοῖς τοῖς ὀργάνοις ἀρτηριῶν καὶ φλε-
βῶν· ὅτι δ᾽ οὐκ ἔχουσι σύμφυτον αἰσθήσεώς τε καὶ κινή-
σεως ἀρχήν, διὰ τοῦτο τῶν νεύρων ἀεὶ χρῄζουσι, χορη-
γούντων αὐτοῖς ταῦτα, καθάπερ ὁ ἥλιος τὴν αὐγὴν ἅπασιν
οἷς φωτίζει. καὶ διὰ τοῦτό γε μόνον τοῖς αἰσθανομένοις
τε καὶ κινουμένοις μορίοις συμβαίνει, μηδὲν ἐνίοτε βεβλαμ-
μένοις αὐτοῖς, ὅμως ἀπολλύναι τὴν ἐνέργειαν· οὐ μὴν τοῖς
φυσικοῖς ὀργάνοις τοῦτό γε συμπίπτειν εἴωθεν, ἀλλ᾽ ἀεὶ
τῆς κατὰ τὴν ἐνέργειαν βλάβης αὐτὰ πάσχει πρότερα. καὶ
μέντοι καὶ τοῖς ψυχικοῖς ὀργάνοις ἅπασιν ἡ φυσικὴ διοίκη-
σις ὑπάρχει, καὶ χρῄζουσί γε καὶ αὐτὰ τῆς τῶν ἀρτηριῶν
καὶ φλεβῶν ἐπικουρίας φυλάττειν τὴν οὐσίαν αὐτῶν· καὶ
χρὴ σκοπεῖσθαί σε μάλιστα καὶ διορίζεσθαι, τίνα μὲν ὡς
ψυχικοῖς, τίνα δὲ ὡς φυσικοῖς συμβαίνει τοῖς ὀργάνοις·
οἷον ὅτι τὸ μὲν ἀλλοιοῦσθαι, φέρε εἰπεῖν, ὑπὸ τῶν ὁμι-
λούντων αὐτοῖς, ὡς φυσικοῖς· τὸ δ᾽ αἰσθάνεσθαι τῆς ἀλ-
λοιώσεως, ὡς ψυχικοῖς· οὕτω γοῦν καὶ κατὰ τοὺς ὀφθαλμοὺς

Muſculi vero, ut ſubſtantiam ſuam ſervent, peraeque ac natu-
ralia inſtrumenta venis et arteriis indigent; at quia congeni-
tum ſenſus et motus principium non habent, idcirco nervis
ſemper indigent, qui illis ea ſuppeditent, quemadmodum ſol
omnibus rebus, quas illuminat, ſplendorem. Quamobrem
ſolis partibus ſentiendi et movendi vim habentibus accidit,
ut ipſis interdum haudquaquam oblaeſis, nihilominus actio
pereat; at hoc naturalibus inſtrumentis accidere non con-
ſuevit, ſed antequam eorum actio laedatur, ſemper laborant.
Animalibus tamen inſtrumentis omnibus naturalis diſpenſa-
tio ineſt, et arteriarum venarumque adminiculo indigent ad
ſubſtantiam ſuam ſervandam. Ideo accuratiſſime intueri te
ac diſcernere oportet, quae ut naturalibus, quae ut ani-
malibus organis accidant; ut quod alterari verbi gratia a
vicinis ſibi, ut naturalibus; alterationem vero ſentire, ut
animalibus eveniat. Sic igitur oculis quoque ſaepenumero

Ed. Chart. VII. [400.]   Ed. Baf. III. (259.)

γίνεται πολλάκις. οἱ γὰρ ἀπὸ τῆς γαστρὸς ἀτμοὶ πάντως
ἀλλοιοῦσιν αὐτούς, οὐ μὴν αἰσθάνονταί γε τῆς οὕτω μικρᾶς
ἀλλοιώσεως ἅπαντες, εἰ μὴ καὶ τὴν αἰσθητικὴν δύναμιν ἔχοιεν
ἀκριβῆ· λέγω δὲ ἀκριβῆ τὴν καὶ τὰ σμικρότατα βλέπουσαν.

contingit; nam vapores a ventriculo elati ipfos omnino alte-
rant; verum tam exigua alteratio non ab omnibus fentitur,
nifi exquifitam habeant fenfificam facultatem; voco autem
exquifitam, quae res cernit etiam minimas.

ΓΑΛΗΝΟΥ ΠΕΡΙ ΤΩΝ ΠΕΠΟΝΘΟΤΩΝ ΤΟΠΩΝ ΒΙΒΛΙΟΝ Β.

Ed. Chart. VII. [401.]   Ed. Baf. III. (259.)

Κεφ. α΄. Πρόκειται μὲν, ὡς Ἐρασίστρατος ἀεὶ πα-
ρακελεύεται, γυμνάζειν τὸν λογισμὸν εἴς τε τἄλλα τῆς τέχνης
ἔργα καὶ τὰ νῦν ἡμῖν προκείμενα περὶ τὰς διαγνώσεις τῶν
πεπονθότων τόπων. εἰσὶ δὲ τρεῖς τρόποι γυμνασίου κατ᾽
αὐτά· πρῶτος μὲν ὁ καθ᾽ ἕκαστον τῶν μορίων τοῦ σώματος,
ἃ τόπους ὀνομάζουσι· δεύτερος δὲ ὁ κατὰ τὰς αἰτίας τε καὶ
διαθέσεις· καὶ τρίτος ὁ κατὰ τὰς τῶν συμπτωμάτων διαφο-
ράς. ὁ μὲν οὖν κατὰ τοὺς τόπους ἐστὶ τοιόσδέ τις· ἐγκε-
φάλου πάσχοντος ἴδια συμπτώματα ταυτὶ, γαστρὸς πασχού-

GALENI DE LOCIS AFFECTIS LIBER II.

Cap. I. Scopus eſt, ut hortatur ſemper Eraſiſtra-
tus, exercere mentem cum in aliis artis operibus, tum vero
in ea, quam nunc propoſuimus, affectorum locorum digno-
tione. Sunt autem circa eam tres exercitationis modi; pri-
mus per ſingulas corporis partes, quas locos nominant; al-
ter ſecundum cauſas et affectus; tertius ſecundum ſympto-
matum differentias Igitur a locis ſumptus modus hujusmo-
di eſt: affecti cerebri haec ſunt propria ſymptomata; ven-

σης ἴδια ταυτὶ, κώλου πάσχοντος ἴδια ταυτὶ, καθ' ἕκαστόν
τε τῶν ἄλλων ὁμοίως. ὁ δ' ἀπὸ τῶν διαθέσεών τε καὶ τῶν
αἰτίων· φλεγμονῆς μὲν ἴδια ταῦτ' ἐστὶ συμπτώματα· σκίῤῥου
δὲ ταῦτα· καὶ ψύξεως μὲν ταῦτα· πλήθους δὲ ταῦτα, καὶ
διαφθορᾶς ταυτί. κατὰ δὲ τὰ συμπτώματα· τὸ μὲν ἄλγημα
τόδε τῶνδε τῶν διαθέσεών ἐστι δηλωτικὸν ἢ τῶνδε τῶν τό-
πων, ἡ δὲ βὴξ τῶνδε· καὶ κατὰ τὸν αὐτὸν τρόπον ἔμετος,
αἱμοῤῥαγία, διάῤῥοια, σπασμὸς, ῥῖγος, φρίκη, παραφρο-
σύνη. διοριζομένων γὰρ οὕτως ἀπ' ἀλλήλων ἁπάντων αὐ-
τῶν, εὐφωρότατον ἔσται τὸ καλῶς καὶ τὸ κακῶς λεγόμενον.
ὅτι δ' οὕτως ἔχει ταῦτα, μαθήσῃ σαφῶς ἐφ' ἑκάστου σκο-
πούμενος.

Κεφ. β΄.   Οἷον εὐθέως, ἐπειδὴ πλεονάζει κατὰ τοῦτο
τὸ γένος ὁ Ἀρχιγένης, ἐκ τῆς τῶν ἀλγημάτων διαφορᾶς ἡγού-
[402]μενος δηλοῦσθαι τὰ πεπονθότα μόρια, σκεπτέον ὑπὲρ
αὐτῶν ἀκριβῶς. τὸν γοῦν ναρκώδη πόνον ἐπὶ νεύροις γίνε-
σθαί φησιν, ἁμαρτάνων προφανῶς. ἡ γάρ τοι νάρκη διὰ
ψυχρὰν γίνεται διάθεσιν, οὐκ ἐν νεύροις μόνον, ἀλλὰ καὶ
φλεψὶ καὶ ἀρτηρίαις καὶ σαρξὶν, ὑμέσι τε καὶ χιτῶσι καὶ

triculi affecti haec propria, coli affecti haec, atque in reli-
quis fimiliter. Ab affectibus et caufis talis eft: inflam-
mationis propria hujusmodi funt fymptomata, fcirrhi hujus-
modi, refrigerationis haec, plenitudinis haec, corruptionis
haec. A fymptomatis: hoc doloris genus hosce affectus fi-
gnificat, aut hosce locos, tuffis vero hos; ita et vomitus,
fanguinis profluvium, fluor alvi, convulfio, rigor, horror,
delirium, fi enim haec omnia inter fe hoc pacto diftinguan-
tur, facile intelligetur, quid bene vel male dictum fuerit.
Quod vero fic fe res habeat, plane disces, fi fingula confi-
deraveris.

Cap. II.   Itaque primo, quandoquidem in hoc genere
copiofior eft Archigenes, ex dolorum differentiis locos affe-
ctos fignificari exiftimans, exacte de iis confiderandum eft.
Stupidum dolorem in nervis fieri dicit, fed plane peccat.
Nam ftupor a frigido affectu oritur, non in nervis duntaxat,
fed et in venis, arteriis, carnibus, membranis, tunicis et

Ed. Chart. VII. [402.]   Ed. Baf. III. (259.)

δέρματι. εἰ δ᾽ ὅτι πάντα ταῦτα διὰ νεύρων ἔχει τὴν αἴσθη-
σιν, καὶ εἰς νεῦρα τὴν διάθεσιν ἀναφέρει, τί οὐχὶ καὶ τὰς
ἄλλας ἁπάσας διαφορὰς τῶν ἀλγημάτων ἰδίας τῶν νεύρων
εἶναί φησιν; ὁ γάρ τοι πόνος αἴσθησίς ἐστιν ἀνιαρὰ, καθά-
περ ἡ ἡδονὴ προσηνὴς αἴσθησις. οὔκουν ὁ ναρκώδης μόνος
ἐν νεύροις ἔχει τὴν γένεσιν, ἀλλὰ καὶ τῶν ἄλλων ἁπάντων
ἕκαστος, οὓς αὐτὸς ἔγραψεν ὁ Ἀρχιγένης. ἐὰν δ᾽ ἀκριβέστε-
ρον ἐπισκοπῇς, οὐδὲ διαφορά τις ἐν πόνοις ὁ ναρκώδης ἐστὶν,
ὥσπερ οὐδ᾽ ἐν ἕλκεσι τὸ φλεγμαῖνον, ἀλλὰ μᾶλλον δυοῖν
σύνοδος πραγμάτοιν, ὡς ἐπὶ τούτων ἕλκους τε καὶ φλεγμο-
νῆς ἐστιν, οὕτως ἐπ᾽ ἐκείνων πόνου τε καὶ νάρκης. ἡ γάρ
τοι νάρκη ψύξις τίς ἐστιν οὐκ ἀγεννής, καὶ διὰ τοῦτο δυσ-
αισθησίαν τε καὶ δυσκινησίαν ἐπιφέρει τοῖς οὕτω διατεθεῖσι
σώμασιν, ὥσπέρ γε καὶ τὴν τελείαν ἀναισθησίαν τε καὶ ἀκι-
νησίαν ἡ τελεία κατάψυξις. ὅτι δὲ διαθέσεως ὄνομά ἐστιν
ἡ νάρκη, καὶ οὐκ αἰσθήσεως ἢ πόνου, δεδήλωται καὶ πρὸς
Ἱπποκράτους εἰπόντος ὧδε· νάρκη γὰρ μετρίη ὀδύνης λυτική.
γίνεται γὰρ ἡ νάρκη καὶ διὰ ψύξιν, ὡς ὁρᾶται φανερῶς ἐπί τε

cute. Si ob id, quod haec omnia per nervos fenfum habe-
ant, ad nervos affectum refert, cur non et reliquas omnes
dolorum differentias proprie ad nervos pertinere dicit?
Nam dolor moleftus fenfus eft, ficuti voluptas placidus eft
fenfus. Ergo non folum ftupidus *dolor* in nervis habet or-
tum, verum etiam reliquorum dolorum omnium, quos ipfe
Archigenes defcripfit, unusquisque. Quod fi rem accura-
tius infpexeris, ne doloris quidem fpecies quaedam eft ftu-
pidus dolor, ut neque ulceris fpecies *ulcus* inflammatum,
fed duarum potius rerum, ut in his ulceris et inflammatio-
nis, ita in illis doloris et ftuporis concurfus eft. Etenim
ftupor refrigeratio infignis eft, ac idcirco corporibus ita af-
fectis et fenfus et motus difficultatem inducit, quemadmo-
dum completa perfrigeratio et fenfum et motum omnino
tollit. Sed quod ftupor affectionis fit nomen, non fenfus
aut doloris, etiam ab Hippocrate fic dicente declaratur : *Stu-*
por enim mediocris dolorem folvit. Nam ftupor etiam ob
refrigerationem fit, ut plane videre eft in his, qui hieme

72 ΓΑΛΗΝΟΥ ΠΕΡΙ ΤΩΝ ΠΕΠΟΝΘ. ΤΟΠΩΝ

Ed. Chart. VII. [402.]   Ed. Baf. III. (259. 260.)

τῶν ἐν χειμῶνι διὰ κρύους ὁδοιπορησάντων, ἐπί τε τῶν ψυ-
χόντων φαρμάκων, οἷς ἄν τις ἐπὶ πλέον ἔξωθεν χρήσηται,
ναρκῶδες ἀποτελεῖται τὸ μόριον, ὥσπέρ γε καὶ παντελῶς
ἀναίσθητον ἐν ταῖς ἰσχυροτάταις καταψύξεσιν, οὐκ ἐκ φαρ-
μάκου μόνον, ἀλλὰ κἀκ τοῦ περιέχοντος ἡμᾶς ἀέρος γινομέ-
ναις. οἶδα γοῦν τινων ὅλους τοὺς πόδας οὕτως ψυγέντας,
ὡς εἰς ἀναισθησίαν μὲν πρῶτον ἀφικέσθαι, νεκρωθέντας δὲ
ἐν ταῖς ἑξῆς ἡμέραις ἀποσαπῆναι. καθάπερ οὖν καὶ ἡ παν-
τελὴς ψύξις ἀναισθησίαν τε καὶ ἀκινησίαν ἐπιφέρει τελείαν,
οὕτως καὶ ἡ μετριωτέρα δυσαισθησίαν (260) τε καὶ δυσκι-
νησίαν· ὀνομάζεται δ᾽, ὡς ἔφην, ἡ τοιαύτη ψύξις νάρκη. καὶ
τοίνυν τὸ ναρκῶδες ἄλγημα διάθεσις ἐργάζεται ψυχρά τε ἅμα
καὶ ὀδυνηρὰ, δηλούσης τῆς λέξεως οὐκ ὀδύνης διαφορὰν, ὡς
ἔφην, ἀλλ᾽ ὀδύνην ἅμα καὶ ἤτοι διάθεσιν ψυχρὰν ἢ τὴν ὑπ᾽
αὐτῆς γινομένην ἐν τῷ μορίῳ δυσαισθησίαν τε καὶ δυσκινη-
σίαν. ἴσμεν δ᾽ ὅτι καὶ τοῖς θλιφθεῖσι μορίοις ἰσχυρῶς ἐγγί-
νεται νάρκη καὶ τοῖς ἁψαμένοις τοῦ ζώου τῆς νάρκης ἔτι
ζώσης. καὶ ὅσοις γε κατά τι τῶν κώλων ἐγένετο νάρκη, τῶν

per frigora proficiscuntur, atque in refrigerantibus quoque
medicamentis, quibus fi quis extrinfecus immodice utatur,
pars ipfa ftupida redditur, quemadmodum et omnino fenfus
expers in vehementiffimis perfrigerationibus, non folum a
medicamento factis, fed etiam a circumfufo nobis aëre. Equi-
dem novi quosdam adeo refrigeratis univerfis pedibus, ut
primum quidem in fenfus vacuitatem devenirent, fequenti
bus vero deinde diebus emortui putrescerent. Ergo ut per-
fecta refrigeratio et fenfum penitus aufert et motum, fic mo-
deratior et fenfus et motus difficultatem inducit, nomina-
turque, ut dixi, hujusmodi refrigeratio ftupor. Itaque
ftupidum dolorem affectus efficit frigidus fimul et dolorificus,
indicante nomine non doloris, ut dixi, differentiam, fed
dolorem fimul et vel frigidam affectionem vel ab ipfa parti
inductam fenfus et motus difficultatem. Scimus autem,
quod conftrictas vehementer partes, atque eos quoque, qui
torpedinem animal, dum adhuc vivit, tetigerint, ftupor ob-
fideat. Et quibus membrum aliquod ftuporem patitur, ii

Ed. Chart. VII. [402. 403.]   Ed. Baf. III. (260.)

τε ψαυόντων (τὴν) ἀμυδρὰν ἔχουσι τὴν αἴσθησιν, ἀδυνατοῦσί
τε κινεῖσθαι, καὶ εἰ βιάζοιτό τις, ὀδυνῶνται· χωρὶς δὲ τοῦ
πρὸς τὰς κινήσεις ἔρχεσθαι τοῦ μὲν πάθους τῆς νάρκης αἰ-
σθάνονται σαφῶς, οὐ μὴν ὀδυνῶνταί γε. κακῶς οὖν ὁ Ἀρ-
χιγένης νεύρων ἴδιον εἶναί φησι τὸ ναρκῶδες ἄλγημα, διαθέ-
σεως γάρ ἐστιν, οὐ τόπου πεπονθότος, νάρκη γνώρισμα.
καὶ τοίνυν μετ᾽ ὀλίγον πάλιν αὐτὸς ὁ Ἀρχιγένης ἰδίαν εἶναι
μυῶν αὐτήν φησιν· ἔχει δ᾽ ἑκατέρα τῶν λέξεων οὕτως, ἡ μὲν
προτέρα· τὰ δὲ νεῦρα διατείνεταί τε καὶ σκληρύνεται συστρε-
φόμενα· καὶ ταῦτα μὲν ναρκώδεις ἐπιφέρει τοὺς πόνους καὶ
σκληρῶς διατείνοντας. ἡ δ᾽ ὀλίγον ὕστερον αὐτῆς εἰρημένη
ῥῆσίς ἐστιν ἥδε· μύες δὲ σαρκός τε καὶ νεύρου μῖγμα τῶν
ἰδιωμάτων, ἀμέλει δὲ καὶ ἀρτηρίας ἐν τοῖς πόνοις ἀναφέ-
ρουσι, σφριγῶντες, ὡς ἂν εἴποι τις, καὶ μετ᾽ εὐρυχωρίας
διατεινόμενοι, καὶ ναρκῶδες σφύζοντες. τούτων τῶν ῥήσεων
ἐν μὲν τῇ προτέρᾳ τὰ [403] νεῦρα ναρκώδεις ἐπιφέρειν τοὺς
πόνους φησίν, ἐν δὲ τῇ δευτέρᾳ τοὺς μῦς ναρκῶδες σφύζειν,
οὐ τοῖς πάθεσιν ἀναφέρων τὸ ναρκῶδες, ἀλλὰ τοῖς μορίοις.

quicquid tetigerint, obfcuro et hebeti fenfu percipiunt, ne-
que moveri poffunt, et fi cogantur, dolent; at citra hoc
quod moveri tentent, affectum ipfum ftuporis manifefte fen-
tiunt, fed nequaquam dolent. Proinde male Archigenes
enunciavit ftupidum dolorem ad nervos proprie pertinere;
ftupor enim affectus non loci affecti indicium eft; atque
adeo paulo poft rurfus Archigenes proprie ipfum ad mufcu-
los pertinere ait, ac dictio utraque fic fe habet, prior qui-
dem: *Nervi autem contorti diftenduntur, et indurantur,
atque hi quidem ftupidos inducant dolores et dure inten-
dentes.* Quae vero paulo poft hanc dictio enarratur, haec
eft: *Mufculi carnis nervorumque propriae fubftantiae mix-
tura, arteriarum quoque in doloribus* mixtionem *prae fe
ferunt, turgentes, ut ita dixeris, atque diftenti ac ftupide
pulfantes cum capaci latitudine.* In horum fermonum pri-
ore nervos ait ftupidos inferre dolores, in altero vero muf-
culos ftupide pulfare, ftupidum non ad affectus, fed ad par-

Ed. Chart. VII. [403.]   Ed. Baf. III. (260.)

ἔστι δ᾽, ὡς εἶπον, οὐ μορίου τινὸς ἴδιον ἡ νάρκη πάθος, ἀλλὰ διαθέσεως, ἅπασι μὲν ἐγγινομένης τοῖς σώμασιν, οὐκ ἐν ἅπασι δ᾽ αἰσθητῶς φαινομένης, ἀλλ᾽ ἐκείνοις μόνοις, ὅσα πέφυκεν αἰσθάνεσθαι τῶν ἐν αὐτοῖς παθῶν, καὶ κινεῖσθαι κατὰ προαίρεσιν. ἀλλὰ καὶ πρὸς τὸ φαινόμενον ἐναργῶς ἐπὶ τῶν μυῶν ὁ λόγος αὐτοῦ μάχεται μετὰ τοῦ ἀδιορίστως εἰρῆσθαι· τάχα δὲ καὶ ἀγνοεῖ, ὡς οὐδαμόθι τοῦ σώματος αὐτὴ καθ᾽ ἑαυτήν ἐστι σάρξ, ἀλλὰ τῶν μυῶν τὸ μὲν νευρῶδες ἔν τε ταῖς πλείσταις τῶν κεφαλῶν ἢ τελευτῶν ἐστιν, ἐνθάδε καὶ οἱ τένοντες, ὅσον δὲ ἐν τῷ μεταξὺ πᾶν, ἡ πρὸς ἁπάντων ἀνθρώπων ὀνομαζομένη σάρξ ἐστιν, οὐδενὸς εἰδότος ὅτι μὴ ἀκριβῶς ἀνατεμόντων, ὡς οὐκ ἔστι μόνη σάρξ, ἀλλὰ μετά τινων ἰνῶν λεπτοτάτων, εἰς ἃς τὸ νευρῶδες ἐλύθη γένος. ὀνομάζω δὲ γένος νευρῶδες εἰς μίαν ἄγων προσηγορίαν τούς τε συνδέσμους καὶ τοὺς τόνους· τούτων γὰρ διαπειρομένων τῇ σαρκὶ, τὴν τῶν μυῶν οὐσίαν ἐδείξαμεν συνισταμένην· ἕνεκα δὲ τοῦ διαμένειν αὐτὴν ἐδεήθη ἀρτηριῶν τε καὶ φλεβῶν.

tes referens. Sed, ut dicebam, ſtupor non partis cujuspiam proprium pathos eſt, ſed affectus, qui quidem in omnibus corporibus fit, non in omnibus tamen ſenſiliter apparet, ſed in his duntaxat, quae ſuos affectus ſentire et pro voluntatis imperio moveri nata ſunt. Sed et his, quae maniſeſte in musculis apparent, ſermo ipſius repugnat; quinetiam indiſtincte prolatus eſt: ac fortaſſe non intelligit nusquam in corpore carnem ipſam per ſe inveniri, ſed musculorum id quod nervoſum eſt, in plurimis vel capitibus vel extremis partibus eſſe, ubi etiam tendones inveniuntur, id vero totum, quod in medio continetur, omnes homines carnem nominare, nemine intelligente, niſi quum exquiſite diſſecatur, non eſſe ſolam carnem, ſed cum tenuiſſimis quibusdam veluti fibris, in quas nervoſum genus reſolutum eſt. Voco autem nervoſum genus in unicam appellationem cogens tum vincula tum tonos, quippe ex his per carnem disperſis musculorum oſtendimus ſubſtantiam conſiſtere, quae, ut permanere poſſet, venis indigebat et arteriis.

Κεφ. γ'. Καὶ τοίνυν καὶ τὸ σφύζειν ἀνωδύνως
ὑπάρχει μόναις ταῖς ἀρτηρίαις, ὑγιαίνοντος τοῦ ζώου· φλεγ-
μονῆς δὲ μεγάλης γενομένης, ἢ ἐρυσιπέλατος, ἢ ἀποστήμα-
τος, αἰσθανόμεθα σὺν ὀδύνῃ τοῦ σφυγμοῦ τῶν ἀρτηριῶν,
ἔμπροσθεν ὅθ' ὑγίαινε τὸ σῶμα μὴ ὅτι μετ' ὀδύνης, ἀλλὰ
μηδὲ χωρὶς ταύτης αἰσθανόμενοι. ἔστι γὰρ δὴ τὸ συμβαῖ-
νον τοιόνδε. τὰ φλεγμαίνοντα μόρια κατὰ δύο τούτους και-
ροὺς ὀδυνᾶται μεγάλως, ὅταν τε πρὸς τὰς κινήσεις ἄγηται
καὶ ὅταν θλίβηται πρός τινων. ἐπειδὰν οὖν ὅλος ὁ μῦς φλεγ-
μαίνῃ, κατὰ διττὸν τρόπον ὀδύνης αἰσθανόμεθα, διαστελλο-
μένων τῶν ἀρτηριῶν, ὅτι τε κινοῦνται καὶ ὅτι θλίβουσί τε
ἅμα τὴν περικειμένην σάρκα καὶ θλίβονται πρὸς αὐτῆς.
οὗτος μὲν ὁ τρόπος ἐστὶ τοῦ κατὰ τὰ φλεγμαίνοντα μόρια
σφυγμοῦ, καὶ τοῦτον μόνον ἐκάλουν οἱ παλαιότατοι σφυγ-
μὸν, ὕστερον δὲ καὶ πᾶσαν αἰσθητὴν κίνησιν ἀρτηριῶν ὡσαύ-
τως ὠνόμασαν. οὐ μὴν ἀχώριστόν γε μυῶν πασχόντων, ἢ
ὅλως ἴδιόν ἐστι τὸ ναρκῶδες σφύζειν, ὅτι μηδὲ τὸ σφύζειν
ἕλως, τοῦ σφυγμοῦ δηλοῦντος, ὡς εἴρηται, τὸ μετ' ὀδύνης·

Cap. III. Atqui citra dolorem pulfare ad folas ar-
terias pertinet, animali bene valente, ubi vero ingens obor-
ta eſt inflammatio, vel eryſipelas, vel abſceſſus, arteriarum
pulfum cum dolore fentimus, quum antea per bonam corpo-
ris valetudinem neque cum dolore neque fine dolore ipſum
fentiremus. Etenim res ad hunc modum ſe habet. Dua-
bus praecipue occaſionibus vehemens dolor inflammatis par-
tibus infertur, quum moventur et quum a quibusdam rebus
comprimuntur. Inflammato igitur toto musculo, duplici
modo, dum attolluntur arteriae, dolorem fentimus, quod
et moveantur et ab adjacente carne comprimantur et ipſam
comprimant. Atque hic modus eſt quo partes inflammatae
pulſant, quem vetuſtiſſimi folum vocabant pulſum; poſteri-
ores vero omnem arteriarum motum ſub fenſum cadentem
fimiliter nominaverunt. Non tamen ſtupide pulſare infe-
parabiliter aut omnino proprie ad musculos affectos pertinet,
quod ne pulſare quidem *proprium eorum* omnino fit, quum

ἔν τε γὰρ τοῖς σκίρροις καὶ τοῖς ἰδίως οἰδήμασιν προσαγο-
ρευομένοις ἔν τε ταῖς χωρὶς ὄγκου δυσκρασίαις ἀνώδυνός
ἐστιν ἡ τῶν ἀρτηριῶν κίνησις· ἔν τε τοῖς φλεγμονώδεσι πά-
θεσιν οὐκ ἀεὶ μετ᾽ ὀδύνης, ἀλλ᾽ ὅταν μείζω γένηται· καὶ
μὴν καὶ χωρὶς μυὸς αὐτὴ καθ᾽ ἑαυτὴν ἡ ἀρτηρία φλεγμονῶδες
πάθος παθοῦσα μετ᾽ ὀδύνης σφύζει· λέγω δὲ δηλονότι φλεγ-
μονῶδες πάθος, ἵνα συνεπινοῆται τῇ φλεγμονῇ τά τ᾽ ἐρυσι-
πέλατα καὶ τὰ ἀποστήματα. τῶν οὖν τοιούτων παθῶν
μειζόνων γενομένων σύμπτωμ᾽ ἐστὶν τὸ σφύζειν· εἰ δέ γε ναρ-
κώδης ποτ᾽ ἐπ᾽ αὐτῶν ὁ σφυγμὸς φαίνοιτο γινόμενος, αὐτῷ
δηλονότι τῷ κάμνοντι, τούτῳ γὰρ δὴ καὶ τὸ τῆς νάρκης πά-
θος ἐστὶν αἰσθητόν· [404] ἰστέον εἶναι τηνικαῦτα διάθεσιν
ἐν τοῖς κατὰ τὸν μῦν νεύροις, ἐπὶ παράλυσιν αὐτῶν ἀφικνου-
μένων· ἡ μὲν γὰρ ναρκώδης διάθεσις ἐν τῷ μεταξὺ παραλύ-
σεώς τ᾽ ἐστὶ καὶ τῆς ὑγιεινῆς καταστάσεως. ὁ δὲ σὺν ἀλγή-
ματι σφυγμὸς ἕπεται φλεγμονώδεσι πάθεσιν ἀξιολόγοις, ἐπ᾽
αὐτῶν μὲν ἀεὶ τῶν ἀρτηριῶν, ἤδη δὲ καὶ τῶν περιεχόντων
αὐτὰς σωμάτων, ὅταν ὑπὸ στενοχωρίας θλίβωσιν αὐτὰ καὶ

pulſus, ut prius dictum eſt, dolorem prodit.   Nam in ſcir-
rhis et oedematis proprie appellatis atque in intemperiebus,
quae ſine tumore conſiſtunt, motus arteriarum dolorem haud-
quaquam excitat, et in inflammatoriis affectibus non ſemper
cum dolore eſt, ſed quum majores effecti ſunt; quin etiam
ſine musculo arteria ipſa per ſe inflammatorium ſuſtinens af-
fectum cum dolore pulſat; dico autem inflammatorium af-
fectum, ut ſimul cum inflammatione et eryſipelas et abſceſ-
ſus intelligatur.   Hujusmodi igitur affectuum, quum majo-
res fuerint, pulſus ſymptoma eſſe cenſetur.   Quod ſi quan-
do in iis pulſus, ipſi ſcilicet laboranti, ſtupidus eſſe videa-
tur, hic enim ſtuporis affectum ſentire poteſt, tum ſcire licet
affectum in musculi nervis conſiſtere, ita ut ad paralyſin
tendant.   Nam ſtupidus affectus inter reſolutionem et inte-
gram valetudinem medius eſt.   At cum dolore pulſus ſequi-
tur inflammatorios affectus notatu dignos, ſemper quidem in
ipſis arteriis, at et in continentibus ipſas partibus, quum ob

Ed. Chart. VII. [404.]   Ed. Baf. III. (260.)

οἷον πλήττωσι διαστελλόμεναι, τοῦ πάσχοντος μέρους αἰσθά-
νεσθαι πεφυκότος. οὔτ᾽ οὖν ἐν περιπνευμονίᾳ γενήσεται πό-
νος σφυγματώδης οὔτ᾽ ἐν πλευρίτιδι διὰ τὴν τῶν μορίων
φύσιν· ὁ μὲν γὰρ πνεύμων ἀναίσθητος, ἡ πλευρῖτις δὲ νόσημ᾽
ἐστὶ τοῦ τὰς πλευρὰς ὑπεζωκότος ὑμένος, ὃς ἐν οἷς μὲν
ὁμιλεῖ τοῖς ὀστοῖς, ἐξ ἀνάγκης θλίβεται, τὸ μεταξὺ δὲ πᾶν
ἄθλιπτόν τ᾽ ἐστὶν αὐτοῦ καὶ μόνον τῷ λόγῳ τῆς φλεγμονῆς
ὀδυνώμενον. ἐν τούτῳ τῷ χωρίῳ καὶ ἀρτηρίαι εἰσὶν αἱ κατὰ
τὰ μεσοπλεύρια καλούμενα τεταγμέναι, κατά τε τὰ παχέα καὶ
χαλαρὰ μέρη τῶν πλευρῶν, ἐν βάθει τε κείμεναι μᾶλλον, ὡς
μὴ ψαύειν τοῦ τὰς πλευρὰς ὑπεζωκότος χιτῶνος. οὔτ᾽ οὖν
μετ᾽ ὀδύνης οὔθ᾽ ὅλως αἰσθητὴ τῷ κάμνοντι τῶν ἀρτηριῶν
τούτων ἐν ταῖς πλευρίτισιν ἡ κίνησις ἔσται· φλεγμαινόντων
μέντοί ποτε τῶν ἐν τοῖς μεσοπλευρίοις μυῶν, ὀδυνηρὰν
ἀνάγκη γενέσθαι τὴν διαστολὴν τῶν ἀρτηριῶν, καὶ διὰ τοῦτο
κατάφωρον αὐτῷ τῷ κάμνοντι· καὶ κατὰ τὸ μέγεθος τὸ τῆς
φλεγμονῆς αἰσθήσεται τοῦ κατ᾽ αὐτὴν σφυγμοῦ· καὶ διὰ
τοῦτό γε ἐπὶ τοῖς σφοδροτάτοις σφυγμοῖς ἐκπυΐσκεται τὰ

anguftiam ipfas premunt, dum attolluntur ac veluti percu-
tiunt, modo pars affecta fentire nata fit.   Ergo neque in pe-
ripneumonia neque in pleuritide dolor pulfatorius oborie-
tur ob partium naturam; nam pulmo fenfus expers, pleu-
ritis vero membranae coftas fuccingentis morbus eft, quae
ubi offibus quidem vicina eft, neceffario comprimitur; at
media ipfius tota pars comprimi non poteft, fed inflamma-
tionis duntaxat ratione dolet.   Atque in hoc fpatio arteriae
funt, quae per intercoftalia vocata fpatia et pe · craffas la-
xasque laterum partes extenduntur, ac in profundo magis
delitescunt, ut fuccingentem coftas tunicam haudquaquam
attingant.   Harum igitur arteriarum motus in pleuritide ne-
que cum dolore erit neque ab aegrotante omnino percipie-
tur; inflammatis tamen interdum intercoftalibus musculis,
arteriarum diaftolen dolorem inferre neceffe eft, ac proinde
a laborante percipi; atque pro inflammationis magnitudine
fentiet in illa pulfum.   Ob hancque caufam, ubi vehemen-

Ed. Chart. VII. [404.]   Ed. Baf. III. (260. 261.)

φλεγμαίνοντα μόρια, μεγάλαις φλεγμοναῖς ἑπομένης τῆς ἐκ-
πυήσεως. ἐξ οὖν τῶν εἰρημένων δῆλον ἤδη, ὡς ὁ σφυγμώ-
δης τε καὶ σφυγματώδης ὀνομαζόμενος ὑπὸ τῶν ἰατρῶν πό-
νος ἐν πάθεσί τε γίγνεται φλεγμονώδεσι καὶ σώμασιν αἰσθη-
τικοῖς· κατὰ μὲν αὐτοπάθειαν, ἢ ἰδιοπάθειαν, ἢ πρωτοπά-
θειαν ἐν ἀρτηρίαις, ὀνομαζέτω γὰρ ἕκαστος ὡς ἂν ἐθέλη·
κατὰ δὲ τὴν ἐκ τῆς θλίψεως τῶν ψαυόντων κοινωνίαν ἐν
τοῖς ἄλλοις ἅπασιν αἰσθητικοῖς.

Κεφ. δ'. Οὔκουν οὐδ' ἐν ἥπατι γένοιτ' ἄν ποτε τοι-
οῦτος σφυγμὸς, οὐδ' ἐν νεφροῖς, ὅτι μηδ' ἐν ἐκείνοις εἰς ὅλα
διασπείρεται τὰ σπλάγχνα τὰ νεῦρα, καθ' ὅτι μηδ' ἐν πνεύ-
μονι. καὶ διὰ τοῦτο βάρους αἴσθησις ἐπ' αὐτῶν γίνεται,
περιπεσόντων νοσήμασι τοῦ γένους τῶν παρὰ φύσιν ὄγκων·
ἐφ' ἑκάστου γάρ τοι τῶν εἰρημένων σπλάγχνων ὁ περικείμε-
νος ὑμὴν, εἰς ὃν δια(261)σπείρεται τὸ νεῦρον, αἰσθητικὸς
ὑπάρχει· διατεινόμενος οὖν ὑπὸ τοῦ κατὰ τὸ σπλάγχνον
ὄγκου τῷ τῆς ὀδύνης εἴδει τὴν προσηγορίαν προσεπεσπά-
σατο. καὶ διὰ τοῦθ' Ἱπποκράτης μὲν πρῶτος ἔγραψεν·

tiſſimus fuerit pulſus, ſuppuratur inflammata pars, confe-
quente ſuppuratione ingentes inflammationes. Conſtat igi-
tur ex jam enarratis, quod pulſatorius et pulſativus a medi-
cis vocatus dolor per inflammatorios affectus fiat, atque in
corporibus ſenſu praeditis; per ſe proprie primario affectu
in arteriis, nominet enim quisque prout voluerit, in reliquis
vero partibus ſenſibilibus omnibus eo quod a vicinorum
contactu premantur.

Cap. IV. At vero neque in hepate neque in re-
nibus unquam hujusmodi pulſus apparet, quoniam nec in
illis nervi per tota viscera disperguntur, ſicuti nec in pul-
mone. Quocirca gravitatis in ipſis ſenſus fit, quum tumo-
rum praeter naturam genus aliquod ea infeſtaverit; nam in
horum viſcerum unoquoque circumambiens membrana, per
quam nervus dispergitur, ſenſu potitur; quia igitur a tumo-
re, qui eſt in viscere, ipſa extenditur, doloris ſpeciem ap-
pellatione dotavit. Proinde Hippocrates primus ſcripſit:

καὶ εἰς νεφρὸν ὀδύνη βαρεῖα· μετ᾽ αὐτόν τ᾽ οὐκ ὀλίγοι τῶν
ἀρίστων ἰατρῶν οὐκ ὀδύνης ὀξείας, ἀλλὰ βάρους αἴσθησιν
ἐν ταῖς τῶν εἰρημένων σπλάγχνων φλεγμοναῖς ἔφασαν γίνε-
σθαι. καὶ μὴν καὶ τοὺς ὑμένας ὡς ἂν οὐκ ἔχοντας ἐν ἑαυ-
τοῖς ἀρτηρίας, εἰκὸς δήπου μὴ σφύζειν, ὥσπερ οὐδὲ τὸ δέρμα,
κἂν ἰσχυρῶς φλεγμαίνῃ· κατὰ δὲ τὸν αὐτὸν λόγον οὐδὲ τοὺς
ἀδένας, ὅσοι οὐ μετέχουσιν ἀρτηριῶν· ἀλλὰ καθ᾽ ἕνα τρόπον
ἀλγήσει τὰ τοιαῦτα μόρια φλεγμαίνοντα, τὸν τῆς τάσεως·
ἀχώριστος γὰρ οὗτός ἐστι τῶν αἰσθητικῶν σωμάτων ἁπάντων
ἐν ταῖς τοιαύταις διαθέσεσιν.

Κεφ. ε΄. [4o5] Οἱ δ᾽ ἄλλοι πόνοι τισὶ μὲν ὑπάρχουσι
μορίοις, τισὶ δ᾽ οὔ. μεμνῆσθαι γοῦν αὐτῶν ἀεὶ χρὴ, καὶ
γιγνώσκοντα τὴν φύσιν ἑκάστου τῶν τόπων ἐπισκοπεῖσθαι,
τίνας μὲν ἐγχωρεῖ δέξασθαι τρόπους ὀδύνης, τίνας δ᾽ οὔ.
λέγωμεν οὖν αὖθις αὐτοὺς ἀναλαβόντες. εἷς μὲν τρόπος
ὀδύνης ἐστὶν ὁ κατὰ τὴν ἀνώμαλον δυσκρασίαν ἐν αὐτῷ τῷ
πάσχοντι μορίῳ συνιστάμενος, εἰ καὶ μηδενὸς ψαύοι τῶν ἔξω-
θεν· ἕτερος δ᾽ ὁ κατὰ τὴν τάσιν οὐκ ἔτ᾽ ἴδιος μόνου τοῦ

In renem dolor gravis ; et poft eum optimorum medicorum
non pauci non acuti doloris, fed gravitatis fenfum in prae-
dictorum viscerum inflammationibus fieri dixerunt. Quin-
etiam menxbranas, ut quibus nullae infunt arteriae, non
pulfare, rationi confentaneum eft; quemadmodum neque
cutem, etiamfi vehemens fit inflammatio; atque eadem rati-
one neque adenes, quibus nullae funt arteriae; fed hujus-
modi partes, quum inflammatae funt, unico duntaxat doloris
modo vexabuntur, tenfionis; nam hic a nullo fentientium
corporum in hujusmodi affectibus feparari poteft.

Cap. V. Caeteri vero dolores quibusdam partibus
ïnfunt, quibusdam non infunt. Igitur meminiffe eorum
femper oportet, ac cognoscentes fingulorum locorum natu-
ram, intueri, quis unicuique modus doloris peculiariter con-
veniat, quis vero contra. Proinde refumentes rurfus ipfos
dicamus. Equidem unus doloris modus eft, qui per inae-
qualem intemperiem in affecta parte confiftit, vel nulla re
ipfam extrinfecus attingente. Alius, qui ob tenfionem fit,

80 ΓΑΛΗΝΟΥ ΠΕΡΙ ΤΩΝ ΠΕΠΟΝΘ. ΤΟΠΩΝ

Ed. Chart. VII. [405.]   Ed. Baf. III. (261.)

πάσχοντος, ἀλλ᾽ ἔστιν ὅτε καὶ διὰ τὰ πλησιάζοντα γινόμενος·
ἄλλος δ᾽ ἐκ τῶν ψαυόντων μόνον ὁρμώμενος εἰς τὸ πάσχον,
ὅταν ἤτοι θλιβόμενον, ἢ θλώμενον, ἢ τιτρωσκόμενον ὑπό
τινος τῶν προσπιπτόντων ὀδυνᾶται. ὅ γε μὴν ἐκ τοῦ κινεῖ-
σθαι τρόπος τῆς ὀδύνης διὰ μέσου τινὸς ἑτέρου τὴν ὀδύνην
ἐργάζεται, καθάπερ ἐπὶ τῆς ἀρτηρίας ὀλίγῳ πρότερον ἐλέ-
γετο· καὶ γὰρ τείνεται τὸ κινούμενον ἐξ αὐτοῦ καὶ θλίβεταί
ποτε καὶ θλᾶταί τε καὶ τιτρώσκεται προσπῖπτον τοῖς πλησιά-
ζουσιν· εἰ δὲ μηδενὶ προσπίπτοι, τῷ τείνεσθαι μόνον τὴν
ὀδύνην ἐξ ἀνάγκης ἔχει· ὡς τά γ᾽ ὑφ᾽ ἑτέρων ὅλα κινούμενα,
μηδενὸς ἔξωθεν αὐτῶν ἐπιψαύοντος, οὐδεμίαν ὀδύνην ἐπι-
κτᾶται παρὰ τὴν ἀναγκαίαν. πολλάκις δ᾽ ἐν ἑτέροις εἰρηκὼς
οἶδα δύο τοὺς πρώτους τρόπους ὀδύνης, ἀθρόαν ἀλλοίωσιν
κράσεως καὶ συνεχείας λύσιν, οἷς οὐ μάχεται τὰ νῦν εἰρη-
μένα. καὶ γὰρ τὸ τεινόμενον καὶ τὸ θλιβόμενον καὶ τὸ
θλώμενον καὶ τὸ τιτρωσκόμενον ὀδυνᾶται, λυομένης τῆς
συνεχείας αὐτοῦ. οὐδὲ γὰρ ὅταν ὑπὸ βελόνης τιτρώσκηταί τις,
ἕτερον πάθος πάσχει τοῦ γινομένου κατὰ τὴν ὑπὸ δριμέος

non amplius foli affectae parti proprius, fed qui ob vicinas
interdum eveniat. Alius qui a tangentibus duntaxat in affe-
cta parte generatur, quum vel compreffa, vel contufa, vel
a re quapiam fuperveniente vulnerata dolet. At is doloris
modus, qui a motu procedit, quemadmodum paulo ante de
arteria dictum eft, a re quadam media dolorem efficiente pen-
det: etenim quae per fe movetur pars tenditur, et ad vici-
nas accedens comprimitur interdum et contunditur et vul-
neratur; fi vero nulli inciderit, eam fola tenfione dolere ne-
ceffe eft; veluti partes omnes quae ab aliis moventur, fi ni-
hil extrinfecus ipfas tangat, nullo praeter eum, qui neceffa-
rius eft, dolore afficiuntur. Caeterum alibi me frequenter
dixiffe memini, primas doloris fpecies duas effe, repentinam
temperamenti alterationem et continuitatis folutionem; quae
cum jam dictis haud pugnant, etenim pars quae diftenditur,
aut contunditur, aut vulneratur, dolet ob continuitatis folu-
tionem. Neque enim quum acu quifpiam vulneratur, alio
affectu laborat quam fi ab acri humore facta fuiffet erofio;

χυμοῦ διάβρωσιν· ἐν ἑκατέρῳ γέ τοι τῷ πάθει διαφθείρεται
τὸ συνεχές. οὐχ ὡσαύτως οὖν ὅ τε δακνώδης χυμὸς ὀδύνην
ἐργάζεται καὶ ὁ πολύς· ἀλλ᾽ ὁ μὲν τῷ διαβιβρώσκειν, ὁ δὲ
τῷ διατείνειν, ὥσπερ καὶ τὸ φυσῶδες πνεῦμα, κἂν ταῖς ἰσχου-
ρίαις τὸ οὖρον. ἐν ἐρυσιπέλασί τε καὶ φλεγμοναῖς καὶ ὅλως
τοῖς φλεγμονώδεσι πάθεσιν οὐ τῷ τείνεσθαι μόνον ἐπὶ τῇ
πληρώσει πονοῦσιν, ἀλλὰ καὶ τῇ δυσκρασίᾳ, οὐ σμικρὰν οὐδ᾽
αὐτῆς δύναμιν ἐχούσης πρὸς ὀδύνης γένεσιν, ὡς δηλοῦσιν οἱ
ἐξ ὁδοιπορίας ἐν χειμῶνι σφοδρῷ θάλπειν ἀθρόως παρὰ πυρὶ
τὰς χεῖρας ἐπιχειρήσαντες· ἀφορήτου γάρ τινος ὀδύνης αἰσθά-
νονται, καὶ μάλιστα κατὰ τὰς ῥίζας τῶν ὀνύχων. οἶδα δὲ
καὶ ἐμαυτῷ ποτε συμβᾶσαν ὀδύνην, ὡς τρυπάνῳ δοκεῖν δια-
τιτρᾶσθαι κατὰ τὸ βάθος τῆς κοιλίας ἐν ἐκείνῳ μάλιστα τῷ
χωρίῳ, καθ᾽ ὃ τοὺς ἀπὸ τῶν νεφρῶν ἐπὶ τὴν κύστιν οὐρητῆ-
ρας ἐκτεταμένους ἴσμεν· εἶτ᾽ ἐνεθέντος πηγανίνου ἐλαίου, μι-
κρὸν ὕστερον ἀποκρῖναι προθυμηθεὶς αὐτὸ, συνεξέκρινα μετὰ
σφοδροτάτης ὀδύνης τὸν ὑαλώδη προσαγορευόμενον ὑπὸ Πρα-
ξαγόρου χυμὸν, ὃς ὑάλῳ κεχυμένῃ προσέοικεν τὴν χροιὰν καὶ

at in utroque affectu continuum corrumpitur. Igitur non
eandem doloris fpeciem excitant mordax humor ac multus,
fed ille rodendo, hic vero diftendendo, flatulenti fpiritus exem-
plo ac urinae in ifchuriis. Et in eryfipelate et inflamma-
tione atque omnino in affectibus inflammatoriis, non folum
quia diftenduntur ob repletionem, laborant, verum etiam quia
intemperie afficiuntur, non exiguam etiam hac ad dolorem
inducendum vim habente, ut declarant ii, qui per vehemen-
tem hiemem profecti, manus ad ignem affatim calefacere
tentant; intolerabilem enim fentiunt dolorem et maxime in
unguium radicibus Ac memini mihi ipfi accidiffe dolorem
vehementiffimum, ut mihi viderer in intimo ventre terebro
perforari, in eo potiffimum fpatio, per quod a renibus ad
veficam ureteras fcimus extendi. Injecto deinde rutaceo
oleo, quum id paulo poft excernere tentarem, excrevi fimul
graviffimo cum dolore humorem vitreum a Praxagora appel-
latum, qui vitro fufo tum colore tum confiftentia confimi-

Ed. Chart. VII. [405. 406.]   Ed. Baf. III. (261.)

τὴν σύστασιν· ἐθεασάμην δ᾽ αὐτὸ τοῦτο καὶ ἄλλοις συμβάν.
ὅτι δὲ ψυχρότατος ὁ χυμὸς οὗτός ἐστιν, εἴρηται μὲν δήπου
καὶ Πραξαγόρᾳ τῷ καὶ τοὔνομα κατ᾽ αὐτοῦ θεμένῳ τὸ ὑαλῶ-
δες· φαίνεται δὲ σαφῶς καὶ κατὰ τὴν τῆς ἀφῆς αἴσθησιν
[406] αὐτῶν τε τῶν ἀποκρινάντων αὐτὸν καὶ εἴ τις ἅψασθαι
βουληθείη παραχρῆμα· καὶ θαυμάσαι γ᾽ ἐστὶ, πῶς ψυχρὸς
ὑποπίπτει, μηδὲν ὑπὸ τῆς κατὰ τὴν ἔκπτωσιν βίας θερμαινό-
μενος. ἐγὼ μὲν οὖν ᾠήθην λίθον ἐσφηνῶσθαι κατὰ τὸν
ἕτερον τῶν οὐρητήρων, οὕτω μοι τὸ τῆς ὀδύνης εἶδος αὐτοῦ
τῷ τιτρᾶσθαι παραπλήσιον ἐφαίνετο· δῆλον δ᾽ ἐγένετο, μετὰ
τὴν ἔκκρισιν τοῦ χυμοῦ παυσαμένης τῆς ὀδύνης, ὡς οὔτε λί-
θος ἦν αἴτιος οὔθ᾽ ὁ πάσχων τόπος οὐρητὴρ ἢ νεφρὸς,
ἀλλά τι τῶν ἐντέρων, καὶ μᾶλλον ἴσως τῶν παχέων· οὐ γὰρ
ὡς διὰ λεπτοῦ σώματος ἡ διέξοδος αὐτοῦ βραχυχρόνιος ἦν,
ἀλλ᾽ ὡς ἐκ βάθους τινὸς φερομένου διὰ παχυτέρου τινὸς ἢ
κατὰ τὸν χιτῶνα τῶν λεπτῶν ἐντέρων. ταύτῃ μοι δοκοῦσι
καὶ οἱ ἰατροὶ σχεδὸν ἅπαντες ὀνομάσαι τὰ τοιαῦτα τῶν ἀλγη-
μάτων κωλικά, καίτοι γ᾽ ὅσον ἐπὶ τῷ χωρίῳ, καθ᾽ ὃ τῆς

lis eſt, atque id aliis quoque accidere conſpexi.   Quod vero
hic humor ſit frigidiſſimus, jam et a Praxagora dictum eſt,
qui vitrei nomen ipſi impoſuit; at manifeſte quoque percipi-
tur ſenſu tactus, tum ipſorum qui illum excernunt, tum ſi
quis confeſtim ipſum tangere voluerit, et dignum utique ad-
miratione eſt, quomodo frigidus excidat, ab excretionis vio-
lentia minime calefactus.   Equidem putabam lapidem in al-
tero ureterum impactum, adeo erat, ut mihi videbatur, do-
loris ipſius ſpecies perforanti ſimilis; at poſt vacuatum hu-
morem dolore ſedato, manifeſte conſtabat, neque lapidem
fuiſſe cauſam neque ureteras aut renes fuiſſe affectos, ſed
aliquod inteſtinorum, et fortaſſe magis craſſorum; neque enim
tanquam per tenue corpus brevi temporis ſpatio pertrans-
ibat, ſed tanquam a profundo per craſſius quoddam corpus,
quam ſit tenuium inteſtinorum tunica, ferretur.   Ideoque
hujusmodi dolores omnes fere medici colicos nominare mihi
videntur; quanquam quod ad regionem attinet, qua dolor

ὀδύνης αἰσθάνονται, μηδενὸς μᾶλλον ἐνδεικνυμένου τὸ κῶλον,
ἤ τι τῶν λεπτῶν ἐντέρων ὀδυνᾶσθαι. τὰ μὲν δὴ τοιαῦτα
τῶν ἀλγημάτων ὡς ὑπὸ τρυπάνου φαίνεται γινόμενα, τῶν
καμνόντων αὐτῶν οὕτως ἑρμηνευόντων· ἕτερα δ᾽ ὡς σκόλο-
πος ἐμπεπαρμένου φαίνεται, παχὺ μὲν ἐνδεικνύμενα καὶ ταῦτα
τὸ πάσχον εἶναι σῶμα, διαφέροντα δ᾽ ἀλλήλων ἤτοι κατὰ
τὸ πλῆθος, ἢ τὸ πάχος, ἢ τὴν κίνησιν, ἢ τὴν δύναμιν τῆς
ἐργαζομένης τὴν ὀδύνην οὐσίας, εἴτε χυμὸς εἴτε πνεῦμα φυ-
σῶδες εἴη. τὸ γὰρ ἔλαττον ἧττον ὀδυνήσει τοῦ πλέονος,
ὥσπέρ γε καὶ τὸ λεπτότερον τοῦ παχυτέρου, καὶ τὸ μένον
τοῦ κινουμένου, καὶ τὸ τοῦ βιαίου τῆς ψύξεως ἀπολειπόμε-
νον· ἀλλὰ τό γε τῆς ὀδύνης εἶδος ἐντέρου παχέος ἐστὶν, ἂν θ᾽
ὡς ὑπὸ σκόλοπος ἐμπεπαρμένου τις ἂν θ᾽ ὡς ὑπὸ τρυπάνου
διατιτρᾶσθαι νομίζῃ. καὶ διακρῖναί γε ταῦτα τῆς ἀπὸ λίθου
σφηνώσεως οὐκ ἔστι, πρὶν περιμεῖναί τι τῶν ἐφεξῆς. οὐ μὴν
οὐδὲ βλαπτόμεθά τι πρὸς τὸ πραῦναι τὴν ὀδύνην ἐκ τῆς
τοιαύτης ἀγνοίας· κοινὰ γὰρ ἅπαντα τὰ τῆς ὀδύνης ἑκατέρας
ἐστὶ βοηθήματα, θάλψεις μὲν ἔξωθέν τε καὶ διὰ τῶν ἐνιεμέ-

fentitur, nullum indicium fumi poteft, quod magis colon
quam tenue inteftinum dolor afficiat. Hujusmodi fane do-
lores perinde ac fi terebro partes perforentur, moleftare fo-
lent, narrantibus ita infirmis; alii vero veluti palo infixo
fieri videntur, qui et ipfi corpus affectum craffum effe figni-
ficant, differunt autem inter fe aut multitudine, aut craffi-
tudine, aut motu, aut potentia rei dolorem facientis, five ea
humor fuerit five fpiritus flatulentus. Nam paucus multo
et tenuior craffiore et permanens mobili minorem dolorem
excitare folet, atque qui ad vehementem refrigerandi vim
haudquaquam accedit, *vehementiffime refrigerante;* verum
doloris genus craffi inteftini eft, five palo ibi infixo five te-
rebro perforari quis fe putaverit. Atque hujusmodi dolores
ab eo, quo lapis impactus eft, discerni non poffunt, nifi pri-
us quis accidentia, quae poftea confequuntur, expectaverit.
Non tamen ob hujusmodi ignorantiam, quod ad doloris mi-
tigationem attinet, ullum damnum capimus; fiquidem utri-
usque doloris praefidia omnia communia funt, calorifica in

Ed. Chart. VII. [406.]   Ed. Baf. III. (261. 262.)

νων τὸ πρῶτον, ἐπὶ ταύταις δὲ, εἰ μὴ πραΰνοιτο, καὶ τῶν
ἀνωδύνων τι καλουμένων φαρμάκων, ὁποῖόν ἐστιν τὸ τοῦ
Φίλωνος. ἀλλ᾽ εἰ μὲν λίθος ὁ τὴν ὀδύνην ἐργαζόμενος εἴη,
ποτὲ μὲν αὐτὸς μόνος ἐκκριθεὶς ὀφθήσεται, ποτὲ δὲ καὶ μεθ᾽
αἵματος ἅμ᾽ αὐτῷ συνεξουρηθέντος, ξυσθέντων δηλονότι τῶν
σωμάτων ἃ διεξῆλθεν, καὶ μᾶλλον εἰ τραχὺς ἢ ὀξὺς ὁ λίθος
εἴη· καὶ μετὰ ταῦθ᾽ ὕστερον ἐπισκεπτομένῳ σοι τὰ οὖρα,
ψαμμώδεις ὑποστάσεις εὑρεθήσονται· τοῦ κώλου δ᾽ εἴπερ εἴη
τὸ πάθος, οὔτε ψάμμος οὔτε λίθος οὔθ᾽ αἷμα, χυμὸς δέ
τις, οἷον εἶπον, ἢ τἄλλα γε τὰ κατ᾽ ἔντερον πάσχον ἐπιφαι-
νόμενα συμπτώματα, παραχρῆμα μὲν ἐμφύσησίς τις, καὶ διά-
τασις, ἢ πάνυ πολλαὶ φῦσαι, καὶ μᾶλλον ἐξ ὑστέρου, καὶ
στρόφοι τινὲς, καὶ διαχωρήματα φυσώδη· γνωρίσεις δ᾽ αὐτὰ
τῷ καθ᾽ ὕδατος ἐποχεῖσθαι προσεοικότα βολβίτοις. ἀλλὰ καὶ
τὰ τῆς ὀρέξεώς τε καὶ πέψεως χείρω, προγεγονότα τε
καὶ γινόμενα καὶ συνεπόμενα, κατὰ τὴν τῆς συνεχείας κοι-
νωνίαν τῷ (262) πρωτοπαθοῦντι συμπαθούσης τῆς γαστρός.

primis, five ea extrinfecus adhibeantur five injiciantur;
deinde nifi mitigatus dolor fuerit, eorum medicamentorum,
quae dolorem obtundere poffunt, aliquod, cujusmodi eft illud
Philonis.   Verum fi lapis dolorem excitaverit, ipfe inter-
dum folus, interdum una cum cruore excernitur, derafis
fcilicet corporibus, per quae tranfit, maxime fi vel asper
vel acutus fuerit lapis; ac fi poftea urinas infpexeris, fabu-
lofa fedimenta invenies.   Quod fi in colo affectus conftiterit,
neque lapis neque arena neque cruor, fed humor aliquis,
qualis jam dictus eft, aut alia, quae ad affectum inteftinum
pertinent, fymptomata, protinus quidem inflatio quaedam
et diftentio, vel flatus complures, praefertimque poftmodum
et tormina quaedam et excrementa flatibus plena videbuntur;
discernes autem ipfa, quod aquae innatent bubulo ftercori
fimilia.   Quinetiam cibi tum appetentia tum concoctio dete-
rior, tum quae praecedit morbum tum quae comitatur,
quaeque confequitur, quoniam ventriculus per continuitatis
communitatem fimul cum ea parte, quae primario laborat,

Ed. Chart. VII. [406. 407.]   Ed. Baf. III. (262.)

οὐχ ἥκιστα δὲ καὶ προηγεῖται τῶν κωλικῶν ὀνομαζομένων πα-
θῶν ἀπεψία καὶ πνευμάτωσις, ἔμετός τε καὶ ναυτίαι μέχρι
πολλοῦ παραμένουσαι κεναὶ, καὶ δῆξις τῶν καθ᾽ ὑποχόν-
δριον, ἄση τε καὶ ἀπορία πολλή. [407] τὰ μὲν οὖν σφοδρό-
τατα τῶν τοιούτων ἀλγημάτων εἰκὸς εἶναι κατὰ τὰ παχύτερα
τῶν ἐντέρων· ὅσα δ᾽ ἐπιεικέστερα, δυοῖν θάτερον, ἢ ἐν τοῖς
αὐτοῖς μένειν, ἀλλὰ διὰ μετριωτέραν αἰτίαν, ἢ ἐν τοῖς λεπτοῖς
ἐντέροις συνίστασθαι. τὰ δὲ μετὰ δήξεως ἐπὶ χυμῷ δακνώ-
δει γίνεται διαβιβρώσκοντι τὸ ἔντερον· ἀεὶ γοῦν δυσεντερίας
προηγεῖται τὰ τοιαῦτα, τῆς γε μεθ᾽ ἑλκώσεως ἐντέρων γινομέ-
νης, ἣν καὶ μόνον ὀνομάζουσι δυσεντερίαν οἵ τε νεώτεροι πάν-
τες ἰατροὶ καὶ τῶν παλαιῶν οὐκ ὀλίγοι· καλοῦσι γὰρ οἱ μέν
τινες αὐτῶν οὐ μόνον ταύτην δυσεντερίαν, ἀλλὰ καὶ τὴν ἄλ-
λην τὴν αἱματώδη προσαγορευομένην διὰ τὸ τῶν ἐκκρίσεων
εἶδος, ἐνίοτε μὲν αἵματος ἀκριβοῦς καὶ πολλοῦ διαχωρουμέ-
νου, ποτὲ δ᾽ ὥσπέρ τινος ἰλύος αὐτοῦ καὶ τρυγός, οὐκ ὀλί-
γου τὸ πλῆθος οὐδὲ τούτου. αὕτη μὲν οὖν σύμπτωμά ἐστιν
ἥπατος πάσχοντος, ἡ δ᾽ αἵματος ἀκριβοῦς καὶ πολλοῦ τὸ

afficitur. Infuper colicos nominatos affectus magna ex parte
praecedit et cruditas et flatus et vomitus et naufeae, quae
multo tempore irritae permanent et in hypochondrio mor-
dacitas et faftidium et jactatio multa. Igitur hujusmodi qui-
dem dolorum vehemenfiffimum in craffis inteftinis confiftere
par eft, qui vero mitiores funt, ex duobus alterum aut in
his ipfis, fed a leviori caufa; aut in tenuibus inteftinis con-
fiftere. Sed qui mordaces funt, a mordaci humore intefti-
num erodente fiunt. Unde dyfenteriam femper hujusmodi
dolores praecedunt, eam, quae cum inteftinorum ulceratione
fit; quam etiam folam tum recentiores medici tum antiquo-
rum non pauci dyfenteriam nominant; nonnulli enim
eorum non folum hanc, fed aliam quoque, quae cruenta ob
excretorum fpeciem nominatur, dyfenteriam appellant; qua
interdum fincerus multusque fanguis, interdum veluti limus
et faex ipfius, non pauca copia excernitur. Verum haec
affecti jecoris fymptoma eft; ea vero, per quam fincerus

Ed. Chart. VII. [407.]　　　　　　　Ed. Baf. III. (262.)

σύμπαν σῶμα κενοῖ πολλάκις οὕτως ὡς αἱμοῤῥοῖς ἢ κάθαρσις
γυναικεία. περὶ μὲν δὴ τούτων καὶ αὖθις ἐγχωρεῖ διελθεῖν,
ἐπὶ δὲ τὰ τῶν ἀλγημάτων εἴδη πάλιν ἐπάνειμι· τοῦτο γὰρ
μάλιστα προὐθέμην ἐν τῷδε τῷ γράμματι διασκέψασθαι.
ἀρξώμεθ᾽ οὖν αὖθις ἀπὸ τοῦ νυγματώδους ὀνομαζομένου,
συνισταμένου τε περὶ τοὺς ὑμένας μάλιστα, τῆς μὲν οἷον ῥί-
ζης τοῦ πάθους κατὰ τὸ νύττεσθαι δοκοῦν ἐρηρεισμένης, ἐκ-
τεινομένης δ᾽ ἐπὶ πλέον ἐν κύκλῳ περὶ τοῦτο τῆς ὀδύνης·
οὕτω τοι καὶ τὸ τῆς πλευρίτιδος ἄλγημα νυγματῶδες εἶναι
σχεδὸν ἅπασι τοῖς ἰατροῖς ὡμολόγηται, καθάπερ τὸ τῆς φλεγ-
μονῆς σφυγματῶδες.

　　　Κεφ. στ´. Οὐ μὴν αἱμωδίᾳ τι προσεοικὸς ὁ πόνος
ἔχει τῶν ὑμενωδῶν σωμάτων, ὡς Ἀρχιγένης ἔγραψεν· ἴσμεν
γὰρ ὅτι κατὰ τὸ στόμα μόνον, οὐδὲ τοῦτο σύμπαν, ἀλλὰ
τοὺς ὀδόντας τε καὶ τὰ οὖλα γίνεταί τι πάθος, ὃ καλοῦμεν
αἱμωδίαν, ὃ μηδὲ ἑρμηνεῦσαι λόγῳ δυνατόν ἐστι, ἀλλ᾽ ἐκ
τοῦ προηγήσασθαι μὲν ἐδωδὴν ἐδεσμάτων αὐστηρῶν τε καὶ
ὀξέων, ἀκολουθῆσαι δέ τι πάθος ἐν τοῖς ὀδοῦσι καὶ τοῖς

multusque fanguis excernitur, univerfum corpus plerumque
evacuat peraeqne ac haemorrhoides aut muliebris purgatio.
Verum de his pofthac rurfus nobis agere licebit; nunc ad
dolorum fpecies redeo, eas enim hoc libro perfequi potiffi-
mum propofuimus. Igitur iterum incipiamus ab eo quem
punctorium vocant, qui circa membranas potiffimum confi-
ftit, ipfius affectus veluti radice eo loco fixa, ubi *membrana*
pungi videtur, dolore vero circa locum punctum ad ma-
gnum fpatium circulatim fe fundente, hoc modo plenitudi-
nis dolorem punctorium effe, ut inflammationis pulfatorium,
apud omnes fere medicos in confeffo eft.

　　Cap. VI. Non tamen dentium ftupori fimile quid
dolor membranoforum corporum habet, ut Archigenes fcri-
pfit; fcimus enim ori duntaxat, neque toti tamen accidere,
fed dentibus gingivisque, affectum quendam, quem haemo-
diam vocamus. Hunc oratione enarrare impoffibile eft, fed
quum quispiam aufteros et acidos cibos comederit, ita ut
affectus aliquis fequatur in dentibus et gingivis, eum in om-

BIBΛION B. 87

Ed. Chart. VII. [407.]   Ed. Baf. III. (262.)

οὔλοις, ἐπιστεύσαμεν ἅπασι γίνεσθαι ταὐτὸν, ὁρῶντες ἐν τοῖς πλείστοις ὁμοιοπαθεῖς ἡμᾶς ὑπάρχοντας, ὡς ἀπὸ τῶν αὐτῶν αἰτίων πάσχειν τὰ αὐτά. τὸν μὲν οὖν τοιοῦτον πόνον ἐν τῷ στόματι μόνον ἴσμεν γινόμενον, ἄλλους δέ τινας ἂν Ἀρχιγένης ἔγραψεν μὴ ὅτι γνωρίσαι γινομένους δυνατὸν, ἀλλὰ μηδὲ νοῆσαι λεγομένους, οἷον τὸν ὅλκιμον, ἢ τὸν αὐστηρὸν, ἢ τὸν γλυκὺν, ἢ τὸν ἰσχνῶς ὀξὺν, ἢ τὸν ἁλυκὸν, ἢ τὸν γλίσχρον, ἢ ἄτειρον, ἢ τὸν στύφοντα. τοιαῦτα γὰρ ὀνόματα καὶ κατὰ τὴν περὶ τῶν σφυγμῶν πραγματείαν ἔγραψεν, οὐδὲν διδάξαι δυνάμενα τὸν ἀκούοντα, διὰ τὸ πᾶσαν ἐπιστημονικὴν διδασκαλίαν ὀνομάτων δεῖσθαι κυρίων· εἰ μὲν περὶ χυμῶν διαλεγοίμεθα, καὶ ὅλως περὶ τῶν τῆς γλώττης ἰδίων αἰσθητῶν, αὐστηρὸν ἡμῶν λεγόντων καὶ στρυφνὸν καὶ στύφοντα καὶ δακνώδη καὶ ἁλμυρὸν καὶ γλυκὺν καὶ πικρόν· εἰ δὲ περὶ τῶν ἁπτῶν, ὑγρὸν σῶμα καὶ ξηρὸν καὶ θερμὸν καὶ ψυχρὸν καὶ τραχὺ καὶ λεῖον καὶ μαλακὸν καὶ σκληρὸν, ὀξύ τε καὶ ἀμβλύ· καθάπερ γε καὶ εἰ περὶ τῶν ὁρατῶν, ἐρυθρὸν καὶ ξανθὸν καὶ μέλαν καὶ λευκὸν καὶ φαιὸν

nibus eundem elſe credimus; ſiquidem videmus nos magna ex parte ſimiles elſe in affectibus habendis, ita ut ab iisdem cauſis eadem patiamur. Talem itaque dolorem in ore duntaxat fieri ſcimus. Alios vero quosdam ab Archigene ſcriptos non ſolum dum fiunt, cognosci, ſed neque dum proferuntur, intelligi poſſibile eſt, qualis eſt tractorius, auſterus, ſalſus, tenax, rigidus, aſtringens. Hujusmodi enim nomina in opere etiam de Pulſibus ſcripſit, quae auditores nihilo doctiores reddere poſſunt, eo quod omnis ſcientifica doctrina propria deſideret nomina. Si enim de ſaporibus, aut omnino de propriis, quae lingua judicantur; ſenſilibus differamus, dicemus utique auſterum et acerbum et aſtringentem et mordacem et ſalſum et dulcem et amarum; ſi vero de iis, quae tactu judicantur, humidum corpus et aridum et calidum et frigidum et asperum et laeve et molle et durum et acutum et obtuſum, ut de iis quae viſu discernuntur, rubrum, flavum, nigrum, album, ſuscum, aut aliud quidpiam

Ed. Chart. VII. [408.]   Ed. Baf. III. (262.)

[408] ἤ τι τοιοῦτον ἕτερον. εἰ δ᾽ ὑπαλλάττοι τις αὐτῶν τὰς
προσηγορίας, ἀσύνετα τοῖς ἀκούουσιν ἐρεῖ, καθάπερ ἐπὶ
τοῦ στύφοντος ἢ αὐστηροῦ πόνου. τὸν μὲν γὰρ γλυκὺν
οὐδ᾽ ἐπινοῆσαι δυνατὸν, ἀνιῶντος μὲν ἀεὶ τοῦ πόνου τὸν
πάσχοντα, πάντων δὲ τῶν γλυκέων ἡδέων ὄντων. ὅτι μὲν
οὖν φιλόπονος εἰς τὰ τῆς ἰατρικῆς ἔργα γέγονεν ὁ Ἀρχιγένης,
ἀληθέστατόν ἐστιν· ὅπως δὲ εἰς τὰ τοιαῦτα τῶν ὀνομά-
των ἐκφέρεται, πολλάκις μὲν ἐσκεψάμην, εὑρεῖν δ᾽ οὐκ ἠδυ-
νήθην.

Κεφ. ζ. Ὅσον οὖν ἐν αὐτοῖς ἐστι σαφὲς, ἐπισκεψώ-
μεθα, καθάπερ ὀλίγον ἔμπροσθεν ἐπὶ τοῦ ναρκώδους πόνου.
δίκαιον γάρ ἐστι τὰ μὲν ἀσαφῆ τῶν ὀνομάτων ἐν ἀδήλῳ κα-
ταλιπεῖν, ἄχρηστα νομίζοντας, καθάπερ εἰ μηδ᾽ ὅλως ἐγέ-
γραπτο· τὰ δὲ σαφῆ κρίνειν οὐ τῷ λόγῳ μόνον, ἀλλὰ πολὺ
πρότερον ἔτι τῇ πείρᾳ. χαλεπὸν δὲ τὸ τοιοῦτον κριτήριον,
ὡς ἂν ἑτέροις πολλάκις ἀναγκαζομένων ἡμῶν πιστεύειν, οὔτε
παρακολουθοῦσιν σαφῶς οἷς πάσχουσιν διὰ μαλακίαν ψυ-
χῆς, οὔτ᾽, εἰ καὶ παρακολουθοῖεν, ἑρμηνεῦσαι δυναμένοις,

hujusmodi. Quod fi quis appellationes ipfarum permuta-
verit, quid dicat, auditorum intelliget nemo, veluti de ad-
ftringente, aut auftero dolore. Nam quid fit dulcis, ne fin-
gi quidem poteft, quum dolor femper moleftet laborantem,
dulcia quaeque jucunda fint. Igitur quam veriffimum eft
Archigenem circa medicae artis opera fuiffe ftudiofum; quo
pacto vero in hujusmodi nomina inciderit, quum faepenume-
ro inveftigaverim, invenire non potui.

Cap. VII. Itaque quid in ipfis manifeftum fit, ut
paulo ante in torpido dolore, fpeculemur. Nam juftum
eft, nos obfcura nomina in dubio derelicta inutilia reputare,
perinde ac fi nunquam fcripta fuiffent; quae vero clara funt,
judicare non ratione duntaxat, fed multo prius etiam expe-
rimento. Quanquam hujusmodi judicium perdifficile eft,
quod plerumque aliis nos credere oporteat, qui fuos affectus
ob animi mollitiem neque confequi plane, neque, fi confe-
quantur, enarrare poffunt, aut quia oratione, quid patian-

Ed. Chart. VII. [408.]   Ed. Baf. III. (262.)

ἢ τῷ μηδ᾽ ὅλως οἵους τ᾽ εἶναι λόγῳ δηλῶσαι περὶ ὧν πά-
σχουσιν, οὐ γὰρ μικρᾶς δυνάμεως τὸ τοιοῦτον, ἢ τῷ μηδ᾽
εἶναι ῥητὸν αὐτό. καταλείπεται τοίνυν αὐτὸν πεπονθέναι
τὸν μέλλοντα γράψειν ἑκάστου τῶν ἀλγημάτων τὴν ἰδέαν,
ἰατρόν τε ὄντα καὶ ἄλλοις ἑρμηνεῦσαι δυνατὸν, ἑαυτῷ τε
παρηκολουθηκότα μετὰ φρονήσεως, ἡνίκ᾽ ἔπασχεν, ἄνευ μα-
λακίας ψυχῆς. οὐ μὴν ἅπαντά γε τὰ πάθη καθ᾽ ὅλον
ἑαυτοῦ τὸν βίον ἔπαθέν τις, εἰ καὶ νοσωδέστατος εἴη· διὸ
καὶ θαυμάζω, τὰς ἰδιότητας αὐτῶν ἀναγιγνώσκων, ὅσας
ἔγραψεν ὁ Ἀρχιγένης· ὡς γὰρ αὐτὸς ἅπαντα πεπονθὼς
διηγεῖται, καίτοι γ᾽ οὐ πάνυ τι νοσώδης γενόμενος· εἰ δὲ
καὶ καθ᾽ ἕν τι μόριον τοῦ σώματος ἀσθενὴς καὶ νοσώδης
ἦν, ἀλλ᾽ οὔπω γε πάντα, καθάπερ οὐδ᾽ ἄλλος τις οὐδεὶς
ἀνθρώπων. οὐδὲ γὰρ ἂν εὕροις τὸν αὐτὸν ἄνθρωπον ἅμα
τε κεφαλὴν ἀσθενῆ καὶ θώρακα καὶ πνεύμονα καὶ ἧπαρ
καὶ σπλῆνα καὶ γαστέρα καὶ νῆστιν καὶ κῶλον καὶ κύστιν,
ἕκαστόν τε τῶν ἄλλων. ἔοικεν οὖν ἐπινοίαις τισὶν ἰδίαις
λογικαῖς, ἢ τῇ πείρᾳ τῶν πεπονθότων, ὁ Ἀρχιγένης

tur, declarare omnino nequeunt, non enim parvae facultatis
ea res exiſtimatur, aut quia affectus ipſe ineffabilis eſt. Er-
go relinquitur, ut qui ſingulorum dolorum ſpecies ſcripturus
eſt, ipſemet paſſus fuerit, ſitque medicus et interpretandi
aliis facultatem habeat et prudenter et ſine mollitie obſerva-
verit ſuos affectus, dum laboraret. Atqui nemo per totum
aetatis ſuae decurſum omnes affectus ſuſtinuit, etiamſi aeger-
rimus fuerit. Proinde miror, quum eorum proprietates ab
Archigene ſcriptas lego; nam tanquam omnes ipſe perpeſ-
ſus narrat, quanquam non admodum valetudinarius erat;
quod ſi etiam unam aliquam partem infirmam et aegram ha-
buit, at nondum tamen omnes, ut nec reliquorum mortali-
um ullus. Neque enim inveneris hominem eundem, qui ſi-
mul et caput habeat infirmum et thoracem et pulmonem et
hepar et lienem et ventriculum et jejunum et colon et veſi-
cam atque reliquas id genus partes. Videtur itaque Archi-
genes propriis quibusdam conceptibus logicis potius credi-

Ed. Chart. VII. [408. 409.]   Ed. Baf. III. (262.)

ἀποπιστεῦσαι, διηγουμένων ὡς ἠδύναντο τὰς διαφορὰς τῶν
ἀλγημάτων.

Κεφ. ή. Ἵν᾽ οὖν τι πλέον ἔχωσι καὶ παρ᾽ ἡμῶν οἱ
φιλομαθεῖς, αὐτὰς ῥήσεις αὐτοῦ παραθέμενοι, ὅσα μὲν ἀλη-
θῆ τ᾽ ἐστὶν ἅμα καὶ σαφῆ, ταῦτ᾽ ἐκλέξας μόνα, πιστεύειν
αὐτοῖς ἀξιώσω τοὺς ἀσκουμένους κατὰ τὴν τέχνην· ὅσα δ᾽
οὐ τοιαῦτα, παρέρχεσθαι συμβουλεύσω. μεμψάμενος οὖν ὁ
Ἀρχιγένης τῷ Ἀσκληπιάδῃ τὸ μὲν πεπονθὸς νεῦρον ἐν ταῖς
ἀρθρίτισιν ἀνώδυνον εἶναι λέγοντι, διότι μηδ᾽ ὅλως αἰσθά-
νεται, τὴν δ᾽ ἀπαθῆ σάρκα [409] τῇ γειτνιάσει θλιβομένην
ὀδυνᾶσθαι, μετὰ ταῦτα γράφει κατὰ λέξιν οὕτως· τὰ δ᾽ ἀγ-
γεῖα στερεῶς ἐπιθλιβόμενα τὰς ἄνευ φλεγμονῆς κεφαλαλγίας
ἐπέχει, ὥσπερ ἐμπτώσεώς τινος εἰς αὐτὰ κωλυομένης· καὶ ὁ
βαρβαρικὸς διάδεσμος, τότε μάλιστα ἀνύει. τὰς δὲ σφακε-
λώδεις ἑτεροκρανίας ἢ διακοπὴ αὐτῶν, καὶ μᾶλλον ἡ τῆς
ἀρτηρίας, περιγράφει. ἥτις καὶ σφυγμώδη καθηγουμένη
καὶ διαΐσσοντα τὸν πόνον ἐμβάλλει, καὶ στρογγύλλεται ὑπο-
φρίσσουσα ἐπισήμως, ὥσπερ αἱ μὲν φλέβες οἷον ἀποκιρσοῦν-

diſſe quam experientiae eorum, qui perpeſſi ſunt, qui do-
lorum differentias ut poterant enarrarent.

Cap. VIII. Ut igitur ſtudioſi aliquid uberius a nobis
conſequantur, propoſita ejus oratione ipſa, electisque iis ſo-
lis, quae vera ſimul ſunt et manifeſta, eos qui in arte exer-
centur, adhortabor, ut iis habeant fidem; quae vero ſecus
habent, ea praetereant. Igitur Archigenes, quum repre-
hendiſſet Asclepiadem dicentem in arthritidibus nervum af-
fectum citra dolorem eſſe, quod nihil omnino ſentiat; car-
nem autem, quanquam non affectam, dolere tamen, a parte
vicina compreſſam; poſtea ad verbum ita ſcribit: *At vaſa
ſolide compreſſa capitis dolores ſine inflammatione obortos
arcent, ut prohibita in ipſa incurſione, quod barbaricum
vinoulum tum maxime perficit. Sideratas vero heterocra-
nias praeciſio eorum, maxime arteriae, circumſcribit.
Quae primo affecta, pulſatorium et emicantem dolorem in-
ducit ae rotunda evadit, inſigniter ſubhorrescens, quemad-*

BIBΛION B. 91

Ed. Chart. VII. [409.]   Ed. Baf. III. (262. 263.)

ται, τὰ δὲ νεῦρα διατείνεταί τε καὶ σκληρύνεται συστρεφό-
μενα. καὶ ταῦτα μὲν ναρκώδεις ἐπιφέρει τοὺς πόνους, καὶ
σκληρῶς διατείνοντας καὶ βυθίους καὶ ἐμπεπαρμένους καὶ στε-
νοχωρίας πλήρεις καὶ ἥκιστα κεχυμένους· οἱ δ᾽ ὑμένες καὶ ἐπὶ
πλάτος διήκοντας αὐτοὺς παρέχουσιν, καὶ ἀνωμάλους, ὥστε
καὶ αἱμωδίᾳ τι προσεοικὸς ἔχειν, τὴν τῆς ἀναδόσεως τραχύ-
τητα. πονεῖ δὲ πολλάκις οὕτω καὶ ἡ ἐπιφάνεια καὶ οἱ με-
ταξὺ τῆς σαρκὸς ὑμένες, οἳ καὶ τοὺς διασπῶντας πόνους ἐπι-
φέρουσι. τοὺς (263) δὲ ἀπὸ τῶν περὶ τὰ ὀστέα προστυπεῖς
εὑρήσεις, ὡς αὐτῶν δοκεῖν τῶν ὀστέων ὄντας. αἱ φλέβες δὲ
βαρεῖς καὶ καθέλκοντας καὶ ὁμαλῶς ἐμπεπλασμένους ἐπιφέ-
ρουσιν αὐτούς, αἱ δὲ σάρκες κεχυμένους τε καὶ χαλαρωτέ-
ρους· διὸ φαίνονται μηδ᾽ ἐπὶ πολὺ ἐκτεινόμεναι, ὡς ἐμπλεού-
σης τραχύμασί τισι δοκεῖν τῆς αἰσθήσεως. οἱ μύες δὲ σαρκός
τι καὶ νεύρου μίγμα τῶν ἰδιωμάτων, ἀμέλει καὶ τῆς ἀρτηρίας,
ἐν τοῖς πόνοις ἀναφέρουσιν, σφριγῶντες, ὡς ἂν εἴποι τις, καὶ
μετ᾽ εὐρυχωρίας διατεινόμενοι καὶ ναρκῶδες σφύζοντες. τῶν

modum venae quidem veluti varicofae fiunt, nervi vero con-
torti diftenduntur ac indurantur. Atque hi quidem ftupi-
dos inferunt dolores et dure diftendentes et profundos et
infixos et anguftiae plenos et minime fufos. Membranae
vero in latum etiam discurrentes et inaequales ipfos exci-
tant, ut et haemodiae fimile quidpiam habeant, transmiffi-
onis videlicet afperitatem. Dolet vero faepenumero hoc
modo etiam fuperficies et membranae in media carne con-
tentae, quae dilaniantes quoque dolores inferunt. Eos
vero, qui a partibus offa circumdantibus dependent, tun-
dentes comperies, ac fi in offibus ipfis confifterent. A venis
graves et detrahentes et aequaliter infarcti dolores fusci-
tantur, a carne autem fufi et laxiores; quapropter non
adeo extendi videntur, fed arbitratur laborans fenfum
asperis quibusdam rebus impleri. Musculi carnis nervo-
rumque proprietatum, arteriarum quoque, in doloribus
mixtionem prae fe ferunt, turgentes, ut ita dixeris, et cum
capaci latitudine diftenti et ftupide pulfantes. Ex reli-

δ᾽ ἄλλων ὁ μὲν ἑλκώδης πόνος καὶ ἐν ἕλκεσιν ὁ ἰσχνῶς ὀξὺς,
καὶ οὐχ ἥκιστα ὁ γλυκύτερος καὶ κνησμοῦ προσαγωγὸς, ἐπι-
φανείας ἔοικεν ὤν· ὁ δὲ νυγματώδης τοῦ βάθους· ὁ δὲ ἐνε-
ρείδων κόλπου πλησιάζοντος· ὁ δὲ διακεντῶν τὰ μὲν πε-
πονθέναι τι τῶν ἐν τῷ τόπῳ διασαφεῖ, τὰ δὲ μὴ, οὐκ ἐν
βάθει τὴν ὑπόστασιν ἔχων· σπαράσσων δέ ἐστιν ὁ ἐν κόλ-
ποις συνιστάμενος. αὕτη μὲν ἡ πρώτη ῥῆσίς ἐστιν Ἀρχιγέ-
νους ἐκ τοῦ πρώτου τῶν πεπονθότων τόπων, ἐπιχειροῦντος
διδάσκειν, ὅπως ἄν τις εὑρίσκοι τὰ πεπονθότα μέρη, τῇ τῶν
πόνων διαφορᾷ προσέχων τὸν νοῦν. ἐπισκεψώμεθα δ᾽ ἀπ᾽
ἀρχῆς αὐτὴν μὴ παρέργως. τὰς σφακελώδεις, φησὶν, ἑτε-
ροκρανίας ἡ διακοπὴ τῶν ἀγγείων περιγράφει. τίνας μὲν
οὖν λέγει τὰς σφακελώδεις, χαλεπὸν εὑρεῖν, οὐδὲ γὰρ ὡμο-
λόγηται τῆς σφάκελος φωνῆς τὸ σημαινόμενον, ἐνίων μὲν
ὀδύνην λεγόντων μεγάλην δηλοῦσθαι, τινῶν δὲ φλεγμονῆς
ὑπερβολὴν τηλικαύτην, ὡς ἐπιφέρειν κίνδυνον φθορᾶς τοῦ
μέρους, ὅπερ ἔνιοι γάγγραιναν ὀνομάζουσιν· ἐνίων δὲ τὴν
φθορὰν αὐτὴν τοῦ πάσχοντος μορίου σφάκελον ὀνομάζεσθαι

---

*quis vero ulcerofus quidem dolor et in ulceribus graciliter
acutus, et non minime dulcior et qui pruriginem inducit, ad
fuperficiem pertinere videtur; punctorius autem ad pro-
fundas partes; impingens autem vicino finu; ftimulans
autem partim eorum, quae in loco funt, aliquid affectum
effe declarat, partim contra, ut qui haudquaquam in pro-
fundo fubfiftat; lacerans autem eft, qui in finibus confiftit*
Hic eft primus Archigenis fermo ex libro primo de locis af-
fectis, quo docere conatur, quomodo ex dolorum differentiis
partes affectae poffint inveniri. Igitur rurfus ab initio ipfam
examinemus, non obiter. *Sideratas*, inquit, *hemicranias
vaforum diffectio circumfcribit.* Igitur quas nominet fi-
deratas, inventu difficile eft; non enim inter omnes conve-
nit, quid haec vox, *fphacelos*, fignificet. Sunt enim, qui
dicunt ipfam vehementem dolorem declarare; alii tantum
inflammationis exceffum, ut partem ad corruptionis pericu-
lum inducat, quod a nonnullis gangraena appellatur; alii
partis affectae corruptionem ipfam fphacelon dici volunt;

Ed. Chart. VII. [409. 410.]   Ed. Baf. III. (263.)

φασκόντων· ἄλλων δὲ σπασμόν· ἄλλων τ᾽ οὐχ ἁπλῶς σπασ-
μόν, ἀλλὰ τὸν ἐπὶ φλεγμονῇ νευρωδῶν σωμάτων· ἐνίων τ᾽
οὐ τὸν ἤδη γινόμενον σπασμόν, ἀλλὰ τὸν προσδοκώμενον ἐπὶ
μεγέθει φλεγμονῆς· ἐνίων δ᾽ ἁπλῶς τάσιν ἰσχυράν· ἄλλων δὲ
σηπεδόνα. τὸ μὲν δὴ σφακελῶδες ὄνομα, τὸ κατὰ τὴν προ-
γεγραμμένην ῥῆσιν ὑπὸ Ἀρχιγένους εἰρημένον, εἰς τοσοῦτον
ἀσαφείας ἥκει, ὡς μηδὲν δηλοῦν, μηδ᾽ ἐξήγησιν ὀνομάτων
ἰατρικῶν ἐν ἑτέρᾳ πραγματείᾳ γράψαντος αὐτοῦ. τὸ δὲ περι-
γράφει τάχ᾽ ἄν τις ὑπονοήσειεν εἰρῆσθαι τὸ οἷον ταχέως ἢ
παντελῶς ἰᾶται, καὶ κείσθω γ᾽ [410] οὕτως εἰρῆσθαι. τί
γὰρ ἄν τις πάθοι νοεῖν ὀρεγόμενος ἃ μηδ᾽ ὃ γράψας αὐτὸς
ἐσπούδασε νοῆσαι; σφυγματώδη οὖν καὶ διαΐσσοντα τὸν πό-
νον ἐμβάλλειν φησὶν τὰς ἀρτηρίας, ὅταν αὗται δηλονότι
πρωτοπαθῶσι κατὰ τὰς σφακελώδεις ἑτεροκρανίας. τὸν μὲν
οὖν σφυγματώδη πόνον ἐξήγημαι πρόσθεν, ὁποῖός τίς ἐστιν,
ὄντα καὶ πρὸ τῆς ἐμῆς ἐξηγήσεως ἅπασι τοῖς ἰατροῖς γνώρι-
μον, οἵ γε καὶ σύμπτωμα αὐτὸν εἶναί φασι φλεγμονῶν με-

alii convulſionem, alii non ſimpliciter convulſionem, ſed ner-
voſorum corporum, quae inflammatione laborant; nonnulli
non eam, quae fit, convulſionem, ſed quae ex inflammatio-
nis magnitudine expectatur; alii ſimpliciter vehementem
tenſionem, alii putredinem. Ergo vocabulum *ſphacelodes*,
in jam propoſita Archigenis oratione ſcriptum, ad tantam
pervenit obſcuritatem, ut nihil ſignificet, quum ipſe nus
quam medicorum nominum enarrationem ſcripſerit. Per
verbum autem *circumſcribit* fortaſſis intelliget quispiam
dictum eſſe ab eo, veluti celeriter, vel ex toto ſanat; ac po-
namus ita dictum eſſe; nam quid ſacere poſſit is, qui intel-
ligere cupit ea, quae ne is quidem, qui ſcripſit, intelligi vo-
luit? Deinde pulſatorium et emicantem dolorem arterias
inferre dicit, quum ipſae videlicet per ſphacelodes hetero-
cranias primigenia affectione laborant. Itaque qualis ſit
pulſatorius dolor, ſuperius enarravimus, quamvis ante no-
ſtram enarrationem omnibus medicis notus ſit, ſiquidem in-
gentium inflammationum ſymptoma ipſum eſſe perhibent

Ed. Chart. VII. [410.] Ed. Baf. III. (263.)

γάλων. ὁ δὲ διαΐσσων πόνος ἐστὶν, ὅταν ὥσπερ ἀπὸ ῥίζης
ἀρχόμενος τοῦ πρωτοπαθοῦντος μορίου φέρηται ταχέως εἰς
τὰ παρακείμενα, καὶ συμβαίνει τοῦτο ταῖς σφοδροτ'ταις
οὐχ ἑτεροκρανίαις μόνον, ὡς Ἀρχιγένης ἐμνημόνευσιν, ἀλλὰ
καὶ ταῖς κεφαλαίαις ὀνομαζομέναις. καὶ γὰρ ἐπ᾽ ἐκείνων
ἐνίοτε φανερῶς αἱ ἀρτηρίαι πρωτοπαθοῦσαι τοιοῦτον ἔχουσι
τὸν πόνον, οἷον εἶπεν ὁ Ἀρχιγένης, ὥσθ᾽ ὁμολογεῖν ἐνίους,
αἰσθάνεσθαι τῶν ἀγγείων αὐτῶν ἀλγούντων, ὅπερ ἑρμη-
νεῦσαι βουλόμενος στρογγύλλεσθαι τὴν ἀρτηρίαν ὑποφρίσ-
σουσαν ἔφη. πότερον οὖν ὥσπερ τὰς ἀρτηρίας ἐν ταῖς
σφακελώδεσιν ἑτεροκρανίαις οὕτω πάσχειν ἔφη, κατὰ τὸν
αὐτὸν τρόπον ἀκούσει τις αὐτοῦ καὶ περὶ τῶν φλεβῶν,
ὡς κατὰ τοῦτο τὸ νόσημα μόνον οἷον ἀποκιρσουμένων;
ἢ κοινὸν σύμπτωμά ἐστι φλεβῶν ὁπωσοῦν πασχουσῶν, ἢ
φλεγμαινουσῶν μόνον; καθ᾽ ὅσον μὲν γὰρ συνάπτει τῷ
περὶ τῶν ἀρτηριῶν λόγῳ τὸν περὶ τῶν φλεβῶν, ἐπὶ ταὐ-
τοῦ πάθους εἰκὸς ὑπολαμβάνειν ἐστὶ γίγνεσθαι τοὺς λό-
γους αὐτῷ· καθ᾽ ὅσον δ᾽ ἐφεξῆς ὑπέρ τε τῶν νεύρων
γράφει καθόλου καί τινων ἄλλων μορίων τοιούτων, μὴ

Emicans autem dolor eſt, qui a parte primario affecta veluti
a radice incipiens, celeriter in partes adjacentes transfertur;
id vero non ſolum in heterocraniis vehementiſſimis, ut Ar-
chigeni placuit, ſed in cephalaeis quoque vocatis, evenire
ſolet; etenim in his nonnunquam arteriae primario affectae
hujusmodi, qualem dixit Archigenes, dolore vexantur, ita
ut fateantur nonnulli, vaſorum ipſorum ſe dolorem ſentire;
quod interpretari volens, arteriam ſubhorrentem fieri ro-
tundam dixit.   Utrum igitur veluti per ſphacelodes hetero-
cranias arterias ita affici dicit, ad eundem modum de venis
eum ſenſiſſe exiſtimandum eſt, quod per hunc ſolum mor-
bum veluti varicoſae fiant? an commune ſymptoma eſt ve-
narum quomodolibet affectarum, vel duntaxat inflammata-
rum?   Ex eo enim quod ſermoni de arteriis jungit ſermo-
nem de venis, par eſt, ut conjiciamus de eodem affectu ip-
ſum fuiſſe loquutum; ex eo autem quod mox in univerſum
de nervis atque de aliis hujusmodi partibus ſcribit, non ad-

συνάπτων ἑνὶ νοσήματι τὸν ὑπὲρ αὐτῶν λόγον, κατὰ τοσοῦ-
τον αὖ πάλιν ὡσαύτως καὶ αὐτῷ ὑπονοήσεις λελέχθαι περὶ
τῶν φλεβῶν. ἄμεινον δ᾽ ὡς ἐν ἀδήλοις, ἐπὶ μὲν τῆς ἡμικρα-
νίας ἡγεῖσθαι τῶν φλεβῶν αὐτῶν ἅμα ταῖς ἀρτηρίαις μνημο-
νεύειν, ἁπλῶς δὲ τῶν ἄλλων ὀργάνων, ἄνευ πάθους τινὸς
ἀφωρισμένου κατά τε τὰ νεῦρα καὶ τὰ τούτων ἐφεξῆς, ἐν
οἷς πάλιν ἔφη τὰς φλέβας δὲ βαρεῖς καὶ καθέλκοντας καὶ
ὁμαλῶς ἐμπεπλασμένους ἐπιφέρειν τοὺς πόνους. ταυτὶ μὲν
οὖν ἀμφιβολίαν ἔχει τινά· τὸ δ᾽ ἐφεξῆς εἰρημένον, ἔνθα φη-
σίν· τὰ δὲ νεῦρα διατείνεταί τε καὶ σκληρύνεται συστρεφό-
μενα· φανερῶς ἀποχωροῦντος μέν ἐστι τῆς τῶν ἑτεροκρανιῶν
διαθέσεως, ἀποφαινομένου δὲ καθόλου περὶ νεύρων ὁπωσοῦν
πασχόντων. ἔστι δὲ τοῦτο φανερῶς ψεῦδος· οὐ γὰρ ἅπαν
πάθος νεύρων σκληρύνει καὶ συστρέφει τὴν οὐσίαν αὐτῶν,
ἀλλ᾽ ἔστιν ἃ καὶ χαλαρὰ ποιεῖ τὰ νεῦρα, καθάπερ ἀτροφία
σαφῶς· ἀλλὰ καὶ πολλάκις οὐδεμίαν αἰσθητὴν ἔχοντα δια-
φορὰν, ἀλλ᾽ ἀκριβῶς ἐοικότα τοῖς ὑγιαίνουσιν, οὔτ᾽ αἰσθή-

aptans uni morbo fermonem de ipfis habitum, rurfus puta-
bis ab ipfo itidem de venis quoque fuiffe dictum. Itaque in
hac ambiguitate fatius fuerit, ut exiftimemus in eo fermone,
quem de hemicrania confcripfit, fimul cum arteriis ipfarum
venarum quoque mentionem feciffe; fimpliciter vero reli-
quorum inftrumentorum, fine ullo diftincto affectu neque in
nervis, neque in iis, quae deinceps confequuntur; in quibus
rurfum dixit: *venas graves ac detrahentes atque aequa-
liter infarctos dolores inferre.* Haec igitur nonnihil ambi-
guitatis continent; quod vero deinceps fequitur, ubi dicit:
nervi vero diftenduntur et contorti indurantur; recedit
quidem manifefte ab heterocranica affectione, loquitur autem
in univerfum de nervis quomodolibet affectis. Id autem pla-
ne falfum eft; non enim quilibet nervorum affectus ipforum
fubftantiam indurat atque intorquet, fed nonnulli laxiores
quoque faciunt nervos, ut atrophia manifefte; quinetiam
faepenumero nullam fenfu perceptibilem habent differenti-
am, fed exquifite fanis fimiles funt, neque fenfuun tamen

96 ΓΑΛΗΝΟΥ ΠΕΡΙ ΤΩΝ ΠΕΠΟΝΘ. ΤΟΠΩΝ

Ed. Chart. VII. [410. 411]   Ed. Baf. III. (263.)

σεως οὔτε κινήσεώς τι χορηγεῖ τοῖς ὑποτεταγμένοις σώμασιν.
ἴσως οὖν ἐν μόναις ταῖς φλεγμοναῖς, ἢ τοῖς φλεγμονώδεσι
νοσήμασιν, ἢ τοῖς παρὰ φύσιν ὄγκοις πᾶσιν, ἔφη σκληρύ-
νεσθαί τε καὶ συστρέφεσθαι τὰ νεῦρα· καίτοι ἐν τούτοις ἐναρ-
γῶς φαινόμενόν ἐστι τὸ τείνεσθαι τὰ νεῦρα, καὶ γὰρ καὶ αὐ-
τοῖς τοῖς κάμνουσι καὶ ἡμῖν τοῖς ὁρῶσιν αὐτὰ φαίνεται τει-
νόμενα, διὸ καὶ σπασμοὶ καὶ τέτανοι μὴ θεραπευθεῖσιν αὐ-
τοῖς ἕπονται. καὶ κοινὸν ἔοικε τοῦτ᾽ εἶναι σύμπτωμα τῶν
εἰς ὄγκον αἰρομένων ἁπάντων, τὸ τείνεσθαι· τεθεάμεθα γὰρ
ἤδη καὶ ἀρτηρίας [411] καὶ φλέβας φλεγμαινούσας ἐναρ-
γῶς τεταμένας· τὰς μὲν, ὅταν ἐν ἄκρῳ τῷ κώλῳ φλεγμονῆς
γενομένης ἐπαρθῇ βουβὼν, οὐκ ὀλιγάκις γὰρ ἐναργῶς ὤφθη
τεταμένον ὅλον τὸ ἀγγεῖον ἐρυθρότερόν τε καὶ θερμότερον,
ὀδυνηρότερόν τε ψαυόντων γεγονὸς, ὡς εἶναι πρόδηλον, ὅτι
φλεγμαίνει σύμπαν, ἀρξάμενον ἀπὸ τοῦ πρωτοπαθήσαντος
μορίου μέχρι τῆς μασχάλης καὶ βουβῶνος. καὶ καλῶς ὑπὸ
τῶν ἰατρῶν εἴρηται σχεδὸν ἁπάντων, ἔρευθος καὶ τάσις
καὶ ἀντιτυπία καὶ ὄγκος καὶ ὀδύνη τοῖς φλεγμαίνουσι μέ-
ρεσι συμβαίνειν· ὁ σφυγμὸς δ᾽ οὐχ ἅπασιν, ὡς εἴπομεν,

neque motum praeftant fubjectis corporibus Itaque in fo-
lis fortaffe inflammationibus, aut inflammatoriis morbis, aut
praeter naturam tumoribus omnibus, dixit nervos indurari
et contorqueri; at in iis manifefte apparet nervos intendi;
nam et aegrotantibus ipfis et nobis afpicientibus intendi ap-
parent; quapropter, nifi curentur, et convulfiones et teta-
ni ipfos fequuntur.   Atque omnium, quae in tumorem at-
tolluntur, commune fymptoma effe videtur, ut tendantur;
nam et arterias et venas inflammatione affectas manifefte
tendi vidimus; venas quidem, ubi per fumma membra orta
inflammatione bubo exurgit; plerumque enim totum vas
intentum videtur rubere magis et calere, atque majori dolore,
fi tangatur, affectum, ut fit manifeftum totum inflammari,
incipiendo ab ea parte, quae primario affecta eft, usque ad
alas et inguina.   Proinde recte dixerunt omnes fere medici,
inflammatis partibus accidere, ut rubescant, tendantur, re-
nitantur, intumescant et doleant; pulfum vero non omni-

Ed. Chart. VII. [411.]   Ed. Baſ. III. (263. 264.)

ἀλλ᾽ ἐν οἷς ἀρτηρίαι τέ εἰσιν αἰσθηταὶ, καὶ τὸ μόριον εἰ αἰ-
σθητικὸν ᾖ, ἀξιόλογός τε κατὰ τὸ μέγεθος ἡ φλεγμονή· τη-
νικαῦτα γὰρ οἱ κάμνοντες αἰσθάνονται σφυγμώδους ὀδύνης,
κἂν μηδὲν αἰσθητὸν ἀγγεῖον ᾖ κατ᾽ αὐτὸ πάσχον σῶμα. τάχ᾽
οὖν ἐρήσεταί τις με τὰ καθ᾽ ἕκαστον ὄργανον ἴδια συμπτώ-
ματα· λέλεκται δ᾽ ἤδη καὶ πρόσθεν καὶ οὐχ ἅπαξ, ὡς ἡ
βλάβη τῆς οἰκείας ἐνεργείας ἴδιον ἑκάστου μορίου σύμπτωμά
ἐστιν, ὁποία ποτ᾽ ἂν ᾖ κατ᾽ εἶδος· οὔτε δ᾽ ἄλλο τι σύμπτωμα
ἐξ ἀνάγκης αὐτοῖς οὔθ᾽ αἱ διαφοραὶ τῆς βλάβης ὑπάρχουσιν,
ἀλλὰ κατὰ τὴν ἰδέαν τε καὶ μέγεθος τοῦ πάθους αἱ διαφο-
ραὶ μὲν ἐξαλλάττονται, τὸ δὲ εἶδος, ἢ τὸ γένος, ἢ ὅπως ἂν
ἐθέλῃ τις ὀνομάζειν, ἀεὶ διαμένει τοῦ συμπτώματος, ὃ κατὰ
τὴν βεβλαμμένην ἐνέργειάν ἐστι. καὶ πλεονάσαι γε κάλλιον
ἦν Ἀρχιγένει κατὰ τοῦτο περιλαβόντι μεθόδῳ τὸ σύμπαν
(264) ἐπειδὴ καὶ τοῖς ἄλλοις ἠμέληται· γέγραπται δ᾽ ὑφ᾽
ἡμῶν ἐν πολλαῖς ἄλλαις πραγματείαις οὐκ ὀλίγα τῶν τοιού-
των, ὥσπερ ἀμέλει καὶ νῦν εἰρήσεται διὰ τῶν ἐφεξῆς, ὅσα
μὲν ἑτέρωθι τελείως ἐξειργασάμεθα, συντομώτερον, ὅσα δὲ

bus, ut diximus, ſed iis duntaxat, in quibus arteriae notatu
dignae ſunt, et pars ſi ſenſu praedita ſit et notabilis magni-
tudinis inflammatio; tunc enim pulſatorium dolorem ſentiunt
laborantes, vel nullo exiſtente ſenſili vaſe in affecto corpore.
Aliquis quaeret ex me fortaſſe, quae ſint ſingulorum inſtru-
mentorum propria accidentia. Id vero jam antea, neque
ſemel duntaxat, explicatum eſt, quod propriae actionis lae-
ſio, qualicunque ſit ſpecie, cujuslibet partis proprium eſt
ſymptoma; neque aliud eis ex neceſſitate ſymptoma, neque
etiam laⁿſionum differentiae exiſtunt; ſed differentiae quidem
variant pro affectus tum ſpecie tum magnitudine; ſympto-
matis vero ad laeſam actionem pertinentis ſive genus, ſive
ſpecies, aut utcunque nominare volueris, ſemper manet.
Et ſatius ſane fuiſſet Archigenem totum methodo complecten-
tem, abundantius haec perſequi, quum ab aliis negligentius
ſint tradita, quorum non pauca in plurimis aliis libris con-
ſcripſimus, quemadmodum et poſthac deinceps dicentur, bre-
viori quidem compendio ea, quae exacte alibi fuerunt exa-

Ed. Chart. VII. [411.]   Ed. Baf. III. (264.)

διὰ βραχυτέρων ἐν ἄλλοις ἐῤῥέθη, μακρότερον ἐνταῦθα διερ-
χομένων ἡμῶν αὐτά. νυνὶ δὲ τὰς ὑπολοίπους τῶν πόνων
διαφορὰς ἐπέλθωμεν, ὅσων ἐμνημόνευσεν ὁ Ἀρχιγένης ἐν τῇ
προγεγραμμένῃ ῥήσει. τὸ μὲν δὴ ναρκώδεις γίνεσθαι τοὺς
πόνους τοῖς νεύροις, ὅπως ἡμάρτηται, καὶ ὡς οὐκ ἔστι μο-
ρίου τινὸς ἴδιον ἡ νάρκη πάθος, ἀλλ' αἰτίας τε καὶ διαθέ-
σεως, ἔμπροσθεν εἴρηται· τὸ δὲ σκληρῶς διατείνοντας ἐπ'
αὐτοῖς γίνεσθαι τοὺς πόνους, ὀρθῶς εἴρηται, καὶ κάλλιόν γ'
ἂν ἦν τὸ ἁπλῶς εἰρημένον, ἄνευ τοῦ σκληρῶς. διατείνοντες
γάρ εἰσιν ἱκανῶς ἑκατέρωσε τῶν νεύρων οἱ πόνοι, διότι καὶ
τείνεται πρὸς ἄμφω τὰ πέρατα, τό τε τῆς πρώτης ἀρχῆς καὶ
τὸ τῆς ἐσχάτης τελευτῆς, ὥσπερ ἐν ταῖς κιθάραις αἱ χορδαί,
καὶ ῥήγνυνταί γε πολλάκις ἐν αὐταῖς αἱ σφοδρῶς τεταμέναι,
καὶ διὰ τοῦτ' ἀποτιθέμενοι μετὰ τὸ χρήσασθαι τοῖς ὀργά-
νοις οἱ κιθαρισταὶ τὰς χορδὰς ἀνιᾶσι. καὶ μὲν δὴ καὶ ὅτι
τείνονται σαφῶς ὑπὸ τῶν ἐναντίων αἰτίων τε καὶ διαθέσεων,
οὐδεὶς ἀγνοεῖ, κἂν ὑγρὸν ᾖ τὸ περιέχον, ὥστε καὶ διαβρέ-
χειν αὐτὰς καὶ πληροῦν, κἂν ξηρὸν ἱκανῶς· εἰς ἐσχάτην γὰρ

rata; longiori vero disputatione hic tractabimus ea, quae
alibi breviori ſtylo percurrimus.   Nunc vero reliquas dolo-
rum differentias, quarum in praeſcripto ſermone Archigenes
mentionem fecit, perſequamur.   Quod igitur peccaverit, di-
cens torpidos dolores nervis evenire, quodque ſtupor non
unius cujuspiam partis proprius ſit affectus, ſed cauſae po-
tius ac affectionis, antea dictum eſt; quod vero *dolores dure
diſtendentes* in ipſis fiant, recte dictum eſt; quanquam meli-
us erat, ſi ſimpliciter dixiſſet, *diſtendentes*, non addendo
dure; nam nervorum dolores utrinque vehementer diſten-
dunt, quia ad utraque extrema tenduntur, tum id a quo pri-
mo incipiunt, tum illud in quo finiuntur, ut chordae in ci-
thara, quae ſaepenumero, ubi nimis intenduntur, dirumpi
ſolent; ac propterea cithariſtae, quum inſtrumenta ſua poſt
uſum reponunt, chordas relaxant.   Et ſane quod eae a con-
trariis tum cauſis tum affectionibus intendantur, ignorat
nemo, ſive humidus ſuerit ambiens aer, ut riget ipſas et im-
pleat, ſive vehementer aridus; ab utraque enim ambientis

BIBΛION B. 99

Ed. Chart. VII. [411. 412.]   Ed. Baf. III. (264.)

ἀφικνούμεναι τάσιν ἐν ἑκατέρᾳ κράσει τοῦ περιέχοντος, εἰ-
κότως ῥήγνυνται. καλῶς οὖν ὁ Ἱπποκράτης τοὺς σπασμοὺς
τῶν νεύρων ἐπὶ πληρώσει τε καὶ κενώσει γίνεσθαί φησι, τά-
σεις ἀμέτρους οὔσας δηλονότι τῶν νεύρων. τὸ δὲ βυθίους
εἶναι τοὺς πόνους αὐτῶν, ἀπὸ τῶν συμβεβηκότων εἴληπται
τοῖς πλείστοις τῶν νεύρων. ἐπειδὴ γὰρ ἀεὶ πρῶται μὲν ἐπι-
πολῆς εἰσιν αἱ φλέβες, ἐφεξῆς δ᾽ αὐτῶν αἱ ἀρτηρίαι, καὶ
μετὰ ταύτας τὰ νεῦρα, διὰ τοῦτ᾽ ἐν βάθει τῆς τάσεως αὐτῶν
οἱ κάμνοντες αἰσθάνονται· τε[412]νοντές γε μὴν πολλοὶ, νευ-
ρώδη σώματ᾽ ὄντες, ὑπ᾽ ἐνίων ἄντικρυς ὀνομαζόμενοι νεῦρα,
τοὺς πόνους οὐ βυθίους. ἀλλ᾽ ἐπιπολῆς ἔχουσιν, ὅταν καὶ
αὐτοὶ τύχωσιν οὕτως τεταμένοι, καθάπερ οἱ τοὺς δακτύλους
ἐκτείνοντες· εἰσὶ δ᾽ ἀμέλει καὶ οἱ κάμπτοντες αὐτοὺς ἐπιπο-
λῆς μὲν, ἀλλ᾽ οὐχ ὁμοίως τοῖς ἐκτείνουσιν. ὁ δ᾽ Ἀρχιγένης
τοὺς πόνους τῶν νεύρων ἐμπεπαρμένους εἶναί φησι, ὑπάρ-
χοντος τοῦ τοιούτου τῆς ὀδύνης εἴδους τῷ κώλῳ μᾶλλον,
ὡς ἔμπροσθεν εἶπον· ἐγγίγνεται δὲ καὶ ὠτὶ μετά τινος
σφυγμοῦ, καὶ τῶν ὀδόντων ταῖς μύλαις, ἔστι δ᾽ ὅτε καὶ

aeris temperie ad ultimam tenfionem perveniunt; unde non
mirum, fi rumpantur. Proinde recte dixit Hippocrates,
*nervorum convulfiones et a plenitudine et ab inanitione eve-
nire*, utpote quae fint immodicae nervorum tenfiones. Sed
profundos effe eorum dolores, id ab accidentibus, quae plu-
rimis nervis eveniunt, fumptum eft. Etenim, quum venae
quidem femper priores in fuperficie fint, deinde poft eas ar-
teriae, quibus poftea nervi fubduntur, idcirco laborantes eo-
rum tenfionem in imo fentiunt; quanquam multi tendones,
qui nervofa funt corpora et a nonnullis plane nervi nomi-
nantur, non profundos, fed in fuperficie dolores habent,
fi quando ipfos quoque fic intendi contigerit, ut illos qui di-
gitos extendunt; funt autem et qui illos incurvant, in fuper-
ficie quidem, fed non fimiliter, ut extendentes. Sed Archi-
genes *nervorum dolores infixos effe dicit* quum hujusmodi
doloris fpecies, ut antea diximus, ad colon magis pertineat;
accidit etiam auri cum quadam pulfatione, atque dentibus

Ed. Chart. VII. [412.]   Ed. Baf. III. (264.)

τοῖς ὀφθαλμοῖς, ἥκιστα δὲ τοῖς νεύροις ἐμπεπαρμένος ὑπάρ-
χει πόνος· ἐκτείνεται γὰρ ἐπὶ πλεῖστον ἑκατέρωσε μέχρι τῶν
ἄνω τε καὶ κάτω τοῦ ζώου μορίων. τὸ δ' ἐφεξῆς εἰρημένον
ὑπὸ τοῦ Ἀρχιγένους, ὅτι καὶ στενοχωρίας πλήρεις ἔχει τὰ
νεῦρα τοὺς πόνους, κακοζήλως μὲν εἴρηται τῇ λέξει· δηλοῖ δ'
οὐδὲν πλέον τοῦ μετ' αὐτὸ, καθ' ὃ φησι, καὶ ἥκιστα κεχυμέ-
νους· τῷ γὰρ ὄντι, κεχυμένους ἥκιστα, τοῦτ' ἔστιν εἰς πλά-
τος ἐκτεταμένους οὐκ ἔχει τοὺς πόνους τὰ νεῦρα, ἀλλὰ κατὰ
περιγραφήν τινα μᾶλλον, ἄνω τε καὶ κάτω τῆς τάσεως αὐτῶν
διηκούσης, καὶ μᾶλλόν γ' ἄνω μέχρι τῆς κεφαλῆς· καὶ τότε
πρῶτον αὐτοῖς καὶ σπασμοὶ καὶ τέτανοι τοῦ παντὸς ἕπονται
σώματος, οὐδενὸς τοιούτου συμβαίνοντος οὐδεμιᾷ τάσει νεύ-
ρου, πρὶν ἅψασθαι τῆς κεφαλῆς αὐτῆς. ἐφεξῆς δὲ τοῖς εἰρη-
μένοις ὁ Ἀρχιγένης ἔγραψεν περὶ τῶν ὑμένων, ὅτι μὲν ἐπὶ
πλάτος αὐτοῖς διήκουσιν οἱ πόνοι, πασχόντων αὐτῶν, ἀλη-
θεύων· ὅτι δ' αἱμωδίᾳ τι προσεοικὸς ἔχουσιν, οὐκ ἔτι ἀλη-
θεύων, ὡς ἔμπροσθεν εἴρηται. τό γε μὴν ἀνωμάλους εἶναι
τοὺς πόνους τῶν ὑμένων, οὐ διὰ παντὸς ἀληθὲς, ὅπου γε

molaribus, quinetiam quandoque oculis; minime vero ner-
vis infixus dolor evenit; etenim magna ex parte utroque
extenduntur et ad fupernas et ad infernas animantis partes.
Quod vero deinceps ab Archigene dictum eft, *nervos angu-
ftiae plenos habere dolores*, prava locutionis imitatione di-
ctum, ac nihil amplius declarat quam quod deinceps dicit,
et minime fufos. Re vera enim minime fufos, hoc eft in
latitudinem porrectos, nervi dolores habent, fed magis quo-
dammodo circumfcriptos, utpote perveniente ipforum ten-
fione et ad fupernas et ad infernas partes, magis vero fur-
fum usque ad caput; ac tum primum ipfos univerfi corporis
et convulfiones et diftentiones comitantur, quum nulli nervi
tenfioni hujûsmodi quicquam accidat, antequam caput ipfum
attingat.   Poft haec confequenter fcripfit Archigenes de
membranis, quod quidem *in latum discurrant ipfis dolores;*
quum afficiuntur, vere dicens, quod vero *aliquid haemodiae
fimile habeant*, non vere, ut antea dictum eft.   Neque
etiam in totum verum eft, *quod membranarum dolores fint*

τοὐναντίον ἀληϑὲς μᾶλλόν ἐστιν· ἐοίκασι γὰρ κατὰ μὲν τὸν αὐτῶν λόγον ὁμαλοὺς ἐπιφέρειν τοὺς πόνους, ἐπειδὴ καὶ τὸ σῶμα πᾶν αὐτῶν ὁμαλόν· ἐκ δὲ τῆς πρὸς τὰ πλησιάζοντα κοινωνίας ἀνωμαλίαν τινὰ ἐπιφέρει ἔστιν ὅτε κατά τι συμ-βεβηκός. ὅταν γὰρ ἐπὶ τὸ πεπονθὸς αὐτῶν μέρος ἄγηται καὶ τείνηται τὰ πέριξ, ἀνομοίαν ἀναγκαῖόν ἐστιν γίγνεσϑαι τὴν ὀδύνην· ἔνϑα μὲν αἰσϑητικώτερόν ἐστι τὸ τεινόμενον μόριον, ἐνταῦθα ὀδυνωμένων μᾶλλον, ἔνϑα δὲ ἧττον αἰσϑητικὸν, ἔλαττον ἀλγούντων. καὶ μὴν κἀκ τοῦ ψαύειν ἢ μὴ ψαύειν ὀστοῦ τὸ τεινόμενον ἡ διαφορὰ τῶν πόνων εἰκότως γίνεται. κατὰ τοῦτον γοῦν τὸν λόγον ἀλγοῦσι κατὰ τὴν κλεῖν ἔνιοι τῶν πλευριτικῶν, ἀνατεινομένου πρὸς τοῦτο τὸ χωρίον τοῦ τὰς πλευρὰς ὑπεζωκότος ὑμένος· ἐνίοτε δ' οὐκ εἰς τὴν κλεῖν, ἀλλ' εἰς τὸ ὑποχόνδριον ὁ πόνος αὐτῶν διήκει, τῆς αἰσϑή-σεως γινομένης κατὰ τὸ διάφραγμα κινούμενον ἐξ ἀνάγκης, ὅταν ἀναπνέωσιν οἱ πλευριτικοὶ, μᾶλλον τῶν ἄλλων τοῦ θώ-ρακος μορίων. ἡ γὰρ οἷον ῥίζα τῆς ὀδύνης ὅτ' ἄν ἐν τῇ πλευρᾷ γένηται, τοῖς ἐνταῦθα μυσὶν ἀναπνεῖν ὀκνοῦσιν οἱ

inaequales, ſiquidem contrarium magis veritati confentit; nam ex propria fua ratione videntur aequales inducere do-lores, quoniam univerſum ipſarum corpus aequale eſt; at ob communicationem cum vicinis, inaequalitatem quandam afferunt interdum per accidens. Quum enim ad affectam ip-ſarum partem ducuntur et tenduntur circumjacentes, inaequa-lem fieri dolorem neceſſe eſt; ubi enim intenta pars acutioris fenſus eſt, ibi dolore vehementiore cruciantur; ubi vero fen-ſum habet hebetiorem, ibi minus dolent. Atque ex eo quo-que quod quae tenditur membrana, os ipſum vel attingit, vel non attingit, non abs re dolorum fit differentia. Atque hac ratione nonnulli pleuriticorum jugulum dolent, porrecta in hunc locum membrana coſtas ſuccingente; aliquando tamen non ad jugulum, ſed ad hypochondrium dolor eorum tranſit, cujus fenſus eſt in ſepto transverſo, utpote quod neceſſario movetur, quum pleuritici reſpirant, magis quam caeterae thoracis partes. Quum enim veluti radix doloris in latere conſiſtit, tum laborantes musculis qui illic ſunt reſpirare

κάμνοντες, ὥστε μόνῳ τῷ διαφράγματι τὸ τῆς ἀναπνοῆς ἔρ-
γον ἡ φύσις ἐπιτρέπει τηνικαῦτα, καθάπερ ἐν ταῖς ἀβιάστοις
ἀναπνοαῖς ἐπὶ τῶν ὑγιαινόντων. ὅτ᾽ ἂν μὲν οὖν ἐν τοῖς
κάτω μέρεσιν τῶν πλευρῶν ἡ φλεγμονὴ γένηται, τὸ διάφραγμα
τεινόμενον ὀδυνᾶται μᾶλλον· ὅτ᾽ ἂν δ᾽ ἐν τοῖς ἄνω, κατὰ
τὴν κλεῖν ἡ ὀδύνη διασημαίνει, τῷ μὲν τῆς κινήσεως λόγῳ,
τὸ διάφραγμα, τῷ δὲ τῆς σκληρότητος, ἡ κλεῖς ἐργαζομένη
τὴν ἀνίαν. [413] ἥπατος δὲ μεγάλως φλεγμαίνοντος ἢ
σκιῤῥωθέντος, ἡ κατὰ τὴν δεξιὰν κλεῖν ὀδύνη γινομένη τῇ
τάσει τῆς κοίλης φλεβὸς ἕπεται μᾶλλον ἢ τῇ τῶν ὑμένων.
ὅτ᾽ ἂν δ᾽ εἴπῃ, πονεῖν πολλάκις οὕτω καὶ τὴν ἐπιφάνειαν,
ὅπέρ ἐστιν, τὰ τῶν πασχόντων ὑμένων ἔχειν ἴδια, δηλοῖ σα-
φῶς ὁπόθεν ὁρμηθεὶς αἱμωδίᾳ τι παραπλήσιον ἔφησεν τὰς
ὀδύνας ἔχειν αὐτῶν. ἐπειδὴ γὰρ ἅμα τῇ τῆς αἱμωδίας ἰδιό-
τητι καὶ ἡ ναρκώδης ἐστὶν αἴσθησις, ὡς ἂν ὑπὸ μιᾶς αἰτίας
ἀμφοτέρων γινομένων, ὁ δ᾽ ἐπιπολῆς ὑμὴν ὁ ὑποτεταμένος
τῷ δέρματι πάσχει πολλάκις ὀδύνας ναρκώδεις, ὑπὸ τῶν
ἔξωθεν αἰτίων τῶν ψυχρῶν ἑτοιμότερον βλαπτόμενος, διὰ

pigrescunt; quare tum foli fepto transverfo natura refpira-
tionis officium committit, quemadmodum in prospere valen-
tium libera refpiratione contingere folet. Igitur, quum in
partibus laterum inferioribus oritur inflammatio, feptum
transverfum intentum magis dolet; quum vero in partibus
fuperioribus, tum jugulum dolor infeftat: caeterum feptum
transverfum, quia movetur; jugulum autem, quia durum
eft, dolorem efficit. Ubi vero ingens in hepate oritur in-
flammatio, aut fcirrhus, dolor qui jugulum in dextra parte
infeftat, cavae venae magis quam membranarum tenfionem
fequitur. Quum autem dixit, *hoc modo faepenumero fu-
perficiem quoque dolere,* quod eft habere ea quae funt pro-
pria membranarum affectarum, plane declarat, unde motus
dixerit ipfas dolores habere haemodiae non diffimiles. Quia
enim fimul cum haemodiae proprietate ftuporis etiam fen-
fus percipitur, perinde ac fi ab eadem caufa uterque affectus
fiat; membrana autem quae in fuperficie cuti fubftrata eft,
faepenumero ftupido dolore afficitur, utpote quae ab exter-

τοῦτο τῇ κοινωνίᾳ τῆς διαθέσεως ἀπατηθεὶς ὁ Ἀρχιγένης, αἱ-
μωδίᾳ τι παραπλήσιον ἔφησεν τοὺς ἄλλους ὑμένας, καὶ τὴν
ἐπιφάνειαν πολλάκις, οὐ κατὰ τὴν οὐσίαν αὐτοῦ τοῦ πά-
σχοντος μορίου γινομένης τῆς ὀδύνης, ἀλλὰ διὰ μὲν τὴν οὐσίαν
αὐτῶν, ἄναιμόν τε καὶ ψυχρὰν οὖσαν, εὐκόλως ἁλισκομένων
πάθεσιν ψυχροῖς, ἑπομένης δὲ τῆς τοιαύτης ὀδύνης τοῖς πά-
θεσι· διὸ καὶ πολλάκις ἔφη γίνεσθαι τοὺς τοιούτους πόνους,
ὡς ἂν οὐ κατὰ τὴν οὐσίαν αὐτοῦ τοῦ πάσχοντος μέρους,
ἀχώριστοι γὰρ ἂν οὕτως γε ἦσαν, ἀλλὰ κατά τι συμβεβηκὸς
ἐπιγινομένους. ὁ μὲν οὖν ὑπὸ τῷ δέρματι τεταμένος ὑμὴν,
ὁ καὶ συναποδερόμενος αὐτῷ, τονώδεις τε καὶ ναρκώδεις ἐπι-
φέρει τοὺς πόνους· οἱ δὲ μεταξὺ τῆς σαρκὸς οἷον διασπῶν-
τας, εἰσὶ γὰρ πολλοὶ καὶ ἀνωμάλως ἐμφυόμενοί τε καὶ περι-
λαμβάνοντες αὐτήν. ὅτ᾽ ἂν οὖν ποτε ἐξ ἐναντίων καταφύ-
σεων τείνεσθαι συμβῇ τὴν σάρκα, τοιαύτας ἀναγκαῖόν ἐστιν
γίγνεσθαι τὰς ὀδύνας. ἐπί γε μὴν τοῖς πολλοῖς γυμνασίοις
ἤτοι τονώδεις (265) ἢ ἑλκώδεις οἱ πόνοι γίνονται, συνιστά-
μενοι καθ᾽ ὅλους τοὺς μῦς, ὧν μέρος εἰσὶ καὶ αἱ σάρκες·

nis caufis frigidis celerius noxam fubit, idcirco deceptus Ar-
chigenes affectionis communitate, caeteras membranas hae-
modiae fimile quidpiam *pati* dixit, ac faepenumero fuperfi-
ciem quoque, non fecundum affectae partis fubftantiam facto
dolore, fed quod ob fubftantiam exanguem et frigidam facile
a frigidis affectibus infeftentur, affectus vero ipfos hujus-
modi dolores comitentur; idcirco faepenumero dixit fieri
hujusmodi dolores, non videlicet per affectae partis fubftan-
tiam, fic enim infeparabiles effent, fed per accidens fuperve-
nientes. Subtenfa igitur cuti membrana, quae cum ipfa fi
mul excorietur, dolores facit tenfivos et torpidos; quae vero
in media funt carne, veluti divellentes, funt enim plurimae
inaequabiliter infitae et eam circumdantes; quum igitur ex
contrariis infertionibus tendi carnem contingit, hujusmodi
dolores evenire neceffe eft; at a multis exercitationibus aut
tenfivi aut ulcerofi proveniunt dolores, qui totos musculos
occupare confueverunt, inter quorum partes carnes quoque

εἴρηται δὲ περὶ τῶν τοιούτων ἀλγημάτων ἱκανῶς ἐν τοῖς ὑγι-
εινοῖς. ὅτι δ᾽ οἱ τῶν περικειμένων τοῖς ὀστοῖς ὑμένων πόνοι
βύθιοί τ᾽ εἰσὶν, τοῦτ᾽ ἔστιν διὰ βάθους τοῦ σώματος ἐπιφέ-
ροντες αἴσθησιν, αὐτῶν τε τῶν ὀστῶν ἐπάγουσιν φαντασίαν
ὡς ὀδυνωμένων, οὐδὲν θαυμαστόν. ὀνομάζουσι γοῦν αὐτοὺς
ὀστοκόπους οἱ πλεῖστοι, καὶ γίνονται τὰ πολλὰ μὲν ἐπὶ γυμ-
νασίοις, ἔστιν ὅτε δὲ καὶ διὰ ψύξιν, ἢ πλῆθος. τὰς δὲ φλέ-
βας φησὶ βαρεῖς καὶ καθέλκοντας καὶ ὁμαλῶς ἐμπεπλασμένους
ἐπιφέρειν τοὺς πόνους· ἐν ἀρχῇ δὲ ὁπότε τῆς ἡμικρανίας
ἐμνημόνευσεν, ἀποκιρσοῦσθαι τὰς φλέβας ἔφη. τάχ᾽ οὖν ἐν
ἐκείνῳ μόνῳ χρὴ δέξασθαι λέγειν αὐτὸν τοῦτο, γιγνώσκειν γε
μέντοι δεῖ τὸν ἴδιον πόνον ἀρτηρίας καὶ φλεβὸς κατὰ μῆκος
ἐκτεινομένου σώματος, οἷον χορδῆς τινος, ἔμφασιν ἔχειν, οὐ
μὴν συνεμφαίνει γέ τι βάρος. τὸ δ᾽ ὁμαλῶς ἐμπεπλάσθαι
τὸν πόνον τῶν φλεβῶν, οὐδὲ σαφὲς ὅλως ἐστὶν, ἐπ᾽ οὐδενὶ
τῶν συμβεβηκότων αὐταῖς ἀνκνεχθῆναι δυναμένου τοῦ ἐμπε-
πλάσθαι. περὶ δὲ τῶν σαρκῶν ἐφεξῆς φησιν, ὡς κεχυμένους
τε καὶ χαλαρωτέρους ἐπιφέρουσιν τοὺς πόνους. ὅλως μὲν οὖν

numerantur; verum de hujusmodi doloribus fatis in libris de
fanitate tuenda jam dictum eft. Sed quod *membranarum,
quae offibus adjacent, dolores et profundi funt,* id eft in
intimo corpore fenfum excitantes, *et offium ipforum veluti
dolentium inducunt imaginem,* haudquaquam mirandum eft.
Nam ii a quam plurimis oftocopi nominantur et frequentius
ab exercitationibus oboriuntur, quamvis interdum vel ob fri-
gus, vel plenitudinem. Infuper *venas* dixit *graves et de-
trahentes et aequabiliter infarctos inferre dolores;* verum
ab initio, ubi hemicraniae mentionem fecit, *venas varicofas
fieri* ait. Ergo in hoc folo fortaffis accidere oportet, ipfum
hoc dicere; fciendum tamen proprium arteriae venaeque
dolorem extenfi fecundum longitudinem corporis veluti
chordae cujusdam fpeciem referre, nulla utique profundita-
te fimul apparente. Aequabiliter autem infigi venarum do-
lores, omnino obfcurum eft; quippe infigi ad nihil, quod
ipfis accidere foleat, referri poteft. Deinde de carnibus di-
cit, *quod fufos et laxiores inducant dolores.* At in totum

πόνος οὐδείς ἐστι χαλαρὸς, ἀλλὰ τοὺς ἧττον τεταμένους ἴσως εἴρηκεν χαλαρωτέρους, ἐπειδὴ τεταμένοι μᾶλλόν εἰσιν οἵ τε τῶν ἀγγείων καὶ οἱ τῶν ὑμένων· τοῦτο γὰρ ὁμολογεῖ καὶ τὸ μηδ' ἐπὶ πλέον ἐκτεταμένους αὐτοὺς φαίνεσθαι, διὰ τὸ κατὰ περιγραφὰς βραχείας συγκεῖσθαι τὰ σαρκώδη μόρια τῶν μυῶν. εἰ δὲ καὶ τὸ τούτῳ γεγραμμένον ἐφεξῆς, ὡς ἐπιπλεού- σης τραχύμασί τισι δοκεῖν τῆς ἁφῆς, ἴδιόν ἐστιν τῶν ἐν σαρξὶ πόνων, ἐπισκεπτέον. ὅτι μὲν γὰρ ἐνίοτε τοιοῦτόν τι συμ- βαίνει κατὰ τοὺς πόνους αὐ[414]τῶν, ἀληθὲς ἔστιν· ἐκ δὲ τοῦ μὴ διὰ παντὸς φαίνεσθαι, διαθέσεως μᾶλλον ἐν αὐταῖς γινομένης ὡς τὸ πολὺ μιᾶς τινος, οὐ τῆς οὐσίας αὐτῶν ἴδιον εἶναι δόξει. τὴν διάθεσιν δὲ οὐχ ἁπλῶς ὑποληπτέον εἶναι πάθος φλεγμονῶδες, ἀλλὰ καὶ μετὰ χυμοῦ τραχύνειν πεφυκό- τος. ἐφεξῆς δὲ περὶ τῶν μυῶν Ἀρχιγένης γράφων, σαρκὸς καὶ νεύρων μίγμα τῶν ἰδιωμάτων ἀναφέρειν αὐτούς φησιν, ὡς ἂν ἐκ τούτων συγκειμένης τῆς οἰκείας οὐσίας αὐτῶν· τὸ δὲ καὶ ἀρτηρίας, ὅτι διαπεφύκασιν αὐτῶν· ἀλλ' οὕτως καὶ τὰς

nullus dolor laxus eſt, eos tamen fortaſſe, qui minus inten-
duntur, laxiores vocitat, quoniam vaſorum et membrana-
rum dolores magis intendi videntur. Id enim confitetur
eos non adeo extentos conſpici, ob hoc quod carneae muscu-
lorum partes brevibus circumſcriptionibus contineantur.
Sed id quod deinceps ſcribit, *videri tactum veluti aſperita
tibus quibusdam innatare*, an proprie ad dolores, qui in
carnibus conſiſtunt, pertineat, inquirendum eſt. Nam quod
interdum aliquid hujusmodi per ipſarum dolores eveniat,
verum eſt; at quia non ſemper evenit, ad unam potius quan-
dam affectionem ut plurimum ipſis accidentem, non ad ea-
rum ſubſtantiam proprie referendum videbitur; neque ſim-
pliciter intelligendum eſt, eam affectionem eſſe morbum in-
flammatorium, ſed etiam cum humore aliquo ſua natura ex-
aſperante Verum deinceps de musculis ſcribens Archige-
nes, eos *carnis nervorumque mixtam proprietatem referre
dicit*, tanquam peculiari ipſorum ſubſtantia ex his conſiſtente.
Addit vero arterias, quoniam in ipſis inveniuntur; at hoc

φλέβας ἐχρῆν εἰρῆσθαι καὶ τοὺς ὑμένας. τὸ δὲ σφριγῶντες
ὄνομα παρὰ μὲν τοῖς Ἕλλησιν ἐπὶ τῶν εὐεκτικῶς πεπληρω-
μένων λέγεται, διὸ καὶ κατὰ τῶν νέων αὐτὸ μόνον εἰρήκασι,
γέροντος δ᾽ οὐδενὸς, ὡς ἂν μηδὲ δυναμένου τοῦ σώματος αὐ-
τῶν εὐεκτικὴν δέξασθαι πλήρωσιν· ὅ γε μὲν οὖν Ἀρχιγένης
ἐπὶ τίνος φέρει τὴν φωνὴν ταύτην, οὐ πάνυ τι ῥάδιον εὑρεῖν,
μάλισθ᾽ ὅτι συγχεῖ καὶ διαφθείρει πολλαχόθι τὰ σημαινόμενα
τῶν Ἑλληνικῶν ὀνομάτων· εἰ δ᾽, ὡς ἄν τις ὑπονοήσειεν, ἐπὶ
τῶν διὰ πλήρωσιν τεταμένων λέγοι τὸ σφριγῶντες, κοινὸν ἂν
εἴη πάντων τοῦτο τῶν πεπληρωμένων σωμάτων, οὐκ ἴδιον
τῶν μυῶν· τό γε μὴν μετ᾽ εὐρυχωρίας αὐτοὺς διατείνεσθαι,
λελέχθαι νομίζω πρὸς αὐτοῦ τῆς ἐν τοῖς νεύροις πληρώσεως
ἀφορίζοντος. ὅτι δὲ τὸ σφύζειν ναρκῶδες, οὐκ ὀρθῶς εἴρη-
ται, δεδήλωται πρόσθεν. τῶν δ᾽ ἄλλων, φησὶ, πόνων ὁ μὲν
ἑλκώδης ἰσχνῶς ὀξύς ἐστιν· ἀσαφὴς δ᾽ ἡ λέξις ἥδε καὶ καθ᾽
ἑαυτὴν ἀδύνατος διδάξαι τι, ταῖς ἄλλαις ὁμοίως ταῖς ἀσαφε-
σιν, ἅς γε οὐδ᾽ ἐξηγήσασθαι δυνατόν ἐστιν, εἰ μή τις αὐτὸς

pacto venas quoque dicere debuit atque membranas. Vo-
cabulum autem *turgentes* a Graecis de iis dicitur, qui cum
bono corporis habitu pleni funt; atque idcirco de juniori-
bus duntaxat dici confuevit, de fenibus vero minime, quod
non poffit ipforum corpus boni habitus plenitudinem fusci-
pere; at vero, in quam rem hoc vocabulum Archigenes re-
ferre velit, invenire non eft facile, maxime quia confundere
multis in locis et corrumpere folet Graecorum nominum fi-
gnificata. Quod fi quis turgentes de iis dici intellexerit par-
tibus, quae a plenitudine intenduntur, non proprie ad mus-
culos, fed communiter ad omnia repleta corpora pertinebit.
Quum vero eos *capaci cum latitudine extendi* dixit, puto
ipfum hanc a nervorum plenitudine voluiffe fejungere. *Tor-
pide autem pulfare*, haudquaquam fuiffe recte dictum, jam
antea declaratum eft. *Reliquorum vero dolorum ulcerofus*,
inquit, *graciliter acutus eft.* Eft autem haec quoque ora-
tio obfcura, neque per fe quicquam docere poteft, haud ali-
ter quam caeterae obfcurae, quas ne explanare quidem pof-

Ed. Chart. VII. [414.]   Ed. Baf. III. (265.)

ἐπιστάμενος τὸ πρᾶγμα, προσαρμόσαι πειραθείη τῇ λέξει.
καὶ νῦν γοῦν ἐπιστάμενός τις, ἑλκώδεις κόπους ὀνομάζισθαι
πρός τε τῶν ἰατρῶν καὶ τῶν γυμναστῶν, ὅτ᾽ ἂν ἐν τῷ κινεῖ-
σθαί τις ἢ ψαύειν τῶν κεκοπωμένων μορίων αἴσθησιν ἴσχῃ
τοῖς ἡλκωμένοις μέρεσιν ὁμοίαν, ἐπινοῆσαι δυνήσεται τὸν ἰσχυ-
ρῶς ὀξὺν πόνον εἰρῆσθαι τοιοῦτόν τινα τὸ εἶδος, οἷον κεν-
τούσης βελόνης ὀξείας γίνεται. δῆλον οὖν ὅτι μηδὲ συνεχής
ἐστιν οὗτος, ὥσπερ γε μηδὲ ὁμαλῶς ἐκτεταμένος ἁπάντῃ.
τοῦτον οὖν αὐτόν φησι γλυκύτερον εἶναι, δέον ἀσθενέστερον
εἰπεῖν, ἢ ἀμβλύτερον, ἢ οὐ σφοδρὸν, ἢ ἀνιαρὸν ἧττον, ἤ τι
τοιοῦτον· τὸ γὰρ γλυκύτερον οὐδ᾽ ἐφ᾽ ἑνὸς τῶν ἀνιαρῶν λέ-
γεται κυρίως. τὸ δὲ κνησμοῦ προσαγωγός, ἀδιαρθρώτως εἴ-
ρηται· διαφέρει γὰρ ἐναργῶς ἡ κνησμώδης αἴσθησίς τε καὶ
διάθεσις τῆς ἑλκώδους· ἀλλ᾽ ἐπεὶ καὶ προηγεῖται πολλάκις ἡ
κνησμώδης τῆς ἑλκώδους, ἐκλυομένης τε καὶ παυομένης τῆς
ἑλκώδους, εἰς τὴν κνησμώδη μετάπτωσις γίνεται, διὰ τοῦτο
συγκεχυμένως τε καὶ ἀδιορίστως ὑπὲρ αὐτῶν ὁ Ἀρχιγένης

fibile eſt, niſi quis rem per ſe intelligens, eam orationi ad-
aptare conetur. Nunc itaque aliquis etiam ſciens tum me-
dicos tum gymnaſtas eos dolores vocare ulceroſos, per
quos inter movendum vel tangendum laſſatas partes ſenſus
excitatur, qualis in ulceratis partibus percipi ſolet, intelli-
gere poterit per dolorem graciliter acutum hujus quempiam
ſpeciei ſignificari, qualis ab acutae acus punctura fieri con-
ſuevit; ergo conſtat hunc neque continuum eſſe neque ae-
qualiter per omnes partes porrectum. Hunc itaque ipſum
dulciorem eſſe dicit, quum dicere deberet, imbecilliorem,
aut obtuſiorem, aut non vehementem, aut minus moleſtum,
aut id genus quippiam; nihil enim quod moleſtum eſt, pro-
prie dulcius appellatur. Id autem quod dicit, et *pruriginem
inducens,* incompoſite dictum eſt; differt enim manifeſte
pruriginoſus et ſenſus et affectus ab ulceroſo. Verum quia
crebro pruriginoſa ulceroſam antecedit, atque ſoluta quieſ-
centeque ulceroſa in pruriginoſam transmutatio fit, inde eſt
quod de ipſis confuſe indefiniteque Archigenes ſcripſit ut

Ed. Chart. VII. [414. 415.] Ed. Baf. III. (265.)

ἔγραψεν, ὡς ἂν μηδὲ τὰς αἰτίας τῶν διαθέσεων ἀμφοτέρων
ἀκριβῶς που διωρικώς. ἀλλ᾽ ἡμεῖς γε τελέως ἐξειργασάμεθα
τὸν περὶ τούτων λόγον ἐν τῇ τῶν ὑγιεινῶν πραγματείᾳ.
ὁ μὲν οὖν ἑλκώδης πόνος οὐκ ἐν μόνῳ τῷ δέρματι φαίνεται
συνιστάμενος, ἀλλὰ καὶ διὰ τοῦ βάθους ἐκτεταμένος ἄχρι τῶν
ὀστῶν· ὁ δὲ κνησμώδης ὄντως τῆς ἐπιφανείας μόνης ἐστὶν,
οὐ πρώτως κατὰ τὸν ἴδιον αὐτῆς λόγον, ἀλλὰ κατὰ συμβε-
βηκὸς, ὅτι πυκνότερον τῶν ὑποκειμένων αὐτῷ τὸ δέρμα
ἐστίν. διαθέσεως οὖν ἰδίας ἑκάτερος τῶν πόνων ἐστὶ σύμ-
πτωμα, διὰ δριμύτητας μέν τινας γινόμενοι χυμῶν, ἀλλήλων
δὲ διαφέροντες εἰς [415] ὅσον κἀκεῖναι· διώρισται δ᾽, ὡς
ἔφην, ὑπὲρ αὐτῶν ἐν τοῖς ὑγιεινοῖς. ὁ δὲ νυγματώδης, φησὶ,
πόνος τοῦ βάθους ἐστίν· οὐκ ὀρθῶς· ὑμένος γάρ ἐστιν, οὐ
βάθους ἴδιος. ὁ δ᾽ ἐνερείδων, ὥς φησι, κόλπου πλησιά-
ζοντος, ἀλόγως πάνυ τοῦτο γράψας· κοιλότης γάρ τίς ἐστιν
ὁ κόλπος, ἐκ τοῦ διαστῆναι τὰ πλησιάζοντα πρότερον ἀλλή-
λοις γεγενημένη· καὶ τοίνυν ὅταν μὲν πληρωθῇ ῥεύματος,
ὡς ἂν διατεινομένων τῶν περικειμένων σωμάτων, ὀδύνης

qui neque caufas utrarumque affectionum exacte alicubi tra-
ctaverit. Verum nos eas in opere de fanitate tuenda per-
fecte enarravimus. Igitur ulcerofus dolor non in fola cute
confiftere videtur, fed per altum ad ufque offa extendi; pru-
riginofus autem re vera folius fuperficiei eft, non tamen pri-
mario pro ratione ipfius propria, fed per accidens; quod
denfior fubjectis fibi partibus cutis fit. Horum ergo dolo-
rum uterque propriae affectionis eft fymptoma, qui fiunt ob
acres quosdam humores, atque tantum quantum affectiones
ipfae inter inter fefe differunt. Sed ut dixi, de ipfis in li-
bris de fanitate tuenda definitum eft. *Punctorius vero,* in-
quit, *dolor in profundo eft;* non recte, nam ad membranas,
non ad imas partes, proprie pertinet. *Infixus autem,* in-
quit, *finu vicino;* quod praeter rationem omnino fcripfit;
nam finus cavitas quaedam eft, quod partes prius conjun-
ctae ab invicem fejunctae fint, oborta. Quum itaque fluxi-
one impletur, quia adjacentes partes diftenduntur, tenfivum

αἰσθάνονται τονώδους οἱ κάμνοντες, οὐ κατὰ μῆκος ἐκτετα-
μένης ἐπὶ πλέον, ἀλλ᾽ ἰδίαν ἐχούσης περιγραφήν. ὅτ᾽ ἂν
γὰρ ἐκκριθῇ πως ἐκ τοῦ κόλπου τὸ ὑγρὸν, ἀνώδυνοι παρα-
χρῆμα γίνονται, πλὴν εἴ τινι τὰ περιέχοντα σώματα τὸν κόλ-
πον ἐπὶ πλέον ἐκταθέντα τε καὶ διαταθέντα φλεγμονώδη
διάθεσιν ἔσχεν. ταῦτα μὲν οὖν τὰ τῶν κόλπων ἴς ε· τὸ δὲ
ὑπ᾽ Ἀρχιγένους εἰρημένον ἕτερον μέν τι τούτων ἐστὶν, ὁποῖον
δέ τι νοήσας ἔγραψεν αὐτὸ, χαλεπὸν εὑρεῖν. καὶ μέν γε καὶ
τὸ γεγραμμένον ἐφεξῆς ἴσην ἔχει τῷδε τὴν ἀπορίαν. ὁ δια-
κεντῶν γάρ, φησι, πόνος οὐκ ἐν βάθει τὴν ὑπόστασιν ἔχει·
τοῦτο δὲ μάχεται καὶ αὐτῷ τῷ κατὰ τὴν ἀρχὴν τῆς ῥήσεως εἰ-
ρημένῳ τόνδε τὸν τρόπον· ὁ δὲ διακεντῶν τὰ μὲν πεπονθέ-
ναι τῶν ἐν τῷ τόπῳ διασαφεῖ, τὰ δὲ μή τοῦτο γὰρ ἐγχωρεῖ
καὶ διὰ βάθους ἐγγυτάτω γενέσθαι τῶν ὀστῶν καὶ κατὰ τὸ
δέρμα κἂν τῷ μεταξὺ, πάντως τοῦ τοιούτου πόνου διὰ
δακνώδη χυμὸν γινομένου, διαβιβρώσκοντα τῶν αἰσθητικῶν
τι σωμάτων. τὸ δ᾽ ἐπὶ τῇ τελευτῇ τῆς ῥήσεως γεγραμμένον
ὡδὶ, σπαράσσων δ᾽ ἐστὶν ὁ ἐν κόλποις συνιστάμε(266)νος,

dolorem fentiunt laborantes, non fecundum longitudinem
latius exporrectum, fed propriis limitibus circumfcriptum.
Nam excreto quomodolibet e finu humore, protinus dolor
conquiefcit; nifi fi cui ambientia finum corpora adeo diften-
dantur dilatenturque, ut inflammatorio affectu torqueantur.
Haec funt, quae proprie ad finus pertinent; quod vero ab
Archigene dictum eft, aliud ab his eft, verum quid intelle-
xerit, quum ita fcriberet, haud facile inveniri poteft. At-
que quod deinceps fcriptum eft, non minorem habet dubi-
tationem. *Nam ſtimulans,* inquit, *dolor non in imo ſub-
ſiſtit.* Hic enim fermo cum eo, quem in initio praemifit,
pugnare videtur, quo in hunc modum fcripfit: *ſtimulans
autem partim eorum, quae in loco ſunt, quidpiam affectum
eſſe declarat, partim contra;* id enim fieri poteft tum in
profundo proxime ad offa tum in cute atque in medio, hu-
jusmodi dolore omnino ab humore mordaci oriente, qui fen-
fibilium partium aliquam erodit. Quod vero in fine ejusdem
orationis fic fcriptum eft, *lacerans autem eſt, qui in ſini-*

Ed. Chart. VII. [415.]   Ed. Baf. III. (266.)

εἰ μὲν τὸ σπαράσσων τὸ οἷον διασπῶν σημαίνει, ψεῦδός
ἐστιν, ἥκιστα γὰρ ὑπάρχει τοῦτο τῷ κατὰ τοὺς κόλπους·
εἰ δ᾽ ἄλλο τι καὶ μὴ τοῦτο, πόθεν ἄν τις εὑρεῖν αὐτὸ δυνη-
θείη; τὰ μὲν δὴ τῆς προγεγραμμένης ῥήσεως Ἀρχιγένους
τοιαῦτα.

Κεφ. θ´. Μεταβῶμεν δ᾽ ἐφ᾽ ἑτέραν, διδάσκουσαν
καὶ αὐτὴν ἐκ τῆς τῶν πόνων διαφορᾶς διάγνωσιν τῶν πε-
πονθότων μορίων· ἔστι δ᾽ ἡ ῥῆσις ἥδε· ὁ δὲ τοῦ ἥπατος
ὅλκιμος, ἐμπεφυκὼς καὶ ναρκώδης ἐστὶ καὶ ἀτειρότερον
ἐγκείμενος· ὁ δὲ τοῦ σπληνὸς οὐκ ὀξύς, βάρος δ᾽ ἅμα καὶ
διάτασιν ἔχει, ἀντεντεινομένῳ πρὸς ἔνθλιψιν καὶ ἀποπίεσίν
τινα ἔξωθεν ἐπικειμένην ἐοικώς. νεφροὶ δὲ αὐστηρούς τε
τοὺς πόνους ἐπιφέρουσι καὶ μετ᾽ ἐμμόνου σφίγξεως ἐπινύσ-
σοντας. κύστις δὲ στύφουσι σφόδρα χρῆιαι τοῖς ἀλγή-
μασι καὶ σὺν διατάσεσιν νυγματώδεσιν· ὑστέρα δὲ ὀξέσι,
διαΐσσουσι, νυγματώδεσι, διατείνουσιν, ἐμπίπτουσι στρο-
φωδῶς· τοιούτῳ μίγματι πέφυκε πονεῖν, καθ᾽ ὃ καὶ ἱστο-
ρίαν τοῦ ἰδιώματος ἐμποιεῖ. ἐν ταύτῃ τῇ ῥήσει πάλιν ὁ

bus confiſtit; ſi lacerans quidem idem ſignificat, quod divel-
lens, fálſum eſt; nam illi qui in ſinu eſt, id minime contin-
gere ſolet.   Quod ſi non hoc, ſed aliud quippiam, unde id
poteſt inveniri?   Atque hujuscemodi ſunt quae in prae-
ſcripto ſermone Archigenes ait.

Cap. IX.   Ad alium vero transeamus, qui et ipſe
ex dolorum differentia affectarum partium dignotionem do-
cet; eſt autem dictio hujusmodi: *Hepatis vero dolor tra-
ctorius et inhaerens et ſtupidus eſt atque atrocius urgens;
ſplenis autem acutus non eſt, ſed gravitatem ſimul et dis-
tenſionem habet, reſiſtenti ad eliſionem atque expreſſio-
nem aliquam extrinſecus incumbentem ſimilis. Renes
autem auſteros dolores inducunt et cum permanente ſtrictioné
pungentes. Veſica vehementer adſtringentibus exercetur
doloribus atque tenſionibus punctoriis; uterus autem
acutis, emicantibus, pungentibus, diſtendentibus, tormina-
tim incidentibus, hujusmodi mixtione dolere natus, quam-
obrem idiomatis quoque ambiguitatem inducit.*   In hoc

Ed. Chart. VII. [415. 416.]   Ed. Baf. III. (266.)

Ἀρχιγένης εὐθέως κατὰ τὴν ἀρχὴν ὅλκιμον εἶναί φησι τὸν
πόνον τοῦ ἥπατος. ἔστι μὲν οὖν ἄηθες τοὔνομα τοῖς Ἕλλη-
σιν τὸ ὅλκιμον, ὥστ᾽ οὐδὲ τί σημαίνει ῥᾴδιον εὑρεῖν· ἐκ γὰρ
πολλῆς χρήσεως ἡ τῶν σημαινομένων εὕρεσις γίνεται· τοὺς
δ᾽ οὖν χρησαμένους αὐτῷ τὸ γλίσχρον οἶδα δηλοῦντας, ὃ
ὥσπερ ὁ ἰξός ἐστιν, ὥστε μέρους λαβόμενον ἕλκειν δι᾽ αὐτοῦ
δύνασθαι τὸ συνεχές. οὕτω [416] δὲ καὶ τὸ σταὶς ὅλκιμον
εἴρηται τὸ τῶν πυρῶν, καὶ μάλιστα τὸ κάλλιστα πεφυραμέ-
νον· οὐχ ὅλκιμον δὲ τὸ τῶν κριθῶν καὶ τὸ τῆς κέγχρου.
τό γε μὴν τοῦ ἥπατος ἄλγημα κατὰ τοῦτο τὸ σημαινόμενον
οὐκ ἄν ποτε γένοιθ᾽ ὅλκιμον, ὥστ᾽ ἄλλό τι ζητητέον ἡμῖν
ἐστιν. εἷς μὲν δή τις τῶν πρεσβευόντων τὴν Ἀρχιγένους αἵ-
ρεσιν ὅλκιμον ἔφησεν πόνον εἰρῆσθαι τὸν τοῦ ἥπατος, ἐπειδὴ
καθέλκει φλεγμαῖνόν τε καὶ σκληρούμενον τὴν κλεῖν· ἕτε-
ρος δὲ τὸ χρονίζον· ἄλλος δὲ τὸ μέτριον· εἰσὶ δ᾽ οἳ τὸ
βραδὺ, τοῦτο δ᾽ εἶναι τὸ ἀντικείμενον τῷ ὀξεῖ, καί φασι
τὸ μὲν κατεπεῖγον καὶ σφοδρὸν, ὡς μηδεμίαν ἀνάπαυλαν
ποιεῖσθαι, καλεῖν αὐτὸν ὀξὺ, τὸ δ᾽ ἐναντίον, ὅπέρ ἐστι

textu iterum Archigenes protinus ab initio hepatis dolorem
tractorium effe dicit.   Verum vocabulum *holcimos* apud
Graecos in ufu non eft; proinde quid fignificet, haud facile
invenire eft; nam vocabulorum fignificationes ex multo ufu
deprehenduntur.   Video autem eos, qui illo utuntur, vis-
cidum per ipfum velle fignificare, quale viscum eft, ut una
parte tracta, poffit per ipfam reliqua illi continua fimul at-
trahi.   Sic pafta quoque ex frumento holcima dicitur, ma-
xime fi accuratiffime fubacta fuerit; ex hordeis vero aut
milio, non holcima.   At fub hac fignificatione hepatis do-
lor haudquaquam holcimos erit; proinde aliam fignificatio-
nem quaerere nos oportet.   Itaque unus ex iis, qui Archi-
genis fectam colunt, holcimon hepatis dolorem dici afferit,
quum induratum et inflammatum detrahit jugulum; alius
diuturnum, alius mediocrem; funt qui tardum, effeque eum
qui acuto adverfetur; atque urgentem et adeo vehementem,
ut nullam admittat requiem, acutum ab eo vocari folitum;

τὸ βραδὺ, ὅλκιμον εἰρηκέναι· τινὲς δὲ τὸν βάρους ἔμφασιν
ἔχοντα φασὶν εἰρῆσθαι ὅλκιμον ἤτοι βαρὺν πόνον· ὀνομά-
ζεσθαι γὰρ ἐν τῇ συνηθείᾳ κατὰ τοῦ βάρους τὴν ὁλκήν.
πολλὰ δὲ καὶ ἄλλα διαφόρως ἐξηγούμενοι λέγουσιν οἱ θαυμά-
ζοντες ἃ μηδεὶς νοεῖ. τὸ μὲν οὖν ὅλκιμον ὄνομα, τὸ κατὰ
τὴν ἀρχὴν τῆς ῥήσεως εἰρημένον, ὅτι μηδὲν ἡμᾶς διδάσκει,
πρόδηλον ἤδη γέγονεν· ἐπισκεψώμεθα δ᾽ ἐφεξῆς, τί ποτ᾽ ἐστὶν
ὁ ἐμπεφυκὼς πόνος, ἥπατος ἴδιος εἶναι καὶ αὐτὸς εἰρημένος.
ἐμοὶ μὲν δὴ πιθανώτερον εἶναι δοκεῖ, τῷ διαΐσσοντι τὸν ἐμ-
πεφυκότα κατ᾽ ἐναντίωσιν εἰρῆσθαι πρὸς αὐτοῦ· τί γὰρ ἂν
ἄλλο τις ὑπολάβοι; καὶ μὴν εἴ τις ἄλλος πόνος εἰς συμπά-
θειαν ἄγει πολλὰ τῶν πέριξ σωμάτων, οὕτω καὶ ὁ τοῦ ἥπα-
τος, ὅς γε καὶ μέχρι τῆς κλειδὸς ἐκτείνεται, καὶ δύσπνοιαν
ἐπιφέρει πολλάκις, ἐνίοτε δὲ καὶ βῆχα καὶ δυσεντερίαν, εἴς
γε μὴν τὰς νόθας πλευρὰς οὐκ ὀλιγάκις ἐναργῶς διικνεῖται·
πῶς ἂν οὖν ἀληθῶς λέγοιτο κατὰ χώραν μένειν; ἆρ᾽ οὖν
ἄμεινόν ἐστιν τὸν ἐμπεφυκότα πόνον εἰρῆσθαι δοκεῖν, τὸν οἷον
ἐμπεπαρμένον; καὶ μὴν ἥκιστα τοιοῦτός ἐστιν ὁ τοῦ ἥπατος,

contrarium vero, nempe tardum, holcimon dixiſſe. Non-
nulli eum dolorem holcimon vel gravem nominatum dicunt,
qui gravitatis ſpeciem refert; dici enim ſolere de gravitate
holcen. Multa inſuper et alia varie explicant qui admi-
rantur ea quae nemo intelligit. Conſtat igitur jam vocabu-
lum *holcimon*, quod in propoſitae orationis initio inveni-
tur, nihil nos poſſe docere; deinceps conſideremus, quid
tandem ſit *dolor inhaerens*, ipſe quoque hepatis proprius eſſe
dictus. Mihi quidem probabilius eſſe videtur, emicanti do-
lori inhaerentem per contrarietatem oppoſitum ab ipſo.
Quid enim aliud conjicere quis poſſit? Atqui hepatis dolor,
ſi quispiam alius, vicina pleraque corpora ad conſenſum in-
ducit, quippe qui ad jugulum usque porrigitur et ſpirandi
difficultatem crebro affert, atque interdum tuſſim quoque ac
dyſenteriam, neque raro manifeſte nothas coſtas infeſtat;
igitur quonam pacto vere dicetur eodem in loco permanere?
An igitur ſatius eſt putare, inhaerentem dolorem eum dixiſſe,
veluti infixum? atqui hepatis dolor, ut nuper oſtendimus,

ὡς ἀρτίως ἐπιδέδεικται. ἐδείχθη δ᾽ ἔμπροσθεν, ὅτι μηδ᾽
ὁ ναρκώδης πόνος ἴδιός ἐστι μορίου τινὸς, ἀλλὰ διαθέσεως
μᾶλλον· εἰ δὲ δὴ καὶ μορίου τινὸς, οὐδαμῶς ἥπατος, ἀλλ᾽,
εἴπερ ἄρα, τῶν νευρωδῶν σωμάτων. ὁ δ᾽ ἀτειρῶς ἐγκείμενος
μάχεται τῷ ναρκώδει, βίαιός τις ὢν καὶ συνεχής· ἔστι δ᾽ οὐ
τοιοῦτος ὁ τοῦ ἥπατος, ἀλλὰ μᾶλλον βαρύς· οὐ μὴν οὐδὲ ὁ
βαρὺς ἴδιος ἥπατος ἐξαιρέτως, ἀλλὰ κοινὸς σπληνὶ καὶ νε-
φροῖς φλεγμαίνουσιν. ὁ δ᾽ Ἀρχιγένης οὐκ οἶδα πῶς ἐπὶ
μόνου τοῦ σπληνὸς ἐμνημόνευσεν τῆς τοιαύτης ἰδέας τοῦ πό-
νου, μηδ᾽ Ἱπποκράτους ἀκούσας εἰπόντος, καὶ ἐς νεφρὸν
ὀδύνη βαρεῖα. τοῦτο μὲν οὖν ἔλαττον ἁμάρτημα, μέγιστον
δὲ, ὅπερ εἴωθε ποιεῖν, ὀνόματα γράφων ἑτέρων αἰσθήσεων
οἰκεῖα, καθάπερ καὶ νῦν ἐπὶ νεφρῶν μὲν τοὺς αὐστηροὺς
πόνους, ἐπὶ κύστεως δὲ τοὺς στύφοντας· ἔστι γὰρ ταῦτα
χυμῶν ὀνόματα, δι᾽ ὀργάνου μὲν τῆς γλώττης, αἰσθήσεως δὲ
τῆς γευστικῆς διαγινωσκόμενα. γενικώτερον μὲν οὖν τι
πρᾶγμα δηλοῦται πρὸς τῆς στῦφον φωνῆς, εἰδικώτερον δὲ

haudquaquam hujusmodi eſt. Similiter antea declaratum
eſt, ne *torpidum quidem dolorem* partis cujusquam propri-
um eſſe, ſed affectionis potius; quod ſi etiam partis cujus-
dam ſit proprius, at ſane nequaquam jecoris, ſed certe ner-
voſorum potius corporum. At *atrociter moleſtans* cum tor-
pido pugnat, ut qui violentus ſit atque continuus; ſed hu-
jusmodi hepatis dolor non eſt, ſed potius gravis; at *ne gra-
vis quidem* peculiariter proprius hepati eſt, ſed ſpleni quo-
que ac renibus inflammatis communis. At Archigenes,
haud ſcio quo pacto, in liene duntaxat iſtius ſpeciei doloris
mentionem fecit, nec audivit Hippocratem dicentem: *Et in
renem dolor gravis.* Verum hoc peccatum exiguum eſt; at
maximum, quod committere ſolet, nomina ſcribens caeteris
ſenſibus peculiaria, quemadmodum nunc de renibus quidem
auſteros dolores, de veſica vero adſtringentes; haec enim ſa-
porum ſunt nomina, qui lingua ut inſtrumento et guſtandi
ſenſu dignoscuntur. Generalius autem quiddam ſignificatur
per vocabulum adſtringens, particularius per auſterum et

Ed. Chart. VII. [416. 417.]　　　　Ed. Baf. III. (266.)

πρός τε τῆς αὐστηρὸν καὶ στρυφνόν· ἄμφω μὲν γὰρ στύφει,
μᾶλλον δὲ τὸ στρυφνὸν, οἷόν πέρ ἐστιν ἡ ὀμφακῖτις ὀνομα-
ζομένη κηκίς· αὐστηραὶ δ᾽ εἰσὶ καὶ ῥοαὶ πολλαὶ καὶ τὰ κυδώ-
νια μῆλα καὶ ἄλλα πάμπολλα τῶν ἐδωδίμων, ἀηδῆ γε μὴν
τὰ στρυφνὰ, μὴ ὅτι τὰ φάρμακα μόνον, καθάπερ ὑποκιστὶς
καὶ βαλαύστιον καὶ κηκὶς καὶ ῥοῦς, ἀλλὰ καὶ τῶν ἐδωδίμων
ὅσα τοιαῦτα. διόπερ οὐδὲ νοῆσαι δυνατόν ἐστιν, ὁποῖόν
τινα βούλεται τὸν αὐστηρὸν ἢ τὸν στρυφνὸν εἶναι πόνον ὁ·
Ἀρχιγένης, οὐ μᾶλλον ἢ τὸν κυανοῦν, [417] ἢ τὸν ἐρυθρὸν,
ἢ φαιὸν, ἤ τινα ἄλλον ἀπὸ τῶν χρωμάτων ὀνομαζόμενον.
ὅπερ δέ τις ἔλεγεν τῶν Ἀρχιγενείων διδασκάλων, ἐπισκέψα-
σθαι καιρός· ἐδόκει γὰρ αὐτῷ τὰς ἰδιότητας τῶν πόνων ἑρ-
μηνεύειν ὁ Ἀρχιγένης φιλοτιμούμενος, ἀῤῥήτους κατά γε
τἀληθὲς οὔσας, εἰς τὴν τοιαύτην ἀτοπίαν ἀφικνεῖσθαι τῶν
ὀνομάτων· οὐκ εἰδὼς ὅτι μία μὲν ἑκάστη τῶν ποιοτήτων ἐστὶ
ῥητὴ κατά τε τὴν ἀφὴν καὶ τὴν γεῦσιν, ἔνθα δ᾽ ἅμα πολ-
λαὶ ποιότητες ἐμφαίνονται κατὰ μίαν οὐσίαν, ἐνταῦθα καὶ
γενέσθαι συμβαίνει τὴν ἰδιότητα, καὶ μάλιστ᾽ ἐπὶ τῆς γεύσεως,

acerbum; quippe ambo adftringunt, fed magis acerbum, qua-
lis eſt omphacitis vocata galla; auſtera vero ſunt multa mali
punici genera, atque cydonia mala, ac alia complura eſui
apta; at acerba ſunt injucunda, non ſolum medicamenta,
veluti hypociſtis et balauſtium et galla et rhus, fed etiam
inter edulia quae ſunt hujusmodi. Quapropter excogitari
non poteſt, quem auſterum vel acerbum dolorem dicere vo-
luerit Archigenes, non magis quam caeruleum, aut rubrum,
aut fuscum, aut alium aliquem a coloribus nominatum.
Nunc autem quod dicebat doctor quidam ex Archigenis ſecta
tempus eſt conſiderare; cenſet enim, quum dolorum pro-
prietates Archigenes interpretari voluiſſet, quae re vera in-
effabiles ſunt, eum in hujusmodi nomina abſurda incidiſſe;
non intelligens unamquamque qualitatum ſive guſtabilem
ſive tactilem enunciari poſſe; ubi vero multae qualitates cir-
ca unam ſubſtantiam apparent, ibi et proprietatem fieri con-
tingere, idque maxime in guſtu, quum verbi gratia et ama-

ὁπόταν, εἰ τύχοι, καὶ πικρότητός τε καὶ γλυκύτητος αὐστη-
ρότητός τε καὶ δριμύτητος ἐμφαίνηταί τι κατὰ μίαν οὐσίαν·
ἰδιότης γάρ τις οὕτως γίνεται περὶ τὴν γεῦσιν, ἄῤῥητος μὲν,
εἴ τις ἐθέλοι δι' ἑνὸς ὀνόματος αὐτὴν δηλῶσαι, ῥητὴ δ', εἰ
καθ' ἑκάστην τῶν ποιοτήτων διέρχοιτο μετὰ τοῦ καὶ τὸ μᾶλ-
λόν τε καὶ ἧττον οὐκ ἀδύνατον εἶναι προσδηλοῦν. οὕτω δὲ
καὶ τὰς βοτάνας ἁπάσας τε καὶ τὴν ἄλλην ὕλην ἐδήλωσαν οὐκ
ὀλίγοι τῶν ἰατρῶν, ἐξηγούμενοι τῶν ποιοτήτων ἑκάστην,
ὅσαι ταῖς ἑρμηνευομέναις οὐσίαις ὑπάρχουσιν. ὥστε καὶ ὁ
Ἀρχιγένης, εἰ μὲν ἑνὶ περιλαβεῖν ὀνόματι τὴν ὅλην ἰδιότητα
τῆς οὐσίας ἐπεχείρει, παντάπασιν ἀμαθὴς ὑπῆρχεν, ὅπερ οἱ
προσήκει λέγειν ἐπ' Ἀρχιγένους· εἰ δὲ τὰς ἁπλᾶς ποιότητας,
αὗται μὲν οὐκ εἰσὶν ἄῤῥητοι, τὸ δὲ ποσὸν ἐν αὐταῖς ἄῤῥη-
τον μὲν ἀκριβεῖ μέτρῳ, ῥητὸν δ' ὡς ἐν πλάτει. οὔκουν ἔτι
χρὴ μηκύνειν, πεφηνυίας σαφῶς τῆς ἰδέας τῶν λόγων ᾗ χρῆ-
σθαι δεῖ τὸν ἑρμηνεύειν ἐπιχειροῦντα τῶν αἰσθητῶν πραγμά-
των ὁτιοῦν. ἴδια μὲν γὰρ ἔχομεν ἁπασῶν τῶν ἁπτῶν ποιο-
τήτων ὀνόματα, καθάπερ γε καὶ τῶν γευστῶν· ἴδια δὲ τῶν

rituudo et dulcedo et aufteritas et acrimonia in una fubftantia
quaedam apparet. Sic enim in guftu proprietas quaedam
oritur, ineffabilis illa quidem, fi quis unico nomine ipfam ex-
plicare tentaverit; fed quae dici tamen poteft, fi per fingu-
las qualitates difcurrat, eo addito, quod et magis et minus
declarare haud impoffibile eft. Ita et herbas univerfas et
reliquam quoque materiam enarraverunt medicorum non
pauci, fingulas qualitates, quae enunciatis rebus infunt, ex
plicantes. Ergo Archigenes, fi univerfam fubftantiae pro-
prietatem unico nomine comprehendere volebat, indoctus
omnino erat, quod de Archigene nequaquam fentiendum eft;
fi autem fimplices qualitates, ipfae quidem ineffabiles non
funt, earum vero quantitas exacta quidem menfura ineffabi-
lis eft, fub latitudine tamen explicari poteft. Igitur longiori
fermone uti non oportet, quum ea fermonum fpecies ob ocu-
los jam fit pofita, qua uti debet is, qui quamlibet rerum fen-
filium interpretari aggreditur. Nam omnium tactilium
qualitatum propria habemus nomina, ut et guftabilium; pro-

ὁρατῶν, ὥσπερ καὶ τῶν ἀκουστῶν, καὶ χρῆσθαι προσήκει
πᾶσιν αὐτοῖς, ὡς ἔϑος ἐστὶν τοῖς Ἕλλησι, μήτε στύφοντα
μήτ᾽ αὐστηρὸν ὀνομάζοντα πόνον, ἴδιαι γὰρ αὗται χυμῶν
(267) προσηγορίαι. καὶ πάμπολλοι πρὸ Ἀρχιγένους ἰατροὶ
τὰς διαφορὰς τῶν πόνων γράψαντες οὐκ ἐτόλμησαν ἑτέροις
ὀνόμασι χρήσασθαι τῶν συνηθῶν, ἃ καὶ παρ᾽ αὐτῶν τῶν κα-
μνόντων ἐστὶν ἀκοῦσαι· καὶ γὰρ οὕτως ἀλγεῖν ποτε λέγουσιν,
ἅς ὑπὸ βελόνης νύττεσθαι δοκεῖν· οὕτως αὖ πάλιν, ὡς ὑπὸ
τρυπάνου τιτρᾶσθαι καὶ θλᾶσθαι δοκεῖν καὶ διασπᾶσθαι καὶ
τείνεσθαι καὶ ἀνασπᾶσθαι καὶ κατασπᾶσθαι, καὶ βάρους τι-
νὸς αἴσθησιν ἔχειν, ἐνίοτε μὲν ἐκκρεμαμένου τῶν ὑπερκειμέ-
νων, ἐνίοτε δ᾽ ἐγκειμένου τοῖς περιέχουσιν. τὰ μὲν οὖν τοι-
αῦτα πάντα συνετά, στύφοντες δὲ καὶ στρυφνοὶ καὶ αὐστηροὶ
πόνοι τῶν ἀσυνέτων τε ἅμα καὶ ἀχρήστων εἰσίν· ὅπερ ἐχρῆν
ἐννενοηκέναι τὸν Ἀρχιγένην, διδάσκειν γε βουλόμενον ἡμᾶς
διαγνωστικοὺς γίνεσθαι τῶν πεπονθότων τόπων. εἰ μὴ γὰρ
ἐξ ὧν οἱ κάμνοντες αὐτοὶ λέγουσι διαγνωσόμεθα, λῆρος ἂν
εἴη μακρὸς ὁ περὶ τῶν ἀλγημάτων λόγος· εἰ δὲ παρ᾽ ἐκείνων

pria quoque vifibilium, ut et audibilium; atque omnibus iis
Graecorum more uti debemus, et neque adftringentem neque
aufterum nominare dolorem; nam hae faporum propriae funt
appellationes. Ac plurimi medici ante Archigenem, quum
dolorum differentias confcriberent, haudquaquam aufi funt
a confuetudine in nominum ufu recedere, quae ab ipfis la-
borantibus audire licet; etenim ita fe dolere interdum aiunt,
ut acu pungi fibi videantur; ac rurfus veluti terebro perfo-
rari et contundi fefe et divelli et tendi et retrahi et detra-
hi, et gravitatis cujusdam fenfum percipere, qua interdum
fuperjacentium partium aliqua fuspendi videtur, interdum
vero circumdantibus incumbere. Igitur hujusmodi omnia
intelligi poffunt; adftringentes vero et aufteri et acerbi do-
lores inter ea quae non percipiuntur ac inutilia funt. Quod
intelligere debuit Archigenes, quum docere nos vellet, quo-
modo locos affectos poffimus cognofcere; nam omnis, qui
de doloribus habetur fermo, longae nugae funt, nifi ex iis,
quae laborantes ipfi dicunt, eos dignoverimus; ergo fi ab

χρὴ πυνθάνεσθαι, τίνα τρόπον ἀλγοῦσι, λέγουσι δ᾿ οὐδέ-
ποτε στρυφνὸν ἢ αὐστηρὸν ἢ ἀτειρὸν ἢ ὅλκιμον πόνον, πάλιν
ἄχρηστος τοιαύτη διδασκαλία. καὶ μὲν δὴ καὶ κατ᾿ ἐκεῖνον
τὸν λόγον, ἐν ᾧ φασι τὰς ἰδιότητας τῶν πόνων ἐπιχειρεῖν ἑρ-
μηνεύειν τὸν Ἀρχιγένην, τὸ τῆς τοιαύτης διδασκαλίας ἀδύ-
νατόν τε ἅμα καὶ ἄχρηστον ἐμφαίνεται. πρῶτον μὲν ἄῤῥη-
τός ἐστιν ἡ ἰδιότης πᾶσα κατ᾿ αὐτούς· εἰ δὲ τοῦτο, πάν-
τως δήπου καὶ ἀδύνατον εἰς διδασκαλίαν ἐλθεῖν, ὡς ἂν
[418] μόνοις γινωσκομένην τοῖς αἰσθητῶς αὐτὴν ἐγνωκόσιν.
ἔπειτα δὲ καὶ ἄγνωστος ἡμῖν τοῖς μὴ πεπονθόσιν ἐστὶν, εἰ μὴ
ἄρα πάντ᾿ ἔπαθεν ὁ Ἀρχιγένης τὰ τοῦ σώματος μόρια· κᾂν
συγχωρηθῇ δὲ τοῦτο, τίς ἂν πιστεύσειεν ὅτι καὶ πάντα τὸ
καθ᾿ ἕκαστον μόριον ἔπαθεν εἷς ἄνθρωπος; ὑποκείσθω δ᾿, εἰ
βούλει, καὶ τοῦτο, καίτοι γ᾿ ἀδύνατόν ἐστιν· ἀλλ᾿ ὅτι κατὰ
τὴν μήτραν οὐκ ἔπαθεν ὁ Ἀρχιγένης ἄντικρυς· δῆλον· καὶ
μὴν καὶ τὰς κατ᾿ αὐτὴν ἰδιότητας γράφει, μόναις ταῖς πε-
πονθυίαις γυναιξὶν γιγνωσκομένας· ὥστέ με νὴ τοὺς θεοὺς
ἀπορεῖν πολλάκις, ἐκ τίνος ποτὲ λογισμοῦ τὴν ἀλλόκοτον

ipſis, quomodo doleant, discere oportet; nunquam vero di-
cunt acerbum, aut auſterum, aut atrocem, aut holcimon do-
lorem, rurſus inutilis erit hujusmodi doctrina. Praeterea
ex eo ſermone, quo dicunt Archigenem interpretari velle do-
lorum proprietates, haec docendi ratio tum impoſſibilis tum
inutilis eſſe plane videtur. Primum ipſis auctoribus omnis
proprietas enunciari non poteſt; quod ſi ita ſit, omnino fie-
ri non poteſt, ut docendo tradatur, utpote quam ii duntaxat noscant, qui ſenſiliter ipſam percepere. Deinde nobis
ignota eſt eam non paſſis, niſi ſortaſſe Archigenes omnes cor-
poris partes habuerit affectas; quod licet conceſſum ſit, quis
tamen crediderit unum hominem omnes ſingularum partium
affectus ſuiſſe expertum? Supponatur autem, ſi volueris,
hoc quoque, quanquam impoſſibile eſt; at uteri affectus nun-
quam percepiſſe Archigenem plane conſtat; nihilominus
hujus proprietates conſcribit, quae a ſolis mulieribus experi-
tis dignoscuntur; ut admirer, ita me dii ament, ſaepenume-
ro, ex qua tandem ratiocinatione abſurdam hanc doctrinam

118 *ΓΑΛΗΝΟΤ ΠΕΡΙ ΤΩΝ ΠΕΠΟΝΘ. ΤΟΠΩΝ*

Ed. Chart. VII. [418.]   Ed. Baf. III. (267.)

ταύτην ἐπετήδευσεν διδασκαλίαν, ἣν εἰ καὶ ἀληθεύειν τις ὑπό-
θοιτο, τό γε χρήσιμον οὐχ οἷόν τε συνυποθέσθαι, μηδενὸς
τῶν νοσούντων ἑρμηνεύοντος ἃ πάσχει διὰ τῶν Ἀρχιγενείων
ὀνομάτων· ἀσᾶσθαι μὲν γὰρ λέγουσι τὸν στόμαχον ἔνιοι
τῶν νοσούντων, ὅπέρ ἐστιν ἡμῖν διὰ τὸ πεπονθέναι σαφῶς
δῆλον· ὥσπέρ γε καὶ τὸ ἀλύειν, καὶ γὰρ καὶ τοῦτο τῷ πε-
πονθέναι δῆλον· αὐστηρὸν δὲ πόνον, οὐδ᾽ εἰ πεπονθώς τις
εἴη, νοῆσαι δύναται λεγόμενον ὑπ᾽ Ἀρχιγένους, ὡς ἂν οὐκ
εἰδὼς καθ᾽ ὅτου ποτε πράγματος ἐπιφέρει τοὔνομα. τὸν μὲν
γὰρ νυγματώδη καὶ διατείνοντα καὶ τοὺς ὁμοειδῶς αὐτοῖς
λεγομένους, ἔτι δὲ μᾶλλον τὸν σφοδρὸν καὶ τὸν ἰσχυρὸν
καὶ τὸν βίαιον καὶ τὸν συνεχῆ καὶ τὸν διαλείποντα νοοῦμεν
ἅπαντες, ὡς ἂν ὑπὸ συνηθῶν τε τῶν ὀνομάτων ἑρμηνευομέ-
νους αὐτούς τε γινομένους ὁσημέραι παμπόλλοις αὐστηρὸν
δὲ καὶ στύφοντα καὶ ἀτειρὸν καὶ ὅλκιμον οὔτε λέγει τις
οὔτ᾽ ἀκούων ἑτέρου λέγοντος νοεῖ. χρὴ δὲ καὶ τὸ πάθος
εἶναι κοινὸν καὶ τὴν δηλωτικὴν αὐτοῦ προσηγορίαν συνήθη
τοῖς ἀκούουσιν, ὥσπερ ἐπὶ τοῦ θλίβεσθαι τὸν στόμαχον,

collegerit; quam etiamſi quis veram ponat, at utilitatem ex
ea manantem ponere ſimul non poteſt, nullo infirmo ſuos
affectus per Archigenica nomina interpretante. Nam non-
nulli laborantium faſtidire ſtomachum ajunt, quod nobis qui
ita fuerimus affecti, notum eſt; ſicut etiam moeſtitia torque-
ri, etenim etiam hoc manifeſtum, quia paſſi ſumus; at vero
auſterum dolorem ab Archigene dictum, etiamſi quis fuerit
paſſus, intelligere non poteſt, utpote nescius, cuinam rei
nomen hoc adaptaverit. Nam punctorium et diſtendentem
atque eos, qui ipſis conformiter nominantur, atque etiam
magis vehementem et fortem et violentum et continuum et
intermittentem omnes novimus, ut qui per nomina conſueta
enarrantur et quotidie plurimis eveniunt; at auſterum et
adſtringentem et atrocem et holcimon nemo profert, neque,
ſi quis proferat, intelligit. Oportet autem et affectum eſſe
communem et appellationem ipſum declarantem auditoribus
conſuetam, ut quum ſtomachum premi dicimus, quod plu-

BIBΛION B. 119

Ed. Chart. VII. [418.]   Ed. Baf. III. (267.)

ὃ δὴ λέγουσιν πάμπολλοι τῶν ἀνθρώπων. οὕτως γὰρ οἷον
ἔξωθέν τινος ἐπικειμένου βαρέος ἡ αἴσθησις ἡμῖν γίνεται
πολλάκις ἔν τισι διαθέσεσιν τοῦ στόματος τῆς κοιλίας, ὃ δὴ
καταχρώμενοι προσαγορεύουσι στόμαχον οὐχ οἱ πολλοὶ τῶν
ἀνθρώπων μόνον, ἀλλὰ καὶ τῶν ἰατρῶν οἱ δοκιμώτατοι.
καὶ μὴν καὶ κατὰ δεξιὸν ὑποχόνδριον ἐν τῷ σφοδρότερον ἀνα-
πνεῖν αἴσθησίς ποθ᾽ ἡμῖν βάρους γίνεται, κἀπειδὰν χωρὶς
πυρετοῦ συμβῇ τοῦτο, δυοῖν θάτερον, ἢ ἔμφραξίν τινα κατὰ
τὸ ἧπαρ ἢ σκιῤῥώδη διάθεσιν, ἢ γένεσιν ἀποστήματος εἶναι
λογιζόμεθα, καθάπερ ὅτ᾽ ἂν φλεγμονὴ ᾖ, πυρετὸν ἐξ ἀνάγ-
κης ἕπεσθαι. πάντα μὲν οὖν τὰ τοιαῦτα καὶ ῥητὰ καὶ
σαφῆ καὶ γνώριμα πᾶσι τοῖς πρὸ Ἀρχιγένους ἰατροῖς ἐστιν,
ἄνευ τῶν ἀλλοκότων ὀνομάτων διδασκόμενα τῆς δ᾽ Ἀρ-
χιγένους διδασκαλίας ἴδιον ἐξαίρετόν ἐστιν οὐ πραγμά-
των ὑφήγησις καινῶν, ἀλλ᾽ ὀνομάτων οὐδὲν πρᾶγμα δη-
λούντων. τοιούτων ὀνομάτων καὶ τὴν περὶ τῶν σφυγμῶν
ἐπλήρωσε πραγματείαν, οὐδ᾽ αὐτὴν δεομένην μεταφορᾶς

rimi dicunt homines. Sic enim faepenumero fenfu affici-
mur, qualem extrinfecus onus aliquod incumbens inducere
poteft, in nonnullis oris ventriculi affectionibus, quod per
abufionem non folum populares, fed probatiffimi quoque
medici ftomachum appellant. Quinetiam inter vehemen-
ter refpirandum nonnunquam gravitatem in dextro hy-
pochondrio fentimus; idque fi citra febrem eveniat, duorum
alterum, aut obftructione aut fcirrhofa affectione hepar la-
borare, aut abfceffus generationem imminere conjicimus;
veluti, quum inflammatione infeftatur, febrem comitari ne-
ceffe eft. Itaque omnia hujusmodi et dici poffunt et mani-
fefta funt et omnibus medicis Archigene prioribus nota, at-
que fine abfurdis illis nominibus doceri poffunt. Archige-
nis vero doctrina hoc habet peculiare et proprium, non no-
varum rerum, fed nominum rem nullam declarantium, in-
troductionem. Tractationem de pulfibus hujusmodi quo-
que nominibus implevit, neque ipfam, ut in commentariis

Ed. Chart. VII. [418. 419.]   Ed. Baf. III. (267.)

ὀνομάτων ἀκύρων, ὡς ἐπεδείξαμεν ἐν τοῖς περὶ σφυγμῶν
ὑπομνήμασιν.

Κεφ. ε΄. [419] Ἐγὼ δ᾽ ἠξίουν ᾿Αρχιγένη μετὰ το-
σούτους ἰατροὺς γεγονότα προσθεῖναί τι τῇ σαφηνείᾳ τῆς
διδασκαλίας, οὐκ ἀφελεῖν τοσοῦτον, ὡς μηδ᾽ ἡμᾶς αὐτοὺς
νοεῖν ἃ λέγει, γεγηρακότας ἐν τοῖς ἔργοις τῆς τέχνης. ὅπερ
οὖν ἐκεῖνον ἐχρῆν πεποιηκέναι, τοῦτ᾽ ἐγὼ πειράσομαι πρᾶξαι,
καὶ δεῖξαι μὲν πρῶτον ἐν τῷ καθόλου τὴν μέθοδον ᾗ προσή-
κει χρώμενον αὐτόν θ᾽ εὑρίσκειν τοὺς πεπονθότας τόπους,
ἑτέροις δὲ τὴν ὁδὸν ὑφηγεῖσθαι. μέθοδος μὲν οὖν ἐστιν, ὡς
κἂν τῷ πρὸ τούτου λέλεκται βιβλίῳ, τοιάδε. πρῶτον ζη-
τῆσαι χρή, πότερον ἴδια σημεῖα καθ᾽ ἕκαστον τόπον, ὅπως
ἂν πάσχῃ, δυνατὸν εὑρεῖν ἐστιν, ἢ καθ᾽ ἕκαστον τῶν παθῶν
ἀλλοιοῦται. δεύτερον ἐπὶ τῷδε, πότερον ἑκάστου τῶν πα-
θῶν ἴδια σημεῖά ἐστιν, ἢ καθ᾽ ἕκαστον μόριον ὑπαλλάττεται,
καὶ χρὴ τόπου τε ἅμα καὶ πάθους μνημονεύσαντας λέγειν
ἐφεξῆς τὰ σημεῖα· καθάπερ, εἰ τύχοι, φλεγμονῆς τοῦ πνεύμο-
νος, ὅτι δύσπνοια μετὰ στενοχωρήσεως, ὡς πνίγεσθαι δοκεῖν,

de pulſibus oftendimus, impropriorum nominum metaphora
indigentem.

Cap. V. Ego vero vellem Archigenem tantorum me-
dioorum ſucceſſorem aliquid perſpicuitati doctrinae addi-
diſſe, non ea ita obſcuraſſe, ut ne nos quidem ipſi, qui in
artis operibus jam ſenuimus, dicta ipſius intelligere valeamus.
Quod igitur illum egiſſe decebat, id nos praeſtare nitemur,
atque in primis in univerſum oftendere methodum, qua uſum
oportet et ipſum affectos locos invenire et caeteris viam
oftendere. Igitur, ut in priore libro dictum jam eſt, metho-
dus hujusmodi eſt. Quaerere primum oportet, utrum ſin-
gulorum locorum propria ſigna, quomodo afficiantur, inve-
niri poſſint, an per ſingulos affectus alterentur; deinde
utrum ſingulorum affeotuum propria ſint ſigna, an in quali-
bet parte varientur, atque ita oporteat et loci et affectus non
immemores, deinceps ſigna dicere; veluti, ſi velis, pulmo-
nis inflammationis tantam ſpirandi difficultatem cum angu-

ἀνακαθίζειν τε διὰ τοῦτ' ἐπιχειρεῖν, ὅπερ ὀρθόπνοιαν ὀνομά-
ζουσιν· ἀλλὰ καὶ ὅτι θερμῆς αἰσθάνονται τῆς ἐκπνοῆς, καὶ
μᾶλλον ὅτ' ἂν ἐρυσιπελατώδης ἡ φλεγμονὴ συστῇ, διόπερ
ἐπὶ πλέον ἐκφυσῶντες παρηγοροῦνται, καὶ πλεῖστον ἀέρα ψυ-
χρὸν εἰσπνεῖν ἐπιθυμοῦσιν, ἀναπτύουσί τε μετὰ βηχὸς κε-
χρωσμένον τὸ πτύελον ἄλλοτ' ἄλλῳ χρώματι· καὶ γὰρ ἐρυ-
θρὸν ἐνίοτε καὶ ξανθὸν καὶ πυῤῥὸν ἀφρῶδές τε καὶ μέλαν
καὶ πελιδνὸν φαίνεται· καὶ μέντοι καὶ βάρους τινὸς ἐγκειμέ-
νου τῷ θώρακι πολλάκις αἰσθάνονται, καὶ διήκει εἰς αὐτὸν
ἐκ τοῦ βάθους ἄλγημα κατά τε τὸ στέρνον καὶ τὴν ῥάχιν·
ἔτι τε πρὸς τούτοις ὀξέως μὲν πυρέττουσι, σφυγμὸν δὲ
ἔχουσιν ὁποῖον ἐν τοῖς περὶ σφυγμῶν εἴπομεν. οὕτω δὲ
κἀπὶ τοῦ τὰς πλευρὰς ὑπεζωκότος ὑμένος, ἐπειδὰν φλεγμαίνῃ,
πυρετὸς μὲν ὀξὺς ἅμα τῷ ἰδιώματι τῶν λελεγμένων σφυγμῶν
κατὰ τὴν περὶ τῶν σφυγμῶν πραγματείαν, ἄλγημα δὲ νυγμα-
τῶδες ἅμα δυσπνοίᾳ καὶ πτυέλῳ κεχρωσμένῳ παραπλησίως
τοῖς περιπνευμονικοῖς ἐπιφαίνεται τὰ πολλά. τὸ μὲν οὖν
δυσπνοεῖν ἀμφοτέροις τοῖς πάθεσιν, διὰ τὸ πεπονθὸς μόριον

ſtia, ut ſuffocari videantur, ac ideo recti ſedere conentur,
quem affectum orthopnoeam nominant; quinetiam calidam
ſentire expirationem, idque magis, ſi eryſipelatodes fuerit
inflammatio; quocirca, ubi plurimum efflant, juvari, ac plu-
rimum aerem frigidum attrahere concupiscere· atque inter
tuſſiendum ſputum expuere modo hoc, modo alio calore in-
fectum, ut interdum rubrum, flavum aut rufum ac ſpumo-
ſum quoque et nigrum et lividum appareat; inſuper gravi-
tatis cujusdam thoraci incumbentis ſenſum ſaepenumero per-
cipere, ac dolorem ex imo ad ipſum pervenire et ad ſternum
et ad ſpinam; praeterea acutam eſſe ipſis febrem, pulſum
vero habere qualem in libris de pulſibus diximus. Sic ubi
membrana coſtas ſuccingens inflammata eſt, acuta febris in-
feſtat, cum pulſus ea, quam in commentariis de pulſibus di-
ximus, proprietate; dolor autem punctorius una cum ſpiri-
tus difficultate magna ex parte apparet, cum ſputo colore
infecto, peraeque ac in peripneumonicis. Igitur utrosque
affectus ſpirandi difficultas neceſſario comitatur quod affecta

Ed. Chart. VII. [419. 420.]   Ed. Baf. III. (267. 268)

ἀναπνευστικὸν ὑπάρχειν, ἐξ ἀνάγκης ἕπεται· τὸ δὲ πυρέττειν διά τε τὸ πάθος γίνεται καὶ τὴν θέσιν· ἐγγὺς μὲν τῆς καρδίας ὅ τε ὑπεζωκὼς καὶ ὁ πνεύμων, θερμὸν δὲ πάθος ἡ φλεγμονή. οὕτω δὲ καὶ τὸ βήττειν μὲν ὡς ἀναπνευστικοῖς ὑπάρχει, τὸ δὲ ἀνα(268)πτύειν τι διὰ τὸ πάθος γίνεται· δέδεικται γὰρ ἐξ ἐπιρρόης αἵματος φλεγμονὴ πᾶσα γινομένη, διόπερ ἐὰν μὲν χολωδέστερον ᾖ τὸ αἷμα, ξανθὸν, ἢ ὠχρόν ἐστι τὸ πτυόμε- νον· ἐὰν δὲ φλεγματικώτερον, ἀφρῶδές τε καὶ λευκόν· ἐὰν δὲ μελαγχολικώτερον, ἤτοι μέλαν, ἢ πελιδνόν· ἐὰν δὲ μηδὲν τούτων, ἐρυθρόν. ἔτι δὲ τῇ μὲν πλευρίτιδι πλεονάκις τὸ χολωδέστερον, τῇ δὲ περιπνευμονίᾳ τὸ φλεγματικώτερον πτύσμα συνέπεται· δέδεικται γὰρ ἡμῖν καὶ περὶ τούτου. τὸ δὲ διὰ τῆς τραχείας ἀρτηρίας ἀναφέρεσθαι τὰ περιττώματα τῶν φλεγμαινόντων μορίων διά τε τὴν θέσιν αὐτῶν γίνεται καὶ διάπλασιν· ἐκροὴν γὰρ ἔχουσι ταύτην μόνην. γαστρὶ δὲ διττοὶ μὲν πόροι, μᾶλλον δ᾽ ἐπιπολάζει τε [420] καὶ ἀνεμεῖ- ται τὰ κατ᾽ αὐτὴν μοχθηρὰ, τὰ δ᾽ ἐκ τῶν ἐντέρων διαχωρεῖ- ται· καθάπερ γε τὰ μὲν ἐκ νεφρῶν καὶ κύστεως οὐρεῖται,

pars spiritus fit instrumentum; oritur autem febris et propter affectum ipsum et propter situm; *nam* et pulmo et succingens costas membrana prope cor consistunt, inflammatio vero calidus affectus est; sic etiam tussis ipsis, ut spirabilibus, inest; sed quod aliquid expuatur, id ob affectum fit; ostendimus enim omnem inflammationem ex affluxu fieri sanguinis; quapropter, si bi- liosior fuerit sanguis, flavum aut pallidum erit sputum; si pituitosior, spumans et candidum; si magis melancholicus, aut nigrum, aut lividum; si nihil horum, rubrum. Prae- terea in pleuritide saepenumero magis biliosum; in peripneu- monia vero magis pituitosum sputum sequitur, nam et de hoc nobis declaratum est. Quod autem inflammatarum par- tium excrementa per asperam arteriam sursum ferantur, ob situm et conformationem fit; hoc enim emissarium solum ha- bent. Ventriculus vero duos quidem habet meatus, sursum tamen potius feruntur et evomuntur quae sunt in ipsomet prava; quae vero ab intestinis, dejiciuntur; ut et quae a re-

τὰ δ᾽ ἐξ ἐγκεφάλου διὰ ῥινῶν μὲν μάλιστα, ποτὲ δὲ καὶ διὰ
οὐρανίσκου καὶ ὑπερῴας καὶ ὤτων ἐκκενοῦται. τὰ γνω-
ρίσματα οὖν τῶν πεπονθότων τόπων ἀπὸ συμπτωμάτων εἰ-
σὶν, ἀπό τε τῆς βεβλαμμένης ἐνεργείας καὶ τῆς τῶν ἐκκρινο-
μένων ποιότητος, ἔτι δὲ τῶν παρὰ φύσιν ὄγκων, ἢ ἀλγημά-
των, ἢ ἀχροίας τινὸς ἑπομένης, ἤτοι δι᾽ ὅλου τοῦ σώματος,
ἢ καθ᾽ ἕν τι μόριον, ἢ δύο, μάλιστ᾽ ὀφθαλμούς τε καὶ γλῶτ-
ταν· ἔξωθεν δὲ τούτων ἐστὶ τὰ κατὰ τὴν ἰδίως ἂν ὀνομα-
σθεῖσαν, εἴ τις βούλοιτο, συμπάθειαν, ὡς ἐν τῷ πρώτῳ λέ-
λεκται γράμματι. νυνὶ δέ μοι καιρὸς εἶναι δοκεῖ γυμνάσαι
τοὺς ἑταίρους, ὧν ἀξιωσάντων γράφεται ταῦτα. γυμνάσιον
δ᾽ ἅπαν γίνεται διὰ τῶν κατὰ μέρος ὑπὸ τὴν αὐτὴν μέθοδον
ἀγομένων. ἔστι δὲ χρησιμώτατον, ὡς πολλάκις ἐπιδέδεικ-
ταί μοι, τὸ τοιοῦτο τῆς διδασκαλίας εἶδος, ὡς αἵ γε μέ-
θοδοι μόναι γνωσθεῖσαι χωρὶς τοῦ πολυειδῶς γυμνάσασθαι
κατ᾽ αὐτὰς ἀδυνατοῦσι τελείους ἐργάσασθαι τοὺς μανθά-
νοντας. ἄνωθεν μὲν οὖν εἰπόντες τὴν μέθοδον, ἐπὶ τὸ
γυμνάσιον ἴωμεν. ἐπισκέπτεσθαι χρὴ πρῶτον μὲν, εἴ τις

nibus et veſica, mictu excernuntur; quae a cerebro, per na-
res praecipue, nonnunquam vero per palatum et aures va-
cuantur. Indicia igitur locorum affectorum a ſymptomatis
ſunt, ab actione laeſa et excrementorum qualitate et a tumo-
ribus praeter naturam et doloribus et a colore vitiato quo-
dam ſequente vel in univerſo corpore, vel in una quapiam
parte, vel duabus, maxime in oculis et lingua; extra ho-
rum numerum ſunt quae colliguntur ex ea, quae proprie
ſympatheia, ſi velis, appellabitur, ut in primo libro jam di-
ximus. At nunc mihi tempus eſſe videtur, ut amicos, quo-
rum petitioni obtemperans haec ſcribo, ad exercitationem
inducam. Fit autem exercitatio omnis, quum particularia
ſub eandem viam et rationem ducuntur. Hujusmodi autem
doctrinae ſpecies, ut perſaepe oſtendimus, eſt utiliſſima,
quippe viae et rationes, ubi ſolae ſine multiplici ſecundum
ipſas exercitatione cognoscuntur, haudquaquam poſſunt per-
fectos efficere discipulos. Altius igitur methodum repeten-
tes ad exercitationis modum accedamus. In primis quidem

ἐνέργεια βέβλαπται, σὺν αὐτῇ γὰρ ἀνάγκη πεπονθέναι τὸ τῆς
ἐνεργείας ἴδιον ὄργανον. εἶθ᾽ ἑξῆς εὔπερ εὕροις βεβλαμμένην
τὴν ἐνέργειαν, ἐπὶ τὸν τρόπον τῆς βλάβης ἀφικόμενος ἐπι-
σκέπτου, τίνος ἐστὶ πάθους ἴδιον. ἐπὶ τοῖσδε σκόπει τὸ πε-
πονθὸς μόριον, εἴ τιν᾽ ὄγκον ἢ ἄλγημα διασημαίνει, μὴ
παρέργως, ἀλλὰ μετὰ τοῦ συνεπισκοπεῖσθαι τὸ καθ᾽ ἕκαστον
αὐτῶν εἶδος· ἔμαθες γὰρ οὐ μόνον ὄγκων ἰδέας πλέονας,
ἀλλὰ καὶ τῶν ἀλγημάτων. εἶτ᾽ ἐπισκόπει τὰ περιττώματα
τοῦ πεπονθότος μορίου, διὰ τίνος ἐκκενοῦται πόρου, θεώρει
τε μή τι τῆς οὐσίας τοῦ πεπονθότος ἐκκρίνεται μορίου· καὶ
μετὰ ταῦτα, πότερον ἄπεπτά ἐστι παντελῶς, ἢ μετρίως πέτ-
τεται τὰ περιττώματα αὐτοῦ· κἄπειτα τίνων μὲν ἐξ αὐτοῖ
συναπολαύει τὸ πᾶν σῶμα, τίνων δ᾽ ἐξαιρέτως μόρια ἄττα,
τὰ μέν τι κατὰ τὴν ἐνέργειαν αὐτῶν, τὰ δὲ κατὰ τὴν χρόαν
ἢ σχῆμα. φέρε γὰρ τινα καθ᾽ ὃν ἀναπνεῖ καιρὸν ἀλγεῖν ἐν
τῷ κατὰ τὰς νόθας πλευρὰς τόπῳ· μὴ προπετῶς ὑπολάβῃς
τοῦτον εἶναι πλευριτικόν, ἀλλὰ πρῶτον μὲν, εἰ ἀναπτύει τι
βήττων, ἄθρει· κεχρωσμένον γὰρ, ὡς εἴρηται, θεασάμενος,

intueri oportet, num actio aliqua fit laefa; nam cum ipfa
proprium actionis inftrumentum affici neceffe eft. Deinde,
fi actionem laefam effe perfpexeris, ad modum laefionis ac-
cedens confidera, ad quam affectionem proprie pertineat.
Poftea affectam partem nota, an tumorem, aut dolorem de-
claret, non perfunctorie, fed cujuslibet horum fpeciem in-
veftigando; didicifti enim non folum tumorum, verum etiam
dolorum quoque varias effe fpecies. Afpice praeterea af-
fectae partis excrementa, per quem meatum vacuentur; ac
vide, num aliquid fubftantiae affectae partis excernatur; poft-
ea etiam utrum omnino incocta fint ipfius excrementa, an
mediocriter cocta; ac tum, quibus ex ea univerfum corpus,
quibus privatim quaedam partes fruantur; quae partim ab
actione, partim a colore et figura deprehendes. Efto enim
ut quispiam inter refpirandum in notharum coftarum loco
doleat; noli protinus hunc effe pleuriticum fuspicari; fed in
primis quidem, an tuffiendo aliquid expuat, intuere; nam
fi coloratum id, ut dictum eft, videris, tum ipfum pleuriti-

ἐρεῖς εἶναι πλευριτικόν· εἰ δὲ μηδ᾿ ὅλως ἀναπτύει βήττων,
δύναται μὲν εἶναι καὶ οὗτος πλευριτικός, ἄπεπτον δὲ καὶ
στεγνὴν ἱκανῶς ἔχων τὴν φλεγμονὴν, ὡς μηδὲν ἔξω χαλᾷν·
ἐγχωρεῖ δὲ καὶ δι᾿ ἥπατος φλεγμονὴν ἀλγεῖν αὐτὸν ἐν τῷ λε-
γομένῳ χωρίῳ· τεινομένων γὰρ εἴσω τῶν ἀρτημάτων, οἷς
ἤρτηται πρὸς τὰς πλευρὰς ἐπ᾿ ἐνίων τὸ ἧπαρ, εἰς τὸν ὑπεζω-
κότα συμβαίνει τὴν ὀδύνην ἐξήκειν. ἀλλά γε σφυγμὸς οὐδὲν
ὅμοιον ἔχων ἐστὶν ἐπὶ φλεγμοναῖς ἥπατός τε καὶ τοῦ τὰς
πλευρὰς ὑπεζωκότος ὑμένος, οὐ μὴν οὐδὲ τὰ διὰ τῆς γαστρὸς
ἐκκρινόμενα παραπλήσια· πλὴν οὐκ ἀεὶ ταῦτα συνυπάρχει
φλεγμοναῖς ἥπατος, ἀλλ᾿ ἐν τοῖς καλουμένοις ἰδίως ἡπατικοῖς
πάθεσιν. οὐδὲν οὖν χεῖρον ἐφ᾿ ὧν μηδὲν ἐκκρίνεται γνώρισμα,
διὰ τῆς ἁφῆς ἐπισκοπεῖσθαι τὸ δεξιὸν ὑποχόνδριον, κἂν μη-
δεὶς ὄγκος εὑρίσκοιτο, μηδ᾿ οὕτως ἀφίστασθαι· δύναται γὰρ
ἐν τοῖς σιμοῖς ἡ φλεγμονὴ μόνοις εἶναι, δύναται δὲ καὶ κατὰ
τὰ κυρτὰ μὲν, ἀλλ᾿ οὐ [421] πάντα, μόνα δ᾿ ὅσα κατα-
κρύπτουσιν αἱ νόθαι πλευραί. μέγιστον οὖν ἀναπνεῖν ἐν
τῷδε κελεύειν τὸν κάμνοντα, καὶ πυνθάνεσθαι μή τινος

cum effe dices. Quod fi tuffiendo nihil omnino expuat, fieri
poteft, ut nihilominus pleuriticus fit ille, fed inflammatio-
nem habeat incoctam et ftrictam admodum, ut nihil foras
ejiciatur; fieri quoque poteft, ut ob hepatis inflammationem
dolor in jam dicta fede excitetur; intentis enim intro vin-
culis, quibus nonnullorum jecur coftis alligatur, contingit
dolorem ad fuccingentem *coftas membranam* pervenire.
Verum nequaquam fimilis eft pulfus in hepatis et membranae
coftas fuccingentis inflammatione; ac nec alvi quoque fedi--
menta fimilia funt, quanquam non in qualibet jecoris inflam-
matione haec adfunt, fed in affectibus hepaticis proprie no-
minatis. Igitur in quibus nihil excernitur, a quo indicium
fumi poffit, fatius fuerit hypochondrium dextrum tangere;
ac fi nullus appareat tumor, ne fic quidem defiftere. Nam
fieri poteft ut in fola fima hepatis parte fit inflammatio;
poteft etiam in gibbis partibus, fed non omnibus, verum iis
duntaxat exiftere, quae a nothis coftis conteguntur. Itaque
laborantem ut vehementer refpiret, monere oportet; dein-

αἰσθάνεται βάρους, ἤτοι γ᾽ ἐκκρεμαμένου τῶν ὑπερκειμένων,
ἢ ἐγκειμένου τοῖς περιέχουσιν· ἔστιν ὅτε γε μὴν οἷς ἐνταῦθά
ἐστιν ὁ παρὰ φύσιν ὄγκος, οὗτοι δυσπνοοῦσι τῇ στενοχωρίᾳ
τῶν φρενῶν, ἐρεθίζονταί γε καὶ πρὸς βραχείας βῆχας. βέ-
βαιον οὖν ἐπὶ τῶν τοιούτων ἐστὶ σημεῖον εἰς διάγνωσιν ὁ
σφυγμὸς μὲν ἐν ἅπαντι τῷ χρόνῳ τοῦ νοσήματος, ἐπὶ προή-
κοντι δ᾽ αὐτῷ καὶ τἄλλα συμπτώματα. καὶ γὰρ ἡ τῆς
γλώττης ἀλλοιοῦται χρόα καὶ ἡ παντὸς τοῦ σώματος ἐπὶ
ταῖς τοῦ ἥπατος κακοπραγίαις· ὥσπερ αὖ πάλιν αἱ βῆχες
αὐξάνονται, τῶν κατὰ θώρακα πασχόντων, ἐπιφαίνεταί τε
πάντως ἐν τῷ χρόνῳ τὰ μετὰ τῆς βηχὸς ἀναπτυόμενα. καθά-
περ οὖν ἡ δύσπνοια χωρὶς μὲν τοῦ πάσχειν τι τῶν ἀναπνευ-
στικῶν μορίων ἢ ὀργάνων ὁπωσοῦν οὐ δύναται γενέσθαι,
συμβαίνει δ᾽ ἐνίοτε νόσημα μηδὲν ἴδιον ἐν αὐτοῖς ὑπάρχειν,
ἀλλ᾽ ἤτοι κατασπωμένου τοῦ διαφράγματος ἢ θλιβομένου
δυσπνοεῖν τὸν ἄνθρωπον, οὕτως ἔχει κἀπὶ τοῦ τὸ τῆς ψυχῆς
ἡγεμονικὸν ἐν ἑαυτῷ περιέχοντος τόπου· κατὰ τοῦτον γὰρ
ἐπιστήμης τε καὶ δόξης ἁπάσης τε διανοήσεως συνισταμένης,

de interrogare, num gravitatem fentiat, aut fufpenfam a fu-
perioribus, aut incumbentem vicinis. Nonnunquam fane,
quibus illic eft tumor praeter naturam, ii difficulter fpirant
ob fepti transverfi anguftiam et ab exigua tuffi irritantur.
Ergo in hujusmodi affectionibus certum ad dignotionem fi-
gnum eft per omne tempus morbi pulfus; deinde tractu
temporis reliqua quoque fymptomata. Nam et linguae et
univerfi corporis color alteratur in pravis jecoris affectibus,
quemadmodum rurfus thorace affecto tuffes increfcunt, at-
que tempore omnino apparent ea, quae tuffiendo expuuntur.
Igitur quemadmodum fieri non poteft, ut illaefis omnino fpi-
randi tum partibus tum inftrumentis difficilis fiat refpira-
tio, accidit autem interdum ut nullo exiftente in ipfis pro-
prio morbo, fed transverfo fepto aut detracto aut oppreffo
homo difficulter fpiret, ita etiam ulu venit in fede princi-
pem in fe animae facultatem continente; nam quum et fci-
entia et opinio atque cogitatio omnis in ipfa confiftat, fi

ὅταν φαίνηταί τι τούτων βεβλαμμένον, εὐθέως ὑπολαμβάνο-
μεν ἔν τινι πάθει κἀκεῖνο ὑπάρχειν, ὅπου γε κἂν ἐν πλευρί-
τιδι, κἂν ἐν περιπνευμονίᾳ παραφρονήσῃ τις, οὐδείς φησι
διὰ τὴν πλευρὰν ἢ τὸν πνεύμονα γεγονέναι τὸ σύμπτωμα,
πάντες δ᾽ ἡγοῦνται συμπεπονθέναι τὸ μόριον ἐκεῖνο, καθ᾽ ὃ
τῆς ψυχῆς ἐστι τὸ ἡγεμονικὸν, καὶ ζητοῦσί γε τὸν τρόπον
τῆς συμπαθείας ὁμολογοῦντα δεῖξαι τοῖς ἰδίοις δόγμασιν·   ἐπ᾽
ἄλλων δὲ παθῶν οὐ συμπαθεῖν, ἀλλὰ πρωτοπαθεῖν φασιν
αὐτὸν, ὥσπερ ἐν ληθάργῳ καὶ φρενίτιδι· πανταχόθεν μέν τοι
πάσχειν, ἔνθα τῶν ἰδίων τις ἐνεργειῶν αὐτοῦ βέβλαπται·
λέγω δ᾽ ἰδίας ἐνεργείας, ἃς δι᾽ οὐδενὸς ἄλλου μορίου ποιεῖται,
καθάπερ δι᾽ ὀργάνου·   κατὰ μὲν γὰρ τὸν ἀληθῆ λόγον καὶ
βλέπειν αὐτὸ τοῦτο καὶ ἀκούειν ὑποληπτέον, ἀλλὰ δι᾽ ὀφθαλ-
μῶν μὲν βλέπειν, δι᾽ ὤτων δ᾽ ἀκούειν·   ἐννοεῖν μέντοι καὶ με-
μνῆσθαι καὶ λογίζεσθαι καὶ προαιρεῖσθαι, μήτ᾽ ὀφθαλμοῖς ἔτι
μήτ᾽ ὠσὶ μήτε γλώττῃ μήτ᾽ ἄλλῳ τινὶ προσχρώμενον·   ἀλλ᾽ εἰ
μὲν οὕτως ἐστὶ τὸ μόριον τοῦτο τῆς ψυχῆς ἐν τῷ περιέχοντι
σώματι, καθάπερ ἡμεῖς ἐν οἴκῳ τινὶ, τὴν μὲν ἀρχὴν ἂν ἴσως

harum aliqua laesa videatur, protinus ipfam quoque af-
fectu quopiam laborare arbitramur.   Nam etiamfi in pleu-
ritide vel peripneumonia delirium quoddam incidat, nemo
vel a cofta vel a pulmone proveniffe dixerit hoc fymptoma,
fed univerfi eam partem, in qua princeps animae facultas
refidet, fimul affectam effe putant, ac nituntur modum con-
fenfus fuis dogmatis conformem oftendere; verum in aliis
affectibus non confentire, fed primigenio ipfam affectu la-
borare aiunt, ut in lethargo et phrenitide; at undique affi-
ci, ubi propriarum ipfi actionum aliqua laeditur; proprias
autem actiones dico, quas per nullam aliam partem, ut per
inftrumentum, facit.   Nam re vera et videre illam et
audire exiftimandum eft; fed videre oculis et audire auri-
bus; at ut cogitet et reminifcatur et exiftimet et eligat, ne-
que oculis neque auribus neque lingua neque alia qua-
piam parte uti.   Sed fi haec animae pars ita eft in conti-
nente ipfam corpore, ut nos in domo aliqua, in primis

οὐδ᾽ ὑπονοήσαιμεν αὐτὸ βλάπτεσθαί τι πρὸς τοῦ χωρίου·
θεασάμενοι δὲ βλαπτόμενον ἐζητήσαμεν ἂν ὅπως βλάπτεται·
εἰ δ᾽ ὡς εἶδός τι τοῦ σώματός ἐστιν ἀχώριστον αὐτοῦ, συνε-
χωρήσαμεν ὑπὸ τῆς τοῦ δεδεγμένου σώματος ἀλλοιώσεως βλά-
πτεσθαι· διαστάντων δὲ τῶν φιλοσόφων περὶ αὐτοῦ, καὶ
(269) τῶν μὲν ὡς ἐν οἰκήματι περιέχεσθαι φασκόντων αὐτὸ,
τῶν δ᾽ ὡς εἶδος, ὅπως μὲν βλάπτεται, χαλεπὸν εὑρεῖν, ὅτι
δὲ βλάπτεται, τῇ πείρᾳ μαθεῖν ἔστι. ἐπί τε γὰρ τῶν ἀνα-
τιτραμένων τὸ κατεαγὸς ὀστοῦν τῆς κεφαλῆς, εἴ τις βιαιότε-
ρον ἐπιθλίψειεν, ἀναίσθητοί τε παραχρῆμα καὶ ἀκίνητοι γί-
νονται, καὶ εἰ φλεγμονή τις ἐπιγένοιτο, καὶ ταῦτα μὲν ἔστιν
ὅτε συμβαίνει· ἡ τῆς διανοίας οὖν βλάβη γίνεται διὰ παντός.
ἐγκαυθέντες δὲ σφοδρῶς τὴν κεφαλὴν οὐκ ὀλίγοι παρεφρό-
νησαν· ἰσχυραῖς τε πληγαῖς εἰς αὐτὴν γενομέναις ἐν τῷ πα-
ραχρῆμα πολλάκις ἠκολούθησε κάρος· ἕτερά τε πολλὰ τοιαῦτα
παθήματα περὶ τὴν κεφαλὴν συνιστάμενα σαφῶς φαίνεται
βλάπτοντα τὴν διάνοιαν, ὥστε καὶ τοὺς ἰδιώτας, ὅτ᾽ ἂν
παραφρονῇ τις, ἢ ὅλως ὁτιοῦν πάσχῃ κατὰ τὴν διάνοιαν,

fortasse nullam ei laesionem afferri putabimus a loco; quo-
niam vero ipfam laedi videmus, quomodo laedatur, effet
inveftigandum; fi vero ut forma quaedam corporis eft ab
ipfo infeparabilis, eam laedi non inficiaremur ob fufcipien-
tis ipfam corporis alterationem. At quia de hac re inter
philofophos pugna eft, et alii eam veluti in domicilio con-
tineri dicunt, alii vero ut formam, quomodo laedatur, in-
ventu perdifficile eft; quod vero laedatur, experientia dis-
cere licet. Etenim ubi fracto capitis offi terebra admove-
tur, fi quis vehementius premat, protinus fenfum omnem
et motum amittunt; tum fi inflammatio quaedam oriatur,
haec etiam evenire interdum contingit, mentis proinde lae-
fio perpetuo evenit. Praeterea nonnulli ex vehemente ca-
pitis uftione deliraverunt; atque per fortes ictus capiti ad-
actos faepenumero caros fequitur; multique alii affectus in
capite confiftentes mentem aperte laedere videntur, adeo
ut etiam populares, quum aut delirare aliquem aut mentem
quomodo libet affici confpiciunt capiti profpiciendum cen-

BIBΛION B. 129

Ed. Chart. VII. [421. 422.]   Ed. Baſ. III. (269.)

ἀξιοῦν προνοεῖσθαι τῆς κεφαλῆς. ὅτι μὲν οὖν ἀληθέστατόν
ἐστι, τὸ κατάρχον αἰσθήσεώς τε [422] καὶ κινήσεως τῆς καθ᾽
ὁρμὴν ἐν ἐγκεφάλῳ καθιδρῦσθαι, καὶ ὅτι τούτου σκεπάσματ᾽
εἰσὶν αἱ μήνιγγες, ἐν ἑτέροις ἐπιδέδεικται· νυνὶ δ᾽ ὅπως ἄν
τις χωρίσειε τὰ κατὰ πρωτοπάθειαν αὐτῷ συμβεβηκότα τῶν
κατὰ συμπάθειαν, ἐπισκεπτέον· ἴδιόν τε γὰρ τοῦτο τῆς προ-
κειμένης πραγματείας, ἥ τε χρεία πρόδηλος, εἴ γε πρῶτον
ἁπάντων ἐστὶν ὡς πρὸς τὰς ἰάσεις ἐπίστασθαι, τίνι χρὴ μο-
ρίῳ προσφέρειν τὰ βοηθήματα. πρὶν μὲν γὰρ ἰδίαν τινὰ
διάθεσιν ἐν ἐγκεφάλῳ γενέσθαι, κατὰ τὸ συμπάσχειν μόνον
αὐτοῦ βλαπτομένου, θεραπευθέντος τοῦ πρωτοπαθοῦντος,
οὐδὲν ἂν ἔτι καταλείποιτο τούτῳ σύμπτωμα· γενομένης δέ
τινος ἐν αὐτῷ μονίμου διαθέσεως ἐκ τῆς συμπαθείας, οὐ τῷ
πρωτοπαθήσαντι μόνῳ τὰ βοηθήματα χρὴ προσφέρειν, ἀλλὰ
καὶ τῇ κεφαλῇ· δι᾽ αὐτὸ δὲ τοῦτο καὶ τὸ διορίζειν ἀκριβῶς,
εἴτ᾽ ἐγκέφαλός ἐστιν ὁ πρωτοπαθῶν, εἴτε μήνιγγες, οὐ μεγά-
λην ἔχει τὴν χρείαν, ἑκατέρως τῇ κεφαλῇ προσφερομένων τῶν
βοηθημάτων. οὔκουν τοῦτο χρὴ μάλιστα σπουδάζειν, ἀλλὰ

ſcant. Verum enim vero quod principium ſenſus et motus
voluntarii vere ſedem ın cerebro habeat, et quod hoc a
meningibus contegatur, alibi demonſtratum eſt. Nunc ve-
ro quomodo quis distinguat affectus eius primitivos ab iis,
qui per conſenſum eveniunt, conſiderandum eſt; etenim id
propoſiti operis proprium eſt et manifeſta utilitas, quum ad
curationes primum omnium ſit, cuinam parti remedia ſint
adhibenda, cognoviſſe. Nam priusquam in cerebro pro-
pria ſit aliqua affectio, per ſolum conſenſum laeſo ipſo, ſi
ea pars quae primitivo affectu laborat, fuerit curata, nul-
lum in ipſo relinquitur ſymptoma; quod ſi ex conſenſu ali-
quis permanens factus in ipſo ſit affectus, tum non ſolum
parti, quae primitivo affectu laborat, ſed capiti quoque
remedia adhibere oportet. Ob hoc autem ipſum exacte de-
ſinire, utrum cerebrum an membranae ipſius primitive af-
ficiantur, haud magnam utilitatem afferre poteſt; utrobique
enim capiti auxilia adhibentur. Igitur huic rei maxime ſtu-

τὴν οὐσίαν τοῦ νοσήματος εὑρίσκειν, ὁποία τίς ἐστιν. εἰ
μὲν γὰρ ὑγρὸν εἴη, ξηραίνειν αὐτὸ προσῆκεν· εἰ δὲ ξηρὸν,
ὑγραίνειν· οὕτω δὲ καὶ τὸ μὲν ψυχρὸν θερμαίνειν, τὸ δὲ
θερμὸν ψύχειν. ἔτι δὲ καὶ εἰ κατά τινα συζυγίαν πεπόνθοι,
διὰ τῆς ἐναντίας συζυγίας αὐτὸ θεραπεύειν προσήκει, τὸ μὲν
ξηρὸν καὶ θερμὸν ὑγραίνοντα καὶ ψύχονται, τὸ δ᾽ ὑγρὸν καὶ
ψυχρὸν ξηραίνοντα καὶ θερμαίνοντα, κἀπὶ τῶν λοιπῶν
δυοῖν συζυγιῶν ἀνάλογον· οὕτω δὲ κἀπὶ τῶν ἄλλων ἁπάντων
νοσημάτων πράττειν, ὧν ἑκάστου τὴν ἰδέαν ἐν τῷ περὶ τῆς
τῶν νοσημάτων διαφορᾶς ἐδήλωσα γράμματι. παραπλησίας
οὖν τῆς θεραπείας γενομένης ἐπὶ τοῖς αὐτοῖς νοσήμασιν ἐγκε-
φάλῳ τε καὶ μήνιγξι, λογικὴ μᾶλλον ἡ ζήτησίς ἐστιν ἥπερ
εἰς τὰς ἰάσεις χρήσιμος, ἐν ὁποτέρῳ τὸ ἡγεμονικόν· οὐ μὴν
εἴ γε κατὰ τὴν καρδίαν ἐστὶν, ἀλλ᾽ ὅλῳ τῷ πράγματι διαφέ-
ρουσα. φέρε γὰρ ὑπὸ χολῆς ξανθῆς γίνεσθαι τὴν φρενῖτιν ἐν
τῷ σώματι τῆς καρδίας ἀθροισθείσης τε καὶ διασαπείσης, ἆρ᾽
οὐ ληρεῖν ἂν δόξειεν ὁ καταντλεῖν κελεύων ὀξυῤῥοδίνῳ τὴν κε-
φαλὴν, ἐνὸν, εἴπερ ἴαμα τὸ φάρμακον τοῦτο τῆς τὴν φρενῖτιν

dere non oportet, fed potius qualis morbi effentia fit, in-
venire; nam humidum exiccare, aridum humectare, frigi-
dum calefacere, calidum refrigerare opus eft, ac fi conju-
gatus fuerit affectus, per contrariam conjugationem ipfum
curare convenit, calidum et ficcum humectando et refri-
gerando, humidum frigidumque exiccando et calefaciendo,
atque in reliquis duabus conjugationibus ad proportionem,
ac in caeteris morbis omnibus ita facere, quorum unius-
cujusque fpeciem in libro de morborum differentiis perfe-
quuti fumus. Quum itaque in cerebro et meningibus iidem
morbi fimili curatione indigeant, logica magis quam ad cu-
rationem utilis eft quaeftio, in utro illorum contineatur
princeps animae facultas, non tamen an in corde fit, fed
tota re differens. Efto enim ut a flava bile in corde accu-
mulata et putredine affecta phrenitis excitata fit, nonne de-
lirare videbitur is, qui caput oxyrrhodino perfundere juf-
ferit, quum liceat, fi hoc praefidio phrenitidis caufa fanari

ἐργαζομένης αἰτίας ἐστὶ, μὴ κεφαλῆς, ἀλλὰ θώρακος αὐτὸ
καταχεῖν, μηδὲ τούτου παντὸς, ἀλλὰ κατ᾽ ἐκείνου μόνου τοῦ
μέρους, ἔνθαπερ ἡ καρδία τέτακται; ταῦτα μὲν οὖν καλῶς
ἡμῖν προδιώρισται, καὶ τὸ μὴ μόνον ἐπισκοπεῖσθαι τὸν πε-
πονθότα τόπον, ἀλλὰ καὶ τὴν βλάπτουσαν αἰτίαν αὐτόν.
οἷον εὐθέως, ἔστι μὲν δή που καὶ ἡ παραφροσύνη σύμπτωμα
τῆς κατὰ τὸν παραφρονοῦντα τόπον ἐνεργείας· ἔστι δὲ καὶ
τὸ κῶμα καὶ ὁ κάρος, ἀλλ᾽ ὑπὸ τῆς ἐναντίας αἰτίας γίνεται.
τὰς μὲν γὰρ ἀγρυπνίας τε καὶ παραφροσύνας θερμὸν τὴν
δύναμιν αἴτιον ἐργάζεται· τὰ δ᾽ ὑπνώδη τε καὶ κωματώδη
καὶ καρώδη πάθη πάντα ψυχρᾶς αἰτίας ἐστὶν ἔγγονα. καὶ
τοῦτ᾽ ἔνεστί σοι καταμαθεῖν ἐναργῶς ἀπὸ τῶν φαρμάκων
πρῶτον. ὅσα μὲν γὰρ αὐτῶν ἐστιν ψυχρὰ, ναρκοῖ καὶ κα-
ροῖ, τὰ θερμὰ δ᾽ ἔμπαλιν ἀγρύπνους τε καὶ πολυκινήτους
ἐργάζεται. καὶ τί δεῖ μνημονεύειν ἰσχυρῶν φαρμάκων, ὁρῶν-
τας ὁσημέραι τὰς μὲν θριδακίνας καὶ τὰ τῶν ποτίμων τε καὶ
θερμῶν ὑδάτων λουτρὰ καὶ οἴνου πόσιν ὕδατι μετρίως
κραθέντος ὕπνον ἐργαζόμενα, καθάπέρ γε καὶ τἄλλ᾽ ὅσα

poſſit, non capiti, ſed thoraci ipſum adhibere; neque huic
univerſo, ſed illi duntaxat ejus parti, in qua cor contine-
tur? Haec igitur recte a nobis ante definita ſunt, atque
hoc item, ut non ſolum affectum locum, verum etiam cau-
ſam ipſum oblaedentem, conſideremus. Ut exempli gra-
tia, delirium eſt ſymptoma actionis loci delirantis, eſt et
coma et ſopor, ſed a contrariis cauſis oriuntur. Nam vi-
gilias et deliria cauſa poteſtate calida efficit; at ſomnolenti
et comatoſi et veternoſi affectus omnes frigidae cauſae ſunt
ſoboles. Atque hoc tibi ex medicamentis primum manifeſte
diſcere licet; quae namque frigida ſunt ſtuporem ſoporem
que, calida vero contra vigilias et varias motiones indu-
cunt. Sed quid opus eſt vehementia medicamenta memo-
rare, quum quotidie videamus et lactucas et potabilium
calidarumque aquarum balneas et vini aqua modice diluti
potionem ſomnum inducere, reliquorum medicamentorum

132 ΓΑΛΗΝΟΥ ΠΕΡΙ ΤΩΝ ΠΕΠΟΝΘ. ΤΟΠΩΝ

Ed. Chart. VII. [422. 423.]   Ed. Baf. III. (269.)

πέφυκεν ὑγραίνειν τε καὶ ψύχειν, τὰ δ᾽ ἐναντία πάντα τὰς
ἀγρυπνίας; κατὰ τοῦτό γέ τοι καὶ ἡ λεπτὴ δίαιτα καὶ ὁ
ἄκρατος οἶνος ἀγρυπνητικά· πολὺ δὲ δὴ μᾶλλον, [423] ὅταν
ὁ ἄκρατος οἶνος ᾖ φύσει θερμὸς, ἢ παλαιὸς ἱκανῶς, οἷόν τι
συνέβη καὶ παρ᾽ ἡμῖν ποτε ἐν Περγάμῳ, καὶ κάλλιόν γ᾽ αὐτὸ
διηγήσασθαι δέ. γραμματικοῦ μὲν ἦν τὸ παιδάριον ἐκεῖνο·
καθ᾽ ἑκάστην δ᾽ ἡμέραν εἰς τὸ βαλανεῖον ἀπιὼν ὁ γραμματι-
κὸς ἅμ᾽ ἑτέρῳ παιδὶ, κατέλειπεν ἔνδον ἐγκλείων αὐτὸ, χάριν
τοῦ φυλάττεσθαί τε τὰ κατὰ τὴν οἰκίαν καὶ εὐτρεπίζεσθαι
τὰ πρὸς τὴν ἐδωδήν. ἀλλὰ διψῆσάν γέ ποτε σφοδρῶς, εἶτ᾽
ἔνδον οὐκ ἔχον ὕδωρ, ἐξέπιεν οἴνου παλαιοῦ δαψιλές· ἐν-
τεῦθέν τε τοῦ λοιποῦ χρόνου παντὸς ἄγρυπνον ἦν, ὕστερον
δὲ καὶ πυρέξαν ὑπό τε τῶν ἀγρυπνιῶν καὶ τῆς ἐπιγενομέ-
νης ἐν αὐτῷ παραφροσύνης διεφθάρη. καὶ τὰ ψυχρότερα δὲ
τῶν ζώων ἐν τῷ χειμῶνι φωλεύει διὰ τὴν ψύξιν, ὅμοια νε-
κροῖς κείμενα· καὶ τὰς ἐχίδνας ἔστιν ἰδεῖν τηνικαῦτα μηδ᾽ εἰ
ταῖς χερσὶν ἀνελόμενος βαστάζοις, δακνούσας, ὡς ἔν γε τῷ
θέρει καὶ τοῦτο τὸ ζῷον καὶ οἱ ἄλλοι πάντες ὄφεις, μάλιστ᾽

exemplo, quae humectant et refrigerant; his vero contra-
ria omnia vigilias? Eodem quoque modo tenuis ratio vi-
ctus et vinum meracum vigilias inducunt; idque multo
magis, quum vinum meracum aut natura fuerit calidum,
aut valde antiquum, quale apud nostrates Pergami olim ac-
cidit, atque satius est id enarrare. Grammatici erat puer
ille; grammaticus autem singulis diebus balneum petens
cum altero puero, hunc inclusum domi relinquebat, ut rem
familiarem servaret, atque ea, quae ad victum essent ne-
cessaria, praepararet. At quum vehementi aliquando siti
cruciaretur, nec esset intus aqua, vinum antiquum libera-
liter potavit, indeque reliquo tempore vigil permansit;
postea correptus febre, una cum vigiliis oborto delirio, per-
iit. Atque animantia frigidiora per hiemem ob frigus
mortuis similia jacent in latibulis, atque tum viperas quo-
que videre licet, etiamsi in manus sumas deferasque, hand-
quaquam mordere, quum per aestatem tum hoc animal tum

Ed. Chart. VII. [423.]   Ed. Baf. III. (269.)

ἐν τοῖς ὑπὸ κύνα καύμασιν, ὅταν ἐγκανθῶσι σφοδρῶς,
ἐοίκασιν μαινομένοις, ἡσυχάζειν οὐδ᾽ ἐπὶ βραχὺ δυνάμενοι.
τοῦτο γοῦν αὐτὸ θεασάμενος αὐτῶν καὶ ὁ Νίκανδρος ἔγρα-
ψεν περὶ τοῦ κεγχρίνου,

Μὴ σύ γε, θαρσαλέος περ ἐὼν, θέλε βήμεναι ἄντην
Μαινομένου κεγχρίνου.

περὶ μὲν δὴ τούτων ἐν ἄλλοις ἐπὶ πλέον εἴρηταί τε καὶ δέ-
δεικται τὸ μὲν θερμὸν αἴτιον εἰς τὰς κινήσεις ἐπεγεῖρον,
ἀγρυπνίας τε διὰ τοῦτο παρέχον, τὸ δὲ ψυχρὸν ἀργὸν μὲν
εἰς τὰς κινήσεις, ὕπνου δὲ καὶ κώματος ἐργαστικόν. ἀλλ᾽
ὅ γε ταῦτα γινώσκων, ὅταν ἄνθρωπον ἴδῃ, κατὰ μὲν τὰς
ἀκμὰς τῶν διακαῶν πυρετῶν ἀγρυπνοῦντά τε καὶ παραφρο-
νοῦντα, κατὰ δὲ τὰς παρακμὰς κοιμώμενόν τε καὶ κατανο-
οῦντα, λογιεῖται τῆς κεφαλῆς μὲν αὐτῆς οὐδεμίαν εἶναι διά-
θεσιν ἰδίαν, ὑπό τε τῆς κατὰ τὸν πυρετὸν θέρμης ἐκπυρού-
σης αὐτὴν παραφροσύνην ἐργάζεσθαι. οὕτω δὲ καὶ τὰ
κατὰ περιπνευμονίαν καὶ πλευρῖτιν, ὅταν ἐν τοῖς πυρετοῖς
αὐτῶν εἰς ἀκμὴν ἥκουσιν ἕπηται παραφροσύνη, τῆς κεφαλῆς

ſerpentes reliqui omnes, maxime ſub caniculae ſervore,
quum vehementer aeſtuant, furentibus ſimiles ſint, ut ne
exiguo quidem momento quieſcere poſſint. Quod de illis
intelligens Nicander, ſic de cenchride cecinit,

Ne tu quanquam audax, cenchrino occurrere contra,
Dum furit, infiſtas.

Verum de his alibi plenius dictum et demonſtratum eſt,
quod calida cauſa motus excitet, atque idcirco vigilias affe-
rat, frigida vero ad motus pigrum reddat animal, ſomni et
comatis effectrix.   At qui haec intelligit, quum per ar-
dentium febrium vigorem hominem viderit et vigilare et de-
lirare, deinde inclinante jam febre, dormire et ſapere, in
capite nullum proprium eſſe affectum, ſed ab exurente fe-
bris calore delirium fieri exiſtimabit.   Sic etiam in peri-
pneumonia et pleuritide, quum in vigore febrium illarum
delirium ſequitur, non eſt capitis proprius affectus; nam

Ed. Chart. VII. [423.]   Ed. Baf. III. (269. 270.)

αὐτῆς ἴδιον οὐκ ἔστι πάθημα· τῷ μονίμῳ γὰρ ἐχρῆν τεκμαί-
ρεσθαι τὸ τοῦ μέρους ἴδιον πάθος, ὅθεν εἰ καὶ πλευριτικῷ
τινι μόνιμος ἐπιγένηται παραφροσύνη, νοσεῖν ἤδη λογίζου
τὴν κεφαλὴν αὐτῷ νόσον ἰδίαν, ὥστε κἂν καταστῇ τὸ τῆς
πλευρᾶς πάθος, ἐνδέχεσθαι μεῖναι τὸ τῆς κεφαλῆς· καὶ γὰρ
τὸν ἐφ᾽ ἕλκει βου(270)βῶνα πολλάκις εἴδομεν ἐπιμένοντα ἔτι,
θεραπευθέντος τοῦ ἕλκους. ὅταν οὖν ἕτερον ἑτέρῳ τῷ
πρώτῳ πάσχοντι παροξυνομένῳ μὲν σφοδρῶς ἐπιγένηται,
παύηται δὲ μειουμένῳ, κατὰ συμπάθειαν αὐτὸ τεκμαίρου πε-
πονθέναι. κοινὸν μὲν τοῦτο τεκμήριον ἕν· ἴδιον δ᾽ ἐπὶ τῶν
κατὰ τὸν ἐγκέφαλον, ὡς εἴρηται, τὸ μὴ παραμένειν ἀεὶ τὴν
παραφροσύνην, ἀλλὰ τῷ μεγέθει τῶν πυρετῶν ἕπεσθαι.
κατὰ δὲ τὸν αὐτὸν λόγον ἐν εἰσβολαῖς παροξυσμῶν πυρετοῦ
καρώδεις τινὲς ἢ κωματώδεις γίνονται, ψυχομένου σφοδρῶς
ἐν ἐκείνῳ τῷ καιρῷ τοῦ ἐγκεφάλου, διὰ τὸ προπαρεσκευάσθαι
πως αὐτὸν εἰς ἑτοιμότητα βλάβης τοιαύτης, ἤτοι δυσκρασίαν
μὲν ἔχοντα ψυχράν, οὐ μὴν τοσαύτην γε, ὡς ἡ τῶν εἰρημένων
συμπτωμάτων αἰτία δύναται γενέσθαι μόνη· προσελθούσης

affectus proprius ex conſtantia aeſtimandus eſt, unde ſi etiam
pleuritico alicui permanens eveniat delirium, caput ipſi pro-
prium habere morbum exiſtima, ut quamvis lateris morbus
quieſcat, poſſit tamen capitis permanere.   Saepenumero
enim vidimus bubonem ob ulcus obortum ulcere curato
etiamnum ſuperſtitem eſſe.   Quum itaque parti alteri pri-
mario laboranti, dum vehementer exacerbatur, pars altera
ſecundario afficitur, ſedaturque illius remiſſione, eam per
conſenſum affici augurare; haec enim una conjectura com-
munis eſt: ſed cerebri affectibus, ut dictum, proprium eſt,
ſi non aſſidue delirium permaneat, ſed febrium vehemen-
tiam ſequatur.   Atque eadem ratione in acceſſionum febris
inſultibus ſopore et comate quidam obſidentur, quod hoc
tempore cerebrum vehementer refrigeretur, quod alioqui
paratiſſimum ſit, ut noxam hujusmodi ſubeat, ſive quia in-
temperiem habeat frigidam, non tamen tantam, ut haec ſola
praedictorum ſymptomatum poſſit eſſe cauſa; ſed quum ac-

Ed. Chart. VII. [423.]   Ed. Baf. III. (270.)

δὲ κατὰ τὴν ἀρχὴν τοῦ παροξυσμοῦ, μέγεθος ἕξει τηλικοῦτον, ὡς καταφορὰν ἢ κάρον ἐργάζεσθαι· γίνεται μὲν οὖν, ὡς ἔφην, τοῦτο κατὰ δυσκρασίαν ψυχράν· γίνεται δε καὶ διὰ φλεγματικὸν χυμὸν ἀθροισθέντα κατὰ τὸν ἐγκέφαλον.

ceffio ab initio procefferit, frigus adeo increfcet, ut cataphoram vel foporem inducat; id vero, ut dixi, oboritur ab intemperie frigida; oboritur et a pituitofo humore in cerebro collecto.

ΓΑΛΗΝΟΥ ΠΕΡΙ ΤΩΝ ΠΕΠΟΝΘΟΤΩΝ ΤΟΠΩΝ ΒΙΒΛΙΟΝ Γ.

Ed. Chart. VII. [424.]   Ed. Baf. III. (270.)

Κεφ. α΄. Περὶ τῶν πεπονθότων τόπων, οὕτω γὰρ
ὀνομάζουσι τὰ μόρια τοῦ σώματος, ὀλίγοι τε τῶν ἰατρῶν
ἐπραγματεύσαντο πλέον τε παρέλιπον ἀνεξέργαστον ἢ με-
τεχειρίσαντο· καταλιπὼν οὖν ἐγὼ τοὺς ἄλλους, Ἀρχιγένους
ἐμνημόνευσα μόνου δικαίως ὑπὲρ ἐκείνους ἅπαντας ἐπῃνημέ-
νου· λέγοντος δ᾽ αὐτοῦ βλάπτεσθαί τινας ἐνεργείας, ἄνευ
τοῦ βλάπτεσθαι τὸ μόριον τοῦ σώματος ἐν ᾧ γίνονται, διο-
ρισμοῦ τὸν λόγον ἔφην δεῖσθαι· δύνασθαι γάρ τινα λέγειν
ὀρθῶς, εἰ καὶ μὴ μόνιμον ἤδη διάθεσιν ἔχοι τὸ κατὰ συμπά-

GALENI DE LOCIS AFFECTIS
LIBER III.

Cap. I. De locis affectis, fic enim nominant corporis
partes, pauci medici pertractaverunt, ac plura quam attige-
rint inexarata omiferunt.   Itaque caeteris filentio praeter-
miffis, folius Archigenis, iure fupra illos omnes laudati, me-
minimus.   Diximus autem eum fermonem, quo ipfe afferit
actiones quasdam laedi, illaefa ea corporis parte qua
ipfae eduntur, diftinctione egere; quispiam enim recte poteft
eloqui etiamfi pars per alterius confenfum laefa nondum

Ed. Chart. VII. [424.]   Ed. Baſ. III. (270.)

θειαν ἑτέρου βλαπτόμενον, ἀλλ᾽ ὡς αὐτὸς ἔφη, καθάπέρ τινα
σκιὰν αὐτὸ τοῦτο τὸ πάθος ὑπάρχειν αὐτοῦ. πυρὶ γοῦν
οὕτω πλησιάσαντες, ὡς ἐγγὺς μὲν ἥκειν τοῦ καίεσθαι, μὴ
μέντοι γε καίεσθαι, σφοδρῶς ἀλγοῦμεν, οὐ δήπου μηδὲν πά-
σχοντος τοῦ θερμαινομένου μέρους. οὕτω δὲ καὶ κρύος ἰσχυ-
ρὸν ἐν τῷ περιέχοντι γενόμενον, ἢ ψυχρὸν ὕδωρ ἀκραιφνὲς,
ἢ χιὼν προσπεσοῦσα, σφοδρὰν ὀδύνην ἐργάζεται· κᾂν ἀπο-
στήσῃς τὸ λυποῦν, εὐθέως σὺν αὐτῷ παύεται τὸ πάθημα.
βέλτιον οὖν ἐδόκει λέγειν, ὥσπερ καὶ αὐτὸ τοὔνομα ἐνδείκνυ-
ται, τὸ πάσχειν ἀμηγέπη τὸ συμπάσχον· οὐ γὰρ τὸ μηδόλως
πάσχον, ἀλλὰ τὸ σὺν ἑτέρῳ πάσχον ὑπὸ τῆς συμπασχον ἑρ-
μηνεύεται φωνῆς. ὥσθ᾽ ὅταν ἐπὶ στομαχικαῖς διαθέσεσιν
ὅμοια τοῖς τῶν ὑποχεομένων κατὰ τοὺς ὀφθαλμοὺς γίνηται
συμπτώματα, πάσχειν μὲν αὐτοὺς λεκτέον, ἀναφερομένης ἐπὶ
τὴν κεφαλὴν ἀναθυμιάσεώς τινος καπνώδους τῶν ἐν τῇ γαστρὶ
περιεχομένων χυμῶν, οὐ μὴν ἤδη γέ πω διάθεσιν ἔχειν τοιαύ-
την, ὡς ἀπελθόντος τοῦ λυποῦντος ἰδίας ἐπιμελείας δεῖσθαι.

permanentem habeat diſpoſitionem, ſed veluti umbram
quandam, ut ipſe dicebat, ei hanc ipſam ineſſe affectionem.
Nam ſi ad ignem ita propius acceſſerimus, ut fere combu-
ramur, non tamen adhuc eomburamur, dolemus vehemen-
ter, non paſſa nihil ſcilicet calefacta parte. Sic etiam am-
biens aër vehementer frigidus, aut aqua exacte frigida, aut
nix allapſa, gravem admodum dolorem excitat; at ſi quod
laedit eximas, quamprimum cum eo ſedatur affectus.
Quamobrem ſatius videbatur dicere, quemadmodum et ipſum
indicat nomen, affici quodammodo eam partem, quae al-
terius conſenſu afficitur; neque enim pars, quae nullo mo-
do afficitur, ſed quae cum alia afficitur, affectae per con-
ſenſum vocabulo ſignificatur. Itaque quum in affectibus
ſtomachicis oculi ſimilibus infeſtantur ſymptomatis, quales
in ſuffuſionibus apparere ſolent, dicendum eſt illos affici,
elato ad cerebrum ab humoribus in ventriculo contentis fu-
liginoſo quopiam vapore; nondum tamen adeo affici, ut ab-
lata re, quae moleſtiam infert, propria curatione egeant.

Ed. Chart. VII. [424. 425.]   Ed. Baf. III. (270.)

τὰ μὲν οὖν τοιαῦτα λογικώτερά πως ἔφην εἶναι· λογικὰ γὰρ
ὄντως ἐστὶν ὅσα τῆς χρείας ἐπέκεινα προερχόμενα τὴν φύσιν
ἀθρεῖ τῶν πραγμάτων, ὁποία τις ὑπάρχει κατὰ τὴν οἰκείαν
οὐσίαν. οὕτως γοῦν καὶ Χρύσιππος ὁ φιλόσοφος ἔγραψεν
περὶ τῶν τῆς ψυχῆς παθῶν ἓν μὲν τὸ θεραπευτικὸν βιβλίον,
οὗ μάλιστα χρῄζομεν εἰς τὴν ἴασιν αὐτῶν, ἕτερα δὲ τρία λο-
γικὰς ἔχοντα ζητήσεις.

Κεφ. β'. [425] Ὅπερ δ' ἦν ἄμεινόν τε καὶ πολὺ χρη-
σιμώτερον εἰς τὴν προκειμένην πραγματείαν, οὐκ ἀκριβῶς
διήρθρωσεν ὁ Ἀρχιγένης, ὁπόσοι τρόποι τῶν βλαπτομένων
ἐνεργειῶν εἰσιν· οὕτω γὰρ οἵ τε πρωτοπαθοῦντες, ἢ ἰδιοπα-
θοῦντες, ἢ ὅπως ἄν τις ὀνομάζειν ἐθέλῃ, τόποι τοῦ σώ-
ματος εὑρεθήσονται, καὶ τῆς ἰάσεως αὐτῶν εὐπορήσομεν.
ἐγὼ δ' ἐπί τε τῶν φωνητικῶν ὀργάνων ἐδείκνυον τοῦτο
καὶ τοῦ βλαβέντος εἰς αἴσθησιν τοὺς δακτύλους τῆς χειρὸς,
οὐδὲν αὐτοὺς πεπονθότας, ἐφ' οὗ τὸ πρῶτον πάσχον εὑρε-
θὲν ἐν ἀρχῇ τοῦ μεταφρένου τὴν προσήκουσαν ἐνεδείξατο
θεραπείαν.

Verum hujusmodi difputationem dixi ad logicam potius per-
tinere; logica enim revera funt, quaecunque ufum trans-
greffa, qualis fit rerum natura fecundum propriam effen-
tiam, indagant. Sic igitur Chryfippus philofophus de ani-
mi paffionibus fcripfit unum de curandi ratione librum, quo
maxime ad earum curationem indigemus; tum tres alios,
qui logicas continent quaeftiones.

Cap. II. Quod autem melius fuerat, et huic noftro
inftituto commodius, Archigenes non accurate declaravit,
quot fint laefarum actionum modi; fic enim et primario af-
fectae corporis partes, aut proprio affectu laborantes, aut
quomodocunque quis nominare voluerit, deprehendentur,
et curandi ratio abunde nobis fuppetet. Ego vero in voca-
libus inftrumentis id expofui, ac in eo, qui in manu fen-
fum amiht digitorum, ipfis non affectis; quippe inventa in
dorfi initio pars, quae primo afficiebatur, idoneam curatio-
nem oftendit.

BIBΛION Γ. 139

Ed. Chart. VII. [425.]   Ed. Baf. III. (270.)

Κεφ. γ΄. Ἄλλῳ μὲν γὰρ τρόπῳ τῆς γαστρὸς πασχού-
σης ὑποχύσεως φαίνεται συμπτώματα· καθ᾿ ἕτερον δὲ τρό-
πον οὐδὲν τῶν φωνητικῶν ὀργάνων πεπονθότων ὁ κατα-
πεσὼν ἐξ ὑψηλοῦ τὴν φωνὴν ἐβλάβη, καὶ τούτων γ᾿ ἀμφοτέ-
ρων κατ᾿ ἄλλο συμπαθείας εἶδος ὁ τοὺς δακτύλους ἀναισθή-
τους ἔχων. ἐπὶ μὲν γὰρ τῶν ὀφθαλμῶν, ἀναφερομένου τινὸς
ἐπ᾿ αὐτούς· ἐπὶ δὲ τῆς ἀφωνίας τῷ τὴν ὕλην τῆς φωνῆς
βεβλάφθαι· τὸ δὲ κατὰ τοὺς δακτύλους σύμπτωμα μηκέτ᾿
εἰς αὐτοὺς ἀφικνουμένης τῆς αἰσθητικῆς δυνάμεως ἐγένετο.
καὶ βέλτιον ἦν, εἴπερ ἄρα, μηδὲν ὅλως ἡγεῖσθαι πεπονθέναι
τὰ φωνητικὰ μόρια καὶ τοὺς δακτύλους ἥπερ τοὺς ὀφθαλ-
μούς· ἐπ᾿ ἐκείνων μὲν γὰρ αὐτὸ δὴ τοῦτο πάθος ἐστὶν τὸ
πληροῦσθαί τινος ἀναθυμιάσεως καπνώδους· ἐπὶ δὲ τῶν φω-
νητικῶν τε καὶ τῶν δακτύλων οὐ τῷ παραγίνεσθαί τι παρὰ
φύσιν εἰς αὐτούς, ἀλλὰ τῷ μὴ παραγίνεσθαι τὸ κατὰ φύσιν
ἀφικνούμενον, ἐνέργειά τις βλάπτεται. δύναμις μὲν οὖν αἰ-
σθητικὴ τοῖς δακτύλοις οὐκέτ᾿ ἐπιῤῥεῖ, βλαβείσης τῆς κατὰ
τὸν νωτιαῖον ἐκφύσεως τοῦ νεύρου· πνεῦμα δ᾿ ἐκφυσώμενον
ὁ λάρυγξ οὐκέτι δέχεται, τῶν μεσοπλευρίων μυῶν παραλυθέν-

Cap III. Alio namque modo eveniunt fuffufionis
fymptomata affecto ventriculo; alio ei, qui ab alto deci-
dit, nequaquam vocalibus inftrumentis affectis, vox laefa
eft; denique ab his duobus alia confenfus fpecie *laborabat*
is, cuius digiti fenfum amiferant.   Nam oculi *vexabantur,*
quod afcenderet ad eos aliquid; vox autem, quod materia
ejus effet oblaefa; digitis aderat fymptoma, quod fentiendi
facultas ad ipfos non accederet. Proindeque fatius fane
fuerit, vocales partes digitosque nulla prorfus affectione la-
borare arbitrari quam oculos: nam his is ipfe affectus
eft, quod fumofa quadam exhalatione repleantur; vocalium
vero partium atque digitorum, non quod veniat ad eos
quippiam praeter naturam, fed quod non accedat, quod fe-
cundum naturam ad ipfos pervenire folet, actio laeditur.
Itaque facultas fenfitrix digitis non amplius influit, exortu
nervi a fpinali medulla laefo; guttur, refolutis intercoftali-
bus mufculis, efflatum fpiritum non amplius recipit; ni-

τῶν· ἀλλ᾽ ὅμως κἀπὶ τούτων ἐγχωρεῖ λέγειν αὐτὸ τοῦτο πά-
θος εἶναι τὸ μὴ παραγίνεσθαι πρὸς τὰ μόρια τὰ πρότερον,
ἡνίκ᾽ εἶχε κατὰ φύσιν, ἥκοντα· καὶ γὰρ τῶν κρηνῶν οὐκ ἄν
τις ἀλόγως πάθος εἶναι νομίζοι τὸ μηκέθ᾽ ἥκειν ἐπ᾽ αὐτὰς τὸ
ὕδωρ, καὶ τῶν ἐκ τῆς γῆς φυομένων δημητρίων φυτῶν τὸν
ἄμετρον αὐχμὸν, καὶ τῶν ζώων ἀπορίαν τροφῆς ἢ ποτοῦ·
τὸ γὰρ ἐλλεῖπον ὁπωσοῦν ἑκάστῳ πρὸς τὴν κατὰ φύσιν αὐτοῦ
διοίκησιν εἰκότως ἄν τις πάθος ἐκείνου νομίζοι. ἀλλὰ ταῦτα
μὲν, ὡς ἔφην, λογικωτέραν ἔχει τὴν ζήτησιν· ἐπὶ δὲ τῶν βε-
βλαμμένων τε καὶ ἀπολωλυιῶν ἐνεργειῶν ἡ ἀναγκαία σκέψις
ἠμέληται τοῖς πλείστοις τῶν ἰατρῶν. δυοῖν γὰρ ἢ καὶ τριῶν
ἐνεργειῶν ἔσθ᾽ ὅτε τούτων οὐσῶν, ἐνίοτε μὲν ἑνὸς μορίου πε-
πονθότος τἄλλα συμπάσχοντα συμβλάπτεται τὰς ἐνεργείας,
ἐνίοτε δὲ πάνθ᾽ ὡσαύτως πέπονθεν· ἔστι δ᾽ ὅτε τὰ μὲν αὐ-
τῶν ἔχει διάθεσιν ἑκτικὴν, ὡς ἄν [426] εἴποι τις, τὰ δὲ λοιπὰ
τὴν, ὡς ἄν φαίη τις, κατὰ σχέσιν· ὑπὲρ ὧν εἴρηται μὲν ἤδη
κἂν τῷ δευτέρῳ περὶ τῆς τῶν ζώντων ἀνατομῆς, εἴρηται δ᾽

hilominus in his dici poteſt hunc ipſum eſſe affectum, quod
non perveniant ad partes ea, quae antea, quum ſecundum
naturam ſe haberent, venire ſolebant. Etenim fontium
affectum haud abſurde quis putaverit, ſi non perveniat ad
ipſos aqua; ac cerealium quoque frugum e terra prodeun-
tium ſquallorem immodicum, et animalium cibi potio-
nisque penuriam; nam quod alicui ad naturalem ejus gu-
bernationem quomodocunque deeſt, ipſum ſane quispiam
affectionem illius merito putarit. Sed haec, ut jam dixi,
magis ad logicam quaeſtionem pertinent. Verum in laeſis
ac deperditis actionibus neceſſaria conſideratio a plurimis
medicis neglecta eſt. Quum enim duae tresve fuerint ali-
quando hujusmodi actiones, accidit interdum, ut una parte
affecta, reliquae illi conſentientes in ſuis actionibus ſimul
laedantur; interdum vero, ut omnes eodem modo affician-
tur. Atque accidit interdum, ut harum aliquae affectum
habeant, ut ita dicam, in habitu, reliquae vero, ut quis-
piam dixerit, in dispoſitione, de quibus ſecundo libro de
vivorum diſſectione, atque in eo, qui hunc praecedit, jam

BIBΛION Γ. 141

Ed. Chart. VII. [426.] Ed. Baf. III. (270. 271.)

ἔτι καὶ κατὰ τὸν πρὸ τοῦ(271)του λόγον, εἰρήσεται δὲ καὶ
αὖθις, ὡς ἂν καὶ τοῦ μέλλοντος ἡμῖν περαίνεσθαι λόγου χρή-
ζοντος ἐξ ἀνάγκης τοιούτων διορισμῶν. ὃ δέ ἐστι χρήσιμον
οὐδὲν ἧττον ἐν τῷδε τῷ τόπῳ προειρῆσθαι, διὰ τοὺς λόγῳ
μὲν ἐπιχειροῦντας ἀποδεικνύειν ἀναγκαίαν τοῖς ἰατροῖς τὴν
τῶν πεπονθότων ζήτησιν, ἔργῳ δ᾽ ἀνατρέποντας, ἤδη σοι
δίειμι, προχειρισάμενος ἕν τι πάθος ἕνεκα παραδείγματος.
ἔστω δὴ τοῦτο πλευρῖτις· ἐφ᾽ ἧς ὅτι μὲν ἡ πλευρὰ πέπον-
θεν, ἔνδειξις ἐκ τοῦ κατ᾽ αὐτὴν ἀλγήματος γίνεται· πότερον
δ᾽ ὁ ὑπεζωκὼς ὀνομαζόμενος εἴθ᾽ ὑμὴν εἴτε χιτὼν, οὐδὲν γὰρ
διαφέρει, φλεγμαίνει τοῖς πλευριτικοῖς, ἢ καί τι μόριον ἄλλο
κατὰ τὰς πλευρὰς, καὶ πότερον ὁ πνεύμων ἐξ ἀνάγκης καὶ
αὐτὸς πέπονθεν κατὰ τοὺς λοβοὺς, ἢ παντάπασιν ἀπαθής
ἐστιν, οὐκ ἀναγκαῖον ἐπίστασθαί φασιν οἱ τὴν ἐμπειρίαν
πρεσβεύοντες· ἑωρακέναι γὰρ ἤδη παμπόλλους πλευριτικοὺς,
τοὺς μὲν ἅμα τοῖς διδασκάλοις, τοὺς δ᾽ ὑφ᾽ ἑαυτῶν μόνων
θεραπευθέντας, ὡς Ἱπποκράτης ἔγραψεν ἐν τῷ περὶ διαίτης
ὀξέων νοσημάτων, ἀκριβῶς τε γιγνώσκειν ἤδη, τίνα μὲν αὐτοὺς

diximus, ac nonnihil in fequentibus quoque dicemus, quod
videlicet futurus fermo hujusmodi diftinctionum indiget.
Quod autem utile non minus eft hic praedixiffe propter eos,
qui verbo quidem demonftrare nituntur affectorum locorum
inveftigationem medicis effe neceffariam, opere vero illam
evertunt, jam tibi enarrabo, uno aliquo affectu in exem-
plum fumpto; fit itaque is pleuritis, in qua latus effe affe-
ctum, dolor ipfius declarat; fed utrum quae fuccingens ap-
pellatur, five membrana five tunica, nihil enim refert, in-
flammetur in pleuriticis, an alia quaedam laterum pars;
praeterea utrum pulmo in lobis neceffario afficiatur, an
omnino affectionis fit expers, fcire non effe neceffarium au-
tumant ii, qui experientiam praeferunt; multos enim fe
vidiffe jam pleuriticos, tum a praeceptoribus tum a feipfis
folis curatos, obfervatis iis praeceptis, quae ab Hippocrate
in libro de ratione victus in acutis morbis praefcripta funt;
fe jam quid ipfis profit, quid noceat, probe nofcere, et di-

142 ΓΑΛΗΝΟΥ ΠΕΡΙ ΤΩΝ ΠΕΠΟΝΘ. ΤΟΠΩΝ

Ed. Chart. VII. [426.]　　　　　　Ed. Baf. III. (271.)

ὠφελεῖ, τίνα δὲ βλάπτει, καὶ διορισμοὺς ἔχειν ἀναμιμνήσκον-
τας ἐπὶ σημείων ἐναργῶς φαινομένων, ὧν δεῖ φλέβα τέμνειν,
ὧν δὲ μή· καὶ περὶ πυριάσεως δ᾽ αὐτῶν, ἔτι τε καταπλασ-
μάτων, καὶ διαιτημάτων, ὑπαγωγῆς τε γαστρὸς, αὐτάρκη
γνῶσιν ἔχειν ἐκ μακρᾶς πείρας. ὅθεν μὲν οὖν Ἱπποκράτης
κινηθεὶς, ἤ τις ἄλλος πρὸ αὐτοῦ, τὴν εὕρεσιν ἐποιήσατο τῶν
βοηθημάτων, ἀγνοεῖν ὁμολογοῦσιν· ἑαυτοῖς δ᾽ ἀρκεῖν φασιν
τοῖς εὑρημένοις χρῆσθαι προσηκόντως, ὡς καὶ τοὺς ἄλλους
τεχνίτας ὁρῶμεν· οὔτε γὰρ ὁ χαλκεὺς, οὔθ᾽ ὁ τέκτων, οὔθ᾽
ὁ σκυτοτόμος, ὅπως εὑρέθησαν αὐτῶν αἱ τέχναι ζητοῦσιν,
ἀλλ᾽ ἅ γε παρὰ τῶν διδασκάλων ἔμαθον, αὐτοί τε χρώμενοι
τῇ πείρᾳ δοκιμάσαντες ἐβεβαιώσαντο, ταῦτα πράττοντες εὐδο-
κιμοῦσιν. ἐγὼ μὲν οὖν, εἰ χρὴ τἀληθὲς εἰπεῖν, ὅταν ἀκούσω
λεγόντων ταῦτα τῶν ἐμπειρικῶν ἰατρῶν, ἡγοῦμαι πάνυ πι-
θανοὺς εἶναι τοὺς λόγους αὐτῶν, εὑρίσκω τε τὰς πρὸς αὐτοὺς
ὑπὸ τῶν δογματικῶν εἰρημένας ἀντιλογίας οὐ πάνυ τι γεν-
ναίας· ὥσπερ δ᾽ ἐν ἅπασι τοῖς ἄλλοις καθ᾽ ὅλον τὸν βίον
ἐμαυτὸν ἀεὶ προπετοῦς συγκαταθέσεως ἐπέσχον, οὕτω καὶ

ſtinctiones habere, quae ex ſignis evidenter apparentibus in
memoriam revocent, cui venam ſecare oporteat, cui non;
tum de fomentis ipſorum, cataplasmatis, victus ratione, al-
vi ductione, ſufficientem habere notitiam ex longa expe-
rientia. Igitur quid vel Hippocratem, vel alium quempiam
illo priorem induxerit, ut haec inveniret auxilia, ſe faten-
tur ignorare; ſed ſibi ſatis eſſe proferunt, ſi inventis com-
mode utantur, ut et alios quoque artifices facere videmus;
neque enim faber, ſive lignarius, ſive aerarius, neque cer-
do, quo pacto artes ſuae fuerint inventae, inquirunt; ſed
quae a praeceptoribus didicerunt, et uſu probarunt ipſi con-
firmaruntque, ea facientes clarum nomen aſſequuntur.
Equidem, ut verum fatear, quum medicos empiricos talia
proferentes audio, inducor certe ut probabiles putem eorum
rationes; videnturque mihi parum valida quae dogmatici
contra illos diſputarunt; at ut caeteris in rebus omnibus per
totam vitam me ſemper a temerario aſſenſu cohibui, ita et

Ed. Chart. VII. [426.]   Ed. Baf. III. (271.)

περὶ τούτων ἐζήτησα πολλῷ χρόνῳ κατ᾽ αὐτὴν τὴν ἐπὶ τῶν
νοσούντων εὕρεσιν τῶν βοηθημάτων, εἴτε προσδέομαί τινος
ἐνδείξεως λογικῆς, εἴτ᾽ ἀρκεῖ μοι τὰ διὰ τῆς πείρας ἐγνωσμένα
παρά τε τοῖς διδασκάλοις καὶ κατ᾽ ἐμαυτόν. ἅπερ οὖν
ἔκρινα βέλτιστα, πολλῷ χρόνῳ ζητήσας, ἐπικαλεσάμενος
θεοὺς μάρτυρας, ἀγορεύσω τοῖς ἀληθείας ἐρῶσιν. οὐδὲ γὰρ
αἰτίαν ἔχω τοῦ ψεύδεσθαι, καθάπερ οἱ μανθάνοντες αἵρεσιν
μίαν, εἶτα πάντῃ τε καὶ πάντως ἔνδοξοι κατ᾽ αὐτὴν γενέσθαι
προῃρημένοι· τούτοις γὰρ ἀναγκαῖόν ἐστι φιλονείκως ἀγωνί-
ζεσθαι περὶ τῆς κατὰ τὴν αἵρεσιν ἀληθείας, ἣν μόνην γινώσ-
κουσιν, ὡς ἂν ἐξ ἄλλης ἀγωγῆς λόγων ἀδυνατοῦσιν πορί-
ζεσθαι δόξαν· ἐγὼ δ᾽ ἔργῳ διεδειξάμην ἐν ἐπιδείξεσίν τε δη-
μοσίαις καὶ ταῖς τῶν βουληθέντων ἡντιναοῦν αἵρεσιν ἐκ-
διδαχθῆναι παρ᾽ ἐμοῦ, μηδενὸς ἧττον, ἵνα μή τι μεῖζον εἴπω,
γινώσκων ἁπάσας αὐτάς. οὐ μὴν οὐδὲ λόγων αὐτοσχε-
δίων ἀπορίᾳ, συναγορεύειν ἑλόμενος αἱρέσει μιᾷ, ῥᾳδίως
ἂν ὑπό τινος ἐξηλέγχθην· ἔμαθον γὰρ οὐκ ἐξ ὑπομνη-
μάτων αὐτὰς, ὥς τινες, ἀλλὰ παρὰ τοῖς πρωτεύουσι δι-

de his in inveſtigandis ipſis ſingulorum morborum remediis
diu apud me inquiſivi, an logica indicatione indigerem, an
mihi ſufficerent, quae per experientiam a praeceptoribus
atque ex me ipſo didiceram. Igitur quae poſt diuturnam
inquiſitionem optima judicavi, deos teſtes advoco, veritatis
amatoribus enunciabo. Non enim mihi mentiendi cauſa
eſt, quemadmodum iis, qui uni ſectae addicti omnem ex
ipſa gloriam quaerunt; his enim neceſſe eſt contentioſe pro
ſectae veritate dimicare, quam unicam noverunt, quod ex
nullo alio diſciplinarum genere gloriam ſperare poſſint. Ego
vero re ipſa et publice et privatim apud eos, qui ſectam
quamlibet a me diſcere cupiebant, oſtendi, in omnium ſe-
ctarum ſcientia, ne majus quicquam dixerim, me eſſe poſt-
habendum nemini. Quod ſi uni ſectarum patrocinium fa-
cere velim, quamvis ex tempore ac pro re nata dicendum
fuerit, haud tamen facile ab aliquo convinci me rationum
penuria patiar. Non enim, ut nonnulli faciunt, ex libris
eas didici, ſed praeſtantiſſimis in unaquaque ſecta praece-

[427]δασκάλοις καθ᾽ ἑκάστην αἵρεσιν. οὔτ᾽ οὖν πρὸς ἐμπει-
ρικούς ἐστί μοί τι μῖσος, ὧν γε τοῖς λόγοις ἐνετράφην, οὔτε
πρὸς δογματικῶν τινας· ὁμοτίμως τε γὰρ ἐσπούδασα τὰ πάν-
των ἐκμαθεῖν, ἐφοίτησά τε τοῖς ἐνδοξοτάτοις διδασκάλοις
καθ᾽ ἑκάστην αἵρεσιν· ἀπό τε τῶν ἔργων τῆς τέχνης ἐγνώ-
σθην, οὐκ ἀπὸ λόγων σοφιστικῶν, τοῖς τ᾽ ἄλλοις τῶν ἐν Ῥώμῃ
πρώτων ἀνδρῶν καὶ πᾶσιν ἐφεξῆς τοῖς αὐτοκράτορσιν· ὥστ᾽
οὐδὲν ἄν μοι λείποι πρὸς τὸ μὴ οὐ λέγειν ἀληθῶς ἃ φρονῶ
καθ᾽ ἑκάστην αἵρεσιν. εὗρον οὖν ἐπὶ τῶν ἔργων τὴν διὰ
τῆς ἀληθοῦς ἐνδείξεως εὕρεσιν τῶν βοηθημάτων ἐν τοῖς σπα-
νίως ἀποβαίνουσιν πλεονεκτοῦσαν τῆς ἐμπειρικῆς γνώσεως·
καὶ διὰ τοῦτο τοῖς ἐναντιωτάτοις βοηθήμασιν ἐνίοτε τῶν ἐκ
τῆς ἐμπειρίας ἐγνωσμένων ἐθεράπευσα πολλὰ τῶν παθῶν,
ἅπερ ἐπὶ πλέον ἐν τῇ τῆς θεραπευτικῆς μεθόδου πραγματείᾳ
διέρχομαι.

Κεφ. δ´. Νυνὶ δ᾽ εἰρήσεται μόνα τὰ πρὸς τὴν ἐνε-
στῶσαν ὑπόθεσιν χρήσιμα. τὰς γάρ τοι τῶν ἐνεργειῶν βλά-
βας εὗρον οὐ μόνον ἐπὶ τοῖς ὁμοιομερέσιν, ὑφ᾽ ὧν γίγνονται,

ptoribus ufus fum. Neque igitur odi empiricos, quorum
fermonibus fum innutritus, neque ullos dogmaticos; pari
enim ftudio omnibus dedi operam, verfatusque fum cum
praeftantiffimis in unaquaque fecta praeceptoribus. Itaque
innotui Romae tum primoribus ejus urbis civibus tum
Imperatoribus deinceps omnibus, ob artis opera, non ob
fophifticas rationes. Quamobrem nihil prohibet, quo mi-
nus de unaquaque fecta vere dicam quae fentio. Igitur
per artis exercitationem comperi, eam remediorum inven-
tionem, quae ex vera indicatione procedit, in iis quae raro
accidunt, empiricae cognitioni praeftare. Unde multos
morbos curavi praefidiis interdum plane contrariis illis, quae
experientia cognita funt, quae quidem in opere methodi
medendi latius explico.

Cap. IV   Nunc vero fola explicabuntur ea, quae
ad praefentem praepofitionem utilia funt. Nam comperi
laefiones actionum non folum ob fimilares, a quibus edun-

Ed. Chart. VII. [427.]   Ed. Baf. III. (271.)

νοσοῦσιν βλαπτομένας, ἀλλὰ κἀπὶ τοῖς ἄλλοις μορίοις, ὧν
χρεία μέν τίς ἐστιν, ἐνέργεια δ' οὐκ ἔστιν· εὗρον δὲ καὶ τὰ
τῶν ὀργανικῶν μορίων νοσήματα βλάπτοντα τὰς ἐνεργείας.
ἐπὶ τούτοις προεγνωσμένοις ἑξῆς εὗρον ἔνια μὲν νοσήματα
συνεχῶς γινόμενα τοῖς πολλοῖς τῶν ἀνθρώπων, ἔνια δὲ σπα-
νίως· τὴν δ' ἐμπειρικὴν ἰατρείαν ἑώρων οὐ τὸ σπάνιον,
ἀλλὰ τὸ πολλάκις ἀποβαῖνον ἐν μνήμῃ τε καὶ μιμήσει τιθε-
μένην, καὶ διὰ τοῦτ' ἠμελημένας τῶν σπανίων διαθέσεων οὐ
μόνον τὰς θεραπείας, ἀλλὰ καὶ τὰς προηγουμένας αὐτῶν δι-
γνώσεις. ὅπως οὖν χρὴ διαγιγνώσκειν αὐτὰς πρῶτον ἐξή-
τησα, καὶ τούτων τινὰς μὲν ἐπιστημονικὴν διάγνωσιν ἐχούσας
εὗρον, ἐνίας δ' ὑποπεπτωκυίας τῷ καλουμένῳ τεχνικῷ στο-
χασμῷ, καὶ διὰ τοῦτο καὶ αὐτὰς ὡς τὸ πολὺ κατορθουμένας,
ἡ γὰρ τοῦ τεχνικοῦ στοχασμοῦ δύναμις τοιαύτη τίς ἐστιν·
ἀλλὰ καὶ ταύτας καὶ πρὸ τούτων ὅσαι τῶν σπανίων διαθέ-
σεων ἐπιστημονικὴν διάγνωσιν ἔχουσιν, εὗρον ἀεὶ δεομένας
τῆς τῶν πεπονθότων μορίων διαγνώσεως. ἐγὼ μὲν οὕτως
ἰατρεύων ἄχρι γήρως οὐδαμόθι μέχρι σήμερον ἠσχημόνησα

tur, aegrotantes contingere, verum etiam ob alias partes,
quae actionem non habent, ufum tamen quendam praeftant.
Sic etiam organicarum partium morbos actiones laedere
deprehendi. Quibus praecognitis inveni deinceps morbos
quosdam continenter plurimis hominibus oboriri, alios vero
raro. At empiricam medicinam videbam non quod raro,
fed quod crebro accidit in memoria et imitatione collocare;
quocirca dispofitionum raro evenientium non folum cura-
tionem, verum etiam praevias ipfarum dignotiones negli-
gere. Proinde primum inveftigavi, quomodo cognofcendae
fint, invenique earum quasdam fcientificam habere dignotio
nem, nonnullas vero artificiofae vocatae conjecturae fub-
jectas, atque idcirco ipfas etiam magna ex parte rectas;
ejusmodi enim eft artificiofae conjecturae vis. Verum et
has et his prius affectiones raras, quae fcientificam digno-
tionem habent, indigere femper inveni affectarum partium
dignotione. Ego quidem medicinam hoc pacto profeffus us-
que ad fenectutem, nullam in hodiernum usque diem ca-

κατὰ θεραπείαν, ἢ πρόγνωσιν, ὡς ἄλλους πολλοὺς εἶδον ἐν-
δοξοτάτους ἰατρούς· εἰ δέ τις ἐθέλει καὶ αὐτὸς ἀπὸ τῶν ἔρ-
γων τῆς τέχνης, οὐκ ἀπὸ λόγων σοφιστικῶν ἔνδοξος γενέσθαι,
πάρεστι τούτῳ χωρὶς ταλαιπωρίας ἀναλέγεσθαι τὰ πρὸς ἡμῶν
ηὑρημένα μετὰ πολλῆς ζητήσεως ἐν ὅλῳ τῷ βίῳ. γινωσκέτω
τοιγαροῦν οὗτος ἐν τοῖς σπανίοις πάθεσιν, ἐν οἷς οὔτε δι-
δάσκαλον εἶδον ἰασάμενόν τινα τῶν πασχόντων οὔτ' αὐτός
ποτε ἐπειράθην βοηθήματος, ὁδῷ τοιαύτῃ με χρησάμενον εἰς
τὴν τῶν ἰαμάτων εὕρεσιν. ἔστωσαν οὖν μοι καὶ νῦν θεοὶ
τοῦ λόγου μάρτυρες· ἐζήτησα γὰρ ἀεὶ, τίνος τόπου πεπον-
θότος, ἢ τίνος αὐτῷ συμπάσχοντος ἡ τῆς ἐνεργείας ἐγένετο
βλάβη, καὶ πείσας ἐμαυτὸν εὑρηκέναι τὸ μόριον, ἐφεξῆς
ἐζήτησα τὴν διάθεσιν αὐτοῦ, κἀκ τούτων εὐθὺς ἀμφοτέ-
ρων ἔλαβον ἔνδειξιν ὅλου τοῦ τῆς θεραπείας γένους, εἴς
τε τὸ ποσὸν καὶ τὸ ποιὸν τῶν [428] βοηθημάτων, καὶ
τὴν τῶν ἐπιτηδείων ὑλῶν εὕρεσιν, ἐπισκοπούμενος ἅμα
τοῖσδε τὴν ἡλικίαν τε καὶ φύσιν τοῦ κάμνοντος, ὥραν τε
καὶ χώραν, καὶ τἆλλα ὅσα πολλάκις ἤδη λέλεκται κατὰ

lumniam fubii neque curando, neque praefagiendo, quod
celeberrimis multis medicis accidere memini. Quod fi quis
et ipfe gloriam ab artis operibus, non a fophifticis fermo-
nibus, affequi voluerit, is nullo negotio facili compendio
colligere poterit ea, quae per omnem aetatem diligenti in-
quifitione inveni. Hic igitur fibi perfuafum habeat, hac via
et ratione medicamenta me inveniffe, quibus morbos raro
evenientes curarem, quum antea neque praeceptorem vi-
diffem hujusmodi morbos curantem, neque ipfe aliquod ex-
pertum haberem remedium. Sint igitur et hujus fermonis
dii mihi teftes. Quaefivi enim perpetuo, cujus loci affecti,
aut cujus partis per confenfum ipfius laborantis effet actio-
nis laefio; quumque partem me inveniffe crederem, tum
quaefivi affectum ipfius, atque ex his ftatim utrisque totius
curationis generis indicationem fumpfi ad remediorum et
quantitatem et qualitatem, et idoneae materiae inventionem,
infpiciens cum praedictis et aetatem et naturam laborantis,
tum anni tempus et regionem et id genus alia, quorum in

τὴν Ἱπποκρατείων βιβλίων ἐξήγησιν. ἀλλ' ὁ πεπονθὼς τό-
πος, εἴ τι μεμνήμεθα τῶν ἐν τοῖς πρὸ τοῦδε δύο βιβλίοις, ἔκ
τε τῶν ἐκκρινομένων ἐγνωρίζετο καὶ τῶν ἐπιτρεφομένων τοῖς
πάσχουσι μέρεσι καὶ τῶν ἐνεργειῶν τῆς βλάβης, ἐν οἷς περιέ-
χεται καὶ τὰ παρὰ φύσιν χρώματά τε καὶ σχήματα· ὄντων τε
τῶν ἐκκρινομένων καὶ αὐτῶν τῷ γένει τριττῶν· ἤτοι γὰρ τῶν
πεπονθότων τόπων ἐκκρίνεται μέρη, διαλυομένης αὐτῶν ἢ
ἀποθρυπτομένης τῆς οὐσίας, ἤ τι τῶν (272) περιεχομένων ἐν
αὐτοῖς, ἤ τι τῶν ταῖς νοσώδεσι διαθέσεσιν ἑπομένων ἢ μό-
ναις, ἢ διὰ παντός, ἢ ὡς ἐπὶ τὸ πολύ· τῶν μὲν ἄλλων οὐ-
δὲν εὕρισκον ἐπί τινων παθῶν, μόνη δέ μοι τηνικαῦτα τῆς
εὑρέσεως τῶν πεπονθότων μορίων ὁδὸς ὑπελείπετο ἡ διὰ τῆς
βεβλαμμένης ἐνεργείας.

Κεφ. έ. Εἰς ἀνάγκην οὖν ποτε καταστὰς ἀνακτήσα-
σθαί τινος ἀπολωλυῖαν μνήμην, ἔτι νεώτερος ὤν, οὔτε τῶν
διδασκάλων ἑωρακώς τινα θεραπεύοντα τοῦτο τὸ πάθος οὔτ'
ἀνεγνωκὼς παρά τινι τῶν ἀρχαίων τὴν ἴασιν, ἐζήτουν κατ'
ἐμαυτὸν πρῶτον μὲν εὑρεῖν, τίς ἂν εἴη ὁ πεπονθὼς τόπος,

Hippocraticorum librorum enarratione faepe jam memini
Verum fedes affecta, fi dictorum fuperioribus duobus libris
meminimus, dignofcitur ab excretis et iis, quae affectis
partibus adnafcuntur, et actionum laefione, quibus com-
prehenduntur et colores praeter naturam et figurae: quum-
que excreta ipfa trifariam dividantur; vel enim affectarum
fedium partes ipfarum fubftantia vel foluta vel confracta,
excernuntur; vel ea, quae in ipfis continentur; vel ali-
quid, quod morbofas affectiones fequitur vel folas, vel fem-
per, vel magna ex parte; in quibusdam affectibus nulla alia
mihi occurrebant, fed fola mihi inventionis affectarum par-
tium via, quae per laefam actionem procedit, relinque-
batur.

Cap. V   Igitur quum deperditam cujusdam memo-
riam reftituere me aliquando oporteret, effemque adhuc ju-
nior, ac neque praeceptorem unquam vidiffem hujusmodi
affectionem curantem, neque apud ullum antiquorum cu-
rationem legiffem, primum quidem apud me ipfum invefti-

Ed. Chart. VII. [428.]   Ed. Baf. III. (272.)

ᾧ προσάξω τὰ καλούμενα τοπικὰ βοηθήματα, μετὰ τὴν τοῦ
παντὸς σώματος ἐπιμέλειαν δηλονότι, κοινὸν γὰρ τοῦτο ἐπὶ
πάντων ἐστὶ τῶν παθῶν· εἶθ᾽ ἑξῆς, ἐκ τίνος ὁδοῦ τῶν ἰα-
μάτων ἕκαστον εὑρήσω. τὸν μὲν δὴ πεπονθότα τόπον ἡγού-
μην εἶναι τὸν αὐτὸν τῷ τὸ καλούμενον ἡγεμονικὸν ἐν ἑαυτῷ
περιέχοντι, τὰ δ᾽ ἰάματα τῇ κατ᾽ αὐτὸν ἐναντία διαθέσει.
παυσαμένους τοίνυν ἀξιῶ πάντας, ὅσοι τοῖσδε τοῖς γράμμα-
σιν ὁμιλοῦσι, τῆς ψώρας, ἢ λύττης, ἢ μανίας ἧς ἔχουσι
περὶ τὰς αἱρέσεις, ὡς ἀνθρώπους σώφρονας ἐπισκέψασθαι
τὴν ἀκολουθίαν τῶν ἐφεξῆς εἰρησομένων. ἐν ᾧ γὰρ ἐσκο-
πούμην ἃ εἴρηκα, πυθόμενος τῷ Ἀρχιγένει τι γεγράφθαι βι-
βλίον, ἔνθα διδάσκει μνήμης βεβλαμμένης ἀνάκτησιν, εὐθέως
περιῆλθον ἁπάσας μὲν τὰς βιβλιοθήκας, ἅπαντας δὲ τοὺς
βιβλιοπώλας, ἅπαντας δ᾽ οὓς ᾔδειν ἰατροὺς ἐσπουδακότας
περὶ τὰ συγγράμματα τἀνδρὸς, εὐπορῆσαι τοῦ βιβλίου
προῃρημένος, ὅπως μοί τι συντελέσειεν πρὸς τὴν τῶν βοη-
θημάτων εὕρεσιν, οὐ τοῦ τόπου τοῦ πεπονθότος· ἄντικρυς
γὰρ ἡγούμην ὑπ᾽ αὐτοῦ λελέχθαι τὸν τόπον τοῦτον, οὐκ

gavi, quaenam pars effet affecta, cui topica vocata remedia
adhiberem, prius videlicet univerfi corporis curatione prae-
miffa, id enim in omnibus morbis commune eft; deinde
qua via remedia fingula invenirem. Affectam itaque fedem
eam ipfam effe exiftimavi, qua princeps animae facultas con-
tinetur, medicamenta autem, quae hujus fedis affectui ef-
fent contraria. Oratos igitur habere velim omnes, qui hos
libros legunt, ut pruritum, vel rabiem, vel infaniam, quam
de fectis conceperunt, deponant et, ut fapientes viros decet,
dicendorum feriem confiderent. Quum enim quae enarrata
funt, perpenderem, accepi Archigenem librum quendam de
oblaefae memoriae inftauratione edidiffe; quocirca omnes
bibliothecas illico percurri, bibliopolas omnes, atque me-
dicos omnes quoque, quos fcriptorum ejus viri ftudiofos
effe fciebam, quo ejus libri copia mihi fieret, ut mihi quid-
piam conferret ad remediorum, non ad loci affecti inventio-
nem: quod plane exiftimarem nullam aliam a corde fedem

BIBΛION Γ. 149

Ed. Chart. VII. [428. 429.]   Ed. Baf. III. (272.)

ἄλλον τινὰ παρὰ τὴν καρδίαν, ἐπειδὴ κατὰ ταύτην ἡ αἵρεσις
αὐτοῦ τὸ τῆς ψυχῆς ἡγεμονικὸν εἶναι πεπίστευκεν· ἐζήτουν δ᾽
ἐγνωκέναι, τίνα δυσκρασίαν αὐτῆς αἰτίαν ἡγεῖται εἶναι τοῦ
πάθους. οὐδὲ γὰρ ὅτι δυσκρασίαν τινὰ εἶναι νενόμικεν, ἠμ-
φίβαλλον, εἰδὼς τὴν αἵρεσιν τοῦ ἀνδρός· ἀλλ᾽ ἐπειδὴ δυσκρα-
σίας ᾔδειν ὀκτὼ καθ᾽ ἕκαστον μόριον συνισταμένας, τέτταρας
μὲν ἁπλᾶς, τέτταρας δὲ συνθέτους, ἐπεθύμουν γνῶναι, τίνα
τούτων ὁ Ἀρχιγένης ἀπεφήνατο τῆς βεβλαμμένης ἐνεργείας
αἰτίαν εἶναι, πότερα ψύξιν ἢ ὑγρότητα τοῦ κατὰ τὴν καρ-
δίαν πνεύματος, ἢ σύνθετον ἐκ ψύξεώς τε καὶ ὑγρότητος,
[429] ἢ ξηρότητα μετὰ ψύξεως ὑπολαμβάνει δύνασθαι τὸ πά-
θος ἐργάσασθαι τοῦτο· πρόδηλον γὰρ ἦν, ὅτι τῆς θερμότη-
τος ἀποστήσεται. τί ποτ᾽ οὖν μοι συνέβη, τοῖς, ὡς ἔφην,
ἀποτιθεμένοις τὴν τῆς αἱρέσεως μανίαν, ἐφεξῆς φράσω, πα-
ραγράψας αὐτὰς τὰς πρώτας ῥήσεις τοῦ βιβλίου, καθ᾽ ὃ θε-
ραπείαν ὁ Ἀρχιγένης ἔγραψεν τῆς ἐπιλησμοσύνης, ἢ λήθης,
ἢ μνήμης ἀπωλείας, ἢ βλάβης, ἢ ὅπως ἄν τις ὀνομάζειν ἐθέ-
λῃ τὸ προκείμενον ἐν τῷ λόγῳ πάθος, ἢ εἰ μὴ πάθος, ἀλλὰ

huic affectioni ipfum deftinaffe, fecta ipfius defendente, prin-
cipem animae facultatem in ea parte fedem fibi vendicare;
at intelligere cupiebam, quam intemperiem ejus affectionis
caufam effe putaret. Neque enim dubitabam, quin intem-
periem aliquam effe duxiffet, viri fectam non ignorans; fed
quum fcirem octo intemperies in quaque parte confiftere,
quatuor fimplices et quatuor compofitas, nofcere cupiebam,
quam earum Archigenes laefae actionis caufam effe decla-
raffet, frigusne, an humiditatem fpiritus in corde, an com-
pofitam ex frigore et humiditate, aut ariditatem cum frigore,
putaret hujusmodi poffe affectionem producere; etenim ma-
nifeftum erat, eum in hac re nihil tributurum calori. Quid
igitur mihi acciderit, iis qui fectae infaniam, ut dixi, ab-
jecerint, deinceps narrabo, ipfas primas dictiones adfcri-
bens ejus libri, in quo Archigenes curationem fcripfit dele-
tae recordationis, five oblivionis, five memoriae deperditae
aut laefae, vel utcunque quis fupra propofitam affectionem
nominare voluerit, aut fi non affectionem, faltem morbum.

150 ΓΑΛΗΝΟΥ ΠΕΡΙ ΤΩΝ ΠΕΠΟΝΘ. ΤΟΠΩΝ

Ed. Chart. VII. [429.]   Ed. Baf. III. (272.)

νόσον, ἢ σύμπτωμα, ἢ ἀῤῥώστημα· ταῦτα γὰρ οἱ σοφισταὶ
ζητοῦσιν, μὴ ὅτι μικρὸν, ἀλλὰ μηδὲ τοὐλάχιστον εἰς τὴν θε-
ραπείαν συντελοῦντα. σαφηνείας δὲ ἕνεκα τῶν μελλόντων
εἰρήσεσθαι τοσοῦτον προειπεῖν ἀναγκαῖόν ἐστιν, ὅτι βιβλίων
Ἀρχιγένει γεγραμμένων ἐπιστολικῶν ἕνδεκα τὸν ἀριθμὸν, ἐν
τῷ πρώτῳ γέγραπται πρὸς Μάρσον ἐπιστολὴ, δι᾽ ἧς αὐτῷ
συμβουλεύει περὶ τοῦ πατρὸς, ὅπως ἀνακτήσηται τὴν μνή-
μην αὐτῷ· ἐν ἀρχῇ μὲν οὖν αὐτῆς μετὰ τὸ προοίμιον, ὁπότε
τῆς θεραπείας ἄρχεσθαι μέλλει, γέγραπται ταῦτα κατὰ λέξιν·
ἀφαίρεσιν μὲν οὖν αἵματος σύμμετρον καὶ ἐπαφαίρεσιν πε-
ποιῆσθαι ἡμᾶς ἀρχομένης τῆς ἀποθλίψεως πέπεισμαι, εἰ μή
τις ἀσθένεια γέγονεν ἐμποδών. εἶτ᾽ ἐφεξῆς πάλιν· οἶμαι δὲ
ὅτι καὶ ἐμβρέγμασί τε κατὰ καιρὸν χρήσασθαι καὶ θάλψεσι
μὲν ὅλου τοῦ σώματος, ψιλώσει τε τῆς κεφαλῆς, καὶ σικυῶν
προσβολῇ. ταῦτ᾽ ἀναγνοὺς ἐσκοτοδινίασα, χρὴ γὰρ ἴσως
εἰπεῖν με τἀληθῆ· πῶς δ᾽ οὐκ ἔμελλον, ἁμαρτὼν τῆς ἐλπί-
δος ἣν ἤλπισα παρ᾽ ἀνδρὸς ἔσεσθαί μοι, μυριάκις ἐν πολλοῖς
συγγράμμασιν τήν τε τῶν πεπονθότων τόπων ἐπιστήμην

aut fymptoma, aut infirmitatem; talia namque fophiftae in-
quirunt, quae non modo non parum, fed ne minimum qui
dem ad curationem conducunt.   Verum quo clariora red-
dantur ea, quae pofthac dicemus, hoc praedicere neceſſe
eft, quum Archigenes undecim libros epiftolarum fcripferit,
in primo extare ad Marſum epiftolam, qua ipfi confilium
dat, quomodo patri memoriam reftituat; hujus igitur initio
poft prooemium, ubi curationem tractare incipit, ita ad
verbum fcriptum eft: *Detractionem igitur fanguinis mo-
deratam et ejusdem iteratam detractionem faciendam no-
bis incipiente interceptione, mihi perfuadeo, nifi imbecil-
litas quaedam obftiterit.*   Deinceps rurfus: *Puto autem et
irrigationibus opportune ufuros et fotibus totius corporis,
et capitis derafione, et cucurbitularum appofitione.*   His
lectis, obfcura vertigine conturbatus fum; aequa namque
mihi dicenda eft veritas; quomodo vero non eſſem turba-
tus, dejectus fpe, quam a viro mihi futuram conceperam,
qui millies in multis commentariis, affectorum locorum at-

καὶ τὴν τῆς διαθέσεως αὐτῶν ἀναγκαίαν εἶναι φάσκοντος
εἰς τὸ καλῶς ἰᾶσθαι τὰς νόσους; πῶς γὰρ ἂν ἔτι χρήσιμοι
πρὸς τοῦτο εἶεν, εἰ μὴ τὴν ἀπ᾽ αὐτῶν τις ἔνδειξιν ἐπιδείξειεν
ἡγεῖσθαι τῆς τῶν βοηθημάτων εὑρέσεως; ἐκ τίνος, Ἀρχίγενες,
λόγου πιθανοῦ πεισθέντες ἐπὶ τὴν κεφαλὴν ἀφιξόμεθα τὴν
καρδίαν ἀφέντες, ἧς ἓν μέν τι τῶν συμφύτων ἔργων ἐστὶν τὸ
μεμνῆσθαι, τὸ πάθος δὲ τῆς ἐνεργείας ἐστὶν ἡ ταύτης ἀπώ-
λεια; τίνα δὲ διάθεσιν ἡ τῇ κεφαλῇ προσφερομένη σικύα θε-
ραπεύουσα τὴν μνήμην ἀνακαλέσεται; τίνι λόγῳ τὰ βοηθή-
ματα ταῦτα συνεβούλευσας; ὡς ἔγωγε καὶ νῦν θεῶμαι κατὰ
τὰς τῶν νοσούντων ἐπισκέψεις τοὺς ἰατροὺς ἐν τῇ κοινολογίᾳ
πυνθανομένους ἀλλήλων, κατὰ τίνα λόγον τόδε βοήθημα πρὸ
τοῦδε συνεβούλευσεν, ἄχρι καὶ τῶν σμικροτάτων τοῦτο δρῶν-
τας, οὐ τῶν οὕτω μεγάλων ὁποῖόν ἐστι σικύα προσφερομένη
τῇ κεφαλῇ. ἐγὼ μὲν οὖν οὐδ᾽ εἰ τῷ θώρακι προσήγετο, καθ᾽
ὃ μέρος ἡ καρδία τέτακται, λόγον εἰπεῖν εὑρίσκω δι᾽ ὃν
ὤνησεν ἄν τι τὸν τοῦ Μάρσου πατέρα, μετὰ τοῦ μηδὲ εἰ
τῷ θώρακι προσῆγε, πότερον μετ᾽ ἀμυχῶν τὰς σικύας,
ἢ χωρὶς τούτων ἐβούλετο προσβεβλῆσθαι, δεδηλῶσθαι διὰ

que affectus ipforum fcientiam neceffariam ad rectam mor-
borum curationem effe dixiffet? Enimvero quomodo etiam-
num ad hoc erunt utiles, nifi ab ipfis ad remediorum in-
ventionem dirigamur? Qua igitur, o Archigenes, proba-
bili ratione perfuafi caput aggrediemur, relicto corde, cu-
jus congenitum quoddam opus memoria eft, affectus vero
actionis ejus eft deperditio? quam affectionem fanando cu-
curbitula capiti adhibita memoriam revocabit? qua ratione
hujusmodi fuades remedia? Ita nunc quoque inter vifitan-
dum aegros per communes confultationes video medicos
inter fe interrogantes, qua ratione hoc potius quam illud
remedium adhibere fuaferit, ne minimis quidem neglectis,
nedum tantis qualis eft cucurbitula capiti adhibita. Ego
quidem, etiamfi thoraci e regione cordis fuiffet adhibita,
rationem proferendam non invenio, qua Marfi patrem ju-
vare potuiffet, praeterquam quod propofita jam verborum
feries non explicat, utrum concifa ante fcalpello, an in-

τῆς ἀρτίως εἰρημένης ῥήσεως. δυναμένης γὰρ, εἰ οὕτως ἔτυχεν,
τῆς διαθέσεως ψυχρᾶς καὶ ξηρᾶς εἶναι, τὸ μὲν αἵματος ἀφε-
λεῖν ἔσχατον κακόν ἐστιν· τὸ δὲ σικύαις μόναις κεχρῆσθαι
χάριν μὲν τοῦ θερμῆναι χρήσιμον, ἄλλως δ᾽ οὐδαμῶς· ἐπι-
σπῶνται γὰρ ἐκ τοῦ βάθους εἰς αὐτὰ αἱ σικύαι τὴν ὑγρότητα,
τοῦτο δ᾽ ἐναντιώτατόν ἐστι διαθέσει ξηρᾷ. μὴ γινωσκόντων
οὖν ἡμῶν μηδέπω, τίς ἦν ἡ διάθεσις ἐν τοῖς κατὰ τὸν ἐγκέ-
φαλον καὶ τὰς μήνιγγας χωρίοις, οὐκ ἀσφαλὲς ἦν ἔξω τοῦ
κρανίου ποιεῖσθαι τὴν ἀντίσπασιν. προειρηκέναι τοιγαροῦν
ἐχρῆν αὐτὸν ὡδί πως· ἐπειδὴ ψυχρόν ἐστιν καὶ ὑγρὸν τὸ πά-
θος ἐν τῇ κεφαλῇ, τοιαύτης γενομένης διαθέσεως, εἴη μὲν ἂν
ἐν τῷ θερμαίνειν καὶ ξηραίνειν [430] τὸ τῆς θεραπείας κεφά-
λαιον, ὕλαις δ᾽ ἄν τις εἰς τοῦτο βοηθημάτων χρήσαιτο τοιαῖσδε.
μόγις γοῦν ἐπεγείρας ἐμαυτὸν ἐκ τῆς σκοτοδινίας ἐπὶ τὴν τῶν
ἐφεξῆς γεγραμμένων ἀνάγνωσιν ἧκον, ἐνδέχεσθαι νομίζων, εἰ
καὶ μὴ κατὰ τάξιν, ἀλλ᾽ οὖν γε παρὰ τάξιν εἰρῆσθαί τινα
τοιοῦτον λόγον, οἷον ἄρτι διῆλθον ἐπὶ τοῦ παραδείγματος.
καὶ τοίνυν εὗρον ἅπαντα τῶν βοηθημάτων τὸν κατάλογον

tegra cute, cucurbitulas thoraci aptari voluerit.　Cum enim
effe poffet, fi cafus ita ferat, frigida aridaque affectio, fan-
guinis quidem detractio ad extremum ducit periculum; folae
vero cucurbitulae non alio nomine quam caloris excitandi
gratia utiles funt; cucurbitulae enim attrahunt ad fefe hu-
morem ex imo, quod aridae affectioni maxime adverfatur.
Ignorantibus itaque prorfus nobis, quae fit affectio, quae
vel caput, vel membranas ipfius afficit, haudquaquam tu-
tum fuerit in exteriores calvariae partes materiam revellere.
Sic igitur praedicere debuerat: quum frigida humidaque
capitis affectio fit, ipfo hoc modo affecto, curationis fumma
in calefaciendo exiccandoque pofita eft, hancque praefidio-
rum materiam ad hoc adhibere oportet. Quum ergo vix
ex obfcura me vertigine recollegiffem, fequentia leger?
aggreffus fum, invenire me poffe fperans, fi non ordine,
faltem fine ordine, hujusmodi aliquem fermonem, qualis
is erat, quem nuper exempli caufa percurrimus.　Depre-
hendi itaque univerfum praefidiorum catalogum vehemen-

Ed. Chart. VII. [430.]   Ed. Baf. III. (272. 273.)

ἱκανῶς θερμαίνοντά τε καὶ ξηραίνοντα, μέχρι τοῦ καὶ τῷ κα-
λουμένῳ πρὸς αὐτοῦ σιναπισμῷ καὶ ὅλην κεφαλὴν ἐκθερμαί-
νειν, καὶ τούτῳ γ᾽ αὐτῷ σφοδροτάτῳ· κελεύει γὰρ, ἀρθέν-
τος τοῦ νάπυος, νίτρῳ καταπάσαντας τὴν κεφαλὴν, ἔπειθ᾽
ὕδατι καταντλεῖν θερμῷ, οὗ βοήθημα βιαιότερον οὐδὲν ἂν
εὕροις ἄλλο τῶν κατ᾽ ἰατρικήν· ὁμοίαν γὰρ ἔχει τὴν ὀδύνην
καυτηρίῳ, πολυχρονιωτέραν δὲ τὴν ἐνέργειαν. ἀμέλει καὶ
αὐτὸς ὁ Ἀρχιγένης ἐπιφέρων ἔφη· δυσυπομόνητον μὲν οὖν
ἔχει τὴν ὀδύνην, ἀλλ᾽ οὐδενὸς χεῖρόν ἐστι τοῦτο τῶν μεγίστων
βοηθημάτων. καὶ μὴν διὰ νάπυος, καὶ καρδάμου, καὶ κόκκου
κνιδίου, καὶ σταφίδος ἀγρίας, ἀποφλεγματισμοὺς ποιεῖσθαι
συμβουλεύει, καὶ πταρμικοῖς χρῆσθαι κελεύει, καὶ προποτισμοῖς,
διὰ τῶν ἱκανῶς θερμαινόντων τε καὶ ξηραι(273)νόντων φαρ-
μάκων ἀμφότερα τὰ βοηθήματα ποιούμενος, ὡς εἶναι δῆλον
αὐτὸν ὑγρότητα καὶ ψύξιν ἡγούμενον εἶναι τὴν διάθεσιν, ἤτοι
κατὰ τὸν ἐγκέφαλον, ἢ τὰς μήνιγγας· οὐ γὰρ δὴ κατά γε τὸ
κρανίον ἡ τοιαύτη διάθεσις γενομένη τῆς μνήμης ἀφαιρήσεται
τὸν ἄνθρωπον. ἀλλὰ ταῦτα μὲν εἰρήσθω κατὰ τὸ πάρεργον,

ter calefacientem et exiccantem, adeo ut totum caput ipfo
etiam finapismo a fe vocato calefaceret, et eo quidem ipfo
vehementiffimo; nam ablato finapi, caput nitro confperge-
re, mox aqua calida rigare jubet, quo medicamento nullum
in arte medica violentius invenies; fiquidem dolorem vel-
uti cauterium excitat, fed diutius durat ejus operatio. Ita-
que Archigenes inferens inquit: *Igitur toleratu difficilem
habet dolorem, fed nulli vel maximorum praefidiorum ce-
dit hoc medicamentum.* Quin etiam ex finapi, nafturtio,
grano cnidio, uva taminea apophlegmatismos fieri confulit
ac fternutamenta movere, et potiones propinare jubet, ex
vehementer calefacientibus et exiccantibus medicamenta
utraque componens; ut facile conftet ipfum credidiffe ad hu-
miditatem et frigiditatem vel cerebri vel meningum hanc
affectionem pertinere; neque enim hujusmodi affectio, fi
calvariam tantum affecerit, hominem memoria privabit.
Verum haec obiter dicta fint, quod quum nusquam demon-

Ed. Chart. VII. [430.]   Ed. Baf. III. (273.)

ά ς ουδαμόθι δείξας ύγρότητι καὶ ψύξει γίνεσθαι τὴν ἐπιλησμο-
σύνην, ἔπειτα ξηραίνοντα καὶ θερμαίνοντα βοηθήματα πα-
ρέχει· τὸ δὲ τῇ κεφαλῇ τοσαῦτα πράγματα παρέχειν, ἑτέρου
πεπονθότος μορίου, πῶς οὐκ ἄν τις ἀγανακτήσειεν; περὶ
γοῦν τῶν σικυῶν τῇ κεφαλῇ προσβολῆς, ὧν ἀδιορίστως ἐμνη-
μόνευσεν ἐν ἀρχῇ τοῦ λόγου, μετὰ ταῦτα προελθὼν ἔγραψε
σαφέστατα τήνδε τὴν λέξιν· ἐρεθισμούς τε διὰ νάπυος καὶ
σικυῶν κούφων, τὰ πολλὰ μὲν ἠπίων, ὁτὲ δὲ καὶ πάνυ εὐ-
τόνων· ἀνυστικώτεραι δ᾽ εἰσὶν αἱ μετ᾽ ἀμύξεως. ἀλλὰ πάντα
τε ταῦτα κατ᾽ οὐδένα λόγον, Ἀρχίγενες γενναιότατε, τῇ κε-
φαλῇ προσφέρεις, ἐν καρδίᾳ τοῦ πάθους ὄντος. οὐδὲ γὰρ
ἐκ πείρας, ἵνα τι καὶ πρὸς τοὺς ἐμπειρικοὺς εἴπω, τῶν τοιού-
των εὑρῆσθαί τι δύναται· καυσούμενος μὲν γὰρ ἄνθρωπος ἐν
πυρετῷ διακαεῖ ψυχρὸν ὕδωρ ὑπ᾽ ἀκρασίας προσενεγκάμενος
ὤνητο μὲν αὐτός ποτε, μιμήσεως δ᾽ ἀρχὴν ἰατροῖς παρέσχεν
ἄνευ λογικῆς ἐνδείξεως· ἡ δὲ τῆς σικύας πρόσθεσις οὐδεμίαν
ἔχει περίπτωσιν ἡγουμένην, ἀλλ᾽ ἐκ λογικῆς ἐνδείξεως ἅπασα
γέγονεν, μήτ᾽ αὐτῆς ποτε δυναμένης τῆς σικύας αὐτομάτως

ftraverit ab humore frigoreque oblivionem fieri, poftea ca
lefacientia et exiccantia offerat remedia; caput vero tantis
vexari negotiis, alia parte affecta, quis non molefte ferat?
Quod itaque de cucurbitulis ab initio indeterminate protulit,
poftea pergens hujusmodi verborum ferie manifeftiffime
fcripfit: *Irritationesque ex finapi et cucurbitulis levibus,
faepius quidem blandis, interdum autem admodum validis;
efficaciores autem funt quae cum fcarificationibus.* Ve-
rum, o generofiffime Archigenes, nulla ratione capiti ifta
omnia adhibes, fi affectio confiftat in corde. Neque enim
ab experimento, ut etiam empiricos alloquamur, talia pof-
funt inveniri. Aeftuans enim homo in ardente febre fri-
gidam aquam per intemperantiam ingeffit, et nonnihil prae -
fidii expertus, medicis imitationis initium fine rationali in-
dicatione aperuit; cucurbitulae vero admotio nullam occa-
fionem fortuitam ducem habet, fed ex indicatione rationali
tota facta eft; neque enim fua fponte cucurbitula unquam

γεννηθῆναι μήτ᾽, εἰ κἂν τοῦτό τις συγχωρήσειε, κολληθῆναί
ποτε τῇ κεφαλῇ κατὰ περίπτωσιν, καὶ μάλιστ᾽ ἐπὶ πάθους
σπανίου. τῶν γοῦν καθ᾽ ἡμᾶς ἰατρῶν, ὅσοι γέροντές εἰσι
καὶ τριβακοὶ, πυνθανόμενος, εἴ τινος ἐθεράπευσάν ποτε
τοιοῦτο πάθος, ὀλίγου δεῖν ἁπάντων ἤκουσα μηδ᾽ ἐπικεχειρη-
κέναι λεγόντων, μόνος δ᾽ εἷς ἔφη τολμῆσαι μὲν ἐπὶ τὴν θε-
ραπείαν ἐλθεῖν, ἀνύσαι δὲ μηδὲν ἐπ᾽ αὐτῇ. πῶς οὖν ἐκ πεί-
ρας μιμητικῆς τῶν κατὰ περίπτωσιν ὀφθέντων ἡ τοῦ βοηθή-
ματος ἐγένετο γνῶσις, αὐτοῦ γε τοῦ πάθους σπανίως τινὶ
συμβαίνοντος, αὐτομάτως τε τῆς σικύας τῇ κεφαλῇ κολληθῆ-
ναι κατὰ περίπτωσιν οὐδέποτε δυναμένης; ψυχροῦ μὲν γὰρ
πόσις, ἕκαστόν τε τῶν τοιούτων βοηθημάτων, ὧν ὁσημέραι
πεῖραν ἔχομεν ἐπὶ πολλῶν πολλάκις, ἐκ πείρας εὑρῆσθαι
δύναται μιμητικῶς· ἡ δὲ τῆς σικύας προσβολὴ μετ᾽
[431] ἀμυχῶν, ἢ ἄνευ τούτων, οὐδεμίαν ἐκ πείρας ἀφορ-
μὴν ἐσχηκέναι δύναται. οὐδὲ γὰρ ὥσπερ ἐπ᾽ ἄλλων παθῶν
πολλῶν ὁ πεπονθὼς τόπος, εἰ καὶ μὴ πρὸς ἀκρίβειαν, ἀλλὰ
πρός γε τὴν τῶν βοηθημάτων αὐτῷ προσφορὰν, αὐτάρκως

gigni, neque, etiamſi hoc concedatur, per fortuitam occaſio-
nem capiti potuit applicari, praeſertim in affectione per-
rara. Interroganti igitur mihi noſtrae tempeſtatis medicos
ſenes et exercitatos, curaſſentne unquam hujusmodi affe-
ctum, omnes paene reſponderunt nunquam id ſe tentaſſe,
uno duntaxat excepto, qui diceret curationem quidem ali-
quando ſe aggreſſum, nihil vero in ea profeciſſe. Quo pa-
cto igitur experientia eorum, quae fortuito accidunt, imi-
tatrice, auxilii cognitio orta eſt, quum raro alicui eveniat
hujusmodi affectus, neque fieri poſſit, ut cucurbitula per
occaſionem capiti adaptetur? Frigidae enim potio, cae-
teraque id genus remedia, quorum quotidie crebrum in
multis facimus periculum, per experimenta imitando inve-
niri poſſunt; ſed cucurbitulae appoſitio cum conciſionibus
aut ſine ipſis, nullam ab experientia occaſionem accipere
potuit. Non enim quemadmodum in aliis affectionibus lo-
cus affectus, etſi non accurate, ad auxiliorum tamen ipſi

φαίνεται δι᾽ αἰσθήσεως, οὕτω κἀπὶ τῆς μνήμης· ἄλλων δὲ
λέγω παθῶν τῶν τοιῶνδε, πλευρίτιδος, περιπνευμονίας, νε-
φρίτιδος, κωλικῆς διαθέσεως, ἡπατικῆς, σπληνικῆς, ἢ κατ᾽
ἔντερον, ἢ κατὰ κύστιν, ἢ μήτραν, ἤ τι τοιοῦτον μόριον ἕτε-
ρον, ἐφ᾽ ὧν ἁπάντων αἵ τ᾽ ὀδύναι καὶ τὰ διὰ τῶν πόρων
ἐκκρινόμενα τὸν πεπονθότα τόπον, εἰ καὶ μὴ κατὰ τὸ ἀκρι-
βέστατον, ἀλλ᾽ ἐν πλάτει γε διασημαίνουσι. κατά τε γὰρ
τῆς πλευρᾶς ὅλης ἐν πλευριτικοῖς ἐπιθεῖναι ῥᾷστόν ἐστιν ὅ τι
περ ἂν βουληθῇς, ἐπί τε τῆς κοιλίας ἐν κωλικοῖς, ὥσπερ καὶ
κατὰ τῶν ὑποχονδρίων ἐφ᾽ ἥπατός τε καὶ σπληνὸς φλεγμο-
ναῖς, ὡσαύτως δὲ καὶ τῶν ἄλλων μορίων· ἔνθα δὲ ἀπόλωλεν
ἡ μνήμη, σημεῖον οὐδέν ἐστι τόπου πεπονθότος, οὐκ ὄγκος
παρὰ φύσιν, οὐκ ὀδύνη τις, οὐκ ἔκκρισις, οὐκ ἄλλο οὐδέν·
ὥσπέρ γε καὶ ἐπὶ μελαγχολίας καὶ φρενίτιδος καὶ μανίας,
ἐπιληψίας τε καὶ ληθάργου καὶ κάρου καὶ τῆς ὀνομαζομένης
ὑπὸ τῶν νεωτέρων ἰατρῶν κατοχῆς τε καὶ καταλήψεως· ἀλλ᾽
οὐδὲ τῶν ὅλου τοῦ σώματος σπασμῶν, ἢ παλμῶν, ἢ τῆς
ἐξ ἡμίσεος αὐτοῦ μέρους παραλύσεως, ἡ οἷον ῥίζα προβάλλει

oblationem, fatis fenfibus deprehenditur; fic et in memoria.
In aliis dico affectionibus talibus, pleuritide, peripneumo-
nia, nephritide, affectione colica, hepatica, fplenica aut in-
teftini, aut veficae, aut uteri affectu, atque id genus cae-
terarum partium; in quibus omnibus et dolores et ea, quae
per meatus excernuntur, etfi non exactiffime, in latitudine
certe, locum affectum declarant.   In pleuriticis enim facile
eft univerfo lateri admovere quod volueris; fimiliter ventri
in colica; quemadmodum, fi hepar, aut lien inflammetur,
hypochondriis, atque fimiliter in caeteris partibus; deper-
dita vero memoria nullum eft affecti loci fignum, non tumor
praeter naturam, non dolor aliquis, non excretio, non
aliud quippiam; quemadmodum neque in melancholia,
phrenitide, mania, morbo comitiali, lethargo, fopore et
in ea affectione, quam recentiores medici catochen atque ca-
talepfin appellant.   Sed neque in totius corporis convulfio-
nibus, vel palpitationibus, vel in dimidii corporis paralyfi,

τι σημεῖον, οὔτε δι᾽ ὄγκου παρὰ φύσιν, οὔτε δι᾽ ὀδύνης, οὔτε
διὰ χρώματος ἐξηλλαγμένου παρὰ τὸ πρόσθεν, ἢ διά τινος
τῶν ἐκκρινομένων· ὥστ᾽ οὐδ᾽ ἐπὶ τούτων ἡ Ἀρχιγενικὴ τῶν
βοηθημάτων εὕρεσις δύναται γενέσθαι, ληρώδους μὲν οὔσης
τῆς τῶν ἐμπειρικῶν περιπτώσεως, τοῦ δ᾽ Ἀρχιγενείου λόγου
πρὸς τὴν καρδίαν ἡμᾶς ὁδηγοῦντος. ἀλλὰ δῆτα συγκεχωρή-
σθω τὴν πεῖραν εὑρηκέναι τὰ βοηθήματα τῶν εἰρημένων πα-
θῶν, ἆρ᾽ οὐ φανερὸς ἔλεγχός ἐστι τῆς ψευδοῦς ἀλαζονείας
τῶν δογματικῶν ἀνδρῶν, οὐδ᾽ οὗτος αὐτὸς ἁπλοῦς, ἀλλὰ
διττός, καὶ ἰσχυρὸς ἑκάτερος; ἐκ γὰρ τοῦ τὴν πεῖραν οὕτως
εἶναι χρήσιμον, ὡς μὴ μόνον εὑρίσκειν ἄνευ λόγου τὰς ἰάσεις,
ἀλλὰ καὶ διελέγχειν αὐτὸν, ὡς ἔστι προφανῶς ψευδής, οὐ
μόνον ἄχρηστος ὁ λόγος, ἀλλὰ καὶ πρὸς κακοῦ φαίνεται τοῖς
δογματικοῖς ἰατροῖς ἐπιτηδευόμενος. ἤρκει μὲν οὖν, ὡς φασι,
καὶ ὁ περὶ τῆς ἀχρηστίας ἔλεγχος· ὁπότε δὲ καὶ βλάπτων ὁ
λόγος φαίνεται, τί ἂν ἔτι μεῖζον ἔχοι τις εἰπεῖν εἰς τὴν μοχθη-
ρίαν αὐτοῦ; οἱ πολλοὶ γοῦν λόγοι περὶ ψυχῆς ἡγεμονικοῦ
διαλεκτικῶς ἐρωτηθέντες, ἅμα τοῖς περὶ τῆς τῶν πεπονθότων

id quod veluti radix eſt, ullum ſignum prodit, vel tumore
praeter naturam, vel dolore, vel colore mutato a priori, vel
aliquo excretorum. Quare neque in his Archigenica reme-
diorum inventio fieri poteſt, ſiquidem nugaces ſunt fortui-
tae empiricorum occaſiones, atque Archigenis ſermo nos
ducit ad cor. Verum concedamus ab experientia praedi-
ctarum affectionum auxilia prodiiſſe, numquid manifeſte de-
prehenditur falſa dogmaticorum virorum arrogantia, ac ne
ſimpliciter quidem, ſed dupliciter, atque utrinque valide?
Si enim usque adeo utile ſit experimentum, ut non ſolum
citra rationem inveniat remedia, verum etiam coarguat
ipſam tanquam aperte falſam, non ſolum ratio inutilis eſt,
ſed etiam cum damno a dogmaticis medicis uſurpatur. Satis
quidem, ut ajunt, erat reprehenſio ab inutilitate ducta, at
quum ratio etiam nocere videatur, quod majus argumentum
deſideras ejus vitii? multas ſcilicet de principe animae fa-
cultate rationes dialectico more diſputatas, una cum affecto-

158 ΓΑΛΗΝΟΥ ΠΕΡΙ ΤΩΝ ΠΕΠΟΝΘ. ΤΟΠΩΝ

Ed. Chart. VII. [431. 432.]   Ed. Baf. III. (273.)
τόπων εὐχρηστίας, ἐνδεικνύμενοι τῇ καρδίᾳ προσφέρειν ἐπὶ
τῶν ψυχικῶν παθῶν τὰ βοηθήματα, κατεφρονήθησαν ἐξαί-
φνης ὑπὸ τοῦ τριβακωτάτου περὶ τὰς θεραπείας Ἀρχιγένους,
ὡς ἐᾶσαι μὲν ὅλως τὰ κατὰ τὸν θώρακα μόρια, τὴν κεφαλὴν
δὲ σικυάζειν καὶ κατατέμνειν καὶ κατακαίειν οὐδὲν πεπον-
θυῖαν. ἆρ᾽ οὖν, ὦ πρὸς Διὸς, ἐψευσάμην, ὀλίγον ἔμπροσθεν
εἰπὼν, ἐσχάτην προδοσίαν γίνεσθαι τῆς λογικῆς ὁδοῦ πρὸς
τὴν τῶν βοηθημάτων εὕρεσιν ὑπὸ τῶν τὴν πατρίδα μᾶλλον
ἢ δόγμα προδοῦναι πεπεισμένων; προδοσία γὰρ αὐτοῖς εἶναι
δοκεῖ τἀληθῆ λέγειν, ὅταν μέλλωσι διαφωνεῖν τοῖς ἀπὸ τῆς
τοιαύτης αἱρέσεως. ὥσπερ δ᾽ ἐνταῦθα φιλονεικίαν αἰσχρὰν
ἐπιδείκνυνται προφανῶς, οὕτως ἄνοιαν, ὅταν οἴωνται πάνθ᾽
ἑαυτῶν σαλεύεσθαι τὰ δόγματα, κἂν ἓν ὁτιοῦν ἐλεγχθῇ·
τινὰ μὲν γὰρ ἀλλήλοις ἀκολουθεῖ, καθάπερ γε πάλιν ἕτερα
μάχεται, τινὰ δὲ οὔτ᾽ ἀκολουθίαν οὔτε μάχην ἀναγκαίαν
ἔχει, καθάπερ αὐτὸ τοῦτο τὸ περὶ τοῦ τῆς ψυχῆς ἡγεμονικοῦ.
ἐάν τε γὰρ ἐν καρδίᾳ τις ἐάν τ᾽ ἐν ἐγκεφάλῳ περιέχε[432]σθαι
τοῦτό φησι, δυνατόν ἐστιν αὐτῷ καὶ περὶ τῶν φυσικῶν στοι-

rum locorum ufu, quibus indicabatur in animalibus affecti-
bus auxilia cordi adhibenda effe, fubito contempfit Archi-
genes in curandi ratione exercitatiffimus, ut neglectis om-
nino pectoris partibus capiti cucurbitulas adaptaret ipfum-
que haud affectum et incideret et ureret.   Num igitur per
Iovem, mentitus fum paulo ante, quum dicerem, rationa-
lem viam, quod ad remediorum inventionem pertinet, om-
nino prodi ab iis, qui patriam potius quam fectam fuam
prodere in animum induxerunt?   Nam proditionem effe
arbitrantur, fi vera dicendo diffentiendum fit ab iis a qui-
bus ea fecta defenditur.   Ut vero in his turpem contentio-
nem manifefte declarant, fic etiam haud obfcuram demen-
tiam, quum putant omnia fua decreta turbari, fi vel unum
quodvis reprehendatur; alia enim mutua confequentia co-
haerent, ut alia contra inter fe pugnant, alia neque con-
fequuntur fefe neque pugnant neceffario, ut hoc ipfum de
principatu animae.   Sive enim aliquis in corde five in ca-
pite hunc contineri afferat, poterit de naturalibus elemen-

BIBΛION Γ. 159

Ed. Chart. VII. [432.]   Ed. Baf. III. (273.)

χείων ἦν ἄν ἐθελήσῃ δόξαν ἑλομένῳ μήτε μάχεσθαι τούτῳ
μήτ᾽ ἀκολουθεῖν· καὶ περὶ γενέσεως καὶ φθορᾶς ὁμοίως, ὥσ-
πέρ γε καὶ περὶ ψυχῆς οὐσίας καὶ περὶ θεῶν καὶ προνοίας
καὶ εἱμαρμένης καὶ τοῦ γεννητὸν εἶναι τὸν κόσμον, ἢ ἀγέννη-
τον, ἄπειρόν τε τὸ πᾶν ἢ πεπερασμένον, ἢ πολλοὺς εἶναι
κόσμους ἢ ἀπεριλήπτους κατὰ τὸν ἀριθμὸν, ἢ ἕνα μόνον
τοῦτον. οὐδενὶ γὰρ ὧν εἴρηκα δογμάτων οὔτ᾽ ἀκολουθία
τίς ἐστιν οὔτε μάχη πρὸς τὸ τῆς ψυχῆς ἡγεμονικὸν, ἐάν τε
ἐν καρδίᾳ τις ἐάν τε ἐν ἐγκεφάλῳ φησὶ περιέχεσθαι. προδι-
δόασιν οὖν ὅλην τὴν δογματικὴν αἵρεσιν οἱ τοιαύτας γράφον-
τες θεραπείας· περὶ γὰρ ἡγεμονικοῦ ψυχῆς ἀποδείξεων οὐσῶν
ἐναργῶν, ὡς ἅπασιν ἀνθρώποις πεπιστεῦσθαι τὸ μόριον ἐν
ᾧ κατῴκισται, μόνοις ἰατρῶν τε καὶ φιλοσόφων τοῖς ἀρίστοις
οὐ φαίνεται, τοῖς ἐν καρδίᾳ τιθεμένοις αὐτό. τὰς μὲν οὖν
ἀποδείξεις ἐν τοῖς ὑπομνήμασιν εἶπον ἐν οἷς ἔγραψα περὶ
τῶν Ἱπποκράτους καὶ Πλάτωνος δογμάτων· ὅτι δὲ καὶ πᾶ-
σιν ἀνθρώποις πεπίστευται, τὸ μὲν λογιζόμενον ἐν ἐγκεφάλῳ

tis quamcunque voluerit eligere opinionem, cum priore
fententia neque pugnando neque confequens aliquod addu-
cendo, ac fimiliter de ortu ac interitu, ut et de animae ef-
fentia, de diis, de providentia, de fato; item genitusne fit
mundus an ingenitus, finitum univerfum, an infinitum;
praeterea an plures fint mundi, an numero incomprehen-
fibiles, an unus hic duntaxat. Nulli namque dictorum
placitorum confequentia quaedam eft aut pugna, quod ad
animae principatum fpectat, five quis in corde five in ce-
rebro eum contineri dixerit. Itaque univerfam fectam do-
gmaticam produnt, qui hujusmodi fcribunt curationes; nam
quum de principatu animae adeo manifeftae fint demonftra-
tiones, ut omnibus hominibus comprobata fit pars, in qua
refidet, folis tum medicis tum fummis philofophis, qui
in corde eum collocant, non apparet. Demonftrationes
fane ipfas in commentariis quos de Hippocratis Platonisque
decretis edidi jam dixi; quod vero rationalem animae fa-
cultatem in cerebro, virilem atque irafcibilem in corde,

καθιδρύσθαι, τὸ δ' ἀνδρεῖόν τε καὶ θυμοειδὲς ἐν καρδίᾳ, τὸ
δ' ἐπιθυμητικὸν ἐν ἥπατι, (274) μαθεῖν ἔστιν ὁσημέραι λε-
γόντων αὐτῶν ἀκούοντα, πρὸς μὲν τὸν ἀνόητον, ὡς ἐγκέ-
φαλον οὐκ ἔχει· πρὸς δὲ τὸν ἄτολμον καὶ δειλὸν, ὡς ἀκάρ-
διος εἴη· τοῦ Τιτυοῦ δ' ὑπ' ἀετοῦ τὸ ἧπαρ ἐσθιόμενον, οὐ
μόνον ἐν ποιήμασι λεγόντων, ἀλλὰ καὶ πλαττόντων τε καὶ
γραφόντων.

Κεφ. στ΄. Ὥρα τοίνυν ἐπανελθεῖν ἤδη μοι πρὸς τὸ
προκείμενον. ὁμολογουμένου μὲν ἅπασι τοῖς ἰατροῖς αὐτοῖς
τοῖς ἔργοις, οἷς δρῶσιν κατὰ πάντα τὰ τοῦ λογιστικοῦ πάθη,
τὴν κεφαλὴν ὑπάρχειν οἶκον αὐτοῦ, προσῆκον ἦν ἐπισκέψα-
σθαι περὶ τῆς ἑκάστου πάθους διαθέσεως ὁποία τίς ἐστιν·
οἷον ἡ τῆς μνήμης βλάβη, ἐπειδὴ προὐθέμην ὑπὲρ αὐτῆς διελ-
θεῖν. ἅμα μὲν γὰρ αὐτὴ φαίνεται πολλάκις γενομένη μετὰ
βλάβης τινὸς τοῦ λογισμοῦ, καθάπέρ γε καὶ ἡ τοῦ λογισμοῦ
βλάβη μετὰ τοῦ καὶ τὴν μνήμην βεβλάφθαι, τῆς μὲν διαθέ-
σεως ἀμφοτέροις τῆς αὐτῆς οὔσης, ἐπιτεταμένης δὲ, ὁπότε
τῇ μνήμῃ συναπόλωλεν ὁ λογισμὸς, ὅπερ ὀνομάζεται μώρωσις.

concupifcibilem in jecore fitam effe, nemini non perfuafum
eft; id quotidie difcere licet, dicentes audiendo, fatuo qui-
dem, cerebrum ipfum non habere; timido et pufillanimi,
cor ei deeffe; Tityo vero jecur a vulture erodi, non folum
in poëmatis canentes, verum etiam pingentes et fcul-
pentes.

Cap. VI. At mihi jam tempus eft redeundi ad pro-
pofitum. Sane cum in confeffo fit omnibus medicis ex ipfis
operibus, quae in omnibus rationalis facultatis affectionibus
faciunt, caput fedem ipfius effe, conveniens erat confide-
rare, qualis in quacunque affectione difpofitio fit; verbi
gratia, memoriae laefio, quoniam de ipfa loqui inftituimus;
ipfa enim faepe una cum laefione quadam rationis fieri
confpicitur, quemadmodum et rationis laefio una cum
memoria laefa; utriusque laefione ab eadem difpofitio-
ne procedente, quae intenditur, ubi fimul cum memoria
ratio quoque deperditur, quae affectio ftultitia nominatur.

BIBΛION Γ. 161

Ed. Chart. VII. [432. 433.]   Ed. Baf. III. (274.)

ἀπόλλυται δὲ ἄμφω ταῦτα καὶ κατὰ τοὺς ληθάργους τε καὶ
τὰ καρώδη πάθη πάντα, καὶ τὴν διάθεσιν αὐτῶν ἀναγκαῖον
ὑπάρχειν ὁμογενῆ· κατὰ μὲν τὸ πρῶτον γένος, ὅτι δυσκρα-
σία, δέδεικται γὰρ αὕτη τῶν ὁμοιομερῶν μορίων, ἃ πρώτως
ἐνεργεῖ, διάθεσις εἶναι κοινή· κατὰ δεύτερον δὲ, ὅτι ψυχρά
τίς ἐστιν ἡ δυσκρασία πάντως, αὕτη γὰρ ὁρᾶται ναρκοῦσα
τὰς ψυχικὰς ἐνεργείας, ὡς τά γε διὰ κρύος ἀναγκαζόμενα φω-
λεύειν ζῶα σαφῶς ἐνδείκνυται, καὶ πάντα τὰ ψύχοντα φάρ-
μακα, καὶ τῶν ἐδεσμάτων δὲ τὰ ψυχρά, καθάπερ ἡ θριδα-
κίνη καταφορικοὺς ἐργάζεται τοὺς ὕπνους, εἰ πολλὴν αὐτὴν
προσενέγκαιτό τις· ἀλλὰ καὶ τὰ βάρη τῆς κεφαλῆς, ὅσα χωρὶς
ὀδύνης δακνώδους συνίσταται, πάνθ᾽ ὑπνώδη τε καὶ κατα-
φορικὰ γίνεται, καὶ φαίνεται δι᾽ ἀποφλεγματισμῶν μεγάλως
ὀνινάμενα. πρὸς δὲ τούτοις ἔγκαυσίς τε καὶ ψύξις τῆς κε-
φαλῆς ἐνδείκνυται ταὐτόν· ἀγρυπνητικαὶ μὲν αἱ ἐγκαύσεις,
καταφο[433]ρικαὶ δ᾽ αἱ ψύξεις γινόμεναι. καὶ μὴν καὶ τὰ χο-
λώδη τῶν νοσημάτων καὶ θερμὰ τὰς ἀγρυπνίας καὶ παραφρο-
σύνας καὶ φρενίτιδας ἐργαζόμενα φαίνεται· τούτοις δ᾽ ἔμπαλιν
τὰ φλεγματικὰ καὶ ψυχρὰ νωθρότητάς τε καὶ καταφοράς.

Ac in lethargo atque omnibus foporofis affectionibus utraque
deperditur, atque dispofitionem ipforum ejusdem effe generis
neceffe eft; per primum quidem genus, quoniam intempe-
ries eft; jam enim demonftravimus eam fimilarium par-
tium, quae primo operantur, communem effe affectionem;
per fecundum vero, quoniam frigida omnino intemperies
eft; haec enim animales actiones torpidas efficit, ut anima-
lia, quae per frigora latere coguntur, manifefte declarant,
et refrigerantia medicamenta ac frigidi cibi; ut lactuca ca-
taphoricos inducit fomnos, fi multam ipfam fumpferit ali-
quis. Sed et capitis gravitates, quae sine mordaci confi-
ftunt dolore, fomnolentae et cataphoricae funt, quibus apo-
phlegmatismi magnopere opitulari videntur. Ad haec id
demonftrant capitis tum ardor tum refrigeratio; fiqui-
dem ardor vigilias, refrigeratio foporem inducit. Item
biliofi calidique morbi vigilias, deliria, phrenitidas; con
tra pituitofi frigidique veternum et cataphoram efficiunt

ἡ μὲν δὴ πρώτη δύναμις ἐν τῇ κατὰ τὸ θερμόν τε καὶ
ψυχρόν ἐστι δυσκρασίᾳ, τῶν ἀγρυπνητικῶν τε καὶ κατα-
φορικῶν νοσημάτων· ἐφεξῆς δ᾽ αὐτῆς ἡ καθ᾽ ὑγρότητα
καὶ ξηρότητα. τά τε γὰρ λουτρὰ πάντας ὑπνώδεις ἐργάζε-
ται τὴν κεφαλὴν ὑγραίνοντα, καὶ οἴνου πόσις εὔκρατος, καὶ
ὑγραίνουσαι τροφαὶ πᾶσαι. καὶ τῶν ἡλικιῶν ὑπνώδης μὲν
ἡ τῶν παιδίων δι᾽ ὑγρότητα· τῶν γερόντων δ᾽ ἀγρυπνητικὴ
διὰ ξηρότητα. ταῦτ᾽ οὖν ἅπαντα τεκμήρια γενέσθω τοῦ
δευτέραν μὲν ἔχειν χώραν εἰς ἀργίαν ψυχῆς τὴν παρὰ φύσιν
ὑγρότητα, προτέραν δ᾽ αὐτῆς εἶναι τὴν ψυχρότητα· διὸ καὶ
μόνη μὲν ὑγρότης πλεονάσασα μακροὺς καὶ βαθεῖς ὕπνους
ἐργάζεται, καθάπερ γε καὶ μόνη ξηρότης ἀγρυπνίας, ἐφ᾽ ὧν
διαθέσεων εἴρηται πρὸς Ἱπποκράτους, ὕπνος καὶ ἀγρυπνίη
ἀμφότερα μᾶλλον τοῦ μετρίου γινόμενα, μοχθηρόν. εἰ δὲ
ψυχρότης μεθ᾽ ὑγρότητος ἱκανῆς προσέλθοι, καταφορικὰ καὶ
καρώδη πάθη συνίσταται· χωρὶς δὲ ταύτης αἵ τε τῆς μνήμης
βλάβαι καὶ αἵ γε μωρώσεις. οὔσης δὲ πολλῆς διαφορᾶς ἐν
τῷ μᾶλλόν τε καὶ ἧττον οὐ καθ᾽ ὑγρότητα καὶ ψυχρότητα
μόνον, ἀλλὰ καὶ κατὰ ξηρότητα καὶ θερμότητα, ποικιλία

Enimvero quod ad vigilias foporesque per morbos pertinet,
calida frigidaque intemperies primam fibi facultatem vendicat;
altera vero ab hac, quae ad humiditatem ariditatemque re-
fertur. Nam balnea quod caput humectent, omnibus fom-
nos conciliant, et vini modice diluti potio, et omnes cibi
humectantes. Atque ex aetatibus pueritia ob humidita-
tem fomnolenta eft; fenes vero ob ariditatem vigiliis ve-
xantur. Igitur omnia haec argumento fint, ad animi igna-
viam inducendam humiditatem praeter naturam fecundas
partes obtinere; frigiditatem vero priores. Proinde humi-
ditas fola abundans longos profundosque fomnos, ut et ari-
ditas quoque fola vigilias efficit; de quibus affectionibus ab
Hippocrate dictum eft: *Somnus et vigilia, utraque fi mo-
dum excefferint, malum eft.* Si vero frigus cum humidi-
tate multa accefferit, fomnolentae et foporofae affectiones
conftituuntur, fine hac vero memoriae laefiones ac ftul-
titiae. At quum non folum in frigiditate humiditateque,
verum etiam in ariditate et calore non parvum fecundum

Ed. Chart. VII. [433.]　　　　　Ed. Baf. III. (274.)

πολυειδὴς γίνεται τῶν βλαπτόντων τὰς ψυχικὰς ἐνεργείας αἰ-
τίων. ἕνεκα δὲ σαφοῦς διδασκαλίας αἱ μὲν τοῦ λογιστικοῦ
τῆς ψυχῆς ἐνέργειαι καλείσθωσαν ἡγεμονικαὶ, αἱ δὲ τῶν ἀλό-
γων ἠθικαὶ, περὶ ὧν οὐ πρόκειται λέγειν, ὅτι μηδὲ περὶ
τῶν τῆς καρδίας, ἢ τοῦ ἥπατος παθῶν. ὥσπερ οὖν ὕπνος
καὶ ἀγρυπνία μᾶλλον τοῦ μετρίου γίνεται, τὸ μὲν δι' ὑγρό-
τητα, τὸ δὲ διὰ ξηρότητα κράσεως, οὕτως ἐν αὐτοῖς τούτοις
τὸ μᾶλλόν τε καὶ ἧττον ἐν ἀγρυπνίαις τε καὶ ὕπνοις ἕπεται
τῷ μᾶλλον καὶ ἧττον ἐν ὑγρότητι καὶ ξηρότητι. καὶ διττῶς
γε τῶν τοιούτων δυσκρασιῶν γινομένων, ὡς ἐπιδέδεικται,
διττὸς ἔσται τρόπος ἑκάστης διαθέσεως, ὁ μὲν ἕτερος ἐπὶ τοῖς
ὑγροῖς καὶ ξηροῖς χυμοῖς, ὁ δὲ ἕτερος ἐπ' αὐτοῖς τοῖς σώμα-
σιν, ὅτ' ἄν γε εἰς τὰς αὐτὰς ἀφίκηται δυσκρασίας τὰ στερεὰ
τοῖς ὑγροῖς. καὶ πρός γε ταῖς εἰρημέναις δυσκρασίαις ἐναν-
τίαις ἄλλη τις ἐξ ἀμφοῖν γίνεται μικτὴ, καθάπερ ἐν τοῖς
ἀγρύπνοις κώμασιν, ἐφ' ὧν φλεγματώδης καὶ χολώδης πλεο-
νάζει χυμός. οἱ δ' αὐτοὶ τρόποι τῶν θ' ἁπλῶν δυσκρασιῶν
καὶ τῆς ἐξ ἀμφοῖν μικτῆς ἐν τῇ κατὰ τὸ θερμόν τε καὶ

magis et minus fit discrimen, varietas multiplex contingit
caufarum animales actiones laedentium. Clarioris autem
doctrinae gratia rationalis animae actiones principales,
irrationalis vero morales vocentur, de quibus differere
propofitum non eft, ut nec de cordis vel jecoris affectibus.
Igitur quemadmodum fomnus et vigilia modum excedunt,
ille ob humiditatem, haec ob temperamenti ficcitatem, ita
et in his ipfis major vel minor tum fomnus tum vigilia
fequitur majorem vel minorem aut humiditatem aut ficcita-
tem. Quumque bifariam, ut jam declaratum eft, fiant hu-
jusmodi intemperies, duplex quoque erit utriusque affectio-
nis modus; unus quidem in humidis ficcisque humoribus;
alter vero in corporibus folidis, quum in easdem intempe-
ries folidae partes cum humoribus inciderint. Praeterea ul-
tra jam dictas intemperies contrarias alia quaedam fit mixta
ex utrisque, ut in vigilanti comate, in quo pituitofus bi-
liofusque humor abundat. Atque in calidi frigidique con-
trarietate iidem quoque modi tum fimplicium intemperie-

Ed. Chart. VII. [433. 434.]   Ed. Baf. III. (274.)

ψυχρὸν ἐναντιώσει συνίστανται. χολῆς γοῦν, εὔδηλον δ' ὅτι
τῆς ξανθῆς λέγω, φλέγματι μεμιγμένης, ἢ κατὰ τὸ θερμόν τε
καὶ ψυχρὸν ἐπίμικτος γίνεται διάθεσις· εἰ δὲ κἂν τοῖς στε-
ρεοῖς μορίοις αὐτοῖς τοῦ σώματος ἡ ἐκ τῶν ἐναντίων μικτὴ
διάθεσις ὁμολογηθείη γίνεσθαι, κατ' ἐκείνην τρεῖς αἱ πρῶται
γενήσονται δυσκρασίαι καθ' ἑκατέραν ἀντίθεσιν. ἅπαντα μὲν
οὖν τὰ τοιαῦτα πάθη κατὰ τὸν ἐγκέφαλον γίνεται, διαφέρει
δ' ἀλλήλων οὐ μόνον ταῖς ποικιλίαις τῶν μίξεων, οὐδὲ τῷ
μᾶλλόν τε καὶ ἧττον ἔν τε ταῖς ἁπλαῖς διαθέσεσιν καὶ ταῖς
μικταῖς, ἀλλὰ καὶ τῷ ποτὲ μὲν ἐν ταῖς κοιλίαις τοῦ ἐγκεφά-
λου συνίστασθαι τὰς δυσκρασίας, ποτὲ δ' ἐν τοῖς καθ' ὅλον
αὐτὸν ἀγγείοις, ἢ τὴν παρεσπαρμένην ὑγρότητα τῷ σώματι
τοῦ κεφάλου, καὶ τέταρτον ἐπὶ τούτοις, ὅταν αὐτὸ τὸ σῶμα
τοῦ ἐγκεφάλου δύσκρατον γένηται.

Κεφ. ζ. [434] Παραφυλάττειν οὖν χρὴ τοὺς ὕπνους
τῶν ἀπολωλεκότων τὴν μνήμην, ἢ τὴν σύνεσιν, ἀπώλεια γὰρ
τῆς συνέσεως ἡ μώρωσίς ἐστι, πότερον ὑπνώδεις ἱκανῶς οἱ
κάμνοντές εἰσιν, ἢ μετρίως ὑπνώδεις, ἢ τὴν ἀρχὴν οὐδ'

rum tum ex ambabus mixtae conſtituuntur.   Pituitae enim
ſi bilis miſceatur, flavam dico, mixta fit ex calido frigido-
que affectio   Quod ſi et in ſolidis corporis partibus mixtam
ex contrariis affectionem fieri fateamur, tres ab ipſa prodi-
bunt ex utraque oppoſitione intemperies.   Igitur hujusmodi
affectus omnes cerebro oboriuntur; inter ſe autem differunt
non ſolum mixtionis varietate, aut eo quod magis minus-
ve intenduntur, tum in ſimplicibus, tum in mixtis diſpo-
ſitionibus, verum etiam quod ventriculi cerebri interdum
afficiuntur hujusmodi intemperiebus, interdum univerſa
ejus vaſa, aut humiditas quae per corpus cerebri diſperſa
eſt, et quarto inſuper modo, quum ipſummet corpus cere-
bri intemperatum eſt.

Cap. VII.   Quibus itaque vel memoria, vel intelle-
ctus periit, nam intellectus deperditio ſtultitia eſt, eorum
ſomnos obſervare oportet, utrum vehementer ſomnolenti,
an modiee ſomnolenti ſint aegri, an omnino non ſomnolenti,

ὑπνώδεις, ἀλλ' ὅσον ἐπὶ τούτῳ κατὰ φύσιν ἔχουσιν· οὕτω
γὰρ ἂν ἐξεύροις τὴν ἐπικρατοῦσαν δυσκρασίαν. ἐπιθεωρη-
τέον δὲ καὶ πότερον ἐκκρίνεταί τι διά τε ῥινῶν καὶ στόματος
ἐκ τῆς κεφαλῆς καταφερόμενον, ἢ ξηρὰ φαίνεται τὰ χωρία·
δυνήσῃ γὰρ κᾂκ τούτου στοχάσασθαι τὴν διάθεσιν, ὥσπερ
ἐπὶ κατάρῥου καὶ κορύζης· καὶ γὰρ ἐπὶ τούτων ἥ τε ποιό-
της καὶ ἡ ποσότης τῶν ἐκκρινομένων, μετὰ τοῦ συνεπισκέψα-
σθαι τὰς προηγησαμένας αἰτίας, ἐνδείκνυται τὴν διάθεσιν
τῆς κεφαλῆς, ἤτοι θερμὴν οὖσαν, ὡς ἐπ' ἐγκαύσεως, ἢ ψυ-
χρὰν, ὡς ἐπὶ ψύξεως· ἄνευ γὰρ τοῦ διορίσασθαι ταῦτα
πάντα, τὴν προσήκουσαν ἑκάστῃ διαθέσει θεραπείαν ἀδύνα-
τον εὑρεῖν. ἐπὶ γοῦν τῆς ἀπολωλυίας ἢ μεγάλως βεβλαμμέ-
νης μνήμης ψυχρὰ μὲν δυσκρασία πάντως ἐστὶ, καὶ θερμαί-
νειν αὐτὴν προσῆκεν, οὐ μὴν ἐξ ἀνάγκης γε καὶ ξηραίνειν,
ὥσπερ οὐδὲ ὑγραίνειν· ἀλλ' εἰ μὲν μεθ' ὑγρότητος εἴη, ξη-
ραίνειν, εἰ δὲ μετὰ ξηρότητος, ὑγραίνειν, εἰ δ' ἐν τῷ μέσῳ
τούτων, ἐν ταύτῃ τῇ καταστάσει φυλάττειν. ἐγὼ γοῦν οἶδά
τινα καὶ τὴν μνήμην μὲν ὀλίγου δεῖν ἀπολέσαντα, καὶ τὸν
λογισμὸν δὲ βλαβέντα, διὰ φιλοπονίαν τε καὶ ἀγρυπνίαν ἐπὶ

---

fed quantum ad hoc pertinet, fecundum naturam fefe ha-
beant; fic enim exuperantem invenies intemperiem. Prae-
terea confiderandum eft, utrum excernatur quippiam per
nares et os a capite defluens, an aridae partes fint; nam et
ex his affectionem conjectura affequi poteris, quemadmo-
dum in catarrho et gravedine; fiquidem in his qualitas et
quantitas excretorum, cum caufarum quae praecefferunt
contemplatione, capitis affectionem declarat, five calida fue-
rit, ut in uftione, five frigida, ut in refrigeratione; nifi
enim omnia haec diftinxeris, idonea affectioni curatio non
poteft inveniri. Itaque in deperdita aut magnopere laefa
memoria frigida omnino intemperies eft, quocirca calefa-
cere ipfam oportet; non tamen exicare aut humectare ne-
ceffarium eft; fed fi humiditati copuletur, arefacere; fi ari-
ditati, madefacere; fi inter has medium obtinet, in eo ftatu
fervare. Equidem novi quendam, qui ob laborem in ftu-
diis atque vigilias memoriam paene amiferat, laefa etiam

ι66 *ΓΑΛΗΝΟΤ ΠΕΡΙ ΤΩΝ ΠΕΠΟΝΘ. ΤΟΠΩΝ*

Ed. Chart. VII. [434.]   Ed. Baf. III. (274. 275.)

μαθήμασιν· έτερον δ' αμπελουργον, επι τοις κατα την αμ-
πελουργίαν πόνοις, και διαίτη λεπτη, ταυτα τούτω παθόντα
και προφανως εκάτερος αυτων υπο μεν των ξηραινόντων τε
και θερμαινόντων εβλάπτετο πάντων, υπο δε των υγραινόν-
των άμα τω θερμαίνειν ωφελειτο. γίνονται μεν ουν και
μετα πυρετου βλάβαι των ηγεμονικων ενεργειων, ως επι φρε-
νίτιδός τε και ληθάργου· γίνονται δε και χωρις (275) πυρε-
του, καθάπερ επι μανίας τε και μελαγχολίας· ωσπέρ γε και
κατα συμπάθειάν τε και πρωτοπάθειαν εγκεφάλου· τα μεν
ηκριβωμένα τοις ιδίοις συμπτώμασι και διηνεκη και μη
προηγησαμένων ετέρων γενόμενα κατα πρωτοπάθειαν· τα
δε μήτ' ηκριβωμένα τοις ιδίοις συμπτώμασι μήτε παραμέ-
νοντα διαπαντός, εφ' ετέροις τε συστάντα κατα συμπά-
θειαν, μεμνημένων ημων ότι και της συμπαθείας η μεν εν
τω γίνεσθαι το ειναι λαμβάνουσα συναποκαθίσταται τοις
ποιουσιν αιτίοις, η δε μόνιμον ηδη την των συμπαθούντων
διάθεσιν εσχηκυια, καν τα ποιήσαντα παύσηται, παραμένει.
το μεν ουν εγκεφάλω πάντα γίνεσθαι τα των ηγεμονικων ενερ-

ratione; alterum etiam vinitorem, qui ob labores, quos
vites colendo fubierat, ac tenuem victum, eodem modo af-
fectus eft. Atque manifefte eorum uterque exiccantibus
calefacientibusque omnibus laedebatur; humectantibus vero
fimul et calefacientibns juvabatur. Laeduntur fane etiam
cum febre principes animae functiones, ut in phrenitide et
lethargo; laeduntur et fine febre, ut in mania et melancho-
lia; quemadmodum et per confenfum, et primaria affectio-
ne cerebri; quae propriis fymptomatis exacte dignofcuntur
et perpetua funt, neque aliis praecedentibus fupervenerunt,
primigenia affectione; quae vero propriis fymptomatis non
dignofcuntur, neque perpetuo permanent, atque aliis fucce-
dunt, per confenfum; in quo latere nos non debet, eum
confenfum qui in fieri habet effe, deletis efficientibus cau-
fis, fimul deleri; qui vero permanentem jam habet dispo-
fitionem, quamvis quiafcat caufa efficiens, ipfum tamen
permanere. Igitur quod in cerebro confiftant omnes prin-

BIBΛION Γ. 167

Ed. Chart. VII. [434. 435.]   Ed. Baf. III. (275.)

γειῶν πάθη, πᾶσι τοῖς ἰατροῖς, ὅσοι γε μὴ διὰ φιλονεικίαν
αἱρέσεως ἄλλα μὲν ἐν τῇ ψυχῇ φρονοῦσιν, ἄλλα δὲ λέγουσιν,
ὡμολόγηται· τὸ δὲ τὴν δυσκρασίαν ὁποία τίς ἐστιν εὑρεῖν,
οὐ σμικρὸν ἔργον, ἐν ᾧ χρὴ φιλόπονόν τε καὶ ζητητικὸν εἶναι
τὸν ἰατρὸν, οὐκ ἐν τῷ σκοπεῖν ὅπως ἀντείπῃ τοῖς καλῶς εἰ-
ρημένοις ὑπὸ τῶν παλαιῶν περὶ ψυχῆς ἡγεμονικοῦ, πράγμα-
τος οὕτως ἐναργοῦς, ὡς καὶ τοῖς ἰδιώταις πεπιστεῦσθαι κατὰ
τὸν ἐγκέφαλον εἶναι. φιλοσόφοις μὲν οὖν ἐν γωνίᾳ καθημέ-
νοις ἁμαρτάνειν ἐν τῷδε τάχ᾽ ἄν τις συγγνοίη· γεγηρακόσι
δ᾽ ἐν τοῖς ἰατρικοῖς ἔργοις ἀσύγγνωστος ἡ φιλονεικία, τάχα
δ᾽ ἀληθέστερόν ἐστιν εἰπεῖν, [435] ἀναισχυντία· τῶν τε γὰρ
ἀγρυπνούντων πάντων ἀρρώστων τὴν κεφαλὴν καταντλοῦσι
τῶν τε παραπαιόντων καὶ φρενιτιζόντων καὶ ληθαργικῶν·
Ἀρχιγένης δὲ καὶ τῶν τὴν μνήμην βλαβέντων τῇ κεφαλῇ προσ-
φέρει τὰ βοηθήματα, κἂν μωρωθέντα δέ τινα θεραπεύειν
ἐπιχειρήσῃ, καὶ τούτου τῇ κεφαλῇ προσοίσει πάντα. τίς δὲ
τριβακὸς ἰατρὸς ἀποπλήκτους, ἢ ἐπιλήπτους, ἢ ὀπισθο-
τονικοὺς, ἢ ἐμπροσθοτονικοὺς, ἢ τετανικοὺς ἑτέρως ἰᾶται;

cipum animae actionum affectus, conceditur ab omnibus me-
dicis, qui non fectae contentione alia mente concipiunt, alia
ore proferunt; at qualis fit intemperies, invenire, non par-
vi eft operis, in quo medicum laboriofum et fagacem effe
oportet, non ut quaerat quomodo fapientibus antiquis con-
tradicat de animae principatu, re adeo aperta, ut eam in
cerebro effe etiam idiotis conftet.   Philofophis fortaffe in
angulo fedentibus facilius hujus erroris quis veniam dederit;
medicis vero, qui jam in artis operibus ad fenectutem usque
verfati funt, ignofci fua contendendi libido, vel fortaffe di-
cam verius, impudentia, non debet; quippe qui vigilanti-
bus omnibus infirmis et delirantibus et phreniticis et le-
thargicis caput irrigent; quin et Archigenes fi quibus laefa
memoria eft, capiti admovet remedia, etiamque fi ftultum
curare aggrediatur, capiti cuncta adhibebit.   Quis vero ex-
ercitatus medicus apoplexiam, aut morbum comitialem aut
opifthotonon, aut emprofthotonon, aut tetanon, aliter cu-

τίς δὲ παραλυθέντας τὸ τοῦ σώματος ἥμισυ μέρος; ἆρ᾽ οὐχὶ
τῶν μὲν σπασμωδῶν παθῶν ἅπαντες ἤδη κἀξ αὐτῆς τῆς
πείρας τὸ κῦρος τῆς θεραπείας κατὰ τοὺς πρώτους ποιοῦν-
ται σπονδύλους, ὥσπέρ γε καὶ τῶν παραλελυμένων τὸ ἥμισυ
μέρος ὅλου τοῦ σώματος, συνεκθερμαίνουσιν δὲ καὶ τὸν ἐγκέ-
φαλον· ὥσπερ καὶ τοὺς ἀποπλήκτους ἰῶνται, καθάπέρ γε
καὶ τοὺς ἐπιλήπτους ὅταν μὲν ἐπὶ στομάχῳ γίνηται τὸ πά-
θος ἤ τινι τῶν ἄλλων μορίων, ἐκεῖνο μὲν μάλιστα καὶ πρῶτον
ἐκθεραπεύουσιν, παρασκευάζουσιν δὲ καὶ τὸν ἐγκέφαλον εἰς
δυσπάθειαν. καὶ χρὴ ταῦτα μᾶλλον ζητεῖν, οὐ περὶ τοῦ
σαφέστατα φαινομένου πᾶσι τοῖς ἀδιαστρόφοις τὴν γνώμην
ἡγεμονικοῦ, καθάπερ οὐδὲ περὶ τῆς τῶν νεύρων ἀρχῆς, ἣν
οὐ χρὴ πορευθέντας εἰς θεοὺς διὰ μαντείας ἐξευρεῖν, ἀλλὰ
παρά τινι τῶν ἀνατομικῶν ἀνδρῶν παιδευθέντας.

Κεφ. η΄. Ἔνιοι γὰρ ἀναπείθουσιν ἑαυτούς, ἀρχὴν
εἶναι τῶν νεύρων τὴν καρδίαν, ἐκ τοῦ μὴ δύνασθαι διακρῖναι
σύνδεσμον νεύρου, συντελούσης εἰς τοῦτο καὶ τῆς ὁμωνυμίας,
ἐπειδὴ πολλοὶ τῶν ἰατρῶν καὶ τοὺς συνδέσμους ὀνομάζουσιν

rat? quis denique dimidiam partem corporis refolutam?
Nonne in convulfivis affectibus omnes fummam curatio-
nis jam ipfa experientia ducti in primis vertebris moliuntur,
quemadmodum ubi dimidia quoque univerfi corporis pars
refoluta eft, cerebrum autem etiam calefaciunt? quemadmo-
dum apoplecticos quoque curant, ut etiam epilepticos; quum
vel ob ftomachum vel ob aliquam aliam partem affectio fit,
eam maxime et in primis curant, cerebrum vero etiam prae-
parant, ut non facile afficiatur. Haec itaque potius inqui-
renda funt, non princeps animae facultas omnibus haud
perverfae mentis apertiffima, ut neque nervorum origo,
quam non divinantium more a diis petere, fed ab anatomi-
cis viris difcere oportet.

Cap. VIII. Nonnulli enim fibi perfuaferunt, nervo-
rum principium cor effe, eo quod nequeant ligamentum a
nervo difcernere; ad id conferente etiam homonymia, quan-
doquidem ligamenta multi medici colligantes nervos appel-

BIBΛION Γ. 169

Ed. Chart. VII. [435.]   Ed. Baf. III. (275.)

νεῦρα συνδετικά. τῆς μὲν οὖν προσηγορίας οὐδεὶς αὐτοῖς
φθόνος, ἄν γε μνημονεύωσι τῶν προαιρετικῶν νεύρων, ὡς
αὐτοὶ καλοῦσιν, ὧν τὴν ἀρχὴν ἐγκέφαλον εἶναί φαμεν, οὐ
τῶν συνδέσμων· οὐδὲ γὰρ οὐδ᾽ αὐτοὶ τῶν συνδετικῶν νεύ-
ρων πάθος εἶναί φασι τὸν σπασμὸν, ἢ τὴν παράλυσιν, ἀλλὰ
τῶν προαιρετικῶν. ὅταν οὖν ὅλον τὸ σῶμα φαίνηται σπώ-
μενον, ἅπαν μὲν εὐθὺς παρίσταται πεπονθέναι τὸ τοιοῦτον
μέρος, ὃ καθάπερ ἐν δένδρῳ τὸ στέλεχος τῶν κλάδων, οὕτως
αὐτὸ κοινὸν τῶν νεύρων ἁπάντων οἷον πρέμνον ἐστὶν, οὐχ
οἷον κλάδος ὀλίγων τινῶν ἐν ἑνὶ μορίῳ, καθάπερ ὅταν ἤτοι
σκέλος ἢ μία χεὶρ ἂν τύχη σπωμένη. κώλου μὲν γὰρ ὅλου
σπασμὸς τὴν ἀρχὴν τῶν εἰς αὐτὸ καθηκόντων νεύρων ἐν-
δείκνυται πεπονθέναι, καθάπερ εἰ κλάδου τινὸς ἐν δένδροις·
ὅταν δ᾽ ὅλον ἁλῷ τὸ σῶμα τῷ πάθει, τὴν κοινὴν ἁπάντων
ἀρχὴν τῶν κάτω τοῦ προσώπου νεύρων, ἀνάλογον τῷ κατὰ
τὸ δένδρον πρέμνῳ πεπονθέναι χρὴ νομίζειν, ἥτίς ἐστι τοῦ
νωτιαίου μυελοῦ τὰ πρῶτα μέρη, διὸ καὶ τούτῳ τὰ βοηθή-
ματα προσφέρουσιν οἱ τριβακοὶ πάντες ἰατροὶ, τῆς καρδίας

lant. Verum ipfis fane ita nominare liceat, fi nervorum
meminerint voluntariorum, ut ipfi vocant, quorum princi-
pium cerebrum effe dicimus, non ligamentorum; neque
enim illi ipfi convulfionem, aut paralyfin, colligantium ner-
vorum, fed voluntariorum affectum effe dicunt. Quum
igitur totum corpus convelli apparet, omnis ftatim affici
putatur ejusmodi pars, quae ut in arbore caudex ramorum,
fic ipfa fit omnium nervorum communis veluti caudex, non
paucorum in una parte, quemadmodum ramus, veluti quan-
do vel crus, vel una manus forte convellitur; totius enim
membri convulfio nervorum qui ad ipfum perveniunt prin-
cipium affectum effe declarat, rami cujuspiam exemplo in
arbore; quum autem univerfum corpus afficitur, communem
originem omnium infra faciem nervorum, quae arboris cau-
dici proportione refpondet, affectam effe putandum eft, quae
funt primae fpinalis medullae partes; proinde exercitatiffimi
quique medici huic remedia admovent, cordis vero in hac

170 ΓΑΛΗΝΟΥ ΠΕΡΙ ΤΩΝ ΠΕΠΟΝΘ. ΤΟΠΩΝ

Ed. Chart. VII. [435. 436.]						Ed. Baf. III. (275.)

οὐδὲ τὴν ἀρχὴν ὅλως ἐν τῷ τοιούτῳ παθήματι μεμνημένοι.
εἰ δὲ καὶ τὰ κατὰ πρόσωπον ἅμα τῷ παντὶ σώματι φαίνοιτο
σπώμενα, τὸν ἐγκέφαλον αὐτὸν ἤδη θεραπεύομεν, οὐ μόνον
τὴν ἔκφυσιν τοῦ νωτιαίου· καὶ γὰρ καὶ χείλη σπώμενα θεώ-
μεθα πολλάκις, καὶ ὀφθαλμοὺς, καὶ τὸ κατὰ μέτωπον δέρμα,
καὶ ὅλας τὰς γένυας, ὥσπέρ γε καὶ τὴν ῥίζαν τῆς γλώττης·
ἀλλ᾽ ἐπειδὴ ταῦτα πάντα διὰ τῆς ἀνατομῆς ἐμάθομεν ὑπὸ
μυῶν κινεῖσθαι παρ᾽ ἐγκε[436]φάλου λαμβανόντων νεῦρα, τὸν
ἐγκέφαλον ἐπ᾽ αὐτῶν πεπονθέναι πεπείσμεθα· καθάπερ ὅταν
ὁρῶμεν ἀπαθῆ μὲν ἐκεῖνα, σπώμενα δὲ τἆλλα σύμπαντα μό-
ρια, τὴν ἀρχὴν τοῦ νωτιαίου πειθόμεθα πεπονθέναι. ταῦτα
μὲν οὖν, ὅπερ ἔφην, ἑτοίμως ἐχρῆν ἡμᾶς μαθόντας ἐπισκο-
πεῖσθαι τὰς διαθέσεις αὐτῶν· ἔνιοι δὲ τῶν ἰατρῶν τὰς μὲν
διαθέσεις οὐδ᾽ ἐπιχειροῦσι ζητεῖν, ἐρίζουσι δὲ περὶ τῶν ἐναρ-
γῶς φαινομένων, ἀπολλύντες ἡμῶν τὸν χρόνον, ὃν ἐχρῆν οὐκ
εἰς ἀντιλογίαν τῶν ἀναιρούντων τὰ καλῶς ὑπὸ τῶν παλαιῶν
ἰατρῶν εἰρημένα καταναλίσκειν, ἀλλ᾽ εἰς εὕρεσιν ὧν ἐκεῖνοι
παρέλιπον, ἤτοι παντάπασιν οὐδὲν ἀποφηνάμενοι περί τινων

affectione nullam omnino mentionem faciunt. Si vero fimul
cum univerfo corpore facies quoque convulfa videatur, non
folum exortum fpinalis medullae, verum etiam cerebrum
ipfum jam curamus. Etenim labra quoque faepenumero
convelli videmus, item oculos, frontis cutem, totas man-
dibulas, fimiliter et linguae radicem: at quia omnes jam
dictas partes a mufculis ex cerebro nervos fufcipientibus
moveri, ex anatome didicimus, cerebrum in ipfis credimus
effe affectum, ut ubi ipfis illaefis cacteras partes convelli vi-
demus, dorfalis medullae initium affectum effe fatemur.
Haec igitur funt, quae nos, ut dixi, prompte difcere, mox
ipforum affectiones confiderare oportet. Nonnulli vero
medici affectiones ipfas ne aggrediuntur quidem disquirere,
certant de rebus manifefte apparentibus; jacturamque noftri
temporis moliuntur, quod non erat confumendum refpon-
dendo iis, qui recta medicorum veterum decreta evertunt,
fed inveniendo potius ea, quae illi filentio praeterierunt,
vel nihil omnino differentes de quibusdam rebus, vel fine

BIBΛION Γ. 171

Ed. Chart. VII. [436.]   Ed. Baf. III. (275.)

πραγμάτων, ἢ χωρὶς ἀποδείξεως ἢ διορισμοῦ προσήκοντος
ἢ ἐλλιπῶς ἀποφηνάμενοι, καθάπερ ὁ Ἱπποκράτης ὑπὸ πλη-
ρώσεως γίνεσθαι τὸν σπασμὸν εἰπών. ἀληθὴς μὲν γὰρ ὁ λό-
γος, ἀλλ᾽ ὑπὸ τίνων πεισθεὶς οὕτως ἀπεφήνατο, μόνοις τοῖς
συνετοῖς ἀνδράσιν καὶ νομίμως μεμαθηκόσι τὰ πρῶτα τῆς
ἰατρικῆς δῆλόν ἐστι, οὐ τοῖς ἐπιτυχοῦσιν. ταῦτα γοῦν αὐτὰ
κἀγὼ προμεμαθηκὼς ἐπείσθην ὑφ᾽ ὧν εἶπεν Ἱπποκράτης αἰ-
τίων γίγνεσθαι τὸν σπασμόν. εἰ γὰρ ἅπασα μὲν ἡ κατὰ
προαίρεσιν κίνησις ὁρᾶται τῶν μυῶν ἐπισπωμένων εἰς ἃ κα-
ταφύονται μέρη γιγνομένη, τὸ δὲ ἐπισπᾶσθαι χωρὶς τοῦ
πρὸς τὴν ἰδίαν ἀρχὴν ἀνασπᾶσθαι τὸν μῦν οὐχ οἷόν τέ ἐστι
γενέσθαι, μόνῳ τῷ χωρὶς τῆς ἡμετέρας προαιρέσεως γίγνε-
σθαι τὸν σπασμὸν ἐν τοῖς σπωμένοις μέρεσιν, ἡ κίνησις διοί-
σει τῆς κατὰ φύσιν. ὥσπερ οὖν ἐν τῷ κατὰ φύσιν ἔχειν ἡ
κατὰ τὴν ἀρχὴν τῶν νεύρων ἐν ἐγκεφάλῳ τεταγμένη προαίρε-
σις ἀρχὴν κινήσεως πρώτοις μὲν τοῖς νεύροις, δι᾽ αὐτῶν δὲ
καὶ τοῖς μυσὶν δίδωσιν, οὕτως ἄνευ τῆς ἀρχῆς ταύτης ἐὰν εὕ-
ρωμεν ὑπὸ τίνος αἰτίας σπασθῆναι δύναται τὰ νεῦρα, τῆς τῶν

demonſtratione, vel ſine idonea determinatione, vel non
ſatis abunde explicantes, quemadmodum Hippocrates, ubi
*convulſionem, vel a plenitudine, vel a vacuitate fieri di-
cit.* Etenim verus eſt ſermo, ſed quibus rationibus addu-
ctus ita pronuntiarit, non quibuslibet, ſed doctis duntaxat
viris, qui et diligenter prima medicinae rudimenta didice-
runt, notum eſt. Haec igitur ipſa quum didiciſſem, facile
mihi perſuaſi convulſionem fieri ob eas cauſas, quae ab
Hippocrate dictae ſunt. Si namque omnis motus, qui a vo-
luntate procedit, attractis muſculis in eas quibus innaſcun-
tur partes, fieri videtur; neque poteſt fieri attractio, niſi
ad ſuam originem retrahatur muſculus; convulſio in con-
vulſis partibus facta, hac ſola ratione a motu ſecundum na-
turam differet, quod praeter voluntatem noſtram fiat. Ita-
que quemadmodum in eo qui ſecundum naturam habet, vo-
luntas in cerebro ad nervorum ortum ordinata motus prin-
cipium primis dat nervis, ac per ipſos muſculis; ita ſi ſine
hujusmodi principio invenerimus, a qua nervi cauſa con-

Ed. Chart. VII. [436.]   Ed. Baf. III. (275. 276.)

σπασμῶν γενέσεως ἐπιστήμην ἕξομεν. ἀνθρώπῳ τοίνυν ἑω-
ρακότι νευρώδη σώματα, τὰς ἐν ταῖς λύραις χορδὰς οὕτω
σφοδρῶς τεινομένας πολλάκις ὑπὸ τῆς τοῦ περιέχοντος ἀμέ-
τρου κράσεως, ὡς ῥήγνυσθαι, χαλεπὸν οὐδὲν ἐννοῆσαι τὴν
αὐτὴν διάθεσιν ἐν τοῖς τῶν ζώων νεύροις γίνεσθαι. πῶς οὖν
ἔχοντος τοῦ ἀέρος αἱ χορδαὶ τείνονταί τε καὶ ῥήγνυνται; ξη-
ροῦ τε πάνυ καὶ λίαν διύγρου γινομένου· τὸ μὲν οὖν ὑγρὸν
διαβρέχον αὐτὰς εἰς ὄγκον αἴρει παρὰ φύσιν, ἐφ' ᾧ τείνον-
ται· τὸ δὲ ξηρὸν, ὥσπερ ὁ ἥλιος ξηραίνων τὰς βύρσας συσπᾷ,
καὶ αὐτὸ τὰς χορδὰς οὕτως ἕλκει τε καὶ τείνει· φαίνονται
γοῦν καὶ οἱ ἱμάντες, ὅταν ὑπὸ πυρὸς ξηραίνωνται, συσπώ-
μενοί τε καὶ τεινόμενοι. τούτων προεγνωσμένων, οὐδέν ἐστι
χαλεπὸν ἐπὶ τῶν σπωμένων ἐξευρεῖν, εἴτε διὰ (276) ξηρότητα
τὸ πάθος αὐτοῖς γέγονεν, ὅπέρ ἐστιν ἔνδεια τῆς ὑγρᾶς οὐσίας
καὶ κένωσις· εἴτε διὰ πλῆθος ὑγρότητος, ὅπέρ ἐστιν ἐναντίον
ἐνδείᾳ πάθος, ὑφ' Ἱπποκράτους ὠνομασμένον πλήρωσις. ἐκ
πόνων μὲν γὰρ καὶ ἀγρυπνιῶν, ἐνδείας τε καὶ φροντίδων, καὶ
πυρετοῦ ξηροῦ καὶ διακαοῦς, οἷος καὶ ὁ τῶν φρενιτικῶν ἐστιν,

velli poffint, ortus convulfionum fcientiam confequemur.
Qui igitur viderit aliquando nervofa corpora, lyrae chor-
das ob ambientis aëris immoderatum temperamentum adeo
vehementer ut rumpantur intentas, haud difficulter intelli-
get idem animantium quoque nervis poffe contingere. At
quomodo affecto aere tenduntur chordae et rumpuntur? fi
vel multum aridus, vel admodum humidus fit; humor nam-
que madefaciens ipfas in tumorem praeter naturam attol-
lit, unde tenduntur; ficcitas vero, ut fol tergora arefa-
ciens contrahit, ita chordas et trahit et tendit; fic lora quo-
que quum ab igne exiccantur, contrahi tendique videntur.
His ita praecognitis, haud difficile inventu fuerit in convul-
fis, utrum ab ariditate, quae eft humidae fubftantiae penu-
ria et vacuatio, an ab humoris plenitudine, quae penuriae
contraria eft, et ab Hippocrate repletio nominata, affectus
ipfe prodierit. Nam quum convulfio fit a laboribus, vigiliis,
fame, follicitudine, et arida aeftuanteque febre, qualem in

Ed. Chart. VII. [436. 437.]   Ed. Baf. III. (276.)

ὅταν ὁ σπασμὸς γένηται, ξηρότητά τε καὶ κένωσιν αἰτιάσασθαι
χρή· μεθυσκομένῳ δ' ἀνθρώπῳ καὶ διὰ παντὸς ἐμπιπλαμένῳ
καὶ ἀργῶς βιοτεύοντι τὴν ἐναντίαν διάθεσιν εὔλογόν ἐστι τὸν
σπασμὸν ἐργάσασθαι· κενώσει δ' ἐναντίον ἐστὶ πλήρωσις.

Κεφ. θ'. [437] Ἀλλὰ καὶ ἡ ἐπιληψία σπασμός ἐστιν
ἁπάντων τῶν τοῦ σώματος μορίων, οὐ συνεχὴς ὡς ἐμπροσθό-
τονός τε καὶ ὀπισθότονος καὶ τέτανος, ἀλλ' ἐκ διαστημάτων
χρόνου γιγνόμενος· οὐ μόνον δὲ τούτῳ διενήνοχεν τῶν εἰρη-
μένων σπασμῶν, ἀλλὰ καὶ τῇ βλάβῃ τῆς διανοίας καὶ τῶν
αἰσθήσεων· ᾧ καὶ δῆλον ὡς ἄνω που κατ' αὐτὸν ἐγκέφαλον,
ἡ τούτου τοῦ πάθους ἐστὶ γένεσις. ἐπειδὴ δὲ καὶ ταχὺ παύε-
ται, κατὰ τὰς κοιλίας αὐτοῦ μᾶλλον εὔλογόν ἐστιν παχὺν
χυμὸν ἐμφράττοντα τὰς διεξόδους τοῦ πνεύματος ἐργάζεσθαι
τὸ πάθος, ἑαυτὴν κλονούσης τῆς ἀρχῆς τῶν νεύρων ὑπὲρ τοῦ
διώσασθαι τὰ λυποῦντα· τάχα δὲ καὶ διαβρεχομένης τῆς ἐκ-
φύσεως ἑκάστου νεύρου, παραπλησίως τοῖς ἀπὸ τοῦ νωτιαίου
τὴν ἀρχὴν ἔχουσι σπασμοῖς, καὶ ὁ τῶν ἐπιλήπτων γίνεται.
τὸ δ' ἐξαιφνίδιον αὐτοῦ τῆς γενέσεως καὶ τῆς λύσεως ἐνδείκνυ-

phreniticis videre eſt; cauſam ejus ariditatem et vacuatio-
nem oportet arbitrari: at temulento ac omnino pleno homini
et in otio degenti contrarium affectum convulſionis cauſam
eſſe rationi par eſt. Atqui evacuationi contraria eſt repletio.

Cap. IX. Verum et epilepſia convulſio eſt omnium
corporis partium, non continua ut emproſthotonos et opi-
ſthotonos atque tetanos, ſed quae ex temporum accidit in-
tervallis; neque ſolum hac re, ſed mentis quoque ac ſen-
ſuum oblaeſione a jam dictis convulſionibus differt; unde
conſtat in ſuperioribus corporis partibus, cerebro videlicet,
hujus affectus ortum eſſe. Quoniam vero et velociter ceſ-
ſat, in ventriculis ipſius potius conſentaneum eſt a craſſo
humore vias ſpiritus obſtruente hunc affectum procreari,
nervorum principio ſe ipſum quatiente, quo excutiat ea quae
noxia ſunt; fortaſſe vero et irrigato ſingulorum nervorum
exortu, ſimiliter iis quae a ſpinali medulla principium ha-
bent convulſionibus, epilepticorum quoque convulſio fit.
Verum nequaquam ob ſiccitatem et vacuationem, ſed perpe-

174 ΓΑΛΗΝΟΥ ΠΕΡΙ ΤΩΝ ΠΕΠΟΝΘ. ΤΟΠΩΝ

Ed. Chart. VII. [437.]   Ed. Baf. III. (276.)

ται μηδέποτε διὰ ξηρότητά τε καὶ κένωσιν, ἀεὶ δὲ διὰ πάχος
χυμοῦ γίγνεσθαι τὸ πάθος· ἔμφραξις μὲν γὰρ τῶν πόρων
ἐξαίφνης ὑπὸ παχέος ἢ γλίσχρου χυμοῦ γένοιτ᾽ ἄν· εἰς ξηρό-
τητα δὲ τοσαύτην ἐλθεῖν, ὡς βύρσῃ παραπλήσιόν τι παθεῖν,
τὸν ἐγκέφαλον ἢ τὴν κατ᾽ αὐτὸν μήνιγγα τὴν λεπτὴν, οὐχ
οἷόν τε χωρὶς χρόνου πολλοῦ. πρόσεστι δὲ τούτῳ καὶ τὸ
μήθ᾽ ὁρᾶν μήτ᾽ ἀκούειν μήθ᾽ ὅλως ἐνεργεῖν αἰσθήσει τινὶ
σὺν τῷ μηδὲ παρακολουθεῖν τὸν κάμνοντα τοῖς γινομένοις,
ἀλλὰ τὸν λογισμὸν βεβλάφθαι μετὰ τῆς κατὰ τὴν μνήμην δυ-
νάμεως. ἐκ τούτων οὖν ἁπάντων εὔλογόν ἐστι κατὰ τὸν
ἐγκέφαλον γεγονέναι τὸ πάθος, ἐμποδίζοντος τοῦ χυμοῦ ταῖς
διεξόδοις τοῦ ψυχικοῦ πνεύματος, ὃ κατὰ τὰς κοιλίας ἐστὶν
αὐτοῦ. διὰ τί δ᾽ ὀνομάζεται τοῦτο τὸ πνεῦμα ψυχικὸν, ἥτίς
τε δύναμίς ἐστιν αὐτοῦ, κατὰ τὰ περὶ τῶν Ἱπποκράτους καὶ
Πλάτωνος δογμάτων ὑπομνήματα δέδεικται. τοῖς γὰρ ἐκ τῆς
ἀνατομῆς φαινομένοις ἀκολουθοῦσιν ἡμῖν εὔλογον ἐφαίνετο,
τὴν μὲν ψυχὴν αὐτὴν ἐν τῷ σώματι τοῦ ἐγκεφάλου κατῳκῆ-
σθαι, καθ᾽ ὃ καὶ τὸ λογίζεσθαι γίγνεται, καὶ ἡ τῶν αἰσθητι-

tuo ob humoris craffitiem, affectum fieri, tum ortus, tum
folutionis celeritas demonftrat; nam fubitaria meatuum ob-
ftructio a craffo vifcofove humore fieri poteft; ut autem vel
cerebrum, vel tenuior ipfius membrana ad tantam perveniat
ariditatem, ut corio fimile quippiam pati videatur, non fine
multo tempore fieri poteft.   Accedit ad hæc, ut is qui fic
laborat, neque videat neque audiat, neque ullo fenfu quic-
quam percipiat ac ne intelligat quidem quid fiat, fed cum
memoriae viribus ratio quoque laedatur.   Ex his igitur om-
nibus rationi confentaneum eft, in cerebro hunc affectum
fieri, impediente humore animalis fpiritus, qui in ventri-
culis ejus eft, exitum.   Sed quamobrem hic fpiritus voce-
tur animalis, aut quae fit ejus potentia, in commentariis de
Hippocratis Platonisque placitis demonftratum eft.   Quum
enim ea quae per diffectiones confpiciuntur, obfervaremus,
rationi confonum videbatur, animam quidem in cerebri cor-
pore fedem obtinere, atque in ipfo et rationem et fenfibi-

κῶν φαντασιῶν ἀπόκειται μνήμη· τὸ πρῶτον δ᾽ αὐτῆς ὄργα-
νον εἰς ἁπάσας τὰς αἰσθητικάς τε καὶ προαιρετικὰς ἐνεργείας
εἶναι, τὸ κατὰ τὰς κοιλίας αὐτοῦ πνεῦμα, καὶ μᾶλλόν γε
κατὰ τὴν ὄπισθεν· οὐ μὴν οὐδὲ περὶ τῆς μέσης κοιλίας ἀπο-
γινώσκειν προσῆκεν ὡς οὐ κυριωτάτης· πολλὰ γὰρ εὔλογα καὶ
πρὸς ταύτην ἡμᾶς ἄγει, καθάπερ γε τῶν ἐμπροσθίων δυοῖν
ἀπάγει. εἴς γε μὴν τὴν τῆς θεραπείας εὕρεσιν οὐδὲν ὀνίνη-
σιν ἡ περὶ τούτων ἀκριβὴς γνῶσις· ἱκανὸν γὰρ εἰς τὸ καλῶς
θεραπεύειν ἐπίστασθαι τὸν μὲν πεπονθότα τόπον ἐγκέφαλον
εἶναι, χυμὸν δὲ τὸν γλίσχρον, ἢ παχὺν ἐν ταῖς κοιλίαις ἀθροι-
ζόμενον αὐτοῦ. καθάπερ δὲ χρήσιμα ταῦτα πρὸς τὰς ἰάσεις
ἐστὶν, ὧν ἕνεκα καὶ τοὺς πεπονθότας τόπους καὶ τὰς ἐν
αὐτοῖς διαθέσεις ζητοῦμεν, οὕτω καὶ τῶν παχέων χυμῶν αἱ
διαφοραὶ πότερα φλεγματώδεις εἰσὶν, ἢ μελαγχολικαί· μεμνη-
μένων αὖ πάλιν ἡμῶν ἐνταῦθα φλεγματικοὺς μὲν ὀνομάζε-
σθαι πάντας, ὅτ᾽ ἂν ἁπλῶς οὕτως λέγωμεν, ἐφ᾽ ὧν ἐπι-
κρατεῖ κατὰ τὴν κρᾶσιν ὑγρότης καὶ ψύξις· μελαγχολικοὺς
[438] δὲ, ἐφ᾽ ὧν ξηρότης τε καὶ ψύξις, ἐπεί τοι διαφοραὶ

lium imaginum memoriam federe; primum autem ipfius in-
ftrumentum, tum in fenfibilibus actionibus omnibus, tum
in iis quae a confilio et voluntate prodeunt, fpiritum effe,
qui in ipfius ventriculis maximeque in poftremo continetur;
neque tamen contemnendus eft medius ventriculus, tanquam
haud nobiliffimus; multae enim rationes et ad hunc nos ad-
ducunt, ut et a duobus anterioribus avertunt. Verum ex-
acta horum notitia ad curationis inventionem nihil condu-
cit; nam fatis eft ad probe curandum, noffe locum affectum
effe cerebrum, atque in ejus ventriculis humorem craffum
vel vifcidum coacervari. Quemadmodum autem haec ad
curationes, quarum gratia et affectas fedes et earum affectio-
nes inquirimus, funt utilia, fic crafforum quoque humorum
differentiae, utrum pituitofi fint, an melancholici; fi tamen
in praefentia meminerimus pituitofos quidem omnes nomi-
nari, quum fimpliciter ita dicimus, in quibus humiditas fri-
giditasque; melancholicos vero, in quibus ficcitas atque fri-
giditas temperamenti dominantur; quamvis magnae pecu-

μεγάλαι κατά τε τοὺς φλεγματικοὺς εἰσι καὶ τοὺς μελαγχο-
λικοὺς ἑκατέρων ἴδιαι. τοῦ γοῦν φλέγματος τὸ μὲν ἐφ'
ἡμέρᾳ πυλλοῖς ἀναχρεμπτομένοις καὶ ἀνεμοῦσι καὶ ἀπομυτ-
τομένοις ἐκκρινόμενον ἀτμώδους πνεύματος ὑπάρχει μεστὸν,
ὡς μηδὲ πρὸς αἴσθησιν ὁμοιομερὲς εἶναι· ἕτερον δέ τι φλέγμα
φαίνεται μὲν ὁμοιομερές, ἴσως δ' οὐκ ἔστιν, ἐξ οὗ γένους
ἐστὶν ὅ τ' ἐν τοῖς οὔροις ὑφιστάμενος ὠμὸς χυμὸς ὅ θ'
ὑπὸ Πραξαγόρου κληθεὶς ὑαλώδης· ἀλλὰ καὶ τὸ μὴ λίαν
ὑγρὸν μηδ' ὑδατῶδες σίαλον ἐκ τούτου τοῦ γένους εἶναι
φαίνεται. καὶ μέντοι καὶ κατὰ τὴν γευστικὴν αἴσθησιν οὐ
μίαν ἔχον οὐδ' αὐτὸ τὸ σίαλον ποιότητα φαίνεται, μήτιγε
δὴ τὸ σύμπαν φλέγμα· καὶ γὰρ ἀλυκοῦ καὶ ὀξέος καὶ ἁλμυροῦ
πολλάκις αἰσθανόμεθα σαφῶς τοῦ κατὰ τὸ στόμα σιάλου,
καθάπερ καὶ ἀποίου τε καὶ οἷον ὑδατώδους τὴν γεῦσιν, ὅτ'
ἂν ἀμεμπτότατα διάγωμεν. ὡσαύτως δὲ καὶ ὁ μελαγχολικὸς
χυμὸς ἐν τῇ συστάσει σαφεῖς ἔχει τὰς διαφορὰς, ὁ μὲν οἷον
τρὺξ αἵματος, ἐναργῶς φαινόμενος ἱκανῶς παχὺς, ὥσπερ ἡ
τοῦ οἴνου τρύξ· ὁ δὲ πολλῷ μὲν τούτου λεπτότερος κατὰ τὴν

liaresque utrorumque differentiae, tum pituitoforum tum
melancholicorum humorum inveniantur.　　Pituita quidem
illa, quae quotidie a multis fcreantibus et vomentibus et
emungentibus excernitur, vaporofo fpiritu plena eſt, ut ne
ad fenfum quidem fimilaris fit.　　Alia vero pituita fimilaris
quidem vidctur, fortaſſe vero non eſt; cujus generis eſt tum
crudus humor, qui in urinis fubfiſtit, tum is qui a Praxa-
gora vitreus appellatur, atque ex hoc genere eſſe videtur
faliva, quae neque liquida admodum eſt neque aquofa.
Verum nec faliva unica duntaxat qualitate fenfum guſtus af-
ficit, nedum univerfa pituita; faepenumero enim acrem et
acidam et falfam in ore falivam manifeſte deprehendimus, ut
et cum fani maxime degimus, nulla qualitate infectam ac
veluti aquofam guſtui.　　Sic et melancholicus humor in fub-
ſtantia non obfcuras habet differentias; qui veluti faex fan-
guinis eſt, admodum craſſus confpicitur, faecibus vini con-
fimilis; alius vero, quam fuperior, fubſtantiae eſt multo

σύστασιν, ὀξὺς δὲ καὶ τοῖς ἐμέσασιν αὐτὸν φαινόμενος καὶ
τοῖς ὀσμωμένοις· οὗτος καὶ ξύει τὴν γῆν, ἐξαίρων τε καὶ ζυ-
μῶν καὶ πομφόλυγας ἐγείρων, οἵαι τοῖς ζέουσι ζωμοῖς ἐφί-
στανται· ὃν δ' ἔφην ἐοικέναι παχείᾳ τρυγὶ, τήν τε ζύμωσιν
οὐκ ἐργάζεται κατὰ τῆς γῆς ἐκχυθεὶς, πλὴν εἰ μὴ πάνυ σφό-
δρα τύχοι τότε κατοπτηθεὶς ἐν διακαεῖ πυρετῷ, καὶ ἥκιστα
μετέχει ποιότητος ὀξείας, ἡνίκα καὶ καλεῖν αὐτὸν εἴωθα με-
λαγχολικὸν χυμὸν ἢ μελαγχολικὸν αἷμα, μέλαιναν γὰρ χολὴν
οὐδέπω δικαιῶ τὸν τοιοῦτον ὀνομάζειν. γεννᾶται δ' ὁ χυμὸς
οὗτος ἐνίοις πολὺς, ἢ διὰ τὴν ἐξ ἀρχῆς κρᾶσιν, ἢ δι' ἔθος
ἐδεσμάτων εἰς τοιοῦτον χυμὸν ἐν τῇ κατὰ τὰς φλέβας πέψει
μεταβαλόντων. ὥσπερ δ' ὁ παχὺς χυμὸς τοῦ φλέγματος,
οὕτω καὶ οὗτος παχὺς χυμὸς ὁ μελαγχολικὸς ἐπιληψίας ποτ'
ἐργάζεται κατὰ τὰς ἐκροὰς τῶν ἐν ἐγκεφάλῳ κοιλιῶν ἰσχόμε-
νος, ἤτοι τῆς μέσης, ἢ τῆς ὄπισθεν· ὅτ' ἂν δ' ἐν αὐτῷ
πλεονάσῃ τῷ τοῦ ἐγκεφάλου σώματι, μελαγχολίαν ἐργάζεται,
καθάπερ ὁ ἕτερος χυμὸς τῆς μελαίνης χολῆς, ὁ κατωπτημένης

tenuioris atque vomentibus eum et olfacientibus acidus vide-
tur, qui etiam terram radit, attollit et fermentat, atque
ampullas, quales ferventibus jufculis fupernatare videmus,
excitat; quem vero craffae faeci fimilem effe dixi, in ter-
ram effufus non inducit fermentationem, nifi forte in ar-
dente febre ipfum tunc maximopere praeaffari contingat,
neque ulla etiam acida qualitate participat; quamobrem et
ipfum nominare confuevi melancholicum fuccum, aut me-
lancholicum fanguinem; hic enim, meo quidem judicio, non
recte adhuc atra bilis appellari poteft. Generatur autem
hujusmodi humor in quibusdam copiofus, vel a temperie
ab initio comparata, vel a cibis confuetis, qui quum in ve-
nis concoquuntur, in hujusmodi humorem transmutari fo-
lent. Igitur ut craffus pituitae fuccus, ita hic quoque craf-
fus melancholicus epilepfiam efficit, ubi in meatibus ventri-
culorum cerebri retinetur, five is medius fit, five poftre-
mus; ubi vero in ipfo cerebri corpore abundat, melancho-
liam efficit; quemadmodum alter atrae bilis fuccus, qui

τῆς ξανθῆς χολῆς γενόμενος, τὰς θηριώδεις παραφροσύνας
ἀποτελεῖ χωρὶς πυρετοῦ τε καὶ σὺν πυρετῷ, πλεονάζων ἐν τῷ
σώματι τοῦ ἐγκεφάλου. καὶ διὰ τοῦτο τῆς φρενίτιδος ἡ μέν
τίς ἐστι μετριωτέρα, τὴν γένεσιν ἐκ τῆς ὠχρᾶς ἔχουσα χολῆς·
ἡ δέ τις σφοδροτέρα, τῆς ξανθῆς ἔγγονος ὑπάρχουσα· καί
τις ἄλλη θηριώδης τε καὶ μελαγχολικὴ παραφροσύνη γίνεται,
κατοπτηθείσης τῆς ξανθῆς χολῆς. ὅσαι δ᾽ ἐν ταῖς ἀκμαῖς
τῶν πυρετῶν γίγνονται παραφροσύναι, κατὰ συμπάθειαν αὗ-
ται πάσχοντα τὸν ἐγκέφαλον, οὐ κατ᾽ ἰδιοπάθειαν ἔχουσιν·
καὶ διὰ τοῦτο παραπαῖσαι μὲν καὶ παραφρονῆσαι καὶ παρα-
κόψαι τούτους οὐ μόνον οἱ ἰατροὶ λέγουσιν, ἀλλὰ καὶ ἰδιῶ-
ται, φρενιτικοὺς δ᾽ οὐκ ὀνομάζουσιν, οὐ γὰρ συναποκαθί-
στανται ταῖς ἀκμαῖς τῶν πυρετῶν αἱ φρενιτικαὶ παραφροσύ-
ναι. καθάπερ οὖν ὁ τῶν φρενιτικῶν πυρετὸς ἕν τι τῶν
συμπτωμάτων τῆς ἐγκεφάλου διαθέσεώς ἐστιν, οὕτω τῶν
διακαῶν πυρετῶν ἡ παραφροσύνη, πολλῶν ἀτμῶν θερμῶν
ἀναφερομένων εἰς αὐτόν. παραπλησία δ᾽ ἐστὶν τῇδε καὶ τῶν
ὁμοίων τοῖς ὑποχεομένοις συμπτωμάτων γένεσις, ἐκ τῶν τῆς
γαστρὸς ὁρμωμένη διαθέσεων· ἥ τε γὰρ κοιλία τῇ κεφαλῇ

praeaſſata flava bile naſcitur, ferina deliramenta inducit,
modo fine febre, modo cum febre, in cerebri corpore ab-
undans. Atque hanc ob cauſam phrenitis nonnunquam mi-
tior eſt, quum a pallida bile ortum contraxit; interdum ve-
hementior, quum flava bilis eam peperit; atque inſuper alia
nonnunquam deſipientia occurrit ferina et melancholica, fla-
va bile praeaſſata. Quae autem deliria per febrium vigores
accidunt, non propria cerebri affectione, fed per conſen-
fum fiunt; proinde eos delirare et deſipere et vacillare,
non folum medici, fed privati quoque dicere conſueverunt;
phreniticos vero non nominant; non enim phreniticorum
deliria quieſcunt, mitigato febrium vigore. Igitur quem-
admodum phreniticorum febris unum quoddam ſymptoma-
tum eſt cerebri affecti; fic ardentium febrium delirium,
multis elatis ad ipſum vaporibus calidis. Huic autem con-
fimilis eſt ſimilium ſuffuſionibus ſymptomatum generatio, a
ventriculi affectionibus procedens. Nam cerebrum ventri-

BIBΛION Γ'. 179

Ed. Chart. VII. [438. 439.]   Ed. Baf. III. (276. 277.)

καὶ ἡ κεφαλὴ τῇ κοιλίᾳ [439] μεταδίδωσι τῶν παθημάτων,
διὰ τὸ μέγεθος τῶν ἐξ ἐγκεφάλου καθηκόντων νεύρων εἰς τὸ
στόμα τῆς γαστρὸς, ὑφ᾽ ὧν καὶ τὸ περιττὸν τῆς αἰσθήσεως
ὑπὲρ τἆλλα μέρη τοῦ σώματος ὑπάρ(277)χει τῷ μορίῳ τῷδε.
καὶ διὰ τοῦτο τοῖς κατὰ τὴν κεφαλὴν κατάγμασιν, ὅσα πρὸς
τὰς μήνιγγας ἐξικνεῖται, χολεμεσίαι παρακολουθοῦσι· καὶ
τοῖς ὁπωσοῦν γενομένοις ἀλγήμασι τῆς κεφαλῆς ἀνατροπή
τε τοῦ στομάχου καὶ δῆξις ἐνίοτε· τοῖς δὲ ὑποχονδριακοῖς καὶ
φυσώδεσιν ὀνομαζομένοις πάθεσιν δυσθυμίαι μελαγχολικαὶ,
καὶ γὰρ καὶ τοῦτο τοιοῦτόν ἐστιν, ὁποῖον ἡ τοῖς ὀξέσι πυρε-
τοῖς ἐπιγινομένη παραφροσύνη, καί τισι διαθέσεσιν τοῦ στό-
ματος τῆς κοιλίας ἢ τῶν τοῖς ὑποχεομένοις ὁμοίων συμπτω-
μάτων. οὕτω δὲ καὶ τοῖς νευρώδεσι μορίοις φλεγμήνασιν
ἑτοιμότερον ἢ τοῖς ἄλλοις ἐπιγίγνονται παραφροσύναι,
ποτὲ μὲν αὐτῆς μόνης τῆς θερμασίας κατὰ τὸ συνεχὲς ἐπὶ τὴν
κεφαλὴν ἀνερχομένης, ποτὲ δὲ πνεύματος ἀτμώδους, ἢ κα-
πνώδους, ἢ αἰθαλώδους.

    Κεφ. ι′. Ὥσπερ δ᾽ ἐν τοῖς κατὰ συμπάθειαν οὐ
σμικρὰ διαφορὰ γίνεται τοῖς πάθεσι τῆς κεφαλῆς, οὕτω καὶ

culo et ventriculus cerebro fuas affectiones transmittit,
propter nervorum a cerebro ad os ventriculi defcendentium
magnitudinem, per quos etiam fenfus huic parti quam ulli
reliquarum corporis partium acutior eft. Quocirca capitis
fracturas, quum ad meninges usque perveniunt, biliofi vo-
mitus fequuntur; ac dolores capitis, quomodocunque fiant,
fubverfio ftomachi et morfus aliquando; hypochondriacas
vero et flatulentas vocatas affectiones melancholica triftitia,
haud fecus quam acutam febrem delirium, et quasdam oris
ventriculi affectiones ea quae in fymptomatis fuffufioni fi-
milatur affectio. Sic nervofis partibus inflammatis promp-
tius quam reliquis delirium fupervenit, afcendente ad
caput interdum per continuas partes folo calore, interdum
vero fpiritu vaporofo vel fumofo aut fuliginofo.

    Cap. X. Quemadmodum autem in his qui per con-
fenfum oriuntur, ita et in illis qui primario affectu contin-

180 ΓΑΛΗΝΟΥ ΠΕΡΙ ΤΩΝ ΠΕΠΟΝΘ. ΤΟΠΩΝ

Ed. Chart. VII. [439.]　　　　　Ed. Baf. III. (277.)

ἐν αὑτοῖς τοῖς κατὰ πρωτοπάθειαν. οἱ γοῦν κατ᾽ αὐτὴν τὴν
οὐσίαν τοῦ ἐγκεφάλου πλεονάσαντες παχεῖς χυμοὶ ποτὲ μὲν
ὡς ὀργανικῷ μορίῳ λυμαίνονται, ποτὲ δὲ ὡς ὁμοιομερεῖ·
κατὰ μὲν τὰς ἐμφράξεις τῶν πόρων ὡς ὀργανικῷ μορίῳ,
κατὰ δὲ τὰς ἀλλοιώσεις τῆς κράσεως ὡς ὁμοιομερεῖ. καὶ
διὰ τοῦτο καὶ ἤδε ἡ λέξις ἐπὶ τῇ τελευτῇ γέγραπται τοῦ ἕκτου
τῶν ἐπιδημιῶν· οἱ μελαγχολικοὶ καὶ ἐπιληπτικοὶ εἰώθασι
γίγνεσθαι ὡς ἐπὶ πολὺ καὶ οἱ ἐπιληπτικοὶ μελαγχολικοί·
τούτων δ᾽ ἑκάτερον μᾶλλον γίνεται, ἐφ᾽ ὁπότερον ἂν ῥέψῃ
τὸ ἀῤῥώστημα· ἢν μὲν εἰς τὸ σῶμα, ἐπίληπτοι· ἢν δὲ εἰς
τὴν διάνοιαν, μελαγχολικοί. κατὰ ταύτην τὴν ῥῆσιν πρῶ-
τον μὲν ὅτι μὴ διὰ παντὸς, ἀλλ᾽ ὡς τὸ πολὺ μετάπτωσις εἰς
ἄλληλα γίνεται τοῖς πάθεσιν ἐδήλωσεν· οὐ γὰρ ὑπὸ μελαγχο-
λικοῦ χυμοῦ μόνον, ἀλλὰ καὶ φλεγματικοῦ τῆς ἐπιληψίας
ἀποτελουμένης, ἡ μὲν ὑπὸ τοῦ μελαγχολικοῦ χυμοῦ γινομένη
μεταπίπτει ποτὲ εἰς μελαγχολίαν, ἡ δ᾽ ὑπὸ τοῦ φλεγματικοῦ
πρὸς ἄλλο μέν τι μεθίσταται πάθος, ὑπὲρ οὗ μικρὸν ὕστε-
ρον ἐρῶ, μελαγχολίαν δὲ οὐκ ἐργάζεται· δεύτερον δ᾽ ἐπὶ

gunt, capitis morbis, non eſt parva differentia. Igitur craſſi
humores, qui in ipſa cerebri ſubſtantia exuberant, inter-
dum eam ut organicam, interdum ut ſimilarem partem lae-
dunt; meatuum quidem obſtructionibus ut organicam; tem-
peramenti vero alterationibus ut ſimilarem. Proinde hic
ſermo in fine ſexti libri de vulgaribus morbis ſcriptus eſt:
Melancholici etiam epileptici plerumque fieri conſueve-
runt, et epileptici melancholici. Atque horum alterum
magis accidit, prout vel in hanc vel in illam partem in-
firmitas repit; ſi in corpus, epileptici; ſi in mentem, me-
lancholici. Hoc ſermone primum quidem declaravit, quod
non ſemper, ſed plerumque horum affectuum alter in alte-
rum transit; quum enim non ſolum melancholicus humor,
verum etiam pituitoſus morbum comitialem efficiat, is
quem melancholicus humor conſtituit, in melancholiam in-
terdum transit; quem vero pituitoſus, in alium quidem af-
fectum, de quo paulo poſt dicturus ſum, permutatur, me-
lancholiam vero haudquaquam efficit. Alterum vero in

τῷδε θεώρημά τι περιέχεται κατὰ τὸν εἰρημένον ὑφ᾽ Ἱπποκρά-
τους λόγον οὐ σμικρόν. ἐπεὶ γὰρ ἤτοι κρᾶσίς ἐστιν ἡ ψυχὴ
τῶν δραστικῶν ποιοτήτων, ἢ ὑπὸ τῆς κράσεως αὐτῶν ἀλ-
λοιοῦται, τὴν μὲν ὡς ὀργανικῷ μορίῳ τῷ ἐγκεφάλῳ λυμαι-
νομένην χολὴν ἐπὶ τὸ σῶμα τετράφθαι φησὶ τοῦ ἐγκεφάλου,
γίγνεται δὲ τοῦτο κατὰ τὰς ἐμφράξεις· τὴν δ᾽ ὡς ὁμοιομερεῖ
τὴν κρᾶσιν ἀδικοῦσαν ἐπὶ τὴν διάνοιαν. ἀλλ᾽ ἐκεῖνό γε
διορίσασθαι πρότερον ἀναγκαῖον εἶναί μοι δοκεῖ τὸ παραλε-
λειμμένον τοῖς ἰατροῖς· ὥσπερ γὰρ ἐν τοῖς φαινομένοις μέρεσι
τοῦ σώματος ἐνίοτε μὲν ἅπασιν ἡ αὐτὴ φαίνεται κρᾶσις, ὡς
ἐν ἰκτέροις τε καὶ κατὰ τὸν καλούμενον ἐλέφαντα καὶ τοὺς
ὑδέρους, ἔτι τε καχεξίας, καὶ πρὸς ταύταις ἐν ἡπατικαῖς τε
καὶ σπληνικαῖς ἀχροίαις, ἐνίοτε δ᾽ ἔν τι μόριον ἤτοι πικρό-
χολον ἢ φλεγματικὸν ἢ μελαγχολικὸν ὑποδεξάμενον χυμὸν
αὐτὸ μόνον ἐξαλλάττεται τὴν κρᾶσιν, οὕτως ἐγχωρεῖ καὶ τὸν
ἐγκέφαλον ἐνίοτε μὲν, ἅπαντος τοῦ κατὰ τὰς φλέβας αἵμα-
τος μελαγχολικοῦ γενομένου, τῷ κοινῷ λόγῳ τῆς βλάβης καὶ
αὐτὸν βλαβῆναι· καθ᾽ ἕτερον δὲ τρόπον ἀπαθοῦς διαμένον-

Hippocratis fermone continetur, non parvum theorema.
Quum enim anima aut fit temperamentum activarum quali-
tatum, aut ab ipfarum temperamento alteretur, bilem, quum
cerebrum ut partem organicam laedit, ad cerebri corpus
accedere ait, et id per obftructiones fit; quum vero tempe-
ramentum mutando, ut fimilarem oblaedit, ad mentem.
Verum hoc quod medici dereliquerunt, definire in primis
necefsarium efse videtur. Quemadmodum enim in manife-
ftis corporis partibus interdum omnibus eadem apparet
temperies, ut in morbo regio et elephante vocato et hy-
deris et cachexia, ad haec et in hepaticis ac fplenicis deco-
lorationibus, interdum vero unius duntaxat partis, quae
biliofum aut pituitofum aut melancholicum humorem fufci-
pit, temperies permutatur, ita etiam cerebrum poteft non-
nunquam univerfo in venis fanguine melancholico procrea-
to, ob communem laefionis rationem ipfum quoque laedi;
nonnunquam vero permanente citra affectionem totius ho-

182 *ΓΑΛΗΝΟΥ ΠΕΡΙ ΤΩΝ ΠΕΠΟΝΘ. ΤΟΠΩΝ*

Ed. Chart. VII. [440.]   Ed. Baſ. III. (277.)

[440]τος τοῦ καθ᾽ ὅλον τὸν ἄνθρωπον αἵματος, ἀλλοιωθῆ-
ναι τὸ κατὰ μόνον τὸν ἐγκέφαλον, καὶ συμβῆναι τοῦτο διτ-
τῶς, ἢ ῥυέντος εἰς αὐτὸν ἑτέρωθεν, ἢ γεννηθέντος ἐν τῷ
τόπῳ τοῦ μελαγχολικοῦ χυμοῦ· γεννᾶται δ᾽ ὑπὸ θερμασίας
πολλῆς ἐγχωρίου, κατοπτώσης ἤτοι τὴν ξανθὴν χολὴν, ἢ τὸ
παχύτερόν τε καὶ μελάντερον αἷμα. διαφέρει δ᾽ εἰς τὴν θε-
ραπείαν οὐ σμικρὸν ὁ διορισμὸς οὗτος· ὅτ᾽ ἂν μὲν γὰρ ὅλον
τὸ σῶμα μελαγχολικὸν ἔχῃ τὸ αἷμα, τὴν ἀρχὴν τῆς θεραπείας
ἀπὸ φλεβοτομίας προσῆκεν ποιεῖσθαι· ὅτ᾽ ἂν δὲ τὸ κατὰ μό-
νον τὸν ἐγκέφαλον, οὐ χρῄζει φλεβοτομίας ὁ κάμνων, ὅσον
γε ἐπὶ τῇ διαθέσει ταύτῃ, κατ᾽ ἄλλο γάρ τι δυνατόν ἐστι
χρῄζειν αὐτόν. ἡ δ᾽ οὖν διάγνωσις ἀπὸ τῶνδέ σοι γιγνέσθω,
πότερον ὅλον τὸ σῶμα μελαγχολικὸν ἔχει χυμὸν, ἢ κατὰ μόνον
τὸν ἐγκέφαλον ἤθροισταί τις τοιοῦτος, καὶ ἀξιῶ σε πρῶτον
μὲν ἐπισκέψασθαι τὴν τοῦ σώματος ἕξιν ὁποία τίς ἐστιν,
μεμνημένον, ὡς οἱ μὲν ἁπαλοὶ καὶ λευκοὶ καὶ πίονες ἥκιστα
μελαγχολικὸν ἴσχουσι χυμὸν, οἱ δ᾽ ἰσχνοὶ καὶ μελάντεροι καὶ
δασεῖς καὶ φλέβας εὐρείας ἔχοντες, ἐπιτηδειότατοι πρὸς ταυτοῦ

minis ſanguine, ſolus is, qui in cerebro eſt, alterari, id-
que bifariam accidere, aut aliunde in ipſum defluente, aut
in ipſo loco genito melancholico humore; gignitur autem a
multo ejus loci calore, aut flavam bilem, aut craſſum atrum-
que ſanguinem ſuperaſſante.   Atque haec diſtinctio non par-
vum habet in curatione momentum.   Quum enim univer-
ſum corpus ſanguinem melancholicum continet, curationis
principium a venae ſectione ducere oportet; ubi vero ſolum
cerebrum, infirmus, quod ad hanc affectionem attinet, ſan-
guinis detractione non indiget, qua tamen aliam ob cauſam
aliquam indigere poteſt.   Itaque dignotio ab his tibi ſuccur-
rat, utrum melancholicum ſanguinem univerſum corpus ha-
beat, an is in cerebro ſit accumulatus.   In primis corporis
habitum, qualis ſit, conſideres velim, meminerisque quod
molles et candidi et obeſi nequaquam humorem habent me-
lancholicum, macri vero et nigri et hirſuti et quibus la-
tae ſunt venae, ad hujusmodi humoris generationem aptiſſi-

τοιούτου χυμοῦ γένεσιν ὑπάρχουσιν, ἔσθ᾽ ὅτε δὲ καὶ οἱ ἐξέ-
ρυθροι τὴν χρόαν ἄνθρωποι μεταπίπτουσιν ἀθρόως ἐπὶ τὴν
μελαγχολικὴν κρᾶσιν· ἐφεξῆς δ᾽ αὐτῶν οἱ ξανθοὶ, καὶ μάλισθ᾽
ὅταν ἐν ἀγρυπνίαις καὶ πόνοις πλείοσι καὶ φροντίσι καὶ λεπτῇ
διαίτῃ προδεδιῃτημένοι τύχωσιν. ὁμογενῆ δὲ τούτοις ἐστὶ καὶ
τὰ τοιαῦτα γνωρίσματα· πότερον ἐπέσχηταί τις αἱμοῤῥοΐς, ἢ
καί τις ἄλλη συνήθης αἵματος κένωσις, ἢ καταμήνια ταῖς γυ-
ναιξί· καὶ τούτων ἐφεξῆς ὁποίαις ἐχρήσατο τροφαῖς, ἆρά γε
ταῖς μελαγχολικὸν αἷμα γεννώσαις, ἢ ταῖς ἐναντίαις· λέγω
δὲ μελαγχολικὸν μὲν αἷμα γεννᾷν αἰγείων καὶ βοείων ἐδωδὴν
κρεῶν, καὶ μᾶλλον ἔτι τῶν τραγείων τε καὶ ταυρείων, ἔτι δὲ
μᾶλλον ὀνείων τε καὶ καμηλείων, ἐσθίουσι γὰρ ἔνιοι καὶ τού-
των, ὥσπέρ γε καὶ ἀλωπέκων τε καὶ κυνῶν. οὐχ ἥκιστα δὲ
καὶ ἡ τῶν λαγωῶν ἐδωδὴ τοιοῦτον αἷμα γεννᾷ, καὶ πολὺ
μᾶλλον ἢ τῶν ἀγρίων συῶν· καὶ οἱ κοχλίαι δὲ μελαγχολικὸν
αἷμα γεννῶσιν, εἴτις ἐν αὐτοῖς πλεονάσειεν, καὶ πάντα τὰ
ταριχευθέντα κρέα τῶν ἐπιγείων ζώων· ἐνύδρων δὲ τά τε τῶν
θύννων καὶ φαλαίνης καὶ φώκης καὶ δελφῖνος καὶ κυνὸς

mi funt; fitque interdum, ut praerubro colore homines af-
fatim in melancholicam temperiem decidant, atque poft hos
flavi, idque maxime quando et vigiliis et multis laboribus
et follicitudine et tenui victu fuerint educati. Hujus quo-
que generis hae notae funt, an haemorrhois aliqua fuppreffa
fit, aut alia quaepiam confueta fanguinis vacuatio, aut mu-
lieribus menftrua; infuper quibus cibis quis fuerit ufus,
utrum iis qui fuapte natura melancholicum fanguinem pro-
creant, an e diverfo. Dico vero fanguinem melancholicum
procreare caprinarum bubularumque carnium efum, magif-
que hircinarum et taurinarum, fed maxime afinorum came-
lorumque, nam et his nonnulli vefcuntur, ut etiam vulpi-
narum caninarumque; nec vero minime leporum efus ejuf-
modi fanguinem generat, et multo magis aprorum; fed li-
maces quoque melancholicum fanguinem generant, fi fre-
quens fit eorum ufus, et omnes terrenorum animalium car-
nes fale conditae; aquatilium vero thunni, balaenae, vituli

184 ΓΑΛΗΝΟΥ ΠΕΡΙ ΤΩΝ ΠΕΠΟΝΘ. ΤΟΠΩΝ

Ed. Chart. VII. [440.]   Ed. Baſ. III. (277.)

καὶ τῶν κητωδῶν ἁπάντων· τῶν δὲ λαχάνων σχεδὸν ἡ κράμβη
μόνη τοιοῦτον αἷμα γεννᾶν πέφυκεν, ὥσπέρ γε καὶ τῶν δέν-
δρων οἱ βλαστοὶ δι᾽ ἅλμης καὶ ὀξάλμης συντιθέμενοι, σχίνου
λέγω καὶ τερμίνθου καὶ βάτου καὶ κυνοσβάτου· καὶ μέν τοι
καὶ τῶν ὀσπρίων ἥ τε φακὴ μελαγχολικώτατόν ἐστιν ἔδεσμα
καὶ μετὰ ταύτην οἱ πιτυρῖται καλούμενοι τῶν ἄρτων, οἵ τε
ἐκ τῆς τίφης καὶ τῶν μοχθηρῶν σπερμάτων, οἷς ἀντὶ πυρῶν
ἔνια τῶν ἐθνῶν χρῆται, διώρισται δὲ περὶ αὐτῶν ἐν τῷ
πρώτῳ τῶν περὶ τῶν ἐν ταῖς τροφαῖς δυνάμεων. ἀλλὰ καὶ
τῶν οἴνων οἵ τε παχεῖς καὶ μέλανες ἐπιτηδειότατοι γεννῆσαι
τὸν μελαγχολικὸν χυμὸν, ἄν τις ἐν αὐτοῖς πλεονάζων ὑπὸ
περιστάσεώς τινος ἐν θερμασίᾳ πλείονι τὸ σῶμα σχῇ καὶ οἱ
παλαιοὶ δὲ τυροὶ ῥᾷστοι γεννῆσαι τὸν τοιοῦτον χυμὸν, ὅτ᾽
ἂν ἐν τῷ σώματι τύχωσιν ὑπερθερμανθέντες. εἰ μὲν οὖν ἐν
τοιαύτῃ διαίτῃ πρὸ τοῦ νοσεῖν ὁ ἄνθρωπος εἴη γεγενημένος,
ἔξεστι κἀκ ταύτης στοχάσασθαί τι πλέον· εἰ δ᾽ ἐν εὐχύμοις
ἐδέσμασιν, ἐπισκέπτεσθαι περί τε τῶν γυμνασίων αὐτοῦ καὶ

marini, delphini, canis, atque cetaceorum omnium; ex
oleribus autem braſſica fere ſola hujusmodi ſanguinem gigne-
re conſuevit; quemadmodum et arborum germina, ubi vel
muria, vel oxhalme condiuntur, lentiſci dico, terebinthi,
rubi, canis rubi.   Leguminum vero omnium maxime len-
tes melancholica ſunt edulia; tum panes furfuracei, et qui
ex tipha atque vitiatis feminíbus fiunt, quorum apud quas-
dam nationes uſus looo frumenti habetur; verum de his in
primo libro de alimentorum facultatibus dictum eſt.   Prae-
terea vina craſſa nigraque aptiſſima ſunt, ut ex ipſis melan-
cholicus humor fiat, praeſertim ſi quis his uberius utens, ob-
lata occaſione in majori calore corpus contineat   Vetus
denique caſeus, ubi forte fortuna in corpore fuerit ſuper-
calefactus, facile hujuscemodi procreat humorem.   Igitur
ſi quis antequam in morbum inciderit, hujusmodi victus
ratione fuerit educatus, majorem quandam inde licet facere
conjecturam; ſi vero boni ſucci cibis uſus fuerit, conſide-
rare oportet exercitationes ipſius, moeſtitiam, vigilias, ſol-

λύπης καὶ ἀγρυπνίας καὶ φροντίδος· ἔνιοι δὲ καὶ κατ᾽ αὐτὰ
τὰ πυρετώδη νοσήματα, καθότι προείρηται, τὸν μελαγχολι-
κὸν ἴσχουσι γενόμενον χυμόν. εἰς δὲ [441] τὴν βεβαιοτέραν
διάγνωσιν οὐ σμικρὰ συντελεῖ καὶ ἡ ὥρα τοῦ ἔτους καὶ ἡ
γεγενημένη τε καὶ οὖσα κατάστασις, ἔτι τε τὸ χωρίον, ἥ τε
τοῦ κάμνοντος ἡλικία. ταῦτα πάντα προδιασκεψάμενος, ὅτ᾽
ἂν ἐλπίσῃς ἐν ταῖς καθ᾽ ὅλον τὸ σῶμα φλεψὶ μελαγχολικὸν
(278) αἷμα περιέχεσθαι, τὴν βεβαιοτάτην ἐπάγαγε διάγνωσιν
ἐκ τοῦ τέμνειν τὴν κατ᾽ ἀγκῶνα φλέβα· βέλτιον δὲ τὴν μέσην
τέμνειν, ἐπειδὴ κοινὴ πρὸς ἀμφοτέρας ἐστὶ, τήν τε ὠμιαίαν
ὀνομαζομένην καὶ τὴν διὰ τῆς μασχάλης ἐπὶ τὴν χεῖρα φερο-
μένην· εἶτα εἰ μὲν μὴ φαίνοιτο μελαγχολικὸν εἶναι τὸ ῥέον,
ἐπίσχες εὐθέως· εἰ δὲ τοιοῦτον φαίνεται, κένωσον ὅσον ἂν ὑπο-
λάβῃς αὐτάρκες ἔσεσθαι τῇ τοῦ πάσχοντος ἕξει σώματος. ἔστι
δὲ καὶ τρίτη τις διαφορὰ μελαγχολίας, ὥσπερ ὅτ᾽ ἂν ἐπιληψία
τὴν ἀρχὴν ἀπὸ τῆς κοιλίας ἴσχει· καλοῦσι δὲ ἔνιοι τῶν ἰατρῶν
ὑποχονδριακόν τε καὶ φυσῶδες νόσημα τὴν αὐτὴν διάθεσιν.
ἀρκέσει δέ μοι παραθέσθαι τὰ ὑπὸ Διοκλέους γεγραμμένα συνε-
δρεύειν αὐτῷ συμπτώματα, κατὰ τὸ βιβλίον ὃ ἐπιγράφεται,

licitudines.   Ac nonnulli per febriles, ut dictum eft, morbos
melancholicum humorem contraxerunt.   Atque ad efficacio-
rem dignotionem non parum confert anni tempus ac praeterita
praefensque conftitutio, item regio ac laborantis aetas.   His
itaque omnibus praemeditatis, quum fperaveris in univerfi cor-
poris venis melancholicum fanguinem contineri, quo certiffi-
mam habeas notitiam, cubiti venam feca, praecipueque mediam,
quoniam utrique communis eft, et ei quae humeralis nominatur
et ei quae per axillam ad manum fertur.   Quod fi tum fluens
fanguis non videatur melancholicus, ftatim fupprimatur; fi
vero talis appareat, vacua quantum pro laborantis corporis
habitu fatis effe conjeceris.   Eft praeterea tertia melancho-
liae differentia, morbi comitialis exemplo, quum ortum a
ventriculo habuerit; vocitant autem nonnulli medicorum
hanc affectionem hypochondriacum flatuofumque morbum.
Verum fatis mihi fuerint ea fymptomata, quae a Diocle fcri-
pta funt illi affidere in libro cui titulus eft, *affectio, caufa,*

πάθος, αἰτία, θεραπεία· κατὰ τοῦτο γὰρ ὁ Διοκλῆς ἔγραψεν
αὐτοῖς ὀνόμασιν οὕτως· ἄλλο δὲ γίγνεται μὲν περὶ τὴν κοι-
λίαν, ἀνόμοιον δ᾽ ἐστὶ τοῖς προειρημένοις, καλοῦσι δ᾽ αὐτὸ
οἱ μὲν μελαγχολικὸν, οἱ δὲ φυσῶδες. ἕπονται δὲ τούτῳ μετὰ
τὰς ἐδωδὰς, καὶ μάλιστα τῶν δυσπέπτων τε καὶ καυστικῶν,
πτύσεις ὑγραὶ καὶ πολλαὶ, ὀξυρεγμίαι, πνεύματα, καῦμα
πρὸς ὑποχονδρίοις, ἐγκλύδαξις οὐκ εὐθὺς, ἀλλ᾽ ἐπισχοῦσιν·
ἐνίοτε δὲ καὶ πόνοι κοιλίας ἰσχυροὶ, διήκοντες ἐνίοις εἰς τὸ
μετάφρενον· πραΰνονται δὲ πεφθέντων τ̃ν σιτίων, πάλιν
τε μετὰ τὸ φαγεῖν τὰ αὐτὰ συμβαίνει, πολλάκις δὲ καὶ νήστε-
σιν καὶ μετὰ τὸ δεῖπνον ἐνοχλεῖ, καὶ ἐμοῦντες ὠμὰ τὰ σιτία
ἐμοῦσι, καὶ φλέγματα ὑπόπικρα καὶ θερμὰ καὶ ὀξέα, ὥστε
καὶ τοὺς ὀδόντας αἱμωδιᾷν. καὶ τὰ πολλὰ γίνεται τούτων
εὐθὺς ἐκ νέων, μηκύνει δὲ ὅπως ἂν γένηται πᾶσι. ταῦτα
προειπὼν ὁ Διοκλῆς ἐφεξῆς αὐτοῖς προσέθηκε τὴν αἰτίαν
ὧδέ πως γράψας· τοὺς δὲ φυσώδεας καλουμένους ὑπολαμ-
βάνειν δεῖ πλεῖον ἔχειν τὸ θερμὸν τοῦ προσήκοντος ἐν ταῖς
φλεψὶ ταῖς ἐκ τῆς γαστρὸς τὴν τροφὴν δεχομέναις, καὶ τὸ

curatio; in quo Diocles ad verbum ita fcripfit: *Sed alius
oritur circa ventriculum morbus, qui fupradictis diffimilis
eft, nominaturque ab aliis melancholicus, ab aliis flatuofus;
quem fumpto cibo maxime coctu difficili et cauftico, fputum
humidum idemque multum comitatur, item ructus acidus,
flatus, aeftus in hypochondriis, fluctuatio non illico, fed
quum retinuerint; interdum ventriculi quoque vehementes
dolores, qui nonnullis ad dorfum usque procedunt; conco-
ctis deinde cibis quiescunt, mox aliis ingeftis eadem rurfus
revertuntur, quae interdum jejunos, interdum etiam a coe-
na moleftant; atque vomentes evomunt crudos cibos et
phlegmata fubamara et calida et acida adeo, ut nonnun-
quam dentes torpedine afficiantur. Atque horum plurima
ab ineunte ftatim aetate eveniunt; utcunque tamen acci-
derint, omnibus producuntur.* Haec praefatus Diocles, mox
caufam fubjungens ita fcribit: *Caeterum flatulentos voca-
tos fuspicandum eft plus caloris quam decet habere in iis
venis, quae alimentum a ventriculo excipiunt, fanguinem-*

αἷμα πεπαχύνθαι τούτων. δηλοῖ γὰρ ὅτι μέν ἐστιν ἔμφραξις
περὶ ταύτας τὰς φλέβας, τὸ μὴ καταδέχεσθαι τὸ σῶμα τὴν
τροφὴν, ἀλλ᾽ ἐν τῇ γαστρὶ διαμένειν ἀκατέργαστον, πρότε-
ρον τῶν πόρων τούτων ἀναλαμβανόντων, τὰ δὲ πολλὰ ἀπο-
κρινάντων εἰς τὴν κάτω κοιλίαν· καὶ τὸ τῇ δευτεραίᾳ ἐμεῖν
αὐτοὺς, οὐχ ὑπαγόντων εἰς τὸ σῶμα τῶν σιτίων. ὅτι δὲ τὸ
θερμὸν πλεῖόν ἐστι τοῦ κατὰ φύσιν, μάλιστ᾽ ἄν τις κατανοή-
σειεν ἔκ τε τῶν καυμάτων τῶν γινομένων αὐτοῖς καὶ τῆς
προσφορᾶς· φαίνονται γὰρ ὑπὸ τῶν ψυχρῶν ὠφελούμενοι
σιτίων, τὰ δὲ τοιαῦτα τὸ θερμὸν καταψύχειν καὶ μαραίνειν
εἴωθεν. ἐφεξῆς δὲ τούτων καὶ τἆλλα προσέγραψεν ὁ Διο-
κλῆς ἐν τῇδε τῇ λέξει· λέγουσι δέ τινες ἐπὶ τῶν τοιούτων
παθῶν τὸ στόμα τῆς γαστρὸς τὸ συνεχὲς τῷ ἐντέρῳ φλεγμαί-
νειν, διὰ δὲ τὴν φλεγμονὴν ἐμπεφράχθαι καὶ κωλύειν κατα-
βαίνειν τὰ σιτία εἰς τὸ ἔντερον τοῖς τεταγμένοις χρόνοις· τού-
του δὲ γινομένου, πλείονι χρόνῳ τοῦ δέοντος ἐν τῇ γαστρὶ
μένοντα, τούς τε ὄγκους παρασκευάζει καὶ τὰ καύματα καὶ
τἆλλα τὰ προειρημένα. ταῦτα μὲν οὖν ὁ Διοκλῆς ἔγραψε,

que ipfis craſſiorem factum. Nam conſtat has venas eſſe
obſtructas, quod alimentum corpori non diſtribuatur, ſed
in ventriculo maneat inconfectum, quum antea a meatibus
his ſuſciperetur, magnaque ipſius pars in imum ventrem
excerneretur; tum quod poſtero die vomant, utpote non di-
geſtis per corpus cibis. Sed quod calor uberior fit, quam
qui ſecundum naturam eſt, facillime intelliges tum ab aeſtu,
qui ipſis accidit, tum ab iis quae ingeruntur; ſiquidem ju-
vari videntur a frigidis cibis, qui calorem refrigerare ex-
tinguereque ſolent. Deinde alia quoque Diocles jam pro-
poſitis in hoc ſermone addidit: Ajunt autem nonnulli os
ventriculi, inteſtinis continuum, in hujusmodi affectibus
inflammari, ac ob inflammationem ipſam obſtrui et prohi-
bere, ne alimenta ſtatuto tempore ad inteſtina deſcendant;
quamobrem diutius quam decet in ventriculo manentia
tumores et aeſtus atque caetera praedicta efficiunt. Haec
quidem Diocles literis prodidit; verum in hoc ſymptoma-

188 ΓΑΛΗΝΟΥ ΠΕΡΙ ΤΩΝ ΠΕΠΟΝΘ. ΤΟΠΩΝ

Ed. Chart. VII. [441. 442.]   Ed. Baf. III. (278.)

παραλιπὼν ἐν τῷ καταλόγῳ τῶν συμπτωμάτων τὰ κυριώτατα
τῆς ὅλης συνδρομῆς, ὅσα τήν τε μελαγχολίαν χαρακτηρίζει
καὶ τὸ φυσῶδες καὶ ὑποχονδριακὸν πάθος· καί μοι δοκεῖ,
διότι ταῦτα ἐκ τῆς προσηγορίας τοῦ νοσήματος ἐνδεικτικῶς
ἐδηλοῦτο, παραλελοιπέναι, μεμαθηκότων γ' ἡμῶν ὑφ' Ἱππο-
κράτους, ἢν φόβος καὶ δυσθυμίη πολὺν χρόνον ἔχοντα δια-
τελέῃ, μελαγχολικὸν τὸ τοιοῦτο. διὰ τί δὲ ἐν τῇ τῆς αἰτίας
ἀποδόσει τῶν μὲν ἄλλων [442] συμπτωμάτων ἔγραψε τὰς
αἰτίας, αὐτοῦ δὲ τοῦ βλάπτεσθαι τὴν διάνοιαν οὐκ ἔγραψεν,
ζητῆσαι ἄξιον. εἴτε γὰρ τὸ θερμὸν ἐν ταῖς κατὰ τὴν γαστέρα
φλεψὶ πλέον ἐπ' αὐτῶν ἐστιν, εἴτε φλεγμονὴ τῶν κατὰ πυ-
λωρὸν μερῶν, διὰ τί τούτοις ἀκολουθεῖ τὰ μελαγχολικὰ συμ-
πτώματα, παραλέλειπται, τὸ μὲν γὰρ ἐμπιπλᾶσθαι τὴν γα-
στέρα φυσώδους πνεύματος, εἶτα ταῖς ἐρυγαῖς αὐτοῦ κουφί-
ζεσθαι, καὶ προσέτι τοῖς εἰρημένοις ὑπὸ τοῦ Διοκλέους ἐμέ-
τοις, εὔδηλόν ἐστι, κἂν ἐκεῖνος μὴ λέγῃ· τὰ δὲ τῆς μελαγχο-
λίας ἴδια, χαλεπὸν ἦν αὐτῷ συγγράψαι τῇ κατὰ τὴν γαστέρα
λελεγμένῃ διαθέσει. προσθῶμεν οὖν ἡμεῖς τοῦτο, τὴν διά-

tum catalogo praecipua totius concurfus fymptomata filentio
praeteriit, quae melancholiam et flatulentam hypochondria-
camque affectionem charactere defignant; atque haec omifit,
ut puto, quod ex morbi ipfius nomine manifefte declarentur,
quum nos ab Hippocrate didicerimus: *Si metus et moeftitia
longo tempore obfidentia perfeverent, melancholicus eft hu-
juscemodi affectus.* Verum haud abfurda quaeftio eft, qua-
re quum caufas aliorum fymptomatum redderet, quam ob
caufam mens laedatur, non fcripferit; five enim venarum,
quae ad ventriculum funt, calor in illis exuperat, five par-
tes quae funt ad pylorum inflammatione laborant, quid cau-
fae fit, cur melancholica comitentur fymptomata, dereliquit.
Etenim quod venter flatulento fpiritu impleatur, ac deinde
ructibus levetur, ac praeterea vomitione a Diocle memorata,
vel nihil ipfo dicente manifeftum eft; at propria melancho-
liae fymptomata fimul cum dicta ventriculi affectione fcri-
bere, arduum ei fuit. Id itaque addamus ac fimul, qualis

Ed. Chart. VII. [442.]   Ed. Baf. III. (278.)

θέσιν τῆς γαστρὸς ὁποία τις ἐν τοῖς τοιούτοις γίνεται πάθε-
σιν ἑρμηνεύσαντες σαφῶς. ἔοικε μὲν γὰρ εἶναί τις ἐν αὐτῇ
φλεγμονὴ, τὸ δ᾽ ἐν τῷ φλεγμαίνοντι μορίῳ περιεχόμενον αἷμα
παχύτερόν τε καὶ μελαγχολικώτερον ὑπάρχειν. ὥσπερ οὖν
ἐπὶ τοὺς ὀφθαλμοὺς ἀναφερομένης ἐκ τῆς γαστρὸς αἰθαλώ-
δους τινὸς ἢ καπνώδους ἀναθυμιάσεως, ἢ ὅλως ἀτμῶν τι-
νων παχέων, ὅμοια τοῖς ὑποχεομένων γίγνεται συμπτώματα,
κατὰ τὸν αὐτὸν λόγον καὶ νῦν ἐπὶ τὸν ἐγκέφαλον ἀναφερομέ-
νης τῆς μελαγχολικῆς ἀναθυμιάσεως, οἷον αἰθαλώδους τινὸς,
ἢ καπνώδους ἀναθυμιάσεως, τὰ μελαγχολικὰ γενήσεται περὶ
τὴν διάνοιαν συμπτώματα. καὶ μὴν καὶ συνεχέστατα θεώ-
μεθα τὴν κεφαλὴν ὀδυνωμένην ἐπὶ τῇ ξανθῇ χολῇ κατὰ τὴν
γαστέρα περιεχομένῃ, καθάπερ γε καὶ παραχρῆμα γινομένην
ἀνώδυνον, ἐμεθείσης τῆς χολῆς· καὶ τά γε τοιαῦτα τῶν
ἀλγημάτων δακνώδη τέ ἐστιν καὶ διαβρωτικὰ, καθάπερ
ἄλλα μέν τινα μετὰ βάρους, ἄλλα δὲ μετὰ τάσεως ἢ
καταφορᾶς ὁρᾶται γινόμενα. συμπεφώνηται δὲ τοῖς ἀρί-
στοις ἰατροῖς, οὐ ταῦτα μόνον ἀπὸ τῆς γαστρὸς τῇ κε-
φαλῇ συμπίπτειν, ἀλλὰ καὶ τὴν ἐπιληψίαν. ἀεὶ μὲν οὖν

fit in hujusmodi affectibus ventriculi difpofitio, manifefta in-
terpretatione enarremus.   Videtur enim in ipfo quaedam
inflammatio effe; fanguis autem in parte inflammata conten-
tus et craffior et magis melancholicus.   Itaque quemadmo-
dum elato ex ventriculo ad oculos fuliginofo quodam aut
fumofo halitu, aut craffis omnino vaporibus, fimilia fuffufio-
nis fymptomata contingunt,   eadem ratione fublata ad cere-
brum ab atra bile evaporatione veluti fuliginofa fumofaque
melancholica evenient in mente fymptomata.   Ac certe quam
frequentiffime videmus flava in ventriculo bile contenta, ca-
put dolore affici; ut et mox bile per vomitum ejecta dolo-
rem fedari.   Atque hujusmodi dolores mordaces et eroden-
tes funt, quemadmodum alii quidam cum gravitate, alii cum
tenfione, alii cum cataphora fieri videntur.   Atque inter
optimos medicos convenit, non folum haec, verum etiam
morbum comitialem capiti a ventriculo procedere   Igitur

οἱ φόβοι συνεδρεύουσι τοῖς μελαγχολικοῖς, οὐκ ἀεὶ δὲ ταὐτὸν
εἶδος τῶν παρὰ φύσιν αὐτοῖς γίγνεται φαντασιῶν, εἴγε ὁ μέν
τις ὀστρακοῦς ᾤετο γεγονέναι, καὶ διὰ τοῦτ᾽ ἐξίστατο τοῖς
ἀπαντῶσιν, ὅπως μὴ συντριβείη· θεώμενος δέ τις ἄλλος
ἀλεκτρυόνας ᾄδοντας, ὥσπερ ἐκεῖνοι τὰς πτέρυγας προσέ-
κρουον πρὸ ᾠδῆς, οὕτω καὶ αὐτὸς τοὺς βραχίονας προσκρούων
ταῖς πλευραῖς ἐμιμεῖτο τὴν φωνὴν τῶν ζώων. φόβος δ᾽ ἦν
ἄλλῳ, μή πως ὁ βαστάζων τὸν κόσμον Ἄτλας ἀποσείσηται
κεκμηκὼς αὐτόν, οὕτως τε καὶ αὐτὸς συντριβείη καὶ ἡμᾶς
αὐτῷ συναπολέσειεν· ἄλλα τε μυρία τοιαῦτα φαντασιοῦνται.
διαφέρονται δὲ ἀλλήλων οἱ μελαγχολικοί, τὸ μὲν φοβεῖσθαι
καὶ δυσθυμεῖν καὶ μέμφεσθαι τῇ ζωῇ καὶ μισεῖν τοὺς ἀν-
θρώπους ἅπαντες ἔχοντες, ἀποθανεῖν δ᾽ ἐπιθυμοῦντες οὐ
πάντες, ἀλλ᾽ ἔστιν ἐνίοις αὐτῶν αὐτὸ δὴ τοῦτο κεφάλαιον
τῆς μελαγχολίας, τὸ περὶ τοῦ θανάτου δέος· ἔνιοι δὲ
ἀλλόκοτοί σοι δόξουσιν, ἅμα τε καὶ δεδιέναι τὸν θάνα-
τον καὶ θανατᾷν. ὥστε ὀρθῶς ἔοικεν ὁ Ἱπποκράτης
εἰς δύο ταῦτα ἀναγαγεῖν τὰ συμπτώματα αὐτῶν πάντα,
φόβον καὶ δυσθυμίαν· ἐπί γέ τοι τῇ τοιαύτῃ δυσθυμίᾳ

melancholicis timores femper affident, non autem femper
eadem imaginationum praeter naturam fpecies ipfis obver-
fatur, fiquidem alius teftaceum fe factum putavit, atque
idcirco occurfantibus cedebat, ne confringeretur; alter
gallos cantare confpiciens, ut hi alarum ante cantum, fic ille
brachiorum plaufu latera quatiens, animantium fonum imi-
tatus eft. Fuit item alteri timor, ne Atlas mundum baju-
lans gravatus onere ipfum excuteret, atque fic ipfe conte-
reretur ac nos quoque fecum perderet; aliaque hujusmodi
infinita imaginantur. Differunt autem inter fe melancholici;
nam omnes timent, moerent, vitam damnant, odio habent
homines, fed non omnes mori cupiunt; imo hoc ipfum non-
nullis melancholiae caput eft, quod mortem pertimefcant;
quosdam etiam alieno admodum videbis animo, utpote qui
fimul et mortem metuant et mori cupiant. Proinde recte
videtur Hippocrates omnia ipforum fymptomata in duo haec
coëgiffe, metum et moeftitiam. Moeftitia nimirum eos in-

μισοῦσιν πάντας, οὓς ἂν βλέπωσιν, καὶ σκυθρωποὶ διὰ παντός εἰσι, δειμαίνοντες, ὥσπερ ἐν σκότῳ βαθεῖ τά τε παιδία φοβεῖται καὶ τῶν τελείων οἱ ἀπαίδευτοι. καθάπερ γὰρ καὶ τὸ ἔξωθεν σκότος εἰς φόβον ἄγει σχεδὸν ἅπαντας ἀνθρώπους, πλὴν τῶν ἤτοι πάνυ φύσει τολμηρῶν, ἢ πεπαιδευμένων, οὕτως καὶ τῆς μελαίνης χολῆς τὸ χρῶμα παραπλησίως σκότῳ τὸν φρονοῦντα τόπον ἐπισκιάζον ἐργάζεται τοὺς φόβους. ὅτι γὰρ οἵ τε χυμοὶ καὶ ὅλως ἡ τοῦ (279) σώματος κρᾶσις ἀλλοιοῖ τὰς ἐνεργείας τῆς ψυχῆς, ὡμολόγηται τοῖς ἀρίστοις ἰατροῖς τε καὶ φιλοσόφοις, ἐμοί τε δι᾽ ἑνὸς ὑπομνήματος ἀποδέδεικται, καθ᾽ ὃ ταῖς τοῦ σώματος κράσεσιν ἀκολουθούσας ἀπέδειξα τὰς τῆς ψυχῆς δυνάμεις· ὅθεν οὐδὲ γράψαι τι περὶ μελαγ[443]χολίας ἐτόλμησαν οἱ τὴν τῶν χυμῶν δύναμιν ἀγνοήσαντες, ἐξ ὧν εἰσι καὶ οἱ περὶ τὸν Ἐρασίστρατον. ἄξιον δέ ἐστι κἂν τούτῳ θαυμάσαι τὰς κοινὰς ἐννοίας τῶν ἀνθρώπων, ὥσπερ καὶ τἄλλα πολλὰ δόγματα, περὶ ὧν ἠγνόησαν οὐκ ὀλίγοι φιλοσόφων τε καὶ ἰατρῶν· ἅπαντες γοῦν ὀνομάζουσιν τὸ πάθος τοῦτο μελαγχολίαν, ἐνδεικνύμενοι διὰ

ducit, ut odio proſequantur omnes, quos viderint, perpetuo moeſtitiam prae ſe ferant, ac terreantur, ut in tenebris profundis pueri, atque ex adultis indocti. Quemadmodum ſane externae tenebrae omnibus fere hominibus pavorem inducunt, niſi vel audaces admodum, vel docti fuerint, ſic atrae bilis color, mentis ſedem peraeque ac tenebrae obſcurans, timorem efficit. Etenim ſummis tum medicis tum philoſophis in confeſſo eſt, tum humores tum omnino corporis temperamentum animae actiones alterare; quod nos quoque uno commentario docuimus, quo demonſtratum eſt, animae facultates corporis temperaturam ſequi. Quocirca humorum vim ignorantes, in quorum numero et Eraſiſtratus eſt, ne ſcribere quidem de melancholia quicquam auſi ſunt. Sed et in hoc par eſt admirari tum communes hominum notiones tum plurima quoque dogmata, quae non pauci philoſophi et medici ignoraverunt. Igitur ab omnibus affectus hic melancholia vocatur, indicante nomine humorem, qui

τῆς προσηγορίας τὸν αἴτιον αὐτοῦ χυμόν. ἐὰν μὲν οὖν ἄρξη-
ταί γε πρῶτα τὰ κατὰ τὴν γαστέρα συμπτώματα, καὶ μείζο-
σιν αὐτοῖς γινομένοις ἀκολουθήσῃ τὰ μελαγχολικὰ πάθη, κου-
φίζηταί τε ταῖς διαχωρήσεσιν καὶ τοῖς ἐμέτοις καὶ ταῖς κάτω
φύσαις καὶ ταῖς ἐρυγαῖς ὁ ἄνθρωπος, ὑποχονδριακὸν μὲν
ὀνομάσομεν οὕτως γε καὶ φυσῶδες τὸ νόσημα, συμπτώματα
δὲ εἶναι φήσομεν αὐτοῦ, τήν τε δυσθυμίαν καὶ τὸν φόβον·
ὅταν δὲ τὰ μὲν τῆς μελαγχολίας ἴδια συμπτώματα φαίνηται
μεγάλα, κατὰ δὲ τὴν κοιλίαν ἤτοι μηδὲν, ἢ σμικρὰ, τὸν ἐγκέ-
φαλον ἡγητέον ἐπὶ τούτων πρωτοπαθεῖν, ἠθροισμένης ἐν
αὐτῷ μελαίνης χολῆς. ἐξ ὧν δὲ χρὴ διορίζεσθαι, πότερον ἐν
αὐτῷ μόνῳ τῷ ἐγκεφάλῳ περιέχεται τοιοῦτός τις χυμός, ἢ
καθ᾽ ὅλον ἐστὶ τὸ σῶμα, λέλεκται μικρὸν ἔμπροσθεν· ἀνα-
μιμνήσκω δὲ τοὺς ἰδόντας ἑταίρους διά τε λουτρῶν πολλῶν
καὶ διαίτης εὐχύμου τε καὶ ὑγρᾶς τὴν τοιαύτην μελαγχολίαν
ἐκθεραπεύοντά με χωρὶς ἑτέρου βοηθήματος, ὅταν γε μήπω
διά τε χρόνου μῆκος δυσεκκένωτος ᾖ ὁ λυπῶν χυμός· ὡς ὅταν
γε ἤδη κεχρονικὸς ὑπάρχῃ τὸ νόσημα, μειζόνων ἑτέρων ἐπὶ

ipſius cauſa eſt. Itaque ſi circa ventriculum prima incepe-
rint ſymptomata, ipſisque auctis melancholicae ſequantur
affectiones, deinde alvi dejectionibus, vomitibus et flatibus
per inferiora emiſſis, ructibusque levetur homo, hypochon-
driacum flatulentumque morbum ipſum nominabimus, ſym-
ptomata vero ipſius eſſe dicemus moeſtitiam et metum; quum
autem propria melancholiae ſymptomata magna videntur,
circa ventriculum vero aut nulla aut parva, his exiſtiman-
dum primitivam in cerebro affectionem conſiſtere, ob atram
bilem in ipſo congeſtam. Caeterum quibus ſignis discerna-
tur, utrum in ſolo ipſo cerebro, an in univerſo corpore hu-
juscemodi humor contineatur, paulo ante dictum eſt; mo-
neo autem amicos, qui me curantem viderunt frequentibus
balneis, victuque humido bonique ſucci, nullo alio adhibito
praeſidio, hujusmodi morbum, ubi nondum ob longum tem-
poris tractum noxius humor multum vacuationi reſiſteret;
quum enim diuturnus jam factus eſt morbus, majora prae

τοῖς εἰρημένοις δεῖται βοηθημάτων. ἐπιγίνεται δὲ ἡ τοιαύτη μελαγχολία προηγησαμέναις θερμαῖς διαθέσεσι τῆς κεφαλῆς, ἤτοι γε ἐξ ἐγκαύσεως, ἢ φλεγμονώδους ἐν αὐτῇ γενομένου πάθους, ἢ καὶ φρενίτιδος· ἐπιγίγνεται δὲ καὶ φροντίσι καὶ λύπαις μετ᾽ ἀγρυπνιῶν. περὶ μὲν οὖν μελαγχολίας ἱκανὰ καὶ ταῦτα.

Κεφ. ια. Περὶ δὲ τῶν ἐπιληπτικῶν παθῶν, ἐπειδὴ καὶ ταῦτα γίνεται ποτὲ μὲν αὐτῆς τῆς κεφαλῆς πασχούσης, ποτὲ δὲ ἄλλοις συμπασχούσης, διοριστέον ἐπιμελῶς· ἠμέληται γὰρ ἅπασι σχεδὸν τοῖς ἰατροῖς, ὥσπερ ὁ τῶν τριῶν μελαγχολιῶν διορισμός, οὕτως καὶ ὁ τῶν ἐπιληψιῶν, τρεῖς ἐχουσῶν διαφοράς. ἁπασῶν μὲν οὖν αὐτῶν κοινόν ἐστι παθεῖν τὸν ἐγκέφαλον, ἤτοι ἐν αὐτῷ τοῦ πάθους συστάντος, ὡς τοῖς πλείστοις γίγνεται τῶν ἐπιλήπτων, ἢ ἀπὸ τοῦ τῆς γαστρὸς στόματος, ὃ δὴ καὶ στόμαχον εἰώθασι καλεῖν οἱ ἰατροὶ, κατὰ συμπάθειαν ἀνιόντος ἐπὶ τὸν ἐγκέφαλον, ἀνάλογον τοῖς γινομένοις συμπτώμασιν περὶ τοὺς ὀφθαλμοὺς ἀπὸ τοῦ στομάχου παραπλησίως τοῖς ὑποχερομένοις· ἐν δὲ τῷ

dictis oportet adhibere remedia. Succedit autem hujusmodi melancholia iis, qui praecefferunt, calidis capitis affectibus aut ob aeftum aut phlegmonofum in ipfo factum morbum, aut etiam phrenitidem; fuccedit vero et follicitudini et moeftitiae cum vigiliis. Verum fatis fuerit haec de melancholia dixiffe.

Cap. XI. At de epilepticis affectibus deinceps, quandoquidem hi quoque interdum ipfo capite affecto, interdum aliis confentiente, ortum habent, accurate diftinguendum eft. Ut enim triplicem melancholiam, ita epilepfiam quoque tres fortitam differentias, omnes prope medici diftinguere neglexerunt. Omnibus itaque commune eft, cerebrum affici, vel confiftente in ipfo affectu, quod plurimis epilepticis accidit; aut a ventriculi ore, quod ftomachum vocare folent medici, ad cerebrum per confenfum ascendente, quod genus proportione refpondet fymptomatis, quae oculis a ftomacho adveniunt, veluti in fuffufionibus. Fit etiam, fed raro, tertia

σπανίῳ γίγνεταί τι καὶ ἕτερον ἐπιληψίας εἴτε εἶδος, εἴτε γένος,
εἴτε διαφορὰν ἐθέλεις ὀνομάζειν, ἀπὸ μορίου τινὸς οὗ ἔτυχεν
ἀρχομένου τοῦ πάθους, εἶτ᾽ αἰσθητῶς αὐτῷ τῷ κάμνοντι
τὴν ἄνοδον ἐπὶ τὴν κεφαλὴν ποιουμένου. καὶ τοῦτ᾽ ἐθεασά-
μην ἐπὶ πρώτου μὲν παιδὸς ὡς ἐτῶν τρισκαίδεκα, μειράκιον
ὢν αὐτός, ἅμα τοῖς ἀρίστοις ἰατροῖς τοῖς παρ᾽ ἡμῖν συνελ-
θοῦσιν ἐπὶ τὴν τῆς θεραπείας αὐτοῦ σκέψιν.   [444] ἤκουον
οὖν τοῦ παιδὸς διηγουμένου τὴν ἀρχὴν τῆς διαθέσεως αὐτῷ
κατὰ τὴν κνήμην γίνεσθαι, κἄπειτ᾽ ἐντεῦθεν ἀνιέναι κατ᾽ εὐθὺ
διά τε τοῦ μηροῦ καὶ τῆς ὑπερκειμένης λαγόνος τε καὶ πλευ-
ρᾶς, ἐπὶ τὸν τράχηλον ἄχρι τῆς κεφαλῆς, ἐπειδὰν δὲ πρῶ-
τον ἐκείνης ψαύσῃ, μηκέτι παρακολουθεῖν ἑαυτῷ.   τὴν
μέντοι ποιότητα τοῦ φερομένου πρὸς τὴν κεφαλὴν ἐρω-
τώμενος ὑπὸ τῶν ἰατρῶν ὁποία τις εἴη, λέγειν οὐκ εἶχεν ὁ
παῖς· ἀλλ᾽ ἕτερός γέ τις ἐκείνου νεανίσκος, οὐκ ἄφρων, ἀλλ᾽
ἱκανῶς αἰσθάνεσθαι τοῦ γιγνομένου δυνάμενος, ἑρμηνεῦσαι
θ᾽ ἑτέρου δυνατώτερος, οἷον αὔραν τινὰ ψυχρὰν ἔφασκεν
εἶναι τὴν ἀνερχομένην. ἐδόκει δὴ τῷ διδασκάλῳ Πέλοπι δυοῖν
θάτερον, ἤτοι ποιότης ἀναδίδοσθαι ἀλλοιουμένων τῶν μορίων

morbi comitialis five fpeciem, five genus, five differentiam
nominare velis, quum a parte aliqua qualibet incipit affectus,
qui deinde fentiente aegro ad cerebrum ufque ascendit. At-
que hoc primum vidi in puero, qui decimumtertium fere
aetatis annum agebat, quum adolescens effem, cum optimis
ejus tempeftatis medicis, qui convenerant ad ipfius curatio-
nem. Audivi igitur tum narrantem puerum, affectionis in-
itium in tibia fibi fieri, mox illinc recta ascendere per femur
et illi fuperpofita ilia ac latera, ad cervicem et caput usque;
quod ubi primum attigiffet, fe non amplius fibi conftare.
Interrogatus tamen a medicis, quale effet id, quod fereba-
tur ad caput, nihil habuit puer, quod refponderet. Sed
alius quidam ab hoc adolescens compos mentis, quique fatis
poterat et fentire quod fiebat et altero difertius enarrare,
dicebat velut frigidam quandam auram effe id quod ascen-
debat. Unde ex duobus alterum Pelopi praeceptori place-
bat; aut qualitatem quandam, alteratis per continuationem

κατὰ τὸ συνεχὲς, ἢ πνευματική τις οὐσία. θαυμαστὸν δὲ
οὐδὲν ἔφασκεν, δύναμιν ἰσχυρὰν ἴσχειν τὸν ἐν τῷ πάσχοντι
μορίῳ γεννηθέντα παρὰ φύσιν χυμὸν, ὁποῖοι τοῖς πονηροῖς
θηρίοις εἰσὶν οἱ ἰοί. τίς γὰρ οὐκ ἂν ἠπίστησεν, εἰ μὴ πολ-
λάκις ἑωρῶμεν αὐτὸ γιγνόμενον, ἐπί τε τῶν σκορπίων ἐγχριμ-
ψάντων τῷ κέντρῳ, καὶ φαλαγγίων μικροτάτων δακνόντων,
μεγάλην καὶ ἐξαίσιόν τινα μεταβολὴν ἴσχειν ὅλον τὸ σῶμα,
καίτοι βραχυτάτης οὐσίας εἰς αὐτὸ καταβαλλομένης ὑπὸ τῶν
θηρίων; ἐπὶ μὲν οὖν τοῦ δάκνοντος φαλαγγίου, κἂν εἰ μι-
κρὸν εἴη τὸ ζῷον, ὅμως δ᾽ οὖν ἐπινοεῖν ἡμᾶς ἰόν τινα διὰ
τοῦ στόματος αὐτοῦ καθιέναι τῷ δηχθέντι σώματι. τὸ δὲ
τῆς θαλαττίας τρυγόνος κέντρον, ὥσπερ καὶ τὸ τοῦ χερσαίου
σκορπίου, φαίνεται σαφῶς εἰς ὀξύτατον πέρας τελευτῶν, ὃ
μηδὲν ἔχει κατὰ τὸ πέρας τρῆμα, δι᾽ οὗ προΐησι τὸν ἰόν·
ἀλλ᾽ ὅμως ἀναγκαῖον ἐννοεῖν ἡμᾶς εἶναί τινα οὐσίαν ἤτοι
πνευματικὴν, ἢ ὑγρὰν, ἥ τις ὄγκῳ μέν ἐστιν ἐλαχίστη, με-
γίστη δὲ τῇ δυνάμει. πεπληγὼς γοῦν τις ἔναγχος ὑπὸ σκορ-
πίου χαλάζαις ἔφη δοκεῖν βάλλεσθαι, καὶ ἦν ὅλος ψυχρὸς,

partibus, aut fpiritalem fubftantiam transmitti. Neque mi-
randum efle dicebat, validam vim efle humori, qui in affecta
parte praeter naturam genitus fuiffet, qualis perniciofarum
ferarum venenis ineft. Quis enim crederet, nifi faepe id
fieri videremus, vel a fcorpionibus infixo aculeo, vel a pha-
langiorum parvorum morfibus, totum corpus ingenti et in-
ufitata mutatione affici, minimam licet quandam fubftantiam
feris in ipfum demittentibus? Quum itaque phalangium
aliquem momordit, quamvis parvum fit animal, exiftimare
nos *debemus* venenum ex ipfius ore in morfum corpus de-
fcendiffe. Porro pafcinacae marinae, quemadmodum et ter-
reni fcorpionis, aculeus, in partem extremam acutiffimam
manifefte finitur, ubi nullum foramen eft, per quod vene-
num dejiciat; necefle tamen eft, ut cogitemus fubftantiam
quandam effe aut fpiritalem, aut humidam, quae mole mini-
ma, facultate maxima fit. Etenim nuper ictus quidam a
fcorpione, videbatur fibi, ut ajebat, grandine percuti, erat-
que totus frigidus, cum fudore etiam frigido, tandemque

ἱδρόν τε ψυχρόν, ἐσώθη τε μόγις βοηθούμενος. οὐκουν
ἀδύνατον ἔφασκεν ὁ Πέλοψ εἶναι καὶ κατὰ τὸ σῶμα τοιαύ-
την τινὰ οὐσίαν γεννηθῆναι χωρὶς τῆς ἔξωθεν αἰτίας, καὶ
ταύτην ὅταν ἐν νευρώδει μορίῳ τὴν σύστασιν σχῇ, κατὰ τὸ
συνεχὲς εἰς τὴν ἀρχὴν τῶν νεύρων ἀναπέμπειν τὴν δύναμιν,
ἤτοι κατ᾽ ἀλλοίωσιν, ὡς ἔφην, ἢ καί τινος οὐσίας πνευματι-
κῆς ἀναφερομένης, ὥσπερ αὔρας. καὶ γάρ τοι καὶ φαίνον-
ται πολλάκις ἐναργῶς, ὅταν ὁ σκορπίος ἐναπερείσηται τὸ
κέντρον εἰς νεῦρον, ἢ ἀρτηρίαν, ἢ φλέβα, σφοδροτάτοις συμ-
πτώμασιν οἱ πληγέντες οὕτως ἁλισκόμενοι. τὸ μὲν οὖν τοῦ
σκορπίου κέντρον ἐγχωρεῖ καὶ μέχρι βάθους τοῦ σώματος ἐξι-
κνεῖσθαι, διεξελθὸν ὅλον τὸ δέρμα, τὸ δὲ τῶν μικρῶν φα-
λαγγίων δῆγμα περὶ τὴν ἐπιφάνειαν μόνην γίνεται τοῦ δέρμα-
τος· ὥστε δῆλον ἐκ τοῦδε, καὶ διὰ τοῦ δέρματος ἐνίοτε μόνου
τὴν δύναμιν τοῦ ἰοῦ φέρεσθαι πρὸς ὅλον τὸ σῶμα. συνεχές
τε γὰρ αὐτῷ τὸ δέρμα πᾶν ὑπάρχει καὶ νευρῶδες· οὐκουν
οὐδαμῶς ἀδύνατον εἰς ὅλον αὐτὸ διαδιδομένην ἐν τάχει τὴν
ἐκ τοῦ καταβληθέντος ἰοῦ δύναμιν, ἐξ αὐτοῦ πάλιν τοῦδε
κατὰ τὴν αὐτοῦ ψαῦσιν, εἰς ἕκαστον τῶν ὑποκειμένων αὐτῷ

adjutus remediis vix fervatus eſt. Itaque Pelops non im-
poſſibile eſſe dicebat, in corpore ſimilem aliquam ſubſtan-
tiam generari citra cauſam externam, quae ubi nervoſam
aliquam partem occupaſſet, per continuas partes usque ad
nervorum principium vim ſuam transmitteret, ſive per al-
terationem, ut ipſe dicebam, ſive ſpiritali eſſentia veluti
aura ad ipſum elata; ſaepenumero enim infigente aculeum
ſcorpione, aut in nervum, aut arteriam, aut venam, mani-
feſte videmus ita percuſſos vehementiſſimis infeſtari ſympto-
matis. Atqui ſcorpionis quidem aculeus totam cutem pene-
trando ad profundum usque poteſt pervenire; phalangio-
rum vero parvorum morſus ſolam afficit cutis ſuperficiem,
unde conſtat, interdum per ſolam cutem veneni vim ad to-
tum corpus deferri. Nam tota cutis ſibi ipſi continua eſt
et.nervoſa; proinde haudquaquam impoſſibile eſt, per totam
ipſam celeriter diſtributam immiſſi veneni vim, inde ex ea-
dem rurſus ipſius contactu in ſingulas ſubjectarum partium

μεταλαμβάνεσθαι, πάλιν τε ἐξ ἐκείνων εἰς ἄλλα κατὰ συνέ-
χειαν, εἶτ᾽ αὖθις ἐκ τῶν παθόντων εἰς ἄλλα, κἀπειδὰν ἐπί
τι τῶν κυρίων μορίων ἀφίκηται, κινδυνεύειν ἀπολέσθαι τὸν
ἄνθρωπον. ἐνάγουσι δ᾽ εἰς τοῦτο μάλιστα μὲν καὶ οἱ τοῖς
ὑπερκειμένοις μέρεσι δεσμοὶ προσφερόμενοι, φανερωτάτην
ὠφέλειαν ἐνδεικνύμενοι. καὶ [445] γὰρ ἐπὶ τῶν ἐχιδνῶν ἐπει-
ράθημεν τούτου καὶ τῶν σκορπίων, ἤδη δὲ καὶ ἀσπίδων,
ᾧ καὶ μάλιστα ἄν τις ἠπίστησεν διὰ τὸν ἐπικείμενον αὐτίκα
θάνατον. ἀλλ᾽ ὅμως ἐπὶ τῆς Ἀλεξανδρείας ὄντος μου,
δηχθείς τις ἄγροικος οὐ πόῤῥω τῆς πόλεως ἕνα τῶν κατὰ
τὴν χεῖρα δακ(280)τύλων, ἔδησέ τε δεσμῷ σφοδροτάτῳ τὴν
πρὸς τῷ μετακαρπίῳ ῥίζαν αὐτοῦ, καὶ δραμὼν ἐπὶ τὴν πόλιν
πρὸς ἰατρὸν συνήθη, παρέσχεν ἀποτεμεῖν ὅλον τὸν δάκτυλον
ἀπὸ τῆς εἰς τὸ μετακάρπιον διαρθρώσεως, ἐλπίζων ἐκ τούτου
μηδὲν πείσεσθαι· καὶ μέντοι γε καὶ προὐχώρησεν αὐτῷ κατὰ
τὴν ἐλπίδα, διεσώθη γὰρ οὐδὲν ἄλλο πραγματευόμενος ἔτι.
καθάπερ ἕτερον οἶδα πιόντα τοῦ διὰ τῶν ἐχιδνῶν φαρμάκου,
μετὰ τοῦ τὸν δάκτυλον ἀποτεμεῖν, ὑγιασθέντα· καὶ μέντοι γε

recipi; mox ex illis in alias continuas, atque iterum ex iis,
quae afficiuntur', in alias; quumque ad principum partium
aliquam pervenerit, tum mortis periculum homini inftare.
Ad hanc rem in primis conferunt vincula fuperioribus par-
tibus injecta, a quibus praefentaneum praefidium percipitur.
Etenim in viperarum fcorpionumque ictibus haec expertus
fum, item afpidum quoque, quod propter imminens fubita-
riae mortis periculum, magis incredibile eft. Attamen quum
Alexandriae effem, rufticus quidam non longe ab urbe in
uno manus digitorum ictus, ejus radicem in poftbrachiali va-
lidiffimo vinculo ligavit, accurrensque in urbem ad familiarem
fibi medicum, totum digitum ab ipfa dearticulatione, quae
ad poftbrachiale eft, abfcindendum praebuit, fperans inde
nihil fe paffurum; neque fane fruftratus eft fua fpe, quippe
nihil aliud faciens falvus evafit. Similiter alium novi, qui
epoto ex viperis medicamento, refciffo prius digito, a peri-
culo liberatus eft. Vidi praeterea alterum rufticum, cujus

Ed. Chart. VII. [445.] Ed. Baf. III. (280.)

καὶ ἄλλον ἐθεασάμην ἄγροικον, ὅλον τὸν δάκτυλον ὑπὸ ἐχίδ-
νης δηχθέντα, δρεπάνῳ μὲν, ὃ τότ᾽ εἶχεν, ἦν γὰρ ἀμπελουργὸς,
ἀπὸ τῆς ὑστάτης διαρθρώσεως ἀποτεμόντα τὸ δεδηγμένον μέ-
ρος, ἄνευ δὲ πόσεως φαρμάκου διασωθέντα, τοῦ δακτύλου
κατουλωθέντος ὑπὸ τῶν συνηθῶν φαρμάκων. ἀλλὰ καὶ τὸν
ἀπὸ τῆς κνήμης ἐπίληπτον παῖδα θεραπεύειν ἐπιχειρήσαντες οἱ
τότε συναθροισθέντες εἰς τὴν σκέψιν ἰατροὶ, δόξαν αὐτοῖς
προκαθήραντας ὅλον τὸ σῶμα προσενεγκεῖν τῷ μέρει τὸ διὰ
τῆς θαψίας ἢ νάπυος φάρμακον, ἐν τῷ μεταξὺ δήσαντες τὸ
κῶλον ἀνωτέρω τοῦ πρωτοπαθοῦντος μορίου, διεκώλυσαν
γενέσθαι τὸν παροξυσμόν, καίτοι καὶ καθ᾽ ἑκάστην ἡμέραν
γινόμενον. ἀλλὰ ταῦτα μὲν ἐκ περιουσίας εἰρήσθω μοι τοῦ
μὴ θαυμάζειν ἕνεκα, ὅπως ἀπὸ μορίου τινὸς ἀκύρου γένεσιν
ἴσχει τηλικοῦτον πάθος· ὑπολείπεται δ᾽ ἔτι ζητῆσαι τὴν αἰ-
τίαν τῶν ἐπὶ ταῖς τοιαύταις συμπαθείαις γιγνομένων ἐπιληπτι-
κῶν σπασμῶν· οὐδὲ γὰρ ὁ Πέλοψ εἰς τοῦτο πιθανὸν οὐδὲν
εἶπεν, ὥσπερ οὐδ᾽ ἄλλος οὐδεὶς ὧν ἐκοινωνήσαμεν. ἐμοὶ γοῦν
θεασαμένῳ ποτὲ τὴν ἐπὶ τῇ τοιαύτῃ συμπαθείᾳ κατάπτωσιν

totum digitum vipera momorderat, qui falce, quam tunc
forte habebat, erat enim vinitor, ab ultimo articulo icta
parte refecta, deinde inducta ufitatis medicamentis digito
cicatrice, nullo epoto medicamento fanatus eft. Sed pue-
rum quoque, cujus morbus comitialis a tibia oriebatur, me-
dici, qui tunc ad curationem ejus convenerant, fanare ag-
greffi, cum vifum ipfis effet vacuato prius univerfo corpore,
medicamentum ex thapfia, aut finapi, parti adhibere, ligato
interea membro fupra eam partem, quae primario affectu
erat obfeffa, accessionem reverti prohibuerunt, quamvis
quotidie accederet. Verum haec mihi ex abundanti dicta
fint, ne quis miretur, quo pacto ab ignobili aliqua parte tan-
tus morbus ortum habeat. Supereft, ut caufam inveftige-
mus, quamobrem in hujusmodi per confenfum affectionibus
epilepticae fiant convulfiones; nam ne Pelops quidem ullam
hujus rei attulit probabilem rationem, ut neque alius quis-
quam, cum quo nobis aliqua fuerit confuetudo. Mihi ita-
que per hujusmodi confenfum videnti aliquando hominem

BIBΛION Γ. 199

Ed. Chart. VII. [445.].   Ed. Baf. III. (280.)

τοῦ κάμνοντος ἀνθρώπου χωρὶς σπασμῶν σφοδρῶν γιγνομέ-
νην, ἐν βραχείαις κατὰ διαλείμματα παλμώδεσι κινήσεσι, πι-
θανὸν ἐφαίνετο γίγνεσθαί τι τοιοῦτον, οἷον ὁρᾶται συνεχέ-
στατα καὶ ἐπὶ τοῦ στομάχου συμβαῖνον ἐν τοῖς λυγμοῖς. ἐγὼ
γοῦν αὐτός, ὅταν ποτὲ πεπέρεως προσενέγκωμαι πλέον, εὐ-
θέως λύζω, καὶ ἄλλοις δέ τισιν οὐκ ὀλίγοις εἶδον τοῦτο συμ-
βαῖνον, οἷς αἰσθητικὸν ἱκανῶς ἦν τὸ τῆς γαστρὸς στόμα·
προείρηται δ᾽ ὅτι καὶ τοῦτο συνήθως ὀνομάζουσιν οὐχ οἱ
ἰατροὶ μόνον, ἀλλὰ καὶ πάντες ἄνθρωποι στόμαχον· εἶδον
γοῦν ἐν τῇ καταπτώσει τῶν κατὰ συμπάθειαν, οὐκ ἰδιοπάθειαν
ἐγκεφάλου πασχόντων ἐπιλήπτων οἷον παλμώδη τινὰ κλόνον
ἐκ διαστημάτων γιγνόμενον, οὐ συνεχῆ σπασμὸν, ὥστέ με
τεκμαίρεσθαι παραπλησίαν τινὰ κίνησιν γίγνεσθαι κατὰ τὸν
ἐγκέφαλον τῇ κατὰ τὸν στόμαχον ἐπὶ τοῖς ἀνιῶσιν αὐτὸν
ἐνίοτε συμπιπτούσῃ. καὶ γὰρ ἐπὶ τρυφῆς πλήθει βαρυνόμε-
νος, ὥσπερ οὖν καὶ δακνόμενος ἐπὶ ταῖς διαφθοραῖς αὐτῆς,
φαίνεται λύζων· καὶ διὰ δριμύν τε χυμὸν, οὐ μόνον λυγμὸν,
ἀλλὰ καὶ σπασμὸν εἶδον οὐκ ὀλιγάκις ὅλῳ τῷ σώματι γιγνό-

laborantem fine vehementi convulfione concidere, cum bre-
vibus per intervalla palpitantibus motibus, probabile vifum
eft, tale quippiam fieri, quale frequentiffime fieri cernimus
in ftomachi fingultibus. Atque ego ipfe fingultum illico pa-
tior, fi quando piperis plusculum ingefferim; idque aliis
quibusdam non paucis, quibus exquifitus erat oris ventriculi
fenfus, accidiffe vidimus, jam autem fupra memoratum eft
id non folum medicis, verum etiam univerfis hominibus
ftomachum appellari. Itaque vidi quum cecidiffent qui non
ex propria cerebri affectione, fed per confenfum comitiali
morbo laborabant, non perpetuam convulfionem, fed veluti
palpitantem per intervalla concuffionem fieri; proinde ex-
iftimavi fimilem aliquem cerebro motum evenire, qualis fto-
macho interdum a re quapiam oblaedente accidit. Etenim
quum a ciborum plenitudine gravatur et ab eorum corru-
ptionibus lancinatur, tum fingultu affici confpicitur, atque
acrem quoque humorem, non fingultum modo, verum etiam
convulfionem, per univerfum corpus efficere faepenumero

μενον· ἐμεθέντος δὲ τοῦ δάκνοντος, εὐθέως ἐπαύσατο.
θαυμαστὸν οὖν οὐδέν ἐστιν, καὶ τὴν ἀρχὴν τῶν νεύρων εἰς
τοιαύτην κίνησιν ἀχθῆναι, διώσασθαι σπεύδουσαν ὅ τι περ
ἂν ᾖ τὸ ἐπ᾽ αὐτὴν ἀπὸ τοῦ πρωτοπαθοῦντος μέρους ἀναφε-
ρόμενον· οὕτω δέ μοι δοκεῖ καὶ τἆλλα [446] πάντα τὰ κλο-
νοῦντα τὸ νευρῶδες γένος ἐπιγίνεσθαι συμπτώματα, τὰ δὲ
εἰς κατάπτωσιν ἀναίσθητον ἄγοντα χωρὶς κινήσεως σπασμώ-
δους, ἢ παλμώδους, ἐπὶ καταφύξει γίγνεσθαι σφοδρᾷ· τού-
του δὲ γένους ἐστὶ καὶ ὁ λήθαργος. ἡ δὲ ἀποπληξία διὰ τὴν
ἐξαίφνης γένεσιν ἐνδείκνυται ψυχρὸν χυμὸν, ἢ παχὺν, ἢ
γλίσχρον ἀθρόως πληροῦντα τὰς κυριωτέρας τῶν κατὰ τὸν
ἐγκέφαλον κοιλιῶν, οὐ κατὰ δυσκρασίαν ὅλης τῆς οὐσίας αὐ-
τοῦ γίνεσθαι, καθάπερ ὅ τε λήθαργος καὶ ἡ φρενῖτις, αἵ τε
μανίαι καὶ αἱ μελαγχολίαι καὶ αἱ μωρώσεις, ἀπώλειαί τε
τῆς μνήμης, ἀμυδρότης τε τῶν αἰσθήσεων, καὶ τῶν κινήσεων
ἐκλύσεις. ἐπὶ δ᾽ οὖν ἁπάντων τῶν τοιούτων παθῶν, ὁποῖον
ἐστι καὶ τὸ τῆς ἀποπληξίας, τὸ μέγεθος τοῦ κινδύνου τεκμαί-
ρου τῷ μεγέθει τῆς κατὰ τὴν ἀναπνοὴν βλάβης. ὥσπερ γὰρ
ἐπὶ τῶν κοιμωμένων ἡ ἀναπνοὴ γίνεται, καίτοι μηδεμίαν

obſervavi; deinde vomitu ejecto eo, quod mordebat, illico
quievit. Nihil igitur mirandum eſt, ſi nervorum principi-
um hujuscemodi motu concutiatur, ut a ſe expellat quic-
quid fuerit id, quod a parte primo affecta ad ipſum effertur.
Ad hunc modum reliqua quoque ſymptomata, quibus nervo-
ſum genus concutitur, fieri puto; ea vero, in quibus deper-
dito ſenſu quis concidit citra motum convulſivum vel palpi-
tantem, a vehementi frigore ortum trahere, cujus generis
eſt lethargus. Apoplexia autem quod ſubito eveniat, frigi-
dum humorem indicat, aut craſſum, aut viscidum, qui prin-
cipaliores cerebri ventriculos affatim implet, non totius ſub-
ſtantiae intemperiem ſibi cauſam eſſe, veluti lethargo, phre-
nitidi, maniae, melancholiae, ſtultitiae, amiſſae memoriae,
ſenſuum hebetationi, reſoluto motui. Porro in omnibus
hujuscemodi affectibus, qualis eſt apoplexia, periculi magni-
tudinem ex reſpirationis laeſione conjice. Quemadmodum
enim dormientes reſpirant, quamvis nulla alia accidente vo-

BIBΛION Γ. 201

Ed. Chart. VII. [446.]   Ed. Baf. III. (280.)

ἄλλην ἐνέργειαν ἐνεργούντων τῶν προαιρετικῶν, ἀλλ᾽ ὑπτίων
ἐπὶ τῆς κλίνης ἀκινήτων ἀνακειμένων, οὕτως κἂν τοῖς καρώ-
δεσι πάθεσιν ἅπασι μήτ᾽ αἰσθανομένου μήτε κινουμένου τοῦ
σώματος, ὅμως ἡ ἀναπνοὴ μόνη διασώζεται, τῶν κινούντων
τὸν θώρακα μυῶν ἔργον οὖσα· τούτου γὰρ ἐπιστήμην ἔχομεν
βεβαίαν ἀποδεικτικῷ νόμῳ γεγονυῖαν, ὥσπέρ γε καὶ ὅτι τοῖς
μυσὶν ἅπασιν ἡ ἀρχὴ τῆς κινήσεως ἀπὸ τῶν ἐμφυομένων αὐ-
τοῖς γίνεται νεύρων· ἡ δὲ ἀνατομὴ σαφῶς ἡμᾶς ἐδίδαξεν,
ἁπάντων τῶν νεύρων εἶναι τὴν πρώτην ἀρχὴν τὸν ἐγκέφαλον.
οὐχ ἁπλῶς δ᾽ εἶπον ἀρχήν, ἀλλὰ πρώτην τῷ λόγῳ προσέ-
θηκα, διὰ τὸν νωτιαῖον· ὁρᾶται μὲν γὰρ ἐκφυόμενα τούτου
νεῦρα πάμπολλα, τὴν χορηγίαν δ᾽ ὧν ἔχει δυνάμεων, αὐτὸς
ὁ ἐγκέφαλος ἐπιπέμπει καὶ τῷ νωτιαίῳ. τὴν τοίνυν ἀνα-
πνοὴν ὅταν ἱκανῶς ἐμποδιζομένην ἴδῃς καὶ μόγις γινομένην,
οὐ μικρὰν τεκμαίρου τὴν νοσώδη διάθεσιν ἐν ἐγκεφάλῳ γεγο-
νέναι, κατὰ πάσας τὰς καρώδεις νόσους.

Κεφ. ιβ'. Ταῦτά τε οὖν ἅπαντα σαφῶς τὰ πάθη περὶ
τὴν κεφαλὴν γίνεται, καὶ προσέτι τὸ καλούμενον σκοτωμα-

luntaria actione, fed fupini in cubili jacentes, ita in foporo-
fis affectibus omnibus, quamvis neque fentiat corpus neque
moveatur, tamen fola refpiratio fervatur, quae musculorum
pectus moventium munus eft; cujus rei firmam ac demon-
ftrativa lege ftabilitam habemus fcientiam, quemadmodum
etiam, quod musculis omnibus motus principium ab infertis
ipfis nervis accedit; at ex anatome didicimus, nervos omnes
a cerebro primarium fumere initium; neque vero fimplici-
ter initium dixi, fed primarium fpinalis medullae gratia ora-
tioni adjeci; permulti enim ex ea nervi prodire videntur,
vim tamen omnem, quam habet, cerebrum etiam ipfi fuppe-
ditat. Quum itaque respirationem vehementer impeditam
difficulterque procedentem videris, non parvam in cerebro
morbofam affectionem effe conjice, in omnibus foporiferis
morbis.

Cap. XII. Omnes igitur hi affectus manifefte fiunt
in capite, ac praeterea vertigo tenebricofa nuncupata, quae

202 ΓΑΛΗΝΟΥ ΠΕΡΙ ΤΩΝ ΠΕΠΟΝΘ. ΤΟΠΩΝ

Ed. Chart. VII. [446.]   Ed. Baf. III. (280.)
τικὸν, εὔδηλον ὂν κᾀξ αὐτῆς τῆς προσηγορίας, ὁποῖόν ἐστι.
σκοτοῦνται γὰρ ἐπὶ σμικραῖς προφάσεσιν οἱ πάσχοντες, ὡς
καὶ καταπίπτειν ἐνίοτε, μάλιστα μὲν ὅταν αὐτοί ποτε ἐν κύ-
κλῳ περιστραφῶσιν· ὅπερ γὰρ τοῖς ἄλλοις ἐπὶ πολλαῖς περι-
στροφαῖς συμβαίνει, τοῦτο ἐκείνοις ἐπὶ μιᾶς. κᾂν ἕτερον δέ
τινα περιστρεφόμενον ἴδωσι, σκοτοῦνται, κᾂν τροχὸν, ἤ τι
τοιοῦτον περιδινούμενον, αὐτάς τε τὰς καλουμένας δίνας ἐν
τοῖς ποταμοῖς. συμβαίνει δ᾽ αὐτοῖς ταῦτα μᾶλλον, ὅταν
ἡλιωθῶσιν, ἤ πως ἄλλως θερμανθῶσι τὴν κεφαλήν. ἔοικεν
οὖν ὅπερ ἐν τοῖς ἄλλοις ἐκ τοῦ περιστραφῆναι πολλάκις ἐν
κύκλῳ συμβαίνει, τοῦτο ἐκείνοις ἄνευ τοῦ περιστραφῆναι γί-
γνεσθαι· τοῖς δὲ περιστρεφομένοις πολλάκις ἐν κύκλῳ ἀνώ-
μαλός τε καὶ ταραχώδης καὶ ἄτακτος κίνησις τῶν τε χυμῶν
καὶ τοῦ πνεύματος ὡμολόγηται γίγνεσθαι· εὔλογον οὖν τοῖς
ἐν τῷ σκοτωματικῷ πάθει καθεστῶσι τοιοῦτόν τι συμβαί-
νειν. διὸ καί τινες αὐτῶν ἀρτηριοτμηθέντες ὤνηντο, διαι-
ρουμένων δηλονότι τῶν ὀπίσω τῶν ὤτων ἀρτηριῶν ὅλων
ἄχρι βάθους, ὡς οὐλὴν μεταξὺ γενέσθαι τῶν δύο μερῶν.

qualis fit etiam ipfa appellatione prodit. Nam a parva oc-
cafione obtenebrantur laborantes, adeo ut interdum deci-
dant, maxime quum in orbem rotantur; quod enim caeteris
a multis circumverfionibus, id illis ab una rotatione accidit.
Quin etiam obtenebrantur, fi alium quempiam, aut rotam,
aut id genus aliud quidpiam, aut ipfos quoque quos vocant
in fluminibus vortices, circumagi viderint. Haec autem
ipfis accidunt maxime, quum fub fole aeftuaverint, vel ali-
am ob caufam calefacto fuerint capite. Quod itaque aliis,
quum in gyrum frequenter vertuntur, accidit, hoc ipfis ci-
tra circuitionem evenire videtur; at iis qui cerebro in or-
bem vertuntur, inaequalem et turbulentum et inordina-
tum motum tum humorum tum fpiritus fieri in confeffo
eft; rationi igitur confonum eft, hujusmodi aliquid
vertigine affectis itidem evenire. Quamobrem nonnulli ho-
rum ab arteriarum fectione praefidium petierunt, totas ar-
terias pone aures ad tantam videlicet altitudinem fecan-
tes, ut medius inter duas partes locus cicatrice inducere-

BIBΛION Γ. 203

Ed. Chart. VII. [446. 447.]   Ed. Baf. III. (280. 281.)

ὅτι δὲ οὐ πάντες ὑπὸ τοῦ βοηθημάτος τοῦδε θεραπεύονται,
δῆλόν ἐστιν· [447] ἕτεραι γὰρ ἀρτηρίαι τούτων πολὺ μείζους
ἐπὶ τὸν ἐγκέφαλον ἀνέρχονται κατὰ τὴν βάσιν αὐτοῦ διὰ τοῦ
καλουμένου δικτυοειδοῦς πλέγματος, ὑφ᾽ ὧν γίνεσθαι τὸ πά-
θος εὔλογόν ἐστιν, ἀτμώδους καὶ θερμοῦ πνεύματος δι᾽ αὐ-
τῶν ἀναφερομένου καὶ πληροῦντος τὸν ἐγκέφαλον· ἐγχωρεῖ
δὲ καὶ κατ᾽ αὐτὸν τὸν ἐγκέφαλον ἀνώμαλόν τινα δυσκρασίαν
γενέσθαι τοιούτου πνεύματος γεννητικήν. ἀλλ᾽ ὅτι γε καὶ
τοῦτο τῆς κεφαλῆς ἐστιν τὸ πάθος, ἐξ αὐτῆς τῶν ἐσκο-
τωμένων τῆς αἰσθήσεώς ἐστι δῆλον· γίγνεται δὲ καὶ αὐτὸ,
ποτὲ μὲν πρωτοπαθούσης τῆς κεφαλῆς, ποτὲ δὲ συμ-
παθούσης κατὰ τὸ στόμα τῆς κοιλίας. ὡμολόγει δὲ τοῦ-
το καὶ ὁ Ἀρχιγένης ἐν τῷ πρώτῳ τᾶν χρονίων παθο-
γνωμονικῶν γράψας ὡδὶ περὶ τοῦ σκοτωματικοῦ τούτου
πάθους. (281) λαμβάνει δὲ τὴν κατασκευὴν διχόθεν καὶ
αὐτὸ, ἤτοι ἀπὸ κεφαλῆς ἢ καὶ τῶν κατὰ τὰ ὑποχόνδρια χω-
ρίων. καὶ μέντοι καὶ διορίζειν αὐτὰ πειρᾶται, τοῖς μὲν ἀπὸ
τῆς κεφαλῆς πρωτοπαθούσης σκοτωματικοῖς ὤτων ἤχους
καὶ κεφαλῆς ὀδύνας καὶ βάρη προηγεῖσθαι λέγων, ἢ καὶ ,τῆς

tur. Sed conftat non omnes hujus auxilii beneficio curari;
etenim aliae arteriae iis majores ad cerebrum ex ipfius bafi
per retiformem plexum ascendunt, per quas hujusmodi af-
fectionem fieri rationi confentaneum eft, elato per ipfas va-
porofo calidoque fpiritu, atque implente cerebrum; fieri
etiam poteft, ut inaequalis cerebri intemperies hujusmodi
fpiritum producat. Sed et hanc affectionem ad cerebrum
pertinere, ex ipfo obtenebratorum fenfu manifeftum eft.
Oritur vero et ipfa, interdum capite primigenio affectu
laborante, interdum vero, quum ori ventriculi confentit.
Id vero fatebatur et Archigenes, qui libro primo de propriis
diuturnarum affectionum fignis, ita de tenebricofo hoc affectu
fcribit: *Is vero quoque bifariam oritur, aut a capite, aut
ab iis partibus quae circa hypochondria funt.* Mox haec
genera ejus diftinguere aggreditur. Nam ubi ex primaria
cerebri affectione obtenebratio dependet, aurium fonos et
capitis dolores gravitatesque praecedere dicit, item olfa-

ὀσφρήσεως, ἤ τινος ἄλλης βλάβην αἰσθήσεως τῶν ἐντεῦθεν·
αὐτὸς γὰρ προσέθηκεν τούτῳ τῷ λόγῳ, τῶν ἐντεῦθεν, τὰς
ἀπὸ τῆς κεφαλῆς ὁρμωμένας ἐμοὶ δοκεῖν ἐνδείξασθαι βουλό-
μενος· τοῖς δὲ ἀπὸ τοῦ στόματος τῆς κοιλίας σκοτωματικοῖς
καρδιωγμοὺς καὶ ναυτίας προηγεῖσθαί φησιν. ἀλλ' ὡς εἴρη-
ταί μοι καὶ πρόσθεν ἤδη πολλάκις, εἰ καὶ κατὰ συμπάθειαν
ἑτέρου μορίου πάσχοι ποθ' ἡ κεφαλὴ, τὰ γινόμενα γοῦν πάθη
ταύτης εἶναι νομιστέον ἐστίν.

Κεφ. ιγ'. Οὐ μὴν οὐδὲ περὶ τῆς ὀνομαζομένης ὑπὸ
τῶν ἰατρῶν κεφαλαίας ἀμφισβητήσειεν ἄν τις, ὡς οὐκ ἂν εἴη
τῆς κεφαλῆς τὸ νόσημα. ἔστι γὰρ, ὡς ἄν τις συλλαβὼν λόγῳ
βραχεῖ εἴποι, τὸ πάθος τοῦτο κεφαλαλγία χρόνιός τε καὶ
δύσλυτος, ἐπὶ μικραῖς προφάσεσιν μεγάλους ἴσχουσα πα-
ροξυσμούς, ὡς μήτε ψόφων ἀνέχεσθαι, μήτε φωνῆς σφοδρο-
τέρας, μήτε λαμπροῦ φωτός, μήτε κινήσεως, ἀλλ' ἐν ἡσυχίᾳ
καὶ σκότῳ κατακεῖσθαι βούλεσθαι διὰ τὸ μέγεθος τῶν ἀλγη-
μάτων. ἔνιοι μὲν γὰρ αὐτῶν ὡς ὑπὸ σφύρας πλήττεσθαι
δοκοῦσιν, ἔνιοι δὲ ὡς θλωμένων ἢ διατεινομένων αἰσθάνον-

ctus, vel alterius alicujus fenfus inde prodeuntis oblaefionem;
huic enim fermoni annexuit ipfe, inde prodeuntis, eos fen-
fus, ut equidem puto, fignificare volens, qui a capite initium
fumunt; ubi vero ab ore ventriculi tenebricofa vertigo ori-
tur, cordis morfionem naufeamque praefentiri ait. Verum
ut jam antea faepenumero monui, licet caput per alterius
partis confenfum quandoque afficiatur, affectio tamen nihilo-
minus ipfi afcribenda eft.

Cap. XIII. At fane de ea, quae cephalaea a medicis
nominatur, nemo dubitaverit, quin capitis fit morbus. Eft
enim, ut brevi quis fermone complexus dixerit, affectus hic,
dolor capitis diuturnus et folutu difficilis, qui a levibus cau-
fis vehementes habet acceffiones, ut neque ftrepitum, neque
vocem vehementiorem, neque luminis fplendorem, neque
motum tolerare poffit *infirmus;* fed tranquillitatem, obfcu-
rumque cubiculum quaerat, ob dolorum vehementiam.
Enimvero nonnulli veluti malleo fe percuti arbitrantur, alii
caput contundi diftendique fentiunt; non paucis ad oculo-

ται τῶν κατὰ τὴν κεφαλὴν, οὐκ ὀλίγοις δ᾽ εἰς τὰς ῥίζας τῶν ὀφθαλμῶν διήκει τὸ ἄλγημα. καὶ μέντοι καὶ διαλείπουσιν οἱ τοιοῦτοι παροξυσμοὶ, καθάπερ καὶ τοῖς ἐπιλήπτοις, καί τις χρόνος γίνεται μεταξὺ τελέως ἄμεμπτος. εὔδηλον οὖν ὅτι τὸ νόσημα τοῦτο τὴν μὲν εὐπάθειαν ἔχει τῆς κεφαλῆς ὁμογενῆ τοῖς κεφαλαλγικοῖς, ἐπὶ μᾶλλον δ᾽ ἐκείνων ἀσθενείας ἥκει τὰ κατὰ τὴν κεφαλαίαν πάσχοντα μόρια. διαφορὰ δέ τίς ἐστιν καὶ αὐτῶν τῶν κεφαλαλγικῶν, ἐνίων μὲν τὴν κεφαλὴν εὐπλήρωτον ἐχόντων, ἐπιτήδειον δὲ τὴν ὅλην τοῦ σώματος ἕξιν εἰς τὸ πληροῦν αὐτὴν, ἐνίων δὲ καὶ αὐτὰ τὰ πεφυκότα πάσχειν ἐπιτήδεια· καὶ συμβαίνει γε ταῖς τοιαύταις φύσεσιν κακῶς διαιτωμέναις εἰς τὸ τῆς κεφαλαίας ἐμπίπτειν πάθος. [448] οὐκ ἀπεικὸς δὲ, τοῖς μέν τισιν αὐτῶν τὰς περὶ τὸν ἐγκέφαλον ὀδυνᾶσθαι μήνιγγας, ἐνίοις δὲ τὸ περικράνιον· ἡ διάκρισις δὲ αὐτῶν ἐν τῷ διήκειν, ἢ μὴ διήκειν τὰς ὀδύνας εἰς τὰς ῥίζας τῶν ὀφθαλμῶν. εὔλογον γὰρ οἷς ἡ διάθεσίς ἐστιν ἔνδον τοῦ κρανίου, τούτοις εἰς τὰς τῶν ὀφθαλμῶν βάσεις ἀφικνεῖσθαι τὸν πόνον, ἐπειδὴ καθήκουσιν εἰς αὐτὰς ἀποφύ-

rum quoque radices dolor extenditur. Atque hujusmodi etiam acceſſiones, veluti in morbo comitiali, intermiſſiones habent, interceditque tempus, quo perfecte liberari videntur. Igitur conſtat hunc morbum facilem habere capitis affectum cephalalgiae congenerem, verum per cephalaeam affectae partes multo redduntur quam in cephalalgia debiliores. At quaedam eſt et inter eos, qui dolore capitis afficiuntur, differentia, quum nonnulli caput habeant admodum plenitudini obnoxium, ac univerſum corporis habitum ipſi implendo idoneum, nonnulli et ipſius capitis partes affici folitas; hisque naturis vitioſo victu utentibns accidit in cephalaeam affectum proruere. Non abſurdum autem eſt, horum quibusdam meningas cerebrum continentes doloribus affici, aliis exteriorem calvariae membranam. Discrimen autem in eo eſt poſitum, quod ad oculorum radices dolores perveniant, aut non perveniant. Siquidem conſentaneum eſt, ut quibus intra calvariam affectus eſt, iis ad oculorum usque baſin dolor extendatur, quod et a cerebro et ab utra-

σεως ἐξ ἐγκεφάλου τε καὶ ἀμφοτέρων τῶν μηνίγγων, ἔτι τε καὶ
τῶν ἐν αὐταῖς ἀγγείων. ἀλλὰ καὶ τῶν ὀδυνωμένων τὸ τῆς
κεφαλῆς ἥμισυ μέρος, καλουμένων δὲ συνήθως ἡμικρανικῶν,
ἐνίοις μὲν ἔξωθεν τοῦ κρανίου τὴν αἴσθησιν τῆς ὀδύνης γίνε-
σθαι συμβαίνει, τισὶ δὲ εἰς τὸ βάθος τῆς κεφαλῆς διήκουσαν·
διορίζει δ᾽ ἑκάτερον μέρος τῆς κεφαλῆς, ἀριστερόν τε καὶ
δεξιὸν, ἡ κατὰ τὸ μῆκος ἐκτεταμένη ῥαφὴ, καθ᾽ ἣν ἔνδον τῶν
ὀστᾶν τῆς κεφαλῆς ἡ μέσον τὸν ἐγκέφαλον διαιροῦσα γραμμὴ
τέτακται, πρὸς ἣν ἀνήκει τὸ διάφραγμα τῶν ἐμπροσθίων
δυοῖν κοιλιῶν. ἐπιτήδειοι δὲ φύσεις σωμάτων εἰσὶν πληροῦν
τὴν κεφαλὴν, ἐν αἷς ἀτμῶδες πνεῦμα γεννᾶται θερμὸν, ἢ χο-
λώδη περιττώματα κατὰ τὸ στόμα τῆς κοιλίας ἀθροίζεται·
γίγνεται δὲ τὰ μὲν ἀπὸ τῶν πνευμάτων ἀλγήματα τονώδη,
καλεῖται δὲ οὕτως οἷς αἴσθησις συνέζευκται τάσεως· τὰ δ᾽
ἀπὸ τῶν χολωδῶν περιττωμάτων δακνώδη· τὰ δ᾽ ὑπὸ πλή-
θους γινόμενα βάρους αἴσθησιν ἔχει, μετὰ μὲν ἐρεύθους καὶ
θερμασίας συμβάντα θερμῶν χυμῶν, ἄνευ δὲ τούτων οὐ
θερμῶν. ἐνίοις δὲ συμβαίνει συνεχῶς ἀλγεῖν τὴν κεφαλὴν ἔκ

que meninge atque a vaſis quae in ipſis continentur, veluti
germina quaedam illuc deducantur. Sed et eorum quibus
dimidia capitis pars dolore infeſtatur, ſolent autem vocari
hemicranici, alii extra calvariam, alii in capitis intimis par-
tibus dolorem ſentiunt; utramque autem capitis partem,
dextram et ſiniſtram, diſtinguit ſutura per longitudinem ip-
ſius porrecta. ſub qua intra capitis oſſa linea medium ce-
rebrum dividens protenditur, ad quam etiam pervenit an-
teriorum duorum ventriculorum ſeptum. Ac ea corpora
ſuapte natura idonea ſunt, ut ipſis caput impleatur, in qui-
bus vaporoſus calidusque ſpiritus generatur, aut quibus bi-
lioſa excrementa cumulantur in ore ventriculi. Ac ſpiritus
quidem dolores inducunt tenſivos, qui idcirco ſic vocati ſunt,
quod tenſionis ſenſum inducant; bilioſa vero excrementa do-
loribus mordacibus afficiunt. Dolores autem a plenitudine
geniti gravitatis ſenſum afferunt; quibus ſi rubor accedat at-
que calor, calidos, ſed ſine his non calidos humores _ſigni-
ficant._ Nonnullis caput aſſidue dolere contingit, ubi vel

τε πόσεως οἴνου βραχεῖ πλείονος, ἢ ἀκρατεστέρου ποθέντος,
ἔτι τε μᾶλλον, εἰ θερμὸς εἴη φύσει· πασῶν τε τῶν θερμῶν
ὀσμῶν, ὅσοι στύρακος, ἢ κύφεως, ἢ ὅλως ἀρωμάτων θερμῶν
θυμιωμένων γίγνονται· τινὲς δὲ οὐδὲ τὴν ἀπὸ τοῦ λιβανω-
τοῦ φέρουσιν ὀσμήν. εὔλογον δὲ καὶ διὰ περιττὴν αἴσθησιν
ἐνίοις γίγνεσθαι τὰς ὀδύνας, ὥσπερ ἐπὶ τοῦ στόματος τῆς
κοιλίας οὐκ ὀλίγοις· τισὶ μὲν γὰρ οὕτως ἐστὶν αἰσθητικὸν,
ὡς μήτ᾽ ὄξος φέρειν δριμὺ, μήτε νᾶπυ, μήτ᾽ ἄλλο τι τοιοῦ-
τον· ἐνίοις δ᾽ ἐγγὺς ἀναισθησίας ἥκει, φαίνονται γοῦν ἐρυγ-
γάνοντες, ἐμοῦντες, ἔνιοι μὲν δεινῶς ἄτοπα ταῖς ποιότησιν,
ὡς ἡμῶν τῶν ὀσμωμένων αὐτὰ μηδένα δύνασθαι φέρειν,
αὐτοὶ δὲ μηδεμίας ἀξιολόγου δήξεως αἰσθανόμενοι. δυνατὸν
οὖν ἐστι καὶ κατὰ τὸν ἐγκέφαλον εἶναι τοιαύτας διαφορὰς
τοῖς ἀνθρώποις, ὡς τῶν αὐτῶν ὀσμῶν ἐνίους μὲν ἀλύπως
ἀνέχεσθαι, καθάπερ εἰ καὶ μηδ᾽ ὅλως αὐτοῖς ἐπλησίασαν,
ἐνίους δὲ ἀνιαρῶς. ἀλλ᾽ ὅτι γε τὰ τοιαῦτα πάθη πάντα τῆς
κεφαλῆς ἐστιν, ἐναργῶς φαίνεται.

paulo liberalius vinum biberint, vel meracius; idque magis,
fi natura calidum fuerit; praeterea calidi odores omnes, qui-
cunque ftyrace, aut cyphi, aut in totum aromatibus omni-
bus fuffitis fiunt, *capitis dolorem his pariunt;* nonnulli ne
thuris quidem odorem ferre poffunt. Confentaneum vero
eft, quibusdam etiam ob fenfus exuperantiam dolores exci-
tari, quemadmodum in ore ventriculi non paucis; funt enim
nonnulli quibus id tam exacte fentit, ut neque acre acetum,
neque finapi, neque aliud hujusmodi ferat; alii vero contra
ipfum pene infenfile habent; quippe videntur vel ructare,
vel vomere quidam usque adeo vitiofis qualitatibus infecta,
ut nos ne odorem quidem fuftinere poffimus, quum tamen
ipfi interea nullam alicujus momenti mordacitatem fentiant.
Poffunt igitur et in cerebro effe ejusmodi differentiae homi-
nibus, ut eosdem odores aliqui impune fuftineant, perinde ac
fi omnino ab ipfis diftarent; alii eos fine moleftia ferre non
poffint. Sed quod omnes hujusmodi affectiones ad caput
pertineant, manifeftum eft.

Κεφ. ιδ'. Τό γε μὴν τῆς παραλύσεως νόσημα καὶ τὸ τῶν δι' ὅλου τοῦ σώματος σπασμῶν, ἔξ οὗ γένους ἐστὶν καὶ ὁ τέτανος, [449] οὐκ ἔθ' ὁμοίως τοῖσδε δι' αἰσθήσεως γνωστὸν, ἀλλὰ λόγου δεῖται τοῦ διδάξοντος. ὅταν οὖν ὅλον τὸ σῶμα βλάπτηταί ποτ' εἰς τὰ τῶν νεύρων ἔργα, τὴν αὐτῶν ἀρχὴν πεπονθέναι δηλοῖ· ταύτην δ' ἔξ ἀνατομῆς μόνης ἔνεστι γνῶναι. πάντων μὲν οὖν ἅμα τῶν νεύρων ἀπολεσάντων αἴσθησίν τε καὶ κίνησιν, ἀποπληξία τὸ πάθος ὀνομάζεται· κατὰ θάτερον δὲ μέρος, ἤτοι τὸ δεξιὸν ἢ τὸ ἀριστερὸν, εἰ συμβαίνει τοῦτο, παράλυσις καλεῖται, τοῦ μέρους ἐκείνου δηλονότι καθ' ὃ συνέστη, ποτὲ μὲν τοῦ δεξιοῦ, ποτὲ δὲ θατέρου· καθάπερ εἰ καὶ κατά τι τῶν κώλων γένοιτο, τοῦ μέρους ἐκείνου παράλυσίς ἐστι· καὶ γὰρ καὶ χεὶρ ὅλη, καὶ σκέλος ὅλον παραλύεταί ποτε, καὶ ποὺς μόνος ἐν σκέλει, καὶ τὰ μετὰ τὸ γόνυ, καὶ κατὰ τὸ τῆς ὅλης χειρὸς κῶλον, ἀνάλογον. ἐμάθομεν δὲ ἐν ταῖς ἀνατομαῖς, ἁπάντων τῶν καθ' ὁρμὴν τοῦ ζώου κινουμένων μορίων ὅσα κάτω τοῦ τραχήλου, τούτων τὰ κινητικὰ νεῦρα τὴν ἔκφυσιν ἔχειν ἐκ τοῦ καλουμένου

Cap. XIV. Morbus fane tum paralyfeos tum per univerfum corpus convulfionis, cujus generis eft quoque tetanus, fenfu, ut praedictae affectiones, cognosci non poteft, fed ratione, quae doceat, eft opus. Itaque quum totum corpus in nervorum functionibus laeditur, ipforum principium affectum effe conftat; id vero ex fola anatome dignosci poteft. Quum igitur omnes pariter nervi tum fenfum tum motum amiferint, apoplexia affectio appellatur; ubi vero alteri parti, aut dextrae, aut finiftrae, id accidit, paralyfis vocatur, ejus videlicet partis, in qua confiftit, interdum dextrae, interdum finiftrae; quemadmodum fi in aliquo membrorum evenerit, illius partis refolutio eft, nam et tota manus et totum crus interdum refolvitur, atque folus in crure pes et quae fub genu funt, ac de tota manu fimiliter. Sed ex anatome didicimus, omnes animantis partes fub cervice pofitas, quae voluntatis imperio moventur, nervos habere, qui eas moveant, procedentes ex fpinali vocata medulla;

BIBΛION Γ.　209

Ed. Chart. VII. [449.]　　　　　　Ed. Baf. III. (281.)

νωτιαίου μυελοῦ· καὶ μέντοι καὶ ὅτι ποτὲ μὲν ἅμα τῇ
τοῦ μυελοῦ προσηγορίᾳ καλοῦσι τὸ μόριον ἐκεῖνο, νω-
τιαῖον μυελὸν ὀνομάζοντες, ἔστι δ᾽ ὅτε χωρὶς προσθήκης
ἁπλῶς νωτιαῖον, ἀκηκόατε πολλάκις. ἐθεάσασθε δὲ κἂν ταῖς
ἀνατομαῖς τὰ τὸν θώρακα κινοῦντα νεῦρα ἐκ τοῦ κατὰ τὸν
τράχηλον ἐκφυόμενα νωτιαίου, καὶ πρὸς τοῦτο τὰς ἐγκαρ-
σίας τομὰς αὐτοῦ, καθ᾽ ἃς ὅλως διακόπτεται, τὰ κατωτέρω
μέρη πάντα τοῦ σώματος ἀναίσθητά τε καὶ ἀκίνητα ποιούσας,
ὡς ἂν καὶ αὐτοῦ τοῦ νωτιαίου τήν τε τῆς αἰσθήσεως καὶ τὴν
τῆς καθ᾽ ὁρμὴν κινήσεως δύναμιν ἐξ ἐγκεφάλου λαμβάνοντος.
ἀλλὰ καὶ τοῦτο ἔτι κατὰ τὰς ἀνατομὰς ἐθεάσασθε, τὰς ἐγκαρ-
σίας τομὰς τοῦ νωτιαίου, μέχρι τῆς μέσης ἐν αὐτῷ κατὰ τὸ
μῆκος χώρας, οὐ πάντα τὰ κάτω παραλυούσας, ἀλλὰ μόνα
τὰ κατ᾽ εὐθὺ τῆς τομῆς, δεξιὰ μὲν ἐπὶ τῷ δεξιῷ μέρει τοῦ
νωτιαίου τμηθέντος, θάτερα δὲ ἐπὶ τῷ λοιπῷ. εὔδηλον οὖν
ὅτι κατὰ τὴν πρώτην ἔκφυσιν τοῦ νωτιαίου γενομένης τινὸς
διαθέσεως, ὑφ᾽ ἧς εἰς αὐτὸν αἱ παρ᾽ ἐγκεφάλου δυνάμεις
ἀφικνεῖσθαι κωλυθήσονται, πάντα τὰ κάτω κῶλα, πλὴν

atque faepenumero audiftis eam partem interdum fpinalem
vocari medullam, addita fcilicet medullae appellatione, in-
terdum vero fine additione fimpliciter fpinalem nuncupari.
Vidiftis etiam in corporis diffectionibus, nervos thoracem
moventes ex ea fpinalis medullae parte, quae in cervice eft,
ortum ducere; ipfa vero ex transverfo incifa, fi tota fuerit
diffecta, omnes quae fub ipfa funt corporis partes fenfu mo-
tuque privari, utpote fuscipiente fpinali medulla a cerebro
facultatem tum fentiendi tum movendi pro arbitrio. Prae-
terea in anatome vidiftis hoc quoque, ob transverfas fpina-
lis medullae incifiones, ad mediam usque fecundum longitu-
dinem regionem, non omnes inferiores corporis partes, fed
eas duntaxat quae e regione fectionis erant, refolutas, dex-
tras quidem dextra fpinalis medullae parte diffecta, finiftras
vero reliqua. Itaque manifeftum eft, circa primum fpi-
nalis medullae proceffum facta aliqua affectione, per quam
cerebri facultas quo minus ad ipfam perveniat, prohibeatur,

Ed. Chart. VII. [449.]   Ed. Baf. III. (281. 282.)

τῶν κατὰ τὸ πρόσωπον, ἀκίνητα ἔσται (282) καὶ ἀναί-
σθητα· καθάπερ εἰ καὶ τὸ ἥμισυ μέρος πάθοι τῆς ἐκφύ-
σεως, οὐ πάντων ἔσται τῶν κάτω παράλυσις, ἀλλ᾽ ἤτοι τῶν
ἀριστερῶν μόνων, ἢ τῶν δεξιῶν. ὁρῶνται δὲ τῶν τοιού-
των παραλύσεων ἔνιαι καὶ τὰ κατὰ τὸ πρόσωπον βλάπτου-
σαι, καὶ παρασπᾶταί γε τὸ παραλυθὲν ἐπὶ θάτερον μέρος
τοῦ προσώπου. μεμαθηκότες οὖν ἐν ταῖς ἀνατομαῖς, ἐξ
αὐτοῦ τοῦ ἐγκεφάλου τὰ νεῦρα τοῖς κατὰ τὸ πρόσωπον ἐπι-
πέμπεσθαι μορίοις, ἔνθα μὲν καὶ τούτων τι συμπαρελύθη
τῷ παντὶ σώματι, κατὰ τὸν ἐγκέφαλον αὐτὸν εἴσεσθε τὴν
διάθεσιν εἶναι τῆς παραλύσεως· ἡνίκα δ᾽ ἀπαθῆ διαφυλάτ-
τεται ταῦτα, κατὰ τὴν ἀρχὴν τοῦ νωτιαίου. συμβαίνει δ᾽
ἐνίοις μόνα τὰ κατὰ τὸ πρόσωπον πάσχειν, ὥσπέρ γε καὶ
μόριον ἔν τι, γλῶτταν, ἢ ὀφθαλμὸν, ἢ γένυν, ἢ χεῖλος,
ὡς ἂν οὐκ ἐχόντων αὐτῶν ἁπάντων ἕνα τόπον ἀρχὴν, ἀλλ᾽
ἐκ διαφερόντων μορίων ἐγκεφάλου λαμβανόντων τὰ νεῦρα,
φαίνεται γὰρ τοῦτο σαφῶς ἐν ταῖς ἀνατομαῖς. ἡ τοίνυν
ἀποπληξία πάσας ὁμοῦ τὰς ψυχικὰς ἐνεργείας βλάπτουσα,
σαφῶς ἡμῖν ἐνδείκνυται τὸν ἐγκέφαλον αὐτὸν πάσχειν· ἡ διά-

omnia inferiora membra, dempta facie, fenfu motuque pri-
vatum iri; ubi vero dimidia ejus proceſſus pars fuerit affecta,
non omnes inferiores partes refolutum iri, fed vel finiftras
duntaxat, vel dextras. Videntur autem hujusmodi paraly-
feon aliquae faciem quoque infeftare, tumque quod refolu-
tum eft, ad alteram faciei partem trahitur. Quum igitur ex
anatome didiceritis, nervos per faciei partes fparfos a cere-
bro ipfo dimitti, fi earum aliqua fimul cum toto corpore re-
foluta fit, fcietis paralyfeos affectionem in ipfo cerebro con-
fiftere; ubi vero hae illaefae conferventur, in fpinalis medul-
lae initio. Accidit vero nonnullis faciei partes folas affici,
quemadmodum et unam aliquam partem, ut linguam, oculum,
genam, labrum; etenim non omnibus ab uno loco principi-
um influit, fed ex diverfis cerebri partibus nervos fuscipi-
unt, id enim aperte in diffectionibus confpicitur. Igitur
apoplexia omnes fimul animales actiones laedens, nobis ce-
rebrum ipfum affectum effe manifefte declarat. Dignotio

γνωσις δὲ τοῦ κατὰ τὸ μέγεθος πάθους ἐκ τοῦ ποσοῦ τῆς
κατὰ τὴν ἀναπνοὴν γίγνεται βλάβης· ἐφ᾽ ὧν μὲν γὰρ ἐπὶ
πλεῖστον ἐκβέβηκε τοῦ κατὰ φύσιν ῥυθμοῦ, μεγάλην ἡγη-
τέον εἶναι τὴν κατὰ τὸν ἐγκέφαλον βλάβην· ἐφ᾽ ὧν δὲ ὀλίγον
ἐμποδίζεται, βραχεῖαν. ἁπασῶν δὲ χειρί[450]στην ἀναπνοὴν
ἡγητέον εἶναι τὴν διαλείπουσάν τε καὶ μετὰ βίας μεγάλης
γινομένην. καὶ τό γ᾽ ἀποθνήσκειν τοὺς ἀποπλήκτους συμ-
βαίνει διὰ τὴν ἀπώλειαν τῆς ἀναπνοῆς, ὡς τό γε μὴ κινεῖν
τὰ μόρια τοῦ σώματος εἰς μὲν τὰς κατὰ τὸν βίον πράξεις
ἄχρηστον ἀποδείκνυσιν τὸν ἄνθρωπον, οὐ μὴν ὀξὺν ἐπιφέ-
ρει τὸν θάνατον. ἴδομεν γοῦν ἤδη τινὰ τὰ μὲν ἄλλα
πάντα παραλελυμένον, ἐνεργοῦντα δὲ κατὰ φύσιν ἅπασιν
τοῖς κατὰ τὸ πρόσωπον μέρεσιν· ἐσώζετο δὲ αὐτῷ δηλονότι
καὶ ἡ ἀναπνοή· πῶς γὰρ ἂν ἠδύνατο ζῆν ἐπὶ πλεῖστον,
ἀπολωλυίας αὐτῆς; τούτῳ πρωτοπαθεῖν ἐλογιζόμεθα τοῦ
νωτιαίου τὸ κατωτέρω βραχεῖ τῆς ἐπὶ τὸ διάφραγμα τῶν
νεύρων ἐκφύσεως· εὔδηλον δὲ ὅτι καὶ οὖρα καὶ δια-
χωρήματα χωρὶς προαιρέσεως ἀπεκρίνετο. καὶ μέντοι

vero fit magnitudinis affectus ex laefionis, quam refpirationi
infert, vehementia; quum enim naturalem rhythmum plu-
rimum egreditur, magnam; quum vero paulum impedimenti
eft, parvam in cerebro laefionem effe conjicere oportet.
Omnium autem peffima refpiratio putanda eft, quae et in-
termittitur et magna cum violentia trahitur. Et fane mori
contingit apoplecticos ob refpirationis jacturam; nam par-
tium corporis immobilitas ad vitae quidem functiones inuti-
lem reddit hominem, non tamen acutam infert mortem. Ita-
que nonnunquam vidimus quendam, qui reliquis partibus
omnibus refolutis, nullam quae ad faciei partes pertineret,
actionem amifit, fervata nimirum ipfi etiam refpiratione;
quomodo enim vivere diutius potuiffet, ipfa deperdita? Huic
primario affici putavimus illam fpinalis medullae partem,
quae paulo inferior eft proceffu nervorum ad feptum trans-
verfum tendentium; urinam autem et alvi recrementa ip-
fum praeter voluntatis imperium emififfe manifeftum eft.

212 *ΓΑΛΗΝΟΥ ΠΕΡΙ ΤΩΝ ΠΕΠΟΝΘ. ΤΟΠΩΝ*

Ed. Chart. VII. [450.]   Ed. Baf. III. (282.)

καὶ ἄλλον ἐκ καταπτώσεως ἐθεασάμεθα, πλὴν τῶν χειρῶν,
τὰ κάτω πάντα παραλυθέντα. καθάπερ δὲ παράλυσις ὅταν
ἐν ὅλῳ γένηται τῷ σώματι, τῶν κατὰ τὸ πρόσωπον ἀβλα-
βῶν διαμενόντων, ἐν ἀρχῇ τοῦ νωτιαίου τὸ πάθος εἶναι δη-
λοῖ, κατὰ τὸν αὐτὸν λόγον, εἰ καὶ σπασμὸς ἐν ὅλῳ τῷ σώ-
ματι γένοιτο, τὸν αὐτὸν τόπον τοῦ νωτιαίου πεπονθέναι
δηλώσει, τῶν γε κατὰ τὸ πρόσωπον ἀπαθῶν διαμενόντων·
εἰ δὲ καὶ ταῦτα πάσχει, κατὰ τὸν ἐγκέφαλον εἶναι τὸ πάθος
ἐνδείξεται· μορίου δέ τινος σπωμένου, τὸ κινητικὸν ἐκείνου
νεῦρον, ἢ τοὺς μῦς, ἀναγκαῖόν ἐστι πάσχειν. ἐπιστάμενος
οὖν τις ἐξ ἀνατομῆς ἀρχὰς τῶν εἰς ἕκαστον μόριον ἀφικνου-
μένων νεύρων, ἄμεινον ἰάσεται τὰς ἀναισθησίας καὶ ἀκινη-
σίας ἑκάστου μέρους. ἀδιόριστον δὲ τοῦτο καταλειφθὲν ὑφ'
Ἡροφίλου τε καὶ Εὐδήμου, τῶν πρώτων μεθ' Ἱπποκράτην
νεύρων ἀνατομὴν ἐπιμελῶς γραψάντων, οὐ σμικρὰν ζήτησιν
παρέσχε τοῖς ἰατροῖς, ὅπως ἔνιαι μὲν τῶν παραλύσεων αἴ-
σθησιν μόνην, ἔνιαι δὲ τὴν προαιρετικὴν κίνησιν, ἔνιαι δὲ
ἀμφοτέρας διαφθείρουσι. μάλιστα μὲν οὖν ἡ παράλυσις ἐπὶ

Quinetiam vidimus alium, cui ex cafu omnes inferiores par-
tes, demptis manibus, erant refolutae. Quemadmodum au-
tem paralyfis, quando in toto fit corpore, faciei partibus il-
laefis, indicat affectum in fpinalis medullae initio effe, ea-
dem ratione, fi toti corpori convulfio acciderit, eundem fpi-
nalis medullae locum affectum effe declarabit, fervatis faciei
partibus illaefis; fi vero hae quoque afficiantur, in cerebro af-
fectum effe oftendent. Ubi vero pars aliqua convulfa eft,
nervum ejus motorem, aut musculum, affici neceffe eft.
Igitur fi quis ex anatome nervorum ad fingulas partes veni-
entium principia didicerit, melius cujusque partis fenfum et
motum deperditum curabit. Verum haec indefinita relicta
ab Herophilo et Eudemo, qui primi poft Hippocratem ner-
vorum anatomen accurate fcripferunt, non mediocrem me-
dicis dubitandi occafionem praebuerunt, quo pacto quaedam
paralyfes folum fenfum, quaedam voluntarium motum, quae-
dam ambo evertant. Itaque paralyfis potiffimum dicitur

BIBΛION Γ. 213

Ed. Chart. VII. [450.]   Ed. Baf. III. (282.)

ἐπὶ τῇ τῆς κινήσεως ἀπωλείᾳ λέγεται, τῶν τὴν αἴσθησιν
ἀπολωλεκότων μορίων ἀναισθήτων μὲν εἶναι, παραλελύσθαι
δ᾽ οὐ πάνυ τι συνήθως λεγομένων· ἤδη μέντοι τινὲς καὶ
τοῦτο τὸ πάθημα παράλυσιν αἰσθήσεως ὀνομάζουσιν· ὑμεῖς
δὲ, ὡς ἀεὶ παρακελευόμεθα, συγχωρεῖτε μὲν ὀνομάζειν ἑκά-
στοις ὡς ἂν ἐθέλωσιν, σκοπὸς δ᾽ ὑμῖν ἔστω, τὸν πεπον-
θότα τόπον εὑρεῖν, ἅμα δηλονότι τῇ κατ᾽ αὐτὸν διαθέσει·
χωρὶς γὰρ τοῦ ταῦτα γνῶναι βεβαίως ἀδύνατον ἔσται θερα-
πεύειν ὀρθῶς τὰ βεβλαμμένα κίνησιν ἢ αἴσθησιν μόρια.
Παυσανίας οὖν ἀπὸ τῆς Συρίας σοφιστὴς εἰς Ῥώμην ἀφικό-
μενός ποτε, τοὺς μικροὺς δύο δακτύλους τῆς ἀριστερᾶς χει-
ρὸς καὶ τοῦ μέσου τὸ ἥμισυ δυσαισθήτους μὲν ἔσχεν τὸ
πρότερον, ὕστερον δὲ καὶ ἀναισθήτους, κακῶς θεραπευσά-
μενος ὑπὸ τῶν ἰατρῶν. ἐπεὶ δὲ ἐγὼ θεασάμενος αὐτὸν ἠρώ-
των τε τὰ προγεγονότα πάντα, σὺν αὐτοῖς τε ἤκουσα κατὰ
τὴν ὁδὸν τοῦ ὀχήματος ἐκπεσόντα τὸν ἄνδρα πληγῆναι τὴν
ἀρχὴν τοῦ μεταφρένου, καὶ τὸ μὲν πληγὲν μέρος ἐν τάχει
θεραπευθῆναι, κατὰ βραχὺ δὲ αὐξηθῆναι τὴν τῶν δακτύλων
βλάβην τῆς αἰσθήσεως· ἃ τοῖς δακτύλοις ἐκεῖνοι προσέφερον

ob motus deperditionem; quum ubi partium aliquarum fen-
fus periit, eam partem fenfus expertem effe, refolutam vero
non perinde dicere confueverint; quanquam nonnulli jam
affectionem paralyfin fenfus vocitant. Vos vero, ut femper
hortamur, cuique nominibus pro arbitrio uti permittite;
hoc autem fit vobis propofitum, affectam fedem, fimul-
que fcilicet affectionem ejus invenire; nifi enim haec
accurate cognoveritis, nequaquam eas partes, quibus vel
fenfus vel motus laefus eft, recte curabitis. Sane Paufanias
Syrus fophifta, quum Romam aliquando veniffet, duorum
minorum finiftrae manus digitorum atque medii partis di-
midiae, fenfum primo quidem difficilem habebat, poftea, ma-
le curantibus medicis, nullum. Quum autem ego illo vifo,
de omnibus, quae praeceffiffent, quaererem, atque inter cae-
tera audiiffem ipfum, quum per viam duceretur, vehiculo
excidiffe atque in dorfi initio laefum effe, mox partem lae-
fam brevi quidem curatam, fed auctum fenfim in digitis fen
fus vitium; remedia, quae illi digitis admoverant, laefae parti

Ed. Chart. VII. [450. 451.]   Ed. Baf. III. (282.)

φάρμακα, ταῦτ᾽ ἐκέλευσα κατὰ τοῦ πληγέντος τίθεσθαι μορίου, καὶ οὕτως ὁ ἀνὴρ διὰ ταχέων ὑγιάσθη. τὴν ἀρχὴν δὲ οὐδ᾽ ὅτι τῶν μὲν εἰς τὸ δέρμα τῆς ὅλης χειρὸς διασπειρομένων νεύρων, ἐξ ὧν ἔχει τὴν αἴσθησιν, ἴδιαί τινές εἰσιν αἱ ῥίζαι· τῶν δὲ τοὺς μῦς κινούντων ἕτεραι γιγνώσκονται τοῖς ἰατροῖς. ἴσως δ᾽ ἐπὶ πλέον ἢ προὔκειτο τὸν λόγον ἰόντα καταπαύειν ἤδη προσῆκει. [451] προὔκειτο μὲν γὰρ ἐν τῷδε τῷ γράμματι τὰ κατὰ τὴν κεφαλὴν, καὶ μάλιστα τὸν ἐγκέφαλον, εὑρεῖν πάθη πάντα· διότι δ᾽ ἐστὶν οὗτος ἀρχὴ νεύρων, ἐξ ἀκολουθίας ὁ λόγος ἧκεν ἐπὶ τὰ πάθη τῶν νεύρων· ὥστε ἤδη περιγράψαντες καὶ τοῦτον τὸν λόγον ἐνταῦθα περὶ τῶν ἐν τοῖς κατὰ τὴν κεφαλὴν μορίοις γιγνομένων παθῶν ἐφεξῆς σκεψώμεθα, τοσοῦτον ἔτι προσθέντες, ὡς καὶ

Κεφ. ιε΄. τῆς ὀσφρήσεως ἡ βλάβη πάθος ἐστὶν οὐ τῶν κατὰ τὴν ῥῖνα πόρων, ἀλλ᾽ ἤτοι τῶν ἐμπροσθίων τοῦ ἐγκεφάλου κοιλιῶν εἰς δυσκρασίαν ἀγομένων, ἢ τῶν ἐν τοῖς ἠθμοειδέσιν ὀστοῖς πόρων ἐμφραττομένων· εἴπέρ γε καὶ ἡ

adhibere juſſi, atque ſic ille celeriter convaluit. At omnino ne nervis quidem per univerfae manus cutem disperfis, a quibus fenfum ipfa fortitur, proprias quasdam effe radices; musculos autem moventibus alias, medici norunt. Verum latius, quam propofueramus, exfpatiatam orationem fortaffe jam finire decet. Noftra namque intentio erat, hoc libro omnes capitis, maxime vero cerebri, affectus invenire; at quia hoc nervorum eft principium, per confequentiam ad nervorum usque affectus fermo pervenit. Quamobrem huic etiam fermoni fine hic impofito, de partium capitis affectibus deinceps fpeculemur, hoc tantum addito, quod et

Cap. XV. odoratus laefio affectus eft, non eorum qui in naribus funt, meatuum, fed vel anteriorum cerebri ventriculorum in intemperiem adductorum, vel eorum meatuum, qui in offibus funt ethmoidibus, obftructorum; fiqui-

τῶν ὀσφρητῶν αἴσθησις ἐν ταῖς ἐμπροσθίαις τοῦ ἐγκεφάλου
κοιλίαις γίγνεται, τῶν ἀτμῶν εἰς αὐτὰς ἀναφερομένων διὰ
τῶν ἐν τοῖς ἠθμοειδέσιν τρημάτων, ὡς ἐν τῷ περὶ τοῦ τῆς
ὀσφρήσεως ὀργάνου δέδεικται γράμματι.

dem odoratorum fenfus in prioribus cerebri ventriculis per-
ficitur, elatis ad ipfos per ethmoidis foramina vaporibus,
quemadmodum in libro de fenforio olfactus declaratum eft.

ΓΑΛΗΝΟΥ ΠΕΡΙ ΤΩΝ ΠΕΠΟΝΘΟΤΩΝ ΤΟΠΩΝ ΒΙΒΛΙΟΝ Δ.

Ed. Chart. VII. [451.]   Ed. Baf. III. (282.)

Κεφ. α΄. Ἐν μὲν τοῖς πρώτοις ὑπομνήμασι δύο τὴν
καθόλου μέθοδον, ᾗ χρώμεθα πρὸς τὰς τῶν πεπονθότων
τόπων διαγνώσεις, αὐτάρκως ἐπεσκεψάμεθα σὺν πολλοῖς πα-
ραδείγμασιν ὡρισμένων μορίων. ἐπεὶ δὲ, ὡς εἴρηταί μοι καὶ
δέδεικται πολλάκις ἤδη δι᾽ ἄλλων ὑπομνημάτων, ἀσκεῖσθαι
χρὴ γυμναζόμενον ἐν τοῖς κατὰ μέρος, εἰ μέλλοι τις ἀσφαλῶς
τε ἅμα καὶ ταχέως ἐπὶ τῶν ἔργων τῆς τέχνης ἕκαστα πράτ-
τειν, ἃ διὰ τῶν καθόλου μεθόδων ἐμάθετο, διὰ τοῦτο
καὶ νῦν ἔδοξεν ἄμεινον εἶναι πάντων τῶν ἐν τῷ σώματι

GALENI DE LOCIS AFFECTIS
LIBER IV.

Cap. I. Univerfalem quidem methodum, qua ad
locorum affectorum dignotionem utimur, primis duobus li-
bris, cum multis definitarum partium exemplis, fatis per-
fcrutati fumus. Quoniam vero, ut diximus atque jam in
aliis libris faepe demonftravimus, circa res particulares ex-
ercitari oportet, fi quis in artis operibus fingula, quae uni-
verfali via didicit, tuto fimul et celeriter exercere voluerit,
operae pretium facturus mihi videor, fi rationales quasdam

Ed. Chart. VII. [451. 452.]　　　　　Ed. Baf. III. (282. 283.)

μορίων, ὅσα μὴ φαίνεται ταῖς αἰσθήσεσιν, λογικὰς διαγνώ-
σεις εἰπεῖν, ὅτ᾽ ἂν ὁπωσοῦν πάσχωσιν, τὴν ἀρχὴν [452] ἀπὸ
τῆς κεφαλῆς ποιησαμένους. περὶ μὲν οὖν τῆς γενομένης βλά-
βης τῇ τε μνήμῃ καὶ τῇ νοήσει καὶ ταῖς ἄλλαις ἐνεργεί(283)αις,
ἃς ἡγεμονικὰς εἰώθαμεν ὀνομάζειν, ἐν τῷ τρίτῳ τῶνδε τῶν
ὑπομνημάτων διῆλθον, ἅμα τῷ γεγυμνάσθαι κατὰ τὴν μέ-
θοδον ἐν εἴδεσι παθῶν οὐκ ὀλίγοις. εἴρηται γὰρ ἐν αὐτῷ
καὶ περὶ παραφροσύνης, τῆς τε ἐν τοῖς φρενιτικοῖς πάθεσιν
καὶ τῆς ἄνευ πυρετῶν, ἣν μανίαν ὀνομάζουσιν· ὡσαύτως δὲ
καὶ περὶ ληθάργου καὶ κάρου καὶ τῶν ἐπιληπτικῶν καὶ με-
λαγχολικῶν καὶ σκοτωματικῶν παθῶν, ὥσπέρ γε καὶ περὶ
κεφαλαίας καὶ ἡμικρανίας, ἀποπληξίας τε καὶ τῶν ὁμοίων
αὐτοῖς.

Κεφ. β΄. Ἐν δὲ τῷ νῦν ἐνεστῶτι τετάρτῳ τῆς ὅλης
ὄντι πραγματείας ὁ λόγος ἔστω μοι περὶ τῶν κατὰ τὸ
πρόσωπον μορίων τῶν ἐν βάθει πεπονθότων, τὴν ἀρχὴν
ἀπὸ τῶν ὀφθαλμῶν ποιησαμένῳ. τούτων γὰρ ἐνίοτε μὲν ὁ
ἕτερος, ἐνίοτε δὲ ἀμφότεροι παραλύονται τῆς κινήσεως, ἢ
αἰσθήσεως, ἢ ἀμφοτέρων· ἐνίοτε δὲ καὶ κατ᾽ αὐτὸν τὸν ἕνα

dignotiones omnium corporis partium, quae fenfum fugiunt,
quum quomodolibet afficiuntur, perfcripfero, fumpto a ca-
pite initio. Igitur de memoria et cognitione laefa atque
reliquis animae functionibus, quas principes nominare con-
fuevimus, in hujus commentationis libro tertio diximus, fi-
mul in non paucis affectuum generibus methodica exercita-
tione inducta. Nam actum eft in illo de delirio, tum phre-
nitidis proprio tum eo quod citra febrem accidit, quam ma-
niam nominant; fimiliter de lethargo, fopore, morbo comi-
tiali, melancholia, vertigine, quemadmodum et cephalaea,
hemicrania, apoplexia et fimilibus.

Cap. II. At in praefenti libro, qui totius commen-
tarii quartus eft, de faciei partibus intrinfecus affectis fer-
monem faciamus, ducto ab oculis exordio. Horum enim
interdum alterius, interdum utriusque fenfus, vel motus,
vel uterque refolvitur; non unquam etiam et in uno folo

ποτὲ μὲν τὸ βλέφαρον ἔπαθε μόνον, ἔστι δ᾽ ὅτε καὶ κατ᾽
αὐτὸν τὸν κυρίως ὀνομαζόμενον ὀφθαλμὸν γέγονεν ἢ εἰς αἴ-
σθησιν, ἢ εἰς κίνησιν ἡ βλάβη. ὅτ᾽ ἂν μὲν οὖν μηδενὸς φαι-
νομένου κακοῦ περὶ τὸν ὀφθαλμὸν ἀπολέσθαι τὴν ὀπτικὴν
αἴσθησιν συμβῇ, τὸ καθῆκον ἐξ ἐγκεφάλου νεῦρον εἰς αὐτὸν
ἔχει τὴν αἰτίαν, ἤτοι φλεγμαῖνον, ἢ σκιῤῥούμενον, ἢ ὁπωσ-
οῦν ἄλλως ἐξ ἐπιῤῥοῆς ὑγρῶν βλαπτόμενον, ἢ ὁπωσοῦν ἄλ-
λως ἐμφραττομένου πόρου τοῦ κατ᾽ αὐτόν. καὶ ταῦτα μὲν
ὡς ὀργανικῷ μορίῳ συμβαίνειν ἀναγκαῖον αὐτῷ, τὰ δ᾽ ὡς
ὁμοιομερεῖ κατὰ τὰς ὀκτὼ δυσκρασίας· ἔξωθεν δὲ τούτων,
ὅταν ἤτοι μηδ᾽ ὅλως ἢ παντάπασιν ὀλίγον ἐπιπέμπηται τὸ
αὐγοειδὲς πνεῦμα παρὰ τῆς κατὰ τὸν ἐγκέφαλον ἀρχῆς. τῆς
κινήσεως δὲ ἀπολωλυίας μόνης ὁποτέρου τῶν ὀφθαλμῶν, τὸ
κατὰ τὴν δευτέραν συζυγίαν νεῦρον ἀποφυόμενον τοῦ ἐγκε-
φάλου πεπονθέναι τι πάθος ἀναγκαῖόν ἐστιν ὧν διῆλθον
ἀρτίως ἐπὶ θατέρου νεύρου τοῦ κατὰ τὴν πρώτην συζυγίαν
ἐκφυομένου. ἐπεὶ δὲ, ὡς ἐμάθομεν ἐν ταῖς ἀνατομαῖς, ἓξ μέν
εἰσιν οἱ τὸν ὀφθαλμὸν αὐτὸν κινοῦντες μύες, ἄλλοι δὲ περι-

aliquando quidem fola palpebra affecta eft, aliquando vero
etiam ejus partis, quam proprie oculum vocamus, vel fen-
fus, vel motus laeditur. Quum igitur nullo in oculo malo
apparente, viforium fenfum deperdi contigerit, defcendens
a cerebro in ipfum nervus caufam in fe continet, vel inflam-
matione, vel fcirrho laborans, vel alio quovis modo ex hu-
morum defluxione laefum, aut aliter quomodolibet foramine
ipfius obturato. Atque haec quidem ipfi ut organicae par-
ti accidere necefle eft; quae vero ut fimilari, per octo in-
temperiei differentias; extra hoc autem, quum vel nihil om-
nino, vel exiguum admodum dilucidi fpiritus a principio,
quod in cerebro confiftit, immittitur. Si vero utervis ocu-
lorum motum duntaxat amiferit, fecundae conjugationis ner-
vum, qui a cerebro oritur, affectum effe necefle eft aliquo
eorum affectuum, quos alteri nervo, qui a prima conjuga-
tione nascitur, nuper accidere diximus. Quoniam vero,
ut ex anatome didicimus, fex funt musculi oculum ipfum

BIBΛION Δ. 219

Ed. Chart. VII. [452.]   Ed. Baf. III. (283.)

λαμβάνουσι τὴν ῥίζαν τοῦ καθήκοντος εἰς αὐτὸν πόρον, κα-
λοῦσι γὰρ οὕτως οἱ ἀνατομικοὶ τὸ κατὰ τὴν πρώτην συζυγίαν
νεῦρον, ὅτι μόνῳ σαφές ἐστιν ἐν αὐτῷ τὸ τρῆμα, συμβαίνει
δὲ πολλάκις αὐτὸ μὲν τοῦτο μηδὲν πεπονθέναι, τῶν δὲ μυῶν
τινα πάσχειν ἤτοι κατὰ τὴν οἰκείαν οὐσίαν ὁτιοῦν πάθος ὧν
ἀρτίως εἶπον, ἢ τοῦ νεύρου τοῦ καθήκοντος εἰς αὐτὸν βλα-
βέντος. εἰς ἕκαστον γάρτοι τῶν μυῶν τούτων ἀφικνεῖταί τις
μοῖρα τοῦ κατὰ τὴν δευτέραν συζυγίαν ἀποφυομένου νεύρου,
καθάπερ γε καὶ εἰς τοὺς περιλαμβάνοντας τὸν πόρον μύας,
εἴτε δύο χρὴ τούτους, εἴτε τρεῖς, εἴθ' ἕνα λέγειν, οὐδὲν γὰρ
διαφέρει πρός γε τὰ παρόντα, γιγνωσκόντων ἡμῶν ὅτι τοῖς
μυσὶ τούτοις ἔργον ἐστὶν ἀνασπᾶν τε ἅμα καὶ στηρίζειν τὸν
ὀφθαλμὸν, ὡς ἂν μὴ περιτρέποιτο κατὰ μηδένα τρόπον τῆς
ὁδοιπορίας τὸ μαλακὸν νεῦρον, ὃ δὴ καὶ ὀπτικὸν ὀνομάζεται
καὶ πόρος. ἐξ οὖν ὄντων τῶν κινούντων τὸν ὀφθαλμὸν μυῶν,
εἰ μὲν ὁ ἀνασπῶν αὐτὸν πάθοι, κατεσπασμένος φαίνεται τη-
νικαῦτα σύμπας ὁ ὀφθαλμός· εἰ δὲ ὁ κατασπῶν, ἀνεσπασμέ-
νος· εἰ δὲ ὁ πρὸς τὸν μικρὸν κανθὸν ἀπάγων, ὡς πρὸς τὸν

moventes, alii vero descendentis in ipfum meatus (vocant
enim ita diffectores primae conjugationis nervum, quod ipfi
foli manifeftum fit foramen) radicem amplectuntur, accidit
faepe, quamvis ipfe haudquaquam afficiatur, ut musculorum
aliquis aut in propria fubftantia, aut in nervo ad ipfum de-
fcendente, aliquo nuper dictorum affectuum laefus fit, fi-
quidem fingulis horum musculorum pars quaedam nervi a
fecunda conjugatione orti transmittitur, quemadmodum et
iis quoque musculis, qui meatum ipfum comprehendunt, five
ii duo, five tres, five unus duntaxat dicendus fit; id enim in
praefentia non refert, modo noverimus horum musculorum
munus effe, ut furfum trahant oculum et firment, ne mollis
ille nervus, quem et opticum, et meatum nominant, ullo
pacto in itinere pervertatur. Quum itaque fex fint oculum
moventes musculi, fi is quidem, qui ipfum furfum attrahit,
afficiatur, tum totus oculus delapfus videbitur; fi vero qui
ipfum deorfum attrahit affectus eft, furfum attractus; fi mi-

228 ΓΑΛΗΝΟΥ ΠΕΡΙ ΤΩΝ ΠΕΠΟΝΘ. ΤΟΠΩΝ

Ed. Chart. VII. [452. 453.]　　　　　Ed. Baſ. III. (283.)

μείζονα παρεσπασμένος· εἰ δ' ὁ πρὸς τοῦτον, ὡς τὸν ἕτε-
ρον· εἰ δὲ τῶν περιστρεφόντων μυῶν [453] ὁποτεροσοῦν πα-
ραλυθείη, λοξὴν ἕξει τὴν διαστροφὴν ὁ σύμπας ὀφθαλμός.
ὄντων δὲ, ὡς ἔφην, καὶ ἄλλων μυῶν, τῶν περιεχόντων τὸ μα-
λακὸν νεῦρον, εἰδέναι χρὴ τὴν παράλυσιν αὐτῶν, ὅλον τὸν
ὀφθαλμὸν ἐργαζομένην προπετῆ· καὶ βλέπουσί γε τούτων οἱ
πλείους ἀβλαβῶς, ἐπεκτεινομένου μὲν ἠρέμα τοῦ νεύρου τοῦ
μαλακοῦ, πάσχοντος δὲ οὐδὲν, ὡς ἄν γε πάθῃ τι, χεῖρον
ὁρῶσιν οἱ οὕτως παθόντες· εἰ δὲ καὶ μεῖζον αὐτῷ συμβαίη
τὸ πάθημα, πρόδηλον ὡς οὐδ' ὅλως ὄψονται. καὶ κατὰ
διαστροφὰς δὲ τῶν ὀφθαλμῶν ἡ μὲν ἐφ' ὁποτερονοῦν κανθὸν
ἐκτροπὴ φυλάττει τὴν κατὰ φύσιν ἐνέργειαν τὴν ὀπτικήν· ἡ
δ' ἄνω καὶ κάτω, καθάπέρ γε καὶ αἱ λοξαὶ, διπλᾶ φαίνεσθαι
ποιοῦσιν πάντα τὰ ὁρώμενα. τῶν δὲ τὸ ἄνω βλέφαρον κι-
νούντων μυῶν, ἀκίνητον γάρ ἐστιν τὸ κάτω, σμικροτάτων
ὄντων, ὡς μόγις ἐπὶ μεγάλων ζώων φαίνεσθαι σαφῶς, εἰκό-
τως ἡ τῶν νεύρων ἔμφυσις εἰς αὐτούς ἐστι δυσθεώρητος·

noris anguli musculus, ad majorem; fi vero majoris, ad al-
terum oculus deflectitur; at fi volventium musculorum quis-
piam refolvatur, obliqua erit totius oculi perverfio. Caete-
rum quum alii, ut dixi, praeterea fint musculi mollem ner-
vum circumdantes, fcire licet ipforum paralyfin totum ocu-
lum prociduum efficere. Ac plerique fane horum, fenfim
quidem intento molli nervo, fed nequaquam affecto, citra
laefionem cernunt; nam fi quo modo afficiatur, vifum effi-
cit deteriorem; ubi vero adhuc magis ipfius affectus ingraves-
cit, conftat eos nihil omnino vifuros. Porro in oculorum
perverfionibus, quae fit ad alterutrum angulum converfio,
optiam actionem fecundum naturam tuetur; quae vero fur-
fum, aut deorfum, ut etiam obliqua, efficit quaecunque con-
fpiciuntur, duplicia videri. Quoniam vero musculi fuper-
nam palpebram moventes, nam inferior immobilis eft, per-
quam parvi funt, adeo ut in majoribus quoque animalibus
vix manifefte profpiciantur, nihil mirum, fi nervorum in
ipfos infertio difficulter videatur. Nihilominus, quemad-

BIBΛION Δ. 221

Ed. Chart. VII. [453.]   Ed. Baf. III. (283.)

ἀλλὰ κᾀνταῦθα καθάπερ ἐπὶ τῶν προειρημένων μυῶν, οὕτως
κᾀπὶ τούτων ἀναγκαῖόν ἐστι, πολλάκις μὲν αὐτοὺς τοὺς μῦς
ἴδιόν τι πάθημα πάσχειν, ὁπόσα τὰ τῶν μυῶν ἴσμεν, ἐνίοτε
δὲ τῶν ἐμφυομένων εἰς αὐτοὺς νεύρων τι πεπονθέναι. ὁ μὲν
οὖν ἀνατείνων αὐτὸν παραλυθεὶς χαλαρὸν ἀποδείξει τὸ βλέ-
φαρον, ὡς μὴ δύνασθαι διανοίγειν τὸν ὀφθαλμόν· οἱ κατα-
σπῶντες δὲ, δύο γάρ εἰσιν αὐτοὶ, κλείειν ἀδυνατήσουσιν· εἰ
δ᾽ ὁ ἕτερος αὐτῶν πάθοι μόνος, ἐπὶ τὸν ἀντικείμενον αὐτῶν
μῦν παρασπασθήσεται τὸ βλέφαρον, ὡς δοκεῖν κεκλάσθαι
κατὰ μέσην τὴν ἐπὶ τῷ πέρατι περιγραφὴν αὐτῶν, καὶ τὸ
μὲν ἕτερον μέρος, ὃ κατὰ τὸν πεποιθόνα μῦν ἐστι, ἀνεσπά-
σθαι, τὸ δ᾽ ἕτερον, ὃ κατὰ τὸν ἀπαθῆ, κατεσπάσθαι. ταῦτα
μὲν οὖν ἴδια πάθη τῶν κατὰ τὸν ὀφθαλμόν ἐστι μορίων,
ἀφανεῖς ἔχοντα τοὺς πάσχοντας τόπους, ἕτερα δ᾽ ἐξ ἄλλων
ἐπ᾽ αὐτὸν ὁρμᾶται κατὰ συμπάθειαν. τοῖς γοῦν τῶν ὑπο-
χεομένων φαντάσμασιν ὅμοια φαίνεται, μηδεμιᾶς οὔσης ἰδιο-
παθείας κατὰ τὸν ὀφθαλμόν, ἀλλ᾽ ἐπὶ συμπαθείᾳ τῇ κατὰ τὸ
στόμα τῆς κοιλίας, ἢ κατὰ τὸν ἐγκέφαλον. ἀλλὰ καὶ ταῦτα
διορίζεσθαι χρὴ τῶν ἀπὸ τῆς γαστρὸς ἀρχομένων, πρῶτον

modum in mufculis praedictis, ita et in his quoque neceſſe
eſt, ut faepenumero musculi ipſi peculiarem aliquem affectum
fubeant eorum quos ad musculos pertinere novimus; inter-
dum vero nervorum ipſis inferiorum aliquis afficiatur. Igi-
tur musculus ipſam furfum attrahens refolutus, laxam effi-
ciet palpebram, adeo ut oculum aperire non poſſit; detra-
hentes vero, gemini enim ipſi funt, oculum claudere non
poterunt; quorum fi alter duntaxat afficiatur, ad oppoſitum
musculum palpebra deflectetur, ut fracta videatur in fine
circa mediam utriusque lineam, atque ea pars, quae juxta
musculum affectum eſt, detrahi. Hi funt partium oculi pe-
culiares affectus, qui latentibus locis infident; alii ex aliis
partibus ei per confenfum adveniunt. Igitur fuffuforum vi-
fis fimilia videntur, oculis non propria affectione laboranti-
bus, fed oris ventriculi, aut cerebri confenfu. Verum haec
ipfa ab iis, quae a ventre oriuntur, diftinguenda funt, pri-

μὲν τῷ τὸν ἕτερον ὀφθαλμὸν μόνον ἢ ἀμφοτέρους ὁμοίως
φαντάζεσθαι· τουπίπαν γὰρ αἱ μὲν ἐπὶ τῇ κατὰ τὴν γαστέρα
κακοχυμίᾳ γινόμεναι φαντασίαι τοῖς ὀφθαλμοῖς ἀμφοτέροις
ὡσαύτως συμβαίνουσιν, αἱ δ᾽ ἐπὶ ταῖς ὑποχύσεσιν οὔτ᾽ ἄρ-
χονται κατ᾽ ἀμφοτέρους, οὔθ᾽ ὁμοίως φαίνονται· δευτέρῳ
δ᾽ ἐφεξῆς τῷ κατὰ τὸν χρόνον· εἰ γὰρ ἤτοι τριῶν ἢ τεττάρων
μηνῶν ἢ καὶ πλειόνων ἤδη φαίνοιτο τὰ τῶν ὑποχεομένων
συμπτώματα, σοὶ δὲ κατασκεψαμένῳ τὰς κόρας μηδὲν ἀχλυῶ-
δες ἐμφαινόμενον εὑρίσκοιτο, διὰ τὸ στόμα τῆς κοιλίας αὐτοὺς
πάσχοντας εὑρήσεις· οὔπω δ᾽ ὄντος ἀξιολόγου τοῦ χρόνου,
πρῶτον μὲν ἐρωτήσεις εἰ διηνεκῶς ἐν ἁπάσαις ταῖς ἡμέραις ἀφ᾽
ἧς ἤρξατο πάσχειν οὕτω διατελεῖ φαινόμενα, μηδεμιᾶς ἡμέ-
ρας ἐν τῷ μεταξὺ γενομένης ἀμέμπτου τελέως, ἢ παρενέπεσόν
τινες ἀμέμπτως ὑγιεῖς, ὡς δοκεῖν ἀκριβῶς ὑγιεῖς εἶναι· τὸ
μὲν γὰρ διηνεκὲς ὡς ἔνδειξιν ὑποχύσεως ἔχει, τὸ δὲ διαλεῖπον
ὑποψίαν τῶν κατὰ τὴν γαστέρα, καὶ μᾶλλον ὅτ᾽ ἂν ἐπὶ ταῖς
ἀκριβέσιν εὐπεψίαις μηδὲν ἑαυτῷ λέγῃ φαίνεσθαι φάντασμα,
πολὺ δὲ μᾶλλον ὅταν ἅμα τῇ γενέσει τῶν φαντασμάτων αἰσθά-

mum quidem ex eo, quod vel alter duntaxat oculus, vel
uterque fimiliter vifis occupetur; fiquidem in univerfum vifa
ob humorum in ventriculo contentorum vitium oborta utri-
que oculo fimiliter accidunt; quae vero per fuffufiones, ne-
que incipiunt fimul in utroque, neque fimiliter apparent.
Deinde tempore quoque *diftinguuntur*. Si enim tribus
quatuorve, aut etiam pluribus jam menfibus fuffufionis ap-
paruerint fymptomata, contemplantique tibi pupillas nihil
tenebrofum videatur, ab ore ventriculi affectum procedere
invenies; fi vero non ita multum tempus interceffit, quaeres
inprimis, utrum ex quo incepit affectus, fingulis diebus per-
petuo hujuscemodi apparitio perfeveraverit, nullo interve-
niente die, qui omni laefione caruerit; an diebus quibusdam
intermediis laborans accurate vifus fit fibi convaluiffe: nam
affiduitas fuffufionem indicat, intermiffio vero mali a ven-
triculo fuspicionem excitat, idque magis, fi perfecte quis
concoquens, nullum fibi vifum apparere fateatur; multoque
magis, fi quum apparuerint vifa, aliquem in ore ventriculi

νηταί τινος ἐν τῷ στόματι τῆς κοιλίας δήξεως, ἔτι δὲ μᾶλλον
ὅταν ἐπὶ τοῖσδε, τῶν δακνόντων ἐμεθέντων, παύηται τὰ συμ-
πτώματα. ταῦτα μὲν οὖν εὐθέως κατὰ τὴν πρώτην ἡμέραν,
ἐν ᾗπερ ἂν ἴδῃς τὸν ἄνθρωπον, [454] ἐξ ἀνακρίσεως ὑπάρξει
σοι μαθεῖν, ὅτ᾽ ἂν, ὡς ἔφην, ἀκριβῶς κατὰ φύσιν ἔχωσιν
οἱ ὀφθαλμοί· τῆς δὲ θατέρου κόρης ἀχλυωδεστέρας, ἢ θολω-
δεστέρας, ἢ συνελόντι φάναι, μὴ καθαρᾶς ἀκριβῶς φαινομέ-
νης, ὑποχύσεώς ἐστιν ἀρχή· ἐὰν δ᾽ ἔνιοι φύσει τὰς κόρας
μὴ πάνυ τι καθαρὰς ἔχωσιν, ἐπισκεπτέον ἐστὶν, εἰ ἀμφό-
τεραι παραπλησίως φαίνονται διακείμεναι, καὶ εἰ πρὸς τούτῳ
μηδέπω χρόνος ἱκανὸς ἐπὶ τοῖς τῆς ὑποχύσεως συμπτώμασιν
προγεγονὼς ὑπάρχει· κἂν ταῦθ᾽ οὕτως ἔχῃ, κέλευσον ἀρκε-
σθῆναι τροφῇ τῆς συνήθους (284) ἐλάττονι, μηδὲν ἐχούσῃ
κακόχυμον. εἶτα κατὰ τὴν ὑστεραίαν εὐπεπτηκότος ἀκριβῶς
αὐτοῦ, πυθοῦ περὶ τῶν κατὰ τὴν ὄψιν φαντασμάτων· εἰ
μὲν γὰρ ἤτοι μηδ᾽ ὅλως ἢ ἀμυδρῶς φαίνοιτο, στομαχικὸν ἦν
τὸ σύμπτωμα· μενόντων δ᾽ ὁμοίων αὐτῶν, οὐ κατὰ συμ-
πάθειαν, ἀλλὰ κατὰ διάθεσιν οἰκείαν εἰδέναι χρὴ ταῦτα
συμπίπτοντα τοῖς ὀφθαλμοῖς, ἔτι δὲ μᾶλλον, ἐὰν τοῦ

morfum fenferit; adhuc vero magis, fi pofthaec, vomendo
ejecta re mordente, ceffaverint fymptomata. Haec quidem
primo ftatim die, quo videris hominem, interrogando discere
poteris, quando, ut jam diximus, exquifite fecundum natu-
ram fe habuerint oculi. Ubi vero altera pupilla tenebrofi-
or, aut turbidior, aut, ut breviter dicam, non exacte pura
videtur, fuffufionis initium eft. Si vero quidam fuapte na-
tura pupillas non admodum puras habuerint, confiderandum
eft, num ambae fimiles fint, ad haec, an non fatis multum
temporis a fuffufionis fymptomatis praeterierit; quod fi ita
eft, impera, ut minus cibi quam pro confuetudine ingerat,
eumque nihil mali fucci habentem. Poftero die, ubi probe
concoxerit, qualia apparuerint vifa interroga; fi enim vel
omnino nulla, vel debiliora videantur, ftomachicum fympto-
ma fuit; at fi fimilia ipfa permanferint, non per confenfum,
fed ex proprio affectu fciendum eft haec oculos infeftare, id-

δι᾽ ἀλόης φαρμάκου λαβὼν, ὁμοίως ἔχῃ· λέγω δὲ διὰ τῆς
ἀλόης, ὃ προσαγορεύουσιν ἔνιοι μὲν ἱερὰν πικρὰν, ἔνιοι
δὲ ἁπλῶς πικράν. εἰ γὰρ στομαχικὸν εἴη τὸ σύμπτωμα,
θεραπευθήσεται ῥᾷστα διὰ τῆς τοῦ φαρμάκου τούτου πό-
σεως, ἅμα ταῖς εὐπεψίαις, ὡς συνελθεῖν εἰς ταὐτὸν ἀμ-
φότερα, τήν τε διάγνωσιν τοῦ πεπονθότος τόπου καὶ τὴν
θεραπείαν αὐτοῦ. ἐγὼ δὲ, ὡς ἴστε, καὶ χωρὶς τοῦ θεά-
σασθαι τοὺς οὕτω πάσχοντας ἐθεράπευσα διὰ γραμμάτων
ἐνίους ἐν ἄλλοις ὄντας ἔθνεσιν· καὶ γὰρ ἐκ τῆς Ἰβηρίας
καὶ τῆς Κελτικῆς καὶ Ἀσίας καὶ Θράκης καὶ ἄλλων χω-
ρίων ἐπιστειλάντων μοί τινων, εἴ τι πρὸς ἀρχὰς ὑποχύσεως,
μήπω μηδεμιᾶς ἐναργῶς φαινομένης βλάβης ἐν τῇ κόρῃ,
φάρμακον ἔχοιμι δόκιμον, ἀποστέλλειν αὐτοῖς, ἠξίωσα δη-
λωθῆναί μοι πρότερον, εἰ ἐκ τοῦ πολλοῦ χρόνου πάσχουσι,
καὶ τἄλλα περὶ ὧν ὀλίγον ἔμπροσθεν εἶπον· εἶτα τοῖς ἐπι-
στείλασιν, ἐξ μῆνας ἢ ἐνιαυτὸν ἀπὸ τῆς ἀρχῆς γεγονέναι
φασκόντων, ἀμφοτέρων ὁμοίως τῶν ὀφθαλμῶν ἐπὶ μὲν
ταῖς εὐπεψίαις ἄμεινον ἐχόντων, παροξυνομένων δὲ ἐπὶ ταῖς

que magis, fi fumpto ex aloë medicamento, fimiliter fe ha-
beat; voco autem medicamentum ex aloë, quod alii hieram
picram, alii fimpliciter picram appellant. Si enim fympto-
ma ftomachi fuerit, hujusmodi medicamento potui dato fa-
cillime curabitur, accedente fimul bona concoctione; ut in
idem conveniant et affectae fedis dignotio et ipfius curatio.
Ego vero quosdam fic affectos, ut fcitis, non vifos, quum
in alienis effent terris, per literas curavi. Nam quum non
nulli ex Iberia, Celtica, Afia, Thracia atque aliis regionibus
per epiftolas a me petiiffent, ut fi ad fuffufionis initia, nullo
adhuc vitio in pupilla apparente, probatum aliquod haberem
medicamentum, id eis transmitterem, volui prius certiorem
me redderent, num ex multo tempore ita fuiffent affecti;
praeterea de aliis quoque, quorum paulo ante mentionem
fecimus; qui quum per epiftolas refponderent, fex menfes,
aut annum jam elapfum effe; utrumque oculum fimiliter,
quum probe concoxiffent, melius fefe habere; per crudi-

BIBΛION Δ. 225

Ed. Chart. VII. [454.]　　　　　　　Ed. Baf. III. (284.)

ἀπεψίαις καὶ ταῖς τοῦ στομάχου δήξεσιν, ἐμεσάντων τε χολῆς
καὶ καθισταμένων, οὐδὲν ἔτι περὶ τῆς κόρης ἀξιώσας πυθέ-
σθαι, βεβαίως ἔγνων ὡς οὐκ ἰδιοπάθειαν ἀλλὰ συμπάθειαν
εἶναι τῶν ὀφθαλμῶν ἐπὶ τῇ γαστρί· καὶ πέμψας αὐτοῖς τὴν
πικρὰν, ἐκείνους μὲν πρῶτον καὶ μάλιστα, διὰ ἐκείνων δὲ
καὶ ἄλλους πολλοὺς τῶν ὁμοεθνῶν αὐτοῖς ἰασάμην· ὄντες
γὰρ αὐτοὶ πάντες οἷς ἔπεμψα πεπαιδευμένοι, μαθόντες δ᾽ ἐξ
ὧν αὐτοῖς ἐπέστειλα τὰς διαγνώσεις τῶν πεπονθότων τόπων,
αὐτοί τε τοῦ λοιποῦ ῥᾳδίως ἐγνώριζον αὐτοὺς, ἐθεράπευόν
τε τῷ πικρῷ φαρμάκῳ. παραπλήσια δὲ τοῖς τῶν ὑποχεομέ-
νων συμπτώματα γίνεται πολλάκις ἐγκεφάλου πάσχοντος ἔν
τισι φρενιτίδων εἴτε εἴδεσιν εἴτε διαφοραῖς ἐθέλοις ὀνομά-
ζειν. εἰσὶν μὲν γὰρ αὐτῆς ἁπλαῖ μὲν δύο, σύνθετος δὲ ἐξ
ἀμφοῖν ἡ τρίτη. τινὲς μὲν γὰρ τῶν φρενιτικῶν, οὐδὲν ὅλως
σφαλλόμενοι περὶ τὰς αἰσθητικὰς διαγνώσεις τῶν ὁρατῶν, οὐ
κατὰ φύσιν ἔχουσι ταῖς διανοητικαῖς κρίσεσιν· ἔνιοι δ᾽ ἔμπα-
λιν ἐν μὲν ταῖς διανοήσεσιν οὐδὲν σφάλλονται, παρατυπω-
τικῶς δὲ κινοῦνται κατὰ τὰς αἰσθήσεις, ἄλλοις δέ τισιν κατ᾽

tates atque ſtomachi mordicationes gravius iritari; educta
vero per vomitum bile, quiescere; nulla facta de pupilla
quaeſtione, ſatis efficaciter me cognoscere putavi non pro-
prio affectu, ſed per ventriculi conſenſum oculos inſeſtari,
et miſſa ipſis picra, ipſos quidem in primis atque praecipue,
per eos autem alios quoque multos ipſorum conterraneos
ſanavi. Quum enim omnes, quibus miſi, docti eſſent, affe-
ctorumque locorum notas ex literis meis didiciſſent, eos de-
inde et facile ipſi cognoverunt et amaro medicamento cu-
raverunt. At ſimilia quoque ſuffuſioni ſymptomata in qui-
busdam phrenitidis ſive ſpeciebus ſive differentiis volneris
nominare, affecto cerebro, ſaepenumero evenire ſolent; nam
ſimplices quidem duae ſunt, ac ex his tertia compoſita.
Quippe phrenitici quidam in rebus ſub aſpectum cadentibus
dignoscendis nihil errantes, a naturali intellectus judicio ab-
errant; alii contra cogitatione quidem falluntur minime,
ſenſibus tamen difformiter moventur; ſunt praeterea qui et

ἄμφω βεβλάφθαι συμβέβηκεν. ὁ δὲ τρόπος ἑκατέρας τῆς
βλάβης τοιόσδ᾽ ἐστίν. καταλειφθείς τις ἐπὶ τῆς οἰκίας ἐν
Ῥώμῃ μεθ᾽ ἑνὸς ἐριουργοῦ παιδὸς, ἀναστὰς ἀπὸ τῆς κλίνης
ἧκεν ἐπὶ τῆς θυρίδος, δι᾽ ἧς οἷόν τ᾽ ἦν ὁρᾶσθαί τε αὐτὸν καὶ
ὁρᾷν τοὺς παριόντας. εἶτα τῶν ὑαλίνων σκευῶν ἕκαστον ἐπι-
δεικνὺς αὐτοῖς, εἰ κελεύοιεν αὐτὸ βάλλειν, ἐπυνθάνετο. τῶν
δὲ μετὰ [455] γέλωτος ἀξιούντων τε βαλεῖν καὶ κροτούντων
ταῖς χερσὶν, ὁ μὲν ἔβαλεν ἐφεξῆς ἅπαντα προχειριζόμενος, οἱ
δὲ γελῶντες ἐκεκράγεισαν. ὕστερον δέ ποτε πυθόμενος αὐτῶν,
εἰ καὶ τὸν ἐριουργὸν κελεύοιεν βληθῆναι, κελευσάντων αὐτῶν,
ὁ μὲν ἔβαλεν; οἱ δὲ ἐπεὶ καταφερόμενον ἐξ ὕψους ἐθεάσαντο,
γελῶντες μὲν ἐπαύσαντο, πεσόντα δὲ προσδραμόντες ἀνεί-
λοντο συντριβέντα. τὸ δ᾽ ἐναντίον οὐ μόνον ἐπ᾽ ἄλλων,
ἀλλὰ καὶ ἐμαυτῷ συμβὰν οἶδα μειρακίῳ τὴν ἡλικίαν ὄντι.
πυρέττων γὰρ ἐν θέρει πυρετῷ διακαεῖ, τῆς τε κλίνης ἐξέχειν
τινὰ κάρφη, κατὰ τὴν χρόαν ὀρφνώδη, καὶ τῶν ἱματίων
ὁμοίας κροκύδας ἐνόμιζον· εἶτ᾽ ἀφαιρεῖν μὲν αὐτὰς ἐπεχείρουν,
οὐδενὸς δὲ ὑπὸ τῶν δακτύλων ἀναφερομένου, συνεχέστερόν τε

fenſus ſimul et cogitationis vitio laborant. Utriusque laeſi-
onis modus talis eſt. Romae quidam domi cum lanifico pu-
ero relictus, ſurgens e cubili venit ad feneſtram, per quam
et ipſe videri et praetereuntes videre poterat. Deinde vi-
treorum vaſorum unumquodque illis oſtendens, interroga-
bat imperarentne, ut id projiceret; illi vero cum ridentes
plaudentesque ut projiceret rogarent, ipſe deinceps omnia
manibus arripiens ejecit, at illi magnis acclamationibus riſe-
runt. Poſtea juberentne lanificum quoque projici, quum
eos interrogaſſet, atque id illi juſſiſſent, ipſe quidem dejecit;
illi vero ab alto cadentem videntes, ſuppreſſo riſu, accurre-
runt et confractum ſuſtulerunt. At contrariam affectionem
non ſolum in aliis, verum in me ipſo, quum adolescens ad-
huc eſſem, expertus ſum. Quum enim per aeſtatem ardente
febre laborarem, feſtucas quidem atro colore ex cubili emi-
nere, et floccos ſimiliter in veſtibus putabam, quos auferre
tentans, nihilque ſub digitis eductum inveniens, accuratius

BIBΛION Δ.　227

Ed. Chart. VII. [455.]　　　Ed. Baf. III. (284.)

καὶ σφοδρότερον ἐπεχείρουν οὕτω πράττων. ἑταίρων δὲ
δυοῖν παρόντων ἀκούσας ἀλλήλοιν λεγόντων, ὡς οὗτος ἤδη
κροκυδίζει τε καὶ καρφολογεῖ, συνῆκα μὲν ὡς αὐτὸ τοῦτο πε-
πόνθοιμι τὸ λεγόμενον ὑπ᾽ αὐτῶν, ἀκριβῶς δὲ παρακολου-
θῶν ἐμαυτῷ μὴ παραπαίοντι κατὰ τὴν λογιστικὴν δύναμιν,
ὀρθῶς, ἔφην, λέγετε, καὶ βοηθεῖτέ μοι, μὴ φρενιτίσω. τρα-
πομένων δ᾽ αὐτῶν ἐπὶ τὰς προσηκούσας ἐπιβροχὰς τῆς κεφα-
λῆς, δι᾽ ὅλης τῆς ἡμέρας καὶ νυκτὸς ἐνύπνια μέν μοι ταρα-
χώδη τινὰ συνέπεσεν ἄχρι τοῦ βοῆσαί τε καὶ ἀναπηδῆσαι πρὸς
ταῦτα, κατέστη δὲ τὰ συμπτώματα πάντα κατὰ τὴν ἑξῆς
ἡμέραν. εὔδηλον οὖν ὅτι τῶν συμπτωμάτων ἡ γένεσις ἐπὶ
μὲν αἰτίᾳ μιᾷ καὶ τῇ αὐτῇ κατ᾽ εἶδος, οὐκ ἐκ τοῦ αὐτοῦ
δὲ πρωτοπαθοῦντος ὁρμᾶται τόπου, τοῖς ἐπ᾽ ἐγκεφάλῳ τε
καὶ γαστρὶ κατὰ συμπάθειαν, ὡς εἴρηται, πάσχουσιν· ὅτ᾽
ἂν γὰρ ἀθροισθῇ τις ἐν ἐγκεφάλῳ χολώδης χυμὸς ἅμα πυρετῷ
διακαεῖ, παραπλήσιόν τι πάσχει τοῖς ὑπὸ πυρὸς ὀπτωμένοις,
καὶ κατὰ τοῦτο λιγνύν τινα γεννᾶν πέφυκεν, ὥσπερ κἂν τοῖς
λύχνοις τοὔλαιον· ἥτις λιγνὺς συνδιεκπίπτουσα τοῖς ἐπὶ τὸν

vehementiusque id efficere conabar. Audiens autem duos
ex amicis, qui tum aderant, inter fe dicentes: jam et floccos
hic evellit et feftucas colligit; ftatim intellexi id ipfum quod
dicebant, me feciffe. Quum vero fic animo conftarem, ut
rationalis in me facultas non vacillaret, recte, inquam, dici-
tis, proinde ne phrenitis me arripiat, auxilio eftote. Illi
autem quum idoneis rigationibus caput foverent, tota die
fequentique nocte gravibus infomniis turbatus fum, ut ad
ea et clamarem et exilirem, verum poftero die mitigata funt
omnia fymptomata. Igitur conftat, quod ab una eademque
caufa fecundum fpeciem fymptomatum ortus, non autem ab
eadem fede primario affecta emergit iis, qui ex cerebro et
per ventriculi confenfum, ut dictum eft, laborant. Quum
enim in cerebro aliquis biliofus humor collectus fuerit una
cum febre perurente, is afficitur peraeque ac ea quae ad
ignem torrentur, oriturque tum fumus quidam, veluti in
lucernis ab oleo; qui fumus per vafa ad oculum tendentia

Ed. Chart. VII. [455.]   Ed. Baf. III. (284.)

ὀφθαλμὸν ἀφικνουμένοις ἀγγείοις, αἰτία γίνεται τῶν φαν-
τασμάτων αὐτοῖς· ἐθεάσασθε γὰρ ἐν ταῖς ἀνατομαῖς ἅμα τοῖς
νεύροις ἐπὶ τὸν ὀφθαλμὸν ἀρτηρίας τε καὶ φλέβας συνδιεκπι-
πτούσας ἀπὸ τῶν τὴν χοροειδῆ μήνιγγα διαπλεκουσῶν. ἀλλὰ
καὶ οὗτος ὁ λόγος ἐνταυθοῖ τελευτάτω, διωρισμένος ἱκανῶς·
ἐφεξῆς δὲ περὶ τῶν ἄλλων ἐν ὀφθαλμοῖς μερῶν εἴπωμεν, ἕνα
μὲν κοινὸν λόγον, ὡς τὰ φαινόμενα σαφῶς ἡμῖν μόρια μὴ φυ-
λάττοντα τὴν φυσικὴν κατάστασιν, οὐ πρόκειται νῦν δια-
γιγνώσκειν, ἀλλ᾽ ἐφ᾽ ὧν ἀφανὲς αἰσθήσει τὸ πεπονθός ἐστιν
μόριον· ὡς ἐφ᾽ ὧν γε φαίνεται σαφῶς ἤτοι διεῤῥωγός τι τῆς
κόρης, ἢ παρεσπασμένον, ἢ παρὰ φύσιν ηὐξημένον ἢ μεμειω-
μένον, αὐτὸ μὲν τὸ πεπονθὸς οὐδεμιᾶς δεῖται σοφίας εἰς διά-
γνωσιν, ἥτις δέ ἐστιν ἡ ποιοῦσα διάθεσις αὐτό, τῆς ἰατρικῆς
τέχνης ἔργον ἐπίστασθαι, καὶ γέγραπται περὶ αὐτῶν ἐν τοῖς
τῶν συμπτωμάτων αἰτίοις· ὥστ᾽ οὐδὲν ἔτι δέομαι λέγειν ἐν
τῷδε περὶ τῶν ἐν ὀφθαλμοῖς πεπονθότων μορίων τῶν αἰσθη-
τῶν, ὥσπερ οὐδὲ περὶ τῶν ἐν αὐτοῖς παθῶν. τὰ μὲν γὰρ
ὀνόματα τῶν παθῶν ἐν ἑνὶ μικρῷ βιβλίῳ γέγραπται, τὴν

delapfus, viforum ipfis caufa fit. In diffectionibus enim vi-
diftis arterias et venas ab iis vafis, ex quibus choroides
membrana contexta eft, fimul cum nervis ad oculum defcen-
dere. Verum huic fermoni, fatis jam definito, finem im-
ponamus; de reliquis deinceps oculorum partibus in univer-
fum dicamus, noftri inftituti non effe nunc earum partium,
quae manifefte fenfu percipiuntur, fi a naturali conftitutione
aberraverint, notas perfcribere, fed illarum, quae quum af
fectae fuerint, fenfum latent. Nam quum pupillae pars
aliqua manifefte videtur aut fracta, aut diftorta, aut praeter
naturam vel aucta vel imminuta, affecta pars nulla ad fui
dignotionem eget fapientia, at vero quae fit difpofitio hu-
jusmodi faciens affectum, fcire, artis medicae munus eft, ac
de iis in libro de caufis fymptomatum fcriptum eft; proinde
nihil hic jam mihi dicendum eft de affectis in oculo partibus,
quas fenfus confequi poteft, ut neque de ipfarum affectibus;
nam affectuum quidem nomina uno parvo libro, cui titulus

ἐπιγραφὴν ἔχοντι, τῶν ἐν ὀφθαλμοῖς παθῶν διάγνωσις· αἱ
δ' αἰτίαι, καθάπερ ἔφην, ἐν τοῖς τῶν συμπτωμάτων αἰτίοις
εἴρηνται.

Κεφ. γ'. [456] Καιρὸς οὖν ἤδη μεταβαίνειν ἐπὶ τὴν
γλῶτταν. ἑώραται δ' ἡμῖν ἐπ' αὐτῆς ἐνίοτε μὲν ἡ κίνησις,
ἐνίοτε δὲ ἡ τῆς γεύσεως αἴσθησις βεβλαμμένη, καί ποτε μὲν
σὺν αὐτῇ καὶ ἡ τῆς ἁφῆς. οὐκ ἔστι δ' ἄλλα μὲν ἁφῆς, ἄλλα
δὲ γεύσεως νεῦρα, καθάπερ τὰ τῆς κινήσεως· τὰ γὰρ ἀπὸ
τῆς τρίτης συζυγίας οὐ μόνον τῶν ἁπτῶν, ἀλλὰ καὶ τῶν
γευστῶν ἐστι διαγνωσικά. πλεονάκις δὲ βλάπτεται τῶν γευ-
στῶν ἡ αἴσθησις ἤπερ ἡ τῶν ἁπτῶν, καίτοι τῶν αὐτῶν
οὖσα νεύρων, ὡς ἂν ἀκριβεστέρας δεομένη διαγνώσεως.
παχυμερέστατον μὲν γὰρ τὸ τῆς ἁφῆς αἰσθητήριον, ὥσπερ
τὸ τῆς ὄψεως λεπτομερέστατον· δεύτερον δὲ μετὰ τὴν ὄψιν
ἐν λεπτομερείᾳ μὲν τὸ τῆς ἀκοῆς, ἐν παχυμερείᾳ δὲ μετὰ τὴν
ἁφὴν τὸ τῆς γεύσεως, ὥσπερ ἐν μέσῳ τῶν τεττάρων τὸ τῆς
ὀσφρήσεως. ἡ δὲ κίνησις τῆς γλώττης παρὰ τῆς ἑβδόμης
ἐστὶ συζυγίας τῶν ἐξ ἐγκεφάλου πεφυκότων νεύρων, ἐγγὺς τῆς

eſt, de dignoscendis oculorum affectibus, perſcripta ſunt;
cauſae antem, ut diximus, libro de ſymptomatum cauſis
enarratae ſunt.

Cap. III. Tempus igitur eſt, ut ad linguam oratione
transeamus. Videmus interdum ipſius motum, interdum
guſtandi ſenſum laedi, atque nonnunquam cum eo tactum
quoque. Non autem aliis guſtus, aliis tactus nervis uti-
tur, ut in motu; nervi enim a tertia conjugatione orti non
ſolum quae ſub tactum cadunt, verum etiam quae ſub gu-
ſtum, ea discernunt. Verum crebrius laeditur guſtandi
quam tangendi ſenſus, quamvis iisdem nervis uterque uta-
tur, quod exactiore judicio illi opus ſit. Tangendi enim
ſenſorium eſt craſſiſſimum, ſicuti cernendi tenuiſſimum, au-
ditus vero ſenſorium, ut in tenuitate a viſu, ita ſenſorium
guſtus in craſſitudine a tactu ſecundum locum obtinet, ut
olfaciendi ſenſorium in illorum quatuor medio conſtituitur.
Motus autem linguae eſt a ſeptima nervorum a cerebro or-

κατὰ τὸν νωτιαῖον ἀρχῆς οὖσα. ὅταν μὲν οὖν (285) ἀμφό-
τερα τὰ μέρη τοῦ ἐγκεφάλου, τό τε δεξιὸν καὶ τὸ ἀριστερὸν,
κατὰ τοῦτο τὸ χωρίον ᾖ πεπονθότα, τοὺς ἀποπληκτικοὺς
ἐπιφέρει κινδύνους· ὅτ᾽ ἂν δὲ θάτερον μόνον, εἰς παραπλη-
γίαν τελευτᾷ, ποτὲ μὲν τῇ τῆς γλώττης κινήσει μόνῃ λυμαι-
νομένην κατὰ τὸ ἥμισυ μέρος, ἔστι δ᾽ ὅτε καὶ τοῖς κάτω τῆς
κεφαλῆς μορίοις ἄλλοτ᾽ ἄλλοις ἐγκατασκήπτουσαν, ποτὲ δὲ
καὶ παντὶ θατέρῳ μέρει τοῦ σώματος ἄχρι ποδῶν ἄκρων.
ἡ δ᾽ οὖν γλῶττα πολλάκις ἑώραται βλαπτομένη τὴν εἰρημένην
βλάβην μόνη τῶν κατὰ τὸ πρόσωπον μερῶν, μήτε τῆς ἁπτι-
κῆς αἰσθήσεως ἐν αὐτῇ μήτε τῆς γευστικῆς βεβλαμμένων.
καὶ ἡ αἰτία πρόδηλος ὑμῖν ἐστιν ἑωρακόσιν τὰς ἐξ ἐγκεφάλου
τῶν νεύρων ἀποφύσεις εἰς μὲν τὸ πρόσωπον ἀπὸ τοῦ προ-
σθίου μέρους αὐτοῦ γινομένας, εἰς δὲ τὰ κάτω μέρη τοῦ
προσώπου πάντα τὰ καθ᾽ ὅλον τὸ ζῶον ἀπὸ θατέρου μέ-
ρους τοῦ ὄπισθεν, ἐξ οὗ μέρους ἐστὶ καὶ ἡ συζυγία τῶν ἐπὶ
τοὺς τῆς γλώττης μῦς ἀφικνουμένων νεύρων, ὑφ᾽ ὧν αἱ κατὰ
προαίρεσιν αὐτῆς γίνονται κινήσεις. ὥστε πάλιν εἰκότως, ὅτ᾽
ἂν τὸ πρόσθιον ἐγκεφάλου πάθῃ μέρος μόνον, ἡ μὲν τῆς γλώτ-

torum conjugatione, non longe a fpinalis medullae initio.
Quum igitur hoc in loco utraque cerebri pars, tam dextra
quam finiftra, afficitur, apoplectica infert pericula; ubi vero
altera tantum, in paraplegiam finit, quae quidem interdum
dimidiae partis folum linguae motum evertit, interdum vero
partes fub capite conftitutas modo has modo illas infeftat;
nonnunquam alterum latus univerfi corporis usque ad ex-
tremas pedum partes. Igitur ex faciei partibus fola lingua
faepenumero videtur jam dicta laefione oblaedi, quum nulla
fit neque in tactu ipfius, neque in guftu laefio. Atque caufa
haud obfcura vobis eft, qui vidiftis nervorum a cerebro pro-
ceffus ad faciem quidem a parte ejus anteriore, ad partes
vero totius animalis fub facie omnes ab altera parte pofte-
riore, a qua etiam eorum nervorum, qui ad linguae mus-
culos veniunt, conjugatio procedit, quibus ipfa motum ab
electione perficit. Itaque rurfus non abs re, quum anterior
duntaxat cerebri pars afficitur, fola linguae motio vitio ca-

Ed. Chart. VII. [456.]   Ed. Baf. III. (285.)

τῆς κίνησις ἀβλαβὴς διασώζεται μόνη, τὰ δ᾽ ἄλλα πάντα τὰ
κατὰ τὸ πρόσωπον μόρια τὰς αἰσθητικὰς καὶ προαιρετικὰς
κινήσεις ἀπόλλυσι, κατὰ θάτερον δηλονότι μέρος, ἤτοι τὸ
δεξιὸν ἢ τὸ ἀριστερόν. ἐὰν γὰρ ὅλον ποτὲ πάθῃ τὸ πρόσθιον
ἐγκεφάλου, συμπάσχειν μὲν ἀναγκαῖόν ἐστι καὶ τὰ περὶ τὴν
ὑψηλοτάτην αὐτοῦ κοιλίαν, βλάπτεσθαι δὲ καὶ τὰς διανοητι-
κὰς αὐτῶν ἐνεργείας. καὶ κεῖται ἀναίσθητος μὲν καὶ ἀκίνητος
ὁ οὕτως παθών, οὐδὲν δ᾽ εἰς τὴν ἀναπνοὴν βλάπτεται, καὶ
καλεῖται τὸ πάθος τοῦτο κάρος, ὡς τό γε καὶ τὴν ἀναπνοὴν
βλάπτον οὕτως ἰσχυρῶς, ὡς μετὰ πολλῆς βίας ἀναπνεῖν μόγις
ὁμοίως ταῖς ῥέγχουσιν ἐν ὕπνοις βαθέσιν ἀποπληξία προσα-
γορεύεται. καὶ τοίνυν καὶ διαδέχεται τὴν μὲν τῆς ἀποπληξίας
λύσιν ἡ καλουμένη παραπληγία πάνυ πολλάκις, ἐπὶ δὲ τοῖς
κάροις παυομένοις ὑγεία τοὐπίπαν πολλάκις ἀκολουθεῖν
εἴωθεν. γίνεται δὲ κάρος ἐπί τε τοῖς τῶν κροταφιτῶν μυῶν
πάθεσιν, ὡς Ἱπποκράτης ἐδήλωσεν, κἂν τοῖς ὀξέσι νοσήμα-
σιν, ὡς καὶ τοῦτ᾽ ἔγραψεν ὁ αὐτὸς Ἱπποκράτης· ἐν τῷ μέσῳ
δέ πως ἀμφοῖν ἐστι, τοῦ τε κάρου καὶ τῆς ἀποπληξίας, ἡ ἐπι-
ληψία, σπασμοὺς μὲν ἐπιφέρουσα παντὸς τοῦ σώματος, οὐ

ret; reliquae vero faciei partes omnes in altera fcilicet par-
te, dextra aut finiftra, fenfum et motum ab electione amit-
tunt. Si enim aliquando fola anterior cerebri pars afficia-
tur, fupremum ipfius ventrem ei confentire neceffe eft, at-
que mentis quoque ipfis actiones oblaedi. Et qui ita affe-
ctus eft, neque fenfus neque motus munere fungitur, refpi-
randi tamen facultas haudquaquam ipfi laeditur, vocaturque
hic affectus fopor, ut qui adeo vehementer refpirationem
laedit, ut magno conatu vix refpirare poffit, eorum exemplo
qui per gravem fomnum ftertunt, apoplexia nominatur.
Ac proinde folutae apoplexiae creberrime fuccedit vocata
paraplegia; fopore vero finito, bona valetudo magna ex
parte fubfequitur. Fit autem fopor, Hippocrate auctore,
tum musculis temporum affectis, tum in acutis morbis, ut
idem Hippocrates quoque fcripfit. Inter utrumque vero,
foporem et apoplexiam, morbus comitialis quodammodo me-
dius eft, convulfionem afferens univerfo corpori, fed in pa-

Ed. Chart. VII. [456. 457.]   Ed. Baf. III. (285.)

μὴν εἰς παραπληγίαν τελευτῶσα. ψυχρὸς μὲν οὖν καὶ παχὺς
[457] ἢ πάντως γε γλίσχρος χυμός ἐστιν αἴτιος τῶν τριῶν
τούτων νοσημάτων. ἀλλ᾽ ἐν μὲν τοῖς κάροις τε καὶ ταῖς ἐπι-
ληψίαις αἱ κοιλίαι μὲν μᾶλλον, ἧττον δὲ αὐτὸ τὸ σῶμα τοῦ
ἐγκεφάλου πάσχειν εἴωθεν, ἐν δὲ ταῖς ἀποπληξίαις μᾶλλον τὸ
σῶμα· καὶ κατὰ μὲν τοὺς κάρους τὰ πρόσω μᾶλλον, ἐν δὲ
ταῖς ἀποπληξίαις τε καὶ ἐπιληψίαις ἀμφότερα· κατὰ δὲ τὰς
καταλήψεις τε καὶ κατοχὰς ὀνομαζομένας τὰ ὀπίσω πάσχει
μᾶλλον. ὅτ᾽ ἂν δὲ ἀνατιτραμένου τινὸς ὀστοῦ ἡ μέση κοι-
λία θλιφθῇ, κάρος καταλαμβάνει τὸν ἄνθρωπον ἄνευ τοῦ
σπᾶσθαί τε καὶ δυσχερῶς ἀναπνεῖν, ὧν τὸ μὲν ἐπιληψίας, τὸ
δὲ τῆς ἀποπληξίας ἐστὶν ἴδιον, ὥσπέρ γε καὶ κάρου καὶ κα-
ταλήψεως ἡ κατὰ φύσιν ἀναπνοὴ σωζομένη. ἀλλ᾽ ὁ μὲν κά-
ρος κεκλεισμένων γίγνεται τῶν βλεφάρων, ἡ κατάληψις δὲ
ἀνεῳγότων. ὥσπερ δὲ ἐν ταῖς ἀνατρήσεσιν, ὅτ᾽ ἂν ἀμελῶς τις
πιέζων τῷ μηνιγγοφύλακι τὴν μήνιγγα θλίψῃ περαιτέρω τοῦ
προσήκοντος, ὁ κάρος γίγνεται, κατὰ τὸν αὐτὸν τρόπον,
ὅτ᾽ ἂν ὀστοῦν συντριβὲν σφοδρῶς τοῦ κρανίου θλίβῃ τὰς κοι-

raplegiam non definens. Horum igitur trium morborum
frigidus ac craffus, aut omnino viscidus humor caufa eft;
verum in fopore et morbo comitiali ventres magis, cerebri
corpus minus, in apoplexia vero corpus magis affici folet;
et in fopore quidem anterior pars magis, in apoplexia et
morbo comitiali utraque afficitur. In catalepfi vero et cat-
oche dicta pofteriora cerebri potius afficiuntur. Quum au-
tem offe quopiam terebra perforato, medius ventriculus fu-
erit compreffus, fopor hominem occupat fine convulfione et
difficili refpiratione; quarum haec quidem apoplexiae, illa vero
epilepfiae propria eft, quemadmodum et catalepfi foporique
fervata fecundum naturam refpiratio; verum per foporem
palpebrae clauduntur, in catelepfi manent apertae. Quem-
admodum autem inter perforandum, quum quis membra-
nam negligenter premens meningophylace nimium compref-
ferit, fopor accidit, eodem modo ubi os calvariae vehemen-
ter attritum, ipfius ventriculos comprimit, maximeque me-

λίας αὐτοῦ, καὶ μάλιστα τὴν μέσην, ὁ κάρος συμπίπτει·
ἕπεται δὲ καὶ σφοδραῖς ὀδύναις τὸ πάθος τοῦτο, καταπίπτον-
τος ἐν αὐταῖς τοῦ κατὰ τὸ ψυχικὸν πνεῦμα τόνου· καλῶ δὲ
οὕτως, ὡς ἴστε, τὸ κατὰ τὰς κοιλίας τοῦ ἐγκεφάλου πρῶτον
ὄργανον ὑπάρχον τῇ ψυχῇ πρὸς τὸ διαπέμπειν εἰς ἅπαντα τὰ
μέρη τοῦ σώματος αἴσθησίν τε καὶ κίνησιν. τὰ μὲν οὖν
κατὰ τὸν ἐγκέφαλον, οἰκειότητί τε τοῦ προκειμένου λόγου
καὶ διότι κατὰ τὸν ἔμπροσθεν λόγον ἀδιοριστότερον εἴρηται,
διορίσασθαί μοι νῦν ἄμεινον ἔδοξεν· αὖθις δ' ἐπὶ τὰ τῆς
γλώττης ἐπάνειμι πάθη, τὰ μὲν κοινὰ διὰ τὴν πρὸς τὸν ἐγκέ-
φαλον καὶ τὰ νεῦρα κοινωνίαν, τὰ δὲ ἴδια μόνης αὐτῆς. τῇ
μὲν οὖν πρὸς τὸν ἐγκέφαλον αὐτῆς κοινωνίᾳ καθάπερ εἰς τὴν
κίνησιν ἐβλάπτετο διὰ τὴν ἑβδόμην συζυγίαν, οὕτως εἰς τὴν
αἴσθησιν ἐμποδίζεται διὰ τὴν τρίτην, ἣν ὀνομάζουσι μαλακὸν
νεῦρον οἱ ἀνατομικοί, καταφυομένην, ὡς ἴστε, καὶ κατασχιζο-
μένην εἰς τὸν περιλαμβάνοντα τὴν γλῶτταν χιτῶνα, καθάπέρ
τι τῶν ἀπὸ τῆς ζ συζυγίας εἰς τοὺς κινοῦντας αὐτὴν μύας.
τὰ δ' ἴδια μόνης τῆς γλώττης πάθη τοῖς μεμνημένοις ὅσα

dium, fopor fupervenit. Imo etiam vehementes dolores
hic affectus fequitur, concidente in ipfis fpiritus animalis ro-
bore; voco autem fic, ut fcitis, eum qui eft in cerebri ven-
triculis, primum animae organum ad fenfum et motum in
univerfas corporis partes transmittendos. Cerebri affectus,
tum quod jam propofito fermoni familiaritate conjunguntur
tum etiam quod antea non fatis declarati fuerunt, operae
pretium duximus in praefentia definire. Sed ad linguae af-
fectus redeo, quorum alii quidem communes funt, per com-
municationem quam cum cerebro et nervis habet; alii ipfius
duntaxat proprii. Igitur ipfius communicatione cum cere-
bro ut per feptimam nervorum conjugationem motus ipfius
laedebatur, ita fenfus interturbatur per tertiam, quam ner-
vum mollem diffectores appellant, quae fe inferit difpergit-
que, ut fcitis, in tunicam linguam comprehendentem, quem-
admodum qui a feptima conjugatione oritur, musculis ipfam
moventibus. Proprii autem folius linguae affectus, ab iis

Ed. Chart. VII. [457.]   Ed. Baf. III. (285.)

περὶ τῶν κατὰ τοὺς ὀφθαλμοὺς ἰδίων ἀρτίως εἶπον, οὐ χα-
λεπῶς εὑρεθήσεται. καὶ γὰρ ταύτης αἱ μὲν δυσκρασίαι τῶν
μυῶν, ὡς ὁμοιομερῶν, ἐμποδίζουσι ταῖς κινήσεσιν, ὥσπέρ
γε καὶ τοῦ περιέχοντος ἔξωθεν αὐτὴν ὑμένος, ἀμφοτέραις
ταῖς αἰσθήσεσιν, ἁπτικῇ τε καὶ γευστικῇ· αἵ θ᾽ ὡς ὀργανικῶν
παθῶν φλεγμοναὶ καὶ σκίῤῥοι καὶ οἰδήματα καὶ ἐρυσιπέλατα
καὶ διαπυήσεις, ἅπερ ἅπαντα τῆς ἐνεστώσης ἀφώρισται πραγ-
ματείας, ὁρῶσίν τε ἡμῖν καὶ ἁπτομένοις διαγιγνωσκόμενα·
πρόκειται γὰρ, ὅσα μήτ᾽ ὄψει μήθ᾽ ἁφῇ διαγνῶναι δυνάμεθα
πάσχοντα μόρια, ταῦτ᾽ ἐπισκέψασθαι, διὰ τίνων σημείων
ἐνδεικτικῶς τε καὶ τὸ σύμπαν φάναι λογικῶς νῦν εὑρεθη-
σόμενα.

Κεφ. δ. Κατὰ τὸν αὐτὸν οὖν λόγον ἐπὶ τῆς ἀκου-
στικῆς αἰσθήσεως, ὅσα μὲν ἐν αὐταῖς ταῖς ὁρωμέναις κοιλό-
τησι τῶν ὤτων γίνεται παθήματα, λογικῆς οὐ δεῖται γνώ-
σεως· ὅσα δὲ ἀπαθοῦς φαινομένου τοῦ κατὰ τὰ ὦτα πόρου,
βλαπτομένου δὲ κατὰ τὴν ἀκουστικὴν ἐνέργειαν, ὁμοίᾳ με-
θόδῳ γνωριοῦμεν· εἰ μὲν μόνη πάσχει, τὸ ἴδιον νεῦρον

qui dictorum jam fupra de oculorum propriis affectibus me-
minerint, haud difficulter invenientur. Etenim musculorum
ipfius intemperies, tanquam fimilarium, motum impediunt,
ut ambientis ipfam extrinfecus membranae intemperies, tan-
gendi et guftandi fimul fenfum laedit; tanquam autem orga-
nicarum affectionum, inflammationes, fcirrhi, oedemata, ery-
fipelata, fuppurationes; quae omnia, utpote quae tum vifu,
tum tactu discerni queant, ab hisce commentariis funt fe-
juncta. Nam eas affectas partes confiderare propofuimus,
quae neque vifu neque tactu dignoscere poffumus, quibus
fignis ex indicatione, atque, ut fummatim dicam, rationali
via inveniri poffint. Cap. IV. Eadem igitur ratione in fenfu auditus.
quicunque affectus in aurium oculis objecta concavitate ori-
untur, rationali cognitione non indigent; qui vero illaefo
apparente aurium foramine, fed in audiendi actione laefo,
fimili via et ratione noscemus. Si folus laedatur, fane ner-

πεπονθέναι λογιζόμεθα· σὺν δὲ τοῖς ἄλλοις τοῦ προσώ-
που μορίοις ἐν ἐγκεφάλῳ τὴν παρὰ φύσιν εἶναι διάθε-
σιν, ἢ ὡς ὁμοιομεροῦς, ἢ ὡς ὀργανικοῦ μορίου πεπονθότος
αὐτοῦ.

Κεφ. ε΄. [458] Καὶ τῶν ἄλλων δὲ τόπων ἁπάντων
τῶν κατὰ τὸ πρόσωπον οὐ μόνον ἡ κίνησις, ἀλλὰ καὶ ἡ αἴ-
σθησις ἤτοι γε ἀπόλλυται παντάπασιν ἢ βλάπτεται, ποτὲ
μὲν αὐτῶν ἰδιοπαθούντων τῶν βεβλαμμένων τὰς ἐνεργείας
μορίων, ποτὲ δὲ τῶν ἐξ ἐγκεφάλου φερομένων ἐπ᾿ αὐτὰ νεύ-
ρων, ἢ καὶ δι᾿ αὐτὸν τὸν ἐγκέφαλον πάσχοντα· διορισθήσεται
δ᾿ ἀλλήλων ἅπαντα διὰ τῶν ἐζευγμένων αὐτοῖς συμπτωμά-
των. ὅτ᾿ ἂν μὲν γὰρ ἔν τι μόριον ἤτοι γε εἰς αἴσθησιν ἢ εἰς
κίνησιν ἢ εἰς ἄμφω τύχῃ βλαβὲν, αὐτὸ μόνον ἐκεῖνο τὴν αἰ-
τίαν ἔχει τῆς διαθέσεως, ἤτοι γε ἐν τοῖς ἰδίοις μορίοις ὀργανι-
κῶς ἢ κατὰ δυσκρασίαν πάσχουσιν, ἢ ἐν τοῖς εἰς αὐτὰ φερο-
μένοις νεύροις ἀπὸ τῆς τρίτης συζυγίας· ὅταν δὲ ἅμα πλείω
πεπόνθῃ μόρια, σκεπτέον, εἴτε ἐκ μιᾶς ἀρχῆς νεύρων, εἴτε
ἐκ πλειόνων ἔχει τὴν αἴσθησιν ἢ τὴν κίνησιν ἐν τῷ κατὰ

vum proprium affectum effe conjicimus; cum caeteris vero
faciei partibus fi afficiatur, in cerebro affectum praeter na-
turam effe, ipfo vel ut fimilari, vel ut organica parte,
affecto.

Cap. V. Sed et reliquorum omnium locorum qui in
facie funt, non folum motus, verum etiam fenfus, aut perdi-
tur omnino, aut laeditur, interdum quidem partibus qui lae-
fas habent actiones, proprio affectu laborantibus; interdum
vero nervis, qui ad eas a cerebro deferuntur, aut etiam ipfo-
met cerebro affecto; haec autem omnia per copulata ipfis
fymptomata diftinguentur. Quum enim una quaedam pars
in fentiendi, aut movendi, aut utraque facultate laeditur, ea
fola caufam affectus continet, aut fuis ipfius partibus vel
organice vel per intemperiem laborantibus, aut nervis, qui
ad ipfam ex tertia conjugatione feruntur. At ubi plures fi-
mul afficiuntur partes, confiderare oportet, utrum ex una
nervorum origine, aut pluribus, fenfum motumve, quum

φύσιν διακεῖσθαι. τεθεάμεθα γὰρ ταῦτα διὰ τῶν ἀνατο-
μῶν, τῆς μὲν τρίτης συζυγίας τοῖς γε κροταφίταις μυσὶν καὶ
τοῖς μασσητῆρσιν καὶ τοῖ; χείλεσι καὶ τοῖς τῆς ῥινὸς πτερυ-
γίοις αἴσθησίν τε καὶ κίνησιν παρεχούσης, τῇ δὲ γλώττῃ
τὴν αἴσθησιν μόνην, ὥσπέρ γε καὶ τοῖς ἐν τῷ στόματι πᾶσιν·
τῆς δὲ δευτέρας τοὺς μῦς τῶν ὀφθαλμῶν μόνους κινούσης,
ὥσπέρ γε καὶ τῆς πρώτης τὴν ὀπτικὴν αἴσθησιν αὐτοῖς
παρεχούσης. ἐὰν οὖν ποτε τὰ παρὰ τῆς τρίτης συζυγίας
νευρούμενα μόρια πάντα φαίνηται βεβλαμμένα κατὰ θάτερον
(286) δηλονότι μέρος, ἀεὶ γὰρ χρὴ τούτου μεμνῆσθαι, κᾄν
μὴ ῥηθῇ πόθ' ὑπ' ἐμοῦ, τὴν πρωτοπάθειαν ἡγεῖσθαι χρὴ τοῦ
νεύρου γεγονέναι· κατ' ἄμφω δὲ τὰ μέρη τῆς βλάβης συμβά-
σης, οὐ τοῦ νεύρου τὸ πάθο; ἴδιον, ἀλλὰ τοῦ κατὰ τὸν
ἐγκέφαλον τόπου πρώτως ἐστὶν, ὅθεν ἐκφύεται τὰ νεῦρα.
πάσχοντι δ' ἐγκεφάλῳ κατ' ἄμφω τὰ μέρη, τό τ' ἀριστερὸν καὶ
τὸ δεξιὸν, ἐν τῷ κατὰ τρίτην συζυγίαν χωρίῳ συμπάσχει καὶ
τὰ πλησιάζοντα, καὶ διὰ τοῦτο τά τε κατὰ τὴν δευτέραν καὶ
τὴν πρώτην συζυγίαν βλάπτεται νεῦρα, καὶ τῇ τούτων ἀκο-
λουθεῖ βλάβῃ καὶ τὰ κατὰ τοὺς ὀφθαλμοὺς μόρια βλάπτεσθαι

in naturali funt habitu, fortiantur. Vidimus enim ex diffe-
ctionibus, temporalibus et manforiis musculis, item labris
et narium pinnis, fenfum et motum, linguae vero omnibus-
que oris partibus fenfum duntaxat a tertia nervorum con-
jugatione procedere; a fecunda vero oculorum musculis
motum, ficuti a prima oculis ipfis cernendi fenfum fuppedi-
tari. Igitur ubi partes, quibus a tertia conjugatione nervi
adveniunt, omnes, fed in alterutra fcilicet parte, laefae vi-
dentur, femper enim hoc, etiamfi non dicamus, oportet me-
miniffe, nervum ipfum primario affectum effe putandum eft.
Si vero utramque fimul laedi contigerit, non nervi proprius,
fed ejus in cerebro loci, a quo nervi procedunt, primarius
affectus eft. Affecto autem in utraque parte, tam dextra
quam finiftra, cerebro, in fpatio tertiae conjugationis vici-
nae partes per confenfum afficiuntur, proinde et fecundae
et primae conjugationis nervi laeduntur, horumque laefio-
nem fequitur, ut oculorum quoque partes omnes laedantur.

πάντα· μόνου δ᾽ ἑνὸς μυὸς ἢ νεύρου παθόντος ὁπωσοῦν,
εἴτε κατ᾽ ἰδιοπάθειαν, εἴτε κατὰ συμπάθειαν, ἐπὶ τὸν ἀντι-
κείμενον μῦν ἐπισπᾶται τὸ μόριον, ἐὰν μὲν ὁ τὸ δεξιὸν χεῖλος
κινῶν μῦς παραλυθῇ, πρὸς τὴν ἀριστερὰν χώραν ἀπαγομένοω
τοῦ κατὰ τοῦτο τὸ μέρος χείλους, ὅτ᾽ ἂν δὲ ὁ τὸ ἀριστερὸν,
ἐπὶ τὴν δεξιάν. ὡσαύτως δὲ κἀπὶ τῆς γένυος ὅλης, καὶ τῶν
τῆς ῥινὸς πτερυγίων, καὶ τῶν γνάθων ἑκατέρας, ἃς ἐμάθετε
κινουμένας ὑπὸ τοῦ μυώδους πλατύσματος, ἐπὶ τὰ ἐναντία
τῷ παραλελυμένῳ συμβαίνει παρασπᾶσθαι τὸ μέρος, οὐκ ἔτ᾽
ἐπὶ τούτου παρὰ τῆς τρίτης συζυγίας τῶν νεύρων ἡκόντων,
ἀλλ᾽ ἐκ τῶν κατὰ τὸν τράχηλον σπονδύλων εἰς ἅπαν ὀλίγου
δεῖν, ὅτι μὴ κατὰ μέρος τι μικρὸν αὐτοῦ τῶν παρὰ τῆς πέμ-
πτης συζυγίας ἐμφυομένων νεύρων, ἔνθα τὸ πλάτυσμα τὴν
ὑψηλοτάτην ἔχει χώραν.

Κεφ. στ΄. Μετιέναι δ᾽ ἤδη καιρὸς ἐπὶ τὰ τοῦ νω-
τιαίου πάθη. τὰ τοῦ νωτιαίου μυελοῦ πάθη σύντομον μὲν
ἔχει τὴν ἐν τῷ παρόντι διδασκαλίαν, οὐ σύντομον δὲ τὴν ἐπὶ
τῶν ἔργων γνῶσιν αὐτῶν· εἰ μὴ γὰρ μνημονεύοι τις ἑκάστην
συζυγίαν τῶν ἀπ᾽ αὐτοῦ πεφυκότων νεύρων, ἐς ὅτι παραγί-

Quod fi unus musculus, vel nervus quoquo modo, five pri-
mario affectu, five per confenfum fuerit affectus, pars in ad-
verfum trahitur musculum; refoluto fcilicet musculo dex-
trum labrum movente, ipfum ad finiftram deflectitur; at fi
is qui finiftrum, ad dextram. Similiter et in tota maxilla et
narium pinnis et buccis utrisque, quas a lato musculo moveri
didiciftis, in adverfam ei quae refoluta eft, partem deflecti
contingit; ad hunc *latum musculum* nervis non item a ter-
tia conjugatione venientibus, fed a vertebris cervicis in to-
tum fere eum, parte quadam ipfius exigua excepta, in quam
nervi a quinta conjugatione inferuntur, ubi eft altiffima hu-
jus lati musculi regio.

Cap. VI. Sed jam tempus eft, ut ad fpinalis me-
dullae affectus accedamus. Spinalis medullae affectus in
praefenti concifam habent doctrinam, at non facilem in ip-
fis operibus cognitionem. Etenim, nifi quis nervorum ab
ipfa procedentium conjugationes memoria teneat, ad quam

νεται μέρος τοῦ σώματος, ἀδύνατον αὐτῷ γνῶναι κατὰ πό-
στον ἔπαθεν σπόνδυλον ὁ νωτιαῖος, ὡς τῷ γε μεμνημένῳ
ῥᾴστη ἡ τοῦ πεπονθότος τόπου γνῶσις. ἀλλὰ καὶ κατὰ τὴν
τῶν ἄλλων ἁπάντων μορίων διάγνωσιν ἀνάμνησις ἔσται τῶν
ἀπὸ τοῦ νω[459]τιαίου μυελοῦ πεφυκότων νεύρων. οἶον εὐ-
θέως ἀπὸ τῶν πρώτων σπονδύλων πασχόντων σπανίως μὲν,
ἀλλὰ γίνεται συνάγχη ποτὲ, παιδίοις μᾶλλον ἢ τελείοις, ὑπὲρ
ἧς Ἱπποκράτης οὕτως συνέγραψεν ἐν τῷ δευτέρῳ τῶν ἐπιδη-
μιῶν· ἐπὶ δὲ τῶν κυναγχικῶν παθήματα τοιάδε. τοῦ τρα-
χήλου οἱ σπόνδυλοι εἴσω ἔρρεπον, τοῖσι μὲν ἐπὶ πλέον, τοῖσι
δὲ ἐπ᾽ ἔλαττον, καὶ ἔξωθεν ἔκδηλος ἦν κοῖλον ἔχων ὁ τρά-
χηλος, καὶ ἤλγει ἐν ταύτῃ ψαυόμενος· ἦν δὲ καὶ κατωτέρω
τινὶ τοῦ ὀδόντος καλεομένου ὀστοῦ, ὃ οὐχ ὁμοίως ὀξύ ἐστιν,
ἔστι δὲ οἶσι καὶ πάνυ περιφανής, μείζονι περιφερείῃ. ἦν μὴ
σὺν τῷ ὀδόντι καλεομένῳ, φάρυγξ οὐ φλεγμαίνουσα, ἐγκει-
μένη δέ. τὰ ὑπὸ γνάθων, ὀγκηρὰ, οὐ φλεγμαίνουσιν εἴκελα,
οὐδὲ βουβῶνες οὐδενὶ ᾤδησαν, ἀλλὰ τῇ φύσει μᾶλλον· καὶ

corporis partem fingulae perveniant, noscere non poterit in
quota vertebra fpinalis medulla fit affecta, ut fi illarum me-
minerit, facilis erit affectae fedis notitia.   Quinetiam ad re-
liquarum quoque partium omnium notitiam, nervorum, qui
a fpinali medulla oriuntur, meminiffe neceffe erit.   Veluti
ftatim ubi primae vertebrae afficiuntur, licet raro, evenit
tamen interdum angina, pueris magis quam adultis; de
qua Hippocrates fecundo epidemion ita confcripfit: *Erant
angina laborantium affectiones hujusmodi.   Cervicis ver-
tebrae intro converfae erant, aliis quidem plus, aliis vero
minus, atque in partibus exterioribus manifefta videbatur
in cervice cavitas, et dolorem laborans, dum in ea parte
tangebatur, fentiebat, erat et aliquanto fub eo offe, quod
dentem nominant; quod non adeo acutum eft, quibusdam
vero ob rotunditatem majorem omnino confpicuum.   Fau-
ces nifi cum dente vocato, non inflammabantur, fed fubfi-
debant.   Partes quae fub malis erant, tumebant, inflam-
matis haud confimiles; neque ulli bubones erant, fed fe-
cundum naturam magis permanebant.   Linguam haud*

Ed. Chart. VII. [459.]   Ed. Baf. III. (286.)

γλῶτταν οὐ ῥηϊδίως στρέφοντες, αλλὰ μείζων τε αὐτέοις ἐδό-
κεεν εἶναι καὶ προπετεστέρη. καὶ αἱ ὑπὸ τῆς γλώττης φλέβες
ἐκφανέες, καταπίνειν δ᾽ οὐκ ἠδύναντο, ἢ πάνυ χαλεπῶς,
ἀλλ᾽ ἐς τὰς ῥῖνα, ἐξέφυγεν εἰ πάνυ ἐβιῶντο, καὶ διὰ τῶν ῥι-
νῶν διελέγοντο. πνεῦμα δὲ τούτοισιν οὐ πάνυ μετέωρον·
ἔστι δὲ οἷσιν καὶ φλέβες αἱ ἐν κροτάφοισιν καὶ ἐν κεφαλῇσι
καὶ αὐχένι, ἐπηρμέναι· βραχὺ δέ τι τουτέων τοῖσι παλιγκο-
τωτάτοισι, κρόταφοι θερμοὶ, εἰ καὶ τὰ ἄλλα μὴ πυρεταί-
νοιεν. οὐ μὴν πνιγόμενοι οἱ πλεῖστοι, εἰ μὴ καταπίνειν προ-
θυμοῖντο, ἢ τὸ πτύελον, ἢ ἄλλό τι. οὐδὲ οἱ ὀφθαλμοὶ
ἐγκαθήμενοι. οἷσι μὲν οὖν ἦν ἐς ὀρθὸν ἐξόγκωμα μὴ ἑτερόῤ-
ῥοπον, οἱ τοιοῦτοι παραπληκτικοὶ οὐκ ἐγίνοντο. ἀπολόμε-
νον δὲ εἴ τινα εἶδον, ἀναμνήσομαι· οἷς δὲ νῦν οἶδα, περιε-
γένοντο. ἦν δὲ τὰ μὲν τάχιστα ῥηΐζοντα, τὰ δὲ πλεῖστα καὶ
ἐς τεσσαράκοντα ἡμέρας περιήει, τούτων δ᾽ οἱ πλεῖστοι καὶ
ἀπύρετοι. πολλοὶ δὲ καὶ πάνυ ἐπὶ πολὺν χρόνον εἶχόν τι
μέρος τοῦ ἐξογκώματος, καὶ κατάποσις καὶ φωνὴ ἐνσημαί-

facile convolvebant, fed et major ipfis videbatur atque ex-
erta. Venae fub lingua manifeftae. Deglutire, nifi ad-
modum molefte, haud poterant, fed fi vehementer cogeren-
tur, in nares effluebat et naribus loquebantur. Spiritus
ipfis non admodum elatus. Nonnullis capitis, temporum
atque cervicis venae attollebantur, atque horum paululum,
quibus dolores recrudescebant, tempora incalescebant,
quamvis alias non febricitarent. Plurimi non fuffocaban-
tur, nifi quum vel fputum, vel aliud quidpiam deglutire
tentarent. Neque fubfidebant oculi. Quibus igitur tu-
mor neutram in partem deflectebat, fed rectus erat, nequa-
quam paraplectici evadebant. Horum fi quempiam periiffe
mihi conftiterit, eum recenfebo; quos autem nunc fcio, fu-
perftites permanferunt. Atque alii quam celerrime fani-
tati funt reftituti, alii plurimi quadraginta dies praeterie-
runt, atque horum non pauci febris expertes. Multis
etiam in longum valde tempus pars quaedam tumoris pro-
trahebatur; ejus rei fignum tum deglutitio tum vox prae-

νουσα· κίονές τε τηκόμενοι μινύθησίν τινα παρεῖχον πονηρὴν,
οὐδὲν δοκέοντες κακὸν ἔχειν. οἱ δὲ ἑτερόῤῥοπα ἔχοντες, οὗ-
τοι ὁκόθεν ἂν ἐγκλιθείησαν οἱ σπόνδυλοι, ταύτῃ παρελύοντο,
τἀδ᾽ ἐπὶ θάτερα ἥλκετο. ἦν δὲ ταῦτα ἐν προσώπῳ καταφα-
νέα μάλιστα καὶ τῷ στόματι καὶ τῷ κατὰ γαργαρεῶνα δια-
φράγματι· ἀτὰρ καὶ γνάθοι αἱ κάτω παρηλλάσσοντο κατὰ
λόγον. αἱ δὲ παραπληγίαι οὐ διὰ παντὸς τοῦ σώματος ἐγί-
νοντο, οἷον ἐξ ἄλλων, ἀλλὰ μέχρι χειρὸς τὰ ἀπὸ τοῦ κυναγ-
χικοῦ. οὗτοι καὶ πέπονα ἀναπτύοντες βραχὺ μόγις ἦσαν·
οἷσι δὲ ἐς ὀρθὸν, ἀπεπτύοντο· οἷσι δὲ καὶ σὺν πυρετῷ,
οὗτοι πολὺ μᾶλλον καὶ δύσπνοοι καὶ διαλεγόμενοι σιαλοχόοι,
καὶ φλέβες τούτοισι μᾶλλον ἐπηρμέναι, καὶ πόδες πάντων μὲν
ψυχρότατοι, τούτων δὲ μάλιστα· καὶ ὀρθοστατεῖν οὗτοι ἀδυ-
νατώτεροι, καὶ εἴ τινες μὴ αὐτίκα ἔθνησκον· οὓς δὲ ἐγὼ οἶδα,
πάντες ἔθνησκον. ταύτην ὅλην τὴν ῥῆσιν ἐξηγησάμην καθ᾽
ἑκάστην ἤδη λέξιν ἐν τῷ δευτέρῳ τῶν εἰς τὸ δεύτερον τῶν
ἐπιδημιῶν ὑπομνημάτων· διὰ τοῦτο δὲ νῦν ὅλην αὐτὴν

bebat. Atque eliquatae columellae exilitatem quandam
malam praeſtabant, quanquam nihil mali habere videban-
tur. At quibus alterutra pars afficiebatur, ii ea parte, a
qua vertebrae inclinatae erant, paralytici evadebant, atque
haec ipſa verſus alteram trahebatur. Haec autem et in
facie et ore et ſepto quod ad gurgulionem eſt, maxime de-
prehendebantur; quinetiam inferiores genae pro ratione
mutabantur. Paraplegiae autem non per totum corpus
fiebant, ut ex aliis, ſed usque ad manum, quae ab angi-
noſa parte erant. Hi et concocta et pauca moleſte expue-
bant, quibus autem in rectum tumor erat, ii ſine labore ex-
puebant. Quibus vero et cum febre, hi multo magis et
difficulter ſpirabant et inter loquendum ſalivam fundebant,
et venae his magis elatae, et pedes omnium quidem frigi-
diſſimi, horum vero maxime. Horum ſi aliqui non illico
mortui ſunt, hi tamen erigere ſeſe haudquaquam poterant,
verum quos ego novi, omnes obierunt. Totum hunc tex-
tum ſecundo libro ejus commentarii, quem in ſecundum li-
brum epidemiorum perſcripſimus, ad verbum fere enarravi-

BIBΛION Δ. 241

Ed. Chart. VII. [459. 460.]   Ed. Baf. III. (286.)

ἔγραψα, διότι πολλοῖς ὁ Ἱπποκράτης ἐμφαίνει γεγονέναι τὴν
σπανίως ἡμῖν ἑωραμένην κυνάγχην, ἄνευ τοῦ πάθος ἴδιον
ἔχειν τὸν λάρυγγα· καὶ μέντοι καὶ ὅτι κατὰ τοὺς πρώτους γί-
νεται σπονδύλους, ὧν ὁ δεύτερος ἔχει τὴν ὀδοντοειδῆ καλου-
μένην ἀπόφυσιν, ἀφ᾽ ἧς ὅλος ὑπό τινων ὀδοὺς προσηγορεύθη.
ἀλλὰ νῦν γε κατωτέρω φησὶν τούτου τοῦ σπονδύλου γεγονέναι
τὴν κυνάγχην, οὐχ ὁμοίως ὀξεῖαν οὖσαν τῇ κατὰ τὸν δεύτε-
ρον γινομένῃ· πρόδηλον γὰρ ὅτι τὰ ὑψηλότερα τοῦ νωτιαίου
μέρη κυριώτερα τῶν ταπεινοτέρων ἐστί· ἐὰν μὲν οὖν πολὺ
κατωτέρω γένηται τῶν πρώτων δύο σπονδύλων ἡ αὐτὴ διά-
θεσις, ἔτι καὶ μᾶλλον ἥττων ἀκολουθήσει ἡ βλάβη. [460] με-
μαθήκαμεν γὰρ ἡμεῖς ἐκ τῆς ἀνατομῆς, τὰ τοῦ διαφράγματος
νεῦρα μετὰ τὸν τέταρτον καὶ πέμπτον σπόνδυλον ἐκφύεσθαι·
ἐμάθομεν δὲ κἂν τῇ περὶ τῶν τῆς ἀναπνοῆς αἰτίων πραγμα-
τείᾳ, τὴν ἀβίαστον ἀναπνοὴν ὑπὸ τοῦ διαφράγματος μόνον
γίνεσθαι, προσέρχεσθαι δὲ αὐτῇ τὴν τῶν μεσοπλευρίων μυῶν
ἐνέργειαν, ὅταν μείζονος εἰσπνοῆς δεηθῶμεν, ὥσπέρ γε καὶ
τὴν τῶν ὑψηλῶν, ὅταν μεγίστης· οὐ μὴν διὰ μεγάλην ἢ
μεγίστην ἀναπνοὴν μόνον ἐνεργεῖν ἡμᾶς τούτοις τοῖς μυσὶν,

mus, atque idcirco eum totum hic inferuimus, quod Hippo-
crates multis oftendat accidiffe anginam nobis raro vifam,
nullo exiftente in gutture proprio affectu; quinetiam quod
circa primas oriatur vertebras, a quarum fecunda pars den-
tiformis vocata procedit, unde nonnulli ipfam totam voca-
vere dentem. At nunc fub hac vertebra inquit factam angi-
nam, non aeque acutam ac quae circa fecundam fit; nam
conftat fpinalis medullae partes, quo fuerint altiores, eo effe
praeftantiores; proinde fi multo inferior primis duabus ver-
tebris fuerit ipfe affectus, eo minorem adhuc inferet noxam.
Nam ex anatome didicimus fepti transverfi nervos fub quar-
ta ac quinta vertebra emergere; praeterea ex commenta-
riis de fpirationis caufis edocti fumus, liberam refpirationem
a folo fieri fepto transverfo, accedente ad hanc intercoftali-
um quoque musculorum actione, ubi majori opus eft refpi-
ratione; ut, fi vehementiffima, fuperiorum quoque; verum
non folum ob magnam aut maximam refpirationem horum

242 ΓΑΛΗΝΟΥ ΠΕΡΙ ΤΩΝ ΠΕΠΟΝΘ. ΤΟΠΩΝ

Ed. Chart. VII. [460.]   Ed. Baf. III. (286. 287.)
ἀλλὰ καὶ δι᾽ ἄλλας αἰτίας, ὑπὲρ ὧν ἐπὶ πλέον ἐν τοῖς περὶ
δυσπνοίας εἴρηται. νυνὶ δ᾽ ὅσον εἰς τὴν τῶν πεπονθότων
τόπων γνῶσιν ἀναγκαῖον ἐπίστασθαι, παρὰ τῆς προγεγραμ-
μένης ῥήσεως ἀρκέσει λαβεῖν, ἐκείνου πρότερον ἀναμνησθέν-
τας, ὃ διήλθομεν ἐν τῷ περὶ ἄρθρων, ἐξηγούμενοι τὴν λέξιν,
ἔνθα φησίν· σπόνδυλοι δὲ οἱ κατὰ ῥάχιν, ὁκόσοι μὲν ὑπὸ
νοσημάτων ἐς τὸ κυφὸν ἕλκονται. βούλεται δὲ οὐ μόνον τὴν
ἔσω μετάστασιν τῶν σπονδύλων, ἥ τις ὀνομάζεται λόρδωσις,
ἀλλὰ καὶ τὴν εἰς τοὐπίσω ταῖς εἰς τὴν ἔξω χώραν τάσεσιν
ἕπεσθαι, ἑλκομένων τῶν νευρωδῶν σωμάτων ὑπὸ τῶν ἐν-
ταῦθα συνισταμένων παρὰ φύσιν ὄγκων. ὅτ᾽ ἂν μὲν οὖν
καθ᾽ ἕνα μόνον σπόνδυλον ἡ ὀλκὴ γένηται, λορδοῦσθαι συμ-
βαίνει κατ᾽ ἐκεῖνο τὸ μέρος τὴν ῥάχιν, ὡσαύτως δὲ κἂν ἐφεξῆς
ἀλλήλων ἐπὶ δυοῖν ἢ τριῶν σπονδύλων· ὅτ᾽ ἂν οὖν μεταξὺ
τῶν ἑλκομένων σπονδύλων εἷς ἢ καὶ πλείους ἀπαθεῖς διαμέ-
νωσι, κυρτοῦσθαι συμβαίνει τούτους. ἐπειδὰν μέντοι κατὰ
θάτερον (287) μέρος, ἤτοι τὸ δεξιὸν ἢ τὸ ἀριστερὸν, ἡ ὀλκὴ
γένηται, πρὸς ἐκεῖνο συμβαίνει σκολιοῦσθαι τὴν ῥάχιν.

musculorum actione nos uti, fed ob alias quoque caufas, de
quibus latius in libris de fpirandi difficultate dictum eft. In
praefentia vero fatis fuerit a praefcripto *Hippocratis* fermo-
ne tantum accipere quantum ad affectorum locorum digne-
tionem neceffarium eft, fi prius meminerimus ejus verbi,
quod in libro de articulis a nobis explicatum eft, enarrantibus
textum, ubi inquit: *Vertebrarum autem, quae in fpina
funt, quaecunque per morbos in gibbum trahuntur.* Vult
nimirum non folum ad interna vertebrarum luxationem,
quam lordofin vocant, fed eam quoque qua foras vertebrae
labuntur, comitari tenfiones quae ad partes fiunt externas,
trahentibus qui ibi praeter naturam confiftunt tumoribus,
nervofa corpora. Igitur ubi unica duntaxat vertebra, aut
etiam duae, aut tres fefe deinceps confequentes diftrahuntur,
ea parte fpinam cavari contingit, ubi vero inter diftractas
vertebras vel una vel plures illaefae permanferint, fic affectis
gibbus accidere folet; at fi in alterutram partem, vel dex-
tram, vel finiftram, diftrahantur, ad eam in obliquum tor-

Ed. Chart. VII. [460.]   Ed. Baf. III. (287.)

ἀμφοτέρων οὖν ἐμνημόνευσε κατὰ τὴν προγεγραμμένην ῥῆσιν
ὁ Ἱπποκράτης, ἐν μὲν τῷ φάναι, οἷς μὲν οὖν ἦν ὀρθὸν ἐξόγ-
κωμα, τῆς λορδώσεως· ἐν δὲ τῷ, οἱ δὲ ἑτερόῤῥοπα ἔχοντες,
τῆς σκολιώσεως. ἀκριβῶς δὲ πάνυ καὶ ὠφελίμως ἡμῖν τοῖς
ἀναγνωσομένοις αὐτὰ προσέγραψεν, ἐπὶ μὲν τῆς λορδώσεως
οὐδένα γενέσθαι παραπληκτικὸν, ὅπέρ ἐστι, μορίῳ τινὶ πα-
ρετόν· ἐπὶ δὲ τῆς σκολιώσεως γενέσθαι φάσκων ἄχρι χειρὸς,
ὅπέρ ἐστιν οὐ κατωτέρω κατὰ τὰς πλευρὰς ἢ ὀσφῦν ἢ τὰ
σκέλη. πρῶτον οὖν ἡμᾶς χρὴ τοῦτο γινώσκειν, ὡς ἕτερα μὲν
συμπτώματα ἕπεται τοῦ νωτιαίου μυελοῦ παθόντος ἴδιόν τι
πάθος, ἤτοι κατὰ δυσκρασίαν μόνην ἢ μετὰ χυμοῦ τινος ἐπιῤ-
ῥυέντος, ὡς ἐν ἐρυσιπέλασι καὶ φλεγμοναῖς καὶ σηπεδόσι·
ἕτερα δὲ θλιβέντος, ἀπὸ μεταστάσεως ἑνὸς ἢ πλειόνων σπον-
δύλων. ἔνθα μὲν γὰρ αὐτὸς ὁ νωτιαῖος ἔπαθεν ἴδιόν τι πά-
θος, ἤτοι κατὰ τὸ ἀριστερὸν ἢ δεξιὸν μέρος, ἄνευ μεταστάσεως
σπονδύλων, κατὰ μὲν τὸ ἕτερον αὐτοῦ μέρος μόνον γενομένου
τοῦ πάθους, ἅπαντα τὰ κάτω μέρη τοῦ σώματος, ὅσα κατ᾽
εὐθὺ τῆς βλάβης, εἰς αἴσθησίν τε καὶ κίνησιν βλάπτεται·

quetur fpina. In eo igitur quem praemifimus fermone, utri-
usque mentionem fecit Hippocrates, excavationis quidem,
cum dixit: *quibus rectus erat tumor;* obliquae vero torfi-
onis, dicens: *quibus vero alterutra pars afficiebatur.* At
accurate admodum atque utiliter nobis legentibus haec afcri-
pfit: *per excavationem quidem neminem factum paraple-
cticum,* hoc eft, parte aliqua refolutum; per obliquam vero
torfionem: *ad manus usque factum effe;* hoc eft non ad
inferiores partes, ut coftas, lumbos, crura. In primis ita-
que hoc nobis fciendum eft, alia quidem fequi fymptomata
laborante fpinali medulla proprio aliquo affectu, five ex fola
intemperie, five fimul humore quopiam affluente, ut in ery-
fipelate, inflammatione atque ulcere putri; alia vero contufa,
una vel pluribus vertebris fuo loco motis. Ubi enim pro-
prio aliquo affectu fpinalis ipfa medulla laborat, five in dex-
tra five finiftra parte, citra vertebrarum luxationem, fi in
altera parte duntaxat afficiatur, omnium inferiorum corpo-
ris partium, quae e regione laefionis conftituuntur, tam fen-

ἔνθα δ᾽ ὅλος ἔπαθεν, ἅπανθ᾽ ὁμοίως, τά τε δεξιὰ καὶ τὰ
ἀριστερὰ, τὰ κάτω τοῦ βλαβέντος μέρους παραλύεται. κινη-
θέντος δὲ σπονδύλου πρὸς μὲν τὸ κυφὸν ἢ λορδὸν, ἐγχωρεῖ
μὲν καὶ μηδ᾽ ὅλως βλαβῆναι τῶν ὑποκάτω μερῶν μηδὲν εἰς
αἴσθησιν ἢ κίνησιν, ἐγχωρεῖ δὲ καὶ βλαβῆναι κατὰ τὸν ἐν τῷ
περὶ ἄρθρων εἰρημένον ὑπ᾽ αὐτοῦ διορισμόν. ὅταν μὲν γὰρ,
ὡς αὐτὸς ὠνόμασεν, γωνιώδης ἡ διαστροφὴ γένηται τοῦ νω-
τιαίου, τουτέστιν μὴ κατὰ βραχὺ καμφθέντος, ἀλλ᾽ ἀθρόως
καθ᾽ ἓν μόριον, οἷον κλάσιν τινὰ λαβόντος, ἀνάγκη βλαβῆ-
ναι τὰ κάτω μόρια πάντα· [461] κατὰ βραχὺ δὲ τῆς διαστρο-
φῆς γεγενημένης κυκλοτερῶς, οὐδὲν ἀξιόλογον πάσχει τὰ κάτω
τοῦ κινηθέντος σπονδύλου. ἡ δ᾽ εἰς τὸ πλάγιον ἐκτροπὴ
βλάπτει πάντως ἐκεῖνα τῶν μορίων, εἰς ἃ παραγίνεται τὰ διὰ
τῶν μεταστάντων σπονδύλων ἐκφυόμενα νεῦρα· καὶ μᾶλλον
μὲν γίνεται τοῦτο κατὰ τὸν τράχηλον, ἧττον δὲ κατὰ τὸν
θώρακα, πολὺ δ᾽ ἧττον ἔτι κατὰ τὴν ὀσφῦν. ἐπὶ μὲν γὰρ
τοῦ τραχήλου τῶν συντασσομένων ἀλλήλοις σπονδύλων ἑκά-
τερος ἴσον συντελεῖ τῷ πόρῳ, δι᾽ οὗ τὸ νεῦρον ἐκφύεται·

lus quam motus laeditur; fi vero utraque pars affecta eft,
omnes partes, tam dextrae quam finiftrae, ei quae laeditur
fubjectae fimiliter refolvuntur.   At luxata vel ad gibbum
vel ad concavum vertebra, fieri poteft, ut nulla omnino par-
tium inferiorum, vel ad fenfum vel motum oblaedatur; fie-
ri etiam poteft, ut laedatur eo modo, qui in libro de articu-
lorum affectibus ab ipfo definitus eft.   Quum enim angulo-
fa, ut ipfe nominat, fit fpinalis medullae luxatio, id eft,
quum non paulatim, fed affatim perinde ac fi frangeretur,
pars aliqua curvatur, fubjectas partes omnes laedi neceffe eft;
paulatim vero facta luxatione in orbem, nihil notatu dignum
patiuntur partes, quae commotae vertebrae fupponuntur.
Sed in obliquum luxatio laedit omnino partes eas, ad quas
nervi ex luxatis vertebris procedentes perveniunt, idque ma-
gis in cervice, in thorace minus, fed multo minus in lumbis,
accidere folet.   Siquidem in cervice vertebrae inter fe con-
nexae aequaliter utraeque conferunt foramini, unde nervus

Ed. Chart. VII. [461.].   Ed. Baf. III. (287.)

κατὰ δὲ τοὺς τοῦ θώρακος πλέον μὲν ὁ ὑψηλότερος, ἧττον
δὲ ὁ ταπεινότερος· ἐπὶ δὲ τῆς ὀσφύος ὅλον τὸ νεῦρον ἐκ-
πίπτει κατὰ τὸν ὑψηλότερον σπόνδυλον. ὥστε ἐνταῦθα μὲν
ἡ εἰς τὰ πλάγια ῥοπὴ τῶν σπονδύλων, ἑαυτῇ συναπάγουσα
τόν τε νωτιαῖον αὐτὸν καὶ τὸ νεῦρον, ἄθλιπτον ἐργάζεται
τὴν κατὰ φύσιν ἔκπτωσιν αὐτοῦ· κατὰ δὲ τὸν τράχηλον ἐκ
τῆς μεταξὺ χώρας τῶν δύο σπονδύλων ἐκφυόμενα τὰ νεῦρα,
κατὰ τὰς σκολιώσεις θλίβεται μὲν ἐν ἐκείνοις τοῖς μέρεσι τῆς
ἐκφύσεως, εἰς ἃ τὴν διαστροφὴν ἔσχεν ἡ ῥάχις, τείνεται δὲ
κατὰ θάτερα. ταῖς μὲν οὖν τάσεσιν, ὅταν ἐπιγένηται φλεγ-
μονὴ μεγάλη, σπασμὸς ἐπακολουθεῖ· ταῖς δὲ θλίψεσι παρά-
λυσις τῶν μορίων, εἰς ἃ τὸ θλιβόμενον ἀφικνεῖται νεῦρον.
εἰκότως οὖν ἐπὶ ταῖς ἱστορηθείσαις κατὰ τὴν προγεγραμμένην
ῥῆσιν κυνάγχαις ἄχρι χειρῶν αἱ παραπληγίαι συνέπεσον, ὡς
ἂν ἐκ τοῦ πέρατος τοῦ τραχήλου λαμβανουσῶν τὰ νεῦρα τῶν
χειρῶν, μετὰ γὰρ τὸν τράχηλον ὁ θώραξ ἐστὶν, οὐκ εἰς τὰς
χεῖρας, ἀλλὰ τὰ μεσοπλεύρια τῶν κατ' αὐτὸν σπονδύλων
ἀποφυομένων νεύρων, πλὴν βραχέων τινῶν ἐκ τῶν πρώτων.
τὰ μὲν οὖν ἄλλα τὰ κατὰ τὸ πρόσωπον μόρια παντά-

procedit; in thorace autem fuperior magis, inferior minus; fed
in lumbis totus nervus ex fuperiori excidit vertebra.   Qua-
re hic quidem transverfa vertebrarum luxatio, fecum tra-
hens et fpinalem medullam et nervum, illaefum fervat ipfi-
us fecundum naturam ortum; in cervice vero ex loco medio
inter duas vertebras procedentes nervi per obliquas luxa-
tiones in ea quidem procefTus parte, ad quam fpina ipfa de-
flectitur, opprimuntur, in altera vero tenduntur; ac ten-
fiones quidem, ubi ingens inflammatio accefTerit, convulfio
comitatur; compreffiones vero, earum partium, ad quas op-
preffus nervus pervenit, paralyfis.   Igitur merito in ea an-
gina, cujus in praemiffo fermone hiftoria narrata eft, ad ma-
nus usque pervenit paraplegia,   utpote manibus nervos ex
fine cervicis accipientibus; nam fub cervice thorax eft,   a
cujus vertebris emergentes nervi non ad manus, fed ad fpa-
tia intercoftalia transmittuntur, paucis quibusdam qui ex pri-
mis procedunt, exceptis.   Igitur per eas,   quas nuper dixi-

πασιν ἀβλαβῆ διαμένει, μήτ᾽ εἰς αἴσθησιν ἐμποδιζόμενα μήτε
εἰς κίνησιν, ἐπὶ ταῖς εἰρημέναις ἀρτίως τῶν σπονδύλων μετα-
στάσεσιν· αἱ γνάθοι δὲ μόναι, χωρὶς τῆς γέννος, ὡς ἂν ὑπὸ
τοῦ μυώδους πλατύσματος κινούμεναι, βλάπτονται. δῆλον
οὖν ὅτι καὶ τῶν μυῶν ὅσοι τὴν ἀρχὴν τῶν εἰς αὐτοὺς διανε-
μομένων νεύρων ἔχουσιν ἐκ τοῦ κατὰ τὸν τράχηλον νωτιαίου,
βλάπτονται καὶ αὐτοὶ κατά τε τὰ τοῦ νωτιαίου πάθη καὶ τῶν
ἀπ᾽ αὐτοῦ πεφυκότων νεύρων. ὁπόσοι δ᾽ εἰσὶ καὶ τίνες οἱ μύες
οὗτοι, μεμαθήκατε κατὰ τὴν τῶν ἀπὸ νωτιαίου νεύρων ἀνατο-
μὴν, ὥσπέρ γε καὶ τἄλλα ὅσα χρὴ γιγνώσκειν ἡμᾶς ἑπόμενα
συμπτώματα ταῖς τῶν κατὰ ῥάχιν σπονδύλων ἐγκυφώσεσίν τε
καὶ λορδώσεσιν καὶ σκολιώσεσιν, ἐν τῷ τρίτῳ τῶν εἰς τὸ
περὶ ἄρθρων ὑπομνήμασι γεγραμμένα παντ᾽ ἀκριβῶς ἔχετε σὺν
ταῖς οἰκείαις ἀποδείξεσιν, ὧν ἐγὼ τὰ κεφάλαια νῦν ὑμᾶς ὑπο-
μιμνήσκω, ὧν ἔνια μὲν ἤδη διῆλθον, ὅσα δ᾽ οὔπω λέλεκται,
νῦν ἐρῶ, πρὸς τὸ μηδ᾽ ἐνταῦθά τι λείπειν τῷ λόγῳ. χρὴ
γὰρ ὑμᾶς ἐπίστασθαι τοὺς σπονδύλους ἐξίστασθαί ποτε τῆς
οἰκείας θέσεως, ἤτοι γ᾽ ἐκ πτώσεως, ἢ πληγῆς, ἢ τινος ὄγκου

mus, vertebrarum luxationes, reliquae faciei partes omnes,
neque in fenfu, neque in motu interturbantur; buccae au-
tem duntaxat fine mandibula laeduntur, ut quae a lato mus-
culo moventur. Conftat itaque musculos, qui nervorum fu-
orum initium habent a cervicis vertebris, laedi pariter, fi
fpinalis medulla et provenientes ab ipfa nervi laedantur.
Verum qui et quot fint hujusmodi musculi, ex nervorum
qui a fpinali medulla oriuntur diffectione didiciftis. Quem-
admodum alia quoque cognitu neceffaria fymptomata, quae
fequuntur, ubi fpinae ipfius vertebrae vel in gibbum, vel
concavum, vel etiam transverfum luxantur, in tertia parte
commentariorum in librum de articulis cum demonftrationi-
bus accurate confcripta habetis, quorum fummas nunc vobis
commemoro; atque eorum nonnulla jam percurri, quae ve-
ro nondum explicata funt, ut nihil quicquam hic orationi
noſtrae defit, narrabimus. Nam vos fcire decet vertebras
a fuo fitu luxari, aut ob cafum, aut ictum, aut tumorem

παρὰ φύσιν, ἐπισπωμένου τὰ συμφυῆ τοῖς σπονδύλοις αὐτοῖς
καὶ τῷ νωτιαίῳ νευρώδη σώματα. διττὰ δέ ἐστιν τῷ γένει
ταῦτα, τὰ μὲν ἕτερα τῶν κατὰ φύσιν μορίων, τὰ δὲ ἕτερα
τῶν παρὰ φύσιν ὄγκοι τινὲς, οὓς Ἱπποκράτης ἑνὶ περιλαβὼν
ὀνόματι κέκληκεν ἄπεπτα φύματα. δῆλον οὖν ὅτι ἐπὶ τῆς
προγεγραμμένης καταστάσεως, ἣν ἐν τῷ δευτέρῳ τῶν ἐπιδη-
μιῶν ἔγραψεν, οἵ τε ἐπικείμενοι τοῖς τοῦ τραχήλου σπονδύ-
λοις ἔπαθον μύες, ἴσως δὲ καὶ φυματώδης τις ὄγκος ἐγένετό
που, δι' ὃν καὶ πτύσαι φησὶν αὐτοὺς πέπονα, πεφθέντων
δηλονότι τῶν φυμάτων. διὰ τί τοίνυν αὐτοὺς ὠνόμασεν καὶ
κυναγχικούς; ἢ ὅτι δύσπνοιά τις αὐτοῖς ἦν, ἄνευ τοῦ πεπον-
θέναι τι τῶν κατὰ τὸν θώρακα καὶ πνεύμονα· ταύτῃ γὰρ
διήνεγκεν ἡ κυναγχικὴ συνδρομὴ [462] τῆς περιπνευμονικῆς καὶ
πλευριτικῆς, καὶ πρὸς τούτῳ γ' ἔτι τῷ τῆς στενοχωρίας αἰ-
σθάνεσθαι κατὰ τὸν λάρυγγα. φαίνεται γοῦν κἂν τῷ προ-
γνωστικῷ καὶ κυνάγχας ὀνομάζων ἅπαντα τὰ κατὰ τοῦτο τὸ
χωρίον γιγνόμενα πάθη δυσκολίαν τῆς ἀναπνοῆς ἐργαζόμενα·
φησὶν γὰρ οὕτως· αἱ δὲ κυνάγχαι δεινόταται μέν εἰσι καὶ

aliquem praeter naturam, nervofa corpora vertebris ipfis
atque fpinali medullae connata divellentem.　Haec genere
duo funt, alia quidem partium fecundum naturam, alia vero
praeter naturam, tumores quidam, quos Hippocrates uno
vocabulo comprehendens cruda tubercula nominavit.　Igi-
tur manifeftum eft, quod in praemiffa conftitutione, quam
libro fecundo epidemiorum defcripfit, cervicis vertebris ad-
jacentes musculi afficiebantur, et tuberofus fortaffe tumor
aliquis accedebat, ob quem concocta nonnullos fpuiffe dicit,
facta videlicet tuberculorum concoctione.　Cur igitur eos
anginofos etiam appellavit? an quia fpirandi quaedam ipfis
erat difficultas, citra ullum thoracis et pulmonis affectum?
Nam hac in re differt anginofus concurfus a peripneumonico
et pleurotico, atque eo praeterea quod anguftiae fenfus in
gutture eft.　In praenotionum itaque libro videtur anginae
nomine appellare omnes affectus huic loco accidentes, qui
refpirandi difficultatem moliuntur; fic enim loquitur: *An-
ginae periculofiffimae funt, celeriterque enecant, quaecun-*

248 ΓΑΛΗΝΟΤ ΠΕΡΙ ΤΩΝ ΠΕΠΟΝΘ. ΤΟΠΩΝ

Ed. Chart. VII. [462.]　　　　　　　　Ed. Baf. III. (288.)

τάχιστα ἀναιροῦσιν, ὅσαι μήτ᾽ ἐν τῇ φάρυγγι ἔκδηλόν τι
ποιέουσι μήτ᾽ ἐν τῷ αὐχένι, πλεῖστόν τε πόνον παρέχουσι
καὶ ὀρθοπνοίην· αὗται γὰρ καὶ αὐθημερὸν ἀποπνίγουσιν καὶ
δευτεραῖαι καὶ τριταῖαι καὶ τεταρταῖαι. ὁκόσαι δὲ τὰ μὲν
ἄλλα παραπλησίως πόνον παρέχουσιν, ἐπαίρονται δὲ καὶ ἐρυ-
θήματα ἐν τῇ φάρυγγι ποιέουσιν, αὗται ὀλέθριαι μὲν κάρτα,
χρονιώτεραι δὲ ὀλίγον τῶν πρόσθεν. οἷσι δὲ συνεξερευθείη ἡ
φάρυγξ καὶ ὁ αὐχὴν, αὗται χρονιώτεραι, καὶ μάλιστα ἐξ αὐ-
τέων περιγίνονται, ἢν ὅ τε αὐχὴν καὶ τὸ στῆθος ἐρυθήματα
ἔχῃ καὶ μὴ παλινδρομήσῃ τὸ ἐρυσίπελας ἔσω. ἐκ τούτων μὲν
ἄν τις ἐτεκμήρατο μιᾷ προσηγορίᾳ πάντα κατὰ τοῦτο τὸ
χωρίον πάθη τὴν ἀναπνοὴν ὁπωσοῦν βλάπτοντα κυνάγχας
ὀνομάζειν αὐτὸν, οὔπω τῶν ἰατρῶν εἰθισμένων τὸ μέν τι
κυνάγχην ὀνομάζειν διὰ τοῦ κ, τὸ δὲ συνάγχην διὰ τοῦ σ,
πολὺ δὴ μᾶλλον οὐδὲ παρασυνάγχην τι καλούντων, οὐδὲ πα-
ρακυνάγχην· ἡ γὰρ τῶν ὀνομάτων περιεργία μετὰ τῆς τῶν
πραγμάτων ἀμελείας ἤρξατο, καὶ διὰ τοῦτο τέτταρα μὲν ὀνό-
ματα πεποιήκασι, δηλοῦσθαι δ᾽ ὑπ᾽ αὐτῶν εἰπόντες πάθη

que neque in faucibus neque in cervice quicquam confpi-
cuum reddunt, doloremque plurimum et orthopnoeam ex-
hibent; hae namque eodem die et fecundo et tertio et quar-
to jugulant. Quae vero in reliquis peraeque dolorem quo-
que concitant, fed in tumorem attolluntur et in faucibus
rubores movent, hae quidem admodum periculofae funt,
fed prioribus paulo diuturniores. At quibus et fauces et
cervicem fimul rubor occupat, ipfae diuturniores funt,
ac maxime ex his evadunt, fi rubores fimul et cervicem et
pectus obfideant, neque intro recurrat eryfipelas. Igitur
cuivis certa conjectura eft, unico vocabulo omnes hujusce
loci affectus refpirationem quoquo modo laedentes ipfum
anginas nominare, nondum folitis medicis cynanchen per c
et fynanchen per f nominare; tantum abeft, ut vel para-
fynanchen vel paracynanchen dicerent; nominum enim fu-
pervacanea indagatio cum rerum negligentia ortum duxit,
proindeque quatuor quidem nomina fecerunt, fed ab ipfis

BIBΛION Δ. 249

Ed. Chart. VII. [462.]   Ed. Baf. III. (287. 288.)

τέτταρα καὶ γράψαντες, αὐτῶν τὰ γνωρίσματα παραλελοί-
πασιν. τοῦτο τοίνυν (288) ἐμοὶ προχειρισθὲν ἅμα τῇ κατὰ
τὸ δεύτερον ἐπιδημιῶν ῥήσει, τίνα οὖν ἐστι τὰ τέτταρα
πάθη· τὸ μὲν ἓν καὶ πρῶτον αὐτῶν, ὅτ᾽ ἂν ἡ φάρυγξ φλεγ-
μαίνῃ, φάρυγγα δ᾽ ὀνομάζω τὴν ἔνδον τοῦ στόματος χώραν,
εἰς ἣν ἀνήκει τό τε τοῦ στομάχου καὶ τὸ τοῦ λάρυγγος πέρας·
ἕτερον δὲ δεύτερον, ὅτ᾽ ἂν μήτ᾽ ἄλλό τι τῶν κατὰ στόμα
μήθ᾽ ἡ φάρυγξ, ἀλλὰ μηδὲ τῶν ἔξωθέν τι φαίνηται φλεγμαῖ-
νον, αἴσθησις δὲ πνίξεως εἴη τῷ κάμνοντι κατὰ τὸν λάρυγγα·
τρίτον δ᾽ ἐπὶ τούτοις, ὅτι ἂν ἡ ἐκτὸς χώρα τῆς φάρυγγος
φλεγμαίνῃ· καὶ τέταρτον, ὅτ᾽ ἂν ἡ τοῦ λάρυγγος ἐκτὸς ὁμοίως
διατεθῇ τῇ ἐντός. ἀλλ᾽ ἐπὶ τούτοις γε κατὰ τὸν αὐχένα γί-
νεταί τι πάθος, ὃ παραλελοίπασιν, εἰς τὴν πρόσω χώραν με-
θισταμένων τῶν σπονδύλων, ποτὲ μὲν αὐτῶν μόνων τῶν κοι-
νωνούντων αὐτοῖς μυῶν εἰς ὄγκον τινὰ παρὰ φύσιν ἀρθέντων,
ἤ τινος φύματος συστάντος· ἐνίοτε δὲ καὶ τοῦ στομάχου
συγκακωθέντος αὐτοῖς· ἔστι δ᾽ ὅτε καὶ τῶν συναπτόντων
αὐτὸν μυῶν τῷ λάρυγγι, καὶ πρὸς τούτοις γ᾽ ἔτι τῶν ἰδίων

quum quatuor affectus fignificari dixiffent ac fcripfiffent, no-
tas ipforum praetermiferunt. Hoc autem a me fimul cum
fecundi epidemiorum textu propofitum eft, quinam tandem
fint hi quatuor affectus; unus quidem ac primus ipforum eft,
quum fauces inflammantur, fauces autem nomino internum
oris locum, ad quem afcendit, tum gulae tum gutturis ex-
tremum, alter autem fecundus, quum neque fauces neque
reliquae oris partes, neque etiam externarum partium ulla
inflammata confpicitur, laboranti tamen in gutture fuffoca-
tionis fenfus eft; tertius deinceps, ubi externus locus fauci-
um inflammatur; ac quartus, ubi gutturis partes tum ex-
ternae tum internae fimiliter affectae funt. At fupereft ad-
huc alius cervicis affectus, quem filentio praeterierunt, ubi
ad anteriores partes vertebrae luxantur, folis interdum muf-
culis, qui cum ipfis communicant, tumore praeter naturam
affectis, vel nato ibi aliquo tuberculo, interdum etiam gula
pariter cum ipfis vitiata; nonnunquam mufculis quoque ip-
fam gutturi copulantibus, ac praeterea propriis ipfius guttu-

Ed. Chart. VII. [462. 463.]　　　　　Ed. Baf. III. (288.)

αὐτοῦ τοῦ λάρυγγος μυῶν, ὑφ᾽ ὧν ἀνοίγνυται. ταῦτ᾽ οὖν
ἅπαντα τὰ πάθη δυσχέρειαν μέν τινα ἐργάζεται κατὰ τὴν ἀνα-
πνοὴν, οὐ μὴν τὸν τοῦ πνιγῆναι κίνδυνον ἐπιφέρει· δυσκόλως
δὲ καταπίνουσι, καὶ μέντοι καὶ ἀλγοῦσιν, ὁπότε μᾶλλον ἀνα-
κόπτεται τὸ ποτὸν αὐτοῖς εἰς τὰς ῥῖνας. ἐνίοτε δὲ τῆς φλεγ-
μονῆς αὐτῆς ἐπιβαινούσης, καὶ τὰ περὶ φάρυγγά τε καὶ γλῶτ-
ταν αὐτοῖς συνεξαίρεται, καθάπερ αὐτὸς ἔγραψεν· ἀλλ᾽ οὐ
δεῖται νῦν ὁ προκείμενος λόγος τῶν τοιούτων συμπαθειῶν τῆς
διηγήσεως, ἑτέρων γὰρ ἐνεργειῶν ἀπώλεια γίνεται, τῆς γλώτ-
της παθούσης.

Κεφ. ζ′. [463] Ἔνθα δ᾽ ἡ βλάβη μιᾶς ἐνεργείας ἐστὶν,
οἱ πεπονθότες δὲ τόποι πλείους, τῇ ποικιλίᾳ τῶν ἄλλων συμ-
πτωμάτων διοριζομένοις τούτους ἡμῖν εὑρίσκειν πρόκειται νῦν.
ἄνευ μὲν γὰρ τοῦ παθεῖν τι τῶν ἀναπνευστικῶν ὀργάνων
ὁτιοῦν, εἴτε κατὰ πρωτοπάθειαν, εἴτε κατὰ συμπάθειαν,
ἀδύνατόν ἐστι βλαβῆναι τὴν ἀναπνοήν· ἐπεὶ δ᾽ αὐτά τε τὰ
ἀναπνευστικὰ πλείω τετύχηκεν ὄντα, πρὸς δ᾽ αὐτοῖς ἕτερος
ἀριθμὸς οὐκ ὀλίγος ἐστὶ μορίων, οἷς συμπάσχειν πέφυκεν,

ris musculis, a quibus aperitur. Itaque hi quidem omnes
affectus fpirandi quandam difficultatem efficiunt, non tamen
fuffocationis periculum adferunt; at difficulter deglutiunt
atque dolore afficiuntur ac praecipue cum potus eis in nares
refilit. Accidit etiam interdum, ut ascendente inflamma-
tione et lingua et fauces in tumorem attollantur, quemad-
modum et ipfe tradidit. Verum hujuscemodi copulatorum af-
fectuum enarratione propofitus fermo non indiget; nam lin-
gua affecta aliae actiones deperduntur.

　　Cap. VII. At ubi unius actionis laefio eft et fedes
affectae plures, noftri nunc inftituti eft, ex caeterorum fymp-
tomatum varietate discernendo eas invenire. Quippe nul-
lo fpirabilium inftrumentorum quoquo modo, neque prima-
rio, neque per confenfum affecto, fieri minime poteft, ut re-
fpiratio laedatur. Quum autem plura ipfa fint fpirandi in-
ftrumenta ac praeterea alter quoque non paucus partium nu-
merus, quibus ipfa confentire confueverunt, non abs re

εἰκότως οἱ διορισμοὶ πολλοὶ γεγόνασιν, οἷς χρώμενος ἄν τις
εὑρίσκοι τούς τ᾽ ἰδιοπαθοῦντας ἑκάστοτε καὶ τοὺς συμπά-
σχοντας αὐτοῖς τόπους. εὐθὺς οὖν ἐξ αὐτοῦ μόνου τοῦ τῆς
ἀναπνοῆς εἴδους ἔνεστι τεκμήρασθαί τι περί τε τοῦ πάσχον-
τος τόπου καὶ τῆς διαθέσεως αὐτοῦ. φαινέσθω γὰρ ὁ
κάμνων ὅλον τὸν θώρακα κινῶν κατὰ τὴν ἀναπνοήν, ὡς ἔμ-
προσθεν μὲν ἄχρι τῶν κλειδῶν ἀνήκειν αὐτοῦ τὴν κίνησιν,
ἑκατέρωθεν δὲ ἄχρι τῶν ἐπωμίδων, ὀπίσω δὲ ἄχρι τῶν ὠμο-
πλατῶν· ἐκ ταύτης τῆς ἀναπνοῆς ἔνδειξις γίνεται τριῶν δια-
θέσεων· μιᾶς μὲν, θερμασίας φλογώδους κατά τε τὸν πνεύ-
μονα καὶ τὴν καρδίαν· ἑτέρας δὲ, στενοχωρίας κατά τι τῶν
ἀναπνευστικῶν ὀργάνων· ἐφ᾽ αἷς τρίτης, ἀῤῥωστίας τῆς κι-
νούσης δυνάμεως τοὺς μῦς τοῦ θώρακος. ἐπισκέψασθαι τοι-
γαροῦν χρὴ τοιαύτην ἀναπνοὴν θεασάμενόν τινα πρῶτον μὲν
τοὺς σφυγμούς· ἐνδείξονται γὰρ οὗτοι τὸ πλῆθος τῆς θερμα-
σίας, ὡς ἐν τῇ δι᾽ αὐτῶν προγνώσει γέγραπται· δεύτερον δὲ
τὴν ἐκπνοήν, εἰ πολλὴ καὶ ἀθρόα καὶ μετὰ ἐκφυσήσεως γί-
γνεται· καὶ τρίτον ἐπὶ τούτοις ἅψασθαι τοῦ θώρακος κατὰ
τὸ στέρνον· διακαιόμενον γὰρ εὑρά ν τις αὐτὸ, οὕτως ἂν ἔχοι

multis diftinctionibus indiget is, qui et primario affectas fe-
des et confentientes paffim invenire conatur. Igitur ftalim
ex fola refpirationis fpecie nonnihil et de affecta fede et de
ipfo affectu conjicere licet. Nam videatur laborans inter
fpirandum totum movere thoracem, ut in parte quidem an-
teriore ad jugulum, in utroque latere ad epomidas, in parte
pofteriore ad fcapulas usque motus ipfius afcendat; tres ex
hujusmodi refpiratione affectus fignificantur; unus eft, fla-
grans in pulmone atque corde calor; alter, in aliquo fpiri-
talium organorum anguftia; tertius eft, facultatis musculos
thoracis moventis debilitas. Quum igitur hujuscemodi re-
fpirationem confpexeris, in primis pulfus perpendere opor-
tet; hi enim quantus fit calor, indicabunt, ficut in libro de
praenotionibus a pulfu fcriptum eft; deinde exfpirationem,
an multa et conferta et cum efflatione fiat; poftremo thora-
cem in pectore tangere, quem fi quis ardentem invenerit,
jam omnes copiofi caloris notas habuerit; quibus ex abun-

πάντα τὰ γνωρίσματα τοῦ πλήθους τῆς θερμασίας, ἐξ ἐπι-
μέτρου προσερχομένων αὐτοῖς ἐρεύθους προσώπου τε καὶ
ὀφθαλμῶν, καὶ κεφαλῆς διακαοῦς, καὶ δίψους ἰσχυροῦ, καὶ
γλώσσης ξηρᾶς τε καὶ τραχείας, αὐτοῦ τε τοῦ κάμνοντος καίε-
σθαι λέγοντος. εἰ δὲ τῶν τῆς φλογώσεως σημείων μετρίων
ὑπαρχόντων, ὁ θώραξ ἐπὶ πλέον διαστέλλοιτο, στενοχωρία
τίς ἐστιν ἐν τοῖς ἀναπνευστικοῖς ὀργάνοις, ὥστε ἤτοι τῶν
περὶ τὸν λάρυγγά τι πέπονθεν, ἢ πλήθους ὑγρῶν ὁ πνεύμων
ἢ ὁ θώραξ ἐμπέπλησται, ἢ φῦμά τι φύεται κατ᾽ αὐτούς, ἐξ
οὗ γένους ἐστὶ τὸ καλούμενον ἀπόστημα. τὰ μὲν οὖν κατὰ
τὸν λάρυγγα διήλθομεν, ὅσα κατὰ συμπάθειάν τε καὶ πρω-
τοπάθειαν πάσχει· τὰ δὲ κατὰ πνεύμονα καὶ θώρακα μι-
κρὸν ὕστερον ἀκριβέστερον διορισθήσεται, πρόκειται γὰρ ἐν
τῷ παρόντι τὰ τοῦ νωτιαίου διελθεῖν πάθη, τά τ᾽ ἄλλα καὶ
ὅσα κατὰ τὴν καλουμένην ἀτονίαν πάσχει. γίνεται δὲ ἀτονία
ποτὲ μὲν διὰ τὸν ἐγκέφαλον, ὡς ἂν παρ᾽ ἐκείνου τὰς δυνά-
μεις ἀμφοτέρας ἔχοντος αὐτοῦ, τήν τε αἰσθητικὴν καὶ τὴν
κινητικήν· ἐνίοτε καὶ κατ᾽ αὐτὸν μόνον τὸν νωτιαῖον πρωτο-
παθοῦντα διά τινα δυσκρασίαν οἰκείαν, ἤτοι καθ᾽ ὅλον

danti accedit faciei oculorumque rubor, capitis ardor, fitis
vehemens, lingua arida et aspera et quod dicat infirmus fefe
ardere. Si vero incendii fignis modum fervantibus, thorax
vehementer dilatetur, anguftia quaedam eft in fpirabilibus
organis; quare vel pars aliqua ad guttur affecta eft; vel mul-
tis humoribus pulmo aut thorax eft oppletus; vel aliquod
turberculum in ipfis nascitur, ex quo genere eft abfcefſus
vocatus. Atque gutturis affectus tum primarios tum eos,
quibus per confenfum infeftatur, jam percurrimus; pulmo-
nis autem thoracisque vitia paulo poft accuratius perfeque-
mur; nam in praefentia fpinalis medullae affectus tractare
propofuimus, tum alios tum qui ei per imbecillitatem voca-
tam accidunt. Fit autem *fpinalis medullae* imbecillitas in
terdum cerebri vitio, utpote a quo utramque facultatem, et
fenfitricem et motricem, ipfa accipit; interdum ipfius dun-
taxat fpinalis medullae primario affectu laborantis ob peculi-

ΒΙΒΛΙΟΝ Δ. 253

Ed. Chart. VII. [463. 464.] Ed. Baf. III. (288.)

αὐτὸν, ἢ κατὰ διαφέροντα μόρια γεγονυῖαν, ἧς οὐδ᾽ εἰς ἔν-
νοιαν οἱ πολλοὶ τῶν ἰατρῶν ἀφικνοῦνται, καίτοι θεώμενοι
πολλάκις ἐν νόσοις ἐκλύτους τινὰς αὐτῶν οὕτως ὄντας, ὡς
μόγις κινεῖν τοὺς τῆς χειρὸς δακτύλους, ὅμως δ᾽ ἀναπνέοντας
ἅπασι τοῖς τοῦ θώρακος μέρεσιν, μηδ᾽ οὖν μηδὲ διακαοῦς
θερμασίας ἀναγκαζούσης αὐτοὺς ἐπὶ μεγάλην ἀναπνοὴν ἀφι-
κνεῖσθαι. συμβαίνει δὲ αὐτοῖς τοῦτο διὰ τοιαύτην αἰτίαν.
τὴν ἀβίαστον ἐκπνοὴν [464] αἱ φρένες ἐργάζονται μόναι κατ᾽
ἐκείνους τοὺς καιρούς, ἐν οἷς ἡσυχάζει τὸ ζῶον, ἐῤῥωμέναι·
ὁπότ᾽ ἂν δ᾽ ἀῤῥωστῶσιν αὗται, μόναι μὲν πληροῦν τὴν
χρείαν τῆς ἀναπνοῆς οὐ δύνανται, βοηθοῦσι δ᾽ οἱ μεσοπλεύ-
ριοι μύες αὐταῖς τηνικαῦτα, κἀπειδὰν ἔτι πλέονος εἰσπνοῆς
δέηται τὸ ζῶον, οὕτως ἤδη καὶ οἱ ὑψηλοὶ πάντες, ὧν οἱ
μέγιστοι τὰς ὠμοπλάτας ἑαυτοῖς συγκινοῦσιν ἐναργῶς. ὅτ᾽
ἂν οὖν ἴδῃς ἄνθρωπον ἅπασι τοῖς τοῦ θώρακος μέρεσιν ἐνερ-
γοῦντα, μὴ μέντοι πυκνὸν εἰσπνέοντα, προσεπισκέψαι τηνι-
καῦτα τήν τε πηλικότητα τῆς διαστολῆς τοῦ θώρακος, καὶ
τὰ τῆς ῥινὸς πτερύγια· ταῦτά τε γὰρ αὐτὸν εὑρήσεις προστέλ-
λοντα, καὶ μικρὰν τὴν διαστολὴν τοῦ θώρακος ἐργαζόμενον,

arem intemperiem, vel toti ipſi, vel diverſis partibus obor-
tam, quae multis medicis ne in mentem quidem venit, quum
tamen creberrime videant laborantes quosdam adeo exolutos,
ut vix digitos manus poſſint movere, quamvis omnibus tho-
racis partibus reſpirent, nullo ardente calore ad magnam
reſpirationem ipſos cogente. Id vero ob hujusmodi cauſam
eis accidit. Dum quiescit animans, liberam expirationem
ſolum ſeptum transverſum, modo valeat, efficit; quum vero
infirmum oſt ipſum, ſane ſolum ſpirandi munus perficere
non valet, tumque intercoſtalium musculorum concurrit au-
xilium; tum ſi praeterea majori animal inſpiratione egeat et
ſupernorum omnium, quorum maximi ſcapulas ſecum mani-
feſte movent. Quum itaque hominem ſpirandi opus omni-
bus thoracis partibus perficere videris, non tamen frequen-
ter inſpirantem, tunc quantum thorax dilatetur, perpende,
atque narium pinnas; has enim ipſum contrahere comperies
et parvam thoracis facere dilatationem, non quemadmodum

254 ΓΑΛΗΝΟΥ ΠΕΡΙ ΤΩΝ ΠΕΠΟΝΘ. ΤΟΠΩΝ

Ed. Chart. VII. [464.]   Ed. Baf. III. (288.)
οὐχ ὥσπερ οἱ διὰ πλῆθος θερμασίας ἐν πυρετοῖς καυσώδεσιν
ἐρρωμένοι τὴν δύναμιν, ἐπὶ πλεῖστον γὰρ αὐτοὶ τὸν θώρακα
διαστέλλουσιν ὅλον· ἀλλ᾽ οὐδ᾽ ὡς οἱ διὰ στενοχωρίαν τινὰ
τῶν ἀναπνευστικῶν ὀργάνων, ὡς ἐν κυνάγχαις τε καὶ ταῖς ἐκ
πολλοῦ καὶ ἀθρόου κατάρρου δυσπνοίαις· ἢ καὶ δι᾽ ἀμφό-
τερα, καθάπερ ἐν περιπνευμονίαις, οὗτοι γάρ εἰσιν οἱ μέ-
γιστόν τε καὶ πυκνότατον ἀναπνέοντες. ὥσπερ δὲ δι᾽ ἀρρω-
στίαν δυνάμεως ἅπαντα τὰ μέρη τοῦ θώρακος ἀναγκάζον-
ται διαστέλλειν, οὕτω καὶ διὰ μερικὴν ἀτονίαν ἑνὸς ἐξ αὐ-
τῶν μέρους. ὁ γοῦν γυμναστὴς Σεκοῦνδος, ὡς ἂν οἷς ἔπα-
σχεν παρακολουθεῖν δυνάμενος, αἰσθάνεσθαι σαφῶς ἔφη τῆς
κατὰ τὰς φρένας ἀτονίας, δι᾽ ἣν ἠναγκάζετο καὶ τοὺς μεσο-
πλευρίους μῦς ἀεὶ κινεῖν, καί ποτε καὶ τοὺς ὑψηλούς· καί
ποτε καὶ περιβαλὼν ζώνην τοῖς κατ᾽ ὑποχόνδρια χωρίοις,
ἠρκεῖτο μόνῃ τῇ διὰ τῶν φρενῶν ἀναπνοῇ, καθ᾽ ὃν ἡσύχαζε
δηλονότι χρόνον. εἴτε δὲ αὐτοῦ τοῦ κατὰ τὸ διάφραγμα μυὸς,
εἴτε τῶν ἡκόντων εἰς αὐτὸ νεύρων, εἴτ᾽ ἀμφοτέρων ἦν ἀτονία,

in ardentibus febribus ob caloris copiam faciunt ii, qui viri-
bus valent, hi namque totum thoracem plurimum dilatant;
neque etiam ut illi, quibus id evenit ob aliquam fpiritalium
inftrumentorum anguftiam, ut in anginis atque dyspnoeis,
quas fluxio multa et affatim descendens induxit; neque ab
utraque caufa, ut in peripneumoniis, nam hoc morbo affecti
et maxima et frequentiffima refpiratione utuntur. Sed
quemadmodum ob virium infirmitatem, ita ob unius quoque
partis imbecillitatem particularem omnes thoracis partes di-
latari coguntur. Gymnaftes ergo Secundus, ut qui poffet,
quid pateretur, obfervare, fentire fe manifefte fepti trans-
verfi dicebat imbecillitatem, ob quam cogebatur intercoftales
musculos continuo movere, atque nonnunquam etiam fupe-
riores; quondam etiam zonam circumdans hypochondriorum
partibus, fola transverfi fepti motione fufficienter fpirabat,
quo tempore fcilicet quiescebat. Verum an ad fepti trans
verfi musculum, an ad nervos in ipfum pervenientes, an ad
utrosque pertineret imbecillitas, mihi quidem explicatu per-

BIBΛION Δ. 255

Ed. Chart. VII. [464.]   Ed. Baſ. III. (288. 289.)

δύσκολον ἐφαίνετό μοι διορισθῆναι· τὴν δ' αὐτὴν ἀναπνοὴν
ἐθεασάμην τινὰ καὶ ἄλλον ἔχοντα, λακτισθέντα μὲν ὑφ' ἵπ-
που ποτὲ κατὰ τῶν ὑποχονδρίων ἰσχυρῶς, ὡς ἀποθανεῖν
κινδυνεῦσαι, φλεγμήναντος αὐτῷ τοῦ διαφράγματος· ὡς δ'
ἐκ τοῦ κινδύνου τούτου διεσώθη, παραμεινάσης ἀεὶ τῆς
(289) ἀτονίας αὐτῷ. ἑτέρῳ δὲ ἐκ περιπνευμονίας ἰσχυρᾶς
ἀνακομιζομένῳ δυσαίσθητος ἐκ τῶν ὀπίσω τε καὶ ἔνδον με-
ρῶν ὁ βραχίων ἐγένετο, καὶ τοῦ πήχεως ὁμοίως τὰ πλεῖστα
μέχρι δακτύλων ἄκρων, ὀλίγον δέ τι καὶ πρὸς τὴν κίνησιν
ἐβλάβησαν ἔνιοι. τούτῳ τὰ κατὰ τὸ πρῶτον καὶ δεύτερον
μεσοπλεύριον νεῦρα βλαβῆναι συνέβη· φέρεται δ' αὐτῶν τὸ
μὲν πρῶτον ἀξιόλογον ὑπάρχον τῷ μεγέθει, διὰ βάθους,
ἀναμιγνύμενον τῷ μὲν πρὸ αὐτοῦ, κατασχιζόμενον δὲ εἰς
μοίρας πολλὰς, ἃς ἐν ταῖς ἀνατομαῖς ἐθεασάμεθα, καί τινας
αὐτῶν ἄχρι δακτύλων ἄκρων διὰ τῆς ἔνδον χώρας τοῦ πήχεως
ἀφικνουμένας· τὸ δὲ δεύτερον νεῦρον λεπτὸν ὄν, οὐδενὶ μι-
γνύμενον ἑτέρῳ, διὰ τῆς μασχάλης ὑπὸ τῷ δέρματι πρὸς
τὸν βραχίονα φέρεται, κατασχιζόμενον εἰς τὸ δέρμα τῆς

difficile videbatur; at eandem reſpirationem etiam in alio
quodam notavi, quem aliquando equus in hypochondriorum
regione calcitraverat adeo atrociter, ut oborta in ſepto trans-
verſo inflammatione, mortis periculum immineret; quumque
evaſiſſet ab eo periculo, imbecillitatem tamen ſemper reti-
nuerat. In alio etiam, qui a vehementi peripneumonia con-
valescebat, brachii tam poſteriores quam internae partes et
cubiti maxima pars eodem modo ad ſummos usque digitos
ſenſus difficultate laboraverunt, atque motus quoque aliquo-
rum nonnihil laeſus eſt. Huic nervos in primo atque ſe-
cundo intercoſtali loco laeſos eſſe accidit, quorum primus
inſignis magnitudinis per intimas partes abditus deſertur, ei
qui ipſum praecedit, admixtus, ſed multas in partes diviſus,
quas in diſſectionibus vidimus, ipſarumque aliquas per inte-
riorem cubiti regionem usque ad digitorum extrema perve-
nientes; ſecundus vero nervus tenuis, nulli alteri admixtus,
per axillam ſub cute ad brachium fertur, disperſus per cutis

ἔνδον τε καὶ ὀπίσω χώρας αὐτοῦ. ταχέως ὁ ἄνθρωπος οὗτος
ἐθεραπεύθη, φαρμάκου τεθέντος ἐπὶ τῆς ἐκφύσεως τῶν νεύ-
ρων κατὰ τὸ πρῶτόν τε καὶ δεύτερον μεσοπλεύριον· ὥσπερ
ἄλλοι τινὲς ἅμα ἄμφω τὰ σκέλη κατὰ βραχὺ παραλυόμενοι,
διὰ τῶν κατ᾽ ὀσφῦν ἐπιτεθέντων φαρμάκων ἐκείνῳ τῷ χωρίῳ,
καθ᾽ ὃ τὰ τῶν σκελῶν ἀποφύεται νεῦρα τοῦ νωτιαίου μυελοῦ,
μηδὲν ἡμῶν ἐπιτεθέντων αὐτοῖς τοῖς παραλελυμένοις σκέ-
λεσι φάρμακον· οὐδὲ γὰρ αὐτῶν ἴδιον ἦν τὸ πάθος, ἀλλὰ
[465] τοῦ μυελοῦ. ἑτέρῳ δὲ μεγάλης ἐκπυήσεως γενομένης
ἔν τε τῷ κατὰ τὴν ἑτέραν τῶν πυγῶν χωρίῳ καὶ τοῖς πρώ-
τοις μέρεσι τοῦ κατ᾽ αὐτὸν σκέλους ἐγυμνώθη μὲν ἐν τῇ χει-
ρουργίᾳ τὰ τοῦ σκέλους ἐκείνου νεῦρα, θεραπευθέντος δὲ τοῦ
χωρίου, δυσκίνητον ἦν ὅλον τὸ κῶλον· ἐφ᾽ οὗ στοχασάμενος
τῆς γενομένης φλεγμονῆς ὑπολελεῖφθαί τι σκιρρῶδες ἔν τινι
τῶν νεύρων, ὡς πρὸς τοιαύτην διάθεσιν ἁρμοσάμενος, ἐπὶ
τοῦ πεπονθότος μόνου χωρίου ἐπιτιθεὶς ἐπιτήδεια φάρμακα
τελέως τὸν ἄνθρωπον ἐξιασάμην. ὥσπερ δὲ ἐπὶ τῶν κατὰ
τὸ πρόσωπον εἴρηται μερῶν, οὕτω κἀπὶ τῶν ἄλλων ἁπάντων,
ὅτ᾽ ἂν ἀπόλλυται μία τις ἐνέργεια, τὸν ποιητικὸν αὐτῆς μῦν

ejus tam poſteriores quam internas partes. Hic homo ce-
leriter curatus eſt, admoto nervorum exortui medicamento
ad primum ac ſecundum intercoſtale ſpatium; quemadmo-
dum quoque alii nonnulli, quibus utrumque crus paulatim
reſolvebatur, admoto lumbis medicamento in eo loco, unde
a ſpinali medulla cruribus nervi adveniunt, nullo reſolutis
cruribus medicamento a nobis appoſito; neque enim ipſo-
rum, ſed medullae proprius erat affectus. Alteri magna ob-
orta ſuppuratione in alterius natis regione ac primis ejus
cruris partibus, nervi ejus cruris per chirurgiam nudati ſunt,
tum parte ſanata, toti membro movendi difficultas accidit;
unde conjiciens ſcirrhoſum quidpiam concitatae prius inflam-
mationis in nervorum quodam derelictum, hujusmodi affe-
ctui accommodans *curationem*, affecto loco ſoli idonea me-
dicamenta adhibui, hominemque perfecte ſanavi. Ut autem
de partibus faciei dictum eſt, ita et in reliquis quoque omni-
bus, unica duntaxat pereunte actione, ſolum musculum ip-

μόνον, ἢ τὸ νεῦρον αὐτοῦ πεπονθέναι νομιστέον· εἰ δὲ
πλείους ἐνέργειαι βλαβεῖεν, εἰ μὲν καθ᾽ ἓν χωρίον, ἐγχωρεῖ
καὶ τοὺς μῦς αὐτοὺς πάντας ἔκ τινος αἰτίας βεβλάφθαι κοι-
νῆς, ἐνδέχεται δὲ καὶ κοινόν τι τῶν μυῶν ἐκείνων νεῦρον εἶ-
ναι τὸ πεπονθός. ἰχθῦς γοῦν τις ἐν ποταμῷ θηρεύων, καὶ
καταψυχθεὶς τὰ περὶ τὴν ἕδραν τε καὶ κύστιν, ὡς χωρὶς
προαιρέσεως ἐκρεῖν αὐτοῦ τό τ᾽ ἀποπάτημα καὶ τὸ οὖρον,
ἐθεραπεύθη ταχέως ὑπὸ τῶν θερμαινόντων φαρμάκων ἐπιτε-
θέντων τοῖς πεπονθόσι μυσίν· ἕτερος δὲ ἄνευ φανερᾶς αἰτίας
τοῖς αὐτοῖς περιπεσὼν συμπτώμασιν ἐν πολλῷ χρόνῳ διὰ
πολλῶν βοηθημάτων μόγις ὑγιάσθη, τῶν καθ᾽ ἱερὸν ὀστοῦν
αὐτῷ παθόντων νεύρων. ὅπερ οὖν ἔφην εὐθέως ἐν ἀρχῇ,
τοῦτο καὶ νῦν εἰπὼν ἐφ᾽ ἕτερόν τι μεταβήσομαι· γινώσκων
τις ἐξ ἀνατομῆς ἕκαστον τῶν ἀπὸ τοῦ νωτιαίου νεύρων, εἰς
ὅ τι παραγίνεται μόριον, ἀκριβῶς διαγνώσεται τοὺς πεπον-
θότας τόπους. ἔργῳ δ᾽ ὑμεῖς τὴν βάσανον τούτων ἐπὶ τῶν
ἔργων τῆς τέχνης εἰλήφατε, πολλάκις ἑωρακότες ὠφέλειαν
ἐναργῆ γιγνομένην τοῖς κάμνουσιν ἐκ τῆς τοιαύτης διαγνώσεως.

---

fam efficientem, aut nervum ipfius affectum effe putandum
eft Si vero plures actiones laefae fint, fi uno in loco, ac-
cidit interdum omnes ipfos musculos a communi aliqua cau-
fa laedi; fieri etiam poteft, ut nervus aliquis musculis illis
communis afficiatur. Enimvero quidam quum in fluvio pis-
ces venans adeo circa fedem et veficam perfrigeratus fuiffet,
ut ipfi invito efflueret et alvi excrementum et urina, per ca-
lefacientia remedia affectis musculis admota celeriter fanus
evafit. Alius autem eisdem moleftatus fymptomatis fine ma-
nifefta caufa, laefis circa os facrum nervis, multo tempore
per multa praefidia vix fanatus eft. Igitur quod protinus ab
initio dicebam, illius nunc quoque mentione facta ad alia di-
vertam; fi quis ex anatome, ad quam partem descendant
finguli nervi a fpinali medulla prodeuntes, cognoverit, affe-
ctas fedes quam facillime inveniet. Ex artis autem operi-
bus vos horum examen reipfa deprehendiftis; namque fae-
penumero vidiftis ex hujusmodi dignotione manifefte juvari

οὐ μόνον γὰρ σκέλη καὶ χεῖρας εἰκῆ καὶ μάτην οἱ πολλοὶ τῶν
ἰατρῶν ἀνατρίβουσι φαρμάκοις θερμαίνουσι δι᾽ ὅλης ἡμέρας
τε καὶ νυκτὸς, ἀμελήσαντες τοῦ τόπου, καθ᾽ ὃν ὁ νωτιαῖος
ἤ τι τῶν ἀπ᾽ αὐτοῦ βλάπτεται νεύρων, ἀλλὰ καὶ τὴν κεφα-
λὴν οὐ πρὸ πολλοῦ τινος ἥλκωσαν, ἐπιτιθέντες φάρμακα τῶν
πάνυ θερμαινόντων, ἡγούμενοι δι᾽ αὐτῶν ἀνακαλέσασθαι τὴν
αἴσθησιν αὐτῆς ἰσχυρῶς βεβλαμμένην· ὅν τινα καὶ αὐτὸν
ἡμεῖς ἰασάμεθα, τὸν πεπονθότα τόπον εὑρόντες ἔκ τε τῶν
ἄλλων συμπτωμάτων καὶ τῶν προκαταρκτικῶν αἰτίων, ἕκα-
στον ἀνερωτήσαντες, ὧν ἓν ἦν καὶ τόδε· πάμπολυν ὑετὸν
ἔφη σὺν ἀνέμῳ σφοδροτάτῳ γενόμενον, ὁδοιποροῦντος πότ᾽
αὐτοῦ, διαβρέξαι τὴν ἐφεστρίδα κατὰ τὸν τράχηλον, ὡς αἰ-
σθέσθαι σαφῶς ψύξεως ἐν αὐτῷ γενομένης ἰσχυρᾶς. ἐπιστά-
μενος οὖν τις ἐκ τῶν πρώτων τοῦ νωτιαίου σπονδύλων ἐπὶ
τὴν κεφαλὴν ἀναφερόμενα νεῦρα τέτταρα, δι᾽ ὧν τὴν αἴσθη-
σιν ἔχει τὸ περὶ αὐτὴν δέρμα, ῥᾳδίως ἂν ἔγνω τὸν πεπονθότα
τόπον, οὗ θεραπευθέντος τὸ τῆς κεφαλῆς συνεθεραπεύθη
δέρμα, μηδὲν αὐτὸ κατὰ πρωτοπάθειαν πεπονθός. ἀλλ᾽ οὔτε

laborantes. Nam non folum crura et manus temere ac fru-
ftra multi medici tota die nocteque calefacientibus medica-
mentis perfricant, negligentes locum ubi vel fpinalis me-
dulla, vel nervus aliquis ex ipfa emergens laeditur; verum
etiam caput cujusdam non ita pridem impofitis medica-
mentis vehementer calefacientibus ulceraverunt, putantes
fenfum ipfius graviter laefum hoc pacto fe revocaturos.
Atque nos hunc ipfum fanavimus, inventa fede affecta, tum
ex reliquis fymptomatis tum ex evidentibus caufis, fuper
quibus fingulis interrogavimus, quarum una hujusmodi erat,
quum fub multa pluvia ac vento impetuofo ambulaffet, pal-
lium circa cervicem madefactum ajebat adeo, ut vehementi
fe frigore in ea parte affectum fentiret. Itaque qui fciviffet
ex primis fpinae vertebris quatuor nervos ad caput ascende-
re, a quibus pellis ipfum ambiens fenfum accipit, facile fe-
dem affectam inveniffet, qua fanata, capitis quoque pellis
pariter fanata effet, nulla primaria affectione laborans; me-

ταῦτα τὰ νεῦρα γιγνώσκοντες οὔτε τὰ καθ᾽ ἕκαστον μέρος
ὅλου τοῦ δέρματος οἱ ἰατροὶ, παρὸν αὐτοῖς ἐλαχίστῳ μορίῳ
τῷ κατὰ τὴν ἀρχὴν τοῦ νεύρου προσφέρειν τὰ βοηθήματα,
τοῖς οὐδὲν πεπονθόσιν ἐνοχλοῦσιν. ἐγὼ δὲ ὑμῖν ἔδειξα πολ-
λάκις ἔνια μὲν ἐν αὐτῷ τῷ νωτιαίῳ τὴν οἷον ῥίζαν ἔχοντα,
τινὰ δ᾽ οἷον ἐκ κλάδων μεγάλων ἀποσχιζόμενα, πεφυκότων
ἐκ τοῦ νωτιαίου, καὶ πάλιν αὐτὰ ταῦτα, σχιζόμενά τε καὶ
διανεμόμενα, τὰ μὲν εἰς πολὺ πάνυ μέρος τοῦ δέρματος,
ἔνια δὲ εἰς ἔλαττον· ὥστέ με θαυμάσαι τῶν ἀνατομικῶν
[466] ἀνδρῶν ἀγνοησάντων αὐτὰ καὶ ζητούντων ἐν ταῖς
παραλύσεσι τὴν αἰτίαν, δι᾽ ἣν οὐκ ἀεὶ κίνησίς τε καὶ αἴσθη-
σις ἀπόλλυται τῶν παραλελυμένων μορίων, ἀλλ᾽ ἐνίοτε μὲν ἡ
κίνησις, ἐνίοτε δὲ ἡ αἴσθησις, ἐνίοτε δὲ ἥ τε κίνησις καὶ ἡ αἴ-
σθησις. οἴονται γὰρ τῶν εἰς τοὺς μῦς διανεμομένων νεύρων
τὰ λείψανα διεκπίπτειν ἐπὶ τὸ δέρμα, καὶ διὰ τοῦτο ἐπειδὰν
πάθῃ τὸ κατασχιζόμενον εἰς τὸν μῦν νεῦρον, ἐπὶ μὲν ταῖς
μεγάλαις αὐτοῦ διαθέσεσιν ἀμφότερα βλάπτεσθαι, τήν τε
αἴσθησιν ἅμα καὶ τὴν κίνησιν· ἐπὶ δὲ ταῖς ἐλάττοσιν διασώ-
ζεσθαι μὲν ἔτι τὴν αἴσθησιν, ὡς ἂν οὐκ ἰσχυρᾶς δεομένην δυ-

dici vero neque hujusmodi nervos neque eos qui per fingu-
las cutis partes disperfi funt cognoscentes, quum in promp-
tu eis effet minimae particulae juxta nervi initium adhibere
remedia, partes illaefas moleftant. Ego vero faepenumero
vos monui, alios quidem in ipfa fpinali medulla veluti ra-
dicem habere, alios vero velut ex magnis ramis e fpina-
li medulla exortis procedere; qui rurfus divifi diftri-
buuntur, alii per valde multas cutis partes, alii per pau-
ciores, ut mirer anatomicos viros illos non cognoviffe,
atque in nervorum refolutione quaerere, quam ob cau-
fam refolutarum partium non femper et motus et fenfus
pereat, fed aliquando motus, aliquando fenfus, aliquando et
fenfus et motus. Arbitrantur namque nervorum in muscu-
los diftributorum reliquias ad cutem tendere, ob idque, quum
nervus per musculum diftributus affectus eft, in magnis af-
fectibus ipfius utrumque, et fenfum et motum, fimul laedi;
in levibus adhuc fervari quidem fenfum, utpote qui non tan-

νάμεως, ἀπόλλυσθαι δὲ τὴν κίνησιν, οὐ δυναμένην γίνεσθαι
χωρὶς ῥώμης δυνάμεως. εἷς γάρ τις μῦς ἐνίοτε κινῶν ὅλον
τὸ σκέλος, ἢ καὶ τὴν χεῖρα, καὶ διὰ τοῦτο ῥώμης δεόμενος,
ἐπειδὰν πάθῃ μηκέτ' ἐνεργεῖν δυνάμενος, ἀκίνητον μὲν ἐργά-
ζεται τὸ κῶλον, ἡ δὲ αἰσθητικὴ δύναμις, διαγνωστικὴ τῶν
κατὰ τὸ μόριον οὖσα παθῶν, ἀβλαβὴς αὐτῷ διαμένει, μὴ
δεομένη μεγάλης ἰσχύος· τό τε γὰρ πάσχειν οὐδὲν ἧττον,
ἀλλὰ καὶ μᾶλλον ὑπάρχει τοῖς ἀσθενέσιν, ἥ τε διάγνωσις τοῦ
πάθους αὐτάρκως γίνεται καὶ δι' ἀῤῥώστου δυνάμεως. ἐπὶ
μὲν οὖν τῆς τοιαύτης παραλύσεως ὁ λόγος αὐτῶν πιθανός
ἐστιν· ἐφ' ἧς δ' ἡ μὲν αἴσθησις ἀπόλωλεν, ἡ δὲ κίνησις σώ-
ζεται, τινὲς μὲν οὕτω ματαίους εἰρήκασι λόγους, ὡς ἄμεινον
εἶναι σιωπᾶν αὐτούς· ἔνιοι δ' αἰσθανόμενοι τῆς τοῦ ζητήμα-
τος ἀπορίας, οὐκ ὤκνησαν εἰπεῖν οὐδέποτ' ὦφθαι τοιοῦτο
παραλύσεως εἶδος, ἐν ᾧ τῆς αἰσθήσεως ἀπολωλυίας ἡ κίνη-
σις σώζεται. τοῖς γὰρ ἀποστᾶσι μὲν τῶν ἔργων τῆς τέχνης,
ἀναγορεύσασι δὲ ἑαυτοὺς προστάτας αἱρέσεως, οὐδὲν ἀτόλ-
μητόν ἐστιν, ἀλλ' ἅπαν ἑτοίμως ψεύδονται, καὶ γράφου-

tum roboris defideret; motum vero, eo quod robuftis egeat
viribus, perire. Interdum enim unus musculus vel totum
crus vel manum movens, ac proinde viribus indigens, fi
afficiatur, munus fuum perficere nequit, membrumque ipfum
immobile relinquit; fentiendi vero facultas partium affectio-
nes discernens, illaefa tunc permanet, ut quae non validis
egeat viribus; quippe nihil minus, imo magis etiam, pati
poffunt partes debiles, dignotioque affectionis fufficienter fit
etiam per imbecillas vires. Igitur ratio ipforum in hujus-
modi quidem nervorum paralyfi probabilis eft; ubi vero de-
perdita fentiendi facultate, motus non perit, nonnulli qui-
dem adeo vanas adduxere rationes, ut fatius fuiffet eos con-
ticescere; nonnulli vero cognita quaeftionis difficultate, non
gravati funt dicere, hujuscemodi paralyfis fpeciem, qua fer-
vato motu fenfus perderetur, neminem unquam vidiffe.
Nam qui fibi fectae alicujus principatum ufurpant, ad artis
vero opera non accedunt, nihil non audent, fed quidvis
prompte mentiuntur, atque fcribunt nonnulla, perinde ac fi

σιν ἔνια μὲν ὡς πολλάκις ἑωρακότες, ὧν οὐδ᾽ ὄναρ οὐδὲν
εἶδόν ποτε, πολλὰ δ᾽ οὐδεπώποτ᾽ ὦφθαί φασι τῶν συνεχῶς
αὐτοῖς ὁρωμένων.

Κεφ. ή. Ἤδη μέν πως ὡμολόγηται τοῖς ἰατροῖς, ἐκ
μὲν τοῦ στομάχου καὶ τῆς γαστρὸς ἐμεῖσθαι τὸ αἷμα, μετὰ
δὲ βηχὸς ἐκ τῶν ἀναπνευστικῶν ἀνάγεσθαι μορίων· ἐκ δὲ τῶν
κατὰ φάρυγγα (290) καὶ γαργαρεῶνα χρεμπτομένοις, ὥσπερ
ἐκ τοῦ στόματος, ἁπλῶς ἀποπτύεσθαι· τεθεάμεθα δὲ πολ-
λάκις, ὅτ᾽ ἂν ἀθροώτερον ἐκ τῆς κεφαλῆς καταφέρηται, καὶ
μάλιστα τοῦ γαργαρεῶνος ἔνδον ὡς πρὸς τὴν φάρυγγα, μετὰ
βηχὸς αὐτὸ ἀναπτυόμενον· ἐμπίπτον γὰρ αὐτίκα τῷ λάρυγγι
βῆχα κινεῖ. προσέχειν οὖν δεῖ τούτῳ μάλιστα, μήποτε δόξω-
μεν ἐκ τῶν ἀναπνευστικῶν ὀργάνων ἀναφέρεσθαι τὸ αἷμα,
καθάπερ ἤδη τινὰς ἔγνων ἰατροὺς ὑπολαβόντας ψευδῶς, ἐξ
ὧν ἐσφάλησαν αὐτοὶ νομίσαντες οὐκ ὀρθῶς ἀποφήνασθαι
πολλοὺς τῶν ἀρίστων ἰατρῶν, χαλεπωτάτην εἶναι τὴν τοιαύ-
την αἱμοῤῥαγίαν, ὡς ἂν τοῦ πνεύμονος ἰσχυρῶς πεπονθότος·
οὐδὲ γὰρ μικροῦ τινος ἀγγείου ῥῆξιν εἰκὸς γίνεσθαι κατ᾽ αὐτόν.

frequenter confpexerint, quae ne per fomnium quidem uu-
quam viderunt, plurima nunquam vifa effe ajunt, quae ab
ipfis quotidie confpiciuntur.

Cap. VIII. Jam convenit quidem inter medicos fan-
guinem e gula ventriculoque vomitione, ex fpiritalibus par-
tibus tuffi, ex faucibus et gurgulione fcreatu, ut ex ore
fimplici expuitione expelli; nos vero eum a capite per gur-
gulionis praecipue partes internas ad fauces affatim defcen-
dentem, tuffiendo educi faepenumero confpeximus; nam
fubito gutturi irruens tuffim movet. Quare diligenter ad-
vertere animum oportet, ne aliquando hujusmodi fanguinem
ex fpiritalibus organis afcendere putemus, quemadmodum
fane quosdam novi medicos falfo opinatos, ex quibus ipfi
decepti funt credentes non recte multos praeftantiffimos
medicos afferuiffe, hujusmodi fanguinis eruptionem effe
periculofiffimam, tanquam pulmone vehementer affecto;
neque enim par effe, exiguam in ipfo venam diruptam.

ἐγχωρεῖ δὲ καὶ κατὰ διάβρωσιν, ἢ ἀνάβρωσιν, ἢ ὅπως ἄν τις
ὀνομάζειν ἐθέλῃ, γίνεσθαι πολλάκις αἵματος ἀναφορὰς ἀθρόας
μετὰ βηχός. ὅτ᾽ ἂν γὰρ ἐν τοῖς ἔμπροσθεν χρόνοις ἐκ διαλειμ-
μάτων ὀλίγον ἑκάστοτε μετὰ βηχὸς ἀνεπτυκώς τις αἷμα φαί-
νηται, μετὰ ταῦτα δὲ ὕστερον αὐτῷ μήτε καταπτώσεως ἐξ
ὑψηλοῦ συμπεσούσης μήτ᾽ ἐν ἀγῶσιν ἢ παλαίστραις σφο-
[467] δρᾶς πτώσεως, ἀλλὰ μηδ᾽ ἐπιπεσόντος τινὸς τῷ θώ-
ρακι βάρους, ἅμα βηχὶ πολλὴν αἱμορῥαγίαν γενέσθαι συμβῇ,
κατάλοιπον ἂν εἴη διὰ τὴν ἀνάβρωσιν ἀξιόλογον γενομένην
ἀναβηχθῆναι πλεῖον αἷμα. πολλοὶ δὲ τῶν οὕτως παθόντων
μόρια ἄττα τοῦ πνεύμονος ἅμα τῷ αἵματι συνανήνεγκαν· καὶ
διὰ τοῦτο προσήκει παρακολουθεῖν ἐπιμελῶς, εἰ ἀφρῶδές τι
συνανεπτύσθη· καὶ γὰρ καὶ τοῦτο βεβαιότατόν ἐστι γνώρισμα
τῆς ἐκ τοῦ πνεύμονος ἀναγωγῆς, ὥσπερ ὅταν ἤτοι βρογχίου
τι μέρος, ἢ ἀρτηρίας χιτῶνος, ἢ φλεβὸς, ἢ καὶ τῆς σαρκὸς
αὐτῆς τοῦ πνεύμονος ἀναφέρηται. τούτων δ᾽ οὐδὲν ἐπιφαί-
νεται τοῖς ἐκ τοῦ θώρακος ἀναβήττουσιν αἷμα, καθάπερ οὐδὲ
ὀδύνη τις τοῖς ἐκ τοῦ πνεύμονος, ὡς ἂν ἐλάχιστα δύο νεῦρα

Fieri quoque poteft, ut vel erofa, vel exefa, vel utcunque
nominare volueris, vena, fanguis affatim tuffiendo ejiciatur.
Quum enim retroactis temporibus quis ex intervallis quoti-
die paucum fanguinem tuffiendo expuiffe cernitur, fuperve-
nitque ei poftea multi fanguinis inter tuffiendum eruptio,
neque ab alto delapfo, neque in certamine, neque palaeftra
graviter vulnerato, neque etiam fub ullo gravi pondere op-
preffo thorace, reliquum eft, ob infignem erofionem pluri-
mum fanguinem tuffiendo fuiffe rejectum. Atque non pauci
fic affecti pulmonis quasdam particulas fimul cum fanguine
ejecerunt. Quocirca diligenter confiderare oportet, an fpu-
mofum quippiam fimul educatur; id enim efficaciffimum eft
indicium eductionis e pulmone; quemadmodum ubi aut
bronchii pars quaedam, aut arteriae, aut venae tunicae, aut
etiam pulmonis ipfius carnis ejicitur. Nihil autem horum
accidit iis, qui ex thorace fanguinem extuffiunt, ut nec dolor
aliquis iis, qui a pulmone, utpote qui duos nervos perquam

παρὰ τῆς ἕκτης συζυγίας τῶν ἀπ' ἐγκεφάλου λαμβάνοντος,
τῷ μὲν ἔξωθεν αὐτὸν ὑμένι περιέχοντι διανεμόμενα, τῷ βάθει
δὲ οὐκ ἐπεκτεινόμενα τοῦ σπλάγχνου· τῷ θώρακι δ', ὡς ἴστε,
πολλὰ μὲν ἐκ τῶν ἔνδον μερῶν ἐστι νεῦρα, πολλὰ δὲ ἔξωθεν,
ἐξ ὧν αἰσθάνεται τάχιστα τῶν ὀδυνηρῶν διαθέσεων. ἀλλὰ
καὶ διότι μυώδης μὲν ὁ θώραξ ἐστὶ καὶ ὀστώδης, ὁ πνεύμων
δ' ἄθλιπτός τε καὶ χαῦνος, ἐπιτείνεται μὲν ἡ τοῦ θώρακος,
ἀνίεται δ' ἡ τοῦ πνεύμονος ὀδύνη. ὅτ' ἂν οὖν ἀλγήσειέ τις
ἐν ὁτιοῦν μέρος ἐκ τοῦ θώρακος, ἀναβήττῃ τε μὴ πολὺ, μηδ'
ἐρυθρὸν, ἀλλ' ἤδη μελαινόμενόν τε καὶ θρομβούμενον αἷμα,
τούτῳ πρωτοπαθεῖ μὲν ὁ θώραξ, ἀνάγεται δὲ διὰ τοῦ πνεύ-
μονος οὕτως τὸ αἷμα, καθάπερ καὶ τὸ πῦον ἐν τοῖς ἐμπυϊ-
κοῖς πάθεσιν, ἐφ' ὧν μεταξὺ θώρακός τε καὶ πνεύμονος αἰ-
σθητῶς περιέχεται. οὕτως δὲ καὶ τὸ κεχρωσμένον ὁπωσοῦν πτύε-
λον ἐν πλευρίτισιν ἐπιφαίνεται, καὶ κατὰ τὸ μετὰ τοῦτο ὑπόμνη-
μα τὸ πέμπτον εἰρήσεται. νυνὶ δὲ περὶ τῶν ἐπιγιγνομένων ἑλ-
κώσεων ταῖς τοῦ αἵματος ἀναφοραῖς ἀκόλουθον εἰπεῖν. ἐν μὲν
γὰρ τῷ πνεύμονι καὶ μᾶλλον γίγνεται, καὶ τισὶ μὲν ἀθεράπευτα

tenues a fexta nervorum a cerebro ortorum conjugatione
recipit, per membranam extrinfecus ipfum continentem di-
fperfos, fed per visceris profunditatem non extenfos; verum
thoraci, ut fcitis, multi ab internis, multi etiam ab externis
partibus funt nervi, quibus facile dolores percipi poffunt.
Praeterea quia thorax musculis offibusque abundat, pulmo
vero laxus eft, atque a compreffione, aut contufione tutus,
thoracis dolores intenfiores funt, pulmonis remiffiores.
Quum igitur dolente thoracis parte quapiam, fanguinem quis
tuffiendo rejecerit, neque multum, neque rubrum, fed jam
nigricantem, grumofumque, huic thorax primaria affectione
infeftatur, at fanguis per pulmonem ita educitur, ut in fup-
puratis affectibus pus, quod inter thoracem et pulmonem
fenfus judicio contineri percipitur. Sic et pleuriticis fpu-
tum quovis modo coloratum apparet, idque fequenti quinto
libro dicetur. Nunc vero de ulceribus fanguinis rejectioni
fupervenientibus deinceps dicendum eft. Nam in pulmone
creberrime fiunt, ac curationem, ut quibusdam videtur, ne-

παντάπασιν ἔδοξεν, ἐνίοις δὲ δυσθεράπευτα· κατὰ δὲ τὸν θώ-
ρακα καὶ κολλᾶται τὰ πλεῖστα τῶν ῥαγέντων ἀγγείων, ἐφ᾽ οἷς
ἔπτυσεν αἷμα, καὶ εἰ παραμείνειεν μέχρι πλείονος ἡ ἕλκωσις, ἀλλ᾽
οὔτι γε τελέως ἀνίατος γίνεται· τὰ δὲ ἐν τῷ πνεύμονι χρονίσαν-
τα, κἂν θεραπευθῇ ποτε, καταλείπει τι λείψανον ἐν αὐτῷ τυ-
λῶδές τε καὶ συριγγῶδες, ὃ τοῦ χρόνου προϊόντος ἀναδέρεται
ῥᾳδίως ἐπὶ βραχείαις προφάσεσιν, συναναφέρεται δὲ τοῖς πτυο-
μένοις ἐντεῦθεν ἐνίοτε καὶ ἡ καλουμένη πρὸς τῶν ἰατρῶν ἐφελ-
κὶς, καί τις αἵματος βραχὺς σταλαγμός. ἔστι δὲ ταῦτα κοινὰ
καὶ τῶν ἐν ἑτέρῳ τόπῳ γενομένων ἑλκῶν, ἀλλὰ τὰ μὲν ἐκ στο-
μάχου καὶ γαστρὸς ἐμεῖται, τὰ δ᾽ ἐκ νεφρῶν καὶ κύστεως οὐ-
ρεῖται, τὰ δ᾽ ἐκ τῶν ἐντέρων διαχωρεῖται, τοῖς δ᾽ ἐκ τῶν
ἀναπνευστικῶν ὀργάνων ἀδύνατόν ἐστι χωρὶς βηχὸς ἀναπτυ-
σθῆναι. ἐὰν δέ τις ἀναχρέμπτηταί τε καὶ ἀπομύττηται ποθ᾽
αἷμα πλέοσιν ἐφεξῆς ἡμέραις, μήτε κεφαλῆς ὀδύνης ἢ βάρους,
ἤτοι συμπαρόντος, ἢ προηγησαμένου, μήτε πληγῆς αὐτόθι
γεγενημένης, ἐπισκέψασθαι χρὴ τούτου τόν τε τῆς ῥινὸς πόρον
ἀκριβῶς ὅλον, ἐκεῖνόν τε τοῦ στόματος τὸν τόπον, ἔνθα

quaquam admittunt, ut alii putant, difficulter admodum fa-
nantur; at in thorace dirupta vafa, a quibus fanguis expui-
tur, magna ex parte conglutinantur, nunquam enim hujus-
cemodi ulcera, vel diuturna, curationi omnino refiftunt;
quae vero in pulmone longo jam tempore permanferunt,
quamvis aliquando curentur, relinquunt tamen in ipfo cal-
lofum quid et fiftulofum, quod tractu temporis levi occafio-
ne excorietur, atque cum iis quae inde expuuntur interdum
fimul educitur ramentum a medicis vocatum, ac cruoris exi-
gua quaedam guttula. Atque haec etiam ulceribus alio in
loco genitis communia funt; verum ex gula ventriculoque,
vomitu; ex renibus et vefica, cum urina; ex inteftinis vero,
dejectione excernuntur; fed ex fpiritalibus inftrumentis fine
tuffi expui non poffunt. Quod fi pluribus deinceps diebus
aliquis cruorem et fcreaverit et emunxerit, citra capitis vel
dolorem vel gravitatem, five praefentem five praeteritam,
citraque ictum illic inflictum, hujus et totum narium mea-
tum, atque eam oris partem, qua ad nares foramen tendit,

BIBΛION Δ. 265

Ed. Chart. VII. [467. 468.]   Ed. Baf. III. (290.)

συντέτρηται πρὸς τὴν ῥῖνα· γίνεται γάρ ποτε τοιοῦτο σύμ-
πτωμα, βδέλλης ἐν τῷ χωρίῳ τούτῳ προσπεφυκυίας, ἥτις
αὐξάνεται καὶ καθ᾽ ἑκάστην ἡμέραν, ὥστ᾽ εἰ καὶ ταῖς πρώταις
ἡμέραις ἐλάνθανε διὰ σμικρότητα, μετὰ τρεῖς γε ἢ τέτταρας
ἑτοίμως ὁρᾶσθαι· κατὰ δὲ τὸν αὐτὸν λόγον ἐκ τῆς γαστρὸς
ἐμεῖταί ποθ᾽ αἷμα, βδέλλης καταποθείσης. ἔστι γε μὴν τὸ
τοιοῦτον αἷμα λε[468]πτὸν καὶ ἰχωρῶδες, ἐάν τ᾽ ἐκ γαστρὸς,
ἐάν τ᾽ ἐκ ῥινὸς, ἐάν τ᾽ ἐκ τοῦ στόματος φαίνηται φερόμενον,
ὥστέ τινα θεασάμενον αὐτὸ, καὶ προσέτι τὴν ἕξιν τοῦ ἀν-
θρώπου κατασκεψάμενον, ἐρωτήσαντά τε περὶ τῶν προηγησα-
μένων, ἐξ ἁπάντων αὐτῶν στοχάσασθαι τῆς τοῦ πράγματος
ἀληθείας. ὑγιαίνοντος γοῦν ποτε ἀμέμπτως ἀνθρώπου, τοι-
οῦτον αἷμα θεασάμενος ἐμούμενον, ἠξίωσα διηγήσασθαί μοι
τὴν δίαιταν ἣν διῄτητο ταῖς ἔμπροσθεν ἡμέραις. σὺν τοῖς ἄλ-
λοις οὖν οἷς διηγεῖτο, καὶ τοῦτό κατέλεξεν, ὡς ἔκ τινος κρή-
νης οὐ πάνυ τι καθαρὸν ὕδωρ ἐχούσης ἔπιεν ὕδωρ διψήσας
νύκτωρ, οἰκέτου τινὸς αὐτῷ κομίσαντος. ὡς δ᾽ ἤκουσα τοῦ-
το, προσανηρόμην αὐτὸν, εἰ καὶ βδέλλαι ποτ᾽ ὤφθησαν ἐν

accurate confiderare oportet; nam fit aliquando hujnsmodi
fymptoma, hirudine huic loco adhaerente, quae quidem in
dies augetur, ut quamvis primis diebus ob exiguitatem fen-
fum effugiat, tertio tamen quartove die facile cernatur.
Eadem ratione ex ventriculo quoque cruor epota fanguifuga
nonnunquam evomitur. Sed eft hujusmodi cruor tenuis,
fanieique fpeciem refert, five e ventriculo, five ex naribus,
five ex ore ferri videatur, ut cum tale confpexeris, ac prae-
terea hominis confideraveris habitum, fuperque praeteritis
eum interrogaveris, ex omnibus rei ipfius veritatem facile
conjicias. Equidem quum viderem hominem integra vale-
tudine hujusmodi cruorem evomentem, interrogavi, qua vi-
ctus ratione antea fuiffet ufus; ille vero inter alia quae nar-
ravit, hoc quoque addidit, fe quum nocte quadam fitiret,
ex fonte quodam non admodum mundam aquam continente,
aquam bibiffe a fervo fibi quodam allatam. Quibus auditis,
fcifcitatus fum, apparuiffentne aliquando fanguifugae in iplo

Ed. Chart. VII. [468.]　　　　　　Ed. Baf. III. (290.)

τῷ κατὰ τὴν κρήνην ὕδατι· καὶ φάντος ἑωρακέναι, δοὺς ἐπι-
τήδειον φάρμακον, ἐμεθῆναι τὴν βδέλλαν ἐποίησα. ἑτέρου
δ᾽ ἀπομυττομένου καὶ πτύοντος αἷμα τοιοῦτο, πυθόμενος
ἐν τῇ διηγήσει διατρῖψαι τὸν ἄνθρωπον ἐν λίμνῃ τινὶ κατ᾽
ἀγρὸν ὥρᾳ θέρους, μετά τινων ἑτέρων παίζοντα γυμναστικὰς
παιδιὰς, ὁποίας εἰώθασιν οἱ νέοι παίζειν ἐν ὕδατι, καὶ γι-
νώσκων ἐν ἐκείνῳ τῷ ὕδατι βδέλλας γενομένας, ἐξαγαγὼν εἰς
αὐγὴν τὸν πάσχοντα, καὶ στρέψας τὸν πόρον τῆς ῥινὸς εὐθὺ
τῶν ἡλιακῶν ἀκτίνων, ἐθεασάμην κατ᾽ ἐκεῖνον τὸν τόπον, ἐν
ᾧ συντέτρηται πρὸς τὴν ἐν τῷ στόματι χώραν ἡ ῥὶς, οὖσαν
βδέλλης οὐρὰν, ἐγκατακεκρυμμένην τῷ πόρῳ. βέλτιον οὖν
ἔδοξέ μοι καὶ ταῦθ᾽ ὑμῖν ἱστορῆσαι.

Κεφ. θ'. Ὅτι μὲν γὰρ ἐν τοῖς τοιούτοις λόγοις ἀκου-
στέον ἐστὶ τὴν βλάβην, εἰ καὶ μὴ παντελῶς ἀπολωλὸς εἴη τὸ
κατὰ φύσιν ἔργον ἅπαν τοῦ μορίου, πολλάκις εἴρηταί μοι,
χεῖρον δ᾽ οὐδὲν ἀναμνησθῆναι καὶ νῦν. ὅτι δ᾽ οὐ ταὐτόν
ἐστι φωνὴ καὶ διάλεκτος, ἀλλ᾽ ἡ μὲν φωνὴ τῶν φωνητικῶν
ὀργάνων ἔργον, ἡ διάλεκτος δὲ τῶν διαλεκτικῶν, ὧν τὸ μὲν

fonte; qui quum fe vidiffe fateretur, dato idoneo medica-
mento, hirudinem vomitione eduxi. At quum alius quis-
piam hujusmodi cruorem emungeret et expueret, ac ipfo
narrante audirem eum rure, aeftatis tempore, in ftagno quo-
dam cum caeteris juvenibus juvenili ludo, qualem adolef-
centes in aqua ludere folent, exercitatum, fciremque in eo
ftagno fanguifugas effe, duxi laborantem ad fplendorem;
converfoque directe ad folis radios narium foramine, in eo
loco, ubi nafus ad oris regionem perforatur, hirudinis in
meatu latentis caudam confpexi. Has igitur hiftorias vobis
narrare operae pretium duxi.

Cap. IX. Enimvero quod his in fermonibus laefio-
nem intelligere oporteat, etiamfi non penitus tota partis actio
fecundum naturam deperdatur, faepenumero jam diximus,
nec ab re fuerit, in praefentia monuiffe. Praeterea, quam-
vis non ignoretis, monitos vos velim, non eandem effe rem
vocem et locutionem, fed vocem vocalium inftrumentorum
opus effe, locutionem vero loquentium, quorum lingua eft

κυριώτατόν ἐστιν ἡ γλῶττα, συντελεῖ δ᾽ οὐ σμικρὸν ἥ τε ῥὶς
καὶ τὰ χείλη καὶ οἱ ὀδόντες, ἐπισταμένους ὑμᾶς ἀναμιμνήσκω·
καθάπέρ γε καὶ περὶ τῶν φωνητικῶν ὀργάνων, ὅτι λάρυγξ
ἐστὶ καὶ οἱ κινοῦντες αὐτὸν μύες, ὅσα τε τούτοις νεῦρα τὴν
ἐξ ἐγκεφάλου παρακομίζει δύναμιν. ἐὰν μὲν οὖν οἱ κλείοντες
ἢ οἱ ἀνοίγοντες τὸν λάρυγγα μύες ἀκίνητοι γενηθῶσιν, ἀφω-
νία παντελὴς καταλήψεται τὸν οὕτω παθόντα· καθάπέρ γε
κἂν δυσκίνητοί πως, ἤ τινα παλμώδη κίνησιν ἢ τρομώδη λά-
βωσι, κατὰ τὸ τοῦ πάθους εἶδος ἡ φωνὴ βλαβήσεται· παρα-
ραπλησίως δὲ κἂν σπασμωδῶς ἢ κλονωδῶς κινῶνται· καὶ
μέντοι κἂν (291) ἀῤῥωστήσῃ ποθ᾽ ἡ δύναμις αὐτῶν, ἤτοι δι᾽
οἰκεῖόν τι πάθος, ἢ διά τι τῶν κινούντων αὐτοὺς νεύρων,
ἀμυδρὰν καὶ μικρὰν ἐργάσεται τὴν φωνήν. ἐὰν δ᾽ ἄλλός τις
τῶν κινούντων τὸν λάρυγγα μυῶν ὁτιοῦν πάθῃ, βλαβήσε-
ται μέν πως ἡ φωνὴ βλάβην μικρὰν, οὔτε δὲ ἄφωνος ὁ οὕτως
παθὼν ἔσται παντάπασιν, οὔτε σμικρόφωνος ἱκανῶς. ὥσπερ
δ᾽ οἱ κυριώτατοι μύες τῶν τὸν λάρυγγα κινούντων εἰσὶν οἵ τ᾽
ἀνοιγνύντες αὐτὸν καὶ οἱ κλείοντες, οὕτω καὶ τῶν φωνητικῶν
νεύρων τὰ παλινδρομοῦντα, μόρια μὲν ὄντα καὶ αὐτὰ τῆς

maxime princeps, non parum autem conferunt et nares et
labra et dentes : fic etiam vocis inftrumenta effe guttur et
musculos ipfum moventes, atque nervos qui a cerebro ipfis
facultatem deferunt. Igitur fi vel claudentes vel aperien-
tes guttur musculi immobiles reddantur, qui fic afficitur, mu-
tus evadet omnino; ubi vero vel difficulter moventur, vel
palpitant, aut tremunt, pro affectionis modo vox laedetur;
fimiliter, fi convellendo, vel concutiendo moveantur. At
vero fi imbecillae fuerint ipfis vires, five ob fuam ipforum,
five ob nervorum ipfos moventium affectionem, obfcuram et
parvam efficient vocem. Quod fi alius quispiam ex moven-
tibus guttur musculis, quoquo modo afficiatur, laedetur qui-
dem vox, fed parva laefione, atque fic affectus neque mutus
omnino erit, neque admodum exiguam habebit vocem. Ut
autem ex musculis guttur moventibus praecipui funt ii qui
ipfum aperiunt et claudunt, ita ex vocalibus nervis ii quos
recurrentes vocamus; qui et ipfi portiones quidem funt fex-

ἕκτης συζυγίας τῶν ἐξ ἐγκεφάλου πεφυκότων νεύρων, ὥσπερ
καὶ τἄλλα τὰ εἰς αὐτὸν ἐμφυόμενα, διαφέροντα δ᾽ αὐτῶν
τοσοῦτον, ὡς μὴ κατὰ τὸν τράχηλον ἀποσχίζεσθαι τῶν ἐκ
τῆς ἕκτης συζυγίας, ἀλλ᾽ ὅταν εἰς τὴν τοῦ θώρακος ἀφικνῆ-
ται χώραν.   [469] αὐτὴν μὲν οὖν τὴν ἕκτην συζυγίαν ὅλην
οὐδεὶς οὕτως ἀφυής ἐστι χειρουργὸς ὡς ἄκων τέμνειν, τὰ πα-
λινδρομοῦντα δ᾽ ἐνίοτε διασπῶσιν ὑπ᾽ ἀγνοίας· ἔστι δ᾽ ὅτε
καὶ τέμνεται μετὰ τῆς τραχείας ἀρτηρίας ἢ τὸ ἕτερον αὐτῶν,
ἢ ἀμφότερον, κατὰ τὰς μεγάλας τρώσεις αὐτῆς· καὶ ψυχθέν-
τα δ᾽ ἐν χειρουργίαις ἐμποδίζει τῷ φωνήματι, μέχρις ἂν ἐκ-
θερμανθέντα τὴν φυσικὴν εὐκρασίαν ἀνακτήσηται.   βλάπτε-
σθαι δ᾽ ἔτι συμβαίνει τὴν φωνὴν εἰς ὀξύτητά τε καὶ μέγεθος
οὐκ ἀφανῶς, κἀπειδὰν οἱ τῆς φάρυγγος μύες ἀδυνατῶσι συν-
τείνειν αὐτήν· καὶ μέντοι καὶ διάβροχος ὑγρότητι πολλῇ γε-
νόμενος ὁ κοινὸς χιτὼν τῆς φάρυγγος καὶ τοῦ λάρυγγος,
ἰσχυρῶς βλάπτει τὴν φωνήν.   ὅτι δὲ καὶ οἱ κατάῤῥοι κατὰ
τὸν αὐτὸν λόγον βραγχώδη τὴν φωνὴν ἐργάζονται, τῶν πᾶσι
γινωσκομένων ἐστί· καθάπέρ γε καὶ τὸ πολλὰ βοῆσαι· καὶ

tae conjugationis nervorum qui a cerebro oriuntur, quemad-
modum et alii qui in ipfum inferuntur; differunt tamen ab
illis eo quod non in cervice a nervis fextae conjugationis,
fed quum ad thoracis regionem pervenerint, propagentur.
Nullus itaque tam ineptus chirurgus eft, qui ipfam fextam
conjugationem totam fecet invitus; at recurrentes nervi ob
imperitiam nonnunquam divelluntur.   Accidit vero inter-
dum in magnis afperae arteriae vulneribus, ut una cum ipfa
vel alter vel uterque incidatur; per chirurgiam quoque per-
frigerati vocem impediunt, donec calefacti naturalem tempe-
riem recuperaverint.   Quinetiam laedi vocem contingit in
exilitate et magnitudine non leviter, quum fauces a fuis
musculis nequeunt intendi.   Item vehementer laeditur vox,
ubi membrana, quae faucibus et gutturi communis eft, mul-
ta humiditate rigatur.   Quod etiam deftillationes eadem ra-
tione vocem raucam efficere poffint, nemo non intelligit.
Vehemens quoque exclamatio fimiliter vocem afficit, utpote

BIBΛION Δ. 269

Ed. Chart. VII. [469.]   Ed. Baf. III. (291.)

γὰρ καὶ τοῦτο φλεγμονῇ τι παραπλήσιον ἐργάζεται πάθημα
κατά τε τὸν εἰρημένον χιτῶνα καὶ τοὺς μῦς τοῦ λάρυγγος,
(εὔδηλον δ᾽ ὅτι καὶ τῶν ἔνδον τοῦ λάρυγγος μυῶν φλεγμαινόν-
των, ἡ κυνάγχη τὸ πάθημα γίνεται, τήν τε φωνὴν ἅμα καὶ
τὴν ἀναπνοὴν βλάπτουσα) καὶ ὅλως ἅπαντες οἱ παρὰ φύσιν
ὄγκοι κατά τε τὰς ὁδοὺς τοῦ πνεύματος γενόμενοι καὶ θλίβον-
τες ἔξωθεν αὐτάς. οὕτω γοῦν καὶ ὁ στόμαχος φλεγμήνας,
εἶτα θλίβων τὸν χιτῶνα τῆς τραχείας ἀρτηρίας, ᾧ συνάπτε-
ται τὰ σιγμοειδῆ πέρατα τῶν κατ᾽ αὐτὴν χόνδρων, εἰς ἀνα-
πνοήν τε καὶ φωνὴν βλάπτει· καὶ ἡ τῶν κατ᾽ αὐχένα σπον-
δύλων εἰς τὸ πρόσω μετακίνησις, ὑπὲρ ὧν ἔμπροσθεν εἴρηται.
ταῦτα μὲν ἅπαντα τὰ πάθη γίνεται τῇ φωνῇ, τῶν ἰδίων αὐ-
τῆς ὀργάνων οἰκείαν τινὰ βλάβην ἐχόντων, εἴτε κατὰ πρωτο-
πάθειαν, εἴτε κατὰ συμπάθειαν, οὐδὲν γὰρ διαφέρει πρὸς
τὸν ἐνεστῶτα λόγον· ἕτερα δὲ πάσχει, τῷ τῆς οἰκείας ὕλης
στερίσκεσθαι· δέδεικται δ᾽ ἐν τοῖς περὶ φωνῆς οἰκεία τῆς
ἐνεργείας ταύτης ὕλη γενικῶς μὲν εἰπεῖν ἡ ἐκπνοὴ, κατ᾽

quae fimilem inflammationi circa jam dictam membranam at-
que gutturis musculos parit affectum, (At quum gutturis
interni musculi inflammantur, eum affectum anginam effe
conftat, quae fimul et vocem et refpirationem laedit) et om-
nes univerfe praeter naturam tumores, five in fpiritalibus
viis exoriantur, five extrinfecus ipfas comprimant. Sic ita-
que gula quoque inflammatione affecta, ut comprimat afpe-
rae arteriae tunicam, qua cartilaginum ipfius partes extre-
mae figmoides conjunguntur, et refpirationem et vocem lae-
dit; *laedit* quoque vertebrarum cervicis in anteriorem par-
tem luxatio; de quibus jam antea dictum eft. Igitur omnes
hujusmodi affectus voci adveniunt, propriis ipfius inftrumen-
tis familiari aliquo vitio, five primigenia affectione, five per
confenfum, laborantibus; nam id ad propofitum fermonem
nihil conducit. Sunt praeterea alii affectus, quum peculi-
ari fua materia privatur; atque in commentariis de voce
dictum jam eft, quod propria hujus actionis materia gene-
ratim quidem loquendo eft expiratio, fecundum fpeciem

εἶδος δὲ καὶ τὴν οἰκείαν διαφορὰν ἡ ἐκφύσησις, ἥτίς ἐστιν
ἀθρόα τοῦ πνεύματος ἔξω φορὰ κατὰ τὴν μεσοπλευρίαν μυῶν
ἐνέργειαν γιγνομένη. οὕτω δὲ καὶ αἱ μεγάλαι τοῦ θώρακος
τρώσεις, ἢ ὅλως αἱ παραλύσεις θατέρου μέρους αὐτοῦ, πρώ-
τως μὲν ἡμίπνουν, κατὰ συμβεβηκὸς δὲ καὶ ἡμίφωνον ἐργά-
ζεται τὸ ζῶον. ὅσα δ᾽ ἐν ἀποπληξίαις καὶ κάροις ἐπιλη-
ψίαις τε καὶ κατοχαῖς ἡ φωνὴ βλάπτεται, ταῦτα τῷ κοινῷ
λόγῳ γίνεται τῶν καθ᾽ ὁρμὴν ἐνεργειῶν, ἤτοι τῶν πρώτων
μερῶν τοῦ νωτιαίου παθόντων, ἢ καὶ σὺν αὐτοῖς τοῦ ἐγκε-
φάλου. συνημμένων δ᾽ ἀλλήλαις τῶν πέντε τούτων ἐνερ-
γειῶν, ἐκπνοῆς, ἐκφυσήσεως ἀψόφου, ψοφώδους ἐκφυσήσεως,
φωνῆς, διαλέκτου, τῇ πρώτῃ μὲν εἰρημένῃ συμβλάπτονται
πᾶσαι, τῇ δ᾽ ὑστάτῃ τῶν ἄλλων οὐδεμία· τῇ δευτέρᾳ δὲ αἱ
μετ᾽ αὐτὴν τρεῖς, τῇ τρίτῃ δ᾽ ἔσχατα δύο, τῇ τετάρτῃ δὲ ἡ
τελευταία μία μόνη. εἰ μὲν γὰρ οὐδ᾽ ὅλως ἐκπνεῖ τὸ ζῶον,
ἤτοι κατ᾽ ἄμφω τὰ μέρη τοῦ θώρακος, ἢ κατὰ θάτερον μό-
νον· εἰ μὲν κατ᾽ ἄμφω, πνιγήσεταὶ διὰ ταχέων· εἰ δὲ κατὰ

vero atque propriam differentiam, efflatio, quae quidem eft,
quum affatim fpiritus foras effertur per musculorum inter-
coftalium actionem. Sic autem et per vehementia thoracis
vulnera, atque omnino ipfius in altera parte refolutionem,
in primis femifpirans, per accidens vero femivocale animal
evadit. In apoplexia vero, fopore, morbo comitiali, cat-
oche, communi ratione earum actionum, quae ab impetu et
voluntatis imperic procedunt, vocem laedi contingit, five
fpinalis medullae partes primae, five fimul cum iis cerebrum
quoque afficiatur. His actionibus quinque inter fe confe-
quentia quadam convenientibus, expiratione, efflatione citra
ftrepitum, ftrepenti efflatione, voce, loquela; fi earum pri-
ma laedatur, reliquae omnes laeduntur; ultima vero laefa,
reliquae haudquaquam; at quum fecunda, tres reliquae;
quum tertia, duae ultimae; quum quarta vero, fola poftre-
ma laeditur. Etenim fi nihil omnino expiret animal, vel
ex utrisque thoracis partibus, vel ex altera duntaxat; fi
quidem ex utrisque, celerrime fuffocabitur; fi vero ex altera

BIBΔION Δ. 271

Ed. Chart. VII. [469. 470.]   Ed. Baf. III. (291.)

θάτερον, ἡμίπνουν καὶ ἡμίφωνον ἔσται μετὰ τοῦ καὶ τῶν
ἐφεξῆς ἐνεργειῶν αὐτῆς δυοῖν ἀπολωλέναι τὸ ἥμισυ μέρος, ὧν
τὴν μὲν ἑτέραν ἄψοφον ἐκφύσησιν ὀνομάζειν εἴωθα, τὴν δὲ
ἑτέ[470]ραν ψοφώδη. εἰ δ' ἡ μὲν ἐκπνοὴ σώζοιτο, διαφθα-
ρείη δὲ ἡ ἐκφύσησις, αἱ λοιπαὶ τρεῖς ἐνέργειαι διαφθείρονται,
ψοφώδης ἐκφύσησις καὶ φωνὴ καὶ διάλεκτος· ἀπολομένης δὲ
τῆς ψοφώδους ἐκφυσήσεως, καὶ φωνὴ καὶ διάλεκτος συνα-
πόλλυται· καθάπέρ γε καὶ φωνῆς ἀπολομένης ἡ διάλεκτος.
ἐπισταμένοις οὖν ἡμῖν τοὺς τῶν εἰρημένων ἐνεργειῶν δημιουρ-
γοὺς μῦς ὑπάρξει συλλογίζεσθαι, τίνες μὲν ἔπαθον ἐξ αὐτῶν
ἴδιόν τι πάθημα, τίνων δὲ τοὔργον ἐβλάβη κατὰ συμβεβηκός.
εἰ δέ τι τῶν ἐν ταῖς ἀνατομαῖς ὀφθέντων ἐπελάθεσθε, τά τε
περὶ τῶν τῆς ἀναπνοῆς αἰτίων ὑπομνήματα καὶ τὰ περὶ φω-
νῆς ὑμᾶς ἀναμνήσει· λέλεκται δὲ περὶ αὐτῶν κἂν τῷ δευτέρῳ
περὶ τῆς ἐπὶ τῶν ζώντων ἀνατομῆς. ἐκπνοὴν μὲν γὰρ ἅπαν-
τες οἱ συστέλλοντες τὸν θώρακα μύες· ἐκφύσησιν δὲ, οὖσαν
ἐκπνοὴν σφοδρὰν, οἱ μεσοπλεύριοι μάλιστα· τὴν ψοφώδη δὲ
οἱ τῆς φάρυγγος· αὐτὴν δὲ τὴν φωνὴν οἱ τοῦ λάρυγγος

tantum, femifpirans atque femivocale reddetur, perdetque
fimul reliquarum deinceps duarum actionum partem dimidi-
am, quarum alteram efflationem citra ftrepitum, alteram ve-
ro ftrepentem nominare confuevi.   Quod fi expiratione
fervata corrumpatur efflatio, reliquae tres actiones, ftrepens
efflatio, vox et loquela fimul corrumpentur; fublata vero
ftrepente efflatione et vox et loquela perit, ut, voce pereunte,
loquela.   Quum itaque dictarum actionum opifices muscu-
los cognoveritis, poteritis ratiocinari, qui ex ipfis proprio
affectu laborent et quorum actio laedatur per accidens.
Quod fi quidpiam eorum, quae ex corporum diffectione vi-
diftis, oblivioni tradideritis, admonebunt vos ii, quos de re-
fpirationis caufis, atque de voce perfcripfimus, commentarii,
atque de his ipfis in fecundo libro de vivorum diffectione
dictum eft.   Nam expirationem faciunt univerfi thoracem
contrahentes musculi; efflationem, quae vehemens expiratio
eft, intercoftales maxime; ftrepentem efflationem ii, qui in
faucibus funt; vocem vero ipfam gutturis musculi efficiunt.

ἐργάζονται μύες· ἡ δὲ γλῶττα, διαρθροῦσα τὴν φωνὴν, εἰς
τὸ διαλέγεσθαι χρήσιμος ὑπάρχει, συντελούντων δ᾽ εἰς τοῦτο
καὶ τῶν ὀδόντων καὶ τῶν χειλῶν, ἔτι τε τῶν κατὰ τὴν ῥῖνα
συντρήσεων, οὐρανίσκου τε καὶ γαργαρεῶνος, ἐπὶ τούτοις τε
τοῦ συμμέτρου δεσμοῦ τῆς γλώττης αὐτῆς. οἱ μὲν οὖν τραυ-
λοὶ, καὶ ψελλοὶ, καί τι τοιοῦτον κατὰ τὸ διαλέγεσθαι σφαλ-
λόμενοι, τῶν διαλεκτικῶν ὀργάνων ἔχουσί τι βεβλαμμένον, ἢ
κατὰ τὴν φυσικὴν διάπλασιν, ἢ μετὰ ταῦθ᾽ ὕστερον· ὥσπερ
οἱ τὸν τῆς ῥινὸς πόρον ὑπὸ πολύποδος, ἢ καὶ ἄλλως φραχ-
θέντες, ἤ τινα τῶν προσθίων ὀδόντων ἀπολέσαντες, ἢ χείλος
κολοβωθέντες· οἱ δ᾽ ἰσχνόφωνοι καλούμενοι ὅπως γίνονται,
καὶ τἄλλα ὅσα φωνῆς ἐστι εἴδη τε καὶ πάθη, βραγχώδους
τε καὶ κλαγγώδους, καὶ λεπτῆς, καὶ τραχείας, καὶ μελαίνης,
ἐν τοῖς περὶ φωνῆς ὑπομνήμασιν αὐτάρκως εἴρηται.

Κεφ. ί. Εἴρηται μὲν ἤδη καὶ πρόσθεν ἱκανῶς περὶ
δυσπνοίας, ἡνίκα τὰ τοῦ νωτιαίου πάθη διηρχόμην· ἀνα-
μνήσας δὲ καὶ νῦν αὐτῶν, ὅσον ὑπόλοιπον ἔτι τῆς θεω-
ρίας ταύτης ἐστὶ, προσθήσω. καθόλου μὲν οὖν ὑμᾶς ἀξιῶ

Sed lingua articulatim vocem diſtinguens loquendi uſum
praeſtat; quam ad rem conferunt quoque dentes, labra, na-
rium foramina, palatum, gurgulio, praeterea mediocre lin-
guae ipſius vinculum.   Itaque balbis blaeſisque atque aliis
qui impedita ſunt loquela, loquutionis inſtrumentorum ali-
quod, aut quum natura ipſum formaret, aut poſtea, laeſum
eſſe certum eſt; veluti quibus vel polypus, vel aliud quid-
piam narium foramina obſtruit, aut ex primis dentibus ali-
quis deperditus eſt, aut labia mutilata.   Verum quo pacto
tenuem obtineant vocem, ac praeterea quomodo aliae vocis
tum ſpecies tum affectiones fieri poſſint, ut rauca, reſonans,
tenuis, aſpera et obſcura, in commentariis de voce ſufficien-
ter diximus.

Cap. X.   De difficili reſpiratione jam antea, ubi ſpi-
nalis medullae affectus percurrimus, multa dicta ſunt, qui-
bus nunc in memoriam revocatis, quae ad praeſentem con-
templationem ſuperſunt, ſubjungam.   Itaque in univerſun

ΒΙΒΛΙΟΝ Δ. 273

Ed. Chart. VII. [470.] Ed. Baf. III. (291. 292.)

πάντων ὧν ἐθεάσασθε κατὰ τὰς ἀνατομὰς μυῶν τῶν κινούν-
των τὸν θώρακα πρόχειρον ἔχειν τὴν μνήμην, ἅμα τοῖς εἰς
αὐτοὺς ἀφικνουμένοις νεύροις· εἰσελθόντας δὲ πρὸς τὸν δυσ-
πνοοῦντα, πρῶτον μὲν θεάσασθαι πότερον ἅπαντας κινεῖ
τοὺς τοῦ θώρακος μῦς, ἢ τοὺς κατὰ τὰ μεσοπλεύρια μόνους
χωρὶς τῶν ὑψηλῶν, ἢ καὶ τὰς φρένας ἅμα τοῖς μεσοπλευρίοις.
ἐὰν γὰρ εἰδῆτε πάντας κινουμένους, ἔν τι τῶν τριῶν ἐννοή-
σαντες ὧν ἐρῶ τῆς τοιαύτης κινήσεως αἰτίων, ἐφεξῆς διορίζε-
σθαι πειρᾶσθε, τί ποτ᾽ αὐτῶν ἐστι τὸ νῦν ὑπάρχον αἴτιον·
ἐὰν δὲ μὴ πάντας, ἐφ᾽ ἕτερον ἀφικνεῖσθε διορισμόν. ὑποκεί-
σθω δή τις ἅπαντας κινῶν τοὺς μῦς, ὡς καὶ τὸ στέρνον ἐξαί-
ρεσθαι σαφῶς ἅμα ταῖς ὠμοπλάταις· ἐπὶ τούτου τῶν τριῶν
τούτων ἀναγκαῖον ἔν γέ τι πάντως ὑπάρχειν, ἤτοι τὴν δύνα-
μιν ἄρρωστον, ἢ στενοχωρίαν τῶν τοῦ πνεύματος (292) ὁδῶν,
ἢ θερμασίαν παμπόλλην ἐν καρδίᾳ καὶ πνεύμονι, δυναμένου
δηλονότι καὶ δύο αἰτίας ἐξ αὐτῶν ἅμα γενέσθαι, καὶ τάχα
ποτὲ σπανίως καὶ τὰς τρεῖς. ἀλλὰ τῶν μὲν τριῶν ἅμα γινο-
μένων, ὁ κάμνων αὐτίκα τεθνήξεται· τῶν δὲ δύο, δυσκόλως

expedite vos meminiſſe velim musculorum omnium thoracem
moventium nervorumque, qui ad ipſos perveniunt, quos in
corporum diſſectione vidiſtis; tum introeuntes ad hominem
difficulter ſpirantem, in primis conſiderare, an omnes tho-
racis musculos moveat, an ſolos intercoſtales ſine ſuperiori-
bus; atque an ſimul cum intercoſtalibus ſeptum transverſum.
Nam ſi conſpexeritis omnes moveri, unam ex tribus, quas
dicemus, cauſis, hujusmodi motionem efficere putate, ac de-
inde quae ſit illa quae nunc infeſtat, perpendite; quod ſi non
omnes moveantur, aliter definiendum. Subjiciamus igitur
aliquem omnes ſimul movere musculos, ut pectus una cum
ſcapulis manifeſte ſublevetur. In hoc ex tribus unum ali-
quod eſſe neceſſe eſt, aut virium imbecillitatem, aut viarum
ſpiritus anguſtiam, aut vehementem in corde et pulmone ca-
lorem; quamvis interdum duae, ac nonnunquam, licet ra-
ro, tres quoque ex jam dictis cauſis concurrere poſſint. At
tribus quidem ſimul convenientibus, quam primum aeger in-
teribit, duabus autem difficile ſervabitur, una vero, affectus

Ed. Chart. VII. [470. 471.]   Ed. Baf. III. (292.)

σωθήσεται· μιᾶς δὲ, μετὰ τῶν οἰκείων [471] διορισμῶν εἰς ὄλεθρον ἢ σωτηρίαν τελευτήσει τὸ πάθος. ἡ τοίνυν τῆς δυνάμεως ἀρρωστία μόνη γενομένη, διὰ τοῦτ᾽ ἐπὶ τὰ τρία γένη τῶν κινούντων μυῶν ἔρχεται, καὶ πάντας αὐτοὺς ἐπεγείρει πρὸς τὴν κίνησιν, ὅτι σφοδρῶς κινεῖν ἐν ἓξ αὐτῶν γένος ἀδυνατεῖ· ὡς εἴγε τὸ διάφραγμα μόνον ἱκανῶς ἐκίνει, καθάπερ ὅτ᾽ εἶχε κατὰ φύσιν, οὐκ ἂν οὔτε τῶν μεσοπλευρίων οὔτε τῶν ὑψηλῶν ἐδεήθη μυῶν· ἐπεὶ δ᾽ ἄρρωστός ἐστιν, ἅπαντάς τε βραδέως κινεῖ, καὶ πυκνὴν οὐκ ἐργάζεται τὴν ἐνέργειαν αὐτῶν, ὥσπερ οὐδ᾽ ἀραιὰν πάνυ. καὶ τούτοις μάλιστα προσέχετε τὸν νοῦν τοῖς γνωρίσμασι, διορίζεται γὰρ ὑπ᾽ αὐτῶν ῥᾳδίως τἄλλα. θερμασίας γοῦν πολλῆς ἠθροισμένης ἐν τοῖς ἀναπνευστικοῖς ὀργάνοις, ἅπασι μὲν ἐνεργεῖ τοῖς μυσὶ τοῦ θώρακος τὸ ζῶον, ἀλλὰ καὶ ταχεῖαν αὐτῶν ποιεῖται καὶ πυκνὴν τὴν ἐνέργειαν καὶ σφοδρὰν, ὅτ᾽ ἂν ἄνευ δυνάμεως ἀρρωστίας συμπέσῃ τὰ τῆς θερμασίας· ἡ δ᾽ ἄρρωστος δύναμις οὔτε ταχεῖαν οὔτε πάνυ πυκνὴν ἔχει τὴν κίνησιν, ὅτ᾽ ἂν ἄνευ θερμασίας ᾖ φλογώδους, ὅθεν οὐδ᾽ ἐπὶ πλεῖστον

peculiari cum diſtinctione ad mortem aut ſalutem perventurus eſt. Igitur ſola facultatis imbecillitas quum adeſt, propterea ad tria moventium musculorum genera venit, eosque omnes ad motionem excitat, quod unum ipſorum genus vehementer movere nequeat; quippe ſi ſeptum transverſum ſolum ſufficienter movere poſſet, veluti quum ſecundum naturam ſe habebat, neque intercoſtalibus, neque ſuperioribus musculis indigeret; quoniam vero imbecilla eſt, omnes ſenſim movet, neque frequentem, neque raram valde facit eorum actionem. Atque his potiſſimum notis mens adhibenda eſt, nam caetera per eas facile discernuntur. Sane plurimum aucto in ſpiritalibus organis calore, omnibus quidem thoracis musculis agit animal, ſed et velocem et frequentem et vehementem efficit eorum actionem, quum citra virium imbecillitatem calor infeſtat. At virium imbecillitas, ubi citra flammeum calorem fit, neque velocem, neque frequentem valde habet motum, proinde non multum omnes thora-

ἅπαντα διαστέλλει τὰ μέρη τοῦ θώρακος· ὥστε κοινὸν ἓν ἔχει
μόνον τῇ κατὰ φλόγωσιν πολλὴν γινομένῃ δυσπνοίᾳ, τὸ τοὺς
μῦς ἅπαντας τοῦ θώρακος ἐνεργεῖν. ἔτι δὲ καὶ τοῦτο πρόσε-
στι τῇ διὰ θερμασίαν πολλὴν δυσπνοίᾳ κατὰ μέγεθος καὶ πυ-
κνότητα καὶ τάχος γινομένῃ, τὸ μετ᾽ ἐκφυσήσεως γίνεσθαι τὴν
ἐκπνοὴν θερμοῦ καὶ ζέοντος πνεύματος· ἐπὶ δὲ τῇ τῆς δυνά-
μεως ἀῤῥωστίᾳ, χωρὶς ἐκφυσήσεως τῆς διὰ στόματος, ἡ διὰ
τῆς ῥινὸς μόνης ἔξοδος γίνεται τοῦ πνεύματος, ἥτις ῥὶς καὶ
κατὰ τὰς εἰσπνοὰς ἐναργῶς ἔχει προστελλόμενα τὰ πτερύγια,
σημεῖον καὶ τοῦτο μέγα δυνάμεως ἀῤῥωστούσης. ἐπὶ δὲ
ταῖς στενοχωρίαις τῶν ἀναπνευστικῶν ὀργάνων ὅλος μὲν ὁ
θώραξ ἐπὶ πλεῖστον διαστέλλεται ταχέως καὶ πυκνῶς, τὴν
δὲ ἐκπνοὴν χωρὶς ἐκφυσήσεως οἱ κάμνοντες οὕτως ἴσχουσιν.
ὅταν δ᾽ ἐς ταὐτὸν ἀφίκηται θερμασία τε καὶ στενοχωρία τῶν
ἀναπνευστικῶν ὀργάνων, ὥσπερ ἐν περιπνευμονίαις, οὐδ᾽ ἡ
μεγίστη καὶ πυκνοτάτη καὶ ταχίστη τούτοις αὐτάρκης ἀνα-
πνοὴ, καὶ διὰ τοῦτο καὶ ἀνακαθίζουσιν, αἰσθανόμενοι τοῦ
θώρακος ὅλου διϊσταμένου ῥᾷον οὕτως· κατακειμένων μὲν

---

cis partes dilatat; quippe cum dyspnoea, quae ob nimiam
incenſionem facta eſt, unum ſolum commune habet, quod
omnes thoracis musculi per ipſam agant. At ubi ob pluri-
mum calorem reſpiratio difficilis eſt in magnitudine, frequen-
tia et celeritate, hoc quoque accedit, quod calidi ferventis-
que ſpiritus expiratio cum efflatione efficiatur; in virium
vero imbecillitate, nulla ab ore facta efflatione, ſpiritus ex
ſolis naribus emittitur, quae nares per inſpirationem etiam
pinnas manifeſte contrahunt, id et efficax imbecillae facul-
tatis indicium eſt. Ob ſpirabilium vero inſtrumentorum
anguſtiam totus quidem thorax plurimum, celeriter et fre-
quenter dilatatur; ſed qui ſic laborant, ſine efflatione expi-
rationem habent. Quum vero ſimul incidunt ſpirabilium
organorum et calor et anguſtia, ut in peripneumonia, tum
neque maxima et frequentiſſima et celerrima reſpiratio ſuf-
ficere poteſt; ob idque ſe erigunt, ſentientes totum thora-
cem facilius ita dilatari; quippe decumbentibus in ſeſe con-

Ed. Chart. VII. [471.]　　　　　　　Ed. Baf. III. (292.)

γὰρ αὐτῶν, εἰς ἑαυτὸν συμπίπτει, καταφερομένων τῶν κατὰ
τὰ στήθη μερῶν ἐπὶ τὴν ῥάχιν, ἀναταθείσης δὲ ταύτης ὀρθῆς,
συναναφέρεται καὶ ὁ θώραξ ταύτῃ, μηκέτι βαρύνων ἑαυτόν.
ὁμοίως τούτοις ἀναπνέουσι καὶ οἱ τὰς τραχείας ἀρτηρίας τοῦ
πνεύμονος ὑπὸ πολλοῦ κατάρρου πληρωθέντες, ἤ τινος ἐκ
τῶν πλησίων χωρίων εἰς αὐτὰς γενομένου ῥεύματος, ἑνὶ μόνῳ
διαλλάττοντες, τῷ μήτ᾽ ἐκφυσᾷν μήτ᾽ ἐκπνεῖν θερμόν.
ὡσαύτως δὲ καὶ ὅσοις ἐν τῷ μεταξὺ θώρακός τε καὶ πνεύμο-
νός ἤθροισται πῦον δαψιλὲς, οὓς ὀνομάζουσιν ἐμπύους, ὅλον
ἐξαίρουσι τὸν θώρακα, θερμὸν δ᾽ οὐκ ἐκπνέουσιν οὐδ᾽ ἐκ-
φυσῶσι, πλὴν εἰ μὴ πυρετὸς αὐτοῖς προσέλθῃ διακαής· ἀλλ᾽
οὗτοί γε τάχιστα πνίγονται, διά τε τὸ πάθος αὐτὸ καὶ ὅτι
προκέκμηκεν ἡ δύναμις ἐξ ἀνάγκης ἅπασι τοῖς ἐμπύοις, οὐκ
ἐξ ἀνάγκης προκεκμηκυῖα τοῖς τὸν πνεύμονα ῥεύμασι, ἢ περι-
πευμονίαις, ἢ ἄσθμασιν, ἀλλὰ τοὐναντίον ἰσχυρὰ καὶ ἀκμαία
καθεστηκυῖα κἀν τοῖς ἀσθματικοῖς παθήμασι, γλίσχρων καὶ
παχέων ὑγρῶν ἐμπεπλασμένων τῷ πνεύμονι. κἂν εἰ φῦμα
δύσπεπτον ἐν αὐτῷ συσταίη ποτὲ, συμβαίνει μεγίστην μὲν

cidit, eo quod pectoris partes in fpinam declinent, qua ere-
cta thorax etiam fimul effertur, non amplius fe ipfum gra-
vans.　Atque iis fimiliter refpirant quibus asperae pulmonis
arteriae plurima defluxione oppletae funt, aut ubi ex proxi-
mis locis in ipfas humor aliquis defluxit, unica duntaxat re
differentes, quod neque efflent, neque calidum fpiritum emit-
tant.　Sic etiam iis quibus inter thoracem pulmonemque
pus copiofum collectum eft, quos fuppuratos vocant, totus
thorax attollitur; fed neque calidum expirant neque efflant,
nifi adurens febris accefferit; verum hi celerrime fuffocan-
tur, tum ob hunc affectum, tum quod vires omnibus fuppu-
ratis ex neceffitate imbecilliores redditae fint, at non neceffa-
rio in fluxionibus in pulmonem, aut in peripneumoniis, aut
afthmate; nam contra per afthmaticos affectus craffis et
viscofis humoribus pulmoni impactis vires robuftae con-
ftantesque permanferunt.　Atque fi tuberculum coctu diffi-
cile aliquando in ipfo conftiterit, thorax maxime quidem di-

BIBΛION Δ. 277

Ed. Chart. VII. [471. 472.]   Ed. Baf. III. (292.)

ἴσχειν διαστολὴν τὸν θώρακ, οὐ πολὺν δὲ εἰσπνεῖσθαι τὸν
ἀέρα, καὶ διὰ τοῦτο συνεχῶς ἀναπνεῖν ἀναγκάζεσθαι χωρὶς
ἐκφυσήσεως· ἴδιον γὰρ τοῦτο θερμασίας πολλῆς. [472] καθ'
ἕτερον δὲ τρόπον ἐς ταὐτὸν εἶδος ἀφικνοῦνται δυσπνοίας οἱ
κυναγχικοὶ, στενοχωρίας οὔσης οὐκ ἐν ταῖς ὑποδεχομέναις
κοιλότησι τὴν εἰσπνοὴν, ἀλλ' ἐν ταῖς παραπεμπούσαις. ἐφ'
ὧν δ' ἀπόστημα καὶ φλεγμονὴ καὶ πλῆθος ὑγρῶν ἐστιν ἢ ἐν
τοῖς κενοῖς τοῦ θώρακος, ἢ κατὰ τὸν πνεύμονα, μενόντων
ἀφράκτων τοῦ λάρυγγός τε καὶ τῆς τραχείας ἀρτηρίας, ἐν
ταῖς ὑποδεχομέναις δηλονότι κοιλότησι τὸν εἰσπνεόμενον ἀέρα
στενοχωρίας γενομένης, ἐξ ἀνάγκης ἀκολουθεῖ μεγάλην μὲν
διαστολὴν γίνεσθαι τοῦ θώρακος, ὀλίγον δ' ἕλκεσθαι τὸ
πνεῦμα, καὶ διὰ τοῦτ' ἀναγκάζεσθαι τὸν κάμνοντα ταχέως
τε καὶ πυκνῶς ἀναπνεῖν. πρὸ πάντων γὰρ ὑμᾶς μεμνῆσθαι
βούλομαι τῆς κατὰ τὴν μεγάλην ἀναπνοὴν διαφορᾶς διττῶς
γινομένης, ποτὲ μὲν τῷ μεγέθει τῆς διαστολῆς τοῦ θώρακος,
ποτὲ δὲ τῷ πλήθει τῆς εἰσπνεομένης οὐσίας τοῦ πνεύματος.
ἰστέον δ' ὅτι τῶν τοιούτων ὑμᾶς ἀναμιμνήσκω πολλάκις, ὅσα

latabitur, fed non multum inſpirabit aërem, ideoque conti-
nenter refpirare cogetur citra efflationem; id enim multi ca-
loris proprium eſt.   In eandem dyspnoeac ſpeciem alia ra-
tione labuntur ii quoque, quos angina moleſtat, ob anguſti-
am, quae non eſt in cavitatibus inſpirationem ſuscipientibus,
ſed in iis quae ipſam transmittunt.   Quibus vero abſceſſus
et inflammatio atque humorum plenitudo in thoracis, aut
pulmonis cavernis confiſtit, citra obſtructionem manente
gutture atque aspera arteria, in cavitatibus ſcilicet inſpira-
tum aerem ſuscipientibus anguſtia genita, ex neceſſitate ſe-
quitur magna thoracis dilatatio, ſed paucus trahitur ſpiritus,
ae proinde laborantem celeriter et frequenter refpirare ne-
ceſſe eſt.   Prae omnibus enim vos meminiſſe velim magnae
refpirationis geminas eſſe differentias, interdum quidem ob
dilatationis thoracis magnitudinem, interdum vero ob inſpi-
rati ſpiritus multam ſubſtantiam.   Sciendum autem quod
ſaepenumero vos admoneo earum rerum, quae a prioribus

παραλέλειπται τοῖς πρὸ ἐμοῦ· τὰ γὰρ ὑπὸ τῶν ἔμπροσθεν
εἰρημένα, διὰ τὸ πολλοὺς εἶναι τοὺς εἰπόντας αὐτὰ, πρόχει-
ρον ἔχει τὴν μνήμην· ὅσα δὲ μήθ᾽ ὑφ᾽ Ἱπποκράτους διωρίσθη
τοῦ κάλλιστα περὶ δυσπνοίας γράψαντος, ἄλλός τ᾽ οὐδεὶς τῶν
μετ᾽ αὐτὸν ἐξειργάσατο καὶ διωρίσατο τὰ λείποντα, διὰ τοῦτ᾽
ἀναγκαῖόν μοι γίνεται πολλάκις ἀναμιμνήσκειν αὐτῶν. ὅσοι
μὲν οὖν ἄνευ φλεγμονῆς, ἤ τινος ὅλως ὄγκου παρὰ φύσιν, ἢ
στενοχωρίας ἐν τοῖς ἀναπνευστικοῖς ὀργάνοις, δυσπνοοῦσιν
ἐν πυρετοῖς καυσώδεσι, τούτοις ἀνάλογον τῷ μεγέθει τῆς δια-
στολῆς τοῦ θώρακος αὐξάνεται τὸ πλῆθος τῆς εἰσπνεομένης
οὐσίας τοῦ πνεύματος· ἐφ᾽ ὧν δ᾽ ὄγκος ἢ στενοχωρία τίς
ἐστιν ἐν τοῖς ἀναπνευστικοῖς ἄνευ θερμασίας φλογώδους, ἡ
μὲν διαστολὴ τοῦ θώρακος μεγίστη γίνεται, τὸ δ᾽ εἰσπνεό-
μενον οὐ μόνον ἀπολείπεται τῆς κατὰ τὴν διαστολὴν ἀναλογίας,
ἀλλὰ καὶ τοῦ κατὰ φύσιν ἔλαττον εἰσπνεῖται. χωρὶς δὲ διο-
ρισμοῦ μίαν ἐνδείκνυται διάθεσιν ἡ μεγάλη διαστολὴ τοῦ θώ-
ρακος ἀραιότητα προσλαβοῦσα. προσέχειν δ᾽ ὑμᾶς χρὴ κἀν-
ταῦθα, μή ποτ᾽ ἐξαπατηθῆτε, τὴν ἁπάντων τῶν μυῶν

omiffae funt; nam quas ipfi perfequuti funt, earum propter
fcriptorum multitudinem facilis atque in promptu eft memo-
ria; quae vero ab Hippocrate, quamvis optime de dyspnoea
fcripferit, non funt definita, pofteriorumque nemo explica-
vit, quae defunt, definiitve, idcirco neceffarium mihi eft
creberrime illorum vos admonere.　Igitur quicunque fine
inflammatione, vel omnino fine aliquo praeter naturam tu-
more, aut anguftia fpiritalium inftrumentorum, per febres
ardentes difficulter fpirant, his infpirati aëris quantitas ma-
gnitudini dilatationis thoracis proportione refpondet; quibus
vero vel tumor vel anguftia fine inflammatorio calore in fpi-
ritalibus eft, in his thoracis quidem dilatatio maxima eft; id
vero, quod infpiratur, non folum dilatationem proportione
non affequitur, verum etiam minus quam fecundum natu-
ram, attrahitur. At fine diftinctione unam affectionem often-
dit magna thoracis dilatatio, fi raritatem fimul acceperit.
Verum animadvertere vos hic oportet, ne aliquando decipi-

BIBΛION Δ. 279

Ed. Chart. VII. [472.]   Ed. Baf. III. (292. 293.)

ἐνεργουντων γινομένην ἀναπνοὴν, ὅτ᾽ ἂν ἐπ᾽ ἀῤῥωστίᾳ δυνά-
μεως γίνηται, τὴν αὐτὴν ἡγεῖσθαι τῇ μεγάλῃ· βουληθεὶς γὰρ
αὐτὴν ἐγὼ σαφῶς ἑρμηνεῦσαί ποτε, μετέωρον ἐκάλεσα· πα-
ρέστη δέ μοι τηνικαῦτα ἐννοῆσαι τὸν Ἱπποκράτην μετέωρον
ὀνομάζειν πνεῦμα τὸ τοῖς μετεώροις μέρεσι τοῦ θώρακος εἰσ-
πνεόμενον, ὥσπερ ὅτ᾽ ἂν εἴπῃ, μέγα δὲ ἀναπνεόμενον καὶ διὰ
πολλοῦ χρόνου, παραφροσύνην σημαίνει· εὔδηλός ἐστι μέγα
λέγων τὸ πολὺ, διττῶς γίνεσθαι δυνάμενον, ἄνευ τε τῆς τῶν
μετεώρων μυῶν ἐνεργείας καὶ σὺν αὐτῇ· πολλάκις γὰρ ἥ τε
τῶν μεσοπλευρίων μυῶν ἐνέργεια καὶ ἡ τῶν φρενῶν, ἐπι-
πλεῖστον διαστέλλουσαι τὸν θώρακα, τῶν ὑψηλῶν μυῶν οὐ
χρῄζουσιν εἰς τὴν τοῦ πολλοῦ πνεύματος εἰσπνοήν. ὅτι δὲ τὸ
τοιοῦτον εἶδος τῆς διαστολῆς ἐνδείκνυται παραφροσύνην, ἐν
τοῖς περὶ δυσπνοίας ὑπομνήμασι (293) δέδεικται, καθ᾽ ἃ καὶ
τῶν ἄλλων ἁπασῶν δυσπνοιῶν αἱ διαθέσεις ἐῤῥέθησαν. ἀλλὰ
νῦν γε καθάπερ τῶν ἄλλων παθῶν, ὅσα προείρηται δι᾽ ἑτέ-
ρων πραγματειῶν, οἷον ἐπιτομή τις ἐνταυθοῖ λέγεται, κατὰ
τὸν αὐτὸν τρόπον καὶ περὶ τῆς ἐν ταῖς δυσπνοίαις διαφορᾶς

animi, putantes eam refpirationem, quae ob virium imbecil-
litatem omnibus agentibus musculis efficitur, eandem effe
cum magna; quam equidem, quo clarior effet interpretatio,
aliquando fublimem vocare volui; et mihi tunc contigit intel-
ligere, Hippocratem eum fublimem vocare fpiritum, qui
fublimioribus thoracis partibus infpiratur; quemadmodum,
quum inquit: *Magnus fpiritus et ex longis intervallis, de-
lirium declarat;* conftat eum magnum pro multo dixiffe,
qui bifariam fieri poteft, vel fine fuperiorum musculorum
actione, vel ipfa concurrente; nam plerumque intercoftales
musculi una cum fepto transverfo ad maximam thoracis
elevationem, qua multus fpiritus alliciatur, fuperiorum mus-
culorum auxilio non indigent. Quod vero hujusmodi dila-
tationis fpecies delirium portendat, in commentariis de dys-
pnoea oftendimus, ubi etiam omnium difficultatum refpira-
tionis affectiones declaratae funt. Nunc vero ut compen-
dio quodam hic explicamus alios affectus, quos in aliis com-
mentariis jam percurrimus, ita et de dyspnoeae differentiis

Ed. Chart. VII. [472. 473.]   Ed. Baf. III. (293.)

τὰ μὲν εἴρηται μέχρι δεῦρο, τὰ δ᾽ εἰρήσεται κατὰ τὸν ἐφεξῆς
λόγον· ὡς γὰρ ἐπὶ τῆς μεγάλης ἀναπνοῆς ἡ μέν τίς ἐστι
πυκνή, διαφορὰς ἔχουσα πλείους, ἄλλην ἄλλης διαθέσεως
ἐνδεικτικήν, ἡ δέ τις ἀραιά, μίαν ἐνδεικνυμένη διάθεσιν,
[473] οὕτως ἐπὶ τῆς μικρᾶς ἡ μὲν ἀραιὰ ψύξιν ἐνδείκνυται
τῶν ἀναπνευστικῶν ὀργάνων, ἡ πυκνὴ δὲ πόνον οὐ μόνον
τῶν ἀναπνευστικῶν, ἀλλὰ καὶ τῶν συγκινουμένων αὐτοῖς,
ἥπατος δηλονότι, καὶ γαστρὸς, καὶ σπληνὸς, καὶ στομάχου.
πλειόνων δ᾽ οὐσῶν διαθέσεων, αἷς ἕπεται πόνος ἐν τῷ κινεῖ-
σθαι σφοδρότερον, ἐπισκεπτέον τε καὶ διοριστέον ἐκ τῶν ἄλ-
λων σημείων, εἴτε φλεγμονή τίς ἐστιν, εἴτ᾽ ἐρυσίπελας, εἴθ᾽
ἕλκος, εἴτ᾽ ἀπόστημα, τὸ τὴν ὀδύνην ἐργαζόμενον. ἐμάθετε
δ᾽ ὅτι καὶ δυσκρασίαις ἀνωμάλοις ἀλγήματα πολλάκις ἐπι-
γίγνεται, καὶ πνεύματος ἀπέπτου τε καὶ φυσώδους πλήθει,
ποτὲ μὲν αὐτῷ τῷ στέγεσθαι κατά τι διατείνοντος τὰ περιέ-
χοντα, ποτὲ δὲ βιαίως διεξιόντος. ὁμοίως δὲ καὶ χυμοῦ πλή-
θει θερμοῦ καὶ δριμέος, ἢ ψυχροῦ καὶ γλίσχρου, στεγομένου

partim quidem dictum eſt, partim vero in ſequentibus dice-
mus. Nam ut magnarum reſpirationum alia quidem crebra
eſt, cujus ſunt differentiae complures, quarum aliae alias af-
fectiones indicant; alia vero rara, unicam indicans affectio-
nem; ſic etiam de exigua dicendum eſt; nam rara quidem
ſpiritalium inſtrumentorum refrigerationem, frequens vero
non ſolum ſpiritalium, ſed eorum quoque quae cum ipſis
moventur, ut hepatis, ventriculi, lienis, gulae, laborem in-
dicat. Quum autem plures ſint affectiones, quas per vehe-
mentiores motus dolor comitatur, ex aliis ſignis conſideran-
dum et definiendum eſt, ſive inflammatio quaedam, ſive ery-
ſipelas, ſive ulcus, ſive abſceſſus dolorem efficiat. Quin-
etiam didiciſtis, quod inaequalibus intemperiebus dolores ſae-
penumero ſuccedant; ſimiliter ſpiritus crudi flatuoſique co-
piae, qui arctatus aliquando partes ipſum ambientes diſten-
dit, aliquando vero violenter egreditur. Similiter quoque
calidi et acris, aut frigidi et lenti humoris abundantia, ſi
aliquando retentus ſuccus ambientia corpora diſtendat, aut

τε κατά τι καὶ μὴ διεξιόντος, ὀδύναι γίνονται· μειζόνως μὲν
πεπονθότων τῶν ὀργάνων, ἐν οἷς περιέχεται ταῦτα, κἂν μὴ
κινῆται· βραχέως δ᾽, ὅταν κινῆται. εἴρηται δ᾽ ἐν τοῖς περὶ
δυσπνοίας ἡ αἰτία, δι᾽ ἣν τοῦ μικροῦ πνεύματος τὸ μὲν
πυκνὸν πνεῦμα πόνον σημαίνει τῶν κινουμένων ὀργάνων ἐν
ταῖς ἀναπνοαῖς, τὸ δ᾽ ἀραιὸν ἰσχυρὰν ψύξιν αὐτῶν μόνον
τῶν ἀναπνευστικῶν, καὶ τούτων μάλιστα πνεύμονος καὶ καρ-
δίας. ἔστι δὲ καὶ ἄλλό τι δυσπνοίας εἶδος, οἷον ἐγκοπτο-
μένης τῆς ἐνεργείας τοῦ θώρακος ἡσυχία βραχεία, ποτὲ μὲν
ἐν ταῖς εἰσπνοαῖς, ποτὲ δὲ ἐν ταῖς ἐκπνοαῖς, ἤτοι γ᾽ ἐν σπασ-
μώδει διαθέσει τῶν τοῦ θώρακος μυῶν γινομένου τοῦ τοιού-
του συμπτώματος, ἢ διὰ πλῆθος θερμασίας, εἰσπνεῖν, ἢ ἐκ-
πνεῖν ἀναγκαζομένου συνεχέστερον τοῦ κάμνοντος. καὶ μέντοι
καὶ ἄλλό τι πάθος ἀναπνοῆς ἔστι, ἣν ἄπνοιαν ὀνομάζουσιν,
ὡς μὲν πρὸς τὴν ὄψιν μηδ᾽ ὅλως γιγνομένης, ὡς δὲ πρὸς τὴν
φύσιν ἀπιστουμένης μὴ γίνεσθαι· δοκεῖ γὰρ ἀδύνατον μὲν
εἶναι, στερηθὲν ἀκριβῶς ὅλης τῆς ἀναπνοῆς τὸ ζῶον ἔτι
διασώζεσθαι, φαίνεται δὲ καὶ τὰ φωλεύοντα μηδ᾽ ὅλως

inde violenter exeat, dolores efficere poteſt; ſi gravius affe-
cta fuerint inſtrumenta, in quibus hujusmodi res continen-
tur, etiamſi non moveantur; ſi leviter, quando moventur.
Verum in libris de dyspnoea cauſa explicata eſt, cur exi-
guae ſpirationis frequens quidem ſpiritus motorum per re-
ſpirationem inſtrumentorum laborem ſignificet, rarus vero
vehementem refrigerationem ſpiritalium duntaxat, praecipue
pulmonis et cordis. Eſt etiam alia dyspnoeae ſpecies, quum
veluti brevi quadam quiete intercipitur opus thoracis, non-
nunquam inſpirando, nonnunquam expirando, ſive hoc ac-
cidat ſymptoma ob musculorum thoracis convulſivam affectio-
nem, ſive ob caloris copiam, coacto laborante continenter
vel inſpirare vel expirare. Eſt inſuper alius reſpirationis
affectus, quem apnoeam nominant, nulla, ut aſpicientibus
videtur, facta reſpiratione, verum ut rei ipſius natura de-
clarat, eam non fieri incredibile eſt; nam impoſſibile vide-
tur, ut animal omni reſpiratione exacte privatum adhuc ſer-
vari poſſit; ea tamen animalia, quae in cavernis latent, tho-

Ed. Chart. VII. [473.]　　　　　　　Ed. Baf. III. (293.)

κινοῦντα τὸν θώρακα. δυοῖν οὖν θάτερον, ἢ βραχεῖαν οὕτω
γίνεσθαι τὴν ἀναπνοὴν ὑποληπτέον, ὡς λανθάνειν τὴν αἴ-
σθησιν, ἢ μηδ᾽ ὅλως δεῖσθαι τηνικαῦτα τὸ ζῶον ἀναπνοῆς,
ἀλλ᾽ ἀρκεῖσθαι τῇ καθ᾽ ὅλον τὸ σῶμα διαπνοῇ· γίνεται γὰρ
αὕτη μὲν ὑπὸ τῆς καρδίας διὰ τῶν ἀρτηριῶν, ἡ δ᾽ ἀναπνοὴ
διὰ τοῦ θώρακος ὑπὸ τοῦ ἐγκεφάλου. ἥτις δ᾽ ἂν ἡ διάθεσις
εἴη ἡ τὴν ἄπνοιαν ἐργαζομένη, κοινὴ φαίνεται εἶναι πάντων
τῶν τοῦ ζώου μορίων, ὡς ἐν ἀποπληξίαις καὶ κάροις, ἐπι-
ληψίαις τε καὶ καταλήψεσιν· ἐν τούτοις γὰρ ἅπασιν οὐδὲν
ἴδιον ἐξαίρετον πάθημά ἐστι τῶν ἀναπνευστικῶν ὀργάνων, οὐ
μᾶλλον ἢ τῶν φωνητικῶν, ἢ διαλεκτικῶν, ἢ βαδιστικῶν·
ἀλλὰ τῆς ἀρχῆς πασχούσης, ἅπαντα συμπάσχειν ἀναγκαῖον,
ὅσοις παρ᾽ ἐκείνης ἐχορηγεῖτο τὰ τῶν διοικουσῶν αὐτὰ δυνά-
μεων. εἴρηται δὲ ἡμῖν ἰδίᾳ περὶ ἀπνοίας καθ᾽ αὑτήν, ὥστε
νῦν ἤδη μεταβαίνειν ἐφ᾽ ἕτερόν τι καιρός.

Κεφ. ια᾽. Διττῆς δὲ οὔσης ὁδοῦ τοῖς γυμναζομένοις περὶ
τὰς διαγνώσεις τῶν πεπονθότων τόπων, ἑτέρας μὲν ἀπὸ τῶν

racem movere minime videntur. Proinde duorum alterum
conjicere oportet, aut adeo exiguam fieri refpirationem, ut
fenfum effugiat, aut animal tunc refpiratione omnino non
indigere, fed eam transpirationem, quae per univerfum cor-
pus fit, fufficere; hanc enim cor ipfum per arterias efficit,
refpirationem vero per thoracem cerebrum. At vero af-
fectio, quae apnoeam facit, quaecunque ea fit, omnibus ani-
malis partibus communis effe videtur, veluti in apoplexia,
fopore, morbo comitiali, catalepfi; nam in his omnibus nul-
lus proprius affectus fpiritalia inftrumenta prae caeteris in-
feftat, non magis, quam vocis, aut loquutionis, aut progref-
fionis; fed affecto principio, omnia quibus vires fuae, per
quas reguntur, ab ipfo fuppeditari confueverunt, ei confen-
tire neceffe eft. Verum de apnoea particulatim et per fe
diximus; quamobrem tempus eft, ut nunc ad aliquid ali-
ud tranfeamus.

Cap. XI. Quum autem exercitationis via ad affecto-
rum locorum dignotiones duplex fit, altera quidem ab appa-

BIBΛION Δ. 283

Ed. Chart. VII. [474.]   Ed. Baf. III. (293.)

[474] φαινομένων συμπτωμάτων, ἑτέρας δ᾽ ἀπὸ τῶν τοῦ σώματος μορίων, ἐὰν κατ᾽ ἀμφοτέρας τις γυμνάζηται, δὶς μὲν ἐρεῖ τὰ αὐτά, καθ᾽ ἕτερον δὲ καὶ ἕτερον τρόπον. οἷον εὐθέως ἐπὶ τῶν τοῦ πνεύμονος παθῶν εἴρηται μέν τι κᾀν τῷ περὶ τῶν ἀλγημάτων λόγῳ, λέλεκται δὲ κᾀν τῷ περὶ αἵματος ἀναγωγῆς, ὥσπερ κᾀν τῷ περὶ δυσπνοίας, εἰρήσεται δὲ καὶ νῦν. ἄλγημα μὲν γὰρ αὐτῷ βίαιον οὐδέποτε συμπίπτει, βάρους δ᾽ αἴσθησις γίνεται, καί τινος ἐνίοτε τάσεως εἰς τὸ στέρνον ἢ τὴν ῥάχιν διηκούσης· ἐνταῦθα γὰρ οἱ περιέχοντες αὐτὸν ὑμένες ἀνήρτηνται. καὶ μέν γε καὶ στενοχωρίας αἰσθάνονται πολλάκις οἱ κάμνοντες, καὶ διὰ τοῦτ᾽ ἀναπνέουσι πυκνὸν καὶ ταχύ, διαστέλλοντες μὲν ἐπὶ πολὺ τὸν θώρακα, πολὺν δ᾽ οὐκ εἰσπνέοντες ἀέρα. χωρὶς μὲν οὖν πυρετοῦ ταῦτα γινόμενα, φύματα, ἢ γλίσχρων, ἢ παχέων χυμῶν, ἤ τινων ἄλλων πολλῶν ἐν αὐτῷ πλῆθος ὑπάρχειν, ἢ περιεχύσθαι τι πῦον, ἤ τινα χυμὸν ἄλλον ἢ γλίσχρον, ἢ παχὺν, ἢ πολὺν, ἐνδείκνυται· διορισθήσεται δ᾽ ἀλλήλων ταῦτα τοῖς προηγησαμένοις συμπτώμασιν. ἐὰν μὲν γὰρ ὑγιαίνων τε καὶ τὰ συνήθη πράττων,

rentibus fymptomatis, altera vero a corporis partibus, fi quis per utramque voluerit exercitari, eadem bis dicet, quamvis alio et alio modo. Ut verbi gratia, de pulmonis affectibus dictum eſt, ubi de dolorum ratione; praeterea etiam ubi de fanguinis rejectione ac de dyspnoea; atque in praeſentia quoque dicemus. Etenim ipſi vehemens dolor nunquam accidit, verum et gravitatis ſenſus et aliquando tenſionis cujusdam, quae ad pectus, vel ad ſpinam pervenit, ibi enim membranae ipſum ambientes ſuspenduntur. Saepenumero etiam anguſtia moleſtantur laborantes, atque ob hoc crebro celeriterque ſpirant, ac thoracem vehementer attollunt, ſed non multum aërem attrahunt. Haec igitur ſi citra febrem acciderint, aut crudum tuberculum, aut lentorum craſſorumve; aut quorundam aliorum humorum plenitudinem in eo exiſtere; aut pus, aut alium quendam humorem vel lentum, vel craſſum, vel multum, circa ipſum effuſum eſſe declarant; verum ea inter ſe per praeterita fymptomata discernere licebit. Si namque aliquis per bonam

οὕτως ἄρξηται δυσπνοεῖν, αὐξάνηταί τε τὸ σύμπτωμα αὐτῷ
χωρὶς τοῦ κερχνῶδές τι κατὰ τὴν ἀναπνοὴν ἐμφαίνεσθαι, φύ-
ματος ἀπέπτου γένεσιν ἐπισκοπεῖσθαι χρή· κερχνῶδες δέ τι
τῆς ἀναπνοῆς ψοφούσης, ὑγρῶν γλίσχρων ἢ παχέων πλῆθος
ἐμπεπλασμένων δυσαπολύτως τοῖς βρογχίοις τοῦ πνεύμονος
ἐνοχλεῖν δηλοῦται· ἐὰν δὲ ἐξαίφνης ἐπὶ στενοχωρίας αἰσθήσει
δυσπνοῶσι, ῥεύματος εἰς τὸν πνεύμονα κατασκήψαντος, ἤτοι
γ' ἐκ κεφαλῆς, ἢ ἐκ τῶν γειτνιώντων χωρίων, ἔνδειξίς σοι γι-
νέσθω. ὅταν δ' ἤτοι γλίσχρων ὑγρῶν ἢ παχέων ἢ πολλῶν
ἐπιῤῥυέντων τῷ πνεύμονι, δυσπνοεῖν εἴπω τὸν ἄνθρωπον,
ἐν τοῖς βρογχίοις τὰ τοιαῦτα περιέχεσθαι νόει· κατασχιζομέ-
νης γὰρ εἰς ὅλον τὸ σπλάγχνον, ὥσπερ τῆς λείας ἀρτηρίας,
οὕτω καὶ τῆς τραχείας, ἡ τῶν βρογχίων οὐσία καθ' ὅλον
ἐστὶ τὸν πνεύμονα· βρογχία δὲ καλοῦσιν οἱ ἀνατομικοὶ τοὺς
χόνδρους τῆς τραχείας ἀρτηρίας, σιγμοειδεῖς ὑπάρχοντας, τῷ
σχήματι. προηγησαμένης δὲ πλευρίτιδος, εἶτα τοῦ μὲν σφο-
δροῦ τῶν πυρετῶν παυσαμένου, βάρους δ' αἰσθήσεως ὑπο-
λειπομένης ἔνδον τῶν πλευρῶν ἐν τῷ βάθει τοῦ θώρακος,

valetudinem, folitas actiones faciens, fic difficulter refpirare
inceperit, augeaturque ipfi fymptoma, neque inter refpiran-
dum ftertere videatur, crudi tuberculi ortum fuspicari opor-
tet. Si vero ftertendo ftrepitum fecerit refpiratio, lentorum
crafforumque humorum pertinaciter impactorum multitudi-
nem pulmonis bronchia moleftare indicium eft. Quod fi
illico ab anguftiae fenfu difficulter fpiraverint, fluxionem vel
a capite, vel a vicinis fedibus in pulmonem irruentem often-
dit. Quum autem fluentibus in pulmonem vel lentis, vel
craffis, vel multis humoribus, hominem difficulter fpirare
dico, in bronchiis eos contineri intellige; quum enim in to
tum vifcus, ut laevis arteria, ita etiam aspera dividatur,
bronchiorum fubftantia per totum pulmonem procedit; vo-
cantur autem a diffectoribus bronchia afperae arteriae car-
tilagines, figma literae figuram referentes. At ubi pleuritis
praeceffit, mox remiffa febris vehementia, intra latera gra-
vitas in imo thoracis derelicta fentitur, fimulque affatim de-

BIBΛION δ'. 285

Ed. Chart. VII. [474.]   Ed. Baf. III. (293. 294.)

ἅμα τῷ καὶ μεταῤῥεῖν τι φαίνεσθαι κατὰ τὰς ἀθρόας μεταλ-
λαγὰς τῆς κατακλίσεως, καὶ μάλισθ᾽ ὅταν ἀπὸ τῆς ἑτέρας
πλευρᾶς ἐπὶ τὴν ἑτέραν μετασχηματίζωνται, πύου τηνικαῦτα
πλῆθος ἐμφαίνεται, καὶ κλύδωνός γε πολλάκις αἰσθητῶς
ἀκούειν ἐστὶν ἐπ᾽ αὐτῶν. ἐνδείκνυται δὲ τοῦτο σὺν τοῖς εἰ-
ρημένοις καὶ τὸ μηδὲν ἀξιόλογον ἀναπτύεσθαι, σφοδρᾶς
προηγησαμένης πλευρίτιδος. ἐὰν δὲ ἄλλός τις χυμὸς ὀῤῥώδης
ἢ φλεγματώδης ἐξαίφνης ἄνευ πυρετοῦ ῥυεὶς εἰς τὰ κενὰ τοῦ
θώρακος ἐργάζηται τὴν δύσπνοιαν, ἀναπτύουσιν οὐ παχέα,
κατ᾽ ἀρχὰς μὲν ὀλίγα σὺν πολλῇ βηχὶ, πεττομένων δὲ αὐτῶν,
πλείω καὶ παχύτερα σὺν ἐλάττονι. κατὰ διττὸν γάρ τοι τρό-
πον ἐπὶ πολλῇ βηχὶ πτύουσιν ὀλίγα, διὰ πάχος μὲν ἢ γλι-
σχρότητα χυμῶν ἕτεροι, διὰ λεπτότητα δ᾽ ἄλλοι· τὸ μὲν γὰρ
λεπτὸν ἀναφερόμενον ὑπὸ τοῦ κατὰ τὴν βῆχα πνεύματος, ἀν-
τικαταῤῥεῖ περισχιζόμενον αὐτῷ· τὸ δὲ γλίσχρον ἢ πάνυ παχὺ
δυσ(294)χερῶς ἀναφέρεται, μήτ᾽ ἀποῤῥυπτόμενον ἑτοίμως τῶν
σωμάτων οἷς ἐμπέπλασται μήθ᾽ ὑπὸ τῆς τυχούσης βίας τοῦ
πνεύματος ὠθεῖσθαι δυνάμενον· εἰ μὴ γὰρ πολύ τε καὶ σφο-

cubitu transmutato, maxime quum ab uno latere in aliud
convertuntur, transfluit aliquid, puris tum multitudo indi-
catur, atque in iis fluctuatio faepenumero haud obfcure au-
ditur; id autem indicat etiam cum jam propofitis, quod ve-
hementi praegreffa pleuritide, nihil effatu dignum pene la-
borans expuerit. Si vero citra febrem alius quispiam fero-
fus aut pituitofus humor in thoracis fpacium fubito defluens,
fpirandi difficultatem excitat, laborans tenue fputum, idque
ab initio quidem exiguum, cum vehementi tuffi; ubi vero
concoctum eft, plus atque craffius, cum mitiore, expuere
folet. Nam bifariam accidit, ut vehementer tuffiendo pau-
ca expuant, alii ob lentum craffumve humorem, alii ob te-
nuem, nam tenuis fublevatus a tuffis fpiritu, divifus ab ipfo
circum refluit; lentus vero, aut valde craffus difficulter ef-
fertur, quod neque facile a corporibus quibus impactus eft,
abftergatur, neque etiam a quavis occurrentis fpiritus vio-
lentia impellatur; nifi enim fpiritus qui tuffiendo effertur et

286 ΓΑΛΗΝΟΥ ΠΕΡΙ ΤΩΝ ΠΕΠΟΝΘ. ΤΟΠΩΝ

Ed. Chart. VII. [474. 475.]   Ed. Baf. III. (293.)
δρὸν ἀναβηττόμενον εἴη τὸ πνεῦμα, συναναφέρειν οὐδὲν ἑαυτῷ
δύναται. ὅσον οὖν δὴ μήθ᾽ ὑγρὸν ἄγαν ἐστὶ καὶ ὑδατῶδες,
ἀλλὰ μηδὲ παχὺ λίαν ἢ γλίσχρον, [475] εὐπετῶς ἀναφέρεται,
καὶ μάλισθ᾽ ὅταν ἡ δύναμις ἐῤῥωμένη τυγχάνῃ· χωρὶς γὰρ
τοῦ σφοδρὰν γενέσθαι συστολὴν τοῦ θώρακος, οὐχ οἷόν τε
βῆξαι σφοδρῶς· ἄνευ δ᾽ ἰσχυρᾶς βηχὸς ἀδύνατόν ἐστιν ἀνε-
νεχθῆναι τοῖς παχέσι καὶ γλίσχροις χυμοῖς. ὅτ᾽ ἂν δὲ τῇ μετὰ
στενοχωρίας τε καὶ βάρους δυσπνοίᾳ πυρετὸς ὀξὺς συνεισβάλ-
λῃ, φλεγμονὴ τὸ πάθημά ἐστι τοῦ πνεύμονος· εἰ δ᾽ ἀφόρη-
τος μὲν ἡ φλόγωσις εἴη, τοῦ βάρους δὲ καὶ τῆς στενοχωρίας
ἐλάττων αἴσθησις, ἐρυσιπέλατι κάμνει τὸ σπλάγχνον· ἀφω-
ρισμένων δὲ τῶν ἄκρων, οὐδὲν ἔτι χαλεπὸν, ἤτοιγ᾽ ἐρυσίπε-
λας φλεγμονῶδες ἢ φλεγμονὴν ἐρυσιπελατώδη διαγνῶναι.
γίνεται δὲ καὶ ἄλλα πάθη τῷ πνεύμονι χωρὶς ἐπιῤῥοῆς χυμῶν,
κατὰ δυσκρασίαν ἤτοι γ᾽ ἀνώμαλον ἢ ὁμαλήν. ἡ μὲν οὖν ἀνώ-
μαλος βῆχα ἐργάζεται· ἡ δ᾽ ὁμαλὴ μετρία μὲν οὖσα τὸν
ῥυθμὸν τῆς ἀναπνοῆς ὑπαλλάττει, γενομένη δ᾽ ἰσχυρὰ, θερ-
μότητος μὲν ἐπικρατούσης, ἐπιθυμίαν ἀέρος καὶ πόματος

multus et vehemens fuerit, nihil fecum educere poteſt. Igi-
tur *ſputum*, quod neque liquidum, aut aquoſum admodum
eſt, neque craſſum valde aut lentum, id facile excluditur,
maxime ubi validae fuerint vires; etenim ſine vehementi
thoracis contractione vehementer tuſſiri non poteſt; at ſine
valida tuſſi craſſos lentosque humores efferri impoſſibile eſt.
Quum vero ſpirandi difficultati cum anguſtia et gravitate
acuta febris ſimul accedit, is affectus inflammatio pulmonis
eſt. At ſi intolerabile fuerit incendium, anguſtiae vero gra-
vitatisque ſenſus minor, eryſipelas ipſum vexare cenſendum
eſt; extremis autem definitis, nihil arduum erit eryſipelas
phlegmonodes aut inflammationem eryſipelatodem dignoſ-
cere. Sunt et alii pulmoni affectus citra humorum influxum
ob intemperiem vel inaequalem vel aequalem; ac inaequalis
quidem tuſſim excitat; aequalis vero, ſi moderata ſit, rhyth-
mum reſpirationis immutat; at vehemens facta, vincente ca-
lore, frigidi aëris atque potionis cupiditatem inducit, ac tra-

Ed. Chart. VII. [475.]   Ed. Baſ. III. (294.)

ἐργάζεται ψυχροῦ, τῷ χρόνῳ δ᾽ εἰς πυρετὸν τελευτᾷ· τῇ ψυ-
χρᾷ δὲ δυσκρασίᾳ τἀναντία συμβαίνει, θερμοῦ μὲν ἀέρος,
θερμοῦ δὲ πόματος ἐπιθυμία, μέχρις ἂν εἴη μετρία, μείζονος
δὲ γινομένης, ῥευμάτων ἐμπίπλαται τὸ σπλάγχνον. περὶ δὲ
τῆς κατὰ ῥῆξιν, ἢ διάβρωσιν, ἢ ἀναστόμωσιν, ἐξ αὐτοῦ γε-
νομένης αἵματος ἀναβήξεως εἴρηται μέν τι καὶ πρόσθεν ἐν
τῷ περὶ τῆς τοῦ αἵματος πτύσεως λόγῳ, λεχθήσεται δὲ καὶ
νῦν ἔτι διὰ βραχέων. αἱ μὲν ῥήξεις αἱ κατ᾽ αὐτὸν ἔκ τε τοῦ
πολὺ φέρεσθαι τὸ αἷμα γνωρίζονται κἀκ τοῦ μέγα προηγού-
μενον αἴτιον αἰσθητὸν εὐθέως ἐπιγενέσθαι· λέγω δ᾽ αἴτια
προηγησάμενα τὴν ἐξ ὑψηλοῦ πτῶσιν ἢ κατὰ παλαίστραν, ἢ
ἐν ἄθλοις, ἢ ἑτέρου τινὸς ἐμπεσόντος ἑτέρῳ, καθάπέρ γε ἂν
ἐπιπέσῃ τῷ θώρακι βαρὺ σῶμα τῶν ἀψύχων ὁτιοῦν, οἷον
ἤτοι λίθος ἢ ξύλον· ἐνίοις δὲ ὀξυθυμία μετὰ κραυγῆς προη-
γήσατο, καί τισιν ἑτέροις ἀγωνιζομένοις κιθαρῳδίαν, ἢ τρα-
γῳδίαν, ἡ ὀξεῖα καὶ μεγάλη φωνὴ διέῤῥηξεν ἀγγεῖα, καὶ μάλισθ᾽
ὅτ᾽ ἂν ἄνευ τοῦ προμαλάξαι ταῖς ἀναφωνήσεσι τὰ κατὰ τὸν
πνεύμονα βιαίως κραυγάσωσιν. ὡς γὰρ καὶ τοῖς παλαίουσιν,

ctu temporis definit in febrem. Per frigidam autem intem-
periem contraria eveniunt, quoad modum fervaverit, calidi
aëris ac calidae potionis defiderium; fi vero modum excef-
ferit, repletur viscus fluxionibus. At de fanguinis ex ipfo
per tuffim rejectione, quae ruptura, vel erofione, vel aper-
tione vaforum accidit, antea ubi de fanguinis fputo mentio-
nem fecimus, jam dictum aliquid eft, atque nunc quoque
pauca quaedam dicemus. Sane ruptiones in ipfo deprehen-
duntur, tum ex multi fanguinis fluxione, tum ex magna
evidenteque aliqua caufa, qua praegreffa, fubito advenerit;
voco autem praecedentes caufas, cafum ex alto, vel in ludo,
vel certamine, vel quum alter fuper alterum ceciderit;
quemadmodum et quum ex inanimatis corporibus aliquod
grave, ut vel lapis vel lignum, in thoracem ruerit; nonnul-
lis iracundia cum clamore praeceffit; ac quibusdam citha-
roedis tragoedisque certantibus acuta vehemensque vox
vafa disrupit, maxime ubi non praemiffa pulmonis per pro-
oemia lenitione violenter clamant. Ut enim luctatoribus,

ὅταν ἄνευ τοῦ προθερμανθῆναι καὶ ὁμαλυνθῆναι τρίψεσί τε
καὶ μετρίαις κινήσεσιν τοὺς μῦς ἐπ᾽ ἐνεργείας ἀφικνῶνται
σφοδρὰς, ῥήγματά τε καὶ σπάσματα γίνεται, κατὰ τὸν αὐτὸν
τρόπον ἐπὶ τοῦ πνεύμονος εἴωθε συμπίπτειν, ὃν διὰ τρίψεων
μὲν οὐχ οἷόν τε παρασκευάσαι πρὸς τὰς σφοδρὰς κινήσεις,
ἀνάλογον δέ τι ταῖς τρίψεσιν αἱ ἀναφωνήσεις ἐργάζονται.
ἄνευ δὲ φανερᾶς ἔξωθεν αἰτίας πλῆθος αἵματος ἀναῤῥήγνυσιν
ἀγγεῖον ἐν πνεύμονι, καθάπερ καὶ κατ᾽ ἄλλό τι μόριον τοῦ
σώματος, ὅτ᾽ ἂν δυσεπέκτατον τύχῃ διὰ ψύξιν ὑπόγυον ἢ
δυσκρασίαν σύμφυτον. οὕτως καὶ Ἱπποκράτης τὸ ψυχρὸν
εἴρηκε φλεβῶν ῥηκτικὸν, οὐκ αὐτὸ δήπου καθ᾽ αὑτὸ τὰς
ῥήξεις ἐργαζόμενον, ἀλλ᾽ ὅτι τῇ ψύξει σκληροὺς καὶ δυσε-
πεκτάτους τοὺς χιτῶνας τῶν ἀγγείων ἐργαζόμενον ἐπιτήδεια
πρὸς ῥῆξιν αὐτὰ παρασκευάζει· τῆς ῥήξεως δ᾽ αὐτῆς τὸ αἴ-
τιον ἥ τε σφοδρὰ κίνησίς ἐστι καὶ τὸ πλῆθος τῶν χυμῶν
αὐτῶν τε καθ᾽ ἑαυτοὺς καὶ σὺν ἀπέπτῳ καὶ ψυχρῷ καὶ φυ-
σώδει πνεύματι συνδιατείνοντι τοῖς χυμοῖς τὰς φλέβας. ἀλλὰ
καὶ τῆς ἐπὶ τούτων ῥήξεως οὐ σμικρὸν γνώρισμά ἐστι κένωσις

fi certamen aggrediantur, musculis prius neque calefactis
neque per frictiones aut moderatas motiones explanatis, par-
tes quaedam rumpuntur atque convelluntur, eodem modo
pulmoni accidere confuevit, quem quidem frictionibus ad
vehementes motiones praeparare non licet, prooemia autem
frictionibus quadam proportione refpondent. At citra ma-
nifeftam externam caufam, ut in caeteris corporis parti-
bus, ita in pulmone quoque vas aliquod fanguinis abundan-
tia dirumpit, quum extenfioni refiftit, aut ob frigus fubitum,
aut ob innatam intemperiem. Ita Hippocrates: *Venas*, in-
quit, *rumpit frigidum*, non ipfum per fe fcilicet rupturas
faciens, fed quia venarum tunicas frigiditate fua duras et ex-
tendi contumaces reddens, ut rumpantur paratiores efficit;
ruptionis vero ipfius caufa eft vehemens motus et humorum
abundantia, qui vel per fe vel una cum crudo et frigido et
flatuofo fpiritu venas extendunt. Verum ruptionis ab his
haud parvum indicium praebet fubita cumulati fanguinis va-

ΒΙΒΛΙΟΝ 4. 289

Ed. Chart. VII. [475. 476.]　　　　　Ed. Baf. III. (294.)

αἵματος ἐξαίφνης ἀθρόου, τῆς δ᾽ ἀναστομώσεως, ἔμπαλιν
τῶν ψυχρῶν, αἱ θερμαὶ διαθέσεις προηγοῦνται, λουτροῖς τε
θερμοῖς πολλοῖς κεχρημένου τἀνθρώπου, καὶ κατὰ χώραν
ὄντος θερμὴν, ὥραν τε τοῦ ἔτους ὁμοίαν, ἐδέσμασί τε καὶ
πόμασι θερμοῖς χρωμένου. αἱ δ᾽ ἐξ ἀναβρώσεως ἀθρόαι κε-
νώσεις αἵματος [476] ἐπί τε προηγουμέναις γίνονται βρα-
χείαις πτύσεσι καὶ τοῖς εἰς τὸν πνεύμονα δριμέσι ῥεύμασιν
ἀπὸ τῆς κεφαλῆς ἐπιῤῥέουσιν· ἐνίοτε δὲ καὶ συναναφέρεταί τι
μόριον τοῦ πνεύμονος, ἢ ἐφελκὶς, ὥστε λαθεῖν ἀδύνατον εἶ-
ναι τὸ τοιοῦτον πάθημα τοῦ σπλάγχνου. κατὰ δὲ τὴν τρα-
χεῖαν ἀρτηρίαν ἕλκους γενομένου, πρὸς τοῖς ἀναβηττομένοις
πυώδεσιν οὖσιν, ἔτι καὶ τοῦ πεπονθότος μέρους ἀλγοῦντος
αἴσθησις γίνεται τῷ κάμνοντι· καὶ ἡ βραχύτης δὲ τοῦ κενου-
μένου διορίζει τὴν τοιαύτην ἕλκωσιν τῆς ἐν τῷ πνεύμονι,
πλεῖον γὰρ ἐπὶ τοῖς ἐν πνεύμονι γεγενημένοις ἕλκεσιν ἀναπτύε-
ται τὸ πῦον. ὥσπερ δὲ τοῦ πνεύμονός τι μόριον συναν-
νεχθὲν ἐνδείκνυται τὸ σπλάγχνον ἡλκῶσθαι, κατὰ τὸν αὐτὸν
τρόπον ἐκ τοῦ λάρυγγος εἴδομεν ἐνίοτε τὸ κατὰ τὴν ἐπιγλωτ-
τίδα σῶμα δι᾽ ἕλκωσιν ἀναπτυσθὲν, οἷς οὐ μόνον τοῦτο σημεῖον

cuatio. Anaſtomoſin vero non frigidae, ſed e contrario
calidae dispoſitiones praecedunt; ubi multis calidis balneis
homo utitue, atquc in terra moratur calida, annique ſimili
tempeſtate et calidis eduliis et potionibus utitur. At quae
ob eroſione aſſatim accidunt ſanguinis evacuationes, praece-
dentibus exiguis ſputis atque acribus in pulmonem a capite
fluxionibus ſuperveniunt; nonnunquam vero et pulmonis
aliqua pars, aut ramentum ſimul excluditur, ut neminem
latere poſſit hic visceris affectus. Orto vero in aſpera arte-
ria ulcere, praeter hoc quod ſputum purulentum apparet,
dolorem quoque in loco affecto laborans ſentit; at et vacu-
ati exiguitas ab ulcere, quod in pulmone eſt, hoc discernit,
quippe ab ulceribus pulmonis plus puris rejicitur. Atque
ut ex pulmone educta particula visceris ipſius ulcerationem
ſignificat, eodem modo ex gutture vidimus interdum corpus-
culum ligulae per ulcerationem excreari. Quibus non ſe-

Ed. Chart. VII. [476.].   Ed. Baf. III. (294.)

ὑπῆρξε τοῦ τόπου τοῦ πεπονθότος, ἀλλὰ καὶ ἡ κατὰ τὸ χω-
ρίον αἴσθησις τὸ ἡλκωμένον, ὡς κἀπὶ τῆς τραχείας ἀρτηρίας
ἐῤῥέθη· τὰ μὲν γὰρ ἐν τῷ πνεύμονι χωρὶς ὀδύνης συνίστα-
ται, τὰ δ᾽ ἐν τούτοις τοῖς χωρίοις ὀδύνην μέν τινα φέρει,
βραχεῖαν δὲ ταύτην, ὡς τοῖς φύσει δυσαισθήτοις μηδὲ σαφῶς
αἰσθητὴν γίνεσθαι. ταῦτα μὲν οὖν ἅπαντα τὰ μέχρι δεῦρο
λεγόμενα πάθη κατά τε τὸν πνεύμονα καὶ τὰ κενὰ τοῦ θώ-
ρακος, ἔτι τε τὴν τραχεῖαν ἀρτηρίαν καὶ λάρυγγα, καὶ
γὰρ καὶ τούτων ἐμνημόνευσα τῇ κοινωνίᾳ τοῦ λόγου προαχ-
θεὶς ἐπ᾽ αὐτά, πολλάκις ἑώραταί μοι· ταυτὶ δὲ τὰ νῦν εἰρη-
σόμενα σπανίως. ἐξαίφνης τις ἀνέβηξε χυμὸν ὁμοιότατον ὑγρᾷ
χολῇ, τῇ μὲν χρόᾳ μεταξὺ ξανθῆς τε καὶ ὠχρᾶς, δριμύτητα
δ᾽ οὐδεμίαν ἔχοντα· κἀκ τούτου καθ᾽ ἑκάστην ἡμέραν ἀνέ-
πτυεν ἀεὶ πλεῖον· ὕστερον δὲ καὶ πυρετῶν ἐπιγενομένων αὐτῷ
λεπτῶν, ἔφθινεν, ὡς καὶ πυῶδες ἀναβήττειν. καὶ μετὰ χρό-
νον ὡς τεττάρων μηνῶν αἷμα συνανήνεγκεν ὀλίγον σὺν τῷ
πύῳ, μετὰ τοῦ συντήκεσθαί γε καὶ πυρέττειν μᾶλλον· εἶτα
πλέον αὖθις ἔπτυσεν, εἶθ᾽ ἱκανῶς δαψιλές· ἐφ᾽ ᾧ τῶν τε

lum hoc fignum loci affecti fuit, verum etiam ulceratae fedis
fenfus, veluti de aspera arteria dictum eft; etenim pulmonis
ulcera fine dolore confiftunt; quae vero in his fedibus ori-
untur, dolorem quidem aliquem inducunt, fed eum exigu-
um; ut fi quibus natura hebes fuerit fenfus, ipfum plane
non percipiant. Igitur perfaepe vidimus eos, quos huc us-
que propofuimus affectus, qui pulmoni et fpatio thoracis et
afperae arteriae et gutturi accidunt (nam et horum, fermo-
nis communitate inducti, mentionem fecimus) qui vero de-
inceps dicentur, raro. Quidam humorem repente expuit
liquidae bili perquam fimilem, colore quidem medium inter
flavum ac pallidum, at nulla acredine infectum; atque inde
quotidie majorem ejus quantitatem expuit; deinde levi fub-
orta febricula, tabescebat, adeo ut etiam purulenta fcrearet.
Poftea tractu temporis, quatuor videlicet menfium, exigu-
um cum pure cruorem rejecit, atque fic aucta febre magis
coufumebatur; atque iterum plus expuebat, tum multum

πυρετῶν αὐξηθέντων καὶ τῆς δυνάμεως ἐκλυθείσης, ἀπέθα-
νεν ὡσαύτως τοῖς φθόην νοσήσασι. μετὰ τοῦτον ἄλλον ἐθεα-
σάμην ὁμοίῳ τρόπῳ νοσηλευθέντα μησὶν ἕξ, εἶτ᾽ ἄλλον πλείο-
σιν. ὁ μὲν οὖν πρῶτος ἡμῖν ὀφθεὶς οὐδὲν ἔχειν ἐδόκει τό γε
κατ᾽ ἀρχὰς κακὸν, ὕστερον δὲ δηλονότι μοχθηρῶς ἐφαίνετο
διακεῖσθαι· τοῦ δευτέρου δ᾽ ὀφθέντος εὐθὺς ἐξ ἀρχῆς ἔγνω-
μεν ἐπιμελῶς προνοήσασθαι, καὶ μετ᾽ αὐτὸν ἔτι καὶ μᾶλλον
τοῦ τρίτου. ἀλλ᾽ ὅμως, οὐκ ὀλίγα πραγματευσαμένων ἀμφ᾽
αὐτοὺς ἡμῶν, οὔτε τούτων τις οὔτ᾽ ἄλλος ἐσώθη μετ᾽ αὐ-
τούς· ἀνέπτυσαν δὲ πάντες οὗτοι τελευτῶντες αὐτοῦ τοῦ
πνεύμονος μέρη σεσηπότα, δι᾽ ἃ καὶ σαφῶς ἔγνων ὅμοιόν
τι πάθος συμβαίνειν αὐτοῖς τῷ κἀπὶ τῶν ἐκτὸς ὁρωμέ-
νων μορίων, ὑγρότητι σηπεδονώδει διαβρόχων γινομένων·
(295) ἀλλὰ ταῦτα μὲν ἐκκόπτειν ἐγχωρεῖ καὶ πρός γε τούτῳ
καὶ καίειν, πνεύμονι δ᾽ οὐδὲν τοιούτων ποιεῖν οἷόν τε, διὸ
καὶ πάντες ἀπόλλυνται. τοῦ τελευταίου δ᾽ αὐτῶν ὀφθέν-
τος μοι κηδόμενος, ἐπὶ τὸ ξηραίνειν ἰσχυρῶς τὸ σπλάγχνον
ἐτραπόμην ὀσμαῖς τε καὶ πόμασιν ἐπιτηδείοις εἰς τοῦτο·

admodum, ex quo magis increscente febre ac refolutis viribus
eorum qui tabe marcescunt exemplo mortem obiit. Dein-
de alium vidi, eodem fere modo fex menfibus, ac alium quo-
que diutius laborantem. Igitur qui primus nobis occurrit,
initio quidem nihil mali habere, fed tandem male affici vifus
eft; alteri vero, quem confpeximus, ftatim ab initio cognito
malo, diligenter fuccurrere tentavimus, ac multo magis
etiam tertio. At quamvis multa circa utrumque laborave-
rimus, nihilominus neque horum ullus, neque alius poft eos
fervatus eft; morti autem proximi omnes hi pulmonis ipfius
quasdam partes expuerunt. Proinde facile cognovi, fimili
eos affectu laborare, qualem in partibus externis cernimus,
quum a putrefaciente quopiam humore inficiuntur; verum
has et abfcindere et urere poffumus, pulmoni vero horum
neutrum adhibere licet; quapropter omnes intereunt. At
vero poftremum quem vidi curans, ad visceris fortem exic-
cationem me converti, odoribus atque potionibus ad id effi-

Ed. Chart. VII. [476. 477.]　　　　　　Ed. Baf. III. (295.)

τὸ μὲν γὰρ καλούμενον ἡδύχρουν ὀσμᾶσθαι δι᾽ ὅλης ἡμέρας
ἐκέλευον αὐτῷ, προσφέρεσθαί τε τῇ ῥινὶ συνεχῶς· εἰς ὕπνον
δ᾽ ἰόντι καὶ τῶν ἐν Ῥώμῃ σκευαζομένων μύρων πολυτελῶν,
ἃ δὴ καλοῦσι φουλίατά τε καὶ σπικάτα, ὑπαλείφειν τινὶ τοὺς
κατὰ τὰς ῥῖνας πόρους· ἐδίδουν δὲ καὶ πίνειν αὐτῷ φάρμακα,
τήν τε μιθριδάτειον ὀνομαζομένην ἀντίδοτον, ἀμβροσίαν τε
καὶ ἀθανασίαν καὶ θηριακήν· ἀλλὰ καὶ οὗτος ἐνιαυτῷ ταῦτα
πίνων, ὁμοίως τοῖς φθισικοῖς ὕστερον ἀπέθανεν, [477] ἴσως
εἰς χρόνον πλείονα παραταθεὶς διὰ τὴν εἰρημένην ἀγωγήν.
ἕτερον δὲ πάθος εἶδον ἐν πνεύμονι τοιόνδε. βήττων τις ἐκ
χρόνου πολλοῦ, καὶ πτύων ὀλίγα καὶ γλίσχρα, χαλαζίῳ μι-
κρῷ παραπλήσιον ἀνέβηξέ τι, καί μοι κομίσας ἔδειξεν αὐτὸ,
καὶ πάλιν ἕτερον ὅμοιον οὐ μετὰ πολλὰς ἡμέρας. ἐδόκει δή
μοι ξηραινόμενος ὁ γλίσχρος ἐκεῖνος χυμός, ὃν ἀνέπτυσεν ἔμ-
προσθεν, εἰς τοιαύτην σύστασιν ἔρχεσθαι· καὶ διὰ τοῦτ᾽ αὐτῷ
φάρμακα ἐδίδουν πίνειν, ὁποῖα καὶ τοῖς ἀσθματικοῖς ἁρμό-
ζει· καὶ πίνων γε αὐτὰ, ἐλάττονα μὲν ἔπτυεν τὰ χαλάζια,

cacibus. Proinde medicamentum, quod hedychroum vo-
cant, olfacere per totum diem ac naribus jugiter adhibere
juffi; ad fomnum vero fefe convertentem narium foramina
aliquo precioforum unguentorum illinere, qualia Romae
praeparari folent, quae vocant foliata et fpicata; dabam quo-
que ipfi in potu medicamenta, mithridaticam vocatam com-
pofitionem, ambrofiam, athanafiam, theriacam; fed hic
etiam per annum haec bibens, tandem fimiliter ut reli-
qui tabidi vitam finivit, quam fortaffe ob jam dictam educa-
tionem longiori tempore protraxerat. Praeterea alium hu-
jusmodi affectum in pulmone notavi. Quidam diuturna
tuffi vexatus et exiguum lentumque expuens, fruftum quod-
dam parvo grandinis grano confimile excreavit, ac deferens
illud mihi oftendit, atque rurfus non multos poft dies aliud.
Unde conjeci lentum illum humorem, quem antea expuebat,
ficcatum induratumque in hujusmodi fubftantiam perveniffe.
Quamobrem ei medicamenta in potu dedi, quae afthmaticis
auxiliantur; quibus epotis minorem expuebat grandinem,

καὶ διὰ πλειόνων ἡμερῶν ἢ πρόσθεν, οὐ μὴν ἐπαύσατό γε
πολλοῖς ἔτεσι πάσχων οὕτως, ἄχρι τῆς τελευτῆς. μεγέθει δ᾽
ἦν τὰ χαλάζια τοῖς καλουμένοις ὀρόβοις ἴσα κατὰ τὸ πλεῖστον,
ἔστι δ᾽ ὅτε καὶ μείζω τούτων, ὥσπέρ γε καὶ μικρότερα.
καὶ ἄλλους δέ τινας ὁμοίως ἐκείνῳ πτύοντας ἐθεασάμην ἔτη
συχνὰ ζήσαντας, ἐνίους μὲν ἄλλως ἀποθανόντας, ἐνίους δ᾽
ἐκ τῶν ἀναπνευστικῶν ὀργάνων παθόντων· οὐ μὴν αἷμά γέ
τις ἐκ τούτων ἔπτυσεν. τὸ δ᾽ Ἀντιπάτρῳ τῷ ἰατρῷ συμβὰν
ἅπαντες ἔγνωσαν, ὡς οὐκ ἀφανῶς ἰατρεύοντι κατὰ τὴν Ῥω-
μαίων πόλιν. ἦν μὲν ὁ ἀνὴρ οὗτος ἡλικίαν ἄγων ἐτῶν ἐλατ-
τόνων μὲν ἢ ἑξήκοντα, πλεόνων δὲ ἢ πεντήκοντα, συνέβη δ᾽
αὐτῷ ποτε πυρέξαντι τῶν ἐφημέρων τινὰ πυρετῶν ἐκ φανερᾶς
προφάσεως, ἅψασθαι τῶν ἑαυτοῦ σφυγμῶν ἐν τῇ παρακμῇ
τοῦ πυρετοῦ, χάριν τοῦ γνῶναι τί ποιητέον ἐστὶν αὐτῷ.
πᾶσαν δ᾽ εὑρὼν ἀνωμαλίαν ἐν τῇ τῶν ἀρτηριῶν κινή-
σει κατεπλάγη μὲν τὸ πρῶτον, ὡς δὲ σαφῶς ὕστερον
ᾐσθάνετο μηκέτι πυρέττειν ἑαυτὸν, ἐλούσατο μὲν εὐθέως·
ἐπὶ κόποις τε γὰρ αὐτῷ καὶ ἀγρυπνίαις ἐκεκμήκει τὸ σῶμα

atque per plures quam antea dies; neque tamen pluribus de-
inceps annis hoc pati defiit, donec moreretur. Caeterum
grandines magna ex parte ervi magnitudinem aequabant, in-
terdum majores, ut et minores. Atque alios quoque fimili-
ter fpuentes multos annos vivere vidimus, quorum alii ali-
am ob caufam, alii ob fpirabilium organorum affectum mor-
tui funt, nullus tamen ex his cruorem expuit. Quod vero
Antipatro medico accidit, omnes noverunt, ut qui medicam
artem publice in Romanorum civitate profeſſus eſt. Agebat
hic vir aetatem fexaginta quidem annis minorem, fed quin-
quaginta jam annos exceſſerat; is correptus aliquando febre
quadam ephemera ab evidente caufa, declinante jam febre,
ut quid fibi facto opus eſſet intelligeret, pulfum ipfe fuum
tangere aggreſſus eſt. Quum igitur omnem inaequalitatem
in arteriarum motione inveniret, primo quidem territus eſt;
deinde vero quum fefe non amplius febrire plane fentiret,
illico balneum fubiit, quippe laboribus ac vigiliis corpus fati-

διητήθη δὲ πάνυ λεπτῶς ἄχρι τοῦ τὴν τρίτην ἀπὸ τῆς ἀρχῆς
ἡμέραν διελθεῖν· ἐν ᾗ μηδενὸς ἔτι γενομένου πυρετοῦ, προῄει
μὲν ἑκάστης ἡμέρας, ὥσπερ καὶ πρόσθεν, ἁπτόμενος δὲ ἑαυ-
τοῦ τῆς κατὰ τὸν καρπὸν ἀρτηρίας, ἐθαύμασε διαμενούσης ἐν
τοῖς σφυγμοῖς τῆς ἀνωμαλίας. ἀπαντήσας οὖν μοί ποτε,
προύτεινε τὴν χεῖρα γελῶν, ἐκέλευσέ τε τῶν σφυγμῶν ἅψα-
σθαι. κἀγὼ μειδιάσας, τί τὸ αἴνιγμά ἐστιν, ὃ κελεύεις;
ἠρόμην· ὁ δ᾽ αὖθις ὁμοίως γελῶν ἐδεῖτο πάντως ἅψασθαι.
καὶ τοίνυν εὗρον ἁψάμενος ἀνωμαλίαν κατὰ τὸν σφυγμὸν
ἅπασαν, οὐ μόνον ἐν ἀθροίσματι γινομένην, ἣν συστηματι-
κὴν ὀνομάζουσιν, ἀλλὰ καὶ κατὰ μίαν διαστολὴν τῆς ἀρτη-
ρίας. ἐθαύμαζον οὖν, ὅπως ἔτι ζῇ τοιοῦτον ἔχων σφυγμὸν,
ἐπυνθανόμην τε μή τις αὐτῷ δυσχέρεια κατὰ τὴν ἀναπνοὴν
γίνεται· τοῦ δὲ οὐδεμίαν αἰσθητὴν ὁμολογοῦντος, ἐπετήρουν
μὲν εἴ τινα μεταβολὴν ἕξοι ποτὲ, συνεχῶς ἁπτόμενος τῆς
κατὰ τὸν καρπὸν ἀρτηρίας ἐξ μηνῶν που χρόνῳ. πυνθανο-
μένου δ᾽ οὖν αὐτοῦ κατ᾽ ἀρχὰς, ἥ τις εἶναί μοι δοκεῖ διάθεσις
ἐν τῷ σώματι, καὶ κατὰ τίνα τρόπον αὐτοῦ τοιοῦτον ἐργά-

gaverat, atque tenui plane victu, donec diem tertium prae-
teriiſſet, uſus eſt; quo quum nulla appareret febris, ad ſolita
negotia pertractanda prodiit, atque arteriam in carpo tan-
gens, admiratus eſt perſeverantem in pulſibus inaequalitatem.
Occurrens itaque mihi aliquando, extendit manum ridens,
juſſitque pulſum tangere. At ego ſubridens, quid, inquam,
ſibi vult hoc, quod proponis aenigma? ille iterum ridens
obnixe oravit, ut tangerem. Igitur inter tangendum omni-
genam in pulſu inveni inaequalitatem, non ſolum in multa-
rum pulſationum collectione, quam ſyſtematicam vocant,
verum etiam in una arteriae diaſtole. Proinde miratus, quo-
modo adhuc viveret, quum talem haberet pulſum, interro-
gavi, num difficilis aliqua eſſet ei reſpiratio; illo vero nul-
lam ſe ſentire reſpondente, obſervavi, an aliquando muta-
retur, ſex menſium ſpatio aſſidue carpi arteriam tangens.
Quumque ab initio interrogaret, quaenam affectio mihi vide-
retur eſſe in ſuo corpore, atque per quem modum talem pul-

ζεσθαι δυναμένη τὸν σφυγμὸν ἄνευ πυρετοῦ, πρὸς τὴν ἐρώ-
τησιν ἀπεκρινάμην, ἐν τῇ περὶ τῶν σφυγμῶν πραγματείᾳ δε-
δηλῶσθαί μοι περὶ τῆς τοιαύτης ἀνωμαλίας· ἡγοῦμαι γὰρ
αὐτὴν ἐπὶ στενοχωρίᾳ τῶν ἐν τῷ πνεύμονι μεγάλων ἀρτηριῶν
γίγνεσθαι· τὴν στενοχωρίαν δ᾽ ἔφην, ἐπὶ μὲν φλεγμονῇ τοῦ
σπλάγχνου, τό γε ἐπί σοι νῦν, ἀδύνατον ὑπάρχειν· ἐπύρεττες
γὰρ ἄν· ἀπολείπεται δ᾽ ἤτοι δι᾽ ἔμφραξιν ὑγρῶν καὶ γλίσχρων
καὶ παχέων χυμῶν, ἢ διὰ φύματος ἀπέπτου γένεσιν, εἰς τὴν
τοιαύτην ἀφῖχθαί σε διάθεσιν. ὁ δ᾽ ὑπολαβὼν, ἐχρῆν οὖν,
ἔφη, ἀσθματικὴν ὀρθόπνοιαν εἶναί μοι. κἀγὼ πιθανῶς μὲν
εἶπον λέγειν αὐτὸν, [478] οὐ μὴν ἀληθῶς· γίγνεσθαι μὲν
γὰρ καὶ τὴν τοιαύτην ὀρθόπνοιαν διὰ τοιαύτην αἰτίαν, οὐ
μὴν ἐν ταῖς λείαις ἀρτηρίαις, ἀλλ᾽ ἐν ταῖς τραχείαις ἀθροιζο-
μένου τοῦ γλίσχρου καὶ παχέος χυμοῦ. καὶ τοίνυν ἔδοξεν
ἡμῖν, τήν τε δίαιταν αὐτῷ πᾶσαν ὁμοίαν ποιεῖσθαι τοῖς τῶν
ἀσθματικῶν, τά τε φάρμακα προσφέρεσθαι τὴν αὐτὴν ἐκεί-
νοις ἔχοντα δύναμιν. ἐξ δὲ ἐν τῷ μεταξὺ γενομένων, ὡς ἔφην,
μηνῶν, ἤσθετό τινος οὐ μεγάλης δυσπνοίας ἅμα παλμῷ βραχεῖ

fum facere citra febrem, ad eam quaeftionem refpondi, in
commentariis de pulfibus declaraffe me hujusmodi inaequa-
litatem; namque ob magnarum in pulmone arteriarum an-
guftiam id evenire puto; anguftiae vero caufam, inquiebam,
effe visceris inflammationem tibi impoffibile eft; febricitares
enim; relinquitur igitur, vel obftructionem ex liquidis et
craffis et viscofis humoribus, vel crudi tuberculi ortum, in
hujusmodi te affectionem induxiffe. Tum ille refpondens,
oporteret ergo, inquit, me afthmatica orthopnoea laborare.
At ego probabilia dixi ipfum loqui, fed non vera; quippe
fieri nonnunquam hujusmodi orthopnoeam ob eam caufam,
non tamen quum in laevibus arteriis, fed in asperis craffus
et lentus humor cumulatur. Proinde omnem victus ratio-
nem afthmaticorum victui fimilem moliri et medicamenta
eandem ac ipforum facultatem habentia adhibere juffimus.
Deinde fex, ut dixi, menfibus elapfis, levi quadam fpirandi
difficultate affectus eft. accedente fimul brevi cordis palpita-

τῆς· καρδίας, τὸ μὲν πρῶτον ἅπαξ, εἶτα δίς που καὶ τρὶς,
εἶτα καὶ τετράκις τε καὶ πλεονάκις γινομένου, μετὰ τοῦ συν-
αυξάνεσθαι τὴν δύσπνοιαν, ἐφ᾽ ἡμέρας ὡς πέντε καὶ δέκα·
μεθ᾽ ἅς ἐξαίφνης δυσπνήσας σφοδρῶς, εἶτ᾽ ἐκλυθεὶς, εὐθέως
ἀπέθανεν, ὥσπερ ἄλλοι τινὲς ἐπὶ πάθεσι καρδίας, ὑπὲρ ὧν
εἰρήσεται κατὰ τὸν ἐφεξῆς λόγον.

tione, primo quidem femel, deinde bis atque ter, poftea
quater ac faepius quoque, aucta fimul fpirandi difficultate, ad
quintumdecimum usque diem, poft quem difficillima derepente
oborta refpiratione, exolutus ftatim obiit, aliorum quorun-
dam exemplo, qui cordis affectibus laborant, de quibus poft-
hac fermonem faciemus.

ΓΑΛΗΝΟΥ ΠΕΡΙ ΤΩΝ ΠΕΠΟΝΘΟΤΩΝ ΤΟΠΩΝ ΒΙΒΛΙΟΝ Ε.

Ed. Chart. VII. [478.]   Ed. Baf. III. (295.)

ΠΡΟΟΙΜΙΟΝ.

Ἐν τῷ πρὸ τούτου γράμματι περὶ τῶν κατὰ τὸν πνεύμονα παθῶν διεξερχόμενος, ἐμνημόνευσα τῇ κοινωνίᾳ τοῦ λόγου καὶ θώρακος καὶ καρδίας ἐπ᾽ ὀλίγον, ἀναβαλλόμενος εἰς τουτὶ τὸ πέμπτον ὑπόμνημα τελέως ἀποδώσειν ἅπαντα τὸν περὶ αὐτῶν λόγον. ἐπεὶ τοίνυν ἐτελεύτησεν ἡ κατὰ τὸ τέταρτον ὑπόμνημα διδασκαλία εἰς τὰ συμβάντα τῷ Ἀντιπάτρῳ τῷ ἰατρῷ, τὴν μὲν διάθεσιν αὐτοῦ ἐν αὐτῷ τῷ πνεύμονι ἴσχοντος τὴν πρώτην, ἐπι-

---

GALENI DE LOCIS AFFECTIS LIBER V.

PROOEMIVM.

In praecedenti libro, quum de pulmonis affectibus ageremus, fermonis communitate et thoracis et cordis aliquantulum meminimus; pleniorem vero abfolutioremque de ipfis fermonem in quintum hunc librum diftulimus. Quoniam vero quartus liber in accidentibus, quae Antipatro medico evenerunt, finem fortitus eft, laefo in primis ipfius pulmone,

Ed. Chart. VII. [478. 479.]   Ed. Baf. III. (295. 296.)

διαβάντος δὲ τοῦ πάθους ἄχρι τῆς καρδίας, ἄμεινον εἶναί μοι δοκεῖ περὶ πάντων αὐτῆς τῶν παθῶν διελθεῖν.

Κεφ. α΄. Ὥσπερ οὖν περὶ τῶν ἄλλων τοῦ ζώου μο-
ρίων, οὕτως καὶ ἐπὶ τῆς καρδίας διορίσασθαι χρὴ, τίνα μὲν
[479] ἰδιοπαθούσης, ἢ πρωτοπαθούσης, ἢ ὅπως ἄν τις ὀνο-
μάζειν ἐθέλῃ, γίνεται συμπτώματα, τίνα δ᾽ ἑτέροις μέρεσι
συμπασχούσης. ἔστι δ᾽ ὁ λόγος ἐπὶ τοῖς προαποδεδειγμένοις
ἐν ἑτέραις πραγματείαις, ἐν αἷς ἐδείχθη, τῆς μὲν ἐμφύτου θερ-
μασίας οἷον πηγή τις ὑπάρχειν ἡ καρδία, καὶ πάντως χρῆναι
παθεῖν αὐτὴν, εἰ μέλλοι τεθνήξεσθαι τὸ ζῶον. ἀρχῶν οὖν
οὐσῶν τριῶν, αἷς διοικεῖται τὸ ζῶον (296) (πρὸς γὰρ τῇ τῆς
καρδίας ἀρχῇ ὁ μὲν ἐγκέφαλος αἰσθήσεώς τε καὶ κινήσεως
ἐδείχθη χορηγὸς εἶναι πᾶσι τοῖς τοῦ ζώου μέρεσι, τὸ δ᾽ ἧπαρ
ἀρχὴ τῆς θρεπτικῆς εἶναι δυνάμεως), ὁ μὲν θάνατος ἀεὶ ταῖς
ἀμέτροις τῆς καρδίας ἕπεται δυσκρασίαις, ἅπαντα γὰρ αὐτῇ
συγκακοῦται τὰ μόρια· δεδειγμένου δ᾽ ἡμῖν, ἐνεργεῖν αὐτὰ

---

deinde ad cor etiam transeunte affectu, operae pretium me
facturum arbitror, fi omnes ejus affectus percurram.

Cap. I. Igitur quemadmodum de caeteris animalis
partibus, ita de corde quoque definiendum eft, quaenam ipfi
proprio vel primario vel utcunque nominare volueris, affe-
ctu laboranti fiant fymptomata, quaenam vero ipfo caeteris
partibus confentiente. Nititur autem oratio iis, quae prius
in aliis libris demonftravimus, ubi declaratum eft, innati
caloris cor velut fontem effe, neque animal mori omnino
poffe, nifi afficiatur. Quum itaque tres fint principes par-
tes, quibus gubernatur animal (nam praeter cordis princi-
patum oftenfum eft et fenfum et motum univerfis corporis
partibus a cerebro fuppeditari, jecur vero nutricis facultatis
effe principium) femper mors immoderatas fequitur cordis
intemperies, fimul enim cum ipfo omnes vitiantur partes.
Quum enim, ut oftendimus, ipfae peculiari cordis temperie

BIBΛΙΟΝ Ε. 299

Ed. Chart. VII. [479.]   Ed. Baf. III. (296.)

διὰ τὴν οἰκείαν καρδίας εὐκρασίαν, ἀναγκαῖόν ἐστιν ἀπολομέ-
νης ταύτης συναπόλλυσθαι τὰς ἐνεργείας αἰτῶν, καὶ κατὰ
τοῦτο καὶ τὰς ἐγκεφάλου τε καὶ ἥπατος, οὐ μὴν ταῖς ἐκείνων
γε τὴν τῆς καρδίας. εἰ γὰρ μήτε τὰς αἰσθητικάς τε καὶ προαι-
ρετικὰς ἐνεργείας ἔτι διασώζοι τὸ ζῶον, ἀλλὰ μηδὲ τρέφοιτο,
καθάπερ οὐδὲ τὰ φωλεύοντα, δυνατὸν ἄν τις εἶναι νομίσειεν
ζῆν αὐτὸ, μέχρι περ ἂν ἡ καρδία μηδὲν ᾖ πεπονθυῖα· καὶ
μέντοι καὶ φαίνεται πολλάκις ἡμερῶν ἐφεξῆς πολλῶν οὔτε
φρονῶν τις οὔτ᾽ αἰσθανόμενος οὔτε κινούμενος, ὅμως ἔτι
ζῶν, ὥσπέρ γε καὶ δι᾽ ἀρρωστίαν τῆς ἐν ἥπατι δυνάμεως
ἀτροφῶν ἐξαρκεῖν εἰς μακρόν· εἰ δὲ τῆς ἀναπνοῆς στερήσειέ
τις τὴν καρδίαν, αὐτίκα διαφθείρεται. ὅσοις οὖν ὁ θώραξ
οὐδὲν ὅλως ἐδόκει συντελεῖν εἰς τὴν τῆς ἀναπνοῆς ἐνέργειαν,
ἀποροῦσι τὴν αἰτίαν εὑρεῖν, δι᾽ ἣν ἐν ταῖς ἰσχυραῖς ἀποπλη-
ξίαις ἀποθνήσκουσιν εὐθέως οἱ κάμνοντες, ἐπὶ μόνῃ τῇ βλάβῃ
τῆς ἄνωθεν ἀρχῆς· ὑμεῖς δ᾽ οὐκ ἀπορήσετε, πεπεισμένοι βε-
βαίως, ὑπὸ μυῶν διαστέλλεσθαι τὸν θώρακα, τὴν ἀρχὴν τῆς
κινήσεως ἐχόντων ἐκ τῶν εἰς αὐτοὺς φερομένων νεύρων ἀπὸ

---

actiones fuas perficiant, hac pereunte, actiones quoque ip-
farum perire neceſſe eſt, ac proinde cerebri quoque et jeco-
ris, non tamen horum temperie deperdita, cordis fimul acti-
onem *perire.*   Si enim neque fenſibiles, neque voluntarias
actiones animal fervet, imo neque nutriatur etiamnum, ut
nec latibulis abdita, nihilominus vivere ipfum poſſe, quoad
cor manferit illaefum, quivis exiftimaverit.   Quin videmus
faepenumero multis deinceps diebus aliquem neque intelli-
gere, neque fentire, neque moveri, nihilominus vivere,
quemadmodum qui ob virium hepatis imbecillitatem non nu-
tritur, diutius fufficere; at fi cor refpiratione privetur, illi-
co perit.   Igitur qui ad refpirandi functionem nihil con-
ferre thoracem putant, ii caufam reddere nequeunt, cur per
vehementem apoplexiam, fola fuperioris principii laefione
laborantes fubito moriantur.   At vobis eam invenire haud
difficile eſt, utpote quibus explorate perfuafum eſt musculos,
qui motionis principium a nervis in ipfos a fpinali medulla

τοῦ κατὰ τὸν αὐχένα νωτιαίου, στερουμένων τηνικαῦτα τῆς
ἐπιῤῥεούσης ἐξ ἐγκεφάλου δυνάμεως αὐτοῖς κινητικῆς τῶν
μυῶν· ὡς εἴγε μὴ συνήπτοντο διὰ τῆς ἀναπνοῆς αἱ δύο ἀρ-
χαὶ, δυνατὸν ἂν ἦν ἐστερημένους ἡμᾶς ἐνίοτε τῆς ἄνωθεν ἀρ-
χῆς ἔτι ζῆν. ἴσως οὖν τις ἐξ ὧν ἡμεῖς εὐπορήκαμεν αἰτίαν,
δι᾽ ἣν ἡ καρδία βλάπτεται παθόντος τοῦ ἐγκεφάλου κατὰ τὰς
μεγάλας ἀποπληξίας, ἐκ τούτων αὐτῶν εὐπορήσει καθ᾽ ἕτερον
τρόπον εὑρεῖν τὴν αἰτίαν, δι᾽ ἣν ἐν ταῖς μικροτέραις ἀπο-
πληξίαις, καταλήψεσί τε καὶ κάροις, ἐπιληψίαις τε καὶ λη-
θάργοις, οὐκ ἀπόλλυται τὸ πάσχον οὕτως ζῶον· εὑρήσει δὲ
καὶ τοῦτο θεασάμενος, ὅπως ἀναπνέουσιν ἐν τοῖς εἰρημένοις
πάθεσιν οἱ πάσχοντες· ὄψεται γὰρ ὅτι βιαίως τε καὶ μόγις,
ὡς ὑπὸ δεσμοῦ τινος εἰργομένου διαστέλλεσθαι τοῦ θώρακος.
λέλεκται δ᾽ ἱκανῶς περὶ τούτου κατὰ τὰ περὶ μυῶν κινήσεως
ὑπομνήματα· κοινὸν γάρ ἐστι τὸ ζήτημα τῷ γιγνομένῳ κατὰ
τοὺς ὕπνους, ἐν οἷς ἁπασῶν τῶν κατὰ τοὺς μῦς ἐνεργειῶν
ἐκλελυμένων, ἡ τῶν τὸν θώρακα κινούντων μόνη σώζε-
ται· νυνὶ δ᾽ ἀρκεῖ μέχρι τοσούτου προῆχθαι τὸν λόγον,

cervicis delatis fuscipiunt, thoracem attollere, qui tum pri-
vantur motrice facultate ex cerebro ipsis influente; ut nisi
ad respirationem ambo principia concurrerent, possemus vi-
vere, privati interdum superno principio. Fortasse igitur
ex quibus causam potuimus invenire, cur affecto cerebro in
vehementi apoplexia, cor quoque laedatur, ex iisdem ipsis
secundum alium modum causam facile quis inveniet, quam-
obrem in apoplexia minore, catalepsi, sopore, morbo comi-
tiali, lethargo, animal ita affectum non pereat. Inveniet
autem id speculatus in enarratis affectibus, quomodo spirent
laborantes; nam videbit et violentam et difficilem respiratio-
nem, perinde ac si vinculo quodam constrictus thorax dila-
tari prohiberetur. Atque hujus rei sufficientem fecimus
mentionem in libris de musculorum motu; communis enim
est haec quaestio ei quae de somno sit, in quo omnes muscu-
lorum actiones exolvuntur, sola musculorum thoracem mo-
ventium actio servatur; nunc vero ea duntaxat dixisse satis

ὅσον αὐτοῦ χρήσιμον ἦν εἰς τὰ παρόντα. ᾧ γὰρ λόγῳ κατὰ
τοὺς ὕπνους ἀναπνέουσιν οἱ ἄνθρωποι, καίτοι τῶν ἄλλων
ἁπάντων μυῶν ἡσυχαζόντων, τούτῳ καὶ κατὰ τὰς ἀποπλη-
ξίας, ὅσαι μὴ μέγισται, καὶ κατ᾽ ἄλλα πάθη τὰ ταύτῃ παρα-
κείμενα· μεγάλης δ᾽ οὕτως γεγενημένης τῆς ἀποπληξίας, ἢ
καί τινος ἑτέρου πάθους, ὡς τελέως ἀπολέσθαι τὴν ἐνέργειαν
τῶν κατὰ τὸν θώρακα μυῶν, ἀναγκαῖόν ἐστι συνδιαφθαρῆναι
τὴν ἀναπνοὴν, ἐφ᾽ ᾗ καὶ τὴν τῆς καρδίας εὐκρασίαν, [480] ᾗ
καὶ πάλιν ἐξ ἀνάγκης ἕπεται τὸ ζῶον ὅλον ἀπόλλυσθαι. κατὰ
τοῦτον μὲν οὖν τὸν λόγον ἐν ταῖς τῆς ἄνωθεν ἀρχῆς βλάβαις
μεγάλαις ἀπόλλυται τὸ ζῶον· καθ᾽ ἕτερον δὲ τρόπον ἐφ᾽
ἥπατι πάσχοντι, διὰ γὰρ ἀτροφίαν νεκροῦται τηνικαῦτα, διὸ
καὶ χρόνῳ πλείονι διαρκεῖ τὰ ζῶα κατὰ τὰ τοιαῦτα παθή-
ματα. καὶ μὴν καὶ καθ᾽ ἕτερόν τινα τρόπον, ἐπί τε στομα-
χικαῖς συγκοπαῖς, ἀλγήμασίν τε σφοδροῖς, καὶ φόβοις ἰσχυ-
ροῖς, ἡδοναῖς τε μεγίσταις, ἀποθνήσκουσί τινες· ὅσοις γὰρ
ἀσθενής ἐστιν ὁ ζωτικὸς τόνος, ἰσχυρά τε πάθη ψυχικὰ πά-
σχουσιν ἐξ ἀπαιδευσίας, εὐδιάλυτος τούτοις ἐστὶν ἡ τῆς ψυχῆς

fuerit, quae in praefentia propofito noftro conducere vide-
bantur. Nam qua ratione homines per fomnum refpirant,
reliquis licet musculis omnibus quiescentibus, eadem et per
apoplexias non vehementiffimas, atque alios ei vicinos affe-
ctus; ubi vero apoplexia ita vehemens, aut alter quispiam
affectus acciderit, ut musculorum thoracis actio omnino de-
perdatur, perire fimul refpirationem neceffe eft; indeque
cordis temperiem, a qua rurfus etiam animal univerfum ne-
ceffario fequitur interire. Hac igitur ratione per magnas
fuperni principii laefiones animal perit, ex jecoris vero af-
fectu alia ratione, atrophia fcilicet tum contabescit, unde
longiore temporis fpatio in hujusmodi affectibus vitam pro-
telant animalia. Atque per alium quendam modum in fyn-
copis ftomachicis et vehementibus doloribus, terroribus gra-
vibus et voluptatibus maximis nonnulli intereunt; etenim
quibus vitale robur infirmum eft, animi vero affectiones ob
imperitiam fortes, his animi fubftantia facile diffolvitur;

οὐσία· τῶν τοιούτων ἔνιοι καὶ διὰ λύπην ἀπέθανον, οὐ μὴν
εὐθέως ὥσπερ ἐν τοῖς προειρημένοις· ἀνὴρ δ᾽ οὐδεὶς μεγα-
λόψυχος οὔτ᾽ ἐπὶ λύπαις οὔτ᾽ ἐπὶ τοῖς ἄλλοις ὅσα λύπης
ἰσχυρότερα θανάτῳ περιέπεσον· ὅ τε γὰρ τόνος τῆς ψυχῆς
αὐτοῖς ἰσχυρός ἐστι τά τε παθήματα σμικρά.

Κεφ. β'. Ἴδιον δὲ πάθος ἐν καρδίᾳ γίνεται κατὰ
μὲν ἁπλῆν δυσκρασίαν πολλάκις, εἴτ᾽ ἀνώμαλος εἴθ᾽ ὁμαλὴς
εἴη, κατά τε φλεγμονὴν ἢ ἐρυσίπελας ἀρχόμενον γίγνεσθαι·
διαφθείρεται γὰρ παραυτίκα πρὶν αὐξηθῆναι τὰ πάθη τάδε
τὸ ζῷον. ἕπονται δὲ πάλιν ταῖς τοιαύταις διαθέσεσιν αἱ
καρδιακαὶ συγκοπαί, καθάπερ αἱ στομαχικαὶ ταῖς κατὰ τὸ
τῆς κοιλίας στόμα, καλοῦσι δ᾽ ἔνιοι καὶ τοῦτο στόμαχον·
ἀλλὰ καὶ αὗται γίγνονται δηλονότι συμπασχούσης τῆς καρ-
δίας. αἱ διαθέσεις δ᾽ ἀμφοτέρων τῶν μορίων, τοῦ τε στόμα-
τος τῆς κοιλίας καὶ τῆς καρδίας, ἤτοι διὰ δυσκρασίαν μόνην
ἰσχυρὰν, ἢ δι᾽ ὑγρότητα φαρμακώδη, καί ποτε καὶ δι᾽ ἐρυσί-
πελας εἰώθασι γίγνεσθαι, καὶ διὰ φλεγμονὴν, ἤ τινα παρὰ
φύσιν ὄγκον ἕτερον τοιοῦτον. αἱ μὲν οὖν μικραὶ τῆς καρδίας

horum aliqui et ob moeſtitiam interierunt, ſed non illico, ut
de ſuperioribus diximus. At vir magnanimus neque ob
moeſtitiam neque ob aliam aliquam animi aegritudinem moe-
ſtitia fortiorem unquam ſuccubuit, utpote cui animae ro-
bur validum eſt, affectus vero exiles.

Cap. II. At proprius cordis affectus accidit ob ſim-
plicem ſaepenumero intemperiem, ſive inaequalis, ſive ae-
qualis ea fuerit, et ob inflammationem, vel eryſipelas, dum
fieri incipit; illico enim antequam augeantur hujusmodi af-
fectus, animal corrumpitur. Atque hos affectus rurſus car-
diacae ſyncopae ſequuntur, quemadmodum ſtomachicae eos
affectus, quibus os ventriculi, ſtomachum nonnulli appel-
lant, infeſtatur; verum hae quoque conſentiente profecto
corde eveniunt. Sed utriusque partis, tum oris ventriculi
tum cordis, affectus aut ob vehementem ſolam intemperiem,
aut ob venenoſum humorem, nonnunquam ob eryſipelas aut
inflammationem, aut alium quempiam ejusmodi praeter na-
turam tumorem fieri conſueverunt. Igitur exiguae quidem

δυσκρασίαι τοὺς σφυγμοὺς ἀλλοιοῦσιν κατὰ τὴν αὐτῶν ἑκά-
στη φύσιν· εἴρηνται δ᾽ αὐτῶν αἱ διαγνώσεις ἐν τῇ περὶ σφυγ-
μῶν πραγματείᾳ· ταῖς μεγάλαις δὲ, κατὰ μὲν τὰς ἰδίας τῶν
ὁμοιομερῶν δυσκρασίας οὐκ ὀξὺς ὁ θάνατος ἕπεται, κατὰ δὲ
τὰς ὀργανικὰς ἐξαιφνίδιος, ἀλλ᾽ ἐπὶ προηγουμένοις σημείοις,
ὧν ἓν μέν ἐστι καὶ τὸ πρὸς Ἱπποκράτους εἰρημένον, οἷον
οἱ ἐκλυόμενοι πολλάκις καὶ ἰσχυρῶς ἄνευ φανερῆς προφάσεως,
ἐξαπίνης τελευτῶσιν· ἕτερον δὲ παλμὸς τῆς καρδίας, ἤτοι
μόνος γιγνόμενος, ἢ μετά τινος ἐμφάσεως ἐν ὑγρῷ κινουμένης
αὐτῆς· καὶ θαυμαστὸν οὐδὲν ἀθροίζεσθαί ποτε πλῆθος ὑγροῦ
τοσοῦτον ἐν τῷ περιέχοντι χιτῶνι τὴν καρδίαν, ὡς ἐμποδίζειν
αὐτῇ διαστελλομένῃ· καὶ γὰρ ἐπὶ τῶν ἀνατεμνομένων ζώων
ἐθεασάμεθα πολλάκις ὑγρὸν οὔρῳ παραπλήσιον ἐν τῷ περι-
καρδίῳ δαψιλές. εἰς δέ ποτέ τις πίθηκος ἰσχυρότερος ἑαυτοῦ
γιγνόμενος οὐκ ἔφθασεν ἀνατμηθῆναι δι᾽ ἀσχολίας ἡμῶν
ἀναγκαίας· ἀποθανόντος δ᾽ αὐτοῦ τὰ μὲν ἄλλα πάντα
μόρια τοῦ σώματος ἦν ἀπαθῆ, ἐπέκειτο δὲ τῷ περικαρ-
δίῳ χιτῶνι παρὰ φύσιν ὄγκος, ὑγρὸν ἐν ἑαυτῷ περιέχων

cordis intemperies pulfus arteriarum pro fua quaeque natura
variant; ipforum autem notae in opere de pulfibus explica-
tae funt; majores vero per proprias quidem fimilarium par-
tium intemperies fubita mors non fequitur; per organicas
vero repentina, fed praecedentibus prius fignis, quorum
unum eft, quod et ab Hippocrate dictum eft: *Qui faepe et
vehementer exolvuntur fine caufa manifefta, ii derepente
moriuntur;* aliud vero, palpitatio cordis, aut per fe eveni-
ens, aut fignificatione quadam, quod in humore cor ipfum
moveatur; neque mirum tantam humoris multitudinem cu-
mulari aliquando in ambiente cor tunica, ut ipfum ne attol-
latur, impediat; etenim in animalibus diffectis vidimus ple-
rumque plurimum humoris urinae fpeciem referentis in eo
qui ipfum involvit panniculo contineri. Ac fimia quaedam
quum emaciari in dies videretur, eam tamen neceffariis no-
ftris negotiis impediti fecare non potuimus, poft mortem ve-
ro, reliquis corporis partibus omnibus illaefis, inventus eft
in cordis involucro tumor praeter naturam, humorem in fe

Ed. Chart. VII. [480. 481.]   Ed. Baf. III. (296.)

ὅμοιον τῷ κατὰ τὰς ὑδατίδας· ἐπ' ἀλεκτρυόνος δέ ποτε χω-
ρὶς ὑγροῦ τοιοῦτος σκιῤῥώδης ὄγκος ἐπέκειτο τῷ περικαρδίῳ,
παραπλήσιος ὑμέσι παχέσι πολλοῖς κατ' ἀλλήλων ἐπιβεβλημέ-
νοις. εἰκὸς οὖν ἐστι καὶ τοῖς ἀνθρώποις [481] γίγνεσθαί
τινα τοιαῦτα. φλεγμηνάσης δὲ φανερῶς καρδίας ἐπὶ μο-
νομάχων, ἐθεασάμεθα θάνατον ὁμοιότατον ἀκολουθήσαν-
τα τοῖς συγκοπτομένοις καρδιακῶς. ἐὰν μὲν οὖν ἄχρι κοι-
λίας τινὸς τῶν ἐν αὐτῇ τὸ τρῶσαν ἀφίκηται, παραχρῆμα
τελευτῶσιν αἱμοῤῥαγικῶς, καὶ μᾶλλον, ὅταν ἡ ἀριστερὰ κοι-
λία τύχῃ τρωθεῖσα· μὴ διασχόντος δὲ τοῦ τρώσαντος εἰς κοι-
λίαν, ἀλλ' ἐν τῷ σώματι τῆς καρδίας στηριχθέντος, οὐ μόνον
αὐτὴν ἐκείνην τὴν ἡμέραν, ἐν ᾗ τρωθέντες ἔτυχον, ἔνιοι διέ-
ζησαν, ἀλλὰ καὶ τὴν ἐπιοῦσαν νύκτα, φλεγμονῆς δηλονότι
λόγῳ τοῦ θανάτου γενομένου· φρονοῦσί γε μὴν ἅπαντες
οὗτοι, μέχρι περ ἂν ζῶσιν, μαρτυροῦντος καὶ τούτου τοῦ
φαινομένου τῷ παλαιῷ δόγματι περὶ τοῦ τὸ λογιζόμενον
τῆς ψυχῆς οὐκ εἶναι κατὰ τὴν καρδίαν. ὁ δὲ παλμὸς τοῦ
σπλάγχνου τούτου πολλοῖς ὑγιαίνουσιν ἀμέμπτως νεανίσκοις

continens, qualem puſtulae hydatides emittunt. Atque in
gallo ſine humore aliquando pericardium hujusmodi ſcirrhoſo
tumore affectum erat, perinde ac ſi plures craſſae membra-
nae involutae altera alteri fuiſſent. Unde veriſimilis con-
jectura elicitur, homines etiam ſimilibus poſſe affectibus in-
feſtari. Inflammato autem manifeſte corde, gladiatores vi-
dimus haud aliter, quam qui cardiaca ſyncope pereunt,
obiiſſe. Igitur ſi ad ventrem cordis vulnus aliquando pene-
traverit, protinus magno cum ſanguinis fluore moriuntur,
idque praecipue, ſi ſiniſtrae partis venter fuerit vulneratus;
ſi vero non ad ventrem usque pertingat, ſed in cordis ſub-
ſtantia conſiſtat vulnus, ex ita affectis aliqui non ſolum ea
die, qua vulnerati fuerunt, ſed ſequenti quoque nocte vi-
vere potuerunt, inflammationis ratione nimirum extincti;
atque ii omnes, quamdiu vixerint, mentis compotes ſunt;
unde evidens quoque ſibi teſtimonium ſumere poteſt antiqua
ſecta, quae negat rationalem animae facultatem in corde con-
ſiſtere. Palpitatio autem visceris hujus pluribus integra va-

τε καὶ παρακμάζουσιν ὤφθη γενόμενος ἐξαί(297)φνης, ἄνευ
φανεροῦ συμπτώματος ἑτέρου, καὶ πάντες οὗτοι φλεβοτομη-
θέντες ὤνηντο, καὶ τελέως αὐτῶν ἔνιοι τοῦ συμπτώματος
ἀπηλλάγησαν, ἐπὶ τῇ φλεβοτομίᾳ λεπτυνούσῃ διαίτῃ μετὰ
φαρμάκων ὁμοίων θεραπευθέντες ἔνιοι δὲ αὐτῶν αὖθίς ποτε
τοῦ συμπτώματος ἐπιφανέντος ὁμοίως ἐθεραπεύθησαν. οἶδα
δέ τινα καὶ κατ᾿ ἐνιαυτὸν ἦρος ὥρᾳ πάσχοντα τὸ τοῦ παλ-
μοῦ σύμπτωμα· καὶ ἐπειδὴ τρισὶν ἔτεσιν ἐπειράθη τῆς φλεβο-
τομίας ὠφελούσης, ἔφθασεν ἐπὶ τοῦ τετάρτου φλεβοτομηθεὶς
ἀλῶναι τῷ συμπτώματι, καὶ οὕτως ἔπραττε κατὰ τὸ ἑξῆς
ἐτῶν πλειόνων, μετὰ τοῦ καὶ τἆλλα ποιεῖν ἐπὶ τῇ φλεβοτομίᾳ
προσηκόντως· ἀλλ᾿ ὅμως καὶ οὗτος ἀπέθανε πρὶν γηρᾶσαι,
καθάπερ καὶ οἱ ἄλλοι πάντες, ἔνιοι μὲν ἐν πυρετοῖς ὀξέσιν
ἀθρόως συγκοπέντες, ἔνιοι δὲ καὶ κατὰ τὸν τῆς ὑγείας χρό-
νον, εἰς δέ πού τις ἢ δύο καθ᾿ ἕτερον τρόπον ἀπέθανον
χωρὶς συγκοπῆς. οἱ πλείους δὲ τῶν οὕτω παθόντων ἡλι-
κίαν εἶχον ἐτῶν ἐλαττόνων μὲν ἢ πεντήκοντα, πλειόνων

letudine degentibus, tum adolescentibus tum adultis, fubito
fine alio manifeſto ſymptomate evenire viſa eſt, atque hi om-
nes ſanguinis detractione juvati ſunt.   Atque hoc ſympto-
mate aliqui plane liberati ſunt, qui poſt venae ſectionem uſi
ſunt attenuante victu cum medicamentis ſimilibus; horum
vero nonnulli, quibus rurſum hujusmodi ſymptoma obor-
tum erat, ſimili curatione ſospites evaſerunt.   Ac novi quen-
dam quotannis verno tempore palpitationis ſymptomate ve-
xatum, qui quum per tres annos a ſanguinis detractione ſe
adjutum intelligeret, anno quarto antea quam ſymptoma ip-
ſum invaderet, ſanguinem miſit, idque pluribus deinceps
annis faciendo, idonea etiam poſt ſanguinis detractionem cae-
tera adhibuit.   At nihilominus hic quoque ante ſenectutem
morte praeventus eſt, ſicut et reliqui omnes, alii quidem
per acutas febres, alii vero, cum ſani degerent, affatim ſyn-
cope intercepti, unus etiam vel duo citra ſyncopen alia
quadam mortis ſpecie perierunt.   Sic autem affectorum major
pars aetatem agebat quinquaginta quidem annis inferiorem,

δὲ ἢ τεσσαράκοντα. τὸ μέντοι περικάρδιον σκέπασμα τῶν
ἀκύρων ἐστὶ μορίων, ὅπως ἂν πάθῃ, πλὴν εἰ φλεγμήναντος
αὐτοῦ διαδοθείη κατὰ συμπάθειαν ἡ διάθεσις ἐπὶ τὴν καρ-
δίαν· ἀλλ᾽ ὅταν γε πάσχῃ μόνον, ὁμοίως τοῖς ἄλλοις ἅπασι
μορίοις, ὅσα φρουρᾶς ἕνεκα καὶ σκέπης ἑτέρων κυριωτέρων
ἐγένετο, κίνδυνον οὐδένα φέρει. δύσπνοιαν δ᾽ οὐδεμίαν ἐρ-
γάζετ᾽ ἄλλην καρδία παρὰ τὰς εἰρημένας ἐν τῷ πρὸ τούτου
γράμματι κατὰ τὸν περὶ τῆς δυσπνοίας λόγον· ἐπὶ μὲν τὸ
μέγα καὶ πυκνὸν ὑπερθερμανθεῖσα, μετὰ τοῦ καὶ θᾶττον
γίνεσθαι τὴν ἀναπνοὴν ἐκφυσᾶσθαί τε θερμὸν πνεῦμα· τὴν
δὲ ἐναντίαν αὐτῇ διὰ ψύξιν, ἐφ᾽ ᾗ μικρὸν καὶ ἀραιὸν γίνεται
τὸ πνεῦμα.

Κεφ. γ'. Καὶ κατὰ τοῦτο τὸ μόριον, ὥσπερ καὶ
κατὰ τἄλλα πάντα, τινὰ μὲν ἰδιοπαθοῦντος αὐτοῦ γίνε-
ται, τινὰ δὲ ἑτέροις συμπάσχοντος· ἅπαντα γοῦν ἐξ ἀνάγ-
κης εἰς τὴν τῆς ἀναπνοῆς βλάβην τελευτᾷ, τοῦτο γὰρ
ἴδιον ὄργανον ἐδείχθη τῆς ἀναπνοῆς. ὅσα μὲν οὖν ἐν
αὐτῷ γίνεται πάθη τῶν ὀδυνηρῶν, μικρὰν καὶ πυ-

fed quae quadraginta annos excederet. Pericardium fane
tegumentum, quomodocunque affectum fit, inter ignobiles
partes numeratur, nifi quando ipfo inflammato affectus per
confenfum ad cor transcurrat; fed quum ipfe folus afficitur,
exemplo reliquarum omnium partium, quae ad cuftodiam et
tegumentum caeterarum nobiliorum factae funt, nullum af-
fert periculum. Caeterum nulla a corde fpirandi difficul-
tas oritur praeter eas, quas in priori libro diximus, quum
de dyspnoea fermonem haberemus. Etenim fupercalcfa-
ctum refpirationem efficit magnam et denfam atque celerem
ac calidum infuper fpiritum efflat; contra refrigeratum exi-
guam et raram reddit refpirationem.
      Cap. III. Huic quoque parti, vel primario affectae,
vel aliis confentienti, quemadmodum reliquis omnibus, affe-
ctus quidam fuperveniunt; atque omnes in refpirationis lae-
fionem defiunt, nam proprium refpirationis hoc organum
effe monftratum eft. Igitur, ubi dolorificis affectibus mo-
leftatur, exiguam denfamque reddit refpirationem, nt in

[482]κνὴν ἐργάζεται τὴν ἀναπνοὴν, ὡς ἐν τοῖς περὶ δυσπνοίας
ὑπομνήμασιν ἐδείχθη, καθάπερ γε καὶ τῶν γειτνιώντων τε
καὶ συγκινουμένων. λέλεκται δ᾽ ἔμπροσθεν ἐν τοῖς τοῦ νω-
τιαίου πάθεσιν, ὅπως ἀναπνοὴ βλάπτεται, μηδὲν αὐτοῦ πε-
πονθότος ἴδιον πάθημα τοῦ θώρακος, ἀλλ᾽ ἤτοί τινος τῶν
ἀπὸ τοῦ νωτιαίου νεύρων, ἢ αὐτοῦ τοῦ νωτιαίου. τῶν δ᾽
ἰδίων τοῦ θώρακος παθῶν ἔνια μὲν ἐν τοῖς μυσὶν αὐτοῦ,
τινὰ δὲ κατὰ τὸν ὑπεζωκότα τὰς πλευρὰς ὑμένα συνίσταται·
περὶ δὲ τῶν κατὰ τὸ δέρμα καὶ τὰ τῶν πλευρῶν ὀστᾶ νῦν
οὐ πρόκειται λέγειν, αἰσθητὸν ἐχόντων τὸν πεπονθότα τόπον.
διττῶν οὖν ὄντων τῶν κατ᾽ αὐτὸν μυῶν, τῶν μὲν ἀναπλη-
ρούντων τὰ μεσοπλεύρια καλούμενα, τῶν δ᾽ ἔξωθεν αὐτοῖς
ἐπιβεβλημένων, αἱ μὲν τῶν ἔξωθεν ὀδυνηραὶ διαθέσεις, ἑλ-
κωθέντων, ἢ θλασθέντων, ἢ ἀπόστημα σχόντων, ἢ ἐρυσί-
πελας, ἢ φλεγμονὴν, οὐκ ἀσαφῶς διαγιγνώσκονται τοῖς ἰα-
τροῖς ἐπιβάλλουσι τὰς χεῖρας· αἱ δὲ τῶν μεσοπλευρίων μυῶν
φλεγμοναὶ, καὶ μάλιστα τῶν ἐν βάθει, διφυεῖς γάρ εἰσιν, ὡς
ἴστε, τὴν μὲν ἀφὴν ἡμῶν λανθάνουσιν, ὀδυνῶσι δὲ τῶν ἐπι-

commentariis de difficultate refpirationis oftendimus, ut et
vicinis quoque partibus et iis quae fimul moventur affectis
evenit. Diximus autem antea in fpinalis medullae affecti-
bus, quomodo refpiratio laedatur, thorace proprio affectu
nequaquam laborante, fed vel nervo quopiam a fpinali me-
dulla procedente, vel fpinali medulla ipfa. Propriorum
vero thoracis affectuum quidam in ipfius musculis, quidam
in membrana coftas fuccingente confiftunt; nam de iis affe-
ctibus, qui vel in cute, vel in coftarum offibus confiftunt,
hic agere non propofuimus, in quibus locus affectus fenfibus
fubjicitur. Quum igitur duplices fint ipfius musculi, eo-
rumque alii fpatia intercoftalia vocata repleant, alii extrin-
fecus extendantur, dolorificae externorum musculorum af-
fectiones, ut ulcera, contufiones, abfceffus, eryfipelas, in-
flammatio, haud obfcure a medicis manus adhibentibus di-
gnoscuntur; at intercoftalium musculorum inflammationes,
eorum maxime qui in intimo corpore confiftunt, bipertiti
enim, ut fcitis, funt, tactum noftrum fugiunt, fed graviori

πολῆς μειζόνως, καί τι καὶ τοῦ τὴν φλεγμονὴν ἐργασαμένου
ῥεύματος εἴσω διαπέμπουσιν διὰ τοῦ τὰς πλευρὰς ὑπεζωκό-
τος ὑμένος, ὃς ἐξ ἀνάγκης αὐτοῖς συμφλεγμαίνει, καθάπερ
ἐκείνῳ πάλιν, ὅταν αὐτὸς πρωτοπαθῇ κατά τινα καιρὸν ἕτε-
ρον, ἢ ἐντὸς μοῖρα τῶν μεσοπλευρίων συμπάσχει. ἀλλ᾽ ἥ γ᾽
ἀκριβὴς πλευρῖτις ἐν τῇ πρωτοπαθείᾳ τοῦ ὑπεζωκότος γίνεται,
διὸ καὶ μέχρι κλειδὸς ἢ ὑποχονδρίων ὁ πόνος ἐξικνεῖται· τῶν
μὲν ἄνω μερῶν αὐτοῦ πασχόντων, εἰς κλεῖν· τῶν κάτω δὲ,
εἰς τὰ ὑποχόνδρια. πυρετὸς δὲ πάντως ἕπεται ταῖς τοιαύταις
φλεγμοναῖς σφοδρὸς, ὡς ἂν ἐγγὺς τῇ καρδίᾳ κειμένου πάσχον-
τος τόπου, καὶ συμφυοῦς ὑπάρχοντος αὐτῆς τῷ χιτῶνι, κα-
θάπέρ γε καὶ ταῖς φρεσίν. ὁ σφυγμὸς δέ σοι μάλιστα ἐνδείξε-
ται, πότερον ὁ ὑπεζωκὼς ὑμὴν μᾶλλον ἢ οἱ ψαύοντες αὐτοῦ
πεπόνθασι μύες· ἧττον μὲν γὰρ οἱ μύες, ὁ δ᾽ ὑπεζωκὼς μᾶλ-
λον ἐντείνει τε καὶ σκληρὰν ἀποφαίνει τὴν ἀρτηρίαν, ὡς ἐπί
γε τῶν περὶ πνεύμονα παθῶν οὐδ᾽ ὅλως ἡ τοιαύτη φαίνεται
σκληρότης. ὁ δ᾽ ἀποχεόμενος εἰς τὰ κενὰ τοῦ θώρακος ἰχὼρ,

quam externi dolore cruciantur; ac aliquid fluxionis, quae
inflammationem induxit, ad interna per membranam coftas
fuccingentem transmittunt, quam fimul cum ipfis inflammari
neceffe eft; veluti rurfus cum ipfa, ubi aliquando primario
affectu infeftatur, intercoftalium musculorum partes internae
per confenfum afficiuntur. Verum exquifita pleuritis fit,
ubi fuccingens coftas membrana primario affectu laborat;
proinde dolor vel ad jugulum usque, vel ad hypochondria
pervenit; ad jugulum quidem, fuperioribus ejus partibus af-
fectis, ad hypochondria vero, inferioribus. Atque vehe-
mens febris hujusmodi inflammationem plane fequitur, quia
fedes affecta prope cor fita eft et cum panniculo ipfum involv-
vente, ficuti cum fepto transverfo, cognationem habet. At
pulfus tibi potiffimum indicabit, afficiaturne magis fuccin-
gens membrana, an musculi ipfam contingentes; minus enim
musculi, fuccingens vero membrana magis et tendit et du-
ram efficit arteriam; in affectibus vero pulmonis nulla peni-
tus apparet hujusmodi durities. At effufa in thoracis fpa-

BIBΛION E. 309

Ed. Chart. VII. [482.]　　　　　Ed. Baf. III. (297.)

μεταλαμβανόμενος εἰς τὰς τραχείας τοῦ πνεύμονος ἀρτηρίας,
ἀναπτύεται μετὰ βηχὸς, ἐνδεικνύμενος ὁποῖός τίς ἐστιν ὁ τὴν
φλεγμονὴν ἐργαζόμενος χυμὸς, ἆρά γε πικρόχολος ἢ μελαγχο-
λικὸς ἢ φλεγματικὸς ἢ αἱματικός. ὠχρὰ μὲν γὰρ καὶ ξανθὰ
πτύουσιν ἐπὶ τῷ πικροχόλῳ, μέλανα δὲ ἐπὶ τῷ μελαγχολικῷ,
τὰ δ᾽ ἀφρωδέστερα καὶ λευκανθοῦντα πτύσματα τοῦ φλεγμα-
τικοῦ πλεονεκτοῦντος γίγνεται χυμοῦ, καθάπέρ γε καὶ τὰ
ἐρυθρὰ τοῦ αἱματώδους. ὅτι μὲν οὖν ἐκ τῶν κενῶν τοῦ θώ-
ρακος ἀναπτύεταί τι μετὰ βηχὸς, ἐναργῶς ἔστι γνῶναι κατὰ
τὰς διαθέσεις, ἐν αἷς ἔξωθεν ἔσω τὸ ἕλκος διήκει, ἤτοι συν-
τρήσεως μὴ κολληθείσης, ἢ κατὰ ἀπόστημα μέγα κατ᾽ ἄμφω
τὰ μέρη ῥαγὲν, ἢ τμηθὲν μὲν ὡς ἔξω μόνον ἀνίσχον, εὑρε-
θέντος δ᾽ ἐπὶ τῇ τομῇ διαβεβρωμένου τοῦ ὑπεζωκότος, ἢ καὶ
διὰ σφάκελον ἐκκοπείσης πλευρᾶς, ἤτοι μὴ δυνηθέντων ἀπαθῆ
φυλάξαι τὸν ὑπεζωκότα τῶν ἰατρῶν, ἢ διαβεβρωμένον ἢ
διασεσηπότα πως εὑρόντων· ἐν ἁπάσαις γὰρ ταῖς τοιαύταις
διαθέσεσιν, ὅταν ἐγχέωμεν εἰς τὰ κενὰ τοῦ θώρακος μελίκρα-
τον, εὐθέως ἀναπτύεται μετὰ βηχὸς, αὐτῷ τῷ κάμνοντι διὰ

tium fanies et in asperas pulmonis arterias transfumpta, tuf-
fiendo excreatur, qualis fit, qui inflammationem facit humor
declarans, an videlicet biliofus, an melancholicus, an pitui-
tofus, aut fanguineus. Etenim fi bilis abundat, pallidum aut
flavum; fi atra bilis, nigrum; fi pituita, fpumofum et can-
dicans, fi fanguis, rubrum fputum rejicitur. Quod igitur
tuffiendo ex thoracis fpatio aliquid expuatur, facile intelligi-
tur per affectiones, quibus ab exterioribus ad intima pecto-
ris ulcus penetrat, five ob vulnus penetrans non congluti-
natum, five ob magnum abfceffum utrinque eruptum, vel
perinde quidem diffectum, ac fi externas duntaxat partes af-
ficeret, facta vero fectione, inventa fuccingente coftas mem-
brana erofa, aut cofta ob cariem excifa, aut eo quod medici
fuccingentem membranam, quam aut erofam, aut putrefcen
tem quodammodo invenerint, fervare illaefam non potue-
runt. In omnibus enim ejusmodi affectibus, fi aqua mulfa
in thoracis fpatium infundatur, mox tuffiendo expuitur, et

διὰ τῆς γεύσεως, ὅτι μελίκρατόν ἐστι, γνωριζόμενον.
[483] ὅπως δὲ γίγνεται τοῦτο, καὶ δι' ὧντινων ὁδῶν εἰς
τὴν τραχεῖαν ἀρτηρίαν ἀφικνεῖται, πάρεστι σκοπεῖσθαι τῷ
βουληθέντι, φυλαττομένῳ παθεῖν ὅπερ ἔπαθον ἔνιοι τῶν
ἀπορηθέντων ἐν τῇ τῆς αἰτίας εὑρέσει, τάχα μὲν ἑαυτοὺς πεί-
σαντες ἀδύνατον εἶναι τὴν ἐκ τῶν κενῶν τοῦ θώρακος εἰς τὸν
πνεύμονα μετάληψιν, ἴσως δὲ καὶ προσποιησάμενοι διὰ τὸ
μὴ βούλεσθαι δοκεῖν ἀπορεῖσθαι. χρὴ δ' ὅτι μὲν ἡ μετά-
ληψις γίνεται, πεπεῖσθαι· φαίνεται γὰρ ἐναργῶς ἐπὶ τῶν
συντρήσεων· ὅπως δὲ γίνεται, ζητεῖν, ἀγαπῶντας μὲν εἰ
εὕροιμεν, ἄχρι δ' ἂν οὐδέπω πεπεικότες ἑαυτοὺς ὦμεν εὑρη-
κέναι, τὴν ἄγνοιαν ὁμολογοῦντες μᾶλλον ἢ καταψευδομένους
τοῦ γιγνομένου. φαίνεται δὲ κἀπὶ τῶν ἐναίμως κολλωμένων
συντρήσεων ἀναπτυόμενά τινα γνωρίσματα τοῦ ῥυέντος αἵ-
ματος ἐν ταῖς τρώσεσιν εἰς τὴν μεταξὺ θώρακός τε καὶ πνεύ-
μονος χώραν· ἐναργὴς δ' ἐστὶ κἀπὶ τῶν ἐμπύων ἥ τ' ἐν τῇ
χώρᾳ ταύτῃ τοῦ πύου σίστασις ἥ τ' ἐξ αὐτοῦ πτύσις ἅμα

laborans ipfe aquam mulfam effe ex fapore deprehendit.
Quo pacto autem hoc fiat, atque per quos meatus in aspe-
ram arteriam ingrediatur, perpendere cuilibet licet, modo
caveat errorem illum, in quem nonnulli difficultate preffi in
caufae invefligatione inciderunt, qui quidem fortaffe ex tho-
racis fpatio in pulmonem quippiam recipi impoffibile effe
fibi perfuaferunt, fortaffis etiam ita fe fentire fimulant, ne
videantur de re quapiam dubitare. Caeterum credere opor-
tet hujusmodi fieri traffumptionem; nam per vulnera pene-
trantia haud obfcure apparet; deinde quo pacto ea fieri pos-
fit invefligare; ita ut quum invenerimus, animo fimus qui-
etiori; quamdiu nihil nos inveniffe putaverimus, ruditatem
potius noftram accufemus, quam veritatem ipfam negemus.
Atque videmus etiam conglutinatis cruentis vulneribus pene-
trantibus, in fputo notas quasdam fluentis ex vulnere cruo-
ris ad fpatium, quod inter pulmonem eft et thoracem; prae-
terea fuppurati in hoc ipfo fpatio pus continere et ipfum
tuffiendo expuere haud obfcure videntur; atqui rationi con

βηχί. κατὰ δὲ τὸν αὐτὸν τρόπον εὔλογον γίγνεσθαι καὶ τὰς ἐκ τοῦ θώρακος αἵματός τε καὶ πύου πτύσεις, ἐφ' ὧν Ἐρασίστρατος ζητῶν τὰς ὁδοὺς, ἀπίθανα γράφει κατὰ τὸ περὶ τῆς ἀναγωγῆς τοῦ αἵματος βιβλίον ἐν τῇδε τῇ ῥήσει· ἡ δὲ ὁδὸς ἐπὶ τὴν ἀναγωγὴν τοῖς ἀπὸ τούτων τῶν τόπων ἀναφερομένοις τοιαύτη τις γίνεται. ἀπὸ τῆς παρὰ τὴν ῥάχιν κειμένης ἀρτηρίας ἀποφύσεις εἰσὶν ἀγγείων παρ' ἑκάστην πλευρὰν, ὁμοίως ἔκ τε τῶν δεξιῶν καὶ τῶν ἀριστερῶν· αὗται δ' εἰς τοὺς πλησίον τόπους ἐπὶ πλεῖον σχιζόμεναι εἰς ἄδηλα τῇ (298) αἰσθήσει ἀποτελευτῶσιν. ὅταν οὖν γίγνηταί τις εἰς ταύτας τὰς ἀρτηρίας παρέμπτωσις αἵματος, κατὰ τὴν κοίλην ἀρτηρίαν ἐνίοτε λαμβάνει τὴν ἀναφορὰν ἐπὶ τοὺς περὶ τὸν πνεύμονα τόπους, καὶ κατὰ τὰς προσφύσεις, αἷς ὁ πνεύμων προσπέφυκεν τῇ ἀρτηρίᾳ κατὰ τὴν ῥάχιν· γίγνεται γάρ τις καὶ ταύτῃ τῶν παρεμπεπτωκότων ἐπάνοδος εἰς τὸν πνεύμονα· ἐκ δὲ τοῦ πνεύμονος, ὅπως εἰς τὴν ἀναγωγὴν ἐπανέρχεται, πρότερον εἴρηται. ἐν ταύτῃ τῇ ῥήσει σαφῶς ὁ Ἐρασίστρατος ἐδήλωσεν, τὰς ἀπὸ τῆς μεγάλης ἀρτηρίας ἀποπεφυκυίας εἰς ἕκαστον τῶν τοῦ θώρακος μεσοπλευρίων,

fentaneum eft, ut eodem modo tum cruor tum pus ex thorace expuatur, quorum viam inquirens Erafiftratus, incredibilia quaedam fcripfit in eo libro cui titulus de fanguinis eductione eft, fub hac verborum ferie: *Via autem, per quam incedunt ea, quae ab iis fedibus rejiciuntur, hujusmodi eft. Ab arteria fpinae adjacenti vafa quaedam ad utrumque latus, tam dextrum quam finiftrum, fimiliter procedunt; haec in loca vicina multiplici divifione disperfa tandem adeo evadunt exigua, ut fenfum lateant. Quum itaque fanguis in hujusmodi arterias inciderit, per concavam arteriam nonnunquam ad loca quae circa pulmonem funt, atque ad eos nexus, per quos pulmo apud fpinam arteriae conjungitur, afcendit; nam ea, quae huc inciderint, hac via ad pulmonem ascendere folent; quomodo ex pulmone deinde rejiciantur, antea dictum eft.* In his verbis manifefte declaravit Erafiftratus, eas arterias quae a magna arteria ad fingula intercoftalia thoracis loca procedunt, per

ὑποδεξαμένας αἶμα διὰ τῶν καθηκόντων στομάτων εἰς τὸ
φλεγμαῖνον μέρος, ἐπὶ τὴν μεγάλην ἀρτηρίαν ἀναφέρειν αὐτὸ,
τὴν ἀπὸ καρδίας μὲν ἐκπεφυκυῖαν, ἐπιτεταμένην δὲ τῇ ῥάχει·
πάλιν δ' ἀπ' αὐτῆς εἰς τοὺς περὶ τὸν πνεύμονα τόπους φησὶ
γίγνεσθαι τὴν ἀναφορὰν, οὐκέτι προσθεὶς ὅπως γίγνεται καὶ
διὰ τίνων ὁδῶν, ἀλλ' ἐφεξῆς γράψας, καὶ κατὰ τὰς προσφύ-
σεις, αἷς ὁ πνεύμων προσπέφυκεν τῇ ἀρτηρίᾳ κατὰ τὴν ῥά-
χιν· γίγνεται γάρ τίς, φησι, καὶ ταύτῃ τῶν παρεμπεπτωκότων
ἐπάνοδος; εἰς τὸν πνεύμονα· ὅπως δὲ γίγνεται καὶ κατὰ τίνας
συμφύσεις, οὐκέτι οὐδ' ἐνταῦθα προσέθηκεν. μένει τοίνυν
ἔτι τὸ ζητούμενον, οὐδὲν εἰπόντος εἰς αὐτὸ σαφὲς τοῦ Ἐρα-
σιστράτου, καίτοι σαφῶς ἑρμηνεύειν προῃρημένου κατά τε
τἄλλα πάντα συγγράμματα καὶ κατὰ τοῦτ' αὐτὸ, τὸ περὶ
τῆς τοῦ αἵματος ἀναγωγῆς. διὸ καὶ μᾶλλον ἄν τις ἡγήσαιτο,
μοχθηρὸν εἶναι τὸν λόγον, ὑποπτευθέντα καὶ αὐτῷ τῷ Ἐρα-
σιστράτῳ τοιοῦτον ὑπάρχειν· ἑκών γ' οὖν φαίνεται λέξεσιν
ἀσαφέσιν κεχρῆσθαι, χάριν τοῦ δόξαι τι λέγειν, καίτοι λέγων

ora, quae ad inflammatam partem perveniunt, fanguinem
fuscipere, ipfumque ad magnam arteriam, quae a corde orta
per fpinam extenditur, referre; atque ab hac rurfus ad ea
loca, quae circa pulmonem funt, tranfitum ait fieri; fed ne-
que modum, quo hujusmodi tranfitus fiat, neque viam ex-
plicavit, verum deinceps fcribit: *atque per eos nexus, per
quos pulmo arteriae circa fpinam adhaeret; fit enim*, in-
quit, *hac quoque via eorum quae inciderunt in pulmonem
afcenfus;* at quomodo et per quae conceptacula, nondum
hic appofuit.	Proinde manet adhuc eadem quaeftio, nihil
plane ad ipfam diffolvendam afferente Erafiftrato, quam-
vis et in caeteris libris omnibus et in hoc ipfo de fangui-
nis eductione perfpicuam pollicitus fuerit interpretatio-
nem.	Quocirca multo magis vitiofum quispiam hujus-
modi fermonem reputaverit, utpote qui ipfi quoque Erafi-
ftrato fuerit fufpectus.	Videtur itaque ex induftria voluiffe
obfcuris uti fermonibus, ut aliquid dixiffe videretur, quum
nihil diceret; nam in loco ipfo, de quo quaerebatur, enar-

Ed. Chart. VIΓ. [483. 484.]　　　　Ed. Baſ. III. (298.)

μηδέν· ἐν αὐτῷ γὰρ τῷ τόπῳ τῷ ζητουμένῳ κατέλιπε τὴν
διήγησιν, ὅπως μὲν εἰς τὴν μεγάλην ἀρτηρίαν ἐκ τῶν πλευρῶν
ἀφικνεῖται τὸ αἷμα, σαφῶς εἰπών, ὅπως δὲ πάλιν ἀπὸ ταύ-
της εἰς τοὺς περὶ τὸν πνεύμονα τόπους, ὡς αὐτὸς εἶπεν,
οὐκέτι προσθείς. ἀλλὰ καὶ κατ᾽ αὐτὸ τοῦτο τὸ φάναι, τοὺς
περὶ τὸν πνεύμονα τόπους, ἐνὸν εἰπεῖν τὸν πνεύ[484]μονα,
δῆλός ἐστιν ἑκὼν ἐπιταράττων τὸν λόγον. καὶ τοῦτο μὲν
ἐφεξῆς ἐδήλωσεν εἰπών· ἐκ δὲ τοῦ πνεύμονος ὅπως εἰς τὴν
ἀναγωγὴν ἐπανέρχεται, πρότερον εἴρηται· ὡς γὰρ εἰς τὸν
πνεύμονα φερομένου παρὰ τῆς μεγάλης ἀρτηρίας αἵματος,
οὕτω φαίνεται περὶ τῆς ἐντεῦθεν ἀναγωγῆς ἀναμιμνήσκων
ἡμᾶς ὅπως γίνεται. ὅτι μὲν οὖν πρότερον εἴρηται περὶ τῆς
ἐκ τοῦ πνεύμονος ἀναπτύσεως, ἐπιστάμεθα, καὶ μέντοι καὶ
ὅτι σαφῶς εἴρηται, μαρτυροῦμεν· εὐξαίμεθα δ᾽ ἂν ὁμοίως
εἰρῆσθαι καὶ περὶ τῆς εἰς τὸν πνεύμονα μεταλήψεως ἐκ τῆς
μεγάλης ἀρτηρίας· ὥσπερ κἀπειδὰν εἴπῃ, καὶ κατὰ τὰς προσ-
φύσεις, αἷς ὁ πνεύμων προσπέφυκε τῇ ἀρτηρίᾳ κατὰ τὴν ῥά-
χιν, γίνεσθαι τὴν ἐπὶ τὸν πνεύμονα φορὰν τοῦ αἵματος.

rationem reliquit, ut qui, quo pacto quidem ſanguis ex la-
teribus ad magnam arteriam perveniat, manifeſte declara-
verit; at quo pacto rurſus ab hac ad eas ſedes, quae circa
pulmonem ſunt, ut ipſe dicebat, aſcendat, haudquaquam ex-
poſuerit. Conſtat autem et ex eo, quod dixit, *loca quae
circa pulmonem ſunt,* quum dicere pulmonem potuiſſet,
eum haud invitum ſermonis obſcuritatem affectaſſe; id quod
poſtea declaravit, dicens: *ex pulmone autem quomodo ad
eductionem aſcendat, jam antea dictum eſt.* Perinde enim
ac ſi in pulmonem ex magna arteria ſanguis deferatur, quo-
modo inde rejiciatur, velle nos admonere videtur. Quod
vero de expuitione quae ex pulmone fit, prius dictum ſit,
non ignoramus, ac perſpicuam fuiſſe narrationem teſtifica-
mur; verum optaremus, ut de ea, quae ex magna arteria in
pulmonem fit, transſumptione dixiſſet, quemadmodum,
quum inquit, per eos quoque nexus, per quos pulmo arte-
riae apud ſpinam conjungitur, fieri circa pulmonem ſangui-

314 ΓΑΛΗΝΟΥ ΠΕΡΙ ΤΩΝ ΠΕΠΟΝΘ. ΤΟΠΩΝ

Ed. Chart. VII. [484.]   Ed. Baf. III. (298.)

οὐδὲ γὰρ ἐνταῦθα τίνας λέγει προσφύσεις ἐδήλωσεν. καὶ
γὰρ ἐὰν δι᾽ ὑμένων ἤ τινων ἰνωδῶν σωμάτων γίγνονται,
πλέον οὐδὲν ὡς πρὸς τὴν τοῦ περιεχομένου κατὰ τὴν μεγάλην
ἀρτηρίαν αἵματος εἰς τὸν πνεύμονα φορά· ἐκφύεσθαι γάρ
τινα δεῖ τῆς ἀρτηρίας ἀγγεῖα, δι᾽ ὧν εἰς τὸν πνεύμονα παρα-
γενήσεται τὸ αἷμα, καθάπερ οἱ Ἐρασιστράτειοι λέγουσι διὰ
τῆς ἀρτηρίας γίγνεσθαι τοῦτο τῆς ὑποβεβλημένης τῷ πνεύ-
μονι· φαίνεται γὰρ αὐτῆς ἀμυδρὰ πέρατα πρὸς τὴν τραχεῖαν
ἀρτηρίαν περαίνοντα, τὴν δ᾽ ἔκφυσιν ἀπὸ τῆς μεγάλης ἀρτη-
ρίας αὐτὴ λαμβάνει πρὶν ἐπιβῆναι τῇ ῥάχει. καί τινα λόγον
διττὸν ἀπ᾽ αὐτῆς τῆς ἀρτηρίας οἱ Ἐρασιστράτειοι πορίζονται,
βοηθοῦντες αὐτῷ, νῦν μὲν εἰς τὴν ἀπὸ τοῦ θώρακος ἀναγω-
γὴν τοῦ αἵματος, ἑτέρωθι δ᾽ εἰς γένεσιν φλεγμονῆς ἐν τῷ
πνεύμονι· καὶ γὰρ καὶ περὶ ταύτης αὐτοῖς οἱ ἑτερόδοξοι
προὔβαλον, ὡς ἀδυνάτου γίγνεσθαι κατὰ τὰς Ἐρασιστράτου
ὑποθέσεις. αὐτὸς γὰρ ἐν τῷ διδάσκειν ὅπως γίνεται φλεγ-
μονή, τὸ παρεμπῖπτον εἰς τὰς ἀρτηρίας αἷμα βούλεται τῷ
παρὰ τῆς καρδίας φερομένῳ πνεύματι συντυγχάνον ἀναστέλ-

nis rejectionem; neque enim hic, quos nexus dicat, decla-
ravit. Etenim fi per membranas, vel per fibrofa quaedam
corpora fiant, ad fanguinis magna contenti arteria in pul-
mones delationem nihil conferunt; quippe neceffe eft ex ar-
teria oriri vafa quaedam, per quae fanguis in pulmonem
transferatur, quemadmodum Erafiftrati fecta hoc ipfum per
arteriam pulmoni fubftratam fieri autumat. Hujus enim ar-
teriae extremae partes exiguae ad asperam arteriam trans-
ire videntur; atqui ipfa quoque ex magna arteria, antequam
ad fpinam perveniat, initium fumit. At duplici quadam
ratione Erafiftrato ab hac arteria auxilium fuppeditare co-
nantur fectae ipfius profeffores, in praefentia quidem ad fan-
guinis ex thorace eductionem, alibi vero ad inflammationis
in pulmone generationem; etenim hanc quoque objiciunt eis,
qui aliter fentiunt, ut quod eam ut Erafiftratus fuppofuit,
fieri fit impoffibile. Ipfe namque ubi docet, quomodo fiat
inflammatio, vult incidentem in arterias fanguinem fpiritui
qui a corde defertur obvium ad extremas arteriarum par-

λεσθαί τε καὶ συνελαύνεσθαι πρὸς τὰ πέρατα τῶν ἀρτηριῶν,
πλὴν εἴποτέ τινες ἀρτηρίαι τρωθεῖσαι, κενωθέιτος ἐξ αὐτῶν
κατὰ τὸ τραῦμα τοῦ πνεύματος, ἐκ τῆς πρὸς τὸ κενούμενον
ἀκολουθίας διαδέξονται τὸ αἷμα. κατὰ τοῦτον οὖν τὸν λό-
γον οὐκ ἂν γενέσθαι φασὶ φλεγμονὴν ἐν ταῖς τοῦ πνεύμονος
ἀρτηρίαις· εἰ γὰρ καὶ παρεμπέσοι ποτ᾽ αὐταῖς αἷμα, μηδε-
μίαν ἀπάντησιν αὐτῷ πρὸς τὸ πνεῦμα γίγνεσθαι. κατὰ γάρ-
τοι μόνας τὰς τοῦ πνεύμονος ἀρτηρίας οὐ βούλεται παρὰ τῆς
καρδίας φέρεσθαι τὸ πνεῦμα, καθάπερ εἰς τὰς ἄλλας ἁπάσας,
ἀλλ᾽ ἔμπαλιν αὐτὰς χορηγεῖν τῇ καρδίᾳ τοῦ πνεύματος, ὃ διὰ
τῆς εἰσπνοῆς τῶν τραχειῶν ἀρτηριῶν αἱ λεῖαι μεταλαμβάνου-
σιν. τὴν οὖν ἀρτηρίαν ταύτην τὴν ἀπὸ τῆς κατὰ τὴν ῥάχιν
ἀρτηρίας μεγάλης εἰς τὸν πνεύμονα φερομένην φασὶ τήν τε
φλεγμονὴν ὑπομένειν κατὰ τὰ πέρατα καὶ τὴν ἐκ τοῦ θώ-
ρακος ἀναγωγὴν ἐργάζεσθαι τοῦ αἵματος. ἀλλὰ τὸν μὲν περὶ
τῆς φλεγμονῆς λόγον οὐ νῦν πρόκειται σκοπεῖν· ἡ δὲ μετά-
ληψις τοῦ αἵματος, ἣν ἐκ τῆς μεγάλης ἀρτηρίας εἰς τὸν πνεύ-
μονα γίγνεσθαί φασιν, οὐκ ὀρθῶς φαίνεται λεγομένη. πρῶτον
μὲν γὰρ εἰς μεγάλην ἀρτηρίαν ἐκ τῶν μεσοπλευρίων ἀδύνατον

tes repelli et compelli, nifi ubi vulneratae aliquando quae-
dam arteriae, vacuato ex ipfis per vulnus fpiritu, ex ea quae
ad vacuatum *fpiritum* fit fequela, fanguinem fuscipiant.
Hac itaque ratione non poffe fieri inflammationem in pul-
monis arteriis dicunt; nam etfi aliquando fanguis in eas
inciderit, nulli ipfum fpiritui occurrere, quod in folas pul-
monis arterias nullum a corde ferri fpiritum contendat, ut
in reliquas omnes, verum e contrario ipfas cordi fpiritum
fuppeditare, quem per infpirationem ab asperis laeves arte-
riae fuscipiunt. Hanc igitur arteriam, quae a majori arte-
ria fpinae incumbente in pulmonem fertur, inflammationem
in extremis partibus fuftinere, atque fanguinis e thorace
eductionem efficere dicunt. Sed inflammationis rationem
hoc in loco tractare non propofuimus. Verum quam ex
magna arteria in pulmonem fanguinis transfumptionem fieri
dicunt, haud recte dici videtur. Primum enim fanguinem
ex intercoftalibus locis in magnam arteriam transferri im-

ἐνεχθῆναι τὸ αἷμα, παλινδρομήσει γὰρ αὐτίκα συνελαυνόμενον
ὑπὸ τοῦ πνεύματος, ὃ παρὰ τῆς καρδίας διὰ τῆς μεγάλης ἀρ-
τηρίας εἰς ταύτας ἐπιπέμπεται· ἔπειτα δ᾽ εἰ καὶ συγχωρηθείη
τοῦτο γίγνεσθαι, καὶ θείημεν εἰς τὴν μεγάλην ἀρτηρίαν αὐτὸ
φέρεσθαι, μείζονος ἀτόπου καταλαμβάνοντος τὸν λόγον, ἐξ
αὐτῶν τῶν Ἐρασιστρατείων ὑποθέσεων. βούλεται γὰρ εἰς
τὴν ἀρτηρίαν ταύτην ἐνθλιβόμενον ὑπὸ τῆς καρδίας τὸ πνεῦ-
μα, διασῶζον τῆς βολῆς τὴν ῥύμην, εἰς ὅλον φέρεσθαι τὸ
σῶμα διὰ τῶν ἀπ᾽ ἐκείνης πεφυκυιῶν ἀρτηριῶν· [485] ὡς
κατὰ μίαν ἔνθλιψιν τῆς ἀρτηρίας ἐξικνεῖσθαι μέχρι τῶν κατὰ
τοὺς πόδας ἄκρων τὴν φορὰν τοῦ πνεύματος, ὑπὲρ τοὺς σφο-
δροτάτους ἀνέμους τὸ τῆς φορᾶς τάχος εἶναι βουλόμενος.
οὔκουν ἐγχωρεῖ τὴν τοσαύτην σφοδρότητα μὴ οὐκ εὐθέως
ὠθεῖν τὸ κατὰ τὴν μεγάλην ἀρτηρίαν αἷμα πανταχόσε τοῦ
σώματος· οἱ δ᾽ εἰς μίαν ἀρτηρίαν αὐτὸ συνελαύνουσι τῷ
λόγῳ, τὴν εἰς τὸν πνεύμονα φερομένην, ὥσπερ νοῦν ἔχον
ἐπιστάμενόν τε, δι᾽ ἧς ὁδοῦ κενωθήσεται ῥᾷστα. μάχεται δ᾽
αὖ πάλιν αὐτὸ τοῦτο τῷ νῦν ἐνεστῶτι λόγῳ, κενοῦσθαι τά-
χιστα συγχωροῦντι τὸ αἷμα διὰ τῆς τραχείας ἀρτηρίας. εἰ γὰρ

poffibile eft; nam a fpiritu, qui a corde per magnam arte-
riam ad haec loca transmittitur, repulfus, illico revertetur;
deinde vero fi concefferimus ita fieri, ac demus in magnam
ipfum arteriam deferri, multo abfurdior ex Erafiftraticae
fectae fundamentis fermo evadet. Etenim fpiritum, fervan-
tem incurfionis impetum, a corde in hanc arteriam expref-
fum, ad totum deferri corpus per ortas ab ipfo arterias au-
tumat; ita ut ex una arteriae compreffione fpiritus delatio
ad extremas usque pedum partes perveniat, a delationis ce-
leritate vehementiffimos ventos fuperari putans. Quod igi-
tur tanta vehementia fanguinem in magna arteria contentum
ad quamlibet corporis partem non ftatim impellat, impoffi-
bile eft. Hi vero ipfum in unam arteriam, quae in pulmo-
nem fertur, fermone compellunt, ac fi mentem habeat fci-
atque, qua via facillime fit evacuandus. Id ipfum vero rur-
fus pugnat cum praefenti fermone, qui fanguinem quam ce-
lerrime vacuari per asperam arteriam concedit. Nam fi

οὕτως ἐστὶν εὐρέα τὰ πέρατα τῶν ἀρτηριῶν τούτων, ὡς τὸ
παρεμπεσὸν εἰς αὐτὰ αἷμα ταχίστην ἴσχειν τὴν κένωσιν, οὐκ
ἐνδέχεται σφηνωθὲν αὐτὸ φλεγμονὴν ἐργάσασθαι· τὸ γὰρ
σφηνοῦσθαι τῷ διεκπίπτειν ἐναντίον ἐστί. θαυμάσαι δὲ
ἔστιν ἔτι μᾶλλον, ὅπως ἐφεξῆς γράφων αὐτὸς Ἐρασίστρατος
ἐπιμελέστατα περὶ τῆς τοῦ πύου κενώσεως, ἥν τ᾽ ἐν τοῖς πλευ-
ριτικοῖς πάθεσιν, ἥν τ᾽ ἐν τοῖς ἐμπυήμασιν ἴσχει, τὴν μάχην
οὐ σύνοιδεν, ἣν ἡμῖν καὶ ἅπασι τοῖς ἄλλοις ἀνθρώποις οἱ
δύο λόγοι πρὸς ἀλλήλους ἔχειν φαίνονται. γνωσθήσονται δ᾽
ἐναργῶς, παραγραφείσης αὐτοῦ τῆς ῥήσεως, ἐχούσης κατὰ
λέξιν οὕτως· ἐν δὲ τοῖς (299) αὐτοῖς τούτοις πάθεσι πύου
ἀνακάθαρσις ἐνίοτε πολλοῦ γίνεται· ἡ δ᾽ αἰτία τούτου παρὰ
τὴν φύσιν τῶν ἀγγείων γίνεται· ἐπιλογισμὸς δ᾽ αὐτῶν ὅδε.
ἐκ τῆς καρδίας ἀπόφυσις φλεβὸς εὐμεγέθης κεῖται παρὰ τὴν
ῥάχιν, ἀποτελευτῶσα καθ᾽ ὃν τόπον αἱ φρένες ἐκ τῶν σπον-
δύλων ἐκπεφύκασιν· ἀπὸ δὲ ταύτης αἱ παρὰ τὰς πλευρὰς
τείνουσαι καὶ ταῖς ἀρτηρίαις παρακείμεναι φλέβες τὴν ἀπό-
φυσιν ἔχουσιν. ὅταν οὖν ἕλκωσις ἐν τοῖς τόποις τούτοις

tam facilis eſt per extremas harum arteriarum partes tranſi
tus, ut incidens in eas ſanguis celerrimam habeat vacuatio
nem, fieri non poteſt ut is impactus inflammationem exci-
tet; nam impingi et excidere inter ſe ſunt contraria. Id
vero multo majori admiratione dignum eſt, quod quum Era-
ſiſtratus quam diligentiſſime deinceps de puris vacuatione
conſcribat, ſive in pleuriticis, ſive in ſuppuratis fiat, ipſe
pugnam hanc, qua duo ejus verba tum nobis tum reliquis
hominibus omnibus inter ſe certare videntur, non intellexe-
rit. Ea facile deprehendetur aſcripto ejus textu, ad verbum
ſic ſe habente: *Atque in his ipſis affectibus multi inter-*
dum puris expurgatio fit; hujus cauſa vaſorum natura
eſt; brevis autem horum enumeratio haec eſt. Ingens ve-
nae ex corde proceſſus incumbit ſpinae, ad quem locum a
vertebris ſeptum transverſum naſcitur finem accipiens;
ab hoc vero venae, quae ad latera extendun ur atque ar-
teriis adjacent, exortum habent. Igitur quum ulcus vel

Ed. Chart. VII. [485.]   Ed. Baſ. III. (299.)

ἢ ἀπόστημα γένηται, πλείονος πύου συναγωγὴν ποιούμενον,
εἰς μὲν τὸ μεταξὺ τοῦ πνεύμονος καὶ τῶν πλευρῶν οὐ ῥᾳδίως
τὴν ἔκχυσιν λαμβάνει, διὰ τὸ τὸν ὑμένα ὑπεζωκότα τὰς πλευ-
ρὰς νευρώδη τε καὶ ἰσχυρὸν καὶ δυσδιαίρετον εἶναι   συῤῥή-
γνυται δ᾽ εἰς τὰ ἐντὸς ἀγγεῖα τοῦ ὑμένος κείμενα.   λεπτοτέ-
ρας δὲ καὶ ἀσθενεστέρας οὔσης τῆς φλεβὸς ἢ τῆς ἀρτηρίας,
πρότερα ταῦτα τὰ ἀγγεῖα τῶν περὶ τὰς ἀρτηρίας διαιρεῖται·
κατὰ δὲ τὰς διαιρέσεις ἡ ἀνάχυσις τοῦ πύου εἰς τὰς φλέβας
γίνεται.   ἐπὶ μὲν οὖν τοὺς κάτω τόπους οὐ γίνεται τοῦ
πύου διέξοδος, διὰ τὸ μὴ διϊκνεῖσθαι τὴν φύσιν τῶν φλεβῶν,
ἀλλὰ τὴν ἀποτελεύτησιν ἔχειν, καθάπερ εἴρηται, κατὰ τὴν
ἔκφυσιν τοῦ διαφράγματος· πληρουμένων δὲ ἀεὶ τῶν συνε-
χῶν τόπων, τὴν ἐπάνοδον λαμβάνειν ἀναγκαῖον εἰς τοὺς ἐπά-
νω τόπους.   ἐπινοεῖν οὖν δεῖ τὴν γινομένην κατὰ τὴν ἀνα-
πνοὴν τοῦ πνεύμονος ἐνέργειαν, καὶ τὴν ὁλκήν τε καὶ δίω-
σιν τοῦ πνεύματός τε καὶ τῶν ὑγρῶν, καὶ ὅτι κατὰ τοῦτον
τὸν τρόπον ἡ τοῦ πύου ἐπάνοδος ἀπὸ τῶν πλευρῶν εἰς τὸν
πνεύμονα γίνεται· ἡ δ᾽ ἐκ τοῦ πνεύμονος ἀναγωγὴ ὃν τρό-
πον γίνεται, πρότερον εἴρηται.   ἐν ταύτῃ τῇ ῥήσει τὸ μὲν

abſceſſus his in locis oboritur, copioſioris puris collectionem
moliens, id quidem haud facile ad ſpatium, quod inter late-
ra et pulmonem eſt, effundi poteſt, quod ſuccingens coſtas
membrana nervoſa ſit et fortis ac dividi contumax; pro-
inde erumpit ad vaſa membranae intrinſecus ſubjecta.
Quum itaque tenuior ac imbecillior vena ſit quam arteria,
haec vaſa prius dividuntur quam ipſae arteriae; atque
per has diviſiones puris ſit in venas refuſio.   Per inferio-
res igitur ſedes puris haud datur exitus, quod ad eas ve-
narum natura non perveniat, ſed finem ſortiatur, ut di-
ctum eſt, circa ſepti transverſi exortum; quum ſemper au-
tem continuae ſedes repleantur, ut per ſuperiores meatus
exitum capiat, neceſſe eſt.   Perpendenda igitur eſt actio
pulmonis in reſpiratione, atque tum ſpiritus tum humorum
et attractio et expulſio et quod eodem modo puris a coſtis
ad pulmonem fiat aſcenſus; ſed quo modo a pulmone fiat
eductio, antea dictum eſt.   In hoc textu quod pus in venas

BIBΛION E. 319

Ed. Chart. VII. [485. 486.]　　　　　Ed. Baf. III. (299.)

μὴ δύνασθαι κατωτέρω τοῦ διαφράγματος ἀφικέσθαι τὸ με-
ταληφθὲν εἰς τὰς φλέβας πῦον, ἀληθῶς εἴρηται τῷ Ἐρασι-
στράτῳ, τῆς γε τὰς κάτω τοῦ θώρακος ὀκτὼ πλευρὰς, οὐ
γὰρ δὴ πάσας γε, τρεφούσης φλεβός, ἄχρι τοῦ διαφράγματος
ἐρχομένης· οὐ γὰρ χρὴ μικρολογεῖσθαι νῦν, εἰ διεκπίπτει τι
μέρος αὐτῆς μικρόν· ὅπως δὲ ἀναπτύεται τὸ πῦον τοῦτο, τὴν
ἀρχὴν οὐδ' ἐπεχείρησεν εἰπεῖν, ὥσπερ οὐδὲ τῶν ἀπ' αὐτοῦ
τις. οὐ γὰρ δὴ ὥσπερ ἀρτηρίαν τινά φασιν ἀπὸ τῆς μεγά-
λης ἀποσχιζομένην ἐπὶ τὸν πνεύμονα φέρεσθαι, κατὰ τὸν
αὐτὸν ἔχουσι λόγον ἀποφαίνεσθαί τι περὶ τῆς φλεβός· ἡ μὲν
γὰρ ἀρτηρία φαίνεται, κἄν εἰ μὴ κατασχιζομένη σαφῶς εἰς τὸ
σπλάγχνον, ἀλλ' ὑποβεβλημένη γ' αὐτῷ, καὶ μέχρι τῆς τρα-
χείας ἀρτηρίας ἀποφύσεις πέμπουσα· φλέβα δ' οὐδεμίαν
[486] οὔθ' ἡμεῖς εἴδομεν οὔτ' ἄλλός τις τῶν ἀνατομικῶν
ἔγραψεν οὔτ' αὐτὸς ὁ Ἐρασίστρατος ἐτόλμησεν εἰπεῖν, ἐπὶ
τὸν πνεύμονα φέρεσθαι ἀπὸ τῆς ἐπὶ τῇ ῥάχει μεγάλης φλεβός·
ὡμολόγηται γὰρ ὑπὸ πάντων ἐκ τῆς δεξιᾶς κοιλίας τῆς καρδίας
ὁ πνεύμων αἷμα λαμβάνειν δι' ἑνὸς ἀγγείου μόνου. δεήσει τοί-

tranſſumptum non poſſit ad loca ſepto transverſo inferiora
pervenire, recte ab Eraſiſtrato dictum eſt, utpote vena, quae
octo inferioribus thoracis coſtis alimentum praebet, non
enim omnes alit, ad usque ſeptum transverſum perveniente;
neque enim in praeſentia contendere velim, an exigua ali-
qua ejus portio inde exiliat. At quomodo hujusmodi pus
expuatur, neutiquam dicere aggreſſus eſt, quemadmodum
nec ſectatorum ejus quispiam. Non enim quemadmodum
arteriam quandam a magna propagatam in pulmonem ferri
affirmant, eadem ratione de vena ſententiam tulerint. Et-
enim arteria, tametſi non manifeſte in viscus ipſum ramis
diſtribuitur; ei tamen ſubſterni, atque ad asperam usque ar-
teriam ramusculos emittere videtur; verum a magna vena,
quae ſpinae incumbit, venam in pulmonem ferri neque nos
unquam vidimus, neque diſſectorum quisquam ſcripſit, ac ne
Eraſiſtratus quidem ipſe affirmare auſus eſt; nam ab omni-
bus conceditur a dextro cordis ventriculo per unum duntaxat
vas pulmonem ſanguinem recipere. Oportebit igitur pus,

νυν γε τὸ παραγιγνόμενον ἐκ τῶν πλευρῶν πῦον εἰς τὴν κατὰ
ῥάχιν φλέβα πρότερον μὲν ἐπὶ τὴν καρδίαν ἀφικέσθαι, δεύ-
τερον δὲ εἰς τὴν φλέβα τὴν ἀπ᾽ αὐτῆς εἰς τὸν πνεύμονα φερο-
μένην, εἶτα τὸ τρίτον ἐκ ταύτης εἰς τὰς ἐν ἐκείνῳ τραχείας
ἀρτηρίας μεταληφθῆναι, καὶ μετὰ ταῦτα βηχὸς δεηθῆναι δη-
λονότι τῆς εἰς τὸ στόμα δυνησομένης ἀνάξειν αὐτό. κατὰ
τίνα μὲν τρόπον ἡ τοῦ μιχθέντος πύου τῷ αἵματι διάκρισις
ἀπ᾽ αὐτοῦ γίνεται, παρέλιπεν εἰπεῖν, ὥσπέρ τι μικρὸν ὂν
τοῦτο καὶ τὸ τυχὸν ὑπερβὰς, ἀλλ᾽ οὐκ αὐτὸ μάλιστα τὸ
συνέχον ὅλον αὐτοῦ τὸν λόγον. οὐδὲ γὰρ τοῦτ᾽ ἔστιν εἰπεῖν,
ὡς τὸ περιεχόμενον αἷμα κατὰ τὴν ἐν τῇ ῥάχει φλέβα πρὸς
τὴν καρδίαν ἀναφέρεσθαι πέφυκεν· αὐτὸ γάρ τοι τοὐναντίον
ἐστὶν εἰπεῖν, τὸ ἀπὸ τοῦ κατὰ τὴν καρδίαν ὠτὸς τοῦ δεξιοῦ
τὴν φλέβα ταύτην ἀρχομένην ἅμα ἑαυτῆς κομίζειν αἷμα, τὰ
κατὰ τὰς ὀκτὼ πλευρὰς μόρια πάντα τοῦ θώρακος θρέψον·
οὐ γὰρ δὴ τά γε κατὰ τὰς ὑψηλὰς αὐτοῦ τέτταρας, αἱ γὰρ
ἐκεῖνα τρέφουσαι φλέβες ἀπὸ τῆς εἰς τὰς σφαγὰς ἀναφερο-
μένης πεφύκασιν ἐν τῷ μεταξὺ τόπῳ καρδίας τε καὶ κλειδῶν·
ὥστε καὶ τοῦτ᾽ ἄτοπον ἱκανῶς ἔπεται τοῖς Ἐρασιστράτου λόγοις·

quod a coftis in venam fpinae adjacentem fertur, primum
quidem ad cor pervenire; deinde ad venam quae ab hoc orta
in pulmonem tranfit; poftea tertio ex hac in asperas illius
arterias tranffumi; poftremo tuffi indigere, quae ipfum fci-
licet usque ad os efferre poffit. Quo autem pacto puris fan-
guini permixti ab ipfo fiat fecretio, tanquam exiguum quip-
piam ac vulgare, non quod univerfam ipfius rationem firmet
maxime, praeteriens dicere neglexit. Nequaquam enim id
dicendum eft, quod fanguis in vena quae circa fpinam eft,
contentus, ad cor ipfum referri foleat; nam e contrario
vena haec a dextra cordis auricula initium fumens, fangui-
nem fecum defert, qui omnibus thoracis partibus quae
circa octo coftas confiftunt, alimentum praebeat, non au-
tem illis, qui funt circa fuperiores ipfius quatuor; nam
venae, quae eas partes nutriunt, a vena ad jugulum ascen-
dente, medio inter cor et claviculas loco, exoriuntur; ut
hoc quoque non minus abfurdum ad Erafiftrati verba fequa-

BIBΛION E. 321

Ed. Chart. VII. [486.]   Ed. Baf. III. (290.)

τὸ γὰρ ἀπὸ τῶν ὑψηλῶν τοῦ θώρακος τεττάρων πλευρῶν
πῦον ἀναφερόμενον εἰς τὴν κοίλην φλέβα μάλιστα μὲν ἐπὶ
τὰς κατὰ τὸν τράχηλον ὠμοπλάτας τε καὶ κεφαλὴν καὶ χεῖ-
ρας ἀφικνουμένας φλέβας, ἤδη δὲ καὶ τὰς καθ᾽ ὅλον τὸ ζῶον,
ἐνεχθήσεται. ταῦτά τε οὖν ἄτοπα τοῖς ὑπ᾽ Ἐρασιστράτου
γεγραμμένοις ἕπεται καὶ πρὸς τούτοις ἔτι τὸ παραλελειμμέ-
νον ὑπ᾽ αὐτοῦ κατὰ τὸν λογισμὸν τῆς αἰτίας· εἰπὼν γάρ, εἰς
τὸ μεταξὺ πνεύμονός τε καὶ τῶν πλευρῶν οὐ ῥᾳδίως ἔκχυσιν
λαμβάνειν τὸ πῦον, διὰ τὸ τὸν ὑπεζωκότα τὰς πλευρὰς ὑμένα
νευρώδη τε καὶ ἰσχυρὸν καὶ δυσδιαίρετον εἶναι, τὸ μὲν ἐκ-
χεῖσθαί ποτε πῦον εἰς τὴν χώραν ταύτην οὐκ ἠρνήσατο,
προσέθηκε δὲ τῷ λόγῳ τὸ μὴ ῥᾳδίως. ἐχρῆν οὖν καὶ τούτου
τοῦ μὴ ῥᾳδίως μὲν, ὅμως δ᾽ οὖν γινομένου ποτὲ, τὸν λο-
γισμὸν ἀποδοῦναι, διδάξαντα τὰς ὁδοὺς αἷς χρώμενον τὸ
πῦον ἐπὶ τῶν ἐμπυϊκῶν ἀναπτύεται. καθάπερ γὰρ ἀπολλυ-
μένους εἴδομεν οὐκ ὀλίγους τῶν οὕτως ἐχόντων, οὕτω καὶ
σωθέντας ἑτέρους πολλούς, ἐφ᾽ ὧν εἴ τις ἤθροιζε τὸ καθ᾽
ἑκάστην ἡμέραν ἀναβηττόμενον πῦον, ἐνίοτε μὲν ἓξ ἢ ὀκτὼ
κοτυλῶν, ἐνίοτε δὲ καὶ δέκα, ἐνίοτε δὲ καὶ πλειόνων ἂν εὑρέθη

tur; nam pus, quod a fupernis quatuor thoracis coftis in
cavam venam refertur, maxime quidem ad eas venas duce-
tur quae ad cervicem et fcapulas et caput et manus, imo po-
tius ad univerfas animalis partes perveniunt. Haec igitur
abfurda ad Erafiftrati fcripta fequi videntur; accedit ad haec
quod caufam in hac perpenfione penitus non attigit; dicens
enim *non facile pus effundi in fpatium quod inter coftas eft
et pulmonem, quia fuccingens coftas membrana nervofa eft
et fortis atque dividi contumax*, pus aliquando in hoc fpa-
tium effundi non negavit, fed verbis fuis *non facile* addidit.
Oportebat igitur hujusce rei, quae non facile quidem fit,
fed aliquando tamen fit, rationem reddere, docentem vias
quibus fuppurati pus expuere poffint. Ut enim ex ita affe-
ctis non paucos perire, ita et alios complures fervari vidi-
mus; quorum fi quis per fingulos dies rejecti puris quantita-
tem collegerit, interdum fex aut octo heminas, interdum
etiam decem, atque interdum plures, totam fummam ae-

Ed. Chart. VII. [486. 487.]   Ed. Baſ. III. (299.)

τὸ σύμπαν κεφάλαιον. ἀλλ᾽ ὅπερ ἀεὶ λέγειν εἴωθα, καὶ νῦν
ἐρῶ· πολλοὶ τῶν ἰατρῶν ἐναργῶς ὁρωμένων πραγμάτων ἀδυ-
νατοῦντες εἰπεῖν τὰς αἰτίας, οὐδ᾽ εἶναί φασιν αὐτὰ, καίτοι,
ὡς ἔφην, ἁπάντων τῶν συντετρημένων τὸν θώρακα τὸ διὰ
τοῦ τραύματος ἐνιέμενον μελίκρατον εὐθέως ἀναβηττόντων·
ἀλλὰ καὶ διὰ τῆς ἐναίμου τε καὶ κολλητικῆς ὀνομαζομένης
ἀγωγῆς, οὐκ ὀλίγων συντρήσεων θεραπευομένων, ἀναπτύου-
σιν ἔνιοι πυῶδες ἐν ταῖς πρώταις ἡμέραις, ὅτ᾽ ἂν μὴ καλῶς
μηδ᾽ ἀκριβῶς ἅπαν ἐκχυθῇ τὸ αἷμα διὰ τοῦ τραύματος, ἐν
τῷ κατασείεσθαι τὸν οὕτω τετρωμένον ἄνθρωπον. ἀλλ᾽ ὁ
τὰς πλευρὰς ὑπεζωκὼς ὑμὴν ἰσχυρὸς καὶ νευρώδης ἐστὶν καὶ
δυσδιαίρετος· εἰ βούλει δὲ, πρόσθες τῷ λόγῳ καὶ τὸν ἀμ-
φιεννύντα τὸν πνεύμονα, τὴν αὐτὴν ἔχοντα φύσιν αὐτῷ· καὶ
διὰ τοῦτο τὴν εἰς τὰ κενὰ τοῦ θώρακος ἔκχυσιν τῶν ὑγρῶν
ὁ μὲν οὐ μεθίησιν, ὁ δ᾽ οὐ μεταλαμβάνει. λέγε τοίνυν
[487] καὶ τὸ δέρμα πολὺ τῶν ὑμένων τούτων ἰσχυρότερόν τε
καὶ παχύτερον ὑπάρχον, ἐν ταῖς τῶν καταγμάτων πωρώσεσι
μή ποτ᾽ ἐπιτρέπειν ἔξω φέρεσθαι δι᾽ ἑαυτοῦ τὸν αἱματώδη

quare inveniet. Verum quod creberrime dicere confuevi,
nunc quoque dicam; multi medici rerum, quae manifeſte
conſpiciuntur, cauſas reddere nequeuntes, eas eſſe omnino
negant; quanquam, ut dixi, omnes in thorace vulnerati
injectam per vulnus aquam mulſam illico per tuſſim expu-
unt; imo nonnulli etiam remedio cruentis apto et glutinante
nominato, haud paucis perforationibus curati, primis quidem
diebus purulenta quaedam expuunt, quum haud probe, ne-
que exquiſite univerſus ſanguis per vulnus, concutiendo ho-
minem ſic vulneratum, fuerit effuſus. At membrana coſtas
ſuccingens et valida eſt et nervoſa ac dividi contumax; ſi
voles, adde ſermoni etiam membranam pulmonem ambien-
tem, quae eandem cum illa naturam habet; proindeque hu-
mores in vacua thoracis effuſos haec non transmittit, illa
non transſumit. Itaque dicas etiam cutem, quae membranis
multo fortior atque craſſior eſt, in fracturis oſſium callo ob-
ducendis, cruentum humorem, quo minus per ipſam pene-

χυμὸν, ὃν ὁρῶμεν οὕτω πολὺν ἐπί τινων ἐκχεόμενον, ὡς
διαβρέχειν ὅλους τοὺς ἐπιδέσμους· εἰ δὲ τοῦτο φαίνεται γι-
γνόμενον, οὐδὲν ἔτι θαυμαστὸν οὐδὲ διὰ λεπτῶν ὑμένων γί-
νεσθαι ταὐτὸν τοῦτο. κάλλιον δ᾽ ἦν οὐ τοῦτ᾽ ἠπορηκέναι
τὸν Ἐρασίστρατον, ἀλλ᾽ ἐκείνου μᾶλλον ηὐπορηκέναι τοῦ μ-
ταλαμβάνεσθαι τὸ μεταξὺ θώρακός τε καὶ πνεύμονος ὑγρὸν
εἰς τὰς τραχείας ἀρτηρίας τοῦ πνεύμονος, οὔτε δ᾽ εἰς τὰς
λείας οὔτ᾽ εἰς τὰς φλέβας ἀφικνεῖσθαι· κατὰ γὰρ αὐτὸν τὸν
Ἐρασίστρατον ἀλλήλοις συμπαρεκτείνεται ταῦτα τὰ τρία,
καὶ συγκατασχιζόμενα ἀποτελευτᾷ τοῖς ἐσχάτοις ἑαυτῶν στό-
μασιν εἰς τὸν (300) περικείμενον ὑμένα τῷ πνεύμονι. τί δή
ποτ᾽ οὖν ἀλλήλοις παρακειμένων τῶν τριῶν στομάτων, εἰς ἓν
αὐτῶν μόνον ἡ μετάληψις γίνεται, τοῦτ᾽ ἐχρῆν ἐζητηκέναι τὸν
Ἐρασίστρατον· ἄμεινον γάρ ἐστιν, ὅπως γίγνεται τὰ γινόμενα
ζητεῖν, ἢ κατασκευάζειν ὅτι μὴ γίγνεται. καίτοι οὐκ ἄπορος
οὐδ᾽ ἀνεύρετος ἐμοὶ φαίνεται τῶν ἐκ τοῦ θώρακος ἡ μετά-
ληψις εἰς τὸν πνεύμονα, δυναμένη γε κατὰ τὰ τῆς τραχείας
ἀρτηρίας πέρατα γίγνεσθαι· ταῦτα γὰρ οὐ τὴν αὐτὴν ἔχει

trando egrediatur, femper prohibere; quem tamen in non-
nullis videmus adeo copiofe effundi, ut totas fascias irriget;
quod quum ita fieri videamus, idem haud abfurde per tenu-
es quoque membranas fieri fatendum eft. Satius igitur fu-
iffet Erafiftratum non de hac re dubitare, fed id potius ab-
undanter intelligere, humorem inter thoracem et pulmonem
contentum, in asperas pulmonis arterias recipi, ad laeves
autem arterias atque ad venas non pervenire; nam ipfo
Erafiftrato auctore tria haec vafa fimul extenduntur, atque
fimul divifa terminantur fuo extremo quolibet ore, in cir-
cumpofitam pulmoni membranam. Quum ergo tria haec
ora inter fe proxima fint, cur in eorum unum folum fiat
transfumptio, quaerere debuit Erafiftratus; nam longe prae-
ftantius eft ea quae fiunt, quomodo fiant quaerere, quam
quod fiant negare. Quanquam neque dubia neque inventu
difficilis mihi videtur eorum, quae in thorace continentur,
in pulmonem transfumptio, quae quidem in asperae arteriae
partibus extremis fieri poteft; hae namque non eam habent

Ed. Chart. VII. [487.]   Ed. Baf. III. (300.)

στενότητα τοῖς τῶν λείων τε καὶ φλεβῶν, ὅτι τε τὸ πλεῖστον
τῆς οὐσίας τῶν τραχειῶν ἀρτηριῶν χόνδρος ἐστίν, οὐ δυνά-
μενος εἰς ἐσχάτην ἀφικνεῖσθαι σύμπτωσιν, ὅτι τε πολὺ μεῖζόν
ἐστι τῶν ἑτέρων δυοῖν ἀγγείων τὸ τῆς τραχείας ἀρτηρίας.
σχιζομένων οὖν αὐτῶν κατὰ τὸν πνεύμονα σχίσεις ἰσαρίθμους,
εὔλογόν ἐστιν ἀνάλογον ἀεὶ τοὺς οἷον κλάδους τῆς τραχείας
ἀρτηρίας ὑπερέχειν τῶν κατὰ τὰ λοιπὰ δύο γένη μορίων·
ἀλλὰ καὶ φαίνεται σαφῶς τοῦτο, καὶ κατὰ τὴν ἀνατομὴν τοῦ
σπλάγχνου τὴν αὐτὴν ἀναλογίαν τῆς κατὰ τὸ μέγεθος ὑπερο-
χῆς φυλαττόντων ἀεὶ τῶν παρακειμένων ἀλλήλοις ἀγγείων, ἣν
ἐξ ἀρχῆς εἶχε τὰ μέγιστα. ταῦτ' ἐχρῆν εἰπόντα τὸν Ἐρασί-
στρατον ἐφεξῆς προσθεῖναι τὸν καιρὸν ἐν ᾧ μεταλαμβάνε-
ται τὸ πῦον ἐκ τῶν κενῶν τοῦ θώρακος εἰς τὸν πνεύμονα,
πότερον ὁ τῆς εἰσπνοῆς, ἢ ὁ τῆς ἐκπνοῆς, ἢ ὁ τῆς ἡσυχίας
ἐστί· εἶτα διδάξαντα μήτε τὸν τῆς εἰσπνοῆς ὄντα μήτε τὸν
τῆς ἡσυχίας, ἑξῆς εἰπεῖν ὅτι κατὰ τὴν ἐκπνοὴν ἡ μετάληψις
γίνεται. ῥᾷστον γὰρ ἦν καὶ τοῦτο δεῖξαι, προαποδεδειγμένην
ἔχοντα τὴν τῆς ἀναπνοῆς ἐνέργειαν ὑπὸ τοῦ θώρακος γιγνο-

anguftiam, quam laevium arteriarum atque venarum partes
extremae, tum quod magna ex parte asperarum arteriarum
fubftantia cartilago fit, quae concidere omnino non poteft;
tum quod asperarum arteriarum quam duorum vaforum
reliquorum ora multo fint ampliora. Quum igitur ipforum
in pulmone diuifiones numero fint aequales, rationi confen-
taneum eft asperae arteriae veluti ramos reliquorum duorum
generum partes proportione fuperare. Id vero manifefte
apparet per visceris ipfius diffectionem, nam vicina quaeque
vafa eandem inter fe fervant perpetuo in magnitudinis ex-
ceffu proportionem, quam ab initio maximae eorum partes
habuerunt. Haec funt quae dicere debuit Erafiftratus, ac
deinceps utrum infpirationis, an expirationis, an quietis
tempore, pus ex thoracis fpatio in pulmonem recipiatur, ex-
plicare; ac deinde quum id neque per infpirationem, neque
per quietem fieri docuiffet, oftendere ipfum expirationis tem-
pore recipi. Id namque facillimum etiam erat demonftrare
ei, qui prius oftendiffet, refpirationis actionem a thorace

μένην, οὐδεμίαν ἔχοντος ἰδίαν κίνησιν τοῦ πνεύμονος, ἀλλ'
ἑπότε μὲν ὁ θώραξ διαστέλλοιτο, τῇ πρὸς τὸ κενούμενον ἀκο-
λουθίᾳ συνδιαστελλομένου, κατὰ δὲ τὰς συστολὰς αὐτοῦ
συνιζάνοντος εἰς αὐτὸν ὁμοίως τοῖς σπόγγοις οὓς ταῖς χερσὶν
περιλαμβάνοντες θλίβομεν. οὕτως γοῦν φαίνεται προσπίπτων
λοβὸς αὐτοῦ διὰ τοῦ τραύματος ἐν ταῖς μεγάλαις συντρήσεσιν.
ἀλλὰ πρό γε τοῦ τρωθῆναι συστελλόμενος ὁ θώραξ σφο-
δρῶς ἐνθλίβει τὸ μεταξὺ περιεχόμενον αὐτοῦ τε καὶ τοῦ πνεύ-
μονος ὑγρὸν εἰς τὰς τραχείας ἀρτηρίας αὐτοῦ. μὴ παρέρ-
γως δ' ἀκούσῃς τοῦ, σφοδρῶς, προσκειμένου κατὰ τὸν λόγον·
ἐὰν γὰρ μὴ πάνυ σφοδρῶς θλίψῃ τὸν πνεύμονα πανταχόθεν
ὁ θώραξ, οὐ μεταληφθήσεται τὸ ὑγρὸν εἰς τὰ τῶν τραχειῶν
ἀρτηριῶν στόματα, καὶ τούτου χάριν ὑπὸ τῆς φύσεως ἐδόθη
τοῖς ζώοις εἰς τὴν τῆς θλίψεως ῥώμην ἡ καλουμένη βήξ, σύμ-
πτωμα φυσικὸν ὅμοιον πταρμῷ καὶ λυγγὶ καὶ ναυτίᾳ, περὶ ὧν
αὐτάρκως ἐν τοῖς περὶ τῶν συμπτωμάτων αἰτίας εἴρηται· πρὸς
δὲ [488] τὴν γένεσιν τοῦ φυσικοῦ τούτου συμπτώματος ἰσχύος
χρῄζοντες οἱ κάμνοντες ἀποθνήσκουσιν εἰκότως οὐκ ὀλιγάκις

fieri, pulmone nullam propriam habente motionem; quippe
qui per confequentiam dilatato thorace pariter attollatur; eo
vero contracto, ipfe fpongiarum exemplo quas manibus ex-
primimus in fefe fubfidat. Sic igitur per magna vulnera
penetrantia fibra ipfius per vulnus procidere videtur; ve-
rum citra vulnus thorax contractus humorem qui in eo fpa
tio quod inter ipfum et pulmonem eft continetur in aspe-
ras ipfius arterias vehementer comprimendo cogit. Nec
credas velim, huic orationi *vehementer* fruftra fuiffe infer-
tum; nifi enim vehementer admodum thorax pulmonem ex
omni parte comprimat, humor in asperarum arteriarum ora
non recipietur. Quamobrem natura, quo robuftior fieret
expreffio, tuffi vocata donavit animalia; quae naturale fymp-
ptoma eft, fternutamento et fingultui et naufeae fimile, de
quibus in libris de caufis fymptomatum fatis dictum eft. Ve-
rum quia viribus opus eft, quibus hujusmodi fymptoma na-
turale excitetur, contingit creberrime per fuppuratos affe-

Ed. Chart. VII. [488.] Ed. Baf. III. (309.)

ἐν τοῖς ἐμπυϊκοῖς πάθεσιν, ὡς ἂν προκεκμηκυίας αὐτῶν τῆς
δυνάμεως· ἡ γὰρ εὐτονωτάτη τε καὶ ταχίστη συστολὴ τοῦ
θώρακος ἐργάζεται βῆχα· οὐ δύναται δ᾽ εὐτόνως οὔτε τα-
χέως ἐνεργεῖν ἡ ἀσθενὴς δύναμις. περὶ μὲν οὖν τῆς ἐκ τῶν
κενῶν τοῦ θώρακος ἀναπτύσεως ἀρκεῖ καὶ ταῦτα· πάλιν δ᾽
ἐπὶ τὸν ἐξ ἀρχῆς προκείμενον λόγον ἐπανέλθωμεν. αἱ κατὰ
τὸν ὑπεζωκότα τὰς πλευρὰς ὑμένα καὶ τοὺς τούτῳ συνεχεῖς
μῦς φλεγμοναὶ νόσον ἐργάζονται τὴν καλουμένην πλευρῖτιν,
ἥ τις ἀχώριστα μὲν ἔχει συμπτώματα, πυρετὸν ὀξὺν, ὀδύνην
ὡς διατεινομένων τῶν τόπων ἢ νυττομένων, πνεῦμα πυκνὸν
καὶ μικρὸν, σφυγμὸν μικρὸν σκληρὰν τὴν ἀρτηρίαν ἐμφαί-
νοντα σύν τινι τάσει, βῆχα κατὰ τὸ πλεῖστον μὲν ἅμα τοῖς
κεχρωσμένοις πτύσμασιν, ὀλιγάκις δὲ καὶ χωρὶς τούτων, ἃς
ἀπτύστους καὶ ἀπέπτους ὀνομάζουσι πλευρίτιδας, ἤτοι διὰ
ταχέων ἀναιροῦσας, ἢ χρόνῳ πλείονι λυομένας· ἀλλὰ καὶ τὴν
ὀδύνην ὡς τὸ πολὺ μέχρι κλειδὸς ἢ ὑποχονδρίου διήκουσαν
ἔχουσιν. ἕτεραι δ᾽ εἰσὶν ὀδύναι πλευρῶν ἅμα πυρετοῖς, ἐφ᾽
ὧν ἐξ ἀνάγκης μὲν γίνεται πυκνὸν καὶ μικρὸν τὸ πνεῦμα,

ctus mori laborantes, imbecillioribus ipforum antea redditis
viribus; validiſſima enim ac celerrima thoracis contractione
tuſſis excitatur; at vires imbecillae neque valide neque ce-
leriter agere poſſunt. Ergo de expuitione, quae ex ſpatio
thoracis procedit, fatis fuerit haec dixiſſe; redeamus rurfus
ad eum quem ab initio propofuimus fermonem. Quae in
fuccingente coſtas membrana ac musculis illi continuis fiunt
inflammationes, morbum quem pleuritidem vocant, effici-
unt. Hujus fymptomata infeparabilia funt, febris acuta,
dolor perinde ac fi locus vel intendatur vel pungatur, refpi-
ratio frequens et exigua, pulfus parvus arteriam duram et
quodammodo tenfam indicans, tuſſis plerumque cum fputis
coloratis, nonnunquam vero fine his, quas fputi expertes et
crudas pleuritides nominant, quae vel celeriter hominem ra-
piunt, vel longo temporis fpatio folvuntur. At dolor ple-
rumque ad jugulum, vel ad hypochondria pervenire videtur.
Sunt praeterea alii laterum cum febre dolores, per quos re-
fpirationem frequentem et exiguam reddi neceſſe eſt, fed

Ed. Chart. VII. [488.]   Ed. Baf. III. (3οο.)

πτύεται δ᾽ οὐδὲν, ὡς ἐοικέναι κατὰ τοῦτο ταῖς ἀπτύστοις
πλευρίτισιν· ἀλλὰ καὶ διορίζυνται ῥᾳδίως· αὐτῶν τῷ τε μηδ᾽
ὅλως βήττειν, ὡς ἐπὶ τῶν ἀπτύστων ξηρᾶς τῆς βηχὸς γινο-
μένης, καὶ τῷ μήτε τάσιν ἴσχειν τὸν σφυγμὸν μήθ᾽ ὅλως
σκληρότητα, καὶ πρὸς τούτοις ἔτι τὸν πυρετὸν οὐχ ὁμοίως
ὀξὺν εἶναι· καὶ ἡ δύσπνοια δ᾽ αὐτοῖς ἧττον ἐνοχλεῖ, τινὲς δὲ
καὶ θλιβόντων ἡμῶν τὸν φλεγμαίνοντα τόπον ἔξωθεν ἀλ-
γοῦσι. ἐπὶ τούτων ἡ μὲν ἀνακάθαρσις οὐ γίνεται διὰ τῶν
πτυσμάτων, ὅτι μηδὲ τὴν ἀρχὴν εἰς τὰ κενὰ τοῦ θώρακος
ἀφικνεῖταί τι τοῦ τὴν φλεγμονὴν ἐργασαμένου· πεπτομένης
δ᾽ αὐτῆς, ἐὰν μὴ φθάσῃ διαφορηθῆναι τὸ γενόμενον πῦον,
ἀποκορυφοῦται πρὸς τὸ δέρμα καὶ τέμνεται.

Κεφ. δ'. Τὸν δὲ κάτω τοῦ θώρακος ὅρον οἱ μὲν
παλαιοὶ πάντες ὠνόμαζον φρένας, εἶθ᾽ ἁπλῶς ἐπελθὸν αὐ-
τοῖς, εἶθ᾽, ὡς τινες οἴονται, διότι φλεγμαίνοντος αὐτοῦ βλά-
πτονται τὴν φρόνησιν οἱ κάμνοντες· ἀπὸ Πλάτωνος δ᾽ ἤρξα-
το καλεῖσθαι διάφραγμα, προσαγορεύσαντος μὲν αὐτοῦ φρέ-
νας ὁμοίως τοῖς ἄλλοις παλαιοῖς, ἡγουμένου δὲ τὴν τοῦ

nullum redditur fputum, ut in ea re nihil a pleuritide fputi
experte differre videantur. Verum hi facile ab illis discer-
nuntur, tum quod nulla fit tuffis, quum fput expertes ficca
tuffi moleftentur, tum quod neque tenfionem neque duritiem
ullam referat pulfus, tum quod non aeque acuta febre labo-
rent; neque etiam adeo difficulter fpirant, nonnulli quoquo
preffo a nobis extrinfecus inflammato loco, dolent. Hi per
fputum non purgantur, quia ab initio nihil humoris inflam-
mationem excitantis ad thoracis fpatium perveniet; at con-
cocta inflammatione, nifi pus prius difcutiatur, ad cutem at-
tollitur atque inciditur.

    Cap. IV. Inferiorem autem thoracis terminum pris-
ci omnes phrenas appellaverunt, five fimpliciter ipfis in men-
tem venerit, five, ut quidam augurantur, quia eo inflamma-
to aegrotantium mens laeditur. A Platone autem diaphrag-
ma vocari incepit, qui fane et ipfe aliis veteribus fimiliter
phrenas appellavit, putavit autem in animalibus ufum habere

διαφράγματος ἐν τοῖς ζώοις χρείαν ἔχειν, ἐπειδὴ τὸ θυμοειδὲς
τῆς ψυχῆς ἐν καρδίᾳ περιεχόμενον ἀπὸ τοῦ καθ᾽ ἧπαρ ἐπι-
θυμητικοῦ διαφράττοι. τοὐντεῦθεν δὲ ἔθος ἔσχον οἱ ἰατροὶ
προσαγορεύειν αὐτὸ διάφραγμα, τῆς ἀρχαίας ἀμελήσαντες
προσηγορίας, ὅπερ ἐποίησαν ἀμέλει κἀπὶ τοῦ νωτιαίου· καὶ
γὰρ καὶ τούτῳ τῆς οἰκείας οὐσίας ὄνομα μυελός ἐστιν, ὥσπερ
τοῦ νῦν προκειμένου κατὰ τὸν λόγον ὀργάνου φρένες· ἐκεί-
νῳ τε οὖν προσετέθη διορισμοῦ χάριν ὁ νωτιαῖος, ὥσπερ καὶ
διαυχένιος, καὶ ῥαχίτης, καὶ ψωΐτης, εἶτα μετὰ ταῦτα σχε-
δὸν ἅπαντες εἴθισαν ὀνομάζειν ἁπλῶς νωτιαῖον· ἐνταῦθά τε
πάλιν ἐάσαντες τὸ τῶν φρενῶν ὄνομα, διάφραγμα καλοῦσιν.
Ἀριστοτέλης δὲ [489] ὠνόμαζεν ὑπόζωμα τὸ μόριον τοῦτο
τοῦ ζώου, μὴ γινώσκων μηδ᾽ αὐτὸς ἐνέργειαν εἶναι μεγάλην
αὐτοῦ, χρησιμωτάτην τοῖς ζώοις· ἔστι γὰρ ἀναπνοῆς ὄργα-
νον· εἰκότως οὖν ἐμποδίζει ταύτην παθὸν, ὡς κἀν τῷ περὶ
δυσπνοίας λόγῳ πρόσθεν εἴρηται, τοῖς κατὰ συμπάθειαν ἐπὶ
τῷ νωτιαίῳ καὶ τοῖς ἀπ᾽ αὐτοῦ νεύροις γινομένοις ἐν αὐτῷ
παθήμασι συναποδοθέντων καὶ τῶν ἰδίων αὐτοῦ. νυνὶ δὲ

fepti, quoniam irascibilem animae facultatem in corde con-
tentam, a concupiscente quae in jecore fedem habet, diftin-
guit. Poftea medici, neglecto prisco nomine, diaphragma
ipfum appellare confueverunt, quod in dorfali quoque me-
dulla eos fecifle conftat; etenim huic quoque propriae fub-
ftantiae nomen medulla eft, quemadmodum organo, cujus
nunc mentionem facimus, phrenes; verum discriminis caufa
illi dorfalis, quemadmodum et cervicalis et fpinalis atque
lumbaris, cognomen additum eft; poftea fere omnes fimpli-
citer dorfalem appellare confueverunt. Atque hic quoque
omiffo phrenum nomine diaphragma vocitant. Ariftoteles
autem hanc animalis partem hypozoma nominavit, nescius
et ipfe huic magnam ac perquam necefsariam animalibus acti-
onem effe; eft enim refpirationis organum; igitur merito,
quum afficitur, eam laedit, ut fupra libro de refpirandi dif-
ficultate dictum eft, ubi proprios ejus affectus una cum iis,
qui per confenfum cum fpinali medulla et nervis ab ea ex-
ortis in ipfo fiunt, tradidimus. At vero nunc eos affectus,

καὶ τῶν ἄλλων αὐτοῦ παθημάτων, ὅσα κατὰ συμπάθειαν
τῆς ἄνωθεν ἀρχῆς ἐπιφέρει, μνημονεύσωμεν. πρὶν μὲν οὖν
παραφρονεῖν, πυκνὸν καὶ μικρὸν ἐργάζεται τὸ πνεῦμα· πα-
ραφρονούντων δ᾽ ἤδη, ποικίλως ἀνώμαλον, ὡς ἐν τοῖς περὶ
δυσπνοίας ἐδείχθη. παραφροσύναι μὲν οὖν γίγνονται κἀπὶ
τῷ τῆς γαστρὸς στόματι κακοπραγοῦντι καὶ διακαέσι πυρε-
τοῖς καὶ πλευρίτισιν καὶ περιπνευμονίαις· ἀλλ᾽ αἱ διὰ τὰς
φρένας ἐγγὺς τῶν φρενιτικῶν εἰσιν· ἐπὶ μὲν γὰρ τοῖς ἄλλοις
μορίοις πάσχουσι καὶ τοῖς διακαέσι πυρετοῖς ἐν ταῖς παρα-
κμαῖς αὐτῶν ἡ παραφροσύνη καθίσταται· ταῖς φρενίτισι δ᾽
ἴδιον ἐξαίρετον ὑπάρχει τὸ μηδ᾽ ἐν ταῖς παρακμαῖς τῶν πυ-
ρετῶν παύεσθαι τὴν παραφροσύνην· οὐ γὰρ ἐπὶ συμπαθείᾳ
κατ᾽ ἐκείνην τὴν νόσον ὁ ἐγκέφαλος πάσχει, ἀλλὰ κατ᾽ ἰδιοπά-
θειάν τε καὶ πρωτοπάθειαν κάμνει, καὶ διὰ τοῦτο κατὰ βραχύ
τε συνίσταται τοῦτο τὸ πάθος καὶ οὐκ ἐξαίφνης παρα-
κόπτουσιν ἢ ἀθρόως, ὡς ἐπὶ τοῖς ἄλλοις μο(301)ρίοις, ὅσα
προεῖπον ἀρτίως· οὐκ ὀλίγα τε συμπτώματα προηγεῖται τῆς
κατασκευῆς αὐτοῦ, καὶ καλεῖταί γε πάντα ταῦτα φρενι-
τικὰ σημεῖα, καὶ γεγράφασιν αὐτὰ πάντες οἱ πρὸ ἐμοῦ.

qui fuperno confentiente principio, ei adveniunt, comme-
moremus. Igitur antequam aliquis deliret, frequentem ac
exiguum, infeftante vero jam delirio, varie inaequalem fpiri-
tum efficit, ut in libris de fpirandi difficultate jam demonftra-
tum eft. Atque deliria etiam oriuntur ab ore ventriculi
prave affecto et febribus ardentibus et pleuritide et peripneu-
monia, fed quae ob feptum transverfum fiunt, phrenitico-
rum deliriis affinia funt. In caeteris enim partibus affectis
atque febribus ardentibus delirium fedatur in ipforum de-
clinationibus; at phrenitidis propria praecipuaque nota eft,
ne in declinatione quidem febrium delirium quiescere; neque
enim per confenfum in eo morbo cerebrum afficitur, fed
propria primariaque affectione laborat; proinde paulatim fit
hic affectus, nec fubito delirant vel affatim, ut ex aliis par-
tibus, quarum nuper mentionem feci; ac ejus conftitutionem
praecedunt fymptomata non pauca, eaque omnia phrenitica
figna vocantur, et haec fcripferunt omnes, qui me praeceffe-

τοῦτο μὲν γὰρ ἀγρυπνίας ἢ καί τινας ὕπνους θορυβώδεις ἐπὶ
φαντάσμασιν ἐναργέσιν, ὡς καὶ κράξαι ποτὲ καὶ ἀναπηδῆ-
σαι, προηγουμένους ἔστιν ἰδεῖν, τοῦτο δ᾽ ἀλόγους ἐπιλησμο-
σύνας, ὡς αἰτήσαντας ἀμίδα τοὺς κάμνοντας οὐκέτ᾽ οὐρεῖν,
ἢ οὐρήσαντας ἐπιλαθέσθαι προδοῦναι τὸ σκεῦος, ἢ θορυβω-
δέστερον ἢ ὅλως θρασύτερον ἀποκρίνασθαι, καὶ μάλισθ᾽ ὅταν
ἔμπροσθεν ᾖ κόσμιος. ἀλλὰ καὶ βραχυπόται πάντες εἰσὶν
οὗτοι, καὶ μέγα καὶ ἀραιὸν ἀναπνέουσι, καὶ τοὺς σφυγμοὺς
μικροτέρους τε καὶ νευρωδεστέρους ἔχουσι, καί ποτε καὶ τὰ
κατ᾽ ἰνίον ὀδυνῶνται. πλησίον δὲ ἤδη τοῦ φρενιτίζειν ὄντες
αὐχμηροὺς ἱκανῶς ἴσχουσι τοὺς ὀφθαλμούς, ἤ τι κατὰ τὸν
ἕτερον αὐτῶν δάκρυον ἐκχεόμενον δριμὺ, καὶ μετὰ ταῦτα καὶ
λήμας καὶ φλέβας τὰς ἐν αὐτοῖς μεστὰς αἵματος, ἐκ ῥινῶν
τε στάξεις αἵματος, ἡνίκ᾽ ἤδη μηδὲ τὰς ἀποκρίσεις ἔμφρονας
ἀκριβῶς ποιοῦνται, κροκυδίζουσί τε καὶ καρφολογοῦσι, καὶ
πυρετὸν ἴσχουσιν αὐχμωδέστερον οὐ μεγάλας ἐφ᾽ ἑκάτερα με-
ταβολὰς ποιούμενον, ὥσπερ ἄλλοι τινὲς, ἀκμὰς μὲν σφοδρο-

runt. Nam interdum vigilias praecedere, five etiam fom-
num manifeftis imaginibus turbatum, ut et clament nonnulli
et exiliant, videre eft; interdum vero irrationalis accedit
oblivio, ut laborantes aliqui, quum matellam petierint, me-
jere tamen negligant, aut quum lotium emittunt, matellam
ipfam prodere haudquaquam meminerint; interdum majori
cum tumultu aut temeritate refpondeant, praefertim ubi ali-
quis antea fuerit modeftus. At et hi omnes exiguo utuntur
potu; refpiratio ipfis rara eft et magna, pulfus minores ma-
gisque nervofos habent; nonnunquam occiput dolor infeftat.
Quum vero jam proxime ad phrenitidem accedunt, oculi eis
vehementer funt fqualidi, aut ex altero ipforum acris la-
chryma effunditur, ac deinde lippitudo et venae ipforum fan-
guine plenae et fanguis ftillat e naribus. Quo tempore ne-
que jam plane ut mentis compotes refpondent, floccos avel-
lunt et feftucas carpunt, fqualidioremque febrem habent,
quae non magnas in alterutram partem facit mutationes,
quemadmodum aliae quaedam vigores quidem graviffimos,

τάτας ἴσχοντες, ἐπιεικεῖς δὲ τὰς παρακμάς. τί δεῖ λέγειν περὶ
γλώττης ἱκανῶς τραχείας, ἢ τοῦ παρακούειν ἐνίοτε, καί ποτε
καὶ κατακεῖσθαι σκυθρωποὺς ἀποκρινομένους μόγις, ἢ μέρους
τινὸς ὀδυνηρὰν ἔχοντος διάθεσιν οὐδ᾽ ὅλως αἰσθάνεσθαι,
κἄν σφοδρότερόν τις αὐτοῦ θίγῃ; κατὰ βραχὺ γὰρ οὕτως ἐπ᾽
ἐγκεφάλῳ πάσχοντι φρενιτίζουσιν, ἐπ᾽ ἄλλῳ δ᾽ οὐδενὶ μορίῳ
τὸ διηνεκές ἐστι τῆς παραφροσύνης, ὅτι μὴ διαφράγματι
μόνῳ· πλησίον γάρ πως ἥκει τοῦ διηνεκοῦς, ὡς δι᾽ αὐτὸ
τοῦτο δοξασθῆναι τοῖς παλαιοῖς, ἐπὶ τῷ μορίῳ τούτῳ φλεγ-
μαίνοντι γίγνεσθαι φρενιτικούς, ὀνομάσαι τε φρένας αὐτὸ διὰ
τὴν αὐτὴν ὑπόνοιαν, ὡς καὶ τῷ φρονοῦντι μορίῳ συμβαλλό-
μενόν τι. διορίζεται δ᾽ ἡ ἀπὸ τούτου παραφροσύνη τῆς φρε-
νιτικῆς τοῖς τε κατὰ τοὺς ὀφθαλμοὺς [490] συμπτώμασι
καὶ ταῖς ἐκ τῶν ῥινῶν αἵματος στάξεσιν, καὶ τῷ τῆς ἀνα-
πνοῆς εἴδει· μέγα μὲν γὰρ καὶ διὰ πολλοῦ χρόνου τὸ πνεῦ-
μα τοῖς ἐπ᾽ ἐγκεφάλῳ φρενιτικοῖς ἐφεξῆς ἐστιν ἀεί· τοῖς δ᾽ ἐπὶ
ταῖς φρεσὶν ἀνώμαλον, ὡς καὶ μικρόν ποτε γενέσθαι, καὶ
πυκνόν, αὖθίς τέ ποτε μέγα καὶ στεναγματῶδες. ἀρχομένης

declinationes vero habent mitiores. Quid dicam de lingua
ſalebroſa, obauditione interdum contingente, tum quod in-
terdum moeſti jaceant, vix reſpondentes; vel quum pars
quaedam dolorificum patiatur affectum, etiamſi vehementius
aliquis eam tangat, ipſi haudquaquam ſentiant? Sic enim
per cerebri affectum paulatim phrenitis evenit; ab aliarum
vero partium nulla perpetuum delirium procedit, dempto
ſolo ſepto transverſo, cujus vitio excitatum delirium, parum
a continuo diſtat, adeo ut veteres putaverint, hac parte in-
flammatione affecta phreniticos fieri, atque ob eandem ſuspi-
cionem phrenas eam appellaverint, tanquam ſapienti parti
conferat quippiam. Verum delirium, quod ab hoc accidit,
a phrenitide diſtinguitur et oculorum ſymptomatis et ſangui-
nis a naribus ſtillis atque reſpirationis ſpecie; nam a cerebro
phreniticis ſpiritus magnus eſt ſemper et ex longis intervalᵉ
lis; at a ſepto inaequalis, ut modo exiguus ſit atque fre-
quens, modo magnus et ſuſpirioſus. Incipiente tamen ſepti

μέντοι τῆς κατὰ τὸ διάφραγμα φλεγμονῆς, πρὶν παραφρονῆ-
σαι, μικρὸν καὶ πυκνὸν ἀναπνέουσιν, ἔμπαλιν τοῖς ἐπ᾽ ἐγκε-
φάλῳ, προηγεῖται γὰρ ἐκείνοις μέγα καὶ ἀραιὸν πνεῦμα· καὶ
συνελόντι φάναι, τῶν εἰρημένων ἀρτίως προηγεῖσθαι φρενί-
τιδος ἤτοι γ᾽ οὐδὲν ἢ μικρὰ συμβαίνει τοῖς ἀρχομένοις φλεγ-
μαίνειν τὸ διάφραγμα· καθάπερ γε πάλιν ἀνασπᾶσθαι μὲν
ὑποχόνδριον ἴδιον αὐτῶν τῶν φρενῶν πασχουσῶν εὐθὺς ἐξ
ἀρχῆς, ἐπ᾽ ἐγκεφάλου δὲ ἔν τι τῶν ὕστερον ἐπιγενομένων,
ἤδη κατασκευαζομένου τοῦ πάθους καὶ οὐκ ἀρχομένου·
καὶ ἡ θερμασία δὲ πλείων ἐστὶ κατά τε τὴν κεφαλὴν καὶ
τὸ πρόσωπον ἐπὶ τῶν ἐν αὐτῇ τῇ κεφαλῇ τὴν κατασκευὴν
ἐχόντων τῆς παραφροσύνης. τὰ δ᾽ ἄλλα τοῦ διαφράγμα-
τος πάθη, τά τε κατὰ πρωτοπάθειαν αὐτοῦ γιγνόμενα
καὶ τὰ κατὰ συμπάθειαν, τὰ μὲν οὐκ ἔστι τῆς προκειμέ-
νης πραγματείας, ὅσα προδήλως πάσχει κατά τε τἆλλα συμ-
πτώματα καὶ τὰς ἐν αὐτῷ γιγνομένας ἀποστάσεις, τὰ
δὲ ἐν τῷ πρόσθεν εἴρηται λόγῳ.

    Κεφ. έ. Τὸ μεταξὺ τῆς τε φάρυγγος καὶ τοῦ στό-
ματος τῆς κοιλίας, ὅπερ οἰσοφάγον ὠνόμαζον οἱ παλαιοὶ,

transverfi inflammatione, priusquam delirent, exiguum ac
frequentem reddunt fpiritum, contra quam qui ob affectum
cerebrum delirant, magna enim prodit his raraque fpiratio.
Atque ut fummatim dicam, eorum fymptomatum quae phre-
nitidem antecedere diximus aut nullum apparet, aut per-
exiguum in iis, quibus feptum transverfum inflammatione
laborare incipit; ut rurfus furfum revelli hypochondrium
illico ab initio fepti transverfi affecti proprium eft, in cere-
bro vero pofterius accidit, non incipiente affectu, fed quum
factus jam fuerit; atque calor quoque circa caput et faciem
vehementior eft iis, qui ob cerebri vitium delirant. Reli-
qui fepti transverfi affectus, five primarii fint, five per con-
fenfum, partim ab hoc noftro propofito funt alieni, nempe
qui manifefte apparent, ut tum alia fymptomata, tum abs-
ceffus in ipfo exorti; partim vero jam antea dicti funt.

    Cap. V. Eam partem quae inter fauces et os ven-
triculi media eft, quam veteres oefophagon nominabant, qui

BIBΛION E.   333

Ed. Chart. VII. [490.]   Ed. Baf. III. (301.)

στόμαχον εἰώθασιν οἱ μετ᾿ Ἀριστοτέλη προσαγορεύειν, αὐτοῦ
τοῦ Ἀριστοτέλους οὐκ ἀεὶ τῷ παλαιῷ καλοῦντος ὀνόματι τὸ
μόριον τοῦτο τοῦ ζώου. χρεία δ᾿ αὐτοῦ διττή· μία μὲν ὡς
ὁδοῦ τῶν καταπινομένων καὶ τῶν ἐμουμένων, ἑτέρα δὲ, καθ᾿
ἣν ἐνεργεῖ τι πρὸς ἀμφοτέρας τὰς ὁδοὺς, τῶν τ᾿ ἐκ τοῦ στό-
ματος εἰς τὴν γαστέρα καταφερομένων καὶ τῶν ἐξ ἐκείνης
ἀναφερομένων εἰς τὸ στόμα· δύο γὰρ ἔχων ἑαυτοῦ μόρια,
τοὺς ὀνομαζομένους ὑπὸ τῶν ἀνατομικῶν χιτῶνας, ἕλκει μὲν
θατέρῳ τά τε ποτὰ καὶ τὴν τροφὴν εἰς τὴν κοιλίαν, ἐκπέμ-
πει δὲ θατέρῳ κατὰ τοὺς ἐμέτους. εἰκότως οὖν ἐστι δύο
γένη τῶν παθῶν αὐτοῦ, τὸ μὲν ἕτερον ὡς ὁδοῦ τῶν κατα-
πινομένων, τὸ δ᾿ ἕτερον ὡς ὀργάνου τῶν ἐμουμένων τε καὶ
καταπινομένων. ὅτι δ᾿ αὐτῶν τούτων τῶν δύο χρειῶν ἡ
ἑτέρα μὲν ἀναγκαία διαπαντός ἐστιν, ἡ δὲ ἑτέρα κατά τινας
καιροὺς, εὔδηλον παντί. τὸ μὲν οὖν ὡς ὁδοῦ σιτίων γένος
ἓν αὐτῷ τῶν συμπτωμάτων ἐστὶ, ὅταν ὑπό τινος τῶν παρὰ
φύσιν ὄγκων στενοχωρία τοῦ κατ᾿ αὐτὸν γένηται πόρου· τὸ
δ᾿ ἕτερον, ὅτ᾿ ἂν αὐτὸς ἀδυνατῇ τὰς ἰδίας ἐνεργείας ἐπιτελεῖν.

poſt Ariſtotelem ſcripſerunt, ſtomachum appellare conſuëve-
runt, ipſo Ariſtotele priſco vocabulo hanc animalis partem
non ſemper nominante. Ejus duplex eſt uſus: unus quo
veluti via eſt eorum quae devorantur et eorum quae evo-
muntur, alter quo circa utramque viam actionem quandam
edit; tum eorum quae ab ore in ventriculum deferuntur,
tum eorum, quae ab hoc ad os elevantur. Quum enim ge-
minae ſint ei partes, quas diſſectores tunicas appellant, al-
tera tum cibum tum potum in ventriculum trahit, altera
per vomitus amandat. Proinde rationi conſentanee duo
ſunt affectuum ipſius genera, alterum ut viae eorum quae
deglutiuntur, alterum ut inſtrumenti eorum quae tum evo-
muntur tum devorantur. Conſtat vero duorum jam me-
moratorum uſuum alterum quidem ſemper eſſe neceſſarium,
alterum vero propter occaſiones quasdam. Igitur eorum
ſymptomatum, quae ipſum tanquam viam ciborum infe-
ſtant, genus eſt, quum ob tumorem aliquem praeter natu-
ram anguſtior fit ipſius meatus; alterum, quum proprias

Ed. Chart. VII. [490. 491.]   Ed. Baf. III. (3o1.)

εἴρηται μὲν οὖν καὶ πρόσθεν, ἡνίκα περὶ κυνάγχης ὁ λόγος
ἐγένετο τῆς ἑπομένης τῇ μεταστάσει τῶν ἐν τῷ τραχήλῳ σπον
δύλων, ὡς ἐπίκτητος αὐτῷ στενοχωρία συμπίπτει ὑπ᾽ αὐτῶν
θλιβομένῳ· καὶ νῦν δ᾽ ἀναμνησθῶμεν καὶ αὐτὸ τοῦτο, συνα
ναμεμνήσθωσαν δὲ καὶ οἱ τῶν ὑποβεβλημένων αὐτῷ μυῶν
ὄγκοι, καθ᾽ ὁντιναοῦν τρόπον γιγνόμενοι, δεδήλωνται γὰρ
ἅπαντες ἐν τῷ περὶ τῶν παρὰ φύσιν ὄγκων. ἐφ᾽ ἁπάντων δὲ
τούτων κοινὸν ἡ ἐν τῷ καταπίνειν στενοχωρία, τοσαύτη γι
γνομένη πολλάκις, ὡς ἀναπέμπεσθαι τὸ ποτὸν εἰς τὰς ῥῖνας.
ὅταν μέντοι φλεγμήνας αὐτὸς οἴκοθεν σχῇ τὴν στενοχωρίαν,
οὐκ ἐκ τῶν γειτνιώντων ἐπίκτητον, [491] ὀδύνη σφοδρὰ γί
γνεται καταπινόντων, ἅμα τῇ δυσχερείᾳ τῆς διεξόδου, καὶ
μάλιστα ὅταν ὁ κάμνων ὕπτιος κατακείμενος ἐπιχειρῇ καταπί
νειν· διὸ καὶ μετασχηματίζεσθαι προθυμοῦνται καὶ ἀνακα
θίζειν, αὐτῷ τῷ συμβαίνοντι διδασκόμενοι, ῥᾷον ἐν τούτῳ
τῷ σχήματι καταπίνοντες, ὡς ἂν οὐ μικρὰ συντελούσης τῆς
εἰς τὸ κάταντες φορᾶς τῶν σιτίων, καὶ δυναμένης γε πολλά
κις καὶ μόνης γίγνεσθαι, μετὰ τὴν ἐκ τοῦ στόματος ἔκθλιψιν

actiones ipfe perficere nequit.   Enimvero jam antea, ubi de
angina, quae vertebrarum cervicis luxationem fequitur,
fermo habebatur, diximus, quod acquifititia anguftia ei accidit,
ubi a vertebris ipfis comprimitur; cujus rei nunc quoque admonitum te effe velim, nec oblivisci quoque tumores eorum
musculorum qui gulam involvunt, quomodocunque fiant,
nam de omnibus in libro de tumoribus praeter naturam dictum eft.   Caeterum in his omnibus communis eft tanta faepenumero inter devorandum anguftia, ut potus ad nares remittatur.   Quum vero inflammatione affecta ipfa propria
anguftia, non a vicinis partibus acquifita, torquetur, tum
gravifſimus inter deglutiendum dolor infeftat, accedente difficili tranfitu; ac praefertim fi fupinus, qui laborat, jacens,
transglutire quippiam conetur.   Quocirca fitum transfor-·
mare atque erigere fefe ftudent, ex accidente ipfo edocti
faciliorem in hac forma fibi fieri deglutitionem, adeo ut haud
parum ciborum in declives partes delatio conferre videatur,
utpote quae poffit faepenumero vel fola fieri, fi ex ore usque

ΒΙΒΛΙΟΝ Ε. 335

Ed. Chart. VII. [491.]   Ed. Baf. III. (301.)

εἰς τὴν ἀρχὴν τοῦ στομάχου· κατὰ δὲ τὴν ὑπτίαν κατάκλισιν
οὐδεμία βοήθεια πρὸς τῆς κατάντους γίνεται φορᾶς, ἀλλ᾽ ὑπὸ
μόνης τῆς κατὰ τὸν στόμαχον ἐνεργείας ἐπιτελεῖται τὸ τῆς κα-
ταπόσεως ἔργον· ἅπαντα δ᾽ ἴστε τὰ φλεγμαίνοντα μόρια
κατὰ μὲν τὰς ἐνεργείας ὀδυνώμενα, παρηγορούμενα δ᾽ ἐν ταῖς
ἡσυχίαις. αἰσθητικοῦ δ᾽ ὄντος τοῦ στομάχου, συγχρῆσθαι
πάρεστι καὶ τούτῳ τῷ πλεονεκτήματι τοῦ μορίου πρὸς τὴν
διάγνωσιν τῶν ἐν αὐτῷ παθῶν, ἐκ τῆς τοῦ κάμνοντος ἀνα-
κρίσεως, ὅταν γε μὴ παντάπασιν ἠλίθιος ὑπάρχων ἀδυ-
νατῇ σαφῶς ἑρμηνεύειν ἃ πάσχει· ὡς ἐάν γε δυνατὸς ἑρμη-
νεύειν ᾖ, μέγιστον πλεονέκτημα πρὸς τὴν διάγνωσιν αὐτοῦ
τῶν παθῶν ἐστιν ἡ γιγνομένη κατὰ τὸν στόμαχον αἴσθη-
σις. ἐνίοτε μὲν γὰρ ἀτονίας αἰσθάνεσθαί φασιν, ἐν πολ-
λῷ χρόνῳ μόγις διεξερχομένων τοῦ στομάχου τῶν δι᾽ αὐ-
τοῦ φερομένων· ἐνίοτε δὲ κατὰ μὲν τὴν πρώτην ὁρμὴν
ἑτοίμως κατιόντων, ἰσχομένων δ᾽ αὖθις, ὡς ἐσφηνῶσθαι
δοκεῖν, εἶτα τὸ ὑπόλοιπον τῆς φορᾶς ἀλύπως τε καὶ
ῥᾷστα διεξερχομένων. ὁ μὲν οὖν πρότερος τρόπος ἀτονίαν

ad gulae initium facta fuerit expreſſio; a ſupino vero decu-
bitu nullum ſperatur auxilium, quo facilius ad infernas par-
tes ferantur alimenta, ſed a ſola gulae actione devorandi mu-
nus perficitur; at non latet vos, partium inflammatione af-
fectarum nullam non dolere, quum ſuo munere fungitur;
contra ubi quieverit, dolorem mitigari. Quum autem gula
ſentiendi facultate ſit praedita, ea ipſa quoque uti licebit par-
tis dote ad affectus ejus dignoscendos, ex aegrotantis inter-
rogatione, quum omnino haud fuerit adeo ſtolidus, ut quid
ipſum laedat, narrare non poſſit; nam ſi poſſit animi ſenſa
interpretari, gulae ſenſus maximum praeſtabit adjumentum
ad affectuum ipſius dignotionem. Etenim imbecillitatem
nonnunquam percipere ſe dicunt, ut longo vix temporis ſpa-
tio per gulam tranſeant ea, quae ingeſta ſunt; aliquando ad
primum impetum facile deſcendant, deinde rurſus arcean-
tur, ut videantur impacta; demum per reſiduum ſpatium
immoleſte ac facillime labuntur. Horum primum actionis

ἐνδείκνυται τῆς ἐνερ(3o2)γείας, ὁ δὲ δεύτερος στενοχωρίαν
καθ᾽ ἕν τι μόριον· ἑκατέρου δ᾽ αὐτῶν τὰς διαφορὰς ἐκ τῶν
ἄλλων συμπτωμάτων ἔνεστι γνωρίζειν. ἐπὶ μὲν γὰρ τῆς
ἀτονίας, ὅταν κατὰ δυσκρασίαν μόνην γίγνηται χωρὶς ὄγκου
παρὰ φύσιν, ἡ κατὰ τὴν διέξοδον ὧν καταπίνουσι βρα-
δύτης ὁμαλὴ καὶ χωρὶς ὀδύνης, ἐπιτεινομένη μὲν ἐν ταῖς
ὑπτίαις κατακλίσεσιν, πραϋνομένη δ᾽ ἐν τοῖς ὀρθίοις τοῦ
τραχήλου σχήμασιν, ἄνευ τῆς κατὰ τὴν στενοχωρίαν αἰσθή-
σεως, εἴωθε συμβαίνειν· ἡ δὲ σὺν ὄγκῳ τινὶ στενοχωρίαν τε
φέρει καθ᾽ ἕν τι μόριον ὑπὲρ τἄλλα, καθ᾽ ὃ καὶ χρόνιος ἡ
διέξοδος γίνεται· κἀπειδὰν ἤτοι φλεγμονώδης, ἢ ἐρυσιπελα-
τώδης ὄγκος ᾖ, καὶ σὺν ὀδύνῃ καὶ δίψει καὶ θερμασίας πολ-
λῆς αἰσθήσει, μετὰ πυρετῶν οὐ πάνυ τι θερμῶν οὐδὲ κατὰ
τὴν ἀναλογίαν τοῦ δίψους· ἐὰν δέ τις τῶν μὴ πάνυ θερμῶν
ὄγκων ᾖ, χωρίς γε πυρετοῦ καὶ θερμασίας καὶ δίψης, τὸ
τῆς καταπόσεως ἀνώμαλον γίνεται, καθ᾽ ἕν τι μέρος ἰσχο-
μένων τῶν σιτίων, καὶ μᾶλλον ὅταν ἁδρομερέστερά τε
καὶ σκληρότερα καταπίνηται, καὶ σὺν ὀδύνῃ τινὶ βραχείᾳ.
τοιούτων συμπτωμάτων ἐν χρόνῳ πολλῷ γιγνομένων, καί

imbecillitatem, alterum partis cujuspiam anguftiam indicat;
utriusque differentias ex reliquis fymptomatis intelligere li-
cet. Nam in imbecillitate, quum ob folam intemperiem ci-
tra tumorem praeter naturam fit, ingeftorum in tranfitu tar-
ditas aequalis et fine dolore accidere confuevit et in fupino
decubitu augetur, erecta vero cervice mitigatur, citra ullum
anguftiae fenfum. Ubi vero cum tumore *eft imbecillitas,*
unam quampiam partem anguftiorem caeteris efficit, atque
per eam tardior eft tranfitus. Quod fi tumor autem phleg-
monodes fuerit, aut eryfipelatodes, accedit ei pariter et do-
lor et fitis et multi caloris fenfus et febris non admodum ar-
dens, quae fiti proportione haudquaquam refpondet. Si ve-
ro tumor aliquis ex non calidis fuerit, tum citra febrem et
calorem et fitim deglutitionis inaequalitas eveniet, retentis
in parte quapiam alimentis, praefertim fi majusculum atque
folidum fuerit id quod devoratur, acceditque dolor aliquis
exiguus. Quum aliquando hujuscemodi fymptomata longo

ποτε καὶ πυρετῶν ἐφημέρων συμπιπτόντων, καὶ φρίκης ἔστιν
ὅτε, στοχαζομένοις ἡμῖν ἀπόστημα δύσπεπτον ἐν τῷ στομάχῳ
γίγνεσθαι, συνέβη τοῦ χρόνου προϊόντος αἴσθησιν αὐτῷ τῷ
κάμνοντι γενέσθαι ῥήξεως, ἐφ᾽ ᾗ πύον ἤμεσεν ἔν τε τῷ πα-
ραχρῆμα καὶ κατὰ τὴν ὑστεραίαν καὶ τρίτην ἡμέραν, εἶτ᾽
ἠκολούθησεν αὐτῷ τἆλλα πάντα ἐφεξῆς ἡλκωμένου στομάχου
σημεῖα. καὶ γὰρ ἐπὶ τοῖς δριμέσι καὶ ὀξέσι καὶ ἁλυκοῖς καὶ
στρυφνοῖς καταπινομένοις ᾐσθάνετο δήξεως ἢ στύψεως, ἤλγει
τε κατ᾽ ἐκεῖνο τὸ μέρος, εἰ καὶ μηδὲν κατέπινεν, ἀλλὰ μετρίως·
ἰσχυροτέραν γὰρ τὰ δάκνοντα καὶ στύφοντα τὴν τῆς ὀδύνης
αἴσθησιν εἰργάζετο. οὗτος μὲν οὖν ἐν πολλῷ χρόνῳ μόγις
[492] ἐσώθη, συμβαλλούσης αὐτῷ καὶ τῆς ἡλικίας· ὅσοι δὲ
πρεσβύτεροι αὐτοῦ, διεφθάρησαν. ἤ γε μὴν ὀδύνη πᾶσι
τοῖς ἐν στομάχῳ τι πάθος ἀλγεινὸν ἔχουσι κατὰ τὸ μετά-
φρενον διασημαίνει· καὶ ἡ αἰτία πρόδηλος ἑωρακόσιν ὑμῖν
ἐπιτεταμένον τῇ ῥάχει τὸν στόμαχον. ὅτι δὲ κατὰ τοὺς αὐτοὺς
τρόπους κἀκ τῶν κατὰ τὸν στόμαχον ἀγγείων ἐμοῦσιν αἷμα,
καθ᾽ ὃν κἀκ τῶν ἄλλων ἁπάντων, εὔδηλόν ἐστιν. ἀλλ᾽ αἱ μὲν

temporis tractu apparuiſſent, accedente nonnunquam ephe-
mera febre, nonnunquam etiam horrore, quum conjicere-
mus abſceſſum concoctu difficilem eſſe in gula, accidit pro-
cedente tempore ut laborans ipſe ruptionis ſenſum perci-
peret ac ſubinde pus evomeret, non ſolum eodem, ſed poſtero
quoque die atque tertio; deinde ſuccedebant ei deinceps
omnia ulceratae gulae ſigna. Etenim ſive acria, ſive acida,
ſive ſalſa, ſive acerba devoraret, vellicationem, aut aſtrictio-
nem ſentiebat, dolebatque hac in parte, vel nihil deglutien-
do, ſed moderatius; vehementiorem enim dolorem excita-
bant mordentia et aſtringentia. Hic ergo longo temporis
ſpatio vix ſervatus eſt, ipſi quoque conferente aetate· eo
vero natu majores fere omnes perierunt. Sane quotquot
doloriſicum quempiam in gula habent affectum, omnes dorſi
quoque dolorem ſentiunt; cujus rei cauſa perſpicua eſt vo-
bis, qui gulam ſpinae incumbentem vidiſtis. Conſpicuum
autem eſt quod ex gulae vaſis modis eisdem, quibus ex re-
liquis omnibus, ſanguis evomatur. At ob ruptum vas ſan-

κατὰ ῥῆξιν αἵματος ἀναφοραὶ σὺν ἀλγήμασι γίγνονται δια-
σημαίνουσαι τὸν τόπον ἐν ᾧ γέγονεν ἡ ῥῆξις· ὁμοίως δ᾽
αὐταῖς καὶ αἱ κατὰ διάβρωσιν, ἢ ἀνάβρωσιν, ἢ ὅπως ἄν τις
ὀνομάζειν ἐθέλῃ· αἱ δὲ κατ᾽ ἀναστόμωσιν ἀνώδυνοι τελέως
εἰσὶν, αὐτῷ τε οὖν τούτῳ διορίζονται τῶν ἑτέρων καὶ τῷ
μήτ᾽ ἐπὶ πληγῇ σφοδρᾷ μήτ᾽ ἐπὶ καταπτώσεσι γεγονέναι, κα-
θάπερ αἱ ῥήξεις εἰώθασι γίγνεσθαι. συμβαίνουσι δὲ καὶ χω-
ρὶς προφάσεως τῆς ἔξωθεν ἐνίοτε ῥήξεις ἀγγείων ὑπὸ πλή-
θους αἵματος· αἱ δὲ κατὰ διάβρωσιν ἑλκώσεως προηγησα-
μένης γίγνονται· τὴν δ᾽ ἕλκωσιν αἵ τε ῥήξεις τῶν ἀγγείων
ποιοῦσιν καὶ αἱ τῶν κακοηθῶν χυμῶν ἐπιῤῥοαί· καθάπερ
ὁρῶνται κἀπὶ τοῦ δέρματος συμβαίνουσαι πολλάκις.

Κεφ. στ΄. Τὸ στόμα τῆς κοιλίας οἱ παλαιοὶ καρδίαν
ὠνόμαζον, ἀφ᾽ ὧν ἐπιφέρει συμπτωμάτων, ὡς φασιν, οὕτω
προσαγορεύσαντες οὐ γὰρ μόνον ὡς καρδιακαῖς συγκοπαῖς,
οὕτω καὶ στομαχικαῖς ἁλίσκονταί τινες, ἀλλὰ καὶ σπασμοῖς
καὶ κάροις ἐπιληψίαις τε καὶ μελαγχολίαις, ἤδη δὲ καὶ τοῖς
τῶν ὑποχεομένων συμπτώμασιν, ὡς ἐν τῷ περὶ τῶν ὀφθαλ-

guinis rejectiones cum doloribus fiunt, quibus locum ruptu-
rae produnt, nec fecus, quae venae erofione vel derofione,
five aliter quomodolibet nominare volueris, obortae funt;
quae vero prorfus aperto vafis ore, hae doloris funt exper-
tes, atque hac re a reliquis diftinguuntur, ac praeterea quod
neque ictu, neque cafu concitatae funt, veluti rupturae fieri
confueverunt. Accidunt autem et citra caufas externas in-
terdum a plenitudine fanguinis vaforum ruptiones. Quae
vero ob venae erofionem fiunt, eas ulcus praeceffit; fit autem
ulcus, vel rupto vafe, vel malignorum humorum affluentia,
ut in cute quoque faepenumero accidere videmus.

Cap. VI. Os ventriculi veteres cor nominabant, a
fymptomatis quae inducit, ut ajunt, fic appellatum; non
enim folum ut cardiacis fyncopis, ita et ftomachicis non-
nulli corripiuntur, fed etiam convulfionibus et fopore et
morbo comitiali et melancholia, nec non fymptomatis, qua-
lia per fuffufiones infeftant, ut jam antea quum de oculis lo-

μῶν λόγῳ πρόσθεν εἴρηται. καὶ ταῦτα πάντα συμπασχόν-
των αὐτῷ γίγνεται μορίων ἑτέρων· ἐπεί τοι κατὰ τὸν ἴδιον
λόγον ἀνορεξίας τε καὶ διαφθορὰς τῶν ἐπιπολαζόντων ἐργά-
ζεται σιτίων, ὡς τά γ᾿ ἐν τῷ πυθμένι τῆς κοιλίας στηρίζεσθαι
πεφυκότα, καὶ μάλιστα ὅτ᾿ ἂν ᾖ δυσδιάφθαρτα, τοιούτων
οὐδὲν πάσχει. προσέχειν οὖν ἀκριβῶς χρὴ τοῖς κατὰ συμπά-
θειαν ἐπ᾿ αὐτῷ γινομένοις παθήμασι, καὶ χωρίζειν αὐτὰ τῶν
κατὰ πρωτοπάθειαν ἐκείνοις τοῖς μορίοις γιγνομένων, ὧν ταῖς
ἐνεργείαις λυμαίνεται τὸ τῆς γαστρὸς στόμα πάσχον, ὅπερ ὡς
οἱ παλαιοὶ πάντες ὠνόμαζον καρδίαν, οὕτως οἱ νῦν ὀνομά-
ζουσι στόμαχον. ὁ διορισμὸς δὲ ἐκ τῶν προηγησαμένων μά-
λιστα γίγνεται κατάδηλος ἀνδρὶ τετριμμένῳ περὶ τὰς διαγνώ-
σεις. ἰδιότητες γάρ τινες ἄῤῥητοι προσέρχονται τοῖς ῥητοῖς
συμπτώμασιν, αἱ βεβαιοῦσαι τὰς διαγνώσεις τῶν πεπονθότων
μορίων· ἐκείνας μὲν οὖν ἕκαστος ἑαυτῷ προσεξευρήσει, τὰ δ᾿
οἷον θεμέλια τῆς ὅλης διαγνώσεως, ἐξ ὧν οἱ φιλόπονοι καὶ
τὰς ἀδυνάτους ῥηθῆναι τῶν συμπτωμάτων ἰδιότητας αὐτοὺς

queremur, dictum eſt. Atque omnes hi affectus confenti-
entibus ei caeteris partibus fiunt; nam ex propria fui ratio-
ne appetentiae dejectiones et innatantium ciborum corru-
ptiones facit, quandoquidem, qui in fundo ventriculi fuapte
natura firmari folent, praecipueque fi non facile corrumpan-
tur, nihil horum patiuntur. Igitur exacte animum adver-
tere oportet, ut discernantur affectus, qui ex ipfo per con-
fenfum eveniunt, ab iis qui hujusmodi partibus, quarum
actiones laedit os ventriculi affectum (quod ut veteres om-
nes cor appellabant, ita noſtra tempeſtate ſtomachus vocatur)
primario accidere cenfentur. Sed haec inter fe discernere
facile poterit vir affidua exercitatione circa dignotiones ver-
fatus ex iis quae praeceſſerunt. Nam proprietates quae-
dam ineffabiles fymptomatis enarrandis fuccedunt, quibus
certiores evadunt affectarum partium notae; fed has quidem
unusquisque per fe invenire poterit, quae vero tanquam
fundamenta univerfae dignotionis exiſtunt, ex quibus ſtudio-
fiſſimi quique etiam ineffabiles fymptomatum proprietates

διδάξουσιν, ἐγὼ διηγήσομαι. νεανίσκος τις ἡλίσκετο τῷ τῆς
ἐπιληψίας πάθει γραμματικός, ἡνίκα μάλιστα σφοδρότερον
ἐδίδασκεν, ἢ ἐφρόντισεν, ἢ ἐπιπλέον ἠσίτησεν, ἢ ἐθυμώθη.
τούτῳ τὸ στόμα τῆς κοιλίας ὑπενόησα πάσχειν, εὐαίσθητον
ὑπάρχον, ἐφ᾽ ᾧ κατὰ συμπάθειαν τὸν ἐγκέφαλον ὅλον τὸ
σῶμα κραδαίνειν σπασμωδῶς. ἐκέλευσα τοιγαροῦν εὐπεψίας
μόνης αὐτὸν ἀκριβοῦς προνοεῖσθαι, τρίτης δ᾽ ὥρας ἢ τετάρ-
της ἄρτον ἐπιμελῶς ἐσκευασμένον προσφέρεσθαι, [493] μόνον
μὲν, εἰ ἄδιψος εἴη, δίψης δ᾽ αἰσθανόμενον, ἐξ οἴνου κεκραμέ-
νου τῶν ἠρέμα στυφόντων καὶ λευκῶν· οὗτοι γὰρ καὶ το-
νοῦσι τὴν γαστέρα καὶ τὴν κεφαλὴν οὐ πλήττουσιν, ὥσπερ
οἱ σφοδροί. ὡς δὲ τοῦτ᾽ αὐτῷ πράττοντι συνέβαινε μηδὲν
πάσχειν, ἀκριβῆ τε γνῶσιν εἶχον ὧν ἐστοχαζόμην ἔμπροσθεν,
ἐδίδουν τ᾽ αὐτῷ τοῦ διὰ τῆς ἀλόης πικροῦ φαρμάκου δίς που
καὶ τρὶς ἑκάστου ἔτους, ἐπειδὴ καθαίρει τε τῶν περιττωμά-
των ὅλην τὴν γαστέρα καὶ ῥώννυσι πρὸς τὰς οἰκείας ἐνεργείας,
ἔτεσιν οὗτος ὁ ἀνὴρ οἷς ἐπεβίω πλέοσι τῶν εἴκοσι, ὑγιαίνων

per fe discunt, nos explicabimus.   Grammaticus quidam ju-
venis, quoties nimis vehementer doceret, aut cogitaret, aut
diutius inediam fuftineret, aut irasceretur, comitiali morbo
corripiebatur.   Huic fuspicatus fum os ventriculi, utpote
quod facile fentiret, affici, ac deinde per confenfum cere-
brum corpus univerfum convulfione concutere.   Juffi igitur
eum probam concoctionem folam accurate procurare, ac
tertia vel quarta hora panem optime praeparatum fumere,
atque hunc quidem folum, fi non fitiret; fi fitiret, ex vino
diluto albo atque modice adftringente; nam hujusmodi
vina ventriculum robuftum efficiunt, neque tentant caput,
ut vehementia.   Quum igitur hac victus ratione utens non
ut ante afficeretur, exactam tum notitiam habui eorum, quae
prius fola conjectura confequebar, ac quolibet anno bis aut
ter medicamentum amarum ex aloë ei exhibui, quandoqui-
dem et totum ventrem ab excrementis purgat et ad proprias
actiones roborat.   Atque ita vir ille plusquam viginti annis,

ἀμέμπτως διετέλεσεν· εἰ δέ που σπανίως ὑπὸ περιστάσεως
πραγμάτων ἄσιτος ἠναγκάσθη διατεθῆναι, συνέβαινεν ἁλί-
σκεσθαι βραχυτάτοις αὐτὸν σπασμοῖς. ἐθεασάμην δὲ καὶ
ἄλλους ἀπὸ τοῦ στόματος κοιλίας ἐπιληπτικῶς σπωμένους,
ὁπότε σφοδρῶς ἠπέπτησαν, ἢ οἴνου πλέονος ἀκρατεστέρου
πίνοιεν, ἢ ἀφροδισίοις ἀκαιρότερον χρήσοιντο· τινὰς δ᾽ ἐν
πυρετοῖς ἐθεασάμην σπασθέντας ἐξαίφνης οὐδενὶ προηγησα-
μένῳ σημείῳ τῶν προδηλούντων σπασμὸν, οἷς ἐπιγενομένου
χολώδους ἐμέτου παραχρῆμα συνέβη πάντων ἀπαλλαγῆναι
τῶν ὀχληρῶν. ἔνιοι δὲ τῶν οὕτω παθόντων ἤμεσαν φαιὰ,
καί τινες ὅμοια πράσου χυλῷ, τινὲς δ᾽ ὑπὸ πλήθους ἐδεσμά-
των μοχθηρῶν βαρυνόμενοι καρώδεις ἐγίνοντο, μέχρι τοῦ
τὰ θλίβοντα τὸ στόμα τῆς κοιλίας ἐξεμέσαι πάντα. τούτων
οὐδὲν ἤλπισεν ἄν τις ἐπὶ στόματι κοιλίας γενέσθαι, καθάπερ
οὐδὲ τὰς συγκοπὰς, εἰ μὴ πολλάκις ἑωρᾶτο γιγνόμενα· νεύ-
ρων γὰρ ἔχει πλῆθος ἐξ ἐγκεφάλου καθηκόντων, οὐ μὴν ὥστε
προσδοκῆσαι δι᾽ αὐτῶν εἰς τοσοῦτον συμπαθείας ἀφικέσθαι

quibus poftea fuperftes permanfit, integra valetudine vitam
exegit; quod fi aliquando ob ingruentia negotia diutius a ci-
bo abftinere cogeretur, breviffima quadam convulfione vexa-
batur. Jam alios quoque vidimus convulfione comitiali ob
oris ftomachi vitium correptos, quum aut non probe con-
coxiffent, aut vini meracioris plurimum potaffent, aut ve-
neri intempeftivae operam dediffent. Quinetiam per febres
quosdam confpeximus derepente convulfione prehendi, nullo
quod eam praesagiret praecedente indicio, qui biliofo fuper-
veniente vomitu protinus ab omni noxa liberati fuerunt.
Atque hoc modo affectorum nonnulli fusca vomuerunt, alii
porri fucco fimilia, quidam etiam vitioforum eduliorum co-
pia gravati foporofi facti funt, donec ea quae os ventriculi
opprimebant omnia evomuiffent. Atqui horum fymptoma-
tum vix ullum crederes a ventriculi ore procedere, quem-
admodum nec fyncopas quoque, nifi crebro ita evenire vi-
deretur. Nervi enim non pauci ad ipfum ex cerebro per-
veniunt, non tamen tot, ut per eos tantus fperari poffit

Ed. Chart. VII. [493.]   Ed. Baf. III. (302. 303.)

τὴν ἀρχὴν, ὡς σπασμοὺς ἐπιφέρειν· ἔτι δὲ μᾶλλον οὐδὲ τὴν
καρδίαν εἰς τηλικαύτην ἔρχεσθαι συμπάθειαν πάσχοντι τῷ
στόματι τῆς κοιλίας, ὡς ὀξεῖαν ἀκολουθῆσαι συγκοπήν. ἐγέ-
νοντο δὲ πολλοῖς οὐ μόνως ὀνείρατα καὶ ὕπνοι θορυβώδεις,
ἀλλὰ καὶ παράνοιαι, διὰ χυμὸν μοχθηρὸν ἐν τῷ στόματι τῆς
(303) κοιλίας ἀθροισθέντα. περὶ δὲ τοῦ φυσώδους τε καὶ
ὑποχονδριακοῦ καλουμένου νοσήματος οὐδείς ἐστιν ὃς οὐκ
εἴρηκεν, ὅπως δυσθύμους καὶ δυσέλπιδας καὶ σκυθρωποὺς
ἀπεργάζεται, καὶ τὸ σύμπαν φάναι μηδὲν ἀπολειπομένους
τῶν μελαγχολικῶν. φαίνονται δὲ καὶ οὗτοι μετὰ τὰς ἀπεψίας
σφοδρότερον ἁλισκόμενοι τοῖς εἰρημένοις συμπτώμασιν· οἱ
πλείους δ᾽ αὐτῶν καὶ σπληνώδεις εἰσὶν, ὡς λογίσασθαί τινα,
κἀκ τούτου τοῦ σπλάγχνου συῤῥεῖν εἰς τὴν γαστέρα μοχθηρὸν
ἰχῶρα. ὅσα μὲν οὖν κατὰ τὸν ἐγκέφαλον ἢ τοὺς ὀφθαλ-
μοὺς γίγνεται συμπτώματα, μοχθηρῶν ἀναθυμιάσεσιν ἕπεται
χυμῶν· αἱ στομαχικαὶ δὲ συγκοπαὶ διὰ τὴν ἰδιότητα τῶν
κατ᾽ αὐτὸν ἀλγημάτων ἔκλυσιν ἐπιφέρουσιν, ἴσως δὲ καὶ τῆς
δυσκρασίας αὐτοῦ διϊκνουμένης εἰς τὴν καρδίαν, ὡς κἀκείνης

principii confenfus, ut inde convulfione inferatur, atque ma-
gis etiam, cor ipfum tam vehementer ori ventriculi confen-
tire, ut protinus fequatur fyncope. Porro multos non fo-
lum infomnia et fomni tumultuofi moleftant, fed amentia
quoque, propter vitiofum humorem in ore ventriculi acer-
vatum. De flatulento vero vocato et hypochondriaco
morbo nemo non dixit, quomodo triftitiam, defperationem,
moeftitiam inducat, atque ut fummatim dicam, ad melan-
choliae fymptomata nihil reliqui faciat. Atque hi etiam ap-
parent, poft cruditates, dictis fymptomatis multo vehemen-
tius infeftari; plures ex ipfis fplenici quoque funt; unde
conjiciat quis ex hoc etiam viscere vitiofam faniem in ven-
triculum irruere. Ergo quae fymptomata vel cerebrum
vel oculos afficiunt, vitioforum humorum vaporationem fe-
quuntur. At fyncope ftomachica ob dolorum proprietatem
exolutionem inducit, ejus quoque intemperie ad cor fortaffis
perveniente, ut quum id quoque vehementem intemperiem

Ed. Chart. VII. [493. 494.]　　　　Ed. Baf. III. (303.)

ἐν δυσκρασίᾳ μεγάλῃ γινομένης ἀθρόαν κατάπτωσιν ἀκολου-
θῆσαι τῆς δυνάμεως. εὔδηλον δ᾽ ὅτι καὶ ταῖς γυναιξὶν αἱ
καλούμεναι κίτται γίγνονται τοῦ μορίου τούτου πάσχοντος·
ὅσα γὰρ ὀρεγομέναις κυνωδῶς ἢ μηδ᾽ ὅλως ὀρεγομέναις ἢ
μοχθηρῶν ἐδεσμάτων ὀρεγομέναις γίγνεται, ταῦτα πάντα
τοῦ τῆς ὀρέξεως ὀργάνου παθήματά ἐστι, ὃ ἐδείχθη τὸ στόμα
τῆς γαστρός. ὡσαύτως δὲ καὶ αἱ καλούμεναι ναυτίαι τού-
του τοῦ μέρους εἰσὶ παθήματα, καθάπέρ γε καὶ καρδιαλγίαι
καὶ λύγγες. [494] τὰς δ᾽ αἰτίας ἁπάντων τῶν τοιούτων πα-
θημάτων ἐν τοῖς τῶν συμπτωμάτων αἰτίοις εἴπομεν, ὥστ᾽
οὐδὲν ἔτι δεῖ διατρίβειν ἐν τῷδε. καὶ γὰρ ὅσαι κατὰ δυσκρα-
σίαν αὐτῷ γίγνονται διαφοραὶ νοσημάτων, ὡς ὁμοιομερεῖ σώ-
ματι συμβαίνουσαι, διήλθομεν ἐν ἐκείνοις· ὅσα δ᾽ αὐτῷ συμ-
πίπτειν εἴωθεν ὀργανικὰ νοσήματα, σαφῆ τὴν διάγνωσιν ἔχει,
καὶ λαθεῖν ὑμᾶς οὐκ ἄν οὐδὲν αὐτῶν δύναται μεμνημένους
τῶν κοινῶν ἐπ᾽ αὐτοῖς σημείων, ἔμπροσθέν τε λελεγμένων ἐν
τοῖσδε τοῖς ὑπομνήμασιν ἐν ἑτέροις τέ τισιν εἰρησομένων.
οὔτε γὰρ ἀποστήματα γιγνόμενα κατὰ τὸν τόπον τοῦτον
οὔτε φλεγμονώδεις ἢ ἐρυσιπελατώδεις ὄγκοι λάθοιεν ἄν ἡμᾶς,

fusceperit, vires celeriter cadere neceſſe ſit. Atque conſtat
etiam picas vocatas mulieribus accidere, ubi haec pars affe-
cta eſt; quae enim aut canum more, aut nihil omnino, aut
malos cibos appetunt, iis haec omnia appetentiae inſtrumen-
to laeſo accidere certum eſt, quod os ventriculi eſſe demon-
ſtratum eſt. Sic etiam nauſeae vocatae, cardialgiae, ſingul-
tus hujusce partis ſunt affectus. Verum omnium harum
affectionum cauſas in libris de ſymptomatum cauſis jam dixi-
mus, ut nihil nunc opus ſit in his immorari. Etenim quae
per intemperiem ipſi ut ſimilari corpori morborum differen-
tiae adveniant, in illis enarravimus; qui vero organici mor-
bi ei oboriri conſueverunt, manifeſtas habent notas, ut vos
latere nequeant, ſi communia eorum ſigna tum in his antea
commentariis prodita, tum in aliis quibusdam enarranda,
memoria tenueritis. Neque enim abſceſſus, neque tumores
phlegmonodes, aut eryſipelatodes, ut neque ulcera hujus

ὥστ᾽ οὐδ᾽ ἕλκη· διάγνωσις μὲν γὰρ αὐτῶν κοινὴ τοῖς ἐπὶ
τοῦ στομάχου προειρημένοις, ἐναργεστέρα δὲ τοσοῦτον, ὅσον
αἰσθητηκώτερόν ἐστι τὸ μόριον τοῦτο καὶ πρόχειρον καὶ
σαφῆ τὴν διάγνωσιν ἔχον. ὡσαύτως δὲ καὶ περὶ τῆς τοῦ
αἵματος ἐξ αὐτοῦ πτύσεως ἡ μὲν τῶν σημείων ἰδέα κοινὴ
τοῖς ἐπὶ στομάχου προειρημένοις, ἡ διάγνωσις δ᾽ ἐναργεστέρα.
εἰκὸς μὲν δήπου καὶ τὸ κύτος ὅλον τῆς κοιλίας ἐν ὁμοίᾳ δια-
θέσει ταῖς ἐπὶ τοῦ στόματος αὐτῆς εἰρημέναις γίγνεσθαι, καὶ
τὰ συμπτώματα φέρειν ὅμοια, τῷ δ᾽ εἶναι πολὺ βιαιότερα
τὰ κατὰ στόμα, παρορᾶσθαί τε καὶ καταφρονεῖσθαι πρὸς
τῶν ἰατρῶν, ὡς οὐδ᾽ ὅλως γιγνόμενα, τὰ κατὰ τὸ κάτω μέ-
ρος τῆς γαστρός. ἀλλὰ τό γε τῆς πέψεως ἔργον ἐν τοῖς μετὰ
τὸ στόμα μέρεσι γίγνεσθαι πάντες ὡμολογήκασιν, ὥστε καὶ
τῶν ἀπεψιῶν αἴτιον γίγνεται τοῦτο μὴ καλῶς διακείμενον, ὅτ᾽
ἂν δηλονότι μὴ διὰ τῶν ἐδεσμάτων ἀταξίαν ἢ τὸ πλῆθος ἢ
τὴν ποιότητα συμβῇ τὸν ἄνθρωπον ἀπεπτῆσαι. ὅσα δ᾽
ἄλλα νοσήματα κοινὰ πάντων ἐστὶ τῶν μορίων, ὀργανικά τε
καὶ κατὰ μόνην δυσκρασίαν, εὔδηλον ἔχοντα τὸν πεπονθότα

loci, nos fugiant; ipforum enim dignotio praedictis ftoma-
chi affectibus communis eft, atque illis eo manifeftior, quo
facilior huic parti fenfus eft ac claram promptamque digno-
tionem habet. Similiter autem ubi ex hac parte fanguis re-
jicitur, fignorum fpecies communis eft praedictis ftomachi
affectibus, verum dignotio manifeftior. Par eft quoque fci-
licet, totum ventriculi fpatium fimili affectu corripi, quales
funt illi, quos in ipfius ore fieri diximus, atque eadem pati
fymptomata; quod vero longe vehementiora fint ea, quae
ipfius orificio contingunt, idcirco a medicis ea quae in parte
ventriculi inferiore eveniunt, perinde ac fi omnino non fie-
rent, despici et contemni. At coctionis opus in partibus
orificio inferioribus fieri omnes concefferunt, quare hae non
probe dispofitae, cruditatum funt caufa; quum videlicet non
ob inordinatam eduliorum ingeftionem aut multitudinem
aut qualitatem hominem non concoquere accidit. Qui vero
morbi caeteris partibus funt communes, tum organici tum
per folam intemperiem, fedes affectas manifeftas obfidentes,

Ed. Chart. VII. [494.]   Ed. Baf. III. (303.)

τόπον, οὐκ ἔστιν ἴδια τῆς ἐνεστώσης πραγματείας· ἐν αὐτῇ
γὰρ ὅσα διαφεύγει μόρια τὴν αἰσθητικὴν γνῶσιν, ὑπέκειτο
σκοπεῖσθαι. περὶ δὲ τῶν ἐμούντων ἐξ αὐτῆς αἷμα διαπε-
φώνηταί πως, οἰομένων τινῶν ἀδύνατον εἶναι δι' αὐτῆς γε-
νέσθαι κένωσιν αἵματος ἐξ ἥπατος ἢ σπληνὸς ὁρμηθέντος,
ὥσπερ οὐδὲ πύου συῤῥαγέντος ἐξ αὐτῶν· ἐμοὶ δ' ἐπὶ τῶν
ἔργων ἐξετάσαντι τὴν ἑκατέρων δόξαν ἐφαίνετο γίγνεσθαί
ποτε δι' αὐτῆς κένωσις ἐκ τῶν εἰρημένων σπλάγχνων· ἀλλ' εἰς
τὸν περὶ ἐκείνων λόγον ἢ τῶν τοιούτων ἀναβεβλήσθω δι-
δασκαλία, καὶ γὰρ ἐφεξῆς τοῖς εἰρημένοις ἔγνωκα περὶ τῶν
καθ' ἧπάρ τε καὶ σπλῆνα διελθεῖν παθῶν.

Κεφ. ζ'. Καὶ κατὰ τοῦτο τὸ μόριον ὥσπερ καὶ
κατὰ τἆλλα πάντα διττὸν γένος τῶν νοσημάτων ἐστὶ, τὸ
μὲν ἕτερον ἐπὶ δυσκρασίᾳ μόνῃ καὶ χωρὶς ὄγκου παρὰ
φύσιν, ἅμα δὲ τοῖς ὄγκοις ἐρυσιπέλατά τε καὶ φλεγμο-
ναὶ καὶ σκίῤῥοι καὶ πνευματικαὶ διατάσεις, καὶ χυμῶν πα-
χέων ἢ γλίσχρων ἐμφράξεις ἐν τοῖς πέρασι τῶν ἀγγείων γιγνό-
μεναι, ὅσα τῆς ἐπὶ ταῖς πύλαις αὐτοῦ φλεβὸς ἀφώρμηνται.

ad praefentem tractatum proprie non pertinent; nam in eo
partes, quae fenfus judicium effugiunt, confiderare propofi-
tum eft. Sed de fanguinem ex ipfo vomentibus non con-
venit plane, quum quidam putent nequaquam fieri poffe,
ut fanguis vel ab hepate vel a liene affluens per ipfum
evacuetur, ut neque pus ab ipfis erumpens. Verum enim
vero per artis exercitationem utramque opinionem exami-
nanti mihi vifa eft per ipfum fieri nonnunquam evacuatio
ex dictis visceribus. Caeterum differatur hujus rei doctri-
na in eum locum, ubi de ipfis fermonem faciemus; etenim
deinceps et jecoris et lienis affectus percurrere propofi-
tum eft.

Cap. VII. Huic etiam parti, quemadmodum et cae-
teris omnibus, duplex morborum genus infidet, unum fola
intemperie citra tumorem praeter naturam, cum tumoribus
vero inflammationes, eryfipelata, fcirrhi, flatulentae diften-
tiones, obftructiones a craffis et lentis humoribus in extre-
mis vaforum partibus, quae ex vena ipfius portarum exori-

Ed. Chart. VII. [494. 495.]		Ed. Baf. III. (303.)

ταύταις μὲν οὖν ἔπεται βάρους αἴσθησις, ἐγκειμένου κατὰ τὸ
δεξιὸν ὑποχόνδριον· [495] ὅταν δὲ καὶ πνεύματος ἀμμώδους
ἀθροισθῇ πλῆθος οὐκ ἔχοντος διέξοδον, οὐ βάρους μόνον,
ἀλλὰ καὶ τάσεως αἴσθησις γίγνεται. καὶ τὰς φλεγμονὰς δὲ,
ὅσαι χωρὶς ἀτονίας τοῦ σπλάγχνου γίγνονται, τὰς μὲν ἐν τοῖς
κυρτοῖς αὐτοῦ μέρεσι γινομένας, καὶ μάλισθ᾽ ὅταν ὦσιν με-
γάλαι, ῥᾷστον ἂν ἡμῖν γνωρίζειν ἐστὶ καὶ διὰ μόνης τῆς ἁφῆς·
τὰς δ᾽ ἐν τοῖς σιμοῖς διὰ τῶν ἑπομένων συμπτωμάτων μᾶλ-
λον ἢ διὰ τῆς ἁφῆς. ἄρξομαι δ᾽ ἀπὸ τῶν κατὰ τὰ κυρτὰ
γιγνομένων, ἀναμνήσας ὑμᾶς πρότερον ὧν ἐν ταῖς ἀνατομαῖς
ἐθεάσασθε τῶν μετὰ τὸ δέρμα τεταγμένων μυῶν, ὀκτὼ τὸν
ἀριθμὸν ὄντων ἐν συζυγίαις τέτταρσιν. ἔστι γὰρ αὐτῶν ἡ μέν
τις ὀρθίων μυῶν ὅλων σαρκωδῶν, ἀπὸ τῶν κατὰ τὰ στέρνα
τόπων ἐπὶ τὰ καλούμενα πρὸς τῶν ἀνατομικῶν ἥβης ὀστᾶ
καθηκόντων· ἑτέρων δὲ τριῶν ἄχρι τοῦ ψαῦσαι τῶν ὀρθίων,
τὸ σαρκῶδες αὐτῶν μέρος ἐχόντων, ὅταν δ᾽ ἅψωνται πρῶτον
αὐτῶν, εἰς ἀπονεύρωσιν ὑμενώδη τελευτώντων. ἡ μὲν οὖν

untur. Has quidem *obflructiones* fequitur gravitatis fenfus,
dextro hypochondrio incumbentis; quum vero et halituofi
fpiritus exitum non habentis copia cumulata eft, non folum
gravitatis, fed tenfionis etiam fenfus fequitur. Inflammatio-
nes vero etiam, quae citra visceris imbecillitatem nascuntur,
fi in gibba ipfius parte confiftant, praecipue fi grandes fue-
rint, perfacile nobis eft vel folo tactu dignoscere, at fima-
rum partium inflammationes, aliis potius fymptomatis comi-
tantibus, quam tactu dignoscuntur. Incipiam igitur ab iis
quae in parte gibba oriuntur, fi prius vos admonuero eorum,
quos in corporum diffectione confpexiftis, musculorum fub
cute locatorum, qui octo numero funt, quatuor contenti
conjugationibus; earum enim prima ex musculis conftat re-
ctis per totum carneis, a fterni locis ad pubis offa ab anato-
micis vocata descendentibus; at reliquarum trium conjuga-
tionum musculi usque ad rectorum contactum carnea parte
conftant; ubi vero primum illos attigerunt, in denervatio-
nes membranofas degenerant; horum igitur musculorum una

μία συζυγία τῶν μυῶν τούτων, ἥπερ καὶ πάντων ἔξωθέν
ἐστιν, ἀπὸ τοῦ θώρακος καταφέρεται λοξὴ πρόσω τε καὶ κάτω
φερομένη· δευτέρα δ᾽ ἑτέρα κατὰ τοὐναντίον τῇδε, κάτωθεν
ἐρχομένη, πρόσω τε καὶ ἄνω φέρεται λοξή· ταύτῃ δ᾽ ὑποβέ-
βληται τρίτη συζυγία μυῶν ἐγκάρσιον ἐχόντων θέσιν, ἐπιβε-
βλημένων τῷ περιτοναίῳ. τῶν μὲν οὖν ὀρθίων μυῶν οἱ παρὰ
φύσιν ὄγκοι προμήκεις τέ εἰσι καὶ κατὰ τὸ μέσον ὅλης τῆς
γαστρὸς ἐκτείνονται, περιλαμβάνοντες τὸν ὀμφαλὸν, ὥσπερ
αὐτὸ τὸ ζεῦγος τῶν μυῶν· ὥστ᾽ εἰκότως εὔδηλον ἔχει τοῦτο
τὴν διάγνωσιν, ἐλεγχομένην ἔκ τε τῆς θέσεως καὶ τοῦ σχήμα-
τος, καὶ προσέτι τοῦ μηδένα μῦν ἔξωθεν αὐτῶν προκεῖσθαι.
κοινὰ δὲ ταῦτ᾽ ἐστὶν καὶ τοῖς ἐκ τοῦ θώρακος καταφερομένοις
λοξοῖς. οἱ δ᾽ ὑποβεβλημένοι τούτοις χαλεπωτέραν ἔχουσι
τὴν διάγνωσιν, ἁπάντων τε δυσκολωτάτην οἱ ἐγκάρσιοι. τὸ
δ᾽ ἧπαρ εὔδηλον ὅτι καὶ τούτων ἔνδον ἐστὶν ὑπὸ τῷ περιτο-
ναίῳ. τριῶν οὖν ἐπιβεβλημένων αὐτῷ μυῶν, ἡ διὰ τῆς ἁφῆς
γνῶσις ἀδύνατός ἐστιν, ἄνευ τοῦ μεγάλην αὐτοῦ γενέσθαι τὴν

conjugatio, quae quidem reliquis omnibus exterior eſt, a
thorace obliqua deducitur, in anteriores partes et deorſum
descendens, altera huic contraria, ab inſernis exorta partibus,
obliqua ad interiores et ſuperiores aſcendit; huic tertia muſ-
culorum conjugatio ſubjicitur, qui transverſum habent ſi-
tum atque peritonaeo innituntur. Rectorum ergo muſcu-
lorum tumores praeter naturam oblongi ſunt atque per me-
dium totius ventris extenduntur, umbilicum quemadmodum
ipſum musculorum par comprehendentes; quapropter me-
rito haud obſcura eſt eorum dignotio, quos et ſitus et ſigura
declarat, accedente ad haec, quod ipſi a nullo exteriore muſ-
culo conteguntur. Haec autem obliquis quoque musculis a
thorace deſcendentibus ſunt communia. At multo diffici-
lior eſt dignotio musculorum, qui his ſubjecti ſunt, difficilli-
ma vero transverſorum. Conſtat autem jecur intra hos ſub
peritonaeo eſſe poſitum; quum itaque tribus contegatur muſ-
culis, fieri non poteſt, ut tactus aliquam ipſius notitiam prae-
ſtet, niſi vel magna in ipſo oriatur inflammatio, vel incum-

φλεγμονὴν, ἢ λεπτυνθῆναι τοὺς ἐπικειμένους μῦς. ἀλλὰ τό
γε κατὰ τὸ δεξιὸν ὑποχόνδριον βάρος, ἥ τ' ἀνασπῶσα ἐξεπίτη-
δες ὅλον τὸ ὑποχόνδριον ὀδύνη, τό τ' εἰς τὴν κλεῖν ἄλγημα
διατεῖνον, καὶ γὰρ καὶ τοῦτό ποτε γίγνεται, βηχία τε σμικρὰ,
καὶ τὸ τῆς γλώττης χρῶμα κατ' ἀρχὰς μὲν ἐρυθρότερον γιγνό-
μενον, ὕστερον δὲ καὶ μελαινόμενον, ἀνορεξία σφοδρά τε καὶ
δίψος ἄπαυστον, καί τινες ἔμετοι χολῆς ἀκράτου τε καὶ λεκι-
θώδους, ὕστερον δέ ποτε καὶ ἰώδους, ἐνδείκνυται πεπονθέ-
ναι τὸ ἧπαρ· ἐπίσχεται δ' αὐτοῖς (3o4) καὶ ἡ γαστὴρ, ἐάν
γε μὴ σὺν ἀτονίᾳ τοῦ σπλάγχνου συμβῇ γίγνεσθαι τὴν φλεγ-
μονήν. ὅμοια δὲ τούτοις ἐστὶ καὶ τὰ τοῦ ἐρυσιπέλατος συμ-
πτώματα, καὶ πυρετὸς ἅμα δίψει σφοδροτάτῳ γίγνεται τούτοις·
τοὺς γὰρ ὑπὸ τῶν παλαιῶν ὀνομαζομένους καύσους ὡς τὸ πολὺ
γιγνομένους ὁρῶμεν ἐπὶ ταῖς τοῦ ἥπατος ἢ κοιλίας φλογώ-
δεσι διαθέσεσι· γίγνονται μὲν γὰρ καυσώδεις πυρετοὶ καὶ δι'
ἐρυσιπελατώδη φλεγμονὴν πνεύμονος, ὥσπέρ γε καὶ καθ' ὅλον
τὸ σῶμα διὰ σηπεδόνα χυμῶν χολωδῶν εἰς ἄμετρον ζέσιν ἀφι-
κομένων, ἀλλ' οἱ σφοδρότατοι διὰ γαστέρα καὶ ἧπαρ εἰώθασι

bentes ei musculi extenuati fuerint. Sed jecur affici decla-
rant in dextro hypochondrio gravitas, dolor totum hypo-
chondrium retrahens, atque ipfius doloris usque ad jugulum
extenfio, nam et hoc nonnunquam evenit, exigua tuffis, lin-
guae color in primis quidem magis ruber, deinde vero niger
evadens, ingens cibi faftidium, fitis inexhaufta, vomitus qui-
dam tum fincerae bilis, tum ovorum luteis fimilis ac poftea
interdum aeruginofae; alvus quoque adftringitur, nifi cum
visceris imbecillitate inflammationem excitari contingat.
Erysipelatis autem fymptomata his etiam fimilia funt et his
febris quoque cum vehementiffima fiti accidit; eas enim fe-
bres, quas caufos antiqui vocabant, magna ex parte adveni-
re videmus jecoris aut ventriculi flammeis affectibus. Ex
pulmonis enim etiam inflammatione erylipelatode ardentes
febres excitantur, quemadmodum et ubi in univerfo corpore
biliofi humores putrescentes ad immoderatum fervorem per-
veniunt; verum ob jecur et ventriculum creari confuevo-

γίγνεσθαι, ἐφ᾽ οἷς μορίοις τοὐπίπαν ἡ μετάπτωσις ἐκ τῶν
τοιούτων πυρετῶν εἰς μαρασμὸν τελευτᾷ. [496] περὶ μὲν
οὖν μαρασμοῦ γέγραπται κατὰ μόνας· αἱ δὲ κατὰ τὰ σιμὰ
μέρη τοῦ ἥπατος γιγνόμεναι φλεγμοναὶ πλεονεκτοῦσι τῶν ἐν
τοῖς κυρτοῖς, ἀνορεξίαις τε καὶ ναυτίαις, ἐμέτοις τε χολώδεσι
καὶ δίψει σφοδρῷ, καθάπερ αἱ ἐν τοῖς κυρτοῖς τῶν ἐν τοῖς
σιμοῖς, τῷ μᾶλλον ὀδυνᾶσθαι κατὰ τὰς εἰρημένας ἀρτίως
ἀναπνοὰς, καὶ τῷ βηχία κινεῖν, ἀνατείνεσθαί τε μέχρι τῆς
δεξιᾶς κλειδὸς τὴν ὀδύνην, ὡς κατασπᾶσθαι δοκεῖν αὐτήν.
αἱ νόθαι δὲ πλευραὶ σ ναλγοῦσι ἀμφοτέροις ἐνίοτε, καὶ τοῦτ᾽
αὐτοῖς κοινὸν εἰκότως ἐστὶ, συμβαῖνον οὐ πᾶσι, ὅτι μὴ
συνῆπται πᾶσι δι᾽ ὑμένων τὸ ἧπαρ ταῖς πλευραῖς, ὡς ἔστιν
οὐ μόνον ἐπὶ πιθήκων, ἀλλὰ καὶ τῶν ἄλλων ζώων θεάσα-
σθαι· τοῖς μὲν γὰρ φαίνεται συνημμένον, τοῖς δ᾽ οὔ. γίγνε-
ται μὲν οὖν ποτε καὶ τῶν κυρτῶν τοῦ σπλάγχνου μόνον
φλεγμονὴ, καθάπερ γε καὶ τῶν σιμῶν· οὐ μὴν συστῆναί γε
δύναται κατὰ θάτερον τῶν μερῶν, ἀκριβῶς περιορισθεῖσα,
συνεχὴς γάρ ἐστιν ἡ σὰρξ τοῦ σπλάγχνου κατὰ πάντα αὐτοῦ

runt vehementiſſimae, a quibus partibus ejusmodi. febrium
magna ex parte in marcorem transmutatio definit. Ac de
marcore quidem feorſum feriptum eſt; quae vero in fimis
jecoris partibus oriuntur inflammationes, magis quam quae
in ejus gibbis fiunt, inappetentiam, nauſeam, vomitum bili-
oſum, fitim ingentem inducunt; ut quae in gibbis, majori
quam quae in fimis, inter reſpirandum dolore, ut dictum
eſt, laborantem alficiunt, magisque tuſſim excitant, atque
dolorem usque ad dextrae partis jugulum, adeo ut detrahi
videatur, extendunt. At utrique parti nonnunquam nothae
coſtae condolent, atque hoc eis commune jure accidit, non
omnibus, quod jecur per membranas non omnibus coſtis
adhaereat; ut non folum in fimiis, fed in aliis quoque ani-
malibus videre eſt; etenim aliis quidem conjunctum apparet,
aliis minime. Igitur quemadmodum interdum in gibbis
duntaxat, ita et in fimis hujus visceris partibus, inflammatio
oritur; quamvis in neutra partium exquifite diftincta poſſit
confiftere; nam omnium visceris partium carnes inter fefe

τὰ μόρια. τοῖς μὲν τῇ φύσει λεπτὸν ἔχουσι τὸ ἐπιγάστριον,
ὅταν καὶ διὰ τὸ νόσημα γένηται λεπτότερον, ὑποπίπτουσι
σαφέστερον αἱ μεγάλαι φλεγμοναὶ τοῦ ἥπατος, ἴδιον ἔχουσαι
παρὰ τοὺς ἐπικειμένους μῦς τὸ κατὰ περιγραφὴν ἀθρόαν
παύεσθαι τὸν ὑποπίπτοντα ταῖς χερσὶν ὄγκον· ἕκαστος γὰρ
τῶν μυῶν, ἅτε συνεχὴς ὅλως ὑπάρχων ἑαυτῷ, κατὰ βραχὺ
μειούμενον ἔχει τὸν ὄγκον τῆς φλεγμονῆς, τῷ δ᾽ ἥπατι μόνῳ
συμβέβηκεν ἀθρόως περιγραφόμενον ἴσχειν αὐτόν. εὔδηλον
δ᾽ ὅτι σκιῤῥούμενον ἐναργεστέραν ἔχει τὴν διάγνωσιν, αὐτοῦ
τε τοῦ κατὰ τὸν σκίῤῥον ὄγκου σκληροτέρου τῶν φλεγμονῶν
ὑπάρχοντος καὶ λεπτυνομένων τῶν ἐπικειμένων σωμάτων ἐν
ταῖς τοιαύταις διαθέσεσι. προϊόντος δὲ τοῦ χρόνου, καίτοι
μείζονος γιγνομένου τοῦ κατὰ τὸν σκίῤῥον ὄγκου, συμβαίνει
τὴν διάγνωσιν αὐτοῦ πρός τε τὴν ἁφὴν δυσκολωτέραν γίγνε-
σθαι, τῷ φθάνειν ἤδη παρέγχυσιν ὑδερικὴν ἔπεσθαι· χωρὶς
μὲν γὰρ τοῦ παθεῖν τὸ ἧπαρ οὐκ ἂν γένοιτο τοιοῦτον πάθος,
οὐκ ἀεὶ δὲ κατὰ πρωτοπάθειαν αὐτοῦ συνίσταται, κἂν ὅτι
μάλιστα διὰ τοῦτο γίγνηται. διότι μὲν γὰρ αὐτὸ τῆς αἷμα-

continuantur. Quibus natura abdomen gracile eft, quum
morbo gracilius efficitur, in iis facile eft videre ingentes je-
coris inflammationes, quae propriam hanc musculis incum-
bentibus fortiuntur differentiam, quod tumor, qui manibus
percipitur, ad coacervatam circumfcriptionem definat; mus-
culus enim quisque ut totus fibi continuus, inflammationis
ipfius tumorem qui fenûm diminuatur habet; at foli jecori
accidit, ipfum collectione circumfcriptum habere. Conftat
autem eum, fi fcirrhus evadat, evidentiorem fortiri digno-
tionem, tum quod durior fit fcirrhi quam inflammationis
tumor, tum quod in hujusmodi affectibus extenuentur cor-
pora ei incumbentia. At vero tractu temporis, quamvis
major procreetur fcirrhi tumor, dignotionem ejus difficilius
tactu deprehendi contingit, quod jam effufio hydropica fe-
quatur; nifi enim hepar afficiatur, haudquaquam fieri poteft
hujusmodi affectus; fed non femper ob primariam ejus affe-
ctionem excitatur, quamvis prorfus ob hoc fiat. Etenim quia

τώσεώς ἐστιν ὄργανον, ἀκόλουθόν ἐστιν ἀποτυγχάνεσθαι τὴν
ἐνέργειαν ἐπὶ τῇ τοῦδε τοῦ σπλάγχνου κακώσει· συμβαίνει δ',
ὡς ἔφην, ἄλλοτ' ἄλλου μέρους ἐν δυσκρασίᾳ πάνυ ψυχρᾷ γι-
γνομένου διαδίδυσθαι τὴν ψύξιν εἰς ἧπαρ. ἐπὶ μὲν οὖν
σπληνὶ καὶ κοιλίᾳ καὶ πᾶσι τοῖς ἐντέροις, καὶ μάλιστα τοῖς
κατὰ τὴν νῆστιν, αἱ κατὰ τὸ μεσεντέριον ἅπασαι φλέβες ἑκτι-
κὴν δυσκρασίαν παθοῦσαι, συγκαταψύχουσιν ἑαυταῖς ῥαδίως
τὰς ἐν τοῖς σιμοῖς μέρεσιν τοῦ ἥπατος ἁπάσας φλέβας, ἐξ ὧν
καὶ εἰς αὐτὸ τὸ σῶμα τοῦ ἥπατος ὅλον ἡ διάδοσις γίγνεται τῆς
δυσκρασίας· ἐπὶ δὲ πνεύμονι καὶ διαφράγματι καὶ νε-
φροῖς αἱ κατὰ τὰ κυρτὰ τοῦ σπλάγχνου φλέβες εἰς συμπά-
θειαν ἔρχονται πρότεραι, συνδιατίθεται δὲ τῷ χρόνῳ δη-
λονότι καὶ ταύταις ὅλον τὸ σπλάγχνον. ταῦτα μὲν οὕτως
ἔχειν ὡς εἴρηται νῦν, οὐδεὶς ἂν ἀμφισβητήσειεν, πλὴν εἴ τις
ἐριστικὸς, ἢ παντάπασιν ἀμαθὴς εἴη· περὶ δὲ τῶν ἐμφράξεων
οὐχ ὁμοίως εὔδηλον. ὅτι μὲν γὰρ αἱ κατὰ τὰ σιμὰ τοῦ
σπλάγχνου φλέβες, ἀπὸ τῆς ἐπὶ πύλας πεφυκυῖαι τελευτῶσιν
εἰς λεπτότατα πέρατα, σαφῶς φαίνεται, καθάπερ γε καὶ ὅτι

ipfum procreationis fanguinis inftrumentum eft, confequens
eft, vitio hujus visceris actionem fruftrari; accidit autem,
ut dixi, quum alias aliam partem frigida admodum intempe-
ries afficit, in hepar frigus propagari. Igitur a liene, vel
ventriculo, vel inteftinis univerfis, maxime jejuno, mefen-
tericae venae omnes hectica intemperie affectae facile una re-
frigerant omnes fimarum jecoris partium venas, unde in he-
patis quoque corpus univerfum intemperiei fit propagatio;
at a pulmone, vel fepto transverfo, vel renibus, inprimis
venae quae in visceris hujus partibus gibbis confiftunt, per
confenfum afficiuntur, deinde tractu temporis fcilicet totum
hepar quoque eodem affectu infeftatur. Quae hucusque di-
ximus, ea fic fe habere nemo inficiabitur, nifi forte quis aut
natura contentiofus, aut omnino fuerit indoctus; de obftru-
ctionibus vero non peraeque conftat. Etenim quod fimarum
visceris partium venae ab ea quae in portis eft, exortae, in
tenuiffimas extremitates finiantur, haud obfcure apparet, ut

Ed. Chart. VII. [496. 497.]　　　　　　　　Ed. Baf. III. (304.)

πρὸς τὸν αὐτὸν ἀφικνεῖται τόπον ἕτερα πέρατα τῶν ἀπὸ τῆς
κοίλης εἰς τὰ κυρτὰ τοῦ σπλάγχνου κατασχιζομένων· οὐ μὴν
[497] αἵ γε συναναστομώσεις αὐτῶν ὁρῶνται, οὐ ᾿μὴν οὐδ᾿
ἠμφισβήτησέν τις, ἀλλὰ πάντες ὡς ἐξ ἑνὸς στόματος ἀπεφή-
ναντο, τὴν ἀναδιδομένην τροφὴν εἰς ὅλον τὸ σῶμα, διεξελ-
θοῦσαν πάσας τὰς κατὰ τὰ σιμὰ φλέβας, εἰς τὰς κατὰ τὰ
κυρτὰ μεταλαμβάνεσθαι διὰ τῶν εἰρημένων περάτων. ὁμο-
λογουμένου δὴ τούτου, καὶ τοῦ τῶν φλεβῶν φλεγμαινουσῶν
τε καὶ σκιῤῥουμένων ὄγκου στενοῦντος τὴν διέξοδον τοῦ αἵμα-
τος, εὔλογον εἶναι φαίνεται, καθάπερ ἔδοξέ τισιν, ὅσον λεπτόν
ἐστι καὶ ὑδατῶδες ἐν αἵματι, μεταληφθήσεσθαι, καὶ πάντῃ
τοῦ σώματος ἐνεχθήσεσθαι, τὸ δ᾿ ἀκριβὲς αἷμα τὸ διὰ
πάχος αὐτοῦ κατὰ τὰ σιμὰ τοῦ σπλάγχνου μένον αἴτιον
αὐτῷ γενήσεσθαι πληθωρικῶν νοσημάτων. ἀνασκεπτομέ-
νοις ἡμῖν τὴν δόξαν τήνδε τὸ μέν τι τοῖς εἰρημένοις
ὁμολογεῖν ἐδόκει, τὸ δέ τι καὶ διαφέρεσθαι τοῖς φαινομέ-
νοις. τὸ μὲν γὰρ ὑδατῶδες ἐν αἵματι, μεταληφθὲν εἰς
τὴν κοίλην φλέβα, πανταχόσε τοῦ σώματος ἀναδίδοσθαι

et quod ad eundem locum aliae quoque venarum extremita-
tes a cava vena in gibbas visceris partes distributarum per-
veniant; at quomodo per sua orificia ipsae inter se conjun-
gantur, videre nequaquam possumus, neque tamen dubitat
aliquis, sed omnes uno ore enunciant, cibum qui universo
corpori distribuitur, per omnes simarum partium venas tra-
jectum, in gibbas partes per dictas extremitates transsumi.
Quod si fateamur et sanguinis transitum ob tumoris venarum
quae inflammatione et scirrho occupantur, molem constringi,
rationi consentaneum esse videtur, ut nonnullis placuit, ut
pars, quae in sanguine tenuis atque aquosa est, transsuma-
tur atque vehatur per universum corpus sincerus autem
sanguis, qui propter suam crassitudinem in cava visceris par-
te remanet, ei morborum plethoricorum causa efficiatur.
Perscrutantibus nobis hanc opinionem videtur partim cum
supra dictis consentire, partim nonnihil ab iis quae appa-
rent differre. Quod enim aquosa sanguinis pars transsumpta
in venam cavam usquequaque per corpus distribuatur, con-

Ed. Chart. VII. [497.]   Ed. Baf. III. (304.)

τοῖς προομολογουμένοις ἀκόλουθον φαίνεται· καθάπερ γε καὶ
τὸ παχύτερον αἷμα, στεγόμενον ἐν ταῖς κατὰ τὸ σπλάγχνον
φλεψὶν, εἴς τε τὴν νῆστιν καὶ τὸ λεπτὸν ἔντερον καὶ τὸ κῶ-
λον καὶ τὸ τυφλὸν καὶ τὸ ἀπευθυσμένον ἀντικαταφέρεσθαι,
τάχα δ᾽ ἄν τινα φάναι, καὶ εἰς αὐτὴν τὴν γαστέρα. οὐ μὴν
φαίνεται τοῦτο γιγνόμενον οὔτ᾽ ἐπὶ τοῖς παρὰ φύσιν ὄγκοις
τοῦ ἥπατος οὔτ᾽ ἐπὶ ταῖς ἐμφράξεσιν, ἀλλὰ τὸ μὲν ὅλον
ἄνω καὶ κάτω σῶμα φλεγματικὸν αἷμα περιέχειν φαίνεται,
κατά τε τοὺς ἀνὰ σάρκα τε καὶ λευκοφλεγματίας καὶ ὑδέρους
ὀνομαζομένους. διὰ δὲ τῆς γαστρὸς οὐδὲν αἱματῶδες οὔτ᾽
ἐν τούτοις οὔτ᾽ ἐν τοῖς ἀσκίταις τε καὶ τυμπανίαις ἐκκρίνε-
ται, τῆς δ᾽ ὑδατώδους ὑγρότητος ἐμπίπλαται τὸ μεταξὺ τοῦ
περιτοναίου καὶ τῶν ὑποκειμένων αὐτῷ σωμάτων. εὐλογώ-
τερον οὖν ἐστιν ἐπὶ τῇ ψύξει τοῦ σπλάγχνου μὴ μεταβάλλειν
εἰς αἷμα τὴν ἀναδιδομένην τροφήν, ἀλλὰ καὶ συγκαταψύχε-
σθαι τὰς ἐν ὅλῳ τῷ σώματι φλέβας, καὶ μάλισθ᾽ ὅτι πολλά-
κις ὄγκος μὲν οὐδεὶς ἐν ἥπατι φαίνεται, παρεγχύσεσι δ᾽ ὑδρω-
πικαῖς ἁλίσκονται, σπληνὸς κακοπραγοῦντος, ἢ τῶν κατὰ

fequi videtur ad ea quae prius conceſſa ſunt; quemadmodum
et craſſiorem ſanguinem, in visceris venis prae anguſtia ea-
rum retentum, ad inteſtinum jejunum et tenue et colon et
caecum atque rectum retro ferri et, ut quispiam dixerit, in
ventrem ipſum fortaſſe. Non tamen id accidere videtur, ne-
que in hepatis praeter naturam tumoribus, neque etiam in
obſtructionibus, verum in omnibus corporis partibus, tum
ſuperioribus tum inferioribus, pituitoſus ſanguis contineri
in iis morbis, quos et anaſarca et leucophlegmatias et hyde-
ros nominant. Per alvum autem nihil cruentum, neque in
iis, neque in ascite, neque in tympania excernitur, ſed ſpa-
tium, quod inter peritonaeum et partes ei ſubjacentes eſt,
aquoſo humore impletur. Proinde rationi magis conſenta-
neum eſt, ut ob visceris refrigerationem cibus qui diſtribui-
tur in ſanguinem non transmutetur, ſed refrigerentur cum
ipſo univerſi corporis venae ac maxime, quod nullo ple-
rumque tumore in jecore apparente, effuſionibus hydropicis
corripiantur, vitio exiſtente vel in liene, vel jejuno, aut

Ed. Chart. VII. [497. 498.]   Ed. Baf. III. (304. 305.)

τὴν νῆστίν τε καὶ τὸ λεπτὸν ἔντερον καὶ μεσάραιον, ἢ πνεύ-
μονα καὶ νεφροὺς, ἢ καὶ δι᾽ ἄμετρον αἱμοῤῥοΐδος κένωσιν, ἢ
ῥοῦν γυναικεῖον, ἢ καταμηνίων ἐπίσχεσιν, ἤ τινα ἄλλην ἐν
ὑστέρᾳ μεγάλην διάθεσιν· ὁρᾶται γὰρ ἐν ἅπασι τοῖς τοιού-
τοις, οὐδένα παρὰ φύσιν ὄγκον ἔχοντος τοῦ σπλάγχνου, τοῖς
ὑδερικοῖς ἁλίσκεσθαι νοσήμασι τὸ σῶμα. μάλιστα δ᾽ ἐναρ-
γῶς ἔστιν ἰδεῖν τοῦτο τοῖς ἱστορήσασιν ἐπ᾽ ἀκαίρῳ πόσει ψυ-
χροῦ καταψυχθὲν ἀθρόως τὸ ἧπαρ, ὡς εὐθέως ἐργάσασθαι
παρέγχυσιν ὑδερικὴν, πρὶν εἰς ὄγκον ἀρθῆναι σκιῤῥώδη. τοῖς
δ᾽ οὕτως παθοῦσιν ὄρεξις σιτίων ἰσχυρὰ γίγνεται· καὶ οὐδὲν
(305) θαυμαστὸν, ἐμάθομεν γὰρ ἐπὶ τῷ τῆς γαστρὸς στό-
ματι ψυχομένῳ τὰς τοιαύτας ὀρέξεις συμβαινούσας. ἀλλὰ
περὶ μὲν ὑδέρων ἢ ὑδρώπων ἢ ὅπως ἄν τις ὀνομάζειν ἐθέλῃ,
πρός γε τὴν ἐνεστῶσαν ὑπόθεσιν ἀρκεῖ καὶ ταῦτα.

Κεφ. η΄. Πότερον δὲ διαπαντὸς ἐν τοῖς ἰκτέροις ὁ πε-
πονθὼς τόπος ἧπάρ ἐστιν, ἢ καί τις ἄλλη διάθεσις [498] ἐρ-
γάζεται τὸ πάθος τοῦτο, μεταβάντες ἤδη σκοπῶμεν. ὁρᾶται

tenui inteftino, aut mefaraeo, vel pulmone, vel renibus, aut
etiam per immoderatam haemorrhoidis vacuationem, aut ob
muliebre profluvium, aut menftruorum fuppreffionem, aut
alium ingentem uteri affectum, Nam per omnes hujusce-
modi affectus, viscere nullum praeter naturam tumorem ha-
bente, hydropicis corripi morbis corpus confpicitur. Id
vero praecipue intelligitur ab iis, qui viderunt, ex intempe-
ftivo aquae frigidae potu jecur affatim refrigeratum, ut fta-
tim hydropicam effufionem inducat, antequam in fcirrhodem
tumorem attollatur; fic autem affectis vehemens ciborum
appetentia oboritur; nec mirum, nam ob refrigeratum os
ventriculi hujusmodi cupiditates accidere didicimus. Sed
de hyderis, vel hydropibus, vel quomodocunque quispiam
appellaverit, quantum ad praefens attinet propofitum, haec
dixiffe fatis eft.

Cap. VIII. At utrum femper in morbo regio locus
affectus fit hepar, an etiam alius quidam affectus hoc fym-
ptoma efficiat, huc jam progreffi fcrutemur. Videmus enim

γάρ ποτε, μηδὲν ὅλως πεπονθότος τοῦ σπλάγχνου τούτου,
χολῆς ὠχρᾶς ἀνάχυσις εἰς τὸ δέρμα γιγνομένη κριτικῶς, ὥσπερ
ἄλλα τινὰ τῶν ἀποσκημμάτων· ὁρᾶται δὲ καὶ χωρὶς κρίσεως
ἐκχολούμενον ἐνίοτε τὸ αἷμα κατά τινα διαφθορὰν ἀλλόκο-
τον, ὁποία καὶ θηρίων δακνόντων γίγνεται. δηχθεὶς γοῦν
τις τῶν αὐτοκρατορικῶν οἰκετῶν, οἷς ἔργον ἐστὶν ἐχίδνας θη-
ρεύειν, ἄχρι μέν τινος χρόνου τῶν συνηθῶν ἑαυτῷ φαρμάκων
ἔπινέν τι, μεταβαλλούσης δ᾽ αὐτῷ τῆς χροιᾶς ὅλης, ὡς γενέ-
σθαι πρασοειδῆ, προσελθὼν ἡμῖν ἕκαστά τε διηγήσατο, καὶ
πίνων τῆς θηριακῆς ἀντιδότου τάχιστα τὴν κατὰ φύσιν ἀνε-
κτήσατο χροιάν. ἐζητημένου δὲ τοῖς ἰατροῖς, εἰ φαρμακείας
ἐστὶν ἴδια σημεῖα, διὰ τὸ πολλάκις ἑωρᾶσθαι χωρὶς τῶν θα-
νασίμων φαρμάκων εἰς διαφθορὰν χυμῶν ἀφικνούμενον τὸ
σῶμα παραπλησίαν τῇ διὰ τῶν φαρμάκων γιγνομένῃ, θαυμα-
στὸν οὐδέν ἐστι καὶ τοιαύτην ποτὲ συμβῆναι τροπὴν τῶν χυ-
μῶν, ὡς ἰκτεριωθῆναι τὸ πᾶν σῶμα. δυνατὸν δὲ καὶ διὰ
τὴν αὐτοῦ τοῦ ἥπατος ἀλλοίωσιν τῆς κατὰ φύσιν κράσεως,
ἡ τοιαύτη γενέσθαι κακοχυμία, χωρὶς ἐμφράξεως ἢ φλεγμονῆς

nonnunquam, hoc viscere nequaquam affecto, criticam bilis
pallidae effufionem ad cutem fieri, quemadmodum alios quos-
dam humorum decubitus. Videmus etiam aliquando citra
crifin fanguinem ab extranea quadam corruptione in bilem
verti, qualis et ferarum morfu fieri folet. Imperatoriorum
fane fervorum, quibus munus eft venandi viperas, quidam
morfus, aliquanto tempore medicamenta fibi confueta pota-
bat; fed quum color univerfus mutaretur ipfi, adeo ut por-
raceus evaderet, accedens fingula nobis enarravit, et epota
theriaca quam celerrime color fecundum naturam ei reftitu-
tus eft. Quia vero medici inveftigare folent, an affumpti
veneni propria extent figna, eo quod faepenumero videant
citra lethalis veneni potionem humores fimiliter ut epoto ve-
neno corrumpi, non mirum eft, fi fic aliquando mutentur
humores, ut univerfum corpus auriginofum evadat. Fieri
vero etiam poteft, ut jecinoris fecundum naturam temperie
mutata, hujuscemodi vitio afficiantur citra obftructionem,

Ed. Chart. VII. [498.]　　　　　　Ed. Baſ. III. (3o5.)

ἢ σκιῤῥοῦ· καὶ γὰρ οὖν καὶ φαίνεταί ᾽γε σαφῶς, ἐνίοτε μὲν
ὅμοιον ὠχρολεύκοις πόαις ὅλον τὸ σῶμα γιγνόμενον, ἐνίοτε
δὲ μολίβδῳ παραπλήσιον ἔχον τὴν χρόαν, ἢ καὶ φαιοτέραν
τῆσδε, καί τινας ἄλλας ἀῤῥήτους ἰδιότητας χρωμάτων, ἐπὶ
κακοπραγίαις ἥπατος, ἄνευ τῶν παρὰ φύσιν ὄγκων· ὥσπέρ
γε καὶ διὰ σπλῆνα τοιαῦται γίγνονται, πολλῷ μελάντεραι τῶν
ἐφ᾽ ἥπατι, χαλεπαὶ μὲν ἑρμηνευθῆναι, γνωρισθῆναι δὲ ῥᾷ-
σται τοῖς πολλάκις ἑωρακόσιν. Στησιανὸν γοῦν, ὁπότ᾽ ἐπὶ
τῶν διαγνώσεων ἦν, οὐκ οἶδ᾽ ὅπως· ἐδόκουν οἱ πλείους τῶν
ἐπισκεπτομένων ἰατρῶν ἀπόστασιν ἔχειν ἐν ἥπατι· κἄπειδὴ
πλείονι χρόνῳ μηδὲν ἐπεδίδου πρὸς τὸ βέλτιον, ἐκάλεσεν κἀμέ.
θεασάμενος οὖν αὐτὸν ἅμα τῷ πρῶτον εἰσελθεῖν εἰς τὸν οἶκον,
ἔνθα κατέκειτο,· τοῦτο μὲν, ἔφην, ἤδη γίνωσκε, μηδὲν ἐν
τῷ σπλάγχνῳ σοι κακὸν εἶναι, τὰ δ᾽ ἄλλα γυμνώσας τὸ ὑπο-
χόνδριον εἴσομαι. καὶ ἦν τούτῳ τῶν ἐν τῷ βάθει μυῶν ἀπό-
στημα, καὶ συνείλεκτο·πῦον ἤδη μεταξὺ τῶν τ᾽ ἐγκαρσίων καὶ

aut inflammationem, aut ſcirrhum.　Nam ſane manifeſte
quandoque videmus univerſum corpus herbis candenti pal-
lore infectis ſimilari; interdum plumbeum, aut etiam magis
fuscum referre colorem; interdum etiam alias quasdam inef-
fabiles colorum proprietates, jecore ſuo munere non recte
fungente, ſine tumoribus praeter naturam.　Sic ob ſplenis
quoque vitia hujusmodi colores eveniunt, ſed multo nigri-
ores quam ab hepate; quos clara interpretatione enarrare
difficillimum eſt, cognoscere facillimum iis, qui illos ſaepe-
numero conſpexerint.　Etenim Steſiano, quum medicorum
judicium ſubiiſſet, nescio quo pacto eorum non pauci abſceſ-
ſum in hepate conſiſtere crediderunt, ac poſteaquam longo
temporis ſpatio nihil ſe in melius proficere ſentiret, me quo-
que vocavit.　Igitur ſimul atque domum, ubi jacebat, fuiſ-
ſem ingreſſus, aſpiciens eum, hoc jam, inquam, ſcias velim,
nullum tibi eſſe in viscere vitium;' caetera nudato hypo-
chondrio cognoscam.　Huic erat ergo in profundis muscu-
lis abſceſſus, contracto jam pure in medio ſpatio eorum mus-
culorum, qui per transverſum incedunt, atque illorum, qui

Ed. Chart. VII. [498.]   Ed. Baf. III. (305.)

τῶν κάτωθεν ἄνω φερομένων λοξῶν, οὓς μέσους ἴστε κειμέ-
νους τῶν τε τοῦ περιτυναίου ψαυόντων ἐγκαρσίων καὶ τῶν
ἐπιπολῆς ἐπὶ τῷ δέρματι λοξῶν ἄνωθεν κάτω φερομένων.
οὕτω δὲ καὶ ἄλλους πολλοὺς ἴστε με σημειωσάμενον, ὡς ἐκ
τῆς χροιᾶς ἀποφήνασθαι, ποτὲ μὲν ἧπαρ εἶναι τὸ πάσχον αὐ-
τοῖς, ποτὲ δὲ σπλῆνα, μήτε τῶν προγεγονότων ἀκηκοότα τι
μήτε διὰ τῆς ἁφῆς γνωρίσαντα τὸ πάθημα τῶν σπλάγχνων·
διὸ καὶ πολλάκις ἀκούετέ μου καταρωμένου τοῖς πρώτοις τολ-
μήσασιν ἑαυτοὺς προστάτας μὲν ἰατρικῆς θεωρίας ἀποφῆναι,
θεραπεύειν δὲ τοὺς νοσοῦντας οὐ βουληθέντας. οἱ πλεῖστοι
δὲ τούτων ἐμπειρικοί τε καὶ μεθοδικοὶ γεγόνασιν, οἷς ἄν τις
λέγῃ δυνατὸν εἶναι, διὰ μόνης τῆς χρόας ἐνίοτε διαγνῶναι τὸν
πεπονθότα τόπον, ἀνοίξαντες τὸ στόμα, τὴν ἀναίσχυντον
αὐτῶν γλῶτταν, ὥσπέρ τινα κύνα λυττῶντα, τοῖς διαλεγο-
μένοις ἀφιᾶσιν. ἀλλ' οὐ πρὸς ἐκείνους ὁ νῦν ἐνεστηκὼς λό-
γος, ὡς ἤδη καιρὸς ἐφ' ἕτερον ἰέναι γένος συμπτωμάτων,
ἐνδεικνύμενον ἥπατος ἀτονίαν αὐτὴν καθ' ἑαυτὴν μόνην ἄνευ
φλεγμονῆς, ὥσπέρ γε καὶ μικρὸν ἔμπροσθεν ὁ περὶ τῆς
φλεγμονῆς αὐτοῦ λόγος ἐλέχθη μόνος, ἄνευ τῆς κατὰ τὴν

oblique ab infernis furfum tendunt, qui, ut noviftis, medii
funt inter eos, qui transverfi peritonaeo incumbunt, et eos,
qui fub externa cute obliqui deorfum feruntur. Sic etiam
alios complures fcitis me notaffe, per colorem declarando,
modo jecur, modo fplenem ipfis effe affectum, nulla audita
praeteritorum fymptomatum narratione, neque etiam per
tactum inveftigato viscerum affectu. Proinde faepenumero
audiviftis me male imprecantem iis, qui medicae fpeculatio-
nis principes fe ftatuunt, aegros curare nolunt; horum plu-
rimi funt tum empirici tum methodici, quibus fi quis dixe-
rit fieri poffe, ut folo colore affecta fedes interdum dignos-
catur, illi aperto ore, rabidi canis exemplo, in colloquentes
linguam exerunt impudentem. Verum praefens fermo haud-
quaquam ad illos dirigitur. Quare jam ad aliud fymptoma-
tum genus accedere tempus eft, quod jecoris imbecillitatem
ipfam per fe folam fine inflammatione prodit, quemadmodum
et paulo ante de ipfius inflammatione citra propriae faculta-

[499] οἰκείαν δύναμιν ἀῤῥωστίας. ἐπεὶ τοίνυν ἔργον ἥπατος
ἴσμεν αἵματος γένεσιν, ἥτις ἂν αἰτία τοῦτο ποιεῖν πέφυκεν,
δύναμιν ἥπατος αὐτὴν ἐροῦμεν ὑπάρχειν ἰδίαν· πρόσκειται δὲ
τῷ λόγῳ τὸ ἰδίαν, διὰ τὰς κοινὰς ἁπάντων τῶν ἐν ἡμῖν μο-
ρίων, ἃς ἐν τῇ περὶ τῶν φυσικῶν δυνάμεων πραγματείᾳ διῆλ-
θον, ἑλκτικήν τε λέγω καὶ καθεκτικὴν καὶ ἀποκριτικήν·
ἡ γὰρ τετάρτη ἡ κατὰ τὸ γένος ἀλλοιωτικὴ κατ᾽ εἶδός ἐστιν
ἡ αἱματοποιητική. πασῶν δὲ τῶν δυνάμεων τὰς οὐσίας ἐν
ταῖς τῶν μορίων οἰκείαις κράσεσιν ἐμάθετε ὑπάρχειν· συμβή-
σεται τοιγαροῦν καὶ κατὰ τὸ ἧπαρ, ὅταν εἴς τινα τῶν ὀκτὼ
δυσκρασιῶν ἀφίκηται, βλάπτεσθαι τὰς δυνάμεις αὐτοῦ βλά-
βας οἰκείας τῇ δυσκρασίᾳ, περὶ ὧν εἴρηται μὲν ὁ κοινὸς λόγος
ἐν τῷ τρίτῳ τῶν ἐν τοῖς συμπτώμασιν αἰτίων, ὁ δ᾽ ἴδιος
ἑκάστου μορίου κατ᾽ εἶδος, ἀνάλογον τῷ κοινῷ. κατὰ γοῦν
τὸ ἧπαρ αἱ μὲν θερμαὶ δυσκρασίαι κατοπτῶσιν καὶ συγκαί-
ουσιν τούς τε προϋπάρχοντας ἐν αὐτῷ χυμοὺς καὶ τοὺς διὰ
τῶν ἐν μεσεντερίῳ φλεβῶν ἀναφερομένους· αἱ δὲ ψυχραὶ
παχὺν μὲν καὶ δύσρουν καὶ δυσκίνητον ἐργάζονται τὸν ἤδη

tis imbecillitatem feorfum diximus. Quoniam igitur fan-
guinis generationem hepatis munus effe intelligimus, quae
caufa hunc generare poteft, eam hepatis propriam facultatem
effe dicemus; propriam autem diximus, propter eas quae
omnibus corporis noftri partibus communes funt, quas in
libris de naturalibus facultatibus percurrimus, attractricem
dico et retentricem et expultricem, nam quarta generatim
alteratrix fpeciatim fanguifica eft. Porro omnium faculta-
tum effentiam in peculiaribus partium temperamentis confi-
ftere didiciftis; proinde quum jecur ad aliquam ex octo in-
temperiebus labetur, ea accidet facultatibus ipfius noxa,
quae illi intemperiei peculiariter debetur, de quibus genera-
lem fcripfimus fermonem tertio libro de fymptomatum cau-
fis; proprius autem cujusque fecundum fpeciem partis com-
muni ad proportionem refpondet. Igitur calidae jecoris in-
temperies tum contentos in ipfo humores tum eos qui per
mefenterii venas deferuntur affant et adurunt; frigidae au-
tem contentos jam in ipfo humores craffos atque ad flu-

BIBΛION E. 359

Ed. Chart. VII. [499.]   Ed. Baf. III. (305.)

περιεχόμενον ἐν αὐτῷ, φλεγματικὸν δὲ καὶ ὠμὸν καὶ ἡμί-
πεπτον τὸ ἀναφερόμενον· οὕτως δὲ καὶ τῶν ἄλλων δυοῖν
ἡ μὲν ξηρὰ δυσκρασία ξηροτέρους καὶ παχυτέρους ἐργάζεται
τοὺς χυμοὺς, ἡ δ᾽ ὑγρὰ λεπτομερεστέρους καὶ ὑδαρεστέρους.
ὅτ᾽ ἂν οὖν ποτ᾽ ἴδητε διαχωρήματα, οἷον νεοσφαγῶν κρεῶν
πλύμασιν ἐοικότα, βεβαιότατον γνώρισμα τοῦθ᾽ ὑμῖν ἔστω
πάθους ἡπατικοῦ. καλεῖται δ᾽ ἐξαιρέτως ἡπατικὰ τὰ διὰ τὴν
ἀῤῥωστίαν αὐτοῦ τῆς δυνάμεως· τῆς γάρτοι τοῦ ἥπατος οὐ-
σίας ἐστὶ ταῦτ᾽ ἴδια παθήματα· μεμαθήκατε δ᾽ ὡς ἑκάστου
τῶν πρώτων σωμάτων ἡ οὐσία κατὰ τὴν κρᾶσίν ἐστι τῶν
τεττάρων ποιοτήτων. ὁμοίως δὲ ἂν οἷον αἵματος τρύγα
θεάσησθε δι᾽ ἕδρας ἐκκριθεῖσαν, ἡπατικὸν ἴστε καὶ τοῦτ᾽ εἶναι
γνώρισμα. τὸ μὲν οὖν λεπτὸν καὶ ἰχωροειδὲς ἀῤῥωστοῦν-
τος ἐξαιματοῦν ἐστι τοῦ σπλάγχνου γνώρισμα· τὸ δ᾽ οἷον
τρὺξ ὑπεροπτῶντος τὸ αἷμα. καὶ μὲν καὶ τοῦτο πολλάκις
ἑωρακότες μέμνησθε, κατ᾽ ἀρχὰς μὲν ἰχῶρας αἱματώδεις ἐκ-
κρινομένους, ἐπὶ προήκοντι δὲ τῷ χρόνῳ τὸ παχὺ καὶ μελαγ-
χολικὸν αἷμα, τὰ τελευταῖα δὲ καὶ μέλαιναν ἀκριβῶς χολήν·

xum et motum contumaces reddunt, id vero quod ad ipfum
fertur et pituitofum et crudum et femicoctum efficiunt. Sic
e reliquis quoque duabus arida quidem intemperies ficciores
craffioresque, humida vero tenuiores aquofioresque reddit
humores. Igitur quum alvi dejectiones carnium recens ma-
ctatarum loturis fimiles videritis, efficaciffimum hoc vobis
fignum fit affectionis hepaticae. Ac nominantur hepaticae
eae praecipue quae ob imbecillitatem ipfius fiunt; nam je-
coris fubftantiae hujusmodi proprii funt affectus; didiciftis
autem cujusque primorum corporum fubftantiam ex quatuor
qualitatum conftare temperamento. Sic etiam, fi faeci fan-
guinis fimilia per fedem excrementa dejici confpiciatis, fcite
hepatis quoque affecti notam effe. Itaque tenue et faniofum
excrementum, visceris fanguinem creare nequeuntis, quod
faeci affimilatur, id fuperaffantis fanguinem indicium eft.
Neque vero a memoria veftra decidit, vos faepe vidiffe in
primis quidem faniem cruentam, dein tractu temporis craf-
fum ac melancholium fanguinem, poftremo atram quoque

Ed. Chart. VII. [499. 500.]   Ed. Baf. III. (305. 306.)

ἄρχεται μὲν γὰρ ἐνίοτε καὶ χωρὶς πυρετοῦ τὸ κατὰ τὴν ψυχρὰν
δυσκρασίαν πάθος, ἡνίκα λεπτὸς ἰχὼρ αἵματος ἐκκρίνεται·
προϊόντος δὲ τοῦ χρόνου καὶ διαφθειρομένου τοῦ κατὰ τὸ
σπλάγχνον αἵματος, ἐπιγίγνονται πυρετοί. καὶ λίαν γε κατα-
φρονοῦσιν αὐτῶν οἱ ἄπειροι, καί ποτε καὶ τελέως ἀπύρετος
αὐτοῖς ἔδοξεν ὁ κάμνων εἶναι, καὶ γεγονέναι τοῦτο λογίζονται
διὰ τὰς ἀσιτίας, ἃς διὰ τὴν ἀνορεξίαν μᾶλλον ἢ τὴν τῶν
ἰατρῶν πρόσταξιν οἱ πάσχοντες οὕτω ποιοῦνται. κατὰ γα-
στέρα τε οὖν οὐδενὸς ἐκκριθέντος ἐν τῷ μεταξὺ καὶ τοῦ πυ-
ρετοῦ δόξαντος οὐδ᾽ ὅλως εἶναι, λούουσίν τε καὶ συγχωροῦ-
σιν ἀμελέστερον διαιτηθῆναι. οὕτως αὖ πάλιν ἥ τε γαστὴρ
ἐκκρίνει διεφθαρμένα τὰ σιτία, καί τι καὶ τῶν ἡπατικῶν ἠκο-
λούθει διαχωρημάτων. ἐνίοις δὲ τῶν κατὰ ψυχρὰν δυσκρα-
σίαν ἀρξαμένων νοσεῖν οὐ μόνον οὐδὲν ἐκλύεται τὰ τῶν
(306) ὀρέξεων, ἀλλὰ καὶ πεινῆν ἐνίοτέ φασι νῦν μᾶλλον ἢ
πρόσθεν. οὐ μὴν ταῖς γε θερμαῖς δυσκρασίαις ἕπεταί ποτ᾽
ὄρεξις σιτίων, ἀλλ᾽ ἀνορεξία τε δεινὴ καὶ δίψος καρτερὸν
[500] καὶ πυρετὸς οὐκ ἀγεννὴς καὶ μοχθηρῶν χυμῶν ἔμετος.

bilem finceram dejici.   Incipit enim interdum affectus ob
frigidam intemperiem citra febrem, quando tenuis fanies fan-
guinis excernitur; deinde tractu temporis, dum fanguis in
viscere corrumpitur, febris fupervenit; quae tamen ab im-
peritis valde negligitur, ut laborantem interdum nequaquam
febricitare putent, atque hunc affectum ob inedias accidiffe
exiftiment, quas ob inappetentiam ciborum potius quam ob
medicorum praefcriptum laborantes ita patiuntur.   Itaque
quum interea nihil per alvum excernatur, videaturque labo-
rans omnino liber a febre, balneis eum exponunt, ac idoneam
victus rationem praefcribere negligunt; quocirca rurfus cor-
ruptos cibos alvus excernit, quos deinde hepaticorum excre-
mentorum nonnihil fequitur.   At nonnulli qui ob frigidam
intemperiem laborare inceperunt, non folum perdunt cibi
appetentiam, verum etiam interdum magis quam antea fe
efurire ajunt.   Calidas vero intemperies nunquam comita-
tur ciborum appetentia, fed ingens cibi faftidium, fitis
vehemens, febris infignis, vitioforum humorum vomitus.

Ed. Chart. VII. [500.]   Ed. Baf. III. (306.)

ταῦτα μὲν οὖν ἴδια συμπτώματα τῶν ἡπατικῶν ἐστιν· ὀνο-
μάζεσθαι δ᾽ οὕτως ἔφην ἐκείνους, οἷς ἄῤῥωστος ἡ τοῦ σπλάγ-
χνου δύναμίς ἐστιν, ἐφ᾽ ὧν οἱ πλείους τῶν ἰατρῶν ἐξαπατώ-
μενοι δυσεντερίαν εἶναι νομίζουσι τὸ πάθος· ἕτερα δ᾽ ἐστὶν,
ὡς εἴρηται, τὰ τῆς φλεγμονῆς συμπτώματα. καί ποτε συνελ-
θόντων ἀμφοτέρων τῶν παθῶν, ἑκάτερα φαίνεται, καὶ χρὴ
πρόχειρον αὐτῶν ἔχειν τὴν μνήμην   οὕτως γὰρ οὐ μόνον ἐπαι-
νεῖσθαι πρὸς τῶν χρωμένων ἡμῖν, ἀλλὰ καὶ θαυμάζεσθαι γε-
νήσεται, προσεπιθεωροῦσι καὶ τὰ κοινὰ πρὸς ἕτερα πάθη,
καθάπερ τὸ διήκειν εἰς νόθας πλευρὰς τὸ ἄλγημα, καὶ
συγκατεσπάσθαι δοκεῖν τὴν κλεῖν, ἀναπνεῖν τε μικρὸν καὶ
πυκνόν. ἐγὼ γοῦν, ὁπότε πρῶτον εἰς Ῥώμην ἀνῆλθον, ὑπὸ
Γλαύκωνος τοῦ φιλοσόφου μεγάλως ἐθαυμάσθην ἐπὶ τοιᾷδέ
τινι διαγνώσει. συντυχὼν γάρ μοι καθ᾽ ὁδὸν ἔφασκεν ἐν
καιρῷ φανῆναι· καὶ οὕτως ἐμβαλὼν τῇ χειρὶ τὴν χεῖρα, πλη-
σίον, ἔφη, τοῦ κάμνοντός ἐσμεν, ὃν ἥκω τε θεασάμενος ἄρτι
καὶ παρακαλῶ μετ᾽ ἐμοῦ παραγενέσθαι σὲ πρὸς αὐτόν· ἔστι
δὲ ὁ ἀπὸ τῆς Σικελίας ἰατρὸς, ὃν πρὸ ἡμερῶν ὀλίγων ἐθεάσω

Haec funt propria hepaticorum fymptomata; fic autem nomi-
nari jam dixi eos, quibus visceris facultas eft imbecillis, qua
in re vulgus medicorum errans hunc affectum putat effe
dyfenteriam; inflammationem autem alia, ut dictum eft, fe-
quuntur fymptomata.   Quum itaque ambo interdum affectus
conveniunt, utriusque fymptomata fimul apparent, quorum
in promptu memoriam habere oportet; fic enim non folum
laudabunt nos, fed admirabuntur etiam ii qui opera noftra
indiguerint, praefertim fi fymptomata quoque aliis morbis
communia infuper profpexerimus, veluti quod dolor ad no-
thas coftas perveniat, jugulum detrahi videatur, refpiratio
parva reddatur et frequens.   Equidem quum primum Ro-
mam veniffem, magnifice admiratus eft me Glauco philofo-
phus ob hujuscemodi quandam dignotionem.   Etenim per
viam mihi occurrens, opportune, inquit, advenifti; jun-
gensque dextram dextrae, proximi fumus, inquit, laboranti,
quem nuper vidi, teque oro ut una mecum ad ipfum veni-
as; eft autem Siculus medicus, quem non ita pridem mecum

περιπατοῦντα σὺν ἐμοί· τί δὲ καὶ τὸ λυποῦν, ἔφην, αὐτόν
ἐστιν; ὁ δὲ καὶ μάλα παρατεταγμένος ὡμολόγησεν ἐκ φανε-
ρωτάτου, καὶ γὰρ ἦν οἷος μηδὲ κρυψίνους εἶναι, μηδὲ πα-
νοῦργος· ἐπεί μοι, φησιν, ἀπήγγειλαν χθὲς οἱ περὶ Γοργίαν
καὶ Ἀπελᾶν διαγνώσεις τε καὶ προγνώσεις πεποιῆσθαί σε
μαντικῆς μᾶλλον ἢ ἰατρικῆς ἐχομένας, ἐπιθυμῶ πεῖραν αὐτὸς
σχεῖν, οὐ σοῦ τοσοῦτον, ὅσον τοῦ κατ᾽ ἰατρικὴν τέχνην, εἰ
καὶ τοιαῦτα διαγινώσκειν τε καὶ προγινώσκειν δύναται. ταῦ-
τά τε οὖν ἔλεγεν καὶ ἦμεν ἐπὶ τῇ θύρᾳ τοῦ κάμνοντος, ὡς
μηδ᾽ ἀμείψασθαί με τῷ λόγῳ δυνηθῆναι τὴν πρόκλησιν αὐτοῦ,
μηδ᾽ εἰπεῖν ἅπερ ἴστε λεγοντά με πολλάκις, ὡς ἐνίοτε μὲν
ἡμῖν εὐτυχῶς φαίνεταί τινα τῶν βεβαίων σημείων, ἐνίοτε δ᾽
ἀμφίβολα πάντ᾽ ἐστὶ, καὶ διὰ τοῦτο δευτέραν καὶ τρίτην ἐπί-
σκεψιν ἀναμένομεν. ἀλλά τοι μετὰ τὴν πρώτην εἴσοδον
ἀπήντησέ τις ἡμῖν λεκάνην ἐκ τοῦ κοιτῶνος ἐκκομίζων εἰς τὸν
κοπρῶνα, ἔχουσαν οἷον κρεῶν νεοσφαγῶν πλύμα, λεπτὸν
αἵματος ἰχῶρα, βεβαιότατον σημεῖον ἥπατος πάσχοντος. ὡς
οὖν μηδ᾽ ὅλως ἑωρακὼς αὐτὸ εἰσῆλθον ἅμα τῷ Γλαύκωνι

ambulantem vidifti. Ego vero, quid, inquam, moleftat ip-
fum? Tum ille admodum ingenue aperte rem declaravit,
etenim neque diffimulator neque vafer erat. Quoniam he-
ri, inquit, Gorgias et Apelas mihi nunciaverunt dignotiones
et praenotiones edidiffe te, quae divinationis funt potius
quam medicinae, cupio equidem periculum facere, non tam
tui quam artis medicae, num fit ei dignoscendi haec et prae-
noscendi facultas. Igitur quum haec diceret, venimus ad la-
borantis oftium, ut neque verbo ejus provocationi refpon-
dere, neque ea, quae faepenumero me dicere audiviftis, ef-
fari poffem, quod fcilicet interdum nobis feliciter apparent
aliqua certa figna, interdum vero omnia funt ambigua atque
idcirco et alteram et tertiam quoque confiderationem expe-
ctamus. At in primo ftatim aditu obviam nobis venit qui-
dam pelvim a cubiculo ad fterquilinium efferens, continen-
tem tenuem cruoris faniem, carnium nuper mactatarum lo-
turae fimilem, evidentiffimum affecti jecoris indicium, itaque
ac fi nullo modo id intellexiffem, cum Glaucone ad medicum

πρὸς τὸν ἰατρὸν, ἐπέβαλόν τε τὴν χεῖρα τῷ καρπῷ, βουλό-
μενος γνῶναι, πότερον καὶ φλεγμονή τις εἴη κατὰ τὸ σπλάγ-
χνον, ἢ μόνον ἀτονία. ἰατρὸς δ᾽ ὢν, ὡς ἔφην, ὁ κατακεί-
μενος, ἀρτίως ἔφη κατακεκλίσθαι μετὰ τὸ διαχωρῆσαι, ὥστε
προσλογίζου τι τῇ πυκνότητι τῶν σφυγμῶν καὶ διὰ τὴν ἔξα-
νάστασιν προσγεγονέναι. ὁ μὲν οὖν ταῦτ᾽ ἔλεγεν, ἐγὼ δ᾽
εὗρον φλεγμονῆς ἔμφασιν· εἶτα καὶ θεασάμενος ἐπικείμενον
τῇ θυρίδι χυτρίδιον μικρὸν, ὕσσωπον ἔχον ἐν μελικράτῳ πα-
ρεσκευασμένον, ἐλογισάμην οἴεσθαι τὸν ἰατρὸν ἑαυτὸν εἶναι
πλευριτικὸν, ἀλγήματος αὐτῷ κατὰ τὰς νόθας πλευρὰς ὑπάρ-
χοντος, ὃ κἂν ταῖς κατὰ τὸ ἧπαρ φλεγμοναῖς ἐπιγίγνεταί
ποτε· τούτου τοίνυν αἰσθανόμενον αὐτὸν, ἀναπνέοντά τε
πυκνὸν καὶ μικρὸν, ἐρεθιζόμενόν τε βηχίοις μικροῖς, ἐνενόησα
νομίζειν ἑαυτὸν εἶναι πλευριτικὸν, καὶ διὰ τοῦτο παρεσκευα-
κέναι τὸ ὕσσωπον ἐν τῷ μελικράτῳ. παρέχουσαν οὖν μοι
καὶ τὴν τύχην ὁδὸν, ὡς εὐδοκιμῆσαι παρὰ τῷ Γλαύκωνι,
συνιδὼν, ἐπήνεγκα τὴν ἑαυτοῦ χεῖρα κατὰ τῶν τοῦ κάμνον-
τος ἐν τῷ δεξιῷ μέρει νόθων πλευρῶν, [501] καὶ δεικνὺς ἅμα
τὸν τόπον, ἔφην ἀλγεῖν αὐτὸν ἐνταῦθα· τοῦ δ᾽ ὁμολογή-

ingreffus fum, admovique manum carpo, quo intelligerem,
utrum etiam inflammatio, an fola imbecillitas effet in viscere.
Quum vero medicus effet, ut diximus, qui decumbebat, nu-
per, inquit, a dejectione decubui, itaque perpende pulfuum
frequentiam ob furrectionem adauctam effe. Haec quidem
dixit, ego autem deprehendi inflammationis indicium, pro-
fpiciensque deinde feneftrae impofitum aliquid hyffopi cum
aqua mulfa paratum in ollula, cogitavi medicum fe pleuriti-
cum effe putare, dolore nothas coftas obfidente, qualis jeco-
ris quoque inflammationibus aliquando accidere confuevit.
Hunc itaque quum ipfe fentiret, effetque refpiratio parva et
crebra, atque exigua tuffi irritaretur, pleuriticum arbitrari
fe cogitavi, quamobrem hyffopum ex aqua mulfa praepa-
raffe. Intelligens itaque ego, quod fortuna viam mihi prae-
beret, qua apud Glauconem clarum nomen adipifci poffem,
manum meam ad nothas in dextro laborantis latere coftas
detuli, indicatoque fimul loco, dixi eum ibi dolere; quod

σαντος, ὁ *Γλαύκων* ἐκ τοῦ σφυγμοῦ μόνου τὴν διάγνωσιν
τοῦ πεπονθότος τόπου νομίσας γεγονέναι, καταφανὴς ἦν μοι
θαυμάζων. ὅπως οὖν αὐτὸν μᾶλλον ἐκπλήξαιμι, προσετίθην
καὶ ταῦτα· καθάπερ, ἔφην, ὡμολόγηκας ἐνταυθοῖ ἀλγεῖν,
προσομολόγησον ὅτι καὶ τοῦ βῆξαι γίγνεταί σοι προθυμία,
καὶ βήττεις ἐκ διαστημάτων μειζόνων βηχία σμικρὰ ξηρὰ, μη-
δενὸς ἀναπτυομένου. ταῦτα λέγοντος ἐμοῦ, κατὰ τύχην
ἔβηξε τοιοῦτον εἶδος βηχὸς, ὁποῖον ἔλεγον· ὥστε τὸν *Γλαύ-*
κωνα μεγάλως θαυμάσαντα μὴ κατέχειν ἑαυτὸν, ἀλλ᾽ ἐπαι-
νεῖν κεκραγότα μεγάλῃ τῇ φωνῇ. μὴ τοίνυν, ἔφην ἐγώ,
ταῦτα μόνα δόκει τὴν τέχνην ἱκανὴν εἶναι μαντεύεσθαι περὶ
τοὺς κάμνοντας, ἀλλὰ καὶ πρὸς αὐτοῖς ἔτι ταυτὶ τὰ νῦν ἐμοὶ
λεχθησόμενα· μαρτυρήσει δ᾽ αὐτοῖς ὁ κάμνων αὐτός. ἐντεῦ-
θεν δὲ πάλιν ἀρξάμενος ἔφην πρὸς αὐτόν· ὅτ᾽ ἂν ἀναπνεύ-
σῃς μεῖζον, αἰσθάνῃ μὲν δήπου καὶ τῆς κατὰ τὸ χωρίον ὀδύ-
νης, ὃ ἔδειξά σοι, σφοδροτέρας γιγνομένης, αἰσθάνῃ δὲ καὶ
βάρους ἐγκειμένου κατὰ τὸ δεξιὸν ὑποχόνδριον. ἐπὶ τούτοις
οὐδ᾽ αὐτὸς ὁ νοσῶν ἔτι ἡσύχαζεν, ἀλλὰ θαυμάζων ἐκεκράγει

quum ipfe fateretur, Glauco ex folo pulfu exiftimans me fe-
dis affectae dignotionem inveniffe, plane admirari me coepit.
Verum ut vehementius ftuperet, haec quoque addidi: quem-
admodum hoc in loco dolere te confeffus es, ita velim fatea-
ris etiam tuffiendi cupiditate vexari te et ex longis interval-
lis tuffim exiguam, aridam et qua nihil expuis, te moleftare;
atque ita me dicente, incepit forte fortuna hujusmodi qua-
dam tuffis fpecie, qualem dicebam, tuffire; ut Glauco vehe-
menter commotus, continere fefe non valens, magna voce
exclamando in laudes meas prorumperet. Tum ego, ne
putes, inquam, fola haec ab arte circa aegrotos poffe prae-
fagiri; fed alia quoque quae nunc dicam, quibus et laborans
ipfe teftimonium feret. Hinc rurfus incipiens ipfi dixi,
quum magnam ducis refpirationem, dolor ea parte, quam
notavi, vehementius fcilicet te cruciat, fentisque infidentem
hypochondrio dextro gravitatem, His auditis ne infirmus
quidem fefe potuit continere, quo minus prae vehementi ad-

μετὰ τοῦ Γλαύκωνος. αἰσθανόμενος οὖν ἐγὼ τῆς κατὰ τὸν
καιρὸν ἐκεῖνον εὐτυχίας, ἐτόλμων μὲν εἰπεῖν τι καὶ περὶ τῆς
κλειδὸς, ὡς κατασπωμένης· εἰδὼς δὲ ταῖς μεγάλαις αὐτοῦ
φλεγμοναῖς ἑπόμενον, ὥσπερ οὖν καὶ τοῖς σκίῤῥοις, οὐκ ἐθάῤ
ῥουν εἰπεῖν, εὐλαβούμενος ἀποθραῦσαί τι τῶν ἔμπροσθεν
ἐπαίνων. ἐπῆλθεν οὖν μοι μετ᾽ ἀσφαλείας ἀποφήνασθαι, καὶ
προσβλέψας τῷ κάμνοντι, τῆς κλειδὸς, ἔφην, ὑποκατασπω-
μένης αἰσθήσῃ διὰ ταχέος, εἰ μὴ τυγχάνει σοι γεγονὸς ἤδη
που τοῦτο. συνομολογήσαντος δ᾽ αὐτοῦ, θεασάμενος ἐγὼ
τὸν κάμνοντα θαυμαστῶς ἐκπεπληγότα, μίαν, εἶπον, ἔτι
προσθήσω τοῖς εἰρημένοις μαντείαν· ἐρῶ γὰρ καὶ τὴν τοῦ
κάμνοντος ὑπόληψιν, ἣν ἔχει περὶ ὧν πάσχει παθημάτων.
ὁ μὲν οὖν Γλαύκων οὐκ ἀπελπίζειν οὐδὲ ταύτης ἔφη τῆς μαν-
τείας, αὐτὸς δ᾽ ὁ νοσῶν ἐπὶ τῷ παραδόξῳ τῆς ὑποσχέσεως
ἐκπεπληγὼς ἐνέβλεπέν μοι δριμὺ, προσέχων τὸν νοῦν τῷ
ῥηθησομένῳ. καὶ δὴ καὶ φάντος μου, πλευρῖτιν αὐτὸν οἴε-
σθαι τὴν ἐνοχλοῦσαν εἶναι νόσον, ὁ μὲν ἐμαρτύρησεν θαυμά-
ζων, οὐκ αὐτὸς μόνος, ἀλλὰ καὶ ὁ παρεστὼς αὐτῷ, καὶ ὁ

miratione una cum Glaucone exclamaret. Itaque fentiens
ego arridentem mihi tum fortunam, de clavicula quoque,
quod ad inferiora trahi videretur, aliquid efferre volebam,
at quia magnas inflammationes, quemadmodum et fcirrhum,
id comitari fciebam, dicere non audebam, veritus ne laudem,
quam antea de me excitaveram, fauciarem. Animum tamen
induxi cauto eloqui, atque afpiciens laborantem, haud ita
multo poft, inquam, jugulum ad infernas partes detrahi fen-
ties, nifi fortaffe id jam tibi evenerit. Ac quum hoc quo-
que fateretur, videns aegrotantem mirifice attonitum, unam,
inquam, addam adhuc praedictis divinationem, etenim di-
cam, quam de morbo fuo laborans ipfe habuerit fuspicionem.
Tum Glauco ne de hac quidem divinatione desperare fe aje-
bat; laborans autem incredibili hac pollicitatione in ftuporem
adductus, acriter me intuens, quid effem dicturus, attenta
mente expectabat. Igitur dicente me, quod infeftantem
morbum pleuritidem effe putaffet, ille ingenti cum admira-
tione hujus quoque rei fe teftem exhibuit, ut et qui aftabat

Ed. Chart. VII. [501. 502.]   Ed. Baf. III. (306. 307.)

κατηντληκὼς ὡς πλευριτικὸν ἐλαίῳ πρὸ βραχέος. ὁ δὲ Γλαύ-
κων ἐξ ἐκείνου περί τε ἡμῶν καὶ ὅλης τῆς ἰατρικῆς ἔσχεν ἀξιό-
λογον ὑπόληψιν, ἔμπροσθεν οὐδὲν μέγα τὴν τέχνην ἔχειν
οἰόμενος, ἐκ τοῦ μηδέποτε συντετυχηκέναι παρεσκευασμένοις
κατ᾽ αὐτὴν ἀξιολόγοις ἀνδράσιν. εὕρηταί μοι ταῦτα πρὸς
ὑμᾶς, ὅπως εἰδότες τά τ᾽ ἴδια πάθους ἑκάστου συμπτώματα
καὶ τὰ κοινὰ πρὸς ἕτερα πάθη, καὶ σὺν αὐτοῖς ἔτι τὰ μὲν
ἑκατέρου γένους ἀχώριστα, τὰ δ᾽ ὡς ἐπὶ τὸ πολὺ, τὰ δ᾽
ἀμφιδόξως ἢ σπανίως γιγνόμενα, παρεχούσης τε τῆς τύχης
ὑμῖν ἀφορμὴν τοιαύτην, οἵαν ἔφην ἐμαυτῷ γεγενῆσθαί ποτε,
δεξιῶς αὐτῇ χρῆσθαι δύνησθε. πολλάκις γὰρ ἡ μὲν τύχη με-
γάλας εὐδοκιμήσεως ἀφορμὰς ὑποβάλλει, χρῆσθαι δ᾽ αὐταῖς
οἱ πολλοὶ δι᾽ ἀμαθίαν οὐκ ἴσασιν· ἀλλ᾽ ὁ τεχνίτης ὅτ᾽ ἂν ἕν
τι θεάσηται σύμπτωμα τῶν ἐνδεικνυμένων τό τε πάθος ἅμα
καὶ τὸν πεπονθότα τόπον, ἑτέρων εὐπορεῖν εἰς πρόῤῥησιν
οὐκ ὀλίγων ἱκανὸς ἔσται, τῶν μὲν ἐξ ἀνάγκης ἑπομένων, τῶν
δὲ ὡς τὸ πολὺ, τῷ πεπονθότι τόπῳ καὶ (307) τῷ κατ᾽
[502] αὐτὸν πάθει. μεμνῆσθαι δ᾽ ὑμᾶς μάλιστα χρὴ τῶν

et qui paulo ante latus ei oleo tanquam pleuritico foverat.
Atque ex eo tempore Glauco tum de me tum de univerfa
arte optimam concepit opinionem, quum antea nihil magni
iu arte efle putaret, quod nunquam cum confummatis in arte
viris verfatus eflet   Haec ideo apud vos dixi, ut intelligen-
tes fymptomata cuilibet morbo propria et aliis quoque mor-
bis communia, ac praeterea quae ab utrolibet genere funt
infeparabilia et quae magna ex parte et quae non certo aut
raro contingunt, fi aliquando fortuna hujusmodi vobis occa-
fionem, qualem mihi fuiffe oblatam jam dixi, praebeat, ea
commode uti fciatis.   Saepe enim fortuna non contemnen-
dam adipiscendae laudis anfam fuggerit, ea tamen multi ob
imperitiam uti nesciunt, fed peritus artis, quum fymptoma-
tum aliquod hujusmodi, quod et affectam fedem et affectum
ipfum indicet, confpexerit, haud difficulter alia multa prae-
dicenda inveniet, quorum alia neceffario, alia magna ex par-
te, locum affectum et morbum ipfius fequuntur.   Verum
meminiffe debetis maxime generalium praeceptorum, quae

γενικῶν θεωρημάτων, ἃ δὴ καὶ καθόλου προσαγορεύεται,
κοινὰ πολλῶν ὄντα τῶν κατὰ μέρος, ἵν' ἐπὶ πάσης ὕλης τῶν
κατὰ μέρος πραγμάτων γυμνάζησθε διαγινώσκειν αὐτὰ τα-
χέως. ἔστι δὲ ὁ κοινὸς λόγος, ὃν ἐρεῖν μέλλω, περὶ τῶν
φυσικῶν δυνάμεων, ἃς ἐν ἑκάστῳ μορίῳ προμεμαθήκατε τέτ-
ταρας εἶναι κατὰ γένος· ὧν πρώτην μὲν τὴν ἑλκτικὴν ὀνο-
μάζω, τῶν οἰκείων τῷ μορίῳ χυμῶν εἰς θρέψιν ὀρεκτικήν τε
ἅμα καὶ ἐπισπαστικὴν οὖσαν· ἐφεξῆς δ' αὐτῇ δευτέραν, τῶν
ἐλχθέντων ἀλλοιωτικήν, καθ' ἣν ὁ ἐλχθεὶς χυμὸς ὁμοιοῦται
τῷ τρεφομένῳ· καὶ ταύτης ὑπηρέτιδες ἕτεραι δύο, καθεκτικὴ
μὲν, ἡνίκα πέττει τὸν ἐλχθέντα χυμὸν, εἰς τὴν ἑαυτοῦ φύσιν
ἀλλοιοῦν, τὸ μόριον· ἀποκριτικὴ δ', ἡνίκα μετὰ τὴν πέψιν
ἐκκρίνει τὸ ἄχρηστον, ὃ καλεῖται περίττωμα. ταύτας τὰς
δυνάμεις ἐφ' ἑκάστου μορίου πάσχοντος ἀεὶ σκοπεῖσθαι πα-
ραινῶ, πῶς ἔχουσιν εὐρωστίας τε καὶ ἀῤῥωστίας· οἷον ἐπὶ
τοῦ ἥπατος, ἐπειδὴ περὶ τούτου πρόκειται λέγειν, ἡ μὲν
ἑλκτικὴ δύναμις πάσχουσά πως, τὴν τροφὴν ἐν τῇ γαστρὶ κα-
ταλείψει κεχυλωμένην, ὥστ' ἐκκρίνεσθαι διὰ τῆς ἕδρας αὐ-
τὴν, ἀκριβῶς μὲν πεπεμμένην, ὑγρὰν δὲ καὶ ἀνεξίκμαστον.

et univerſalia appellantur, multorum ſpecialium communia,
ut illis in qualibet materia rerum particularium continuo di-
gnoscendis vos exerceatis. Eſt igitur communis ſermo,
quem dicturus ſum, de naturalibus facultatibus, quas in ſin-
gulis partibus genere quatuor eſſe didiciſtis. Primam earum
voco attractricem, quae familiares parti ſuccos, alendi ipſam
gratia, et appetit et attrahit; altera deinde eſt, quae altera-
trix dicitur, qua ſuccus attractus ſimilis evadit parti quae
alitur; hujus aliae duae ſunt miniſtrae, retentrix quidem,
quum pars attractum ſuccum coquit, in ſuam ipſius naturam
eum mutans, expultrix vero, quando a coctione inutile ex-
cernit, quod excrementum vocatur. Has facultates in qua-
que affecta parte, utrum validae ſint an infirmae, confidere-
tis hortor. Ut in hepate, quoniam de hoc dicere inſtitui-
mus, facultas attractrix, ſi quomodolibet afficiatur, cibum in
ventriculo in ſuccum transmutatum relinquet, ut per ſedem
exacte quidem confectus, verum liquidus et haudquaquam

ἔσται δ᾽ ὑμῖν τοῦτο σημεῖον αὐτῆς πεπονθυίας· ὅσα γὰρ ὑπό
τινων ὡς αἰτίων γίγνεται, ταῦτ᾽ ἐστὶν αὐτῶν σημεῖα. τοῦτο
τὸ πάθος ἔνιοι μεσαραίου φασὶν εἶναι, καὶ καλοῦσι τοὺς οὕτω
νοσοῦντας μεσαραϊκοὺς, ἐπειδὴ διὰ τῶν ἐν τῷ μεσαραίῳ τε
καὶ μεσεντερίῳ καλουμένῳ φλεβῶν τῆς ἀναδόσεως γινομένης
ὁρῶσιν ἀποτυγχανομένην αὐτὴν, ὁμοίᾳ περιπίπτοντες ἀγνοίᾳ
τοῖς τὰς χεῖρας ἡγουμένοις πεπονθέναι τῶν συγκοπτομένων
ἤτοι στομαχικῶς ἢ καρδιακῶς, ἐπειδὴ δι᾽ αὐτῶν ἐνεργεῖν ὡς
ἔμπροσθεν ἀδυνατοῦσιν. αἱ γάρτοι κατὰ τὸ μεσάραιον φλέ-
βες οἷόν περ χεῖρές εἰσι τῷ ἥπατι, τὴν ἐκ τῆς κοιλίας τροφὴν
ἀναφέρουσαι πρὸς αὐτό. παραπλήσιον δέ τι τούτοις ποιοῦσι
καὶ οἱ τῶν παραλελυμένων τὰ σκέλη διά τι πάθος τοῦ κατ᾽
ὀσφῦν νωτιαίου, τοῖς μὲν σκέλεσι προσφέροντες τὰ φάρμακα,
τοῦ νωτιαίου δ᾽ ἀμελοῦντες. εἰ μὲν οὖν φλεγμαίνοι τὸ μες-
εντέριον, ἤ τι τοιοῦτον πάθος ἕτερον εἴη κατ᾽ αὐτό, προσηκ-
όντως ἄν τις ὑπολάβοι τὸ πάθος τοῦτο ἴδιον ὑπάρχειν αὐ-
τοῦ· εἰ δ᾽ ἀῤῥωστοῦν τὸ ἧπαρ ἀδυνατοίη, διὰ τῶν ἐν αὐτῷ
φλεβῶν ἕλκειν τὴν τροφὴν, οὐ μεσάραιον αὐτοῖς ἐστι τὸ τῆς

exiccatus excernatur. Atque hoc ipfius affectae fignum vo-
bis erit; nam quaecunque a quibusdam tanquam caufis pro-
cedunt, ea funt ipforum figna. Hunc affectum nonnulli ad
mefaraeum pertinere autumant, vocantque fic laborantes
mefaraicos, quod videant cibum per venas mefaraeo et me-
fenterio vocato intextas diftribui non poffe, ut folebat, eo-
dem feducti errore, quo ii qui manus eorum, quos fyncope
vel ftomachica vel cardiaca proftravit, affectas effe arbitran-
tur, quoniam ut antea munere fuo fungi nequeunt; nam
jecur mefaraei venis veluti manibus e ventriculo ei cibum
afferentibus utitur. Simile vero quid his moliuntur qui
ubi crura refoluta funt ob affectum aliquem eam fpinalis me-
dullae partem, quae in lumbis eft, infeftantem, neglecta fpi-
nali medulla, cruribus remedia adhibent. Igitur fi mefen-
terium vel inflammatione vel alio ejusmodi affectu laboret,
hunc proprium ipfius affectum effe merito putabit aliquis; fi
vero jecur ob imbecillitatem per illius venas cibum allicere
nequeat, non mefaraeo, fed jecori remedia debentur, quem-

Ed. Chart. VII. [502. 503.]   Ed. Baf. III. (307.)

θεραπείας δεόμενον, ἀλλ᾽ ἧπαρ, ὥσπερ οὐδ᾽ αἱ χεῖρες, ἢ τὰ
σκέλη τοῖς διά τι πάθος τοῦ νωτιαίου παραλελυμένοις. ἀλλ᾽
ἥ γε διάγνωσις ὑμῖν ἔσται τῶν ἤδη φλεγμονῶδες ἢ ἐρυσιπελα-
τῶδες ἐχόντων πάθος ἐν μεσεντερίῳ τὰ κάτω διαχωρούμενα
κατασκεπτομένοις ἐπιμελῶς. οὐ γὰρ μόνον οἷα τοῖς ἀτονοῦντος
ἥπατος ἕλκειν ἐφ᾽ ἑαυτὸ τὴν τροφὴν εἴρηται διαχωρεῖσθαι,
τοιαῦτα καὶ τούτοις ἀκριβῶς ἐκκρίνεται, ἀλλὰ φανεῖταί γε ὑμῖν
ἐπιμεμίχθαί τις ὡς ἐκ φλεγμονῆς ἰχώρ· ἁπάντων γὰρ τῶν
φλεγμαινόντων μορίων, οἷς μηδὲν στέγασμα περίκειται πυκνὸν
καὶ παχὺ, λεπτοὶ μὲν κατ᾽ ἀρχὰς ἰχῶρες ἀποῤῥέουσι, πεττο-
μένων δὲ τῶν φλεγμονῶν, παχύτεροι καὶ πυωδέστεροι. ὅτ᾽
ἂν οὖν τι τοιοῦτον τοῖς ἐγκεχυλωμένοις διαχωρήμασιν ἐμφέρη-
ται, μηδεμιᾶς ἐν ἥπατι φλεγμονῆς οὔσης, ἡγεῖσθαι χρὴ τὸ με-
σάραιον αὐτοῖς πεπονθέναι. ὥσπερ δὲ τοῦ μὴ δυναμένου δι᾽
ἀτονίαν ἐπισπᾶσθαι τὸν ἐκ τῆς κοιλίας χυλὸν ἡ ἑλκτικὴ
πέπονθε δύναμις, οὕτως τοῦ κατέχειν μὴ δυναμένου τῆς
περισταλτικῆς καὶ καθεκτικῆς δυνάμεώς ἐστιν ἀτονία· καὶ
διὰ ταύτην [503] ἔκκρισις ἐν ἀρχῇ μὲν αἵματος ἰχωροειδοῦς

admodum nec refolutis manibus, vel cruribus ob affectum,
qui in fpinali medulla confiftit. Verum ubi vel inflammatio
vel eryfipelas mefenterium afficit, haec dignoscetis, fi alvi
excrementa diligenter confideretis. Neque enim folum,
qualia excerni diximus in jecinoris imbecillitate, quum ad
fefe cibum trahere non poteft, talia plane his dejiciuntur,
fed apparebit etiam veluti ab inflammatione fanies quae-
dam admixta. Nam ab omni parte inflammata, cui denfum
craffumque tegumentum non incumbit, in primis quidem
tenuis fanies defluit; concocta deinde inflammatione, craffior
et puri fimilior. Quum ergo nulla exiftente in jecore in-
flammatione, hujusmodi quippiam cum excrementis fucci
fpeciem confequutis dejicitur, in mefaraeo affectum effe cen-
fendum eft. Quemadmodum autem nequennte ob imbecilli-
tatem *hepate* fuccum a ventriculo attrahere, attractrix facul-
tas afficitur, ita quum retinere nequit, comprehendens conti-
nensque facultas infirma eft. Proinde in primis quidem cruor

γίγνεται, μετὰ ταῦτα δ' ἤδη καὶ παχυτέρου καὶ οἷον τρυγώ-
δους. οὕτως ἕτεραί τινες ἐκκρίσεις οὐ δι' ἀῤῥωστίαν, ἀλλὰ
διὰ ῥώμην τῆς ἐκκριτικῆς δυνάμεως γίγνονται, πολλάκις μὲν
ὑγιαινόντων κατὰ τὰ πάντα, πλήθους λόγῳ, πολλάκις δὲ καὶ
τοῦ πεπονθότος δι' ἥπατος ἐκκαθαιρομένου, τῆς φύσεως ἀναῤ-
ῥωννυμένης· πεφθέντων γὰρ ἐν αὐτῷ τῶν μοχθηρῶν χυμῶν,
ἕπεται διάκρισις, ὡς τοὺς μὲν χρηστοὺς κατέχεσθαι, τοὺς δὲ
φαύλους ἐκκρίνεσθαι. καί τινες ὀνομάζουσι καὶ τὰς τοιαύ-
τας ἐκκρίσεις αἱματηρὰς δυσεντερίας, γιγνομένας ἐνίοις καὶ
τῶν ἀποκοπέντων τι κῶλον, ἢ μετὰ τὸν ἐν γυμνασίοις πολ-
λοῖς βίον εἰς ἀργὸν μεταστάντων. ὤφθη δέ ποτε καὶ γυ-
ναιξὶν ἐκ καταμηνίων ἐπισχέσεως ἡ τοιαύτη κένωσις αἵματος
δι' ἕδρας γιγνομένη, καθάπερ δὴ καὶ δι' ἐμέτων ἐνίαις ἐπὶ ταῖς
τοιαύταις. ἀλλὰ καὶ τούτοις μὲν εἰλικρινὲς αἷμα τοῖς τῶν
σφαττομένων ἱερείων ὅμοιον γίγνεται κατά τε τὴν κάτω γα-
στέρα καί ποτε καὶ διὰ τῆς ἄνω, μοχθηρὸν δὲ καὶ ἰλυῶδες
ἢ σηπεδονῶδες ἐπὶ ταῖς ἐρυσιπελατώδεσί τε καὶ φλεγμονώδεσι
διαθέσεσι πεττομέναις. σπανίως δέ ποτε καὶ τοῖς ἡπατικοῖς

faniofus excernitur, poftea vero craffior et veluti faeculen-
tus. Similiter aliae quaedam eveniunt excretiones, non
quidem ob imbecillitatem, fed ob excretricis facultatis robur,
plerumque quidem integra in omnibus conftante valetudine,
plenitudinis ratione; plerumque vero parte aliqua affecta
per jecur fefe expurgante, natura facta robuftiore; nam con-
coctis in ipfa vitiofis humoribus, fequitur fecretio, ita ut
utiles retineantur, excernantur inutiles. Atque nonnulli
hujusmodi vacuationes nominant cruentas dyfenterias, quae
oboriuntur quibusdam vel mutilato aliquo membro, aut ubi
quis in exercitatione educatus ad otium fe converterit. Ac
vifa eft quoque mulieribus, fuppreffis menftruis, hujusmodi
per fedem fanguinis vacuatio fieri, ut et nonnullis per vo-
mitum eandem ob caufam. Verum et his quidem fincerus
fanguis excernitur, fimilis ei qui ab hoftia interfecta profun-
ditur, modo inferne per alvum, modo per fuperiores etiam
partes, at per eryfipelata et inflammationes, accedente con-
coctione, vitiofus, coenefus et putris Atque in hepaticis

πάθεσιν, ὅταν ὑπὸ τῶν βοηθημάτων τονωθῇ τὸ ἧπαρ, ἐκ-
κρίσεις ἐπιγίγνονται μοχθηρόταται κατά τε τὸ χρῶμα καὶ τὴν
ὀσμὴν, ἐκκαθαιρομένου τοῦ σπλάγχνου. κατὰ δὲ τὸν αὐτὸν
τρόπον οὐρεῖται τούτοις οὖρα μοχθηρότατα, δυνάμενα σφᾶ-
λαι τοὺς ἀπείρους ἰατροὺς, ὡς ὀλεθρίως ἔχοντος τοῦ κάμνον-
τος. οἱ γὰρ ἄνευ λογισμοῦ διὰ πείρας μόνης ἄλογον τριβὴν
κτώμενοι τῶν σπανίως γιγνομένων ἀπείρως ἔχουσιν, ὡς ἂν
τῶν πλειστάκις καὶ ὡσαύτως ἑωραμένων μνημονευτικοί τινες
ὄντες. ὅτι δὲ ἐπὶ προήκοντι τῷ χρόνῳ τοῦ νοσήματος ἅμα
τοῖς τῆς πέψεως σημείοις αἱ τοιαῦται γίγνονται κενώσεις, οὐχ
ἅπαξ, ἀλλὰ πολλάκις ἐν ταῖς ἐξηγήσεσι τῶν Ἱπποκράτους
συγγραμμάτων ἐμάθετε. καθάπερ οὖν τῆς καθεκτικῆς δυνά-
μεως ἀτονούσης ποτὲ καὶ μὴ δυναμένης κατέχειν τὸ βαρῦνον
αὐτὴν ἡ ἀποκριτικὴ δύναμις τὸ λυποῦν ἐκκενοῖ, κατὰ τὸν
αὐτὸν τρόπον ἀῤῥωστούσης τῆς ἀποκριτικῆς κατέχεταί τινα
μὴ πάνυ βαρυνομένης τῆς καθεκτικῆς. ἄλλοτε γὰρ ἄλλη δύ-
ναμις ἐν ἑκάστῳ τῶν ὀργάνων ἰσχυροτέρα τε καὶ ἀσθενεστέρα

affectibus, quanquam raro, medicamentorum auxilio robu-
ſtiore evadente jecore, interdum dejiciuntur excrementa,
tum colore tum odore peſſima, expurgante ſe viscere. Eo-
dem modo urinae ab his quoque deterrimae redduntur, qui-
bus imperiti medici nonnunquam decepti laboranti pericu-
lum ſubeſſe arbitrantur. Etenim qui ſine ratiocinatione ru-
dem duntaxat experientiam ſibi comparant, eorum quae raro
eveniunt experimenta habere non poſſunt, ut qui eorum,
quae ſaepenumero et eodem modo accidere conſpexerunt,
ſunt memores. Quod autem procedente morbi tempore
cum concoctionis ſignis hujusmodi fiant evacuationes, non
ſemel duntaxat, imo creberrime in operum Hippocratis ex-
plicationibus didiciſtis. Quemadmodum igitur, retentrix
facultas quum imbecillior eſt, ac rem quae ipſam gravat, re-
tinere non valet, facultas expultrix id quod moleſtat, eva-
cuat, eodem modo infirma expultrice, res quaedam retinen-
tur, facultate retentrice non admodum gravata. Nam in
unoquoque organo alias alia facultas vel ſortior fit, vel im-

372 ΓΑΛΗΝΟΥ ΠΕΡΙ ΤΩΝ ΠΕΠΟΝΘ. ΤΟΠΩΝ

Ed. Chart. VII. [5o3.]   Ed. Baf. III. (3o7.)

γίγνεται κατὰ τὴν ἐπὶ τὰς ἐνεργείας ἀναφορὰν, εἰς ἔννοιαν
ἡμῶν ἀφικνουμένων ἑκάστης δυνάμεως· ἐπεί τοι κατά γε τὸ
ἀληθὲς, ὅλον ἀεὶ τὸ μόριον ἐνεργεῖ κατὰ τὴν ἰδιότητα τῆς
ὑπαρχούσης ἑκάστοτε κράσεως αὐτῷ. ἀλλ᾽ ἐνίοτε μὲν ὑπομένει
βαρυνόμενον, ἐν χρόνῳ τε πλείονι τοῦ λυποῦντος ἐκράτησεν,
κατεργασάμενόν τε καὶ ἀλλοιῶσαν καὶ πέψαν αὐτό· καθ᾽ ἕτε-
ρον δ᾽ αὖ χρόνον ἤτοι τὴν ποιότητα τοῦ λυποῦντος ἢ τὸ πλῆ-
θος οὐ φέρον ἐξορμᾷ πρὸς τὴν ἔκκρισιν αὐτοῦ· καθάπερ γε
πάλιν ἐνίοτε μεγάλως ἀνιώμενον, ἀποῤῥῖψαί τε τὸ λυποῦν
ἐφιέμενον, ὑπ᾽ ἀσθενείας ἀδυνατεῖ, καταπεπτωκὸς εἰς ἐσχά-
την ἀτονίαν. ἃ σύμπαντα καθ᾽ ἕκαστον ὄργανον φυσικὸν
ἐννοοῦντας ὑμᾶς γυμνάζειν χρὴ τὸν λογισμὸν εἰς τὴν διά-
γνωσιν αὐτῶν· εὑρήσετε γὰρ οὕτω σκοποῦντες ἐνίων μορίων
οὐδ᾽ ὅλως ἐζητημένα τὰ πάθη ὑπὸ τῶν παλαιῶν, καθάπερ
οὐδὲ τῆς χοληδόχου κύστεως. εἰ γὰρ, ὡς ἐδείξαμεν, ἕλκει
τὸ χολῶδες ὑγρὸν εἰς ἑαυτὴν, ὥσπερ οἱ νεφροὶ μὲν τὸν οἷον
ὀῤῥὸν τοῦ αἵματος, ὁ δὲ σπλὴν τὸ παραπλήσιον, ὅπερ ἐν μὲν
τοῖς οἴνοις τρὺξ, κατὰ δὲ τοὔλαιον ἀμόργη, γενήσεταί ποτε

becillior, facta ad actiones relatione, uniuscujusque faculta-
tis notionem nobis fumentibus; nam re vera tota femper
pars agit fecundum temperamenti, quod ei fubinde ineft, pro-
prietatem; verum aliquando rem gravantem fuftinet, ac lon-
go temporis tractu eam vincit, conficit, alterat et concoquit,
rurfus alio tempore rei infeftantis vel qualitatem vel mul
titudinem non ferens, ad ipfius excretionem infurgit; ficut
e contrario, quum interdum admodum moleftatur, ipfam
rem moleftantem dejicere cupiens, viribus graviffime pro-
ftratis, ob imbecillitatem non poteft. Quae omnia in quovis
naturali organo perpendere atque mentem in ipfis dignos-
cendis exercere debetis. Sic enim invenietis partium qua-
rundam affectus ab antiquis haudquaquam indagatos, veluti
ne folliculi quidem fel continentis. Si enim, ut demonftra-
vimus, biliofum humorem ad fe trahat, quemadmodum re-
nes fanguinis veluti ferum, et fplen id, quod vini faecibus
aut amurcae olei fimilatur, accidet interdum ut ob hujus

Ed. Chart. VII. [503. 504.]   Ed. Baf. III. (307. 308.)

καὶ δι᾽ ἀτονίαν τῆς κύστεως [504] ταύτης ἀκάθαρτον αἷμα,
καί τις οὗτος ἕτερος τρόπος ἰκτέρου γενέσεως ἐπὶ τοῖς εἰρημέ-
νοις ἔμπροσθεν ὑπάρχει τρισίν. ἐγχωρεῖ δέ ποτε καὶ (308) πλη-
ρωθεῖσαν αὐτὴν, ὥσπερ ἡ οὐροδόχος κύστις οὔρων, μὴ δύ-
νασθαι κενωθῆναι δι᾽ ἔμφραξιν ἢ ἀτονίαν τῆς ἐκκριτικῆς δυ-
νάμεως· ὥσπέρ γε καὶ δι᾽ ἔμφραξιν ἢ ἀτονίαν τῶν εἰς ἧπαρ
ἀπ᾽ αὐτῆς ἀνεστομωμένων ἀγγείων οὐχ ἕλξει ποτὲ τὸ χολῶ-
δες ὑγρόν. ἐπισκοπεῖσθαι τοιγαροῦν ἀναγκαιότατόν ἐστιν ἐν
τοῖς ἰκτερικοῖς παθήμασι τὴν τῶν διαχωρουμένων ἰδέαν, ἔστι
γάρ τις ἡμῖν κἀκ τοῦδε πρὸς τὴν διάγνωσιν ὠφέλεια. ἐγὼ
γοῦν ἐννοήσας τοῦτο, τῶν ἰκτεριώντων εὗρον ἐνίοις ἱκανῶς
κεχρωσμένα τῇ ξανθῇ χολῇ τὰ διαχωρήματα, καθάπερ ἐνίοις
τὰ οὖρα, καὶ κατὰ τὸ δέρμα, τινῶν μὲν ἐκκρινόμενον ἐν τοῖς
λουτροῖς τὸ πλεῖστον, τινῶν δ᾽ ἐπεχόμενον τὸ πλεῖστον τῆς
ξανθῆς χολῆς, ὀλίγιστον δὲ ἐκκρινόμενον. ἀκριβῶς δὲ αὐτὸ
κατανοῆσαι πειρώμενοι, χωρὶς τοῦ προαλείψασθαι τὸν ἄν-
θρωπον, ἀποστλεγγίζεσθαι τὸν ἱδρῶτα κελεύετε· θεάσεσθε
γὰρ οὐ τὸν αὐτὸν ἐπὶ πάντων κατὰ τὸ κοῖλον τῆς στλεγγίδος

veficulae imbecillitatem impurus fiat fanguis, atque alia haec
eft quaedam regii morbi fpecies praeter eas tres, quas fupra
propofuimus. Nonnunquam ita repleri quoque poteft, quem-
admodum urinis vefica urinae, ut evacuari non poffit, ob
obftructionem aut excretricis imbecillitatem, veluti etiam
obftructis aut infirmis vafis, quae ab ipfo exorta, ora fua in
hepar extendunt, biliofum humorem interdum non attrahet.
Proinde excrementorum fpeciem in morbo regio confiderare
perquam neceffarium eft; nam quaedam inde etiam nobis ad
dignotionem utilitas exurgit. Haec equidem confiderans in-
veni quorundam regio morbo affectorum excrementa, flava
bile vehementer colorata, quemodmodum et aliis urinas;
item per cutem quoque, nonnullis plurimum flavae bilis a
balneo profundi, aliis plurimum ipfius retineri, ac perquam
exiguum effundi. Hanc rem fi accurate intelligere volueri-
tis, nulla prius adhibita unctione, homini fudorem ftrigili
detergeri jubete; videbitis enim non eundem in omnibus

ἀθροιζόμενον, ἀλλ᾽ ἐπὶ τινῶν μὲν ὑδατωδέστερον, ἐπὶ τινῶν
δὲ χολωδέστερον· ὥστε μετὰ τῶν προγεγονότων ὑμῖν ἡ διά-
γνωσις ἔσται σαφεστέρα τοῦ πεπονθότος τόπου προσλαβοῦσι
καὶ τοῦτο τὸ γνώρισμα. πυρέξας γοῦν τις ὀξὺν καὶ χολώδη
πυρετὸν ἑβδομαῖος ἀπηλλάγη τοῦ νοσήματος, χολῆς ξανθῆς
παμπόλλης εἰς τὸ δέρμα κατασκηψάσης, ἐπὶ δὲ ταῖν ἑξῆς ἡμε-
ρῶν ὁ ἴκτερος αὐτῷ παρέμενεν. ἐπεσκεψάμεθα τά τε διαχω-
ρήματα καὶ τὰ οὖρα· φαινομένων δ᾽ ἀμφοτέρων κατὰ τὴν
φύσιν ἔχειν, καὶ διὰ τοῦτ᾽ ἀπαθὲς εἶναι τὸ σπλάγχνον ἐνδει-
κνυμένων, εἰς ἔννοιαν ἦλθέ μοι δυνατὸν εἶναι, παχυτέραν τὴν
κατασκήψασαν εἰς τὸ δέρμα χολὴν ὑπάρχειν. ἐκ τούτου τοῦ
λογισμοῦ προτραπεὶς, καὶ καταμαθὼν ὁποῖός τις ὁ ἱδρώς ἐστι,
φανέντος ὑδατώδους, ἔγνων δυσδιαφόρητον εἶναι τὴν χολὴν,
ἐκέλευσά τε τῷ κάμνοντι χρῆσθαι θερμοῖς ὕδασιν αὐτοφυέσι
διαφορητικοῖς, ἅμα τῷ καὶ τὴν δίαιταν ὑγροτέραν ποιεῖσθαι
καὶ μετρίως λεπτύνειν πάχος χυμῶν δυναμένην. οὗτος μὲν
οὕτως ἀπηλλάγη τοῦ πάθους, ἑνὶ βοηθήματι τῆς τε διαγνώ-
σεως αὐτοῦ βεβαιωθείσης καὶ τῆς ἰάσεως συντελεσθείσης.
ἑτέρῳ δὲ πλῆθος ἐν τῇ στλεγγίδι χολῆς εὑρὼν, ὑπενόησα

hominibus in ftrigilis cavitate colligi, verum in aliis magis
aquofum, in aliis magis biliofum.   Itaque loci affecti dignotio
vobis multo erit dilucidior, fi hoc quoque fignum adjiciatis.
Quidam enim acuta biliofaque febre laborans, die feptimo multa
flava bile ad cutem transmiffa, a morbo liberatus eft, manfit-
que fequentibus deinde diebus auriginofus.   Excrementa et
urinas confideravimus; utrisque vero fecundum naturam fe ha-
bentibus atque ob eam caufam nullum visceris affectum decla-
rantibus, venit in mentem mihi fieri poffe, ut translata in cu-
tem bilis craffior effet; qua ratione promotus, notavi qualisnam
effet fudor; illo autem apparente aquofo, conjeci bilem effe
discuffionis difficilis.   Praecepi itaque laboranti ut aquis fuap-
te natura calidis et discutientibus uteretur, ac praeterea
victum adhiberet humidiorem quique humorum craffitudi-
nem moderate poffet attenuare.   Hic quidem a morbo fic li-
beratus eft, unico auxilio et dignotione confirmata et cura-
tione abfoluta.   Alium multam in ftrigili bilem relinquere

BIBΛION E. 375

Ed. Chart. VII. [504.]   Ed. Baf. III. (3o8.)

γεννᾶσθαι πολλὴν ἐν ὅλῳ τῷ σώματι, καὶ τῇ θεραπείᾳ πρὸς
τοῦθ᾽ ἁρμοττούσῃ χρησάμενος ἰασάμην. ὅσοις δ᾽ ἀπυρέτοις,
ἅμα τῷ βάρους τινὸς αἴσθησιν εἶναι κατὰ τὸ δεξιὸν ὑποχόν-
δριον, ἴκτερος ἐγένετο, τούτοις ἅπασι προεκφράττων, ὡς ἴστε,
τὰς ἐμφράξεις λεπτύνουσιν ἐδέσμασί τε καὶ πόμασι καὶ φαρ-
μάκοις, εἶτα πιεῖν διδοὺς χολαγωγὸν φάρμακον, ἰασάμην
ἡμέρᾳ μιᾷ τοὺς πλείστους αὐτῶν· ἐφ᾽ ὧν δ᾽ οὐδὲν ἤνυε τὸ
καθαρτικὸν, αὖθις ἰσχυρότερον ἐκφρακτικὸν ποτίσας, ἐκ δευ-
τέρου πάλιν ἐκάθηρα βιαιότερον, ὡς ἐπὶ τῷ τέλει τῆς καθάρ-
σεως ἅμα δήξει σφοδροτάτῃ τὴν χολὴν ἐκκριθῆναι κυανίζουσαν
μᾶλλον ἢ ξανθήν. ἐπὶ τούτων οὖν ἡγοῦμαι τὴν χοληδόχον
κύστιν ὅμοιόν τι πάθημα παθεῖν τῷ τῇ τὸ οὖρον ἀθροι-
ζούσῃ γιγνομένῳ ἐνίοτε· καὶ γὰρ καὶ κατ᾽ αὐτὴν ἀθροίζε-
ταί ποτε τοσοῦτον, ὡς ὑπερδιαταθεῖσαν αὐτὴν ἀδυνατεῖν
ἐκκρῖναι τὸ περιεχόμενον. ἀλλ᾽ ἐπὶ μὲν τῆς οὐροδόχου κύ-
στεως, οὐ χεῖρον γὰρ αὐτὴν οὕτως ὀνομάσαι, διττῶς γίγνεται
τοῦτο· ποτὲ μὲν δι᾽ ἀῤῥωστίαν τῆς ἀποκριτικῆς δυνάμεως,

videns, eam plurimam in univerfo corpore procreari per-
pendi et adhibita ad id idonea curatione fanavi Quibus
vero citra febrem morbus regius accidit, urgente in dextro
hypochondrio gravitatis cujusdam fenfu, iis omnibus aperi-
ens, ut fcitis, obftructiones, cibis et potibus et medicamentis
attenuantibus, deinde medicamentum, quod bilem duceret,
exhibens, eorum plurimos uno die fanitati reftitui. Qui
vero purgatione liberari non potuerunt, iis rurfus valenti
ad aperiendum data potione, medicamentum, quod vehe-
mentius purgaret exhibui; ita ut fub fine purgationis caeru-
leam magis quam flavam bilem cum acri mordacitate excer-
nerent. In his igitur puto folliculum cholidochum fimili
quopiam affectu laborare, qualis in vefica urinae interdum
accidit; etenim adeo multam nonnunquam acervat, ut nimis
intenta nequeat, quod in ipfa continetur, excernere. Ve-
rum in urinae receptaculo, neque enim abfurdum fuerit ve-
ficam ita nominare, bifariam id fit; interdum ob excretricis
facultatis imbecillitatem, interdum vel ob gravem fomnum,

ἐνίοτε δ᾽ ἤτοι διὰ βαθὺν ὕπνον, ἤ τινα ἀσχολίαν ἐπισχεθέν-
τος [5o5] ἐπὶ πλέον τοῦ οὔρου, κἀκ τούτου τῆς κύστεως
ὑπερδιαταθείσης, καὶ ταύτην αὐτὴν αἰτίαν ἐχούσης τὴν δύ-
ναμιν αὐτῆς ἀῤῥωστῆσαι· κατὰ δὲ τὴν χοληδόχον κύστιν, ὡς
ἂν οὐδὲν εἰς τὴν ἀπόκρισιν βοηθουμένην ὑπὸ δυνάμεως ψυχι-
κῆς, ἀρχὴ μία τῆς ἀτονίας ἐστὶν, ὥσπερ κἀπὶ τῶν ἄλλων
ὀργάνων φυσικῶν, ἐκ δυσκρασίας τοῦ μορίου γιγνομένη.

vel negotia quaepiam, retenta ultra quam par eſt urina,
quae deinde veſicam nimis intendens, hac ipſa ratione vires
ejus proſternit. At fellis folliculus, utpote cui nullum ſuc-
currit ab animali facultate praeſidium, unicum habet imbe-
cillitatis principium, veluti caetera quoque naturalia inſtru-
monta, a partis ortum intemperie.

ΓΑΛΗΝΟΥ ΠΕΡΙ ΤΩΝ ΠΕΠΟΝΘΟΤΩΝ ΤΟΠΩΝ ΒΙΒΛΙΟΝ Ζ.

Ed. Chart. VII. [5o5.]　　　　　Ed. Baf. III. (3o8.)

Κεφ. α'. Ἐκ τῶν προειρημένων ἐπὶ τοῦ ἥπατος οὐδὲν ἔτι χαλεπὸν εὑρίσκειν ὑμᾶς, ἐκ τίνων σημείων ὁ σπλὴν πεπονθὼς διαγιγνώσκεται, πρὸς τῷ καὶ τὰς φλεγμονὰς αὐτοῦ διὰ σκληρότητα ῥᾳδίως ὑποπίπτειν ἁπτομένοις. ἔχων δὲ τὰ πλεῖστ᾽ αὐτῶν κοινὰ πρὸς ἧπαρ, ἐν τῷ μᾶλλόν τε καὶ ἧττον ἔχειν αὐτὰ διαλλάττει. τὰ μὲν γὰρ τῆς χρόας ὅλου τοῦ σώματος ἐπὶ τὸ μελάντερον ῥέπει κατὰ τὸ τῆς ἀτονίας αὐτοῦ πάθος. ἐπεὶ δὴ τὴν ἐνέργειαν ἔχει φύσει, τὸ μελαγχολικὸν

GALENI DE LOCIS AFFECTIS
LIBER VI.

Cap. I. Quae de jecore prius dicta funt, ex his nihil poftea vobis arduum erit invenire figna, quibus lienis affectus dignoscuntur, addito quod ipfius inflammationes ob duritiem facile tangentibus fuccidant. Quum itaque plurima habeat cum hepate communia, in eo quod magis et minus habeat ipfa, differt. Nam color univerfi corporis, ubi fplen imbecillitate affectus eft, in atrum magis propendet. Quoniam igitur hoc habet a natura munus, ut melancholi-

Ed. Chart. VII. [5o5. 5o6.]   Ed. Baf. III. (3o8.)

ἐκ τοῦ ἥπατος ἕλκειν αἷμα εἰς ἑαυτὸν, τούτῳ γὰρ ἐδείχθη
τρεφόμενος, τῆς οὖν ἑλκτικῆς αὐτοῦ δυνάμεως ἀτόνου γενο-
μένης, ἀκάθαρτον εἰς ὅλον τὸ σῶμα φέρεται τὸ ἐξ ἥπατος
αἷμα, καὶ κατὰ τοῦτο μελάντερον αὐτοῖς γίνεται τὸ χρῶμα.
καὶ μέντοι καὶ ἀποκρίνει πολλάκις ἐξ ἑαυτοῦ περιττώματα,
καθάπερ τὸ ἧπαρ, ὥστε καὶ δι᾽ ἐμέτων ἅμα ναυτίαις ἐκκρι-
θῆναί ποθ᾽ αἷμα μελαγχολικὸν, ὑπελθεῖν τε κάτω τοιοῦτον
ἄλλο· καὶ χωρὶς δὲ τῆς τοιαύτης κενώσεως, ἀθυμίας τε καὶ
δυσθυμίας μελαγχολικὰς ἐργάζεται, καὶ σιτίων ἐνίοτε μὲν
ὀρέξεις σφοδροτάτας, καὶ μάλισθ᾽ ὅταν ἀκριβῶς ὀξῶδες ᾖ τὸ
φερόμενον εἰς τὴν γαστέρα περίττωμα, πολλάκις δ᾽ ἀνατρο-
πήν τε καὶ ὑπτιασμὸν, [5o6] ὅταν ἑτέραν τινὰ ἔχῃ διαφθο-
ράν. σκιρρούμενος δ᾽ ὅπως ὑδέρους ἐπιφέρει, συμπαθοῦντος
αὐτῷ τοῦ ἥπατος, καὶ ἔμπροσθεν εἴρηται. καὶ μέντοι καὶ
παθόντων ποτ᾽ ἀμφοτέρων τῶν σπλάγχνων, ἰκτέρους γιγνο-
μένους ἐθεασάμεθα πρὸς τὸ μελάντερον τῶν συνηθῶν ῥέπον-
τας, ὡς νομίζειν τὴν ξανθὴν χολὴν ἀσβόλῃ μεμίχθαι· καί
τινες τῶν ἰατρῶν, ἀπαθὲς εἶναι τοῖς τοιούτοις τὸ ἧπαρ ὑπο-

cum fanguinem ex hepate ad fefe attrahat, quo ipfum ali
demonftratum eft; attractrice facultate facta ipfi imbecilliore
fanguis ex jecore in univerfum corpus impurus fertur, quo-
circa calor ipfis laborantibus nigrior evadit. Quinetiam, ut
hepar, ex fe multoties excrementa rejicit, ita ut vomitioni-
bus cum naufeis, melancholicum fanguinem aliquando excer-
nat, ac per inferiora quoque aliud tale dejiciat; ac citra hu-
jusmodi evacuationem, animi dejectiones et moeftitias me-
lancholicas facit; ac nonnunquam ciborum vehementiffimas
appetentias, praecipueque quum exquifite acidum eft quod
in ventrem fertur excrementum, faepenumero autem fubver-
fionem et fupinationem, quum aliam quandam habuerit cor-
ruptionem. Quo pacto vero fcirrho laborans hyderos ad-
ferat, confentiente ipfi jecore, etiam antea dictum eft. Quin-
etiam laborante aliquando utroque viscere, regium morbum
evenire confpeximus, nigriore, quam pro confuetudine, co-
lore, ita ut putaretur flava bilis fuligini effe permixta. At-
que medici quidam jecur nullo affectu tum laborare exifti-

λαμβάνοντες, ἀποροῦσιν ὅπως ἐπὶ σπληνὶ γίγνονταί τινες
ἴκτεροι, καθάπερ καὶ ὅσοι χωρὶς ἥπατος ἡγοῦνται παρεγχύ-
σεσιν ὑδερικαῖς περιπίπτειν τοὺς κάμνοντας ἐπὶ μόνῳ τῷ
σπληνὶ σκιῤῥωθέντι. τὴν δ᾽ αὐτὴν ἀπορίαν ἔχουσι καὶ περὶ
τῶν ἐπ᾽ ὀξέσι νοσήμασιν ὑδέρων, ἀφ᾽ ὧν ἐπὶ δυσκρασίᾳ τῇ
κατὰ θερμότητα, πολλάκις δὲ καὶ ξηρότητα, τὸ ἧπαρ οὕτως
ἔπαθεν ἰσχυρῶς, ὡς μηκέθ᾽ αἱματοῦν τὴν τροφήν· οὐδὲ γὰρ
ἐπὶ τούτων ἡγοῦνται πεπονθέναι τὸ σπλάγχνον, ἐθισθέντες
ὑπὸ τῶν περὶ τὸν Ἐρασίσρατον ἀπαθὲς εἶναι νομίζειν ἕκα-
στον τῶν μορίων, ὅτ᾽ ἂν μήτ᾽ ὄγκος τις εἴη κατ᾽ αὐτὸ μήθ᾽
ἕλκος. ἀλλ᾽ ἐκείνοις μὲν συγχωρητέον ἔσται οὕτως ὑπολαμ-
βάνειν, οὐδὲν ἡγουμένοις νόσημα γίγνεσθαι κατὰ δυσκρασίαν·
ὅσοι δὲ τῶν ἰατρῶν ἑπόμενοι τοῖς ἐναργῶς φαινομένοις, ἐπὶ
τῷ ψυχθῆναί τι μόριον ὑπολαμβάνουσι γίγνεσθαί τινα συμ-
πτώματα, οὐ θαυμάσαι τούτων ἐστὶ τοὺς (3o9) ὑδέρους οὐδ᾽
ἐφ᾽ ἑνὶ τόπῳ πεπονθότι συνίστασθαι νομιζόντων; εἰ γὰρ ὅτι
μηδεὶς ὄγκος ἐστὶ παρὰ φύσιν ἐν ἥπατι, διὰ τοῦτ᾽ ἀπαθὲς
ὑπάρχειν ἡγοῦνται τὸ σπλάγχνον, οὐδ᾽ ἄλλο οὐδὲν ἔσται

mantes, dubitant quomodo a fplene morbus regius aliquis
nasci poffit; quemadmodum et qui a folo liene per fcirrhum
indurato, citra jecoris vitium, in hydropicas fuffufiones ae-
grotos incidere arbitrantur. Eandem quoque habent dubi-
tationem de hydrope acutos morbos fequente a quibus jecur
ob calidam et faepenumero ficcam intemperiem tam graviter
afficitur, ut cibum in fanguinem transmutare nequeat; ne-
que enim etiam in iis jecur affici exiftimant, ab Erafiftrato
accepta confuetudine, ut nullam partem affici arbitrentur,
nifi vel tumor quispiam, vel ulcus in ipfa confiftat. Verum
illis concedendum erit ita exiftimare, nullum ab intemperie
morbum arbitrantibus fieri, at medici qui fequuntur ea quae
manifefte apparent et refrigerata parte quapiam fymptomata
quaedam fieri putant, numquid admiratione digni funt, qui
hydropem confiftere poffe putent, ne unico quidem loco af-
fecto? Si enim quod nullus fit in hepate tumor praeter na-
turam, ob id viscus haudquaquam affectum effe exiftimant,

πεπονθὸς ἐπὶ τῶν ἀθρόον ἀκαίρως ψυχρὸν ὕδωρ μοχθηρὸν
πιόντων, εἶθ᾽ ὑδέρῳ καταληφθέντων ἐπ᾽ αὐτῷ. βλάπτει μὲν
οὖν τὸ οὕτως ποθὲν ψυχρὸν ἄλλοτ᾽ ἄλλο μόριον τῶν ἔνδον,
ἢ μᾶλλον τῶν ἄλλων, ἢ πρῶτον, ὡς ἂν καὶ τύχῃ τι κατ᾽ ἐκεῖ-
νον τὸν χρόνον ἀσθενέστερον ὑπάρχον· ἀπ᾽ αὐτοῦ δ᾽ εἰς
τὸ ἧπαρ ἀνάγκη διαδοθῆναι τὴν ψύξιν, εἰ μέλλοι τις ὑδερικὴ
διάθεσις ἀκολουθῆσαι. οὕτως οὖν καὶ διὰ τὸν σπλῆνα γίγνε-
ταί ποθ᾽ ὕδερος, ἢ μετ᾽ ὄγκου ψυχθέντα, καθάπερ ἐν τοῖς
σκίῤῥοις, ἢ καὶ χωρὶς ὄγκου, καθάπερ ἐν ταῖς ἀθρόαις τε καὶ
ἀκαίροις μοχθηροῦ ψυχροῦ πόσεσιν. ὅτι δὲ καὶ μελαγχολικαὶ
γίγνονται δυσθυμίαι, διαπέμποντος αὐτοῦ τοιοῦτον περίτ-
τωμα τῷ στόματι τῆς γαστρὸς, ἐν τῷ κατ᾽ ἐκεῖνο λόγῳ πρό-
σθεν εἴρηται· ὥστ᾽ οὐδὲν ἔτι δεῖ πλείω λέγειν ὑπὲρ αὐτοῦ,
τῶν μὲν ὀργανικῶν ἐν αὐτῷ παθῶν οὐ δεομένων λογικῆς
διαγνώσεως, τῶν δὲ κατὰ τὴν δυσκρασίαν ἔκ τε τῶν νῦν
εἰρημένων καὶ τῶν ἔμπροσθεν ἐν τῇ περὶ τῶν κατὰ τὸ
ἧπαρ παθῶν διδασκαλίᾳ· τινὰ μὲν γὰρ αὐτῶν ὀνομαστὶ

neque alia pars ulla afficietur in iis qui aqua frigida vitiofa
affatim et intempeftive epota, mox inde hydero corripiuntur.
Noxam quidem infert internis partibus aqua fic epota, alias
aliis, vel praecipue, vel primo, prout aliqua forte fortuna eo
tempore reliquis fuerit imbecillior; verum nifi ad jecur fri-
gus transmittatur, hydericus affectus fubfequi non poteft.
Sic igitur fplenis quoque vitio hyderus nonnunquam evenit,
aut cum tumore refrigerati, ut in fcirrhis, aut citra tumo-
rem, ut in copiofis ac intempeftivis aquae frigidae et pravae
potionibus. Quod vero melancholica moeftitia, ipfo excre-
menta hujusmodi ad os ventriculi transmittente, proveniat,
antea ubi de ipfo tractavimus, dictum eft; quamobrem de eo
etiamnum plura minime dicenda funt, quum ejus organici
affectus rationali dignotione non indigeant, qui vero ab in-
temperie proficiscuntur, tum ex iis quae jam diximus, tum
ex ea doctrina, quam fupra de jecore propofuimus, *noti fint;*
nam eorum quidam nominatim funt explicati, quidam vero

λέλεκται, τινὰ δ' ὁμοίως συνιστάμενα ἐκείνοις καὶ τὴν διά-
γνωσιν ὁμοίαν αὐτοῖς ἕξει.

     Κεφ. β'. Ἤδη καὶ πρόσθεν εἶπόν τι περὶ τῶν κατὰ
τὴν γαστέρα παθῶν, εἰς μέγιστα μόρια δύο διελὼν αὐτὴν τῷ
λόγῳ, τό τε πρῶτον ἄνωθεν, ὃ συνεχές ἐστι τῷ στομάχῳ,
πολλοῖς νεύροις αἰσθητικοῖς διαπεπλεγμένον, ἕτερον δὲ τούτῳ
[5o7] συνεχὲς ἄχρι τῆς κατὰ τὸ ἔντερον ἐκφύσεως. ἔστι δ'
ὥσπερ ἑκατέρου χρεία τοῖς ζώοις ἴδιος, ἀνάλογόν τε τῇ χρείᾳ
τὰ συμπτώματα διαφέροντα, κατὰ τὸν αὐτὸν τρόπον ὅσα
κοινὰ πάθη τῶν ὁμοιομερῶν ἐστι καὶ τῶν ὀργανικῶν, ὑπάρ-
χει δήπου καὶ τούτοις κοινὰ πρὸς ἄλληλά τε καὶ σύμπαν τὸ
ἔντερον. ἡ δὲ τῶν συμπτωμάτων ὁμοιότης οὐ μόνον τούτοις
πρὸς ἄλληλά ἐστι, ἀλλὰ καὶ τοῖς ψαύουσιν αὐτῶν, ὥσπερ
τοῖς νεφροῖς πρὸς τὸ κῶλον. ἔνια μὲν οὖν εὔγνωστον ἔχει
τὸν πεπονθότα τόπον, ὥσπερ αἱ δυσεντερίαι καὶ οἱ τει-
νεσμοί· χρὴ δ' ὑμᾶς ἐν τῷ παρόντι λόγῳ τὰς κυρίως ὀνομα-
ζομένας δυσεντερίας ἀκούειν, ὡς σημαινούσης τῆς προσηγο-
ρίας ἐντέρων ἕλκωσιν· οὔτε γὰρ ἀθρόως γίγνεται τὸ πάθος

qui ſimiliter ut illi confiſtunt, ſimilem quoque habebunt di-
gnotionem.

     Cap. II.   Jam de ventriculi affectibus aliquid dixi,
ac in duas maximas ipſum partes ſecui, primam ſuperiorem,
gulae continuam, ex multis nervis ſenſiſicis contextam, al-
teram huic continuam, quae ad inteſtinorum usque exortum
extenditur.   At ut utriusque in animalibus proprius eſt
uſus ac pro uſus differentia diverſa ſymptomata, ad eun-
dem modum quicunque affectus communes ſunt ſimilaribus
et organicis partibus, ii etiam his tum inter ſe tum cum
univerſis inteſtinis communes exiſtunt. Verum ſymptoma-
tum ſimilitudo non ſolum his eſt inter ſe, ſed etiam partibus,
quae ipſa attingunt, ſicut renibus et colo.   Horum igitur
nonnulla ſedem affectam habent cognitu facilem, ut dyſen-
teria et tenesmus; in praeſenti oratione autem nomen dys-
enteriae proprie audire oportet, ut appellatio inteſtinorum
ulcus ſignificet; neque enim repente fit hujusmodi affectus,

382 ΓΑΛΗΝΟΥ ΠΕΡΙ ΤΩΝ ΠΕΠΟΝΘ. ΤΟΠΩΝ

Ed. Chart. VII. [507.]   Ed. Baf. III. (309.)

τοῦτο, καθάπερ θάτερον, ἐν ᾧ τὸ ἧπαρ ἔφαμεν πάσχειν,
ἴδιά τε γνωρίσματα αὐτῷ σύνεστιν. ἐν ἀρχῇ μὲν οὖν ἔκκρι-
σις χολῆς δακνώδους ἱκανῶς ἐπ᾽ αὐτοῦ γίγνεται, μετὰ δὲ
ταύτην ἀκολουθεῖ ξύσματα τῶν ἐντέρων· εἶτα τοῖς ξύσμασι
συνεκκρίνεταί τι μικρὸν αἵματος, ἡνίκ᾽ ἤδη δυσεντερία τὸ πά-
θος ἐστί. ὁπότε μὲν οὖν μόνα ταῦτα τὰ ξύσματα διαχωρεῖ-
ται, προσέχειν χρὴ, μή τι πιμελῶδες αὐτοῖς συνεκκρίνεται·
τῶν παχέων γὰρ ἂν οὕτως ἐντέρων ἡ ἕλκωσις εἴη· τοῦ δ᾽
αἵματος ἤδη συνεκκρινομένου, σκοπεῖσθαι χρὴ, πότερον ἀνα-
μέμικται τοῦτο τοῖς ἄλλοις ὅλον ὅλοις, ἢ καθ᾽ ἕν τι μέρος αὐ-
τῶν ἐποχεῖται. τὸ μὲν γὰρ ἀναμεμιγμένον ἐν τοῖς ὑψηλοτέ-
ροις ἐντέροις ἐνδείκνυται τὴν ἕλκωσιν εἶναι, τὸ δ᾽ ἐποχού-
μενον ἐν τοῖς ταπεινοτέροις· ὁρᾶται δὲ τοῦτο κἀπὶ τῶν
ξυσματωδῶν ἐκκρίσεων γιγνόμενον, ἀλλ᾽ ἧττον σαφῶς ἢ ἐπὶ
τοῦ αἵματος. ὡσαύτως δὲ κἂν ἐφελκὶς ἐκκρίνηται, δηλώσει
ποίων ἐστὶν ἐντέρων, ἐξ αὐτῆς τε τῆς οἰκείας οὐσίας καὶ
τοῦ μεμίχθαι τοῖς ἐκκρινομένοις, ἢ καθ᾽ ἕν τι μέρος αὐτῶν
ἐποχεῖσθαι. διαφέρει δ᾽ οὐ σμικρὸν εἰς τὴν θεραπείαν

ut alter in quo hepar affici diximus, atque proprias habet
notas. Etenim ab ipfius initio bilis fatis mordacis excretio
fit, quam deinde inteftinorum ramenta fequuntur; poftea
cum ramentis paulum cruoris excernitur, tumque jam affe-
ctus dyfenteria eft. Quum itaque hujusmodi ramenta fola
excernuntur, confiderandum eft, num pingue quid fimul
cum ipfis dejiciatur; ita enim in craffis inteftinis ulcus con-
ftiterit. Ubi vero cruor jam fimul excernitur, intueri opor-
tet, utrum is reliquis *excrementis* fit permixtus univerfus
univerfis, an ipforum alicui parti infideat; etenim fi ad-
mixtus fit, in fuperioribus; fi fupernatet, in humilioribus
inteftinis ulcus effe demonftrat. Ac idem quoque in ramen-
tofis excrementis fieri cernitur, verum minus perfpicue
quam in cruore. Simili etiam ratione, fi ramenta excer-
nantur, ipfa, quorum inteftinorum fint, declarant, tum ex
fubftantia propria, tum ex modo quo permixta funt excre-
mentis, vel uni eorum parti infident. Non mediocriter au-

ἐγνῶσθαι τὴν ἕλκωσιν, ἐν τίνι μέρει τῶν ἐντέρων ἐστίν. αἱ
μὲν γὰρ ἐν τοῖς ὑψηλοτέροις ὑπὸ τῶν καταπινομένων φαρ-
μάκων ὠφελοῦνται, αἱ δ᾽ ἐν τοῖς ταπεινοτέροις ὑπὸ τῶν
ἐνιεμένων ὠφελοῦνται. διορίζονται δὲ τῶν ἀφ᾽ ἥπατος ἐκ-
κρίσεων αἱ τοιαῦται δυσεντερίαι τῷ τε λεπτὸν αἵματος ἰχῶρα
κατ᾽ ἀρχὰς ἐκκρίνεσθαι ταῖς ἀφ᾽ ἥπατος, εἶτα τοῦ πάθους
αὐξανομένου παχὺν χυμὸν οἴνου τρυγὶ παραπλήσιον· ἔτι τε
τῷ μηδὲν ἐπ᾽ αὐτῶν συνεκκρίνεσθαι ξυσματῶδες, ἀλλὰ καὶ
διάλειμμα δυοῖν ἡμερῶν ἢ καὶ τριῶν ἐνίοτε γίγνεσθαι ταῖς
ἡπατικαῖς ἐκκρίσεσιν, εἶτ᾽ αὖθις ἐπανέρχεσθαι τὸ κακὸν, ἐκ-
κρινόντων αὐτῶν πολὺ χείρω τῶν ἔμπροσθεν· οὐ μὴν ἐπί γε
τῶν κατ᾽ ἔντερα ἑλκώσεων οὕτω φαίνεται γιγνόμενον, οὔτε
γὰρ ἀθρόον οὔτ᾽ ἐκ διαστημάτων χρόνου μακρῶν ἐκκρίνου-
σιν. αἱ μέν τοι κατὰ τὸ ἀπευθυσμένον ἑλκώσεις, ἃς τει-
νεσμοὺς ὀνομάζουσι, σφοδρὰς μὲν ἐντάσεις καὶ προθυμίας
ἰσχυρὰς ἐπιφέρουσι, ἐκκρίνουσι δ᾽ ὀλίγα, κατ᾽ ἀρχὰς μὲν
φλεγματώδη τε καὶ πιμελώδη, προϊόντος δὲ τοῦ χρόνου καὶ
ξυσματώδη· πάντα γε μὴν ταῦτα κατὰ πάντα τὸν χρόνον

tem conducit ad curationem ulcus noffe, in qua inteftinorum
parte confiftat; nam quae in fuperioribus inteftinis funt, epo-
tis medicamentis curantur, quae vero in inferioribus, clyfte-
ribus injectis juvantur.   Atque hujusmodi dyfenteriae ab
hepaticis profluviis discernuntur, tum quod per initia tenuis
fanies fanguinis ab hepate dejiciatur, deinde augescente affe-
ctu craffus humor, faecibus vini fimilis; tum quod nihil ra-
mentofum excernatur, fed interdum duorum aut trium die-
rum intervallo fupprimatur evacuatio in hepaticis excretio-
nibus, deinde rurfus redeat malum, atque excernantur ex-
crementa prioribus multo deteriora; at non in inteftinorum
ulceribus fieri fic apparet, nam neque affatim, neque ex lon-
gis temporum intervallis dejiciunt.   Atque ulcera quae in
recto inteftino oriuntur, tenesmum vocant, vehementes ten-
fiones et promptas dejiciendi cupiditates invehunt, paucis ad-
modum fequentibus excrementis, quae quidem ab initio pi-
tuitofa et pinguia, progreffu vero temporis etiam ramentofa
dejiciuntur; fed haec per totum morbi fpatium fuperne de-

ἄμικτα τοῖς ἄνωθεν ἀφικνουμένοις φαίνεται. γεγράφασι δέ
τινες ἐπὶ σφοδροτάταις ἐκκρίσεων προθυμίαις, ἀλγημάτων
ἰσχυρῶν προηγησαμένων, ἐκκρῖναί τινας λίθους πωροειδεῖς
ὁμοίους τοῖς ἐν τῇ κύστει συνισταμένοις, ὅπερ οὔτε εἶδον αὐ-
τὸς οὔτ᾽ ἄλλου τινὸς ἑωρακότος ἤκουσα. κώλου δ᾽ ἄλγημα
σφοδρὸν εἶδον πολλάκις, ὑπὸ τῶν ἰατρῶν [508] οὐ κώλου
νομιζόμενον, ἀλλὰ νεφρῶν εἶναι, καθάπέρ γε καὶ τὸ τῶν νε-
φρῶν εἰς κῶλον ἀναφερόντων. ἔνιοι δ᾽ αὐτῶν ᾤοντο, μηδὲ
γενέσθαι ποτὲ κωλικὴν διάθεσιν ἐν τοῖς ἀριστεροῖς μέρεσιν.
ἔχει μὲν οὖν τι δυσδιόριστον ἐν ἀρχῇ τὰ πάθη, καθ᾽ ὃν χρό-
νον οὐδὲ μεγάλης διαφορᾶς βοηθημάτων χρῄζει· σκοπεῖσθαι
μέν τοι χρὴ καὶ τότε τὰ πλεονάζοντα συμπτώματα. ναυτίαι
γὰρ ἅμα ἐμέτοις γίγνονται πολὺ μείζους τε καὶ συνεχέστεραι
τοῖς τὸ κῶλον ἀλγοῦσιν, ἐμεῖταί τε φλεγματώδη καὶ διεφθαρ-
μένα πλείω τούτοις, ἴσχεταί τε τὰ διαχωρήματα μᾶλλον ἅμα
τῷ μηδὲ φύσαν ἐκκρίνεσθαι μήτ᾽ ἐρυγὴν γίγνεσθαι· πολλάκις
δὲ καὶ ὥσπερ συμπεριστρεφόμενόν ἐστιν αὐτοῖς τὸ ἄλγημα καὶ
πλέονα τόπον ἐπιλαμβανόμενον· ἐνίοτε δὲ καὶ κατὰ διαφέροντα

fcendentibus haudquaquam mixta videntur. Scribunt non-
nulli, a vehementiffimis excernendi conatibus, praegreffis do-
loribus graviffimis, aliquos lapides callofas dejeciffe, iis qui
in vefica nascuntur fimiles; quod ipfe neque vidi, neque.
alium qui viderit unquam audivi. Sed coli vehementem
dolorem faepenumero confpexi, medicis illum non ad colum,
fed ad renes pertinere putantibus, veluti renum quoque cru-
ciatus, ad colum referri. Nonnulli vero ipforum putarunt
in finiftris partibus colicam affectionem nunquam fieri. Igi-
tur ab initio horum affectuum diftinctio difficilis eft, quo
tempore neque magnam praefidiorum differentiam ipfi requi-
runt; fymptomata tamen, quae hic exuberant, jam tum di-
ligenter intueri oportet. Nam naufeae cum vomitu urgent
multo graviores et magis affiduae dolente colo, evomuntque
hi plura pituitofa atque corrupta, ac retinentur magis ex-
crementa, ut ne flatum quidem aut ructum excernant; fae-
penumero etiam veluti circuire videtur dolor atque amplio-
rem locum occupare; nonnunquam vero in diverfis partibus

Ed. Chart. VII. [508.]   Ed. Baf. III. (309.)

μόρια φοδρότερον γινόμενον, ἐρηρεισμένων καθ᾽ ἕνα τόπον
ἀεὶ τῶν νεφριτικῶν ἀλγημάτων. ὅταν γε μὴν ὑψηλότερον
ὑπάρχῃ τὸ ἄλγημα τῆς θέσεως τῶν νεφρῶν, ἐναργὴς ἡ διά-
γνωσίς ἐστιν ἐπὶ τῆς τοῦ κώλου πείσεως· εἰ δὲ κατὰ τὴν τῶν
νεφρῶν εἴη θέσιν, ἐρηρεισμένον τε καθ᾽ ἕνα τόπον, οὐδὲν εἰς
διάγνωσιν ἐκ τούτου λαμβάνειν ἐστί. ἀλλὰ πρὸς οἷς ἄρτι
διῆλθον ἐπισκεπτέον ἐστὶ καὶ τὰ οὖρα· πάνυ γὰρ ὑδατώδη
καὶ καθαρὰ τό γε κατ᾽ ἀρχὰς οὐρεῖται τοῖς νεφριτικοῖς, ὥσπερ
ἐν ταῖς ἑξῆς ἡμέραις ὑπόστασιν ἴσχοντα τραχεῖαν, εἶτ᾽ ἀκρι-
βῶς ψαμμώδη. κἂν διαχωρήσῃ δέ ποθ᾽ ἡ γαστὴρ ἐπὶ τῶν
κωλικῶν, πνευματωδέστερά πως ἐκκρίνεται, καὶ πολλάκις γ᾽
ἐποχεῖται τῷ ὕδατι, τῇ συστάσει παραπλήσια βολβίτοις. ἀλλὰ
καὶ παρηγοροῦνται τοῖς χαλαστικοῖς ἐνέμασιν οἱ κωλικοὶ πα-
ροξυσμοὶ μᾶλλον τῶν νεφριτικῶν· ἔστι δ᾽ ὅτε καὶ χυμοῦ
τινος ψυχροῦ συνεκχυθέντος αὐτοῖς, παραχρῆμα παύονται,
τοῦ παρηγορικοῦ βοηθήματος οὐ παρηγορικοῦ μόνου, ἀλλὰ
καὶ θεραπευτικοῦ καὶ διαγνωστικοῦ γενομένου. καθάπερ δὲ
χυμὸς ψυχρὸς ἐπὶ τούτων ἐκκριθείς, οὕτως ὁ λίθος ἐπὶ τῶν

vehementior fit, quum nephritici dolores eodem in loco fta-
biles jugiter infeftent. Quum autem dolor fuerit renum fitu
altior, manifeftum colicae affectionis indicium eft; fi vero in
uno loco, ubi renes ponuntur, ftabilis conftiterit, nihil ad
dignotionem poteft hinc fumi. Verum cum his, quae modo
percurrimus, urinae quoque confiderandae funt; nam ne-
phritici ab initio admodum dilutas purasque reddunt, quae
deinde fequentibus diebus afperum fedimentum habent, tum
omnino arenofum. Quinetiam in colica, fiquid ab alvo
dejiciatur, id flatuofum quodammodo eft et faepenumero
aquae fupernatat, fimilem habens bubulo ftercori confiften-
tiam. Quinetiam colici cruciatus multo magis quam ne-
phritici laxantibus mitigantur clyfteribus; atque evenit in-
terdum, ut frigido aliquo humore fimul ejecto, illico quief-
cant; ut mitigans praefidium non mitigans tantum, fed
etiam curativum fiat et diagnofticum. Atque ut hi frigidum
humorem alvo excernente, ita nephritici cum urina lapide

Ed. Chart. VII. [5o8.]　　　　Ed. Baf. III. (3o9. 3io.)

νεφριτικῶν οὐρηθεὶς ἀπήλλαξέ θ᾽ ἅμα τῆς ὀδύνης ἐνεδεί-
ξατό τε τὸν πεπονθότα τόπον, ὥστε τοῦ λοιποῦ τῆς δυσπα-
θείας αὐτῶν προνοεῖσθαι· ὥσπερ γὰρ ἐν ταῖς ὀδύναις ἀμφό-
τερα τὰ μόρια τῶν αὐτῶν δεῖται βοηθημάτων, οὕτως ἐν τῷ
μετὰ ταῦτα χρόνῳ διαφερόντων. διὸ καὶ νομίζειν χρὴ βλάβην
οὐδεμίαν ἔχειν ἡμᾶς εἰς τὴν θεραπείαν ἐκ τοῦ δυσδιάκριτον
εἶναι τὴν πρώ(3io)την εἰσβολὴν αὐτῶν· οὔτε γὰρ δέονται τη-
νικαῦτα διαφόρων βοηθημάτων, οὔτ᾽ ἔξωθεν οὔτ᾽ ἔσωθεν,
ἀλλ᾽ ἀρκεῖ τὰ παρηγορικὰ μόνον. τεταγμένων δὲ τῶν ἐντέ-
ρων ἁπάντων μετὰ τὴν γαστέρα, τῆς μὲν νήστεως ὑψηλοτά-
της, ἐφεξῆς δὲ αὐτῆς τοῦ λεπτοῦ καλουμένου, μεθ᾽ ὃ τοῦ μὲν
τυφλοῦ πρὸς τὰ κάτω μέρη τὴν ἔκτασιν ἔχοντος, τοῦ δὲ κώ-
λου πρὸς τὴν ἄνω χώραν ἀναφερομένου, μέχρι τοῦ συνηρτῆ-
σθαι πολλάκις ἥπατί τε καὶ σπληνὶ, θαυμάζειν ἐπῆλθέ μοι,
πόθεν ἐπείσθησαν οὐ μόνον οἱ ἰατροὶ σχεδὸν ἅπαντες, ἀλλὰ
καὶ οἱ ἰδιῶται, τὰ σφοδρότατα τῶν ἀλγημάτων, ἐν οἷς ἂν
τύχῃ μέρεσι γιγνόμενα, τοῦ κώλου νομίζειν εἶναι. φαίνεται
μὲν οὖν τοῦτο κἀμοὶ πιθανώτατον ὑπάρχειν, ἀλλὰ καὶ ζητή-

exeunte et a dolore liberantur et fimul locum affectum often-
dunt, itaque nihil relinquitur, nifi ut provideatur, ne poftea
tam facile affici poffint.　Nam ut perfeverante dolore utra-
que pars eisdem indiget praefidiis, ita tempore fubfequente
diverfis.　Quapropter nullum in curatione augurandum eft
damnum nobis evenire, quod in primo horum morborum
infultu eos difficulter difcernamus; tunc enim neque exter-
nis, neque internis, differentibus egent auxiliis, fed fuffici-
unt ea quae dolorem leniant.　Quum autem omnia inteftina
a ventriculo ordine quodam descendant, omnium fupremum
jejunum, deinde, quod tenue vocatur, poftea caecum ad in-
fernas partes extenfum, colum ad fuperiores revertens, donec
faepenumero et lieni et jecori attendatur, miratus fum, quo-
modo non folum medici fere omnes, fed etiam populares,
vehementiffimos quosque dolores, in quacunque parte eve-
nerint, ad colum referant.　Id quidem mihi quoque verifi-
mile videtur; fed quum caufam quaero, cur tam vehemens

BIBΛION Z. 387

Ed. Chart. VII. [508. 509.]   Ed. Baf. III. (310.)

σαντι τὴν αἰτίαν τοῦ σφοδροῦ τε ἅμα καὶ μονίμου τῆς ὀδύνης,
οὐχ ἁπλῶς πεισθέντι τοῖς ἀποφηναμένοις. οὐ γὰρ ὥσπερ
ἐπὶ τῶν ἐν νεφροῖς καὶ οὐρητῆρσι λίθων ἐσφηνωμένων ἀλ-
γήματα γίγνεται σφοδρὰ κατὰ τὴν δίοδον, οὕτω κἀπὶ τῶν
λεπτῶν ἐντέρων εὐλόγως ἄν τις ὑπολάβοι, τὰ περιεχόμενα
πνεύματα ψυχρὰ καὶ χυμοὺς ὁμοίους αὐτοῖς, ἐργάζεσθαι τὴν
ὀδύνην· ἡ γὰρ τοῦ σώματος οὐσία τῶν ἐν τοῖς λεπτοῖς ἐντέ-
ροις χιτώνων ἀραιά τέ τις οὖσα καὶ λεπτὴ, κατέχειν ἐπὶ πλέον
οὐ δύναται τὰ τοιαῦτα τῶν αἰτίων. [509] εὔλογον οὖν ἐστιν
ἔν τινι πυκνῷ καὶ παχεῖ σώματι γεννηθέντα ψυχρὸν καὶ
παχὺν ἢ γλίσχρον χυμὸν, ἢ πνεῦμα φυσῶδες οὐκ ἔχον διέξο-
δον, ὀδύνην ἐργάζεσθαι, σφοδρὰν μὲν κατ᾽ ἄμφω, διά τε
δυσκρασίαν καὶ τάσιν τῶν σωμάτων ἐν οἷς στέγεται, μακρὰν
δὲ, τῷ μὴ δύνασθαι κενωθῆναι ῥᾳδίως, εἰργόμενον ὑπό
τε τοῦ πάχους καὶ τῆς πυκνότητος τῶν περιεχόντων αὐτὸ
σωμάτων. γίγνονται δέ ποτε καὶ ἄλλοι πόνοι σφοδρότατοι
κατὰ τὰ μετέωρα μέρη τῶν ἐντέρων, ἱκανῶς σπαράσσοντες
ἐμέτοις, ὡς ἐπὶ τέλει κόπρον ἐμέσαι τινὰς, ἐξ οὗ πάθους

tamque perfeverans fit dolor, non fimpliciter huic affertioni
fatis credo. Non enim ut in renibus atque ureteribus im-
pacto lapide, ingentes dolores in tranfitu excitantur, fic et
tenuibus inteftinis rationi confentaneum eft cenfere, frigidos
flatus retentos atque fimiles iis humores dolorem efficere;
nam tenuium inteftinorum tunicae rara tenuique fubftantia
conftant, ut non ita diu hujusmodi caufas continere poffint.
Ergo probabile eft frigidum, craffum et lentum humorem,
aut flatulentum fpiritum, in corpore craffo denfoque geni-
tum, exitum non habentem, dolorem excitare; vehementem
quidem geminam ob caufam, intemperiem et corporum qui-
bus continetur tenfionem; longum vero, quia difficile vacu-
atur, corporum ipfum ambientium tum craffitudine tum
fpiffitudine coërcitus. Atque interdum alii quoque dolores
vehementiffimi in fublimioribus inteftinorum partibus eve-
niunt, graviter vomitionibus cruciantes, adeo ut nonnulli
fub fine ftercus quoque evomant; a quo affectu vix unquam

σπανιώτατά τις ἐσώθη, καὶ καλοῦσί τινες αὐτὸ εἰλεὸν, κα-
θάπερ ἕτεροι χορδαψὸν, ὅτ᾽ ἂν ἐξέχῃ τις ὄγκος ἐν τῇ χώρᾳ
τῶν λεπτῶν ἐντέρων, ὡς δοκεῖν οἷον χορδήν τινα περιεστρά-
φθαι τὸ ἔντερον. εὔλογον οὖν ἔδοξε τοῖς πρὸ ἡμῶν ἰατροῖς,
ἤτοι διὰ φλεγμονὴν, ἢ ἔμφραξιν κόπρου ξηρᾶς τὰ τοιαῦτα
γίγνεσθαι πάθη τῶν λεπτῶν ἐντέρων. ἕτερα μέντοι συμπτώ-
ματα πάντων ἅμα πεπονθότων εὐλόγως ἐπιστεύθη γίγνεσθαι,
τῶν ἐντέρων τε καὶ τῆς γαστρὸς, ὥσπερ αἵ τε λειεντερίαι καὶ
αἱ κοιλιακαὶ καλούμεναι διαθέσεις, ὅσαι μὴ δακνώδεις εἰσίν·
αἱ μὲν γὰρ δακνώδεις αὐτῷ τῷ δάκνειν ἐξορμῶσιν ἐπὶ τὴν
ἀπόκρισιν ἅπαν τὸ ἔντερον· ὅσαι δ᾽ οὐ δάκνουσιν, ἀτονίαις
ἐντέρων ἕπονται, διὰ τὸ μὴ δύνασθαι κατέχειν τὰ περιεχόμενα
μηδ᾽ ἐπ᾽ ὀλίγον χρόνον, ἐκκρινόντων αὐτὰ παραχρῆμα, κα-
θάπερ ἄχθος τι βαρῦνον ἀποτιθέμενα ταῖς στραγγουρίαις ἀνά-
λογον· ὁρῶνται γὰρ κἀκεῖναι γιγνόμεναι ποτὲ μὲν διὰ δρι-
μύτητα καὶ δῆξιν ἀποκρινούσης τῆς κύστεως συνεχῶς τὸ πα-
ραγιγνόμενον εἰς αὐτὴν, ἔστι δὲ ὅτε μὴ φεροίσης τὸ βάρος

aliquis evafit; hunc quidam volvulum vocant, nonnulli etiam
chordapfum, quum tumor aliquis eminet in tenuium inteſti-
norum regione, ut videatur inteſtinum ad chordae fimilitu-
dinem circumvolutum. Itaque confentaneum vifum eſt me-
dicis antiquioribus, vel ab inflammatione, vel ab obſtructio-
ne aridi ſtercoris, hujusmodi tenuium inteſtinorum affectus
oriri. Sunt alia quoque ſymptomata, quae merito omnibus, et
inteſtinis et ventriculo, ſimul affectis evenire creduntur, ut
quas lienterias et coeliacas affectiones vocitant, quae minime
funt mordaces. Nam mordaces eo ipfo quod mordeant om-
nia inteſtina ad excretionem excitant; at non mordaces inte-
ſtinorum imbecillitatem ſequuntur, quia retinere contenta ne
exiguo quidem tempore poſſunt, illico excernentium ea, ac fi
grave aliquod onus deponerent, ut in ſtranguriis contingit;
hae namque etiam confpiciuntur fieri, interdum quum ob acri-
moniam et morſum veſica jugiter, quicquid ad eam pervenit,
fecernit; interdum, quod molem ipſius, etiamſi exiguam, ſu-

BIBΛION Z. 389

Ed. Chart. VII. [509.]   Ed. Baf. III. (310.)

αὐτοῦ, κἂν ὀλίγον εἴη. τὰς δ' ἐργαζομένας αἰτίας τὸ λειεν-
τερικὸν πάθος ἑτέρωθι γεγραμμένας ἔχετε καταμόνας, πρὸς τῷ
κἂν τοῖς τῆς θεραπευτικῆς μεθόδου καὶ τοῖς τῶν φυσικῶν δυ-
νάμεων ὑπομνήμασιν, ἔτι τε τοῖς τῶν συμπτωμάτων αἰτίοις
εἰρῆσθαι. νῦν γὰρ οὐ περὶ τῶν τὰς νόσους ἐργαζομένων
αἰτίων ὁ λόγος ἐστὶν, ἀλλὰ περὶ τῶν πεπονθότων τόπων,
ὅσοι τὴν διὰ τῆς ἁφῆς τε καὶ τῆς ὄψεως ἐκφεύγουσι γνῶσιν.
ἐπεὶ δ' εἰς τὴν τούτων ἀκριβῆ διάγνωσιν ἐνίοτε καὶ περὶ τῶν
διαθέσεων αὐτῶν ἠναγκάσθην εἰπεῖν τι, διὰ τοῦτο καὶ περὶ
τῶν ἐργαζομένων αὐτὰς αἰτίων ἐπεμνήσθην. ὥστε κατα-
παύειν ἐνταῦθα προσήκει τὸν περὶ τῶν ἐντέρων λόγον· ὅσα
γὰρ ἐναργῶς ἔστι πάθη γνῶναι συνιστάμενα κατὰ αὐτὰ, καὶ
ταῦτα κοινὰς ἔχει τὰς διαγνώσεις τοῖς προειρημένοις· τὰ γὰρ
τῶν ἀποστημάτων, ἢ φλεγμονῶν, ἢ σκίρῥων, ἢ πνευματώσεων,
ἢ ἐρυσιπελάτων γνωρίσματα γιγνωσκόμενα πᾶσιν, ὅταν ἐν
τοῖς κατὰ τὴν κοιλίαν τόποις ὀφθῇ, καὶ τοῦ πάθους ἅμα καὶ
τοῦ πεπονθότος τόπου τὴν διάγνωσιν ἐνδείκνυται, καὶ λέ-
λεκται καὶ περὶ τούτων ἐν τοῖς ἔμπροσθεν λόγοις αὐτάρκως.

ftinere nequeat.   At a quibus caufis inteftinorum laevitas
proveniat, alibi particulatim fcriptum habetis, praeter ea,
quae in libris methodi medendi, de naturalibus facultatibus
et de fymptomatum caufis diximus.   Nunc enim non diffe-
rimus de caufis morbos efficientibus, fed de affectis locis,
qui tum tactus, tum vifus judicium effugiunt.   At quia ad
accuratam horum dignotionem etiam de ipfis affectibus inter-
dum aliquid dicere coactus fum, idcirco de caufis quoque ip-
fos efficientibus mentionem feci.   Itaque fermoni de inteffi-
norum affectibus convenit hic finem imponere; quicunque
enim affectus in ipfis confiftunt cognitu faciles, ii cum prae-
dictis communes habent notas.   Nam abfceffuum, inflam-
mationum, fcirrhorum, inflationum, eryfipelatum indicia
omnibus cognita, quum in ventriculi locis apparent, et
affectus ipfius et fimul affectae fedis dignotionem oftendunt,
ac de his prioribus libris fatis dictum eft.

Ed. Chart. VII. [509. 510.]   Ed. Baf. III. (310.)

Κεφ. γ'. Ἐὰν μὲν εἰσβάλλῃ ἐξαίφνης νεφρῖτις, ἀξιο-
λόγου λίθου σφηνωθέντος, ἤτοι κατά τινα τῶν νεφρῶν, ἢ
καὶ τῶν οὐρητήρων, παραπλήσιον ἄλγημα γίγνεται τοῖς κω-
λικοῖς· διορίζεται δὲ τῷ τε πλήθει καὶ μεγέθει τῶν ναυτιῶν,
ἅμα τοῖς ἐμουμένοις χολώδεσί τε καὶ φλεγματώδεσιν οὖσιν,
[510] καί τι καὶ τῆς ἐδηδεσμένης τροφῆς μεμιγμένον ἔχουσι·
πολλάκις καὶ τῷ τόπῳ, τῶν ὑψηλῶν μερῶν τοῦ κώλου πα-
σχόντων· ἔστι δ' ὅτε καὶ τῷ μὴ καθ' ἕνα τόπον ἐρηρεῖσθαι
τὴν ὀδύνην, ἀλλ' ἐνειλεῖσθαί τε καὶ μέχρι πλείονος ἐκτείνε-
σθαι, καὶ μηδὲ φύσαν προΐεσθαι· ταῦτα γὰρ ἅπαντα μόνοις
γίγνεται τοῖς κωλικοῖς, τὰ μὲν μᾶλλον, τὰ δὲ ἧττον. ὅταν
δ' ἐκ τῶν ὑφισταμένων τοῖς οὔροις, ἢ καί τινος οὐρηθέντος
λίθου σαφῶς διορισθείη, ζήτημα οὐκέτ' οὐδὲν ὑπολείπεται.
πολλοὶ δὲ τῶν πασχόντων, ὀδύνης μετρίας αἰσθάνονται διὰ
βάθος κατὰ τὰς λαγόνας ὑπαρχούσης ἀπ' ἀρχῆς, οὐδέπω
ψαμμώδους οὐδενὸς ἐκκρινομένου σαφῶς· ἐφ' ὧν, ὡς ἴστε,
διδοὺς τῶν φαρμάκων ὅσα θρύπτει τοὺς ἐν τοῖς νεφροῖς λί-
θους, ἅμα τε διάγνωσιν ἀκριβῆ ποιούμενος τοῦ τε πάθους

Cap. III.   Quum derepente nephritis incidit, lapide
notatu digno vel in renum vel in ureterum aliquo impacto,
dolor excitatur colico fimilis, verum diftinguitur naufearum
tum multitudine tum magnitudine, cum iis quae vomitu re-
jiciuntur, biliofis et pituitofis, praeaffumpti quoque cibi
aliquid admixtum habentibus; faepenumero etiam loco, quum
fuperiores coli partes afficiuntur; atque ex eo interdum,
quod non uni loco dolor innitatur, fed revolvatur, et ad plu-
rimas extendatur partes, ac ne flatus quidem transmittatur;
haec enim omnia colicis duntaxat eveniunt, alia magis, alia
minus.   Quum vero ex iis, quae in urinis fubfident, aut
lapide cum urina excreto, plane discernuntur, nullus relin-
quitur quaeftioni locus.   Multi vero laborantes dolorem
moderatum profundo ilium infidentem fentiunt ab initio,
quum nondum fabulofum quippiam manifefte excernatur;
quibus, ut fcitis, dato medicamento, quod lapides in renibus
conterat, fimul et affectum ipfum, et fedem affectam digno-

καὶ τοῦ πάσχοντος τόπου, καὶ θεραπείας ἀρχὴν ἴσχω τὴν
αὐτήν. ἐὰν γὰρ εὑρεθῇ τι ψαμμῶδες ἐν τοῖς οὔροις ἐπὶ τῇ
πόσει τοῦ φαρμάκου, νεφριτικὸν τότε πάθος ἔγνων ὑπάρχειν,
ἐφεξῆς τε δίδωμι τῶν αὐτῶν φαρμάκων, ἅμα τῇ λοιπῇ θερα-
πείᾳ. διεγνωσμένου δὲ, ὅτι πάσχει τις οὕτω νεφρὸς, ἐὰν
ἀλγήματα μετὰ φρίκης ἐκ διαλειμμάτων ἀνωμάλως φαίνηται
γιγνόμενα, καὶ πυρετοί τινες ἐπ' αὐτοῖς ἄτακτοι, τηνικαῦτα
κατακλίνοντες ἐπὶ τὴν γαστέρα τὸν κάμνοντα, καί ποτε καὶ
κατὰ θάτερον πλευρὸν, ὡς ὑψηλὸν εἶναι τὸ πεπονθὸς μέρος,
ἐρωτᾶτε μή τινος βάρους ὥσπερ ἐκκρεμαμένου κατὰ τὸν ἀλ-
γοῦντα νεφρὸν αἰσθάνονται· τούτων γὰρ αὐτοῖς συμβαινόν-
των, ἀπόστημα χρὴ προσδέχεσθαι συνιστάμενον, ἐφ' ᾧ πε-
φθέντι πῦον οὐρηθὲν ἅμα τε τῆς ὀδύνης ἀπαλλάττει τὸν
κάμνοντα καὶ κίνδυνον ἑλκώσεως ἐπιφέρει τῷ νεφρῷ, καὶ
διὰ τοῦτο πειρᾶσθαι χρὴ παντὶ τρόπῳ τῆς ἐπουλώσεως αὐτοῦ
φροντίζειν· ἐὰν μὴ διὰ ταχέων εἰς οὐλὴν ἀχθῇ, δυσθεραπευ-
τότερον γίγνεται. σημεῖα δὲ τοῦ διαμένειν τὴν ἕλκωσιν ἔν
τε τοῖς οὐρουμένοις οὐκ ἀσαφῆ καὶ τῷ κάμνοντι πολλάκις

fco, atque idem habeo curationis principium. Si enim a
medicamenti potione in urinis fabulofa quaedam comperian-
tur, nephriticum affectum eſſe cognosco, atque deinceps ea-
dem medicamenta exhibendo reliquam perficio curationem.
Quum autem renem aliquem ita affectum eſſe dignoveris, fi
dolores cum horrore intervallato inaequalique infeftare vide-
antur, ac ex his febres quaedam inordinatae, tum pronum
in ventrem decumbere juſſum, atque interdum in alterum
latus, ut fublimis fit affectae partis fitus, laborantem inter-
roga, num circa renem dolentem veluti fuspenfi cujusdam
ponderis fenfum percipiat. Etenim, quum haec ei accide ·
rint, abfceſſum colligi conjicere oportet; quo concocto, pus
mictum, laborantem a dolore liberat et ulceris in rene peri-
culum affert, proinde exacto ftudio laborandum eft, ut in-
ducatur cicatrix, quod nifi illico contigerit, difficiliorem red-
dit curationem. Ac perfeverantis ulceris figna ex urina
haud obfcure deprehenduntur et laborans creberrime in af-

Ed. Chart. VII. [510.]   Ed. Baf. III. (310. 311.)

ὀδύνης αἴσθησις ἐν τῷ κατὰ τὸν πεπονθότα νεφρὸν χωρίῳ·
συνεκκρίνεται δ᾽ αὐτοῖς ἐνίοτε καὶ πῦον, ὡς ἀφ᾽ ἕλκους, ὀλί-
γον· ἐφελκὶς δ᾽ ὁμοίως ἐκκρίνεται, ἔστι δ᾽ ὅτε καὶ αἷμα ση-
μαῖνον ἀναβιβρώσκεσθαι τὸ ἕλκος· ἀλλὰ καὶ ῥηγνυμένου ποτ᾽
ἀγγείου διὰ πλῆθος, ἢ ἐκ καταπτώσεως, ἢ πληγῆς σφοδρᾶς,
οὔρησαν αἷμα δαψιλὲς ἔνιοι· καί ποτε καὶ φλεβὸς ἀναστομω-
θείσης αὐτοῖς γίγνεται τοῦτο. τῶν δ᾽ ἑλκῶν αὐτῶν τῶν ἐν
τοῖς νεφροῖς τεκμήρια βεβαιότατα τὰ συνεξερχόμενα τοῖς
οὔροις σαρκία σμικρὰ, τῆς τῶν νεφρῶν οὐσίας ὄντα μόρια,
κατὰ τὴν ἐπιπλέον ἀνάβρωσιν ἐκ τῆς ἑλκώσεως ἀπορρυπτό-
μενα. τά γε μὴν ταῖς θριξὶν ὅμοια καὶ ὁ Ἱπποκράτης μὲν
εἶδεν τοῖς οὔροις συνεξερχόμενα, καθάπερ αὐτὸς ἐν ἀφορισμοῖς
ἔγραψεν, καὶ ἡμεῖς δὲ ἐθεασάμεθα, ποτὲ μὲν σπιθαμιαῖα τὸ
μῆκος, ἔστι δ᾽ ὅτε καὶ μείζω, καί ποτε καὶ πάνυ σμι(311)κρὰ,
ὥστέ με θαυμάζειν, εἰ ἐν τῇ κοιλίᾳ τῶν νεφρῶν συνέστη τηλι-
καῦτα· καὶ διὰ τοῦτο πιθανώτερον ἐφαίνετό μοι, τὴν γένε-
σιν αὐτῶν ἐν ταῖς φλεψὶν εἶναι, καθ᾽ ὃν τρόπον ἐν ταῖς κνή-
μαις ἔν τινι τόπῳ τῆς Ἀραβίας, ὥς φασι, τὰ καλούμενα

fecto rene dolorem fentit; atque interdum cum urina exigu-
um pus, veluti ab ulcere, excernitur; fimiliter ramentum
nonnunquam excluditur, ac interdum fanguis quoque, qui
erofi ulceris indicium eft. At et rupto aliquando vafe ob
plenitudinem, aut cafum, aut vehementem ictum, nonnulli
magnam fanguinis copiam mejendo profuderunt; quod aper-
to etiam interdum venae alicujus ore fit. Sed certiffima ul-
ceratorum renum conjectura eft, fi cum urina exiguae quae-
dam carunculae excernantur, renum fubftantiae partes, ob
vehementem ulceris erofionem evulfae. Ea vero quae pilis
fimilia funt, Hippocrates quoque cum urinis excerni vidit,
quemadmodum ipfe in aphorismis fcripfit; ac nos etiam vi-
dimus, aliquando femipedis longitudine, interdum etiam lon-
giora, ac nonnunquam etiam admodum exigua, ut mirarer,
quomodo in renum ventriculo talia poffent confiftere; pro-
inde probabilius mihi videbatur, in venis hujusmodi res pro-
creari, quemadmodum in quodam Arabiae loco, ut ajunt, in

δρακόντια γίνεται, νευρώδη μὲν τὴν φύσιν, ἕλμισι δὲ καὶ τῇ
χρόᾳ καὶ τῷ πάχει παραπλήσια. λεγόντων μὲν οὖν ἑωρακέναι
ταῦτα πολλῶν ἤκουσα, μὴ θεασάμενος δ᾽ αὐτά, οὐκ ἔχω
συμβαλεῖν οὔτε περὶ τῆς γενέσεως αὐτῶν οὔτε περὶ τῆς οὐ-
σίας ἀκριβῶς οὐδέν· ὅπου γε καὶ τὰς οὐρουμένας τρίχας
ἰδών, ἐκ μὲν τῆς χρόας τε καὶ συστάσεως ἐπειθόμην τοῖς εἰρη-
κόσιν αὐτὰς ἐκ παχέος τε καὶ γλίσχρου χυμοῦ θερμανθέντος τε
καὶ ξηρανθέντος ἐν ταῖς φλεψὶ συνίστασθαι, [511] τοῦ μή-
κους δ᾽ αὐτῶν οὐκ ἐπινοῶ τὴν αἰτίαν. ἀλλὰ τήν γε θερα-
πείαν, ὁπότε πρῶτον εἶδον, ἤλπισα διὰ τῶν οὐρητικῶν φαρ-
μάκων ἔσεσθαι, καὶ οὕτως ἀπέβη, καὶ σχεδὸν ἅπασιν οἷς
συνέβη τὸ πάθημα τοῦτο, νεφριτικὸν οὐδὲν οὔτ᾽ ἔμπροσθεν
ἦν οὔτ᾽ αὖθις ἐπεγένετο σύμπτωμα, θεραπευθεῖσιν ὑπὸ τῶν
οὐρητικῶν φαρμάκων. ἀλλὰ κἂν ἄλλη τις ἐκκαθαίρηται τῶν·
φλεβῶν δι᾽ οὐρήσεως μοχθηρία χυμῶν, οὐδὲν ὑπ᾽ αὐτῆς εἶδον
οὔτε νεφροὺς οὔτε κύστιν οὔτε τοὺς οὐρητικοὺς πόρους
παθόντας, ὥσπερ οὐδ᾽ εἰ πῦον ἐκκρίνειέ τις πολὺ δι᾽ οὔρων,
ἀλλὰ κατά γε τοῦτο, παραπλησίως ἔχει ταῦτα τοῖς κατὰ τὰ
ἔντερα, πάσχει γὰρ οὐδ᾽ ἐκεῖνά τι κατὰ τὰς ἡπατικὰς δια-

tibiis hominum dracunculi vocati nascuntur, nervoſi natura,
calore craſſitudineque lumbricis ſimiles; multos ſane audivi,
qui ſe vidiſſe eos dicerent, ipſe vero quum nunquam viderim,
neque de ortu neque de eſſentia ipſorum quicquam exacte
conjicere poſſum. At ubi pilos mejendo excretos vidi, tum
ex colore, tum ex mole credidi dicentibus, eos ex craſſo
lentoque humore calefacto exiccatoque in venis conſiſtere, at
longitudinis ipſorum cauſam non intelligo. Verum quum
primum eos vidi, curationem medicamentis urinam cientibus
ſucceſſuram ſperavi, atque ita contigit ac prope omnibus,
quibus hic affectus accidit, nephriticum nullum ſymptoma
neque ante fuit, neque deinde obortum eſt, diureticis medi-
camentis curatis. Verum etiamſi alia quaepiam humorum
vitia a venis per urinam expurgentur, quemadmodum ſi pu-
ris quoque multa fiat per urinas excretio, nihil ab iis vel re-
nes, vel veſicam, vel ureteras meatus laedi cognovimus, ſed
in hac re cum inteſtinis conveniunt, quae in hepaticis affe-

θέσεις, καίτοι ὑπὸ χολῆς ἀκράτου βλαπτόμενα, καθάπερ αὖ
πάλιν ἡ κύστις ὑπὸ δριμέων οὔρων διόδου χρόνῳ πολλῷ γενο-
μένης ἑλκοῦται. νεφρῶν γε μὴν ἔστι καὶ ἄλλό τι πάθος, ἐφ'
οὗ λεπτὸς ἰχὼρ αἵματος οὐρεῖται, τοῖς ἐπὶ τῶν ἡπατικῶν
παθῶν ἐν ἀρχῇ γιγνομένοις διαχωρήμασιν ὅμοιος, πλὴν ὅσον
αἱματωδέστερα ὀλίγῳ φαίνεται· συμβαίνει δὲ τοῦτο καὶ διὰ
παραπλησίαν μέν τινα διάθεσιν ἐν νεφροῖς γινομένην, οἵαν
ἐν ἥπατι τὴν τῆς ἀτονίας ἔφαμεν εἶναι, καὶ δι' εὐρύτητα δὲ
τῶν ἐκ τῆς κοίλης φλεβὸς εἰς τοὺς νεφροὺς τὸ οὖρον διηθούν-
των στομάτων, ἢ πόρων, ἢ ὅπως ἂν ὀνομάζειν ἐθέλῃς.
ἐμοὶ δὲ δοκοῦσιν οἱ νεφροὶ πεπονθέναι καὶ κατὰ τοῦτο τὸ
πάθος, ὅ τινες μὲν ὕδερον εἰς ἀμίδα, τινὲς δὲ διάῤῥοιαν εἰς
οὖρα, τινὲς δὲ διαβήτην, ἔνιοι δὲ διψακὸν ὀνομάζουσι, σπα-
νιώτατα γιγνόμενον. ἐμοὶ γοῦν ὤφθη δὶς ἄχρι δεῦρο, διψών-
των μὲν ἀμέτρως τῶν πασχόντων, καὶ πινόντων γε δι' αὐτὸ
τοῦτο δαψιλῶς, οὐρούντων τε τὸ ποθὲν ἐν τάχει τοιοῦτον,
οἷον ἐπόθη· παραπλήσιον δ' αὖ καὶ τοῦτο κατὰ νεφροὺς καὶ
κύστιν πάθος, οἷον ἐν κοιλίᾳ καὶ ἐντέροις ἡ λειεντερία. περὶ

ctionibus nihil patiuntur, licet a bile fincera laedantur, vel-
uti vefica quoque, ubi longo tempore acres per ipfam uri-
nae transeunt, ulceratur.   Eft etiam alius renum affectus,
quo tenuis fanies fanguinis mejitur, fimilis excrementis, quae
in hepaticorum affectuum initio excernuntur, nifi quod paulo
magis apparent cruenta; id autem accidit ob aliquam affe
ctionem renibus infidentem ei confimilem, qualem in jecore
diximus imbecillitatem effe, tum ob osculorum, aut meatu-
um, vel utcunque nominare volueris, per quos ex cava ve-
na in renes urina percolatur, laxitatem.   Atque renum quo-
que mihi videtur affectus is effe, quem quidam hydropem
matellae, alii urinae profluvium, alii diabetem, alii dipfacon
appellant, qui rariffime gignitur.   Equidem eum huc usque
bis vidi, fupra modum fitientibus infirmis atque idcirco ex-
uberanter bibentibus, celeriterque per urinam epotum red-
dentibus tale, quale biberant.   Atque hic renum veficaeque
affectus fimilis eft ventriculi inteftinorumque laevitati.   Sed

μὲν οὖν λειεντερίας ἰδίᾳ γέγραπται, δεικνύντων ἡμῶν οὐ μό-
νον τὴν κοιλίαν, ἀλλὰ καὶ πᾶν τὸ ἔντερον ἐπὶ μὲν τὴν ἀπό-
κρισιν ἐν τάχει παραγίγνεσθαι τῶν καταποθέντων σιτίων τε
καὶ πομάτων, οὐ δυνάμενα φέρειν οὐδ᾽ ἐπ᾽ ὀλίγον ἀλύπως
ἢ τὸ βάρος αὐτῶν, ἢ τὴν ποιότητα· περὶ δὲ τῆς εἰς τὴν κύ-
στιν ἀθρόας τε καὶ ταχείας φορᾶς ἀδύνατον ἀτονίαν αἰτιά-
σασθαι τῆς γαστρὸς, ἢ τῆς νήστεως, ἢ τῶν λεπτῶν ἐντέρων·
εἴπερ γὰρ ἀδυνατοῦντα βαστάζειν τὸ ποτὸν ἐπὶ τὴν ἔκκρισιν
αὐτοῦ παραγίνεται, τί ἐκώλυεν ἐκκρίνεσθαι διὰ τῆς ἕδρας
αὐτὸ, καθάπερ ὁρᾶται γιγνόμενον ἐπὶ τῶν λειεντερικῶν; οὐ
μόνον γὰρ ἐκκρίνεται τὰ σιτία ταχέως διεξερχόμενα τὴν το-
σαύτην ἕλικα τῶν ἐντέρων, ἀλλὰ καὶ τὰ ποτά. τὴν δ᾽ εἰς
ἧπαρ ἀνάδοσιν ἀπὸ τῶν καθ᾽ ὅλην τὴν γαστέρα χωρίων
ἐμάθομεν οὐθ᾽ ἥπατος ἀτονίᾳ γιγνομένην, οὔτε τῶν κατὰ τὸ
μεσεντέριον φλεβῶν οὔτε τῶν κατὰ τὴν κοιλίαν, ὥσπερ οὐδὲ
τῶν ἐξ ἥπατος ἐπὶ τοὺς νεφρούς· ἐδείχθη γὰρ ἡμῖν κἂν τοῖς
τῶν φυσικῶν δυνάμεων ὑπομνήμασιν, ἕλκειν μὲν εἰς ἑαυτὸ
τὸ ἧπαρ ἐκ τῆς κοιλίας τὴν τροφὴν διὰ τῶν ἐν μεσαραίῳ

de inteftinorum laevitate feparatim dictum eft, ubi oftendi-
mus, non ventriculum duntaxat, fed univerfa quoque inte-
ftina, ad excretionem tum ciborum tum potuum affumpto-
rum celeriter excitari, adeo ut ne pauxillo quidem tempore
citra moleftiam ferre poffint ipforum aut pondus aut qua-
litatem.   At quod affatim celeriterque ad veficam urina de-
feratur, id neque ad ventriculi, neque inteftini jejuni, neque
tenuis imbecillitatem, tanquam ad caufam, referri poteft.
Si enim quod potum fuftinere non poffint, ad excretionem
properant, quid obftat, quominus per fedem excernatur, ut
in laevitatibus inteftinorum fieri videtur? neque enim cibus
duntaxat celeriter per tam longam inteftinorum convolutio-
nem transiens dejicitur, verum etiam quae epota fuere.   At
diftributionem a totius ventris partibus ad hepar didicimus
neque per hepatis, neque mefentericarum venarum, aut ven-
tris, ut neque per earum, quae ab hepate exortae ad renes
tendunt, imbecillitatem fieri.   Nam in libris de naturalibus
facultatibus nobis oftenfum eft, jecur ex ventriculo per me-

Ed. Chart. VII. [511. 512.]   Ed. Baf. III. (311.)

φλεβῶν, ὥσπερ τὰ δένδρα τὴν ἐκ τῆς γῆς ἕλκει διὰ τῶν ῥι-
ζῶν· ἐδείχθησαν δὲ καὶ οἱ νεφροὶ τὸ ὑδατῶδες ἐν αἵματι ἕλ-
κειν, μὴ μέντοι τὴν κύστιν ἕλκειν ἐκ τῶν νεφρῶν, ὥσπερ
μηδ᾽ ἐκ τῆς κοιλίας τὰ ἔντερα· πέμπειν δ᾽ ἐκκρίνοντας, εἰς
μὲν τὴν κύστιν τοὺς νεφροὺς διὰ τῶν οὐρητήρων, εἰς δὲ τὴν
νῆστιν, τὴν κοιλίαν διὰ τῆς ἐκφύσεως, ἣν Ἡρόφιλος ὠνόμασε
δωδεκαδάκτυλον, ἀπὸ τοῦ μήκους αὐτῇ τὴν ἐπωνυμίαν θέ-
μενος. ὥστε τῶν μὲν νεφρῶν ἀτονίαν ἄν τις αἰτιάσαιτο,
κατέχειν ἐπὶ πλέον ἐν ἑαυτοῖς μὴ δυναμένων τὸ οὖρον· οὐ
μὴν τῶν γ᾽ ἄλλων [512] μορίων, ὅσα διεξέρχεται τὸ ποθέν.
ἀλλὰ πάλιν εἰ μέμφοιτό τις ὡς ἀτόνους τοὺς νεφροὺς, πῶς
ἕλξουσιν εἰς αὐτοὺς ταχέως τὸ οὖρον; ἢ δυνατὸν λέγειν,
ὥσπερ ἐπὶ τῆς κοιλίας ἐνίοις τῶν λειεντερικῶν ὀρέξεις γίνονται
σφοδρόταται, κατὰ τὸν αὐτὸν τρόπον ἐπὶ νεφρῶν ὄρεξίν τε
ἅμα γίγνεσθαι σφοδρὰν, καὶ διὰ τοῦθ᾽ ἕλκειν εἰς ἑαυτοὺς διὰ
τῆς κοίλης φλεβὸς τὸ οὖρον, αὐτίκα μέν τοι βαρύνεσθαι διὰ
τὸ τῆς ὁλκῆς λάβρον; ὥσπέρ γε καὶ ἐπὶ τῶν ὀνομαζομένων
ὀρέξεων κυνωδῶν ἐνίους ὁρῶμεν ἐμπιπλαμένους μὲν ἀθρόως,

faraei venas, veluti arbores a terra per radices, cibum ad
fefe allicere; fic etiam oftenfum eft, renes trahere quod
aquofum in fanguine eft; non tamen veficam trahere a reni-
bus, quemadmodum neque inteftina a ventriculo, fed renes
quidem per ureteras excernendo in veficam mittere, ventri-
culum autem in jejunum per eum procceffum, quem Hero-
philus dodecadactylon vocat, a duodecim digitorum longi-
tudine nomen ei imponens.   Itaque renum imbecillitas accu-
fari poteft, qui continere diutius urinam non valeant; non
vero aliarum partium, per quas potus tranfit.   Sed rurfus
fi arguat renes quispiam infirmitatis, quomodo tam celeriter
urinam ad fe attrahent? an dicere poffumus, quemadmodum
in ventriculo quibusdam lientericis vehementiffima excitatur
ciborum cupiditas, ita in renibus quoque cupiditatem fimul
oriri vehementem atque hanc ob caufam eos urinam per ca-
vam venam ad fefe trahere, fed illico ab attractionis impetu
gravari? quemadmodum fane et in iis qui canina vocata ap-
petentia vexantur, nonnullos videmus affatim impleri, pau-

BIBΛION Z. 397

Ed. Chart. VII. [512.]   Ed. Baf. III. (311.)

ἐμοῦντας δ᾽ ὀλίγον ὕστερον, ἢ διαῤῥοϊζομένους· οὐ μόνον
γὰρ ὁρᾶται τοῦτο παρὰ φύσιν ἐχόντων γιγνόμενον, ἀλλὰ καὶ
ζώοις τισὶν ὑγιαίνουσιν ἀμέμπτως, ὡς τοῖς ὀρνιθίοις, ἃ κα-
λοῦσιν ἐν Ἀσίᾳ παρ᾽ ἡμῖν Σελευκίδας· ἀττελάβους γὰρ ταῦ-
τα δι᾽ ὅλης ἡμέρας ἀπλήστως ἐσθίοντα, διὰ ταχέος αὐτοὺς
ἐκκρίνει· καὶ ἄλλοις δὲ ζώοις ὑπάρχειν φαίνεται τὸ τοιοῦτον
σύμπτωμα φυσικόν. ὥσπερ οὖν ἐν τῷ στόματι τῆς γαστρὸς
ἡ κυνώδης ὄρεξις γιγνομένη, μετὰ τοῦ μὴ φέρειν αὐτὴν τῶν
καταποθέντων τὸ βάρος, ἀναγκάζει πολλὰ μὲν καὶ λάβρως
προσφέρεσθαι, ταχέως δὲ ἀποκρίνειν αὐτὰ, κατὰ τὸν αὐτὸν
τρόπον ἐν τοῖς νεφροῖς ἡ τῆς ὀῤῥώδους ὑγρότητος ὄρεξις,
ἅμα τῇ τῆς δυνάμεως αὐτῶν ἀτονίᾳ, τό θ᾽ ὑγρὸν ἕλκειν
ἀθρόως ἀναγκάζει τήν τ᾽ εἰς κύστιν αὐτῶν ἔκκρισιν αὐτίκα
ποιεῖσθαι. τί δή ποτ᾽ οὖν, φησίν τις ἴσως, ἐξαιφνίδιον μὲν
ἡ εἰς οὖρα διάῤῥοια γίγνεται, λειεντερία δ᾽ οὐχ οὕτως, ὥσπερ
οὐδ᾽ ὄρεξις κυνώδης, ἀλλ᾽ ἀριθμῷ πλειόνων ἡμερῶν· ἡ γὰρ
ἀρχὴ τοῦ πάθους διώρισται τῆς αὐξήσεως, ἥ τ᾽ αὔξησις τῆς
ἀκμῆς. ὅτι ψυχικὸν μὲν ἔργον ἐστὶν ἡ τῆς γαστρὸς ὄρεξις

lo poft vero evomere, aut fluore dejicere, nec enim lolum
iis qui praeter naturam fe habent, id accidere folet, verum
etiam animalibus quibusdam integra valetudine degentibus,
ut aviculis, quos noftrates in Afia feleucidas vocant; quippe
quae avide locuftis toto die vescentes, eas celeriter excer-
nunt.   Ac aliis quoque animantibus hujusmodi fymptoma
naturale videtur.   Ut igitur canina cupiditas in ore ventri-
culi confiftens, fimul non valente ipfo devoratorum pondus
fuftinere, multa impetuofe ingerere atque eadem celeriter ex-
cernere cogit, ita in renibus quoque ferofae humiditatis cu-
piditas, una cum virium imbecillitate, humiditatem affatim
attrahere cogit et ejus ftatim in veficam excretionem fieri.
Sed quaeres fortaffe, quamobrem urinae fluor fubito evenit,
laevitas inteftinorum non item, veluti neque canina cupidi-
tas, fed plurium dierum numero affectus initium ab incre-
mento, incrementum a vigore diftinguitur? quoniam ven-
triculi cupiditas, qua cibum potumque appetit, animale offi-
cium eft, quo citra fenfum noftrum nequaquam fungitur;

σιτίων τε καὶ ποτῶν, οὐκ ἄνευ τῆς ἡμετέρας αἰσθήσεως γι-
γνομένη, φυσικὸν δὲ καὶ χωρὶς αἰσθήσεως ἡμετέρας τὸ τῶν
νεφρῶν, ὥστε μηδ' ὅταν εἰς τὴν ἀκμὴν ἀφίκηται, γίγνεσθαί
τινα αἴσθησιν αὐτοῦ, καθάπερ τῆς κυνώδους ὀρέξεως. εὔλο-
γον οὖν ἐστιν ἄρχεσθαι μὲν αὐτὸ κατὰ βραχύ, μεῖζόν τε γιγνό-
μενον ἕλκειν μὲν τὸ πρῶτον ἐκ τῶν φλεβῶν τὸν ὀῤῥὸν τοῦ
αἵματος οὐκ αἰσθανομένων ἡμῶν, ὁπόταν δὲ τοῦτον ἑλκύσῃ
πάντα, καὶ ξηρὸν ἰκμάδος τοιαύτης ἀποφαίνῃ τὸ κατὰ τὰς
φλέβας αἷμα, τὰ ξηρανθέντα τῶν ἀγγείων ἕλκειν ἐκ τοῦ ἥπα-
τος τὴν ἰκμάδα, κᾆπειτ' ἐκεῖνο τὴν ἐκ τῶν ἐντέρων τε καὶ κοι-
λίας· ἐπειδὰν δὲ ξηρανθῶσιν αἱ κατὰ τὸ στόμα τῆς γαστρὸς
φλέβες, ὀρέγεσθαι τηνικαῦτα ποτοῦ τὸν ἄνθρωπον, αἰσθα-
νόμενον τῆς διαθέσεως· εἶτα προσενεγκαμένου τὸ πότον
αὐτοῦ, τὰς καθηκούσας εἰς τὴν γαστέρα φλέβας ἐξ ἥπα-
τος, αὐχμώσας ἀναρπάζειν εὐθέως αὐτὸ πᾶν, ἐξ ἐκείνων
τε τὰς ἐφεξῆς, ἄχρις ἂν ἡ μετάληψις ἐπὶ τοὺς νεφροὺς
ἀφίκηται. δέδεικται γὰρ ἐν τοῖς τῶν φυσικῶν δυνάμεων
ὑπομνήμασιν οὐ μόνον τὸ πόμα πανταχόσε τοῦ σώμα-
τος, ἀλλὰ καὶ ἡ τροφὴ τὴν τῆς ὁλκῆς μετάληψιν φέρεσθαι.

renum vero defiderium naturale eft ac fine fenfu noftro, ut
quum ad ftatum pervenit, ne fenfum quidem moveat, quem-
admodum appetentia canina.   Quare rationi confentaneum
videtur paulatim quidem incipere, et dum major fit, in pri-
mis quidem ferum fanguinis trahere ex venis, nihil nobis
fentientibus; quem quum totum attraxerit, fanguinemque
venarum hujuscemodi humiditate fpoliaverit, exiccata tum
vafa humorem trahere ex hepate, deinde hoc ex inteftinis et
ventriculo.   Quum vero exiccatae fuerint venae, quae in
ore ventriculi funt, tunc potum defiderare hominem, affe-
ctum fentientem; deinde exhibitam potionem venas ex he-
pate ad ventriculum venientes, aridas, totam ftatim rapere
atque ex his alias deinceps, donec ad renes perveniat trans-
fumptio.   Etenim in libris de naturalibus facultatibus de-
monftratum eft, non folum potionem, verum etiam cibum,
tranfumptione per attractionem facta, per univerfum cor-

Ed. Chart. VII. [512. 513.]   Ed. Baf. III. (311. 312.)

κατὰ μὲν οὖν τὸ τάχος τῆς διεξόδου παραπλήσιόν ἐστι τὸ πά-
θος τοῦτο τῇ λειεντερίᾳ, καὶ μέν τοι καὶ καθ᾽ ὅσον ἡ κατὰ
τοὺς νεφροὺς διάθεσις ἡ αὐτὴ τῇ κατὰ (312) τὴν κοιλίαν ἐστί·
καθόσον δὲ τὸ πρὸ τῶν νεφρῶν ἔργον ἅπαν τῆς φορᾶς, ἐνερ-
γειῶν ἐστι φυσικῶν διαδοχὴ, τῆς ἑλκτικῆς δυνάμεως ἐνεργού-
σης, κατὰ τοσοῦτον διαφέρουσιν ἀλλήλων· καίτοι κἂν ταύ-
ταις ἕν τι παραπλήσιόν ἐστιν, ἡ ἐκ τῆς κοίλης φλεβὸς εἰς τοὺς
νεφροὺς ὁλκή, τῇ πρώτῃ καταπόσει τῶν εἰς τὴν γαστέρα φερο-
μένων ἐκ τοῦ στόματος, ἀλλ᾽ αἱ πρὸ ταύτης ἐνέργειαι ταῖς
εἰς οὖρα διαῤῥοίαις εἰσὶν ἴδιαι. ὅτι δ᾽ οὐκ ὀρθῶς ἔνιοι τῆς
γαστρὸς εἶναι νομίζουσι τὸ τοῦ διαβήτου πάθος ὁμοίως ταῖς
[513] κυνώδεσι ὀρέξεσιν, ἔνεστι μαθεῖν ἐκ τῶν ἐπὶ δίψει σφο-
δρῷ πιμπλαμένων μὲν τὴν γαστέρα, διαμένον δ᾽ ἐχόντων ἐπὶ
πλεῖστον αὐτῇ τὸ ποθέν. τέτταρα γὰρ ταῦτα συμπτώματα
διαδέχεται τὴν ἐν τῷ σφοδρῷ δίψει πόσιν· ἓν μὲν καὶ πρῶτον
ἔμετος· δεύτερον δ᾽ ἡ διὰ τῆς κάτω γαστρὸς ἔκκρισις ταχεῖα,
κατὰ τὰς διαῤῥοίας τε καὶ λειεντερίας· ἄλλο δὲ τρίτον ἡ ἐπὶ
πλεῖστον ἐν τῇ γαστρὶ μονή· καὶ τέταρτον αὐτῶν αὐτὸ δὴ

pus deferri. Igitur hic affectus, quod ad transitus celerita-
tem pertinet, fimilis eſt inteſtinorum laevitati, atque etiam
quod renum affectio ventriculi affectioni eadem eſt, verum
tantum inter fe differunt, quod totum ante renes lationis
opus naturalium actionum feries eſt, attractrice facultate
agente, quanquam unum quoddam in illis eſt fimile, nimi-
rum ex cava vena ad renes attractio, primae deglutitioni eo-
rum, quae ex ore in ventriculum deferuntur, at vero quae
hanc antecedunt actiones urinae fluori propriae funt. Non
recte autem putare quosdam diabetem affectionem, velut et
caninam cupiditatem, ad ventriculum pertinere, manifeſtum
eſt ex iis, qui prae nimia fiti ventriculum implent et fervant
in ipfo potionem longo tempore. Etenim qui in vehementi
fiti potarunt, his quatuor fymptomata fuccedunt; unum et
quidem primum vomitio, alterum velox per alvum excretio,
aut fluore aut inteſtinorum laevitate, tertium, quod potus
diutius in ventriculo maneat, quartum idipfum, de quo nunc

Ed. Chart. VII. [513.]   Ed. Baf. III. (312.)

τοῦτο περὶ οὗ νῦν ὁ λόγος ἐστὶν, εἴτε διαβήτην αὐτό τις, εἴτε
διψακὸν, εἴτε διάῤῥοιαν εἰς οὖρα βούλοιτο καλεῖν. οὐ γὰρ
ὅπως ὄνομα πρέπον αὐτῷ θώμεθα, ζητοῦμεν, ἀλλ' ἵν' εἰς
τὴν θεραπείαν εὕρωμεν ἀφορμὰς ἔκ τε τοῦ πεπονθότος τόπου
καὶ τῆς ἐν αὐτῷ διαθέσεως. ἕτερον δ' ἀκριβῶς ὅμοιον τῷ
διαβήτῃ τούτῳ γίγνεται πάθος, ἐπὶ σιτίων πλήθει, μήτ' ἀπε-
πτουμένων, μήθ' ὑποχωρούντων, μήτε πληθώραν ἐργαζομέ-
νων μήτ' εὐτροφίαν, ἀλλὰ δῆλον ὅτι διαφορουμένων ταχέως·
οὔτε δ' οὕτω σπάνιόν ἐστιν, ὡς ὁ διψακὸς, οὔθ' οὕτως ἀνία-
τον, ἐπειδὴ πρὸ τοῦ μέγιστον γενέσθαι γνωριζόμενον οὐ χα-
λεπῶς θεραπεύεται. ὅταν μὲν γὰρ ἄχρι τοῦ διπλασίου τῶν
εἰθισμένων ἐσθίοντός τινος, ἀτροφῇ τὸ σῶμα χωρὶς διαῤῥοίας,
παρορᾶται τὸ πάθος οὐ μόνον τοῖς ἰδιώταις, ἀλλὰ καὶ τοῖς
ἰατροῖς· ὅταν δ' ἐπὶ τριπλασίοις τοῦτο συμβαίνῃ, βοηθεῖται
πρὶν ἐπὶ τὸ τετραπλάσιον ἢ πενταπλάσιον ἀφικέσθαι· τοῦτο
δ' αὖ πάλιν τὸ πάθος εὔλογον ἀπὸ ταχείας διαφορήσεως ἄρ-
χεσθαι, σωζόντων ἁπάντων μορίων τὴν ἑλκτικὴν δύναμιν ἅμα
τ͵ συνεζευγμένῃ μὲν αὐτῇ, καλουμένῃ δ' ἰδίως ὀρεκτικῇ·

fermo eft, five id aliquis diabetem, five dipfacon, five uri-
nae fluorem nominare voluerit, neque enim, ut idoneum ei
nomen imponamus, fed ut curationis viam tum ex loco af-
fecto, tum ex ipfius affectione inveniamus, fcrutamur. At-
que alius affectus occurrit, diabeti plane fimilis a multis ci-
bis qui neque crudi manent, neque per alvum dejiciuntur,
neque plenitudinem efficiunt, neque etiam probe aluut, fed
diffipantur fcilicet celeriter. Cujus et crebrior eft quam dip-
faci eventus et faciliorem admittit curationem, quoniam pri-
usquam ad fummum pervenerit, cognitus, haud difficulter cu-
ratur. Nam ubi alicui duplum confuetorum alimentorum af-
fumenti corpus non alitur, idque citra alvi fluorem, hunc affe-
ctum non folum privati, verum etiam medici parvi pendunt;
quum vero ad triplum devenit, auxilia adhibentur prius-
quam ad quadruplum, aut quintuplum perveniat. Igitur
rationi confentaneum eft hunc affectum a celeri diffipatione
incipere, omnibus partibus attractricem, atque ei conjuga-
tam facultatem, quae proprie appetens vocatur, fervantibus.

BIBΛION Z. 401

Ed. Chart. VII. [513.]   Ed. Baf. III. (312.)

τοῦ μέντοι σφοδροῦ δίψους ἄνευ τοῦ διαβήτου ἡ γαστήρ
ἐστιν αἰτία, πάσχουσα δυσκρασίαν θερμὴν ἢ ξηρὰν, ἢ ἀμ-
φοτέρας ἅμα, καὶ μάλιστ᾽ αὐτῆς τὸ στόμα· δεύτερον δ᾽
ἐπὶ τῇ γαστρὶ τὸ ἧπαρ, καὶ μάλιστ᾽ αὐτοῦ τὰ σιμὰ,
συνεκπυρουμένων αὐτοῖς δηλονότι τῶν κατὰ μεσεντέριόν τε
καὶ νῆστιν, αὐτήν τε τὴν γαστέρα, καὶ κατὰ τὸν στόμα-
χον δὲ καὶ πνεύμονα. τοῦ τοιούτου συμπτώματος ἡ οἷον
ῥίζα γίγνεταί ποτε δι᾽ ἐρυσιπελατώδη διάθεσιν ἐκπυρω-
θέντων, οἷς εἰς τοὐπίπαν ἕπεται μαρασμὸς ἄλλοτ᾽ ἄλλος,
ὡς ἐν τῷ περὶ αὐτοῦ λόγῳ δεδήλωται. ταῦτα μὲν οὖν
τῇ κοινωνίᾳ τῶν συμπτωμάτων ἅμα τοῖς κατὰ νεφροὺς
εἴρηται πάθεσιν· αὐτῶν δὲ τῶν νεφρῶν ἴδιον πάθος ἐστὶν
ὁ διαβήτης, ἀνάλογον τῇ κατὰ τὸ στόμα τῆς κοιλίας
ὀρέξει κυνώδει, σὺν ἀτονίᾳ τῆς καθεκτικῆς δυνάμεως· ἐάν
τε γὰρ ἄνευ σφοδρᾶς ὀρέξεως γίγνεσθαι φῶμεν αὐτὸ, τὴν
ἀρχὴν οὐδ᾽ ἀφίξεταί ποτ᾽ εἰς τοὺς νεφροὺς ἀξιόλογον οὖ-
ρον· ἐὰν δὲ χωρὶς ἀτονίας τῆς καθεκτικῆς δυνάμεως, οὐκ
ἀκολουθήσει τὸ τάχος τῆς οὐρήσεως.

At vero ingentis fitis citra diabetem caufa eft ventriculus,
aut calida aut ficca, aut utraque intemperie affectus, maxime
vero os ipfius; proxime ventriculo hepar, fed maxime pars
ejus fima, fimul cum ea exaeftuantibus nimirum mefenterio,
jejuno, ipfo ventre, ftomacho etiam et pulmone. Atque
hujus fymptomatis velut radix inde plerumque proficiscitur,
quod ab affectu eryfipelatode ea incenduntur; quae magna
ex parte marcor fequitur alias alius, veluti quum de eo tra-
ctaremus, declaratum eft. Haec itaque propter fymptoma-
tum communitatem fimul cum renum affectibus dicta funt.
At diabetes proprius ipforum renum affectus eft, qui caninae
in ore ventriculi cupiditati proportione refpondet, cum re-
tentricis facultatis imbecillitate; nam fi citra vehementem
cupiditatem ipfum fieri dicamus, in primis nihil urinae, quod
confideratione dignum fit, ad renes perveniet, fi vero citra
retentricis facultatis imbecillitatem, non fequetur mictionis
celeritas.

Ed. Chart. VII. [513. 514.]   Ed. Baf. III. (312.)

Κεφ. δ'. *Συμπτώματα κατὰ τὴν κύστιν γίγνεται*
κοινὰ μὲν τοῖς ἄλλοις οἵ τε παρὰ φύσιν αὐτῆς ὄγκοι πάντες,
ὀδύναι τε καὶ τὰ ταύτας ἐργαζόμενα πάθη· τὰ δ' ἴδια μόνης
αὐτῆς, ἰσχουρίαι τε καὶ στραγγουρίαι, καὶ κατ' ἄλλον τρό-
πον αἱ ἄμετροι τῶν οὔρων ἐκκρίσεις. ἀλλ' αὗται μὲν, ὡς ἐν
τῷ περὶ τῶν νεφρῶν λόγῳ προείρηται, διόδῳ χρῶνται τῇ κύ-
στει, μηδὲν αὐτῆς πεπονθυίας· τῆς στραγγουρίας δ' ἡ μὲν
ἐπὶ δριμέσιν οὔροις γιγνο[514]μένη σύμπτωμα μὲν ἐστι κύ-
στεως, πάθος δ' οὐκ ἔστιν· ἡ δὲ δι' ἕλκωσιν ἢ ἀτονίαν ἐπὶ
πάθει κύστεως γίγνεται, καθάπερ ἡ διὰ τὴν δριμύτητα, ποτὲ
μὲν ἐπὶ νεφρῶν πάθει, ποτὲ δ' ἐπ' ἄλλῳ τινὶ τῶν εἰς οὖρα
τὴν ἑαυτῶν κακοχυμίαν, ἢ τὸ πῦον, ὅτ' ἂν ἀποστήματι κά-
μνῃ, διαπέμψαι δυναμένων. γίγνεται δέ ποτε καὶ διὰ τοὺς
ἐν ταῖς φλεψὶ χυμοὺς, ἐκκαθαιρομένους διὰ νεφρῶν τε καὶ
κύστεως. ἀῤῥωστοῦσα δὲ κύστις ἐπὶ δυσκρασίᾳ βλάπτεται τὴν
οἰκείαν ἐνέργειαν, ἥ τίς ἐστιν ἐκκριτικὴ τῶν οὔρων, ἐφ' ἣν ὁρμᾷ
τὸ ζῶον, ὅτ' ἂν ἤτοι βαρύνηται τῷ πλήθει τῆς περιεχομένης
οὐσίας ἡ κύστις, ἢ δακνούσης ἀνιαθῇ. ταῦτα δ' ἀμφότερα

Cap. IV.   Veficae accidunt fymptomata partim cae-
teris communia, ut omnes ipfius praeter naturam tumores,
dolores et quae hos creant affectiones, partim ipfi foli pro-
pria, ut urinae fuppreffiones et ftillicidia ac alio modo im-
moderatae urinae excretiones. Verum hae, ut in renibus
fupra dictum eft, vefica tanquam meatu utuntur, ipfa haud-
quaquam affecta.   At vero ftillicidium, quod ob urinae acri-
moniam fit, fymptoma veficae eft, morbus minime; quod
vero ob ulcus aut imbecillitatem, veficae affectui fuccedit,
quemadmodum quod ob acrimoniam, aliquando ob renum
vitium, aliquando ob alias partes, quae cum urinis humorum
fuorum vitia, aut pus, ubi abfceffus aliquis infeftaverit, trans-
mittere poffunt.   Evenit etiam interdum ab humoribus qui
in venis funt, per renes et per veficam expurgatis.   At quum
ab intemperie vefica fit imbecillior, laeditur propria ipfius
actio, quae eft urinae excretio, ad quam animal excitatur,
quum vel a multitudine contentae in fe materiae vefica gra-
vatur, vel a mordacitate moleftatur; fed ab horum utrolibet

τοὺς ἀσθενεῖς μᾶλλον ὀδυνᾷ τῶν ἰσχυρῶν· ἡ δ᾽ ἀσθένεια γί-
γνεται καὶ δι᾽ ὀργανικὰ μὲν ἐνίοτε πάθη, καὶ διὰ δυσκρασίας
τάς τ᾽ ἄλλας καὶ τὰς συνεχέστατα πολλοῖς συμβαινούσας,
ὁπότ᾽ ἂν ψυγῶσιν· ἐναργῶς γὰρ φαίνεται βαρυνομένη τηνι-
καῦτα, κἂν ὀλίγον ἐν αὐτῇ περιέχηται τὸ ὑγρόν. ὡς οὐρή-
σεως δὲ ὀργάνῳ τῇ κύστει καὶ τὸ τῆς ἰσχουρίας ἕπεται σύμ-
πτωμα, ποτὲ μὲν, ὡς εἴρηται, μὴ δυναμένης περιστέλλεσθαι
σφοδρῶς τοῖς ἐν αὐτῇ περιεχομένοις, ὡς ἐκθλίβειν αὐτὰ, ποτὲ
δὲ τοῦ κάτω πόρου φραχθέντος ὑπὸ παχέων ὑγρῶν, ἢ λίθου
σφηνωθέντος· ἔστι δ᾽ ὅτε καὶ διὰ φλεγμονὴν, ἤ τινα τοιοῦ-
τον ἕτερον ὄγκον, εἰς στενοχωρίαν ἀγαγόντα τὸν πόρον, ἢ
καὶ τελέως ἐμφράξαντα. οὐ μὴν ἐπί γε τοῖς ἀπὸ τοῦ νωτιαίου
μυελοῦ νεύροις παθοῦσιν, ἢ αὐτῷ τῷ νωτιαίῳ, γίγνεταί τις
ἀτονία τῆς κύστεως, δι᾽ ἣν οὔρων ἐπίσχεσις ἀκολουθεῖ, κα-
θάπερ ἔνιοι νομίζουσιν, οἰόμενοι προαιρετικὸν ἔργον εἶναι τὸ
τῆς κύστεως, ἐπειδὴ κατέχομέν τε τὸ οὖρον ἄχρι περ ἂν βου-
ληθῶμεν, ἐκκρίνομέν τε προελόμενοι· βέλτιον γὰρ ἦν αὐτοὺς
ἐγνωκέναι, μὴ τὸ τῆς κύστεως, ἀλλὰ τὸ τῆς οὐρήσεως ἔργον

magis imbecilli quam robuſti dolent; imbecillitatem vero
organici affectus interdum inducunt, item intemperies omnes
cum aliae tum maxime illae, quae nonnullis faepe eveniunt,
quum frigore corripiuntur; tunc enim plane gravari videtur,
vel pauco admodum contento in ipfa humore. Veficae etiam
ut mejendi organo ifchuriae fymptoma fupervenit, interdum
quidem, ut dictum eſt, quum id quod in ipfa continetur,
non ita comprehendere valet, ut ipfum exprimat; interdum
etiam obſtructo inferiori meatu a craſſis humoribus, aut im-
pacto lapide, interdum etiam ab inflammatione, vel alio hu-
jusmodi tumore, quo anguſtior redditur meatus, vel omnino
obſtruitur. At vero neque nervorum a fpinali medulla ex-
ortorum, neque etiam fpinalis medullae ipſius affectus, veſi-
cae aliquam imbecillitatem efficiunt, ut urina propterea fup-
primatur, quemadmodum nonnulli putaverunt, credentes
veficae officium a confilio procedere, quod urinam retinea-
mus, quoad voluerimus, atque pro voluntatis imperio excer-
namus; fatius enim fuiſſet eos noſſe non veficae, fed mejeu-

εἶναι προαιρετικὸν, ὥσπέρ γε καὶ τὸ τῆς ἀποπατήσεως, οὐ
τὸ τῶν ἐντέρων. ἡ μὲν γὰρ κύστις ἐνέργειαν ἔχει μίαν, τὴν
περισταλτικήν· ὁ δὲ τὸν οὐρητικὸν πόρον ἐν κύκλῳ περιέχων
μῦς, ἐν ἀρχῇ τοῦ τραχήλου τῆς κύστεως τεταγμένος, ὄργανόν
ἐστι προαιρετικὸν, ἔργον ἔχον σφίγγειν ἐν κύκλῳ τὸν αὐχένα
τῆς κύστεως οὕτως ἀκριβῶς, ὡς μηδὲν εἰς τὸν πόρον αὐτοῦ
τῶν ἐκ τῆς κύστεως ὑγρῶν ἐξιέναι· τὴν δ᾽ αὐτὴν ἐνέργειάν τε
καὶ χρείαν ἔχει καὶ ὁ ἐπὶ τῷ πέρατι τοῦ ἀπ θυσμένου μῦς·
καὶ διὰ τοῦτο, παραλυθέντων αὐτῶν, οὔτ᾽ οὖρον ἴσχεται
κατὰ τὴν κύστιν οὔτε κόπρος ἐντὸς τῆς ἕδρας, ἀλλ᾽ ἐκρεῖ
κατ᾽ ὀλίγον ἀμφότερα χωρὶς τῆς ἡμετέρας προαιρέσεως. ὥσπερ
δὲ ἐπὶ τῶν ἄλλων μυῶν ὅπερ ἡ παράλυσις ἀκουσίως, τοῦθ᾽
ἡ προαίρεσις ἡμῶν ἑκουσίως ἐργάζεται, κατὰ τὸν αὐτὸν λόγον
ἐπὶ τούτων ἐνεργούντ ες παυόμεθα, βουληθέντες ἐκκρῖναι κόπρον
ἢ οὖρον. ὥσπερ δ᾽ ἔνιοι προαιρετικὸν ἔργον ὅλον ᾠήθησαν
εἶναι τὸ περὶ τὴν τῶν οὔρων τε καὶ τῆς τροφῆς περιττωμάτων
ἀπόκρισιν, οὐκ ὀρθῶς γιγνώσκοντες, οὕτως ἔνιοι πάλιν ἐξ ὑπεν-
αντίου τοῖσδε σύμπαν αὐτὸ φυσικὸν ἔργον εἶναι νομίζοντες

di officium, veluti etiam dejiciendi, non inteftinorum mu-
nus arbitrarium eſſe. Nam veficae actio unica eft contra-
ctio; at musculus, qui urinae meatum in circuitu ambit, in
origine cervicis veficae poſitus, organum eft voluntarium,
opus habens, veficae cervicem ita exacte circumſtringere, ut
nihil humoris e vefica in meatun ejus egredi poſſit; ſimilem
quoque et actionem et uſum habet muſculus, qui recti inte-
ftini partem extremam ambit; proinde ipſis reſolutis, neque
urinam vefica, neque ftercora alvus retinet, ſed praeter vo-
luntatem paulatim utraque effluunt. Quemadmodum autem
in reliquis musculis quod a reſolutione fit nobis invitis, id
electio noftra haud invita efficit, ita eadem ratione ab horum
actione quiescimus, quum vel ftercus, vel urinam excernere
propoſitum eft. Atque ut nonnulli cum urinarum tum cibi
excrementorum dejectionem totam ab electione procedere
exiſtimantes erraverunt, ita rurſus alii his e diverſo to-
tum hoc opus naturale putantes a veritate delapſi ſunt.

BIBΛION Z. 405

Ed. Chart. VII. [514. 515.]   Ed. Baf. III. (312. 313.)

οὐκ ἀληθεύουσιν. ὅλον μὲν γὰρ φυσικόν ἐστιν ἔργον ἡ ἐκ
τῆς γαστρὸς εἰς τὴν νῆστιν ἔκθλιψις τῆς τροφῆς, ὅλον δ' αὖ
προαιρετικὸν ἔκτασις καὶ κάμψις ἑκατέρων τε τῶν κώλων
ἑκάστου τε τῶν δακτύλων· γίγνεται γὰρ ἡ μὲν ἐκ τῆς κοιλίας
εἰς τὴν νῆστιν φορὰ, καθάπερ γε καὶ ἡ δι' ἐκείνης εἰς τὸ
λεπτὸν ἔντερον, ὑπὸ φυσικῆς δυνάμεως μόνης· ἡ δ' ἀποπά-
τησίς τε καὶ οὔρησις ἀμφοτέρων τῶν ὀργάνων ἅμα ταῖς οἰ-
κείαις δυνάμεσιν ἐνεργούντων ἐπιτελεῖται· κατὰ μὲν τὸ ἀπευ-
θυσμένον καὶ τὴν [515] κύστιν ὑπὸ τῶν φυσικῶν, κατὰ δὲ
τοὺς μῦς ὑπὸ τῶν ψυχικῶν τε καὶ προαιρετικῶν ὀνομαζο-
μένων. οἱ μὲν γὰρ σφίγγον(313)τες τὰς ἐκροὰς μύες οὐκέτ
ἐνεργοῦσιν, οἱ δὲ καθ' ὑπογάστριον ἐνεργοῦσιν, καὶ μάλιστ'
αὐτῶν οἱ μέσοι· συνεπιλαμβάνουσι δ' ἔστιν ὅτε τοῖς μυσὶ
τούτοις ἔνιοι τῶν δυσκόλως ἀποπατούντων, καὶ τὴν διὰ τῶν
χειρῶν θλίψιν, καθάπερ γε κἀπὶ τῆς δυσχεροῦς οὐρήσεως καὶ
τελέας ἐπισχέσεως εἰώθασι ποιεῖν. ὅταν μὲν οὖν τὰ νεῦρα
πάθῃ, δι' ὧν ἡ ψυχικὴ δύναμις ἐπὶ τοὺς εἰρημένους ἀφικνεῖ-
ται μῦς, ἢ καὶ τὸν νωτιαῖον αὐτὸν βλαβῆναι συμβῇ, παρα-
λυθέντων τῆς ἐνεργείας τῶν μυῶν, ἀκούσιος ἔκκρισις οὔρου

Etenim cibi a ventriculo in jejunum expreffio totum natu-
rae opus eft, rurfus omnino ab electione pendet utrorum-
que artuum et cujuslibet digiti tum extenfio tum inflexio.
Delatio enim a ventriculo ad jejunum et ab hoc in tenue in-
teftinum a fola naturali facultate procedit, at alvi dejectio et
urinae redditio utroque organo propriis fuis facultatibus
agente perficiuntur, quod ad rectum inteftinum atque vefi-
cam attinet, a naturalibus; quod ad musculos vero, ab ani-
malibus et voluntariis nominatis. Nam musculi, qui fluores
cohibent, tunc quiescunt ab opere; abdominis vero musculi
munere fuo funguntur, maxime vero ipforum medii; non-
nulli etiam quum difficile dejiciunt, manibus hujusmodi mus-
culos comprimunt, ut et ubi urina vel difficulter redditur,
vel omnino fupprefla eft, facere confueverunt. Quum ita-
que nervi, per quos animalis facultas ad jam dictos muscu-
los pervenit, afficiuntur, aut ubi dorfalis medulla ipfa laefa
eft, refolvitur musculorum actio atque excernitur et urina et

τε καὶ κόπρου γίγνεται· ὅταν δ᾽ αὐτὸ τῆς κύστεως τὸ σῶμα
τοιοῦτο πάθῃ πάθος, ὡς ἀδυνατεῖν ἐκθλίβειν τὸ περιεχό-
μενον ἐν αὐτῇ, κατέχεται τούτοις τὸ οὖρον, καὶ καλεῖται τὸ
σύμπτωμα αὐτῆς ἰσχουρία. συμβαίνει δὲ καὶ διὰ δυσαισθη-
σίαν αὐτῆς γίγνεσθαί ποτ᾽ ἐπίσχεσιν οὔρων, ἄνευ τοῦ πεπον-
θέναι τὴν ἐκκριτικὴν δύναμιν, ἐὰν τὰ μὲν τῆς κύστεως ἴδια
νεῦρα πάθῃ, τὰ δὲ τοῦ σφίγγοντος αὐτῆς τὸν αὐχένα μυὸς
ἐνεργῇ, διασώζοντα τὴν ἑαυτῶν δύναμιν· ὡς ἐάν γε παρα-
λυθῇ, σημεῖον ἴδιον τῆς παραλύσεως τούτου τοῦ μυός ἐστιν
ἡ τῶν οὔρων ἀκούσιος ἔκκρισις· ὅταν δὲ τοῦτο γένηται τὸ
πάθος, ὅ τε πόρος αὐτῆς φραχθῇ, χαλεπόν ἐστι διαγνῶναι
τὰς διαθέσεις ἀμφοτέρας. οὐ μόνον δὲ εἰς τὴν τούτων, ἀλλὰ
καὶ τὴν τῶν ἄλλων ἁπάντων τῶν κατὰ τὴν κύστιν ἀκριβῆ διά-
γνωσιν ἀναγκαιότατόν ἐστι προεπίστασθαι τὰ προκατάρ-
χοντα τῶν ἔξωθεν αἰτίων, ἃ καλοῦσιν ἰδίως οἱ ἰατροὶ προ-
καταρκτικά· πολὺ δὲ μᾶλλον αὐτῶν τὰ προηγούμενα τὰ
κατ᾽ αὐτὸ τὸ σῶμα τοῦ ζώου παθήματα. λορδωθείσης γοῦν
ποτε τῆς ῥάχεως ἐπὶ τῇ καταπτώσει, συνέβη τῶν οὔρων ἐπί-

ftercus, laborante invito. Quum vero ipfum veficae cor-
pus eo affectu fuerit affectum, ut quod in ea continetur, ex-
primere non poffit, fupprimitur urina, vocaturque hoc fym-
ptoma ipfius ifchuria. Atque accidit interdum propter ob-
tufum ipfius fenfum urinae fuppreffionem fieri citra excre-
tricis facultatis laefionem, fi proprii veficae nervi afficiantur,
nervis musculi cervicem ejus ftringentis munere fuo fun-
gentibus, ipforum facultate fervata; nam fi refolvantur, pro-
prium fignum eft paralyfeos hujus musculi urinae praeter
voluntatem excretio; at hoc eveniente affectu, quum meatus
ipfius fuerit obftructus, uterque affectus cognitu difficilis eft.
Proinde ut exquifite dignoscantur, non folum hi, fed reliqui
quoque omnes veficae affectus, perquam neceffarium eft prae-
fcire praevias caufas extrinfecus advenientes, quas proprie
procatarcticas medici vocant; fed multo magis eas, quae prae-
cefferunt in ipfo animalis corpore, affectiones. Igitur cui-
dam a cafu fpina luxata accidit urinae fuppreffio, quae fic

BIBΛION Z. 407

Ed. Chart. VII. [515.]   Ed. Baf. III. (313.)

σχέσις, εἰωθυίας οὕτω γίγνεσθαι, καθάπερ εἴρηται καὶ ὑφ'
Ἱπποκράτους· ἐπεσχέθη δ' οὐκ εὐθέως, ἀλλὰ περὶ τὴν τρίτην
ἡμέραν, ὑπὸ τῆς τῶν ἔσω μεταστάντων σπονδύλων θλίψεως,
φλεγμηνάσης τῆς κύστεως· ἤλγει γοῦν κατὰ τὸ χωρίον αὐτῆς,
καὶ χωρὶς μὲν ψαύειν, ἀλλὰ πολὺ μᾶλλον ἐπερειδόντων τὰς
χεῖρας· ἐθεραπεύσαμεν δ' αὐτὸν ὡς πρὸς φλεγμονὴν ἱστά-
μενοι. μεταστάντων δ' ὀπίσω τῶν σπονδύλων ἐφ' ἑτέρου,
τὸ οὖρον ἀκουσίως ἐξεκρίνετο χωρὶς ὀδύνης τῆς κύστεως· ἐφ'
οὗ τὸ νεῦρον τοῦ κλείοντος τὴν κύστιν μυὸς ἐτεκμηράμεθα
πεπονθέναι, καὶ διὰ τοῦτο τὴν θεραπείαν τῷ νωτιαίῳ προσ-
ήγομεν. ἐπ' ἄλλου δ' ὁμοίως πεπονθότος ἐπίσχεσις οὔρων
ἐγένετο, δυσαισθησίας μὲν ἐπὶ τῇ τῶν νεύρων πείσει καταλα-
βούσης τὴν κύστιν, ἐν δὲ τοῖς ὕπνοις οὐκ αἰσθανομένου τοῦ
ἀνθρώπου πεπληρωμένης τῆς κύστεως, εἶθ' ὑπερδιαταθείσης
αὐτῆς, μηκέτ' ἀποκρίνοντος. συμβαίνει γάρ ποτε καὶ τοῦτο
τῆς ἰσχουρίας αἴτιον γενέσθαι, καθάπερ γε καὶ ἄλλοις ὑγιαί-
νουσιν ἤτοι διὰ περίστασίν τινα πραγμάτων, ἢ ἐν ἐκκλησίαις,
ἢ βουλαῖς, ἢ ἐν δικαστηρίοις, ἢ καὶ δειπνοῦσι παρά τινι, κα-
τασχοῦσιν ἐπὶ πλέον τὸ οὖρον, ὑπερδιαταθείσης τῆς κύστεως,

fieri confuevit, quemadmodum et ab Hippocrate dictum eſt;
verum non illico fuppreſſa fuit, ſed perendie, ob digreſſarum
ad interna vertebrarum compreſſionem inflammata veſica.
Itaque dolebat in ejus regione, vel nemine tangente; ſed
multo magis, ſi quis manu tangeret. Atque hunc curavimus
inflammationi remedia adhibentes. Rurſus alter luxatis ad
poſteriora vertebris urinam invitus profudit citra veſicae do-
lorem, in quo conjecimus nervum muſculi veſicam clauden-
tis fuiſſe affectum, proinde ſpinalem medullam curavimus,
Atque in alio ſimiliter affecto fuppreſſa fuit urina, torpente
quidem ob affectos nervos veſicae ſenſu, quum autem inter
dormiendum non ſentiret homo, veſica impleta et ſupra mo-
dum extenſa, nihil amplius excernere potuit. Etenim ac-
cidit interdum, hanc fuppreſſionis urinae cauſam eſſe, quem-
admodum etiam ſanis quibusdam, vel urgentibus negotiis,
vel in concionibus, vel ſenatu, vel foro, vel convivio re-
tenta longiori tempore urina, extenſa ſupra modum veſica,

408 ΓΑΛΗΝΟΥ ΠΕΡΙ ΤΩΝ ΠΕΠΟΝΘ. ΤΟΠΩΝ

Ed. Chart. VII. [515. 516.]   Ed. Baf. III. (313.)
ἰσχουρίαν ἀκολουθῆσαι, παθούσης τῆς περισταλτικῆς αὐτῆς
δυνάμεως ὑπὸ τῆς ἀμέτρου τάσεως. ἑτέρου δὲ ἐπὶ καταπτώ-
σει τῆς ῥάχεως ἀπαθοῦς διαμενούσης ἐν μὲν τῷ παραχρῆμα
συνέβη συχνὴν οὔρησιν αἵματος γενέσθαι, μετὰ δὲ ταῦτα τε-
λείαν ἰσχουρίαν· ἐφ᾽ οὗ τεθρομβῶσθαί τι τοῦ αἵματος ἐτεκμη-
ράμεθα, καὶ διὰ τοῦτο καθετῆρι χρησαμένων ἡμῶν, ὀλίγον
μὲν οὔρησεν, ἐξαιρεθέντος δὲ τοῦ καθετῆρος, ἐφάνη κατὰ τὸ
στόμιον αὐτοῦ γνώρισμα τῆς θρομβώσεως. ἐπ᾽ ἄλλων δὲ
χρονίων ἀλγημάτων, ἅμα σημείοις ἀποστημάτων γενομένων,
ἐπὶ τῷ λῆξαι ταῦτα συνεξουρήθη τι πυῶδες λεπτὸν, ἐπηκο-
λούθησεν δ᾽ ἐπίσχεσις οὔρων, ὡς τεκμήρασθαι παχὺ πῦον ἐμ-
φράξαι τὸν πό[516]ρον. ἐπὶ δὲ τῶν παιδίων λιθιώντων κατὰ
κύστιν ἐθεασάμεθα πολλάκις ἰσχουρίαν γενομένην, ἐφ᾽ ᾗ
σχηματίσαντες ἀνάῤῥοπον τὸ σῶμα μετὰ κατασείσεως, ἀπο-
κυλισθῆναι τὸν λίθον τοῦ πόρου ἐποιήσαμεν. ἑωρακότας δὲ
καὶ τοῦθ᾽ ὑμᾶς, ὃ μέλλω λέγειν, ἀξιῶ μεμνῆσθαι διαπαντός·
ἐπὶ ταῖς καλουμέναις θρομβώσεσιν, οὐ μόνον ταῖς κατὰ κύ-
στιν, ἀλλὰ καὶ τούτων ἔτι μᾶλλον εἰ κατ᾽ ἔντερά τε καὶ

urinam fupprimi, contractrice facultate laefa propter immo-
deratam tenfionem. Quidam etiam quum cecidiſſet, ma-
nente fpina illaefa, primum quidem magnam fanguinis copi-
am cum urina emifit, poſtea vero omnino fupprefſa eſt uri-
na; cui conjecimus concretum eſſe fanguinis aliquem gru-
mum; quocirca demiſſa a nobis per colem fiſtula, paulum
urinae reddidit; extracta deinde fiſtula, apparuit in ipfius
ore grumi indicium. Praeterea ab aliis diuturnis doloribus,
una cum abfceſſuum fignis infeſtantibus, finitis his tenue pus
cum urina profluxit, fubfequuta urinae retentio eſt, ut conje-
cerimus a craſſo pure meatum obſtrui. Atque in pueris cal-
culo veficae laborantibus vidimus faepenumero urinam fup-
primi. Eos itaque refupino figurato corpore concuſſimus,
ut a meatu lapis dimoveretur. Quum vero vos id, quod
jamjam dicam, videritis, oro ut ipfum tenaci femper memo-
ria fervetis; a grumis vocatis, non folum iis qui in vefica,
fed multo magis illis quoque qui in inteſtinis, ventriculo at-

γαστέρα καὶ θώρακα γένοιντο, συμβαίνει λειποψυχεῖν τε καὶ
ὠχριᾷν, καὶ μικροὺς καὶ ἀμυδροὺς καὶ πυκνοὺς ἴσχειν τοὺς
σφυγμούς, ἀλύειν τε καὶ διαλύεσθαι. ταὐτὸ δὲ τοῦτο κἀπὶ
τοῖς κατὰ τοὺς μῦς μεγάλοις τραύμασιν ἐπιγίγνεται πολλάκις·
ὡς θαυμάσαι τὴν αἰτίαν τινὰ τοῦ συμβαίνοντος, εἰ τὸ πάν-
των οἰκειότατον ἡμῖν αἷμα τηλικούτων κακῶν ἐστι γεννητι-
κὸν ἐκχυθὲν τῶν οἰκείων ἀγγείων· ἀκολουθοῦσι γὰρ αὐτῷ
καὶ σηπεδόνες τῶν μορίων καὶ νεκρώσεις. εἶδον δὲ καὶ κατὰ
κύστιν ἐνθρομβωθεῖσαν ἀκολουθήσαντα τὰ αὐτὰ συμπτώ-
ματα· προηγεῖτο γὰρ αἵματος οὔρησις αὐτῷ δαψιλοῦς, καὶ
ἐκ τούτου συνετεκμηράμην τὴν θρόμβωσιν, ἔδωκά τε φάρμα-
κον πιεῖν λίθου θρυπτικὸν δι᾽ ὀξυμέλιτος, αὐτό τε τὸ ποτὸν
ὀξύμελι προσεφέρομεν· ἀλλὰ καὶ ταῦτά μου ποιοῦντος, οἱ
μὲν ἄλλοι διεφθάρησαν, εἷς δέ τις ἐσώθη, διαλυθέντων αὐτῷ
τῶν θρόμβων, εἶτα κατ᾽ ὀλίγον οὐρηθέντων. ὅτι δ᾽ οὐκ
ἔστιν αὐτάρκη τὰ κατὰ τὸν ἐνεστῶτα χρόνον συμπτώματα
διδάξαι τὸν πεπονθότα τόπον, ἀλλὰ καὶ πολλάκις ἐκ τῶν
προγεγονότων ὁ διορισμὸς γίγνεται, τῶν προεωραμένων
ὑμῖν ἀναμιμνησκόμενοι γνώσεσθε· πῦον γοῦν οὐρησάντων

que thorace continentur, animi defectio et pallor fequi folet,
pulfus parvus, obfcurus, frequens apparet, anxietas et ex-
folutio. Idem hoc in magnis musculorum vulneribus faepe-
numero accidit, ut mirari aliquis poffit, quaenam fit hujus
eventus caufa, quod omnium fanguis nobis familiariffimus
ex vafis fuis effufus tantorum malorum auctor fit; nam et
putredo partium et mortificatio ipfum fequitur. Vidi etiam
veficae grumo obftructae eadem evenire fymptomata; gru-
mum vero adeffe conjecimus, quod plurimum antea cruorem
cum urina reddidiffet. Itaque medicamentum lapidem con-
terens ex oxymelite atque ipfum quoque oxymel per fe in
potu dedimus, at nihilominus alii quidem perierunt, uno
quodam fervato, folutis ipfi grumis, quos poftea cum urina
paulatim excrevit. Quod vero non fatis fint ad affectae fe-
dis inventionem ea duntaxat fymptomata quae in praefentia
infeftant, fed et ex iis quae praecefferunt, faepe definiamus,
facile intelligetis, fi eorum quae vidiftis memineritis. Igitur

πολλῶν πολλάκις, ἡ τῶν προγεγονότων συμπτωμάτων μνήμη
τὸν πεπονθότα τόπον ἐνεδείξατο, τήν τ᾽ ἐν αὐτῷ διάθεσιν
ἐδήλωσεν. ὁ μὲν γάρ τις ἠλγήκει πρότερον τὰ κατὰ τὸ χω-
ρίον τῶν νεφρῶν πολλάκις, ἄτακτοί τε φρῖκαι ποτὲ καὶ ῥίγη
τὰ σμικρὰ σὺν πυρετοῖς ἐγεγόνει· τῷ δὲ κατὰ τὴν τῆς κύστεως
θέσιν, ἅμα ταῖς τε φρίκαις καὶ τοῖς πυρετοῖς ἀλγήματα προε-
γεγόνει· τισὶ δὲ κατὰ διάφραγμα καὶ θώρακα, καθάπερ ἑτέ-
ροις κατὰ τὸ δεξιὸν ὑποχόνδριον· ἐφ᾽ ὧν ἁπάντων ἐτεκμηρά-
μεθα, κατὰ τὸν ἀλγήσαντα τόπον ἀποστήματος προγενομένου,
διὰ νεφρῶν ἐκκαθαρθῆναι τὸ πῦον. συνενδείκνυται δὲ τοῖς
εἰρημένοις καὶ τὸ ποσὸν τοῦ πύου καὶ τὸ μεμίχθαι τοῖς οὔ-
ροις αὐτὸ πᾶν, ὥσπερ ἀνατεταραγμένον, ἢ μήπω τοῦτο γε-
γονέναι, καθάπερ ἐπὶ τῶν ἐντέρων εἴρηται πρόσθεν. ὡς
γὰρ ἐν ἐκείνοις, ἐὰν μὲν ἐκ τῶν ὑψηλοτέρων ἐντέρων ᾖ τὰ
φερόμενα, μέμικται τοῖς τῆς τροφῆς περιττώμασιν ὁμοίως
τοῖς ἀναπεφυραμένοις, ἐὰν δ᾽ ἐκ τῶν κατωτέρω, καθ᾽ ἕν τι
μέρος αὐτῶν συνεκκρίνεται, κατὰ τὸν αὐτὸν τρόπον ἤτοι τε-
θόλωται τὸ οὖρον ἅπαν ὑπὸ τῶν συνεκκρινομένων αὐτῷ

quum multi crebro pus cum urina emififfent, praeterito-
rum fymptomatum memoria et fedem affectam nobis often-
dit et affectum in ipfo confifientem declaravit. Quidam
enim prius in regione renum faepenumero doluerat et cum
inordinato horrore et exiguo rigore febre correptus erat.
Alius circa veficae fitum fimul cum horrore ac febre dolores
praefenferat, nonnulli circa feptum transverfum et thora-
cem, ut alii in dextro hypochondrio. Conjecturam itaque
fecimus in iis omnibus pus per renes expurgatum effe, vo-
mica in loco dolente erupta. Ad indicium autem cum fupra
propofitis nonnihil confert puris quantitas et quod totum
cum urinis misceatur, veluti confufum, aut contra, veluti
jam antea de intefiinis dictum eft. Nam ut in illis, fi a fu-
perioribus intefiinis quidpiam deferatur, id ciborum excre-
mentis peraeque admixtum videtur, ac fi cum ipfis fubactum
fuiffet; fi vero ab humilioribus, cum una ipforum parte ex-
cernitur, fimili modo urina aut tota a pure cum ipfa emiffo

πυωδῶν, ἢ κατά τινα μόρια διεσπασμένον ἀνωμάλως ἐμφέ-
ρεται, πολλάκις δὲ καὶ μόνον αὐτὸ τὸ πῦον ἐκκρίνεται χωρὶς
οὔρου. τοῦτο μὲν οὖν ἐναργῶς ἐνδείκνυται κατὰ τὴν κύστιν
αὐτὴν γεγονέναι τὴν ἐκπύησιν· τὸ δ᾿ ἀναμεμιγμένον ἀκριβῶς,
ἄνωθέν ποθεν ἥκειν· τὸ δὲ μέσην τούτων κατάστασιν ἔχον,
ἀπὸ τῶν νεφρῶν. ὁμοίως δὲ κἂν μετὰ τὸ συῤῥαγῆναι τὸ
ἀπόστημα φαίνηταί τι γνώρισμα τῆς ἑλκώσεως ἅμα τῇ τοῦ
πεπονθότος τόπου διαγνώσει, καὶ τοῦτο ποτὲ μὲν ἀναμε-
μιγμένον ἀκριβῶς φαίνεται, ποτὲ δὲ μετρίως, ἢ μηδεμίαν
ἐσχηκὸς μίξιν, ἢ ἐποχούμενόν πως, ἢ μόνον διεξερχόμενον·
τοῦ μὲν ἕλκους γνώρισμά ἐστιν ἴδιον ἡ ἐφελκὶς ὀνομαζομένη,
τοῦ πεπονθότος δὲ μέρους ἡ κατὰ τὴν οὐσίαν ἰδιότης· πε-
ταλώδη μὲν γάρ ἐστι τὰ τῆς κύστεως ἀποῤῥυπτόμενα μόρια,
σαρκοειδῆ δὲ [517] τὰ τῶν νεφρῶν. οὕτως δὲ κἂν τῶν
ἀνωτέρω τι πεπόνθῃ, τὰ συνεκκρινό(314)μενα τοῖς οὔροις
ἐπισκέπτεσθαι χρὴ, παραβάλλοντας αὐτὰ τῇ τῶν ὑπονοουμέ-
νων οὐσίᾳ. δι᾿ οὔρων μὲν οὖν ἐκκαθαίρεται τά τε κυρτὰ
μέρη τοῦ ἥπατος ὅσα τε ἀνωτέρω τοῦδε τέτακται μόρια

conturbatur, aut per partes quasdam disperfum inaequaliter
defertur, plerumque etiam folum pus fine urina excernitur.
Atque hoc fane haud obfcure in vefica fuppurationem con-
fiftere indicat; quod vero exacte commixtum eft, a fupernis
alicunde partibus venire; quod mediam inter haec conditio-
nem fervaverit, a renibus. Similiter fi erupta vomica cum
affecti loci indiciis ulceris quoque fignum aliquod appareat,
hoc aliquando quidem exacte commixtum videtur, aliquando
mediocriter, vel nullam habens mixtionem, vel quodammo-
do innatat, vel folum excernitur; et vocatum quidem ramen-
tum ulceris, fubftantiae vero proprietas affectae partis
proprium indicium eft, quippe partes a vefica avulfae la-
minis, a renibus vero carunculis funt fimiles. Ita etiam
ubi ex fublimioribus pars aliqua affecta eft, excrementa cum
urinis ejecta intueri et ea fufpectarum partium fubftantiae
comparare oportet. Igitur cum urina expurgantur gibbae
hepatis partes atque omnes quotquot funt his fuperiores;

σύμπαντα· δι' ἕδρας δὲ τά τε σιμὰ τοῦ ἥπατος ἔντερά τε
καὶ γαστὴρ καὶ σπλήν. ἔξωθεν δὲ τούτων ἐστὶν ὅσα σπα-
νίως γίγνεται, οἷον διὰ γαστρὸς ἐκκαθαρθέντων τῶν κατὰ
θώρακα καὶ πνεύμονα, καὶ δι' οὔρων ἐνίοτε τῶν κάτω τοῦ
διαφράγματος, ὧν ἀγνοοῦντες ἔνιοι τὰς αἰτίας, εἶτ' οὐχ ἑωρα-
κότες ἐπ' ἀῤῥώστων αὐτὰ γιγνόμενα, τοῖς ἑωρακόσιν ἀπιστοῦσιν·
(ὅτι ἀποστήματός ποτε ἐν πνεύμονι γενομένου, δυνατὸν τὸ
πῦον διὰ νεφρῶν ἐκκαθαρθῆναι) ἀλλ' ἡμεῖς γε καὶ πνεύμονος
ἀπόστημα δι' οὔρων ἐκκαθαρθὲν ἐθεασάμεθα, καὶ θώρακος,
διά τε τῶν ἐντέρων καὶ τῆς ἕδρας. ἡ μὲν οὖν ἐκ τοῦ πνεύ-
μονος εἰς τοὺς νεφροὺς φορὰ τὴν ἀρχὴν οὐδ' ἀπορίαν ἔχει
κατά γε τὴν ἀλήθειαν. ὥσπερ γὰρ ἀπὸ τῆς κοίλης φλεβὸς
ἀποφύσεις εἰς τοὺς νεφροὺς ἐμβάλλουσιν, οὕτω καὶ τῆς μεγά-
λης ἀρτηρίας. ἐπεὶ δὲ Ἐρασίστρατος ἡγεῖται πνεύματος μό-
νου τὰς ἀρτηρίας ὑπάρχειν ἀγγεῖα, τοῖς πεπιστευκόσιν αὐτῷ
τὸ ζήτημα, οὐχ ἡμῖν γίγνεται, τῆς λείας ἀρτηρίας τοῦ
πνεύμονος, ὅσον εἰς ἑαυτὴν δέχηται πῦον ἐκ τοῦ ῥαγέντος
ἀποστήματος, εἰς ἀριστερὰν κοιλίαν τῆς καρδίας κομίσαι δυ-

per alvum vero pars jecoris ſima, inteſtina, ventriculus, lien.
Extra haec autem ſunt, quae raro fiunt, ut quum thorax et
pulmo per alvum purgatur; quae infra ſeptum transverſum
poſitae ſunt partes, interdum per urinas. Quorum cauſam
quum nonnulli ignorent, neque ea unquam in aegrotis acci-
dere viderint, non credunt iis, qui viderunt (quod abſceſſu
interdum in pulmone orto pus expurgari per renes poſſit.)
Nos vera pulmonis vomicam per urinam, thoracis autem per
inteſtina et alvum expurgari vidimus. Ac tranſitus quidem
a pulmone ad renes plane nullam revera difficultatem ha-
bet; etenim ut a cava vena, ita ex magna quoque arteria
rami deſcendunt ad renes. Quoniam autem Eraſiſtratus pu-
tat ſolum ſpiritum in arteriis contineri, haec quaeſtio ad
ejus ſectatores pertinet, non ad nos, quum laevis arteria
pulmonis, quantum puris ex erupta vomica ſuſcipit, id in
ſiniſtrum cordis ſinum deferre poſſit, quod inde in magnam

BIBΛION Z. 4ı3

Ed. Chart. VII. [5ı7.]   Ed. Baſ. III. (3ı4.)

ναμένης, εἶτ᾽ ἐντεῦθεν εἰς τὴν μεγάλην ἀρτηρίαν ἐμπεσόντος
αὐτοῦ, διὰ τῶν νεφρῶν εἰς τὴν κύστιν ἐνεχθῆναι τὸ συνδο-
θέν· οὐ μὴν εἴωθεν οὕτω συμβαίνειν ὡς τὸ πολὺ, φθανού-
σης τῆς μεταλήψεως εἰς τὰς τραχείας ἀρτηρίας γίγνεσθαι.
τοῦ μὲν οὖν σπανίως μὲν, ἀλλ᾽ ἕπεσθαί ποτε δι᾽ οὔρων κά-
θαρσιν, ἐν πνεύμονι πύου γεννηθέντος, ἡ αἰτία λέλεκται·
τοῦ δὲ καὶ διὰ γαστρὸς ἕτερόν τι τῶν ἐξ ἀνατομῆς φαινομέ-
νων σπάνιον αἴτιον. ἡ γάρ τοι κοίλη φλὲψ εὑρίσκεταί ποτε
διά τινος ἀγγείου μέσου συναπτομένη τῇ στελεχιαίᾳ καλου-
μένῃ· διὸ καὶ θαυμαστὸν οὐδὲν, οὐδ᾽ ἀδύνατον, οὔτ᾽ ἐκ τῶν
ἄνω τοῦ διαφράγματος μερῶν εἰς τὴν γαστέρα ῥυῆναι τὸ
πῦον οὔτ᾽ ἐκ τῶν κάτω διὰ τῶν νεφρῶν εἰς τὴν κύστιν
ἀφικέσθαι· ταῖς γὰρ σπανίαις κατασκευαῖς τῶν σωμάτων εἰ-
κός ἐστιν ἕπεσθαι σπάνια συμπτώματα.

Κεφ. ε'. Οὐδ᾽ ἐνταῦθα χρὴ διαφέρεσθαι, πότερον
ὑστέραν ἢ μήτραν κλητέον ἐστὶ τὸ πρὸς τὴν κύησιν ὑπὸ τῆς
φύσεως δοθὲν ταῖς γυναιξὶ μόριον, ὥσπερ οὐδ᾽ εἰ κατὰ
τὸν πληθυντικὸν ὀνομαζόμενον ἀριθμὸν ὑστέρας ἢ μήτρας,
ἢ κατὰ τὸν ἑνικὸν ἐθέλοι τις ὀνομάζειν ὑστέραν καὶ μήτραν.

ipſius arteriam incidens, per renes tranſit in veſicam; hoc
tamen non ita evenire ſolet, pure prius in asperas arterias
magna ex parte transſumpto. Itaque quam ob cauſam pus
in pulmone genitum cum urinis, licet raro, excernatur,
jam dictum eſt; quod vero per ventrem expellatur, alia quae-
dam rara ex corporum diſſectione apparens eſt cauſa; nam
cava vena, mediante vaſe quodam, caudici vocato videtur
interdum adaptari. Proinde nihil mirum neque impoſſibile
eſt et ex partibus ſepto transverſo ſuperioribus pus in ven-
trem defluere et ex iis quae eidem ſupponuntur, per renes
in veſicam pervenire; nam corporum raras conſtitutiones
par eſt rara etiam ſequi ſymptomata.

Cap. V. Neque hic disceptandum eſt, utrum vul-
vam an uterum vocare deceat eam partem, quae mulieri-
bus ad conceptionem a natura data eſt; ut nec ſi quis nume-
ro plurali vulvas aut uteros, aut ſingulari vulvam aut ute-

ἄμεινον γὰρ εἰς τὰ χρήσιμα τὸν χρόνον ἀναλίσκειν, ἐξ ὧν εἰς
διάγνωσιν ἢ πρόγνωσιν, ἢ θεραπείαν, ὄφελός τι καρπωσό-
μεθα. καθάπερ ἀμέλει κἀπὶ τῆς καλουμένης ὑπὸ μέν τινων
ὑστερικῆς πνίξεως, ὑπ᾽ ἐνίων δ᾽ ἀπνοίας ὑστερικῆς· ὡς ἓν
γάρ τι τὸ πάθος ἑκατέρᾳ τῇ προσηγορίᾳ δηλούντων ἐστὶν
ἀκοῦσαι τῶν ἰατρῶν. ἐγὼ δὲ θεασάμενος πολλὰς γυναῖκας
ὑστερικὰς, ὡς αὐταί τε σφᾶς αὐτὰς ὀνομάζουσιν αἵ τ᾽ ἰατρί-
ναι πρότεραι, παρ᾽ ὧν εἰκός ἐστι κἀκείνας ἀκηκοέναι τοὔνομα,
τινὰς μὲν ἀναισθήτους τε ἅμα καὶ ἀκινήτους κειμένας, ἀμυ-
δρότατόν τε καὶ μικρότατον ἐχούσας σφυγμὸν, ἢ καὶ παντε-
λῶς ἀσφύκτους φαινομένας, [518] ἐνίας δ᾽ αἰσθανομένας τε
καὶ κινουμένας καὶ μηδὲν βεβλαμμένας τοῦ λογισμοῦ, λιπο-
δρανούσας τε καὶ μόγις ἀναπνεούσας, ἑτέρας δὲ συνελκομένας
τὰ κῶλα, διαφορὰς ὑπολαμβάνω τῶν ὑστερικῶν παθημάτων
εἶναι πλείους, ἤτοι κατὰ τὸ μέγεθος τῆς ποιούσης αἰτίας, ἢ
κατ᾽ εἴδη τινὰ διαφερούσας ἀλλήλων. ἡ μὲν οὖν πρώτη
λελεγμένη διαφορὰ κατὰ τὸ τοῦ Ποντικοῦ Ἡρακλείδου γε-
γραμμένον βιβλίον ἀπορίαν ἔχει πολλὴν ὅπως γίγνεται.

rum nominare velit.   Etenim fatius eft in rebus utilibus
tempus collocare, ex quibus vel ad dignotionem, vel prae-
notionem, vel curationem, fructum aliquem decerpere pos-
fimus.   Veluti certe et in eo affectu, quem nonnulli uteri
fuffocationem, alii fpirationis ob uterum ablationem vocant;
audire enim licet medicos utraque appellatione unum quen-
dam affectum explicare.   Ego vero quum multas viderim
mulieres hyftericas, ut et illae feipfas nominant et ante has
medicae foeminae, a quibus et eas verifimile eft hoc nomen
audiviffe, alias quidem fine fenfu immobiles jacentes, cum
obfcuriffimo minimoque pulfu, vel omnino fine ullo pulfu
apparentes, alias fentientes quidem et fefe moventes, atque
citra rationis laefionem, fed animo deficientes et vix refpi-
rantes, alias etiam artus contrahentes; multas effe puto ute-
ri affectuum differentias, vel pro caufae efficientis magni-
tudine, vel pro fpecierum quarundam varietate inter fe dif-
ferentes.   Igitur prima differentia, cujus Heraclides Ponti-
cus in confcripto libro mentionem fecit, multam exhibet de

Ed. Chart. VII. [518.]   Ed. Baf. III. (314.)

λέγεται γὰρ ἄπνους τε καὶ ἄσφυκτος ἐκείνη ἡ ἄνθρωπος γε-
γονέναι, τῶν νεκρῶν ἑνὶ μόνῳ διαλλάττουσα, τῷ βραχεῖαν
ἔχειν θερμότητα κατὰ τὰ μέσα μέρη τοῦ σώματος· ἐπιγέ-
γραπται γοῦν τὸ βιβλίον ἄπνους Ἡρακλείδου· καὶ ζήτησιν
ἔφη γεγονέναι τοῖς παροῦσιν ἰατροῖς, εἰ μήπω τέθνηκεν.
Ἡρακλείδου δ' αὖθις ὕστερον γεγονότες ἔνιοι, βουλόμενοι
διασώζεσθαί τι τῆς ἀναπνοῆς, εἰ καὶ μὴ φαίνοιτο, κτηδόνας
ἐρίου διεξαμμένου καταρτᾶν φασι χρῆναι πρὸ τῆς ῥινὸς, εἰς
διάγνωσιν ἀκριβῆ τοῦ φέρεσθαί τι πνεῦμα διὰ τῆς ἀναπνοῆς
εἴσω τε καὶ αὖθις ἔξω· τινὲς δὲ κατὰ τὸ στόμα τῆς γαστρὸς
ἐπιτιθέναι κελεύουσιν λεκάνιον ὕδατος μεστὸν, ἀκίνητον γὰρ
ἀκριβῶς φυλαχθήσεσθαι τὸ ὑγρὸν, εἰ μηδὲν ὅλως σώζοιτο
τῆς ἀναπνοῆς. εἰ μὲν οὖν ἀπέθνησκον αἱ οὕτως ἔχουσαι
πᾶσαι γυναῖκες, ἁπλοῦν ἂν εἴη τὸ ζήτημα· σωζομένων δὲ
ἐνίων, διπλοῦν γίγνεται, τήν τε διάθεσιν ἡμῶν ζητούντων,
ὑφ' ἧς ἀπόλλυται τὸ τῆς ἀναπνοῆς ἔργον, ἔτι τε μᾶλλον ὅπως
ἔτι ζῶσιν αἱ μηδ' ὅλως ἀναπνέουσαι· πεπίστευται γὰρ ἀχώ-
ριστον εἶναι τοῦ ἀναπνεῖν τὸ ζῆν, τοῦ τε ζῆν τὸ ἀναπνεῖν,

ortu fuo ambiguitatem.   Ait enim illam mulierem neque
pulfum neque refpirationem habuiffe, atque hoc folum a
mortuis diftitiffe, quod exiguum in mediis corporis partibus
calorem haberet; eft autem libri titulus Apnous Heraclidis;
ac aftantes medicos quaefiviffe ait, an nondum effet mortua.
Rurfus nonnulli Heraclide pofteriores, fervari aliquid re-
fpirationis volentes, quamvis non appareat, carptae lanae
flocculos prae naribus fuspendi jubent, ut exacte dignofca-
tur, num fpiritus aliquis inter refpirandum tum intro tum
foras rurfum feratur.   Nonnulli poculum aquae plenum ori
ventriculi imponere praecipiunt, quippe immotum omnino
fervatum iri humorem ajunt, fi tota perierit refpiratio.
Quod fi omnes ita affectae mulieres interirent, fimplex effet
quaeftio; quum vero nonnullae ferventur, gemina fit, inve-
ftigantibus nobis tum affectionem, ob quam fpirationis mu-
nus deperditur, tum vel magis, quomodo vivere poffint, quae
nihil omnino refpirant.   Nam in confeffo eft et refpiratio-
nem a vita et vitam a refpiratione feparari non poffe, adeo

Ed. Chart. VII. [518.]   Ed. Baf. III. (314.)

ὥστε καὶ τὸν ζῶντα πάντως ἀναπνεῖν καὶ τὸν ἀναπνέοντα
πάντως ζῆν. ἢ τοῦτο χαλεπώτερον; οὐκ ἔστι δ᾿ ὄντως χαλε-
πώτερον, ἀλλὰ θατέρου φωραθῆναι ῥᾷον, εἴ γε καὶ τὰ φω-
λεύοντα ζῶα νεκροῖς ὅμοια κατὰ τοὺς φωλεοὺς εἰργμένα, τῆς
ἀναπνοῆς οὐδὲν ἀποσώζοντα φαίνεται· τούτου γὰρ ἐγνωσμέ-
νου καὶ σαφῶς ἐκείνων ὁρωμένων τῶν ζώων ψυχρῶν, ἀπο-
δεδειγμένου δὲ καὶ τοῦ τὴν μεγίστην χρείαν τῆς ἀναπνοῆς εἶναι
σωτηρίαν τῆς ἐμφύτου θερμασίας, δι᾿ ἐμψύξεώς τε καὶ ῥιπί-
σεως γιγνομένην, οὐδὲν ἔτι δύσκολόν ἐστιν ἐπιλογίσασθαι, τὴν
ὑπολειπομένην αὐτοῖς ὀλίγην θερμασίαν φυλάττεσθαι διὰ
τοῦ τῶν ἀρτηριῶν τε καὶ τῆς καρδίας ἔργου, καλουμένου δ᾿
ὑπό τινων ἰατρῶν διαπνοῆς, ὥσπερ τοῦ διὰ θώρακός τε καὶ
πνεύμονος ἀναπνοῆς. ἐγχωρεῖ τοίνυν ἐπὶ τῆς ὑστερικῆς
ἀπνοίας, ἐπειδὴ κατέψυκται τὸ πᾶν σῶμα, φαίνεται γὰρ
ἐναργῶς τοῦτο, τὴν μὲν διὰ τοῦ στόματος ἀναπνοὴν μηδό-
λως γίγνεσθαι, τὴν δὲ διὰ τῶν ἀρτηριῶν γίγνεσθαι· δυνατὸν
δὲ καὶ γιγνομένην αὐτὴν ἐλαχίστην λανθάνειν τὴν αἴσθησιν.
ἐφεξῆς γοῦν ἡμᾶς διαδέξεται ζήτημα πρὸς τὸ μηδὲν ἔτι τῶν

ut et vivens omnino refpiret et refpirans omnino vivat.
An haec *quaeftio* difficilior eft? non tamen revera difficilior,
fed altera facilius deprehendi poteft; quippe latebris clufa
animalia mortuis fimilia refpirationis nihil fervare viden-
tur. Hoc enim cognito, perfpectisque manifefte illis ani-
malibus frigidis, atque eo demonftrato, quod maximus refpi-
rationis ufus fit ut intimus calor et refrigeratione et venti-
latione fervetur, non eft amplius difficile colligere, exiguum
illum calorem in ipfis relictum, arteriarum cordisque officio
confervari, quae a quibusdam medicis transpiratio, veluti
quae a thoracis pulmonisque officio prodit, refpiratio voca-
tur. Itaque pereunte ob uteri affectum refpiratione, quo-
niam univerfum corpus refrigeratur, id enim manifefte vi-
detur, fieri poteft, ut nulla prodeat ab ore refpiratio, quam-
vis ea quae in arteriis fit, nequaquam intercipiatur; poteft
etiam adeo effe exigua, ut fenfum omnino effugiat. Ergo ut
nihil ad hunc affectum pertinens maneat indifcuffum, fucce-

κατὰ τοῦτο τὸ πάθος ἀπορεῖν, ὑπὸ τίνος αἰτίας ψύχεται τὸ σῶμα. τάχα δ' ἂν εὑρεθείη καὶ τοῦτο τὰς προηγουμένας αἰτίας ἐπισκεψαμένων ἡμῶν οὔσας τοιαύτας. ὡμολόγηται τοῦτο τὸ πάθος γίγνεσθαι ταῖς χηρευούσαις ἐπὶ πολὺ, καὶ μάλισθ' ὅταν ἐν τῷ πρόσθεν χρόνῳ καθαιρόμεναί τε καλῶς καὶ κυϊσκόμεναι, καὶ ταῖς πρὸς τοὺς ἄνδρας συνουσίαις χρώμεναι, στερηθῶσιν ἁπάντων αὐτῶν. τί ἂν οὖν τις ἐκ τούτων ἔχοι συλλογίσασθαι πιθανώτερον τοῦ διὰ τὴν ἐπίσχεσιν τῶν καταμηνίων ἢ τοῦ σπέρματος ἐπιγίγνεσθαι ταῖς γυναιξὶ ταύτας τὰς ὑστερικὰς ὀνομαζομένας διαθέσεις, εἴτ' ἄπνοιαί τινες, εἴτε πνίγες, εἴτε καὶ συνολκαί τινες τύχοιεν οὖσαι; καὶ μᾶλλον ἴσως διὰ τὴν τοῦ σπέρματος ἐπίσχεσιν, ἐπειδὴ τοῦτο μεγάλην τε δύναμιν ἔχει [519] καὶ ταῖς γυναιξὶν ὑγρότερόν τε καὶ ψυχρότερόν ἐστιν, ἀποκρίνεσθαί τε δεῖται ταῖς φύσει πολυσπέρμοις, ὥσπερ καὶ τοῖς ἄρρεσι. καὶ γὰρ καὶ τούτων ἔγνωμεν οὐκ ὀλίγην διαφοράν, ἐνίων μὲν εὐθέως ἀπὸ νεότητος ἐπὶ ταῖς συνουσίαις ἀσθενῶν γιγνομένων, τινῶν δ', εἰ μὴ συνεχῶς χρῶντο, βαρυνομένων τε τὴν κεφαλὴν,

---

dit iterum alia quaeſtio, quam ob cauſam corpus refrigeretur. Ea vero fortaſſe diſſolvi poterit, ſi causas quae praeceſſerunt, diligenter intueamur; ſunt autem hujusmodi. Convenit inter omnes hunc affectum magna ex parte viduis evenire, iisque maxime, quae quum antea probe purgarentur ac parerent, atque virorum concubitu gauderent, omnibus his fuerint privatae. Quid igitur ex hisce probabilius quis concludere poſſit quam ob retenta menſtrua vel ſemen cohibitum hujusmodi uterinis vocatis affectibus mulieres cruciari, ſive eae apnoeae, ſive ſuffocationes, ſive etiam contractiones quaedam fuerint? et fortaſſe magis ob ſeminis retentionem, utpote quod magnam vim obtineat et in mulieribus humidius ac frigidius ſit et excretionem requirat in iis quae multo ſemine exuberant, ſicuti etiam in viris. Etenim non parva eſt horum quoque differentia. Sunt enim nonnulli quos protinus a juventute concubitus imbecilliores efficit; alii niſi aſſidue coeant, capitis gravitate moleſtantur, cibos

ἀσωδῶν τε καὶ (315) πυρετωδῶν γιγνομένων, καὶ χεῖρον ὀρε-
γομένων καὶ ἧττον πεττόντων· ὧν τὸ σῶμα δένδροις ὁ
Πλάτων εἴκαζε πολυκαρποτέροις τοῦ συμμέτρου. τοιαύτης
γοῦν ἐνίους ὄντας φύσεως, εἶτ᾽ ἐγκρατεῖς ἀφροδισίων χρήσεως
ὑπ᾽ αἰσχύνης γενομένους, ναρκώδεις τε καὶ δυσκινήτους ἔγνω-
μεν ἀποτελεσθέντας· ἐνίους δὲ καὶ σκυθρωποὺς ἀλόγως καὶ
δυσέλπιδας, ὁμοίως τοῖς μελαγχολικοῖς, ὀρεχθῆναί τε καὶ
πέψαι χείρους. οἶδα δέ τινα διὰ πένθος τῆς γυναικὸς ἀπο-
σχόμενον ἀφροδισίων, οἷς ἔμπροσθεν ἐχρῆτο συνεχῶς, ἀνό-
ρεκτόν τε ἅμα καὶ εἰ προσενέγκοιτο βραχύ τι, μηδὲ τοῦτο
πέττειν δυνάμενον· εἰ δὲ καὶ βραχὺ πλείω ποτὲ λάβοι βιασά-
μενος ἑαυτὸν, εὐθέως ἐμοῦντα δηλονότι, καὶ δυσθυμούμενον
οὐκ ἐπὶ τούτοις μόνον, ἀλλὰ καὶ χωρὶς αἰτίας φανερᾶς ὁμοίως
τοῖς μελαγχολικοῖς· ᾧ πάντ᾽ ἐπαύσατο τάχιστα τὸ ἐξ ἀρχῆς
ἔθος ἀναλαβόντι. τὰ τοιαῦτα γοῦν ἀναλογιζομένῳ μοι κατ᾽
ἐμαυτὸν ἐφαίνετο μείζονα δύναμιν ἔχειν εἰς βλάβην σώματος
ἢ τοῦ σπέρματος ἐπίσχεσις τῆς τῶν καταμηνίων, ἐπ᾽ ἐκείνων
τῶν σωμάτων, ἐφ᾽ ὧν αὐτό τε φύσει κακοχυμότερόν ἐστι

faſtidiunt, ac febribus obnoxii fiunt, atque deterior eſt ipſis
appetentia et concoctio minor, quorum corpus Plato arbori-
bus immodice fructiferis comparabat.   Equidem novi quos-
dam, quibus hujusmodi erat natura, qui prae pudore a libi-
dinis uſu abſtinentes torpidi pigrique facti ſunt, nonnulli
etiam melancholicis ſimiles, praeter modum moeſti ac timidi,
cibi etiam tum cupiditate tum concoctione vitiata.   Novi
quendam, qui uxoris mortem lugens et a concubitu, quo
antea creberrime fuerat uſus, abſtinens, cibi appetentiam
amiſerat atque ne exiguum quidem ſi ſumpſiſſet cibum con-
coquere poterat, ſi quando vero ſe ipſum cogendo plus cibi
aſſumpſiſſet, protinus ſcilicet ad vomitum excitabatur; moe-
ſtus etiam apparebat, non ſolum has ob cauſas, ſed etiam,
ut melancholici ſolent, citra manifeſtam cauſam, cui omnia
quam celerrime ceſſarunt, ad priſtinam conſuetudinem re-
verſo.   Haec ergo conſideranti mihi apud me viſa eſt longe
major ex retento ſemine quam menſtruis corporis noxa
evenire poſſe, quibus corporibus ipſum ſuapte natura dete-

Ed. Chart. VII. [519.]   Ed. Baf. III. (315.)

καὶ πλέον, ὅ τε βίος ἀργότερος, ἥ τε τῶν ἀφροδισίων χρῆσις
ἔμπροσθεν μὲν ἱκανῶς πολλὴ, μετὰ ταῦτα δ᾽ ἀθρόα τις
ἀποχὴ τῶν πρόσθεν. ἐνενόησα δὲ τούτοις ἔτι τὴν φυσικὴν
ἐπιθυμίαν τῆς ἀποκρίσεως αὐτοῦ αἰτίαν εἶναι· βιάζεται γὰρ
ἅπαντας ἀνθρώπους, ὅτ᾽ ἂν ᾖ τοιοῦτό τε καὶ πολὺ, πρὸς
τὴν ἔκκρισιν αὐτοῦ. Διογένης οὖν ὁ κυνικὸς ὡμολόγηται μὲν
ἁπάντων ἀνθρώπων καρτερικώτατος γεγονέναι, πρὸς ἅπαν
ἔργον ἐγκρατείας τε καὶ καρτερίας δεόμενον· ἀλλ᾽ ὅμως καὶ
οὗτος ἀφροδισίοις ἐχρῆτο, τὴν ὄχλησιν τὴν ἐκ τοῦ κατεχομέ-
νου σπέρματος ἀποθέσθαι βουλόμενος, οὐχ ὡς ἐπ᾽ ἀγαθόν
τι τὴν ἐζευγμένην αὐτοῦ τῇ κενώσει παραγιγνόμενος ἡδονήν.
ἑταίρᾳ γοῦν ποτε συνθέμενος, ὥς φασιν, ὡς πρὸς αὐτὸν
ἀφίκηται, βραδυνούσης αὐτῆς, ἀπετρίψατο τὸ σπέρμα προσ-
απτόμενος τῇ χειρὶ τοῦ αἰδοίου, καὶ μετὰ ταῦτα παραγενο-
μένην ἀπέπεμψεν, εἰπὼν τὴν χεῖρα φθάσαι τὸν ὑμέναιον ᾆσαι.
καὶ δῆλον ἐναργῶς ἐστιν, οὐ διὰ τὴν ἡδονὴν ἔρχεσθαι τοὺς
σώφρονας ἐπὶ συνουσίαν, ἀλλὰ τὴν ὄχλησιν ἰάσασθαι βουλομέ-
νους, ὡς εἰ καὶ χωρὶς ἡδονῆς ἐγίγνετο. κατὰ τοῦτο δ᾽ ἡγοῦμαι

rioris fucci eſt ac copioſius, et qui in otio degunt, quique,
quum antea nihil ad libidinem reliqui feciſſent, affatim con-
tinere coeperunt.   Perpendi autem in his quoque naturalem
excernendi ipſum cupiditatem hujus rei cauſam eſſe; quum
enim et tale et tantum fuerit, neminem non ad ſui excretio-
nem vi quadam ſtimulat.   Ita Diogenem Cynicum conſtat
virum omnium mortalium, quod ad continentiam ac tempe-
rantiam pertinet, conſtantiſſimum fuiſſe; libidini tamen et
ipſe indulgebat, non a copulata femini, dum effunditur, vo-
luptate veluti bono aliquo illectus, ſed ut noxam a reten-
to oborientem evitaret.   Eum, ut narrant, meretrix adire
pollicita quum diutius tardaret, ipſe manu pudendis admota,
femen projecit ac venientem deinde remiſit, inquiens, manus
hymenaeum celebrando te praevenit.   Atque plane conſtat
modeſtos viros non ob voluptatem, ſed ut a moleſtia prae-
ferventur, libidini indulgere, perinde ac ſi nulla eſſet ei vo-
luptas conjugata.   Sic etiam reliqua animalia ad coitum ex-

καὶ τἄλλα ζῶα πρὸς ἀφροδισίων ὁμιλίαν ὁρμᾶν, οὐ δόγμα
πεποιημένα τὴν ἡδονὴν ἀγαθὸν ὑπάρχειν, ἀλλ' ἐπὶ τὴν ἀπό-
κρισιν, ὡς ἀνιῶντος ἐν τῷ κατέχεσθαι τοῦ σπέρματος, ἀφι-
κνούμενα, καθάπερ, οἶμαι, καὶ τὸ ἀποπατεῖν καὶ τὸ οὐρεῖν
αὐτοῖς ὑπάρχει φύσει. ἐν ταύταις μού ποτε ταῖς ἐννοίαις ὄν-
τος ἐφάνη τοιόνδε συμβὰν ἐκ πολλοῦ χρόνου χηρευούσῃ
γυναικί. κατεχόντων γὰρ αὐτὴν καὶ ἄλλων μέν τινων ὀχλη-
ρῶν καὶ νευρικῶν διατάσεων, εἰπούσης δὲ τῆς μαίας ἀνε-
σπάσθαι τὴν μήτραν, ἔδοξε χρήσασθαι βοηθήμασιν οἷς εἰώ-
θασιν εἰς τὰ τοιαῦτα χρῆσθαι· χρωμένης δ' αὐτῆς, ὑπό τε
τῆς αὐτῶν θερμασίας καὶ τῆς κατὰ τὴν θεραπείαν ψαύσεως
τῶν γυναικείων τόπων, ἐγένοντο συνολκαὶ μετὰ πόνου τε
ἅμα καὶ ἡδονῆς ὅμοιαι ταῖς κατὰ τὰς συνουσίας, ἐφ' αἷς ἐκ-
κριθέντος παχέος τε καὶ πολλοῦ σπέρματος, ἀπηλλάγη τῶν
κατεχόντων αὐτὴν ὀχληρῶν ἡ γυνή. διὰ ταῦτα μὲν οὖν
ἐφάνη μοι μείζονα δύναμιν [520] ἔχειν εἰς βλάβην τοῦ σώμα-
τος ὅλου τὸ κακοχυμότερον σπέρμα τῶν καταμηνίων
ὥστε κἂν ἐκεῖνά ποτε γίγνηται ταῖς χηρευούσαις, ἀλλὰ τὴν
γε τοῦ σπέρματος ἐποχὴν ἀνιαράν τε ἅμα καὶ βλαβερὰν

citari arbitror, non quod exiſtiment voluptatem bonum eſſe,
ſed ut ſemen, quod ob retentionem ipſa moleſtat, excernant,
ut et dejiciendi ſtercoris excernendaeque urinae deſiderio
natura moveri conſueverunt. Cogitanti mihi aliquando ſu-
per hac re tale quoddam ſymptoma apparuit in muliere ex
longo jam tempore vidua. Quum enim et aliis malis et
nervorum quoque diſtentione vexaretur, dicente obſtetrice
uterum eſſe retractum, remediis ad hujusmodi affectus con-
ſuetis uti viſum eſt; quibus adhibitis, partim ob ipſorum ca-
lorem, partim etiam, quod inter curandum manibus tracta-
rentur partes muliebres, oborta titillatione cum labore et
voluptate veluti per coitum, excrevit craſſum plurimumque
ſemen atque ita a moleſtia liberata eſt mulier. Proinde mi-
hi viſum eſt, vitiato ſemini majorem quam menſtruis eſſe
vim ad laeſionem univerſo corpori inferendam; itaque licet
haec aliquando profluant viduis, ſuppreſſum nihilominus ſe-

BIBΛION Z.   421

Ed. Chart. VII. [520.]   Ed. Baf. III. (315.)

ὑπάρχειν αὐταῖς. ὅσοι δ' οἴονται μεγάλων συμπτωμάτων ἐν
ὅλῳ τῷ σώματι γιγνομένων, ἀπίθανον εἶναι, χυμὸν ὀλίγον
ἐν ἑνὶ μορίῳ περιεχόμενον αἰτιᾶσθαι, δοκοῦσί μοι λίαν ἀμνή-
μονες εἶναι τῶν ὁσημέραι γινομένων. ἐπὶ γοῦν τοῖς τῶν
φαλαγγίων δήγμασιν ὅλον ὁρᾶται πάσχον τὸ σῶμα, μικροῦ
τινος ἰοῦ κατὰ βραχυτάτην ὀπὴν ἐνιεμένου. τὸ δὲ τῶν σκορ-
πίων ἐστὶ θαυμασιώτερον, ὅτι καὶ τὰ συμπτώματα διὰ συν-
τόμων ἐπιφέρουσι σφοδρότατα, καὶ τὸ καταβαλλόμενον ἐγ-
χριμψάντων αὐτῶν ἤτοι παντάπασιν ὀλίγιστον ἢ ὅλως οὐδέν
ἐστιν, ἀτρήτου γε τοῦ κέντρου φαινομένου. καὶ μὴν ἀναγ-
καῖον, οὐχ ἁπλῶς ὅτι νένυκταί τις ὥσπερ ὑπὸ βελόνης, εὐ-
θέως ὅλον τὸ σῶμα χαλάζαις βάλλεσθαι δοκεῖν, ἅμα λειπο-
θυμίαις, ἀλλ' ἤτοι γε πνεύματός τινος, ἢ λεπτῆς ὑγρότητος
ἐνιεμένης, εὔλογον γίγνεσθαι ταῦτα. τινὲς δ' ἡγοῦνται καὶ
τῷ ψαῦσαι μόνον ἐνίας τῶν οὐσιῶν ἀλλοιοῦν δύνασθαι τὰ
πλησιάζοντα, μόνῃ τῇ κατὰ τὴν ποιότητα δυνάμει· ταύτην
γὰρ φύσιν κἀπὶ τῶν θαλαττίων ναρκῶν ὁρᾶσθαι, δύναμιν
ἰσχυρὰν οὕτως ἔχουσαν, ὡς καὶ διὰ τοῦ τῶν ἁλιέων τριόδοντος

men moleftiam noxamque ipfis inferre. Qui vero arbitran-
tur non probabile, exiguum fuccum in una parte contentum
tantorum fymptomatum univerfo corpori oborientium effe
caufam, ii omnino mihi immemores effe videntur eorum
quae quotidie contingunt. Etenim a phalangiorum ictibus
totum corpus affici videtur, exiguo veneno per minimum fo-
ramen injecto. Sed majori admiratione dignus eft fcorpio-
nis ictus, quod et brevi admodum tempore graviffima inferat
fymptomata et id quod injicitur, dum ipfe pungit, aut per-
quam exiguum fit, aut nihil omnino, nullo apparente fora-
mine in ipfius aculeo. Atqui necefiarium eft, non fimpli-
citer, quia quis perinde ac acu punctus eft, univerfum ftatim
corpus veluti grandine percuti videri, animi fimul defectione
accedente, fed rationi magis confentaneum eft, vel a fpiritu
quodam, vel tenui humiditate injecta, haec evenire. Qui-
dam etiam putant res quasdam folo tactu per qualitatis vim
ea quae eis vicina funt alterare poffe, idque plane videri in
marina torpedine, ut cui tam vehemens fit facultas, ut per

ἀναδιδομένης τῆς ἀλλοιώσεως εἰς τὴν χεῖρα, ναρκώδη παρα-
χρῆμα πᾶσαν αὐτὴν γίγνεσθαι. ταῦτά τε οὖν ἱκανὰ τεκμήρια
τοῦ σμικρὰν οὐσίαν ἀλλοιώσεις μεγίστας ἐργάζεσθαι μόνῳ τῷ
ψαῦσαι, καὶ τὸ κατὰ τὴν Ἡρακλείαν λίθον, ἣν καὶ μαγνῆτιν
ὀνομάζουσιν, οὐχ ἥκιστα. τοῦ μὲν γὰρ ψαύσαντος αὐτῆς
σιδηρίου κρεμαννυμένου χωρὶς δεσμοῦ, δεύτερον ἄλλο τοῦ
ψαύσαντος ψαῦον ὁμοίως τῷ πρώτῳ πάλιν ἐξ αὐτοῦ κρε-
μάννυται, κᾆπειτ᾽ ἄλλο τρίτον ἐκ τοῦ δευτέρου. φαινομένου
δὴ σαφῶς, ἰσχυροτάτην ἔχειν τὴν δύναμιν ἐνίας τῶν οὐσιῶν,
ὑπόλοιπον ἂν εἴη ζητεῖν, εἰ διαφθορά τις ἐν τοῖς ζώοις δύ-
ναται γενέσθαι τηλικαύτη τὸ μέγεθος, ὡς ἰῷ θηρίου παρα-
πλησίαν ἔχειν ποιότητά τε καὶ δύναμιν. ἢ καὶ τοῦτο κέκρι-
ται πρὸς αὐτῶν τῶν ἰατρῶν, οἵ γε τῶν προβλημάτων ἕν τι
πεποίηνται, πότερον ἴδια φαρμακείας ἐστὶ σημεῖα, ἢ οὐκ
ἔστιν; καὶ οἵ γε κάλλιστα δοκοῦντες εἰρηκέναι περὶ αὐτοῦ τὰ
μὲν αὐτὰ γίγνεσθαι πάθη συγχωροῦσι κατά τε τὰς τῶν
θανασίμων φαρμάκων δόσεις καὶ τὰς ἐκ τοῦ σώματος
ἡμῶν ὁρμωμένας διαφθοράς· οὐ μὴν ἀδιακρίτους γε τοὺς
εἰληφότας φάρμακα ἀπὸ τῶν μὴ λαβόντων ὑπάρχειν·

piscatoris tridentem transmissa ad manum alteratione, dere-
pente totam reddat torpidam. His argumentis satis depre-
henditur parvae molis res quasdam solo tactu maximas in-
ducere alterationes; quod in heraclio quoque lapide, quem
magnetem nominant, videre est; ferrum enim, quod tetige-
rit, ei adhaeret sine vinculo; deinde si aliud id quod primo
tangit tetigerit, similiter ut primum illi inhaeret; postea
tertium secundo. Quum igitur plane constet rebus quibus-
dam vehementissimas esse vires, reliquum est ut investigemus
an in animantibus corruptio aliqua nasci possit adeo vehe-
mens, ut veneni animalis venenati tum qualitatem tum vi-
res aequet. An id jam a medicis discussum est, qui hanc
proposuere quaestionem, utrum propriae sint notae veneni,
necne? Nam qui optime videntur hac de re disputasse,
eosdem fieri affectus concedunt a lethalis veneni potione et
a corruptione, quae a corpore ortum habet; discerni tamen
posse eos, qui venenum sumpserunt, ab iis qui aliunde affe-

ὅταν γὰρ εὐχύμῳ τινὶ φύσει, δεδιῃτημένῳ τε κατὰ πάντα
τρόπον ὑγιεινῶς ἐξαίφνίδιος γένηται θάνατος, οἷος ἐπί τινι
τῶν δηλητηρίων φαρμάκων, εἶτα πελιδνὸν, ἢ μέλαν, ἢ ποι-
κίλον, ἢ διαρῤέον, ἢ σηπεδόνος ἀνιαρᾶς ἀπόζει τὸ σῶμα, φάρ-
μακον εἰληφέναι τοῦτόν φασιν. εἴπερ οὖν συγχωρεῖται τοιαῦ-
τα πάθη καταλαμβάνειν ἡμᾶς ἐξ ἡμῶν αὐτῶν ἔχοντα τὴν ὁρμὴν
τῆς γενέσεως, οἷα γίνεται δηλητηρίου φαρμάκου ληφθέντος,
οὐδὲν θαυμαστὸν εἰ σπέρμα κακόχυμον, ἢ καταμήνιον ὁμοίως
ἔχον, ἐπισχεθέντα καὶ διασαπέντα, συμπτώματα φέρει χα-
λεπὰ τοῖς παθεῖν ἐπιτηδείως ἔχουσι σώμασιν. μαθεῖν γὰρ
ἔστι κἀπὶ τῶν κυνῶν, ὅσην ἔχει δύναμιν ἡ πρὸς τὸ παθεῖν
ὁτιοῦν ἐπιτηδειότης· οὐδενὸς γοῦν τῶν ἄλλων ζώων ἁλισκο-
μένου λύττῃ, μόνον ἁλίσκεται τοῦτο, καὶ τοσαύτη γε κατὰ
αὐτὸ γίγνεται διαφθορὰ τῶν χυμῶν, ὥστε τὸ σίαλον αὐτοῦ
μόνον ἀνθρωπίνῳ σώματι προσπεσὸν ἐργάζεται λύτταν.
ὡς οὖν ἀπὸ σμικρᾶς ἀρχῆς τῆς κατὰ τὸ σίαλον ποιότητος
αὐξανομένη τις ἐν τῷ σώματι διάθεσις, [521] ἡνίκα εἰς ἀξιό-
λογον ἀφίκηται μέγεθος, ἔγνωσται μῆνας μετὰ ἕξ, ἐνίοτε τῷ

cti funt. Quum enim homo fua natura probis humoribus
ac fanorum more educatus derepente moritur, ut aſſumpto
lethali veneno fit, deinde corpus aut livens, aut nigricans,
aut varium eſt, aut diffluens, aut putredinem moleſtam olet,
hunc venenum fumpfiſſe ajunt. Igitur fi affectibus nos in-
feſtari fateamur, qui ex nobismet ipfis accepto fuae originis
impetu, fimiles fint iis, qui perniciofo epoto veneno eveni-
unt, nihil mirum, fi vitiatum femen, aut menſtruum hujus-
modi, quum retinentur et putrescunt, corporibus ut affici-
antur idoneis gravia inferant fymptomata. Nam facile in-
telligitur ex canibus, quantam habeat vim afficiendae rei ap-
titudo; quum enim reliquorum animalium nullum rabie ca-
piatur, folus canis eo affectu corripitur, atque tanta fit in
ipfo humorum corruptio, ut fola ejus faliva, fi humanum
corpus contigerit, rabiem excitet. Ut igitur ab exiguo in-
itio, falivae qualitate, aucta quaedam in corpore affectio,
quando ad magnitudinem notatu dignam pervenerit, discer-

πρόσθεν χρόνῳ μηδὲν ἔχουσα γνώρισμα, κατὰ τὸν αὐτὸν τρό-
πον ἀπὸ χυμοῦ τινος ἐν τῷ τοῦ ζώου σώματι γενηθέντος;
μοχθηροῦ κατὰ βραχὺ συμπάσχει τῷ χρόνῳ τῶν κυρίων τι
μορίων, (316) ἀφ᾽ ὧν τὸ σύμπαν σῶμα ταχέως ἀλλοιοῦται.
ὅτι δὲ τῶν ὑστερικῶν λεγομένων συμπτωμάτων εἰκότως ἐκ
παλαιοῦ πεπίστευται κατὰ τὰς μήτρας ἡ οἷον ῥίζωσις εἶναι,
τεκμήριον οὐ σμικρόν ἐστι τὸ μόναις ταῖς χηρευούσαις τε καὶ
ταῖς τὰς ἐμμήνους καθάρσεις ἐπεχομέναις τὰ τοιαῦτα γίγνεσθαι
παθήματα. ὅτι δὲ τούτων αὐτῶν μείζονα δύναμιν εἰς τὴν
τῶν ὑστερικῶν συμπτωμάτων γένεσιν ἔχει τὸ σπέρμα κατεχό-
μενον, ἐλάττονα δὲ τὸ καταμήνιον, ἐκ τῶν ἄνευ χηρείας ἐπε-
χομένων τὴν κάθαρσιν ἔνεστι μαθεῖν, ἄλλα μέν τινα πασχου-
σῶν, ἃ μικρὸν ὕστερον εἰρήσεται, μήτε δ᾽ ἀπνοίαις ἐχομένων
μήτε σφοδραῖς λειποψυχίαις μήτε τοῖς ἄλλοις ἃ λέλεκται
μικρὸν ἔμπροσθεν, ἔτι δὲ κἀκ τοῦ τινὰς τῶν χηρευουσῶν
ἀμέμπτως καθαιρομένας, ἢ μὴ πολλῷ ἧττον τοῦ πρόσθεν,
ὁμοίως ἁλίσκεσθαι συμπτώμασιν. ὁμολογεῖ δὲ τούτοις καὶ

nitur poſt ſex menſes, quum nonnunquam ante id tempus
nulla nota deprehenderetur: ſic eodem modo vitioſo humore
in animalis corpore genito, paulatim tractu temporis princi-
pum partium aliqua conſentit, a qua univerſum corpus cele-
riter alteratur. Quod autem a priscis jam inde ſeculis opti-
mo jure creditum fuerit, hyſterica dicta ſymptomata ad ute-
rum tanquam ad radicem pertinere, maximo argumento
eſſe poteſt, quod ſolis viduis et iis quibus menſtrua ſuppri-
muntur, hujusmodi affectus oboriantur. Quod vero ex his
ipſis ad hyſtericorum ſymptomatum generationem excitan-
dam retentum ſemen majorem, menſtruum vero minorem
vim obtineat, facile intelligitur ex iis mulieribus, quibus ci-
tra viduitatem purgationes ſupprimuntur; quamvis enim
quibusdam aliis infeſtentur ſymptomatis, quae poſthac dicen-
tur, reſpiratione tamen non privantur, neque animi deſe-
ctione vehementi, neque aliis quoque ſymptomatis paulo
ante dictis laborant; praeterea ex eo quod viduae quaedam,
licet recte ut antea, aut paulo minus purgentur, nihilominus
ſimilibus corripiantur ſymptomatis. Conſentiunt autem his-

τὰ κατὰ τὴν μήτραν φαινόμενα σημεῖα ταῖς ἁπτομέναις ἀκρι-
βῶς ἰατρίναις· ἐνίοτε μὲν γὰρ ὡς ἀνεσπασμένης ὅλης αὐτῆς,
ἐνίοτε δ' ὡς παρεσπασμένης ὁ τράχηλος τοῖς ψαύουσιν ἐγκε-
κλιμένος φαίνεται. διὸ καί τινες οἷον ζῶόν τι παιδοποιίας
ἐπιθυμητικὸν εἶναι τὴν μήτραν ὑποθέμενοι, στερισκόμενον
ὧν ὀρέγεται, παντὶ τῷ σώματι λυμαίνεσθαί φασι. γράφει
γοῦν ὁ Πλάτων οὕτως· αἱ δὲ ἐν ταῖς γυναιξὶν μῆτραί τε καὶ
ὑστέραι λεγόμεναι δι' αὐτὰ ταῦτα, ζῶον ἐπιθυμητικὸν ἐὸν
τῆς παιδοποιίας, ὅτ' ἂν ἄκαρπον παρὰ τὴν ὥραν χρόνον πο-
λὺν γίνηται, χαλεπῶς ἀγανακτοῦν φέρει, καὶ πλανώμενον
πάντη κατὰ τὸ σῶμα, τὰς τοῦ πνεύματος διεξόδους ἀπο-
φράττον, ἀναπνεῖν οὐκ ἐῶν, εἰς ἀπορίας τὰς ἐσχάτας ἐμβάλ-
λει καὶ νόσους παντοδαπὰς ἄλλας παρέχει. ταῦτα τοῦ
Πλάτωνος εἰπόντος, ἔνιοι προσέθεσαν, ὡς ἐπειδὰν αἱ μῆτραι
πλανώμεναι κατὰ τὸ σῶμα τῷ διαφράγματι προσπέσωσιν,
ἐμποδίζουσι τὴν ἀναπνοήν· ἔνιοι δὲ πλανᾶσθαι μὲν αὐτὴν
ὥσπερ ζῶον οὔ φασιν, ἐπισχεθέντων δὲ τῶν καταμηνίων
ξηραινομένην ἀνατρέχειν εἰς τὰ σπλάγχνα, ποθοῦσαν ὑγραν-

ce ea quoque ligna, quae circa uterum fentiunt medicae dili-
genter tangentes; nam cervix uteri tangentibus inclinata vi-
detur, interdum veluti furfum retractus fit totus, interdum
autem veluti fit tractus ad latus.   Proinde quidam uterum
tanquam animal quoddam effe ftatuentes prolis creandae cu-
pidum, privatum his quae concupiscit, univerfo corpori no-
cere dicunt.   Sic igitur fcribit Plato: *Quae pars in mulie-*
ribus et uterus et vulva nominatur, quum fit animal prolis
generandae cupidum, fi intempeftive diuque infructuofum
fuerit, fuccenfens aegre fert, erransque per totum corpus
et fpiritus meatum obftruens, refpirareque non finens, in
extremam anxietatem dejicit atque multiplices alios morbos
excitat.   Haec dicente Platone, quidam addiderunt, uterum,
quum ita per corpus errans ad feptum transverfum perve-
nerit, refpirationem interturbare.   Alii errare ipfum vel-
uti animal non dicunt, fed ubi fuppreffa funt menftrua,
exiccatum ac humectari cupientem ad viscera usque ascen-

θῆναι, κᾀπειδάν ποτε κατὰ τὴν ἄνοδον ὁμιλήσῃ τῷ δια-
φράγματι, στερίσκεσθαι τῆς ἀναπνοῆς τὸ ζῶον. ὅσοι μὲν
οὖν ἀγνοοῦσί τε τὰ κατὰ τὰς ἀνατομὰς φαινόμενα, περί τε
τῶν φυσικῶν καὶ προαιρετικῶν ἐνεργειῶν οὐδὲν ἐπεσκέψαντο,
καίτοι μηδὲν ἀποδεικτικὸν ἀκούοντες ὧν εἶπον, ἐνδέχεσθαι νο-
μίζουσιν εἶναί τι τῶν εἰρημένων ἀληθές· ὅσοι δὲ ἐν ἀμφοτέ-
ροις ἐγυμνάσαντο, καθορῶσι καὶ χωρὶς ἐμοῦ τὸ σαθρὸν τοῦ
λόγου· εἰ γὰρ καὶ ἀνεσπάσθαί τι φαίνοιτο μέρος τῆς μήτρας,
βραχὺ τοῦτ᾽ ἐστὶ καὶ οὐχ ἱκανὸν ἐνδείξασθαι τὸ κύτος ὅλον
αὐτῆς οὐδ᾽ ἄχρι τῆς γαστρὸς ἀνεσπάσθαι, μήτιγε καὶ ταύτην
ὑπερβᾶσαν ἅψασθαι τῶν φρενῶν που· εἰ δέ περ καὶ ἥπτε-
το, τί ἂν εἴη τοῦτο πρὸς ἄπνοιαν, ἢ λειποψυχίαν, ἢ τὰς
τῶν κώλων συντάσεις, ἢ κάρον παντελῆ; τοῖς γοῦν ὑπερεμ-
πλησθεῖσιν ὁ τῆς γαστρὸς ὄγκος ἐναργῶς φαίνεται θλίβων
τὸ διάφραγμα· καὶ διὰ τοῦτο [522] μὲν ἡ ἀναπνοὴ πυκνοῦ-
ται, σύμπτωμα δ᾽ οὐδὲν ἄλλο καταλαμβάνει τὸ ζῶον. ἀλλὰ
καὶ κατὰ τὰς κυήσεις ἐπεκτεινόμεναι τοῖς κυομένοις αἱ μῆτραι

dere; quum vero ascendendo nonnunquam feptum transver-
fum contingat, idcirco animal refpiratione privari. Ac ii
quidem, qui ignorant ea quae in diffectionibus apparent,
quique neque naturales neque voluntarias affectiones un-
quam confideraverunt, quamvis ea quae jam diximus nulla
audiant demonftratione roborari, fieri tamen poffe arbitran-
tur, ut aliquid ex enarratis verum exiftat; at vero, qui in
utrisque fuerint exercitati, hujus rationis infirmitatem etiam
me tacente confpiciunt. Nam etiam fi qua pars uteri ascen-
dere videatur, ea perexigua eft, neque fufficit ad hoc, ut
totum ipfius fpatium ne ad ventriculum quidem ascendiffe
videatur, nedum ut hunc praetereundo ad feptum transver-
fum pertingere; at etiamfi attingat, quid momenti habebit
id, ut refpirationem tollere, aut animi defectionem, aut mem-
brorum contentionem, aut integrum foporem inducere pos-
fit? Etenim impletis, ventriculus intumescens plane videtur
feptum transverfum comprimere atque ob hanc rem refpiratio
redditur crebrior, fed nullo alio fymptomate animal infefta-
tur. Sed et praegnantibus uterus foetui coextenfus facit

Ed. Chart. VII. [522.]   Ed. Baſ. III. (316.)

πυκνοτέραν ἐργάζονται τὴν ἀναπνοὴν, οὐδὲν δ᾽ οὐδ᾽ αὗται
βλάπτουσιν ἄλλο. τὸ δὲ καὶ ξηραινομένας αὐτὰς ἀνατρέχειν
ἐπὶ τὰ σπλάγχνα ποθούσας ὑγρανθῆναι, παντάπασιν ἄτο-
πον· εἰ μὲν γὰρ ἁπλῶς ὑγρότητος αἱ μῆτραι δέονταί ποτε,
τὴν κύστιν ὁμιλοῦσαν ἔχουσι καὶ τὸ κάτω μέρος ἅπαν τοῦ
παχέος ἐντέρου· εἰ δ᾽ οὐχ ἁπλῶς ὑγρότητος, ἀλλ᾽ αἱματικῆς
ὑγρότητος, ἐπὶ τὸ ἧπαρ ἐχρῆν αὐτὰς, οὐκ ἐπὶ τὰς φρένας
φέρεσθαι. τί δὲ καὶ δέονται προσπίπτειν ἔξωθεν ἄλλοις μο-
ρίοις, ἔχουσαι περικείμενον ἑαυταῖς στέγασμα πυκνόν, ὑμε-
νῶδες ἀμφίεσμα; τὰ γὰρ ἕλκοντα πάντα τὰς ἐξ ἐντέρων
ὑγρότητας εἰς ἑαυτὰ διὰ στομάτων παμπόλλων τοῦτο πράτ-
τει· πάμπολλα δ᾽ εἰς τὰς μήτρας καθήκει στόματα φλεβῶν,
δι᾽ ὧν ἕλκειν ἐκ τῆς κοίλης φλεβὸς αἷμα δυνατὸν ἦν αὐταῖς,
ἐκ τοῦ ἥπατος ἐχούσης ἐπιῤῥέον αὐτῇ τὸ αἷμα. τίνα δ᾽ ἂν
ὀχετὸν ἕτερον εὕροι τις αἵματος ἐξ ἥπατος εἰς μήτρας φερό-
μενον ἀξιολογώτερον τοῦδε; διὰ τίνος δ᾽ ὅλως ἄλλου δυνατὸν
αὐταῖς ἐξ ἥπατος ἑλκύσαι τι; κἂν εἰ μὴ μέγιστος δ᾽ ἦν ὁ τῆς
κοίλης φλεβὸς ὀχετός, ἀλλά τοι γ᾽ ἄλλος οὐκ ἔστιν· αὕτη γὰρ

crebriorem reſpirationem, ſed nihil aliud laedit. Quod au-
tem exiccatus humoris deſiderio ad viscera aſcendat, id pror-
rus abſurdum. Si enim ſimpliciter aliquando uterus requi-
rat humorem, veſicam atque craſſi inteſtini partem inferio-
rem totam ſibi proximam habet; ſi vero non ſimpliciter hu-
morem, ſed ſanguineum humorem deſiderat, ad hepar potius
quam ad ſeptum transverſum ipſum moveri oportebat. At
vero quid opus eſt, ut aliis extrinſecus irruat partibus, quum
a denſo tegumento membraneo indumento ipſum ambiente
contineatur? nam omnes partes quae ad ſeſe ab inteſtinis
humorem trahunt, per ora quamplurima id efficiunt: atqui
ad uterum multa admodum venarum ora perveniunt, per
quas ex cava vena, cui ex hepate ſanguis influit, ſanguinem
attrahere poteſt. Quem vero alium ductum hoc inſigniorem
quis invenerit, quo ex hepate in uterum ſanguis deferatur,
aut per quem alium omnino uterus ex jecore quippiam attra-
here poſſit? At licet hic cavae venae rivus non eſſet maxi-
mus, certe non eſt alius; haec enim unica vena partibus ſub

Ed. Chart. VII. [522.]   Ed. Baf. III. (316.)

μία μόνη φλὲψ τοῖς κάτω τοῦ διαφράγματος ἅπασιν ἐξ ἥπας
ὀχετεύει τὸ αἷμα. παντελῶς οὖν ἄτοπος ὁ λόγος αὐτῶν ἐστι,
πρὸς τῷ καὶ ζῶον ἐργάζεσθαι τῷ λόγῳ τὴν μήτραν. ἀλλ' εἰ
καὶ τοῦτο συγχωρηθείη, λυπηθήσεται μὲν ἀποστερουμένη τῶν
ἰδίων ὀρεκτῶν, ἴσως δὲ καὶ ἀτροφήσει, καθάπερ ἔνιοί φασι
τοὺς ἐρῶντας φοίνικας πάσχειν, οὐ μὴν οὔτ' ἐπὶ τὰς φρένας
οὔτ' ἐπ' ἄλλο τι χωρίον ἀφίξεται· πρὸς γὰρ αὖ τοῖς ἄλλοις
καὶ ξηρότατόν ἐστι τῇ κράσει τὸ διάφραγμα, δεῖται δὲ ἡ μή-
τρα κατὰ τοὺς ξηραίνεσθαι φάσκοντας αὐτὴν ὑγρῶν μορίων
κοινωνίας. ἴσως οὖν τις ἡμᾶς ἐρωτήσεται τὴν αἰτίαν, δι'
ἢν ἀνεσπασμένη τε καὶ παρεσπασμένη πολλάκις ἡ μήτρα φαί-
νεται· τοῦτο γὰρ αἱ μαιεύτριαι λέγουσιν, ὥσπέρ γε καὶ ὅτι
πολλάκις ἐπὶ τῆς οἰκείας ἕδρας μενούσης αὐτῆς, οὐδὲν ἧττον
ἐπιλαμβάνει τὰς γυναῖκας ὑστερικὰ συμπτώματα. πειράσο-
μαι δὴ τούτοις εἰπεῖν τὴν αἰτίαν, ἑπόμενος τοῖς ὑφ' Ἱππο-
κράτους εἰρημένοις. τὰς γάρ τοι τῶν ὑστερῶν ἐντάσεις
αἰτίας γίγνεσθαί φημι τοῦ καὶ τὸν αὐχένα ταῖς ἁπτομέ-
ναις μαίαις ἀνεσπάσθαί τε καὶ παρεσπάσθαι φαίνεσθαι·

transverfo fepto conftitutis omnibus ex hepate defert fan-
guinem. Abfurda igitur omnino eft illorum ratio, cum hoc,
quod uterum effe animal hac ratione aftruant. Sed fi hoc
quoque ipfis concedatur, laedetur uterus, fi propriis votis
privetur, ac fortaffis alimentis deftitutus tabescet, quemad-
modum amantes palmas affici nonnulli perhibent; verum ob
hoc neque ad feptum transverfum, neque ad alium quemvis
locum perveniet. Nam, ut caetera omittamus, perquam
aridum eft temperamento feptum transverfum; at uterus
juxta illorum placita, qui ipfum exiccari dicunt, humidarum
partium communicatione indiget. Interrogabit ergo fortaffe
nos aliquis, quam ob caufam faepe furfum, faepe in latus
trahi uterus videatur; id enim obftetrices ajunt, ut et ipfo
in fua fede faepenumero manente, nihilominus mulieres hy-
ftericis fymptomatis corripi. Equidem hujus rei caufam ex-
plicare tentabo, ea quae ab Hippocrate dicta funt, imitando.
Nam uteri tenfiones in caufa effe dico, cur tangentibus ob-
ftetricibus cervix modo furfum, modo in latus trahi videa-

συνεσπάσθαι γὰρ ἀναγκαῖόν ἐστι ταῖς μήτραις τὸν αὐχένα.
τίς οὖν αἰτία τοῦ τὰς μήτρας ἀνεσπάσθαι τε καὶ παρεσπά-
σθαι; τοῦτο γὰρ ἔτι λείπει τῷ λόγῳ· τῶν πρὸς αὐτὰς καθη-
κόντων ἀγγείων ἡ πλήρωσις ἅμα τοῖς ἀρτήμασιν αὐτῶν·
ἀπεδείχθη γὰρ ἡμῖν, ἡνίκα τὸν ἀφορισμὸν ἐξηγούμεθα, καθ᾽
ὃν φησι τὸν σπασμὸν ὑπὸ κενώσεώς τε καὶ πληρώσεως γίγνε-
σθαι, εἰς μὲν τὸ πλάτος τε καὶ τὸ βάθος ἐκτείνειν τὰ τῶν
πληρουμένων σώματα, βραχύτερον δ᾽ ἐργάζεσθαι τὸ μῆκος·
ὅσον οὖν βραχύτερον γίγνεται, τοσοῦτον ἐπὶ τὴν ἀρχὴν ἀνα-
σπᾶται. καὶ γὰρ οὖν καὶ τοὺς μῦς ὁ Ἐρασίστατος ἐκ τοῦ
πληροῦσθαι πνεύματος εἰς εὖρος ἐπιδιδόντας ἀφαιρεῖν φησι
τοῦ μήκους, καὶ διὰ τοῦτ᾽ ἀνεσπάσθαι. πόθεν οὖν ἡ πλή-
ρωσις γίγνεται τῶν τε φλεβῶν καὶ τῶν ἀρτημάτων; ἐκ τῆς
ἐπισχέσεως δηλονότι τῶν καταμηνίων. ἀφικνεῖται γὰρ ἄχρι
τῆς μήτρας, εἴσω δ᾽ οὐκ εἰσέρχεται τὸ αἷμα, ποτὲ μὲν αὐτὸ
παχύτερον ἢ κατὰ τὸ στόμα [523] τῶν ἀγγείων γεγονὸς,
ἔστι δὲ ὅτε μυσάντων ἐκείνων· ὥστε ἐν ταῖς φλεψὶ πληθῦνον
ἐκείνας τε διατείνειν, διαβρέχειν τε τὰ πλησίον αὐτῶν ἀρτή-

tur; nam fimul cum utero cervicem quoque ipfius retrahi
necefle eft. Quam ob caufam igitur uterus vel furfum vel
ad latus retrahitur? hoc enim huic fermoni adhuc deeft. Ob
vaforum ad ipfum pervenientium plenitudinem una cum eo-
rum vinculis; etenim oftendimus in enarratione ejus apho-
rismi, quo inquit: *convulfionem a plenitudine fieri et eva-
cuatione, plenitudinem* corpora repletorum in latum et pro-
fundum extendere, fed longitudinem abbreviare; ergo quo
efficiuntur breviora, eo magis ad originem retrahuntur.
Nam Erafiftratus musculos quoque, fi fpiritu impleantur, in
latitudine augeri, in longitudine vero minui atque ob id etiam
retrahi dicit. Unde ergo oritur plenitudo tum venarum
tum vinculorum? nempe ex menftruorum retentione. Nam
pervenit quidem ad uterum fanguis, fed ad interna ipfius in-
gredi non poteft, aut quia craffior eft quam ut per ora va-
forum poffit penetrare, aut quia claufa funt iphs ora: itaque
abundans in venis eas extendit atque vicina ipfis vincula ma-

Ed. Chart. VII. [523.]   Ed. Baf. III. (316. 317.)

ματα· τῇ δὲ τούτων τάσει κατὰ τὸ συνεχὲς αἱ μῆτραι συνα-
νασπῶνται. ἐὰν μὲν οὖν ἰσοῤῥόπως ἕλκωνται πανταχόθεν,
ἀπαρέγκλιτος αὐτῶν ἡ μετάστασις γίγνεται· ἐὰν δὲ ἑτεροῤῥό-
πως, πρὸς τὸ μᾶλλον ἕλκον ἐκτείνονται. οὔκουν οὐχ ὡς
ζῷον πλανώμενον ἄλλοτ᾽ εἰς ἄλλον ἀφικνεῖται τόπον ἡ μή-
τρα ταῖς γυναιξὶν, ἀλλ᾽ ὑπὸ συντάσεως ἀνελκομένη. καὶ λέ-
γων ἄν τις αὐτὸ μὲν τὸ σῶμα τῶν ὑστερῶν ἀπαθὲς εἶναι τη-
νικαῦτα, τὴν διαστροφὴν δὲ πάσχειν αὐτὰς ἕλκο(317)μένας
ἄλλοτ᾽ ἀλλαχόσε, προσηκόντως ἐρεῖ. συμβαίνει γὰρ καὶ κατ᾽
ἄλλα μόρια τοῦ σώματος ἡ τοιαύτη φαντασία τῶν παθῶν,
ὡς πολλάκις ἐξαπατᾶσθαι τοὺς ἰατροὺς, οἰομένους πεπονθέ-
ναι τὸ διεστραμμένον, ἢ καμφθῆναι μὴ δυνάμενον ἢ ἐκτα-
θῆναι. καὶ τοῦτο διδάσκων ὁ Ἱπποκράτης ἐν τῷ περὶ ἄρ-
θρων βιβλίῳ καὶ τῆς κατὰ τὰς μήτρας λεγομένης πλάνης
ἐμνημόνευσεν ὡδέ πως γράψας· οἷς δ᾽ ἂν εἰς τοὐπίσω κε-
φαλὴ μηροῦ ἐκπέσῃ, ὀλίγοισι δ᾽ ἐκπίπτει, οὗτοι ἐκταννύειν
οὐ δύνανται τὸ σκέλος, οὔτε κατὰ τὸ ἄρθρον τὸ ἐκπεσὸν
οὔτέ τι κάρτα κατὰ τὴν ἰγνύην· ἀλλ᾽ ἥκιστα τῶν ἐκ παλαιῶν

defacit; ad horum autem extenſionem per continuitatem ute-
rum retrahi neceſſe eſt. Igitur ſi aequaliter undique traha-
tur, recta erit et ſine inclinatione ipſius transmutatio; ſi ve-
ro inaequaliter, ad partem vehementius trahentem extende-
tur. Non ergo veluti animal errabundum alias ad alium
locum discurrit in mulieribus uterus, ſed ab extenſione re-
trahitur. Quod ſi dixerit quispiam uteri corpus tum non
eſſe affectum, ſed perverſione laborare, quum alias aliorſum
trahitur, haud abſurda proferet. Nam circa reliquas quo-
que corporis partes accidit ut hujusmodi appareant affectus,
ut ſaepenumero decipiantur medici, qui perverſam partem,
quia vel incurvari vel extendi non poſſit, arbitrantur eſſe
affectam. Atque hoc docens Hippocrates libro de articulis
etiam de uteri vocato errore mentionem fecit, ita ſcribens:
*Quibus in poſteriorem partem caput femoris exciderit, hoc
autem raro fit, hi crus extendere nequeunt, neque ſecun-
dum luxatum articulum, neque adeo ſecundum poplitem;*

οὗτοι ἐκταννύουσι καὶ τὸ κατὰ βουβῶνα καὶ τὸ κατὰ τὴν
ἰγνύην ἄρθρον. ἐν τούτῳ τῷ λόγῳ, καίτοι μηδέν τι πε-
πονθὸς τὸ κατὰ τὴν ἰγνύην ἄρθρον, ἐκ τῆς πρὸς τὸ κατὰ
τὸν βουβῶνα κοινωνίας ἀδυνατεῖν ἐκτείνεσθαί φησιν. εἶθ᾽
ἐξῆς ἐπιφέρων ἐρεῖ· προσξυνιέναι μὴν καὶ τόδε χρὴ, εὔχρη-
στον γὰρ καὶ πολλοῦ λόγου ἄξιον καὶ τοὺς πλείστους λήθει,
ὅτι οὐδ᾽ ὑγιαίνοντες δύνανται κατὰ τὴν ἰγνύην ἐκταννύειν τὸ
ἄρθρον, ἢν μὴ συνεκταννύσωσι καὶ τὸ κατὰ τὸν βουβῶνα
ἄρθρον, πλὴν εἰ μὴ πάνυ ἄνω αἴρωσιν τὸν πόδα· οὕτως δ᾽
ἂν δύναιντο. οὐ τοίνυν οὐδὲ συγκάμπτειν δύνανται τὸ κατὰ
τὴν ἰγνὺν ἄρθρον ὁμοίως, ἀλλὰ πολὺ χαλεπώτερον, εἰ μὴ
συγκάμψωσιν καὶ τὸ κατὰ τὸν βουβῶνα ἄρθρον. ταῦτα
προειπὼν ἐφεξῆς φησιν· πολλὰ δὲ καὶ ἄλλα κατὰ τὸ σῶμα
τοιαύτας ἀδελφίξιας ἔχει, καὶ κατὰ τὰς τῶν νεύρων ξυντά-
σιας, καὶ κατὰ μυῶν σχήματα, καὶ πλεῖστά τε καὶ πλείστου
ἄξια γιγνώσκεσθαι, ἢ ὥς τις οἴεται, καὶ κατὰ τὴν τοῦ ἐντέ-
ρου φύσιν καὶ τὴν τῆς ξυμπάσης κοιλίης καὶ τὰς τῶν ὑστε-
ρῶν πλάνας τε καὶ ξυντάσιας. ἐν ταύταις ταῖς λέξεσι προΰ-

ſed ii minime, quibus ex vetuſto idem contigit et inguinis et
poplitis articulum extendunt.　Hoc ſermone quamvis po-
plitis articulus haudquaquam afficiatur, quia tamen cum in-
guine communicat, ipſum extendi non poſſe ait.　Atque
deinceps ſubjungens inquit: *Sane animadvertere hoc quo-*
que oportet, nam et utile eſt, et cujus magna ſit habenda
ratio, quamvis non paucos lateat, ne ſanos quidem exten-
dere poſſe poplitis articulum, non extenſo inguinis articulo,
niſi ſurſum admodum levato pede, ita enim poſſunt; neque
tamen ſimiliter, ſed longe majori cum difficultate, flectere
poſſunt poplitis articulum, niſi ſimul flectant articulum in-
guinis.　His dictis deinceps ait: *Multae vero et aliae cor-*
poris partes eas habent ſocietates et ſecundum nervorum
diſtentiones et musculorum figuras; quin etiam plurima no-
tatu fortaſſe digniora quam quis putaverit, et ſecundum
inteſtinorum naturam et univerſum ventriculum atque uteri
tum errores tum extenſiones.　His verbis Hippocrates de

Ed. Chart. VII. [523.]
Ed. Baf. III. (317.)

θετο μὲν εἰπεῖν ὁ Ἱπποκράτης περὶ τοῦ κατὰ τὴν ἰγνύαν ἄρ-
θρον, μὴ δυναμένου κινεῖσθαι κατὰ φύσιν, οὐ τῷ πεπον-
θέναι τι πάθος ἴδιον, ἀλλὰ τῇ κοινωνίᾳ τῇ πρὸς τὸ κατ᾽
ἰσχίον· ἐμνημόνευσε δὲ καὶ τῶν κατὰ τὴν μήτραν συντάσεων,
ὅταν αὕτη μὲν ὅσον ἐφ᾽ ἑαυτῇ μὴ μεθίστηται, τεινομένη δ᾽
ὑπό τινων ἑτέρων ἕπηται τοῖς ἐπισπωμένοις. αἱ μὲν οὖν
διαστροφαὶ τῆς μήτρας κατὰ τὸν εἰρημένον τρόπον ἀκολου-
θοῦσι ταῖς τᾶν ἐμμήνων ἐπισχέσεσιν, οὐκ αὐταὶ τῶν περὶ τὸ
σῶμα τοῦ ζῴου συμπτωμάτων αἰτίαι γιγνόμεναι, κοινὴν δὲ
αἰτίαν αὐτῶν κτώμεναι τὸ πλῆθος τῆς ἐπεσχημένης ἐμμήνου
καθάρσεως· αἱ δ᾽ ἄνευ τῶν διαστροφῶν ἢ καὶ τῆς ἐπισχέσεως
τῶν καταμηνίων ταῖς χηρευούσαις γιγνόμεναι βλάβαι διὰ
τὴν ἐπίσχεσιν τοῦ σπέρματος συμβαίνουσι. παρὰ δὲ τὴν πο-
σότητά τε καὶ ποιότητα τοῦ τε καταμηνίου καὶ τοῦ σπέρμα-
τος ἄλλοτ᾽ ἄλλο συμπτώματος εἶδος αὐταῖς γίγνεται. ψύχειν
μὲν γὰρ ὅλον τὸ σῶμα δυναμένου τοῦ λυποῦντος αἰτίου, κα-
ταψύχονται σφοδρῶς, ὡς μήτ᾽ ἀναπνεῖν αἰσθητῶς μήτε
σφύζειν· παχέος δ᾽ ὄντος ἢ δριμέος, οἱ σπασμοὶ γίγνονται·

poplitis articulo dicere propofuerat, qui fecundum naturam
moveri non poteft, non ob proprium ipfius affectum, fed ob
eam quam cum ifchio habet focietatem; extenfionum autem
uteri mentionem fecit, quum ipfe non per fe transmutatur,
fed extenditur a quibusdam aliis, quorum attrahentium fe-
quax eft. Igitur uteri perverfiones eo quem diximus modo
fuppreffa fequuntur menftrua; neque fymptomatum anima-
lis corpori oborientium caufae ipfae funt, fed communem
habent caufam plenitudinem a fuppreffa menftruorum pur-
gatione; quae vero citra perverfionem aut menftruorum
retentionem viduas moleftant noxae, hae ob retentum femen
accidunt. Atque his pro multitudinis qualitatisve ratione
tum menftruorum tum feminis alias aliae fymptomatum
fpecies oriuntur. Etenim quum laedens caufa univer-
fum corpus refrigerare poteft, hae adeo vehementer re-
frigerantur, ut neque manifefte refpirent, neque pulfum
edant; fi vel craffa fuerit vel acris, convulfiones aderunt;

Ed. Chart. VII. [523. 524.]   Ed. Baf. III. (317.)

δυσθυμίαι δὲ, ὅταν ᾖ μελαγχολικώτερον· ὥσπερ γε πάλιν
λειποψυχίαι τε τῇ σφοδρότητι τῶν τάσεων ἕπονται καὶ ταῖς
καταψύξεσι καὶ ταῖς τοῦ [524] στομάχου κακώσεσιν. εὔδη-
λον δ' ὅτι τὸ στόμα τῆς γαστρὸς ἐν τοῖς τοιούτοις λόγοις
εἰώθαμεν ὀνομάζειν στόμαχον, ὥσπερ κἂν ταῖς στομαχικαῖς
συγκοπαῖς ἅπασι τοῖς ἰατροῖς ἔθος ἐστὶν οὕτω χρῆσθαι τῇ
προσηγορίᾳ. ὅσα δὲ ταῖς ἐμμήνοις καθάρσεσιν ἐπεχομέναις
ἀκολουθεῖ συμπτώματα, καὶ γὰρ καὶ περὶ τούτων ὑπεσχόμην
εἰπεῖν τι, νῦν ἤδη δίειμι, τὴν ἀρχὴν ἀφ' ὧν Ἱπποκράτης ἐν
ἀφορισμοῖς ἔγραψεν ποιησάμενος, ὧν ἓν καὶ τόδε ἐστίν· ἢν
γυνὴ μὴ κύουσα μηδὲ τετοκυῖα γάλα ἔχῃ, τὰ καταμήνια αὐτῆς
ἐκλέλοιπεν. ἄνευ δὲ τοῦ γάλα κατὰ τοὺς τιτθοὺς φαίνεσθαι,
τῶν καταμηνίων ἐπεσχημένων καὶ τάδε σημεῖα· βάρους μὲν
αἴσθησις ἐν ὅλῳ τῷ σώματι, καὶ ἄση, καὶ ἀνορεξία, καὶ
ἀνωμαλία φρικώδης· ἐὰν δὲ χωρὶς φρίκης ἀνωμαλία τις ᾖ,
καὶ ἄση, καί τινων ἀλλοκότων ἐπιθυμία, σκέψασθαι κέλευσον
τὴν μαῖαν ἀψαμένην τοῦ τῆς μήτρας αὐχένος· εἰ γὰρ
ἄνευ σκληρότητος μεμυκὼς ᾖ, κυήσεως ταῦτ' ἐστὶ σημεῖα.

moerores vero, fi atra bilis exuberet, quemadmodum animi
quoque defectiones, extenfionum vehementiae et refrigeratio-
nibus et ftomachi depravationibus fuccedunt. Conftat autem
quod in hujusmodi fermonibus os ventriculi ftomachum fole-
mus appellare, ut et omnibus medicis mos eft in fyncope ftoma-
chica hujusmodi uti appellatione. Sed quae fymptomata men-
ftruas purgationes fuppreffas fequuntur, nam de his quoque
nonnihil me dicturum pollicitus fum, nunc enarrare aggre-
dior, fumpto initio ab iis quae Hippocrates in aphorismis
fcripfit, quorum id unum eft: *Si mulier neque praegnans
neque puerpera lac habeat, ipfius menftrua defecerunt.* At
nullo in mammis apparente lacte, menftruorum fuppreffo-
rum etiam haec figna funt: gravitatis fenfus in corpore, fa-
ftidium, dejecta cibi appetentia, horror inaequalis; quod fi
citra horrorem inaequalitas aliqua fuerit, et faftidium et ali-
enorum quorundam cupiditas, jube obftetricem uteri cervi-
cem tangere: nam fi citra duritiem claufa fit, graviditatis

τινὲς δὲ αὐτῶν καὶ τὴν τροφὴν ἐμοῦσιν, ἐσθίουσί τε γῆν, ἢ
ἄνθρακας ἐσβεσμένους, ἤ τινα τοιαῦτα. τὸ μέντοι μετὰ
σκληρότητος μεμυκὸς στόμα τοῦ τῆς μήτρας αὐχένος πάθος
εἶναί τι κατὰ τὴν μήτραν σημαίνει, καὶ χρὴ σκοπεῖσθαι τὴν
μαιεύτριαν, ἐς ὅ τι μέρος παρέσπασταί τε καὶ ἀνέσπασται,
κατ᾽ ἐκεῖνο γάρ ἐστιν ὁ πεπονθὼς τόπος τῆς ὑστέρας· ἐνίαις
δὲ καὶ διασημαίνει τι κατ᾽ ἐκεῖνο τὸ μέρος ἄλγημα μετὰ βά-
ρους, ἔρχεται δὲ καὶ εἰς ἰσχίον τὸ ἄλγημα, καὶ τὸ κατ᾽ εὐθὺ
σκέλος αὐτὸ χωλεύει κατὰ τὴν ὁδοιπορίαν. κἂν πολλῷ χρόνῳ
τὰ καταμήνια κρυφθῇ, καὶ μηδεμίαν κένωσιν ὁ ἰατρὸς τῇ
γυναικὶ προσαγάγῃ, φαίνεταί τις ἐνίοτε κατὰ τὸν κενεῶνα
παρὰ φύσιν ὄγκος, ἐνδεικνύμενος διὰ βάθους εἶναί τι φλεγ-
μαῖνον· ἐνίαις δὲ καὶ φυματώδης ὄγκος ἐγείρεται κατὰ τὸ πέ-
ρας τοῦ κενεῶνος, οἷοι καὶ τοῖς ἀνδράσι γίγνονται κατὰ τὸ
χωρίον τοῦτο, καί τινι διεπύησε καὶ τομῆς ἐδεήθη. κατὰ
τοῦτο γοῦν τὸ μέρος καὶ κῶλον οἴδαμεν ἐκπυήσαντά τε
καὶ τμηθέντα, ἐνίοτε μὲν ἀγνοούντων ὃ τέμνουσι τῶν
ἀπειροτέρων ἰατρῶν, ἔστι δ᾽ ὅτε καὶ γιγνωσκόντων·

haec figna funt. Ex iis etiam nonnullae cibum evomunt, ac
terram, aut extinctos carbones, aut quaedam hujusmodi
edunt. Si vero cum duritie clausum fuerit os cervicis uteri,
affectum aliquem in utero esse significat, oportetque obstetri-
cem speculari, ad quam partem vel declinet, vel retrahatur,
nam in ea parte affecta uteri sedes est, atque in quibusdam
ejus partis dolor cum gravitate apparet; quinetiam in coxam
dolor transit ac crus ipsum, quod e regione est, per incessum
claudicat.　　Quod si longiori tempore supprimantur men-
strua, nullamque medicus mulieri vacuationem promoveat,
tumor aliquis praeter naturam in ilibus interdum exoritur,
ostendens ex internis partibus quampiam esse inflammatam;
nonnullis panus in extrema ilium parte excitatur, quales tu-
mores viris eodem in loco oriuntur, qui nonnunquam sup-
purati secari debent.　　Vidimus in hac parte etiam colum
suppuratum sectumque, interdum ignorantibus medicis inex-
pertis, quid inciderent, interdum intelligentibus quoque.

καὶ πάντ᾽ ἰάθη τὰ οὕτως ἐκπυήσαντα κῶλα ῥᾳδίως, αἱ δὲ
κατὰ τὴν μήτραν τομαὶ δυσχερέστερον εἰς σύμφυσιν ἔρχονται.
τοιαῦτα μὲν οὖν ἕπεται συμπτώματα ταῖς τῶν καταμηνίων
ἐπισχέσεσι, καὶ χωρὶς τούτων ἀλγήματα κατ᾽ ὀσφῦν καὶ τρά-
χηλον καὶ βρέγμα καὶ τὰς τῶν ὀφθαλμῶν βάσεις, πυρετοί
τε καυσώδεις καὶ οὖρα μελαινόμενα μετ᾽ ἐρυθροῦ τινος ἰχῶ-
ρος, ὥσπερ εἰ κρεῶν νεοσφαγῶν πλύμασι μίξαις ἀσβόλην·
ἔνιαι δὲ καὶ δυσουροῦσι καὶ ἰσχουροῦσι. ὅτ᾽ ἂν οὖν τι
τοιοῦτον ἴδῃς ἐπὶ γυναικῶν, ὑπόπτευε κατὰ τὰς μήτρας εἶναι
τὴν οἷον ῥίζαν αὐτῶν. ἐὰν δὲ καὶ κατ᾽ ἄλλον τινὰ τόπον
τοῦ σώματος ἔκκρισις αἵματος ἢ φλεγμονή τις ᾖ, ἢ ἐρυσίπε-
λας γένηται, πυνθάνεσθαι χρὴ περὶ τῆς ἐμμήνου καθάρσεως·
οὐδὲν γὰρ τούτων γίγνεται ταῖς ἀμέμπτως καθαιρομέναις.
ταῖς μὲν οὖν ἐπισχέσεσι τῆς ἐμμήνου καθάρσεως τοιαῦτα
τοὐπίπαν ἐπιγίγνεται συμπτώματα· ταῖς δ᾽ ἀμέτροις κενώ-
σεσιν ἄχροιαι καὶ ποδῶν οἰδήματα καὶ ὅλον ὕποιδον τὸ
σῶμα, καὶ μοχθηρῶς πέττειν τὰ σιτία καὶ φαύλως ὀρέγε-
σθαι, καὶ πάνθ᾽ ὅσα δι᾽ αἵματος ἄμετρον κένωσιν εἴωθεν

Atque ab hujusmodi tumore fuppurato in colo nemo non
facile fanus evafit, uteri vero fectiones majori cum difficul-
tate conglutinantur. Hujusmodi ergo fymptomata fuppreffa
menftrua fequuntur ac praeterea lumborum et colli et finci-
pitis dolor et oculorum bafeos, item febres ardentes et uri-
nae nigricantes cum rubra quadam fanie, perinde ac fi car
nium recens mactatarum loturis fuliginem miscueris; qui-
busdam urina aut difficulter redditur, aut omnino fupprimi-
tur. Quum ergo horum aliquod in muliere confpexeris,
uterum veluti radicem ipforum effe conjice. Quod fi per
alium etiam quempiam corporis locum fanguis effluxerit, aut
inflammatio, aut eryfipelas excitetur, an menftrua purgen-
tur, interrogare debes; fiquidem nihil horum accidit integre
purgatis. Igitur fuppreffionem menftruae purgationis hujus-
modi plerumque fequuntur fymptomata, immoderatas autem
vacuationes decoloratio, pedum oedemata, totum corpus
fubtumidum, vitiofa ciborum tum concoctio tum cupiditas
et quaecunque ob immoderatam fanguinis vacuationem, five

Ed. Chart. VII. [524. 525.]   Ed. Baf. III. (317. 318.)

ἕπεσθαι συμπτώματα, κἂν ἐξ αἱμορῥοΐδος, ἤ τινος ἄλλης
αἱμοῤῥαγίας ἡ κένωσις γένηται. καὶ χωρὶς δὲ τοῦ πεπονθέ-
ναι τὰς μήτρας ὁ καλούμενος ῥοῦς γυναικεῖος ἔστιν ὅτε συμ-
βαίνει ταῖς γυ[525]ναιξὶν, ὅλου τοῦ σώματος ἐκκαθαιρομέ-
νου τε καὶ κενουμένου δι᾽ αὐτῆς, ὥσπερ ἐνίοτε καὶ διὰ νεφρῶν
ἐκκενοῦται· καὶ γίγνεται τοῦτο μάλιστα ταῖς ἀπαλοσάρκοις
τε καὶ φλεγματώδεσι, ἃς καὶ χωρὶς τοῦ ψαῦσαι τῆς μήτρας
ἰασάμεθα διὰ τῶν τοῦ παντὸς σώματος βοηθημάτων. ἔστι
δὲ τὸ κενούμενον ἐνίοτε μὲν ἐρυθρὸς ἰχὼρ, ἔστιν ὅτε δ᾽ ὑδα-
τώδης ἢ ὕπωχρος· εἰ δ᾽ αἷμα καθαρὸν ὡς ἐν φλεβοτομίᾳ φαί-
νοιτο, προσέχειν ἀκριβῶς, μή τις ἀνάβρωσις γέγονεν ἐν τῇ
μήτρᾳ· συμ(318)βαίνει δ᾽ ὡς τὸ πολὺ κατὰ τὸν αὐχένα μᾶλ-
λον ἢ ἀλλαχόθι τὰς ἀναβρώσεις αὐταῖς γίγνεσθαι. διαγι-
γνώσκονται δὲ τοῖς φερομένοις ἰχῶρσιν αἱ βυθιώτεραι, κατὰ
δὲ τὸ στόμιον τοῦ αὐχένος οὐ τούτοις μόνον, ἀλλὰ καὶ διὰ
τῆς ἁφῆς. ἐκκρίνεται δ᾽ αἷμα καὶ τῶν κυουσῶν ἐνίαις, ἀνα-
στομουμένων τῶν κατὰ τὸν αὐχένα φλεβῶν. εἰ δὲ κυούσης
γυναικὸς ἐξαίφνης ἰσχνοὶ γενηθεῖεν οἱ τιτθοὶ, προσδόκα

ex haemorrhoide, five alio quodam fanguinis fluore evenien-
tem, fequi confueverunt fymptomata. Sed accidit interdum
foeminis muliebre vocatum profluvium, vel utero haudqua-
quam affecto, quum univerfum corpus per ipfum expurga-
tur evacuaturque, quemadmodum interdum per renes quo-
que evacuatur; id vero potiffimum fit, fi mulieres laxis fint
carnibus et pituitofae, quas etiam intacto utero, univerfo
corpori adhibitis remediis, fanavimus. Quod autem excer-
nitur, nonnunquam rubra fanies eft, interdum aquofa, aut
fubpallida; quod fi purus fuerit fanguis, qualis fecta vena
cernitur, diligenter animadvertere oportet, numquae erofio
fit in utero; ea vero magna ex parte in cervice potius, quam
alibi contingere folet; difcerniturque per excretam faniem,
fi fuerit profunda; fi vero circa os cervicis conftiterit, non
folum per hanc, fed tactu quoque. Atque praegnantes quo-
que, quum ora venarum in cervice aperiuntur, fanguinem
excernunt. Si vero mulieri gravidae mammae fubito exte-

ταύτην ἐκτρώσειν· δίδυμα δὲ κυούσης ὁ ἕτερος τιτθὸς ἰσχνὸς
γενόμενος ἐκτρωθήσεσθαι σημαίνει τὸ ἕτερον τῶν ἐμβρύων·
καὶ τοὐπίπαν τὸ μὲν ἄῤῥεν ὁ δεξιὸς, τὸ δὲ θῆλυ ὁ ἕτερος,
ἐπειδὴ τὰ μὲν ἄῤῥενα τοὐπίπαν ἐν τοῖς δεξιοῖς μέρεσι τῶν
μητρῶν κυΐσκεται, τὰ δὲ θήλεα ἐν τοῖς ἀριστεροῖς, καὶ σπά-
νιόν ἐστι τὸ ἐναντίον, ὡς κᾀπὶ τῶν ἄλλων φαίνεται ζώων,
οἷς ἡ φύσις ἐστὶ διδυμοτόκος· αἶγές τε γὰρ πολλαὶ καὶ πρό-
βατα τοιαῦτα καὶ τῶν ἄλλων τετραπόδων ζώων οὐκ ὀλίγα.
εἰ δὲ κυΐσκοιτο μὲν ἑτοίμως ἡ γυνὴ, δίμηνον δὲ καὶ τρίμηνον
ἢ τετράμηνον ἐκβάλλῃ τὸ κύημα, περὶ τὰς κοτυληδόνας αὐτῇ
τῶν μητρῶν ὑγρότης φλεγματώδης ἀθροίζεται, δι᾽ ἢν ἡ τῶν
γενομένων ἐν τῷ χωρίῳ φλεβῶν τε καὶ ἀρτηριῶν σύμφυσις
τοῖς στόμασι τῶν καθηκόντων εἰς τὴν μήτραν ἀγγείων ἄτο-
νός ἐστιν, ὡς μὴ φέρειν τὸ τοῦ κυουμένου βάρος, ἀλλ᾽ ἀποῤ-
ῥήγνυσθαι ῥᾳδίως.

Κεφ. στ. Ὥσπερ ὀλίγα τῶν διὰ ἕδρας ἐκκρινομένων
σημεῖα τῶν πλησίων αὐτῆς ἐστι τόπων πεπονθότων, τὰ
πλεῖστα δ᾽ αὐτῶν τῶν ἐντέρων καὶ τῆς γαστρὸς καὶ τοῦ

nuentur, ipfam abortum facturam expecta. Atque geminos
ferentis altera mamma extenuata alterum foetum abortu-
rum portendit, ac omnino dextra marem, finiftra foeminam,
quoniam foetus mares in parte uteri dextra ut plurimum fe-
runtur, foeminae in finiftra, atque raro contrarium accidit,
ut animalibus quoque, quae fua natura geminos gerunt, ac-
cidere videmus, ut capris, ovibus atque aliis quadrupedibus
non paucis. Si vero mulier prompte quidem concipiat, fed
fecundo, aut tertio, aut quarto impraegnationis menfe foe-
tum ejiciat, circa uteri acetabula humor ei pituitofus accu-
mulatur; quo venarum arteriarumque in chorio tunica exi-
ftentium ad ora vaforum in uterum defcendentium nexus
ita debilis fit, ut foetum ob gravitatem ferre nequeat, fed
facile abrumpatur.

Cap. VI. Quemadmodum pauca ex iis quae per
anum excernuntur vicinorum ipfi locorum affectorum figna
funt, plurima vero ex iis inteftinorum et ventriculi et fple-

Ed. Chart. VII. [525.]　　　　　　　Ed. Baſ. III. (318.)

απληνὸς καὶ τοῦ ἥπατος, οὐκ ὀλιγάκις δὲ καὶ τῶν ἐν ὅλῳ
τῷ σώματί ἐστι χυμῶν γνωρίσματα, κατὰ τὸν αὐτὸν τρόπον
ὀλίγα τῶν κατὰ τὸ αἰδοῖον ἐκκρινομένων ἴδιον αὐτοῦ πάθος
ἐνδείκνυται, τὰ πολλὰ δὲ κύστεως καὶ νεφρῶν, ἥπατός τε καὶ
σπληνὸς, καὶ πνεύμονος καὶ θώρακος, καὶ τῆς ἐν ὅλῳ τῷ
σώματι διαθέσεως τῶν χυμῶν ἐστι σημεῖα· διορίζεται δὲ τοῖς
ἄλλοις, ἃ συνεδρεύειν εἴπομεν ἑκάστῳ μορίῳ πάσχοντι. τό γε
μὴν αἰδοῖον αὐτὸ πεπονθέναι γνωρίσεις ἐκ τῶνδε. τῆς μὲν ἑλ-
κώσεως αὐτοῦ γνώρισμα σαφὲς ἡ ὀδύνη κατ᾿ αὐτὸ γενομένη,
μετα τοῦ κατὰ τὰς οὐρήσεις ἐκκρίνεσθαί τι τῶν συνεδρευόντων
τῷ ἕλκει. καὶ διακρίνεταί γε ταῦτα τῶν ἐκ κύστεως φερομένων
τῷ φθάνειν αὐτὰ κατὰ τὴν πρώτην ἔξοδον ἐπιφαίνεσθαι, τὰ
δ᾿ ἐκ τῆς κύστεως ἀναμεμίχθαι τοῖς οὔροις· ἀλλὰ καὶ δάκνε-
ται κατὰ τὰς οὐρήσεις συνεχῶς τὰ ἐν τοῖς αἰδοίοις ἕλκη, καὶ
μᾶλλον ὅτ᾿ ἂν ἀπολυθείσης ἐφελκίδος, ἢ ῥύπου, καθαρὰ γέ-
νηται· πολὺ δὲ μᾶλλον αἵ τε φλεγμοναὶ καὶ τὰ τοιαῦτα χωρὶς
σημείου διαγιγνώσκεται. περὶ δὲ γονοῤῥοίας τε καὶ πρια-
πισμοῦ διελθεῖν ἐπὶ πλέον ἄμεινον. ἡ μὲν οὖν γονόῤῥοια

nis et jecoris atque non raro humorum in univerſo corpore
exuperantium notae ſunt; eodem modo pauca earum, quae
per colem excernuntur, proprium ipſius affectum oſtendunt,
ſed multa veſicae, renum, hepatis, ſplenis, pulmonis, tho-
racis atque humorum in univerſo corpore affectionis ſigna
ſunt; verum haec per alia, quae unicuique parti affectae aſ-
ſidere diximus, diſtinguuntur. Affectum tamen colem ex
his dignosces. Ulceris quidem ipſius manifeſtum indicium
dolor eſt ipſum obſidens; tum ſiquid eorum per urinas ex-
cernatur, quae ulceri aſſident. Id vero ab eo, quod e veſica
fertur, discerni poteſt, quod ipſum in primo protinus exitu
apparens urinam praeveniat, quod vero a veſica egreditur,
urinae admixtum ſit; quinetiam aſſidue inter mejendum mor-
dacia ſunt pudendorum ulcera, praecipue quum vel cruſtula,
vel ſordibus ſolutis, pura fuerint. Multo vero magis et
ipſius inflammationes et reliqua hujusmodi citra ſignum di-
gnoscuntur. Verum de gonorrhoea et priapismo fuſius dis-
ſerere ſatius fuerit. Ergo gonorrhoea eſt ſeminis excretio

σπέρματος ἀπόκρισίς [526] ἐστιν ἀκούσιος, ἔξεστι δὲ καὶ
ἀπροαίρετον ὀνομάζειν, ὥσπερ καὶ σαφέστερον, ἀπόκρισιν
σπέρματος συνεχῶς γιγνομένην, χωρὶς τῆς κατὰ τὸ αἰδοῖον
ἐντάσεως. ὁ δὲ πριαπισμὸς αὔξησις εἰς μῆκός τε καὶ κύ-
κλον ἐστὶν ὅλου τοῦ αἰδοίου, χωρὶς ἀφροδισίου προθυμίας,
ἤ τινος θερμασίας ἐπικτήτου, καθάπερ ἐνίοις γίγνεται καὶ
κοιμωμένοις ὑπτίως· οὕτω γὰρ αὐτὸν ὑπετυπώσαντό τινες·
ἔνεστι καὶ συντομώτερον, αὔξησιν μόνιμον τοῦ αἰδοίου, ἢ
ἐξοίδησιν μόνιμον. ὠνόμασται δὲ παρωνύμως ἀπὸ τοῦ Πριά-
που δηλονότι· καὶ γὰρ ἐκεῖνοι ὡς φύσει τοιοῦτον ἔχοντα τὸ
αἰδοῖον οἱ ἄνθρωποι πλάττουσί τε καὶ γράφουσι. τὸ δὲ τῆς
γονοῤῥοίας ὄνομα προφανῶς ἐστι σύνθετον ἔκ τε τῆς γονῆς
καὶ τοῦ ῥεῖν· ὀνομάζεται γὰρ τὸ σπέρμα καὶ γονὴ καὶ γόνος.
ὥσπερ δὲ καὶ τἆλλα πάντα τὰ ἐκ τοῦ σώματος ἡμῶν ἐκκενού-
μενα κατὰ διττὸν τρόπον τοῦτο πάσχει, ποτὲ μὲν ἐκ τῶν
περιεχόντων αὐτὰ σωμάτων ἐκκρινόμενα, ποτὲ δὲ αὐτομάτως
ἐκρέοντα δι' ἀῤῥωστίαν τῶν αὐτῶν σωμάτων οὐ κατεχόμενα,
οὕτως καὶ τὸ σπέρμα. τῆς μὲν γὰρ φύσεως ἔργον ἐστὶν ἐπὶ

invita, quam involuntariam quoque nominare licet, quem-
admodum fignificantius, feminis affiduam excretionem, cole
haudquaquam extenfo. Priapismus vero eſt, univerſi colis
in longitudinem et circulum porrectio, nullo ſtimulante ad
libidinem deſiderio, aut afcititio calore, ut quibusdam acci-
dere confuevit fupine decumbentibus; fic enim quidam ip-
fum defcripferunt; at breviori quoque compendio licet, per-
manentem colis auctionem, aut permanentem tumorem.
Deducta vero denominatio eſt a Priapo fcilicet; nam illum na-
tura hujusmodi colem habentem fingunt atque pingunt homi-
nes. Gonorrhoeae autem nomen plane compoſitum eſt ex
γονῆς et *ῥεῖν fluere;* etenim femen modo *γονή,* modo *γόνος*
nominatur. Quemadmodum autem alia omnia noſtro e cor-
pore duobus modis vacuantur, interdum a continentibus ipſa
corporibus excreta, interdum fponte effluentia, quod ob im-
becillitatem ipſorum corporum contineri non poſſint, ita
etiam femen. Nam in omnibus hujusmodi ut excernere

τῶν τοιούτων ἁπάντων ὥσπερ τὸ ἐκκρίνειν ἐπὶ τοῖς προσή-
κουσι καιροῖς, οὕτω καὶ τὸ κατέχειν. ἀλλὰ τὸ μὲν ἐκκρίνειν
γίγνεται, τοῦ μὲν πόρου τῆς ἐκροῆς ἀνοιγνυμένου, τοῦ δ᾽ ἄλλου
κύτους περιστελλομένου τε καὶ ὠθοῦντος ἐπὶ τὸν ἀνεῳγότα
πόρον ἅπαν τὸ περιεχόμενον ἐν τῇ κοιλότητι, τὸ δ᾽ ἴσχεσθαι,
διαμένοντος μὲν ἐν τῷ κεκλεῖσθαι τοῦ πόρου, μηδεμιᾶς δὲ εἰς
τὸ περιεχόμενον ἐκ τοῦ περιέχοντος ὤσεως γιγνομένης, ἀλλὰ
τοὐναντίον ἅπαν, περιστολῆς τε καὶ κρατήσεως. οὕτως μὲν
ἐπὶ τῶν κατὰ φύσιν ἐχόντων αἵ τε ἐκκρίσεις καὶ αἱ κατοχαὶ
γίγνονται τῶν περιεχομένων ὑγρῶν ἐν τοῖς κοίλοις ὀργάνοις·
ἐπὶ δὲ τῶν παρὰ φύσιν αἱ μὲν ἐποχαὶ δι᾽ ἀῤῥωστίαν τῆς
ἐκκριτικῆς δυνάμεως, αἱ δὲ ἐκκρίσεις διὰ τὴν τῆς καθεκτικῆς
ἀσθένειαν, ἤ τινα διάθεσιν ὁμοίως τῇ κατὰ φύσιν ἐκκριτικῇ
κινοῦσαν τὰ μόρια, καθάπερ ἐπ᾽ αὐτῶν τῶν σπερματικῶν
ἐν ἐπιληψίαις τε συμβαίνει καὶ τοῖς ἄλλοις σπασμοῖς, ὁπόταν
βιαίως γενηθῶσιν. ὁρῶμεν δὲ καὶ καθ᾽ ἕτερα μόρια τοὺς
σπασμούς, οἷον χεῖρας ἢ πόδας ἢ δακτύλους, ἐνίοτε μὲν
ἅμα τῷ παντὶ σώματι σπωμένῳ γιγνομένους, ἐνίοτε δὲ μόνων

tempeſtive, ita continere, naturae officium eſt. Verum ex-
cretio fit, aperto quidem fluxionis meatu, reliquo vero con-
ceptaculo contracto et ad apertum jam meatum quicquid in
ſpatio continetur propellente; retentio vero, quum clau-
ſus permanet meatus et contentum a continente haudqua-
quam propellitur, ſed contra per contractionem comprehen-
ditur et retinetur. Hoc modo contenti in cavis organis hu-
mores in iis qui ſecundum naturam ſe habent et excernun-
tur et retinentur, in illis autem, qui praeter naturam ſe
habent, retentio quidem ob excretricis facultatis imbecillita-
tem, excretio vero ob retentricis facultatis iufirmitatem eve-
nit, vel ob affectionem aliquam, quae haud ſecus quam na-
turalis ipſa excretrix facultas partes moveat, ut in ſemina-
riis vaſis accidit per comitialem morbum, vel alias convul-
ſiones, quae violenter irruunt. Caeterum videmus alias
quoque partes, ut manus aut pedes aut digitos convelli, mo-
do ſimul cum univerſi corporis convulſione, modo ipſis ſolis

Ed. Chart. VII. [526.]

Ed. Baſ. III. (318.)

πασχόντων· οὐδὲν οὖν ἐστιν ἄλογον, ἐν τοῖς σπερματικοῖς
ἀγγείοις ποτὲ μόνοις γίγνεσθαι τοιαύτην διάθεσιν, ὥσπέρ γε
καὶ τὴν τῆς γονοῤῥοίας, ἀνάλογον οὔρων ἐκκρίσεσιν ἀκου-
σίοις, ὅταν ἡ κατέχουσα δύναμις αὐτὴ παραλυθεῖσα τύχῃ.
γονόῤῥοια μὲν οὖν, τῶν σπερματικῶν ὀργάνων ἐστὶ πάθος,
οὐ τῶν αἰδοίων, οἷς ὁδῷ χρῆται πρὸς ἔκρουν ἡ γονή· ὁ πρια-
πισμὸς δὲ σαφῶς τοῦ αἰδοίου φαίνεται σύμπτωμα, δυνατὸν
δ᾽ ἐστὶ καὶ μηδὲν αὐτοῦ πεπονθότος ἴδιον ἐξαίρετον πάθημα,
τῶν ἀρτηριῶν εἶναι μόνον, τοιαύτην ἰσχουσῶν διάθεσιν ἐνίοτε
παρὰ φύσιν, ὁποία αὐταῖς συμβαίνει, ὅτε ἡ κατὰ φύσιν ἔν-
τασις ἐγίγνετο τοῦ παντὸς αἰδοίου. ὅτι μὲν γὰρ ὑπὸ πνεύ-
ματος ἐξοιδίσκεται, πρόδηλόν ἐστι τεκμαιρομένοις τῷ τάχει
τῆς ὀγκώσεώς τε καὶ συστολῆς· ὑγρὸν γὰρ οὐδὲν οὕτω τα-
χεῖαν ἐφ᾽ ἑκάτερα τὴν μεταβολὴν οἷόν τέ ἐστι ποιεῖσθαι.
τούτου δ᾽ οὕτως ἔχοντος, καὶ φαινομένων ἐν ταῖς ἀνατομαῖς
ἀρτηριῶν μεγάλων εἰς μικρὸν μόριον τὸ αἰδοῖον ἐμβαλουσῶν,
φαινομένης δὲ καὶ τῆς οὐσίας τοῦ αἰδοίου τοιαύτης, ὁποίαν

affectis; proinde haudquaquam abſurdum in feminariis vaſis
ſolis aliquando hujusmodi affectionem excitari, quemadmo-
dum et gonorrhoeam, quae invitae urinarum excretioni pro-
portione reſpondet, quum retentricem facultatem reſolvi
contigerit. Igitur gonorrhoea ſpermaticorum vaſorum affe-
ctio eſt, non pudendorum, quae feminis genitalis via ſunt,
qua excernatur; priapismus vero plane colis eſt ſymptoma;
fieri poteſt etiam, ut nullo praecipuo proprioque ipſum af-
fectu infeſtante, ad arterias ſolas referatur, quae ſolae inter-
dum hujusmodi habeant praeter naturam affectionem, qualis
ipſis accidit, quum ſecundum naturam totus colis intenditur.
Quod enim a ſpiritu in tumorem attollatur, manifeſte patet
iis, qui ejus tum intumescentis tum ſe contrahentis celerita-
tem perpendunt; nam nullus humor tam ſubitam in alteru-
tram partem mutationem efficere poteſt. His ſic ſe habenti-
bus, quum in corporum diſſectione magnae videantur arte-
riae in pudendorum exiguam partem ferri, ſitque colis ſub-
ſtantia talis, qualem in nulla alia parte videre eſt, corpus

οὐδὲν ἄλλο μόριον ἔχει, σῶμα γάρ ἐστι νευρῶδες τὴν ἰδέαν,
συριγγῶδες ὅλον, χωρὶς τῆς καλουμένης βαλάνου, τί ἂν ἄλλο
[527] τις ἐννοῆσαι δύναιτο παρὰ τὸ πληρούμενον ἀτμώδους
πνεύματος ἐκ τῶν ἀρτηριῶν ἐπιῤῥέοντος τὸν ἐν ταῖς ἐντά-
σεσιν ὄγκον ἴσχειν, καὶ διὰ τοῦτο τὴν βάλανον ἴσον ἀεὶ τὸ
μέγεθος ἔχειν, ὅτι τὸ συριγγῶδες αὐτῇ νεῦρον οὐκ ἐνυπάρχει;
τίς οὖν αἰτία τοῦ κατὰ τὰς ἀφροδισίας ὁρμὰς ἐντείνεσθαι τὸ
αἰδοῖον; ἢ τίς καὶ κοιμωμένοις, ὅταν ὕπτιοι κατακείμενοι
θερμανθῶσι τὴν ὀσφῦν; εὑρεθείσης γὰρ αὐτῆς, ἐλπίς ἐστι
καὶ τὴν τοῦ πριαπισμοῦ διάθεσιν εὑρήσειν ἡμᾶς. ὅτι μὲν
γὰρ ἤτοι ἐκ τῶν ἀρτηριῶν, ἢ ἐκ τοῦ συριγγώδους νεύρου,
τὴν ἀρχηγὸν αἰτίαν, ἢ καὶ συναμφοτέρου μεταβολήν τινα
σχόντος ἐκ τῆς ἔμπροσθεν καταστάσεως, ἀναγκαῖόν ἐστι γί-
γνεσθαι τὴν πλήρωσιν, ἄντικρυς δῆλον· ἐξ ὁποτέρου δ'
αὐτῶν μᾶλλον, ἢ εἰ καὶ (319) ἐξ ἀμφοτέρων, ἐφεξῆς σκο-
πῶμεν, ἀρχὴν τῷ λόγῳ τήνδε θέμενοι. τὰ μόρια τοῦ σώ-
ματος ἡ διαπλάσασά τε καὶ τελειώσασα φύσις εἰργάσατο
χωρὶς διδασκαλίας ἐπὶ τὴν οἰκείαν ἐνέργειαν ἔρχεσθαι· καὶ
βασάνον γε τούτου μεγίστην ἐποιησάμην ποτὲ θρέψας ἔριφον,

enim nervofum eft atque undecunque fiftulofum, excepta ea
parte, quam glandem vocant, quid aliud cogitare quis pos-
fit, quam vaporofo fpiritu ab arteriis affluente, per extenfi-
ones eum in tumorem attolli, ideoque glandem aequalem
femper habere magnitudinem, quia fiftulofus in ipfam ner-
vus non ingreditur? Ergo quae caufa eft, cur quum libi-
dinis impetu quis ftimulatur, aut ob fupinum decubitum ca-
lefacti funt lumbi, colis extendatur? hac enim inventa, pria-
pismi quoque affectionem inventum nobis iri fperandum.
Quod enim necefario princeps caufa fit plenitudo, vel arte-
riarum, vel nervi fiftulofi, aut etiam utriusque, quum ex
priore conftitutione mutantur, palam conftat; at vero, utri-
us eorum magis, aut num etiam amborum, deinceps confi-
deremus, hinc fermonis noftri fumpto exordio. Natura
corporis partes conformans perficiensque, ut ipfae citra
doctrinam proprias actiones aggrederentur, effecit; cujus rei
accuratifimum aliquando fecimus periculum, haedum ita

BIBΛION Z. **443**

Ed. Chart. VII. [527.]   Ed. Baf. III. (319.)

ἄνευ τοῦ θεάσασθαί ποτε τὴν κυήσασαν. αἶγας γὰρ ἐγκύ-
μονας ἀνατεμὼν ἕνεκα τῶν ἐζητημένων θεωρημάτων τοῖς ἀνα-
τομικοῖς ἀνδράσι περὶ τῆς κατὰ τὸ κυούμενον οἰκονομίας, εἰ-
ρῶν ποτε γενναῖον τὸ ἔμβρυον, ἀπέλυσα μὲν τῆς μήτρας,
ὥσπερ εἰώθαμεν· ἁρπάσας δὲ πρὶν θεάσασθαι τὴν κυήσασαν,
εἰς οἶκον μέν τινα κομίσας κατέθηκα, πολλὰ μὲν ἔχοντα λεκά-
νια, τὸ μὲν οἴνου, τὸ δὲ ἐλαίου, τὸ δὲ μέλιτος, τὸ δὲ γά-
λακτος, ἢ ἄλλου τινὸς ὑγροῦ πλῆρες, οὐκ ὀλίγα δ᾽ ἄλλα τῶν
δημητρίων καρπῶν, ὥσπέρ γε καὶ τῶν ἀκροδρύων· ἐθεασά-
μεθα δὲ τὸ ἔμβρυον ἐκεῖνο πρῶτον μὲν βαδίζον τοῖς ποσὶν,
ὥσπερ ἀκηκοὸς ἕνεκα βαδίσεως ἔχειν τὰ σκέλη· δεύτερον δ᾽
ἀποσειόμενον τὴν ἐκ τῆς μήτρας ὑγρότητα· καὶ τρίτον ἐπὶ
τούτῳ κνησάμενον ἑνὶ τῶν ποδῶν τὴν πλευράν· εἶτ᾽ ὀσμώ-
μενον εἴδομεν αὐτὸ τῶν κειμένων κατὰ τὸν οἶκον ἑκάστου·
ὡς δὲ πάντων ὠσμᾶτο, τοῦ γάλακτος ἀπερρόφησεν, ἐν ᾧ καὶ
ἀνεκεκράγαμεν ἅπαντες, ἐναργῶς ὁρῶντες ὅπερ Ἱπποκράτης
ἔφη· φύσιες ζώων ἀδίδακτοι. καὶ τοίνυν καὶ ἀνεθρέψαμεν
ἐκεῖνο τὸ ἐρίφιον, εἴδομέν τε προσφερόμενον ὕστερον οὐ τὸ

alendo, ut matrem quae ipfum in utero geſtaverat, nunquam
vidiſſet. Quum enim gravidas capras diſſecarem, diſſecto-
rum virorum quaeſtionibus, quibus foetus in utero formatio-
nem ſpeculantur, promotus, inveni generoſum foetum, quem
a matre abſolutum, ut ſolemus, abſtuli, priusquam ipſam
videret; atque in domum quandam, ubi multae pelves erant,
depoſui, quarum aliae vini, aliae olei, aliae mellis, aliae la-
ctis, aut alterius cujuspiam humoris erant plenae, fructuum
non paucae tum cerealium tum ab arboribus. Hunc itaque
haedum conſpeximus, in primis quidem pedibus incedentem,
perinde ac ſi audiviſſet ſibi inceſſus gratia crura fuiſſe con-
ceſſa; deinde excutientem quam a matre contraxerat humi-
ditatem; tertio poſtea pede latus ſcalpentem; eum deinde
ſingula per domum *vaſa* olfacere vidimus, ac percepto omni-
um odore lac tandem ſorbuit; quibus viſis omnes exclama-
vimus, quod Hippocrates dixit, manifeſte cernentes: *Ani-
malium naturae non edoctae.* Sic ergo haedum hunc edu-
catum non ſolum lac, ſed multa inſuper alia, quae forte of-

γάλα μόνον, ἀλλὰ καὶ ἄλλα τινὰ τῶν κειμένων. ὄντος δὲ
τοῦ καιροῦ, καθ᾿ ὃν ἐξηρέθη τῆς μητρὸς ὁ ἔριφος, ἐγγὺς τῆς
ἠρινῆς ἰσημερίας, μετὰ δύο που μῆνας εἰσεκομισάμην αὐτῷ
μαλακοὺς ἀκρέμονας θάμνων τε καὶ φυτῶν, ὧν πάλιν καὶ αὐ-
τῶν ὀσμησάμενος ἁπάντων ἐνίων μὲν εὐθέως ἀπέστη, τινῶν
δὲ ἠξίωσε γεύσασθαι, καὶ γευσάμενος ἐπὶ τὴν ἐδωδὴν ἐτρά-
πετο τῶν καὶ ταῖς μεγάλαις αἰξὶ συνηθῶν ἐδεσμάτων. ἀλλὰ
τοῦτο μὲν ἴσως μικρὸν, ἐκεῖνο δὲ μέγα· τὰ γὰρ φύλλα καὶ
τοὺς μαλακοὺς ἀκρέμονας ἀποφαγὼν κατέπιεν, εἶτ᾿ ὀλίγον
ὕστερον ἐπὶ τὸ μηρυκάζειν ἧκεν, ὃ πάλιν οἱ θεασάμενοι πάν-
τες ἀνεβόησαν, ἐκπλαγέντες ἐπὶ ταῖς φυσικαῖς τῶν ζώων δυ-
νάμεσι· μέγα μὲν γὰρ ἦν καὶ τὸ πεινῆσαν διά τε τοῦ στόμα-
τος καὶ τῶν ὀδόντων προσφέρεσθαι τὴν ἐδωδὴν, ἀλλ᾿ ὅτι τὸ
καταποθὲν εἰς τὴν γαστέρα, πρῶτον μὲν ἀναφέρειν εἰς τὸ
στόμα προσῆκεν, ἔπειτα λεαίνειν ἐν αὐτῷ μασσώμενον ἐν
χρόνῳ πολλῷ, καὶ μετὰ ταῦτα καταπίνειν μηκέτι εἰς τὴν
αὐτὴν κοιλίαν, ἀλλ᾿ εἰς ἑτέραν, ἱκανῶς ἡμῖν ἐφαίνετο
θαυμάσιον εἶναι. παρορῶσι δ᾿ οἱ πολλοὶ τὰ τοιαῦτα
τῆς φύσεως ἔργα, μόνα τὰ ξένα θεάματα θαυμάζοντες.

ferebantur, comeffe poftea vidimus.   At quia non longe ab-
erat vernum aequinoctium, quum eriperetur haedus a ma-
tre, exactis duobus fere menfibus, tenellos ei fruticum et
plantarum ramos obtuli, quorum iterum omnium expertus
odorem alios quidem contempfit, alios vero guftavit atque
fic ad confuetos adultarum quoque caprarum cibos conver-
fus eft.   Sed hoc fortaffe parvi momenti eft, illud vero ma-
gni, quod foliis et teneris ramusculis devoratis bibit, tum
paulo poft ruminare coepit; quod rurfus omnes videntes
exclamaverunt, naturales animalium facultates admirati.
Magnum enim erat, quod impellente fame, per os atque den-
tes cibum affumpfiffet; at illud vehementius admirati fumus,
quod cibum in ventriculo jam contentum in primis quidem
ad os fublevando reduceret, deinde multo tempore manden-
do tereret, poftremo rurfus ipfum devoraret, non in eun-
dem, fed in alium ventriculum.   At multi hujusmodi natu-
rae munera defpiciunt, fola peregrina fpectacula admirantes;

BIBΛION Z.   **445**

Ed. Chart. VII. [527. 528.]   Ed. Baf. III. (319.)

ἐπεί τοι πῶς οὐ θαυμαστὸν τὸ τοὺς μὲν ἀνατομικωτάτους
τῶν ἰατρῶν ζητεῖν, ὑπὸ τίνος μὲν μυὸς ἐκτείνεται τόδε τὸ
ἄρθρον, οἷον φέρε τὸ κατ᾽ ἰσχίον, ὑπὸ τίνος δὲ κάμπτεται,
τίνες δ᾽ εἰσὶν οἱ ἐφ᾽ ἑκάτερα πρὸς τὸ πλά[528]γιον ἀπάγοντες
αὐτὸ, καὶ τίνες οἱ περιστρέφοντες ἑκατέρωσε· τὸ δ᾽ ἐρίφιον
ἦν ἂν ἐθελήσῃ κίνησιν ἑκάστης διαρθρώσεως εὐθέως ἐργά-
ζεσθαι, καθάπερ γε καὶ τοὺς ἀνθρώπους αὐτοὺς, καίτοι γ᾽
ἀγνοοῦντας ὑπὸ τίνος μυὸς ἑκάστη γίνεται κίνησις; ἐπὶ γοῦν
τῆς κατὰ τὴν γλῶτταν κινήσεως, ἵν᾽ ὡς ἐν παραδείγματι ταύ-
της μνημονεύσω, πῶς οὐκ ἄν τις θαυμάσειεν τοὺς μὲν ἀνα-
τομικοὺς διαφωνοῦντας ἀλλήλοις εὑρὼν οὐ μόνον περὶ τὸν
ἀριθμὸν τῶν μυῶν, ἀλλὰ καὶ περὶ τὰς ἐνεργείας αὐτῶν, τὴν
δὲ φύσιν εὑρὼν τὰ παιδία δεδιδαχυῖαν, ὅπως μὲν μιμήσηται
τήνδε τὴν φωνήν, ἤ τινα τῶν ἄλλων, ὅπως δὲ τὴν γλῶτταν
κινήσηται, καὶ διὰ τίνων μυῶν ἐργάσηται τὴν αὐτὴν φωνήν;
οὕτω δὲ καὶ περὶ πάσης τῆς ἄλλων φωνῆς τε καὶ ἀναπνοῆς,
καὶ συνελόντι φάναι τῶν προαιρετικῶν ἐνεργειῶν θαυμάσειεν
ἄν τις τὸ τῶν ὀργάνων αὐτοδίδακτον. οὐ μικρᾶς οὖν οὐδὲ

quanquam quis non miretur, medicos in fecandis corporibus
peritiſſimos quaerere, a quo musculo articulus hic extenda-
tur, exempli gratia coxae, aut a quo incurvetur, aut qui
fint qui ipfum in utramque partem transverfum abducunt,
aut qui ipfum utroque circumvolvunt, haedum vero fingulos
articulos ad quamcunque motionem libitum fuerit excitare,
quemadmodum et homines ipfos, quamvis a quo musculo
quisque motus efficiatur non intelligant? Sed de linguae
motione, ut hanc pro exemplo adducamus, quis non mira-
bitur, diffectores inter fe non folum de musculorum numero,
fed de ipforum etiam actione pugnantes videns, a natura ve-
ro infantes edoctos, quo pacto hanc vocem aut aliam hujus-
modi imitentur, quo pacto etiam linguam moveant, aut qui-
bus musculis vocem eandem efficiant? Sic etiam in omni
reliquorum animalium tum voce tum refpiratione atque, ut
fummatim dicamus, voluntariis actionibus mirabitur quis-
piam per fe nullo docente inftructa inftrumenta; de quibus

περὶ τούτων τῶν ἐνεργειῶν διαφωνίας γεγοννίας τοῖς ἀνατο-
μικοῖς ἀνδράσιν, ὅπως τε γίγνονται καὶ δι' ὧν τινων ὀργά-
νων, ὅμως ἀναπνεῖ καὶ φωνεῖ πάντα τὰ ζῶα μετὰ τὴν
πρώτην γένεσιν εὐθέως. οὐδὲν οὖν θαυμαστόν ἐστι καὶ τὰ
γεννητικὰ μόρια τὰς ἐνεργείας ὧν χάριν ὑπὸ τῆς φύσεως
ἐγίγνετο γιγνώσκειν εὐθέως ἐξ ἀρχῆς, ἐπεὶ κατὰ τί συλλα-
βοῦσα μὲν ἡ μήτρα τὸ σπέρμα μέμυκεν ἀκριβῶς ἄχρι τοῦ τε-
λειωθῆναι τὸ ἔμβρυον, ἀνοίγνυσι δὲ ἐπὶ πλεῖστον, αὐτοῦ
τελειωθέντος, ἀνοίξασά τε δι' αὐτὸ τοῦτο τὸ ἔμβρυον ἐκκρί-
νει; καταφρονεῖται δὲ καὶ ταῦτα τῷ συνεχεῖ τῆς θέας, καὶ
παρορᾶται τοῖς πολλοῖς, ὡς τὸ μηδὲν εἰθικόσι θαυμάζειν, οὐ
τὰ θαυμαστὰ κατ' ἀλήθειαν, ἀλλὰ τὰ σπανίως αὐτοῖς ὁρώ-
μενα. τί γὰρ ἂν εἴη τῇ φύσει θαυμασιώτερον τοῦ μησὶν
μὲν ὅλοις ἐννέα μεμυκέναι τὸ τῆς μήτρας στόμιον οὕτως ἀκρι-
βῶς, ὡς μηδὲ πυρῆνα μήλης παραδέχεσθαι, τελειωθέντος δὲ
τοῦ κυϊσκομένου διάστασιν ἴσχειν τηλικαύτην, ὡς ὅλον τὸ
ζῶον ἐξέρχεσθαι δι' αὐτοῦ; οὔκουν ἀπιστεῖ τις αὐτοδίδακτον
εἶναι καὶ τὴν τῶν αἰδοίων δύναμιν, ὥστε τὸ συριγγῶδες ἐκεῖνο

quidem actionibus non mediocris inter diſſectores eſt pugna,
quomodo fiant et quibus organis omnia animalia ſimul atque
genita ſunt et reſpirent et vocem edant.   Igitur non mirum eſt
genitales partes eas actiones, quarum gratia a natura inſti-
tutae ſunt, protinus ab initio cognoscere.   Etenim quam-
obrem uterus, quum ſemen genitale conceperit, donec per-
fectus fuerit foetus, exacte clauſus permanet, perfecto vero
foetu, plurimum aperitur ac deinde ſic apertus foetum ex-
cludit?   Multi autem haec quod aſſidue conſpiciantur, et
contemnunt et deſpiciunt, ut qui nihil, quod re vera ſit ad-
mirabile, ſed ea duntaxat, quae raro vident, admirari con-
ſueverunt.   Quid enim natura poteſt eſſe admirabilius, quam
quod novem perpetuis menſibus claudatur os uteri adeo ex-
acte, ut ne ſpecilli quidem acumen admittat, perfecto autem
foetu, usque adeo diſtendatur, ut totum animal per ipſum
egrediatur?   Ne igitur dubitet aliquis etiam pudendorum
facultatem per ſe doctam eſſe, ut fiſtuloſum illud nervoſum-

Ed. Chart. VII. [528.]   Ed. Baf. III. (319.)

σῶμα, τὸ νευρῶδες τὴν ἰδέαν, ὅτ᾽ ἂν ἐπὶ συνουσίαν ὁρμήσῃ
τὸ ζῶον, εὐθέως διΐστασθαι, φυσικὴν ἔχον τὴν διαστέλλου-
σαν αὐτὸ δύναμιν, ὥσπερ ἡ καρδία τε καὶ ἀρτηρία, πλὴν ὅτι
διὰ παντὸς ἐκεῖνα μὲν κινεῖται, διότι καὶ τῆς ἐνεργείας αὐτῶν
ἀεὶ χρῄζομεν, οὐ διὰ παντὸς δὲ τὸ συριγγῶδες νεῦρον κινεῖται,
ἀλλ᾽ ὅταν ἡ χρεία καλῇ· διαστελλομένου δὲ αὐτοῦ, τὸ ἐκ τῶν
ἀρτηριῶν ἕπεται πνεῦμα, καθάπερ ὁ πνεύμων τῷ θώρακι, τῇ
πρὸς τὸ κενούμενον ἀκολουθίᾳ. δύναιτο δ᾽ ἄν τις ἴσως καὶ
ταῖς ἀρτηρίαις ἀνατιθέναι τὴν δύναμιν τοῦ πληροῦντος πνεύ-
ματος τὸ συριγγῶδες νεῦρον, ὅτ᾽ ἂν ὁρμήσῃ τὸ ζῶον ἐπὶ συνου-
σίαν· ἄμεινον δὲ πολὺ τοῦ νεύρου φάναι τὴν ἐνέργειαν εἶναι
ταύτην, οὐ τῶν ἀρτηριῶν, εἴ γε τὰς ἐνεργείας ἐκ τῆς τῶν
μορίων οἰκείας οὐσίας, οὐκ ἐκ τῆς θέσεως εὔλογόν ἐστι γίγνε-
σθαι, καὶ τήν τε καρδίαν, εἰ καὶ κατ᾽ ἄλλο τι μέρος ἔκειτο,
τὴν αὐτὴν ἐνέργειαν ἔχειν, ἧπάρ τε καὶ σπλῆνα, καὶ τὰ ἄλλα
πάντα. καὶ τὰς ἀρτηρίας οὖν ἐν ἅπαντι μορίῳ τοῦ σώμα-
τος εὔλογόν ἐστι τὴν αὐτὴν ἐνέργειαν ἔχειν, ὥσπερ καὶ φαί-
νονται· καθ᾽ ἕνα γέ τοι καιρὸν αἱ καθ᾽ ὅλον τὸ ζῶον ἀρτη-
ρίαι διαστέλλονται παραπλησίως ἀλλήλαις· ὥστ᾽ οὐκ εἰκός ἐστι,

que corpus, ubi ad coitum infurgit animal, protinus diften-
datur, naturali quae ipfum dilatet praeditum facultate, quem-
admodum cor et arteria; nifi quod haec perpetuo moventur,
quod neceffaria fit nobis femper eorum actio, fiftulofus vero
nervus non femper movetur, fed quum ufus requirit. Quum
vero diftenditur, fequitur ex arteriis fpiritus, quemadmo-
dum *fequitur* pulmo thoracem, vacuati confecutione. Ve-
rum poffet etiam fortaffe replentis fiftulofum nervum fpiri-
tus facultas, quum ad coitum irrumpit animal, ad arterias
referri; at multo fatius eft, hujusmodi actionem ad nervum,
non ad arterias referre, fi quidem actiones ex propria par-
tium fubftantia, non ex earum fitu provenire rationi confo-
num eft, et cor, fi in alia quapiam parte poneretur, nihilo-
miuus actionem fuam obtenturum et jecur et lienem ac re-
liqua omnia. Univerfi igitur corporis arterias eandem ha-
bere actionem probabile eft, quemadmodum et apparent;
eodem nempe tempore omnes totius animalis arteriae inter
fefe fimiliter dilatantur. Itaque haud par eft, arterias pu-

448 ΓΑΛΗΝΟΥ ΠΕΡΙ ΤΩΝ ΠΕΠΟΝΘ. ΤΟΠΩΝ

Ed. Chart. VII. [528. 529.]　　　　Ed. Baf. III. (319. 320.)

τὰς εἰς τὸ αἰδοῖον ἐμφυομένας ἀρτηρίας ἄλλην τινὰ δύναμιν
ἐπικτᾶσθαι παρὰ τὴν ἐν ὅλῳ τῷ σώματι προϋπάρχουσαν αὐ-
ταῖς, ἀλλ᾽ εὐρύτερα ἔχειν τὰ στόματα τῶν ἄλλων ἀρτηριῶν
εὔλογον, εἰς τάχος τῆς πρὸς τὸ κενούμενον ἀκολουθίας πα-
ρεσκευασμένας, ἀεὶ γὰρ ἡ φύσις φαίνεται τὸ χρήσιμον ἑκάστῃ
τῶν ἐνεργειῶν πανταχόθεν ἐκπληροῦσα, [529] δύναμιν δὲ
ἐνεργείας ἐξαίρετον οὐδεμίαν ἴσχειν ἑτέραν, ὅταν εἰς τὸ αἰ-
δοῖον ἀφίκωνται· θερμανθείσης μέντοι τῆς ὀσφύος, εὔλογόν
ἐστι θερμοτέρας τε γίγνεσθαι τὰς ἀρτηρίας ἀναστομοῦσθαί
τε μᾶλλον, ὥστε καὶ κατὰ τοῦτο προχεῖν πνεύματος οὐκ ὀλί-
γην οὐσίαν εἰς τὸ συριγγῶδες νεῦρον, ὑφ᾽ οὗ κατ᾽ ὀλίγον πλη-
ρούμενον ἐντείνεται τὸ αἰδοῖον, ὡς ἂν ὅλης τῆς οὐσίας αὐτοῦ
κατὰ τὸ συριγγῶδες ὑπαρχούσης νεῦρον. τούτων ἡμῖν ἐγνωσ-
μένων, ἐπὶ τὴν τοῦ πριαπισμοῦ διάθεσιν ἔλθωμεν. ὅτι μὲν
γὰρ ἤτοι κατὰ τὰ στόματα τῶν ἀρτηριῶν εὐρυνόμενα γίγνεται
τὸ πάθος, ἢ κατὰ τὸ συριγγῶδες νεῦρον ἀτμῶδες πνεῦμα γεν-
νῆσαν, ἐκ τῶν προεγνωσμένων φαίνεται· πότερον δ᾽ αὐτῶν
μᾶλλον ἄν τις (320) αἰτιάσαιτο, ζητητέον. ἐμοὶ δὴ δοκεῖ κατ᾽
ἀμφότερα μὲν γίγνεσθαι, πλεονάκις δὲ τοῖς τῶν ἀρτηριῶν

dendis innatas aliam aliquam habere facultatem, praeter eam
quam in toto corpore habent, fed rationi confonum eft eas
latiora quam reliquas arterias ora fortiri, ad celeritatem
fequelae ad id quod evacuatur parata, femper enim natura
videtur unicuique actioni id quod utile eft undequaque ex-
plere, caeterum nullam aliam infuper praecipuam habere
actionis facultatem, quum ad pudendum pervenerint.　At
calefactis lumbis par eft ut et arteriae calidiores reddantur
et magis pateant ipfarum ora; quamobrem non exiguam tunc
fpiritus fubftantiam in fiftulofum nervum effundant, qui
paulatim impletum colem intendit, quod tota ipfius fubftan-
tia in fiftulofo nervo confiftat.　His itaque nobis cognitis ad
priapismi affectionem veniamus.　Nam ex prius dictis con-
ftat vel ob arteriarum ora immodice patentia, vel flatulen-
tum fpiritum in fiftulofo nervo ortum, hunc fieri affectum;
fed utrum potius pro caufa fit habendum, inquirere oportet.
Certe ab utrifque mihi videtur, crebrius tamen arteriarum

στόμασιν εὐρυνομένοις ἕπεσθαι· ῥᾷον γὰρ εὐρυνθῆναι ταῦ-
τα τοῦ πνεῦμα φυσῶδες ἐν τῷ συριγγώδει νεύρῳ γεννηθῆναι·
καί μοι δοκῶ τὴν μὲν κατὰ τὸ νεῦρον διάθεσιν ἅπαξ ἑωρα-
κέναι, τὴν δὲ τῶν ἀρτηριῶν πολλάκις· ἐτεκμηράμην δὲ τοῦτο
τοῖς τε προηγησαμένοις συμπτώμασι καὶ τῷ τρόπῳ τῆς θε-
ραπείας. ᾧ μὲν γὰρ οἱ παλμοὶ τοῦ αἰδοίου συνεχεῖς προη-
γοῦντο, πνεῦμα φυσῶδες ἦν αἴτιον, καὶ πρὸς τοῦτο τὴν θερα-
πείαν ἅπασαν ἁρμοσάμενος ἰασάμην τὸν ἄνθρωπον· οἷς δὲ
τὰ στόματα τῶν ἀρτηριῶν ηὐρύνθη, τοιοῦτον μὲν οὐδὲν
προηγεῖτο σύμπτωμα, συμβεβήκει δὲ τῷ μέν τινι πολλῷ χρόνῳ
παρὰ τὸ ἔθος ἀφροδισίων ἀπέχεσθαι, τῷ δὲ κακοχύμων ἐδε-
σμάτων καὶ δριμέων ἐδωδῇ κεχρῆσθαι, τῷ δέ τινι ζώνῃ καὶ
ὁδοιπορίαν δυοῖν μηνῶν, ἀήθει ζώνης ὄντι. τὴν οὖν ἀναστό-
μωσιν τῶν ἀρτηριῶν ἐτεκμηράμεθα τοῖς μὲν διὰ τὴν ἐκ τῆς
κακοχυμίας δριμύτητα γεγονέναι, τοῖς δὲ διὰ πνεύματος φυ-
σώδους γένεσιν ἀτάκτως τε καὶ βιαίως κινουμένου. καὶ γάρ
τοι καὶ τὰ φάρμακα τὰ τῶν αἰδοίων ἐντατικὰ, τά τε πινό-
μενα καὶ τὰ κατὰ τοῦ περιναίου καὶ τῆς ὀσφύος ἐπιβαλλό-

ora patentia fequi, nam facilius eft haec dilatari quam fla-
tulentum fpiritum in nervo fiftulofo generari. Ac mihi vi-
deor hujusmodi quidem nervi affectionem femel vidiffe, ar-
teriarum vero faepenumero, cujus rei conjecturam feci tum
ex iis quae praecefferunt fymptomatis tum ex modo cura-
tionis In illo enim, cui affidua colis palpitatio praecefferat,
caufa erat fpiritus flatulentus, ad quem quum omnem cura-
tionem convertiffem, hominem fanavi; quibus vero *fupra
modum* arteriarum ora patebant, iis nullum hujusmodi fym-
ptoma praecedebat, acciderat autem cuidam, ut longo tem-
pore praeter confuetudinem a concubitu abftineret; alteri
vero, ut mali fucci alimentis acribusque uteretur, alii etiam
ut duobus menfibus praecinctus proficisceretur, quum antea
cingi non confueviffet. Conjecimus itaque arteriarum ora
nimis patefacta, illis quidem ob humorum vitia et acrimoni-
am, his vero flatulentum fpiritum fine ordine et violenter
commotum. Etenim medicamenta excitandae tentiginis vim
obtinentia, tum epota tum etiam perinaeo lumbisque ad-

450 ΓΑΛΗΝΟΥ ΠΕΡΙ ΤΩΝ ΠΕΠΟΝΘ. ΤΟΠΩΝ

Ed. Chart. VII. [529.]　　　　　　Ed. Baf. III. (320.)
μενα θερμὰ καὶ πνευματώδη πάντ᾽ ἐστί· ὥσπερ αὖ τὰ ἐναν-
τία πάντα ἄφυσα καὶ ψύχοντα μᾶλλον ἢ θερμαίνοντα.
προσέχειν δὲ χρὴ τῷ λόγῳ μὴ παρατρέχοντα· φάρμακα γὰρ
εἶπον, οὐκ ἐδέσματα, διότι τῶν ἐδεσμάτων ἔνια μὲν γεννη-
τικὰ πολλοῦ σπέρματος ὄντα, κατὰ τοῦτο καὶ τὰς εἰς τὴν
λαγνείαν ὁρμὰς παροξύνει. ταῦτα μὲν οὖν μαρτυρεῖ τῷ λόγῳ,
καθ᾽ ὃν ἀρτίως ἐλέγετο καὶ τοὺς τῶν ἀφροδισίων ἀποσχομέ-
νους ἐνίοτε τοῖς πριαπισμοῖς ἁλίσκεσθαι· συμβαίνει γὰρ τοῦτο
τοῖς πολυσπέρμοις τε ἅμα καὶ παρὰ τὸ ἔθος ἀποσχομένοις,
ὅτ᾽ ἂν μὴ διαπονῶσι πλήθει γυμνασίων τὴν περιουσίαν τοῦ
αἵματος, καὶ μάλιστα ἐξ αὐτῶν ὅσοι τῆς μὲν τῶν ἀφροδισίων
ἐννοίας οὐκ ἀπηλλάγησαν, ὥσπερ οἱ σωφρονικοί τε φύσει καὶ
χρόνῳ πλέονι τὴν τοιαύτην ἐγκράτειαν ἀσκήσαντες, εἰς φαν-
τασίαν δ᾽ αὐτῶν ἀφικνούμενοι, διά τε θεαμάτων ἐξορμᾶν αὐ-
τοὺς δυναμένων καὶ δι᾽ ἀναμνήσεως αὐτῶν· ἐναντιωτάτη γὰρ
ἡ τούτων τῶν ἀνθρώπων διάθεσις ἐν τοῖς αἰδοίοις γίγνεται τῇ
τῶν οὐδ᾽ ὅλως εἰς ἔννοιαν ἀφροδισίων ἐρχομένων. καί τινι

mota, calida omnia atque flatulenta funt; quemadmodum
contraria omnia flatus fedant et refrigerant potius quam ca-
lefaciunt. Sed adverte, nec obiter hunc fermonem praeter-
curre; nam medicamenta, non cibos dixi, quoniam funt
quaedam alimenta, quae plurimum feminis pariunt et ideo
impetum ad libidinem excitant. Haec ergo fermonem illum
quem nuper dicebamus, probabiliorem reddunt, quod a con-
cubitu abftinentes interdum priapismis corripiantur; nam
id accidit iis, qui plurimo femine abundant, fimulque prae-
ter confuetudinem a coitu abftinent, quum laboribus et ex-
ercitationum multitudine fanguinis abundantiam non abfu-
munt, atque ex iis praecipue, quicunque a libidinis quidem
cogitatione liberi non evaferunt (quemadmodum qui et na-
tura cafti funt et longo tempore in ejusmodi continentia fefe
exercuerunt) ad libidinis autem imaginem perveniunt, tum
ob fpectacula, quae illos movere poffunt, tum ob illorum
recordationem. Nam horum hominum maxime contraria
affectio in pudendis generatur eorum affectioni, qui nullo
pacto libidinis cogitationibus funt obnoxii. Atque amico

φίλῳ προελομένῳ παρὰ τὸ πρόσθεν ἔθος ἀποσχέσθαι τελέως ἀφροδισίων εἰς ὄγκον ἐπεδίδω τὸ αἰδοῖον ἐμφυσώμενον, ὡς ἀναγκασθῆναι ἀνακοινώσασθαί μοι περὶ τοῦ συμπτώματος. ἔφη γὰρ θαυμάζειν, ὅπως τῷδε μὲν τῷ ἀθλητῇ [530] ῥυσσὸν καὶ προσεσταλμένον ἐστὶ τὸ αἰδοῖον ἐκ τῆς εὐταξίας, ἑαυτῷ δ᾽ ἀφ᾽ οὗ τουτ᾽ ἐνεστήσατο, τοὐναντίον συμβαίνει. τότε μὲν οὖν αὐτῷ συνεβούλευσα τὸ ἠθροισμένον ἐκκρῖναι σπέρμα, τοῦ λοιποῦ δὲ καὶ θεαμάτων καὶ διηγήσεως καὶ μνήμης ἐπεγείρειν δυναμένης εἰς ἀφροδίσια παντάπασιν εἴργειν ἑαυτόν. ὅσοι δ᾽ εὐθὺς ἐξ ἀρχῆς ἢ ἀθλοῦντες ἢ φωνασκοῦντες ἄπειροι τῶν ἀφροδισίων διετέλεσαν, εἴρξαντες παντάπασιν ἑαυτοὺς ἁπάσης ἐννοίας τε καὶ φαντασίας τοιαύτης, ἰσχνὰ καὶ ῥυσσὰ τοῖς τῶν γερόντων ὁμοίως αὐτοῖς γίνεται τὰ αἰδοῖα. πρὸς γὰρ τοῖς ἄλλοις κἀκεῖνο συμβαίνει τοῖς ἐν νεότητι κατὰ τὸν πρῶτον χρόνον ἀφροδισίοις πολλοῖς χρησαμένοις, εὐρυνομένων τῶν ἐν τούτοις τοῖς τόποις ἀγγείων, εὕρουν τε γίγνεσθαι πρὸς αὐτὸ τὸ αἷμα καὶ τὴν ὀρεκτικὴν δύναμιν τῶν ἀφροδισίων αὐξάνεσθαι, κατὰ τὸν κοινὸν λόγον ἁπασῶν τῶν δυνά-

cuidam, praeter antecedentem confuetudinem a concubitu prorfus abftinere volenti, in tumorem inflatus penis adeo excrevit, ut mihi fymptoma declarare cogeretur. Mirari enim fe dicebat, quomodo huic athletae ob continentiam rugofus collapfusque penis effet, fibi vero ex quo id inftituisfet, eveniret contrarium. Tum equidem illi auctor fui ut collectum femen excerneret, poftea vero a narrationibus et lpectaculis et meditationibus libidinem fuscitare potentibus omnino fe abftineret. At cantoribus et athletis, qui jam inde ab initio nullam vitae partem venereis illecebris contaminaverunt, nullam admittentes hujusmodi vel cogitationem vel imaginationem, iis pudenda exilia et rugofa veluti fenibus fiunt. Nam praeter caetera iis, qui protinus a prima juventute immodicae libidini fefe permiferunt, id etiam evenit, ut horum locorum vafa amplius patentia, majorem ad fe fanguinis copiam alliciant et coeundi cupiditas increscat, communi ratione facultatum omnium, quae a Platone etiam

μεων, ὃν καὶ Πλάτων ἔγραψε, τὴν μὲν ἡσυχίαν ἐκλύειν λέγων, τὴν δ' ἐν τοῖς οἰκείοις ἔργοις διατριβὴν αὐξάνειν τὴν ῥώμην. οὕτως μὲν οὖν καὶ οἱ τιτθοὶ ταῖς μὲν μηδέποτε κυησάσαις προσεσταλμένοι διαμένουσι, ταῖς δὲ μετὰ τὸ κυῆσαι θηλαζούσαις παιδία μέγιστοι γίγνονται, καὶ διαμένουσί γε γάλα παρέχοντες, ἄχρις ἂν θηλάζωσιν, παυομέναις δὲ τοῦ θηλάζειν τὰ παιδία καὶ ἡ τοῦ γάλακτος ἐν τοῖς τιτθοῖς γένεσις οὐ μετὰ πολὺ παύεται. ταῦτ' οὖν ἡμῖν ἅπαντα προδιεσκεμμένοις καὶ πρὸς τὴν θεραπείαν ἀφορμὰς παρέξει, διοριζομένοις τὰς αἰτίας, ὑφ' ὧν ἑκάστῳ τῶν πασχόντων τὸ πάθος ἐγένετο· νῦν δ' οὔπω καιρὸς αὐτῶν, ἀλλ' ἤδη τέλος ἐχούσης τῆς προκειμένης πραγματείας, καταπαύσω τὸν λόγον ἐνταῦθα.

notata eft, quum ait: *ignaviam quidem exolvere, propriarum autem functionum exercitationem robur augere.* Sic mammae quoque iis, quae nondum impraegnatae fuerunt, contractae permanent, a partu infantulos lactantibus vaſtiſſimae redduntur, atque permanent lac emittentes, donec lactant, quum vero lactare definunt pueros, haud ita multo poſt lac etiam generari definit. Igitur omnia haec ſi bene confiderentur, et caufae ob quas in fingulis affectis partibns affectus confiſtit definiantur, ad curationis rationem anſam praebebunt. At nondum horum in praefentia tempus eſt, fed jam hoc opere ad finem perducto, hic orationi finem imponam.

ΓΑΛΗΝΟΥ ΠΕΡΙ ΤΩΝ ΣΦΥΓΜΩΝ ΤΟΙΣ ΕΙΣΑΓΟΜΕΝΟΙΣ.

Ed. Chart. VIII. [1.]   Ed. Baſ. III. (1.)

Κεφ. α'. Ὅσα τοῖς εἰσαγομένοις, φίλτατε Τεῦθρα, χρήσιμον ἐπίστασθαι περὶ σφυγμῶν, ἐνταῦθα λεχθήσεται. τὴν δ' ὅλην ὑπὲρ αὐτῶν τέχνην ἑτέρωθι γεγραμμένην ἔχεις. πᾶσαι μὲν οὖν αἱ ἀρτηρίαι τὸν αὐτὸν τρόπον σφύζουσιν ἀλλήλαις τε καὶ τῇ καρδίᾳ, ὥστ' ἐκ μιᾶς αὐτῶν δύνασθαι περὶ πασῶν συλλογίζεσθαι, οὐ μὴν αἰσθέσθαι γε τῆς κινήσεως ὁμοίως ἁπασῶν δυνατόν, ἀλλὰ τῶν μὲν ἐν τοῖς ἀσάρκοις μέρεσι προφανέστερον, τῶν δ' ἐν τοῖς σαρκώδεσιν ἀμυδρότερον. ὅσαι δ' ὑπὸ παχείας σαρκὸς καλύπτονται, ἢ ὀστῶν ἔν-

GALENI DE PVLSIBVS LIBELLVS AD TIRONES.

Cap. I. Quaecunque tironibus, amantiſſime Teuthra, de pulſibus ſcire *fuerit* utile, hic exponentur, omnem autem de his artem alibi deſcriptam habes. Omnes igitur arteriae tum inter ſe tum cum ipſo corde eodem modo pulſant; quamobrem ex earum una de omnibus poſſis concludere. Verum motum non perinde omnium ſentias, ſed in partibus nulla tectis carne clarius, in carnoſis obſcurius. Quae opertae craſſa carne ſunt, aut ſub oſſibus latent,

δον εἰσὶν, ἢ ἐπίπροσθεν αὐτῶν ἐστιν ἄλλα σώματα, τούτων
οὐκ ἂν αἴσθοιο τῆς κινήσεως, ἔν γε τῷ κατὰ φύσιν ἔχειν τὸ
ζῷον. ἐκτακέντος δὲ τοῦ σώματος σφοδρῶς, ἥ τε κατὰ τὴν
ῥάχιν ἀρτηρία πολλάκις τοῖς ἁπτομένοις τοῦ ἐπιγαστρίου τὴν
κίνησιν διασημαίνει καί τινες τῶν ἐν τοῖς κώλοις ᾔσθησαν,
ἀφανῶς πρότερον οὐσῶν. διαπαντὸς δ᾽ αἵ τε κατὰ τοὺς κρο-
τάφους καὶ τῶν ποδῶν αἱ ἐπὶ τοῖς ταρσοῖς καὶ τῶν χειρῶν
αἱ κατὰ τοὺς καρποὺς ἐντὸς αἰσθητὴν ἔχουσι τὴν κίνησιν. τού-
των δ᾽ ἔλαττον μέν, οὐ μὴν ἀφανῶς οὐδ᾽ αὐταὶ σφύζουσιν αἵ
τε τῶν ὤτων ὄπισθεν ἐν τῇ κεφαλῇ καὶ τῶν βραχιόνων ἐν-
τός. καὶ ἤδη τινὲς ἄλλαι, αἵ μὴ πάνυ τῇ πολλῇ σαρκὶ κα-
λύπτονται, ἀλλ᾽ οὔτε ἑτοιμότερον οὔτε εὐσχημονέστερον
οὔτε τῇ χρείᾳ συμφερώτερον ἄλλης ἂν ἅπτοι, τὰς ἐν τοῖς
καρποῖς παρείς· αὗται γὰρ ἐπιφανεῖς μάλιστα ὑπάρχουσι τῷ
τ᾽ ἀσάρκῳ τοῦ χωρίου καὶ οὐδὲν δι᾽ αὐτὰς γυμνοῦν τοῦ
σώματος ἀναγκαῖον, ὥσπερ δι᾽ ἄλλας πολλάς, καὶ ὅτι κατ᾽
εὐθὺ τεταγμέναι εἰσίν· οὐ μικρὸν δὲ τοῦτο εἰς ἀκρίβειαν δια-
γνώσεως.

aut quibus corpora funt alia objecta, harum, dum valet ani-
mal, motum non percipias. Quod fi vehementer emarcu-
erit, arteria quae fita eft fecundum dorfum tangentibus ab-
domen motum faepenumero repraefentat. Et quidam fenfu
perceperunt eas quae in artubus, quum prius non appare-
rent. At femper arteriae temporum ac pedum fecundum
plantas, manuum in carporum parte interna fenfibilem mo-
tum habent. His minus, non illae tamen obfcurae, pulfant
arteriae capitis poft aures et quae tenent brachii interiorem
regionem ac jam etiam aliae nonnullae, quae non admodum
multa carne obteguntur. Verum aliam neque promptius
neque honeftius neque ad ufum commodius tangat, fi eas
quae carpis infunt praetereat; hae namque, quod praefertim
locus carnem non habeat, apertiffimae funt, nec quod pro-
pter alias multas eft neceffarium, detegere harum gratia ul-
lam corporis partem neceffe habeas; ad haec in rectum du-
ctae funt, id quod non parum ad exactam notitiam refert.

Ed. Chart. VIII. [2.]   Ed. Baf. III. (1.)

Κεφ. β'. Ἁπτομένῳ δέ σοι φανεῖται διαστελλομένη
κατὰ πᾶσαν διάστασιν ἡ ἀρτηρία. τρεῖς δ' εἰσὶ διαστάσεις
παντὸς τοῦ σώματος, εἰς μῆκος, βάθος καὶ πλάτος. ἀλλ'
ἐν τῷ κατὰ φύσιν ἔχειν τὸ ζῶον συμμέτρως πάνυ διαστελλο-
μένην εὑρήσεις τὴν ἀρτηρίαν· ἐν δὲ τῷ παρὰ φύσιν ἔχειν
ἔστιν ὅπη τὸ μὲν ἐλλείπει, τὸ δ' ὑπερβάλλει, καθ' ἡντιναοῦν
διάστασιν. ἐν τούτῳ χρὴ μεμνημένον σε, οἷος ἦν ὁ κατὰ
φύσιν σφυγμὸς, καὶ εἰ μὲν τῷ πλάτει μείζων ὁ παρὰ φύσιν
εὑρίσκοιτο, πλατὴν καλεῖν, εἰ δὲ τῷ μήκει, μακρὸν, εἰ δὲ
τῷ βάθει, ὑψηλὸν, καὶ τοὺς ἐναντίους αὐτοῖς τοὺς ἐλάτ-
τους τοῦ κατὰ φύσιν ὀνομάζειν ἀνάλογον, στενὸν καὶ βρα-
χὺν καὶ ταπεινόν. τῶν δὲ ἐν πάσαις ταῖς διαστάσεσιν ὁμοίως
εἰς τὸ παρὰ φύσιν τρεπομένων ὁ μὲν πάντη μειωθεὶς μικρὸς,
ὁ δὲ πάντη αὐξηθεὶς μέγας ὀνομάζεται. αὗται μὲν αἱ κατὰ
τὸ ποσὸν τῆς διαστολῆς ἐν σφυγμῷ διαφοραί.

Κεφ. γ'. Τῶν δὲ τῆς κινήσεως ἰδίων ἥ τε ταχύτης
ἐστὶ καὶ ἡ βραδύτης, ἡ μὲν ἠπειγμένη τις οὖσα κίνησις, ἡ δὲ

Cap. II.   Tibi autem tangenti videbitur diftendi in
omnem dimenfionem arteria.   Sunt autem cujuscunque cor-
poris tres dimenfiones, in longitudinem, profunditatem et
latitudinem.   Sed enim dum fecundum naturam fe habet
animal, invenies arteriam diftendi fane quam moderate, fin
autem praeter naturam fe habeat, nunc deficit, nunc exupe-
rat, in quacunque dimenfione.   Hic tibi memoria tenendum
eft, qui pulfus naturalis effet.   Atque fiquidem eum repe-
rias, qui practer naturam eft, latitudine effe majorem, ap-
pellabis latum, fi longitudine, longum, fi profunditate, altum,
et contrarios his, qui naturali minores funt, fimili modo vo-
cabis anguftum, brevem, humilem.   At de his, qui ad fta-
tum praeter naturam tribus ex aequo dimenfionibus defle-
ctunt, qui undequaque eft imminutus, parvus, qui auctus in
omnem partem, magnus nominatur.   Hae quantitatis dis-
tentionis in pulfu differentiae funt.

    Cap III.   Propriae autem motus differentiae funt ce-
leritas et tarditas, quarum haec motus eft exolutus, illa in-

ἐκλελυμένη. κριτέον δὲ καὶ ταύτας τῷ κατὰ φύσιν παρα-
βάλλοντας. ἐν δὲ τῷ ποιῷ τῆς προσβολῆς ἥ τε σφοδρότης
καὶ ἀμυδρότης συνίστανται, βιαίως μὲν ὠθουμένης τῆς ἁφῆς
ἡ σφοδρότης, ἀρρώστως δὲ ἡ ἀμυδρότης. μαλακότης δὲ καὶ
σκληρότης αὐτοῦ τοῦ χιτῶνος τῆς ἀρτηρίας ποιότητές εἰσιν·
ἡ μὲν μαλακότης, ὅταν οἷον σαρκωδεστέρα καὶ κατὰ τὴν
προσβολὴν ἡ ἀρτηρία φαίνηται· ἡ δὲ σκληρότης, ὅταν οἷον
ξηροτέρα τε καὶ βυρσωδεστέρα. συνδιαγινώσκεται μὲν οὖν
εὐθὺς τῇ κινήσει τῆς ἀρτηρίας καὶ ἡ τοιαύτη τῶν σφυγμῶν
διαφορά. οὐκ ἔστι δὲ αὐτῆς ἰδία, καθάπερ αἱ προειρημέναι
τρεῖς. ἐκείνων γὰρ ἡ μὲν τοῦ τάχους καὶ τῆς βραδύτητος
κατὰ τὸ ποιὸν ἦν τῆς κινήσεως, ἡ δὲ τῆς σφοδρότητος καὶ
τῆς ἀμυδρότητος κατὰ τὸ τῆς πληγῆς ποιὸν, ἡ δὲ τοῦ μεγέ-
θους καὶ τῆς μικρότητος κατὰ τὸ ποσὸν τῆς διαστολῆς. ἡ
διαστολὴ δὲ οὐκ ἄνευ κινήσεως. τὸ δὲ μαλακὸν σῶμα καὶ
σκληρὸν οὐ προσδεῖται κινήσεως εἰς τὸ τοιοῦτον εἶναι. τέσ-
σαρας οὖν ταύτας τὰς διαφορὰς τῶν σφυγμῶν κατὰ τὴν πλη-
γὴν εὑρήσεις.

    Κεφ. δ'. Πέμπτην δὲ ἄλλην κατὰ τὸ τῶν πληγῶν

citatus. De his faciendum eſt judicium ex comparatio-
ne cum naturali pulſu. In qualitate occurſus vehementia
conſiſtit et remiſſio, vehementia quidem quum violenter
tactus impellitur; quum debiliter, remiſſio. Mollities
autem et durities ſunt tunicae arteriae qualitates, mollities
quum arteria quaſi carnoſior apparet in occurſu, durities ubi
veluti ſiccior rigidiorque in modum corii. Atque haec qui-
dem etiam differentia pulſuum una ſtatim cum arteriae motu
percipitur, non tamen ejus eſt, ut tres antedictae, propria.
Illarum enim differentia celeritatis et tarditatis poſita erat
in qualitate motus, vehementiae et remiſſionis in ictus qua-
litate, magnitudinis parvitatisque in quantitate diaſtoles.
Atqui non caret motu diaſtole, molle vero corpus atque du-
rum, ut ſit tale, non requirit motum. Quatuor ergo has
pulſuum differentias invenies in ictu.

    Cap. IV. Quinetiam aliam in ictuum intervallo,

διάλειμμα. καλεῖν γὰρ ἔθος οὕτω τοῖς ἰατροῖς τὸν μεταξὺ δύο πληγῶν χρόνον, ἐν ᾧ διαστέλλεται ἡ ἀρτηρία καὶ συστέλλεται. καὶ προσήκειν ἡγοῦμαι τοῖς εἰσαγομένος γυμνάσασθαι, πρῶτον μὲν, ὡς ἐπ᾿ ἀναισθήτου τῆς συστολῆς. καλείσθω μοι τὸ μέν τι πληγὴ, τὸ δὲ διάλειμμα· πληγὴ μὲν ἡ ἀπὸ τῆς ἀρτηρίας κινουμένης προσβολὴ τῇ ἁφῇ γιγνομένη· διάλειμμα᾿ δὲ ἡ μεταξὺ δυοῖν πληγῶν ἡσυχία, καθ᾿ ἣν ὁ πυκνὸς καὶ ἀραιὸς καὶ μέσος ἀμφοῖν, ἐφ᾿ ᾧπερ οἱ κατὰ φύσιν συνίστανται σφυγμοί. γνωριεῖς δὲ καὶ τούτους τῷ ποσῷ τοῦ χρόνου. πυκνὸς μὲν γάρ ἐστιν, ὅταν βραχὺς ὁ τῆς ἡσυχίας ᾖ χρόνος· ἀραιὸς δὲ, ὅταν πολύς. ἡσυχίαν δὲ λέγειν, ἢ διάλειμμα πληγῶν, ἢ συστολὴν, οὐ διοίσει.

Κεφ. έ. [3] Ὁμαλότης δὲ καὶ ἀνωμαλία γίνεται κατὰ πάσας τὰς εἰρημένας διαφοράς. ἡ γὰρ ἐφεξῆς ἰσότης τούτων ὁμαλότης ἐστί· οἷον ὅταν τὸ μέγεθος τῶν ἐφεξῆς ἴσον ᾖ, λέγοιτ᾿ ἂν ὁμαλὸς εἶναι κατὰ τὸ μέγεθος ὁ σφυγμός· καὶ εἰ τὸ τάχος ἴσον, ὁμαλὸς κατὰ τὸ τάχος. ὡσαύτως δὲ καὶ εἰ κατὰ σφοδρότητα καὶ πυκνότητα καὶ ἀμυδρότητα. ἡ δὲ ἀνωμαλία

nam ita medici folent medium tempus inter duos ictus, quo diſtenditur contrahiturque arteria, appellare. Ego vero congruum eſſe duco tironibus, ut ſe primum, quaſi infenſibilis fyſtole ſit, exerceant. Vocetur a me alterum quidem ictus, alterum autem intervallum: ictum, arteriae motum tactui occurrentem; intervallum, quietem inter duos ictus, quae crebrum complectitur rarumque atque medium utriusque, in quo quidem naturales pulſus continentur. Quos etiam temporis quantitate cognosces; nam creber eſt, quum quietis fit breve tempus; rarus, quum longum. Quietem dicas, an ictuum intervallum, aut fyſtolen, nihil intererit.

Cap. V. Aequalitas et inaequalitas omnibus his dictis differentiis accidunt. Nam continuata harum paritas eſt aequalitas; ut quum ſefe confequentium par eſt magnitudo, pulſus magnitudine aequalis dicetur; quum celeritas, aequalis celeritate. Ad eundem modum, ſi vehementia, remiſſio, crebritas. Inaequalitas paritatis corruptela eſt, in

Ed. Chart. VIII. [3.]   Ed. Baf. III. (1. 2.)

διαφθορὰ τῆς ἰσότητός ἐστι, καθ᾽ ἣν ἂν τύχῃ διαφορὰν τῶν
σφυγμῶν συνισταμένη. ἔσται γὰρ ὁ μέν τις κατὰ τὸ μέγε-
θος ἀνώμαλος, ὁ δέ τις κατὰ τὸ τάχος, ὁ δὲ κατὰ σφοδρό-
τητα καὶ ἀμυδρότητα καὶ πυκνότητα, καὶ ἐπὶ τῶν ἄλλων
ὁμοίως.

Κεφ. στ΄. Ἔστι δὲ ὅτε καὶ διά τινος τάξεως ἀριθμοῦ
πληγῶν ὡρισμένου τοῖς ἴσοις σφυγμοῖς εἷς ἄνισος παρεμ-
πίπτει· καὶ τοῦτο γίνεται πολυειδῶς. καὶ γὰρ τρισὶν ἴσοις
ὁ τέταρτος ἄνισος ἔπεται, καὶ τοῦτο ἐφεξῆς ἀεί, ἢ τέτρασιν
ὁ πέμ(2)πτος. καὶ κατὰ πᾶν ἄλλο πλῆθος ὡσαύτως. καὶ
γὰρ πέντε πολλάκις ἴσοις ὁ ἕκτος ἄνισος ἔπεται, καὶ πάλιν
ἓξ ἴσοις ὁ ἕβδομος οὐκ ἴσος. ἡ μὲν οὖν ἰσότης ἐν τοῖς τοιού-
τοις οὐκέτι σώζεται· καὶ διὰ τοῦτο ἀνώμαλος ὁ σφυγμὸς γί-
νεται, τάξις μέντοι τις σώζεται, καὶ διὰ τοῦτο τεταγμένος
ἐστί. δι᾽ ἴσου γὰρ ἀεὶ πλήθους τοῖς ἴσοις σφυγμοῖς εἷς ἄνι-
σος παρεμπίπτων τὴν ἰσότητα διαφθείρει· ἥ γ᾽ οὖν κατὰ
τὰς περιόδους ἀναλογία φυλάττει τινὰ τάξιν. ἂν δ᾽ ὅλως
μηδεμία σώζηται περίοσος, ἄτακτος ὁ τοιοῦτος καλεῖται.

quamcunque cadat differentiam pulfuum. Erit enim qui-
dam magnitudine inaequalis, alius celeritate, nonnullus
vehementia et remiffione et crebritate, atque in reliquis
fimiliter.

Cap. VI.   Nonnunquam etiam ordine quodam certo
ictuum numero pulfibus paribus unus intercurrit impar;
quod multis modis fit.   Etenim tribus paribus quartus im-
par confequitur, idque ita femper deinceps, aut quatuor
quintus.   Ad eundem modum quovis in alio numero, fi-
quidem comitatur faepe quinque pares impar fextus, et
etiam fex pares feptimus impar.   Itaque in his aequalitas
non amplius fervatur; quamobrem pulfus inaequalis fit, ta-
men ordo retinetur quidam ideoque ordinatus eft.   Quum
enim pari femper numero paribus pulfibus intercurrit unus
impar, aequalitatem corrumpit, fed proportio circuituum
quendam ordinem confervat; nam fi circuitus prorfus ferve-
tur nullus, inordinatus hic vocatur.

Ed. Chart. VIII. [3.]   Ed. Baf. III. (2.)

Κεφ. ζ΄. Γίνεται δὲ καὶ καθ᾽ ἕνα σφυγμὸν ἀνωμαλία,
περί τε τὰ μέρη τῆς ἀρτηρίας διαφερόντως ἔχοντα πρὸς ἄλλη-
λα, θέσει τε καὶ κινήσει, καὶ παρὰ τὴν ἑνὸς ἑκάστου σφυγ-
μοῦ καθ᾽ αὑτὸ κίνησιν. ἡ μὲν οὖν ἐν τῇ θέσει τῶν μορίων
ἀνωμαλία συνίσταται παρὰ τὸ ἄνω καὶ κάτω, καὶ πρόσω καὶ
ὀπίσω, καὶ δεξιὰ καὶ ἀριστερὰ μετῆχθαι δοκεῖν τὴν ἀρτηρίαν·
ἐν δὲ τῇ κινήσει θᾶττον, ἢ βραδύτερον, ἢ πρωϊαίτερον, ἢ
ὀψιαίτερον, ἢ σφοδρότερον, ἢ ἀμυδρότερον, ἢ ἐπὶ πλείονα
χρόνον, ἢ ἐλάσσονα, ἢ ἀεὶ, ἢ οὐδ᾽ ὅλως κινουμένων. καθ᾽
ἕκαστον δὲ μέρος ἐν μὲν τῷ διακεκόφθαι σαφῶς, ἐξ ὧν ἐστι
καὶ ὁ δορκαδίζων· ὡσαύτως δὲ καὶ ἐν τῷ παλινδρομεῖν, ἐξ
ὧν ἐστι καὶ ὁ δίκροτος. ἐν δὲ τῷ τῆς κινήσεως οὐκ ἰσοταχεῖ,
ὅταν ἀρχομένη μὲν ὠκυτέρα, τελευτῶσα δὲ βραδυτέρα, καὶ
ἀνάπαλιν ἀρχομένη μὲν βραδυτέρα, τελευτῶσα δὲ ὠκυτέρα,
καὶ κατὰ σφοδρότητα καὶ ἀμυδρότητα καὶ μικρότητα καὶ
μέγεθος ὡσαύτως, οὐκ εἰς δύο μόνους χρόνους τῆς κινήσεως
μεριζομένης, ἀλλὰ καὶ εἰς πλείονας, ἐφ᾽ ὅσον ἂν αἰσθήσει
διαγνωστόν. αὗται μὲν οὖν αἱ ἁπλαῖ καὶ καθ᾽ ἕνα σφυγ-
μὸν ἀνωμαλίαι.

Cap. VII. Accidit autem et in uno pulfu inaequali-
tas, tum pro mutua diffenfione arteriae partium in fitu et
motu, tum pro uniuscujusque pulfus peculiari motu. In
fitu partium confiftit inaequalitas, ex eo quod furfum, deor-
fum, antrorfum, retrorfum, dextrorfum, finiftrorfum, tra-
ducta arteria videatur; in motu, quum celerius, tardius,
maturius, ferius, vehementius, languidius, aut longiore tem-
pore, aut breviore, aut perpetuo, aut nihil prorfus movetur.
In fingulis partibus, quum intercifus eft manifefte, in quibus
caprizans eft; item quum reciprocatur, de quibus eft dicro-
tus. In motus impari celeritate, quum initio celerior, in
fine tardior fit, et e contrario, quum tardior initio, in fine
fit celerior, in vehementia, remiffione, parvitate, magnitu-
dine ad eundem modum; neque in duo tantum tempora mo-
tus, fed et in plura, quoad affequi fenfus poffit, diftribuitur.
Atque hae quidem fimplices funt et unius pulfus inaequa-
litates.

Κεφ. ή´. Σύνθετοι δὲ καθ᾽ ὅσον ἂν δυνατὸν ᾖ ἄλλην
ἄλλῃ, καὶ μίαν μιᾷ, καὶ μίαν πλείοσι, καὶ πολλὰς πολλαῖς μί-
γνυσθαι. καί τινες αὐτῶν ἰδίου τετυχήκασιν ὀνόματος. ὥσπερ
καὶ ὁ σκωληκίζων καὶ ὁ μυρμηκίζων καὶ ὁ ἑκτικός· ὁ μὲν σκω-
ληκίζων, [4] ὅταν οἱονεὶ ἕρποντος τὴν ἀρτηρίαν σκώληκος
ἔμφασις γίγνηται κυματωδῶς ἐγειρομένου, καὶ μὴ καθ᾽ ἕνα
χρόνον ὅλης διαστελλομένης τῆς ἀρτηρίας εἰ μὲν οὖν σὺν
μικρότητι διαστολῆς τοῦτο γίγνοιτο, σκωληκίζων καλεῖται·
εἰ δὲ σὺν μεγέθει, κυματώδης ἁπλῶς. δῆλον δὲ ὅτι καὶ ἀμυ-
δρὸς καὶ πυκνός ἐστιν ὁ σκωληκίζων. ὁ δ᾽ εἰς ἐσχάτην κα-
ταπεπτωκὼς ἀμυδρότητα καὶ πυκνότητα καὶ μικρότητα μυρ-
μηκίζων καλεῖται, ταχὺς μὲν εἶναι δοκῶν, οὐκ ὢν δὲ τα-
χύς. ἑκτικὸς δὲ, ὥσπερ πυρετὸς, οὕτως καὶ σφυγμὸς καλεῖ-
ται, ὁ μηδεμίαν τροπὴν μεγάλην ποιούμενος, ἀλλ᾽ ἀεὶ παρα-
πλήσιος μένων, συμπλεκόμενός τε καὶ μηδέποτε λυόμενος ὅλης
τῆς ἕξεως τετραμμένης νοσωδῶς, ἐν τοῖς τοιούτοις πυρετοῖς
τε καὶ σφυγμοῖς. ταῦτά μοι ἀρκεῖν δοκεῖ περὶ τῆς τῶν σφυγ-
μῶν διαφορᾶς τοῖς εἰσαγομένοις εἰρῆσθαι. εἰ γάρ τις ἐπὶ τὸ

Cap. VIII. Compofitae fiunt, quatenus altera poteft
cum altera et una cum una et cum pluribus una, denique
cum multis multae commisceri. Quarum nonnullae propri-
um nomen funt fortitae, ut vermiculans, formicans et hecti-
cus. Vermiculans, quum fpecies exhibetur quafi perreptan-
tis arteriam vermis, undarum in modum infurgentis, quum-
que non uno et eodem tempore tota diftenditur arteria. Si
igitur cum diaftoles parvitate hoc fiat, vocatur vermiculans;
fin autem cum magnitudine, undofus fimpliciter. Eft vero
vermiculans etiam aperte languidus et creber. At qui ad
extremam devenit remiffionem, crebritatem et parvitatem,
vocatur formicans: qui quum celer effe videatur, haud tamen
eft celer. Hectica vero quemadmodum febris, ita et hecti-
cus pulfus vocatur, qui non magnopere ullo modo variat,
caeterum manet in perpetuum fimilis, cohaeretque nec fol-
vitur unquam, quod totus habitus morbum induit in ejusce-
modi febribus et pulfibus. Haec tironibus exiftimo de pul-
fuum differentiis fufficere. Quod fi cognoscere haec exactius

Ed. Chart. VIII. [4.]   Ed. Baf. III. (2.)

ἀκριβέστερον αὐτὸ ἔρχεσθαι βούλοιτο, βιβλίον ὅλον ἔχει περὶ
τῆς τῶν σφυγμῶν διαφορᾶς ὑφ᾽ ἡμῶν γεγραμμένον. οὔκουν
οὔτε περὶ πλήρους καὶ κενοῦ σφυγμοῦ νῦν λέγειν ἀναγκαῖον,
οὔτε περὶ ῥυθμῶν, ἐν ἐκείνῳ γὰρ εἴρηται ἀκριβῶς περὶ αὐτῶν,
καὶ ἔστιν ἀσαφέστερος ὁ λόγος τοῖς εἰσαγομένοις. ἀναλα-
βόντες οὖν ἐν κεφαλαίῳ τὰ προειρημένα, τῶν ἐφεξῆς ἐχώμεθα.
μέγας τοίνυν ἐστὶ σφυγμὸς ὁ κατὰ μῆκος καὶ πλάτος καὶ
βάθος τῆς ἀρτηρίας ἐπὶ πολὺ διϊσταμένης γινόμενος, μακρὸς
δὲ ὁ κατὰ μῆκος μόνον, πλατὺς ὁ κατὰ πλάτος, καὶ ὑψηλὸς
ὁ κατὰ βάθος. σφοδρὸς δὲ σφυγμός ἐστιν ὁ πλήττων εὐρώ-
στως τὴν ἁφήν· μαλακὸς δὲ, ἐφ᾽ οὗ ὁ χιτὼν τῆς ἀρτηρίας
ἁπαλὸς ᾖ· καὶ ταχὺς μὲν ὁ ἐν ὀλίγῳ χρόνῳ διαστελλομένης
τῆς ἀρτηρίας γινόμενος· πυκνὸς δὲ ὁ δι᾽ ὀλίγου· καὶ ὁμα-
λὸς μὲν ὁ ἐφεξῆς ἴσος· τεταγμένος δὲ ὁ κατὰ περίοδον ἴσος·
ὁ δὲ κατὰ μίαν πληγὴν ἄνισος ἀνώμαλος λέγεται κατὰ μίαν
πληγήν. εἶεν δ᾽ ἂν σαφεῖς καὶ οἱ ἐναντίοι αὐτῶν μι-
κρὸς καὶ βραχὺς καὶ στενὸς καὶ ταπεινὸς καὶ ἀμυδρὸς καὶ
σκληρὸς καὶ βραδὺς καὶ ἀραιὸς καὶ ἀνώμαλος καὶ ἄτακτος.
οὐκ ἄδηλον δὲ καὶ ὅτι τῶν μὲν ἄλλων ἐναντίων ἐστὶν

cupias, librum habes integrum a nobis confcriptum de diffe-
rentiis pulfuum.   Nec vero etiam caufa eft, cur de pleno
hic et vacuo pulfu dicam, vel de calido et frigido, vel de
rhythmis; illic enim accurate de his diſſerui, etiam is fermo
tironibus eft obfcurior.   Quare fi quae commemoravimus,
fummatim repetierimus, reliqua perfequemur.   Magnus pul-
fus eft qui fit ubi in longum arteria et latum profundumque
diftenditur multum; longus, quum in longum duntaxat; la-
tus, quum in latum; altus, quum in altum.   Vehemens eft
pulfus, qui valenter ferit tactum: mollis, quum tunica mol-
lis eft arteriae; celer fit, quum pauco tempore arteria diften-
ditur; creber, quum parvo interpofito fpatio; aequalis, qui
perpetuo fibi conftat; ordinatus, qui per circuitum par eft;
qui in uno eft ictu impar, inaequalis nominatur in uno ictu.
Jam etiam horum contrarii fint aperti, parvus, brevis, an-
guftus, humilis, languidus, durus, tardus, rarus, inaequalis,
inordinatus.   Nec vero hoc obfcurum eft, fingulorum alio-

ἑκάστου μέσος· ὁμαλοῦ δὲ καὶ ἀνωμάλου μέσος οὐδείς ἐστιν,
οὐδὲ τεταγμένου καὶ ἀτάκτου. καὶ ὅτι τῶν μὲν ἄλλων
ἁπάντων οἱ μέσοι κατὰ φύσιν, ἐν τούτοις δὲ ὁ μὲν ὁμαλὸς
κατὰ φύσιν μόνος, οἱ ἄλλοι οὐ κατὰ φύσιν, ὅ τε ἀνώμαλος
καὶ ἄτακτος.

Κεφ. θ'. Ἐπεὶ δὲ πολυειδῶς οἱ σφυγμοὶ τρέπεσθαι
πεφύκασιν, οὐδὲν γὰρ εὕροις, ὡς ἔπος εἰπεῖν, αἴτιον, ὃ μὴ
καὶ τούτους τρέπει, δοκεῖ μοι τριττὴν αὐτῶν τῆς τροπῆς τὴν
ἀνωτάτω διαφορὰν ποιησάμενον οὕτως ὑπὲρ ἑκάστης ἰδίᾳ
κατὰ μέρος εἰπεῖν. πρώτη μὲν οὖν ἡ κατὰ φύσιν αὐτῶν ἐστι
τροπή. δευτέρα δὲ ἡ οὐ κατὰ φύσιν μὲν, οὐ μὴν ἤδη παρὰ
φύσιν. τρίτη δὲ ἡ παρὰ φύσιν. ἐπιγίνονται δ' αὗται πᾶ-
σαι ταῖς φυσικαῖς διαφοραῖς· ἄλλῳ γὰρ ἄλλως αἱ ἀρτηρίαι
φύσει κινοῦνται· καὶ χρὴ πρώτας ταύτας ἐπίστασθαι τὸν μέλ-
λοντα γνωρίζειν ὑπὸ τίνος αἰτίου καὶ μέχρι πόσου τετράφθαι
συμβέβηκε τὸν σφυγμόν· ἀλλὰ τὸ μὲν ἴδιον ἑκάστου ἀκριβῶς
ἄν τις πειραθεὶς μάθοι. καὶ δεῖ πολλάκις ἧφθαι τῆς ἀρτη-
ρίας, μάλιστα μὲν ὑγιαίνοντος ἀμέμπτως καὶ ἐν ἡσυχίᾳ

rum contrariorum medium effe; aequalis et inaequalis me-
dium effe nullum, neque ordinati et inordinati. Praeterea
aliorum omnium fecundum naturam medios effe; at in his
aequalis folus fecundum naturam eft, alii non fecundum
naturam, praeterea inaequalis et inordinatus.

Cap. IX. Quum autem multis modis pulfus mutari
poffint, nullam enim, ut verum fatear, caufam invenias, quae
hos non immutet, placet mihi triplici ac generaliffima muta-
tionis ipforum differentia conftituta, ita demum fingulas ip-
fas feorfim ac figillatim pertractare. Prima igitur mutatio
horum naturalis eft, altera non illa quidem naturalis, nec
tamen jam praeter naturam, tertia eft praeter naturam.
Verum omnes hae mutationes differentias naturales comitan-
tur; alii enim aliter arteria natura movetur; quas quidem
tenere ante omnes debet, qui cognoscere cupit qua de caufa
ac quatenus mutari pulfus contigit; at proprium cujusque
ad unguem experiundo quis affequatur. Sane frequenter
tangenda arteria eft, praefertim integra fanitate praediti at-

Ed. Chart. VIII. [4. 5.]   Ed. Baf. III. (2.)

πάσης σφοδρᾶς κινήσεως, ἤδη δὲ καὶ ἐν ταῖς ἄλλαις διαθέ-
σεσιν. ἐπειδὴ δὲ πάντων οὐκ ἐνδέχεται δι᾽ ἐμπειρίας ἐληλυ-
θέναι, πολλοὶ γὰρ ἤδη πολλάκις ἐδεήθησαν ἰατρῶν [5] οἷς
ὑγιαίνοντες οὐκ ἐνέτυχον, ἄριστον δὴ κἀνταῦθα πλεῖον ἰδιώ-
του τὸν τεχνίτην ἔχειν. ἔχοι δ᾽ ἂν πλέον, ἐπιστήμην πορι-
σάμενος τῶν τοῖς πολλοῖς ὁμοίως ὑπαρχόντων. ἔστι δέ τις,
ὡς τύπῳ φάναι, κοινὴ φύσις ἀνδρῶν, καὶ ἄλλη γυναικῶν,
καὶ ὅσοι θερμότερόν εἰσι κεκραμένοι καὶ ὅσοι ψυχρότερον.
καὶ τούτων ἑκατέρων κοινὴ φύσις, καὶ τῶν ἰσχνῶν πάντων
κοινὴ καὶ τῶν παχέων ὡσαύτως κοινή. καὶ σπάνιον ἐν ἑκά-
στῃ τῶν προειρημένων κοινοτήτων τὸ μὴ τοῖς πολλοῖς ἐοι-
κός. ὥστε καὶ τὸ ἁμαρτάνειν τοῦ ἀληθοῦς ἐστι σπάνιον τῷ
τὸ κοινὸν ἀκριβῶς ἐπισταμένῳ.

Ἄνδρες μὲν γυναικῶν ὡς ἐπίπαν μείζονα πολλῷ καὶ
σφοδρότερον ὡσαύτως πολλῷ καὶ βραδύτερον ὀλίγῳ καὶ
ἀραιότερον ἱκανῶς ἔχουσι τὸν σφυγμόν.

Οἱ δὲ φύσει θερμότεροι μείζονα μὲν καὶ ὠκύτερον καὶ
πυκνότερον πολλῷ, σφοδρότερον δὲ οὐ πολλῷ.

que vacui omnis vehementis motus, jam vero et caeteris in
ftatibus. At quum omnes experientia affequi non liceat, et-
enim multi jam medicos faepe defideraverunt, cum quibus
fani nullum habuerunt commercium, optimum hercle eft
etiam hic imperito praeftare artificem. Praeftiterit autem,
fi fcientiam comparaverit eorum, quae in multis ex aequo
infunt. Eft autem quaedam, ut fummatim dicam, commu-
nis virorum natura, alia mulierum. Etiam qui calidiore
funt temperamento, quique frigidiore, habent hi fuam utri-
que communem naturam. Ad haec omnium communis na-
tura eft gracilium, obeforum item communis eft. Ac rarum
in fingulis eft, quas memoravi, communitatibus, quod non
affimile multis fit. Proinde etiam qui probe commune te-
net raro a vero aberret.

Viri mulieribus pulfum fere habent longe tum majo-
rem tum vehementiorem, paulo tardiorem fatisque rariorem.

Calidi natura multo habent majorem, celeriorem et
crebriorem, vehementiorem non item multo.

Ed. Chart. VIII. [5.]   Ed. Baf. III. (2. 3.)

Οἱ δ᾽ ἰσχνότεροι φύσει μείζονα μὲν, καὶ ἀραιότερον πολλῷ, σφοδρότερον δὲ οὐ πολλῷ. φύσει μὲν οὖν οὕτως διαφέρουσι.

Τρέπονται δὲ κατὰ μὲν τὰς ἡλικίας ὡδί πως. ὁ μὲν τοῦ νεογενοῦς παιδίου σφυγμὸς πυκνότερος· ὁ δὲ τοῦ γέροντος ἀραιότερος· οἱ δ᾽ ἐν τῷ μεταξὺ πάντες ἀνά(3)λογον, ἐφ᾽ ὅσον ἂν ἦ παιδίου ἢ γέροντος ἐγγύτεροι τυγχάνωσιν ὄντες. ὡσαύτως ταχύτατος μὲν ὁ τοῦ παιδίου, βραδύτερος δὲ ὁ τοῦ γέροντος· οἱ δὲ τῶν ἄλλων ἡλικιῶν μεταξύ. πολλῷ δὲ μείζων ἡ κατὰ τὴν ἀραιότητα διαφορὰ γέροντος πρὸς παιδίον τῆς κατὰ τὸ τάχος. ἐν δὲ τῇ κατὰ μέγεθος καὶ σφοδρότητα διαφορᾷ μέγιστος μὲν ἐν ἡλικίαις ὁ τῶν ἀκμαζόντων, μικρότατος δὲ ὁ τῶν γερόντων, μέσος δὲ αὐτῶν βραχὺ μείζων ὁ τῶν παιδίων. καὶ σφοδρότατος μὲν ὁ τῶν ἀκμαζόντων, ἀμυδρότατος δὲ ὁ τῶν γερόντων, μέσος δὲ αὐτῶν ὁ τῶν παιδίων. οὕτως μὲν ἐν ταῖς ἡλικίαις οἱ σφυγμοί.

Κατὰ δὲ τὰς ὥρας τοῦ μὲν ἦρος τὰ μέσα μεγίστους καὶ σφοδροτάτους, ὡς ἐν ὥραις, τάχει δὲ καὶ πυκνότητι

Natura graciliores majorem rarioremque multo, vehementiorem paulo. Atque natura fic differunt.

Porro pro aetatibus hoc pacto immutantur. Infantis pulfus creberrimus eft, rariffimus fenis; omnes, qui inter hos intercedunt, proportionem fervant, prout vel ad puerum, vel ad fenem propius accedunt. Celerrimus item pueri pulfus, fenis tardiffimus; reliquarum aetatum *pulfus inter hos* medii funt, At fenex a puero longe magis raritate quam celeritate diftat. In vehementiae et magnitudinis differentia maximus eft, ut in aetatibus, pulfus juvenum, minimus fenum, medius et paulo major pulfus puerorum. Jam vehementiffimus juvenum, languidiffimis fenum, medius eft inter hos puerorum pulfus. Atque pulfus in aetatibus fic habent.

Pro anni tempeftatibus, medio vere pulfus maximi funt et vehementiffimi, ut in temporibus, celeritate et crebritate

συμμέτρους. ὡσαύτως δὲ καὶ τοῦ φθινοπώρου τὰ μέσα.
προϊὸν δὲ τὸ ἔαρ ἀφαιρεῖται τοῦ μεγέθους καὶ τῆς σφοδρό-
τητος, προστίθησι δὲ τῷ τάχει καὶ τῇ πυκνότητι. καὶ τέ-
λος ἡνίκα ἂν ἐπιλάβῃ τὸ θέρος, ἀμυδροὶ καὶ μικροὶ καὶ τα-
χεῖς καὶ πυκνοὶ γίνονται. τὸ δὲ φθινόπωρον προϊὸν ἁπάντων
ἀφαιρεῖ, μεγέθους, σφοδρότητος, τάχους, πυκνότητος, ὥστε
καὶ τοῦ χειμῶνος ἐπελθόντος, εἰς μικρότητα καὶ ἀμυδρότητα
καὶ βραδύτητα καὶ ἀραιότητα τετράφθαι. ἔοικε δὲ τὰ μὲν
πρῶτα τοῦ ἦρος τοῖς ὑστάτοις τοῦ φθινοπώρου, τὰ δὲ
ὕστατα τοῖς πρώτοις, καὶ τὰ μὲν πρῶτα τοῦ θέρους τοῖς
ὑστάτοις τοῦ θέρους, καὶ τὰ πρῶτα τοῦ χειμῶνος τοῖς
ὑστάτοις τοῦ χειμῶνος. ὥστε ὅσα θέρους μέσου καὶ μέ-
σου χειμῶνος ἴσον ἐφ᾽ ἑκάτερα ἀφέστηκεν, ὁμοίως τρέπει.
μέσον δὲ θέρους πῇ μὲν ὡσαύτως ἐστὶ, πῇ δὲ ἐναντίως
ἔχει μέσῳ χειμῶνι, μικροὶ μὲν γὰρ καὶ ἀμυδροὶ καθ᾽ ἑκά-
τερον. ὠκεῖς δὲ καὶ πυκνοὶ θέρους καὶ βραδεῖς καὶ ἀραιοὶ
χειμῶνος, οὐ μὴν οὕτω μικροὶ θέρους, ὡς χειμῶνος, ἀλλ᾽
ἧττον θέρους, οὐδ᾽ οὕτως ἀμυδροὶ χειμῶνος, ὡς θέρους,

moderati. Pari modo medio autumno. Progrediens au-
tem ver nonnihil de magnitudine et vehementia detrahit,
fed auget celeritatem atque crebritatem, tandemque ineunte
jam aeftate languidi, parvi, celeres crebrique fiunt. Au-
tumni proceffus cuncta imminuit, magnitudinem, vehemen-
tiam, celeritatem, crebritatem. Ita ineunte hieme in par-
vitatem convertuntur et remiffionem et tarditatem et rari-
tatem. Refpondet autem initium veris fini autumni, illius
finis initio hujus. Aeftatis item principium fuo et princi-
pium hiemis fuo fini. Proinde quae pari fpatio a media
aeftate et media hieme in utramque partem deflexerunt, fi-
militer variant. Porro media aeftas partim convenit cum
media hieme, partim diffidet. Nam parvi utrobique et lan-
guidi funt, fed celeres atque crebri aeftate, tardi rarique
hieme; non peraeque tamen parvi aeftate, ut hieme; fed
aeftate minus, nec ita hieme languidi, ut aeftate, caeterum

ἀλλ᾽ ἧττον χειμῶνος. αὗται μὲν οὖν αἱ κατὰ τὰς ὥρας τῶν
σφυγμῶν τροπαί.

Περὶ δὲ τὰς χώρας ὡσαύτως ταῖς ὥραις. ἐν μὲν ταῖς
ἄγαν θερμαῖς οἷοι μέσου θέρους. ἐν δὲ ταῖς ἄγαν ψυχραῖς
οἷοι μέσου χειμῶνος. ἐν δὲ ταῖς εὐκράτοις οἷοι μέσου τοῦ
ἦρος. ἀνάλογον δὲ κἂν ταῖς μεταξύ. καὶ τῶν ἄλλων δὲ κα-
ταστάσεων τοῦ περιέχοντος ἡμᾶς ἀέρος αἱ μὲν θερμαὶ ταῖς
θερμαῖς ὥραις, αἱ δὲ ψυχραὶ ταῖς ψυχραῖς, αἱ δὲ μέσαι ταῖς
μέσαις τοῦ ἦρος ἐοίκασιν.

Ἐν δὲ τῷ κύειν οἱ σφυγμοὶ μείζονες καὶ πυκνότεροι καὶ
[6] ὠκύτεροι γίνονται· τὰ δὲ ἄλλα κατὰ φύσιν φυλάττουσιν.

Εἶεν δ᾽ ἂν, εἴπερ τι καὶ ἄλλο, καὶ ὕπνοι κατὰ φύσιν.
τρέπουσι δὲ καὶ οὗτοι τοὺς σφυγμούς, ἀρχόμενοι μὲν μικρο-
τέρους καὶ βραδυτέρους καὶ ἀραιοτέρους καὶ ἀμυδροτέρους
ἀπεργαζόμενοι, προϊόντες δὲ βραδύτητα μὲν ἐπιτείνουσι καὶ
ἀραιότητα, καὶ μάλιστα κατὰ τροφήν. μείζους δὲ γίνονται
καὶ σφοδρότεροι. χρονίσαντες δὲ πάλιν τρέπονται εἰς ἀμυ-
δρότητα καὶ μικρότητα· φυλάττουσι δὲ βραδύτητα καὶ
ἀραιότητα.

minus hieme.　Ad hunc modum pro temporibus pulſus
variant.

Pro regionibus perinde ut pro temporibus.　In vehe-
menter calidis, ſicut media aeſtate.　In magnopere frigi-
dis ut media hyeme.　In temperatis ita ut medio vere; ad
horum proportionem in iis, quae medium locum ſunt ſorti-
tae.　Porro aëris nos circumdantis alii ſtatus, qui calidi ſunt,
calidis temporibus; frigidi frigidis, medii medio veri re-
ſpondent.

Praegnantium majores, crebriores, celeriores pulſus
ſunt, caetera ſecundum naturam ſervantur.

Jam ſomni etiam ſint, ſi quid aliud, naturales, qui et
ipſi variant pulſus.　Initio minores, languidiores, tardio-
res rarioresque reddunt.　Poſtea tarditatem pedetentim au-
gent et raritatem praeſertim a cibo, at majores ſunt et vehe-
mentiores.　Tandem ad languorem et parvitatem redeunt;
tarditatem et raritatem retinent.

Τῶν δ᾽ ἐξ ὕπνου μεταπεπτωκότων εἰς ἐγρήγορσιν ἐν μὲν τῷ παραχρῆμα μεγάλοι καὶ σφοδροὶ καὶ ταχεῖς καὶ πυκνοὶ καί τινα κλόνον ἔχοντες. μετ᾽ ὀλίγον δὲ εἰς συμμετρίαν ἔρχονται.

Αἱ δ᾽ ἐπίκτητοι σχέσεις τοῦ σώματος ὁμοίως ταῖς φυσικαῖς τρέπουσι τοὺς σφυγμούς. ὁ μὲν γὰρ ἰσχνὸς φύσει, γενόμενος εὔσαρκος, ἀνάλογον τῷ τοιούτῳ φύσει τὸν σφυγμὸν ἔχει. ὁ δὲ εὔσαρκος, ἰσχνὸς γενόμενος, τοῖς ἰσχνοῖς φύσει παραπλήσιον ἔχει τὸν σφυγμόν. δῆλον δὲ ὅτι χωρὶς τοῦ τὴν δύναμιν ὑπαλλάττεσθαι, τὴν κατ᾽ ἰσχνότητα καὶ εὐσαρκίαν διαφορὰν ἐξετάζειν χρή· καὶ ἐπὶ τῶν ἄλλων ὡσαύτως, ὥστε καθ᾽ ἓν μόνον, ὑπὲρ οὗ τὸν λόγον ἑκάστοτε ποιούμεθα, τὴν τροπὴν γεγονέναι. ἅπερ δ᾽ ἐπὶ τῶν εὐσάρκων εἴρηται, ταῦτα καὶ ἐπὶ τῶν παχέων εἰρῆσθαι δοκεῖν χρή, ἐπιτεταμένα μᾶλλον.

Καὶ αἱ κράσεις δὲ τοῦ σώματος αἱ ἐπίκτητοι ταῖς φυσικαῖς κράσεσιν ἀνάλογον τρέπουσι τοὺς σφυγμούς.

Κεφ. ί. Ἑξῆς δὲ καιρὸς ἂν εἴη λέγειν τὰς ἄλλας τροπὰς τὰς ἐπὶ τοῖς οὐ φύσει γινομέναις αἰτίοις. γυμνάσια κατ᾽

Qui expergiscuntur, e veſtigio pulſus magnos, vehementes, celeres, crebros et cum quadam vibratione habent, qui mox mediocritatem aſſequuntur.

Adscititiae habitudines corporis perinde ut naturales pulſus immutant. Nam gracilis natura, ſi quadratus evaſerit, huic, qui talis natura eſt, aſſimilem pulſum habet. Sin autem quadratus factus gracilis ſit, aſſimilem gracilibus natura. Conſtat vero gracilitatis et quadrati corporis, citra facultatis immutationem, aeſtimandam differentiam eſſe; etiam in omnibus eodem aliis modo, ut unum id tantum ubique, de quo in praeſenti disputemus, mutetur. Quae diximus de quadratis, eadem etiam de corpulentis dicta fuiſſe eſt putandum; niſi quod magis ſunt intenſa.

Jam etiam temperamenta corporis adscititia pulſus ea proportione mutant, qua naturalia temperamenta.

Cap. X. Nunc alias mutationes quae cauſas habent non naturales, recenſeamus. Exercitationes primo, quae

468 ΓΑΛΗΝΟΥ

Ed. Chart. VIII. [6.]   Ed. Baf. III. (3.)
ἀρχὰς μὲν, καὶ μέχρι τοῦ μετρίου, σφοδροτέρους τε καὶ με-
γάλους καὶ ταχεῖς καὶ πυκνοὺς τοὺς σφυγμοὺς ἀπεργάζονται.
πολλὰ δὲ καὶ ὑπὲρ τὴν δύναμιν τοῦ πονοῦντος, μικροὺς καὶ
ἀμυδροὺς καὶ ταχεῖς καὶ πυκνοτάτους ἐσχάτως. ὑπερβαλλόν-
τως δ᾽ ἄμετρα, ὥστε μόλις ἔτι κινεῖσθαι δύνασθαι, καὶ διὰ
μακρῶν ἀναπαύσεων, ἢ μηδόλως· ἀλλ᾽ ἱκανῶς ἐκλύεσθαι,
πάνυ μικροὺς καὶ ἀμυδροὺς καὶ βραδεῖς καὶ ἀραιοὺς ἐργά-
ζεται τοὺς σφυγμούς. εἰ δὲ εἰς διάλυσιν τῆς δυνάμεως κατα-
στρέφοι, τοὺς ἐκείνης ἰδίους. εἰρήσεται δὲ μικρὸν ὕστερον,
ὁποίους διαλυομένη δύναμις ἐργάζεται σφυγμούς.

Λουτρὰ δὲ θερμὰ μὲν μεγάλους καὶ ταχεῖς καὶ πυκνοὺς
καὶ σφοδρούς, ἔστ᾽ ἂν εἴη σύμμετρα. τὰ δὲ ἄμετρα, μι-
κροὺς καὶ ἀμυδρούς, ὠκεῖς δ᾽ ἔτι, καὶ πυκνούς. εἰ δ᾽ ἐν
τούτῳ μὴ παύσαιντο, μικροὺς καὶ βραδεῖς καὶ ἀραιοὺς καὶ
ἀμυδρούς.

Λουτρὰ δὲ ψυχρὰ παραχρῆμα μὲν μικροὺς καὶ βραδεῖς
καὶ ἀραιοὺς καὶ ἀραιοτέρους. εἰς ὕστερον δὲ οἷον ἄν τι καὶ
τύχη ἐργασάμενα. πάντως γὰρ ἢ νάρκωσιν, ἢ ῥῶσιν.

moderatae funt, vehementes, magnos, celeres, crebros pulfus
efficiunt.   Si multae fint et vires excedant laborantis, par-
vos, languidos, celeres et crebros in fummo.   Nimium im-
modicae, adeo ut aegre jam fe poffit movere et multis inter-
pofitis quietibus, aut nihil prorfus poffit, fed exolutae vires
impenfe funt, pulfus mire parvos et languidos tardosque et
raros.   Quod fi ad virium diffolutionem perveniant, pulfus
creant illi proprios.   Quales autem excitet pulfus facultas,
quae diffolvitur, dicemus paulo inferius.

Balnea vero calida quidem quamdiu funt moderata,
pulfus creant magnos, celeres, crebros, vehementes.   Im-
moderata vero parvos et languidos, tamen adhuc celeres ac
crebros.   Quod fi hic relinquantur, parvos, languidos, tar-
dos atque raros.

Balnea frigida illico parvos ac languidiores et tardos
rarosque pulfus efficiunt, poftea prout id fit, quod in-
duxerunt, omnino vel torporem inducent, vel robur.

Ed. Chart. VIII. [6. 7.]   Ed. Baf. III. (3.)

ναρκώσαντα μὲν οὖν καὶ καταψύξαντα μικροὺς καὶ ἀμυ-
δροὺς καὶ βραδεῖς καὶ ἀραιοὺς, ἐκθερμήναντα δὲ καὶ ῥώσαν-
τα μεγάλους μὲν καὶ σφοδροὺς, τάχει δὲ καὶ πυκνότητι
συμμέτρους.

Σιτία πολλὰ μὲν, ὥστε βαρῦναι τὴν δύναμιν, ἀνωμά-
λους τε καὶ ἀτάκτους τοὺς σφυγμοὺς ἐργάζεται. Ἀρχιγένης
δέ φησιν, ὠκυτέρους πλέον καὶ πυκνοτέρους. τὰ δὲ σύμμε-
τρα μεγάλους καὶ σφοδροὺς καὶ ταχεῖς καὶ πυκνούς. τὰ δὲ
ἐλάττονα, ὥστε μὴ τρέφειν αὐτάρκως, οὐχ ὁμοίως τοῖς συμ-
μέτροις, ἀλλ' ἐλάττονα τὴν τροπὴν ἐργάζεται, καὶ μέχρι
χρόνου βραχέος.

[7] Οἶνος τὰ μὲν ἄλλα παραπλησίως σιτίοις τρέπει
τοὺς σφυγμοὺς, διαφέρει δὲ τῷ παραχρῆμα τὴν τροπὴν ἐρ-
γάζεσθαι καὶ τῷ προτέραν παύεσθαι τὴν ἀπὸ οἴνου τῆς
ἀπὸ τῶν σιτίων, καὶ τῷ τὸ τάχος πλέον αὔξειν, καὶ τὸ μέ-
γεθος, ἤπερ τὴν σφοδρότητα καὶ τὴν πυκνότητα. σχεδὸν
γὰρ ὅσῳ σφοδροτέραν τε καὶ διαρκεστέραν τὴν ἰσχὺν τοῦ σώ-
ματος ἡ σύμμετρος τροφὴ παρέχει, τοσούτῳ τὸ μέγεθος ὁ
οἶνος ἐξαίρει.

Quae torporem intulerunt et refrigerarunt, parvos et lan-
guidiores et tardos rarosque efficiunt. Quae excalfecerunt
et robur conciliarunt, magnos, vehementes, celeritate et
frequentia moderatos.

Cibus largus, ut etiam gravet facultatem, pulfus in-
aequales atque inordinatos concitat. Archigenes vult cele-
riores magis quam crebriores. Modicus, magnos, vehe-
mentes, celeres, crebros. Parcior quam qui fatis nutriat,
non aeque ac moderatus, caeterum minus mutat, neque id diu.

Vinum pulfus caetera quidem, ut cibus, variat; hoc
vero intereſt, quod illico immutet et citius mutatio a vino
profecta recedat, quam illa, quae a cibo: quod item celeri-
tatem amplius et magnitudinem, quam vehementiam et cre-
britatem augeat. Quanto enim vehementius moderatus ci-
bus conſtantiusque robur conciliat, tantum fere vinum ex-
tollit magnitudinem.

Ὕδωρ ἁπάντων τῶν προσφερομένων βραχυτάτην τρο-
πὴν ἐργάζεται, πλὴν ἀνάλογον σιτίοις, καὶ τοῦτο τρέπει.

Τὰ δὲ ἄλλα πάντα, καθ᾽ ὅσον ἂν ᾖ τρέφειν, ἢ θερ-
μαίνειν, ἢ ψύχειν δύνηται, κατὰ τοσοῦτον καὶ τὴν τῶν ἀρ-
τηριῶν κίνησιν μεταβάλλει. οὕτω μὲν ἐπὶ τοῖς οὐ φύσει κα-
λουμένοις αἰτίοις οἱ σφυγμοὶ τρέπονται.

Κεφ. ια´. Τὰς δὲ ἐπὶ τοῖς παρὰ φύσιν αἰτίοις τροπὰς
ἐφεξῆς λέγωμεν, ὑπομνήσαντες πρότερον ὅσα τῇ τοῦ λόγου
κοινωνίᾳ συνεγράφη τῶν παρὰ φύσιν. καταστάσεις οὖν ἀέρος
καὶ πλῆθος σιτίων, ὥστε βαρῦναι τὴν δύναμιν καὶ γυμνασίων
καὶ λουτρῶν καὶ ὕπνων ἀμετρίαι παρὰ φύσιν, αἱ γὰρ κατὰ
ποσὸν ὑπερβολαὶ τῶν κατὰ φύσιν καὶ τῶν οὐ φύσει λεγομέ-
νων αἰτίων εἰς τὸ παρὰ φύσιν μεθίστανται. τῶν δὲ οὐ
μόνον τῷ ποσῷ παρὰ φύσιν, ἀλλὰ καὶ τῷ γένει, τὸ μὲν
πλῆθος ἄπειρον, καὶ διὰ τοῦτο ἀπερί(4)ληπτον. ἡ δὲ τέχνη
κἂν τούτοις συνίσταται καθ᾽ ὅσον ἐνδέχεται γένεσί τε καὶ εἴ-
δεσιν ὡρισμένοις μετροῦσα τὸ ἄπειρον. ἕκαστον γὰρ τῶν
παρὰ φύσιν αἰτίων οὐκ ἄν τις ἄπο τρόπου φαίη τὸ μὲν

Aqua minimam omnium ciborum et potuum mutatio-
nem inducit, quamquam perinde ut cibi et haec mutet.

Reliqua omnia, quatenus nutrire valent, vel calefacere
vel refrigerare, hactenus arteriarum motum variant. Ad
hunc modum ex cauſis, quae non naturales appellantur,
pulſus immutantur.

Cap. XI. Nunc mutationes ex cauſis praeter na-
turam exponamus, illaque commemoremus prius quae jam
de cauſis praeter naturam communitate orationis conſcripſi-
mus. Ac aëris ſtatus, ciborum copia, ut facultatem gravet,
ad haec exercitationes et balneae ſomnique immodici prae-
ter naturam ſunt. Exceſſus enim in quantitate naturalium
cauſarum et non naturalium deſciſcunt ad ſtatum praeter
naturam. At cauſarum quae non quantitate modo, ſed et
genere ſunt praeter naturam, immenſus eſt numerus; itaque
nec poteſt comprehendi. Ars vero in his quoque conſtat
generibus et ſpeciebus, quantum fieri poteſt, certis, infini-
tum complectens. Etenim quamlibet cauſam praeter natu-

ΠΕΡΙ ΤΩΝ ΣΦΥΓΜΩΝ. 471

Ed. Chart. VIII. [7.]　　　　　　　　　Ed. Baf. III. (4.)

οἷον λύειν τε καὶ σκεδαννύειν τὴν ζωτικὴν δύναμιν, τὸ δὲ
οἷον θλίβειν τε καὶ βαρύνειν. λύεται μὲν οὖν ἡ δύναμις
τροφῆς ἀπορίᾳ, καὶ νοσημάτων κακοηθείᾳ, καὶ ψυχικῶν πα-
θῶν ἰσχύϊ, καὶ ἀλγημάτων σφοδρότησιν, ἢ μήκεσι, καὶ κε-
νώσεσιν ἀμέτροις. βαρύνεται δὲ ὑπό τε πλήθους ὕλης καὶ
ὑπὸ τῶν ἐν τοῖς ὀργάνοις παθῶν, οἷον φλεγμονῶν καὶ σκίρ-
ῥων καὶ ὄγκων καὶ ἀποστάσεων καὶ φθορῶν πολυειδῶν.
ἡ μὲν οὖν λυομένη δύναμις μικρὸν καὶ ἀμυδρὸν καὶ πυκνὸν
ἄγαν ἐργάζεται τὸν σφυγμὸν, ἡ δὲ θλιβομένη τε καὶ οἷον βα-
ρυνομένη εἰς ἀνωμαλίαν τε καὶ ἀταξίαν τρέπει τοὺς σφυγ-
μοὺς τήν τε ἄλλην ἅπασαν καὶ τὴν κατὰ σφοδρότητα καὶ
μέγεθος. αὗται γὰρ ἴδιαι μάλιστα θλιβομένης δυνάμεως
ἀνωμαλίαι, καὶ τῆς μὲν μεγάλως βαρυνομένης ἐπὶ πλείοσι
διαφοραῖς, τῆς δ᾽ ἐπ᾽ ὀλίγον ἐν ὀλίγαις, καὶ πλείονες μὲν οἱ
μεγάλοι σφυγμοὶ τῶν σμικρῶν καὶ οἱ σφοδροὶ τῶν ἀμυδρῶν
ἐπὶ μικρᾷ τῇ βλάβῃ. τὸ δ᾽ ἐναντίον ἐν τῇ μεγάλῃ. καὶ ἀπόλ-
λυνται δέ τινες ὅλαι κινήσεις, καὶ παρεμπίπτουσιν ἐν ταῖς
τοιαύταις διαθέσεσιν. ἀλλ᾽ αἱ μὲν παρεμπίπτουσαι μικροτέραν

ram non abs re dixeris vel diffolvere vitalem facul|atem et
diffipare, vel quafi deprimere gravareque. Diffolvitur fa-
cultas alimenti inopia et morborum malignitate, animique
affectuum vi, atque vehementia dolorum, vel diuturnitate,
denique immodicis vacuationibus. Gravatur a materiae co-
pia et ab inftrumentorum affectibus, ut inflammationibus,
fcirrhis, tumoribus, abfceffibus, variisque corruptionibus.
Itaque fatiscens facultas pulfum parvum, languidum et cre-
brum admodum efficit. Depreffa et quafi gravata vertit in
inaequalitatem pulfus et in ordinem perturbatum cum omnem
alium, tum vero vehementiae et magnitudinis. Hae fiqui-
dem in primis inaequalitates propriae funt facultatis preffae,
ac gravatae infigniter, in pluribus differentiis, parum in pau-
cis. Etiam pulfus plures parvis magni funt et languidis ve-
hementes, quum parva fit offenfa; contra, fi magna. Jam
nonnulli pereunt etiam integri motus in ejuscemodi affecti-
bus, intercurruntque; verum minorem intercurrentes noxam,

472 ΓΑΛΗΝΟΥ

Ed. Chart. VIII. [7. 8.]   Ed. Baf. III. (4.)
τὴν βλάβην, αἱ δὲ ἀπολλύμεναι μείζονα δηλοῦσιν. αὗται
μὲν αἱ κοιναὶ τροπαὶ πάσης λύσεώς τε καὶ θλίψεως· τὸ
δὲ ἴδιον ἑκάστῃ προσλαμβάνει παρὰ τὴν ποιήσασαν αἰτίαν.
τῆς μὲν οὖν ὑπ᾽ ἐνδείας λυομένης δυνάμεως ἡ τροπὴ τῶν
σφυγμῶν, κατ᾽ ἀρχὰς μὲν εἰς ἀμυδρότητα καὶ μικρότητα
καὶ τάχος καὶ πυκνότητα γίγνεται, μεσούσης δὲ εἰς ἀμυδρό-
τητα καὶ μικρότητα καὶ βραδύτητα καὶ ἀραιότητα, τε-
λευτώσης δὲ εἰς ἐσχάτην μικρότητα καὶ ἀμυδρότητα καὶ πυ-
κνότητα καὶ τάχους ψευδῆ φαντασίαν. οὗτός ἐστιν ὁ μυρ-
μηκίζων καλούμενος. ὁ δὲ σκωληκίζων σφυγμὸς γίνεται μὲν
καὶ αὐτὸς λυομένης ἤδη τῆς δυνάμεως, ἀλλ᾽ ἐπ᾽ ὀλίγον ἀντε-
χού[8]σης ἔτι. καὶ διαφέρει τοῦ μυρμηκίζοντος τῷ μηκέθ᾽
ὁμοίως εἰς ἐσχάτην ἀμυδρότητα καὶ μικρότητα συνεστάλθαι,
καὶ φανερὸν ἔχειν τὴν κατὰ μίαν πληγὴν ἀνωμαλίαν, τὴν περὶ
τὸ πρωϊαίτερον, ἢ ὀψιαίτερον τῶν μερῶν ἀρχομένων κινεῖ-
σθαι γιγνομένην. ὅθεν ἧττον βραδὺς, ἢ μικρός ἐστι. ἔσθ᾽
ὅτε δὲ οὐδ᾽ ὅλως βραδύς. διόπερ καὶ ἥκιστα μοχθηρός ἐστι.
αἱ μὲν οὖν ὑπὸ τῶν ὀλεθρίων καὶ ὀξέων πυρετῶν γιγνόμεναι
συγκοπαὶ τὸν σκωληκίζοντα σφυγμὸν οὐκ ἴσχουσι, ταῖς δὲ

deperditi graviorem fignificant. Communes igitur funt hae
omnes tum diffolutionis, tum oppreffionis facultatis mutatio-
nes. Peculiares accipit quaeque ex caufa efficiente. Ergo
quum diffoluta a penuria facultas fit, fiunt pulfus primo lan-
guidi, parvi, celeres atque crebri; in medio languidi, parvi,
tardi, rarique; tandem extreme parvi, languidi et crebri,
praebentque celeritatis falfam fpeciem. Hic ille eft, qui
vocatur formicans. Vermiculans autem, fit ille quidem etiam
fatifcente jam facultate, fed nonnihil tamen renitente adhuc,
diffidetque hac re a formicante, quod non ita in extremam
contractus eft remiffionem et parvitatem et quod aperte in
uno ictu inaequalis eft partibus, vel citius, vel tardius inci-
pientibus moveri; quamobrem minus tardus quam parvus
eft, nonnunquam nequaquam tardus, quocirca minime par-
vus eft. Proinde quas exitiales febres et acutae concitant
fyncopas, hae pulfum vermiculantem prorfus non habent.

Ed. Chart. VIII. [8.]   Ed. Baf. III. (4.)

ἄλλαις λύσεσι τῆς δυνάμεως ὡς ἐπὶ τὸ πολὺ μὲν οἱ σκωληκί-
ζοντες ἕπονται, καὶ τούτων μάλιστα ταῖς χωρὶς πυρετῶν γι-
νομέναις, ἢ μετὰ μικρῶν πάνυ. ταῦτ' ἄρα καρδιακαῖς μὲν
συγκοπαῖς οἱ μυρμηκίζοντες, χολέραις δὲ καὶ ἰσχυροῖς ῥεύμασι
κοιλίας, καὶ αἱμορραγίαις, καὶ γυναικείῳ ῥῷ, καὶ πᾶσι τοῖς
ὀξέως κενωτικοῖς πάθεσιν ἐπιπλεῖστον μὲν οἱ σκωληκίζοντες,
ἐν ἐσχάτοις δὲ οἱ μυρμηκίζοντες ἕπονται. ὅταν δὲ χωρὶς πυ-
ρετῶν ταῦτα συμπίπτῃ, τότε δὴ καὶ μᾶλλον εὑρήσεις τὸν
σκωληκίζοντα σφυγμὸν, σαφῆ τε ἅμα καὶ μέχρι πλείστου
παραμένοντα. τοιαῦται μὲν αἱ κοινόταται τῶν παρὰ φύσιν
αἰτίων τροπαί.

Κεφ. ιβ'. Καὶ κατ' εἶδος δὲ αὐτὰς ἑξῆς ἐροῦμεν.

Θυμοῦ μὲν ὑψηλός ἐστιν ὁ σφυγμὸς καὶ μέγας καὶ σφο-
δρὸς καὶ ταχὺς καὶ πυκνός.

Ἡδονῆς δὲ μέγας καὶ ἀραιός, οὐ μὴν σφοδρότητί γε
διάφορος.

Λύπης δὲ σμικρος καὶ βραδὺς καὶ ἀμυδρὸς καὶ ἀραιός.

Φόβου δὲ τοῦ μὲν ὑπογυίου καὶ σφοδροῦ ταχὺς καὶ κλο-
νώδης καὶ ἄτακτος καὶ ἀνώμαλος, τοῦ δὲ ἤδη κεχρονισμένου

Reliquas facultatis diffolutiones fere comitantur vermiculan-
tes, has potiffimum, quae febribus non funt conjunctae, aut
quam minutis. Quare cardiacas fyncopas, formicantes;
choleras et validos ventris fluxus, fanguinis profluvia, pro-
fluvium muliebre, omnes denique vehementer vacuantes af-
fectus, plurimum comitantur vermiculantes; extremos, for-
micantes. Et fi his abfint febres, tum vero multo magis
vermiculantem pulfum invenies cum clarum, tum admodum
diuturnum. Hae caufarum praeter naturam communiffimae
mutationes funt.

Cap. XII. Nunc fpeciatim eas explicabimus.

Irae altus eft pulfus, magnus, vehemens, celer et
creber.

Laetitiae magnus et rarus, at vehementia nihil differt.

Triftitiae parvus, languidus, tardus et rarus eft.

Timoris recentis et vehementis celer et vibratus et in-
ordinatus eft, inaequalisque. Inveterati jam talis qualis eft

οἷος ὁ τῆς λύπης. ἅπασι δὲ τούτοις εἰς μακρὸν χρονίζουσιν, ἢ σφοδροῖς ἄγαν γενομένοις, οἷοι διαλυομένης δυνάμεως ἕπονται σφυγμοί. καὶ γὰρ καὶ λύει τὴν δύναμιν ἅπαντα ταῦτα, συντόμως μὲν ὅσα ἰσχυρά, χρονίως δὲ ὅσα ἐναντία.

Ἄλγημα δὲ τὸ τρέπον τοὺς σφυγμοὺς, τρέπει δὲ ἢ τὸ ἰσχυρὸν, ἢ τὸ ἐν μορίοις κυρίοις, ὥσπερ καὶ ἡ φλεγμονὴ, μικρὸν μὲν ὂν ἔτι καὶ ἀρχόμενον μείζονα καὶ σφοδρότερον καὶ ὠκύτερον καὶ πυκνότερον τὸν σφυγμὸν ἐργάζεται, αὐξηθὲν δὲ καὶ ἰσχυρὸν πάνυ γενόμενον, ὡς ἀδικεῖν ἤδη τὸν ζωτικὸν τόνον, μικρότερον καὶ ἀμυδρότερον καὶ ταχὺν καὶ πυκνόν. καὶ ὅσῳ ἂν ἐγχρονίζῃ μᾶλλον ἢ σφοδρότερον γίνηται, τῶν εἰρημένων ἕκαστον ἐπιτείνεται. τὸ δὲ ἤδη διαλῦον τὴν δύναμιν εἰς ἀμυδρότητα καὶ μικρότητα καὶ τάχους ψευδῆ φαντασίαν, καὶ ὑπερβάλλουσαν πυκνότητα τὴν τροπὴν ἐργάζεται.

Φλεγμονῆς σφυγμὸς ὁ μὲν κοινὸς ἁπάσης οἷον ἐμπρίων ἐστὶν, ὡς δοκεῖν τὸ μέν τι διεστάλθαι τῆς ἀρτηρίας, τὸ δὲ μὴ, σκληροτέρας δηλονότι φαινομένης αὐτῆς. ἔχει δέ τι καὶ

triſtitiae. Haec omnia, ſi valde diuturna ſint multumque vehementia, pulſus, ut diſſoluta facultate, conſequuntur. Etenim diſſolvunt etiam facultatem haec omnia ſtatim, ſi valida ſint; diuturnitate, ſi non ſint valida.

Dolor, qui quidem variet pulſus (variat autem ingens, aut qui principes partes tenet, ut etiam inflammatio) dum parvus eſt, atque initio pulſum edit majorem, vehementiorem, celeriorem, crebriorem. Auctus vero jam et admodum validus, ut etiam vitale robur offendat, minorem, languidiorem, celerem, crebrum. Ac quo diuturnior fuerit, vel vehementior factus, hoc praedictum quodque magis intenditur. Qui vero facultatem jam diſſolvit, in remiſſionem et parvitatem et falſam celeritatis ſpeciem ingentemque crebritatem commutat.

Inflammatio habet omnis communem pulſum veluti ferrantem, ut pars quidem arteriae dilatari videatur, alia vero minime, quae videlicet durior apparet. Habet etiam

κλονῶδες ὁ σφυγμὸς οὗτος. καὶ ταχύς ἐστι καὶ πυκνὸς, οὐκ
ἀεὶ δὲ μέγας. ὁ δὲ ἴδιος ἑκάστης ὁ μὲν τῆς ἀρχομένης μεί-
ζων τοῦ κατὰ φύσιν καὶ σφοδρότερος καὶ ὠκύτερος καὶ πυ-
κνότερος. ὁ δὲ αὐξανομένης ἔτι ταῦτά τε προσαυξάνει πάν-
τα καὶ σαφῶς τε ἤδη σκληρότερός ἐστι καὶ κλονωδέστερος.
τῆς δὲ ἀκμαζούσης σαφέστερος μέν ἐστι καὶ σκληρότερος καὶ
κλονωδέστερος, μικρότερος δὲ ἢ πρόσθεν, οὐ μὴν ἀμυδρό-
τερός γε, πλὴν εἰ μὴ ὑπὲρ τὴν δύναμιν εἴη τὸ πάθος. ἀλλὰ
καὶ πυκνότερος γίνεται καὶ ταχύς. εἰ δ᾽ ἱκανῶς χρονίζοι,
καὶ ἤδη σκληρύνοιτο σκιρρωδῶς, τοῖς εἰρημένοις [9] ἰσχνότης
σφυγμοῦ καὶ σκληρότης προσγίνεται. ταῦτα ἐπὶ τῆς τὸν ἐν
ὅλῳ τῷ ζώῳ σφυγμὸν τρεπούσης φλεγμονῆς ἢ διὰ τὸ μέγε-
θος, ἢ διὰ τὸ κύριον τοῦ μέρους ἐν ᾧ συνέστη. τῆς δὲ μὴ
συγκινούσης τὸ πᾶν ὅ γε ἐν τῷ φλεγμαίνοντι μορίῳ σφυγμὸς
οἷος εἴρηται. ἐπιτείνεται δὲ καὶ ἀνίεται τῶν εἰρημένων ἕκα-
στον ἢ παρὰ τὸ ποσὸν τῆς φλεγμονῆς, ἢ παρὰ τὴν αὐτοῦ
τοῦ φλεγμαίνοντος ὀργάνου φύσιν. τὰ μὲν γὰρ νευρωδέστερα
μέρη σκληροτέρους καὶ μᾶλλον ἐμπρίοντας καὶ μικροτέρους

vibrationis aliquid hic pulfus; ac celer quidem et creber eft,
non autem perpetuo magnus. At vero cuique eft proprius,
incipienti quidem major eo qui fecundum naturam et vehe-
mentior et celerior et crebrior. Augescenti adhuc, quum
illa omnia increscunt, tum clare jam durior et magis vibra-
tus eft. Vigenti autem manifeftior eft duriorque atque vi-
bratus magis; fed minor eft, quam dudum, non tamen lan-
guidior, nifi facultatem excedat affectus; fed et creberrimus
fit et celer. Quae fi diuturnior fit, atque in fcirrhum jam
indurescat, accedit illis gracilitas pulfus et durities. Haec
inflammatio habet, quae pulfum per totum corpus immutat,
vel quia magna eft, vel quia principem partem infidet. Si
vero univerfum corpus non afficiat, pulfus in parte inflam-
mata talis erit, qualem diximus Crescunt autem quae com-
memoravimus fingula diminuunturque, aut pro inflammatio-
nis quantitate, aut pro ipfius inftrumenti natura inflammati.
Siquidem partes nervofiores duriores edunt pulfus, magis-

476 ΓΑΛΗΝΟΥ

Ed. Chart. VIII. [9.]   Ed. Baf. III. (4. 5.)

τοὺς σφυγμοὺς ἐργάζεται. τὰ δὲ φλεβωδέστερα καὶ ἀρτηριω-
δέστερα τοὺς ἐναντίους. αὐτῶν δὲ τούτων μείζων ὁ ἐν τοῖς
ἀρτηριώδεσι· καὶ ῥαδίως ἀνώμαλος καὶ ἄτακτος γινόμενος.
δῆλος οὖν ἤδη καὶ ὁ τῶν τὸ ἧπαρ φλεγμαινόντων σφυγμὸς,
οἷος ἂν εἴη, καὶ ὁ τῶν τὸν σπλῆνα, καὶ ὁ τῶν τοὺς νε-
φροὺς, ἢ τὴν κύστιν, ἢ τὴν γαστέρα, ἢ τὸ κῶλον, καὶ πλευ-
ριτικῶν καὶ περιπνευμονικῶν καὶ πάντων ἁπλῶς εἰπεῖν ὧν
τῇ τοῦ μέρους φλεγμονῇ πυρετὸς ἕπεται. πλὴν ὅσα διὰ μὲν
τῶν συμπτωμάτων φύσιν τῶν τε ἐξ ἀνάγκης ἑπομένων αὐταῖς
καὶ τῶν κατὰ τύχην συνδραμόντων, ὡς ἂν ἕκαστον τρέπειν
δύνηται, καὶ τὸν σφυγμὸν ἐπὶ τοσοῦτον ἀλλοιοῦσθαι συμβή-
σεται, μικτῆς ἐν αὐτῇ τροπῆς γενομένης, τῆς δὲ κατὰ τὸν
λόγον φλεγμονῆς, καὶ ἣν ἡ τοῦ τόπου φύσις, καὶ ἡ τοῦ πα-
ρόντος συμπτώματος ἐργάζεται. σπασθῆναι μὲν γὰρ τοῖς
τὰς φρένας φλεγμαίνουσιν ἕτοιμον. πνιγῆναι δὲ τοῖς τὸν
πνεύμονα. συγκοπῆναι δὲ τοῖς τὸ στόμα τῆς γαστρός. ἀτρο-
φῆσαι δὲ τοῖς τὸ ἧπαρ. ἀπεπτῆσαι δὲ τοῖς τὴν γαστέρα.
ἐπισχεθῆναι δὲ τὰ οὖρα τοῖς τοὺς νε(5)φρούς. καὶ τὰ μὲν
αἰσθητικώτερα μέρη διὰ τὰς ὀδύνας τρέπει τοὺς σφυγμούς·

que ferrantes et minores. Quae autem venofae magis et ar-
teriofae, contra; ac inter eos major eft in magis arteriofis
atque inaequalis facile fit inordinatusque. Ex his liquet,
qui pulfus fit illorum quibus inflammatum jecur eft, vel lien,
renes, vefica, colon, ventriculus. Praeterea pleuriticorum
et peripneumonicorum et breviter omnium in quibus partis
inflammationem comitatur febris; nifi quibus in locis ob
fymptomatum naturam, quae tum neceffario illas confequun ‑
tur, tum cafu adjuncta funt, prout quodque poffit mutare,
ita pulfus contingat variari; ut mixta ibi mutatio fiat et quae
inflammationi congrua eft et quam loci natura, vel praefen-
tis inducit fymptomatis. Quibus enim inflammatum eft fe-
ptum transverfum, hi convulfionibus funt opportuni; qui-
bus pulmo, fuffocationibus; quibus ventriculi os, fyncopis;
quibus jecur, atrophiae; quibus ventriculus, cruditati; qui-
bus renes, urinae fuppreffioni. Ad haec partes exquifi-
tiore praeditae fenfu etiam propter dolores pulfus mutant;

Ed. Chart. VIII. [9.]   Ed. Baf. III. (5.)

τὰ δὲ ἀναισθητότερα κατὰ τὴν διάθεσιν μόνον. ἐκ τούτων οὖν ἁπάντων πολυειδεῖς αἱ ἀλλοιώσεις γίνονται τῶν ἐπὶ ταῖς φλεγμοναῖς σφυγμῶν, καὶ ὡς χρὴ διορίζειν αὐτὰς, εἴρηται μὲν ἐν ἑτέραις τελείως, εἰρήσεται δὲ καὶ νῦν, εἰς ὅσον τοῖς εἰσαγομένοις χρήσιμόν ἐστι.

Τῶν μὲν οὖν πλευριτικῶν ταχὺς καὶ πυκνὸς καὶ οὐ λίαν μέγας. δόξει δὲ εἶναι καὶ σφοδρός· ὁ δέ ἐστιν οὐκ ἀμυδρὸς μὲν, οὐ μὴν ἤδη καὶ σφοδρὸς, ὅσον ἐπὶ τῷ πάθει. τούτου γὰρ ἐπὶ πάντων μεμνῆσθαι χρὴ, τοῦ δεῖν ἐφ᾽ ἑκάστῳ τῶν πραγμάτων, ὅσον ἐπ᾽ ἐκείνῳ, τὴν τροπὴν ἐξετάζειν, διορίζοντας τὸ διά τι ἄλλο, καὶ μὴ δι᾽ ἐκεῖνο συμβεβηκός. ὁ τοίνυν τῶν πλευριτικῶν σφυγμὸς νευρωδεστέραν πως καὶ σκληροτέραν ἐργαζόμενος τὴν ἀρτηρίαν, ὡς ἂν εἰς σφοδρότητα τρέπων, ἀπατᾷ τοὺς ἀγυμνάστους, οὐ δυναμένους διακρίνειν σκληρὰν πληγὴν σφοδρᾶς. οὕτω δὲ καὶ ἄλλας πολλὰς διαφορὰς σφυγμῶν ἀδυνατοῦντες διακρίνειν οἱ πολλοὶ τῶν ἰατρῶν τάχα ἂν μέμψονται τοῖς ἐνταῦθα γεγραμμένοις, ἐξ ὧν αὐτοὶ μὴ συνίασι τῶν ὀρθῶς λεγομένων καταγιγνώσκοντες. ἀλλ᾽

quae hebetiore funt fenfu, duntaxat propter affectum. Igitur in inflammationibus varie pulfus ex his omnibus mutantur. Quae quemadmodum discernenda fint, cum alio loco exacte tractavimus, tum vero in praefentia, quantum intereft tironibus, perfequemur.

Pleuriticorum celer pulfus eft et creber, nec admodum magnus. Videbitur etiam vehemens effe. Eft ille vero non languidus quidem, fed tamen non vehemens ftatim, quantum ad affectum refert. Siquidem ubique oportet meminiffe, in quaque re mutationem effe quantum ad illam refert aeftimandam, diftinguendumque id, quod propter aliud quidpiam ac non propter illam accidit. Pulfus itaque pleuriticorum, quia nervofiorem quodammodo durioremque efficit arteriam, quafi converteret in vehementiam, imperitis imponit, qui durum ictum nequeunt a vehementi discernere. Ita quoque vulgus medicorum, quod alias etiam differentias pulfuum discernere nesciat, has fortaffis inftitutiones accufabit atque ex fua ignorantia damnabit recta praecepta. Ve-

Ed. Chart. VIII. [9. 10.]　　　　　Ed. Baf. III. (5.)

οὐ χρὴ μηκύνειν ἐν τῷ νῦν λόγῳ περὶ αὐτῶν. γέγραπται γὰρ
ἡμῖν ἰδίᾳ περὶ τῆς τῶν σφυγμῶν διαγνώσεως. ἀσκεῖν οὖν
παρακελεύομαι τόν τε λογισμὸν ἅμα καὶ τὴν ἁφὴν, ὡς ἐπ'
αὐτῶν τῶν ἔργων γνωρίζειν δύνασθαι τοὺς σφυγμοὺς, οἳ
λόγῳ διακρίνειν μόνον. ἀρχὴ δὲ τῆς ἐπὶ τῶν ἔργων τριβῆς
ἢ διὰ τοῦ λόγου διδασκαλία. καὶ γάρ τοι καὶ τῆς πυκνότη-
τος οὐχ οἷόν τε τὸ ποσὸν λόγῳ ἑρμηνεῦσαι, καί τοι μεγάλην
ἔχει διαφορὰν, ἢ ὑπερβαίνουσα τὸ εἰθισμένον μέτρον τῆς
πλευρίτιδος, ἢ ἐλλείπουσα. τὰς μὲν γὰρ ὑπερβολὰς εἰς περι-
πνευμονίαν μεθισταμένης, ἢ συγκοπὴν ἀπειλούσης ἀνάγκη γί-
νεσθαι. τὰς δὲ ἐνδείας, εἰς καταφορὰν, ἢ νεύρων βλάβην
τελευτᾶν. οὕτως δὲ καὶ τὸ τῆς ἀνωμαλίας εἶδος, τὸ μὲν οἷον
ἐμπριστικὸν, ἴδιον οὐχ ἥκιστα πλευριτικῶν ὑπάρχον, ἀνιέ-
μενον μὲν μαλακῆς καὶ ῥαδίως πεφθησομένης. ἐπιτεινόμε-
νον δὲ χαλεπῆς καὶ δυσπέπτου γνώρισμα πλευρίτιδος. αἱ
δὲ τοιαῦται [10] σὺν ἀσθενεῖ τῇ δυνάμει κινδυνώδεις ὀξέως·
σὺν ἰσχυρᾷ δὲ ἢ χρονίως ἐπέφθησαν, ἢ εἰς ἐμπύημα μετέπε-
σον, ἢ φθινώδης αὐτὰς μαρασμὸς διεδέξατο. τῆς μὲν οὖν

rum non faciam, ut hic longior fim, quum feparatim de pul-
fibus dignoscendis fcripferim. Quare ut rationem exerceas
fimul et tactum admoneo, ut in ipfis operibus pulfum poffis
cognoscere, non discernere folum ratione. Principium vero
exercitationis in ipfis operibus fermone expreffa doctrina.
Quippe nequeas vel crebritatis quantitatem verbis explicare,
tametfi multum interfit, excedat juftum pleuritidis modum,
an non affequatur. Si quidem exceffus, ubi in peripneu-
moniam migrat, aut denuntiat fyncopen, neceffe eft fieri.
Defectus in foporem, vel nervorum definere laefionem. Si-
mili modo illa inaequalitatis fpecies, quae ferrantis imagi-
nem praebet, in primis pleuritidis proprium eft fignum: fi
remiffa eft, mollis et quae facile maturetur: fi vero magna,
difficilis et admodum crudae pleuritidis. Tales cum imbe-
cilla quidem facultate conjunctae periculum praefens habent,
fi cum firma, aut tarde concoquentur, aut ad fuppurationem
deflectent, aut tabidus eas excipiet marcor. Atque ejus

Ed. Chart. VIII. [10.]   Ed. Baf. III. (5.)

πεπτομένης ὁ σφυγμὸς πᾶσαν ἀποτίθεται καταβραχὺ τὴν παρὰ φύσιν τροπήν. τῆς δὲ εἰς ἐμπύημα μεταπιπτούσης οἱ τῶν ἐμπυημάτων ἴδιοι γίνονται. κατὰ ταὐτὰ δὲ καὶ τοῖς φθινωδῶς μαρανθησομένοις οἱ ἐπὶ τῶν μαρασμῶν.

Ἔστι δὲ τῶν ἐμπύων ὁ σφυγμὸς, ἄρτι μὲν ἀρχομένων οἷος ὁ τῆς ἀκμαζούσης φλεγμονῆς. αὕτη γὰρ καὶ αὐτῶν τῶν ἐμπυημάτων ἐστὶν ᾿ρχή. ἔσθ᾽ ὅτε δὲ καὶ ἀνώμαλος καὶ ἄτακτος, ἑκτικὸς δὲ πᾶσιν. ἤδη δὲ τοῦ πύου παρακειμένου, τὰ μὲν ἄλλα παραπλήσιος, ἀλλ᾽ ὁμαλώτερος. ἐπὶ δὲ ταῖς ῥήξεσιν ἀμυδρότερος καὶ πλατύτερος καὶ βραδύτερος καὶ ἀραιότερος.

Ὁ δὲ τῶν μαραινομένων οὐ καθ᾽ ἓν εἶδος τρέπεται σφυγμός. χρὴ δὲ ἐφ᾽ ὅσον ἐνδέχεται, διαφοραῖς εὐδήλοις διορίσασθαι περὶ αὐτῶν. οἱ μὲν δὴ ταῖς μὴ λυθείσαις φλεγμοναῖς κατὰ βραχὺ συναπομαρανθέντες ἀμυδροὺς καὶ θάττονας καὶ πυκνοὺς ἄγαν καὶ μυούρους κατὰ μέγεθος ἐν μιᾷ πληγῇ τοὺς σφυγμοὺς ἴσχουσιν. οὓς Ἀρχιγένης ἐπινενευκότας τε καὶ περινενευκότας καλεῖ, σαφῶς δηλοῦν βουλόμενος τὸ κατὰ τὴν διαστολὴν βραχὺ, μετὰ τῆς τῶν ἑκατέρωθεν περάτων

quae concoquitur, pulfus pedetentim omnem deponit illam praeter naturam mutationem. Quae deflectit ad fuppurationem, habet pulfus fuppuratorum proprios. ta quoque quae tabide marcescet, pulfus marcorum.

Suppuratorum pulfus initio ftatim pulfum refert vigentis inflammationis. Hoc enim initium eft fuppurationum. Nonnunquam inaequalis eft et inordinatus, fed omnibus hecticus. Quum autem pus prope fit maturum, caetera fimilis eft, nifi quod aequalior fit; at quum erumpit, languidior, latior, tardior, rariorque.

Marcescentium pulfus non uno modo variat. Quare differentiis hi quam apertiffimis discernendi funt. Qui una cum inflammatione quae non discuffa fit, commarcuerint, languidos et celeriores mireque crebros pulfus habent ac decurtatos magnitudine in uno ictu. Quos Archigenes innuentes et circonnuentes appellat, ut aperte declaret diftentionis brevitatem, cum utrinsque extremitatis quafi inclinatione.

οἷον ἐπινεύσεως, οὐ γὰρ ὡς ἀποκεκομμένων ἀθρόως, ἀλλ᾽
ὡς ἐπικεκαμμένων τῶν ἑκατέρωθεν μερῶν εἰς βραχὺ συνέσται-
ται, μύουρος ὢν τῷ μεγέθει καθ᾽ ἑκάτερα τὰ μέρη. τοῦτο
μὲν οὖν οὐ τούτοις μόνοις, ἀλλὰ καὶ τοῖς πλείστοις τῶν
ὁπωσοῦν μαραινομένων ὑπάρχει. τοῖς μὲν οὖν διὰ φλεγμονὰς
πᾶσιν, ἤδη δὲ καὶ τῶν ἄλλων τοῖς πολλοῖς, εἰ μή τι ἄρα
καὶ ἐκεῖνοι διά τινας φλεγμονὰς λανθανούσας μαραίνονται.
καὶ εἴη ἂν οὗτος τῶν ἐπὶ φλεγμοναῖς μαραινομένων ἴδιος,
οὐδενὶ τῶν ἄλλως μαρανθέντων ὑπάρχων. ἐκτικὸς δὲ ἅπασι
τοῖς μαραινομένοις σφυγμός ἐστι, καὶ τοῦτο αὐτοῖς κοινότα-
τον. ἐν δευτέρῳ δὲ ἡ κατὰ τὸ μέγεθος τῆς διαστολῆς ἀνω-
μαλία μυουρίζουσα. καὶ γὰρ καὶ τοῦτο τοῖς πλείστοις ὑπάρ-
χει. τρίτον δὲ τὸ τῆς πυκνότητος. ὑπάρχει γὰρ καὶ τοῦτο
πᾶσι μὲν τοῖς ἐπὶ φλεγμοναῖς μαρανθεῖσιν ἀχώριστον. ἀλλὰ
καὶ τοῖς ἐπὶ καρδιακαῖς διαθέσεσιν, ἢ στομαχικαῖς συγκοπαῖς
ὀξέως κινδυνεύουσιν, εἶτ᾽ ἀπὸ οἴνου πόσεως διαφυγοῦσι μὲν
τὴν ὀξύτητα, μαρανθεῖσι δὲ τῷ χρόνῳ, εἰ μή τις ἄρα καὶ τού-
τους φαίη τις ἐπὶ μικραῖς φλεγμοναῖς ἀδήλοις ἡμῖν ἀπόλλυσθαι.

Neque enim ut praecifis affatim, fed ceu partibus utrinque
inflexis, contrahitur decurtatus magnitudine et in utrisque
partibus. Atque hoc quidem non hi modo, fed marcescen-
tes qualibet ex occafione habent fere omnes; qui ex inflam-
matione marcescunt, omnes; et alii item multi; nifi illi fane,
qui ex occulta quapiam inflammatione marcescunt, eritque
hic marcescentium ex inflammatione proprius, nulli conve-
niens, qui aliam ob caufam marcuerit. At hecticus omni-
bus marcescentibus pulfus eft; qui quidem iis eft commu-
niffimus; fecundum illum, inaequalitas diaftoles magnitudine
decurtata, quae etiam adeft plerisque, tertia vero crebritas.
Etenim haec quoque omnibus qui ex inflammatione mar-
cuerint, perpetua adhaeret, omnibusque adeo qui ob fynco-
pen, ex corde, vel ftomacho affecto profectam in praefens
periculum vencrunt ac deinde vini potione declinaverunt pe-
riculum, fed tempore tamen marcuerunt, nifi fane hos quo-
que dicas, ex parvis inflammationibus perire nobis incognitis.

Ed. Chart. VIII. [10.]   Ed. Baf. III. (5.)

καὶ γάρ τινες αὐτῶν τὸν ἐπινενευκότα σφυγμὸν ἔχουσι, εἰ μή
τι ἄρα πάλιν τούτους μὲν ἐπὶ φλεγμοναῖς, τοὺς δὲ ἄλλους
ἄνευ φλεγμονῆς μαραίνεσθαι φήσει τις. τοῦτο μὲν οὖν ἄπορον.
ἔχουσι δὲ οὗτοι σφυγμὸν ἑκτικὸν ἤτοι ἀμυδρὸν, πυκνὸν ἄγαν,
καί τινες αὐτῶν τὸν ἐπινενευκότα. δευτέρα μὲν δὴ αὕτη δια-
φορὰ σφυγμοῖς τοῖς μαραινομένοις. ἄλλη δὲ τρίτη τῶν ἀραιὸν
ἰσχόντων. ἀλλὰ καὶ τούτοις πάντως ὅ τε προηγησάμενος
πυρετὸς ἐπύκνωσεν αὐτὸν, καὶ ἡ ἐσχάτη λύσις τῆς δυνάμεως
ἱκανῶς πυκνοῖ. τοὐμμέσῳ δὲ πάντων μὲν πυρετῶν ὑποψυ-
χθέντων, μηδέπω δὲ ἀπολλυμένων αὐτῶν τὴν εἰς ἀραιότητα
τροπὴν εἰργάσατο. τοῦτο δὲ τὸ εἶδος τῶν μαρασμῶν πρεσ-
βυτικῆς ἡλικίας ἴδιον, ἡνίκα ἂν μάλιστα τῶν κατὰ θώρακα
καὶ πνεύμονα πεπονθός τι τύχῃ. οὗτοι τὴν πυρεκτικὴν σκλη-
ρότητα τοῦ σφυγμοῦ φυλάττουσι, κἂν ἀραιὸς ᾖ. παντελῶς
δὲ ὀλίγοις τῶν μαραινομένων εἰς ἄλλην ἀνωμαλίαν ὁ σφυγμὸς
τρέπεται πλὴν τῆς εἰρημένης κατὰ τὸ μέγεθος.

Ὁ δὲ τῶν φθισικῶν ὀνομαζομένων σφυγμὸς μικρὸς καὶ
ἀμυδρός ἐστι καὶ μαλακὸς καὶ ταχὺς συμμέτρως καὶ ἑκτικός.

Siquidem funt inter eos qui innuentem habeant pulfum;
nifi etiam hos dicas ex inflammatione alios citra inflamma-
tionem marcescere. Verum hoc in dubio eft. Pulfum igi-
tur hi habent hecticum, languidum, admodum crebrum, quem
innuentem quidam appellant. Atque alteram hanc marces-
centes differentiam pulfuum funt fortiti. Alia item tertia
eft eorum qui raram habent; verum et his quum antegreffa
febris pulfus reddidit crebros, tum facultatis extrema diffo-
lutio abunde efficit crebros. Quod autem intercedit, omni-
bus quidem refrigeratis febribus, nondum tamen extinctis
iis, in raritatem commutat. Genus hoc marcoris fenibus
proprium eft, praefertim quum aliquid vitii pulmo et tho-
rax contraxit. Hi febrilem retinent pulfus duritiem, etiam
fi rarus fit. Omnino paucis marcescentibus in aliam inae-
qualitatem pulfus, ac illam quam diximus, magnitudinis
vertitur.

Phthificorum, quos vocant, pulfus parvus et languidus
eft mollisque et modice celer atque hecticus.

482 ΓΑΛΗΝΟΥ

Ed. Chart. VIII. [10. 11.]   Ed. Baf. III. (5. 6.)

Ὁ δὲ τῶν περιπνευμονικῶν μέγας ἐστὶ, καὶ κυματῶδές
τι ἔχων, καὶ ἀμυδρὸς καὶ μαλακὸς, ὁμοίως τῷ τῶν ληθαρ-
γικῶν, πλὴν ὅσα πλεονάζει τῇ ἀνωμαλίᾳ, τῇ τε [11] κατὰ
μίαν πληγὴν καὶ τῇ συστηματικῇ καλουμένῃ· κατὰ μὲν τὴν
μίαν πληγὴν οἷον διακεκομμένος τε καὶ κυματιζόμενος καὶ
δίκροτος ἔσθ᾽ ὅτε γινόμενος· ἐν δὲ τῇ συστηματικῇ τάς τε ἄλ-
λας διαφορὰς ἔχει, καί ποτε μὲν διαλείπει, ποτὲ δὲ παρεμ-
πίπτει. πυρεττόντων δ᾽ ἁπάντων τῶν περιπνευμονικῶν ὀξέως,
καί τι καὶ κωματῶδες ἐχόντων, ὁπότερον ἂν αὐτῶν ἐπικρατῇ,
κατ᾽ ἐκεῖνο μάλιστα τὸ ποσὸν τῆς πυκνότητος εὑρίσκεται.
πυρωδεστέρας μὲν ὑπαρχούσης τῆς περιπνευμονίας, ἱκανῶς ὁ
σφυγμὸς πυκνός ἐστι· κωματωδεστέρας δὲ ἧττον πυκνός ἐστι.

Ὁ δὲ τῶν ληθαργικῶν σφυγμὸς ὅμοιος ὢν τῷ τῶν περι-
πνευμονικῶν κατά τε μέγεθος καὶ ἀμυδρότητα καὶ μαλακότητα
καὶ βραδύτερος αὐτοῦ ἐστι καὶ ἀμυδρότερος· καὶ ἧττον ἀνώ-
μαλος καὶ διαλείπων μᾶλλον ἢ παρεμπίπτων. γίγνεται δὲ
ἔσθ᾽ ὅτε καὶ δίκροτος. ἀεὶ μέντοι κωματώδης ἐστὶ, ἔν γε
ταῖς βαθείαις καταφοραῖς, ἐφ᾽ ὧν ταῦτα λέγεται. τῶν γὰρ
(6) συμπεπληρωμένων ἅπασι τοῖς ἑαυτῶν γνωρίσμασι νοση-

Peripneumonicorum magnus eſt pulſus et undoſi quid
habens et languidus mollisque ſimiliter atque lethargicorum
pulſus; niſi quatenus praepollet inaequaliter et in uno pulſu
et collectiva, quam vocant. In uno ictu, quum veluti inter-
pellatur, et undoſus eſt ac dicrotus interdum fit; in collectiva,
quum alias differentias habet, tum modo intermittit, modo
intercurrit. Quum autem acute omnes peripneumonici fe-
bricitant, tum nonnihil comatis habent; utrum excellat ho-
rum, ex ejus maxime ratione crebritatis quantitas invenitur.
Ubi ardentior febris adjuncta peripneumoniae fit, pulſus ab-
unde creber eſt; ſi comatoſior, minus creber.

Lethargicorum pulſus ſimilis peripneumonicorum eſt
magnitudine, imbecillitate, mollitudine; ſed eo eſt tardior
rariorque ac minus inaequalis, intermittens potius quam in-
tercurrens. Fit autem interdum dicrotus. At undoſus ſem-
per in altis quidem ſoporibus eſt, de quibus haec dicuntur.
Morborum enim pulſus exponimus, qui omnibus ſuis indi-

μάτων τοὺς σφυγμοὺς διέξιμεν, ἵνα καὶ τῶν ἐλλειπόντων
κατά τι καὶ μηδέπω τελείον ἱκανῶς γνωρίζειν δυνηθῶμεν τὸ
μέγεθος, ὅσον τε ἤδη ἔχουσι καὶ ὅσον οἷόν τέ ἐστι προσγε-
νέσθαι αὐτοῖς. ἐπειδὴ δὲ πολλάκις μὲν ἀνωμαλίας ἐμνημο-
νεύσαμεν, ὀλιγάκις δὲ ἀταξίας, εἰδέναι χρὴ τοῦτο καθόλου,
ταῖς ἀνωμαλίαις ὡς τὸ πολὺ τὴν ἀταξίαν ἑπομένην. σπα-
νίως δὲ ἔστιν εὑρεῖν ἀνώμαλον σφυγμὸν τεταγμένον. αἱ μὲν
οὖν μικρότεραι βλάβαι τοὺς ἀνωμάλους καὶ τεταγμένους, αἱ δὲ
μείζονες τοὺς ἀνωμάλους καὶ ἀτάκτους σφυγμοὺς ἐργάζονται.

Ὁ δὲ τῶν φρενιτικῶν σφυγμὸς μικρός ἐστι· σπανιώ-
τατα δὲ ὤφθη ποτὲ μέγας καὶ τόνου μετρίως ἔχει. καὶ
σκληρὸς καὶ νευρώδης ἐστὶ καὶ πυκνὸς καὶ ἄγαν ταχύς. ἔχει
δέ τι καὶ κυματῶδες. ἐνίοτε δὲ καὶ ὑποτρέμειν σοι δόξειε·
ποτὲ δὲ καὶ ἀποκεκόφθαι σπασμωδῶς. τὸ γὰρ τῶν πυρετῶν
ἴδιον ἐν τῷ τάχει σύμπτωμα μάλιστα οὗτος ἐναργῶς ἐκτή-
σατο κατ᾽ ἀμφότερα τῆς διαστολῆς τὰ πέρατα, καὶ μᾶλλον
τὸ ἔξω. ἔστι δὲ καὶ τὸ τῆς κατὰ τὴν θέσιν ἀνωμαλίας εἶδος
εὑρεῖν ἐν αὐτοῖς σφοδρῶς γενόμενόν ποτε. ἀλλὰ καὶ ὅλη σοι

ciis conſtent, quo, ſi qui aliquatenus deficiant, neque dum
ſint integri, ſatis cognoscere magnitudinem, et qua jam ſunt
praediti et quae accedere iis poteſt, valeamus. Sed quo-
niam inaequalitatis ſaepe meminimus, raro autem perturbatio-
nis ordinis, hoc in univerſum ſciendum eſt, ſere inaequali-
tates comitari perturbationem ordinis. Ac inaequalem pul-
ſum, qui ſit ordinatus, raro invenias. At nimirum minores
offenſae inaequales et ordinatos, majores inaequales pulſus
atque inordinatos creant.

Phreniticorum parvus pulſus eſt; rariſſime autem con-
ſpectus eſt magnus eſſe. Validus eſt modice. Durus et
nervoſus eſt, valde eſt celer et creber. Habet praeterea
nonnihil undoſi. Interdum ſubtremere tibi videbitur; in-
terdum etiam praeciſus cum convulſione quadam. Quod
enim febres in celeritate proprium habent ſymptoma, hic
obtinet clare in utroque termino diſtentionis, praecipue ex-
terno. Invenias etiam inaequalitatis in ſitu genus inſigniter
aliquando in illo apparere; imo totam ſubinde arteriam, ſua

δόξει πολλάκις ἡ ἀρτηρία καταλιποῦσα τὸν ἑαυτῆς τόπον,
ἄνω φέρεσθαι κλονωδῶς, ἀναβρασσομένη μᾶλλον, οὐ σφυγ-
ματωδῶς διαστελλομένη. κατὰ δὲ τὸν αὐτὸν τρόπον καὶ
κάτω χωρεῖ κατασπωμένη μᾶλλον ἢ συστελλομένη. τὸ δὲ
ἄγαν πυκνὸν αὐτῆς ἐφεδρεύουσαν ἀπειλεῖ συγκοπήν.

Ἔστι δέ τι καὶ ἄλλο πάθος ὃ εἴτε μέσον ληθάργου καὶ
φρενίτιδος χρὴ ὀνομάζειν, ὡς οὐδετέρῳ ταὐτὸν ὄν, εἴτε κοι-
νὸν ἀμφοῖν, ὡς μικτὸν ἔκ τε τῶν φρενίτιδος εἰδῶν ἔκ τε
τᾶν ληθάργου. τοῦτο μὲν ἰδίᾳ σκεψώμεθα. περὶ δὲ τῶν
σφυγμῶν αὐτοῦ νῦν ἐροῦμεν. καὶ ἵνα μὴ ὥσπερ αἴνιγμά
τι προβεβλημένον εἴη, τοῖς συνεδρεύουσιν αὐτῷ δηλώσω. τὰ
μὲν πολλὰ μύουσι τοὺς ὀφθαλμοὺς καὶ ὑπνώδεις εἰσὶ καὶ
ῥέγχουσιν. αὖθις δ᾽ ἐπὶ πλεῖστον ἀτενὲς ὁρῶντες, διετέλε-
σαν ἀσκαρδαμυκτὶ παραπλησίως τοῖς κατόχοις. καὶ εἰ πυν-
θάνοιτό τις, καὶ εἰ διαλέγεσθαι βιάζοιτο, δυσχερεῖς ἀποκρίνε-
σθαι καὶ ἀργοί. τὰ πολλὰ δὲ καὶ παραφόρως φθεγγόμενοι,
καὶ οὐκ ὀρθῶς ἀποκρινόμενοι, καὶ ληροῦντες εἰκῆ. τοιοῦτον
μέν ἐστι τὸ πάθος, ὃ καὶ νῦν βούλομαι δηλοῦν τοῖς συνε-
δρεύουσι γνωρισθὲν, ἀπορίᾳ οἰκείου ὀνόματος. οἱ σφυγμοὶ

fede deferta, confpicias attolli, potius cum vibratione ebulli-
entem, quam more pulfus diftentam; pari modo delabi, de-
tractam potius quam contractam. At vero immodica ejus
crebritas proximam denunciat fyncopen.

Jam etiam alius eft affectus, quem an medium lethargi
et phrenitidis oporteat appellare, ut qui cum neutro in to-
tum conveniat an communem utrique, ut ex phrenitidis
fpeciebus et lethargi mixtum fuo loco confiderabimus.
Nunc de ejus pulfibus agemus. Ac ne quafi aenigma quod-
dam propofitum fit, per figna affidentia eum ob oculos po-
nam. Connivent fere oculis, fomnulenti funt atque ftertunt.
Rurfus oculis fixis ac inconniventibus diutiffime, ut catochi
intuentur. Et fi quid roges atque ad colloquium compellas,
difficiles funt et tardi ad refpondendum. Plerumque etiam
ftulte loquuntur, nec recte refpondent, ac temere nugantur.
Is eft affectus quem dico, qui ex fignis fibi adjunctis defectu
proprii nominis cognofcitur. Pulfus ejus celeres funt et

Ed. Chart. VIII. [11. 12.]　　　　　　Ed. Baf. III. (6.)

δὲ αὐτοῦ ταχεῖς, καὶ πυκνοὶ παραπλησίως τοῖς φρενιτικοῖς, ἀλλ᾽ ἧττον. οὕτω δὲ καὶ ἰσχύος ἧττον ἐκείνων ἔχουσι. πλατεῖς δὲ καὶ βραχεῖς, καὶ τὸ κατὰ τὴν ἔξω κίνησιν ἀθρόως ἀποκεκομμένον οὐκ ἔχοντες, ἀλλ᾽ ἑτέρῳ μὲν τρόπῳ, καθάπερ εἴσω σπεύδοντες ὑποφεύγουσιν, ἐπιταχύνοντες μὲν τὴν συστολήν, ὑποκλέπτοντες δὲ τὴν διαστολήν. οὐ μὴν ὁμοίως γε κατ᾽ αὐτὴν τοῖς φρενιτικοῖς. τὸ γὰρ οἷον ἀποκεκομμένον οὐκ ἔχουσιν.

[12] Οἱ δὲ τῶν κατόχων σφυγμοί, κατόχους γὰρ καὶ κατεχομένους ἐκάλουν αὐτοὺς οἱ παλαιοί, κατοχὴν δὲ καὶ κατάληψιν οἱ νεώτεροι τὸ πάθος ὀνομάζουσιν, ἐοίκασι μὲν τὰ ἄλλα τοῖς ληθαργικοῖς, μεγέθους τε καὶ βραδύτητος καὶ ἀραιότητος, ὥσπερ καὶ ὅλον τὸ πάθος τοῦ πάθους οὐ πόῤῥω τὴν ἰδέαν ἐστίν. οὐ μὴν ἀσθενὴς ὁ τῶν κατόχων σφυγμός, οὐδὲ μαλακός. ἀλλ᾽ ἐν τούτοις δὴ καὶ πάνυ διαφέρουσιν, ὥσπερ καὶ ἐν τῷ λύεσθαι μὲν καὶ οἰδίσκεσθαι τὴν ὅλην ἕξιν τοῖς ληθαργικοῖς, ἐσφίχθαι δὲ καὶ συνέχεσθαι τοῖς κατόχοις. οὕτω δὲ καὶ ἀνωμαλίᾳ καὶ ὁμαλότητι διαφέρουσιν ἀλλήλων. ὁμαλὸς γὰρ ὁ τῶν κατόχων σφυγμός,

crebri, perinde ut phreniticorum, minus tamen. Et roboris item minus ac illi obtinent. Lati autem funt et breves. Externum motum non habent fubito truncatum, fed alio modo, veluti intro fe proripientes, fubterfugiunt ac concitant contractionem et quafi fuffurantur diaftolen; verum in ea pulfui phreniticorum non funt fimiles, quod truncatione illa careant.

Catochorum pulfus (catochos enim et detentos veteres Graeci appellant; juniores ipfum affectum catochen et catalepfin vocant) caetera lethargicis fimiles funt magnitudine, tarditate, crebritate; ut nec totius hujus affectus fpecies late ab illo diffidat. Catochorum tamen non imbecillus eft pulfus, nec mollis; fed in his fane multum differt, ut etiam in hoc, quod laxatur lethargicis atque intumefcit univerfum corpus; contra ftipatur et cogitur catochis. Ad haec aequalitate et inaequalitate diftant; aequalis enim pulfus eft cat-

ἀνώμαλος δὲ ὁ τῶν ληθαργικῶν. Ἀρχιγένης δέ φησι τὸν τῆς
ἀρτηρίας τόπον ἰδίως ἐπ᾽ αὐτῶν θερμότερον εὑρίσκεσθαι,
καθάπερ τοῖς σπασθησομένοις μετὰ καταφορᾶς.

    Τῶν σπωμένων αὐτὸ μὲν τὸ σῶμα τῆς ἀρτηρίας συνῆ-
χθαι δοκεῖ, καὶ πανταχόθεν ἐσφηνῶσθαι, οὐχ ὡς τεθλιμμέ-
νον ὑπό τινος, ἢ στενοχωρούμενον. οὐ μὴν οὐδ᾽ ὅλως πε-
φρικὸς οἷον τὸ πυρεκτικὸν, καὶ μάλιστα, ὡς ἐν ἐπισημασίαις.
οὐδὲ ὡς διὰ σκληρότητα δυσεπέκτατον, οἷον τὸ ἐπὶ χρόνου
μήκεσι. καὶ μάλιστα σὺν ἁμαρτήμασί τισιν, ἢ σπλάγχνων
κακώσεσιν, ἀλλ᾽ ὡς ἂν εἰ σῶμα νευρῶδες κοῖλον, οἷον ἔντε-
ρον, ἤ τι παραπλήσιον ἐξ ἀμφοτέρων τῶν περάτων τεταμέ-
νον. οὕτω δὲ καὶ ἡ κίνησις ἀνώμαλος, ἄνω καὶ κάτω μεθι-
σταμένης τῆς ἀρτηρίας, ὥσπερ χορδῆς. οὐδὲ γὰρ διαστολῆς,
ἢ συστολῆς ἔμφασίς ἐστιν, ἀλλὰ κλόνῳ μᾶλλον ἔοικεν, οἷον
ἐκπηδώσης ἄνω, πάλιν δὲ εἴσω σπωμένης, καὶ οὔτε διακεκρι-
μένως τοῦτο πασχούσης. ἀλλ᾽ ἑνὶ χρόνῳ πολλάκις τὸ μέγ τι
μέρος αὐτῆς ἄνω φέρεσθαι δοκεῖ, καθάπερ ἐκτοξευόμενον,
τὸ δὲ εἴσω φέρεσθαι, καθάπερ ὑπό τινος ἑλκόμενον, καὶ τὸ

ochorum, inaequalis lethargicorum. Archigenes arteriae
locum auctor eſt proprie in iis inveniri calidiorem, ſicut il-
lis quibus convulſio imminet cum ſopore.

    Convulſorum ipſum corpus arteriae videtur contractum
ac undequaque coarctatum, non ceu compreſſum ſit a quopi-
am vel conſtipatum; nec etiam veluti rigidum, ut in febre,
praeſertim in acceſſionibus, nec vero ut prae duritie, ad in-
tentionem contumax, veluti quod ſit diuturnitate temporis,
praeſertim quum quid offenſum ſit, vel viscera vitiata; ſed
ut corpus nervoſum, cavumque veluti inteſtinum, aut ſimile,
ex utroque fine extenſum. Ad eundem modum inaequalis
motus eſt arteriae, in modum chordae, ſurſum deorſumque
agitatae. Neque enim ſpecies diſtentionis, vel contractionis
repraeſentatur, verum vibrationi potius ſimilis eſt, ceu exili-
entis ſurſum iterumque retractae intro; quod ne conſtituto
quidem tempore habet, ſed uno ſaepe tempore altera ejus
pars videtur ferri ſurſum veluti ejaculata, altera intro, ceu

μὲν ταχέως κινεῖσθαι, τὸ δὲ βραδέως. δοκεῖ δὲ καὶ σφοδρὸς
εἶναι καὶ μέγας ὁ τῶν σπωμένων σφυγμός. ὁ δὲ ἔστι μὲν
οὔτε ἀμυδρὸς, οὔτε μικρὸς, οὐ μὴν ἐφ᾽ ὅσον φαντάζεται
σφοδρὸς, ἢ μέγας. ἐξαπατᾷ γὰρ ἡ πληγὴ, διὰ μὲν τὴν τά-
σιν εὔρωστος φαινομένη, διὰ δὲ τὸν κλόνον ἐκπηδητική.
ὅθεν καὶ ὑψηλότερος ἔσθ᾽ ὅτε φαίνεται, καὶ οἷον ψόφον τινὰ
τραχὺν ἀποτελεῖ πρὸς τὴν ἁφήν. καὶ οὐκ ἄν τινα λάθοι τῶν
ἠσκημένων ὁ σφυγμὸς οὗτος. οὐδενὶ γὰρ ἔοικεν, οὔτε τὴν
ἐφ᾽ ἑκάτερα τάσιν οὔτε τὸ σπασμῶδες τῆς κινήσεως. μιγνυ-
μένου δὲ αὐτοῦ τῷ τῆς καταφορᾶς δυσφώρατος ἡ κίνησις,
καὶ μόνῳ τῷ καθ᾽ ἑαυτὸν ἑκάτερον γνωρίζειν ἀκριβῶς ἠσκη-
μένῳ, δυνατὸν καὶ τὴν μίξιν ἐπιγνῶναι.

Παραλύσεως σφυγμὸς μικρὸς καὶ ἀμυδρὸς καὶ βραδύς.
καί τισι μὲν αὐτῶν ἀραιὸς, τισὶ δὲ πυκνὸς μὲν, ἀλλ᾽ ὑποδια-
λείπων ἀτάκτως.

Ἐπιληπτικῶν δὲ καὶ ἀποπληκτικῶν οἱ σφυγμοὶ παρα-
πλήσιοι. ὅσα οὖν περὶ τῶν ἐπιληπτικῶν ῥηθήσεται,
ταῦτα καὶ περὶ τῶν ἀποπληκτικῶν εἰρῆσθαι δοκεῖν χρὴ,

a quopiam attracta, atque una moveri celeriter, altera tarde.
Jam vehemens quoque et magnus convulforum pulfus vide-
tur effe. Eft vero hic non imbecillus, neque parvus; non
perinde tamen, ut videtur, vehemens, vel magnus; ictus
enim imponit, dum ob tenfionem validus, ob vibrationem
exilire apparet; quamobrem altior interdum videtur ac ve-
luti ftrepitum quendam ad tactum edit asperum. Sane ne-
minem qui quidem fit expertus, fugiat hic pulfus; quippe
nulli eft fimilis, vel tenfione in utramque partem, vel con-
vulfione motus. At quando cum pulfu cataphorae commix-
tus eft, difficillime commixtio deprehenditur; folusque qui
adamuffim utrumque cognoscere feparatim meditatus eft, po-
terit confufos cognoscere.

Paralyticorum parvus pulfus et imbecillus, tardusque
eft; nonnullis rarus quoque; aliis creber, fed nonnihil in-
ordinate intermittens.

Comitialium et apoplecticorum fimiles pulfus funt;
quare de comitialibus quae exponemus, eadem de apoplecti-

Ed. Chart. VIII. [12. 13.]   Ed. Baf. III. (6.)

ἐπιτεταμένα δὲ μᾶλλον. ἐν μὲν δὴ τῷ μετρίως ἐνοχλεῖσθαι, καὶ μηδέπω τῆς φύσεως ἱκανῶς ἰσχυρότερον εἶναι τὸ πάθος, οὐδεμίαν εὔδηλόν ἐστιν εὑρεῖν τροπὴν ἐν μεγέθει καὶ σφοδρότητι καὶ τάχει καὶ πυκνότητι καὶ σκληρότητι. μόνον δ᾽ ὥσπερ τεταμένη καθ᾽ ἑκάτερόν ἐστιν ἡ ἀρτηρία τοῖς σπωμένοις εἰκότως. εἰ δ᾽ ἰσχυρὸν εἴη τὸ πάθος, ὡς βαρύνειν τὴν δύναμιν, ἀνωμαλίαν τέ τινα λαμβάνει καὶ τάσιν ἰσχυρὰν καὶ μικρότερος γίνεται καὶ ἀμυδρότερος καὶ ἀραιότερος. μεγάλως δὲ θλίψαν, καὶ καταβαλὸν τὴν δύναμιν, ἀμυδροὺς καὶ πυκνοὺς καὶ ταχεῖς ἐργάζεται.

Ὁ δὲ τῶν συναγχικῶν σφυγμὸς τάσιν μέν τινα παραπλησίαν ἔχει τῷ σπασμῷ, μέγας δέ ἐστι καὶ κυματώδης, ὡς τῶν περιπνευμονικῶν. καὶ ὁπότερον ἂν ἐπ᾽ αὐτῷ μεγάλως ἐπικρατῇ, κατ᾽ [13] ἐκεῖνο χρὴ προσδοκᾶν τὴν μετάπτωσιν. εἰ μὲν γὰρ τὸ περιπνευμονικὸν εἶδος ἐπικρατήσειεν, εἰς περιπνευμονίας, εἰ δὲ τὸ σπασμῶδες, εἰς σπασμὸν ἡ συνάγχη τελήσει· ὅσοι δ᾽ ἂν ἐξ αὐτῶν ἰσχυρῶς πνίγονται, μικρὸς τούτοις καὶ ἀραιὸς ὁ σφυγμὸς γίνεται· τελευτώντων δ᾽ ἤδη πυκνὸς καὶ ἀνώμαλος.

cis, fed intenfa magis accipienda funt. Dum modice infeftatur natura, neque dum eam multum fuperavit morbus, nullam invenies mutationem infignem magnitudinis, vehementiae, celeritatis, crebritatis, duritiei; tantum eft convulfis intenta jure utrinque arteria. Sin autem gravis fit affectus, ut oneret facultatem, inaequalitatem quandam comparat atque tenfionem validam, ac minor, languidior rariorque efficitur. Si comprimat magnopere et facultatem dejiciat, languidos, frequentes ac celeres creat.

Angina laborantium pulfus tenfionem quandam habet, convulfioni perfimilem; magnus eft et undofus, ut pulfus peripneumonicorum; ac utrum infigniter in eo polleat, pro eo expectanda mutatio eft. Nam fi peripneumonica fpecies fuperior fit, in peripneumoniam; fi vero convulfiva, in convulfionem angina definet. Quicunque autem ex illis vehementer fuffocantur, parvum hi habent et rarum pulfum; ubi jam animam agant, crebrum atque inaequalem.

Ὀρθοπνοίας ὀξείας σφυγμὸς ἀνώμαλος καὶ ἄτακτος καὶ
ὑπεκλείπων. καὶ τῆς μὲν μέσης τῇ κακίᾳ πυκνός, τῆς δ᾽
ἐσχάτως βιαίας βραδὺς καὶ ἐκλείπων· τῆς δ᾽ ἀναιρούσης
ἤδη, πυκνὸς καὶ ἀμυδρός.

Ὑστερικῆς δὲ πνίξεως (7) ἀποτεταμένος σπασμωδῶς καὶ
ἀραιός. τῆς δ᾽ ὀλεθρίας πυκνὸς καὶ ἄτακτος καὶ ὑπεκ-
λείπων.

Στόμαχος πεπονθὼς, οὕτως γὰρ καλείσθω καὶ ὑφ᾽
ἡμῶν ἐν τῷ παρόντι τὸ στόμα τῆς κοιλίας διὰ τὴν τῶν πολ-
λῶν συνήθειαν, οὐ καθ᾽ ἓν εἶδος τρέπει τὸν σφυγμόν. ἀλλ᾽
ὁ μὲν φλεγμαίνων μόνον, οἵαν ἐπὶ φλεγμονῆς νευρώδους σώ-
ματος εἴπομεν γίνεσθαι, τὴν τροπὴν τοιαύτην ἐργάζεται.
ὁ δὲ θλιβόμενος, ἢ δακνόμενος, ἢ ἐκλύων, ἢ ἐμετικός, ἢ
ναυτιώδης, ἢ ἀνόρεκτος, ἢ ὀδυνώδης κατὰ τὸ τοῦ συμπτώ-
ματος εἶδος. αἱ μὲν γὰρ δήξεις καὶ οἱ ἔμετοι καὶ ναυτίαι
καὶ οἱ λυγμοὶ καὶ οἱ ἀλυσμοὶ καὶ ἐκλύσεις ἰσχυρῶς πυ-
κνοῦσι τὸν σφυγμὸν, σὺν τῷ μικρὸν καὶ ἀμυδρὸν ἐργάζε-

Orthopnoea acuta inaequalem et inordinatum pulſum
habet et nonnihil deficientem; quae mediocriter eſt gravis,
crebrum; quae violentiſſima, tardum et deficientem; quae
jam perimit hominem, crebrum et languidum.

Uterinae ſuffocationis pulſus, ut ſi convelleretur, pro-
tenſus eſt et rarus; quod ſi exitialis ſit ſuffocatio, creber, in-
ordinatus et nonnihil deficiens.

Stomachus affectus (ut ſic vocemus in praeſentia os
ventriculi, quod is uſus apud vulgus obtinuit) non uno mo-
do commutat pulſus. Nam ſi inflammatus ſit duntaxat, ita
mutat pulſum, ut corporis nervoſi diximus pulſum ſolere;
ſi comprimatur, vellicetur, languescat, ſingultiat, vomat,
nauſeet, faſtidiat, doleat, pro genere ſymptomatis. Nam
vellicationes, vomitus, nauſeae, ſingultus, languor, non
ſolum parvum et languidum efficiunt et interim etiam modice

σθαι. καί τισι μετρίως θάττονα. θλίψις δὲ μόνη χωρὶς
τούτων τινὸς ἀραιὸν καὶ βραδὺν καὶ μικρὸν καὶ ἀμυδρόν.
ἢ δὲ τοιαύτη θλίψις ἐπὶ τροφαῖς βαρυνούσαις γίνεται, μηδε-
μίαν ἐχούσαις ἰσχυρὰν δύναμιν, ἀλλὰ τῷ ποσῷ μόνῳ διο-
χλούσαις, καί τισι ὑγροῖς συῤῥυεῖσιν εἰς αὐτὸν ἀδήκτοις.
εἰ δὲ καὶ ψύχοιτο πρὸς αὐτῶν, τότε δὴ καὶ μάλιστα τοιοῦ-
τος ὁ σφυγμὸς ἔσται. καὶ ὁ τῶν βουλιμιάντων δὲ τοιοῦ-
τός ἐστιν. αἱ μὲν οὖν εἰς πυκνότητα τρέπουσαι διαθέσεις,
ἅπασαι χρονίζουσαι, ἢ καὶ σφοδρότεραι γινόμεναι, τὸν σκω-
ληκίζοντα σφυγμὸν ἐργάζονται. αἱ δὲ εἰς ἀραιότητα πρὸς
τῷ τὰς εἰρημένας διαφορὰς ἐπιτείνειν τοιοῦτόν τι σὺν αὐτοῖς
εἶδος ἐν τῇ καθ᾽ ἕνα σφυγμὸν ἀνωμαλίᾳ γεννῶσιν, ὡς εἰς
πολλὰ δοκεῖν τετρῆσθαι τὸ σῶμα τῆς ἀρτηρίας, ὡς μηδὲν
συνεχὲς δοκεῖν εἶναι, ἀλλ᾽ οἷον ψάμμου προσπεσούσης αἴσθη-
σιν γίνεσθαι τῇ ἁφῇ κατὰ τὴν διαστολήν.

Ὑδέρων ὁ σφυγμὸς τοῦ μὲν ἀσκίτου μακρὸς καὶ πυκνὸς
καὶ ὑπόσκληρος σύν τινι τάσει· τοῦ δὲ τυμπανίτου μακρό-

celeriorem, verum etiam admodum crebrum; fola vero com-
preffio, remotis illis omnibus, rarum, tardum, parvum et
languidum. Ea compreffio tum a cibis oritur gravantibus,
neque ulla infigni praeditis virtute, fed fola abundantia mo-
leftis; tum ab humoribus quibusdam qui in eum confluant,
non mordicantibus; qui ab his fi femel refrigeretur, tum
vero vel maxime talis pulfus exiftet. Ac bulimum pa-
tientium talis pulfus eft. At omnes quidem affectus, qui in
crebritatem mutant, fi diuturni fint, vel evaferint graviores,
pulfum vermiculantem creant. Qui vero in raritatem, prae-
terquam quod commemoratas differentias adaugent, talem
praeterea fpeciem inaequalitatis in uno pulfu generant, ut
multis locis pertufum corpus arteriae videatur, neque effe
continuum; ac fentit tactus in diftentione veluti arenae
occurfum.

Hydropum pulfus, ascitae, parvus, crebrior, fubda-
rus cum quadam tenfione eft; tympanitae longior, non

τερος, οὐκ ἄῤῥωστος, θάττων, πυκνὸς, ὑπόσκληρος, σύν τινι τάσει· τοῦ δὲ ἀνὰ σάρκα κυματώδης πλατύτερος καὶ μαλακός.

Ἐλεφαντιώντων σφυγμὸς μικρὸς καὶ ἄῤῥωστος καὶ βραδὺς καὶ πυκνός.

Ἰκτεριώντων σφυγμὸς ἄνευ πυρετοῦ μικρότερος, πυκνότερος, σκληρότερος, οὐκ ἀμυδρὸς, οὐ τάχυς.

Τῶν δὲ ἐλλέβορον εἰληφότων, ὀλίγον μὲν πρὸ τῶν ἐμέτων, ἡνίκα ἂν θλίβωνται, πλατὺς, ἀραιὸς, ἀμυδρότερος καὶ βραδύτερος· ἐμούντων δὲ καὶ σπαραττομένων ἀνώμαλος καὶ ἄτακτος. ἤδη δὲ καὶ βελτιόνων γινομένων τεταγμένος μὲν, ἀλλὰ καὶ ἔτι ἀνώμαλος, ἧττον δὲ ἢ πρόσθεν. ἐγγὺς δὲ τοῦ κατὰ φύσιν ἐλθόντων ὁμαλὸς καὶ μείζων τοῦ πρόσθεν καὶ σφοδρότερος. ὅσοι δὲ ἐξ αὐτῶν συγκόπτονται καὶ σπῶνται καὶ λύζουσι, μικρὸς τούτοις καὶ ἀμυδρὸς καὶ ἄτακτος ὁ σφυγμὸς καὶ θάττων καὶ πυκνὸς ἄγαν. τοῖς δὲ πνιγομένοις αὐτῶν μικρὸς καὶ ἀμυδρὸς

imbecillus, celerior, creber, fubdurus, cum quadam tenfione; anafarcae undofus, latior mollisque.

Elephantia laborantium pulfus parvus, languidus, tardus creberque eft.

Ictericorum pulfus eft, fi abfit febris, minor, durior, crebrior, non languidus, nec celer.

Veratrum qui fumpferint, hi paulo ante vomitum, ubi comprimantur, pulfum habent latum, rarum, languidiorem, tardiorem. Interea dum vomunt et divelluntur, inaequalem et inordinatum. Quum melius habere coeperint, ordinatum quidem, fed inaequalem adhuc, minus tamen quam antea. Ubi vero jam ad naturalem ftatum prope redierint, aequalem ac majorem quam dudum vehementioremque. Qui horum fyncope corripiuntur, convelluntur atque fingultiunt; parvum hi et languidum inordinatumque et celeriorem atque multum crebrum habent. Qui ex his fuffocantur, parvum,

Ed. Chart. VIII. [13.]   Ed. Baf. III. (7.)

καὶ ἄτακτος καὶ ἀνώμαλος; οὐ μὴν πυκνὸς, οὐδὲ ταχὺς,
ἀλλ᾽ ἐπιβραδύνων μᾶλλον. ἐμφαίνει δέ τι καὶ κυματῶ-
δες καὶ πλατὺ καί ποτε καὶ τάσιν τινὰ τῆς ἀρτηρίας
βραχεῖαν.

languidum, inordinatum, inaequalem; non autem crebrum,
nec celerem, imo potius tardum; repraefentat etiam nonni-
hil undofi et lati atque parvam quandam interdum arteriae
tenhonem.

ΓΑΛΗΝΟΥ ΠΕΡΙ ΔΙΑΦΟΡΑΣ ΣΦΥΓΜΩΝ
ΛΟΓΟΣ Α.

Ed. Chart. VIII. [14.]   Ed. Baſ. III. (7.)

Κεφ. α'. Εὐξαίμην μὲν ἂν καὶ μαθεῖν καὶ διδάξαι δύνασθαι τὰ πράγματα, χωρὶς τῶν ἐπ' αὐτοῖς ὀνομάτων, ἵνα μὴ πρὸς τῷ μακρὰν εἶναι τὴν τέχνην διὰ τὴν οἰκείαν θεωρίαν, ἐξ ἐπιμέτρου γένοιθ' ἡμῖν ἡ περὶ τὴν λέξιν ἀσχολία. ἐπεὶ δὲ ἀνάγκη διὰ τῶν ὀνομάτων δηλοῦν ἃ βουλόμεθα, τοῖς μὲν σοφισταῖς ἀφθονία κἀνθάδε σοφισμάτων, καὶ διατριβῆς ἀχρήστου, τοῖς δὲ ἄλλοις ὅσοι πραγμάτων ἐπιστήμην, οὐκ ὀνομάτων ἐμπειρίαν ἐζηλώκαμεν ἄκουσι μὲν, ἐξ ἀνάγκης δὲ ὅμως,

GALENI DE PVLSVVM DIFFERENTIIS
LIBER I.

Cap. I. Optarem equidem et percipi et tradi poſſe res citra ipſarum nomina, ne ad artis vel ex ſua ipſius commentatione longitudinem veluti cumulus nobis accederet ea quae circa dictionem eſt occupatio. Sed quum neceſſe ſit nominibus ea, quae volumus, ſignificare, ſophiſtis hinc commentorum et inutilis disputationis copioſa materia ſuppeditatur: caeteri vero quicunque rerum ſcientiam, non uſum vocum ſectamur, inviti quidem tamen compellimur propter

προσγίνεται διὰ τὰς τῶν σοφιστῶν ἐπηρείας ἡ περὶ τὴν λέξιν
ἀσχολία. κάλλιστον μὲν γὰρ ἦν ὁπωσοῦν περὶ τῶν ὀνομά-
των συνθέμενον ἐπὶ τὴν θεωρίαν σπεύδειν, ὡς ἐπὶ τοῦ προ-
γραφέντος ἡμῖν περὶ σφυγμῶν τοῖς εἰσαγομένοις ἐποιήσαμεν,
τῶν δὲ ἐν ὀνόμασι μόνων δεινῶν, ἐπ᾽ αὐτῶν δὲ τῶν ἔργων
τῆς τέχνης ἀμαθεστάτων ἐνοχλούντων ἀεὶ, καὶ μηδὲ ἀναπνεῦ-
σαι χωρὶς ἐπηρείας ἐπιτρεπόντων, ἀναγκαία σχεδὸν ἤδη καὶ
ἡ περὶ τὴν λέξιν ἀσχολία. τοὺς μὲν οὖν παλαιοὺς ἁπλῶς
ἔστιν εὑρεῖν χρωμένους τοῖς ὀνόμασιν, ἑνὸς μόνου φροντίζον-
τας ἀεὶ τοῦ δηλῶσαι τὸ νοούμενον. οἱ δὲ νεώτεροι μόνον καθ᾽
ἑκάστην συλλαβὴν σοφίζονταί τε καὶ φιλονεικοῦσι, καὶ οὐδὲ
παύονται περὶ τῶν ὀνομάτων ἐρίζοντες, οἷον εὐθέως, ἵν᾽ ἐξ
ἑνὸς μορίου τῆς προκειμένης πραγματείας τὸ πᾶν ἐπιγνῶμεν,
ὁ μέν τίς φησι τὸν ἰσχυρῶς πλήττοντα σφυγμὸν σφοδρὸν
εἶναι. παρελθὼν δὲ ἕτερος οὐ τοῦτον, ἀλλ᾽ ὃς ἂν καὶ μέγας
ᾖ καὶ πλήρης καὶ ταχὺς, ἐκεῖνον εἶναί φησι τὸν σφοδρόν.
ἄλλος δέ τις τὸν ἰσχυρὸν ἅμα καὶ ταχύν· καί τις μάλα σεμ-
νῶς ἐπιτιμήσας τούτοις τὸν μέγαν ἅμα καὶ ταχὺν σφοδρὸν

fophiſtarum contumelias de nominibus laborare. Optimum
ſiquidem eſſet, quavis conditione de nominibus convenire et
ad contemplationem properare; quod in libro illo fecimus,
quem antea tironibus de pulſibus ſcripſimus. Sed quando
qui in nominibus tantum valent, in operibus artis interim
imperitiſſimi, nunquam non interpellant, neque reſpirare
non citra contumeliam ſinunt, neceſſe prope jam nobis eſt
nominibus ut immoremur. Majores noſtros ſimpliciter vo-
cabulis videas uſos, hoc ſemper unum curantes, ſenſum ut
aperirent. Juniores vero ſolum de ſingulis ſyllabis argute
disputant atque contendunt, neque de nominibus deſiſtunt
digladiari. Exempli gratia, quo una ex parte hujus inſtituti
ſummam perſpiciamus, quidam pulſum ait valenter pulſan-
tem vehementem eſſe; adeſt alius qui non hunc, caeterum
qui magnus ſit et plenus celerque, illum affirmat vehemen-
tem eſſe; alius validum ſimul ac celeiem et qui hos mira
gravitate inſimulans, magnum pariter et celerem vehemen-

εἶναί φησιν. [15] οὐκ ἀνασχόμενος δὲ τούτου πέμπτος τις ἄλλος ἔτι σεμνότερον ἐπιπλήξας, τὸν πλήρη τε ἅμα καὶ παχὺν σφοδρὸν εἶναί φησι. καὶ ναὶ μὰ Δία γε ἕκτος τις ἄλλος ἐπ᾽ αὐτοῖς τὸν μέγαν ἅμα καὶ πλήρη, τοῦτον εἶναί φησι τὸν σφοδρόν. εἰ δὲ καὶ ἕβδομός τις καὶ ὄγδοος παρεῖεν ἐν τούτοις, ὁ μὲν μηδὲν διαφέρειν λέγων τοῦ πλήρους αὐτὸν, ὁ δὲ τῷ σκληρῷ τὸν αὐτὸν εἶναι, πηλίκην οἴει μάχην ἔσεσθαι; ἢ δηλονότι τηλικαύτην, οἵαν πολλάκις ὁρῶμεν ἔν τε τῷ τῆς εἰρήνης τεμένει καὶ ἐπ᾽ αὐτῶν τῶν ἀρρώστων; ὥστε τινὰς μηδὲ τὼ χεῖρε κατέχειν ἔτι· τοσοῦτον ἀποδέουσιν αἰσχροῦ ῥήματος ἀποσχέσθαι. καὶ τὰ μὲν τούτων τῶν νῦν ἡμῖν ὀχλούντων ἧττον δεινὰ, καί περ ὄντα δεινότατα. τὰ δὲ τῶν συγγράφειν ἐπιχειρησάντων οὐκ ἀνασχετά. πρόχειρος μὲν γὰρ ὁ τῆς ἀχρηστίας τοῦ ζητήματος ἔλεγχος. οἱ δὲ οὐχ ὁρῶσιν αὐτὸν, ἀλλὰ πάντες ὡδί πως γράφουσιν· ὁ τοιόσδε σφυγμὸς σφοδρός ἐστι, καὶ ὁ τοιόσδε πλήρης ἐστὶ, καὶ ὁ τοιόσδε πυκνός ἐστι, δέον ἀφελεῖν μὲν τὸ ἐστὶ, προσθεῖναι δὲ μάλιστα μὲν, εἰ οἷόν τε, τὸ καλεῖται. τούτου δ᾽ ἀποροῦντας τὸ καλείσθω, καὶ οὕτως ἤδη διδάσκειν, οἷόν τι

tem eſſe ait. Jam alius hunc non ferens, acerbius etiam objurgat, vultque plenum ſimul ac velocem vehementem eſſe. Et hercle praeter hos ſextus magnum plenumque eſſe vehementem contendit. Quod ſi ſeptimus huc et octavus accedant, hic aſſerens inter plenum et hunc nihil intereſſe, ille eundem cum duro eſſe, quam cenſes pugnam fore? anne talem qualem frequenter in templo Pacis et inter ipſos aegrotos conſpicimus? adeo ut etiam ad manum res veniat; tantum abeſt ut turpi dicto abſtineant. Sed mihi qui nunc moleſti ſunt, minus ſtomachum faciunt, tametſi ſunt importuniſſimi; qui vero ad commentandum appulerunt, quis ferat? Ad manum enim eſt inutilis quaeſtionis confutatio: eam tamen illi non cernunt, ſed ſic omnes ſcribunt: Hic pulſus vehemens eſt, ille plenus eſt, is creber: quum *eſt* ſit ſubmovendum, adjungendum autem maxime, ſi fieri poſſit, *appellatur;* quo ſi careant, *appelletur,* ac tum demum docendum

δηλοῦν πέφυκεν ὁ σφυγμὸς ὁ τοιοῦτος, ὃν ἐκάλεσαν, εἰ τύ-
χοι, σφοδρόν. οὐ γὰρ δὴ τοῦ καλέσαι γε χάριν, οὐδὲ τοῦ
θέσθαι τοὔνομα κυρίως, τὴν περὶ τοὺς σφυγμοὺς τέχνην αὐ-
τοὶ μετεχειρισάμεθα, ἢ ἑτέρους διδάσκειν ἐπιχειροῦμεν, ἀλλ᾽
ὅπως ἡμῖν γνωρίζοιτό τε τὰ παρόντα καὶ προγιγνώσκοιτο τὰ
μέλλοντα συμβήσεσθαι τοῖς ἀῤῥωστοῦσι. (8) ταῦτα δὲ ἐκ τῶν
πραγμάτων, οὐκ ἐκ τῶν ἐπ᾽ αὐτοῖς ὀνομάτων εὑρίσκεται.
καθόλου γὰρ πρὸς μὲν τὴν τῶν πραγμάτων ἐπιστήμην οὐδὲν
ἡμᾶς ὠφελεῖ τὰ ὀνόματα, πρὸς δὲ τὴν διδασκαλίαν μόνον,
ἣν καὶ κατὰ τὴν συνθήκην περαίνεσθαι δυνατόν. εἴτε γὰρ
μηδόλως τις ὀνόματα θέμενος τοῖς πράγμασιν, γνωρίζειν τε
αὐτὰ ἱκανὸς εἴη καὶ ὅ τι δηλοῦν πέφυκεν ἀκριβῶς ἐπίσταιτο,
τῶν ὀνομαζόντων οὐδὲν ἂν ἧττον φαίνοιτο τούτου γ᾽ ἕνεκα·
εἴ τε διδάσκειν ἐπιχειρήσας ὀνόματα τίθεται τὰ δόξαντα
αὐτῷ, καὶ οὕτως οὐδὲν ἂν ἔχοι μεῖον. ἐμοὶ μὲν οὖν οἰδ᾽
εἰ Δίωνα, ἢ Θέωνά τις καλεῖν σφοδρὸν σφυγμὸν ἐθέλοι,
μὴ σφάλλοιτο δ᾽ ἐν τῷ διδάσκειν τίνες αἰτίαι γεννῶσιν αὐ-
τὸν, καὶ τίνος διαθέσεώς ἐστι γνώρισμα, καὶ ἐς ὅ τι
τελευτήσει, οὐδὲν οὐδὲ οὗτος δοκεῖ σφαλήσεσθαι. τῷ μὲν

eſt, quid ſoleat is pulſus, quem vehementem forte vocave-
runt, ſignificare. Neque enim, quo appellemus, aut nomen
proprium inſtituamus, artem nos de pulſibus tractamus, aut
alios docere conamur, ſed ut praeſentia cognoscamus et fu-
tura aegrotis praeſentiamus; at ex rebus haec, non ex no-
minibus earum, inveniuntur. Omnino enim ad rerum co-
gnitionem nihil nomina referunt: ſed tantum ad doctrinam,
quam et ex conſenſu poſſis abſolvere. Sive enim rebus
haudquaquam dederis nomina, eas tamen cognoscere poſſis
et quid denotare poſſis, plane teneas; hac in re certe nomi-
nantibus non conceſſeris: ſive quando docere inſtitueris, no-
mina quaelibet ponas, ne ſic quidem eris inferior. Equi-
dem ſi vel Dionem, vel Theonem velit aliquis vehementem
pulſum appellare: nec tamen fallatur in docendo, quae il-
lum cauſae generant et cujus eſt affectus indicium et quo
tandem evadet: nihil eum ſic peccare cenſuerim. Proinde

δὴ οὕτω μέλλοντι διδάσκειν ὁτιοῦν ἀρκεῖ νομοθετεῖν ὀνό-
ματα, τῷ δ᾽ ἐπὶ τοὺς παλαιοὺς ἀναπέμποντι τὸ ἐκείνων
ἔθος διδακτέον, οὐδὲν πάλιν οὐδ᾽ ἐνταῦθα πολυπραγμο-
νοῦντα πότερον κυρίως, ἢ ἀκύρως ὠνόμασαν, ἢ ὑπαλλάττειν
τολμῶντα, ἢ καταμεμφόμενον, οἷα δὴ δρῶσιν οἱ σοφισταί.
περιττὰ γὰρ ταῦτα ἅπαντα καὶ ἔξω τῆς ἡμετέρας τέχνης.
οὐ γὰρ ὀνομάτων αὕτη γε ὀρθότητος ἐπιστήμη ἐστὶν, ἀλλὰ
πραγμάτων, οὐδὲ τοὺς μὴ καλῶς ὀνομάζοντας εἰς ἰατροὺς
πέμπουσιν οἱ ἄνθρωποι, ἀλλὰ τοὺς ὑγείας δεομένους. οὐκοῦν
οὐδὲ ὁ λόγος ὅδε πλέον τῶν εἰθισμένων ἡμῖν τε καὶ τοῖς ἄλ-
λοις ἰατροῖς ὀνομάτων ἐπαγγέλλεται διδάξειν, ἀλλ᾽ ἀγαπῴη
ἂν, εἰ τούτου μετρίως τυγχάνοι.

Κεφ. β᾽. Πρῶτος μὲν οὖν ἁπάντων ὧν ἴσμεν Ἱππο-
κράτης τό τε ὄνομα τοῦ σφυγμοῦ γράφει καὶ τὴν ἐν αὐτῷ
τέχνην οὐκ ἀγνοεῖν ἔοικεν, οὐ μὴν οὔτ᾽ ἐπὶ πλέον ἐξειργά-
σατο τοῦτο τὸ μέρος τῆς τέχνης οὔτ᾽ ἐπὶ πάσης ἀρτηριῶν
κινήσεως τοὔνομα φέρει. παραπλήσιον δέ τι φαίνεται ποιεῖν
αὐτῷ καὶ ὁ Ἐρασίστρατος. ἀλλ᾽ ἐνταῦθα μὲν τοῖς ἰδίοις

qui ita eft aliquid docturus, huic fatis fit nomina inftituiffe:
qui ad veteres rejicit, illorum tradet inftitutum; nec hie cu-
riofus fit, proprie an improprie appellarint; nec audeat im-
mutare, nec incufet, quod faciunt fophiftae: fupervacanea
funt enim haec omnia et ab arte noftra remota. Neque fa-
ne haec nominum eft conftituendorum fcientia, fed rerum:
neque hos qui minus probum nomen dant, ad medicos mit-
tunt homines, fed eos, qui opus habent fanitate. Quam-
obrem nihil haec disputatio ultra ufitata et nobis et aliis me ·
dicis nomina profitetur: fed praeclare etiam cum ea agetur,
fi haec mediocriter affequatur.

Cap. II. Omnium itaque quos novimus primus no-
men pulfus Hippocrates literis mandavit atque artem, quam
complectitur, non videtur ignoraffe: neque tamen hanc ar-
tis partem multum elaboravit, neque cuilibet arteriarum mo-
tui hoc tribuit nominis. Idem vero ac ipfe feciffe videtur
Erafiftratus. Sed ubi de illis viris peculiariter fermonem

περὶ τῶν ἀνδρῶν λόγοις εἰρήσεται, καθ᾽ ὅτου τε μάλιστα
τοὔνομα τίθενται καὶ ὅπη διαφέρουσι πρὸς ἀλλήλους, ἢ
ὁμολογοῦσιν. ὁ δὲ τὸ περὶ παλμῶν ἐπιγεγραμμένον Αἰγιμίου
βιβλίον συνθεὶς, εἴτ᾽ αὐτὸς ἦν ὁ Ἠλεῖος Αἰγίμιος εἴτ᾽ ἄλ-
λος τις, ἰδίως κέχρηται [16] τῷ ὀνόματι, καὶ πολὺ παρὰ τὸ
τῶν ἄλλων οὐκ ἰατρῶν μόνον, ἀλλὰ καὶ ἰδιωτῶν ἔθος ἅπα-
σαν ἀρτηριῶν κίνησιν παλμὸν ὀνομάζει. ἡ δὲ Πραξαγόρου
τε καὶ Ἡροφίλου χρῆσις ἔτι καὶ εἰς τάδε κρατεῖ. σφυγμὸν
γὰρ οὗτοι πᾶσαν ἀρτηριῶν κίνησιν τὴν αἰσθητὴν καλοῦσιν.
οὕτως δὲ καὶ οἱ μετ᾽ αὐτοὺς ἅπαντες, εἰ καὶ τοῖς ὁρισμοῖς
διαφέρονται. δειχθήσεται δὲ τοῦτο ἑτέρωθι. ὥστε καὶ ἡμεῖς
ἑπόμενοι τῇ κρατούσῃ συνηθείᾳ σκοπῶμεν ἤδη, πόσαι μὲν
αἱ πᾶσαι τῶν σφυγμῶν διαφοραὶ, τί δ᾽ ἑκάστης αὐτῶν τοὔ-
νομα. καίτοι καὶ κατ᾽ αὐτὴν τὴν εἰρημένην ῥῆσιν φιλονει-
κοῦσιν, οἱ μὲν ὧδέ πως ἀξιοῦντες προβάλλειν, πόσα γένη
τῶν σφυγμῶν, οἱ δὲ οὐ γένη φασὶ χρῆναι καλεῖν, ἀλλ᾽ εἴδη,
ποιότητας δ᾽ ἄλλοι, καὶ διαφορὰς ἄλλοι. καὶ ὅ τι ἂν ἑκά-
στῳ δόξῃ, τοῦτ᾽ ὄνομα θέμενος, ἐρίζει μακρὰ καὶ ἀπέραντα

habebo, referam cui potiſſimum nomen hoc attribuant ac in-
ter ſe quatenus diſſentiant aut conſentiant.   Autor libri de
palpitationibus, Aegimii nomine inſigniti, ſive ille Helienſis
eſſet Aegimius, ſive alius, proprie hoc nomen uſurpat: at-
que longe praeter morem non medicorum tantum, ſed et
vulgi, quemvis motum arteriarum vocat palpitationem.
Praxagorae uſus et Herophili etiam ad hunc usque diem vi-
gent.   Pulſum enim omnem arteriarum motum ſenſibilem
appellant.   Ita etiam omnes eorum ſucceſſores, tametſi de-
finitionibus diſſideant.   Sed hoc alio loco oſtendemus.   Er-
go nos quoque uſum, qui invaluit, ſequentes, videamus jam
quot numero ſint omnes pulſuum differentiae et quod ſingu-
lis nomen.   Etſi de hac etiam ipſa dictione quidam conten-
dunt, quorum alii ita volunt, ut ponatur, quot genera ſunt
pulſuum?   Alii non genera ajunt appellanda, ſed ſpecies;
quidam qualitates, nonnulli differentias.   Et quod cuique
viſum eſt, hoc inſtituto nomine, diu diſceptat de ejus recto

περὶ τῆς ὀρθότητος αὐτοῦ. καὶ ὡς περὶ γενῶν, οὕτω καὶ
εἰδῶν καὶ διαφορῶν καὶ ποιοτήτων οὐκ ἀναγκαίαν ἐπεισά-
γουσι ζήτησιν, ἐπιλαθόμενοι τῆς χρείας τοῦ τοιούτου προβλή-
ματος. ἧκον μὲν γὰρ ἐπ᾽ αὐτὸ πάντες, ὡς οἶμαι, τοὺς σφυγ-
μοὺς ἐρευνῆσαι βουλόμενοι, τί δηλοῦν πεφύκασι. τυχεῖν δὲ
οὗ προὔθεντο καὶ χωρὶς τῆς περὶ γενῶν καὶ εἰδῶν ζητή-
σεως δυνάμενοι, πάντα μᾶλλον ἢ τοῦτο δρῶσιν. ἀλλ᾽ ἡμεῖς
κἀνταῦθα τὴν φλυαρίαν αὐτῶν φυγόντες, καὶ προβάλλειν
ὅπως ἂν ἐθέλωσιν ἐπιτρέψαντες, ἐχώμεθα τοῦ χρησίμου, το-
σοῦτον ἔτι προειπόντες, ὡς τοῖς βουλομένοις περὶ τῶν κατὰ
τοὺς σφυγμοὺς ὅρων, ἢ καὶ περὶ τῶν ὀνομάτων αὐτῶν τῆς
ὀρθότητος ἐκμαθεῖν, ἐν τοῖς μετὰ τοῦτο τὸ πρῶτον βιβλίον
ἅπαντα γέγραπται. τουτὶ γὰρ αὐτὸ μόνον ἔχει τὸ χρήσιμον,
οὐδενὸς τῶν σοφιστικῶν ζητημάτων ἐφαπτόμενον, ὥστ᾽ εἰ
καὶ τελέως τις ἐθέλοι παραλιπεῖν ἐκεῖνα, δύναιτ᾽ ἄν. εἰς γὰρ
τὰς ἄλλας πραγματείας, τήν τε περὶ διαγνώσεως τῶν σφυγ-
μῶν καὶ τὴν περὶ τῶν αἰτίων, καὶ ἔτι τὴν περὶ τῆς δι᾽ αὐ-
τῶν προγνώσεως, τοῦτο μόνον ἀναγκαῖόν ἐστι τὸ βιβλίον.
ἐκεῖνα δὲ πρός τε τὰς τῶν σοφιστῶν ἐνοχλήσεις γέγραπται

ufu, nihilque non movet. Jam ficut de generibus, ita de
fpeciebus, differentiis, qualitatibus, quaeftionem inducunt
non necetfariam, obliti ufum talis quaeftionis. Omnes enim
id mea opinione fpectaverunt, qui de pulfibus inftituerunt
commentari, quid fignificare poffint; affequi verc quum nec
vel fine generum et fpecierum quaeftione, quod intenderent,
poffint, quidvis potius quam hoc agunt. Verum omiffis ifto-
rum nugis, quaeftionem in medium pro fuo arbitrio profe-
rant, nos utilitatem fectemur. Sed hoc praedicamus etiam
qui pulfuum definitiones et conftitutionem eorum nominis
difcere volunt, in fequentibus hunc primum libris omnia
eos tradita habere. Hic liber folum complectitur quod con-
ducit, nec ullam attingit fophifticam quaeftionem. Ita fi quis
femel illa velit repudiare, licet certe. Ad caeteras lucubra-
tiones de dignofcendis pulfibus, de caufis, de praefagitione
ex iis, unus hic liber requiritur. Illi adverfus fophiftarum

καὶ πρὸς τὸ παρακολουθεῖν τοῖς τῶν ἄλλων συγγράμμασιν,
εἰδότας καθ᾽ ὅτου σημαινομένου φέρουσιν ἕκαστον τῶν ὀνο-
μάτων. λέγωμεν οὖν ἤδη πόσα μὲν τὰ πρῶτα γένη τῶν
σφυγμῶν, ἐφεξῆς δὲ τὰς διαφορὰς αὐτῶν, ἀρχὴν τῷ λόγῳ
τήνδε ποιησάμενοι.

Κεφ. γ΄. Τῆς ἀρτηρίας σώματος οὔσης κοίλου καὶ
μακροῦ καὶ περιφεροῦς, κινουμένης τε διὰ παντὸς διπλῆν
κίνησιν ἐξ ἐναντίων σύνθετον μορίων, ἢ γὰρ εἰς ἑαυτὴν συνι-
ζάνει πανταχόθεν, ἢ διαστέλλεται πανταχόσε, καὶ ταύτης
τῆς διπλῆς κινήσεως ὀνομαζομένης σφυγμοῦ, διττὰς ἀναγκαῖον
αὐτῇ συμπίπτειν ἠρεμίας ἐφ᾽ ἑκατέρᾳ· ἑτέραν μὲν ἐπὶ τῷ
διασταλῆναι πρὸ τοῦ συστέλλεσθαι, δευτέραν δὲ ἐπὶ τῷ συ-
σταλῆναι πρὸ τοῦ διαστέλλεσθαι, καὶ ταύτας τὰς δύο ἡσυ-
χίας ἥ τε τῶν γεγυμνασμένων ἁφὴ γνωρίζει καὶ ὁ λόγος
οὐδὲν ἧττον ἀποδείκνυσι. πρὶν γὰρ καταπαῦσαι τὴν προτέ-
ραν κίνησιν, οὐκ ἂν ὑπάρξαιτο τῆς ἐναντίας ἡ ἀρτηρία.
ἀλλὰ μὴν τὸ καταπαῦσαι στῆναί τε καὶ ἡσυχάσαι ἐστίν.
ὥστε ἡσυχία μεταξύ ἐστι τῶν κινήσεων. ἀνάγκη οὖν πᾶσα
τὸν μέν τινα χρόνον αὐτῶν εἶναι τῶν κινήσεων ἴδιον ἑκατέρας,

importunitatem fcripti funt et ad intelligenda aliorum fcripta,
ubi traditur, qua quodque nomen fignificatione ufurpent.
Itaque exponamus primum pulfuum prima genera, deinde
eorum differentias, hinc aufpicati.

Cap. III.   Quum arteriae corpus fit cavum, longum
et teres, habeatque perpetuum geminum motum ex contra-
riis conftitutum partibus; aut enim in feipfam undique con-
fidet, aut in omnem partem diftenditur, qui duplex motus
pulfus appellatur: in utroque ei gemina quies accidat necefle
eft, altera a diftentione, priusquam contrahatur; altera a
contractione, antequam diftendatur.   Quas quidem binas
quietes expertorum tactus cognoscit, nec minus demonftrat
ratio.   Nam prius contrarium motum arteria, quam priorem
fedaverit, non exorditur. . Atqui fedare confiftere eft et in
quiete effe.   Sic motibus intercedit quies.   Exprimit ergo
neceffitas quoddam effe tempus proprium utriusque motus;

Ed. Chart. VIII. [16. 17.]   Ed. Baf. III. (8.)

τὸν δέ τινα τῶν ἡσυχιῶν, καὶ τούτων πάλιν ἑκατέρας ἴδιον.
ἐπεὶ δὲ καὶ τρεῖς διαστάσεις ἡ ἀρτηρία κέκτηται, καθάπερ
πᾶν ἄλλο τι σῶμα, μῆκος καὶ πλάτος καὶ βάθος, ἀνάγκη
πᾶσα καθ᾽ ἑκάστην τῶν διαστάσεων γίγνεσθαί τινα ποσότητα
τῆς διαστολῆς καὶ τῆς συστολῆς. καὶ μὲν δὴ καὶ τόνου πώς
αὐτὴν ἔχειν ἀναγκαῖον, ὥστε ἢ μόγις καὶ ἀῤῥώστως, ἢ ἑτοί-
μως τε καὶ εὐρώστως. ἐνεργεῖν, [17] εἶναι δὲ καὶ αὐτὸν τὸν
χιτῶνα τῆς ἀρτηρίας ἢ μαλακὸν, ἢ σκληρὸν, ἀλλὰ καὶ τὴν
εὐρύτητα τὴν ἐντὸς ἢ διάκενόν πως, ἢ πλήρη, καὶ κατὰ
ταῦτα πάντα ποτὲ μὲν ὁμαλότητα, ποτὲ δὲ ἀνωμαλίαν συνί-
στασθαι, καί τινα λόγον τοῦ χρόνου τῆς διαστολῆς πρὸς τὸν
τῆς συστολῆς, καὶ παρὰ ταύτας μηδεμίαν ἄλλην δύνασθαι
συστῆναι καθ᾽ ἕνα σφυγμὸν διαφοράν. εἴτε γὰρ ἐξετάσαι
χρὴ τὸν χρόνον τῶν κινήσεων ἢ τῶν ἡσυχιῶν, εἴτε τῶν δια-
στάσεων, καθ᾽ ὧν κινοῦνται, τὸ ποσὸν, εἴτε τῆς ἐνεργείας
τὸ ποιὸν, ἢ τοῦ χιτῶνος τῶν ἀρτηριῶν, ἢ τῆς κοιλότητος,
ἢ τοῦ πῶς ἔχειν πρὸς ἄλληλα τὰ δυνάμενα παραβάλλεσθαι,
δύναται δὲ δηλονότι τὰ ὁμογενῆ, πάντ᾽ εἴρηται ταῦτα, καὶ

aliquod etiam quietum; et harum item utriusque proprium.
Jam quia tres arteria dimenſiones, ut omnia reliqua corpora,
obtinet, longitudinem, latitudinem, profunditatem; non
poteſt in ſingulis dimenſionibus non fieri quantitas aliqua dis-
tentionis et contractionis. Et vero etiam contentionem
quandam neceſſario habet, ut aut aegre et languide, aut
prompte valenterque operetur. Eſt praeterea ipſa arteriae
tunica aut mollis, aut dura. Quin etiam capacitas interna
aut vacua quodam modo eſt, aut plena. Atque haec omnia
aliquando aequalia, aliquando inaequalia ſunt. Temporis
item diſtentionis aliqua proportio eſt cum tempore contra-
ctionis. Aliam in uno pulſu differentiam conſtituas, praeter
has, nullam. Sive enim motuum tempus eſt aeſtimandum,
vel quietum, ſive dimenſionum in quibus moventur quan-
titas, ſive qualitas actionis, aut tunicae arteriarum, aut ca-
vitatis; ſive qui mutuo conveniunt, quae conferri queunt;
queunt autem cognata; omnia haec ſunt recenſita nec quic-

οὐδὲν ἔτι λείπει τῷ λόγῳ κατ᾽ οὐδένα τρόπον, ἀλλ᾽ εἰσὶν αἱ
πᾶσαι καθ᾽ ἕνα σφυγμὸν συνιστάμεναι διαφοραὶ γενῶν αἱ
νῦν εἰρημέναι. δύο δὲ ἄλλαι προσέρχονται συστηματικαὶ κα-
λούμεναι, καθ᾽ ἃς ἐπὶ πλειόνων σφυγμῶν ἀλλήλοις παραβαλ-
λομένων, ὁμαλότητά τε καὶ ἀνωμαλίαν, καὶ τάξιν, ἢ ἀταξίαν
σκοποῦμεν.

Κεφ. δ΄. (9) Ἑκάστου δὲ τούτων τῶν γενῶν αἱ κατ᾽
εἶδος διαφοραὶ πλείους εἰσίν, ἃς ἤδη διέξιμεν, ἀπὸ τοῦ κατ᾽
αὐτὴν τὴν κίνησιν ἀρξάμενοι γένους. ἀνάγκη γὰρ ταύτην
ἢ σύμμετρόν τε καὶ κατὰ φύσιν ὑπάρχειν, ἢ ὠκυτέραν πως,
ἢ βραδυτέραν γεγονέναι, ὡς εἶναι κατὰ τοῦτο τὸ γένος τρεῖς
τὰς πάσας διαφορὰς σφυγμῶν, ταχὺν μὲν τὸν ἐν ὀλίγῳ χρόνῳ
κινουμένης τῆς ἀρτηρίας γενόμενον, βραδὺν δὲ τὸν ἐν πολλῷ,
σύμμετρον δὲ τὸν ἐν συμμέτρῳ. αἱ δὲ κατὰ τὸ ποσὸν τῆς
διαστολῆς διαφοραὶ σφυγμῶν, αἱ μὲν κατὰ μίαν νοούμεναι
διάστασιν ἐννέα τὸν ἀριθμόν εἰσι, καθ᾽ ἑκάστην τῶν τριῶν
διαστάσεων τρεῖς, κατὰ μὲν τὸ μῆκος τῆς ἀρτηρίας, ὅστις
σύμμετρος ἐν αὐτῷ, καὶ ὅστις ἂν ὑπερβάλλῃ τοῦδε, ἢ ἐλλείπῃ·

quam praeterea in ullam partem defiderat oratio; fed funt
omnes quae in unum pulfum incidunt, differentiae generales
quas retulimus. Quibus duae accedunt aliae, quas colle-
ctivas appellant. Ex quibus in plurium pulfuum mutua
comparatione aequalitatem et inaequalitatem, ordinem atque
ejus perturbationem aeftimamus.

Cap. IV. Cujusque autem horum generum differen-
tiae fpeciatim plures funt, quas jam exponemus, a genere
ipfius motus ingreffi: quem aut moderatum effe et fecundum
naturam oportet, aut celeriorem, vel tardiorem. Itaque
hoc genus efficit tres numero differentias pulfuum; celerem,
qui fit, quum pauco tempore movetur arteria; tardum, quum
multo; moderatum, quum mediocri. Differentiae vero pul-
fuum in diftentionis quantitate, fiquidem fingulis concipian-
tur dimenfionibus, novem numero funt, in unaquaque trium
dimenfionum tres. In longitudine arteriae, qui moderatus
in ea eft et qui hunc excedit, vel eo eft inferior; vocatur qui

καλεῖται δὲ ὁ μὲν ὑπερβάλλων μακρὸς, ὁ δὲ ἐλλείπων βρα-
χύς. κατὰ δὲ τὸ πλάτος ὅ τε σύμμετρος ἐν αὐτῷ καὶ οἱ
ἄμετροι δύο, πλατὺς μὲν ὁ ὑπὲρ τὸ σύμμετρον, ὁ δ᾽ ἐναν-
τίος αὐτῷ στενός. κατὰ ταῦτα δὲ κἂν τῇ κατὰ βάθος δια-
στάσει τῆς ἀρτηρίας ὁ μὲν ἔσται σύμμετρος, ὁ δὲ ὑψηλὸς,
ὁ δὲ ταπεινός. αὗται μὲν ἐννέα διαφοραὶ σφυγμῶν τῶν κατὰ
μίαν διάστασιν νενοημένων, αἱ δὲ κατὰ τρεῖς ἅμα διαστάσεις
διαφοραὶ σφυγμῶν ἑπτὰ καὶ εἴκοσίν εἰσιν. γνώσῃ δ᾽ αὐτὰ
σαφῶς ἐπὶ διαγράμματος, εἷς μὲν γὰρ ἔσται μακρὸς ἅμα καὶ
πλατὺς καὶ ὑψηλὸς καὶ γεγράφθω πρῶτος ἁπάντων. ἕτερος
δὲ μακρὸς ἅμα καὶ πλατὺς καὶ κατὰ βάθος σύμμετρος καὶ γε-
γράφθω δεύτερος. ἄλλος δὲ μακρὸς καὶ πλατὺς καὶ ταπεινὸς
καὶ γεγράφθω τρίτος. ἑξῆς δὲ τούτοις οἱ λοιποὶ πάντες
ὁμοίᾳ μεθόδῳ γνωριοῦνται, τῶν δύο μὲν τῶν πρώτων διαστά-
σεων τῶν αὐτῶν μενουσῶν, τρὶς δὲ τῆς ἐσχάτης ὑπαλλαττο-
μένης, οἷον οὕτως, ὁ μὲν τέταρτος μακρὸς καὶ σύμμετρος τῷ
πλάτει καὶ ὑψηλός· ὁ δὲ πέμπτος μακρὸς καὶ σύμμετρος τῷ
πλάτει καὶ σύμμετρος τῷ βάθει. ὁ δὲ ἕκτος μακρὸς καὶ
σύμμετρος τῷ πλάτει καὶ ταπεινός, εἶτ᾽ ἄλλοι πάλιν τρεῖς
ἐφεξῆς, τῆς μὲν πρώτης διαστάσεως τὸ μακρὸν φυλαττούσης,

excedit, longus; qui inferior eſt, brevis. In latitudine,
qui moderatus in ea, et duo immoderati; latus, qui mode-
ratum excedit; contrarius huic, anguſtus. Itidem in di-
menſione profunditatis arteriae unus moderatus eſt, alius
altus et alius humilis. Hae quidem novem ſunt pulſuum in
una dimenſione acceptorum differentiae; at differentiae pul-
ſuum in trinis ſimul dimenſionibus ſunt xxvii. Perſpicias
has manifeſte in tabella. Unus enim erit longus ſimul et la-
tus altusque, qui omnibus praeponatur. Alius longus ſimul et
latus et profunditate moderata, ſcribaturque ſecundus. Ali-
us longus, latus, humilis, qui ordine tertius ſit; ſimilique
omnes reliqui via et ratione cognoscentur: ut duae primae
dimenſiones maneant immotae, trifariam ultima variet, hoc
pacto. Quartus longus, moderata latitudine et altus. Quin-
tus longus, moderata latitudine, ſimulque moderata profun-
ditate. Sextus longus, latitudine, moderata, humilis. De-
inde alii tres, prima dimenſione longum ſervante, ſecunda

504 *ΓΑΛΗΝΟΥ ΠΕΡΙ ΔΙΑΦΟΡΑΣ*

Ed. Chart. VIII. [17. 18.]   Ed. Baf. III. (9.)

τῆς δὲ δευτέρας τὸ στενὸν, τῆς δὲ τρίτης ὑπαλλαττομένης
τριχῶς. οὗτοι μὲν ἐννέα, τῆς μιᾶς διαστάσεως τῆς κατὰ τὸ
μῆκος μακρᾶς μενούσης, τῶν δὲ ἄλλων δυοῖν παντοίως
ὑπαλλαττομένων. ἕτεροι δὲ ἑξῆς ἐννέα, τῆς μὲν κατὰ τὸ
μῆκος διαστάσεως συμμέτρου μενούσης, τῶν λοιπῶν δ᾽ ὑπαλ-
λαττομένων. καὶ αὖθις ἐννέα, τῆς μὲν κατὰ μῆκος διαστά-
σεως βραχείας μενούσης, τῶν δ᾽ ἄλλων ὑπαλλαττομένων.

[18]			
α΄ μακρὸς	πλατὺς	ὑψηλὸς	μέγας
β΄ μακρὸς	πλατὺς	σύμμετρος	
γ΄ μακρὸς	πλατὺς	ταπεινὸς	
δ΄ μακρὸς	σύμμετρος	ὑψηλὸς	
ε΄ μακρὸς	σύμμετρος	σύμμετρος	ἰσχνὸς
ς΄ μακρὸς	σύμμετρος	ταπεινὸς	ἰσχνὸς
ζ΄ μακρὸς	στενὸς	ὑψηλὸς	
η΄ μακρὸς	στενὸς	σύμμετρος	ἰσχνὸς
θ΄ μακρὸς	στενὸς	ταπεινὸς	ἰσχνὸς

anguftum, tertia trifariam variante. In his novem una di-
menfio permanet longitudinis longae, aliae duae omnino
commutantur. Mox alii novem dimenfione longitudinis in
mediocritate confervata, variantibus reliquis. Ad haec novem,
ubi longitudinis brevis maneat dimenfio et aliae immutentur.

1	Longus	Latus	Altus	Magnus
2	Longus	Latus	Moderatus	
3	Longus	Latus	Humilis	
4	Longus	Moderatus	Altus	
5	Longus	Moderatus	Moderatus	Gracilis
6	Longus	Moderatus	Humilis	Gracilis
7	Longus	Anguftus	Altus	
8	Longus	Anguftus	Moderatus	Gracilis
9	Longus	Anguftus	Humilis	Gracilis

Ed. Chart. VIII. [18.]   Ed. Baſ. III. (9.)

ι	σύμμετρος	πλατὺς	ὑψηλὸς	ἁδρὸς
ια΄	σύμμετρος	πλατὺς	σύμμετρος	
ιβ΄	σύμμετρος	πλατὺς	ταπεινὸς	
ιγ΄	σύμμετρος	σύμμετρος	ὑψηλὸς	
ιδ΄	σύμμετρος	σύμμετρος	σύμμετρος	μέσος
ιέ	σύμμετρος	σύμμετρος	ταπεινὸς	
ις΄	σύμμετρος	στενὸς	ὑψηλὸς	
ιζ΄	σύμμετρος	στενὸς	σύμμετρος	
ιή	σύμμετρος	στενὸς	ταπεινὸς	ἰσχνὸς
ιθ΄	βραχὺς	πλατὺς	ὑψηλὸς	ἁδρὸς
κ΄	βραχὺς	πλατὺς	σύμμετρος	ἁδρὸς
κα΄	βραχὺς	πλατὺς	ταπεινὸς	
κβ΄	βραχὺς	σύμμετρος	ὑψηλὸς	ἁδρὸς
κγ΄	βραχὺς	σύμμετρος	σύμμετρος	ἁδρὸς
κδ΄	βραχὺς	σύμμετρος	ταπεινὸς	

10	Moderatus	Latus	Altus	Turgidus
11	Moderatus	Latus	Moderatus	
12	Moderatus	Latus	Humilis	
13	Moderatus	Moderatus	Altus	
14	Moderatus	Moderatus	Moderatus	Medius
15	Moderatus	Moderatus	Humilis	
16	Moderatus	Anguſtus	Altus	
17	Moderatus	Anguſtus	Moderatus	
18	Moderatus	Anguſtus	Humilis	Gracilis
19	Brevis	Latus	Altus	Turgidus
20	Brevis	Latus	Moderatus	Turgidus
21	Brevis	Latus	Humilis	
22	Brevis	Moderatus	Altus	
23	Brevis	Moderatus	Moderatus	Turgidus
24	Brevis	Moderatus	Humilis	Turgidus

κέ	βραχύς	στενός	ὑψηλὸς	
κϛ´	βραχὺς	στενὸς	σύμμετρος	
κζ´	βραχὺς	στενὸς	ταπεινὸς	μικρὸς

(10) Ὄντων δὲ τούτων ἑπτὰ καὶ εἴκοσι σφυγμῶν, τῶν κατὰ τὸ ποσὸν, ἐν ταῖς τρισὶν ἅμα διαστάσεσι συνισταμένων, δύο μὲν ἔχουσιν ἐξ αὐτῶν ὀνόματα πρὸς ἁπάντων ὁμολογούμενα, ὅ τε πρῶτος ἐν αὐτοῖς γεγραμμένος καὶ ὁ ἔσχατος. ὁ μὲν γὰρ μέγας, ὁ δὲ μικρὸς καλεῖται, τὸ δ᾽ ἄλλο πᾶν πλῆθος οὐκ ἔχει. οὐδὲ γὰρ οἱ ἰσχνοί τε καὶ οἱ ἁδροὶ λεγόμενοι σφυγμοὶ ἕνα τινὰ τῶν ἐκ τοῦ διαγράμματος δηλοῦσι, ἀλλὰ κατὰ πολλῶν ἅμα γενικῶς κατηγοροῦνται. ἐφ᾽ ὧν γὰρ ἂν ἡ κατὰ τὸ μῆκος διάστασις πλεονεκτῇ πως τῶν λοιπῶν δυοῖν, τούτους πάντας ἰσχνοὺς καλοῦσιν· ἐφ᾽ ὧν δ᾽ ἂν αἱ λοιπαὶ δύο ταύτης, ἅπαντας αὖ πάλιν ἐκείνους ἁδρούς. ὥστε καὶ τὸν πέμπτον ἐν τῷ διαγράμματι καὶ τὸν ἔκτον, ἔτι δὲ πρὸς αὐτοῖς τὸν ὄγδοόν τε καὶ ἔννατον καὶ ιη´ ἰσχνοὺς καλεῖσθαι, ἔμπαλιν δὲ τούτοις ἁδροὺς τόν τε δέκατον ἐν τῷ διαγράμματι καὶ τὸν ἐννεαδέκατον καὶ τὸν εἰκοστὸν καὶ προσέτι

25 Brevis	Anguſtus	Altus	
26 Brevis	Anguſtus	Moderatus	
27 Brevis	Anguſtus	Humilis	Parvus

Atque quum hi viginti ſeptem pulſus, ſecundum quantitatem, in tribus dimenſionibus conſtent, duo ſunt nomina ſortiti ab omnibus approbata qui primus relatus eſt et qui poſtremus; hic parvus appellatur, ille magnus. Reliqui alii omnes nomen non habent. Neque enim pulſus qui graciles et turgidi vocantur, certum ex tabella unum indicant, caeterum multis ſimul generatim tribuuntur. Nam in quibus longitudinis dimenſio quodam modo duabus reliquis praeſtat, omnes hos graciles vocant. In quibus duae reliquae hac, contra turgidos hos appellant. Proinde quintus in tabella et ſextus, inſuper octavus et nonus ac octavus decimus graciles vocantur. E diverſo turgidi decimus nonus, vigeſimus item et vigeſimus ſecundus et xxiii. Haec ergo ſunt nomina ge-

τὸν δεύτερον καὶ εἰκοστὸν καὶ τὸν τρίτον καὶ εἰκοστόν.
ὥστε γενικώτερα ταῦτ᾽ ἐστὶ τὰ ὀνόματα καὶ πλειόνων κοινά.
καλοῦσι δὲ ἤδη τοὺς αὐτοὺς τούτους σφυγμοὺς καὶ ἑτέρως,
λεπτὸν μὲν ἰσχνόν, παχὺν δὲ τὸν ἁδρόν. ἀλλ᾽ οὐδὲ τοῦ συμ-
μέτρου κατὰ τὰς τρεῖς διαστάσεις, ὅσπερ μόνος ἐστὶν ὁ κατὰ
φύσιν ἐν τοῖς ἑπτὰ καὶ εἴκοσιν, ἴδιον ἔχομεν ὄνομα. λόγῳ δὲ
καὶ τοῦτον δηλοῦμεν, ἤτοι σύμμετρον εἶναι λέγοντες ἐν ταῖς
τρισὶ διαστάσεσιν, ἢ μέσον μεγάλου τε καὶ μικροῦ, ἢ κατὰ
φύσιν ἐν τῷ ποσῷ τῆς διαστολῆς, ἢ σύμμετρον ἐν τῷ ποσῷ
τῆς διαστολῆς, ἢ ὅπως ἂν μάλιστα ἄλλως σαφὲς ἐλπίσωμεν
ἔσεσθαι τὸ λεγόμενον. διό μοι καὶ θαυμάζειν ἐπέρχεται τῶν
ἐν ὀνόμασι μόνον δεινῶν, καὶ τί χρὴ καλέσαι τὸν τοιοῦτον
σφυγμὸν ἀεὶ ζητούντων, εἰ μὴ κἂν διὰ τοῦτο τῆς ἔριδος παύ-
σαιντο, πολλοὺς ὁρῶντες σφυγμοὺς ὄνομα μὲν ἴδιον οὐκ
ἔχοντας, οὐδὲν δ᾽ ἐκ τούτου τὴν διδασκαλίαν βλάπτοντας,
ὅταν γε λόγῳ δηλοῦσθαι δύνωνται. [19] τὸ γοῦν σφυγμὸν
ὀνομάζειν τινὰς βραχὺν καὶ στενὸν καὶ ταπεινὸν ὅμοιόν ἐστι
τῷ λέγειν ζῶον πεζὸν δίπουν. ὡς γὰρ ἐνταῦθα ὁ λόγος
μὲν τὸ ζῶον πεζὸν δίπουν, τὸ δὲ ὄνομα τοῦ πράγματος, οὗ

neraliora et pluribus communia. Jam vocant etiam hosce
pulfus aliter, tenuem gracilem, et craffum turgidum.
Quin nec moderati quidem in tribus dimenfionibus, qui unus
naturalis inter xxvii eft, peculiare nomen habemus, fed de-
finitione hunc fignificamus, dicentes, aut moderatum tribus
dimenfionibus, aut medium magni et parvi, aut naturalem
in quantitate diftentionis, aut quacunque alia ratione fermo-
nem potiffimum fperamus fore clarum. Quare eos mihi in
mentem venit mirari, qui in nominibus tantum excellunt et
quo nomine fit vocandus is pulfus, per totam vitam quae-
runt, fi non vel hac de caufa contentionem deponant, quod
multos videant pulfus qui proprium quidem requirunt nomen,
nec hinc quicquam laedi tamen inftitutionem, cum definitio-
ne quidem indicari poffit. Siquidem, quum pulfum appel-
lent quidam brevem, anguftum humilemque, perinde fa-
ciunt ac illi qui dicunt animal pedeftre bipes. Nam, ut
hic definitio eft, animal pedeftre bipes: et rei nomen, cujus

ὁ λόγος, ἄνθρωπος, οὕτω κἂν τοῖς σφυγμοῖς ὄνομα μὲν ὁ
μέγας, λόγος δ᾽ αὐτοῦ μακρὸς καὶ πλατὺς καὶ ὑψηλός. καὶ
αὖθις ἑτέρου σφυγμοῦ λόγος μὲν, βραχὺς, πλατὺς, ταπει-
νὸς, ὄνομα δὲ οὐδέν ἐστιν ἀλλὰ περὶ μὲν τούτων καὶ αὖθις
ἐροῦμεν.

Κεφ. ε΄. Νυνὶ δὲ μεταβάντες ἐπὶ τὸ τρίτον γένος τῶν
σφυγμῶν τὸ κατὰ τὸν τόνον, εἴπωμεν καὶ τὰς τούτου δια-
φοράς. εἰσὶ δὲ τρεῖς, ὁ μέν τις εὔρωστος τῷ τόνῳ. καλεῖ-
ται δὲ σφοδρός. ὁ δέ τις ἄῤῥωστος, ὃν ἀμυδρὸν ὀνομάζουσι.
τοῦ μέσου δ᾽ αὐτῶν οὐκ ἔστιν ἴδιον ὄνομα, ἀλλὰ καὶ τοῦ-
τον τῷ λόγῳ δηλοῦμεν. τὸ δὲ τέταρτον τῶν γενῶν τὸ κατὰ
τὸ σῶμα τῆς ἀρτηρίας συνιστάμενον εἰς τρεῖς τέμνεται καὶ
αὐτὸ διαφορὰς καὶ καλεῖται παρὰ μὲν τοῖς πλείστοις τῶν
ἰατρῶν, καὶ μάλιστα τοῖς νεωτέροις, τῷ τοῦ πλήρους ὀνό-
ματι καὶ τῷ τοῦ κενοῦ. τὸ γὰρ μέσον ἀμφοῖν ἀνώνυμον
κἀνταῦθα. παρ᾽ ἡμῖν δ᾽ οὐχ οὕτως. ἀλλ᾽ ὁ μὲν ἕτερος αὐ-
τῶν σκληρὸς, ὁ δὲ ἕτερος μαλακὸς ὀνομάζεται, καὶ δηλοῦ-
σιν ἀμφότεροι τῆς ἀρτηρίας τὴν σύστασιν. εἰ δ᾽ ὀρθότερον
οὕτως, ἢ ἐκείνως ὀνομάζειν, ὅτῳ καὶ τούτων μέλει, διὰ

haec eft definitio, homo; ita in pulfibus nomen eft magnus;
ejus definitio, longus, latus, altus. Item alius pulfus defi-
nitio, brevis, latus, humilis, fed nullum habet nomen. Ve-
rum de his agemus alias.

Cap. V. Jam nunc ad tertium pulfuum genus, quod
in robore confiftit, descendamus et hujus etiam differentias
exponamus. Sunt autem tres, unus validus robore, qui
vehemens vocatur; alter imbecillus, quem languidum appel-
lant; medio inter eos proprium non eft nomen, fed hunc
quoque explicamus definitione. Quartum genus, quod in
arteriae confiftit corpore, dividitur etiam in tres differentias,
vocaturque a medicis plerisque, maxime a junioribus, plenum
et vacuum; et quod inter utrumque medium eft, ne hic qui-
dem fortitum eft nomen. A nobis non ita, fed alter durus,
alter mollis appellatur: et declarat uterque arteriae ftatum.
An vero rectius hoc fit modo appellandum, an illo, qui de

Ed. Chart. VIII. [19.]   Ed. Baf. III. (10.)

τῶν ἑξῆς μαθήσεται. νυνὶ δὲ τὸ προκείμενον περαντέον.
ἄλλο γένος ἦν σφυγμῶν, ἔμφαῖνον, ὥς φασι, τὸ τῆς ἀρτηρίας
ἔγχυμα, μακροῦ δεόμενον, ὡς ἐμοὶ δοκεῖ, εἰς διάγνωσιν ἀκριβῆ
λόγου. τὸ δ᾽ οὖν εἴς τε τὰ παρόντα χρηστὸν καὶ τοῖς εἰσα-
γομένοις ἱκανὸν εἰρήσεται κἀνταῦθα, τρεῖς νοεῖσθαι τούτου
τοῦ γένους διαφορὰς σφυγμῶν, ὀνομάζεσθαι δὲ τὸν μέν τινα
πλήρη, τὸν δὲ κενόν. ὁ γὰρ μέσος ἀμφοῖν οὐδὲν ἴδιον
ὄνομα κέκτηται. πλήρης μὲν οὖν ἐστι σφυγμός, ὡς ὁ Ἀρχι-
γένης ὁρίζεται, ὁ ναστοτέραν ἐπιδεικνὺς τὴν ἀρτηρίαν καὶ
τὴν ὑπόπτωσιν αὐτῆς διασεσαγμένην ἐγχύλως, κενὸς δὲ ὁ
πομφολυγώδη τὴν ἔγερσιν τῆς ἀρτηρίας ποιούμενος, ὥστε
κατὰ τὸν ἐπιπιεσμὸν τῶν δακτύλων κενεμβάτησιν ὑποπίπτειν.
ταῦτα μὲν οὖν τὰ πέντε γένη τῶν σφυγμῶν κατὰ μίαν κίνη-
σιν τῆς ἀρτηρίας συνίσταται, καὶ ἡ καθ᾽ ἕκαστον ὁμαλότης
αὐτῶν τε καὶ ἀνωμαλία, ἧς τὰς διαφορὰς ἐροῦμεν, ὅταν καὶ
περὶ τῆς ἑτέρας ἀνωμαλίας τῆς ἐν πλείοσι συνισταμένης σφυγ-
μοῖς λέγωμεν.

    Κεφ. στ᾽. Αἱ δ᾽ ἄλλαι διαφοραὶ τῶν σφυγμῶν τοῖς
μὲν μηδ᾽ ὅλως αἰσθάνεσθαι λέγουσι τῆς συστολῆς, ἔν τε τῷ

hoc laborat, inferius discet. Nunc quod inftituimus eft
abfolvendum. Aliud genus erat pulfuum, arteriae perfufio-
nem, ut ajunt, declarans: quod longum requirit mea fen-
tentia fermonem ad abfolutam notitiam; at quod ad propo-
fitum conducit atque fufficit tironibus, hoc loco exponе-
mus. Tres et hujus generis differentias pulfuum fingi, quo-
rum unus plenus, alter vacuus appellatur; nam medius
utriusque nomine peculiari caret. Plenus eigo pulfus eft,
ut definit Archigenes, qui arteriam oftendit pleniorem et oc-
curfum humide tumidum; vacuus, qui arteriae elevationem
facit bullofam, ut digitorum impreffioni egreffus per vacua
occurrat. Haec quinque pulfuum genera in uno motu con-
fiftunt arteriae et fingulae eorum aequalitates atque inaequa-
litates, quarum exponemus differentias, quum de altera age-
mus inaequalitate, quae in pluribus pulfibus pofita eft.

    Cap. VI. Aliae differentiae pulfuum his qui fe ne-
gant contractionem fentire, in tempore intervallorum con-

510 ΓΑΛΗΝΟΥ ΠΕΡΙ ΔΙΑΦΟΡΑΣ

Ed. Chart. VIII. [19. 20.]   Ed. Baf. III. (10.)

χρόνῳ συνίστανται τῶν διαλειμμάτων, οὕτω γὰρ ὀνομάζουσι
τὸν μεταξὺ χρόνον τῶν αἰσθητῶν κινήσεων, καὶ προσέτι τῷ
λόγῳ τοῦ τε τῆς κινήσεως αὐτῆς χρόνου καὶ τοῦ τῆς ἡσυ-
χίας. καλοῦσι γὰρ καὶ οὕτως τὸ διάλειμμα. τοῖς δὲ καὶ τῆς
συστολῆς αἰσθάνεσθαι λέγουσι, καὶ δηλονότι τῶν μεταξὺ
δυοῖν ἠρεμήσεων, ἃς ἡσυχίας τε καὶ ἠρεμίας καὶ ἀκινησίας
καλοῦσιν, ἕτεραί τε συνίστανται καὶ πολλῷ πλείους γίνον-
ται. δίκαιον οὖν ὑπὲρ ἑκατέρων ἰδίᾳ σαφέστερον εἰπεῖν, καὶ
περὶ προτέρου γε τῶν μόνης τῆς διαστολῆς αἰσθάνεσθαι φα-
σκόντων· [20] ἵν᾽ ἐν τοῖς ἑτοιμοτέροις γνωσθῆναι γυμνασά-
μενοι ῥᾷον ἐπώμεθα τοῖς χαλεπωτέροις. πληττομένης δὴ
τῆς ἁφῆς κατὰ τὴν προσβολὴν τῆς ἀρτηρίας, τῶν τε ἄλλων
ὧν εἶπον ἔμπροσθεν αἰσθανόμεθα καὶ χρόνου τοῦ παρεκτει-
νομένου τῇ κινήσει. δευτέρας δ᾽ αὖ κινήσεως ὑπαρξαμένης,
ἄλλος ἡμῖν χρόνος ἐφωράθη μεταξὺ τοῦ τε τῆς προτέρας κινή-
σεως τέλους καὶ ἀρχῆς τῆς δευτέρας, ὥστε εἶναι δύο χρόνων
διάγνωσιν ἐν τῇ τοῦ σφυγμοῦ συμπληρώσει, προτέρου μὲν
τοῦ τῆς κινήσεως, ἣν καὶ πληγὴν καὶ διαστολὴν ὀνομά-
ζουσι, δευτέρου δὲ τοῦ τῆς ἡσυχίας, ἣν καὶ διάλειμμα

fiftunt, ita enim tempus, quod inter motus fenfibiles inter-
cedit, vocant; praeterea in proportione temporis motus et
quietis, nam ita etiam intervallum appellant. At illis qui
fe contractionem ajunt fentire ac medium utique quietis
utriusque, quam quietem remiffionem et ceffationem a motu
vocant, aliae prodeunt et longe efficiuntur plures. Sed fa-
ciendum mihi eft, ut de utrisque feparatim planius agam, et
primum de his qui fe folam dicunt diftentionem fentire: quo
in facilioribus cognitu exercitati, difficiliora facilius affequa-
mur. Ubi tactus ab arteria infultante feritur, quum alia
quae ante memoravi fentimus, tum tempus quod motu pro-
ducitur. Inde quando alter inceperit motus, aliud nos tem-
pus deprehendimus inter exitum prioris motus atque alte-
rius principium, ut duorum fit temporum in pulfu abfoluto
cognitio; prioris, quod motus eft, quem et ictum et diften-
tionem appellant; fecundi, quod quietis eft, quod et inter-

καὶ συστολὴν καλοῦσιν, γίγνεσθαι δὲ κατὰ μὲν τὸ τοῦ προ-
τέρου χρόνου ποσὸν ἢ ταχὺν, ἢ βραδὺν, ἢ τὸν μέσον αὐ-
τῶν σφυγμὸν, κατὰ δὲ τοῦ δευτέρου πυκνὸν, ἢ ἀραιὸν,
ἢ τὸν μέσον αὐτῶν, ὥστ᾽ εἶναι ταχὺν μὲν σφυγμὸν τὸν ἐν
ὀλίγῳ χρόνῳ τῆς ἀρτηρίας διαστελλομένης γιγνόμενον, πυκνὸν
δὲ τὸν δι᾽ ὀλίγου, καὶ βραδὺν μὲν τὸν ἐν πολλῷ χρόνῳ τῆς
ἀρτηρίας διαστελλομένης γινόμενον, ἀραιὸν δὲ τὸν διὰ πολ-
λοῦ, καὶ μέσον μὲν ὠκέος καὶ βραδέος τὸν ἐν συμμέτρῳ
χρόνῳ τῆς ἀρτηρίας διαστελλομένης γιγνόμενον, μέσον δὲ
πυκνοῦ καὶ ἀραιοῦ τὸν διὰ συμμέτρου χρόνου τῆς ἀρτηρίας
διαστελλομένης ἀποτελούμενον. εἴτε δὲ διαστελλομένης, εἴτε
διϊσταμένης εἴποιμεν, εἴτε ἐξαιρουμένης, εἴτε κινουμένης,
οὐδὲν διαφέρειν ἡγοῦμαι. δῆλον οὖν ἤδη τίς τε ὁ πυκνὸς
σφυγμὸς κατ᾽ αὐτοὺς καὶ ὅπη τοῦ ταχέος ἕτερος, ὅς τίς τε
ἀραιὸς καὶ ὅπη βραδέος διαφέρει. παραβαλλομένου δὲ τοῦ
τῆς πληγῆς χρόνου τῷ τῆς ἡσυχίας, ὁ ῥυθμὸς γεννᾶται, λό-
γος ὢν τοῦ χρόνου τῆς πληγῆς πρὸς τὸν τῆς ἡσυχίας. εἴπο-
μεν δὲ ὅτι μηδὲν κατὰ τούτους διαφέρει πληγὴν λέγειν, ἢ

vallum contractionemque vocant.　　Fieri autem ex prioris
temporis quantitate aut celerem, aut tardum, aut inter eos
medium pulfum: ex quantitate alterius temporis frequen-
tem, aut rarum, aut horum medium.　　Ut fit celer pulfus,
qui quum modico tempore arteria diftenditur fit; creber,
qui quando parvo interpofito intervallo; tardus, quum lon-
go tempore arteria diftenditur; rarus, quum interpofito lon-
go intervallo; medius velocis et tardi, qui quum moderato
tempore diftenditur arteria, fiat; medius crebri et rari, qui
fit quum moderato interpofito tempore arteria diftenditur.
Sive diftenditur, five dilatatur, five attollitur, five movetur,
dicamus, nihil intereffe puto.　　Liquet igitur qui creber fit
pulfus illis et quemadmodum a veloci diftet; tum qui rarus,
quaque ratione a tardo discrepet.　　Comparato autem ictus
tempore cum tempore quietis, gignitur rhythmus, qui pro-
portio temporis eft ictus ad tempus quietis.　　Diximus etiam
nihil apud hos differre ictum, vel diftentionem, vel motum

διαστολὴν, ἢ κίνησιν. καὶ ἡσυχίαν, ἢ διάλειμμα, ἢ συστολήν.
καὶ μὲν δὴ καὶ ἀντὶ τοῦ λόγον φάναι τοῦ χρόνου τῆς διαστο-
λῆς πρὸς τὸν τῆς συστολῆς (11) τὸν ῥυθμὸν εἶναι, τάξιν
τινὲς ἔφασαν, ἕτεροι δὲ σχέσιν εἶναι δυοῖν χρόνοιν πρὸς ἀλ-
λήλους, τοῦ τῆς πληγῆς πρὸς τὸν τοῦ διαλείμματος. αὕτη
μὲν ἡ κατὰ τοὺς προτέρους διδασκαλία.

Κεφ. ζ'. Μεταβῶμεν δ' ἐπὶ τοὺς αἰσθάνεσθαι φά-
σκοντας τῆς συστολῆς, βραδύτητα μὲν καὶ τάχος ὁμοίως ἐκεί-
νοις ἐν τῷ τῆς διαστολῆς χρόνῳ τιθεμένους, ἤδη δὲ κἂν τῷ
τῆς συστολῆς, οὐ μὴν τήν γε πυκνότητα καὶ τὴν ἀραιότητα
καὶ τὸν ῥυθμὸν ἔθ' ὡσαύτως ἐκείνοις, ἀλλὰ τὴν μὲν πυκνό-
τητα καὶ τὴν ἀραιότητα κατὰ τὰς ἠρεμίας ἑκατέρας, τὸν
ῥυθμὸν δὲ κατὰ τὸν τῆς διαστολῆς χρόνον ἅμα τῷ τῆς μετ'
αὐτὴν ἡσυχίας παραβαλλόμενον τῷ τῆς συστολῆς ἅμα τῷ
τῆς μετ' αὐτὴν ἠρεμίας. ἔσθ' ὅτε δὲ καὶ τὸν τῆς διαστολῆς
μόνης χρόνον τῷ τῆς συστολῆς μόνης παραβάλλοντες, οὕτω
τὸν ῥυθμὸν γεννᾶσθαι λέγουσι. καὶ γὰρ περὶ τῆς πυκνότη-
τος ἔνιοι μὲν αὐτῶν, ὡς εἴρηται, τινὲς δὲ τοῖς πρόσθεν

dicere; nec quietem, vel intervallum, vel contractionem.
Et vero etiam pro hoc, proportionem temporis diftentio-
nis ad contractionis tempus rhythmum effe, quidam ordi-
nem dixerunt, alii convenientiam duorum effe temporum
inter fefe, ictus cum intervalli. Haec funt quae priores
tradunt.

Cap. VII. Transeamus jam ad eos qui contractio-
nem fentire fe dictitant, qui tarditatem quidem et celerita-
tem non aliter atque illi in diftentionis ponunt tempore et in
contractionis etiam, crebritatem vero et raritatem rhyth-
mumque non perinde ac illi, caeterum crebritatem atque ra-
ritatem in utraque quiete; rhythmum in diftentionis tem-
pore una cum tempore infequentis eam quietis, ad tempus
collato contractionis fimul cum tempore excipientis eam
quietis. Nonnunquam folius diftentionis tempus cum folius
comparantes tempore contractionis, rhythmum ita dicunt
gigni. Ac de crebritate quidam ex his, ut diximus, fenfe-

Ed. Chart. VIII. [20. 21.]   Ed. Baf. III. (11.)

παραπλησίως ἐν τῷ τῆς διαστολῆς χρόνῳ τὸ τάχος
καὶ τὴν βραδύτητα γεννᾶσθαι φήσαντες, ἐν τῷ λοιπῷ
παντὶ τῷ συγκειμένῳ ἔκ τε τῶν δυοῖν ἡσυχιῶν καὶ τῆς
συστολῆς τὴν πυκνότητα καὶ τὴν ἀραιότητά φασι συνίστα-
σθαι. τινὲς δὲ καὶ τὸν ῥυθμὸν ὁμοίως τοῖς πρόσθεν
οὐκ ὤκνησαν ἐν τῷ λόγῳ τοῦ τῆς διαστολῆς χρόνου πρὸς
τὸν λοιπὸν ἅπαντα συνίστασθαι φάσκειν. οὐ μὴν οὐδ'
ἐν τῷ πάσης αἰσθάνεσθαι τῆς διαστολῆς ἢ τῆς συστολῆς
ὁμολογοῦσιν ἀλλήλοις, ἀλλ' εἰσὶ μὲν οἳ πάσης ἑκατέρας,
εἰσὶ δὲ οἳ μήτε τῶν πρώτων τῆς διαστολῆς μήτε τῶν
ἐσχάτων τῆς συστολῆς, εἶτα καὶ περὶ τῶν ὀνομάτων ἐρίζουσιν
ἀλλήλοις. ἵν' οὖν ἡμεῖς μήτε τι τῶν πραγμάτων αὐτῶν
παραλεί[21]πωμεν μήτ' ἐν τοῖς ἀχρήστοις ἐπὶ πλέον διατρί-
βωμεν, εἰπόντες τὸ ἀληθές τε ἅμα καὶ χρήσιμον, ἐπιτρέψω-
μεν ὀνόματα θέσθαι τοῖς τοῦτο ἔργον πεποιημένοις, τῶν δὲ
ὄντως ἔργων τῆς τέχνης ἀμελοῦσιν, οὔτε τῆς διαστολῆς τῶν
πρώτων οὔτε τῆς συστολῆς τῶν ἐσχάτων δυνατοῖς αἰσθάνε-
σθαι. πόσον δ' ἑκατέρου τὸ αἰσθητὸν καὶ διὰ τί, δείκνυμεν

runt. Aliqui non aliter ac priores in diftentionis tempore
celeritatem generari et tarditatem confirmaverunt, in toto
reliquo conflato ex binis quietibus et contractione crebrita-
tem et raritatem ajunt confiftere. Sunt etiam qui rhythmum
aeque ac priores in temporis diftentionis proportione ad om-
ne reliquum non dubitent conftituere. Verum inter eos
tamen non convenit in fentienda omni diftentione vel con-
tractione, fed quidam omnem fentiri utramque ajunt, alii
nec primas diftentiones, nec contractiones extremas. Tum
etiam de nominibus contendunt inter fefe. Quare ne quam
nos rem praetereamus, nec in rebus frivolis immoremur
diutius, quod verum eft et conducibile, exponamus. No-
mina ponere his permittamus, qui de iis laborant et artis
vera negligunt opera, nec diftentionis primas partes nec
contractionis poftremas fentire valentibus. Quantum autem
utriusque fentiatur et quamobrem, in libris de pulfibus di-

ἐν τοῖς περὶ τῆς τῶν σφυγμῶν διαγνώσεως. ἔστι δὲ δηλονότι
χρήσιμον ἰατρῷ τὸ ὑπὸ τὴν αἴσθησιν ἐρχόμενον· ὥστε καὶ
χρόνον διαστολῆς ἢ συστολῆς τὸν αἰσθητὸν ἀναγκαῖον γνω-
ρίζειν αὐτῷ. τὴν μὲν οὖν ἠρεμίαν τὴν ἄνω καλουμένην, τὴν
ἐπὶ τῇ διαστολῇ πρὸ τῆς συστολῆς, ἀκριβῶς δυνατὸν ἡλίκη
τίς ἐστι γνῶναι διὰ τῆς ἁφῆς, τὴν κάτω δὲ οὐκ ἔτι ἀκριβῶς,
διὰ τὸ προσλαμβάνειν ἑκατέρωθεν μόρια, κατὰ μὲν τὴν ἀρ-
χὴν τὸ τῆς συστολῆς πέρας, κατὰ δὲ τὴν τελευτὴν τὰ
πρῶτα τῆς διαστολῆς. μεμνῆσθαι δὲ χρὴ τῶν χρόνων τού-
των τό τε κατὰ φύσιν ἑκάστου μέγεθος καὶ τὸν πρὸς ἀλλή-
λους λόγον, καὶ γνωρίζειν δύνασθαι πόσον ἐν τῷ νοσεῖν ἀλ-
λοιοῦνται, καὶ τί δηλοῦν ἑκάστη τροπὴ πέφυκεν, ὃ τῇ τε τῆς
αἰτίας εὑρέσει καὶ τῇ μακρᾷ πείρᾳ λαμβάνεται, καὶ ἡμεῖς
περὶ αὐτῶν ἑτέρωθι λέγομεν.

Κεφ. η'. Ἐν δὲ τῷ παρόντι τὰς διαφορὰς ἔτι προσθέντες
τῶν δύο τούτων γενῶν τῶν νῦν εἰρημένων, τοῦ τε κατὰ τὴν ἠρε-
μίαν καὶ τοῦ κατὰ τὸν ῥυθμὸν, ἐπὶ τὰ συνεχῆ τοῦ λόγου μετα-
βαίνωμεν. ἐν μὲν δὴ τῷ κατὰ τὴν ἡσυχίαν τῆς ἀρτηρίας γένει

gnoscendis oftendimus. Eft vero utile medico quod fenfui
occurrit, itaque diftentionis tempus, vel contractionis fen-
fibile necefle habet cognoscere. Quo fit ut quietem quam
vocant fuperam, quae fecundum diftentionem contractionem
praecedit, quanta fit tactu queas ad unguem affequi; infe-
ram non item plane, quod utrinque fibi afciscat partes; ad
initium contractionis extremitatem, ad finem principium
diftentionis. Recordari porro horum temporum oportet na-
turalem cujusque magnitudinem et mutuam proportionem,
et pofle cognoscere in morbo quantum immutentur, et quid
quaeque fignificare mutatio foleat. Quod et ex caufae in-
ventione et ex longa experientia fumitur. De quibus alio
nos loco difleruimus.

Cap. VIII. Nunc fimulatque duorum generum, de
quibus jam verba fecimus, differentias, tum quietis tum
rhythmi, adjecerimus, ad ea quae fequuntur transibimus. In
genere quietis arteriae tres pulfuum differentiae confiftunt,

τρεῖς διαφοραὶ συνίστανται σφυγμῶν, ἀραιὸς, πυκνὸς, μέσος,
ὧν καὶ τοὺς λόγους ὀλίγῳ πρόσθεν ἐμάθομεν. ἐν δὲ τῷ
κατὰ τὸν ῥυθμὸν οὐχ ἁπλῶς οὕτως ἐγχωρεῖ εἰπεῖν τὰς συνι-
σταμένας διαφορὰς, ἀλλὰ πρῶτον, ὅτι πᾶς σφυγμὸς ῥυθμὸν
ἔχει, δηλωτέον, ἵνα μή τινα τὸ τῶν ἀρύθμων καλουμένων
σφυγμῶν ἐξαπατῆσαν ὄνομα ψευδῶς ὑπολαμβάνειν ποιήσῃ,
παντὸς ἐστερῆσθαι ῥυθμοῦ τοὺς τοιούτους σφυγμούς. ὡς
γὰρ ἀτράχηλος ἄνθρωπος καὶ κιθαρῳδὸς ἄφωνος, οὕτω
καὶ σφυγμὸς ἄρυθμος καλεῖται, κάκωσιν τοῦ κατὰ φύσιν
ῥυθμοῦ δηλούσης τῆς προσηγορίας, οὐ στέρησιν παντελῆ.
καὶ ἔστιν ἐναντίος τῷ ἀρύθμῳ οὐχ ὁ ἔνρυθμος, πᾶς γὰρ
σφυγμὸς ἔν τινι ῥυθμῷ, ἀλλ᾽ ὁ εὔρυθμος καλούμενος. ἀμφο-
τέρων δὴ τούτων, ἀρύθμου λέγω καὶ εὐρύθμου, κοινὸν
γένος ἐστὶν ὁ ἔνρυθμος σφυγμός. ὁ μὲν οὖν εὔρυθμος
εἷς μένει καὶ ἄτμητος. τοῦ δὲ ἀρύθμου τρεῖς εἰσι διαφοραὶ,
παράρυθμος, ἑτερόρυθμος, ἔκρυθμος. οἷος δ᾽ ἐστὶν ἕκα-
στος, ἐπὶ παραδείγματος μάθοις ἄν. ἑκάστη τῶν ἡλικιῶν

rarus, creber, medius; quorum paulo ante definitiones do-
cuimus. At generis rhythmi non eſt perinde abſolute ex-
plicare quae ſint differentiae; caeterum prae omnibus pul-
ſum omnem obtinere modulum quendam, eſt oſtendendum:
ne deceptus quis pulſuum, qui modulum non ſervantes ap-
pellantur, nomine adducatur, ut omni eſſe orbatos rhythmo
eos pulſus falſo exiſtimet. Nam ut ſine collo homo atque
citharoedus ſine voce, ita etiam proportionem non ſervans
pulſus vocatur; vitium enim nativi rhythmi non abſolutam
abolitionem ſignificat. Atque contrarius eſt modulum non
ſervanti non is qui proportionem habet, ſiquidem omnis
in aliquo eſt rhythmo pulſus, ſed ille, qui modulum ſer-
vans vocatur. Utriusque porro horum, proportionem non
ſervantis et ſervantis, is qui habet proportionem pulſus
commune eſt genus. Atque proportionem habens quidem
unus et indiviſus manet: proportionem non ſervantis tres
ſunt omnes differentiae, pararhythmus, heterorhythmus,
ecrhythmus. Qualis vero quisque ſit, exemplo diſce,

Ed. Chart. VIII. [21. 22.]   Ed. Baf. III. (11.)

ἐστί τις κατὰ φύσιν σφυγμός. τούτων οὖν ὁ μὲν σώζων τὸν
ῥυθμὸν εὔρυθμος καλεῖται, ὁ δὲ διαφθείρων ἄρυθμος.
καὶ τοῦ διαφθείροντος ὁ μὲν τὸν τῆς πλησίον ἡλικίας ῥυθ-
μὸν μεταλαμβάνων παράρυθμος, ὁ δὲ τὸν τῆς ἑτέρας ἡστι-
νοσοῦν ἑτερόρυθμος, ὁ δὲ μηδεμιᾶς ὅλως ἡλικίας ἀποσώ-
ζων ῥυθμὸν ἔκρυθμος ὀνομάζεται. οὕτω δὲ καὶ περὶ φύ-
σεων καὶ ὡρῶν καὶ χωρῶν καὶ τῶν ἄλλων ἁπάντων χρὴ
νοεῖν. ἑκάστου γὰρ αὐτῶν ἐστί τις οἰκεῖος ῥυθμός, οὗ δια-
φθειρομένου τό τ᾽ ἄρυθμον χρὴ νοεῖν καὶ τὰς εἰρημένας ἐν
αὐτῷ διαφοράς. ἁπάντων δὲ τῶν ῥυθμῶν οἱ μὲν ἐν ἴσῳ
λόγῳ συνίστανται, οἱ δὲ ἐν ἀνίσῳ· ἐν ἴσῳ μὲν, ὅταν ὁ
τῆς διαστολῆς χρόνος ἴσος ὑπάρχῃ τῷ τῆς συστολῆς· ἐν
ἀνίσῳ δὲ, ὅταν θάτερος αὐτῶν ὑπερέχῃ. [22] γίνεται δὲ
τοῦτὸ ποτὲ μὲν ἐν ῥηταῖς, ποτὲ δὲ ἐν ἀῤῥήτοις ταῖς ὑπερ-
οχαῖς· καὶ ἐν ῥηταῖς μὲν διχῶς, ἢ ὡς ἐν πολλαπλασίῳ
λόγῳ, ἢ ὡς ἀριθμοῦ πρὸς ἀριθμὸν, ὅσπερ καὶ ἐπιμόριος
ὀνομάζεται. πολλαπλάσιος μὲν οὖν λόγος ἐστὶν ὁ δι-
πλάσιος, ἢ τριπλάσιος, ἢ τετραπλάσιος, ἤ τις τῶν ἑξῆς.

Suus eſt cuique aetati naturalis pulſus; qui jam de his
rhythmum ſervat, eurhythmus vocatur; qui labeſactat,
arhythmus. Atque labefactans interim rhythmum vicinae
aetatis mutuatur, qui pararhythmus; interim cujusvis alte-
rius, ac heterorhythmus hic appellatur; at qui rhythmum
prorſus nullius aetatis retinet, hic ecrhythmus. Idem de
naturis ac anni temporibus et locis omnibusque aliis ſta-
tuendum. Suus eſt enim cuique horum certus quidam
rhythmus, qui quum corrumpitur, arhythmum tum intel-
liges, et quas ejus diximus differentias eſſe. Jam vero
inter omnes rhythmos hi pari proportione, illi impari con-
ſtant; pari, ubi diſtentionis tempus aequet tempus con-
tractionis; impari, ſi alterutrum eorum excedat. Id quod
modo certis, modo incertis fit exceſſibus; certis biſariam,
aut multiplici proportione, aut ut numeri ad numerum, qui
et ſuperpartialis appellatur; proportio quidem multiplex eſt
dupla, vel tripla, vel quadrupla, vel aliqua inſequentium;

ΣΦΥΓΜΩΝ ΛΟΓΟΣ Δ. 517

Ed. Chart. VIII. [22.]   Ed. Baf. III. (11.)

ὡς ἀριθμοῦ δὲ πρὸς ἀριθμὸν, ὅταν ἡλίκων ἡ διαστολὴ δυοῖν ᾖ χρόνων, τηλικούτων ἡ συστολὴ, πέντε, ἢ ἑπτὰ, ἢ ἐννέα, ἢ ἔνδεκα· ἀῤῥήτοις δὲ τριχῶς μὲν καθόλου· ἢ γὰρ ὁ τῆς διαστολῆς χρόνος ἄῤῥητός ἐστιν, ἢ ὁ τῆς συστολῆς, ἢ ἀμφότεροι. κατὰ μέρος δὲ τούτων ἕκαστος ποτὲ μὲν ἐπ᾿ ὀλίγον παρηυξημένους ἔχει τοὺς ἀῤῥήτους χρόνους, εἴτε πλείους εἶεν, εἴθ᾿ εἷς ὁ πρῶτος, ποτὲ δὲ ἐπὶ πλέον, ποτὲ δὲ ἐπὶ πλεῖστον. ὅτι δὲ πρῶτον χρόνον οὐ πρὸς τὴν φύσιν αὐτὴν, ἀλλὰ πρὸς αἴσθησιν ἀκούειν χρὴ, πρόδηλον. οὕτω γὰρ ἔχει καὶ παρὰ τοῖς μουσικοῖς. ταῦτ᾿ ἀρκεῖ τὸ νῦν περὶ ῥυθμῶν. ὅσον γὰρ ἐκ τούτου τοῦ γένους τῶν σφυγμῶν, τὸ δυνατόν τε καὶ χρήσιμον, ἢ ἀδύνατόν τε καὶ ἄχρηστον, ἔν τε τοῖς περὶ διαγνώσεως αὐτῶν καὶ ἐν τοῖς περὶ προγνώσεως εἰρήσεται.

Κεφ. θ'. Ἀλλ᾿ ἐπὶ τὰ λοιπὰ δύο γένη μεταβαίνωμεν ἤδη· τὸ μὲν ἕτερον ἐν ᾧ τήν τε ὁμαλότητα καὶ τὴν ἀνωμαλίαν ἐπισκοπούμεθα, τὸ δ᾿ ἕτερον ἐν ᾧ τάξιν τε καὶ ἀταξίαν. ὁμαλότης μὲν οὖν καὶ ἀνωμαλία καθ᾿ ἕνα τε σφυγμὸν καὶ

ut numeri ad numerum, quum quanta funt duo diftentionis tempora, tanta fint contractionis tempora, quinque, vel feptem, vel novem, vel undecim; incertis in univerfum tripliciter; nam aut diftentionis eft tempus incertum, aut contractionis, aut utrumque. Sigillatim vero quisque horum interdum paululum amplificata habet incerta tempora, five plura fint, five unum primum; interdum plus; eft quum plurimum. Atqui tempus primum planum eft non natura ipfa effe, fed fenfu accipiendum, fic etenim apud muficos etiam fit. Haec quidem fufficiunt in praefentiarum de rhythmis. Nam ex hoc pulfuum genere quid fieri poffit et conducat, aut non poffit et inutile fit, in libris de his dignofcendis et in libris de praefagitione dicemus.

Cap. IX. Porro ad genera jam reliqua duo transeamus: alterum, in quo aequalitatem fpectamus et inaequalitatem; alterum, in quo ordinem et ordinis perturbationem. Atque aequalitas et inaequalitas tum in uno pulfu fiunt

περὶ πλείονας γίνεται. τάξις δὲ καὶ ἀταξία περὶ πλείονας
μόνον. ἐπεὶ δὲ χαλεπὴ καὶ δυσθεώρητός ἐστιν ἡ καθ᾽ ἕνα
σφυγμὸν ἀνωμαλία, περὶ τῆς ἐν πλείοσι συνισταμένης πρό-
τερον εἴπωμεν συναποδόντες αὐτῇ καὶ τὸν περὶ τάξεως καὶ
ἀταξίας λόγον, ἐπειδὴ παράκειταί τε καὶ οἰκεῖός ἐστιν, οὕτω
καὶ ἐπὶ τὴν καθ᾽ ἕνα σφυγμὸν ἀνωμαλίαν ἐπανελθόντες,
ἁπάσας αὐτῆς εἰπεῖν πειρασόμεθα τὰς διαφοράς. ἡ τοίνυν
ἐν πλείοσιν σφυγμοῖς θεωρουμένη ὁμαλότης τε καὶ ἀνωμαλία,
ἃς καὶ συστηματικὰς καλοῦσιν, ἐν τῷ παραβάλλειν τὰς ἐν τῷ
πρώτῳ σφυγμῷ διαφορὰς τὰς ἁπάσας ταῖς ἐν τοῖς ἐφεξῆς
νοοῦνται. εἰ μὲν γὰρ ἴσαι φυλάττοιντο κατὰ πάντα, ὁμαλὸς
ἁπλῶς ὁ τοιοῦ(12)τος καλεῖται σφυγμός· εἰ δὲ ἄνισοι κατὰ
πάντα, ἀνώμαλος ἁπλῶς. εἰ δὲ κατὰ τινὰ μὲν, ἢ τινὰς ἴσαι,
κατὰ τινὰ δὲ, ἢ τινὰς ἄνισοι, καθ᾽ ἃς μὲν ἴσαι, κατὰ ταύ-
τας ὁμαλὸς ὁ σφυγμὸς ῥηθήσεται, καθ᾽ ἃς δ᾽ ἄνισοι, κατ᾽
ἐκείνας ἀνώμαλος, πολὺ διαφέροντος, ἢ ἁπλῶς ὁμαλὸν καὶ
ἀνώμαλον εἰπεῖν, ἢ καθ᾽ ἓν ὁτιοῦν γένος. ὁ μὲν γὰρ ἁπλῶς
ὁμαλὸς οὔτε μέγεθος οὔτε τάχος οὔτ᾽ ἄλλο οὐδὲν ἄνισον

tum in pluribus; ordo et perturbatio ordinis in pluribus
duntaxat. Sed enim quod difficilis ſit in uno pulſu, neque
facile animadvertatur inaequalitas, primo loco de ea dica-
mus quae ex multis pulſibus conſtat, ſimulque de ordine et
ordinis perturbatione explicemus, quando finitimum eſt
hoc genus et affine; mox ad inaequalitatem nos in uno pulſu
referamus, demusque operam ut omnes ejus differentias re-
cenſeamus. Ergo quae pluribus in pulſibus aequalitas atque
inaequalitas animadvertuntur, quas collectivas vocitant, in
comparatione omnium differentiarum aeſtimantur primi
pulſus cum reliquorum differentiis. Nam pares ſi omni-
no maneant, aequalis abſolute is pulſus vocatur; ſin om-
nino impares, inaequalis abſolute. Quae ſi in una ſint
vel pluribus pares, et in una vel pluribus impares, qua-
tenus pares ſunt, hactenus pulſus aequalis appellabi-
tur, quatenus impares, hactenus inaequalis. Nam ab-
ſolute aequalem pulſum dicas et inaequalem, an aliquo in
genere, multum refert; quod abſolute aequalis neque ma-
gnitudinem neque velocitatem neque aliud habet impar

ἔχει. ὁ δὲ καθ᾽ ἓν ὁτιοῦν ἅμα τῇ ἐκείνου προσηγορίᾳ λέ-
γεσθαι βούλεται κατὰ μέγεθος ὁμαλός, κατὰ τάχος, κατὰ
σφοδρότητα, καθ᾽ ἓν ὁτιοῦν ἄλλο. καὶ μέντοι καὶ ἀνώμα-
λος, ἤτοι κατὰ μέγεθος, ἢ τάχος, ἤ τι τῶν ἄλλων, ἔσθ᾽
ὅτε δὲ καὶ κατὰ δύο τούτων, ἢ τρία, ἢ πλείω, ἢ καὶ πάνθ᾽
ὁμοῦ πολλάκις, ὅταν ἁπλῶς ὁμαλὸς, ἢ ἀνώμαλος λέγηται.
τοιοῦτοι μὲν ὅ τε ὁμαλὸς καὶ ἀνώμαλος. ὁ δὲ τεταγμένος
καὶ ἄτακτος, τμηθέντος τοῦ ἀνωμάλου εἴς τε τὸ κατὰ περιό-
δους ἴσον καὶ εἰς τὸ παντοίως ἄνισον, καθ᾽ ἑκάτερον τῶν
τμημάτων τὴν γένεσιν ἴσχουσι· κατὰ μὲν τὸ τῶν περιόδων
ἴσον ὁ τεταγμένος, κατὰ δ᾽ αὖ τὸ παντοίως ἄνισον ὁ
ἄτακτος. ὧδε γὰρ δὴ τὸ πᾶν αὖθις ἀναλαβόντες εἴπωμεν,
ὑπὲρ τοῦ μηδὲν ἔτι διαφεύγειν ἀσαφές. αἱ καθ᾽ ἕνα σφυγμὸν
ἅπασαι διαφοραὶ ταῖς ἐν τοῖς ἑξῆς ἴσαι καθ᾽ ἕκαστον γένος
ἔστωσαν, ὁμα[23]λὸς ἁπλῶς ὁ τοιοῦτος λεχθήσεται σφυγ-
μός. ἀλλὰ πᾶσαι πάσαις ἄνισοι τυγχανέτωσαν οὖσαι,
ἀνώμαλος ἁπλῶς ὁ τοιοῦτος. ἀλλὰ τὶς μὲν, ἢ τινὲς ἴσαι,
τὶς δ᾽, ἢ τινὲς ἄνισοι, κατὰ τινὰ μὲν, ἢ τινὰς, ὁ σφυγ-
μὸς ὁμαλὸς ἔσται, κατὰ τινὰ δ᾽, ἢ τινὰς ἀνώμαλος.

quicquam. Ille vero qui in aliquo, quum illius vult nomine
dici, magnitudine aequalis, celeritate aequalis, vehementia
et alio quoquo modo: itidem inaequalis, aut magnitudine,
aut velocitate, aut alio quopiam. Nonnunquam duobus ho-
rum, vel tribus, vel pluribus, vel omnibus faepe fimul, quum
abfolute aequales, vel inaequales vocantur. Habes aequa-
lem et inaequalem. Ordinatus vero et inordinatus, divifa
inaequalitate in paritatem circuituum et in abfolutam impa-
ritatem, in utroque membro generantur; in circuituum pa-
ritate ordinatus, in abfoluta imparitate inordinatus. Ita-
que univerfum repetamus, ne quid obfcuri nos fugiat. Sint
omnes unius pulfus differentiae, fequentium differentiis omni
in genere pares, abfolute aequalis hic appellabitur. Contra
omnes fint omnibus impares, inaequalis abfolute ille. Age
fint aliqua vel aliquae pares, et aliqua vel aliquae impares;
in aliqua pulfus vel aliquibus aequalis erit, in aliqua vel

ὁ μὲν οὖν ἁπλῶς ὁμαλὸς, ἢ ὁ κατὰ τινὰ διαφορὰν μίαν, ἢ
καὶ πλείους, οὐ δέχεται τομήν. τὸν δ᾽ ἁπλῶς ἀνώμαλον,
ἢ κατὰ τινὰς ἰδέας, ἢ τινὰ τέμνοντες, τῷ κατὰ περιόδους ἴσῳ
τε καὶ ἀνίσῳ τὸν τεταγμένον τε καὶ ἄτακτον εὑρήσομεν, ἢ
ἁπλῶς, ἢ κατὰ τινὰς διαφορὰς, ἢ τινά. τὸ δὲ κατὰ περιό-
δους ἴσον οἶμαι μὲν ἤδη σαφὲς ὑπάρχειν, ἀπὸ τῶν ἐφεξῆς
ἴσων διωρισμένον, οὐ μὴν ἀλλὰ ὑπὲρ τοῦ μηδὲν ἐλλείπειν
τῷ λόγῳ καὶ τοῦτο προσκείσθω παραδείγματος ἕνεκα, προ-
χειρισαμένοις ἓν γένος σφυγμοῦ τὸ κατὰ τὸ μέγεθος. ἔστω-
σαν γὰρ ὁ μὲν πρῶτος σφυγμὸς καὶ ὁ δεύτερος καὶ ὁ τρίτος
ἴσοι κατὰ τὸ μέγεθος, ἄνισος δ᾽ αὖ τοῖς ἐφεξῆς ἐπέσθω ὁ
τέταρτος. δῆλον ὡς ἀνώμαλος κατὰ μέγεθος ὁ τοιοῦτός ἐστι
σφυγμὸς, οὐ μὴν ἤδη πω δῆλον, εἰ καὶ ἄτακτος, ἀλλὰ χρὴ
περιμένειν ἄλλους τέτταρας, ἵν᾽ εἰ μὲν οἱ τρεῖς οἱ δεύτεροι
καὶ ἀλλήλοις καὶ τοῖς ἐκ τῆς προτέρας περιόδου γεννηθεῖεν
ἴσοι, καὶ μετ᾽ αὐτοὺς ὁ τέταρτος τῷ τετάρτῳ, τεταγμένος ὁ
τοιοῦτος λέγοιτο σφυγμὸς κατὰ μέγεθος, εἴ γε ὡσαύτως τὰς
πρώτας δύο περιόδους καὶ τὰς ἑξῆς ἁπάσας ἴσας διαφυ-
λάττει. εἰ δὲ μὴ πάντες οἱ ἐκ τῆς δευτέρας περιόδου

aliquibus inaequalis. Qui abfolute eft aequalis, aut una dif-
ferentia pluribusve, non recipit partitionem. Qui autem ab-
folute inaequalis eft, hunc per unam vel plures fpecies di-
videntes, circuituum paritate et imparitate ordinatum repe-
riemus et inordinatum, vel abfolute, vel pluribus in diffe-
rentiis, vel in una. Ac paritatem circuituum puto jam cla-
rum effe ab fefe fequentibus diftingui paritatibus. Caete-
rum ne quid oratio defideret, addam hoc etiam atque exem-
pli gratia proponam unum pulfus in magnitudine genus.
Sint primus pulfus et fecundus et tertius magnitudine pares,
contra fit in fequentibus quartus impar; eum pulfum liquet
magnitudine inaequalem effe, ecquid tamen inordinatus fit,
nondum clarum eft, fed alii lunt quatuor expectandi: ubi fi
tres illi alteri mutuo fint inter fe et illis prioris circuitus pa-
res ac mox quarto quartus, ordinatus ejusmodi dicitur pul-
fus magnitudine, fi quidem aeque primos duos circuitus
fequentesque retineat pares omnes. Quod fi non omnes

τοῖς ἐκ τῆς προτέρας ἴσοι γίγνοιντο, τηνικαῦτα ἤδη καὶ ὁ
σφυγμὸς ἄτακτος λέγοιτο κατὰ μέγεθος. οὕτω δὲ καὶ κατὰ
τάχος καὶ πυκνότητα καὶ τὰς ἄλλας διαφοράς. ἔσθ᾽ ὅτε δὲ
δύο μὲν ἢ τρεῖς περίοδοι σφυγμῶν ἄνισοι κατὰ πᾶν ἀλλή-
λαις εἰσὶν, αἱ δὲ ἑξῆς οὐκ ἔτι· τὸν τοιοῦτον σφυγμὸν ὅτι
μὲν οὐ χρὴ καλεῖν τεταγμένον ἁπλῶς, ἄντικρυς δῆλον, οὐ
μὴν οὐδὲ ἁπλῶς ἄτακτον, ἀλλ᾽ ἐπισκοπεῖσθαι χρὴ καὶ διο-
ρίζεσθαι μή τις τῶν κατὰ περιόδους ἐστὶ τεταγμένων. ἔσθ᾽
ὅτε γὰρ τρεῖς, ἢ τέτταρες περίοδοι ἀλλήλαις ἄνισοι γενόμεναι
τὰς ἑξῆς ἴσας ἀνάλογον ἴσχουσιν. ὥστ᾽ εἰ τύχοι τὴν μὲν τε-
τάρτην τῇ πρώτῃ, τὴν δὲ πέμπτην τῇ δευτέρᾳ, τὴν δ᾽ ἕκτην τῇ
τρίτῃ κατὰ πᾶν ἐξισοῦσθαι, τοιοῦτον τὸν σφυγμὸν εἰώθαμεν
τεταγμένον κατὰ περίοδον καλεῖν, μέσον ὄντα τῶν ἁπλῶς
λεγομένων τεταγμένων τε καὶ ἀτάκτων. τούτων μὲν γὰρ
ἑκάτερος οὐδαμῆ τοῦ ἐναντίου μετέχει, οὔτ᾽ οὖν ὁ τεταγμέ-
νος ἀταξίας οὔθ᾽ ὁ ἄτακτος τῆς τάξεως. ὁ δὲ κατὰ περίο-
δον τεταγμένος ἔστιν ᾗ τάξεως, ἔστι δὲ ᾗ ἀταξίας μετέχει,
τάξεως μὲν τῆς ἐν ἁπάσαις ταῖς περιόδοις, ἀταξίας δὲ τῆς

alterius circuitus primi circuitus pulſibus ſint pares, ibi pulſus
jam dicitur inordinatus in magnitudine. Eadem eſt ratio in
celeritate, crebritate caeteriſque differentiis. Aliquando
pulſuum duo, vel tres circuitus omnino inter ſe ſunt impares,
proximi non item, eum pulſum in confeſſo eſt non appellandum
eſſe abſolute ordinatum, non tamen inordinatum abſolute; ſed
ecquis ex ordinatis per circuitus ſit, animadvertendum eſt.
Eſt quum tres vel quatuor inter ſe circuitus ſint impares et
inferiores obtineant proportione pares. Quare ſi fiat, ut
quartus primo et quintus ſecundo et ſextus tertio, undequa-
que adaequetur, ſolemus hunc pulſum ordinatum per circui-
tus appellare; qui quidem inter eos medius, qui abſolute or-
dinati vocantur et inordinati, intercedit; nam uterque hic
contrarii expers eſt, ordinatus perturbationis ordinis, inordi-
natus ordinis. At per circuitus, qui ordinatus eſt, aliquam
ordinis partem, aliquam etiam perturbationis ordinis habet;
ordinis, quatenus in omnibus eſt circuitibus ordo, pertur-

καθ᾽ ἑκάστην αὐτῶν. ὁ μὲν γὰρ ἁπλῶς τεταγμένος ἴσας
ἁπάσας ἔχει τὰς περιόδους, ὁ δὲ κατὰ περιόδους τεταγμένος
οὐχ ἁπάσας ἴσας, ἀλλὰ διά τινος ἀριθμοῦ. πάλιν δὲ ὁ μὲν
ἄτακτος οὔτε πάσας ἐφεξῆς ἴσας ἔχει τὰς περιόδους οὔτε
διά τινος ἀριθμοῦ. ὁ δὲ κατὰ περίοδον τεταγμένος ἑκάτε-
ρον μὲν αὐτῶν οὐκ ἔχει, θάτερον δ᾽ ἔχει. καὶ οὕτω μέσος
τε ἀμφοῖν γίνεται, τεταγμένου τε καὶ ἀτάκτου, καὶ τὸ μὲν
ἔχει κοινὸν ἑκατέρου, τὸ δ᾽ οὔ. δύναιτο δ᾽ ἄν τις καὶ
ἁπλῶς τεταγμένους τοὺς τοιούτους ἡγεῖσθαι σφυγμούς, εἰ τὰς
κατὰ μέρος περιόδους τὰς διά τινος ἀριθμοῦ ταῖς ἑξῆς ἴσας
εἰς μίαν ἁπάσας μεγάλην συναριθμοίη περίοδον. ὅση δὲ καὶ
οἷα ποικιλία καὶ πλοκὴ γένοιτ᾽ ἄν τῶν περιόδων, ἐν διαφέ-
ρουσιν ἀριθμοῖς συνισταμένων, οὐ χαλεπὸν συνιδεῖν, καὶ μά-
λιστα τοῖς γεγυμνασμένοις τὰς ἐν τοῖς πυρετοῖς περιόδους
ἐπιπλέκειν ἀλλήλαις. οὔκουν ἐπὶ πλέον ἡμᾶς δεήσει ἔτι τὰς
διαφορὰς αὐτῶν ἐπεξιέναι, ἀλλ᾽ ἐπὶ τὰς κατὰ τὴν ἀνωμαλίαν
ἐλθόντας εἰπεῖν προτέρας μὲν τὰς συστηματικὰς, ἑξῆς δὲ
τὰς καθ᾽ ἕνα σφυγμόν.

bationis ordinis, quatenus haec in fingulis illis ineft. Si
quidem qui abfolute eft ordinatus, pares fortitus eft circuitus
omnes; qui per circuitus ordinatus eft, non omnes aequales,
fed certos. Rurfus inordinatus abfolute nec habet omnes
deinceps pares circuitus, neque certos; per circuitus vero
ordinatus ambo haec non habet, alterum habet. Ita utrius-
que medius fit, ordinati et inordinati, atque illud utriusque
commune habet, hoc non habet. Dicas etiam abfolute or-
dinatos ejuscemodi pulfus, fi fingulos circuitus, qui certo
funt numero in fequentibus pares, in unum cogas univerfos
magnum circuitum. Quanta vero et qualis fiat varietas et
concurfio circuituum ex diverfis numeris conftantium, facile
quis, maxime qui febrium circuitus complicare mutuo eft
exercitatus, animadvertet. Quare nihil eft quod pluribus
etiam eorum differentias perfequamur: fed ad differentias
veniendum eft inaequalitatis, declarandaeque primum colle-
ctivae, deinde unius pulfus inaequalitates.

Ed. Chart. VIII. [24.]   Ed. Baſ. III. (12.)

Κεφ. ί. [24] Αἱ μέντοι συστηματικαὶ τῶν ἀνωμα-
λιῶν, ἐν ἀθροίσματι δ᾽ αὗται πλειόνων, ὡς ἔφαμεν, σφυγ-
μῶν συνίστανται, πρώτην μὲν ἔχουσι διαφορὰν, καθ᾽ ἣν ὁτὲ
μὲν ὁμαλῶς, ὁτὲ δὲ ἀνωμάλως γίγνονται, καὶ οὐ χρὴ θαυ-
μάζειν εἰ ὁμαλήν τινα καλοῦμεν ἀνωμαλίαν. ἔχει γὰρ οὕτως
οὐκ ἐν σφυγμοῖς μόνον, ἀλλὰ κἂν τοῖς ἄλλοις σχεδὸν ἅπασιν,
ὅσα τρέποντα τὴν ἐξ ἀρχῆς φύσιν, εἴτε κατὰ μέγεθος εἴτε
κατὰ ποιότητα, ἢ ὁμαλὰς ποιεῖ τὰς αὐξήσεις, ἢ ἀνωμάλους.
καθόσον μὲν γὰρ τρέπει διαφθείροντα τὴν ἰσότητα, λέγοιτ᾽
ἂν ἀνώμαλα, καθόσον δὲ τὸ ἴσον ἀεὶ τῆς τροπῆς ἐπιλαμβά-
νει, λέγοιτ᾽ ἂν ὁμαλῶς τρέπεσθαι. τὰ δὲ μήτε ἐν τῷ πρό-
σθεν μένοντα μήτε τὸ ἴσον ἀεὶ τῆς τροπῆς ἐπιλαμβάνοντα
τελέως ἀνώμαλα λέγεται. τοιοῦτον δή τι καὶ κατὰ τούσδε
τοὺς σφυγμοὺς συμβέβηκεν, ἤτοι κατὰ βραχὺ καὶ ὁμαλῶς
ἐκλυομένης αὐτῶν τῆς ἰσότητος, ἢ ἀθρόως καὶ κατὰ μεγάλα.
γένοιτο δ᾽ ἂν ἐφ᾽ ἑνὸς γένους, ὡς ἐπὶ παραδείγματος, ὁ λό-
γος σαφής. ἔστω τοίνυν ὁ μὲν δεύτερος σφυγμὸς τοῦ πρώ-
του βραχὺ μικρότερος, ὁ δὲ τρίτος τοῦ δευτέρου τοσούτῳ
πάλιν, ἀλλὰ καὶ ὁ τέταρτος τοῦ τρίτου τῷ ἴσῳ, καὶ τουτ᾽

Cap. X. Collectivae quidem inaequalitates quae in
acervo, uti diximus, plurium pulſuum conſtant, primam
habent differentiam, qua interim aequaliter, interim inae-
qualiter fiunt. Neque admirationis habet quicquam, quod
aequalem quandam vocamus inaequalitatem, quum id uſu
veniat non pulſibus modo, ſed et aliis prope omnibus quae
priſtinam naturam immutantia, ſive magnitudine, ſive qua-
litate, aequalia capiunt incrementa, vel inaequalia. Nam
quatenus aequalitatem commutant, vocentur inaequalia; ſed
quatenus aequam ſemper mutationem aſſequuntur, aequa-
liter dicantur mutari; ſed vero quae nec priſtino conſtant
ſtatu, nec accipiunt parem mutationem haec ſemel inaequa-
lia vocantur. Ergo id ipſum pulſibus accidit, ſeu paulatim
perdatur et aequaliter ipſorum aequalitas, ſeu affatim et in-
ſigniter. Ac id uno in genere, exempli gratia, planum fiat.
Sit primo pulſu ſecundus paulo minor et tertius tanto ſe-
cundo et vero etiam quartus tertio pari modo, idque ad plu-

ἄχρι πλείονος ἐφεξῆς γενέσθω, τοὺς τοιούτους σφυγμοὺς
μειουρίζοντάς τε καὶ μειούρους καλοῦσιν, ἀπὸ τῶν εἰς ὀξὺ τε-
λευτώντων σχημάτων τοὔνομα μεταφέροντες. ὅσοι μὲν διὰ
παντὸς αὐτῶν μειοῦνται καὶ οὐδέποτε παύονται τοῦδε
τοῦ παθήματος, εἰς ἀκινησίαν παντελῆ τελευτῶσιν, καὶ κα-
λοῦμεν αὐτοὺς ἐκλείποντας μυούρους· ὅσοι δὲ παύονται,
διττὴν ἔχουσι τὴν διαφοράν. τινὲς μὲν γὰρ αὐτῶν ἐν ᾗ περ
πρῶτον ἐπαύσαντο μειούμενοι σμικρότητι, ταύτην διὰ παντὸς
φυλάττουσιν, τινὲς δ᾽ αὐξάνονται πάλιν, οὓς μυούρους πα-
λινδρομοῦντας καλοῦσι. τούτων δ᾽ αὐτῶν οἱ μὲν εἰς ἴσον
τῷ καταρχὰς ἐπανέρχονται μέγεθος, οἱ δ᾽ εἰς ἔλαττον· καὶ
τινὲς μὲν ἐν αἷς ἔμ(13)προσθεν ἐμειώθησαν ὑπεροχαῖς, ἐν
ταύταις αὖθις αὐξάνονται· τινὲς δ᾽ ἐλάττοσιν ἢ μείζοσι προσ-
θέσεσι χρῶνται. τοιαῦται μέν τινες αἱ ὁμαλαὶ τῶν ἀνωμα-
λιῶν εἰσι διαφοραί.

Κεφ. ια'. Τῶν δ᾽ ἀνωμάλων ἀνωμαλιῶν τινὲς μὲν
οὐδεμίαν ὅλως φυλάττουσιν ἰσότητα, τινὲς δὲ μέχρι μὲν τριῶν,
ἢ τεττάρων, ἢ πέντε σφυγμῶν φυλάττουσι, διαφθείρουσι δ᾽ ὕστε-
ρον. ἐν ἑκατέραις δ᾽ αὐτῶν ἤτοι τάξις, ἢ ἀταξία συνίσταται·

res usque deinceps perveniat, hos pulfus vocant mutilos et
quafi decurtatos, a figuris nomen, quae in acutum terminant,
mutantes. Jam qui ex iis perpetuo diminuuntur, nec mi-
nui defiſtunt, ad quietem prorfus recidunt denique et in im-
mobilitatem definunt, ipſosque deficientes decurtatos appel-
lamus. At qui definunt, duplici funt differentia; quidam,
in qua primum parvitate diminui defiverunt, hanc fervant
conftantiſſime, alii de integro augentur, quos appellant re-
ciprocos decurtatos. Quorum quidem ipforum quidam ad
parem priftinae revertuntur magnitudinem, aliqui ad mino-
rem, ac nonnulli quibus ante exceſſibus funt imminuti, his
augentur rurfus; alii minoribus acceſſionibus utuntur. Tot
inaequalitatum funt aequales differentiae.

Cap. XI. Inaequalium inaequalitatum quaedam nul-
lam prorfus aequalitatem retinent: aliquae retinent ad tres
usque, vel quatuor, vel quinque pulfus, fed poftea amittunt.
In quorum ineft utrisque vel ordo, vel perturbatio ordinis;

τάξις μὲν, εἰ περιόδους τινὰς ἴσας φυλάττοιεν· ἀταξία δὲ, εἰ
καὶ ταύτας διαφθείροιεν. ἐκλείπουσι δὲ κἀπὶ τούτων πολλά-
κις αἱ κινήσεις, ὥσπερ κἀπὶ τῶν ὁμαλῶς κινουμένων, ἀλλ᾽
ἐκείνους μὲν μυούρους ἐκλείποντας ὀνομάζομεν, τούτους δὲ
ἀνωμάλους ἐκλείποντας. ἐν μὲν δὴ τῇ κατὰ τὸ μέγεθος καὶ
σμικρότητα ἀνωμαλίᾳ πάνυ σύνηθες τοῖς ἰατροῖς ὄνομα τὸ
μύουρον. ἐν δὲ τῇ κατὰ σφοδρότητα καὶ ἀμυδρότητα καὶ
τοῖς ἄλλοις γένεσιν οὐκ ἔθ᾽ ὁμοίως ἐν ἔθει. ἡ μέντοι τῶν
πραγμάτων ἀναλογία καθ᾽ ἕκαστον γένος ἡ αὐτή. ἤτοι γὰρ
ὁμαλῶς διαφθείρουσι τὴν ἰσότητα, ἢ ἀνωμάλως. καὶ τὰς
ἄλλας τὰς ἐν μέρει διαφορὰς, τὰς αὐτὰς ἴσχουσιν ἀνωνύμους
τὰς πλείστας αὐτῶν. πλὴν γὰρ τοῦ παρεμπίπτοντός τε καὶ
διαλείποντος οὐδενὸς τῶν ἄλλων ἐστὶν [25] ἴδιον ὄνομα.
τούτων δὲ ὁ μὲν παρεμπίπτων ἐκ τῆς κατὰ πυκνότητα μόνης
ἐστὶν ἀνωμαλίας, ὁ δὲ διαλείπων ἔν τε τῇ κατὰ ἀραιότητα
καὶ μικρότητα συνίσταται, καθ᾽ ἕτερον ἐν ἑκατέρᾳ τρόπον,
ἐν μὲν τῇ κατὰ τὴν ἀραιότητα τῷ τὴν ἡσυχίαν ἐπὶ μήκιστον
ἐκτετάσθαι, ἐν δὲ τῇ κατὰ σμικρότητα τῷ τὴν διαστολὴν

ordo, fi circuitus fervent aliquos pares; perturbatio ordinis,
fi et hos quoque violent.   Atque hi quidem et ipfi motibus
frequenter deficiuntur, ut illi, qui aequaliter moventur; cae-
terum illos decurtatos deficientes appellamus, hos inaequales
deficientes.   Nam in magnitudinis et parvitatis inaequalitate
admodum medicis eft decurtatum nomen ufitatum, at in ve-
hementiae inaequalitate et remiffionis aliisque generibus, non
ita jam celebre eft.   Nihilominus eadem rerum eft in quo-
que genere convenientia; nam aut aequaliter aequalitatem,
aut inaequaliter corrumpunt.   Et caeteras habent quidem
fingulares easdem differentias, fed eas fine nomine plerasque,
nam praeter intercurrentem et intermittentem alius nomen
proprium habet nullus.   Quorum intercurrens ex fola in-
aequalitate eft crebritatis; intermittens vero ex inaequali-
tate conftat raritatis atque parvitatis, alio atque alio utrobi-
que modo, in raritatis inaequalitate, quod quies fit longiffime
producta; in parvitatis, quod diftentio minimum fit dila-

ἐπ᾽ ἐλάχιστον ἰδιεστάλθαι. μᾶλλον δέ πως ἐπὶ μὲν ταῖς σμι-
κρότησι τῶν σφυγμῶν οἱ ἐκλείποντες, ἐπὶ δὲ ταῖς ἀραιότη-
σιν οἱ διαλείποντες γίνονται. παράκεινται δὲ τοῖς διαλεί-
πουσι σφυγμοῖς οἱ καλούμενοι παλινδρομοῦντες ἐκλείποντες,
ὅταν δύο, ἢ καὶ τριῶν, ἢ καὶ πλειόνων ἔτι σφυγμῶν χρόνον
ἀκίνητος εἶναι δόξασα παντάπασιν ἡ ἀρτηρία πάλιν ὑπάρξη-
ται κινεῖσθαι. ταυτὶ μὲν καὶ τὰ τῆς συστηματικῆς ἀνωμα-
λίας εἴδη.

Κεφ. ιβ´.· Ὑπόλοιπον δ᾽ ἂν εἴη τῆς καθ᾽ ἕνα σφυγ-
μὸν ἀνωμαλίας εἰπεῖν τὰς διαφοράς. ἔστι δὲ κἀνταῦθα πα-
ραπλήσιος ὁ λόγος ἐφ᾽ ἑκάστου τε τῶν γενῶν καὶ πάντων
ὁμοῦ. τὸν μὲν γὰρ ἁπλῶς ὁμαλὸν καλέσομεν, τὸν δὲ
ἁπλῶς ἀνώμαλον, τὸν δὲ καθ᾽ ἕν ὁτιοῦν γένος, ἐν ᾧ δια-
φθείρεσθαι συμβαίνει τὴν ἰσότητα. λέγωμεν οὖν ἐπὶ τοῦ
κατὰ τὴν κίνησιν γένους πρώτως τὰς διαφοράς. εἰ γὰρ ἐπὶ
τούτῳ γυμνασαίμεθα, ῥᾳδίως ἤδη καὶ περὶ τῶν λοιπῶν συνεί-
σομεν. τῆς οὖν κατὰ τὴν κίνησιν ἀνωμαλίας δύο μὲν χρὴ
τὰς πρώτας διαφορὰς τίθεσθαι, τὴν μὲν ἐν ἑνὶ μορίῳ τῆς
ἀρτηρίας τὴν γένεσιν ἴσχουσαν, ἐν πλείοσι δὲ τὴν ἑτέραν.
ἑκατέρα δ᾽ αὐτῶν αὖθις εἰς πλείους τέμνεσθαι πέφυκεν, ἃς

tata; vel potius ex pulfuum parvitatibus deficientes conftent,
intermittentes ex raritatibus.   Jam pulfibus intermittentibus
affines funt qui reciproci deficientes vocantur, ubi duorum
fpatium vel trium, vel plurium etiam pulfuum motu omni-
no arteria non cieri vifa, iterum agitari incipiat.   Atque hae
funt collectivae inaequalitatis fpecies.

Cap. XII.   Reliquum jam eft, ut de inaequalitatis
dicamus unius pulfus differentiis: eftque eadem etiam hic
ratio in fingulis generibus et univerfis.   Hunc enim abfolute
aequalem appellamus, illum abfolute inaequalem, alium pro
quoque genere, in quo perdi paritatem contingit   Igitur
explicemus primo loco generis motus differentias: nam ad
hoc fi exercitati fimus, nullo jam negotio percipiamus reli-
qua.   Ac inaequalitatis motus duae conftituendae primae dif-
ferentiae funt, una in una arteriae parte gignitur, in pluri-
bus altera.   Quarum iterum poteft utraque in plures diftri-

δίκαιον ἂν εἴη πάσας εἰπεῖν ἀρξαμένους ἀπὸ τῆς καθ᾽ ἓν
μόριον συνισταμένης, οὐ κατὰ τὸν αὐτὸν δηλονότι χρόνον.
ἀμήχανον γὰρ ἓν καὶ ταὐτὸ μόριον ἐν ἑνὶ καὶ ταὐτῷ χρόνῳ
μὴ ὡσαύτως φαίνεσθαι κινούμενον, ἀλλ᾽ ἐν διαφέρουσι και-
ροῖς ἡ τοῦ ἑνὸς μορίου κίνησις οὐχ ἡ αὐτὴ φαίνεται πολλά-
κις, ὅταν ἀρχομένη μὲν βραδυτέρα, τελευτῶσα δὲ ὠκυτέρα,
καὶ ἀνάπαλιν ἀρχομένη μὲν ὠκυτέρα, τελευτῶσα δὲ βραδυ-
τέρα, πάνυ πολλῆς τοιαύτης ἀνωμαλίας καὶ πολλάκις ἐν τοῖς
σφυγμοῖς εὑρισκομένης καὶ πολλὰ δηλοῦν πεφυκυίας, ὡς
ἑτέρωθι λέγεται. δείξομεν δὲ νῦν αὐτῆς ἁπάσας τὰς κατὰ
μέρος διαφοράς. εἰσὶ δὲ τρεῖς μὲν αἱ πρῶται, ποτὲ μὲν
ἡσυχίας διακοπτούσης τὴν κίνησιν τοῦ μορίου, ποτὲ συνεχοῦς
μὲν φαινομένης αὐτῆς, οὐ μὴν ἰσοταχοῦς, ποτὲ δὲ ἐπανερχο-
μένης. ἐν ἑκάστῃ δ᾽ αὐτῶν κατὰ μέρος ἕτεραι.

Κεφ. ιγ΄. Περὶ πρώτης οὖν εἴπωμεν τῆς πρῶτον ῥη-
θείσης, ἐν ᾗ διακόπτεσθαι τὴν κίνησιν ὑπὸ τῆς ἠρεμίας συμ-
βέβηκεν. εὑρίσκονται δὲ ἐν αὐτῇ διαφοραὶ σφυγμῶν ἐννέα,
τρόπῳ τῷδε συνιστάμεναι. τῆς προτέρας κινήσεως ὠκείας

---

bui; quas fane par fit omnes recenfere; aufpicabimurque
ab ea, quae unam partem tenet, fed non eodem tempore;
qui enim una eademque pars uno et eodem tempore non mo-
veri fimiliter videatur?   Caeterum temporibus diftinctis
motus ejusdem partis faepenumero videtur non idem, quum
initio tardior, poftremo celerior fit, et contra initio eelerior,
tandem tardior.   Quae certe admodum frequens inaequali-
tas, faepeque in pulfibus invenitur, multaque denotare con-
fuevit, ut alio loco tradimus.   Nunc jam fingulas ejus dif-
ferentias ob oculos ponemus.   Sunt autem tres primae, mo-
do, quum quies interpellat partis modum; modo, quum con-
tinuus ille apparet, non paris tamen velocitatis; nonnun-
quam quum recurrit.   At hae habent alias fingulae.

Cap. XIII.   De prima ergo quae primo loco eft com-
memorata, agamus: in qua fit, ut abs quiete motus inter-
pelletur.   Novem in hac differentiae pulfuum inveniuntur,
quae hoc pacto fiunt.   Sit prior motus celer: alter trifariam

οὔσης, ἡ δευτέρα τὰς τρεῖς τρεπέσθω τροπὰς, ἢ ὠκεῖα, ἢ
βραδεῖα, ἢ σύμμετρος γινομένη. τρεῖς μὲν αὗται διαφοραὶ
σφυγμῶν. αὖθις δ᾽ ἄλλαι τρεῖς, τῆς προτέρας βραδείας με-
νούσης, ὑπαλλαττομένης δὲ τῆς δευτέρας τριχῶς, καὶ αὖθις
δ᾽ ἄλλαι τρεῖς, τῆς προτέρας μενούσης συμμέτρου, τῆς δὲ
δευτέρας τριχῶς τρεπομένης.

Κεφ. ιδ´. [26] Τῶν δὲ μὴ διαλειπόντων κατὰ τὴν
διαστολὴν ἀνωμάλων σφυγμῶν ἐν τῇ κινήσει, ἀλλ᾽ ἑξῆς ἀεὶ
μίαν τὴν ἀνωμαλίαν ἐχόντων μηδαμοῦ σχιζομένην ἀκινησίᾳ,
τινὲς μὲν ὠκέως ἀρχόμενοι κινήσεως, βραδύνουσι τελευτῶντες,
ἄλλοι δ᾽ ἔμπαλιν ἄρχονται μὲν βραδεῖς, ταχύνονται δὲ ἀεὶ
καὶ μᾶλλον, ἑκατέροις δ᾽ αὐτῶν ἢ ὁμαλῶς ἢ ἀνωμάλως
τὸ τοιοῦτο γίνεται. προείρηται γὰρ ὅπως ὁμαλή τις ἡ ἀνω-
μαλία γίγνεται. τῶν μὲν οὖν ὁμαλῶς ἐκλυόντων τὴν κίνησιν
ἢ ἐπιτεινόντων οἱ μὲν ἀπὸ τῆς ἐσχάτης βραδύτητος ἐπὶ τὴν
σύμμετρον κίνησιν ἔρχονται, τινὲς δὲ ἀπὸ τῆς συμμέτρου κι-
νήσεως ἐπὶ τὴν ἐσχάτην βραδύτητα, καὶ τινὲς μὲν ἀπὸ τοῦ
πρώτου τάχους τῆς συμμέτρου κινήσεως ἐπὶ τὴν ἐσχάτην βρα-
δύτητα, τινὲς δὲ ἀπὸ ταύτης ἐπὶ τὸ ἔσχατον τάχος. ἄλλοι

convertatur, fiatque vel celer, vel tardus, vel moderatus.
Hic tres differentiae pulſuum emergunt. Rurſus alterae tres,
ubi prior manet tardus et triſariam ſecundus variat. Aliae
item tres, ſi permaneat moderatus primus, varietur autem
tribus ſecundus modis.

Cap. XIV. At vero inter non intermittentes in dis-
tentione inaequales motu pulſus, ſed perpetuam habentes,
nulla intercifam quiete iuaequalitatem, quidam velociter mo-
tum exordientes, tarditate ſiniunt, alii contra tardi ſunt
initio, celeres ſemper magis ac magis evadunt; idque ho-
rum utrique habent, aut aequaliter, aut inaequaliter: nam
ſuperius, quemadmodum inaequalitas quaedam aequalis fiat,
demonſtratum eſt. Illorum ergo qui motum aequaliter mi-
nuunt vel augent, quidam ab extrema tarditate ad modera-
tum motum perveniunt; quidam a moderato motu ad ulti-
mam tarditatem. Alii a prima celeritate ad tarditatem ex-
tremam, nonnulli ab hac ad ſummam celeritatem. Sunt

Ed. Chart. VIII. [26.] Ed. Baf. III. (13.)

δέ τινες ἐφ᾽ ἑκάτερα τῆς συμμέτρου κινήσεως βραχὺ ἀποχω-
ροῦσι διχῶς καὶ οὗτοι, ποτὲ μὲν ὠκύτεροι, ποτὲ δὲ βραδύ-
τεροι γιγνόμενοι. ὥστ᾽ εἶναι τὰς πάσας αὐτῶν ἓξ διαφοράς,
καίτοι πλέονες ἐπινοεῖσθαι δύνανται. ἀλλ᾽ ἡμεῖς τὰς φαινο-
μένας εἴπωμεν. οὐ γὰρ εὕρομεν οὔτ᾽ ἀπὸ τῆς ἐσχάτης βρα-
δύτητος εἰς ἔσχατον τάχος ἀφικνούμενον οὐδένα σφυγμὸν
τῶν ὁμαλὴν τὴν ἀνωμαλίαν ἐχόντων οὔτ᾽ ἔμπαλιν ἀπὸ τῆς
ταχίστης κινήσεως εἰς τὴν βραδυτάτην. ἀλλ᾽ ἐν τοῖς ἀνωμά-
λον τὴν τροπὴν ποιουμένοις σπανίως γίνεται τοῦτο. οὐ
γὰρ ἐπὶ τῇ τυχούσῃ διαθέσει τηλικαύτη μεταβολὴ γίνεσθαι
πέφυκεν, ὥστε ἀρξαμένην βραδύτατα κινεῖσθαι τὴν ἀρτηρίαν
τελευτῶσαν εἰς ἔσχατον ἀφικέσθαι τάχος, ἢ τάχιστα κατὰ τὴν
ἀρχὴν κινηθεῖσαν εἰς ἐσχάτην βραδύτητα μεταστρέψαι. καὶ
ὅταν τοῦτο γίνηται, καὶ ἡ τροπὴ τηνικαῦτα ἐξ ἀνάγκης ἀνώ-
μαλός τέ ἐστι καὶ ἀθρόα κατὰ μεγάλας μεταβολάς, καὶ οὐ
κατὰ βραχὺ γενομένη, καθάπερ ἐξαλλομένης τῆς ἀρτηρίας,
ὅταν ἐκ τῆς βραδύτητος εἰς τὸ τάχος μεταπίπτῃ, καὶ αὖθις
οἷον εἰργομένης καὶ δεσμουμένης καὶ κατεχομένης ὑπό τινος,

praeterea qui utrinque a moderato motu paululum deflec-
tunt, hique bifariam; modo enim celeriores, modo tardio-
res fiunt; ut fex fint earum cunctae differentiae, tametfi ex-
cogitari plures poffunt; verum nos quae advertuntur, refe-
ramus. Neque enim qui ab extrema tarditate ad extremam
perveniret celeritatem, qui quidem de iis effet, qui aequalem
habent inaequalitatem, pulfum invenimus ullum, nec item,
qui ad tardiffimum motum ex velociffimo. Verum qui va-
riant inaequaliter, in iis illud, raro tamen accidit; non et-
enim quemlibet affectum tanta poteft mutatio confequi, ut
tardiffime initio agitata arteria ad extremam denique cele-
ritatem perveniat, aut primo concitata celerrime ad fum-
mam transeat tarditatem. Quod quum fit, mutatio tum non
poteft non effe inaequalis; eaque confertim magnis mutatio-
nibus et non pedetentim fit, veluti exiliente arteria, quum
ex tarditate demigrat in celeritatem. Itidem, ut fi vinciatur
et conftringatur a quopiam comprimaturque, ubi ex celeri

ὅταν ἐκ τοῦ ταχέως κινεῖσθαι μεταπίπτῃ ποτὲ ἀθρόως εἰς
βραδύτητα, τὴν ἐν μέσῳ συμμετρίαν ὑπερβᾶσα. τίνες μὲν
οὖν αἱ διαθέσεις καὶ τίνες αὐτῶν αἱ αἰτίαι καὶ εἰς ὅ τι τε-
λευτῶσιν οἱ τοιοῦτοι σφυγμοί, τηνικαῦτα λεχθήσεται, ὅταν
καὶ περὶ τῶν ἄλλων ἁπάντων ἢ τὰς αἰτίας ἢ ὅ τι δηλοῦν
πεφύκασιν ἐπισκεπτώμεθα. νυνὶ δὲ τὰς διαφορὰς μόνον
ἐπέξιμεν.

Κεφ. ιέ. Εἰρηκότες οὖν ἱκανῶς, ὅτι τῶν ἀνωμάλων
καθ᾿ ἓν μόριον σφυγμῶν, ὅταν ὁμαλὴν ποιῶνται τὴν ἀνω-
μαλίαν, ἕξ εἰσιν αἱ πᾶσαι διαφοραί, καὶ ὡς οὐχ εὑρήκαμεν
οὐδένα τῶν τοιούτων οὔτ᾿ ἀπὸ τῆς βραδυτάτης κινήσεως
εἰς τὴν ταχίστην οὔτ᾿ ἀπ᾿ ἐκείνης εἰς τὴν βραδυτάτην
τελευτήσαντα, περὶ τῶν ἀνώμαλον τὴν τροπὴν ποιουμέ-
νων ἤδη λέγωμεν, ἐν οἷς ποτὲ μὲν δύο, ποτὲ δὲ τρεῖς
(14) σαφῶς φαίνονται διαφοραὶ τῆς κινήσεως. ἡμῖν δὲ καὶ
τετάρτη ποτὲ ἀμυδρῶς ἐφαντάσθη. τάχα δ᾿ ἄν τις ἐπὶ
πλέον τριβόμενος καὶ προσεδρεύων τῷ πράγματι καὶ
ἀσκῶν τὴν ἁφὴν καὶ τέτταρας γνωρίσαι σαφῶς δυνηθείη.

motu in tarditatem fubito, inediocritate quae intercedit fu-
perata, tranfit. Qui ergo affectus fint et quae caufae ho-
rum atque quo tandem hi deveniant pulfus, illic dicemus,
ubi etiam de aliis omnibus vel caufas vel quid nunciare
folent, commentabimur; nunc duntaxat differentias perfe-
quemur.

Cap. XV. Pofteaquam igitur inaequalium una in
parte pulfuum abunde diximus, ubi moliuntur aequalem in-
aequalitatem, fex effe differentias omnes, nec ullum nos ex
iis inveniffe nec a tardiffimo motu ad velociffimum, neque
ab hoc deveniffe ad tardiffimum, de illis nunc qui inaequali
in mutatione funt, verba faciamus: quorum interim duae
aperte, tres interim differentiae motus manifefte apparent.
Nos quartam praeterea aliquando, fed obfcure animadverti-
mus. Poffit, fi quis diu verfetur in hac re ftudiumque na-
vet affiduum et exerceat tactum, cognoscere clare vel qua-

ΣΦΥΓΜΩΝ ΛΟΓΟΣ Α. 531

Ed. Chart. VIII. [26. 27.]   Ed. Baf. III. (14.)

ἀλλὰ νῦν περὶ τῶν ἐναργῶς φανεισῶν πολλάκις καὶ ἡμῖν
καὶ τοῖς ἄριστα τὴν περὶ τοὺς σφυγμοὺς τέχνην μεταχειρισα-
μένοις πολλάκις ἐροῦμεν, ὅταν ἤτοι [27] δύο διαφορὰς αἰ-
σθητὰς ἡ κίνησις τῆς ἀρτηρίας, ἢ τρεῖς ποιῆται. δύο μὲν γὰρ
οὐσῶν ἓξ ἔσται συμπλοκῶν σχήματα, τριῶν δὲ τέτταρα καὶ
εἴκοσι. τί δή ποτε δὲ τριῶν ὄντων σφυγμῶν ἐν ἑκατέρᾳ τῶν
διαφερουσῶν κινήσεων, ὠκέος τε καὶ βραδέος καὶ συμμέ-
τρου, τὰς ἐκ τῆς συμπλοκῆς αὐτῶν οὐκ ἐννέα φαμὲν, ἀλλ'
ἓξ γίνεσθαι διαφορὰς, ᾧδ' ἄν μάθοις, εἰ γνοίης ὅτι τὸν
αὐτὸν σφυγμὸν ἐφεξῆς δὶς ὑποθέμενος γίνεσθαι, μηδεμιᾶς
ἡσυχίας μέσης αὐτοῖς ὑπαρχούσης, ἕνα τὸν ὅλον ὁμαλὸν
ἀπεργάσῃ, καὶ κατὰ τοῦτο τῶν ἐννέα συμπλοκῶν τρεῖς
ἀποχωροῦσιν, ἐν αἷς οὐκ ἔτ' ἀνώμαλος σφυγμὸς, ἀλλ' ὁμα-
λὸς γίνεται, ἤτοι ταχὺς, ἢ βραδὺς, ἢ σύμμετρος, ὡς ἐπὶ
τοῦ διαγράμματός ἐστι δῆλον. ὁ δεύτερος γὰρ ἐν αὐτῷ
καὶ ὁ τέταρτος καὶ ὁ ἔννατος ὁμαλοὶ γίνονται, ταχὺς
μὲν ὁ δεύτερος, βραδὺς δὲ ὁ τέταρτος, σύμμετρος δὲ ὁ
ἔννατος. εἰ δέ τις καὶ αὐτῶν τούτων πρὸς ἀλλήλους ἐστὶ
διαφορὰ, τοῦ ταχέος πρὸς τὸν ταχὺν, ἢ τοῦ βραδέος

tuor. Sed de his nunc, quae manifefte tum nobis tum iis
qui artem optime de pulfibus coluerunt, apparuerunt fre-
quenter, fermo erit; ubi differentias motus arteriae duas
fenfibiles, vel tres efficit. Nam duae fi fint, fex erunt for-
mae connexionum: fi tres, quatuor et viginti. Quid au-
tem quum in utroque disparium motuum infint tres pulfus,
velox, tardus, moderatus, ex connexionibus eorum non
novem dicamus, fed fex prodire differentias, hac ratione in-
telliges, fi noveris, qui eundem bis deinceps pulfum ponat,
nulla intercedente quiete fieri, unum eum totum aequalem
pulfum effecturum. Itaque de novem connexionibus tres de-
trahuntur, in quibus non inaequalis jam pulfus, fed reddi-
tur aequalis, vel celer, vel tardus, vel moderatus; id quod
eft ex tabella apertum. Nam fecundus in ea et quartus et
nonus funt aequales, celer fecundus, tardus quartus, nonus
moderatus. Quod fi qua eft horum ipforum mutua inter fe
diverfitas, inter celerem et celerem, inter tardum et tardum,

πρὸς τὸν βραδὺν, τοῦτο νῦν παρείσθω. πλέονα γὰρ ἀσά-
φειαν παρέξει. ἀλλ᾽ ὡς τῶν αὐτῶν καὶ ἴσων ἀλλήλοις
ὑπαρχόντων ὁ παρὼν λόγος περαινέσθω.

α΄ ταχὺς	βραδὺς
β΄ ταχὺς	ταχὺς
γ΄ ταχὺς	σύμμετρος
δ΄ βραδὺς	βραδὺς
ε΄ βραδὺς	ταχὺς
ς΄ βραδὺς	σύμμετρος
ζ΄ σύμμετρος	βραδὺς
η΄ σύμμετρος	ταχὺς
θ΄ σύμμετρος	σύμμετρος

Οὕτω δὲ καὶ εἰ τρεῖς ὑποθέμενος διαφερούσας ἀλλήλων κι-
νήσεις, καθ᾽ ἑκάστην αὐτῶν τοὺς τρεῖς σφυγμοὺς ὑπαλλάττων

id in praefentia praetereatur, nimirum enim majorem ob-
fcuritatem afferret.   Verum quafi iidem fint atque inter fe
pares, noftra oratio haec inftituatur.

1 Celer	Tardus
2 Celer	Celer
3 Celer	Moderatus
4 Tardus	Tardus
5 Tardus	Celer
6 Tardus	Moderatus
7 Moderatus	Tardus
8 Moderatus	Celer
9 Moderatus	Moderatus

Eadem ratione, fi tribus pofitis inter fe disparibus mo-
tibus, in fingulis iis ternos pulfus commutatos committas,

συμπλέκοις, ἑπτὰ μὲν καὶ εἴκοσιν ἔσται τὰ πάντα σχήματα, τρία δ᾽ ἐξ αὐτῶν εἰς ὁμαλότητα μεταπεσεῖν ἀναγκαῖον. ἔστι δὲ καὶ τοῦτο δῆλον ἐπὶ διαγράμματος.

α΄ ταχὺς	ταχὺς	βραδὺς
β΄ ταχὺς	ταχὺς	ταχὺς
γ΄ ταχὺς	ταχὺς	σύμμετρος
δ΄ ταχὺς	βραδὺς	βραδὺς
ε΄ ταχὺς	βραδὺς	ταχὺς
ϛ΄ ταχὺς	βραδὺς	σύμμετρος
ζ΄ ταχὺς	σύμμετρος	βραδὺς
η΄ ταχὺς	σύμμετρος	ταχὺς
θ΄ ταχὺς	σύμμετρος	σύμμετρος
ι΄ βραδὺς	ταχὺς	βραδὺς
ια΄ βραδὺς	ταχὺς	ταχὺς
ιβ΄ βραδὺς	ταχὺς	σύμμετρος

viginti feptem numero formae erunt, ex quibus tres neceffe eft, in aequalitatem recidant.   Eftque id etiam ipfum ex tabella planum.

1 Celer	Celer	Tardus
2 Celer	Celer	Celer
3 Celer	Celer	Moderatus
4 Celer	Tardus	Tardus
5 Celer	Tardus	Celer
6 Celer	Tardus	Moderatus
7 Celer	Moderatus	Tardus
8 Celer	Moderatus	Celer
9 Celer	Moderatus	Moderatus
10 Tardus	Celer	Tardus
11 Tardus	Celer	Celer
12 Tardus	Celer	Moderatus

Ed. Chart. VII. [27. 28.]   Ed. Baf. III. (14.)

ιγ′ βραδὺς	βραδὺς	βραδὺς
ιδ′ βραδὺς	βραδὺς	ταχὺς
ιε′ βραδὺς	βραδὺς	σύμμετρος
ις′ βραδὺς	σύμμετρος	βραδὺς
ιζ′ βραδὺς	σύμμετρος	ταχὺς
ιη′ βραδὺς	σύμμετρος	σύμμετρος
ιθ′ σύμμετρος	ταχὺς	βραδὺς
κ′ σύμμετρος	ταχὺς	ταχὺς
κα′ σύμμετρος	ταχὺς	σύμμετρος
[28] κβ′ σύμμετρος	βραδὺς	βραδὺς
κγ′ σύμμετρος	βραδὺς	ταχὺς
κδ′ σύμμετρος	βραδὺς	σύμμετρος
κε′ σύμμετρος	σύμμετρος	βραδὺς
κς′ σύμμετρος	σύμμετρος	ταχὺς
κζ′ σύμμετρος	σύμμετρος	σύμμετρος

13	Tardus	Tardus	Tardus
14	Tardus	Tardus	Celer
15	Tardus	Tardus	Moderatus
16	Tardus	Moderatus	Tardus
17	Tardus	Moderatus	Celer
18	Tardus	Moderatus	Moderatus
19	Moderatus	Celer	Tardus
20	Moderatus	Celer	Celer
21	Moderatus	Celer	Moderatus
22	Moderatus	Tardus	Tardus
23	Moderatus	Tardus	Celer
24	Moderatus	Tardus	Moderatus
25	Moderatus	Moderatus	Tardus
26	Moderatus	Moderatus	Celer
27	Moderatus	Moderatus	Moderatus

Ed. Chart. VIII. [28.]   Ed. Baf. III. (14. 15.)

Ὁμαλῶν οὖν ἐν τούτοις τριῶν γενομένων, τοῦ δευτέρου κατὰ
τὸ διάγραμμα, καὶ τοῦ τρισκαιδεκάτου καὶ ἑβδόμου καὶ εἰ-
κοστοῦ, ταχὺς μὲν ὁ δεύτερος ἔσται, βραδὺς δὲ ὁ τρισκαι-
δέκατος, μέσος δὲ ὁ ὕστατος. ἤδη δὲ καὶ ἄλλοι δέκα δύο
σφυγμοὶ μεταπίπτουσιν εἰς τὸ πρᾶτον διάγραμμα. τῷ μὲν
γὰρ ἐκ τοῦ πρώτου διαγράμματος πρώτῳ δύο ἂν γενηθεῖεν
οἱ αὐτοί, τῶν ἐκ τοῦ δευτέρου πρῶτός τε καὶ τέταρτος, ὁ
μὲν τάχους τὸ πλέον, ὁ δὲ βραδύτητος ἔχων. τῷ τρίτῳ δὲ
ὁ τρίτος καὶ ὁ ἔννατος, ὁ μὲν τάχους τὸ πλέον, ὁ δὲ συμμε-
τρίας ἔχων. τῷ πέμπτῳ δὲ ὅ τε ἑνδέκατος καὶ ὁ τεσσαρεσ-
καιδέκατος, ὁ μὲν τάχους τὸ πλέον, ὁ δὲ βραδύτητος ἔχων.
τῷ ἕκτῳ δὲ ὅ τε πεντεκαιδέ(15)κατος καὶ ὁ ὀκτωκαιδέκατος,
ὁ μὲν βραδύτητος τὸ πλέον, ὁ δὲ συμμετρίας κεκτημένος.
τῷ ἑβδόμῳ δὲ ὅ τε εἰκοστὸς δεύτερος καὶ ὁ εἰκοστὸς πέμπτος,
ὁ μὲν τῇ βραδύτητι πλεονεκτῶν, ὁ δὲ τῇ συμμετρίᾳ. λοιποὶ
δὲ δύο τῶν ἐκ τοῦ δευτέρου διαγράμματος οἱ αὐτοί εἰσιν τῷ
ἐκ τοῦ πρώτου διαγράμματος ὀγδόῳ, εἰκοστός τε καὶ εἰκο-
στὸς ἕκτος, ὁ μὲν τῷ τάχει πλεονεκτῶν, ὁ δὲ τῇ συμμετρίᾳ.
καὶ γένοιτ᾽ ἄν. διαίρεσις ἐνταῦθα τῶν μὲν, εἰ δύο μόνον
εἶεν ἐν τῇ διαστολῇ διάφοροι κινήσεις, εἰς τὸ πρότερον διά-

Itaque tres in his funt aequales, fecundus in tabella et
tertius decimus et vigefimus feptimus. Celer quidem fecun-
dus eft, tardus tertius decimus, medius ultimus. Et jam
alii duodecim pulfus in primam tabellam transeunt. Nam
primo primae tabellae duo fient fimiles, primus ac quartus
alterius tabellae, hic tarditatis plus, ille celeritatis habens, et
tertio tertius et nonus, ille plus obtinens celeritatis, hic
mediocritatis. Quinto undecimus et quartus decimus, ille
majore celeritate, hic tarditate praeditus. Sexto decimus
quintus atque decimus octavus, hic plus habens mediocri-
tatis, ille tarditatis. Septimo vigefimus alter et vigefimus
quintus, hic mediocritate, ille tarditate excellens. Reliqui
de fecunda tabella duo octavo funt primae tabellae fimiles,
vigefimus et vigefimus fextus, hic mediocritate praeftans,
ille celeritate. Atque controverfia hic tuerit, quod aliqui,
fi duo tantum diverfi in diftentione motus fint, tales in prio-

γράμμα, τοὺς τοιούτους σφυγμοὺς ἅπαντας τιθέντων, τῶν
δὲ τὰ μεγέθη προσλογιζομένων, καὶ οὕτως, ἴσων μὲν αὐτῶν
ὄντων, εἰς τὸ πρότερον τιθέντων, θατέρου δὲ διπλασίονος,
εἰς τὸ δεύτερον. ἐπεχείρησα δ᾽ ἂν κρῖναι τὴν μάχην, εἴ τι
μέγα κερδαίνειν ἤλπιζον· ἐπεὶ δ᾽ ἀρκεῖ τοσοῦτο διορίσασθαι,
τὸ ποτὲ μὲν τὴν ἑτέραν τῶν κινήσεων κατὰ μείζονος ἐνηνέχθαι
διαστάσεως, ποτὲ δὲ τὴν ἑτέραν, ἢ καὶ ἀμφοτέρας ἐξ ἴσου,
τούτου τις μεμνημένος, ἵν᾽ αὖθις μάθῃ τί δηλοῦν ἑκάστη πέ-
φυκεν, εἰς ὁπότερον βούλεται τῶν διαγραμμάτων τιθέσθω
τοὺς εἰρημένους σφυγμούς. ὅτι δὲ οἱ λοιποὶ δώδεκα, οἱ ἐκ
τοῦ δευτέρου διαγράμματος, οἱ κατὰ πᾶν ἀνώμαλοι, κατ᾽
οὐδὲν τοῖς ἐν τῷ προτέρῳ κοινωνοῦσιν, ἄντικρυς δῆλον, ἐφ᾽
ὧν αὐτό γε τοῦτο προσγέγραπται τὸ τῆς ἀνωμαλίας, οὐχ
ὡς τῶν ἄλλων τῶν δέκα δύο τῶν κοινωνούντων τῷ πρώτῳ
διαγράμματι μὴ ὄντων ἀνωμάλων, εἰσὶ γὰρ, ἀλλ᾽ ὅτι κατὰ
τὰς τρεῖς διαφορὰς τῶν κινήσεων οὗτοι τὴν ἀνωμαλίαν
ἔχουσι σαφῆ, τῶν ἄλλων κατὰ τὰς δύο διαφορὰς ἐχόντων,
καί εἰσιν ἀπὸ τοῦ πρώτου κατὰ τὴν τάξιν ἀριθμοῦντι

rem tabellam pulſus omnes referant; alii magnitudinum
etiam rationem ducant, itaque illi ſi pares ſint, in priore
ponant; ſed ſi alter duplus ſit, in altera. Equidem ſi ma-
gnopere ducerem ad rem pertinere hanc pugnam, darem
operam ut dirimerem; verum quandoquidem tantum ſatis eſt
declaraſſe, interim alterum motum majore ſpatio ferri, in-
terim alterum, vel etiam utrumque ex aequo, hoc qui me-
minerit, ut poſthac, quid ſolet ſignificare quisque addiscat,
locet, in utralibet tabella praedictos pulſus licet. Nam duo-
decim alterius tabellae reliquos, qui prorſus ſunt inaequales,
nihil cum illis prioris tabellae conſentire clariſſimum eſt, in
quibus ipſa eſt inaequalitas adſcripta; non quin alii illi duo-
decim, qui conveniunt cum prima tabella, inaequales ſint;
ſunt enim; caeterum quod in ternis hi differentiis motuum
aperta inaequalitate ſint praediti, quum in binis differentiis
eam habeant alii. Sunt autem, ſi ordine a primo numeres,
quintus, ſextus, ſeptimus, octavus, decimus, duodecimus,

πέμπτος τε καὶ στ΄ καὶ ζ καὶ ή καὶ ι΄ καὶ ιστ΄ καὶ ιθ΄
καὶ κα΄ καὶ κγ΄ καὶ κδ΄.

Κεφ. ιστ΄. Ἀρκεῖν μοι δοκεῖ καὶ περὶ τούτων τὰ το-
σαῦτα. ἐπὶ γὰρ τὴν ἔτι λοιπὴν καὶ τρίτην διαφορὰν τῶν
καθ᾽ ἓν μόριον ἀνωμάλων σφυγμῶν ἐπάνιμεν αὖθις, οὓς
Ἀρχιγένης μὲν ὡς ἕνα γράφει καὶ καλεῖ δίκροτον. εἰσὶ δὲ
πλείους. ὅσοι δέ τινες καὶ οἷοι, μετ᾽ ὀλίγον ἐροῦμεν, ἂν
πρότερον ἐπισκεψώμεθα, πότερον τῶν κατὰ μίαν διαστολὴν
τῆς ἀρτηρίας συνισταμένων ἐστὶν, ἢ δύο εἰσὶν ἐφεξῆς ἀλλή-
λων ἄνισοι σφυγμοί. τοῦτο δ᾽ οὐχ οἷόν τε κρῖναι καλῶς, εἰ
μὴ πρότερον ἀκριβῶς μάθωμεν, οἷός ἐστιν ὁ σφυγμὸς οὗτος,
ὁ πρὸς Ἀρχιγένους δίκροτος κεκλημένος. [29] ὅτι μὲν γὰρ
τῶν δὶς παιόντων τὴν ἀφὴν, ἄντικρυς δῆλον. ἀλλὰ τοῦτο
μὲν καὶ τοῖς διαλείπουσι κατὰ μίαν πληγὴν ὑπάρχει, καὶ εἴ
τις μόνῳ τῷ πλήττεσθαι προέχων, δύο σφυγμοὺς τὸν δὶς
παίοντα νομίζει, φανερῶς ἁμαρτάνει. τοὺς γὰρ ἐν μιᾷ δια-
στολῇ διαλείποντας οὐκ ἂν φαίη δύο σφυγμοὺς εἶναι, καί
τοι δὶς πλήττουσιν. ἐναργῶς γὰρ ἐπ᾽ αὐτῶν ἡ κίνησις ἀπολ-

decimus fextus, decimus feptimus, decimus nonus, vigefi-
mus primus, vigefimus tertius, vigefimus quartus.

Cap. XVI. Haec ego de his effe fatis puto. Siqui-
dem ad reliquam jam et tertiam pulfuum una in parte aequa-
lium differentiam redibimus, quos ut unum Archigenes de-
fcribit vocatque dicrotum. Sunt vero plures. Quot autem
fint et quales, paulo poft explicabimus, fi expenderimus
prius, de illisne fit, qui ex arteriae una diftentione conftant,
an duo fint continentes impares pulfus. Sed id perbelle
judicare non eft, nifi ad unguem, qui pulfus hic fit, teneamus,
quem Archigenes dicrotum appellavit. Nam in iis effe eum
qui iterum tactum feriunt, plane liquet. Atqui intermitten-
tes in uno ictu obtinent id ipfum. Et fi folum quis ictum
attendens, duos pulfus cenfeat effe eum qui bis feriat, in
manifefto errore eft; nam qui in una diftentione intermit-
tunt, quanquam iterum feriunt, non dixeris duos pulfus effe,
manifefte etenim in illis deftitutus motus continuitate, quiete

λῦσα τὸ συνεχὲς ἀκινησίᾳ μέσῃ διακόπτεται, τὸ δὲ γένος
τὸ τῶν δικρότων οὐχ οὕτως, ἀλλ᾽ ἐπειδὰν πληρώσῃ τὴν
διαστολὴν ἅπασαν, εὐθὺς ἀποχωρεῖ πρὸς βραχὺ, καὶ αὖθις
παίει τὸ δεύτερον, ὥστε τῶν μὲν διαλειπόντων ἡσυχίαν μέσην
εἶναι τῶν πληγῶν, τοῦ δὲ δικρότου συστολὴν ἢ σύνοδον,
ἢ ὑπονόστησιν, ἢ ὡς ἄν τις ἐθέλῃ καλεῖν. διὰ τοῦτό τινες
δύο σφυγμοὺς εἶναί φασι, οὐχ ἕνα, τὸν δίκροτον. ἐροῦσι
δὲ αὐτὸ μάλιστα οἱ μὴ παρακολουθοῦντες τῇ συστολῇ τῆς
ἀρτηρίας, ἀλλ᾽ ἐκ πληγῆς καὶ διαλείμματος τὸν σφυγμὸν
συνεστάναι φάσκοντες. οὗτοι γὰρ μετὰ τὴν προτέραν προσ-
βολὴν τῆς ἀρτηρίας ἀκινησίαν βραχεῖαν ἐροῦσι γίγνεσθαι,
καὶ μετ᾽ αὐτὴν ἑτέραν προσβολὴν, καὶ φήσουσιν ἀνώμαλον
εἶναι τὸν τοιοῦτον σφυγμὸν κατὰ πυκνότητα. τούτους γὰρ
ἀνωμάλους κατὰ πυκνότητα νομίζουσιν, ὑφ᾽ ὧν ἄνισον τὸ
μεταξὺ τῶν πληγῶν διάλειμμα, καθάπερ καὶ μετ᾽ ὀλίγον ἐροῦ-
μεν, ἀλλὰ νῦν γε, ὅτι καὶ κατὰ τούτους διοίσουσιν οἱ δί-
κροτοι σφυγμοὶ τῶν ἐν μιᾷ διαστολῇ διαλειπόντων, πειρα-
θῶμεν πρότερον ἀποδεῖξαι, συγχωρήσαντες αὐτοῖς τὴν ὑπό-
θεσιν, καθ᾽ ἣν οὔ φασιν αἰσθητὴν εἶναι τὴν συστολήν. εἰ

interrumpitur media. Dicrotorum genus non item: fed, fi-
mulatque omnem diftentionem effecit, fe paulisper fubducit
ac mox pulfat iterum, ut intermittentium quies media ictus
intercipiat; dicroti contractio, vel congreffus, vel reditus,
vel ut libet appellare. Idcirco quidam duos pulfus effe di-
crotum, non unum autumant. Hoc affirmabunt illi potiffi-
mum qui arteriae contractionem non animadvertunt, fed ex
ictu ajunt pulfum et intervallo conftare. Iidem enim ab ar-
teriae primo occurfu fieri brevem quietem contendunt, fub
quam alterum occurfum, atque crebritate dicent eum pulfum
inaequalem effe. Nam qui impar habent, quod ictus divi-
dit, intervallum, hos crebritate inaequales vocant, ut dice-
mus paulo inferius. Quin nunc etiam, quod diftabunt, vel
horum fententia ab intermittentibus in una diftentione pul-
fus dicroti, faciemus; ut demonftremus, et quod ponunt illi,
contractionem non poffe fentiri, dabimus; nam ut hoc con-

γὰρ καὶ τοῦτο δοθείη, τὸ γοῦν οὐκ ἀπὸ τῶν ἴσων διαστημά-
των ἀνιοῦσαν φαίνεσθαι τὴν ἀρτηρίαν οὐκ ἄν τις ἀρνήσαιτο.
τοῦτο δ᾽ ἐπὶ τῶν διαλειπόντων ἐναργῶς φαίνεται. κάτωθεν
γάρ ποθεν ἀρξαμένη τῆς κινήσεως ἡ ἀρτηρία, κἄπειτα παυ-
σαμένη, τὴν ἀρχὴν αὖθις τῆς δευτέρας κινήσεως, ἵνα περ
ἐτελεύτησεν ἡ προτέρα, ποιεῖται, τῶν δικρότων οὐχ οὕτως
πληττόντων, ἀλλὰ φανερῶς ἐκ βάθους πλέονος καὶ κατὰ
μείζονος διαστάσεως ἡ προτέρα κίνησις ἐνηνέχθαι φαίνεται,
αὐτόθεν δήπουθεν ἐγγύθεν ἡ δευτέρα. τούτους μὲν οὖν το-
σοῦτον ὁμολογοῦντας ἕξομεν, ὡς οὐ ταὐτόν ἐστι διαλείπειν
ἐν μιᾷ διαστολῇ σφυγμὸν, ἢ δὶς παίειν, ὡς ὁ δίκροτος. οὐ
μὴν ἀναγκάσαι γε αὐτοὺς ἄκοντας οἷόν τε, κατὰ μίαν πληγὴν
ἀνωμάλους ὀνομάζειν τοὺς δικρότους. ἐροῦσι γὰρ ἀπομαχό-
μενοι δύο πληγῶν φανερῶς αἰσθάνεσθαι, μήτε τὸ μέγεθος
ἴσον μήτε τὸν χρόνον, ἀλλὰ μηδὲ τὸν τόνον. καὶ δι᾽
ὀλίγου φήσουσι χρόνου τὴν δευτέραν ἐπὶ τῇ προτέρᾳ γίγνε-
σθαι. καὶ ἀνώμαλον μὲν συγχωρήσουσιν εἶναι τὸν τοιοῦ-
τον σφυγμὸν, οὐ μὴν τὸν κατὰ μίαν πληγήν· ἀλλὰ τὰς
ἐν πυκνότητι καὶ σμικρότητι καὶ τόνῳ τῆς ἀνωμαλίας

cedatur, quin arteria ab intervallis non videatur fe efferre
paribus, non negaveris certe.   Jam in intermittentibus hoc
perfpicuum plane eft; etenim inferne arteria nonnunquam
aufpicata motum, mox fimulatque deftiterit moveri, initium
iterum facit alterius motus, ubi prior defiit.   Dicroti vero
non ita pulfant, fed manifefte ex altiore profunditate et in-
tervallo majore prior motus videtur cieri atque indidem con-
tinenter alter.   Hanc ergo ab iftis affenfionem expreffimus,
non effe perinde in una diftentione pulfum intermittere ac
bis, ut dicrotus facit, ferire.   At induci illi tamen inviti,
ut in uno ictu inaequales appellent dicrotos, non poffunt.
Defendent enim binorum ictuum fentiri aperte, nec magni-
tudinem parem, nec tempus, imo nec robur quidem.   Et
pauco tempore dicent fecundum excipere priorem.   Atque
admittent inaequalem illi quidem effe hunc pulfum, non uno
in ictu tamen; fed differentias huic inaequalitatis, crebrita-

540 ΓΑΛΗΝΟΥ ΠΕΡΙ ΔΙΑΦΟΡΑΣ

Ed. Chart. VIII. [29.] Ed. Baf. III. (15.)

διαφορὰς αὐτῷ προσάγουσιν. τοῖς δὲ καὶ τῆς συστολῆς
αἰσθανομένοις φανερῶς ὁ δίκροτος ἐκπίπτει τῆς συστηματι-
κῆς καλουμένης ἀνωμαλίας. ἔοικε γὰρ τὸ ἐπ᾽ αὐτοῦ γιγνό-
μενον ταῖς τῆς σφυρᾶς διπλαῖς πρὸς τὸν ἄκμονα πληγαῖς, τῆς
μὲν προτέρας ἐκ πολλοῦ μὲν διαστήματος καταφερομένης καὶ
σφοδρῶς παιούσης, τῆς δευτέρας δὲ οἷον ἀναπαλλομένης τῆς
σφυρᾶς ἀπὸ τοῦ ἄκμονος οὐκ ἐπὶ πολύ, καὶ αὖθις αὐτῷ
προσπιπτούσης ἀῤῥωστότερόν τε ἢ πρόσθεν καὶ ἐξ ὀλίγης
διαστάσεως. τοιοῦτον γάρ τοι καὶ οἱ δίκροτοι τυγχάνουσιν
ἔχοντες τὸ εἶδος, οἷον ὠθουμένης τῆς ἀρτηρίας εἰς τοὐπίσω
κατὰ τὴν προσβολὴν, εἶτ᾽ αὖθις ἐπανερχομένης. ὃ δ᾽ ἂν μά-
λιστα σαφέστατα τὴν τῶν δικρότων σφυγμῶν φύσιν ἐνδείξαιτο
καὶ χωρίσειε τῆς συστηματικῆς ἀνωμαλίας, τὸ τῆς ἀποχωρή-
σεώς ἐστιν εἶδος. οὐδὲ γὰρ συστέλλεται τότε ἡ ἀρτηρία, ἀλλά
πως οἷον κλονουμένη καταφέρεται, καὶ τὴν καταφορὰν αὐτῆς
ἀπὸ τοῦ πέρατος τῆς πρώτης διαστολῆς, οὐδεμία σαφὴς ἡσυχία
διαιρεῖ, καθάπερ ἐπὶ τῆς συστολῆς φαίνεται, ἀλλ᾽ εὐθὺς ἅμα
τῷ παύσασθαι τῆς ἄνω φορᾶς ἡ ὑποχώρησις γίνεται, πρὸς
ὀλίγον κλονουμένης αὐτῆς, εἶτ᾽ αὖθις ἐμπιπτούσης· οἷόν τι

tis et parvitatis et contentionis accommodabunt. Qui con-
tractionem autem fentiunt, defciscere hi manifefte a colle-
ctiva, quam vocant, inaequalitate dicrotum animadvertunt.
Nam ifta res inftar habet geminorum ad incudem mallei
ictuum, quum ex multo intervallo prior incutitur, valideque
pulfat, fecundus porro, quum quafi refultat ab incude mal-
leus, non ita multum, reciditque in eam non ita ut antea,
valenter et brevi intervallo. Ex eodem genere funt dicroti;
nam arteria in occurfu quafi repellitur, moxque redit. Quod
autem prae caeteris pulfuum dicrotorum clariffime naturam
doceat et a collectiva inaequalitate fejungat, genus eft recef-
fus. Neque enim tum arteria contrahitur, fed quafi con-
cuteretur, occidit; cujus delapfum a primae diftentionis
termino nulla dirimit manifefta quies, ut animadvertitur in
contractione: fed fimulatque attolli deftitit, recedit, atque
illa paulisper vibrata, mox occurrit iterum; id quod etiam

[3o] καὶ τοῖς πρὸς βίαν ἐλχθεῖσι κλάδοις, εἶτ᾽ ἀφεθεῖσι γίγνε-
ται. καὶ γὰρ ἐκεῖνοι φέρονται μὲν ἐπὶ τὸν ἐξ ἀρχῆς τόπον,
οὐ μὴν εὐθὺς ἐν αὐτῷ μένουσιν, ἀλλ᾽ αὖθις ἀναχωροῦσιν ἐπὶ
ταὐτὸ, ὅθεν ἠνέχθησαν, καὶ οὐδὲ ἴσην γε διάστασιν ἐπιλαμ-
βάνουσι τῇ πρόσθεν, ἀλλ᾽ ἐλάττονα μικρῷ· καὶ πάλιν ἀπὸ
τούτου τοῦ πέρατος ἐπὶ τὸν οἰκεῖον ἀναφέρονται τόπον, καὶ
δεύτερόν γε ὑποχωροῦσιν αὖθις καὶ ἐπανέρχονται πάλιν, καὶ
τρίτον τε καὶ τέταρτον καὶ πολλάκις, ἔστ᾽ ἂν κατὰ βραχὺ
μειοῦντες τὴν ἐπάνοδον, εἰς ἡσυχίαν παντελῆ τελευτήσωσι.
τοιοῦτόν τι καὶ τῆς ἀρτηρίας κινήσει συμβέβηκεν ἐν τοῖς
(16) δικρότοις σφυγμοῖς. ὥστ᾽ ἔγωγε οὐ μόνον ἅπαξ ἐπα-
νιοῦσαν, ἀλλὰ καὶ δεύτερον εἶδόν ποτε. καὶ τὸ σύμπαν φά-
ναι, κλονώδη πάντως δεῖ τὴν κίνησιν εἶναι τοῦ δικρότου
σφυγμοῦ, ὥστε καὶ κατ᾽ αὐτὴν τὴν προτέραν πληγὴν οἷον
ἐπαιρομένην καὶ τὸν τόπον ὅλον ἀλλάττουσαν τὴν ἀρτηρίαν
ἄνω φέρεσθαι μᾶλλον ἢ διαστελλομένην· τοιοῦτοι γὰρ οἱ
κλονώδεις. καὶ ὅταν γε σφοδρῶς αὐτοῖς τοῦτο τὸ πάθημα
συμπίπτῃ, καὶ τὰ μόρια τῆς ἀρτηρίας διαφερόντως κινῶνται,
τοῦ μὲν εἰ τύχοι πρώτου, τοῦ δὲ δευτέρου, τοῦ δὲ τρίτου καὶ
πολλάκις τετάρτου καὶ πέμπτου μέρους αὐτῆς ἀναφερομένου

vi tractis ramis, inde dimiffis, accidit, qui quidem conten-
dunt ad priftinum locum: ubi non ftatim refiftunt tamen, fed
eodem, unde abierunt, revertuntur. Neque vero aequum
fumunt ac antea intervallum, fed longe minus, iterumque ab
hoc termino ad propriam fedem fe conferunt, iterumque re-
cedunt et redeunt et tertio et quarto et faepius, dum redi-
tum paulatim imminuendo ad abfolutam aliquando evadant
quietem. Tale etiam quid in dicrotis pulfibus motui arte-
riae ufu venit. Ego itaque non jam femel vidi reverfum
fuiffe, fed iterum aliquando. Et breviter vibrari omnino
motum oportet pulfus dicroti, ut in ipfo primo ictu veluti
evecta atque ex univerfo loco arteria demigrans potius effe-
ratur quam diftendatur; hujuscemodi enim funt vibrati.
Quod illis, ubi cum vi aliqua accidit, partes arteriae aliter
atque aliter moventur; ut verbi gratia, prima, fecunda,
tertia et frequenter quarta et quinta ejus pars attollatur et

τε καὶ αὖθις καταφερομένου. ὥστε ἔστιν ὅτε καθ᾽ ἕνα καὶ
τὸν αὐτὸν χρόνον τὰ μὲν ἀναφέρεσθαί σοι δόξει μόρια, τὰ
δὲ καταφέρεσθαι. τοιαύτης οὖν οὔσης τῆς τῶν δικρότων
σφυγμῶν ἰδέας, αἱ διαφοραὶ γενήσονται κατὰ πάντα τὰ προ-
γεγραμμένα γένη, πληρότητος, σκληρότητος, μεγέθους, σφο-
δρότητος, τάχους, καὶ τῶν ἐναντίων, ἐν αὐτῇ τε τῇ πρώτῃ
κινήσει καὶ τῇ κατὰ τὴν ὑποχώρησιν ἐπανόδῳ. δύναται
γὰρ μεγάλη καὶ οὐ μεγάλη, καὶ σφοδρὰ καὶ οὐ σφοδρὰ, καὶ
ταχεῖα καὶ οὐ ταχεῖα, καὶ τῶν ἄλλων ἕκαστον εἰδῶν γίνεσθαι,
καὶ ἤτοι ὁμαλὴ, ἢ ἀνώμαλος, ὥστε τὰς τοιαύτας ἐπαλλάξεις
πολλὰ ποιεῖν εἴδη τῶν δικρότων σφυγμῶν. αὗται μὲν αἱ
κατὰ διαστολὴν τῶν δικρότων σφυγμῶν τῆς ἐν ἑνὶ μορίῳ
συνισταμένης ἀνωμαλίας διαφοραί.

Κεφ. ιζ΄ Μεταβάντες δ᾽ ἐπὶ τὴν ἐν διαφέρουσι μο-
ρίοις, εἴπωμεν ἤδη καὶ τὰς ἐκείνης ἁπάσας διαφορὰς, πρώτας
μὲν δύο, καθ᾽ ἃς ἢ συνεχής ἐστιν ἡ κίνησις, ἢ διαλείπουσα
κατά τι, τὰς δ᾽ ἄλλας τὰς κατὰ μέρος ἐκ τῆς τούτων τομῆς
συνισταμένας. ἡ μὲν γὰρ συνεχὴς ἤτοι ὁμαλής ἐστιν, ἢ

delabatur. Itaque fit aliquando ut uno eodemque tempore
hae partes attolli, decidere illae apppareant. Quae forma
quum dicrotorum pulfuum fit, differentiae in illis omnibus,
quae retulimus, generibus erunt, plenitudinis, duritiei, ma-
gnitudinis, vehementiae, celeritatis et contrariorum; tam
in ipfo primo motu, quam in reditu a discessu. Nam ma-
gnus potest et non magnus, et vehemens et non vehemens, et
celer et non celer, et aliarum quarumlibet specierum altera
esse, etiam vel aequalis, vel inaequalis; quae certe commu-
tationes multas species constituunt dicrotorum pulfuum.
Hae dicrotorum pulfuum in una distentione funt, inaequa-
litate unam partem oocupante differentiae.

Cap. XVII. Jam ad inaequalitatem diverfarum par-
tium transeamus, ejusque explicemus omnes differentias ac
primas duas, juxta quas aut continuus est motus, aut inter-
cifus aliqua ex parte, alias fingulares ex harum divifione
genitas. Nam continuus aut est aequalis, aut inaequalis.

ἀνώμαλος. ἐμάθομεν γὰρ ὅπως ὁμαλὴς καὶ ἀνώμαλος
ἀνωμαλία γίγνεται. τῆς μὲν οὖν ὁμαλοῦς, ἢ ἐκλύεσθαι
τὸ τάχος, ἢ ἐπιτείνεσθαι ἀναγκαῖον ἑξαχῇ, καθάπερ μικρῷ
πρόσθεν ἐλέχθη, τῆς δ᾽ ἀνωμάλου πλείους εἰσὶν αἱ διαφο-
ραὶ παρὰ τὸ μακρὸν, ἢ βραχὺν, ἢ σύμμετρον κατὰ τὸ μῆκος
εἶναι τὸν σφυγμόν. τοῖς μὲν γὰρ δύο δακτύλοις ὑποπιπτού-
σης τῆς κινήσεως ἓξ ἔσονται διαφοραὶ, τοῖς δὲ τρισὶ τέσ-
σαρες καὶ εἴκοσι, τοῖς δὲ τέσσαρσιν ὀκτὼ καὶ ἑβδομήκοντα.
ὅπως μὲν οὖν εἰ τοῖς δύο δακτύλοις ἡ κίνησις ὑποπίπτοι, τὰς
διαφορὰς ἓξ ἀναγκαῖον γενέσθαι, καὶ εἰ τοῖς τρισὶ, τέσσαρας
καὶ εἴκοσι, τὰ προγεγραμμένα δύο διαγράμματα διδάσκει.
πῶς δὲ καὶ εἰ τοῖς τέσσαρσιν, ὀκτὼ καὶ ἑβδομήκοντα, μάθοις
ἂν, εἰ πρότερον γνοίης ὅτι τεττάρων πραγμάτων ὡντινωνοῦν
τρεῖς ἑκάστου διαφορὰς ἔχοντος ἀνάγκη τὰς πάσας συζυγίας
γενέσθαι μίαν καὶ ὀγδοήκοντα. τοῦτο δ᾽ οὐ χαλεπὸν εὑρεῖν
ἐκ τοῦ γιγνώσκειν, ὅτι τῶν τρεῖς ἐχόντων διαφορὰς ἑπτὰ καὶ
εἴκοσι συζυγίαι γίνονται. προσελθόντος γὰρ τοῦ τετάρτου
τρεῖς ἔχοντος διαφοράς, εὔλογόν ἐστι μίαν καὶ ὀγδοήκοντα

Docuimus enim qua ratioue aequalis fiat et inaequalis inae-
qualitas. Aequalis itaque vel remittatur celeritas, vel in-
crescat a primo fex modis neceſſe eſt, uti paulo ante de-
claravimus. Inaequalis funt plures differentiae, pro pulfus
magnitudine longa, vel brevi, vel moderata. Namque duo-
bus digitis fi motus occurrat, fex differentiae exiftent; fi
tribus, quatuor et viginti; fi quatuor, feptuaginta octo. At
quemadmodum fi occurrat duobus digitis, erunt neceſſario
fex differentiae; fi tribus, vigintiquatuor; duae illae fupe-
rius delineatae tabellae planum faciunt. Jam quanam ra-
tione, fi quatuor etiam, octo et feptuaginta fient, aſſequeris,
fi prius perfpexeris quatuor rerum quarumlibet, quarum
ternas fingulae differentias aſſecutae fint, conjugationes ne-
ceſſe eſſe, numero ut octoginta una fint. Neque eft difficile
hoc inventu, modo noris eorum quae tres differentias ha-
bent, conjugationes eſſe viginti feptem. Si jam quartum
accedat, cui tres fint differentiae, unam et octoginta numero

γενέσθαι τὰς πάσας, ὧν εἰ ἀφέλοιμεν τρεῖς τὰς ὁμαλοὺς ποι-
ούσας τοὺς σφυγμοὺς, [31] οἱ λοιποὶ δηλονότι ὀκτὼ καὶ
ἑβδομήκοντα γενήσονται. κατὰ ταὐτὰ δὲ τοῖς προγεγραμμέ-
νοις δύο διαγράμμασι δῆλον, ὡς καὶ τούτων τῶν εἴκοσι μὲν
καὶ τεττάρων τινὲς τοῖς ἓξ τοῖς πρώτοις οἱ αὐτοὶ γενήσον-
ται, τῶν δὲ ὀκτὼ καὶ ἑβδομήκοντα τοῖς τέσσαρσι καὶ εἴκοσιν,
ὅτι τε καθάπερ ἐπ' ἐκείνων, οὕτω καὶ ἐπὶ τούτων αἱρέσεις
δύο γενήσονται, τῶν μὲν οἰομένων κοινωνεῖν ἀλλήλοις τὰ
διαγράμματα, τῶν δὲ μή.

Κεφ. ιη'. Λοιπὸν δ' ἂν εἴη τὰς διαλειπούσης τῆς
κινήσεως γιγνομένης διαφορὰς ἐξαριθμῆσαι. γενήσονται δὲ
τέτταρες μὲν αἱ πρῶται, κατὰ μέρος δ' ἑκάστης αὐτῶν
πλείους, αἱ μὲν τέσσαρες ὧδέ πως. ἢ γὰρ ὁ πρῶτος καὶ
τρίτος δάκτυλος αἰσθάνονται τῆς κινήσεως, οὐ μὴν ὁ δεύτε-
ρος καὶ ὁ τέταρτος, ἢ ὁ πρῶτος καὶ τρίτος καὶ τέταρτος,
οὐ μὴν ὁ δεύτερος, ἢ ὁ πρῶτος καὶ δεύτερος καὶ τέταρτος,
οὐ μὴν ὁ τρίτος, ἢ ὁ πρῶτος καὶ τέταρτος, οὐ μὴν οὔθ'
ὁ δεύτερος οὔθ' ὁ τρίτος. ὅταν μὲν οὖν ὁ πρῶτος καὶ
τρίτος αἰσθάνωνται μόνον, ἐννέα γίνονται διαφοραὶ σφυγ-
μῶν καθ' ἕκαστον γένος, ὅταν δ' ὁ πρῶτος καὶ ὁ τρίτος

ratio poftulat effe. Quibus fi tres, quae creant aequales
pulfus, eripias, reliqui quidem feptuaginta octo erunt. Ita-
que ex ante defcriptis duabus tabellis conftat, horum viginti-
quatuor quosdam primis fex futuros fimiles, atque illorum
octo et feptuaginta, his vigintiquatuor. Praeterea ut in illis,
et item quoque in his duae erunt fectae, ut hi convenire
exiftiment inter fe tabellas, illi fecus.

Cap. XVIII. Reftat nunc ut differentias recenfeamus
motus interrupti. Erunt autem primae quatuor, quarum
fingularum complures, atque quatuor in hunc modum. Aut
primus et tertius digitus motum fentiunt, non fecundus au-
tem et quartus, aut primus et tertius et quartus, at non fe-
cundus, aut primus, fecundus, quartus, non tertius tamen,
aut primus atque quartus, fecundus et tertius minime.
Quum primus et tertius duntaxat fentiunt, novem in fingu-
lis generibus differentiae fiunt pulfuum, ubi vero primus et

Ed. Chart. VIII. [31.]   Ed. Baf. III. (16.)

καὶ τέταρτος, ἑπτὰ καὶ εἴκοσιν. ἴσαι δὲ τὸν ἀριθμὸν ταῖσδε
καὶ ὅταν ὁ πρῶτος καὶ δεύτερος καὶ ὁ τέταρτος. ὅταν δ᾽ ὁ
πρῶτος καὶ ὁ τέταρτος, ἐννέα. σαφὴς δὲ ὁ καθ᾽ ἑκάστην
ἀριθμὸς ἐκ τῶν προγεγραμμένων μεθόδων. αὕτη καὶ ἡ τῆς
κατὰ τὰ διαφέροντα μόρια γινομένης ἀνωμαλίας τομή. γίνον-
ται δὲ καὶ μίξεις ἀμφοτέρων τῶν πρώτων διαφορῶν πρὸς ἀλ-
λήλας πολυειδῶς, ὥστε μὴ μόνον ἐν διαφέρουσι μορίοις εἶναι
τὴν ἀνωμαλίαν, ἀλλὰ καὶ καθ᾽ ἓν ὁτιοῦν. εἰ δή τις τῶν ἐκ
θατέρου γένους διαφορῶν τὰς ἐνδεχομένας μιγνύναι βούλοιτο
ταῖς ἐκ θατέρου, καὶ τοῦτο ποιῶν μὴ κάμνοι πρὶν ἁπάσας
συμπλέξαι, γυμνάσαιτ᾽ ἂν οὐκ ἀχρήστως. ἡγοῦμαι δὲ οὐδ᾽
ἂν χαλεπῶς δρᾶσαί τινα αὐτό, εἰ μὴ ἀργῶς τὰ μέχρι τοῦδε
ὑφ᾽ ἡμῶν γεγραμμένα παρέδραμεν. οὕτως μὲν ἄν τις ἁπάσας
μάθοι τὰς κατὰ τὴν κίνησιν ἐν μιᾷ διαστολῇ γινομένας ἀνω-
μαλίας.

Κεφ. ιθ΄. Ἡ δὲ κατὰ τὸ ποσὸν τῆς διαστολῆς ἀνω-
μαλία περὶ μὲν τοῖς διαφέρουσι μορίοις τῆς ἀρτηρίας καὶ
φαίνεται γιγνομένη πολλάκις καὶ νοηθῆναι ῥάστη διαλεί-
πουσά τε καὶ συνεχής, ὁμαλῶς τε καὶ οὐχ ὁμαλῶς, ἐξ οὗ

tertius et quartus, viginti feptem: totidem, quum primus,
fecundus et quartus, quum primus et quartus, novem. At-
qui fingularum apertus eft numerus ex viis rationibusque
ante traditis. Haec eft jam etiam inaequalitatis divifio, quae
diverfis in partibus fit. Commifcentur porro variis modis
ambae inter fe primae differentiae, ut non jam diverfas tan-
tum partes, verum etiam fingulas teneat inaequalitas. Jam
vero fi quis unius generis congruas differentias cum alterius
confundere volet, nec id laboris, dum omnes connexuerit,
deprecabitur, operam non luferit Equidem cenfeo, nifi
haec obiter quae hactenus funt tradita, percurreris, id nullo
te negotio confequuturum. Hac ratione inaequalitates mo-
tus in una diftentione omnes didiceris.

Cap. XIX. At vero inaequalitas quantitatis diften-
tionis, diverfas quidem arteriae partes occupans, quum ani-
madvertitur crebro, tum percipitur facillime et interrupta
et continua, aequaliter et inaequaliter. De quo genere qui

γένους εἰσὶν οἵ τε μύουροι καλούμενοι κατὰ μίαν διαστολὴν,
οἵ τε πρός τινων ἐπινενευκότες τε καὶ περινενευκότες ὀνομα-
σθέντες. ἐν ἑνὶ δὲ μορίῳ τῆς ἀρτηρίας οὐκ ἂν συσταίη
κατὰ τοῦτο τὸ μέρος ἀνωμαλία καθ᾽ ἕνα σφυγμόν· πρὶν γὰρ
ἐπὶ τὸ τέλος ἐξικέσθαι τὴν κίνησιν, οὐδέπω τὸ μέγεθος δῆλον,
ἀλλὰ μόνον τοῦτο τὸ γένος τῶν σφυγμῶν εἰς τὴν ἐπίγνωσιν
τοῦ τέλους προσδεῖται. σφοδρότητα μὲν γὰρ καὶ τάχος καὶ
σκληρότητα καὶ τἀναντία τούτων καὶ τὰ μέσα δυνατόν
ἐστι κινουμένης τῆς ἀρτηρίας γνωρίσαι, τὴν δὲ κατὰ τὸ μέγε-
θος καὶ σμικρότητα διαφορὰν οὐχ οἷόν τε πρὸ τοῦ παύσα-
σθαι κινουμένην. ἅμα μὲν γὰρ τῷ παύσασθαι πηλίκος ἐστὶν
ὁ σφυγμὸς ἐγνώσθη, πρὸ τούτου δ᾽ ἔτι ἄδηλον ἦν, μέχρι
πόσου κινήσεται. πῶς οὖν οἷόν τε καθ᾽ ἓν μόριον ἀνώμαλον
ἓν τούτῳ γένει συστῆναι σφυγμόν; ὃς γὰρ, ἵν᾽ οἷός τίς ἐστι
γνωσθῇ, δεῖται συμπεπερασμένης τῆς κινήσεως, οὗτος πῶς
ἂν γνωσθείη γιγνομένης ἔτι;

    Κεφ. κ΄. [32] Ἡ δὲ κατὰ τὸν ζωτικὸν τόνον ἀνωμα-
λία τὴν αὐτὴν ἐπιδέχεται τομὴν τῇ κατὰ τὴν κίνησιν. ἢ γὰρ

decurtati vocantur, in una diftentione funt, et illi etiam qui
ab aliquibus innuentes et circumnuentes appellantur. In
una vero arteriae parte non recipiat hujus generis inaequa-
litatem unus pulfus, quod priusquam finem motus attingat,
nequaquam liqueat magnitudo: caeterum quo innotescat,
hoc unum pulfuum genus requirit finem. Nam vehemen-
tiam, dum movetur arteria atque celeritatem et duritiem ho-
rumque contraria et media cognoscas, magnitudinis et par-
vitatis differentiam, nifi jam moveri arteria deftiterit, non
poffis. Nam fimul ut deftitit, quantus eft pulfus, apertum
eft: antea incertum etiam erat, quousque moveretur. Qui
fieri igitur poteft, ut una efficiat pars inaequalem in hoc ge-
nere pulfum? Qui enim quo cognoscatur, quis fit, poftu-
lat motus exitum, hic in motu etiamnum quomodo perfpi-
ciatur?

    Cap. XX. Inaequalitas vero vitalis roboris eandem
diftributionem ac inaequalitas motus, habet. Nam aut ean-

ΣΦΤΓΜΩΝ ΛΟΓΟΣ Δ. 547

Ed. Chart. VIII. [32.]   Ed. Baf. III. (16. 17.)

περὶ τὸ αὐτὸ μόριον, ἢ ἐν διαφέρουσι συνίσταται. περὶ μὲν
τὸ αὐτὸ, τριχῶς, ἢ διαλειπούσης τῆς κινήσεως, ἢ συνεχοῦς
μενούσης, ἢ δικρότου γινομένης, περὶ δὲ τὰ διαφέροντα δι-
χῶς, ἢ συνεχοῦς μενούσης, ἢ διακοπτομένης. ἴσαι δὲ καθ᾽
ἕκαστον τούτων τῶν γενῶν αἱ κατὰ μέρος διαφοραὶ ταῖς ἐπὶ
τῆς κινήσεως εἰρημέναις. καὶ μὲν δὴ καὶ μίγνυσθαι τὰς περὶ
ἓν μόριον συνισταμένας ἀνωμαλίας ταῖς ἐν διαφέρουσι γιγνο-
μέναις ὡσαύτως, ἀναγκαῖον.

Κεφ. κα΄. Ἡ δὲ κατὰ τὸ σῶμα τῆς ἀρτηρίας ἀνωμα-
λία, καθ᾽ ἣν μαλακὸς, ἢ σκληρὸς ὁ σφυγμὸς γίνεται, καθ᾽ ἓν
μὲν οὐχ οἷόν τε μόριον γενέσθαι, κατὰ δὲ διαφέροντα φαίνε-
ται συνισταμένη δισσῶς, ὥσπερ ἥ τε κατὰ τὴν κίνησιν καὶ
ἡ κατὰ τὸν τόνον, ἤτοι (17) συνεχοῦς μενούσης τῆς κινήσεως,
ἢ διακοπτομένης. ὥστε καὶ τὰς διαφορὰς εἶναι τὰς αὐτὰς
κατὰ τοῦτο τὸ γένος ταῖς ἐπ᾽ ἐκείνων προειρημέναις. ἐν δὲ
μόριον ἀρτηρίας οὐχ οἷόν τε κατὰ μὲν τὴν ἀρχὴν τῆς διαστο-
λῆς μαλακὸν φαίνεσθαι, κατὰ δὲ τὴν τελευτὴν σκληρὸν, ἢ
ἀνάπαλιν ἀρχομένης μὲν σκληρὸν, τελευτώτης δὲ μαλακόν.

dem partem, aut diftinctas tenet; eandem tribus modis,
aut interrupto motu, aut perpetuo, aut dicroto; diftinctas
bifariam, vel continuo motu, vel intercifo. Singulorum
praeterea horum generum totidem funt fingulares diffe-
rentiae, quot motus. Quin commisceri etiam pofitas una
in parte inaequalitates necefle eft, ut illas, quae in diver-
fis fiunt.

Cap. XXI. Sed inaequalitas corporis arteriae, ex
qua pulfus aut mollis aut durus redditur, in una quidem
non poteft parte fieri; in diverfis fieri duobus modis vide-
tur, non aliter ac inaequalitas motus et roboris, ut aut con-
tinuus motus fit, aut intercifus. Quo fit ut et differentiae
hujus generis fint eaedem atque praedictae illorum. Verum
arteriae pars una non poteft initio effe diftentionis mollis,
dura in fine, aut contra primo dura, in exitu mollis.

548 ΓΑΛΗΝΟΥ ΠΕΡΙ ΔΙΑΦΟΡΑΣ

Ed. Chart. VIII. [32.]   Ed. Baf. III. (17.)

ὥστε κατά γε τοῦτο διαφόρως ἔχει τούτῳ τῷ γένει τῶν σφυγ-
μῶν, τῷ κατὰ σκληρότητα καὶ μαλακότητα, τὰ πρόσθεν δύο,
τό τε κατὰ τὴν κίνησιν καὶ τὸ κατὰ τὸν τόνον.

Κεφ. κβ'. Τὸ δὲ κατὰ τὴν ἐγκεχυμένην οὐσίαν τῇ
κοιλότητι τῆς ἀρτηρίας γιγνόμενον γένος σφυγμῶν, ἐν ᾧ καὶ
ὁ πλήρης καὶ ὁ κενὸς συνίσταται, τὰς αὐτὰς ἐπιδέχεται ζη-
τήσεις τῷ προειρημένῳ, τῷ κατὰ τὸ ποσὸν τῆς διαστολῆς.
δόξει γὰρ κἀνταῦθα περὶ μὲν τὰ διαφέροντα μόρια δύνασθαι
συστῆναι καθ' ἕνα σφυγμὸν ἀνωμαλίαν, περὶ δὲ τὸ αὐτὸ μὴ
δύνασθαι. μακροῦ δὲ ὅλον τὸ γένος τοῦτο τῶν σφυγμῶν
δεῖται λόγου, καὶ οὐ τοῦ παρόντος καιροῦ. ῥηθήσεται γὰρ
ἐν τοῖς περὶ τῆς τῶν σφυγμῶν διαγνώσεως. ἔτι δὲ πλείονος
δεῖται λόγου τὸ κατὰ τὸ τρίτον σημαινόμενον τῆς πληρότη-
τος, ὑπό τε ἄλλων τινῶν καὶ τῶν περὶ τὸν Ἀρχιγένην λεγό-
μενον. ὥστε καὶ αὐτὸ εἰς αὖθις ἀναβεβλήσθω. τοσοῦτον
δ' ἔτι τοῖς εἰρημένοις προσθέντες ἐπὶ τὰ ἑξῆς ἴωμεν.

Κεφ. κγ'. Ὅτι κατὰ τὸν τῆς ἀρτηρίας τόπον, ἐναρ-
γέστερον γνωριζομένης τῆς τοῦ πυρετοῦ θερμότητος οἷα τίς

Quare hactenus quidem ab hoc pulfuum genere duritiei
et mollitiei duo genera diffident priora, motus et conten-
tionis.

Cap. XXII. Porro pulfuum genus quod efficit infufa
materia in arteriae cavitatem, in quo plenus et vacuus eft,
easdem habet quaeftiones ac fuperius, quod quantitate con-
ftabat diftentionis; videbitur enim hic quoque obtinere di-
verfas partes poffe in uno pulfu inaequalitas, eandem non
poffe. Sed poftulat genus totum hoc pulfuum prolixam
orationem neque eft hujus loci; in commentariis de pulfibus
dignoscendis explicabitur. Jam etiam longiore tractatu
opus eft ad tertiam notionem plenitudinis; cujus quum alii
quidam tum Archigenes auctor eft. Proinde hoc quoque
in aliud tempus rejiciamus. Adhuc tamen dictis tantum ad-
jiciamus, inde ad reliqua proficiscamur.

Cap. XXIII. Quia evidentius in arteriae fede febris
calor qualis fit, quam fi aliam tangas partem, cognoscitur,

ἐστιν, ἢ εἰ κατ᾽ ἄλλο τι μόριον ἅπτοιο, πιθανὸν ἔδοξεν εἶναί
τισι καὶ τοιοῦτον γένος σφυγμῶν συναριθμῆσαι τοῖς ἄλλοις,
δι᾽ οὗ τὴν ποιότητα τῆς θερμότητος γνωρίζομεν, οὐ δηλονότι
γένους ὁμαλότης τε καὶ ἀνωμαλία συστήσονται κατὰ μίαν
διαστολήν. καὶ διαφοραὶ τῆς ἀνωμαλίας γενήσονται πρώτη
μὲν ἥ τε ἐν διαφέρουσι μορίοις καὶ ἡ περὶ ἓν ὁτιοῦν συνιστα-
μένη, τούτων δ᾽ αὖθις τεμνομένων κατὰ τὰς προγεγραμμέ-
νας μεθόδους, ἕτεραι πλείους κατὰ μέρος.

Κεφ. κδ΄. [33] Ἄλλο γένος ἀνωμαλίας τῆς καθ᾽ ἕνα
σφυγμὸν, οὐδενὶ τῶν εἰρημένων ὑποπῖπτον σφυγμῶν, τὸ
παρὰ τὴν θέσιν τῆς ἀρτηρίας. φαίνεται γὰρ ἔσθ᾽ ὅτε τὸ μέν
τι μέρος αὐτῆς εἰς τὰ δεξιὰ παρῆσθαι, τὸ δὲ εἰς τὰ ἀριστερὰ,
καὶ τὸ μὲν ὑψηλότερον εἶναι, τὸ δὲ ταπεινότερον, ἤτοι κατὰ
δύο τόπους, ἢ πλείονας, τοῦ τοιούτου πάθους συνιστα-
μένου. παράκειται δὲ τοῦτο κατὰ τὴν φαντασίαν τῇ κατὰ
τὸ ποσὸν τῆς διαστολῆς ἀνωμαλίᾳ, καὶ ὡς χρὴ διορίζειν αὐτὸ,
ἐν τοῖς περὶ τῆς τῶν σφυγμῶν διαγνώσεως λέγεται.

Κεφ. κε΄. Ἄλλο γένος ἀνωμαλίας τῆς καθ᾽ ἕνα σφυγ-
μὸν τὸ κυματῶδες καλούμενον, οὗ τὴν ἰδέαν δηλοῖ μὲν ἱκανῶς

ideo quibusdam probabatur inter alia hoc etiam genus pul-
fuum referri, quo caloris noscimus qualitatem; cujus qui-
dem generis aequalitas et inaequalitas verfantur in una dis-
tentione, ac inaequalitatis erunt differentiae, prima, tum
quae diverfas partes, tum quae fingulas tenet, quas iterum
fi ex praedictis viis et rationibus feces, alterae particulares
plures.

Cap. XXIV. Aliud genus eft uno in pulfu inaequali-
tatis, nec ullum dictorum pulfuum amplectitur hoc, quod a
fede arteriae proficiscitur. Siquidem eft quum pars ejus
dextrorfum, pars deflectatur finiftrorfum, alia etiam pars
furfum, alia deorfum; quod accidit aut in duobus locis, aut
pluribus. Eft autem hoc fpecie finitimum diftentionis in-
aequalitati quantitatis, quae, ut funt diftinguenda, in libris
de pulfibus dignoscendis explicatur.

Cap. XXV. Aliud item inaequalitatis unius pulfus
genus eft quod vocatur undofum: quod quale fit, abunde

καὶ αὐτὸ τὸ ὄνομα, χεῖρον δ᾽ οὐδὲν ὑπὲρ σαφηνείας εἰπεῖν τι
καὶ ἡμᾶς. οὐχ ἅμα φαίνεται κατὰ τὴν τοιαύτην ἀνωμαλίαν
ᾖ ἀρτηρία πᾶσα διαστελλομένη, ἀλλὰ τὸ μέν τι πρῶτον
αὐτῆς, τὸ δὲ δεύτερον, τὸ δὲ τρίτον, τὸ δὲ τέταρτον. καὶ
οὐδὲ ταῦτα ὡς ἔτυχεν, ἀλλὰ σὺν τῷ τὴν ἔπαρσιν κυματώδη
γενέσθαι, τοῦ δευτέρου κύματος ἀεὶ τὸ πρότερον ἐκδεχομένου,
καὶ ὅπῃ διαφέρει τῆς διακεκομμένης κινήσεως τὸ τοιοῦτον εἶ-
δος τῆς ἀνωμαλίας, οὐ χαλεπὸν φωρᾶσαι. τὴν γὰρ τοῦ
προτέρου μέρους τῆς ἀρτηρίας διαστολὴν ἡ τοῦ δευτέρου
διαδέχεται, μηδενὸς ἀκινήτου μορίου μεταξὺ πίπτοντος, ἀλλ᾽
ἐγγὺς μὲν ἀκινησίας ἔχεται τῶν κυμάτων τὸ πέρας, οὐ μὴν
παντελῆ γε φωράσαις ἂν ἡσυχίαν οὐδενὸς μορίου, τὰ γὰρ
συνάπτοντα τὰς κινήσεις εἰς ὕψος, οἷον κυματώδεις ἀναστά-
σεις, οὐκ ἔστιν ἀκίνητα παντελῶς, ἀλλὰ βραχεῖαν γοῦν τινα
διασώζει κίνησιν. διαφέρει δὲ τοῦ σκωληκίζοντος ὁ σφυγμὸς
οὗτος μεγέθει. τὸν γοῦν μέγιστον τῶν κυματωδῶν ἐπινοῶν
ἀεὶ μειούμενον εἰς οὕτω ποτὲ μικρὸν ἀφίξῃ, ὥστε ἀπορεῖν
εἴτε κυματώδης, εἴτε σκωληκίζων ἐστὶν ἤδη. οὐ γὰρ κατὰ
τὸ ποιὸν ἐοίκασιν ἀλλήλων διαφέρειν, ἀλλὰ κατὰ τὸ ποσόν.

declarat ipfum nomen.   Nihil caufae eſt tamen quin quo
res evadat apertior, aliquid et nos dicamus.   Non videtur
fimul arteria in ea inaequalitate diſtendi univerſa, fed primo
prima ejus pars, deinde fecunda, mox tertia, ab hac quarta;
neque id temere tamen, fed cum elevatione quadam undoſa,
altera unda femper priorem excipiente.   Neque vero ab in-
terrupto motu, quid hoc genus abſit, ullius eſt negotii de-
prehendere, nam prioris partis arteriae diſtentionem fe-
cundae confequitur, ut intercedat pars a motu libera nulla;
verum propemodum quieti fimilis eſt undarum finis; at non
reperias tamen ullam partem prorſus quiescere, nam quae
motus connectunt in alto, veluti undoſos aeſtus, non illae
quidem prorſus immotae, fed brevem certe quendam reti
nent motum.   A vermiculante hic pulſus magnitudine differt.
Etenim maximum undoſum ſi fingas perpetuo minui, tam pu-
ſillum invenies aliquando redditum, ut undoſus fit, an vermi-
culans jam, dubites; neque enim qualitas eos, fed quantitas

ΣΦΥΓΜΩΝ ΛΟΓΟΣ Δ. 551

Ed. Chart. VIII. [33.]   Ed. Baf. III. (17.)

ἔστι δὲ τὸ μέν τι κοινὸν ἀμφοτέροις τε αὐτοῖς καὶ τοῖς εἴ-
δεσιν ἅπασιν αὐτῶν, τὸ δὲ ἴδιον ἑκατέρων. κοινὸν μὲν ἀφ'
οὗ καὶ τοὔνομα ἑκατέροις, τῷ μὲν κυματώδει τὸ οἷον κύματα
ἐπανίστασθαι κατὰ τὴν ἀρτηρίαν, ἕτερον ἐφ' ἑτέρῳ, τῷ δὲ
σκωληκίζοντι σκώληκος ἐοικέναι πορείᾳ, καὶ αὐτοῦ τοῦ ζώου
κυματωδῶς κινουμένου, καθάπερ καὶ Δημόκριτος λέγει που
περὶ τῶν τοιούτων διαλεγόμενος, τῶν ὅσα κυματοειδῶς ἀνὰ
τὴν πορείαν πλάζεται. καὶ δῆλον ὅτι ἡ ἀρχὴ τῆς ἐπιρρόης
ἄνωθέν ἐστιν ἀεὶ καὶ τελευτᾷ πρὸς τὰ πέρατα τῆς ἀρτηρίας.
τοῦτο μὲν οὖν τὸ κοινόν. διαφοραὶ δ' αὐτῶν αἱ κατ' εἶδος
ᾧδέ πως συνίστανται. τινὲς μὲν εἰς εὐθὺ τὸ κῦμα φερόμενον
ἔχουσι, τινὲς δὲ καὶ εἰς τὸ πλάγιον ἐκκλῖνον, καὶ τινὲς μὲν
ἐν βραχείᾳ τῇ κατὰ τὸ μῆκος διαστάσει τὸ ὕψος ἱκανὸν,
τινὲς δ' ἔμπαλιν ἐν μακροτέρᾳ τῇ διαστάσει τὸ ὕψος ταπει-
νὸν, καὶ οἱ μὲν πλατὺ, οἱ δὲ στενὸν, καὶ οἱ μὲν ἰσοταχεῖς,
οἱ δ' οὔ. οὕτω δὲ καὶ τόνου τῷ μὲν μᾶλλον, τῷ δὲ ἧττον
μέτεστι τῶν κυμάτων. ἐνίοτε δὲ καὶ κατὰ πάσας ἅμα τὰς
εἰρημένας διαφορὰς ἡ ἀνωμαλία συνίσταται. ἀλλ' οὐδὲ διὰ
μίαν ἄλλην τῶν εἰρημένων ἀνωμαλιῶν οὕτως ὀνομάζονται,

disjungit. Eſt utrique tamen quiddam commune atque ſpe-
ciebus eorum omnibus, aliquid etiam proprium utriusque.
Commune, unde nomen uterque invenit, undoſo, exurgere
quaſi undas in arteria alteram ab altera; vermiculanti, ver-
mis aſſimilem eſſe greſſui, quod ipſum etiam animal in mo-
dum undarum movetur, ut Democritus quodam loco dicit,
ubi de iis verba facit quae in modum undarum progrediun-
tur. Initium fluctuationis perſpicuum eſt ſuperne ſemper
eſſe et ad arteriae fines terminari. Atque hoc eſt commune.
Differentiae vero eorum hoc modo ſpeciatim fiunt. Qui-
busdam recta fertur unda, quibusdam in obliquum deflectit.
Quidam etiam brevi longitudine habent inſignem altitudinem,
ſunt contra qui longiores, altitudinem humilem, aliqui la-
tam, nonnulli anguſtam, alii etiam pari celeritate praediti,
alii ſecus. Et roboris etiam haec unda plus, illa habet mi-
nus. Interim ſimul omnium eſt iſtarum differentiarum in-

οὐδ᾽ ἔστιν οὐδ᾽ ἑτέροις αὐτῶν, οὔτε τοῖς κυματώδεσιν οὔτε
τοῖς σκωληκίζουσι, τὸ εἶναι τοιούτοις δι᾽ ἄλλην τινὰ πλὴν τῆς
κατὰ τὸ ποσὸν τῆς διαστολῆς. αὕτη γὰρ μόνη ἡ ἀνωμαλία
[34] προσλαβοῦσα τὴν κατὰ τὸ πρότερον καὶ ὕστερον τῶν
μορίων κίνησιν τοὺς τοιούτους συνίστησι σφυγμοὺς, ὥστ᾽
εἶναι σύνθετον τὴν γένεσιν αὐτῶν ἔκ τε τῶν ἀνωμάλων,
κατὰ τὸ ποσὸν τῆς διαστολῆς ἐν διαφέρουσι μορίοις, καὶ τῶν
μὴ ἅμα πάντα τὰ μόρια τῆς ἀρτηρίας ἐχόντων κινούμενα·
οὐ μὴν εὕρηταί γέ πω καθ᾽ ἑαυτὴν ἡ τοιαύτη ἀνωμαλία,
ὥστε τὸ πρότερον μόριον τῆς ἀρτηρίας πρότερον φαίνεσθαι
κινούμενον, ἀλλ᾽ ὅταν γίγνηται, πάντως τις αὐτῇ καὶ τῶν
ἄλλων τῶν προειρημένων μίγνυται. τὸ γὰρ ὑπ᾽ Ἐρασιστρά-
του λεγόμενον, ὡς ἀεὶ τὸ πρότερον φαίνεται κινούμενον, οὐ
τὸ τῆς αἰσθήσεως πάθος διδάσκει. πᾶν γὰρ τοὐναντίον καὶ
καταψεύδεται τοῦ φαινομένου, δόγματος δὲ ἕνεκα λέγεται,
καθάπερ καὶ ἄλλα πολλὰ πολλοὶ τῶν δόγμασι συναγορευόν-
των ἀναπλάσαντες ἔγραψαν ὡς φαινόμενα μηδ᾽ ὄναρ πώ-
ποτε πεφηνότα.

aequalitas. Sed enim de nulla alia commemoratarum in-
aequalitatum et habent utrique hi, tum undofi tum vermi-
culantes, ut tales fint ex fola diftentionis inaequalitate, quan-
titatis. Una enim haec inaequalitas, adjuncto fibi, ut par-
tium motus alter antevertat, alter cunctetur, hujuscemodi
pulfus gignit. Quo fit ut hos conftituant inaequales quan-
titate in diverfis partibus et illi, qui non habent omnes fimul
partes motas. Attamen haec inaequalitas haud dum eft fola
inventa, ut prior arteriae pars prae caeteris videretur mo-
veri, quum autem incidat, omnino aliarum cum illa aliqua,
quas ante commemoravimus, complicata eft. Nam quod
dicit Erafiftratus, femper priorem moveri prius videri, fen-
fus non probat. Imo vero longe aliud, ille adductus fuo
dogmate in re aperta mentitur. Sicut alia item multa
commenta, multi qui pro placitis propugnant, pro teftatis
prodiderunt, quae ne per fomnium quidem vifa unquam
funt.

Κεφ. κστ'. Ὥσπερ δὲ τὸν κυματώδη σφυγμὸν ὁ σκω-
ληκίζων διαδέχεται μικρότερον γενόμενον, οὕτω τὸν σκωλη-
κίζοντα ὁ μυρμηκίζων, ὅταν ἀπολλυμένων τῶν κινήσεων τῶν
πολλῶν εἰς μίαν, καὶ ταύτην παντελῶς μικρὰν τελευτήσῃ,
καὶ διὰ τοῦτο οὐδ᾽ ἀνώμαλος παντελῶς φαίνεται, καίτοι πι-
θανόν ἐστιν ἐκ τοῦ γένους αὐτῶν εἶναι τῶν ἀνωμάλων, ἀλλὰ
διὰ τὴν μικρότητα λανθάνει ἡ ἀνωμαλία. κέκληται δ᾽ οὗτος
ὁ μυρμηκίζων ἀπὸ τῆς πρὸς τὸ ζῷον τὸν μύρμηκα ὁμοιότη-
τος, ὡς μέν τινές φασι κατὰ σμικρότητα, ὡς ἕτεροι δὲ διὰ
τὸν τρόπον τῆς κινήσεως, ἵν᾽ ὁμοίως τῷ σκωληκίζοντι καὶ
δορκαδίζοντι, καὶ οὗτος ᾖ κεκλημένος. ἐκεῖνοί τε γὰρ ὁμοιό-
τητι κινήσεως τῆς πρὸς τὰ ζῶα ὢν τὴν ἐπωνυμίαν ἔχουσιν
ἐκλήθησαν, οὗτός τε αὐτὸς ὁ μυρμηκίζων οὕτως. τινὲς δὲ
καὶ δι᾽ ἄμφω φασὶν αὐτὸν οὕτως ὀνομάζεσθαι, διά τε τὴν
μικρό(18)τητα καὶ τῆς κινήσεως τὸ εἶδος. ἡμῖν δὲ περὶ μὲν
τούτων οὐ φιλοτιμητέον, οἷος δ᾽ ἐστὶν ὁ μυρμηκίζων, λεκ-
τέον. ἔστι δὲ μικρὸς ἄγαν, οὗ μικρότερος ἄλλος οὐκ ἔστιν,
ὡσαύτως δὲ καὶ ἀμυδρότατος πάντως καὶ πυκνότατος, οὐ μὴν
ταχύς γε, ὥς τισι δοκεῖ. δειχθήσεται δὲ τοῦτο ἐν τοῖς περὶ

Cap. XXVI.   Jam vero ut undofo pulfui fuccedit
vermiculans imminuto, ita formicans vermiculanti, quum
motibus amiffis multis in unum eumque prorfus parvum ter-
minet.   Quocirca nec inaequalem omnino dicas, quanquam
effe ex genere verifimile eft inaequalium, fed inaequalitas,
propter exiguitatem, latet.   Nomen invenit hic formicans a
fimilitudine, quae fibi cum animante eft formica, ut quidam
volunt, parvitatis; ut alii, fpeciei motus; ut hic fit nomina-
tus eadem ratione ac vermiculans et caprizans: quum illi
enim a fimilitudine motus, quae ipfis cum animalibus quorum
habent cognomen intercedit, fint nomen fortiti, tum ipfe
hic formicans.   Sunt qui propter utrumque fic ajunt appel-
lari eum, et quod parvus eft et ob fpeciem motus.   Nos de
his non contendemus, at formicans qualis fit, explicabimus.
Eft mire parvus, quo haud eft minor alius, juxtaque langui-
diffimus plane ac creberrimus, non tamen, ut quibusdam vi-
fus eft, celer.   At in libris de dignofcendis pulfibus hoc de-

σφυγμῶν διαγνώσεως. ἀλλὰ νῦν γε τὸ λεῖπον ἔτι προσθέν-
τες τῆς περὶ τῶν κατὰ μίαν διαστολὴν ἀνωμάλων σφυγμῶν
διαφορᾶς, ἐπὶ τοὺς ἄλλους μεταβῶμεν.

Κεφ. κζ΄. Εἰσὶ δὲ οἵ τε κλονώδεις ἔτι καὶ οἱ σπασ-
μώδεις, ἐοικότες μὲν ἀλλήλοις τῷ μὴ φυλάττειν ἕνα τόπον
τὴν ἀρτηρίαν, ἀλλ᾽ ἄνω τε καὶ κάτω φέρεσθαι, τῆς
κατὰ φύσιν θέσεως ἐξισταμένης, διαφέροντες δὲ καὶ κατὰ
τοῦτο μὲν αὐτὸ, βραχὺ γὰρ τοῦ τοιούτου παθήματος οἱ
σπασμώδεις μετέχουσι, μέγα δὲ καὶ σαφὲς ἱκανῶς τοῖς κλονώ-
δεσιν ὑπάρχει, καὶ καθ᾽ ὅσον δὲ οἱ μὲν σπασμώδεις ἑκατέ-
ρωθεν ἐκ τῶν περάτων ἀνθέλκεσθαι καὶ τείνεσθαι καὶ σπᾶ-
σθαι φαίνονται, τοῖς κλονώδεσι δὲ οὐδὲν τοιοῦτον ὑπάρχει.
καὶ προσέτι μεγάλη μὲν πολλάκις ἡ διαστολὴ τοῖς κλονώδεσι,
μικρὰ δ᾽ ἀεὶ τοῖς σπασμώδεσι. καὶ τῶν μορίων τῆς ἀρτη-
ρίας τὰ μὲν ἀναφέρεσθαι, τὰ δὲ καταφέρεσθαι καθ᾽ ἕνα καὶ
τὸν αὐτὸν χρόνον ἐν τοῖς κλονώδεσι φαίνεται ἐναργῶς, τῶν
σπασμωδῶν παντελῶς ὀλίγοις καὶ ἀμυδρῶς τοῦ τοιούτου
συμπιπτόντος. καθ᾽ ὅλου δὲ φάναι οἷον χορδῆς τινος τετα-
μένης αἴσθησίς ἐστιν ἐπὶ τοῦ σπασμώδους σφυγμοῦ, καθ᾽ ὃ

monſtrabitur.   Nunc ſi reliquam partem differentiarum pul-
ſuum in una diſtentione inaequalium addiderimus, ad alios
nos conferemus.

Cap. XXVII.   Superſunt autem vibrati et convulſivi,
qui hactenus quidem ſunt inter ſe ſimiles, quod unum locum
arteria non teneat, ſed ſurſum agitetur atque deorſum, na-
turali ſede deſerta.   Diſtant tamen vel hoc ipſo, quod non
adeo is affectus in convulſivos cadat, in vibratos magnopere
et admodum perſpicue: jam etiam quatenus ex terminis
utrisque retrahi contendique et convelli videntur convulſivi,
vibrati omni iſto vacant.   Ad haec, magna frequenter eſt
vibratis diſtentio, parva ſemper convulſivis.   Et partes ar-
teriae quaedam ſuperiora petere, quaedam demitti uno eo-
demque tempore aperte in vibratis conſpiciuntur; convul-
ſivis vero id perpaucis et obſcure accidit.   Breviter, ſentias
veluti fidem quandam intenſam in pulſu convulſivo, quae

καὶ οὐδενὶ τῶν ἄλλων ἔοικεν· ἐπὶ τῶν κλονωδῶν οὐδὲν
τοιοῦτον φαίνεται. μάλιστα γὰρ [35] ἄν τις αὐτῶν τὴν κί-
νησιν εἰκάσειε τοῖς ἀκοντίοις, ὅσα σφοδρῶς ἀφεθέντα τα-
χέως φέρεται κραδαινόμενα. καλοῦσι γὰρ οὕτως τὸν πυκνὸν
αὐτὸν καὶ ἀνώμαλον σεισμὸν, ὅπερ οὐχ ὑπάρχει τοῖς σπασ-
μώδεσι. τούτους δὲ πάντας τοὺς σφυγμοὺς, τοὺς ἔξω τῶν
πέντε γενῶν τῶν πρώτων, κατὰ μίαν διαστολὴν ἀνωμά-
λους γενομένους, δύο ταῦτα προσιόντα συνίστησι, τό τε
παρὰ τὴν θέσιν τῆς ἀρτηρίας εἶδος τῆς ἀνωμαλίας καὶ τὸ
πρωϊαίτερον ἢ ὀψιαίτερον ἄρχεσθαι τῆς κινήσεως τὰ μό-
ρια, τὸν μὲν πρῶτον ἐν αὐτοῖς ῥηθέντα, τὸν παρὰ τὴν
θέσιν τῶν μορίων ἀνώμαλον, αὐτὸ τοῦτο μόνον, τοὺς
δὲ ἄλλους καὶ τοῦτο μὲν, καὶ ἄλλαι δέ τινες ἀνωμαλιῶν
προσιοῦσαι διαφοραὶ τῶν πρώτων πέντε γενῶν. σύνθετοι
γὰρ αἵ τε νοήσεις καὶ αἱ γενέσεις αὐτῶν, τοῦ τε κυματώ-
δους καὶ τοῦ σκωληκίζοντος καὶ τοῦ κλονώδους καὶ τοῦ
σπασμώδους. ὁ δὲ μυρμηκίζων, ὡς ἔφαμεν, ἀνώμαλος μέν
ἐστιν, οὐ μὴν καὶ φαίνεταί γε

illi res cum nullo alio convenit; in vibratis nihil tale ani-
madvertas. Maxime enim jaculis motum eorum quae ma-
gna vi emiſſa, celeri impetu vibrantur, aſſimiles; nam ita
crebram illam et inaequalem concuſſionem appellant: qua
quidem convulſivi carent. Omnes autem hosce pulſus qui
praeter quinque illa prima genera in una diſtentione inae-
quales ſunt, duorum acceſſio horum conſtituit, quae ſunt
genus inaequalitatis in arteriae ſede et quum maturius aut
ſerius motum partes auspicantur. Primum quidem horum
illum qui inaequalis eſt, quod ſedem partium commutet, hoc
ipſum ſolum, caeteros quum hoc tum aliae quaedam in-
aequalitatum adjunctae differentiae primorum quinque gene-
rum. Compoſitae enim tam notiones horum, quam gene-
rationes ſunt, undoſi, vermiculantis, vibrati, convulſivi.
Formicans autem inaequalis quidem, ut diximus, eſt, non
videtur tamen.

556　　*ΓΑΛΗΝΟΥ ΠΕΡΙ ΔΙΑΦΟΡΑΣ*

Ed. Chart. VIII. [35.]　　　　　　Ed. Baf. III. (18.)

Κεφ. κή. Καὶ ὁ δορκαδίζων δὲ κληθεὶς ὑπὸ Ἡροφί-
λου σφυγμὸς ἔστι μὲν ἐκ τῶν κατὰ μίαν διαστολὴν ἀνωμά-
λων, σύνθετος δὲ καὶ αὐτός ἐστιν, οὐδετέρας ἐφαπτόμενος
τῶν προσιουσῶν τοῖς πρώτοις πέντε γένεσιν ἀνωμαλιῶν, ἀλλ᾽
ὅταν καθ᾽ ἓν μόριον ὁτιοῦν διακόπτηται τὴν κίνησιν ἡ ἀρτη-
ρία, τηνικαῦτα μάλιστα γενόμενος, οὐχ ἁπλῶς. οὐ γὰρ ὅλον
τοῦτο τὸ γένος δορκαδίζων ἐστὶ σφυγμὸς, ἀλλ᾽ ὅταν ἡ μετὰ
τὴν ἡσυχίαν δευτέρα κίνησις ὠκυτέρα τε καὶ σφοδροτέρα τῆς
προτέρας ᾖ. τῷ γὰρ τοιούτῳ μόνῳ τοῦτο ἐπίκειται τὸ ὄνο-
μα, κατὰ τὴν πρὸς τὰ ζῶα τὰς δορκάδας ὁμοιότητα. καὶ
γὰρ ἐκεῖνα τοῦτον φαίνεται πηδῶντα τὸν τρόπον, οἷον δι-
πλῆν τινα κίνησιν ποιούμενα. πρὸς βραχὺ γὰρ ὑψώσαντα
ἑαυτὰ, καί τινα δόκησιν, ὡς αὐτοῦ που τὴν κίνησιν κατα-
παύσαντα παρασχόντα, δευτέραν ἀδόκητον ὁρμὴν κινήσεως
ποιεῖται, πολὺ τῆς πρόσθεν ὠκυτέραν, ὡς οἷον ἐπεμπηδῶντα
ἑαυτοῖς. αὗται αἱ πᾶσαι κατὰ μίαν διαστολὴν ἀνωμαλίαι.

Κεφ. κθ᾽. Περὶ δὲ τῆς κατὰ πυκνότητα καὶ ἀραιό-
τητα καὶ ῥυθμὸν νῦν ἐροῦμεν. οἴονται δὲ συστηματικὰς

Cap. XXVIII. Et qui pulſus caprizans ab Herophilo
eſt appellatus, eſt ille de inaequalibus in uno pulſu; com-
poſitus item eſt, utriusque expers quae primis quinque ge-
neribus adjuncta erat, inaequalitatis, verum ubi motum ar-
teria interpellat quapiam in parte, tum potiſſime exiſtit, non
ſimpliciter, neque enim univerſum hoc genus caprizans eſt
pulſus, caeterum ubi motus a quiete alter celerior primo et
vehementior ſit. Ei ſiquidem ſoli ex ſimilitudine quam
cum animalibus habet capris, attributum hoc nomen eſt:
quippe quae hoc modo videntur ſalire, quaſi geminum quen-
dam motum facientes; quod ubi aliquantulum ſeſe extule-
rint et ſpeciem deſiti alicubi motus praebuerint, alterum
motus; nec opinatum impetum capiunt, priori longe citatio-
rem, veluti in ſe ipſas inſilientes. Hae quidem omnes in
una diſtentione inaequalitates ſunt.

Cap. XXIX. Nunc de inaequalitate crebritatis et ra-
ritatis rhythmique agemus. Collectivas dicunt tantum eſſe

ΣΦΥΓΜΩΝ ΛΟΓΟΣ Α. 557

Ed. Chart. VIII. [35. 36.]   Ed. Baf. III. (18.)

μόνον γίνεσθαι τὰς τοιαύτας ἀνωμαλίας. οὕτω δὲ καλοῦσι
τὰς ἐν πλείοσι σφυγμοῖς σννισταμένας. εἴπωμεν δὲ πρότερον
περὶ τῶν ἐν ἀθροίσματι γινομένων, εἶθ᾽ οὕτως ἐπὶ τὰς καθ᾽
ἕνα μεταβησόμεθα, προχειρισάμενοι παραδείγματος ἕνεκα μίαν
αἵρεσιν τῶν περὶ πυκνότητος γεγενημένων, ἥπερ δὴ καὶ σα-
φεστάτη ἐστὶ, περὶ τὰ διαλείμματα τῶν πληγῶν σννίστασθαι
νομίζουσα τὸ γένος τοῦτο τῶν σφυγμῶν. ὅταν οὖν ἑξῆς ᾖ
πάντα τὰ διαλείμματα ἴσα κατὰ πάντας τοὺς σφυγμοὺς, ὁμα-
λὸν τοῦτον εἶναί φασι, εἰ δὲ τὰ μὲν μείζω, τὰ δ᾽ ἐλάττω,
δηλονότι ἀνώμαλον, ἐν πυκνότητι καὶ ἀραιότητι. καὶ τὸν
ῥυθμὸν δ᾽ ὡσαύτως ἐν τῷ λόγῳ τοῦ χρόνου τῆς πληγῆς
πρὸς τὸν τοῦ διαλείμματος συνιστάμενον, ὅταν ἐφεξῆς ὁ αὐ-
τὸς μένῃ, τότε εἶναί φασιν ὁμαλὸν, εἰ δὲ μεταβάλλει τὸν ἐξ
ἀρχῆς λόγον, ἀνώμαλον γίγνεσθαι, καθάπερ εἰ καὶ τῶν δια-
λειμμάτων, ἃ καὶ ἡσυχίας καλοῦσιν, μεταπέσῃ τὰ μεγέθη,
τὴν κατὰ πυκνότητα καὶ ἀραιότητα γίγνεσθαι ἀνωμαλίαν.
ταῦτα μὲν [36] οὖν ὀρθῶς λέγουσιν, καὶ ἔστιν ἀπὸ τῆς εἰρη-
μένης αἱρέσεως ἐπὶ τὰς ἄλλας μετιόντα γνωρίζειν ὁμαλότητά
τε καὶ ἀνωμαλίαν ἐν ἀμφοτέροις τοῖς γένεσι, τὴν ἐν πλείοσι,

ejuscemodi inaequalitates, ita enim quae ex pluribus pulfibus
conflatae funt, appellant. Primum de his dicemus, quae
acervatim fiunt, deinde ad eas descendemus, quae in uno
pulfu. Atque hic unam exempli gratia fectam de his quae
de crebritate funt, quae fcilicet eft clariffima, fumamus, quae
ex ictuum cenfet intervallo hoc genus pulfuum effici. Ubi
ergo omnia ordine aequa fint intervalla per omnes pulfus,
aequalem hunc dictitant effe; fin partim majora, partim mi-
nora, inaequalem nimirum effe in crebritate et raritate.
Rhythmum jam etiam eodem modo ex proportione temporis
ictus ad intervalli tempus conftantem, quum deinceps ma-
neat eadem, aequalem jam dicunt effe: qui primam propor-
tionem fi variet, effe inaequalem; quomodo fi intervallorum,
quas et quietes vocant, mutentur magnitudines, inaequali-
tatem crebritatis raritatisque fieri. Haec fane recte dicunt:
atque ab ifta fecta proficifcenti ad alias aequalitatem per-
fpicere licet et inaequalitatem utriusque generis, quae com-

Ed. Chart. VIII. [56.]   Ed. Baf. III. (18.)

ὡς ἔφαμεν, σφυγμοῖς συνισταμένην, ἣν καὶ συστηματικὴν
καλοῦσιν.

Κεφ. λʹ. Περὶ δὲ τῆς καθ᾽ ἕνα σφυγμὸν ἀνωμαλίας
αὐτῶν, ἣν ἅπαντες παραλελοίπασιν, οὐκ ἔθ᾽ ὁμοίως σαφές,
ἀλλ᾽ ὑπὲρ τοῦ μηδὲν λείπειν τῇ προκειμένῃ πραγματείᾳ καὶ
περὶ τούτων πειράσομαι καθ᾽ ὅσον οἷόν τε σαφῶς εἰπεῖν
ἀρχὴν τοῦ λόγου τήνδε ποιησάμενος. τὰ μόρια τῆς ἀρτηρίας
ἤτοι πάνθ᾽ ἅμα τῆς κινήσεως ἄρχεται, ἢ τὰ μὲν αὐτῶν πρωϊ-
αίτερον, τὰ δὲ ὀψιαίτερον. εἰ μὲν οὖν πάνθ᾽ ἅμα κινεῖσθαι
ὑπάρξαιτο, εἶτα καὶ κινηθέντα μὴ ἐν ἴσοις χρόνοις αὖθις τῆς
δευτέρας διαστολῆς ἅμα πάλιν ἄρξαιτο, τῶν δύο γενῶν ἀνω-
μαλία καθ᾽ ἕνα σφυγμὸν συστήσεται, ὅτι μὲν ἐγένετο, γνω-
ρισθεῖσα, τῆς δευτέρας διαστολῆς ἀρξαμένης, οὐ μὴν ἐν τῇ
γε δευτέρᾳ τὴν ὕπαρξιν ἔχουσα, ὥσπερ οὐδὲ ὁ ῥυθμὸς αὐτὸς,
οὐδὲ τὸ κατὰ πυκνότητα καὶ ἀραιότητα γένος. καὶ γὰρ καὶ
ταῦτα καθ᾽ ἕνα μὲν σφυγμὸν γίγνεται, δεῖται δὲ πάντως εἰς
τὸ γνωσθῆναι τοῦ δευτέρου. πρὶν γὰρ ἄρξασθαι τοῦτον,
οὐχ οἷόν τε τοῦ προτέρου τὸ πέρας γνωρίσαι. ἔτι δ᾽ ἀγνώ-
στου μένοντος τοῦ πέρατος, οὔτε τὴν πυκνότητα δυνατὸν,

plures, ut diximus, complectitur pulfus, quam collectivam
vocitant.

Cap. XXX. Inaequalitas vero illorum in uno pulfu,
quam neglexerunt omnes, non perinde jam eft aperta. Sed
ut praefens lucubratio ne quid defideret, faciam, haec etiam
ut quoad ejus fieri poterit, clare explicem, hoc fermonis
initium faciens. Partes arteriae aut omnes una motum ex-
ordiuntur, aut pars earum maturius, pars tardius. Si jam
moveri omnes fimul coeperint, mox motae minus aequis tem-
poribus, iterum diftentionem alteram fimul inceperint, duo-
rum generum in uno pulfu inaequalitas erit; quae quod
fuerit, cognita quidem fit, ut fecunda diftentio coepit, non
tamen in fecunda contineatur; ficut nec ipfe rhythmus, nec
genus crebritatis et raritatis; quum et haec ipfa fiant in uno
pulfu, tamen omnino defiderent, quo cognoscantur, fecun-
dum; quod quidem ante hujus initium prioris nequeat finis
cognosci. Jam incognito fine, nec crebritatem valeas, vel

ΣΦΥΓΜΩΝ ΛΟΓΟΣ Δ. **559**

Ed. Chart. VIII. [36.]   Ed. Baf. III. (18. 19.)

ἢ τὴν ἀραιότητα, οὔτε τὸν ῥυθμὸν ἐπιγνῶναι. ὥστε καὶ
περὶ τὴν τῆς ἀνωμαλίας γένεσιν, ἣν εἰρήκαμεν, οὐδὲν θαυ-
μαστὸν ἀναμένειν τῆς δευτέρας διαστολῆς τὴν ἀρχήν. οὐ μὴν
τούτου γε ἕνεκα συστηματικὴν αὐτὴν χρὴ νομίζειν. ἀμέλει
πρὶν συμπεραθῆναι τὴν δευτέραν διαστολὴν, εὐθὺς ἀρχομένης
αὐτῆς γνωρίζεται, μηδὲν μήτε τοῦ δευτέρου σφυγμοῦ δεηθέν-
των ἡμῶν μήτε τοῦ τρίτου μήτε τῶν ἑξῆς. οὕτως ἐν τῷ
πρώτῳ μόνῳ γίγνεται. διὰ τοῦτ᾽ οὖν ἔφαμεν, ὅταν ἅμα
πάντων τῶν μορίων ἀρξαμένων κινεῖσθαι κατά τε τὴν προτέ-
ραν καὶ τὴν δευτέραν διαστολὴν, μὴ ἴσος αὐτοῖς ὁ τῆς κι-
νήσεως γένηται χρόνος, τῶν δύο γενῶν ἀνωμαλίαν συνίστα-
σθαι, τὴν μὲν κατὰ πυκνότητα καὶ ἀραιότητα τῷ τῶν δια-
λειμμάτων ἀνίσῳ, τὴν δὲ κατὰ ῥυθμὸν τῷ λόγῳ τοῦ χρόνου
τῆς πληγῆς πρὸς τὸν τοῦ διαλείμματος. ὁ μὲν γὰρ τοῦ πρώ-
του πάντων παυσαμένου τῆς κινήσεως μορίου χρόνος ἐλάχι-
στος ἔσται, μέγιστος δὲ ὁ τοῦ ὑστάτου. οἱ δ᾽ ἐν τῷ μέσῳ
ἀνάλογον, ἐφ᾽ ὅσον ἂν ἢ τοῦ πρώτου ἢ τοῦ ἐσχάτου ἀφε-
στηκότες ὦσιν. ἔμπαλιν δὲ τοῖς τῶν κινήσεων χρόνοις (19) οἱ
τῶν ἡσυχιῶν μείζους μὲν ἔσονται περὶ τὰ πρῶτα παυσάμενοι,

raritatem, vel vero rhythmum affequi. Quare ad inaequa-
litatem conftituendam, quam diximus, nil mirum eft fi fe-
cundae diftentionis principium expectetur. Hac tamen de
caufa non eft collectiva nominanda. Scilicet priusquam
altera diftentio finiatur, ftatim in ejus principio cognoscitur,
ut nec altero nobis pulfu fit, nec tertio, nec reliquis opus.
Atque fic in primo folo fit. Itaque diximus, fi univerfae
fimul partes coeperint in prima et fecunda diftentione mo-
veri, nec habeant par tempus motus, generari duorum ge-
nerum inaequalitatem; unam crebritatis et raritatis, impari-
tate intervallorum, alteram rhythmi, proportione temporis
ictus ad intervalli. Tempus enim partis quae omnium par-
tium prima moveri definit, minimum erit; maximum poft-
remae; media proportione, in quantum aut a prima aut
a poftrema abfint. Contra ac tempora motuum, quietum
tempora longiora funt in illis, quae primae a motu defiftunt,

ἐλάττους δὲ περὶ τὰ ὕστατα, ὥστε ὁ μὲν κατὰ τὸ πρῶτον
παυσάμενον μόριον χρόνος τῆς κινήσεως ἐλάχιστος ὢν μεγί-
στῳ παραβάλλεται χρόνῳ τῷ τῆς κατὰ τὸ αὐτὸ μόριον ἡσυ-
χίας, ὁ δὲ κατὰ τὸ ὕστατον μέγιστος ὢν ἁπάντων τῶν τῆς
κινήσεως χρόνων ἐλαχίστῳ τῷ τῆς κατὰ τὸ αὐτὸ μόριον
ἡσυχίας παραβάλλεται, καὶ οὕτως ὁ ῥυθμὸς ὑπαλλάττεται
καθ᾽ ἑκάστην, εἰς ὅσον ὁ λόγος τοῦ τῆς κινήσεως χρόνου
πρὸς τὸν τῆς ἡσυχίας οὐχ ὁ αὐτὸς ἐν ἅπασι μένει. ἂν μέν-
τοι τῆς προτέρας διαστολῆς, ἅμα μὲν ἁπάντων τῶν μορίων
τὴν ἀρχὴν τῆς κινήσεως ποιησαμένης, οὐκ ἰσόχρονον δὲ πᾶσιν
ἡ δευτέρα διαστολὴ μὴ ἅμα πάντων ποιήσηται τὴν ἀρχὴν τῆς
κινήσεως, ἀλλὰ προτέρου μὲν τοῦ προτέρου παυσαμένου, καὶ
τοσούτῳ γε προτέρου, ὅσῳ πρότερον ἐπαύσατο, δευτέρου δὲ
τοῦ δευτέρου, καὶ οὕτως ἑξῆς ἡ μὲν κατὰ τὸν ῥυθμὸν ἀνωμαλία
γένοιτ᾽ ἂν οὕτως, ἡ δὲ κατὰ πυκνότητα καὶ ἀραιότητα οὐκ ἔτι.
τὸ μὲν γὰρ τῆς ἡσυχίας ἴσον ἐν ἅπασι γενόμενον οὐδεμίαν ἐργά-
σεται κατὰ πυκνότητα καὶ ἀραιότητα διαφοράν· οὐ μὴν [37] ὅ
γε λόγος ὁ αὐτὸς ἔσται τοῦ τῆς κινήσεως χρόνου πρὸς τὸν τῆς
ἡσυχίας, εἴγε ὁ μὲν τῆς κινήσεως οὐκ ἴσος ἦν ἅπασιν, ὁ δὲ τῆς

in illis, quae poftrema, breviora. Quare tempus motus,
quem habuit pars, quae moveri prima defiit, minimum, cum
maximo tempore quietis ejusdam partis comparatur et ulti-
mae tempus, quod maximum erat omnium motus temporum,
ad minimum confertur quietis ejusdem partis. Et ita rhyth-
mus in fingulis commutatur, quatenus proportio temporis
motus ad quietis tempus non eadem in omnibus manet.
Quod vero, fi prior diftentio ex omnibus fimul partibus mo-
veri coeperit, fed non pari in omnibus tempore, deinde al-
tera diftentio motum auspicata fit non una omnium partium,
fed prius quidem ejus, quae prior quieverat, atque eo prius
quo prius quieviffet, fecundo motum ejus quae fecunda, at-
que ita deinceps, inaequalitas quidem ita rhythmi fiet, cre-
britatis et raritatis non item. Nam quies, quum omnibus
aequa fit, differentiam in crebritate et raritate efficit nullam;
non refpondebit tamen motus tempus tempori quietis, fi-
quidem motus non erat omnibus par tempus, quietis erat;

Ed. Chart. VIII. [37.]   Ed. Baf. III. (19.)

ἡσυχίας ἴσος, ὥστ᾽ οὐδὲ ὁ ῥυθμὸς ἅπασιν ὁ αὐτός. εἰ δ᾽
ἅμα πάντα τὰ μόρια τῆς ἀρτηρίας ἀρξάμενα κινεῖσθαι, μήθ᾽
ἅμα πάλιν ἄρξαιτο τῆς δευτέρας διαστολῆς μήθ᾽ ἅμα παύ-
σαιτο τῆς προτέρας, ἀλλὰ μηδὲ τὸ τῆς ἡσυχίας ἴσον ἐν ἅπασι
γένοιτο, διττὴν ἐν τῷ τοιούτῳ διαφορὰν ἀνάγκη συστῆναι,
τῆς μὲν κατὰ πυκνότητα καὶ ἀραιότητα καθ᾽ ἑτέραν τῶν
διαφορῶν ἀνωμαλίας συνισταμένης, οὐ μὴν τῆς γε κατὰ τὸν
ῥυθμὸν ἐξ ἀνάγκης. ἐνδέχεται γὰρ ἐν τῷ αὐτῷ λόγῳ πάν-
των τῶν μορίων τοὺς τῆς κινήσεως χρόνους πρὸς τοὺς τῶν
ἡσυχιῶν γενέσθαι. καὶ εἰ τοῦτο συμβαίνει, καὶ ὁ ῥυθμὸς
ὁμαλὸς ἂν εἴη, μὴ σωζομένου δὲ τοῦ αὐτοῦ κατὰ πάντα τὰ
μόρια λόγου, καὶ γὰρ καὶ τοῦτο ἐνδέχεται γενέσθαι, δια-
φθαρείη ἂν οὕτω καὶ ὁ ῥυθμός. εἰ δ᾽ αὖ πάλιν ἅμα πάν-
των ἀρξαμένων τῶν μορίων κινεῖσθαι, καὶ κινηθέντων ἐν ἴσῳ
χρόνῳ τῆς δευτέρας διαστολῆς, μὴ ἅμα πάντα τὰ μόρια τὴν
αὐτὴν ἀρχὴν ποιήσαιτο, ἀλλὰ τὰ μὲν πρωϊαίτερον αὐτῶν
ἄρξαιτο, τὰ δὲ ὀψιαίτερον, οὔτε ὁ ῥυθμὸς ἔτι ὁμαλὸς οὔτε
ἡ κατὰ πυκνότητα καὶ ἀραιότητα διαφορά. ταύτην μὲν γὰρ
ἀνώμαλον ποιεῖ τῶν ἡσυχιῶν τὸ ἄνισον, τὸν δὲ ῥυθμὸν

nec ergo idem omnibus rhythmus. Quod fi quum moveri
arteriae fimul omnes partes coeperunt, non item fimul omnes
alteram diftentionem ordiantur, neque priorem terminaverint
fimul, fed ne quies quidem in omnibus aequa fit, binas in eo
necefle eft differentias effe. Nam crebritatis et raritatis in
alterutra differentia inaequalitas fit, at non rhythmi tamen
necefiario; poffunt enim omnium partium tempora motus
quietum temporibus refpondere; et fi hoc, erit item rhy-
thmus aequalis. Sin autem eadem in omnibus partibus pro-
portio non conftet, fane enim poteft etiam hoc fieri, fimul
perdetur rhythmus. Jam vero ubi una omnes partes mo-
veri coeperint, motaeque aequo fint tempore, fi alterae dis-
tentionis non idem omnes initium partes ordiantur, fed quae-
dam maturius, quaedam inceperint ferius, non rhythmus
jam aequalis erit, neque crebritatis raritatisque differentia,
hanc enim impares quietes inaequalem efficiunt, rhythmum

562 ΓΑΛΗΝΟΥ ΠΕΡΙ ΔΙΑΦΟΡΑΣ

Ed. Chart. VIII. [37.]   Ed. Baf. III. (19.)

ἢ τῶν λόγων ἑτερότης, ἁπάντων μὲν τῶν μορίων ἐν ἴσῳ
χρόνῳ κινηθέντων, οὐ μὴν καὶ ἡσυχασάντων ἐν ἴσῳ χρόνῳ.
τοσαῦται μὲν ἀνωμαλίας αἱ διαφοραὶ, τῆς καθ᾽ ἕνα σφυγμὸν
ἀμφοῖν τοῖν γενοῖν, ὅταν ἅμα πάντα τὰ μόρια τῆς ἀρτηρίας
ἄρξηται διαστέλλεσθαι· ὅταν δὲ τὸ μὲν πρότερον αὐτῶν,
τὸ δὲ δεύτερον ἄρξηται τοῦ διαστέλλεσθαι, παυσαμένων μὲν
ἁπάντων ἅμα, καὶ αὖθις τῆς δευτέρας διαστολῆς ἀρξαμένων
ἅμα, κατὰ θάτερον γένος τὸ τοῦ ῥυθμοῦ μόνον, τὴν ἀνω-
μαλίαν ἀνάγκη γίνεσθαι. τὰ μὲν γὰρ διαλείμματα τῶν κινή-
σεων ἴσα πᾶσιν ἔσται τοῖς μορίοις, ὥστε οὐδεμία κατά γε
τοῦτο τὸ γένος ἀνωμαλία συστήσεται. ἴσῳ δὲ ὄντι τῷ
χρόνῳ τῷ τῆς ἡσυχίας ἐν ἅπασι τοῖς μορίοις ἄνισος παρα-
βαλλόμενος, ὁ τῆς καθ᾽ ἕκαστον αὐτῶν κινήσεως ἐν διαφέ-
ρουσι λόγοις τὸν ἑκάστου μορίου ῥυθμὸν ἀποτελέσει. εἰ δὲ
κατὰ τὸν αὐτὸν τρόπον ἄρξαιτο τῆς δευτέρας διαστολῆς ἡ
ἀρτηρία, καθ᾽ ὃν καὶ τῆς προτέρας, ὥστε καθ᾽ ἑκατέραν
τῶν διαστολῶν ταὐτὸ μόριον ἄρχεσθαι πρωϊαίτερον ἑτέ-
ρου τῷ ἴσῳ, καὶ τοῦτ᾽ ἐν ἅπασι τοῖς μορίοις φυλάτ-
τοιτο, παυσαμένων αὐτῶν ἅμα τῆς προτέρας διαστολῆς,

vero proportionum commutatio, quum aequo tempore
omnes partes motae fint, non aequo tamen quieverint tem-
pore. Tot funt inaequalitatis utriusque uno in pulfu ge-
neris differentiae, quum omnes una partes arteriae diftendi
inceperint. At ubi haec primo, illa fecundo diftendi coe-
perit, fi omnes fimul quieverint ac deinde diftentionem una
alteram auspicatae fint, inaequalitas in altero tantum genere
neceffe eft fit rhythmi, quandoquidem aequa omnibus par-
tibus erunt intervalla motuum: fic inaequalitas in hoc qui-
dem genere nulla erit. Et fi cum tempore quietis, quod
fit par in omnibus partibus, impar tempus conferatur cujus-
que partis motus, diverfis proportionibus cujuslibet rhy-
thmum partis conficiet. Quod fi alteram diftentionem arte-
ria juxta orfa fit atque priorem, ut in utraque diftentione
eadem pars prior altera pari intervallo incipiat, idque in
omnibus partibus fit conftans ac illae una defierint priorem

ΣΦΥΓΜΩΝ ΛΟΓΟΣ Δ. 563

Ed. Chart. VIII. [37.]   Ed. Baf. III. (19.)

ἀνάγκη καθ᾽ ἑκάτερον τῶν γενῶν γενέσθαι τὴν ἀνωμα-
λίαν. ὁ μὲν γὰρ πᾶς χρόνος ὁ συγκείμενος ἔκ τε τῆς κινή-
σεως καὶ τοῦ διαλείμματος ἴσος ἔσται πᾶσι τοῖς μορίοις τῆς
ἀρτηρίας. ἄνισοι δὲ οἱ τῶν κινήσεων λόγοι πρὸς τοὺς
τῶν ἡσυχιῶν, τῷ τὸν ὅλον χρόνον μὴ εἰς ἴσα τέμνεσθαι.
τῶν μὲν γὰρ πρότερον ἀρξαμένων μορίων κινεῖσθαι ὁ μὲν
τῆς κινήσεως χρόνος μείζων ἔσται τοῦ τῶν ὕστερον ἀρξαμέ-
νων, ὁ δὲ τοῦ διαλείμματος ἐλάττων. τῶν δ᾽ ὕστερον
ἀρξαμένων ἔμπαλιν ὁ μὲν τῆς κινήσεως χρόνος ἐλάττων, ὁ δὲ
τῆς ἡσυχίας μείζων. ὥστε ἀνάγκη καὶ τὸν ῥυθμὸν ἄνισον
εἶναι καθ᾽ ἕκαστον τῶν μορίων, καὶ τὴν κατὰ πυκνότητα δὲ
καὶ ἀραιότητα συνίστασθαι περὶ αὐτοὺς ἀνωμαλίαν, ἀναγ-
καῖον, εἰς ὅσον οἱ τῶν διαλειμμάτων χρόνοι διαφέρουσι. εἰ
δ᾽ ὁμοίως τῆς δευτέρας διαστολῆς τὴν ἀρχὴν τῆς τῶν μο-
ρίων κινήσεως ποιησαμένης, ἥν περ ἡ προτέρα ἐπεποίητο,
τουτέστιν ἵνα καθ᾽ ἑκατέραν τὸ αὐτὸ μόριον ἄρχηται, τὸ
μὲν πρότερον, τὸ δὲ ὕστερον τῆς κινήσεως, ἡ τελευτὴ τῆς
προτέρας διαστολῆς, μὴ ἴση πᾶσι γένοιτο, δύο ἔσονται
διαφοραί. δύναται γὰρ καὶ πολλῷ πρότερον παύσασθαι

diſtentionem, non poteſt non eſſe in utroque genere inaequa-
litas. Nam omne tempus, quod eſt ex motu et intervallo
conflatum, omnibus eſt aequabile arteriae partibus. Sed
motuum proportiones, quod totum tempus in aequas partes
non diſtribuatur, non reſpondent quietum proportionibus.
Etenim partium quae moveri primae coeperint, tempus mo-
tus excedet earum tempus, quae tardiores inceperint, inter-
valli vero minus erit; contra partes quae coeperint poſte-
rius, tempus habent motus minus, quietis majus. Quare
ſimul inaequalis rhythmus neceſſario erit ſingularum par-
tium, et quatenus tempora intervallorum differunt, etiam
crebritaîis atque raritatis conjungi cum iis inaequalitatem eſt
neceſſe Si vero altera diſtentio perinde ac prior fecerat,
initium motus partium fit orſa, id eſt ſi eadem utrobique
pars incipiat moveri, haec primo loco, illa poſteriore, non
fit autem finis prioris diſtentionis in omnibus aequus, duae
erunt differentiae; poteſt enim et longe quidem quiescere

τὸ πρότερον τῆς κινήσεως ἀρξάμενον μόριον, δύναται δὲ καὶ
ὕστερον. εἰ μὲν γὰρ ἐν ἴσῳ παύσαιτο τὸ πρότερον· ὅσῳ
πρότερον ἤρξατο, κατ᾽ ἄμφω τὰ γένη, γένοιτ᾽ ἂν οὕτως
ὁμαλὸς [38] σφυγμός. εἰ δὲ πολλῷ παύσαιτο πρότερον, ἤπερ
ἤρξατο, τὴν ἀνωμαλίαν οὕτω γεννήσει τῶν δύο γενῶν.
παυσάμενον δ᾽ ὕστερον τὸ πρότερον ἀρξάμενον πάντως
ἐργάσεται τῶν δύο γενῶν τὴν ἀνωμαλίαν, ἄν τε πολλῷ τύχῃ
παυσάμενον ὕστερον ἄν τε ὀλίγῳ. εἰ δὲ μήτε τῆς προτέρας
διαστολῆς ἡ ἀρχὴ πᾶσιν ἅμα τοῖς μορίοις γένοιτο μήτε τῆς
δευτέρας, ἐνδέχεται ποτὲ μὲν τὸν ῥυθμὸν ὁμαλὸν γίνεσθαι,
ἐνδέχεται δὲ καὶ τὸ τῆς πυκνότητος καὶ ἀραιότητος γένος, εἰ
μὲν οὕτω μερισθεῖεν οἱ τῶν κινήσεων χρόνοι πρὸς τοὺς τῶν
ἡσυχιῶν. ὥστε τὸν αὐτὸν ἐν ἅπασιν εἶναι λόγον, ὁμαλοῖ
τοῦ ῥυθμοῦ γιγνομένου. εἰ δ᾽ οἱ τῶν ἡσυχιῶν χρόνοι μόνοι
ἴσοι γενηθεῖεν, ὁμαλότης ἐν θατέρῳ γένει. ταῦτα μὲν οὖν
σπάνια, τὰ δὲ τῶν ἀνωμαλιῶν ἱκανῶς πολλά. καὶ γὰρ ἅμα
πάντα δύναται τῆς κινήσεως παύσασθαι τὰ μόρια καὶ οὐχ ἅμα,
κἂν τῷ μὴ ἅμα παύσασθαι τὰ μὲν πρότερον, τὰ δ᾽ ὕστερον,
καὶ ἤτοι πολλῷ πρότερον, ἢ πολλῷ ὕστερον. οἷαι δὲ καὶ

prius, quae prior eft pars motum auspicata, poteft etiam
pofterius. Nam fi tanto quieverit prius, quanto coepit, fiet
ita aequalis in utroque genere pulfus. Sin multo prius, at-
que eft auspicata, quieverit, duorum generum efficiet inae-
qualem pulfum. At fi quae prior coepit, defiftat pofterior,
duorum generum omnino inaequalitatem creabit, five multo
tardius, five paulo quieverit. At vero, fi neque prioris dis-
tentionis initium ex omnibus fimul partibus fiat, neque fe-
cundae eft; quum rhythmus poffit aequalis effe, poffit et
crebritatis et raritatis genus, et fi quidem ita motuum tem-
pora cum quietum temporibus fint partita, ut eadem fit pro-
portio in omnibus, fit aequalis rhythmus; fi vero tempora
fola paria fuerint quietum, aequalitas erit in altero genere.
Sed haec infrequentia funt inaequalitates vero funt permul-
tae; nam omnes poffunt fimul partes a motu ceffare et non
fimul, ac quum non ceffant fimul, hae prius, illae pofterius,
jam etiam vel longe prius, vel longe tardius. At quae et

Ed. Chart. VIII. [38.]   Ed. Baf. III. (19.)

ὅσαι γένοιντ᾽ ἄν αἱ ἀνωμαλίαι, κατὰ ταῦτα τοῖς προειρημένοις
ἄν εὑρίσκοις, ὥστε οὐδὲν δεῖ μηκύνειν ἔτι. μόνον δὲ ὑπο-
μνήσαντας, ὡς τὸ προτεθὲν ἀποδέδεικται, τὸ γίνεσθαί τινας
καὶ καθ᾽ ἕνα σφυγμὸν ἀνωμαλίας, ἔν τε τῷ κατὰ πυκνότητα
καὶ ἀραιότητα γένει, κἂν τῷ κατὰ τὸν ῥυθμὸν, ἐνταῦθά που
καταπαῦσαι καιρὸς ἤδη τὸν πρῶτον λόγον. ἃ γὰρ ἐπὶ μιᾶς
αἱρέσεως, τῆς μεριζούσης εἰς πληγὴν καὶ διάλειμμα τὸν σφυγ-
μὸν, ὡς ἐπὶ παραδείγματος εἰρήκαμεν, οὐδὲν χαλεπὸν καὶ
ἐπὶ τὰς ἄλλας μεταφέρειν, ὁμοίως ἡμῶν καὶ κατ᾽ ἐκείνας ἁπά-
σας ἀποδεῖξαι δυναμένων ἐν τοῖς δύο γένεσι τούτοις, ὑπὲρ ὧν
δὴ πέπαυμαι λέγων, τὰς καθ᾽ ἕνα σφυγμὸν ἀνωμαλίας συνι-
σταμένας.

quot hac ratione differentiae fient, ex fuperioribus invenias,
quo me oportet breviorem effe. Itaque fi commonuerim,
quod inftitutum erat, effe demonftratum, habere fuas etiam
unum pulfum inaequalitates, tum in genere crebritatis et ra-
ritatis, tum in genere rhythmi, finem hic jam primi libri
faciam. Nam quae in una nos fecta, quae in ictum et in-
tervallum pulfum partitur, exempli gratia retulimus, nullo
negotio ad alias traducamus; poffumus enim perinde per
omnes etiam illas in generibus his duobus, de quibus modo
dixi, inaequalitates pulfus unius demonftrare.

ΓΑΛΗΝΟΥ ΠΕΡΙ ΔΙΑΦΟΡΑΣ ΣΦΥΓΜΩΝ
ΛΟΓΟΣ Β.

Ed. Chart. VIII. [39.]   Ed. Baf. III. (20.)

Κεφ. α'. Οὐ τὴν αὐτὴν χρείαν ἐπαγγέλλεται τόδε τὸ γράμμα τῷ πρόσθεν, ἀλλ᾽ ὃν ἔχει λόγον ἐλλέβορος, ἢ σκαμμωνία πρὸς ἄρτον, ἢ κρέας, τοῦτον καὶ τὰ νῦν λεχθησόμενα πρὸς τὰ εἰρημένα. τρέφειν μὲν γὰρ ἐκεῖνα τὰς ὑγιαινούσας ἐδύνατο ψυχὰς, ἐκκαθαίρειν δὲ ταῦτα τὰς μοχθηρὰς δόξας, ὥσπερ τινὰ νοσήματα. συγκατασκευάζεσθαι δ᾽ εἰκὸς τοῖς ἐλέγχοις τῶν διημαρτημένων πίστιν βεβαίαν τᾱν ὀρθῶς εἰρημένων. ὥστ᾽ εἴ τις τῷ παρόντι λόγῳ καὶ ταύτην προσθείη τὴν χρείαν, εὑρήσει τινὰ καὶ ὠφέλειαν ἑπομένην.

GALENI DE PVLSVVM DIFFERENTIIS
LIBER II.

Cap. I. Non eundem ufum hic liber pollicetur ac primus, fed quam veratrum rationem habet, vel fcammonium, cum pane et carnibus, eandem quae nunc dicemus cum fuperioribus habent. Nutrire enim mentes illa fanas, haec referare pravas fententias valent, ut morbos quosdam. Aequum eft autem eorum quae perperam dicta funt objurgationibus fidem recte dictis firmam comparari. Quare hanc utilitatem fi propofitae difputationi addas, inveneris compendii nonnihil adjunctum.

Ed. Chart. VIII. [39. 40.]   Ed. Baf. III. (20.)

Κεφ. β'. Ἔστι δὴ πρῶτός μοι λόγος πρὸς τοὺς σο-
φιστὰς ὁ περὶ τῆς χρήσεως τῶν ὀνομάτων. ἡμεῖς γὰρ ἑπό-
μεθα τῇ τῶν Ἑλλήνων συνηθείᾳ· καὶ γὰρ ἐτράφημεν ἐν
αὐτῇ, πειρώμεθά τε διὰ τῶν σαφεστάτων ὀνομάτων ἑρμη-
νεύειν ἀεὶ τὸ νοούμενον, οὐ μὴν ἐγκαλοῦμέν γε τοῖς ὀλιγω-
ροῦσιν αὐτῆς, ἀλλ' εἰ καὶ καθ' ἑκάστην λέξιν ἐθέλοι τις βαρ-
βαριστὶ φθέγγεσθαι, μὴ λυμαινόμενος τῷ σαφεῖ τῆς ἑρμη-
νείας, οὐδὲν ἡμῖν μέλει. τούτου γὰρ ἕνεκα χρώμεθα τῇ πρὸς
ἀλλήλους διαλέκτῳ, τοῦ νοῆσαι τὰ δηλούμενα, καὶ τοῦτον
ἡγούμεθα κάλλιστα χρῆσθαι λόγῳ, τὸν ἐναργέστατα δηλοῦν
ἃ βούλεται δυνάμενον. ἡ μὲν ἡμετέρα προαίρεσις τοιαύτη,
μέτριος, ὡς νομίζω, καὶ φιλάνθρωπος, οὐ μὴν ἐπιτρέπουσιν
ἡμῖν οἱ σοφισταί, ἀλλ' ὥσπερ ἀλλήλοις ἐρίζουσι περὶ τῶν
ὀνομάτων, ἀμελοῦντες αὐτῶν τῶν πραγμάτων, οὕτω καὶ
ἡμῖν ἐπη[40]ρεάζουσιν ὑβρίζοντες ἀεὶ, καὶ καταγελῶντες, εἰ
μὴ χρησαίμεθα τοῖς ἐκείνων ὀνόμασιν. εἰ μὲν οὖν ἅπαντες
συνθέμενοι μίαν διάλεκτον ὥσπερ νόμισμα καινὸν ὑπὸ ψη-
φίσματος εἰσηγήσαντο, τάχα ἂν ἐπειράθημεν ἐπιλαθέσθαι

Cap. II. Eſt autem primum mihi cum ſophiſtis
ſermo de nominibus uſurpandis. Graecorum namque nos
inſtitutum, etenim apud eos ſumus educati, tenemus, co-
namurque ut clariſſimis ſemper nominibus ſenſum interpre-
temur. Neque nos tamen ſcilicet in eos querimur, qui hoc
floccipendunt; imo vero, ſi vel ſingula quis velit verba
uſurpare barbare, modo interpretationis lucem non offen-
dat, nihil laboramus. Nam linguae qua inter nos com-
mentamur, hoc nomine utimur proprietate, quo mentem
alterius aſſequamur, atque ut clariſſime quisque mentem
ſuam poteſt ſignificare, ita ſermone cenſemus eum uti op-
time. Noſtrum id eſt inſtitutum, modeſtum ut arbitror et
humanum; verum interpellant ſophiſtae, qui ſicut mutuo
de nominibus contendunt, res ipſas negligentes, et iterum
nos ſemper contumeliis inſequuntur, niſi ipſorum vocabulis
utamur. Qui ſi univerſi unam linguam conſtituant, eam-
que ut novam monetam rogatione ferant, conemur for-

Ed. Chart. VIII. [40.]　　　　　　Ed. Baf. III. (20.)

μὲν τῆς τῶν Ἑλλήνων, ἐκμαθεῖν δὲ τὴν πρὸς ἐκείνων νομο-
θετηθεῖσαν. ἀλλ᾽ οὐδ᾽ εἰ τῶν βαρβάρων τινὰ μιᾷ διαλέκτῳ
συνέθεντο χρήσασθαι, μαθεῖν ἂν οὐδὲ ταύτην ὠκνήσαμεν,
ὑπὲρ τοῦ πάντ᾽ αὐτοῖς χαρίσασθαι. ἐπεὶ δὲ οὐχ Ἑλληνικὴν
διάλεκτον εἰλικρινῶς οὐδεμίαν, οὐδὲ βάρβαρον ἁπλῶς, ἀλλά
τινα μικτὴν ἐξ ἁπασῶν, οἷον καρύκην, ἤ τινα ποικιλωτέραν
τε καὶ ἀλλοκοτέραν καρύκης συντιθέασιν, ὡς ἂν ἕκαστος
αὐτῶν βούληται, τὰ μὲν ἐκ Φοινίκης τε καὶ Συρίας, τὰ δὲ
ἐξ Αἰγύπτου τε καὶ Θρᾴκης, ἢ ποθὲν ἄλλοθεν συμφορήσας,
εἶτα τοῖς τῶν Ἑλλήνων ὀνόμασι μιγνὺς, οὐδὲ τούτοις γνη-
σίοις, ἀλλὰ πολυειδῶς παρεφθαρμένοις, ἐγὼ μὲν οὐκ ἔχω
μὰ τοὺς θεοὺς, ὅ τι καὶ γένωμαι, μήτ᾽ ἐκμανθάνειν τὰς
τοιαύτας διαλέκτους δυνάμενος μήτ᾽ ἐκείνους πείθων μίαν
ἐκμανθάνειν τὴν τῶν Ἑλλήνων, μήτ᾽ ἐπειδὴ τούτων οὐδ᾽
ἑτέρου τυγχάνω, τοῦ γοῦν τρίτου τε καὶ λοιποῦ τυχεῖν παρ᾽
αὐτῶν δυνάμενος, τοῦ συγχωρεῖν ἡμῖν, ἐν ᾗ τεθράμμεθα
φωνῇ, ταύτῃ χρήσασθαι. τὸ μὲν δὴ περὶ τὴν τῶν ὀνομά-
των χρῆσιν κακὸν τηλικοῦτον.

taſſis Graecae linguae obliviſci, ediſcere autem ab iſtis pro-
mulgatam. Quin ne ſi barbaram quidem linguam aliquam
ſtatuerent uſurpandam, ut iis morem ubique geram, du-
bitem diſcere. Quando vero Graecam nullam integram
linguam, nec etiam ſemel barbaram, ſed confuſam quan-
dam ex omnibus, quaſi carycam, aut ſi qua caryca varia
magis et abſurdior fieri poteſt, componunt, atque pro ſuo
quisque voto partim ex Phoenicia et Syria, partim ex
Aegypto et Thracia, aut aliunde contrahunt, inde Grae-
corum commiſcent nominibus, nec iis ſane integris et le-
gitimis, caeterum varie corruptis, equidem quid agam me
hercle non habeo, qui neque eas linguas poſſum ediſce-
re, neque adducere illos, ut unam addiſcant linguam
Graecam: nec poſteaquam horum neutrum obtineo ab illis,
tertium poſſum, et quod eſt unum reliquum, ut in qua
ſumus lingua educati, hac ut utamur, permittant. Atque
hoc quidem habet tantum malum uſus vocum.

Ed. Chart. VIII. [40.]   Ed. Baſ. III. (20.)

Κεφ. γ'. Ἕτερον δὲ τὸ περὶ τοὺς ὁρισμοὺς μακρῷ
τούτου χαλεπώτερον. ἔνιοι γὰρ αὐτῶν δοκοῦσί μοι μηδὲ λά-
χανον ἂν πρίασθαι χωρὶς ὅρου, καὶ ταῦτα μέντοι μηδ' ὄναρ
διαλεκτικῆς ἡμμένοι, καὶ προτείνουσιν, ὡς ἂν τοιοῦτοί τε κἀν
τοιούτοις τεθραμμένοι, τῶν ὀνομάτων τι τούτων τῶν καλῶν
τῶν ἐκ μέσης Συρίας, ἢ Κιλικίας, καὶ τοῦτο ὁρίζεσθαι κε-
λεύουσιν, ὃ μηδ' ἴσως ἤκουσε τὴν ἀρχὴν ἄνθρωπος Ἕλλην
μηδὲ πώποτε. εἶθ' ὁ μὲν, ὡς ἂν ξένον τε καὶ βάρβαρον
ἀγνοεῖ, ὁ δ' ἤδη καταγελᾷ τε καὶ σκώπτει, καὶ τωθάζει καὶ
παῖδα καὶ μειράκιον ἀποκαλεῖ. πολλάκις δὲ τὸ μὲν προτα-
θὲν ὄνομα τῶν Ἑλληνικῶν ἐστιν, οὐ μὴν καθ' οὗ γε παρὰ
τοῖς Ἕλλησιν ἐπίκειται πράγματος, οὕτως αὐτὸ νοοῦσιν οἱ
δαιμόνιοι σοφισταὶ, κᾄπειτα κελεύουσιν ὁρίσασθαι. καί τις
ἴσως Ἕλλην ἀνὴρ ὁριεῖται κατὰ τὴν τῶν Ἑλλήνων συνήθειαν.
οἱ δὲ οὐ μόνον οὐ πείσονται, ἀνεκτὸν γὰρ ἂν ἦν, ἀλλὰ καὶ
καταγελάσουσι, καὶ διαπαίξουσιν. οὗτος μὲν ὁ δεύτερος τρό-
πος τῶν περὶ τοὺς ὁρισμοὺς κακῶν. ὁ δὲ δὴ τρίτος ὁ μηκέτι
κατὰ τοὔνομα καὶ τὸ σημαινόμενον, ἀλλ' ἤδη καὶ κατ' αὐτὸ

Cap. III. Alterum de definitionibus longe hoc est diffi-
cilius. Sunt enim qui ne olus quidem citra definitionem
mihi videantur empturi, idque quum nec per somnium
dialecticam viderint; proferuntque, ut tales folent, et in
talibus enutriti, ex nominibus aliquod illis praeclaris, ex
media petitis Syria vel Cilicia, atque definiri hoc imperant;
id!quod non audivit fortaſſe quisquam homo Graecus. Hoc
ſi, ut peregrinum et barbarum, ignorat, ille iam ridet, ca-
villatur, exagitatque, et puerum et adolescentem appellat.
Saepe etiam nomen quod in medium adductum eſt, Grae-
cum quidem eſt, at non ut eſt rei cuipiam affignatum, ita
accipiunt miſeri sophiſtae, moxque definitionem poſcunt.
Hic ſi quis forte Graecus pro conſuetudine Graecorum defi-
niat, tantum abeſt ut aſſentiantur, (ſane enim tolerabile hoc
ſit) quin irrideant etiam et illudant, et hoc eſt alterum circa
definitiones malum. At vero tertii qui non in nomine iam
et ſignificatione, ſed in ipſa errant re quum dialecticae

570   ΓΑΛΗΝΟΥ ΠΕΡΙ ΔΙΑΦΟΡΑΣ

Ed. Chart. VIII. [40. 41.]   Ed. Baf. III. (20.)

τὸ ὑποκείμενον σφαλλάμενος, ὅταν ἐπιχειρῇ τις ἀνὴρ διαλεκ-
τικὸς τοὺς ὅρους αὐτῶν, τοὺς μὲν ἐλλιπεῖς, τοὺς δὲ περιτ-
τοὺς, τοὺς δὲ ἀδιορίστους, τοὺς δὲ ἀσαφεῖς, τοὺς δὲ μα-
κροὺς, τοὺς δὲ ψευδεῖς, τοὺς δ᾽ ὅλως οὐδ᾽ ὅρους δεικνύειν,
ἐξαίφνης, ὥσπερ ἐνθουσιῶντες, πικροὶ τῆς διαλεκτικῆς ἀνα-
φαίνονται κατήγοροι, καὶ τότ᾽ αὐτοῖς μάτην καὶ πρὸς κακοῦ
δοκεῖ τῷ τε βίῳ παντὶ καὶ ταῖς τέχναις ἐπιτηδεύεσθαι. ὥστ᾽
ἐγὼ μὲν πολλάκις, νὴ τοὺς θεοὺς, ἐξεπλάγην, εἰ παρακα-
λούντων μὲν ἡμῶν, μὴ πάντα δι᾽ ὅρων πειρᾶσθαι μήτε δι-
δάσκειν μήτε μανθάνειν, οἱ δ᾽ οὐ πείθονται· συγχωρη-
σάντων δ᾽ ὁρίσασθαι, κἄπειτα δεικνύντων ἡλίκον σφάλλονται,
τηνικαῦτα τοὺς ὅρους ἀχρήστους εἶναί φασι, καὶ ταῦτ᾽ οὐ
μιᾶς ἡμέρας, ἢ δυοῖν ἐν τῷ μέσῳ γινομέναιν, ἀλλ᾽ ἐν ἀκαρεῖ
χρόνῳ, τὸ λεγόμενον δὴ τοῦτο μεταπεσόντος ὀστράκου, ποτὲ
μὲν ὅρον ἐρωτῶσι προβάλλοντες ὄνομα, ποτὲ δὲ ἀχρήστους
εἶναι τοὺς ὅρους φασί. τὸ δὲ τέταρτον αὐτοῖς ἐν τοῖς τοιού-
τοις πλημμέλημα, μηδ᾽ ὅτι πάντων οὐκ εἰσὶν ὅροι γινώ-
[41]σκειν· εἶθ᾽ ὡς ἂν τοῦτο ἀγνοοῦντες ἐπιχειρεῖν ὁρίζεσθαι
πάντα, καὶ πρὸς ἀλλήλους διαφέρεσθαι, καὶ κεκραγέναι μάτην

quispiam peritus, horum definitiones aggreditur, aut non
plenas, aut fuperfluas, aut non diftinctas, aut obfcuras,
aut prolixas, aut falfas, aut omnino definitiones non effe,
probare; fubito tanquam infani, acerbe dialecticam accu-
fant: ac tum fruftra iis, et cum incommodo videtur illa in
omnibus rebus artibusque coli. Quare frequenter hercle
obftupui, fi quum rogamus, ne cum definitionibus omnia
conentur et docere et difcere, illi quidem non adducuntur;
ubi vero definitiones damus, et poftea quantum falluntur,
aperimus, ibi nihil conducere aiunt definitiones; neque id
uno die, aut altero interpofito, fed in puncto temporis, ut
eft in proverbio, mutata pelle, modo definitionem pofiti
nominis quaerunt, modo effe definitiones inutiles confir-
mant. Quartum iam iftorum in hifce rebus peccatum eft,
quod non omnium nefciant effe definitiones: fimulque ut
qui id ignorant, definire ftudeant cuncta, et inter fe alter-
centur, vociferenturque ne quicquam de rebus quae defini-

ὑπὲρ πραγμάτων ὁρισθῆναι μὴ δυναμένων. τὸ δὲ δὴ πέμ-
πτον καὶ θαυμασιώτατον αὐτῶν ἐν τοῖς ὁρισμοῖς ἁμάρτημα,
πρὶν διελθεῖν τὴν ὁμωνυμίαν, ἕνα τῶν πολλαχῶς λεγομένων
ὁρισμὸν ποιοῦνται, ὥσπερ οὐ τῶν πραγμάτων τοὺς ὅρους,
ἀλλὰ τῶν ὀνομάτων ὄντας. ἐμὲ γοῦν ποτε τούτων τις τῶν
ἐπιπολαζόντων σοφιστῶν ὀλίγου δεῖν ἀπέπνιξε. προβαλόντι
γὰρ ὡδί πως αὐτῷ, τί ἐστι πλήρης σφυγμός, ἐγὼ μὲν ὑπολα-
βὼν εἶπον τῶν πολλαχῶς λεγομένων εἶναι τοὔνομα, καὶ διὰ
τοῦτο μηδ᾽ ἔχειν ὅρον ἕνα, πρὶν διελέσθαι τὴν ὁμωνυμίαν.
ὁ δ᾽ ἔτι μου ταῦτα λέγοντος, οὐκ οἶδ᾽, ἔφη, τί ληρεῖς.
ἀρκεῖ μοι μαθεῖν παρὰ σοῦ τί ἐστι πλήρης σφυγμός, τοὺς δ᾽
ἐκ τῆς διαλεκτικῆς λήρους τοὺς ἐπιτρίψαντας τὴν ἰατρικὴν
ἀπόλιπε. καὶ μὴν, ἔφην, οὐδὲν πώποτε ἤκουσας ἐμοῦ σπου-
δάζοντος οὐδὲν τῶν κατὰ διαλεκτικὴν ὁρίζεσθαι. τοῦτο γάρ
τοι, φησὶ, τὸ δεινότατόν ἐστιν, ὅτι μήθ᾽ ὁρίζεσθαι τολ-
μᾶτε καὶ διαλεκτικῇ φλυαρίᾳ καταντλεῖν ἡμᾶς οὐκ ὀκνεῖτε.
ἀλλ᾽ εἰπὲ, φθέγξαι, λάλησον, ἀπόκριναι τίς πλήρης ἐστὶ
σφυγμός; οὐ δυνατὸν δ᾽, ἔφην ἐγὼ, πρὶν διαστείλασθαι

tionem non recipiunt. Quintus porro lapfus in definitioni-
bus, quique praeter caeteros eft fingularis, anteaquam ho-
monymiam explicaverint, unam faciunt eorum quae varia
fignificant, definitionem; quafi vero non rerum fint, fed
nominum definitiones. Me certe unus aliquando de his
praeclaris fophiftis parum abfuit quin enecaret. Quum
enim in hunc modum pofuiffet, Quid eft plenus pulfus?
fubjeci variae fignificationis nomen effe; quare nec definitio-
nem unam habere, nifi diftincta homonymia fit. Nondum
haec dixeram, quum ille, nefcio, inquit, quid nugeris:
fatis eft mihi, fi de te difco, quid plenus fit pulfus; dia-
lecticas mihi iftas nugas quae medicinam contaminant, mitte.
At nihil me, inquam, audivifti unquam laborare, ut in dia-
lectica definirem. Enimvero id ipfum, inquit, abfurdiffi-
mum eft, quod neque definire audetis, et dialecticis nobis
nugis non defiftitis obftrepere; fed dic, loquere, refponde,
quis plenus eft pulfus? Non potest fieri, inquam, prius-

572 ΓΑΛΗΝΟΥ ΠΕΡΙ ΔΙΑΦΟΡΑΣ

Ed. Chart. VIII. [41.]   Ed. Baf. III. (21.)

τὴν ὁμωνυμίαν. (21) ὁ δ᾽ ἀνακραγὰν ὁμωνυμίας πάλιν
ἔφασκε καὶ λήρους μακροὺς ἀφῖχθαι, τὰ τὴν ἰατρικὴν ἐπι-
τρίψαντα καὶ ἡμᾶς ἀπολέσαντα. οὐ μὲν οὖν ἡμᾶς, εἶπον,
ἀλλ᾽ ὑμᾶς ἀπώλεσε τοὺς ὁρίζεσθαι πάντα βουλομένους.
ἰδοὺ, φησὶ, καὶ λοιδορεῖν ἡμᾶς ἐπιχειρεῖ. τί μᾶλλον, ἔφην, ἢ
ἐμὲ σύ; κἂν τούτῳ διανίστατο τυπτήσων, ἀλλὰ τοῦτον μὲν
ἐπέσχον οἱ παρόντες καὶ σοβαρῶς ἐπεγγελάσας ἐκεχώριστο,
τῶν δ᾽ ὑπολοίπων ἤδη τις πρεσβύτης, πώγωνά τε μέγιστον
ἄχρι τῶν στέρνων καθεικὼς, καὶ τἄλλα πάνυ σκυθρωπὸς,
τοῦτο γὰρ νῦν τὸ σεμνὸν νενόμισται, παύσασθε, ἔφη, καὶ
μὴ θορυβεῖτε, ὦ παῖδες, ἀλλ᾽ ἐάσατε τὸν ἑταῖρον ἡμῖν ἀπο-
σαφῆσαι, τί ποτε καὶ λέγει. κἀγὼ προσβλέψας αὐτῷ, τί
γὰρ, ἔφην, πυνθάνου; τοῦτ᾽ αὐτὸ, εἶπεν, ὑπὲρ οὗ διελέ-
γεσθε, τὸ περὶ τοῦ πλήρους σφυγμοῦ. βούλει τοίνυν, εἶπον,
μὴ πάνυ σπεύδειν, ἵν᾽ ἕπωμαί σοι; βραδὺς γάρ εἰμι φύσει,
καὶ τοῖς ἐπειγομένοις οὐ ῥᾳδίως ἀκολουθῶ. ὡς οὐ σπε´-
σοντος ἔφη, διαλέγου. ἆρ᾽ οὖν, ἔφην, βραχύ μοι συγχω-
ρήσεις ἕνεκα παραδείγματος, ἐρέσθαι κοινῇ πάντας ὑμᾶς;

quam homonymiam explicaverim. Hic ille exclamabat,
rurfusque homonymiam aiebat atque immenfas nugas ad-
effe, quae medicinam labefactaffant ac nos perdidiffent.
Imo non nos, inquam, fed vos, qui definire cuncta vultis,
perdiderunt. Ecce autem, inquit, etiam convitiis nos in-
ceffit. Non magis, inquam, quam tu me. Ibi ille exiliit,
manus allaturus; fed hic hominem qui aderant repreffe-
runt. Ille, ubi fuperbe infultaffet, difceffit. Senex au-
tem quidam de illis qui adhuc remanfiffent, barba ad pectus
promiffa, atque caetera mire tetricus (haec enim nunc gra-
vitas habetur) tacete, inquit, pueri: absque tumultu agite;
finite focium noftrum aperire nobis, quid dicat. Ego ho-
minem intuitus, quid vero, inquam, rogas? Id, inquit,
ipfum de quo difputatis, de pleno pulfu. Vis igitur, in-
quam, non properare nimium, ut te affequar? tardus enim
natura fum, et feftinantes non confequor facile. Age, in-
quit, nihil properavero. Ergo concedes, inquam, mihi,
ut exempli gratia nonnihil ex omnibus vobis in communi

ἐξέσται γὰρ ἀποκρίνασθαι τῷ βουλομένῳ. συνεχώρει κἀγὼ
συγχωρήσαντος ἐπυνθανόμην τί ἐστι γλῶττα, καὶ μετ᾽ ὀλί-
γον τις ἀποκρίνεται, ὄργανον ζώου γευστικόν. ἕτερος δὲ
διαλεκτικὸν εἶπε. καί τις τρίτος γευστικόν θ᾽ ἅμα καὶ δια-
λεκτικόν. κἀγὼ πρὸς αὐτοὺς ἀποβλέψας, καὶ ἡ τοῦ ὑποδή-
ματος, ἔφην, καὶ ἡ τοῦ αὐλοῦ γλῶττα ὄργανόν ἐστι ζώου
γευστικὸν ἢ διαλεκτικόν; ὡς δὲ διεσιώπησαν ἐπὶ τούτῳ,
καὶ ὁ σκυθρωπὸς γέρων πολὺ δή τι σκυθρωπότερος ἐγεγόνει,
πάλιν αὐτὸν παρεκάλουν ἕν ἔτι παραπλήσιον ἐρέσθαι. ὁ δὲ
πάνυ μὲν σεμνῶς καὶ μόγις, ὑπέσχετο δ᾽ ὅμως. κἀγὼ φο-
βηθεὶς μὴ μεταγνῷ βραδύναντος, σπουδῇ προὔβαλον, τί ποτ᾽
ἐστὶ κύων; ἀποκρινομένου δέ τινος ἐκ τῶν παρόντων, ζῶον
τετράπουν ὑλακτικόν, καὶ ὁ θαλάττιος, ἔφην, κύων, ζῶόν
ἐστι τετράπουν ὑλακτικόν, καὶ τὸ κατ᾽ οὐρανὸν ἄστρον, καὶ
τὸ κατὰ πρόσωπον πάθος; ἐπὶ τούτοις ὁ μὲν γέρων ὥσπερ
ὄνος ἔσειεν ἤδη τὰ ὦτα. καὶ τοῖς ἄλλοις δὲ τοῖς παροῦσιν
ἐδοκοῦμέν τι λέγειν καὶ πάντες ἠξίουν, ὧν περ ἕνεκα ταῦτα
ἐπηρώτητο, περαίνειν, ἐπειδὴ καὶ καταρχὰς εὐθὺς ὑπεσχό-

interrogem? nam, qui volet, respondeat licebit. Permit-
tit. Ego, ut hoc dediſſet, quid eſt lingua? quaerebam.
Mox reſpondet quidam, inſtrumentum animalis guſtui di-
catum. Alter ſermoni dicatum dixit. Tertius quidam gu-
ſtui et ſermoni attributum. Quos ego reſpiciens, etiam
calcei, inquam, et tibiae lingua, inſtrumentum eſt animan-
tis guſtui et ſermoni dicatum? Quum ad hoc obticuiſſent,
et ſenex ille auſterus multo redderetur auſterior, iterum
orabam, ut unum adhuc ſimile liceret quaerere. Ille ad-
modum quidem graviter hoc et aegre, tulit tamen. Ego
vero ne cunctationem meam non ferret veritus, feſtina-
bundus propoſui, Quid eſt canis? Quum hic ex corona
quidam reſponderet, animal quadrupes latrabile, Itaque
marinus, inquam, canis animal est quadrupes latrabile, et
ſidus item caeleſte, denique morbus faciei? Ad haec ſenex
ut aſinus aures jam concutiebat. Caeteris qui aderant ali-
quid videbamur dicere, volebantque omnes, ut quo tan-
dem haec ſpectarent, quae exquiſiveram, expedirem; quan-

μὴν παραδείγματος ἕνεκα τῶν ἑξῆς ποιήσασθαι τὴν ἐρώτησιν.
ὡς δὲ σιωπῶντας αὐτοὺς καὶ ποθοῦντας ἀκούειν ἔσχον, οἶ-
μαι νοεῖν ὑμᾶς, ἔφην, ἤδη, πηλίκον ἐστὶν ἁμάρτημα, πρὶν
διαστείλασθαι τὴν ὁμωνυμίαν, ἐπιχειρεῖν ὁρίζεσθαι· [42] οὐ
γὰρ δὴ τῶν ὀνομάτων, ἀλλὰ τῶν πραγμάτων οἱ ὅροι εἰσίν.
ὅταν οὖν ὑφ᾽ ἑνὸς ὀνόματος πολλὰ δηλοῦται πράγματα, το-
σούτους ἀνάγκη τοὺς ὅρους ὑπάρχειν, ὅσα περ καὶ τὰ πράγ-
ματα. φέρε γὰρ ἐπὶ τῆς γλώττης ὄνομα μὲν ἕν, τρία δ᾽ ἐξ
αὐτοῦ δηλοῦται, καὶ καθ᾽ ἕκαστον αὐτῶν ἴδιός ἐστιν ὁρισμός.
αὖθις δ᾽ εἰ τύχοι, δύο μὲν ὀνόματα, καὶ πολλάκις γε τρία
καθ᾽ ἑνὸς πράγματος, ὡς ἐπὶ τοῦ ξίφος τε καὶ ἄορ καὶ
φάσγανον· ὁ δ᾽ ὅρος εἷς, οὐ τρεῖς, ὥσπερ τὰ ὀνόματα.
ἴσον γὰρ ἀεὶ τὸ πλῆθος τῶν ὅρων τῷ πλήθει τῶν πραγμά-
των ἐστίν. ὥστ᾽ οὐδ᾽ ὅταν ἓν πρᾶγμα πολλοῖς ὀνόμασιν ᾖ
κεκλημένον, ὅρους ἀξιώσεις λέγεσθαι πολλούς, οὔθ᾽ ὅταν ἓν
μὲν ὄνομα, πολλὰ δὲ τὰ δηλούμενα, τὸν ὅρον ἀξιώσεις ἕνα
σοι ῥηθῆναι. μετρήσεις γὰρ ἀεὶ τὸν ἀριθμὸν τῶν ὅρων τῷ
πλήθει τῶν πραγμάτων. εἰ μὲν δὴ τὸ, πλῆρες, ὄνομα, καθ᾽

doquidem a primo ſtatim quaeſtionem exempli gratia ſe-
quentium receperam inſtituturum. Ubi ſilerent et mihi
aures darent, Tandem vos, inquam, animaduertere puto,
accedere ad definiendum antequam homonymiam diſtinxeri-
mus, quanta sit offenſio: neque enim nominum ſunt, ſed
rerum definitiones. Quando igitur ab uno nomine res in-
dicantur multae, neceſſario erunt totidem definitiones,
quot ſunt res. Age ſane, linguae nomen eſt unum, at tres
ſunt ſignificationes, et ſua cuique eſt definitio. Contra ſit
ut duo unius rei nomina, et vero non raro tria ſint: ut
hic, enſis, gladius, mucro: definitio vero una, non perinde
ac nomina, tres. Semper enim numero rerum reſpondet
definitionum numerus. Quare ubi multis nominibus res
vocatur una, cave poſtules multas definitiones; neque quum
unum ſit nomen, ſed ſignificationes multae, unam definitionem
flagites; pro numero enim rerum definitionum ſemper ra-
tionem ſubduces. Proinde ſi nomen, plenum, uni rei ſub-

Ed. Chart. VIII. [42.]   Ed. Baf. III. (21.)

ἑνὸς ὑποκειμένου λέγεται πράγματος, ἐνδέχεται προτεθέντος
αὐτοῦ λέγειν ἤδη τὸν ὅρον. εἰ δ᾽ οἱ περὶ τὸν Ἀρχιγένη μά-
λιστα δὴ πάντων οὐκ εἴασαν ἓν ἐκ τοῦ πλήρους ὄνομα δη-
λοῦσθαι, τάξαντές τε πολυειδῶς τὸν τόπον καὶ πλῆθος
ἐπεισκυκλήσαντες σημαινομένων, οὐχ ἡμῖν ἐγκαλεῖν χρὴ μὴ
τολμῶσιν ὁρίζεσθαι, τοῖς δ᾽ ἀπαρξαμένοις, εἴπερ ἄρα, τῆς
τοιαύτης ταραχῆς. εὑρίσκω γὰρ τοὺς νεωτέρους ἰατρούς,
τοὺς μὲν, ὅταν ὁ τῆς ἀρτηρίας χιτὼν ὅπως ἔχει συστάσεως μη-
νῦσαι θελήσωσι, τῷ τε τοῦ πλήρους ὀνόματι καὶ τῷ τοῦ
κενοῦ κατὰ τοῦτο χρωμένους, τοὺς δ᾽ ὅταν τὴν ἐν τῇ κοιλό-
τητι περιεχομένην οὐσίαν. καὶ ταύτης οἱ μὲν τὸ ποσὸν διὰ
τῶν ὀνομάτων δηλοῦσθαι νομίζουσιν, οἱ δὲ τὸ ποιὸν, οἱ δ᾽
ἀμφότερα. Ἀρχιγένει δ᾽, ὡς ἔοικεν, οὐκ ἀρκεῖ μόνον ταῦτα,
προσεπεισάγει δ᾽ ἡμῖν καὶ τὸ τῆς τοῦ πνεύματος δυνάμεως
σημαινόμενον. οὔκουν οὐδ᾽ ὅρον ἕνα δυνατὸν ποιήσασθαι
πλήρους σφυγμοῦ, ἀλλὰ τοῦ μὲν τὸ ποσὸν, ἢ τὸ ποιὸν, ἢ
τὰ ἀμφότερα τῆς ἐγκεχυμένης οὐσίας δηλοῦντος, ἑτέρους ὁρισ-
μοὺς ποιητέον, τοῦ δὲ τὴν δύναμιν τοῦ πνεύματος ἑτέρους,
τοῦ δὲ τὸ ποιὸν τοῦ χιτῶνος ἄλλους. ταῦτ᾽ εἰπὼν ἐγὼ

jectae fervit, tum ejus, fi proponatur, poteft definitio dari.
Si vero Archigenes omnium fane minime, denotare nomen,
plenum, unam rem admifit, nomenque varie pofuit atque
multas in eo complexus eft fignificationes, non fumus nos
infimulandi, qui a definiendo deterreamur, fed princeps
fcilicet eius turbationis.   Nam juniores medicos invenio ali-
quos ubi declarare, quis ftatus fit arteriae tunicae, ftatuerunt,
nomine pleni ibi et vacui uti; alios, ubi materiam in capa-
citate contentam, cujus hi quantitatem fignificari per ifta no-
mina, illi qualitatem, alii utrumque ducunt.   Verum Archi-
geni haec fcilicet fola non fatisfaciunt: adiungit enim figni-
ficationem facultatis fpiritus.   Unde relinquitur non unam
pleni pulfus fieri definitionem poffe, fed ejus qui quantita-
tem, vel qualitatem, vel utramque infufae fubftantiae figni-
ficat, aliae definitiones faciendae funt, aliae ejus qui vim
fpiritus, illius qui qualitatem tunicae, aliae.   His ego ex-

576 ΓΑΛΗΝΟΥ ΠΕΡΙ ΔΙΑΦΟΡΑΣ

Ed. Chart. VIII. [42.]   Ed. Baf. III. (21.)

μὲν ἐσιώπων· ἤνυστο γάρ μοι τὸ προτεθέν· οἱ δ᾽ ἠξίουν
διελθεῖν αὖθις τὸν λόγον, ἐπειδὴ ἅπαξ ὑπηρξάμην. ἐκείνοις
μὲν οὖν δεομένοις ἐχαρισάμην. ἐν δὲ τῷ παρόντι πάντα
μὲν οὐ προσήκει λέγειν ἐκεῖνα, μέλλοντά γε τὸ πλεῖστον αὐ-
τῶν καὶ τὸ χρησιμώτατον ἐν τοῖς περὶ τῆς τῶν σφυγμῶν δια-
γνώσεως ἐρεῖν.

Κεφ. δ'. Ὅσον δ᾽ εἰς τὰ προκείμενα χρηστὸν, εἰρί-
σεται, τ᾽ μήθ᾽ ὁρίζεσθαι πάντα ἀξιοῦν μήτε πολλὰ σημαι-
νόμενα προειπόντα τὸν ὁρισμὸν ἕνα ποιεῖν, ὅπερ ἐπὶ τοῦ
πλήρους σφυγμοῦ διημάρτηται τῷ Ἀρχιγένει. διὰ τοῦτο οὐδ᾽
αὐτὸς ὁ ὅρος αὐτοῦ σαφής ἐστι, οὐδ᾽ ἔχει συμβαλεῖν, εἴτε
περὶ τοῦ σώματος τῆς ἀρτηρίας, εἴτε περὶ τῆς ἐν τῇ κοιλότητι
περιεχομένης οὐσίας διαλέγεται. κινδυνεύει γὰρ ὀνόματος
ὁρισμὸν, οὐ πράγματος ποιεῖσθαι. πάντως γὰρ ἂν εἴπερ
ἐτεθέατο᾽τὰ πράγματα, πλείονας ἐποίησεν ὅρους, ἀλλ᾽ ὅτι γε
τοὔνομα μόνον σκοπεῖ, μαθεῖν ἔνεστι κἀξ ὧν εὐθὺς κατ᾽ ἀρ-
χὰς τοῦ περὶ τῶν σφυγμῶν συγγράμματος ὀκτὼ λέγει ποιό-
τητας παρέπεσθαι τοῖς σφυγμοῖς, μέγεθος, σφοδρότητα, τάχος,

politis tacui, quia quod inftitueram, confectum mihi erat;
illi commentationem inftabant, quando femel inftitueram,
ut perfequerer Illis igitur morem geffi rogantibus. Quae
hoc loco non debeo omnia referre, quod eorum maximam
partem et utiliffimam fum expofiturus in libris de digno-
fcendis pulfibus.

Cap. IV. Quod ad inftitutum refert, non praeteribo.
Nolo definiri omnia: neque quum multas protuleris fignifi-
cationes, facias unam definitionem; in quod Archigenes de
pleno pulfu incurrit. Quare ipfa eft ejus obfcura definitio,
neque an de corpore arteriae dicat, an de fubftantia, quae
in ejus cavitate continetur, poffum coniicere: videtur enim
nomen definiviffe, non rem; omnino enim, fi rerum du-
xiffet rationem, plures faceret definitiones. Sed quod fo-
lum nomen confideret, vel ex illis perfpicias, quae ftatim
initio libri de pulfibus fic dicit: *Octo qualitates pulfus co-
mitari magnitudinem, vehementiam, celeritatem, crebri-
tatem, plenitudinem, ordinem, vel perturbationem ordi-*

ΣΦΥΓΜΩΝ ΛΟΓΟΣ Β. 577

Ed. Chart. VIII. [42. 43.]   Ed. Baf. III. (21.)

πυκνότητα, πληρότητα, τάξιν, ἢ ἀταξίαν, ὁμαλότητα, ἢ
ἀνωμαλίαν, ῥυθμόν. ἂν γὰρ τὸ τῆς πληρότητος ὄνομα κατὰ
πλειόνων λέγηται ποιοτήτων, οὐκ οἶδα πῶς ἔτι μένουσιν
ὀκτώ. φέρε γ᾿ οὖν, εἴ τις ἐπὶ ταῖς ἑπτὰ ταῖς ἄλλαις προστι-
[43]θεὶς τήν τε κατὰ τὸ σῶμα τῆς ἀρτηρίας καὶ τὴν κατὰ
τὸ καλούμενον ἔγχυμα, καὶ τὴν κατ᾿ αὐτὸ τὸ πνεῦμα, δέκα
λέγει τὰς πάσας εἶναι ποιότητας τῶν σφυγμῶν, τί πρὸς τοῦ-
τον ἐροῦμεν; ἵνα νὴ Δία, εἴ τις εἰς δύο τέμνων τὴν ἐγκεχυ-
μένην οὐσίαν, ἑτέραν μὲν ἐπὶ τῷ ποσῷ ταύτης, ἑτέραν δ᾿
ἐπὶ τῷ ποιῷ τιθῆται τὴν ποιότητα. οὕτως ἐπὶ τοῖς ὀνόμα-
σιν ὁ Ἀρχιγένης ἔοικε καταμένειν, μὴ διαρθρῶν τὰ σημαινό-
μενα. καὶ δίκαιον ἤδη τὸ τῆς παροιμίας εἰπεῖν, ἰδιωτικὸν
μὲν, ἱκανῶς δ᾿ ἐοικὸς τοῖς παροῦσιν, ὅταν γὰρ, φησὶ, τὸ
ὕδωρ πνίγῃ, τί ἐπιρροφήσομεν; εἰ γὰρ Ἀρχιγένης ἁμαρτάνει
τοιαῦτα, πρὸς τίνα πορευθῶμεν; τίς ἡμῖν ἐπανορθώσεται
τὰ τούτων σφάλματα; καὶ γὰρ οὐδὲ ταῦτα μόνον, ἀλλ᾿ εἰ
χρὴ τἀληθὲς εἰπεῖν, ἄλλα πλείω φαίνεται σφαλλόμενος.
αὐτίκα γέ τοι κατὰ τὰς ὀκτὼ τὰς πρώτας ποιότητας, οὐδα-
μοῦ μνημονεύσας σκληρότητος καὶ μαλακότητος, ἑξῆς ὑπὲρ

nis, aequalitatem, vel inaequalitatem, rhythmum. Nam-
que plenitudinis fi nomen de compluribus rebus dicitur, mi-
ror, qui octo etiam maneant. Age enim, fi feptem illis aliis
qualitatem corporis arteriae addas, et infufionis quam vo-
cant, et etiam ipfius fpiritus, ac decem jam effe omnes qua-
litates pulfuum dicas, quid tibi refpondebimus? Ut hercle,
fi in duo membra partiens infufam fubftantiam, unam quan-
titati hujus, alteram affignes qualitati qualitatem. Adeo
in nominibus Archigenes non distinguendis fignificationibus
videtur permanere. Ac par eft iam proverbium proferre,
plebeium illud quidem, non a propofito tamen alienum.
Quum aqua, inquiunt, fuffocet, quid forbebimus? Nam
fi ita Archigenes labitur, quem adibimus? quis hujus nobis
errata corriget? Etenim non in his tantum videtur, fed,
fi verum fateri oporteat, in aliis offendere paffim: ut
nulla duritiei et mollitiei facta mentione inter primas octo

αὐτῶν διαλέγεται. (22) πρῶτον μὲν γὰρ περὶ μεγέθους,
δεύτερον δὲ περὶ σφοδρότητος, καὶ τρίτον περὶ πληρότητος,
τέταρτον δὲ περὶ σκληρότητος διείλεκται. εἰ μὲν οὖν σύνθε-
τόν τινα ἐξ ἁπλῶν εἰργάζετο ποιοτήτων αὐτὴν, τάχ᾽ ἄν τις
ἀπελογήσατο ὑπὲρ αὐτοῦ, δεόντως μὲν ἐν ἀρχῇ παραλελεῖφθαι
φάσκων, ἡνίκα τῶν ἁπλῶν ἐμνημόνευσε μόνων, εὐλόγως δ᾽
ἑξῆς ἐν τοῖς συνθέτοις γεγράφθαι. νυνὶ δὲ περὶ τετάρτης
αὐτῆς τὸν λόγον ἐποιήσατο, μέσην ὡς ἔνι μάλιστα τάξας
ἁπασῶν τῶν ἁπλῶν ποιοτήτων. ἐξηγούμενος δὲ τί ποτ᾽ ἐστὶ,
τὴν κατὰ σύστασιν, ἢ διάλυσιν τῆς ἀρτηρίας ἀντίληψιν εἶπεν,
ἐξ ὧν δηλονότι τῶν ἁπλῶν αὐτὴν εἶναι βούλεται. ταῦτα μὲν
οὖν εὐθὺς κατ᾽ ἀρχὰς ἡμάρτηται τῷ Ἀρχιγένει περὶ τὴν ἐξα-
ρίθμησιν τῶν πρώτων ποιοτήτων, ἃς οὐδ᾽ ἀποδεῖξαι, πῶς
τοσαῦται τὸν ἀριθμόν εἰσιν, ἠξίωσεν, ἀλλ᾽ ἁπλῶς ὡδί πως
ἔῤῥιψε τὸν λόγον. ὀκτὼ λέγονται ποιότητες παρέπεσθαι τοῖς
σφυγμοῖς, αἱ διηχημέναι παρά γ᾽ οὖν τοῖς καθαρείοις. ἐγὼ
δὲ τί μέν ἐστι τὸ διηχημέναι, ἀκριβῶς συμβαλεῖν οὐ δύναμαι.
οὐδὲ γὰρ εὗρον τοὔνομα παρά τινι τῶν Ἑλλήνων. ὥστε οὐδὲ
καθ᾽ οὗ τέτακται πράγματος ὑπ᾽ Ἀρχιγένους ἐπίσταμαι, καὶ

qualitates, poſtea de iis agit; primo enim loco de magnitu-
dine, ſecundo de vehementia, tertio de plenitudine, quarto
de duritie tractat.　　Quod ſi compoſitám aliquam ex ſimpli-
cibus eam faceret, defendere hominem poſſis, ſi recte initio
dicas praetermiſſam, ubi de ſimplicibus duntaxat memi-
nit, ſed mox iure in compoſitas relatam.　　Nunc quarto
eam loco ſtatuit mediam, quantum poteſt maxime, inter
ſimplices qualitates quam exponens, quidnam ſit, occurſum
dicit ſolidae, vel diſſolutae arteriae.　　Unde certe de ſimpli-
cibus illam esse vult.　　Haec igitur Archigenes mox ab ini-
tio in recenſendis primis qualitatibus errata commiſit; quas
ne demonſtrare quidem, cur tot ſint numero, voluit, verum
ita temere ſermonem effutiit.　　Octo dicuntur qualitates pul-
ſus comitari *αἱ διηχημέναι* quidem apud puros.　　Ego vero,
quid ſit ipſum *διηχημέναι*, coniicere plane nequeo, neque
enim nomen hoc apud quendam inveni Graecum.　　Quo mi-
nus, cui Archigenes rei tribuat, perſpicio; idque quod de

ταῦτα μηδὲ γράψαντος αὐτοῦ βιβλίον περὶ τῆς ἰδίας διαλέκτου,
καθάπερ Χρύσιππος ὑπὲρ ὧν ἔθετο κατὰ τὴν διαλεκτικὴν
ὀνομάτων· μόνως γὰρ ἂν οὕτως συνίεμεν αὐτοῦ. ἐκ μέντοι
τῆς ὅλης λέξεως ὑπονοήσειεν ἄν τις, κατὰ τοῦ παρὰ πᾶσι λε-
γομένου τε καὶ πεπιστευμένου τὸ διηχῆμέναι φέρειν αὐτόν.
καίτοι γε οὐδὲ τοῦτ᾽ ἐστὶν ἁπλῶς ὑπονοῆσαι δυνατόν. οὐ
γὰρ ἅπασιν, ἀλλὰ τοῖς καθαρείοις φησὶν, οὓς οὐδ᾽ αὐτοὺς
πάλιν ἐπίσταμαι, τίνες ποτέ εἰσι. καίτοι μαθεῖν γε ἐδεόμην,
ἵνα σκέψωμαι πότερον πιστευτέον αὐτοῖς χωρὶς ἀποδείξεως,
ἢ μή. παρὰ μὲν γὰρ Ἀριστοτέλους ἔνδοξα λήμματα ἤκουσα,
τὰ πᾶσιν ἀνθρώποις, ἢ τοῖς πλείστοις, ἢ τοῖς σοφοῖς δο-
κοῦντα. νυνὶ δὲ, εἰ τοὺς καθαρείους ἀντὶ τῶν σοφῶν χρὴ
νοεῖν, οὐκ οἶδα. κάλλιον δ᾽ ἂν ἦν πολλῷ προσθεῖναί τινα,
εἰ καὶ μὴ βεβαίαν ἀπόδειξιν, παραμυθίαν γ᾽ οὖν ἱκανὴν τῷ
λόγῳ περὶ τῶν ὀκτὼ ποιοτήτων, ἵνα μή τις εὐθὺς κατ᾽ ἀρχὰς,
ὡς εἰς Μωϋσοῦ καὶ Χριστοῦ διατριβὴν ἀφιγμένος, νόμων
ἀναποδείκτων ἀκούῃ, καὶ ταῦτα ἐν οἷς ἥκιστα χρή. μέλλων
γὰρ ἐρεῖν ὑπὲρ ἁπάντων τῶν σφυγμῶν, ὡς ἄν τις ἐξ ὧν

sua ipſe lingua librum non conſcripſit, ut fecit Chryſippus
de nominibus, quae in dialectica finxit: hac enim ſola via
eum aſſequeremur. Tamen ex tota oratione pro eo, *διηχημέ-*
ναι, uti eum ſuſpiceris, quod apud omnes eſt pervulgatum
et creditum. Quanquam ne id quidem ſuſpicari plane po-
tes; nam non apud omnes ait, ſed puros, quos ne ipſos
quidem, qui ſint, ſcimus; etſi ſcire nos oporteat, ut dis-
ceptemus, an credendum iis citra demonſtrationem ſit,
necne. Apud Ariſtotelem certe lemmata audivi probabilia,
quae omnibus hominibus, vel plurimis, vel ſapientibus
probantur; hic an puri pro ſapientibus accipiendi ſint, me
quidem praeterit. Multo certe praeſtaret aliquam apponere
ſi non firmam demonſtrationem, at rationem ſufficientem
ſermoni de octo qualitatibus, ut ne quis initio ſtatim quaſi
iu Moyſi et Chriſti ſcholam impingat, leges audiat nulla
conſtitutas demonſtratione, idque ubi minime deceat. Nam
quum dicere de omnibus pulſibus, quod ex iis quae ante

προύγραψεν εἰκάσειεν, ὁπόσοι γ᾽ εἰσὶν, οὐδεμιᾷ μεθόδῳ λο-
γικῇ προβιβάζειν ἡμᾶς ἠξίωσεν, ἀλλ᾽ ἐμπειρικὴν ἐποιήσατο
διδασκαλίαν ὀκτὼ τοῖς καθαρείων λέγων διηχεῖσθαι ποιότητας.
τί δὲ, εἰ ῥᾳθυμότερον οἱ καθάρειοι παρέλιπόν τινας ἐξ αὐ-
τῶν, τούτου χάριν, οὐδὲ πρὸς τὴν φύσιν αὐτὴν, πλείους
εἰσὶν, ἢ τὰ δοκοῦντα τοῖς καθαρείοις ἀπόχρη λέγειν, ὡς
ἀληθῆ; καὶ ταῦτ᾽ οὐκ εἰδότα τίνες ποτ᾽ εἰσὶν οἱ καθάρειοι,
πότερον οἱ γράμματα μεμαθηκότες, [44] ἢ οἱ τὰ πρῶτα μα-
θήματα, ἢ οἱ συνετοὶ, ἢ οἱ φρόνιμοι, ἢ οἱ σοφοί; ἀλλὰ
καὶ τὸ ποιότητας ὀνομάζειν τὰς πρώτας καὶ γενικὰς τῶν
σφυγμῶν διαφορὰς, ὀλίγωρον. ἡ γοῦν κατὰ μέγεθος καὶ
μικρότητα διαφορὰ ποιότης οὐκ ἔστιν, εἰ μὴ καὶ τὸ τρί-
πηχυ ποιὸν ἐρεῖς. ἐγὼ μὲν γὰρ ᾤμην, ποσόν. ἀλλὰ καὶ
περὶ τοῦ μεγάλου καὶ μικροῦ οὐκ ὀλίγον οἶδα γεγονότα
λόγον, πότερον ποσόν τι δηλοῦσιν, ἢ πρός τι, ἢ ὅπερ καὶ
ἀληθές, πρὸς τὶ μὲν ἔν τε τῇ τοῦ ποσοῦ κατηγορίᾳ, οὐ μὴν
τῇ τοῦ ποιοῦ γένους οὐδαμῶς, ὥσπερ οὐδὲ ῥυθμὸν, οὐδ᾽
ἀταξίαν καὶ τάξιν, οὐδ᾽ ὁμαλότητα καὶ ἀνωμαλίαν.

fcripfit conjicias, inftituiffet, quot fint, nulla nobis ratio-
nali methodo voluit ob oculos ponere, fed difciplinam infti-
tuit empiricam, octo apud puros dicens pervulgatas qualita-
tes effe. Quid fi quasdam illarum negligentius puri prae-
terierint, ftatimne erunt nec ipfa quidem fua natura plures?
an, quae puris placent, haec fatis eft retuliffe pro veris, id-
que quum incertum fit, quinam ifti funt puri? utrum qui
literas didicerint, vel primas difciplinas, an cordati, vel
prudentes, vel fapientes? ut nihili ducamus, quod qualita-
tes appellavit principes et generales pulfuum differentias.
Magnitudinis quidem et parvitatis certe differentia quali-
tas non eft, nifi tricubitale etiam in qualitate pones; equi-
dem quantum putarem. Sed et de magno et parvo non par-
vam fcio difputationem extitiffe, utrum quale fignificent, an
ad aliquid, an, id quod res habet, ad aliquid in quantitatis
praedicamento fit, nullo tamen pacto in qualitatis, uti nec
rhythmus, nec ordinis perturbatio et ordo, nec aequalitas et
inaequalitas, quae item ex genere ad aliquid manifeftae funt.

φανερῶς γὰρ καὶ ταῦτα τῶν πρὸς τί. τὸ δὲ καὶ κοινὸν
γένος νομίζειν τὸ μὲν μέγεθος τοῦ μεγάλου τε καὶ μικροῦ
σφυγμοῦ, τὴν δὲ σφοδρότητα τοῦ σφοδροῦ τε καὶ ἀμυδροῦ,
τὸ δὲ τάχος τοῦ ταχέος τε καὶ βραδέος, τὴν δὲ πυκνότητα
τοῦ πυκνοῦ τε καὶ ἀραιοῦ, καὶ αὖθις ἐφεξῆς ἐν τοῖς κατω-
τέρω, πληρότητα μὲν πλήρους τε καὶ κενοῦ, σκληρότητα δὲ
σκληροῦ τε καὶ μαλακοῦ, πῶς οὐχὶ ταῦτα δεινῶς ἄτοπα; εἰ
γὰρ ἐπιθυμεῖ πάντως ἑνὶ τὸ γένος ὅλον ὀνόματι κατηγορῆσαι,
τί δή ποτ᾽ ἐπὶ τάξεώς τε καὶ ἀταξίας, ὁμαλότητός τε καὶ
ἀνωμαλίας, οὐχ ὑπέμεινεν αὐτό; ἢ εἴπερ οὐκ ἐδεῖτο ἐπὶ τού-
των κοινῆς κατηγορίας, τίς ἦν χρεία δεηθῆναι κατὰ τὰς ἄλλας
διαφοράς; ἢ εἰ κατὰ τὰς ἄλλας ἅπαξ ἐτόλμησεν ὑπερβῆναι τὸ
τῶν Ἑλλήνων ἔθος, τί δή ποτε πυκνότητα μὲν πυκνοῦ κατη-
γόρησε καὶ ἀραιοῦ σφυγμοῦ, ὁμαλότητα δ᾽ οὐκ ἐτόλμησεν
ὁμαλοῦ τε καὶ ἀνωμάλου κατηγορῆσαι; ταῦτ᾽ οὖν ὅπως ἀλ-
λήλοις ὁμολογεῖ, βουλοίμην ἂν μαθεῖν. τὰ μὲν γὰρ ὡς αἰ-
δούμενος τὴν τῶν Ἑλλήνων συνήθειαν, τὰ δ᾽ ὡς καταφρο-
νῶν καὶ ταράττων γράφει. ἐφ᾽ ἑνὸς οὖν τοῦ πρώτου γένους
παρείσδυσιν πορισάμενος, ἐνεδείξατο μὲν ὡς ἐπὶ πάντα τὰ

Nam etiam commune genus exiftimare magnitudinem magni
et parvi pulfus, vehementiam vehementis et languidi, ce-
leritatem celeris et tardi, et crebritatem crebri et rari, ita-
que deinceps in fequentibus, plenitudinem pleni et vacui,
duritiam duri et mollis, quis negabit majorem in modum
effe abfurda? Quod fi uno cupiat nomine totum genus com-
plecti, quin hoc in ordine et perturbatione ordinis, in ae-
qualitate et inaequalitate fuftinuit? Aut fi in his commune
praedicamentum non defiderat, quae erat neceffitas cur re-
quireret in aliis differentiis? aut fi in aliis aufus femel
eft Graecorum praeterire inftitutum, quid crebritatem de
crebro dixit et raro pulfu, aequalitatem autem dicere de ae-
quali et de inaequali non fuit aufus? Haec ego, quemadmo-
dum fibi conftent mutuo, libenter didicerim; nam haec, ut
fic fufpiciat Graecorum morem, illa, ut fi contemnat et per-
turbet, fcribit. In uno ergo primo genere, quia viam fibi
munivit, oftendit in aliis omnibus eandem rationem habitu-

ἀλλὰ τὸν αὐτὸν ἕξει λόγον, οὐ μὴν ἐνέμεινέ γε τῇ τόλμῃ, δέον
ἐξ ἀρχῆς ἢ μὴ παρακόπτειν τῆς συνηθείας μηδὲν, ἢ τολμη-
ρῶς καθ᾽ ὅλης ἰέναι. τὸ γάρ τοι μέγεθος τοῦ σφυγμοῦ γενι-
κῶς φήσας λέγεσθαι, καὶ γὰρ τὸν μικρὸν ἔχειν ἴδιον μέγεθος,
εἶτα καὶ τὴν σφοδρότητα γενικῶς εἰπών πως οὐ κατὰ τοῦ
σφοδροῦ μόνου, ἀλλὰ καὶ κατὰ τοῦ ἀμυδροῦ κατηγορεῖσθαι,
περὶ τῆς πληρότητος εὐθὺς ὀκλάζει γράφων ὡδί· τῷ πλήρει
σφυγμῷ καὶ τῷ κενῷ ἐστι τι κοινὸν γένος. τοῦτ᾽ ἔσθ᾽ ὅτε
πληρότης καλεῖται. τὸ γὰρ ἔσθ᾽ ὅτε, προσέθηκεν ἐν τούτῳ
τῷ γένει, μὴ προσθεὶς τοῖς ἔμπροσθεν, οἷον ἐπιτιμώμενος
ἤδη τὴν τοῦ παλαιοῦ τῆς λέξεως ἔθους σύγχυσιν. ἐροῦντος
γὰρ, οἶμαι, τινὸς πρὸς αὐτὸν τῶν παρ᾽ Ἕλλησι τεθραμμένων,
ὦ ἄνθρωπε, τῷ κενῷ τίς ὑπάρχει πληρότης; τί ταῦτα παρα-
νομεῖς εἰς τὰς κοινὰς τῶν Ἑλλήνων φωνάς; ἵνα μὴ τοῦτο γέ-
νηται προσέθηκεν, ἔσθ᾽ ὅτε καλεῖται. καὶ δῆλον, ὡς ἡμεῖς
μὲν ἐρησόμεθα, πότε, καὶ ποῦ, καὶ πρὸς τίνων. τοῦτο γὰρ
βούλεται τὸ, ἔσθ᾽ ὅτε. ὁ δ᾽ οὐδὲν μὲν ἕξει τῶν Ἑλλήνων
δεῖξαι βιβλίον, ἐξ οὗ τὴν χρῆσιν πιστώσαιτο, μόνον δὲ

rum, fed in audacia non permanfit. Oportebat vero a pri-
mo aut nihil confuetudinem imminuere, aut perpetuo con-
tra confuetudinem audacem effe. Nam qni magnitudinem
pulfus generatim affirmavit dici, etenim parvum etiam ha-
bere fuam magnitudinem, deinde etiam vehementiam con-
firmavit generatim, quodam modo non folum de vehemente,
fed et de languido dici, ftatim in plenitudine labafcit, fcri-
bens fic: *Pleno pulfui et vacuo eft commune quoddam ge-
nus, hoc nonnunquam plenitudo vocatur.* Nam in hoc ge-
nere, nonnunquam, addidit: quod fuperioribus non adjecit,
quafi reprehendens jam veterem dictionis ufum confufum.
Nam fi illi quis objiciat qui apud Graecos eft educatus: quae
bone vir in vacuo plenitudo ineft? quid haec defignas in
communes Graecorum dictiones praeter omnem morem? ut
hoc declinaret, addidit, *nonnunquam vocatur.* Enimvero
nos rogabimus, quando autem? ubi? a quibus? hoc enim
vult illud, *nonnunquam.* Ille vero librum producere Grae-
corum, ex quo ufum illum confirmet, habebit nullum; tan-

Ed. Chart. VIII. [44. 45.]   Ed. Baf. III. (22.)

ἴσως ἀρκέσει αὐτῷ λέγειν παρὰ τοῖς ναύταις, καὶ τοῖς ἐμπό-
ροις, καὶ τοῖς καπήλοις, καὶ τοῖς βαλανεῦσιν. ἀεὶ γὰρ ἐπὶ
τούτους καταφεύγουσι μάρτυρας, ὅταν ὑπὲρ ὀνόματος ἢ
ζήτησις ᾖ.

Κεφ. έ. Τάχα τις ἐρεῖ πρὸς ἡμᾶς· σὺ δ' ὦ τᾶν
οὕτως ἄρα τὴν τῶν Ἑλλήνων συνήθειαν ὑπερτετίμηκας, ὥστε
μηδ' ἐπιτρέπειν μηδενὶ μηδὲ τοὐλάχιστον αὐτῆς παρακόπτειν;
οὐ μὲν [45] οὖν, φήσω, μὰ τὸν Ἡρακλέα καὶ πάντας θεούς·
ἀλλ' εἰ καὶ βέκος ἐθέλοις τὸν ὄρτον καλεῖν, ὥσπερ οἱ Φρύ-
γες, οὐδὲν ἡμῖν διαφέρει· μόνον δίδαξόν με πρῶτόν σου τὴν
διάλεκτον, ἵν' ἔπωμαι, καὶ μὴ λέγε, καλεῖται. πάντως γὰρ
ἐρήσομαί σε, παρὰ τίσιν; οὐ γὰρ δή γε παρὰ τοῖς Ἕλλησιν.
ἀλλά πώς φασι, καλείσθω. καὶ εἰ τοῦτό που λέξαντος ἔτι
γρύζων εὑρεθείην, ἐμαυτῷ θανάτου τιμῶμαι. νυνὶ δ' ἐπὶ
μὲν τινῶν, καλεῖται, λέγεις, καταψευδόμενος τῆς συνηθείας
τῶν Ἑλλήνων, ἐπὶ δὲ τινῶν οὐχ ἁπλῶς, ἀλλὰ μετὰ τοῦ,
ἔσθ' ὅτε, καθάπερ ἐπὶ τῆς πληρότητος. τί γὰρ φὴς τοῦτ',
ἔσθ' ὅτε πληρότης καλεῖται; ἀλλὰ περὶ μὲν δὴ τῆς πληρότη-

tum fortaffe homini fatis erit dicere, apud nautas, inftito-
res, caupones, et balneatores; nam ad iftos femper teftes
confugiunt, ubi de nomine quaeratur.

Cap. V. Quaeres de nobis: quid? tibi tantine Grae-
corum eft ufus, ut nemini permittas de eo ne latum quidem
unguem difcedere? Non equidem, dicam, me hercle et per
omnes deos; imo fi vel βέκος velis panem appellare more
Phrygum, noftra nihil refert, tantum me hoc primum doce
idioma linguae tuae, ut affequar: neque dixeris, *vocatur:*
omnino enim quaeram ex te, apud quos? certe quidem
non apud Graecos. Sed forfitan dicunt, *vocetur.* At fi
quum hoc dixeris, hifcere me amplius audias, capitis me
damno. Nunc vero a quibusdam vocatur, dicis, Graeco-
rum morem falfi infimulans; a quibusdam autem non abfo-
lute, fed addito, nonnunquam, ut in plenitudine. Nam
quid tandem ait, haec nonnunquam plenitudo vocatur? Ve-
rum de plenitudine quidem haec, quum falleretur jam, fcri-

τος ὀκλάζων ἤδη ταῦτ᾽ ἔγραψεν, περὶ δὲ τῆς σκληρότητος
οὐδ᾽ (23) ὀκλάζων ἔτι. καταπεπτωκότος γὰρ ἤδη, καὶ νενι-
κημένου τελέως ὁ τοιοῦτος λόγος. ἔστι δὲ μαλακότητος καὶ
σκληρότητος σφυγμοῦ κοινόν τι γένος, ὃ τάχ᾽, ἂν τριβείη,
σκληρότης καλεῖται. καὶ οὐκ ἔτ᾽ ἐνταῦθα ἐτόλμησε προσθεῖ-
ναι τοῦτ᾽, ἔσθ᾽ ὅτε, σκληρότης καλεῖται. καίτοι οὐδὲν ἦν
ἡ πληρότης τιμιωτέρα τῆς σκληρότητος, ἵν᾽ ἐπ᾽ ἐκείνης τολ-
μήσας, ἐνταῦθ᾽ αἰδεσθείη, ἀλλ᾽ ὅπερ ἔφην, τοῖς κατὰ
βραχὺ πίπτουσιν ἔοικεν. γενναιότερον δ᾽ ἦν, οἶμαι, μὴ κατὰ
μικρὸν, ἀλλ᾽ ἀθρόως πεσεῖν, καὶ μήθ᾽ ἡμῖν μήτ᾽ αὐτῷ
πράγματα παρέχειν. ὃ τάχ᾽, ἂν τριβείη, φησὶ, σκληρότης κα-
λεῖται. ὑπὸ τίνων τάχ᾽, ἂν τριβείη; τῶν σῶν ἴσως κληρο-
νόμων. ἡμεῖς μὲν γὰρ, ὥσπερ νόμισμα καθ᾽ ἑκάστην τῶν
πόλεων ἴσμεν σύμβολον ὠνῆς καὶ πράσεως, ὃ τοὺς παραχα-
ράττοντας οἱ νομοθέται κολάζουσιν, οὕτω καὶ διαλέκτων χα-
ρακτῆρας ἴσμεν πολλοὺς, οὓς φυλάττειν ἀξιοῦμεν ἕκαστον
τῶν ἑλομένων ὁντιναοῦν ἐξ αὐτῶν. ἡμεῖς μὲν οὖν συνηρή-
μεθα τὴν κοινὴν καλουμένην διάλεκτον, εἴτε μία τῶν Ἀτθίδων

psit, de duritie quum nondum laberetur. Scilicet dejecti
jam victique prorfus ista verba funt. Eft autem mollitiei
et duritiei pulfus commune quoddam genus; quae durities,
fi receptum fit, vocetur fortaffe. Neque hic amplius aufus
eft addere hoc, *nonnunquam durities vocatur.* Tametfi
nihilo erat plenitudo duritie praeftantior, ut quod aufus illic
eft, hic vereretur: fed quod dixi, paulatim labentibus fimi-
lis eft. Atqui majoris erat ftrenuitatis, puto, praecipitem
ruere, non labi pedetentim, neque nobis, neque fibi nego-
tia faceffere. Quae durities, inquit, fi receptum fit, voce-
tur fortaffe. A quibus fortaffe, fi receptum fit? a tuis for-
taffis haeredibus. Siquidem nos, quemadmodum monetam
qualibet in urbe tefferam effe fcimus emptionis et venditio-
nis, quam qui adulterant, in hos legislatores animadvertunt,
fic linguarum infignia multa effe fcimus, quarum tueri,
quam quisque elegerit, volumus. Nos defendimus commu-
nem linguam, quam vocant; five una ea Atticorum eft, mul-

Ed. Chart. VIII. [45.]   Ed. Baſ. III. (23.)

ἐστὶ, πολλὰς γὰρ εἴληφε μεταπτώσεις ἢ τῶν Ἀθηναίων διά-
λεκτος, εἴτε καὶ ἄλλη τις ὅλως. δείκνυμι γὰρ ἑτέρωθι τὴν
ἡμετέραν περὶ τούτου γνώμην. καὶ ταύτην τὴν διάλεκτον
πειρώμεθα διαφυλάττειν, καὶ μηδὲν εἰς αὐτὴν παρανομεῖν,
μηδὲ κίβδηλον ἐπεισάγειν φωνῆς νόμισμα, μηδὲ παραχαράττειν.
σὺ δὲ, εἰ μὲν ἐπιθυμεῖς κατ᾽ αὐτὴν ἡμῖν διαλέγεσθαι, πρότε-
ρον ἐκμαθεῖν αὐτὴν πειράθητι, εἰ δ᾽ ἄλλῃ τινὶ χρᾷς, καὶ
τοῦτο μήνυσον. εἰ μὲν γὰρ, τῶν Ἑλληνίδων ἐστὶ μία, πάν-
τως που καὶ ταύτην γνωρίζομεν· καὶ γὰρ καὶ τὰ τῶν Ἰώνων
καὶ τὰ τῶν Αἰολέων καὶ τὰ τῶν Δωριέων ἀνελεξάμεθα γράμ-
ματα· εἰ δ᾽ οὐδεμία τούτων, ἀλλά τις τῶν βαρβάρων, καὶ
τοῦτ᾽ εἰπὲ, μόνον πειρῶ φυλάττειν αὐτὴν ἄχραντον, ἥ τις
ἂν ᾖ, καὶ μή μοι τρία μὲν ἐκ Κιλικίας φέρειν ὀνόματα, τέσ-
σαρα δ᾽ ἐκ Συρίας, πέντε δ᾽ ἐκ Γαλατίας, ἓξ δ᾽ Ἀθήνηθεν.
ἐγὼ γὰρ οὕτω πολλὰς ἐκμανθάνειν οὐ δύναμαι διαλέκτους,
ἵν᾽ ἀνδράσιν εἰς τοσοῦτον πολυγλώττοις ἕπωμαι. δίγλωττος
γάρ τις ἐλέγετο πάλαι, καὶ θαῦμα τοῦτο ἦν, ἄνθρωπος εἷς
ἀκριβῶν διαλέκτους δύο· σὺ δὲ ἡμᾶς ἀξιοῖς πολλὰς ἐκμαθεῖν,
δέον αὐτὸν ἐκμανθάνειν μίαν, οὕτω μὲν ἰδίαν, οὕτω δὲ

tas enim ſumpſit Athenienſum lingua mutationes, ſive om-
nino alia quaepiam, nam alio in loco de hac re meam ſen-
tentiam aperio, et hanc ſtudemus linguam ſervare, neque in
ejus leges quicquam committere, neque monetam inducere
vocis adulterinam, neque depravare; qua ſi mecum cupis
colloqui, primum eam ſac addiſcas. Sin alia quapiam ute-
ris, id ipſum demonſtra. Nam ſi de Graecis est, ſane nec
illa nos fugit, ſiquidem et Ionum et Aeoliorum et Dorio-
rum revolvimus ſcripta. Sin autem nulla harum, ſed eſt
barbara aliqua, id ipſum dic: tantum ago, eam ut ſerves in-
tegram et puram, quaecunque illa ſit. Nec tria mihi ex
Cilicia verba aſſer, quatuor ex Syria, ex Galatia quinque,
Athenis ſex. Equidem tot linguas ediſcere nequeo, ut ho-
mines intelligam adeo multarum linguarum. Bilinguis olim
aliquis dicebatur, quod habebatur miraculum, homo unus
duas callens linguas, tu multas nos vis ediſcere, quum
ediſcere te oporteat unam, tam propriam, tam vero com-

κοινὴν ἅπασιν, οὕτω δ᾽ εὔγλωττον, οὕτω δ᾽ ἀνθρωπικήν.
ὅπερ ἐὰν προσχῇς τὸν νοῦν ταῖς φωναῖς τῶν βαρβάρων δια-
λέκτων, εἴσῃ σαφῶς, τὰς μὲν ταῖς τῶν συῶν, τὰς δὲ ταῖς
τῶν βατράχων, ἢ κολοιῶν, ἢ κοράκων ἐοικυίας, ἀσχημονού-
σας τε καὶ κατ᾽ αὐτὸ τὸ τῆς γλώττης τε καὶ τῶν χειλέων καὶ
παντὸς τοῦ στόματος εἶδος. ἢ γὰρ ἔσωθεν ἐκ τῆς φάρυγγος
τὰ πολλὰ φθέγγονται τοῖς ῥέγχουσι παραπλησίως, ἢ τὰ χείλη
διαστρέφουσι καὶ συρίττουσιν, ἢ κατὰ πᾶσαν αὔξουσι τὴν
φωνήν, ἢ κατ᾽ οὐδεμίαν ὅλως, ἢ κεχήνασι μέγιστον, καὶ τὴν
γλῶτταν προσσείουσι, καὶ διανοίγειν οὐδαμῶς δύνανται τὸ
στόμα, καὶ τὴν γλῶτταν ἀργὴν καὶ δυσκίνητον καὶ ὥσπερ
δεδεμένην ἔχουσιν. εἶτα σὺ [46] παρεὶς τὴν ἡδίστην τε καὶ
ἀνθρωπικωτάτην διάλεκτον, ᾗ τοσοῦτον κάλλος ὁρᾶται καὶ
χάρις ἐπανθεῖ, ἐκ πολλῶν ἀτόπων καὶ δεινῶν ἀθροίζεις ὀνό-
ματα; πολὺ ῥᾷον ἦν μίαν ἐκμαθεῖν τὴν καλλίστην ἢ μυ-
ρίας μοχθηράς. ἀλλ᾽ οὐ μόνον αὐτοὶ μανθάνειν ὀλιγωροῦ-
σιν, ἀλλὰ καὶ ἡμᾶς ἀναγκάζουσιν, ἐν ᾗ τεθράμμεθα καὶ πε-
παιδεύμεθα φωνῇ, ταύτην καταλιπόντας, ἐκμανθάνειν τὰς
ἐκείνων. οὐ βούλει μαθεῖν ἄνθρωπε τὴν τῶν Ἑλλήνων διά-

munem omnibus, tam etiam facundam, tam denique huma-
nam. Quod fi linguarum voces barbararum advertas, per-
fpicies plane, alias porcorum linguas, alias ranarum, vel
graculorum, vel corvorum repraefentare, turpes et inho-
neftas, vel ipfa figura linguae, labiorum, totiusque adeo
oris. Aut enim ex intimis fere faucibus non aliter ac qui
ftertunt, loquuntur, aut labia diftorquent fibilantque, aut
ubique vocem intendunt, aut nunquam prorfus, aut maxi-
me hiant, et linguam jactant, et os aperire nequaquam va-
lent, linguamque habent otiofam, nec facile motam atque
quafi vinctam. Et tu jucundiffimam negligis humaniffimam-
que linguam, ea florentem elegantia atque gratia, et ex
multis importunis et abfurdis congeris nomina? Unam
longe erat proclivius ornatiffimam addifcere quam fexcen-
tas depravatas. At non tantum ipfi repudiant, fed et nos
cogunt, in qua educati et inftituti lingua fumus, hac dimiffa,
edifcere fuam. Quid tu non vis bone vir addifcere lin-

λεκτον; ὡς ἐπιθυμεῖς, βαρβάριζε. μόνον, ὥσπερ ἐγὼ συγ-
χωρῶ καθ᾽ ὃν αὐτὸς προῄρησαι τρόπον λαλεῖν, οὕτω κᾀμοὶ
συγχώρησον ὡς ἔμαθον διαλέγεσθαι. πατὴρ ἦν ἐμοὶ ἀκρι-
βῶν τὴν τῶν Ἑλλήνων διάλεκτον, καὶ διδάσκαλος καὶ παι-
δαγωγὸς Ἕλλην. ἐν τούτοις ἐτράφην τοῖς ὀνόμασιν. οὐ
γνωρίζω τὰ σά. μήτ᾽ ἐμπόρων μοι, μήτε καπήλων, μήτε
τελωνῶν χρῆσιν ὀνομάτων ἔπαγε, οὐχ ὡμίλησα τοιούτοις ἀν-
θρώποις. ἐν ταῖς τῶν παλαιῶν ἀνδρῶν βίβλοις διετράφην.
καὶ ταῦτα λέγω, μηδενὶ πώποτ᾽ εἰπὼν, μήθ᾽ ὅτι βαρβαρίζεις
ὦ οὗτος, μήθ᾽ ὅτι σολοικίζεις, μήθ᾽ ὅτι κακῶς καὶ οὐ κυρίως
ὠνόμασας, ἀλλ᾽ ἐπιτρέπω πᾶσιν ὡς βούλονται φθέγγεσθαι.
κᾂν ὁ κυβερνήτης εἴπῃ φέρε τὸν πούς, οὐδὲν ἐμοὶ διαφέρει.
ταῦτα Φαβωρῖνος καὶ Δίων, οὐκ ἐγὼ μέμφομαι· συνιέναι
μόνον βούλομαι τοῦ λεγομένου. ὅταν δέ ποτε καὶ κατ᾽ αὐτὸ
τοῦτο ταράττωμαι, τότε ἀναγκαίως πυνθάνομαι, τίς δηλοῦν
βούλεται τοὔνομα, καὶ μηνύσαντος ὃ βούλεται, σιωπῶ, μήτ᾽
ἐξελέγχων, μήτε μεμφόμενος, εἰ παρὰ τὴν τᾶν Ἑλλήνων εἴ-
ρηται συνήθειαν. ἑνὸς γάρ μοι μόνου φροντὶς, τοῦ γνῶναι

guam Graecam? Barbare, ut velis, fonaveris. Tantum,
ut ego permitto pro tuo tibi arbitrio loqui, fic mihi, ut do-
ctus fum, concede, ut dicam. Patrem habui, qui adamuf-
fim teneret Graecam linguam, effetque doctor et paedago-
gus Graecus; in his altus vocabulis fum, nefcio tua. Nec
mercatorum mihi, aut cauponum, aut publicanorum ufum
nominum adducas. Non ufus fum iftorum hominum con-
fuetudine, a puero in veterum verfatus fum libris. Atque
haec dico, nec ulli dixi tamen unquam, vel heus tu barbare
fonas, vel foloecismum committis, vel parum bene et pro-
prie appellafti. Imo loqui, ut volunt, omnibus per me
quidem licet, ut etiam gubernator dicat: Adducas pes, nil
laboro. Phavorinus haec et Dion, non ego reprehendo;
tantum fermonem volo intelligere. Qui fi me quando per-
plexum habet, ibi neceffum quaerere mihi eft, qui interpre-
tari nomen velit. Si aperit fenfum, taceo: neque inculfo,
vel exprobro, quod a confuetudine defciverit Graeco-
rum. Una duntaxat mihi cura, capiendi fenfum fermonis.

588 ΓΑΛΗΝΟΤ ΠΕΡΙ ΔΙΑΦΟΡΑΣ

Ed. Chart. VIII. [46.]   Ed. Baf. III. (23.)

τὸν νοῦν τοῦ λεγομένου. τοῖς δὲ, ὡς ἔοικεν, οὐκ ἀρκεῖ τὸ
τοιοῦτον, ἀλλ᾽ ὅταν ἡμεῖς τοῖς τῶν Ἑλλήνων ὀνόμασι χρη-
σώμεθα, τότ᾽ ἐκεῖνοι πρῶτον μέμφονται, τὰ μὲν ὡς δια-
λεκτικοί, τὰ δὲ ὡς φυσικοί τινες ἄνδρες, τὰ δ᾽ ὡς ῥήτορες,
τὰ δὲ ὡς γραμματικοί. πολυειδῶς γὰρ ἐπηρεάζουσιν. εἶθ᾽
ὅταν τις αὐτοὺς, εἰς μακρότερον ἀναγκασθεὶς ἀφικέσθαι διά-
λογον, ἐξελέγχῃ μηδὲν γινώσκοντας, ὧν ὡς γινώσκοντες ἐθρα-
σύνοντο, παραχρῆμα σφῶν αὐτῶν ἐπιλανθανόμενοι, κατη-
γοροῦσι τῶν αὐτῶν τούτων, ὑπὲρ ὧν ἐξ ἀρχῆς ὡς χρησίμων
διελέγοντο. τίς γὰρ ἡμῖν οὐκ ἐπιπηδᾷ τῶν θρασέων τούτων,
ἐπειδὰν εἴπωμεν τὰς διαφορὰς τῶν κατὰ τοὺς σφυγμοὺς γενῶν
εἶναι τοσαύτας, κακῶς φάσκων διαφορὰς ἡμᾶς εἰρηκέναι, καὶ
πολὺ χεῖρον ἔτι γενῶν. φεύγοντες δὲ αὐτῶν ἡμεῖς τὴν μα-
ταίαν ἐπήρειαν, ἀλλ᾽ εἰ βούλει φαμὲν, ποιότητας αὐτὰς κά-
λεσον, ἢ ὅ τι ἂν ᾖ σοι φίλον. οὐ γὰρ ὑπὲρ ὀνομάτων ὁ λό-
γος ἡμῖν, ἀλλὰ περὶ πραγμάτων. πόσα γὰρ τὰ πρῶτα γένη
τῶν σφυγμῶν χρηστὸν εἰδέναι, μή πως εὐθὺς ἐν τῇ πρώτῃ
διαιρέσει γένος ὅλον παραλίπωμεν. οἱ δὲ οὐκ ἐπιτρέπουσιν

Iftis hoc, ut videtur, non fatis eft; fed quum nos utamur
Graecorum nominibus, tum nos illi primum accufant, atque
nunc dialecticos agunt, nunc phyficos quosdam, alias ora-
tores, nonnunquam grammaticos. Variis enim modis nos
divexant. Deinde quum quis in longiorem cum iis difpu-
tationem neceffario deductus, imperitiam detegat omnium
quae quafi noffent, jactabant, ftatim fui ipfi obliti, quae
initio effe utilia defendebant, haec ipfa accufant. Quis eft
de iftis audacibus, qui nobis non infultet, quando differen-
tias dicamus pulfuum generum tot effe, male differentias
contendens nos dixiffe, et multo etiam pejus generum.
Nos autem ut inanem contumeliam iftorum vitemus, age
qualitates, dicimus, eas vocaveris, aut quomodocunque cor-
di tibi fit; neque enim de nominibus nos, fed de rebus dis-
putamus. Nam quot pulfuum fint prima genera, noffe
refert, ne jam in prima forte divifione genus integrum prae-
tereamus. Hi nc haec quidem dicere nobis permittunt, fed

ἡμῖν οὐδ᾽ αὐτὰ ταῦτα εἰπεῖν, ἀλλ᾽ εὐθὺς ἐπιστομίζουσι
πράγματος ὅλου λέγοντας, οὐκ ὀνόματος εἶναι τὴν ἄγνοιαν.
εἶτα ἀναγκάζουσιν ἡμᾶς λέγειν πρὸς αὐτοὺς, ἃ μηδέ ποτ᾽ ἂν
ἑκόντες εἴποιμεν. κἄπειτ᾽ ἐξελεγχόμενοι, πρῶτον μὲν ὅτι περὶ
ὀνόματος, οὐ περὶ πράγματός ἐστιν ἡ ζήτησις, ἔπειθ᾽ ὅτι
κακῶς αὐτοὶ κέχρηνται τοῖς ὀνόμασιν, οὐχ ἡμεῖς, ἀγανακτοῦσι
δεινῶς, καὶ ὥσπερ ἐξ ὕπνου διεγερθέντες, ἄχρηστον εἶναι λέ-
γουσι τὴν ἐν τοῖς ὀνόμασιν μικρολογίαν, ὥσπερ ἡμῶν ἐξ ἀρχῆς
ἄλλο τι λεγόντων, ἢ βουλομένων, ἢ οὐκ αὐτοὶ κατάρξαντες
τῆς τοιαύτης ψυχρολογίας. ὀκτὼ λέγεις ποιότητας, ἄνθρωπε,
τῷ σφυγμῷ παρέπεσθαι. συγχωρήσω σοι τῷ τῆς ποιότητος
ὀνόματι καλῶς κεχρῆσθαι, μηδὲν περὶ τούτου φθεγξάμενος,
ἐπιδείξω πῶς οὐκ εἰσὶν ὀκτώ. περὶ πράγματος αὕτη ἡ ζήτη-
σις, εἰς ἣν ἐγὼ προσκαλοῦμαι τοὺς γενναίους τούτους σοφι-
στάς. οἱ δ᾽, ἵν᾽ ἐκ ταύτης διαλύσεις πορίσωνται, λέγοντος
ἄν μου μεταξὺ κατὰ τὸν λόγον, ὀνόματός τινος ἐπελάβοντο.
εἶθ᾽ ὅταν ἐξελεγχθῶσιν ὑπὲρ ἀμφο[47]τέρων, τῶν τε πραγμά-
των ἅμα καὶ τῶν ὀνομάτων, ἀγανακτοῦσι, δέον, οἶμαι,
περὶ μὲν τῶν πραγμάτων τὴν μοχθηρὰν ἀποθέσθαι δόξαν,

ſtatim os obturant, ac rei totius confirmant, non nominis,
eſſe ignorationem. Inde ea nos in ſe cogunt dicere, quae
diceremus inviti. Mox convicti, primum non de re, ſed
de nomine quaeri; deinde nominibus uſurpandis ipſos offen-
diſſe, non nos, indigniſſime ferunt, et inutilem vocant, vel-
ut de ſomno excitati, argutam illam et anxiam de nomini-
bus ſedulitatem; quaſi vero aliud nos a primo dixerimus,
aut contenderimus, ac non ipſi initium introduxerint iſta-
rum ineptiarum. Octo dicis tu qualitates pulſum comitari.
Dabo tibi hoc, qualitatis te nomine recte uſum: de eo ver-
bum non faciam. Oſtendam non eſſe octo. Haec de re
quaeſtio eſt, ad quam ego egregios hos ſophiſtas provoco.
Iſti, quo hinc ſeſe expediant, dum ego diſputo, nomen ali-
quod prehendunt. Quum jam in utriſque coarguti ſint, re-
bus ſimul et nominibus, ſtomachantur. Erat vero prava
de rebus ſententia abjicienda, et ipſi nobis, ut nos ipſis no-

(24) τοῖς δ' ὀνόμασιν, ὥσπερ ἡμεῖς ἐκείνοις χρῆσθαι συγχω-
ροῦμεν, οὕτω καὶ αὐτοὺς ἡμῖν ἐπιτρέπειν. ἀλλ' οὐκ ἐπιτρέ-
πουσι. διὰ τοῦτο κἀγὼ βραχέα περὶ τῆς φωνῆς αὐτῶν
ἀναγκασθεὶς εἶπον.

Κεφ. στ'. Καὶ νῦν ἔτι δεήσομαι παρέντας τὸ 'περὶ
τῶν ὀνομάτων ἐρίζειν, καὶ συγχωρήσαντας ἡμῖν κατὰ τὸ τῶν
Ἑλλήνων ἔθος διαλέγεσθαι, μαθεῖν ὅτι κακῶς ὀκτὼ ποιότη-
τας λέγουσιν. οὐ γάρ ἐστιν ἅπαντα τὰ πρῶτα γένη τῶν
σφυγμῶν ποιότητες, ὡς ἐδείξαμεν. ἀλλὰ πῶς λέγειν χρὴ, φα-
σίν. ἐρωτῶσι δὲ ταῦτα, οὐχ ἵνα μάθωσιν, ἀλλ' ἵν' ἀρχὴν
ἔχωσιν ἀμφισβητήσεως. σὺ τοίνυν ἀποκριθήσῃ, διαφορὰς
χρῆναι λέγειν τῶν πρώτων ἐν τοῖς σφυγμοῖς γενῶν, ἢ καὶ νὴ
Δία οὕτως, τῶν ἐν τοῖς σφυγμοῖς διαφορῶν τὰ πρῶτα γένη.
οἱ δ' ἐξ ἀνάγκης ποῖα πρῶτα γένη φήσουσι, καὶ τίνα, καὶ
ποίας διαφοράς. σὺ δὲ καὶ πρὸς ταῦθ' ὡδί πως αὐτοῖς ἀπό-
κριναι, πρῶτον ἄκουσον εἰπὼν ὦ τᾶν, ὅτι γενῶν, καὶ τότε
ἀκούσεις, ὅτι πρώτων, καὶ μετὰ τοῦθ', ὅτι διαφορῶν. ὅτι
μὲν οὖν γενῶν, ἐντεῦθεν εἴσῃ. λέγεταί τις μέγας σφυγμὸς,

minibus uti pro arbitrio permiſimus, concedere deberent.
Sed non permittunt. Quare et ego de voce illorum pauca,
neceſſitate adductus, dixi.

Cap. VI. Ac nunc etiam orabo, ut depoſita de no-
minibus contentione, concedant nobis ex Graecorum inſti-
tuto loqui, addiſcantque male octo ſe qualitates dicere Ne-
que enim omnia prima genera pulſuum qualitates, ut de-
monſtravimus, ſunt. Quomodo igitur, inquiunt, dicendum
eſt? Hoc non, quo diſcant, quaerunt, ſed anſam ut ha-
beant controverſiae. Tu ergo reſpondebis, differentias di-
cendum eſſe primorum generum pulſuum; aut ſic certe dif-
ferentiarum pulſuum prima genera. Illi qualia genera, ne-
ceſſario rogabunt, et quae, et quales differentias? Tu
etiam ad hoc illis reſponde in hunc modum: Primum quaeſo
audi, quod generum: inde audies, quod primorum; poſtea,
quod differentiarum. Atque quod generum, hinc cognoſces.

καὶ ἐναντίως αὐτῷ μικρός. καί τις ἀμφοῖν μέσος, ὁ σύμ-
μετρος αὐτῶν. καὶ νὴ Δία γε μακρός τις καλεῖται σφυγμὸς
καὶ βραχὺς καὶ πλατὺς καὶ στενὸς καὶ ὑψηλὸς καὶ ταπεινὸς
καὶ οἱ μέσοι τούτων ἁπάντων οἱ σύμμετροι. δοκεῖ σοι τού-
των τῶν εἰρημένων σφυγμῶν εἶναί τι κοινὸν γένος, ὁποῖον
φήσουσι δηλαδὴ θρασυνόμενοι τῇ φωνῇ. σὺ δὲ, μὴ ταραχθεὶς
ἐν τούτῳ, λαβὼν ἀνάγνωθι τὸ τοῦ Ἀρχιγένους βιβλίον αὐ-
τοῖς, πρῶτον μὲν τὸ ἐπίγραμμα τοῦ κεφαλαίου τοιοῦτον ἔχον.
περὶ μεγέθους σφυγμοῦ. εἶτα καὶ αὐτὴν τὴν ἀρχὴν τοῦ λόγου
κατὰ λέξιν ὡδί πως γεγραμμένην· τὸ μέγεθος τοῦ σφυγμοῦ
γενικῶς λέγεται. ἔχει γὰρ μέγεθος καὶ ὁ μικρὸς σφυγμὸς
καὶ ὁ μέγας. εἶτα μικρὸν ἐπειλίξας τὸ βιβλίον, αὖθις ἐκ
τοῦ περὶ σφοδρότητος ἀνάγνωθι ταύτην τὴν λέξιν· οὐκοῦν
γένος μὲν ἡ σφοδρότης, εἴδη δ᾽ αὐτῆς ὅ τε σφοδρὸς σφυγ-
μὸς καὶ ἀμυδρὸς καὶ ὁ μέσος. εἶτα πάλιν ἐπειλίξας τὸ βι-
βλίον ὀλίγον τὴν ἀρχὴν ἀνάγνωθι τοῦ περὶ τῆς πληρότητος
λόγου, τοιαύτην οὖσαν· τῷ πλήρει σφυγμῷ καὶ τῷ κενῷ
ἔστι κοινὸν γένος. τοῦτ᾽ ἔσθ᾽ ὅτε πληρότης καλεῖται. καὶ

Dicitur quidam magnus pulſus, et ei contrarius parvus, ac
quidam inter utrumque medius, moderatus in hoc genere.
Et hercle eſt, qui longus vocatur, eſt qui brevis et latus
et anguſtus et altus et humilis et qui horum medii ſunt
moderati. Horum tibi, quos commemoravimus, unum eſſe
pulſuum genus cenſes qualitatem? Innuent ſcilicet audace
et confidenti voce: tu cave, hac re commoveare; ſume et
recita Archigenis illis librum primum, qui capitis hunc ha-
bet primum titulum, De magnitudine pulſus. Deinde ini-
tium tractatus ſic ad verbum ſcriptum: *Magnitudo pulſus
generatim dicitur; obtinet enim magnitudinem et parvus
pulſus et magnus.* Tum paulum revolvito librum et
rurſus ex tractatu de vehementia hoc caput recita: *Igitur
genus eſt vehementia; ejus ſpecies vehemens pulſus et
languidus et medius.* Iterum librum aliquantum revolve
ac principium recita tractatus de plenitudine, quod eſt hu-
jusmodi: *Plenus pulſus et vacuus commune habent ge-
nus: haec nonnunquam plenitudo vocatur.* Ac pauliſper

μικρὸν ἐπισχὼν τὸν λόγον, τὴν ἀνάγνωσιν τοῦ βιβλίου, φάθι
πρὸς αὐτούς, ὡς οὐδὲν ἡμεῖς καινὸν λέγομεν, ἀλλ᾽ ὅπερ εἴ-
ρηται καὶ Ἀρχιγένει. καθ᾽ ἕκαστον γὰρ τῶν σφυγμῶν ἔστι
τι κοινὸν πλειόνων διαφορῶν γένος, ὥσπερ ἐν τῷ παρόντι
τρία ταυτὶ πρὸς Ἀρχιγένους εἴρηται, μέγεθος, σφοδρότης,
πληρότης. εἶθ᾽ ἑξῆς φάθι τέταρτον αὐτὸν γράφειν γένος τὴν
σκληρότητα, καὶ τὴν λέξιν ἀνάγνωθι τόνδε τὸν τρόπον ἔχου-
σαν· ἔστι δὲ μαλακότητος καὶ σκληρότητος σφυγμοῦ κοινὸν
γένος, ὃ τάχ᾽, ἂν τριβείη, καλεῖται σκληρότης. ἔτι δὲ σαφέ-
στερον ἐν τῷ περὶ τάξεως καὶ ἀταξίας ὁμαλότητός τε καὶ
ἀνωμαλίας λόγῳ, τὰ γένη τούτων τῶν διαφορῶν ἀκατονό-
μαστα λέγων εἶναι, τόνδε τὸν τρόπον ἄρχεται. ὁ δὲ Ἡρό-
φιλος κατὰ γένος τὰς ἄλλας διαφορὰς τῶν σφυγμῶν ἐκθέ-
μενος οὕτως· μέγεθος, τάχος, σφοδρότης, ῥυθμός.
ἀσυζύγως κατ᾽ εἶδος τάξεως ἐμνήσθη καὶ [48] ἀταξίας
ὁμαλότητός τε καὶ ἀνωμαλίας. ἐγκαλεῖται τοίνυν ὑπὸ
πῶν μικραιτίων ὡς γένεσιν εἴδη ἀντιδιαστειλάμενος. ταῦτα
μὲν κατὰ τὴν ἀρχὴν τοῦ λόγου· κατωτέρω δὲ οὐκέτι τὸ

intermitte recitationem libri, atque dic iftis nihil novare
nos, fed fequi Archigenem. Eft enim omni in pulfu com-
mune plurium differentiarum genus, ut hoc loco funt ab
Archigene tria haec genera commemorata, magnitudo, ve-
hementia, plenitudo. Tum quartum dic deinceps eum
fcribere genus, duritiem. Atque caput recita, quod ita ha-
bet: *Mollitiei eft et duritiei pulfus commune genus, quae
durities, fi receptum fit, vocetur fortaffe.* Clarius jam
etiam in tractatu de ordine et perturbatione ordinis aequa-
litate et inaequalitate, genera dicens harum differentiarum
nomen non fortita, hoc modo orditur Herophilus, qui ge-
neratim pulfuum protulit alias differentias hoc pacto: *Mag-
nitudo, celeritas, vehementia, rhythmus: non conjunctim,
fed fpeciatim ordinis meminit et perturbationis ordinis
atque aequalitatis et inaequalitatis.* Unde curiofiores
illum, qui generibus in partitione fpecies opponat, repre-
hendunt. Haec ad initium tractatus. Inferius, quum non

Ed. Chart. VIII. [48.]   Ed. Baf. III. (24.)

Ἡροφίλῳ δοκοῦν ἐξηγούμενος, ἀλλὰ τὴν ἑαυτοῦ γνώμην γρά-
φων ἐν τῷ περὶ τάξεως καὶ ἀταξίας λόγῳ, τί φησι; μᾶλλον
οὖν ῥητέον, ὅτι τὸ γένος ἐστὶν ἀκατονόμασον. τοῦτο δὲ δὴ
τί βούλεται αὐτῷ, ὅτι μεγέθους μὲν καὶ μικρότητος τὸ κοι-
νὸν γένος ὠνόμασε μέγεθος, καὶ σφοδρότητος καὶ ἀμυδρό-
τητος σφοδρότητα, καὶ πληρότητος καὶ κενότητος πλη-
ρότητα, καὶ σκληρότητος καὶ μαλακότητος σκληρότητα,
καὶ τάχους καὶ βραδύτητος τάχος, καὶ πυκνότητος καὶ
ἀραιότητος πυκνότητα, τάξεως δὲ καὶ ἀταξίας τὸ γένος
ἐπινοεῖ μὲν, ὄνομα δὲ οὐδὲν ἔχει κατ᾽ ἀμφοῖν τοιοῦτον εἰπεῖν,
οἷον κατὰ μεγέθους καὶ μικρότητος τὸ μέγεθος; οὐ γὰρ
ὥσπερ ἐκεῖ τῷ μικρῷ σφυγμῷ μέγεθος ὑπάρχειν ἔφησεν, οὕτω
κἀνταῦθα τῷ ἀτάκτῳ τάξιν τολμᾷ φάναι συμβεβηκέναι·
κατὰ ταὐτὰ δὲ οὐδὲ τῷ ἀνωμάλῳ ὁμαλότητα. ὅθεν οὐδὲ
τούτων τὸ γένος τὸ κοινὸν ὁμαλότης ὠνόμασται. καὶ διὰ
τοῦτο ἀκατονόμαστά φησι τούτων τῶν διαφορῶν εἶναι τὰ
γένη. γένη μὲν δὴ κατὰ τὰς τῶν σφυγμῶν διαφορὰς οὐχ
ἡμεῖς μόνον, ἀλλὰ Ἀρχιγένης εἶναί· φησι καὶ Ἀγαθῖνος

Herophili alterius, fed fuam ipfius tradit mentem in capite
de ordine et perturbatione ordinis, quid ait? Citius enim
affirmaverim genus effe fine nomine. Hoc autem quid fibi
vult, quod magnitudinis et parvitatis commune genus mag-
nitudinem appellavit, vehementiae et remiffionis vehe-
mentiam, plenitudinis et vacuitatis plenitudinem, duritiei
et mollitiei duritiem, celeritatis et tarditatis celeritatem,
crebritatis et raritatis crebritatem, at ordinis et pertur-
bationis ordinis mente quidem concipit, fed nomen non po-
teft amborum tale exprimere, quale magnitudinis et par-
vitatis, magnitudinem? Neque enim, ut illic parvo pul-
fui magnitudinem ait fuppetere, et hic dicere audet in inor-
dinatum cadere ordinem, neque vero etiam in inaequalem
aequalitatem. Quare nec genus horum commune nomina-
tur aequalitas. Itaque nomine ait vacare harum genera dif-
ferentiarum. Genera ergo fecundum pulfuum differentias
non nos modo, fed Archigenes effe dicit, fed Agathinus,

594 ΓΑΛΗΝΟΥ ΠΕΡΙ ΔΙΑΦΟΡΑΣ

Ed. Chart. VIII. [48.]　　　　　Ed. Baf. III. (24.)

καὶ πάντες σχεδὸν οἱ περὶ σφυγμῶν γράψαντες ὑπομνήματα.
πῇ τοίνυν αὐτῶν διαφέρομεν; ὅτι κυριωτέροις ἡμεῖς χρώμεθα
τοῖς ὀνόμασιν. εἰπόντος γὰρ Ἀρχιγένους κατὰ μέγεθος εἶναί
τινα ποιότητα, καὶ αὖθις ἑτέραν κατὰ σφοδρότητα, καὶ τρί-
την κατὰ πληρότητα, καὶ τετάρτην κατὰ σκληρότητα, καί
τινας ἐπὶ ταύταις κατὰ τάχος καὶ πυκνότητα, τὴν μὲν κατὰ
μέγεθος ἡμεῖς κατὰ τὸ ποσὸν τῆς διαστολῆς ὀνομάσομεν.
οὐ γάρ ἐστι κοινὸν γένος μεγέθους καὶ μικρότητος μέγεθος,
οὐ μᾶλλον ἢ λευκότητος καὶ μελανότητος λευκότης. ἀλλ'
εἴπερ τούτων γένος τι τὸ χρῶμα, ζητητέον τί ποτ' ἐστὶ τοῦ
μεγάλου καὶ μικροῦ γένος. ἢ γὰρ τὸ ποσόν ἐστιν, ἢ τὸ πρὸς
τὶ, ἢ σύνθετον ἅμα τῷ πρὸς τὶ καὶ τὸ ποσόν. ἴσμεν γὰρ
ὅτι κατὰ πολλὰ γένη συνίστατο τὸ πρὸς τί. καὶ γὰρ λευκό-
τερον καὶ μελάντερον ἐν τῷ γένει τοῦ χρώματος. ποιὸν δὲ τὸ
χρῶμα. καὶ ἀνωτέρω καὶ κατωτέρω πάλιν ἐν τῷ τοῦ ποῦ
γένει. καὶ πρωϊαίτερον καὶ ὀψιαίτερον ἐν τῷ τοῦ πότε, καὶ
κατ' ἄλλας πλείους γενικὰς κατηγορίας τὸ πρὸς τὶ συνίσταται.
τί δὴ θαυμαστὸν, εἰ καὶ κατὰ τὴν τοῦ ποσοῦ συνέστη;

sed qui de pulfibus commentati funt, pene omnes. Ubi er-
go ab illis diffidemus? quod vocabulis nos magis utimur
propriis. Nam quum quandam Archigenes magnitudinis
qualitatem dicat effe, alteram vehementiae, tertiam pleni-
tudinis, quartam duritiei, et quasdam praeterea celeritatis
atque crebritatis, magnitudinis qualitatem nos quantitatem
diftentionis nominavimus. Neque eft enim commune mag-
nitudinis et parvitatis genus magnitudo potius quam al-
bedinis et nigritiei albedo. Sed fi harum eft color genus,
quodnam magni fit et parvi genus, quaerendum eft; nam
aut quantitas eft, aut ad aliquid, aut conjuncta cum ad ali-
quid quantitas. Neque enim fumus nefcii multis generibus
effe commune ad aliquid: fiquidem albius et nigrius funt
in genere coloris, et qualitas color eft; jam fuperius atque
inferius etiam in genere ubi, maturius item et tardius in
genere quando. Et vero etiam aliis in pluribus generalibus
praedicamentis ad aliquid verfatur. Quid igitur admiratio-
nis habet, fi et in praedicamento quantitatis locum habet?

μάλιστα γὰρ ἂν ἐβουλήθημεν, εἴπερ ἦν δυνατὸν, ὡρισμένῳ
μέτρῳ τὸ ποσὸν τῆς διαστολῆς ὀιομάσαι, καθάπερ ἐπὶ πολ-
λᾶν ποδιαῖόν τε καὶ πηχυαῖον, ἢ διπηχυαῖον, καὶ τὰ τοιαῦτα
καλοῦμεν. ἐπεὶ δὲ οὐδὲν εὕρομεν τοιοῦτον ἐκ τῶν ἐνόντων,
ἐγγυτάτω προσίεμεν ὡρισμένων. γιγνώσκοντες γὰρ, οἶμαι, τόν
θ' ἁπλῶς καὶ τὸν καθ' ἕκαστον ἡμῶν σύμμετρον σφυγμὸν,
τοὺς ὑπερβάλλοντας ἢ ἐλλείποντας ὀνομάζειν σαφῶς πει-
ρώμεθα, ποτὲ μὲν οὑτωσὶ λέγοντες, ἢ κἂν μὴ λέγωμεν πρὸς
ἀλλήλους, ἐν ἡμῖν γοῦν αὐτοῖς νοοῦντες, οὗτος ὁ σφυγμὸς
βραχὺ τοῦ συμμέτρου μείζων ἐστὶν, αὖθις δὲ πάλιν, οὗτος ὁ
σφυγμὸς οὐκ ὀλίγῳ τοῦ συμμέτρου μείζων ἐστί. τὸ δ' αὐτὸ
καὶ οὕτως λέγομεν, ἀξιολόγως τοῦ συμμέτρου μείζων, ἢ
ἱκανῶς μείζων· ἢ πάλιν ἁπλῶς, οὑτοσὶ μέγας ἐστὶν ὁ σφυγ-
μός· ἢ καὶ οὕτως, ὁ σφυγμὸς οὗτος ἱκανῶς μέγας ἐστί·
ἢ καὶ νὴ Δία οὕτως, πάνυ μέγας ὁ σφυγμὸς οὗτός ἐστι·
ἢ μᾶλλον ἔτι προσαύξοντες τὴν νόησιν πάνυ σφόδρα μέγαν
εἶναί φαμεν, ἢ καὶ νὴ Δία μέγιστον. ἅπασαι γὰρ αἵδε αἱ
λέξεις τὸν τοῦ συμμέτρου μείζονα δηλοῦσαι, τὸ μᾶλλόν τε καὶ

Sane nihil mallem, fi quidem poffet, quam certo termino
quantitatem diftentionis appellare, ficut in multis pedale,
cubitale, bicubitale, et ejuscemodi vocamus. Atqui quan-
do ejuscemodi ex accidentibus nihil invenimus, quampro-
xime ad certos acceffimus. Nam quum teneamus quidem
pulfum moderatum abfolute, et moderatum ad fingulos nos:
excedentes modum, et qui infra modum funt, damus ope-
ram ut clare nominemus: atque fic interim dicimus: aut, fi
cum nemine loquamur, nobiscum certe cogitamus: Hic
pulfus aliquanto eft moderato major: alias, non paulo hic
pulfu moderato major eft. Idem etiam fic dicimus, bene
major moderato, aut fatis major, aut etiam abfolute, hic
magnus eft pulfus: vel hoc modo, pulfus hic fatis magnus
eft: vel hercle, admodum eft magnus hic pulfus: aut quum
longius etiam intelligentiam protendimus, majorem in mo-
dum dicimus magnum effe, aut denique maximum. Nam
omnes hae dictiones moderato majorem denuntiantes, majo-

ἧττον ἐμφαίνουσιν, ὥστε τινὰ τὸ πρὸς τὴν χρείαν σύμμετρον
αὐταρκέστατον δηλοῦν, εἰ μόνον ἐπιστάμενος εἴη τὸ σύμμε-
τρον. ἀρκεῖ γὰρ ἐν αὐτῷ τῷ μείζονι [49] τοῦ συμμέτρου,
πέντε ποιησάμενον, ἢ καὶ νὴ Δία ἓξ διαφορὰς, τὸν μὲν ὑπὲρ
ἅπαν(25)τας, ὃν ἡμῖν καὶ αὐτὸν ἐγνῶσθαι χρὴ, καθάπερ
τὸν σύμμετρον, ὀνομάζειν μέγιστον, τὸν δ᾽ ὥσπερ μέσον τοῦ
μεγίστου καὶ τοῦ μέσου μέγαν ἁπλῶς. μεταξὺ δὲ τούτου
τε κἀκείνου καθ᾽ ἑκάτερον ἄλλους δύο τάξαι, τὸν μὲν ὀλίγῳ
τοῦ συμμέτρου μείζονα, τὸν δ᾽ ἀπολειπόμενον ὀλίγῳ τοῦ με-
γάλου, καὶ τὸν μὲν ὑπὲρ τὸν μέγαν τὸν ἐγγυτάτω τοῦ με-
γίστου. ταῦτα εἴρηταί μοι πρὸς ἔνδειξιν τοῦ δηλωτικὸν πο-
σότητος εἶναι τόν τε μέγαν καὶ τὸν μικρὸν, κἂν ὅτι μάλιστα
δοκῶσι τῆς τοῦ πρὸς τὶ κατηγορίας ἔχεσθαι. διὰ τοῦτο οὖν
ἡμεῖς τοῦ σαφοῦς τᾶν μανθανόντων πεφροντικότες, κατὰ τὸ
ποσὸν τῆς διαστολῆς ἅπαντα τὰ τοιαῦτα ὠνομάσθαι λέγομεν,
ἅμα μὲν τὴν χρείαν αὐτοὺς διδάσκοντες τῶν ὀνομάτων, ἅμα
δὲ οὐ ταράττοντες, ὅταν τῷ μικρῷ τὸ μέγεθος ὑπάρχειν λέ-
γωμεν. ἄν τε γὰρ καὶ ἰδιώτης τις ᾖ καὶ ἀγύμναστος τῶν

rem excessum et defectum ostendunt.   Quare optime valeas
moderatum, qui requiritur, ostendere, modo moderatum
cognoscas.   In ipso enim majore, quam est moderatus, sa-
tis est quinque facere, aut certe sex differentias.   Eum qui
excedat omnes, qui nobis animadvertendus etiam est, non
secus ac moderatus, maximum vocabimus; qui medius est
inter maximum et medium, magnum simpliciter.   Jam in-
terponendi huic et illi utrinque alii duo: unus paulo major
moderato, alter, qui magno paulum concedit; alius jam qui
magnum superet, alius qui proximus sit maximo.   Haec
adduxi, ut demonstrarem magnum et parvum, ut videan-
tur esse quam maxime praedicamenti ad aliquid, quantita-
tem significare.   Quocirca nos, qui ut clare intelligant di-
scipuli, curamus, ex quantitate distentionis omnia dicimus
illa nominata esse, simulque usum eos nominum docemus,
nec perturbamus, quum parvitati dicamus magnitudinem in-
esse.   Nam si vel idiota sis et primarum disciplinarum im-

πρώτων μαθημάτων, πᾶν μᾶλλον ἢ τοῦτο προσήσεται, ἂν
δ᾽ ᾖ τι καὶ προμεμαθηκὼς, εὕρηκεν, οἶμαι, μυριάκις παρὰ τοῖς
Ἕλλησι γεγραμμένα μέγεθος καὶ μικρότητα. καὶ συνείθι-
σται τῷ μὲν μεγάλῳ μέγεθος ὑπάρχειν νοεῖν, τῷ δὲ μικρῷ μι-
κρότητα. καί τινα οἶδά ποτε ἐξηγούμενόν μοι τὸ τοῦ Ἀρχι-
γένους περὶ τῶν σφυγμῶν βιβλίον, ὑπολαβόντα μηδαμῶς
ὑπάρχειν μέγεθος τῷ μικρῷ. εἰ γὰρ δὴ τούτῳ τινι, φησὶν,
ἡ μικρότης ὑπάρξει, καὶ ἀμφότερα τῷ αὐτῷ. διασιωπήσαν-
τος δέ μου, ποσότητα μὲν ἔφησεν, ἢ πηλικότητα, ἤ τι τοιοῦ-
τον ἄλλο δύνασθαι νοεῖν ὑπάρχειν τῷ μικρῷ, μέγεθος δὲ
οὐδαμῶς. ταῦτ᾽ ἐγὼ μήτε διαβάλλειν ἔχων, ὡς οὐκ ὀρθῶς
εἰρημένα, μήτε παρὰ καιρὸν ταράττειν βουλόμενος τοὺς πρῶ-
τον μανθάνοντας, ἐν τῷ διδάσκειν αὐτοὺς, ὅτι τῶν ὁμωνύ-
μων τε καὶ διχῶς λεγομένων τὸ μέγεθός ἐστιν, ὀρθότερον
ἐνόμισα λέγειν δεῖν, κατὰ τὸ ποσὸν τῆς διαστολῆς συνίστα-
σθαι πολλὰς διαφορὰς σφυγμῶν. οὕτως γὰρ οἶδα τὴν μι-
κρότητα δι᾽ ἔθους τοῖς Ἕλλησιν οὖσαν, ὡς τι συμβεβηκὸς
καὶ ἀχώριστον τῶν μικρῶν. ὥστε που Πλάτων καὶ ἰδέας

peritus, quidvis potius quam hoc concedes; quas fi antea
attigifti, profecto millies offendifti fcriptas apud Graecos
magnitudinem et parvitatem, esque ad concipiendum affue-
tus, magnum habere magnitudinem atque parvum parvita-
tem. Equidem novi quendam qui olim Archigenis mihi de
pulfibus librum interpretaretur, qui parvo credebat nullam
fuppetere magnitudinem. *Nam fi*, inquit, *cuipiam adfit
parvitas, etiam eidem aderunt ambae.* Hic ego quum ta-
cuiffem, quantitatem, inquit, aut tale aliquid parvo cogeris
fuppetere, magnitudinem nequaquam. Haec ego, quia ut
parum recta non valeo calumniari, neque inftituendos ti-
rones volo importune confundere, quando homonymum eft
magnitudo, et de his, quae bifariam dicuntur, fatius effe
dicendum duxi, diftentionis quantitatem multas differentias
pulfuum complecti. Nam eum fcio parvitatis effe apud
Graecos ufum, ut quoddam accidens et infeparatum a par-
vis. Itaque Plato etiam ideas efficiebat magnitudinis et

ἐποίει μεγέθους τε καὶ μικρότητος, καὶ τῇ τούτων μεταλήψει
τὸ μέγα καὶ τὸ μικρὸν ἐγέννα τῷ λόγῳ. καὶ ταῦτα εἴ τις
πάντα παρελθὼν, συγχωρήσειε μεγέθους τι καὶ τοῖς μικροῖς
ὑπάρχειν σφυγμοῖς, κατὰ θάτερον τῶν κατὰ τὴν ὁμωνυμίαν
σημαινομένων τὸ σπανιώτερον, ἀλλὰ τοῖς γε μακροῖς καὶ
βραχέσι καὶ πλατέσι καὶ στενοῖς καὶ ταπεινοῖς καὶ ὑψηλοῖς ἐκ
ταὐτοῦ γένους οὖσι τῷ τε μεγάλῳ καὶ μικρῷ πῶς ἂν
ὑπάρχειν λέγοιτο μέγεθος; ὁ μὲν γὰρ μακρὸς ὁ κατὰ μῆκός
ἐστιν ἐπιπλέον ηὐξημένος τῷ κατὰ φύσιν, ὁ δὲ πλατὺς ὁ
κατὰ πλάτος, καὶ ὑψηλὸς ὁ κατὰ βάθος, οὐδεὶς αὐτῶν
κατὰ τὰς τρεῖς διαστάσεις νοούμενος τῆς ἀρτηρίας, ὧν οὐκ
ἄνευ μέγεθος συνίσταται. τὸ γὰρ κατὰ μίαν διάστασιν πο-
σὸν οὐ μέγεθος, ἀλλὰ μῆκός ἐστι, καὶ μακροὺς καὶ βραχεῖς
κατὰ τοῦτό τινας λέγομεν, οὐ μεγάλους, οὐδὲ μικρούς.
οὐδὲ γὰρ γραμμὴν οὕτω ποτὲ καλοῦμεν, ἀλλ᾽ ἤτοι μακρὰν,
ἤτοι βραχεῖαν. ὅσα δὲ τριχῇ διέστηκε σώματα, ταῦτα μόνα
μεγάλα τε καὶ μικρὰ λέγεται. αὐτὸς γοῦν ὁ Ἀρχιγένης μέγεθος
εἶναί φησι σφυγμοῦ τὸν ὄγκον τῆς ἐπαναστάσεως τῶν ἀρτηριῶν.

parvitatis; ac harum viciſſitudine magnum et parvum gene-
rabat ratione. Atque his ſi quis omnibus praeteritis, ma-
gnitudinem parvis pulſibus aliquam ineſſe concedat ſecun-
dum alteram homonymorum ſignificationem rariorem: ſed
et longis jam et brevibus et latis et anguſtis humilibusque,
et altis, quum ejusdem ſint generis cum magno et parvo,
ineſſe dicat magnitudinem? Nam longus eſt, qui longitu-
dinem naturalem excedit; latus, qui latitudinem: altus, qui
profunditatem; quorum intelligitur nullus in tribus dimen-
ſionibus arteriae, citra quas nulla conſtet magnitudo. Si-
quidem quantitas unius dimenſionis non magnitudo, ſed
longitudo eſt, ex qua aliquos longos et breves vocitamus,
non magnos vel parvos. Neque vero ita lineam unquam
appellamus, ſed aut longam, aut brevem. Verumenimvero
illa demum quae trifariam corpora dimenſa ſint, magna di-
cimus et parva. Atque adeo ipſe Archigenes magnitudinem
eſſe pulſus ait tumorem aſſurgentis arteriae. Atqui tumo-

ὄγκος δὲ οὐχ ὑπάρχει γραμμῇ, ἀλλὰ μόνοις τοῖς τριχῶς διε-
στῶσι. φανερῶς γοῦν καὶ κατ᾽ ἐκεῖνον τοῦ κατὰ μέγεθος γέ-
νους ἐκπεπτώκασιν ἅπαντες οἱ κατὰ μίαν διάστασιν λεγόμενοι
σφυγμοί. ἢ τοίνυν ἴδιον ἑξῆς ποιησάτω γένος, ὥσπερ τῷ
μεγάλῳ τε καὶ μικρῷ τὸ μέγεθος, ἢ μὴ ποιῶν, ζητησάτω μὴ
μεγάλου μόνον καὶ μικροῦ κοινὸν γένος, ἀλλὰ καὶ μακροῦ
καὶ βραχέος καὶ πλατέος καὶ στενοῦ καὶ ὑψηλοῦ καὶ [50] τα-
πεινοῦ, καὶ τῶν ἄλλων ἐν ἅπασιν αὐτοῖς συμμέτρων. ἀλλ᾽
οὐδὲν ἕξει κατὰ πάντων κοινῇ κατηγορῆσαι πλὴν τοῦ ποσοῦ.
γίγνοιτο δ᾽ ἂν οὕτω καὶ ἡ διδασκαλία πᾶσα σαφὴς καὶ διηρ-
θρωμένη. τίς γὰρ εἰς τοσοῦτον σκαιός ἐστιν, ὡς μὴ συνιέ-
ναι τῶν οὑτωσὶ λεγομένων, τὸ ποσὸν τῆς διαστολῆς τῶν ἀρ-
τηριῶν, ὅταν μὲν τὸ κατὰ μίαν διάστασιν ἡντιναοῦν δηλῶσαι
βουληθῶμεν, ὀνόμασι τοῖσδε χρώμεθα, τὸν μὲν ὑπερβάλλοντα
τὸ κατὰ φύσιν μῆκος μακρὸν, τὸν δ᾽ ἐλλείποντα βραχὺν
καλοῦμεν, ὡσαύτως δὲ καὶ τὸν μὲν ὑπὲρ τὸ κατὰ φύσιν πλά-
τος πλατὺν, τὸν δὲ ἐναντίον αὐτῷ στενὸν, καὶ ὑψηλὸν
αὖ καὶ ταπεινὸν ἀνάλογον τούτοις ἐν τῇ κατὰ βάθος

re linea caret, quae folis trifariam dimenfis convenit. Pro-
inde omnes clare, vel de illius fententia, a magnitudinis
genere, qui ex una dimenfione nomen fortiti pulfus funt,
rejiciuntur. Quare aut peculiare faciat ipfis genus, ut ma-
gno et parvo magnitudinem; aut, nifi faciat, non magni
tantum et parvi quaerat commune genus, fed etiam longi
et brevis, lati et angufti, alti et humilis, caeterorumque
adeo in iis moderatorum. Verum praeter quantitatem,
quod de omnibus dicatur in communi, nihil habebit. At-
que ita evadet quoque clara doctrina et diftincta. Nam
quis eft tam plumbeus, ut non affequatur, quum dicitur,
quantitatis arteriarum diftentionis? Ubi quantitatem unius
dimenfionis demonftrare volumus, haec ufurpamus nomina;
eum qui fuperat naturalem longitudinem longum; qui infe
rior eft ea, brevem appellamus. Simili modo qui jufta la-
titudine eft latior latum; qui ei contrarius eft, anguftum;
atque proportione horum altum et humilem in profundi-

Ed. Chart. VIII. [5o.]   Ed. Baf. III. (a5.)

διαστάσει. τὸ δὲ κατὰ τὰς τρεῖς ἅμα διαστάσεις ποσὸν ὡδέ
πως ὀνομάζομεν, τὸν μὲν ἐπὶ πλεῖον τοῦ κατὰ φύσιν ηὐξη-
μένον πάντη μέγαν, τὸν δὲ πάντη μεμειωμένον μικρόν.
ὅστις δ᾽ ἂν φυλάττῃ πάντη τὸ κατὰ φύσιν μέτρον, σύμμετρον
τὸν τοιοῦτον καλοῦμεν. ὅταν δὲ μὴ φυλάττωσι τὴν ἀναλο-
γίαν αἱ τρεῖς διαστάσεις, ἀλλά τις ἐξ αὐτῶν ἤ τινες ἐλλίπω-
σιν, ἢ πλεονεκτήσωσι, τέτταρες καὶ εἴκοσι διαφοραὶ σφυγμῶν
γίγνονται, ἃς ἡμεῖς ἐπὶ διαγράμματος ἐξεθέμεθα μετὰ τῶν
προειρημένων τριῶν, ἵνα δείξωμεν ἑπτὰ καὶ εἴκοσιν εἶναι
τὰς πάσας τῶν κατὰ τὰς τρεῖς ἅμα διαστάσεις συνισταμένων
σφυγμῶν διαφοράς. τοῦτο γὰρ ἦν, οἶμαι, χρήσιμον τοῖς
ἀρχομένοις μανθάνειν τὴν κατὰ τοὺς σφυγμοὺς θεωρίαν,
ἁπάντων γνῶναι τὸν ἀριθμὸν αὐτῶν καθ᾽ ἕκαστον γένος,
ὅπερ οἱ πρὸ ἡμῶν παραλελοίπασιν. ἀλλὰ τοῖς μὲν ἄλλοις
συγγνώμη. τί γὰρ ἄν τις τοῖς τελέως καταπεπτωκόσι προσ-
παλαίοι; τοῖς δὲ περὶ τὸν Ἀρχιγένην πῶς οὐκ ἂν ἐγκαλέσαι-
μεν εἰκότως; οἷς δέον εἰς τὴν τῶν τοιούτων εὕρεσιν χρῆσθαι
τῇ διαλεκτικῇ, οἱ δ᾽ ἐν οἷς οὐ χρὴ παρεπιδείκνυνται κακῶς

tatis dimenfione. At vero quantitatem in trinis dimenfio-
nibus ad hunc modum vocamus, majorem in modum undi-
que ultra moderatum auctum magnum, et omni ex parte
diminutum parvum; qui modum fervet prorfus aequum,
moderatum hunc appellamus. Quum vero a proportione
tres illae dimenfiones difcedunt, atque aliqua vel aliquae
illarum imminuuntur vel exuperant, quatuor et viginti na-
fcuntur differentiae pulfuum; quas nos quo viginti feptem
effe obtinentium tres dimenfiones pulfuum univerfas diffe-
rentias oftenderemus, cum praedictis tribus in tabella pro-
pofuimus. Namque hoc vifum mihi eft horum referre, qui
jam primum ad commentationem addifcendam de pulfibus
appulerunt, omnium tenere eorum fingulis in generibus nu-
merum; id quod priores neglexerunt. Sed his fane venia
danda eft: quid enim cum iftis lucteris qui omnino concide-
runt? Archigenem vero qui non jure accufem? quem ad
ea oportebat invenienda dialectica uti; ille ubi minime de-

αὐτὴν, ταράττοντες μόνον τοὺς μανθάνοντας, διδάσκοντες
δ᾽ οὐδέν. ἄμεινον γὰρ ἦν ἔχοντάς γε διαιρετικὴν καὶ συνθε-
τικὴν μέθοδον, ἐξευρίσκειν μὲν αὐτῇ τὸ πλῆθος ἁπάντων τῶν
ἐν τοῖς σφυγμοῖς διαφορῶν, μὴ μέντοι παρεπιδείκνυσθαί γ᾽
ὀψιμαθῶς, ἀλλὰ μηδὲ δηλοῦν αὐτὸ τοῦτο τοῖς εἰσαγομένοις,
ὡς ἐστί τις μέθοδος καθ᾽ ἣν συνέστη τὸ διάγραμμα. τοῖς
μὲν γὰρ μὴ μεμαθηκόσι τὰ παιδικὰ μαθήματα μάτην ἐρεῖς,
οἱ μεμαθηκότες δὲ καὶ πρὸ τοῦ σε μηνῦσαι γνωρίζωσιν ἐκ
τῶν ἔργων τὴν μέθοδον. τί δή ποτ᾽ οὖν οὐδεὶς αὐτῶν
οὔτε τῇ διαιρετικῇ φαίνεται κεχρημένος μεθόδῳ πρὸς τὴν ἐξα-
ρίθμησιν τοῦ καθ᾽ ἕκαστον γένος πλήθους οὔτε τῇ συνθε-
τικῇ πρὸς τὴν τῶν πρώτων εὕρεσιν; καίτοι διαλεκτικοῖς μό-
νοις ταύταις ἐστὶ χρῆσθαι μεθόδοις, ποτὲ μὲν ἀπὸ τῶν
ἀτόμων τε καὶ ἀπεράντων τὸ πλῆθος ἐπὶ τὸ ἓν ἐκεῖνο τὸ
πρῶτον ἁπάντων γένος ἀνιόντα διὰ τῶν ἐν μέσῳ γενικῶν
τε καὶ εἰδικῶν διαφορῶν, ποτὲ δ᾽ ἀπ᾽ ἐκείνου πάλιν ἐπὶ τὸ
ἄπειρον ἰόντα διὰ τῶν αὐτῶν τῶν ἐν μέσῳ. ἀλλὰ τούτων

cet, illic male eam oftentat, obtundens tantum difcipulos,
nihil interim docens. Atqui praeftabat, parata dividendi
componendique via et ratione, numerum per eam omnium
differentiarum pulfuum inveftigare, non tamen oftentare iis
qui jam fenes demum ad difcendum fefe conferunt, fed ne
indicare quidem hoc ipfum tironibus, effe rationem et viam
qua conftat tabella. Nam iis qui humanis ftudiis non funt
inftituti, nequicquam dicas: qui illis imbuti funt, prius ex
rebus ipfis quam tu admoneas, rationem illam et viam co-
gnofcant. Qui ergo factum eft, ut nemo iftorum quisquam
dividendi videatur ratione ufus ad numerum cujusque gene-
ris differentiarum ineundum, neque ad invenienda prima
componendi? Quanquam dialecticis folis utendi facultas
datur harum viarum rationumque, interim ab indivifis et
numero infinitis ad primum illud afcendentibus omnium ge-
nus, per eas quae in medio funt, genericasque ac fpeciales
differentias; interim vero ab illo primo genere rurfus ad
infinitum pergentibus per easdemmet, quae in medio funt,
differentias. Sed horum eft aufus nullus ulla conftituere

602 *ΓΑΛΗΝΟΥ ΠΕΡΙ ΔΙΑΦΟΡΑΣ*

Ecl. Chart. VII. [50. 51.]   Ed. Baf. III. (25. 26.)

οὐδεὶς ἐτόλμησεν οὐδεμιᾷ μεθόδῳ πιστώσασθαι τὸν ἀριθμὸν,
ἢ τῶν πρώτων γενῶν, ἢ τῶν ἐκ τῆς τούτων τομῆς γινομένων
διαφορῶν. ἀλλ᾽ ἡμεῖς γε πεποιήκαμεν αὐτὸ, καὶ ὡς ἂν ὁδῷ
βαδίζοντες εὕρομεν τῶν ἑπτὰ καὶ εἴκοσι σφυγμῶν τῶν
κατὰ τὰς τρεῖς διαστάσεις λεγομένων καὶ τῶν ἐννέα τῶν
κατὰ μίαν ἓν κοινὸν γένος τὸ ποσὸν ἐν τῇ διαστολῇ τῆς
ἀρτηρίας. εἰ δὲ καὶ τὴν συστολὴν ἔνεστιν ἁφῇ γνωρίζειν,
γένοιτο ἂν, οἶμαι, κἂν ταύτῃ τὸ (26) ἴσον πλῆθος τῶν διαφο-
ρῶν. ἀλλὰ περὶ μὲν τούτου ζητήσομεν ἐν τοῖς περὶ δια-
γνώσεως.

    Κεφ. ζ. [51] *Ἀρχιγένης* δὲ, τούτου γὰρ πρώτου δί-
καιον μνημονεύειν, μετά γε τὸν *Ἡρόφιλον* ἐπιφωνήσαντας
τὸν *Ὅμηρον·*

        Οἶος πέπνυται, τοὶ δὲ σκιαὶ ἀΐσσουσιν,

οὐ μόνον ἐν τοῖς ὀνόμασιν ἔοικεν, ἀλλὰ καὶ πολὺ πρότερον
ἐν τοῖς πράγμασιν αὐτοῖς τεταράχθαι. καὶ διὰ τοῦτο παρὰ
πόδας ἑαυτῷ τἀναντία λέγων οὐκ αἰσθάνεται· μάθοις δ᾽ ἂν
ἐξ αὐτῆς τῆς λέξεως, ἐχούσης ὧδε· εἰσὶ δέ τινες ἄλλοι

via et ratione numerum, vel primorum generum, vel ab
diftributis proficifcentium differentiarum. Verum nos qui-
dem hoc effecimus, et quafi via progredientes, viginti
feptem pulfuum reperimus qui tres habent dimenfiones; et
eorum novem qui unam, unum commune genus, quantita-
tem diftentionis arteriae. Quod fi etiam contractionem eft
tactu cognofcere, et in hac quoque erunt fcilicet totidem
differentiae. Sed de hac re in libris De dignofcendis pulfi-
bus difceptabimus.

    Cap. VII. At vero Archigenes, hujus enim folius
aequum eft meminiffe, poft Herophilum inclamantes Home-
ricum illud,

    Unicus ille fapit, tibi mens involvitur umbris,

non in nominibus modo videtur, fed longe etiam in rebus prius
confufus effe. Quo fit, ut paffim fe non percipiat fecum
pugnare. Difcas id ex his ipfis verbis: *Sunt porro alii*

σφυγμοὶ οὔτε μέσοι οὔτε μεγάλοι οὔτε μικροὶ κατὰ μέγε-
θος θεωρούμενοι, ἢ τάς γε τοῦ μεγέθους διαστάσεις. εἶθ᾽
ἑξῆς φησιν· ἔστι γὰρ σφυγμὸς κατὰ μῆκος τῆς ἀρτηρίας
διϊσταμένης ἐφ᾽ ἱκανὸν, στενουμένης δὲ κατὰ τὸ πλάτος καὶ
ταπεινότερον ἐγειρομένης. καλείσθω μακρός. ἕτερος δὲ
πλατείας μὲν τῆς διαστολῆς, ταπεινῆς δὲ κατὰ τὸ μῆκος βρα-
χείας ὑποπιπτούσης, καλείσθω πλατύς. τρίτος ἱκανῶς εἰς
ὕψος ἐπαιρομένης, στενῆς δὲ καὶ βραχείας κατὰ μῆκος σπά-
νιος ὢν, ὑψηλὸς λεγέσθω. ἐν τούτοις προΰθετο μὲν εἰπεῖν
τοὺς κατὰ μίαν διάστασιν λεγομένους, μὴ συνεπινοουμένων
τῶν λοιπῶν δυοῖν. ἀπεπλανήθη δὲ καὶ περὶ τῶν κατὰ τὰς
τρεῖς διαστάσεις νενοημένων γράφων. τὸν μὲν γὰρ πρῶτον
αὐτῶν οὐ μακρὸν μόνον, ἀλλὰ καὶ στενὸν καὶ ταπεινὸν πε-
ποίηκεν, οὐ τῇ νοήσει μόνον, ἀλλὰ καὶ αὐτοῖς τοῖς ὀνόμασι.
τί γὰρ φησι; κατὰ μῆκος μὲν τῆς ἀρτηρίας διϊσταμένης ἐφ᾽
ἱκανὸν, στενουμένης δὲ κατὰ πλάτος, καὶ ταπεινότερον ἐγει-
ρομένης, τὸ μὲν γὰρ στενουμένης κατὰ πλάτος τὸν στενὸν
σφυγμὸν δηλοῖ, τὸ δὲ, καὶ ταπεινότερον ἐγειρομένης τὸν τα-

pulſus, hique nec medii, nec magni, nec parvi, ex magni-
tudine cenſentur, vel ex magnitudinis dimenſionibus. Mox
ſubdit: *Eſt enim pulſus, quum longitudine arteria dis-
tenditur inſigni, ſed latitudine anguſta, et humilius etiam
ſublata; vocetur longus. Alter, quum lata quidem diſten-
tio, ſed humilis et longitudine brevis occurrit; appelletur
latus. Tertius, ubi admodum attollitur, anguſta tamen et
longitudine eſt brevis, eſt autem hic rarior; vocetur altus.*
Hic erat illi de iis propoſitum dicere qui unam habent di-
menſionem, remotis reliquis duabus: ſed de inſtituto argu-
mento abductus eſt, quod de illis etiam ſcribat qui tribus
dimenſionibus intelliguntur. Nam eorum primum non lon-
gum modo, verum etiam anguſtum et humilem fecit, neque
id tantum conceptione, ſed et verbis. Nam quid ait?
Quum longitudine arteria diſtenditur inſigni, ſed latitudine
anguſta et humilius eſt ſublata. Nam latitudine anguſta
anguſtum pulſum ſignificat, et humilius ſublata humilem.

πεινόν. πάλιν δ' αὖ τὸν δεύτερον οὐ πλατὺν μόνον, ἀλλὰ
καὶ ταπεινὸν καὶ βραχὺν ἐποίησεν, οὐ τῇ νοήσει μόνον,
ἀλλὰ καὶ τοῦτον τῇ λέξει. καὶ τὸν τρίτον δὲ κατὰ τὰ αὐτὰ
οὐχ ὑψηλὸν μόνον, ἀλλὰ καὶ στενὸν καὶ βραχύν. εἰσὶ δὲ οἱ
τρεῖς οὗτοι τῶν κατὰ τὰς τρεῖς διαστάσεις ἅμα λεγομένων
τῶν ἑπτὰ καὶ εἴκοσιν, οὓς ἐπὶ τοῦ διαγράμματος ἐξεθέμεθα.
γέγραπται δὲ ὁ μὲν πρῶτος ἐν τούτοις εἰρημένος ἔννατος ἐν
τῷ διαγράμματι τόνδε τὸν τρόπον· μακρός, στενός, ταπεινός.
ὁ δὲ δεύτερος ἐν τούτοις πρῶτος καὶ εἰκοστὸς ἐν τῷ δια-
γράμματι γέγραπται τόνδε τὸν τρόπον· βραχύς, πλατύς,
ταπεινός. ὁ δὲ τρίτος ἐν αὐτοῖς πέμπτος καὶ εἰκοστός ἐστιν
ἐν τῷ διαγράμματι, γέγραπται δὲ οὕτως· βραχύς, στενός,
ὑψηλός. ἢ τοίνυν τὴν ἀρχὴν τοῦ περὶ αὐτῶν ὑπαλλαξάτω
λόγου, ἐν ᾧ φησι κατὰ μέγεθος αὐτοὺς θεωρεῖσθαι, ἢ τάς
γε τοῦ μεγέθους διαστάσεις ἁπλῶς γραφάτω κατὰ μέγεθος,
ἢ προσκειμένου τοῦ κατὰ τὰς τοῦ μεγέθους διαστάσεις, μηκέτι
ἐκ τῶν κατὰ μέγεθος διαφορῶν αὐτοὺς ἡγείσθω. τί γὰρ καὶ
βούλεται, πότερα τῶν κατὰ τὰς τρεῖς ἅμα διαστάσεις νοου-
μένων ὑπάρχειν αὐτοὺς, ἢ τῶν κατὰ μίαν μόνην; ἑκατέρως

Inde fecundum, non latum tantum, fed etiam humilem et
brevem fecit, tam conceptu quam verbis. Eodem tertium
modo, non altum folum, verum etiam anguftum et brevem;
quum fint hi tres de iis qui trinis dimenfionibus dicuntur
viginti feptem quos in tabella profcripfimus. Scriptus eft
autem, qui hic primus relatus eft, in tabella nonus, hoc
pacto: Longus, anguftus, humilis. Qui hic fecundus eft,
primus et vigefimus eft in tabella defcriptus in hunc mo-
dum: Brevis, latus, humilis. Tertius hic in tabella eft
vigefimus quintus, qui fic fcriptus eft: Brevis, anguftus, al-
tus. Quare aut initium de iis fermonis immutet, ubi ma-
gnitudinem dicit eorum fpectari; aut magnitudinis cei te di-
menfiones fimpliciter tradat pro magnitudine; aut quando
appofitum eft, *ex dimenfionibus magnitudinis*, ne in ma-
gnitudinis amplius differentiis eos numeret. Nam quid
quaerit, utrum de his illos effe qui trinis fimul dimenfioni-
bus aeftimantur, an de illis qui tantum una? Utrobique

γὰρ ἄπορον, εἰ μὲν τῶν κατὰ τὰς τρεῖς ἀκούοιμεν, ἁπάντων
μὲν τῶν κατὰ μίαν διάστασιν παραλελειμμένων ἐννέα τὸν
ἀριθμὸν ὄντων, ἄλλων δ' ὀκτωκαίδεκα τῶν κατὰ τὰς τρεῖς
ἅμα. ἐννέα γὰρ οὕτω φανεῖται μόνων μνημονεύων, τριῶν
μὲν τῶν πρώτων ῥηθέντων, μεγάλου τε καὶ μικροῦ καὶ τοῦ
μέσου αὐτῶν· τριῶν δὲ τῶν νῦν ῥηθέντων, καὶ τριῶν ἄλ-
λων τῶν τούτοις ἐναντίων, ὧν ἑξῆς μνημονεύει, καὶ πρὸς
τούτοις ἔτι μάτην προσκείσεται τῷ λόγῳ τῷ κατὰ τὰς τοῦ
μεγέθους διαστάσεις. ἥρκει γὰρ ἁπλῶς εἰπεῖν κατὰ μέγεθος.
ἂν δ' αὖ πάλιν περὶ τῶν κατὰ μίαν διάστασιν νοουμένων,
οἰηθῶμεν αὐτὸν ταῦτα γράφειν· [52] πρῶτον μὲν ἄτοπον τὸ
μεμνῆσθαι καὶ τῶν λοιπῶν δυοῖν καθ' ἕκαστον, ἔπειτα δὲ
οὐκ ὀκτωκαίδεκα μόνους, ἀλλὰ τέτταρας καὶ εἴκοσι φανεῖται
παραλελοιπὼς τῶν ἐκ τοῦ διαγράμματος. καὶ τρίτον ὅτι
μοχθηρῶς δόξει λέγειν κατὰ μέγεθος αὐτοὺς θεωρεῖσθαι, δέον
οὐ κατὰ μέγεθος, ἀλλὰ κατὰ τὰς διαστάσεις τοῦ μεγέθους
εἰπεῖν, εἴ γε, ὡς αὐτὸς εἴρηκεν, ὄγκος τίς ἐστι τὸ μέγεθος. οὐ
μὴν τό γε μῆκος αὐτὸ καθ' ἑαυτὸ μόνον, ἀλλ' οὐδὲ τὸ βάθος

eft enim defectus. Si eos qui trinis aeftimantur dimenfio-
nibus, accipimus, quum omnes praetermittuntur unius di-
menfionis, qui novem numero funt; tum alii defiderantur
octodecim, qui trium fimul aeftimantur dimenfionum. Ita
enim novem tantum videbitur mentionem feciffe; trium qui
primi commemorati funt, magni, parvi mediique inter
eos; deinde trium, quorum hic meminit; ad haec trium
aliorum qui his funt oppofiti, quos poftea adducit. Ad
haec fruftra hoc orationi additum eft, *ex magnitudinis di-
menfionibus*, fat enim dicere abfolute erat, *ex magnitudine.*
Contra fi de his qui una dimenfione aeftimantur, exiftime-
memus eum haec fcribere: Primum alienum fit reliquorum
duorum in fingulis meminiffe. Deinde non jam octodecim
caeterum quatuor et viginti illos ex tabella reliquerit. Ter-
tio male videbitur dicere ex magnitudine cenferi eos: quum
non ex magnitudine fit dicendum, fed ex magnitudinis di-
menfionibus; fi quidem tumor, ut ipfe afferuit, eft magni-
tudo. Quanquam non folum longitudo per fe, fed nunc

606 ΓΑΛΗΝΟΥ ΠΕΡΙ ΔΙΑΦΟΡΑΣ

Ed. Chart. VIII. [52.]   Ed. Baf. III. (26.)

ἢ τὸ πλάτος ὄγκος ἐστὶν, ἀλλ᾽ ὥσπερ καὶ ὀνομάζεται διάστα-
σις. οὐ ταὐτὸν δὲ δήπουθεν ὄγκος τε καὶ ὄγκου διάστασις
μία. ἑκατέρως μὲν δὴ σφάλλεται πάντως ὁ τοῦ Ἀρχιγένους
λόγος, διὰ τὸ συγκεχυμένως τε καὶ ἀδιαρθρώτως εἰρῆσθαι,
καὶ οἷον ἐπαμφοτερίζειν τῇ νοήσει. κατὰ τί δὲ μᾶλλον ἠθέ-
λησεν εἰπεῖν, εἰ χρὴ μαντευσάμενον ἀποφήνασθαι, καὶ τοῦτο
τολμήσω. δοκεῖ μοι τοὺς κατὰ μίαν διάστασιν νοουμένους
ἐπιχειρῆσαι γράφειν, καὶ διὰ τῆς ἀρχῆς γε αὐτὸ τοῦτο ἐν-
δείξασθαι, ἢ τάς γε τοῦ μεγέθους διαστάσεις εἰπεῖν, σφαλῆ-
ναι δὲ περὶ τὴν ἑρμηνείαν, ὡς ἂν ἐν ὅλῳ τῷ γράμματι συγκε-
χυμένος τε καὶ τεταραγμένος τὴν διάνοιαν. τὸ γὰρ ἀγνοεῖν
ἑπτὰ καὶ εἴκοσιν εἶναι τοὺς κατὰ τρεῖς ἅμα διαστάσεις νε-
νοημένους, μέγιστον τεκμήριον τοῦ παχεῖ λόγῳ καὶ ἀδιαρ-
θρώτῳ περὶ αὐτῶν ἀποφήνασθαι. ὅτι δὲ ταύτης μὲν ἔχεται
τῆς προαιρέσεως, ἁμαρτάνει δ᾽ αὐτῆς ἄκων, ἐκ τῶν ἐπιφε-
ρομένων ἐστὶ δῆλον. τί γὰρ φησιν εὐθὺς ἐφεξῆς; συντρε-
χουσῶν γὰρ πολλάκις καὶ δυοῖν τινῶν διαστάσεων, ὥσθ᾽ ἅμα
βραχὺν καὶ ταπεινὸν εἶναι, ἢ βραχὺν καὶ στενόν, ἐπί τε

profunditas vel latitudo eſt tumor, caeterum, ut etiam ap-
pellatur, dimenſio. Neque ſane perinde eſt tumor, et tu-
moris una dimenſio. In utrumque igitur incurrit plane Ar-
chigenis oratio, quod nec diſtincte, nec diſtribute dixit, ſed
intelligentia veluti ambigua. Caeterum in quam ille partem
potius acceperit, ſi divinando oportet pronunciare, vel id
audebo. Equidem voluiſſe dixerim hos deſcribere qui una
dimenſione intelliguntur: idque adeo ipſum initio innuiſſe,
quum dicit, *Vel ex magnitudinis dimenſionibus;* ſed in
narrando offendiſſe, uti toto in libro, et animo conturbato
fuiſſe et attonito. Nam quod hominem lateret eſſe ſeptem
et viginti eos qui tribus ſimul dimenſionibus intelliguntur,
maximum eſt argumentum, craſſa ratione minimeque diſtin-
cta de illis ſtatuiſſe. Nam ejus eſſe hoc inſtitutum, et ab
hoc illum deflectere invitum. ex ſuprapoſitis liquet. Nam
quid tandem mox ſubdit? Etenim, quum etiam duae ali-
quae ſaepenumero dimenſiones concurrant, ut ſimul et bre-

τῆς ἑτέρας συζυγίας μακρὸν καὶ πλατὺν, ἢ μακρὸν καὶ ὑψη-
λόν. δῆλος γὰρ ἐκ τούτων ἐστὶ τοὺς προειρημένους κατὰ
μίαν μόνην διάστασιν νοεῖσθαι βουλόμενος. τούτου γ᾽ οὖν
κατὰ τὰς δύο μόνας γράφει, τὴν τρίτην ὅπως ἂν ἔχει παρα-
λιπών. τί γάρ φησι; συντρεχουσῶν πολλάκις καὶ δυοῖν τι-
νῶν διαστάσεων, ὥσθ᾽ ἅμα βραχὺν καὶ ταπεινὸν εἶναι. δεῖ
γὰρ ἐν τούτῳ τῷ λόγῳ προεγνῶσθαι, τίς ὁ βραχὺς ἁπλῶς,
καὶ τίς ὁ ταπεινὸς ἁπλῶς. ἢ οὐκ ἔσται σαφὴς ὁ βραχὺς
ἅμα καὶ ταπεινός. ἀλλ᾽ οὐδὲ μακρὸς ἅμα καὶ πλατὺς γέ-
νοιτ᾽ ἄν ποτε σαφής, μὴ προνοηθέντος ἰδίᾳ καὶ κατὰ μόνας
ἑκατέρου. χρὴ γὰρ πρότερον μὲν νοῆσαι τὸν μακρὸν ἰδίᾳ,
μετὰ ταῦτα δ᾽ αὖ τὸν πλατὺν, ἰδίᾳ καὶ τοῦτον, ἔπειτα συν-
τιθέναι τὰς νοήσεις αὐτῶν εἰς ταὐτὸν, καὶ οὕτως λέγειν μα-
κρὸν ἅμα καὶ πλατὺν, ᾧ καὶ δηλονότι τεταραγμένος ἐναντία
παρὰ πόδας αὐτῷ λέγει. τὸν μὲν γὰρ μακρὸν οὐκ ἠρκέσθη
κατὰ μῆκος φάναι τῆς ἀρτηρίας ἐπὶ πολὺ διϊσταμένης γίνε-
σθαι. καίτοι γ᾽ ἤρκει τοῦτο μόνον, ἀλλὰ προσέθηκεν ἐκ
περιττοῦ, στενουμένης δὲ κατὰ πλάτος καὶ ταπεινότερον

vis fit et humilis, vel brevis et anguſtus, atque in alia
conjugatione longus et latus, vel longus et altus, pro-
fecto hinc planum eſt eos illum, quos diximus, una tan-
tum dimenſione accipi velle. Hos ſiquidem duabus dimen-
ſionibus dumtaxat ſcribit, tertiae ſtatum praetermittit. Nam
quid dicit? Etenim quum etiam duae aliquae ſaepenumero
dimenſiones concurrant, ut ſimul et brevis ſit et humilis.
Nam in hac oratione, qui brevis ſimpliciter ſit, cognoſcen-
dum eſt, et qui humilis ſimpliciter; alioqui nos fugiet brevis
ſimul et humilis. Quin nec longus pariter ac latus, niſi ante
utrumque ſeparatim commentere, erit clarus. Primum
enim longus ſeorſum eſt intelligendus, deinde ſeorſum ipſe
etiam latus; poſtea illorum intelligentiae committendae una
ſunt; ac tum dices denique longum ſimul et latum. Qua-
propter fit, ut a ſe ipſe quidem confuſus manifeſte diſſideat.
Nam longum non ſatis habuit dicere, *quum longitudine ar-
teria diſtenditur inſigni*, fieri; etſi hoc unum ſufficiebat;
ſed fruſtra addidit, *ſed latitudine anguſta et humilius*

ἐγειρομένης. τὸν δὲ πλατὺν πάλιν οὐδ᾽ αὐτὸν ἠρκέσθη φά‑
ναι πλατείας τῆς διαστάσεως γινομένης, ἀλλὰ προσέθηκε,
ταπεινῆς δὲ καὶ κατὰ μῆκος βραχείας. ἀλλ᾽ εἰ ταύτας με χρὴ
τὰς ἐννοίας φυλάττειν, ὦ Ἀρχίγενες, πῶς νοήσω τὸν αὐτὸν
ἅμα γινόμενον μακρὸν καὶ πλατὺν, ὡς ἑξῆς γράφεις; ἀφεῖ‑
λες γὰρ αὐτὸς σὺ τῆς μὲν τοῦ μακροῦ νοήσεως τὴν πλατύ‑
τητα, τῆς δὲ τοῦ πλατέος τὴν ὡς ἄν τις εἴποι μακρότητα.
ταῦτα οὖν ἐναργῶς ἀλλήλοις διαφέρεται, κατὰ μὲν τὸν πρό‑
τερον λόγον ἐξαιροῦντος αὐτοῦ τῆς κατὰ τὸν μακρὸν ἐννοίας
τὴν πλατύτητα, κατὰ δὲ τὸν δεύτερον φυλάττοντος. καὶ
κατὰ τὸν πλατὺν καὶ ὑψηλὸν ὡσαύτως, ἐν μὲν τῷ προτέρῳ
λόγῳ τῶν ὑπολοίπων καθ᾽ ἑκά(27)τερον δυοῖν διαστάσεων
ὥσε τὴν ποσότητα, κατὰ δὲ τὸ δεύτερον φυλάττει. ταῦτα
δὲ πάντα σφάλματα πέπονθεν ἐν τῇ τῶν ὀνομάτων ἐξηγήσει,
διὰ τὸ πολὺ πρότερον ἐν αὐτοῖς τοῖς πράγμασιν ἐσφάλθαι.
φαίνεται γὰρ οὔτε τῇ διαιρετικῇ μεθόδῳ κεχρημένος οὔτε τῇ
συνθετικῇ κατ᾽ οὐδεμίαν τῶν διδασκαλιῶν. κινδυνεύω δ᾽ εἰ‑
πεῖν, ὅτι τὸ τῶν πολλῶν καὶ περὶ λόγους ἀγυμνάστων
πέπονθεν, ὥστε πολλάκις μὲν ἐπι[53]χειρεῖν τὸ φύσεως
σύνθετον ἀναλύειν εἰς τὰ πρῶτά τε καὶ ἁπλᾶ, πολλάκις

etiam fublata. Rurfus latum parum erat dicere, quum
lata quidem diftentio; verum fubjicit, fed humilis et lon‑
gitudine brevis occurrit. At fi hae mihi funt, Archige‑
nes, notiones obfervandae, quum longum eundem et latum
intelligam, quod fubdis fieri? Nam a longi notione tu ipfe
latitudinem difclufifti, et a lati longitudinem, ut fic dicam.
Atqui haec inter fe pugnant plane: quum primo loco a longi
notione abftrahat latum, retineat fecundo. Non aliter in
lato et alto, primum a reliquis duabus dimenfionibus fepa‑
rat longitudinem, deinde fervat. In has ille omnes offen‑
fiones nominibus exponendis, eo quod in ipfis rebus multo
ante lapfus fit, incidit. In nulla enim difciplina videtur
ufus ratione, vel dividendi, vel componendi. Ne dicam
illi ufu veniffe, quod vulgo folet et indoctis, ut naturae
frequenter compofitionem in prima et fimplicia diffolvere

δὲ, ἐπεὶ μηδὲν τούτων ἰδίᾳ τε καὶ καθ᾽ ἑαυτὰ δυνατὸν ὑπάρ-
χειν, ἵστασθαί τε καὶ παλινδρομεῖν ἐπὶ τὸ σύνθετον· αὖθις
δ᾽ αὖ πάλιν, ἐπειδὴ σύνθετον ἀδιάρθρωτόν τε καὶ ἀδιώρι-
στον ἔχει τὴν διδασκαλίαν, καὶ παντάπασιν ἰδιωτικήν τε καὶ
ἄτεχνον, μὴ διαιρεθὲν εἰς τὰ πρῶτα, τοῦ διαιρεῖν ἀποστῆναι
μὴ δύνασθαι, εἶτ᾽ ἐντεῦθεν πάλιν ἐπὶ τὸ σύνθετον ἀνακάμ-
πτειν, ὡς ἂν ἀκριβῶς τῇ νοήσει τῶν ἁπλῶν ἕκαστον ἀδυνα-
τοῦντα διορίζεσθαι· καὶ τοῦτον τὸν δίαυλον κάμπτοντά τε
καὶ κυλινδούμενον ἐν τῷ μέσῳ τῶν ἄκρων, διαπαντὸς ἐπαμ-
φοτερίζειν τε ταῖς νοήσεσι καὶ ταῖς εἰρημέναις ἐναντιολογίαις
ἐξ ἀνάγκης συνέχεσθαι. χρὴ δ᾽, οἶμαι, τόν γε διαλεκτικὸν εἶναι
προσποιούμενον ἕξιν ἱκανὴν ἔχειν, ὥστε τὸ προχειρισθὲν
ἅπαν, ὅταν ᾖ σύνθετον, ἀναλύειν εἰς τὰ πρῶτά τε καὶ ἁπλᾶ
κατ᾽ ἐπίνοιαν, οὐχ ὡς ἴδια καὶ μόνα πόθ᾽ ὑπάρξαντα, τοῦτο
γὰρ ἀμήχανον, ἀλλ᾽ ὡς νοηθῆναι μόνα δυνάμενα, μὴ συνε-
πιβαλλόντων ἡμῶν ἐν τῷ νοεῖν αὐτὰ μηδεμιᾷ διαφορᾷ τῶν
ἐξ ἀνάγκης ἐζευγμένων. ὡς γὰρ σιμὸν ἄνθρωπον νοοῦμεν
καὶ γρυπὸν, οὔτ᾽ εἰ μέγας ἐστὶν ὁ τοιοῦτος, οὔτε εἰ μι-
κρὸς, οὔτε εἰ λευκὸς, οὔτ᾽ εἰ μέλας, οὔτ᾽ εἰ παχὺς, οὔτ᾽ εἰ

conetur; frequenter autem, quando nihil horum ſeparatim,
vel per ſe poteſt eſſe, reſiſtat, et ſe ad compoſitum reci-
piat. Rurſus quando compoſitum indigeſtam nec diſtinctam
obtinet diſciplinam, omninoque plebejam et rudem, ni in
prima diſſectum ſit, a diviſione neſciat manum abſtinere,
inde ab compoſitum iterum divertat; quod intelligentia ne-
queat diſtinguere ſingula ſimplicia. Atque hunc orbem re-
petens et volutatus ſemper inter extrema, intelligentiis
ambiget, nec ulla ratione his ſe pugnantiis poſſit explicare.
Omnino qui dialecticum ſe facit, hoc volo meditatum plane
eſſe, ut quicquid aggrediatur, ſi ſit compoſitum, redigat ad
prima notione et ſimplicia; non quod ſeparatim unquam
et ſola appareant, nam hoc effici non poſſit, ſed quod mente
ſola concipi poſſint, nec cogitando haec cum ulla conjunga-
mus differentia, quibus ſunt neceſſario alligata. Nam ut
ſimum hominem intelligimus et aquilum, neque magnus is
ſit an parvus, albus an niger, corpulentus an gracilis ſit,

Ed. Chart. VIII. [53.]   Ed. Baf. III. (27.)

λεπτὸς, δεόμενοι, οὕτως ὑψηλόν τινα νοοῦμεν σφυγμὸν, οὐ
δεόμενοι πῶς ἔχει μήκους ἢ πλάτους εἰδέναι. ταῦτ᾽ ἄρα καὶ
οἱ φάσκοντες μηδένα μακρὸν ἁπλῶς ἐπινοεῖν σφυγμὸν, δεῖν
γὰρ αὐτὸν ἐξ ἀνάγκης ἔχειν πὼς πλάτους τε καὶ βάθους,
ἄγροικοι καὶ ἀμαθεῖς εἰσι τῶν πρώτων μαθημάτων, ἃ ἐχρῆν
αὐτοὺς μεμαθηκότας καὶ γεγυμνασμένους γε κατ᾽ αὐτὰ πρὸς
ἡμᾶς ἥκειν οὕτως. ἐκ γὰρ τοῦ μὴ δύνασθαι συστῆναι τὸν
μακρὸν ἰδίᾳ, μηδ᾽ ἐννοηθῆναι δύνασθαι φασὶν αὐτὸν ἰδίᾳ.
μὴ τοίνυν μηδὲ σιμὸν ἄνθρωπον, μηδὲ γρυπὸν ἰδίᾳ νοείτω-
σαν, ἂν μὴ μάθωσιν ἅπαντ᾽ αὐτοῦ τἄλλα, πότερον μέγας,
ἢ μικρός ἐστιν, ἢ παχὺς, ἢ λεπτὸς, ἢ μέλας, ἢ λευκὸς, ἢ
Ἕλλην, ἢ βάρβαρος, ἢ πονηρὸς, ἢ ἀγαθὸς, ἢ ὑγιαίνων, ἢ
νοσῶν, ἢ νέος, ἢ πρεσβύτης. πῶς δ᾽ οὐκ ἄτοπον, μακρὸν
μέν τινα καὶ ὑψηλὸν καὶ πλατὺν ἅμα νοεῖν ὁμολογεῖν καὶ
καλεῖν δι᾽ ἑνὸς ὀνόματος μέγαν, μακρὸν δὲ μὴ δύνασθαι φά-
σκειν νοεῖν ἰδίᾳ καὶ μόνον, ὥσπερ οὐ τὴν αὐτὴν ἀναλογίαν
ἔχοντος καὶ τοῦ μεγάλου πρὸς τὸν ὅλον σφυγμὸν, ἥν περ ὁ
μακρὸς πρὸς τὸν μέγαν; ὡς γὰρ μακρὸς ἰδίᾳ καὶ κατὰ μόνας

noſſe nobis eſt opus, ſic altum quendam intelligimus pul-
ſum, non deſiderantes longitudinem vel latitudinem ejus
cognoſcere. Quapropter qui nullum ajunt longum ſimplici-
ter pulſum ſe complecti animo (nam omnino oportere eum
aliqua praeditum eſſe latitudine et profunditate) rudes ſunt
primarum diſciplinarum: quas didiciſſe eos et in illis tri-
tos oportebat eſſe, atque ad nos tum denique ſe conſerre.
Quia enim ſolus non poſſit longus conſiſtere, continuo, nec
intelligi confirmant ſolum poſſe. Quin ergo nec ſimum ho-
minem cogitent ſeparatim, nec aquilum, niſi ejus norint
omnia reliqua, magnus ſit an parvus, corpulentus an gra-
cilis, niger an albus, Graecus an barbarus, malus an bo-
nus, valens an aegrotus, juvenis an ſenex. Quid hoc au-
tem? nonne importunum eſt, longum ſe quendam et altum
et latum ſimul fateri intelligere ac uno nomine magnum
appellare, longum non poſſe ſeorſum et ſolum concipere?
Quaſi vero non eadem ratio ſit cum toto pulſu magni ac
longi cum magno. Nam ut longus ſeparatim et ſolus ſtat

οὐδείς ἐστιν ἄνευ τοῦ πῶς ἔχειν βάθους τε καὶ πλάτους,
οὕτως οὐδὲ μέγας σφυγμός ἐστί τις χωρὶς τοῦ ταχὺς, ἢ βρα-
δὺς, ἢ σφοδρὸς, ἢ ἀμυδρὸς ὑπάρχειν, ἤ τινα τῶν ἄλλων ἔχειν
διαφορῶν. ἀλλ᾽ οὐδ᾽ εἰ μετὰ πασῶν τῶν διαφορῶν νοήσαις
κινουμένην τὴν ἀρτηρίαν, ἰδίᾳ δύναταί ποτε γενέσθαι κινου-
μένη. τίς γὰρ εἶδεν ἀρτηρίαν ἔξω τοῦ σώματος ἔτι σφύζου-
σαν; ἀνάγκη τοίνυν αὐτὴν ἐν τῷ ὅλῳ σώματι οὖσαν, ἐπι-
κεῖσθαι μέν τινι νεύρῳ, καὶ τοῦτο εἶναι ποιὸν καὶ ποσὸν,
ὑποκεῖσθαι δὲ φλεβὶ, καὶ ταύτην εἶναι καὶ ποιὰν καὶ ποσὴν,
περικεῖσθαι δ᾽ αὐτῇ σώματα πολλά. καὶ πάντα τις ἐντεῦθεν
ἀρξάμενος δύναται λέγειν, ὧν χωρὶς οὐχ οἷόν τε εἶναι τὸν
σφυγμόν. ἀλλ᾽ οἶμαι, νοῦν ἔχων ἄνθρωπος, ἐὰν ὑπακούσῃ
τοῦ ταῦτα λέγοντος, ἐρήσεταί τινα τῶν παρόντων, ἆρά γε
παίζων ἢ μαινόμενος τὰ τοιαῦτα ληρεῖ. πῶς γὰρ οἱ διω-
λύγιος ὄντως καὶ μακρὰ φλυαρία, τὰ χωρὶς ἑτέρων ὑπάρχειν
μὴ δυνάμενα, μηδ᾽ ἐπινοεῖσθαι χωρὶς ἐκείνων ὁμολογεῖν; ὅτι
μὲν οὖν ἄνευ τοῦ πᾶς ἔχειν βάθους καὶ πλάτους οὐ δύναται
μακρὸς εἶναι σφυγμὸς, οὐδεὶς ἀντιλέγει. ἀλλ᾽ οὐ τοῦτο ἦν

nullus fine aliqua profunditate et latitudine, ita neque ma-
gnus eft ullus pulfus, nifi fimul celer, vel tardus, vel ve-
hemens, vel languidus fit, vel particeps aliarum fit diffe-
rentiarum   Imo vero, ut cogites omnibus differentiis arte-
riam moveri, feparatim non poffit unquam moveri; quis
enim extra corpus arteriam etiam confpexit pulfare?   Om-
nino itaque eft in toto corpore, et nervo alicui incumbit,
isque qualitatem habet et quantitatem; fubjicitur porro ve-
nae, et haec eft qualitatis et quantitatis particeps; circum-
jiciuntur jam corpora illi multa atque omnia, hinc progref-
fus fine quibus confiftere pulfus non valet recenfeas.   Sed
vir prudens, fi haec fubaudiat differentem, de affiftentibus
aliquem rogaverit,   Num ifte fcilicet ludit, vel infanit, qui
haec nugetur?   Quid? quae fine aliis effe non poffunt, non-
ne mera fatuitas eft et magna vanitas, ne cogitatione qui-
dem repraefentari citra illa profiteri?   Nam longum qui-
dem pulfum, nifi aliqua conjuncta fit profunditas et latitudo,
non effe poffe, nemo caufam dicit.   Atqui hoc non erat

τὸ ζητούμενον, ἀλλ' εἰ μηδὲ νοεῖσθαι χωρὶς ἐκείνων δύναται.
τοῦτο γὰρ εἴ τις λέγοι, λέληθεν ἑαυτὸν ἁπάσας μὲν ἀνατρέ-
πων τὰς τέχνας, ἅπασαν δὲ τὴν ἐν τῷ βίῳ χρείαν τῶν ὀνο-
μάτων. [54] τίς γὰρ ἡμῶν ποτε τὴν θεραπευτικὴν τέχνην
ἔμαθε πλευριτικοῦ Δίωνος; οὐδείς. οὐ μὴν οὐδ' ἁπλῶς ἀν-
θρώπου πλευριτικοῦ, ἀλλ' ἐν ταῖς ἰδικαῖς τε καὶ γενικαῖς ἐπι-
νοίαις αἱ τέχναι συνίστανται, πρῶτον μὲν κατ' αὐτὸ τὸ πά-
θος ἰδίων διορισμῶν παραληφθέντων· ἤτοι γὰρ πρὸς κλεῖν
τὴν ὀδύνην, ἢ εἰς ὑποχόνδριον ἐνοήσαμεν τελευτῶσαν, καὶ
οὐδαμοῦ Δίων ἐνταῦθα ἢ Θέων συνεπινοεῖται· ἔπειτα δὲ
τὰ προηγούμενα καὶ τὰ συμπαρόντα πληθωρικός ἐστιν ὁ
πλευριτικός, ἢ τοὐναντίον ἐνδεῶς ἔχων χυμῶν, εὔχυμος, ἢ
κακόχυμος. καὶ τούτων ἑκάτερον, ἆρά γε νῦν, ἢ πάλαι;
καὶ εἰ πάλαι, πότερον ἐκ διαίτης, ἢ φύσει; καὶ οὐδαμοῦ
πάλιν ἐνταῦθα Δίων ἢ Θέων, ἀλλ' οὐδ' ὅταν περὶ κράσεως
τοῦ νοσοῦντος ὁ λόγος ἡμῖν ᾖ, Δίωνος ἢ Θέωνος ἀνάγκη
μνημονεύειν, ἢ ὅλως ἐπινοεῖν, ἢ δεῖσθαί τι. γεωμετρία δ'
ὅπως ἀπόλλυται, τί δεῖ καὶ λέγειν, ἐάν τις μήτε γραμμὴν

propofitum, fed anne intelligi quidem poffit absque illis.
Nam hoc fi quis dicat, artes imprudens evertat omnes, at-
que adeo omnem in vita ufum nominum. Etenim curandi
artem quis unquam veftrum pleuritici Dionis didicit? nemo
vero. Omnino non in homine pleuritico, fed in commen-
tatione fpecierum et generum artes pofitae funt; primum
pro ipfo affectu certis fumptis diftinctionibus; fiquidem
vel ad claviculam dolorem, vel ad praecordia pertinere co-
gitamus: neque hic Dionem usquam vel Theonem una
concipimus; deinde fuperiorem ftatum et praefentem fpe-
ctamus. Abundantia laborat pleuriticus, aut contra de-
fectu humorum; bonos fuccos habet, vel malos; atque
utrunque fcilicet nuncne primum, an jampridem? Et fi
jampridem, utrum a victus ratione, an natura; neque hic
quidem usquam Dion vel Theon. Neque vero etiam, ubi
de temperamento aegroti agimus, Dionem neceffe eft vel
Theonem appellare, aut animo concipere, aut aliquo modo
defiderare. Nam ea ratione Geometriam fuftolli quid atti-

φῇ νοεῖν μήτ᾽ ἐπιφάνειαν, ὅτι χωρὶς στερεοῦ σώματος ἀδύνατον ὑπάρχειν αὐταῖς; τί δὲ τὰ κατὰ τὸν βίον σύμπαντα, τὰ χωρὶς ἀλλήλων εἶναι μὴ δυνάμενα, πῶς οὐκ ἄν τις ἄτοπος εἴη μηδὲ νοεῖσθαι κατὰ μόνας συγχωρῶν; ἀλλὰ τὴν μὲν τοιαύτην ἀγροικίαν οὐκ ἄν ποθ᾽ ὑπέμεινεν ὁ Ἀρχιγένης. φαίνεται γοῦν αὐτὸς τοὐναντίον ἀεὶ δρῶν, ἀναλύων ἕκαστον εἰς τὰ πρῶτά τε καὶ ἁπλᾶ. σφάλλεται δὲ τοῦ σκοποῦ, καὶ διαμαρτάνει πολλάκις ἄκων, ὑπ᾽ ἀγυμνασίας, ἐμοὶ δοκεῖ. ἔνεστι γοῦν ἐπ᾽ αὐτοῦ τοῦ νῦν προκειμένου σαφῶς ὃ λέγω τεκμήρασθαι. συντρεχουσῶν γὰρ, φησὶ, πολλάκις καὶ δυοῖν διαστάσεων, ὥσθ᾽ ἅμα βραχὺν καὶ ταπεινὸν εἶναι· ἡμεῖς δὲ τούτους κατὰ σύνδυο νοουμένους, τοῖς μὲν κατὰ μίαν, ὅτι τε τοὺς κατὰ τὰς τρεῖς διαστάσεις νοουμένας ἑπτὰ καὶ εἴκοσιν ὄντας οὐκ ἦν διδάξαι πρὸ τοῦ μίαν ἑκάστην τῶν διαστάσεων ἰδίᾳ νοεῖν ἐθίσαι, ποτὲ μὲν αὐξανομένην, ποτὲ δὲ μειουμένην, ποτὲ δὲ σύμμετρόν τε κἂν τῷ κατὰ φύσιν διαμένουσαν, καὶ προσέτι διὰ τὸ πολλὰ δύνασθαι διαγινώσκειν ἡμᾶς ἀπὸ μιᾶς διαστάσεως. ὡς γὰρ ὁ μέγας σφυγμὸς

net referre, fi quis fe nec lineam nec fuperficiem dicat concipere, quod carere folido corpore non poffint. Quid cunctas res mundi, quae a fe divelli mutuo non poffunt, anne abfurdum, fi ne intelligi quidem feparatim admittas? Sed eam importunitatem nunqnam ferret Archigenes, imo contra facere ille femper advertitur, diffolvens fingula in prima et fimplicia: verum deflectit ab inftituto interdum et aberrat invitus, quod parum, ut equidem cenfeo, fit exercitatus. Certe in re propofita, quod dico, perfpicias non obfcure. *Etenim quum etiam duae,* inquit, *aliquae faepenumero dimenfiones concurrant, ut fimul et brevis fit, et humilis;* nos feparavimus hos, qui duabus intelliguntur, ab illis qui fingulis dimenfionibus: tum quod hos, qui trinis dimenfionibus intelliguntur, qui funt viginti feptem, prius docere non poffem, quam fingulas dimenfiones intelligere feparatim affuefeciffem, nunc augeri, nunc minui, nunc moderatas effe, et in naturali ftatu perfiftere; tum quod multa nos ex una dimenfione cognofcere poffumus. Nam ut cer-

ἴδιόν τι πέφυκε δηλοῦν, οὕτω καὶ ὁ ὑψηλὸς αὐτὸς καθ᾽ ἑαυ-
τὸν, οὐ συνεπινοουμένων αὐτῷ τῶν ἄλλων διαστάσεων. οἱ
δὲ κατὰ δύο διαστάσεις οὔτε πρὸς τὴν τῶν κατὰ τὰς τρεῖς
ἅμα νοουμένων ἔχουσί τι χρήσιμον, ἐκπεπτώκασί τε τῆς διαι-
ρετικῆς μεθόδου, καὶ διὰ τοῦτο καὶ διδασκαλίας ἀτέχνου,
μάτην κατατρίβοντες τὸν εἰσαγόμενον, ὥσπερ εἰ καὶ οὕτως
τις ἐδίδασκε σφυγμὸν εἶναι, λέγων τὸν μέν τινα μέγαν ἅμα
καὶ ταχὺν, ἄλλον δὲ μέγαν ἅμα καὶ σφοδρὸν, καὶ ἄλλον
ταχὺν καὶ σφοδρὸν, καὶ οὕτω κατὰ σύνδυο προϊὼν ἐζεύ-
γνυεν, ὅπερ οὐδ᾽ αὐτὸς ὁ Ἀρχιγένης ἐποίησεν, ὡς ἂν
ἄτεχνόν τε καὶ ἀμέθοδον ἱκανῶς καὶ ἄχρηστον. τό τε γὰρ
ἐξ ἁπασῶν τῶν δια(28)φορῶν σύνθετον καὶ νοεῖν ἠβουλό-
μεθα καὶ ἡ τέχνη ζητεῖ γνῶναι, πρὸς τὸ τὴν ὅλην εἰδέναι
τοῦ προκειμένου πράγματος φύσιν, τό τ᾽ εἰς τὰς ἁπλᾶς
ἀναγόμενον διαφοράς. ἄνευ γὰρ τούτου τὸ σύνθετον οὐχ
οἷόν τε διηκριβωμένως ἐκμαθεῖν. τὸ δὲ μήτε τὴν ὅλην
τοῦ πράγματος φύσιν εἰς ἓν συλλαμβάνειν μήτ᾽ ἐπὶ μιᾶς

tam rem demonftrare magnus pulfus folet, ita etiam altus
folus, non fimul cum ipfo aliis dimenfionibus animo con-
ceptis. At vero pulfus duarum dimenfionum nec ad viam
et rationem quicquam faciunt eorum qui trinis fimul dimen-
fionibus intelliguntur, et a dividendi funt methodo abducti;
unde etiam difciplinam habent, quae nulla arte conftat,
fruftra tironem detinentes; ut fi quis ita doceat, pulfum
dicens effe aliquem magnum fimul et celerem, alium ma-
gnum fimulque vehementem, alium item celerem et vehe-
mentem; itaque progreffus duos copulet: quod ne ipfe fe-
cit Archigenes, ut quod nullius fit artis nulliusque prope
rationis et ufus. Interdum enim ex omnibus differentiis
tum nos volumus conftitutum intelligere tum ars requirit
ut cognofcamus, ut propofitae rei totam naturam perfpicia-
mus. Interdum in fimplices reducimus differentias, quod
absque eo exacte compofitum non intelligamus. Nam nifi
totam rei naturam in unum complecti atque in una diffe-

Ed. Chart. VIII. [54. 55.]   Ed. Baf. III. (28.)

καὶ ἁπλῆς καταμένειν διαφορᾶς, ἄτεχνόν τε καὶ ἀμέθοδον καὶ ἄχρηστον.

Κεφ. η'. [55] Διὰ τοῦθ' ἡμεῖς πρῶτον μὲν τὴν ὅλην φύσιν τῶν σφυγμῶν ἀνελύσαμεν εἰς τὰς συντιθείσας αὐτὴν διαφοράς, τὴν μέν τινα κατὰ τὸ ποσὸν τῆς διαστολῆς ὀνομάσαντες, τὴν δὲ κατὰ τὸ ποιὸν τῆς πληγῆς, ἄλλην δὲ κατὰ τὸ τοῦ χιτῶνος ποιόν, καὶ ἄλλας τὰς ἑξῆς εἰρημένας. εἶτ' ἐν αὐταῖς ταύταις πάλιν ἐζητήσαμεν ἁπλᾶς νοήσεις, ἵν' ὃν ἔχει λόγον ἡ κατὰ τὸ ποσὸν τῆς διαστολῆς διαφορὰ πρὸς τὴν ὅλην τοῦ σφυγμοῦ φύσιν, τὴν ἐκ πάντων συγκειμένην, οὕτως ἡμῖν εὑρεθῇ τι παραπλησίως ἔχον ἄλλο πρὸς αὐτὴν ταύτην. ὡς γὰρ τοῦτο τὸ γένος συμπληρωτικόν ἐστι τῆς ὅλης τοῦ σφυγμοῦ φύσεως, οὕτως αὐτὸ πάλιν τοῦτο τῶν διαστάσεων ἑκάστην συμπληροῖ. σύνδυο δὲ διαστάσεις ἅμα νοεῖν, οὔθ' ὡς πρὸς τὴν τοῦ ὅλου σφυγμοῦ συμπλήρωσιν ἀναγκαῖον οὔθ' ὡς πρὸς μίαν τὴν κατὰ τὸ ποσὸν τῆς διαστολῆς. διὰ τοῦτο περιττὸς ὁ περὶ αὐτῶν λόγος, καὶ καλῶς μὲν ὑφ' ἡμῶν ἑκόντων παρελήφθη, κακῶς δ' ὁ Ἀρχιγένης οἷον ἐσπάραξεν αὐτό, καὶ μόνας ἓξ εἰπὼν συζυγίας, τὰς ἄλλας μίαν οὔσας

rentia et fimplici valeas confiftere, nulla erit ars, nulla via, vel ratio, nulla etiam utilitas.

Cap. VIII. Quamobrem nos primum pulfuum univerfam naturam deduximus in differentias, quae ipfam conftituunt, atque hanc quantitatis diftentionis appellavimus, illam qualitatis ictus, aliam qualitatis tunicae, aliasque ordine commemoratas. Deinde in his ipfis rurfus fimplices requifivimus notiones, ut quam habet rationem differentia quantitatis diftentionis ad totam pulfuum ex omnibus conflatam naturam, ita aliud reperiamus fimiliter habens ad hanc ipfam. Nam hoc genus, ut univerfam pulfus naturam conficit, ita idem iterum dimenfionem efficit quamlibet. Sed duas concipere dimenfiones nihil refert, nec ad totum pulfum abfolvendum, nec ad unam quantitatem diftentionis; unde fupervacaneum de iis fit fermonem habere, et nos dedita opera praetermifimus. Contra male Archigenes eum veluti dilaceravit, et fex duntaxat commemoratis conjuga-

καὶ εἴκοσι παρέλιπεν. ἀπάσας γὰρ δεῖ τὰς διαφορὰς ἑκάστης
τῶν διαστάσεων ἀπάσαις ταῖς διαφοραῖς τῶν ἄλλων ζευχθῆ-
ναι, ὥστε γενέσθαι καθ᾽ ἑκάστην δυοῖν διαστάσεων σύζευξιν
ἐννέα διαφορῶν, τὰς πάσας δ᾽ ἑπτὰ καὶ εἴκοσι. παραγράψω
δὲ μίαν, ἐξ ἧς καὶ περὶ τῶν λοιπῶν ἐνέσται μαθεῖν.

α΄ μακρὸς	πλατὺς
β΄ μακρὸς	σύμμετρος
γ΄ μακρὸς	στενὸς
δ΄ πλατὺς	σύμμετρος
ε΄ σύμμετρος	σύμμετρος
ς΄ στενὸς	σύμμετρος
ζ΄ βραχὺς	πλατὺς
η΄ βραχὺς	σύμμετρος
θ΄ βραχὺς	στενὸς

tionibus, aliam unam fupra viginti praeteriit. Siquidem
differentiae uniuscujusque dimenfionis funt omnes omnibus
aliarum copulandae, ut in unaquaque binarum dimenfionum
copulatione exiftant novem differentiae, omnes viginti fe-
ptem. Adfcribam unam, ex qua de reliquis etiam licebit
difcere.

1 Longus	Latus
2 Longus	Moderatus
3 Longus	Anguftus
4 Latus	Moderatus
5 Moderatus	Moderatus
6 Anguftus	Moderatus
7 Brevis	Latus
8 Brevis	Moderatus
9 Brevis	Anguftus

Ed. Chart. VIII. [55.]   Ed. Baf. III. (28.)

ἐν τούτῳ μὲν οὖν τῷ διαγράμματι τὰς κατὰ τὸ μῆκος τρεῖς
διαφορὰς ταῖς κατὰ τὸ πλάτος τρισὶ συμπλέξαντες ἐννέα
συζυγίας ἐποιήσαμεν. ἕτερον δ᾽ αὖ διάγραμμα κατὰ τὸν
αὐτὸν γένοιτο τρόπον ταῖς τοῦ μήκους τρισὶ διαφοραῖς, τὰς
τοῦ βάθους τρεῖς ἔχον ἐζευγμένας, καὶ ἄλλο τρίτον, ἐν ᾧ
ταῖς τοῦ βάθους τρισὶν αἱ τοῦ πλάτους τρεῖς συμπλακήσον-
ται. καὶ πρόδηλον, ὡς καθ᾽ ἕκαστον αὐτῶν ἐννέα γενήσον-
ται συζυγίαι. ὥστ᾽ εἶναι τὰς πάσας ἑπτὰ καὶ εἴκοσι. δῆλον
οὖν ἤδη γέγονεν, ὡς καὶ τούτων τῶν κατὰ σύνδυο νοουμέ-
νων παμπόλλους παρῆκεν ὁ Ἀρχιγένης, ὥσπερ καὶ τῶν ἄλ-
λων. ἡμεῖς δὲ τούτους μὲν παρήκαμεν δι᾽ ἃς εἴπομεν αἰτίας,
ἐγράψαμεν δὲ τούς τε κατὰ μίαν διάστασιν νοουμένους ἐννέα
τὸν ἀριθμὸν ὄντας καὶ τοὺς κατὰ τὰς τρεῖς ἅμα, τοὺς ἐν
τῷ διαγράμματι, τοὺς ἑπτὰ καὶ εἴκοσιν. ἁπάντων δὲ τού-
των κοινὸν γένος ἐποιήσαμεν οὐ τὸ μέγεθος, ἀλλὰ τὸ ποσὸν
τῆς διαστολῆς, δηλοῦμέν τε τῶν κατὰ τοὺς σφυγμοὺς διαφο-
ρῶν τὰς μὲν ὀνόματι, τὰς δὲ λόγοις. οὔτε γὰρ ἔχουσιν
ὀνόματα πᾶσαι καὶ νομοθετεῖν καινὰ περιττὸν ἡγούμεθα,

In hac ergo tabella longitudinis tres differentias com-
plicantes cum tribus latitudinis novem effecimus differen-
tias. Altera erit eodem modo tabella, cum tribus longitu-
dinis differentiis conjunctas profunditatis tres habens. Ter-
tia praeterea, in qua profunditatis tribus tres copulabuntur
latitudinis. Neque eft obfcurum quin fingulae tabellae no-
venas complectantur conjugationes, itaque omnes viginti
feptem fint. Jam igitur apertum, horum qui bini intelli-
guntur, praetermififfe Archigenem permultos, ut etiam alio-
rum. Nos autem hos omifimus ob caufas quas expofuimus,
fed tradidimus eos qui fingulis dimenfionibus intelliguntur,
numero novem; atque eos qui trinis fimul, quos in tabella
defcripfimus, feptem et viginti. Quorum fecimus omnium
commune genus, non magnitudinem, verum quantitatem
diftenfionis, explicamusque pulfuum differentias quasdam
nominibus, aliquas definitionibus; neque enim nomina om-
nes fortitae funt et imponere abs re ducimus nova, quan-

μηδέν γε δὴ χεῖρον τῶν λόγων δηλοῦν δυναμένων. ἐμοὶ μὲν γὰρ δοκοῦσι μὴ πολὺ χεῖρον, ἀλλὰ καὶ πολὺ βέλτιον [56] τῶν ὀνομάτων διδάσκειν οἱ λόγοι. τά τε γὰρ ἄλλα καὶ τὰς πλείστας τῶν διαφορῶν τέμνουσιν εἰς ἄλλας πλείους, καθάπερ εἰρήκαμεν ἐπὶ τοῦ μεγάλου σφυγμοῦ. τούτου γὰρ αὐτοῦ πάλιν ἓξ διαφορὰς ἔστι καὶ νοῆσαι καὶ λόγῳ διερμηνεῦσαι, τὸν μέν τινα μέγιστον ἐν αὐταῖς νοήσαντα καὶ καλέσαντα τὸν πλεῖστον ἀπέχοντα τοῦ συμμέτρου, τὸν δ᾽ ἁπλῶς μέγαν, τὸν μεταξὺ τοῦ μεγίστου καὶ τοῦ συμμέτρου. μεταξὺ δ᾽ ἑκατέρων ἄλλας θεῖναι δύο διαφορὰς ἐγχωρεῖ, τὴν μὲν ὀλίγῳ μείζονα τοῦ συμμέτρου, τὴν δ᾽ ἀπολειπομένην ὀλίγῳ τοῦ μεγίστου. τὸ δ᾽ οὕτως τέμνειν ὅτι μέν ἐστιν εἰς τὰς προγνώσεις χρησιμώτατον, ἅπαντι δῆλον ὅτῳ καὶ μικρὸν ἐμέλησε τῶν ἔργων τῆς τέχνης. καὶ γὰρ ἐπὶ θερμοῦ καὶ ψυχροῦ καὶ ξηροῦ καὶ ὑγροῦ καὶ πάντων ἁπλῶς τῶν κατὰ τὴν τέχνην τὸ διαιρεῖν ἐπὶ σμικρότητα δύνασθαι καὶ ταῖς κατ᾽ ὀλίγον ὑπεροχαῖς πειρᾶσθαι παρακολουθεῖν ἀνδρός ἐστιν ἄλλως τε συνετοῦ καὶ προσέτι γεγυμνασμένου κατὰ τὰ ἔργα καὶ περὶ

do definitiones commonſtrare nihilo ſane ſecius valent. Equidem non multo pejus exiſtimem, ſed multo etiam docere quam ipſa nomina definitiones melius, quod, ut alia omittam, pleraſque etiam differentias in alias plures, ut in magno pulſu demonſtravimus, diffindunt; quippe cujus rurſus ſex concipias differentias et definitione explices, ſi quendam ex illis maximum et conceperis et vocaveris eum qui a moderato diſtat quam plurimum; aliquem ſimpliciter magnum, qui inter maximum et moderatum medium locum tenet; ac inter utrunque alias duas differentias ſtatuas, licet unam paulo moderato majorem, alteram, quae paulum infra maximum ſit. Nam hujuscemodi diviſionem, neminem fugit qui operam vel ſtudium in operibus artis poſuit, magno uſui eſſe ad praeſagiendum. Etenim in calido, frigido, ſicco, humido, breviter omnibus quae ad artem pertinent, in minima facultas dividendi et parvorum exceſſuum obſervatio viri eſt cum prudentis tum vero experti in operibus,

Ed. Chart. VIII. [56.]   Ed. Baf. III. (28.)

παντὸς ποιουμένου τὸ στοχαστικὸν τῆς τέχνης εἰς στενὸν ὡς
ἔνι μάλιστα συγκλείειν. οὐ μὴν ἔν γε ταῖς ἀρχαῖς τῆς δι-
δασκαλίας τμητέον οὕτως. τοῖς μὲν γὰρ ἀσυνέτοις τῶν μαν-
θανόντων ταραχὴν οὐκ ὀλίγην παρέξει, τοῖς δὲ συνετοῖς εἰς
ἐκ τῶν εἰρημένων ἐπινοηθήσεται. διὰ τοῦτο οὐδὲ ἡμεῖς
ἐμνημονεύσαμεν αὐτῶν ἐν τῷ πρώτῳ τῶν ὑπομνημάτων, ἀλλ᾽
οὐδὲ νῦν ἂν εἴποιμεν, εἰ μὴ πᾶν τὸ πλῆθος τῶν κατὰ τὸ
ποσὸν ὀνομαζομένων τε καὶ νοουμένων σφυγμῶν ἠβουλήθη-
μεν ἐνδείξασθαι. καὶ γὰρ τῶν κατὰ μίαν διάστασιν νοου-
μένων τάς θ᾽ ὑπερβολὰς καὶ τὰς ἐνδείας ἐξ ἀρχῆς τέμνειν
δυνατὸν, ὥσπερ ἐπὶ τοῦ μεγάλου συνεδείξαμεν. ὁ γὰρ σύμ-
μετρος μόνος ἐν ἑκάστῳ τῶν γενῶν εἷς ἐστι καὶ ἄτμητος,
οἱ δὲ ἄλλοι πλείστας τομὰς δέχεσθαι δύνανται, πρὸς μέν γε
τὴν φύσιν αὐτῶν ἀπείρους, κατὰ γὰρ τὸ μᾶλλόν τε καὶ ἧτ-
τον ἐν παντὶ γένει τῷ δεξαμένῳ τὴν ὑπερβολὴν καὶ ἔλλειψιν
ἀπείρους ἀναγκαῖον εἶναι τὰς διαφοράς, οὐ μὴν πρός γε τὴν
αἴσθησιν οὕτως ἔχει, ἀλλὰ παρὰ τὸ βέλτιον ἢ χεῖρον αὐτοὺς
ἠσκῆσθαι, τῇ μὲν καὶ τὰς παρὰ μικρὸν ἐνέσται διαφορὰς

nihilque potius ducentis quam fcopum artis in anguftum
quam maxime cogere. Non tamen in principio inftitutionis
ea eft fumenda divifio, nam difcipulis ea res minus doctis
non parum confufionis afferet; docti unum ex commemora-
tis intelligent. Quae caufa fuit quamobrem nec eorum in
primo commentario meminerimus: fed ne nunc quidem di-
xerimus, nifi omnem pulfuum qui ex quantitate nominantur
et intelliguntur, ftatuiffemus acervum ob oculos ponere. Si-
quidem exceffus pulfuum qui una dimenfione intelliguntur,
et defectus a principio potes dividere, ut in magno demon-
ftravimus Nam moderati foli fingulis generibus finguli
funt et indivifi; alii plures divifiones recipiunt, fua quidem
natura infinitas; quod enim genus majorem vel minorem
exceffum et defectum obtinet, infinitas neceffe eft habeat
differentias. At non ad fenfum tamen fic habent, fed ut
ad illos te melius vel pejus exercitaveris, ita modo vel
minutulas differentias percipere poteris, modo infignes tan-

628 ΓΑΛΗΝΟΥ ΠΕΡΙ ΔΙΑΦΟΡΑΣ

Ed. Chart. VIII. [56.]   Ed. Baf. III. (28.)
γνωρίζειν, τῇ δὲ τὰς ἀξιολόγους μόνον. καὶ γὰρ καὶ τὰς
τῆς φωνῆς ὑπεροχὰς ὁ μὲν μουσικὸς οὐκ ἄχρι τόνου καὶ
ἡμιτονίου μόνον, ἀλλὰ καὶ μέχρι διέσεως ἱκανῶς διαγινώσκει,
ὁ δ᾽ ἰδιώτης οὐδὲ δυοῖν τόνοιν ὑπεροχὴν ἀκούειν οἷός τε.
καὶ γοῦν καὶ ἡμεῖς τό γε νῦν εἶναι τὴν ἡμετέραν αἴσθησιν
ἐξηγησάμεθα, παρακολουθοῦμεν γὰρ ἐν τῇ τοῦ συμμέτρου
καθ᾽ ἕκαστον γένος ὑπερβολῇ τε καὶ ἐνδείᾳ διαφοραῖς σφυγ-
μῶν ἕξ. ἀλλ᾽ ἀρκεῖ τοῖς εἰσαγομένοις, τὰ μὲν πρῶτα μιᾶς
ἑτέρας αἰσθάνεσθαι καὶ χωρίζειν αὐτὰς δύνασθαι τῆς συμ-
μέτρου· χρόνῳ δ᾽ ἂν, οἶμαι, τριβομένοις αὐτοῖς περὶ τὸ
πρᾶγμα πρῶτον μὲν ἴσως διχῇ τέμνειν αὐτάς, εἶτα δὲ καὶ
τριχῇ καὶ τετραχῇ περιέσται. ταῦτα πάντα μάλιστα μὲν
ὑπὲρ τοῦ δεῖξαι πολλῶν σφυγμῶν ἓν γένος κοινὸν εἴρηται,
χρήσιμα δ᾽ ἐστὶ καὶ αὐτὰ καθ᾽ ἑαυτὰ γινώσκεσθαι, καὶ ἡμεῖς
τοῖς ἤδη προήκουσιν ἐν τοῖς μαθήμασι τὰ τοιαῦτα λέγομεν,
ὧν περ δὴ καὶ μόνων ἐστὶν ἀκούσματα. ὅτι μὲν οὖν ἐστί τι
γένος σφυγμῶν τῶν κατὰ τὸ ποσὸν τῆς διαστολῆς συνιστα-
μένων, αὐτάρκως δέδεικται.

tum. Siquidem et muficus vocis exceffus non ad tonum et
femitonum tantum, fed et ad elementum ipfum usque et
minimum fonum fatis affequitur, idiota nec duorum excef-
fum tonorum poteft audire. Nam nos quidem, ut nunc eft,
noftrum fenfum expofuimus. Affequimur in moderati ex-
ceffu et defectu cujusque generis differentias pulfuum fex;
fed tironibus primum unam aut alteram, fatis eft de illis
fentire et difcernere a moderato illas poffe. Tractu certe
temporis, fi hac in re verfentur diu, primum in duas par-
tes fortaffe eas partiri, deinde in tres et quatuor poterunt.
Haec ideo omnia, ut multorum pulfuum effe declaremus
unum genus differuimus. Refert tamen etiam fuo nomine
ea cognofcere: nosque his, qui in difciplinis profectum jam
fecerunt, haec dicimus, quibus fcilicet folis dictavimus.
Ergo effe quoddam genus pulfuum, qui in quantitate diften-
tionis confiftunt, fatis oftenfum eft.

Ed. Chart. VIII. [56. 57.]   Ed. Baf. III. (28. 29.)

Κεφ. θ΄. ῞Οτι δὲ καὶ τῶν πρώτων ἐστὶ γενῶν, οἶδα
γὰρ καὶ τοῦτ᾽ ἐπαγγειλάμενος δείξειν, ᾧδ᾽ ἂν μάλιστα μά-
θοις, εἰ πειραθείης καθ᾽ ἕκαστον τῶν ἄλλων γενῶν τὴν αὐ-
τὴν ποιήσασθαι γυμνασίαν, (29) ἣν ἐπὶ [57] τούτου νῦν
ἐποιησάμεθα. ποιήσεις δὲ μάλιστα οὕτως, εἰ καθ᾽ ἕκαστον
αὐτῶν προχειριζόμενος, ἐπισκοποῖο τί κοινὸν γένος ἀνωτάτω
ἐνδέχεται συστῆναι, τούτου τε κατὰ τὸ ποσὸν τῆς διαστολῆς
καὶ τοῦ σὺν αὐτῷ προτεινομένου. φέρε γὰρ ἐπειδὴ ταχύς
τίς ἐστι καὶ βραδὺς καὶ σύμμετρος ἐν τῇ κινήσει τῆς ἀρτηρίας
σφυγμός, καὶ τοῦτο κοινὸν γένος ἐστὶ τὸ ποιὸν τῆς κινήσεως,
ὡς κἀν τοῖς περὶ διαγνώσεως σφυγμῶν ἐπιδείκνυται, σκεπτέον
ἡμῖν ἐστι, τί ποτε κοινὸν γένος εὑρεῖν δυνησόμεθα ποιοῦ τε
καὶ ποσοῦ. μὴ δυνηθέντες γὰρ ἐν τοῖς πρώτοις γένεσι τάξο-
μεν τό τε ποσὸν τῆς διαστολῆς καὶ τὸ ποιὸν τῆς κινήσεως.
ἀλλ᾽ ἐπεὶ καὶ τὸ ποιὸν τοῦ σώματος τῆς ἀρτηρίας ἄλλο γένος
ἦν σφυγμῶν, ἐν αὐτῷ γὰρ ὅ τε μαλακὸς καὶ ὁ σκληρὸς καὶ
ὁ σύμμετρος κατὰ τὴν σύστασιν τοῦ χιτῶνος τῆς ἀρτηρίας
ἦσαν, ἐπισκεπτέον αὖ πάλιν, τί καὶ τούτων ἐστὶ κοινὸν γένος,

Cap. IX.   Jam de primis effe generibus, memini enim
hoc quoque recepiffe demonftratqrum, hac potiffimum ratio-
ne perfpicias, fi in fingulis perinde aliis generibus coneris
commentari, atque nunc in hoc fecimus.   Id quod in hunc
modum maxime feceris, fi in fingulis tractandis confideres,
ecquod fupremum genus effe poffit et hujus generis, quod
eft quantitatis diftentionis, et ejus quod cum illo proponi-
tur.   Age enim, quandoquidem celer quidam eft et tardus
et moderatus in arteriae motu pulfus, atque horum com-
mune genus qualitas eft motus, quod in commentariis De
dignofcendis pulfibus demonftramus, ecquod invenire com-
mune genus valeamus qualitatis et quantitatis, attendendum
nobis eft.   Si nequeamus, in prima referemus genera; tum
quantitatem diftentionis, tum qualitatem motus.   Sed quan-
do et qualitas corporis arteriae aliud genus fit pulfuum,
fcilicet in quo mollis fit et durus et moderatus in ftatu
arteriae tunicae, videndum eft rurfus quodnam horum fit

λέγω δὲ τούτου τε τοῦ νῦν εἰρημένου καὶ τοῦ κατὰ τὸ πο-
σὸν τῆς διαστολῆς. ἂν δὲ μηδὲν φαίνηται, τῶν πρώτων
ἡμῖν καὶ αὐτὸ θετέον εἴη. ὅτι δ᾽ ἐν τῷ περὶ τῶν τοιούτων
σκοπεῖσθαι γεγυμνάσθαι χρὴ διαγινώσκειν τὰς κατηγορίας,
ἡγοῦμαι πρόδηλον ὑπάρχειν· ἵν᾽ ὅταν ὑπὸ μίαν μὲν ἄμφω
ἄγηται κατηγορίαν τὰ ζητούμενα, μὴ μέντοι κοινὸν γένος τι
ἐπ᾽ αὐτοῖς ᾖ, μὴ ταραττώμεθα τῷ κοινῷ τῆς κατηγορίας,
ὡς τούς γε πλείστους τῶν ὀψιμαθῶν τε καὶ ἀγυμνάστων ψευ-
δοδιαλεκτικῶν, ἔνθα κατηγορία κοινή, καὶ γένος ἐνταῦθα
κοινὸν εὑρήσεις νομίζοντας, ὡς ἂν μὴ δυναμένους διαιρεῖσθαι
τὴν ὁμωνυμίαν. οὕτω γοῦν ἔχει κἀπὶ τοῦ κατὰ τὴν κίνησιν
καὶ τὸ σῶμα τῆς ἀρτηρίας ποιοῦ. κατηγορία μὲν ἡ τοῦ
ποιοῦ κοινὴ κατ᾽ ἀμφοῖν τοῖν γενοῖν, οὐ μὴν καὶ γένος γέ
τι κοινὸν ἐπ᾽ ἀμφοῖν. ὁμωνύμως γὰρ, οὐ συνωνύμως ἄμφω
ποιὰ λέγεται. οἱ γὰρ ἓν ταὐτόν ἐστιν ἐν ἀμφοτέροις τὸ
ποιὸν, καθάπερ ἐν λευκῷ καὶ μέλανι, ἢ ἐν ψυχρῷ καὶ
θερμῷ, ἀλλὰ κινήσει μὲν τὸ ποιὸν ἴδιον καὶ γένους
ἄλλου, τῷ δὲ σώματι τῆς ἀρτηρίας ἴδιον καὶ γένους ἄλλου.

commune genus: hujus dico de quo nunc egimus et illius
qui in diftentionis quantitate confiftit. Si nihil reperiatur,
ex primis etiam eft hoc cenfendum. Nam quod exercitatum
requirit in praedicamentis horum commentatio, apertum
puto effe ut quum, quae in quaeftionem venerunt, in unum
ambo praedicamentum cogantur, non commune tamen ul-
lum genus habeant, ne communitas nos praedicamenti mo-
veat; ut plerosque, qui fero ad literas fe conferunt, et in-
exercitatos pfeudodialecticos, ubi praedicamentum fit com-
mune, genus etiam reperies hic commune exiftimare effe,
ut qui diftinguere homonymiam non valeant. Sane fic ha-
bet in qualitate motus et corporis arteriae. Praedicamen-
tum eft qualitatis commune utrique generi, tamen genus
non item ambo ullum obtinent commune. Nam per homo-
nymiam utrunque, non fynonymiam qualitas dicitur, ne-
que enim eadem eft in ambobus qualitas, ficut in albo et
nigro, atque frigido et calido. Caeterum motui peculiaris
eft qualitas et diverfa, et corpori arteriae peculiaris di-

οὐ γάρ ἐστιν ἐν ταὐτῷ γένει κίνησίς τε καὶ σύστασις ἀρτη-
ρίας σώματος. ἀλλὰ περὶ μὲν τούτων τάχ' ἂν ἐν τοῖς ἑξῆς
πλέον ῥηθείη. περὶ δὲ τοῦ κατὰ τὸ ποσὸν γένους τῶν σφυγ-
μῶν ἤδη δῆλον ὅπως χρὴ σκοπεῖσθαι, πότερα τῶν πρώτων
ἐστὶ γενῶν, ἢ τῶν δευτέρων. τοῦ μὲν γὰρ κατά τε τὴν κί-
νησιν καὶ τὸ σῶμα τῆς ἀρτηρίας φανερῶς ἕτερον ὑπάρχει,
εἴ γε καὶ τὸ ποσὸν ἕτερον τοῦ ποιοῦ· διὰ ταῦτά γε καὶ τοῦ
κατὰ τὸν τόνον, ἐν ᾧ σφοδροί τέ τινες καὶ ἀμυδροὶ γίνον-
ται σφυγμοί. καὶ γὰρ οὗτοι κατὰ τὸ ποιὸν ἤτοι τῆς πληγῆς,
ἢ τοῦ ζωτικοῦ τόνου συνίστανται. καὶ μὴν καὶ ῥυθμοῦ καὶ
τοῦ κατὰ τάξιν τε καὶ ἀταξίαν, ὁμαλότητά τε καὶ ἀνωμαλίαν.
ὑπὸ γὰρ τὴν τοῦ πρός τι κατηγορίαν ἔρχεται ταῦτα σύμ-
παντα. λοιπὸν δ' ἂν εἴη παραβάλλειν αὐτὸ τῷ κατὰ τὴν
πυκνότητα καὶ ἀραιότηται γένει. φαίνεται γὰρ τοῦτο κατὰ τὸ
ποσὸν τοῦ χρόνου τῆς ἡσυχίας συνιστάμενον. ἀλλὰ κἀν-
ταῦθα πάλιν ὑπὸ μὲν τὴν αὐτὴν κατηγορίαν ἀναχθήσεται,
γένος δ' οὐ ταὐτὸν ἀμφοῖν γενήσεται. γένει γὰρ ὅλῳ δια-

verſaque: ſcilicet non generis ſunt ejusdem motus et ſta-
tus corporis arteriae.   Verum de his inferius fortaſſis am-
plius agetur.   De pulſuum nunc genere in quantitate, qua
ratione animadvertendum eſt, liquet: primorumne generum,
an ſecundorum ſit.   Nam a genere motus corporisque arte-
riae plane diſtat, ſiquidem quantitas a qualitate diſſidet; at-
que idcirco etiam a genere contentionis, in quo vehementes
quidam et languidi ſunt pulſus, (etenim qualitate hi vel
ictus vel vitalis roboris conſtant) ſed et a rhythmo etiam
et a genere ordinis et perturbationis ordinis, aequalitatis, et
inaequalitatis; quae quidem praedicamento ad aliquid attri-
buuntur univerſa.   Hoc jam ſupereſt ut illud comparemus cum
genere crebritatis et raritatis: nam hoc conſtituere quantitas
videtur temporis quietis.   Sed ſub idem ſic rurſus praedi-
camentum reducentur, genus ambobus tamen non erit idem;
nam genere toto quantitas dimenſionis corporis a quantitate
abeſt temporis.   Ac nullum eſſe apertum eſt in pulſibus ge-

φέρει τὸ ἐν διαστάσει σώματος ποσὸν τοῦ κατὰ χρόνον ποσοῦ,
καὶ δῆλον ὡς οὐδὲν ἀνωτέρω γένος ἐν σφυγμοῖς ἐστι
τοῦ κατὰ τὸ ποσὸν τῆς διαστολῆς, ὥσπερ οὐδὲ τῶν ἄλλων
τῶν εἰρημένων οὐδενός. ὅστις δὲ ἀκριβῶς τούτοις ἕπεσθαι
βούλεται, γεγυμνάσθαι πρότερον αὐτὸν χρὴ περὶ τὰς κα-
τηγορίας. τὸ γὰρ τοῦ Ἀρκεσιλάου καλὸν, ὡς οὐδεὶς
πόκον εἰς γναφεῖον φέρει. τάξις γάρ ἐστιν ὥσπερ ἐρίων
ἐργασίας, οὕτω καὶ μαθημάτων διδασκαλίας. καὶ οὐδεὶς
οὔτ᾽ ἀναγινώσκειν διδάσκεται, πρὶν πάσας ἐκμαθεῖν τὰς
συλλαβὰς, [58] οὔτε τὰς συλλαβὰς αὐτὰς, πρὶν ἅπαντα
τὰ στοιχεῖα τῆς φωνῆς, οὔτε τὰ σύντονα παλαίσματα
πρὸ τῶν ἁπλῶν καὶ ῥᾳδίων, οὐδὲ ταῦτα, πρὶν τρίψα-
σθαι καλῶς, οὐδὲ τοῦτο, πρὶν ἀλείψασθαι γυμναστικῶς,
ἀλλ᾽ ἕκαστον αὐτῶν τὸ μὲν πρῶτον, τὸ δὲ δεύτερον,
τὸ δὲ τρίτον ἐστὶν ἐν ἁπάσαις ταῖς τέχναις. οὕτω δὴ
κἂν τοῖς κατὰ τὴν διαλεκτικὴν οὐκ ἐνδέχεταί τινα, πρὶν
ἐν τοῖς πρώτοις καὶ οἷον στοιχείοις γυμνάσασθαι, ταῖς
τῶν ἑξῆς ἀποδείξεσιν ἕπεσθαι. περὶ μὲν τούτων εἴς γε
τὸ παρὸν ἱκανὰ καὶ ταῦτα.

nus altius quantitatis genere diftentionis, ut nec aliorum
quoquam commemoratorum. At exercitatum oportet prius
efle, qui affequi haec volet, ad praedicamenta. Nam fci-
tum eft Arcefilai dictum: *Nemo vellus portat ad fullonem.*
Ordo eft enim ut lanificii, fic inftitutionis difciplinarum.
Nec legere quisquam prius docetur, quam fyllabas omnes
didicerit; nec fyllabas ipfas prius, quam vocis cuncta ele-
menta. Neque validas luctas ante fimplices et leves; ne-
que has ante, quam probe fit frictus; imo ne id quidem,
nifi praecefferit more athletarum unctio; fed omnium ho-
rum aliud primum eft, aliud fecundum, aliud tertium in
omnibus artibus. Sic etiam in dialectica, antequam quis
ad prima fe et veluti elementa exercitaverit, fequentium
non valeat affequi demonftrationem. Sed haec hoc loco fa-
tis de his funt.

Κεφ. ί. Λοιπὸν δ' ἂν εἴη περὶ τοῦ τῆς διαφορᾶς
ὀνόματος εἰπεῖν. πρῶτον μὲν ὅτι μὴ καινοτομοῦμεν ἡμεῖς περὶ
τοὔνομα, δείξομεν· ἔπειτα δὲ καὶ οἷόν τι δηλοῖ παρὰ τοῖς
Ἕλλησιν ἐξηγησόμεθα. τοῦ μὲν δὴ μὴ καινοτομεῖν πρῶτος
Ἀρχιγένης μάρτυς, ὡδί πως γράφων κατὰ τὴν ἀρχὴν τοῦ
περὶ τάξεώς τε καὶ ἀταξίας ὁμαλότητός τε καὶ ἀνωμαλίας
γένους· Ἡρόφιλος κατὰ γένος τὰς ἄλλας διαφορὰς τῶν σφυγ-
μῶν ἐκθέμενος οὕτως· μέγεθος, τάχος, σφοδρότης, ῥυθμός,
ἀσυζύγως κατ' εἶδος τάξεως ἐμνήσθη καὶ ἀταξίας ὁμαλότητός
τε καὶ ἀνωμαλίας. ἐν ταύτῃ τῇ λέξει σαφῶς ὁ Ἀρχιγένης
οὐ μόνον ὅτι διαφοραὶ περὶ τοὺς σφυγμούς εἰσιν, ἀλλὰ καὶ
ὡς αἱ μέν τινες αὐτῶν κατὰ γένος, αἱ δὲ κατ' εἶδος ἐμνημό-
νευσεν. οὐ μόνον δὲ κατὰ τὴν ἀρχὴν τοῦτο ἐποίησεν, ἐπε-
λάθετο δὲ ἐν τῷ μετὰ ταῦτα λόγῳ παντί. μυριάκις γὰρ
μνημονεύει τοῦ τε τῆς διαφορᾶς ὀνόματος τοῦ τε τῶν
γενῶν καὶ εἰδῶν, ὀρθότατα φρονῶν καὶ γινώσκων ὅτι
τῶν διαφορῶν αἱ μέν τινές εἰσι γενικαί, αἱ δὲ εἰδικαί, καὶ
αὐτῶν γε τούτων αἱ μὲν γενικώτεραι, αἱ δὲ εἰδικώτεραι.

Cap. X.   Reſtat ut de nomine differentiae dicam.
Primum in nomine nos nihil innovare oſtendemus, deinde
quid apud Graecos ſignificet interpretabimur.   Nam novi
nos nihil deſignare primus eſt Archigenes teſtis, qui in hunc
modum in principio ſcribit tractatus de ordine et pertur-
batione ordinis, aequalitatis et inaequalitatis: *Herophi-
lus qui generatim pulſuum protulit alias differentias hoc
pacto: Magnitudo, celeritas, vehementia, rhythmus, non
conjunctim, ſed ſpeciatim ordinis meminit, et perturbatio-
nis ordinis, aequalitatisque et inaequalitatis.*   Hoc loco
aperte Archigenes non modo differentias eſſe in pulſibus,
ſed et aliquas generum eſſe, quasdam ſpecierum memoravit.
Neque initio hoc tantum fecit, oblitus autem poſtea eſt in
toto ſermone; millies enim nominis meminit differentiae, et
generum, et ſpecierum, rectiſſime ſentiens ſciensque diffe-
rentiarum quasdam genericas, quasdam eſſe ſpecificas; ac
harum etiam ipſarum has magis genericas, illas ſpecificas

ὀλίγας ουν παραγράψομεν ῥήσεις αὐτοῦ εἰς ἀπόδειξιν τοῦ
προκειμένου, πρῶτον μὲν ταύτην ἐκ τοῦ αὐτοῦ λόγου περὶ
τάξεως καὶ ἀταξίας· οἱ μέν γε τὴν ὁμαλότητα ἐπὶ τινῶν δια-
φορῶν ἤκουον μόνον, ἐγὼ δ᾽ ἐπὶ πασῶν ἐφ᾽ ὅσων καὶ τὴν
τάξιν. εἶθ᾽ ἑξῆς· ἀνωμαλία μὲν ἀνισότης σφυγμῶν κατά
τινα τῶν παρεπομένων αὐτοῖς διαφορῶν, ἀταξία δὲ ἀσυστα-
σία χρονικὴ κατά τινα τῶν τοῦ σφυγμοῦ διαφορῶν. ἐν ταύτῃ
μέν γε τῇ ῥήσει δὶς ἔγραψε τὸ τῆς διαφορᾶς ὄνομα. εἶτα
μετ᾽ ὀλίγον· οὐδ᾽ εἰρήκασιν οὐδ᾽ ὑπὲρ τούτων, εἴ γε δεῖ
τὸν κατὰ πᾶσαν διαφορὰν ἴσον ὁμαλὸν λέγειν. αὖθις δ᾽
ἐφεξῆς· καὶ ὁ μὲν καθὰ παρατεταγμένος, οὗτος καθ᾽ ἡμᾶς
ἔσται ἴσος μεγέθει, σφοδρότητι, τάχει, ῥυθμῷ, καὶ εἴ τινι
ἄλλῃ τοιαύτῃ διαφορᾷ σχέσιν ἔχων θεωρεῖται κατὰ πάσας·
πρὸς τι δὲ ὁ κατὰ μίαν τινὰ τούτων διαφορὰν ἐν σχέσει θεω-
ρούμενος, ἢ κατὰ δύο, ἢ κατὰ πλείονας. ἐν ταύτῃ γὰρ πά-
λιν τῇ ῥήσει δὶς ἐμνημόνευσε τοῦ τῆς διαφορᾶς ὀνόματος.
συνάπτων δ᾽ αὐτῇ τὸν ἑξῆς λόγον, πρῶσον μὲν οὕτως ἐρεῖ·
ἡ μὲν γὰρ καθάπαξ καὶ ἀπολελυμένη πασῶν τῶν διαφορῶν

magis. Quare paucula ejus verba adſcribamus ad conſir-
mandum propoſitum: primum hoc ex eodem de ordine et
perturbatione ordinis tractatu: *Quidam Jane aequalita-*
tem acceperunt in certis tantum differentiis; ego vero in
omnibus, in quibus ordinem. Mox addit: *Inaequalitas*
eſt imparitas pulſuum in aliqua ſuccedentium eis differen-
tiarum; perturbatio vero ordinis, conturbatio diſpoſitionis
temporaria in aliqua pulſus differentia. Bis in hoc qui-
dem capite ſcripſit differentiae nomen. Paulo poſt: *Ne-*
que aperuerunt, ne de his quidem, an qui omni in diffe-
rentia ſit par, ſit aequalis dicendus. Inde rurſus: *et qui*
eſt abſolute ordinatus, hic nobis erit par magnitudine, ve-
hementia, celeritate, rhythmo; et ſi qua alia ejuscemodi
differentia diſpoſitus attenditur in omnibus eſſe, ſed aliqua
ex parte, qui in una horum differentia diſpoſitus videtur
eſſe, vel duabus, vel pluribus. Hoc rurſus loco nomen
differentiae bis appellavit, cui annectens ſequentem oratio-
nem, primum ſic dicit: *Nam illa integra et omnium*

ἐστιν ἰσότης. ποτὲ δὲ οὕτως· καὶ ἀνώμαλον μὲν σφυγμὸν
τὸν καθάπαξ καὶ κατὰ μίαν διαφορὰν ἄνισον λεγόμενον.
ποτὲ δ᾽ οὕτως· ἔσθ᾽ ὅτε δὲ τὰ μὲν ἄλλα διὰ τριῶν, ὡς εἶ-
πον, ἀναλογεῖ. ἡ σφοδρότης δὲ ὡς ἂν ἀμφημερινός ἐστιν,
ὁμαλὴς οὖσα καὶ ἴση. ἐφεξῆς, ἢ ἄλλη τις τῶν λοιπῶν δια-
φορῶν, ἢ ἄλλη. τούτοις δὲ συνάπτων τὸν ἑξῆς λόγον ἐρεῖ·
ἀναλογούντων τῶν σφυγμῶν ὁμοῦ τε πάσαις ταῖς διαφοραῖς
καί τινι ἢ τισιν. εἶτ᾽ ἐφεξῆς· ἔσθ᾽ ὅτε δὲ τὰ μὲν ἄλλα
πάντα τετα(30)γμένα ἐστὶν, ἢ νὴ Δί᾽ [59] ὁμαλά· μία δέ τις
διαφορὰ, οἷον τὸ μέγεθος, ἢ δύο, ἢ πλείους, ἄτακτοι τε-
λέως εἰσίν. εἶτα ἐπὶ τῇ τελευτῇ τοῦ λόγου· νοεῖσθαι γὰρ
δεῖ, φησὶν, ἃ ἔφην περὶ τάχους καὶ βραδύτητος ἐπὶ πάσης
ἄλλης διαφορᾶς σφυγμοῦ. τοσαῦτα μὲν ἐκ τούτου τοῦ λόγου
παραγεγράφθω. τί γὰρ ἄν τις πλειόνων μνημονεύοι; μετα-
βῶμεν δὲ αὖθις ἐφ᾽ ἕτερον, ὑπὲρ τοῦ μὴ δοκεῖν ἐξ ἑνὸς τό-
που μαρτυρίας λαμβάνειν. παραγράφωμεν οὖν ῥήσεις ἐκ
τῶν ἑξῆς καὶ πάλιν ἐκ τῶν ἔμπροσθεν. ἑξῆς μὲν οὖν ἐστι
πρόγραμμα τοιοῦτον· τίς ἡ καθ᾽ ἕνα σφυγμὸν ἀνωμαλία.

differentiarum abfoluta paritas. Interim fic· Et inae-
qualem pulfum eum qui prorfus, vel una differentia eft
impar vocamus. Interim hunc in modum: Nonnunquam
alia per tres, ut dixi refpondent. Vehementia vero, quafi
quotidiana eft, quum fit aequalis, et per deinceps, aut
alia quaepiam reliquarum differentiarum, aut alia. Hic
fubdens proximam orationem dicit: Convenientibus pulfi-
bus, et fimul omnibus differentiis, et una, vel pluribus.
Poftea: interim funt alia omnia ordinata, aut certo aequa-
lia; una autem aliqua differentia, ut magnitudo: vel
duae, vel plures femel inordinatae funt. Poft haec exitu
tractatus: Accipienda funt enim, inquit, quae retuli de
celeritate et tarditate, denique de omni pulfus alia diffe-
rentia. Atque haec ex hoc tractatu adducta fint: quid enim
plura cites? Digrediamur jam ad alium, ut ne ex uno lo-
co teftimonia videamur capere. Afcribamus igitur capita
ex fequentibus atque etiam ex praecedentibus. Ac fequi-
tur quidem hic titulus: quae fit uno in pulfu inaequalitas.

γράφει δ᾽ εὐθέως μετὰ τὴν ἀρχὴν τοῦ λόγου τόνδε τὸν τρό-
πον· εἰσὶ δ᾽ αὐτῆς πλείους διαφοραί, τῆς καθ᾽ ἕνα δηλονότι
σφυγμὸν ἀνωμαλίας. εἶθ᾽ ἑξῆς· τὰ πολλὰ δὲ ταύταις ταῖς
διαφοραῖς καὶ ταῖς κατὰ μέγεθος συντρέχουσιν ἀνωμαλίαις.
καὶ πάλιν ἐφεξῆς· ἄλλη δ᾽ ἐστὶ διαφορὰ κατὰ μέγεθος ἀνω-
μάλου ἑνὸς σφυγμοῦ. ταῦτα μὲν καὶ ἐκ τούτου τοῦ λόγου
λαβεῖν ἐστι. προσπαραγράψωμεν δ᾽ αὐτοῖς ἔτ᾽ ὀλίγα τῶν
εὐθὺς κατ᾽ ἀρχὰς εἰρημένων τοῦ βιβλίου. μία μὲν οὖν ῥῆσις
ἐν τῷ περὶ σφοδρότητος σφυγμοῦ λόγῳ τοιαύτη τις· ἔστι δὲ
κατὰ τὴν σφοδρότητα τοιαύταις καὶ ἄλλαις ἐντυγχάνειν δια-
φοραῖς. ἑτέραν δὲ ταύτην ἀμυδροῦ σφυγμοῦ διαφορὰν θείη
τις ἄν. καὶ ἑξῆς ἄλλην. εἰ δ᾽ οὐκ ἔκλυτος μὲν, ἀλλ᾽ οἷον
παραπεποδισμένη καὶ εἴσω ῥέπον τὸ βάρος ἔχουσα, πεπο-
δισμένη καὶ δεδυκυῖα διαφορά, κατὰ σφοδρότητα ἂν εἴη σφυγ-
μοῦ. ἑξῆς δ᾽ ἐν τῷ περὶ πληρότητος λόγῳ ποτὲ μὲν οὕτως
γράφει, τοσούτων διαφορῶν¹, ποτὲ δ᾽ οὕτως· ἡ διαφορὰ
μόνον πρὸς τὸν διανενεγμένον ψιλῶς θεωρείσθω. πάλιν δ᾽
ἐν τῷ περὶ πυκνότητος καὶ τάχους ὡδί πως γράφει· ὀλίγοι

Statimque fcribit ab initio tractatus in hunc modum: *funt
enim plures differentiae inaequalitatis, puta in uno pulfu.*
Inde: *frequenter autem cum hifce differentiis, et cum ma-
gnitudinis conjunguntur inaequalitatibus.* Mox: *Alia
porro eft differentia in magnitudine unius pulfus inaequa-
lis.* Haec ex hoc tractatu proferas. Porro adfcribamus
his pauca adhuc ex ipfo initio libri. Unum quidem eſt
caput hoc, Tractatus de pulfus vehementia. *In vehemen-
tia autem ejuscemodi invenias praeterea alias differentias.*
Alterum jam: *Hunc in pulfus languidi differentias refe-
ras.* Et inde aliud: *Quidam non remiffus quidem, fed
quafi impeditus, et intro vergente praeditus gravitate, re-
preffus et demerfus, differentia erit vehementiae pulfus.*
Poſtea ubi de plenitudine agit, interim fic fcribit: *Nume-
rus tot differentiarum.* Interim fic: *Differentia tantum
ad contrarium fimpliciter aeftimetur.* Rurfus in tractatu
de crebritate et raritate in hunc modum fcribit: *Non-*

ΣΦΥΓΜΩΝ ΛΟΓΟΣ Β. 629

Ed. Chart. VIII. [59.] Ed. Baf. III. (50.)

δέ τινες ἐμφαίνουσι σαινόμενοι διαφοράς. καὶ κατὰ τὴν τε-
λευτὴν τοῦ παντὸς λόγου· ταχύτητος μὲν δὴ καὶ πυκνότη-
τος διαφοραὶ αὗται. πάλιν δ᾽ ἐν τῷ, τίς ὁ δι᾽ ἴσου καὶ οὐ
δι᾽ ἴσου σφυγμός· οὐκ ἔστι δὲ ἰδία τις διαφορὰ σφυγμοῦ
αὕτη, ἀλλ᾽ ἐν εἴδει κεῖται ἢ ῥυθμοῦ ἢ τάξεως. ἅλις ἤδη
γε διαφορᾶς, μή πως λάθωμεν εἰς ἐκφορὰν ἐκπεσόντες. εἰ
γάρ τις βούλεται τὸ περὶ σφυγμῶν βιβλίον ὅλον ἀναγινώσκειν
τοῦ Ἀρχιγένους, ἄλλο βιβλίον ἐξ αὐτοῦ πληρῶσαι δυνήσεται
τοῦ τῆς διαφορᾶς ὀνόματος· νῦν μὲν γὰρ ἡμεῖς οὐδ᾽ ἐκ τοῦ
πέμπτου μέρους ἐξελέξαμεν ταῦτα. καὶ πολλὰς παρεγράψα-
μεν ῥήσεις, οὐχ οὕτως ὑπὲρ τοῦ τῆς διαφορᾶς ὀνόματος σπου-
δάσαντες, ἀλλ᾽ ἵν᾽ ἐπιδείξωμεν τὸ σημαινόμενον πολυειδὲς ὄν.
καὶ γὰρ τὰ γένη πολλάκις διαφορὰς κέκληκε, τά τε πρῶτα
καὶ τὰ δεύτερα, καὶ τὰ εἴδη τῶν γενῶν οὐδὲν ἧττον. καὶ
ὅσα δὲ μήτε γένη μήτ᾽ εἴδη τέταχεν ὄντα, διαφοραὶ δ᾽ αὐτὸ
τοῦτο μόνον καὶ ταύτας διαφορὰς κέκληκεν, ἐν ᾧ καὶ ἡ παρα-
κοὴ τῶν ψευδοδιαλεκτικῶν ἐστι. τοῦ γὰρ τῆς διαφορᾶς ὀνό-
ματος παρά τε τοῖς ἄλλοις Ἕλλησιν ἅπασι καὶ παρὰ τοῖς

nulli videntur turbare differentias. Et ad finem totius tra-
ctatus: Habes celeritatis et tarditatis differentias. Rur-
fus ubi agit qui fit pulfus per par et non par: At enim
non eſt haec peculiaris pulſus differentia, ſed ſpeciem ea
complectitur vel rhythmi vel ordinis. Sed ſatis jam de
differentia, ne imprudentes forte a propofito aberremus.
Nam Archigenis fi de pulfibus velis totum librum revolvere,
alterum ex eo librum conficias de nomine differentiae; nam
nunc quidem ne ex quinta parte quidem haec excerpfimus;
ac multa protulimus capita, non adeo quo de nomine diffe-
rentiae laboraremus, ſed ut fignificationem effe variam often-
deremus. Etenim genera non raro differentias appellavit
cum prima tum fecunda, et ſpecies item generum. Ac
quae neque genera, neque ſtatuit ſpecies effe, quae quidem
differentiae funt folae, etiam vocavit has differentias, quae
pſeudodialecticis res imponit. Nam quando differentiae
quum apud alios Graecos, tum apud prifcos philofophos de

630 ΓΑΛΗΝΟΤ ΠΕΡΙ ΔΙΑΦΟΡΑΣ

Ed. Chart. VIII. [59. 60.] Ed. Baf. III. (30.)

παλαιοῖς φιλοσόφοις κατὰ τῶν τριῶν τούτων ὧν εἴπομεν
ἄρτι λεγομένου, κατὰ μὲν τῶν γενῶν καὶ τῶν εἰδῶν κοινότε-
ρον, κατὰ δὲ τῶν μὲν ἐν ταῖς διαιρέσεσιν εὑρισκομένων, ὄν-
των δὲ μήτ᾽ εἰδῶν μήτε γενῶν ἰδικώτερον, τοῦτο μόνον τὸ
σημαινόμενον ἐμνημόνευσαν, τοῦ κοινοῦ παντάπασιν ἐπιλα-
θόμενοι, ἀλλ᾽ ὑπὸ τῆς Ἀδραστείας νεμεσώμενοι ταῖς σφετέ-
ραις ἑαυτῶν οὐκ ἐμμένουσι νομοθεσίαις. διὰ τοῦτ᾽ ἐγὼ νῦν
οὐ παρὰ τῶν ἄλλων Ἑλλήνων τὰ σημαινόμενα τῶν ὀνομάτων
ἀναμιμνήσκω, ῥᾷστον ὄν μοι παρὰ πάντων λαβεῖν, ἀλλὰ
παρ᾽ αὐτῶν τούτων τῶν ψευδοδιαλεκτικῶν. τοὺς γὰρ ἐπαγ-
γελλομένους μὲν ἐξηγεῖσθαι τὰς ἐννοίας τῶν ὀνομάτων καὶ
ταύτην ἀρχὴν τῆς διαλεκτικῆς θεωρίας τιθεμένους, οὐκ ἐξη-
γουμένους δὲ, ἀλλὰ νομοθετοῦντας μόνον, οὕτως ὀνομά-
ζειν εἴωθα. καὶ γὰρ Ἀρχιγένης οἶδ᾽ ὅτι θᾶττον ἂν ὁτιοῦν
παθεῖν εἵλετο, πρὶν ὁμολογῆσαι τὸ τῆς διαφορᾶς ὄνομα καὶ
κατὰ τῶν εἰδῶν λέγεσθαι. [60] τά τε γὰρ ἄλλα καὶ ἡ αἵ-
ρεσις αὐτῶν θᾶττον πόλιν ἢ δόγμα φησὶ χρῆναι προδι-
δόναι, ἀλλ᾽ ἐὰν σιωπήσῃς νομοθετούντων καὶ μηδόλως
ἀντείπῃς, εἴτ᾽ ἐπιτρέψῃς περί τινος διαλέγεσθαι, παραχρῆμα

tribus his quae modo memoravi, accipiantur, de generibus
et fpeciebus communius; fed de illis quae in divifionibus re-
periuntur, quae nec fpecies funt nec genera, peculiarius;
hujus ifti tantum fignificationis meminerunt, communi om-
nino neglecta. Enimvero ftimulante eos confcientia in fuis
ipforum placitis non conftant. Quapropter nunc non ex
aliis Graecis nominum fignificata fuggero, quum tamen mihi
promptiffimum effet ab omnibus mutuari, fed ex iis ipfis
pfeudodialecticis. Nam qui recipiunt fe nominum notiones
expofituros, et dialecticae hoc commentationis principium
conftituunt, quum non exponunt, fed quafi leges folum fe-
runt, hoc nomine fum folitus eos appellare. Nam Archi-
genes quidem, fat fcio, omnia citius fubeat quam differen-
tiae nomen attribui fpeciebus quoque fateatur. Etenim, ut
praeteream alia, vel fecta eorum civitatem prius quam
placitum ait effe prodendam. At tu fi, dum leges illi fe-
runt, fileas, nec refiftas quicquam, inde de re quapiam fa-

ταῖς ἑαυτῶν νομοθεσίαις ἐναντία φθέγγονται. πολὺ δὲ
τοῦτ᾽ ἔστι παρὰ τῷ προπάππῳ τῆς αἱρέσεως αὐτῶν Χρυ-
σίππῳ. νομοθετεῖ μὲν γὰρ ὀνόματα πλεῖον ἢ Σόλων Ἀθη-
ναίοις ἱστᾶν τοῖς ἄξοσι νομίσματα. συγχεῖ δ᾽ αὐτὸς πρῶτος
αὐτά. καὶ εἰ ἔροιο τοὺς διαδόχους αὐτοῦ τῆς νομοθεσίας, τί
δή ποτε οὐκ ἐμμένει τοῖς ἑαυτοῦ παραγγέλμασι, καταχρῆται,
φασίν. ἔξεστιν οὖν, ὦ βέλτιστοι, καταχρῆσθαι, καὶ οὐχ
ἁμαρτάνουσιν οἱ τοῦτο ποιοῦντες· ἔξεστι, φασί. τί γὰρ ἄλλο
εἰπεῖν ἔχουσιν, ὅταν ἐν φρέατι, τοῦτο δὴ τὸ τοῦ λόγου, συ-
σχεθῶσι; τί δή ποτ᾽ οὖν τοῖς ἄλλοις ἀνθρώποις οὐκ ἐπιτρέ-
πουσιν; ἢ μόνῳ Χρυσίππῳ καὶ τοῖς ἀπ᾽ αὐτοῦ τοῦτο δρᾷν
ἔξεστι; διὰ τί πρὸς τῶν θεῶν; ὅτι δηλαδὴ γηγενὴς Ἀττικὸς
ἦν τῶν ἀμφὶ Κόδρον τε καὶ Ἐρεχθέα. ἀλλ᾽ εἰ τῶν τοιούτων
ὄντως ἦν, οὐκ ἂν παρεχάραττεν οἷον νόμισμά τι τὸ τῆς πα-
λαιᾶς φωνῆς ἔθος. νυνὶ δὲ τὸ δεινότατον οὔτε γεννηθεὶς
Ἀθήνησιν οὔτε τραφείς, ἀλλὰ χθὲς καὶ πρώτως ἥκων ἐκ
Κιλικίας, πρὶν ἀκριβῶς αὐτὸν ἐκμαθεῖν ἡντιναοῦν Ἑλλάδα
φωνήν, Ἀθηναίοις ὑπὲρ ὀνομάτων ἐπιχειρεῖ νομοθετεῖν

cias poteftatem differendi, cum fuis ipfi ftatim decretis pu-
gnant. Quod fane proavo hujus eorum fectae frequens eft
Chryfippo, de nominibus enim ipfe diligentius fanxit quam
Athenienfibus de appendendis nummis Solon fuis tabulis;
confundit autem ipfe ea primus. Et fi quaeras de fucceffo-
ribus ejus placiti, quid non tueatur fua decreta? abutitur,
inquiunt. At licet, o viri boni, abuti, an ne qui hoc ad-
mittunt, peccant? licet, inquiunt; nam quid dicant aliud,
ubi in puteo, ut in proverbio eft, fint oppreffi? Qui autem
aliis hoc hominibus minus permittunt? An uni Chryfippo
iftud ejusque facere permiffum eft aemulis? At quam
quaefo ob rem? quod terra fit natus fcilicet Atticus de Co-
dri familia et Erechthei? Atqui, fi quidem illorum fit ne-
pos, non adulteraret, quafi numum aliquem, antiquae infti-
tutum vocis. Nunc vero (quod quis ferat?) neque Athenis
natus, nec altus, fed ex Cilicia nuper adveniens, priusquam
probe Graecam vocem didicerit ullam, Athenienfibus ftudet

ἃ κίττα τὰν σειρῆνα μιμουμένα, ἵνα κίτταν εἴπωμεν, μὴ κο-
λοιὸν, μηδὲ κόρακα, μηδ᾽ ἄλλο μηδὲν ὧν οἰκειότερον ἦν
εἰπεῖν τὸν οὕτω θρασύν. ὅσα μὲν οὖν Χρύσιππος εἰς τὴν
τῶν Ἀθηναίων ἐξυβρίζει διάλεκτον, τάχ᾽ ἄν ποτε καὶ αὖθις
ἡμῖν διελθεῖν γένοιτο· τὰ δ᾽ Ἀρχιγένους ταυτὶ τὰ νῦν ἡμῖν
προκείμενα θαυμαστῶς ὁρᾷς ὁμόλογα, φοβηθέντος μὲν εἰπεῖν
πρῶτα γένη καὶ πρώτας διαφορὰς καὶ γενικὰς διαφορὰς καὶ
γένη διαφορῶν, καίτοι τούτων ἁπάντων συνήθων μὲν τοῖς
Ἕλλησιν ὄντων, ὑπὸ Ἡροφίλου δὲ καὶ τῶν Ἡροφιλείων σχε-
δὸν ἁπάντων μυριάκις εἰρημένων, ἐξευρόντος δὲ τὸ τῆς ποιό-
τητος ὄνομα κατὰ πάντων κοινόν. καὶ μὴν τὸ μὲν τῆς δια-
φορᾶς ἐγχωρεῖ κατὰ πάντων λέγειν, καὶ τῶν ποιῶν καὶ τῶν
ποσῶν καὶ τῶν πρός τι, καὶ ὅλως ἁπαξαπάντων· παρὰ γὰρ
τὸ διαφέρειν ἕτερον ἑτέρου τὸ τῆς διαφορᾶς ὄνομα γέγονέ τε
καὶ νενόηται. διαφέρει δ᾽ ἀλλήλων τὰ μὲν εὐθὺς ἐν τοῖς
πρώτοις γένεσι τῶν κατηγοριῶν, ὡς ἄνθρωπος καὶ λευκὸν καὶ
δίπηχυ καὶ δεξιόν. τὸ μὲν γὰρ αὐτῶν οὐσία, τὸ δὲ ποιὸν,
τὸ δὲ ποσὸν, τὸ δὲ πρός τί. τὰ δ᾽ ἐν τοῖς ὑπ᾽ αὐτὰ, καθά-

legem de nominibus ferre, pica Sirenem imitans; ut picam,
non graculum dicamus, vel corvum, vel quippiam aliud,
quem verius appellaveris tam audacem. Sed Chryſippi in
linguam Atticam contumelias poſthac fortaſſe detegemus.
Archigenis errata haec quae nunc in manibus habemus, mire
confitearis aperta eſſe; qui veretur dicere prima genera et
primas differentias, genericasque differentias, et genera
differentiarum, tametſi frequentia apud Graecos haec ſint
nomina, ab Herophilo vero et Herophiliis prope omni-
bus millies prolata; ſed omnibus commune nomen commen-
tus eſt qualitalis. Atqui differentiae nomen poteſt omnibus
aſſignari qualitatibus, quantitatibus, relationibus, uno ver-
bo univerſis; nam ab eo quod differat alterum ab altero,
nomen differentiae factum eſt et conceptum. Differunt au-
tem quaedam ſtatim primis generibus praedicamentorum, ut
homo, album, bicubitale, dextrum; nam unum illorum
eſt ſubſtantia, alterum qualitas, aliud quantitas, aliud ad
aliquid. Quaedam ſubjectis generibus ſub his, ut album et

πεϱ τὸ λευκὸν καὶ τὸ τϱίγωνον. τοῦ μὲν γὰϱ τὸ χϱῶμα
γένος, τοῦ δὲ τὸ σχῆμα. πέπτωκε δ᾽ ἄμφω ταῦτα πάλιν ὑπὸ
τὴν τοῦ ποιοῦ κατηγοϱίαν, ὥστε τὸ λευκὸν τῷ τϱιγώνῳ
κατὰ μὲν τὴν πϱώτην κατηγοϱίαν ὡσαύτως ῥηθήσεται· ποιὸν
γὰϱ ἑκάτεϱον· ἐν γένει δ᾽ ἔσται διαφέϱοντι, τὸ μὲν τῶν
χϱωμάτων, τὸ δὲ τῶν σχημάτων. ἄλλα δ᾽ αὖ κατ᾽ εἶδος δια-
φέϱει, τῷ γένει μὴ διαφέϱοντα, καθάπεϱ τὸ λευκὸν καὶ τὸ
ξανθόν. τῷ μὲν γὰϱ γένει ταὐτά, χϱώματα γάϱ, εἰδικὴν δέ
τινα ἔχει διαφοϱάν. εἴδη γὰϱ χϱώματος ὥσπεϱ τὸ μέλαν
καὶ τὸ ἐϱυθϱὸν καὶ τὸ κυανοῦν, οὕτω τὸ λευκόν τε καὶ
ξανθόν. ἄλλα δ᾽ αὖ κατὰ τὸ ἄτομόν τε καὶ ἀϱιθμῷ ἕν, δια-
(3i)φέϱει, καθάπεϱ καὶ τὸ λευκόν, ὃ δειχθῆναι δύναται, τοῦ-
δὲ τοῦ λευκοῦ, τοῦ δειχθῆναι δυναμένου, διαφέϱει μέν τινα
διαφοϱὰν ἰδίαν, ὑπὸ δὲ ταὐτὸν πέπτωκεν εἶδος τὸ λευκόν.
ἀλλὰ καὶ γένος αὐτῶν ταὐτὸν, τὸ χϱῶμα, καὶ κοινὴ κατηγο-
ϱία, τὸ ποιόν. οὕτως πᾶν παντὸς, ἕτεϱον ἑτέϱου πάντως
κατά τι διαφέϱει. ἐπεὶ οὖν ἡ διαφοϱὰ παϱὰ τὸ διαφέϱειν
εἴϱηται καὶ νενόηται, τὸ διαφέϱειν δὲ κἂν τοῖς ἀτόμοις κἂν
τοῖς εἴδεσι καὶ τοῖς ὑπ᾽ ἄλληλα γένεσιν εὑϱίσκεται, καὶ πεϱὶ

triangulare; color enim illius eſt genus, hujus figura. Haec
rurſus ambo praedicamento ſubjecta qualitatis ſunt, itaque
albo primum praedicamentum cum triangulari convenit; eſt
enim utrunque qualitas: caeterum generis ſunt diverſi, hoc
figurarum, illud colorum. Alia jam ſpecie differunt quum
non differant genere, ut album et flavum; genere ſunt enim
eadem, nam colores ſunt; ſed ſpeciei habent quandam dif-
ferentiam; nam ſpecies coloris ut nigrum, rubeum, coe-
ruleum, ita album et flavum ſunt. Jam alia differunt in-
dividuo et uno numero, verbi gratia, album, quod oſtendi
poteſt, ab hoc albo, quod poteſt oſtendi, peculiari quadam
diſtat differentia; ſed eidem ſpeciei tamen ſubditum eſt albo:
et idem eorum etiam genus color eſt, atque commune prae-
dicamentum qualitas; adeo quodlibet a quovis, alterum ab
altero prorſus aliquatenus differt. Quandoquidem igitur
differentia a differendo eſt appellata et inventa, differre
autem tum individua, tum ſpecies, tum genera inveniuntur

πάνθ' ἁπλῶς τὰ ὁπωσοῦν ὄντα, ἀνάγκη καὶ τὴν διαφορὰν
ἐν ἅπασιν ὑπάρχειν τοῖς οὖσιν, οὐ μὴν τήν γε ποιότητα.
[61] διὰ τοῦτο Ἀρχιγένης μὲν κακῶς τὰ πρῶτα γένη τῶν ἐν
τοῖς σφυγμοῖς διαφορῶν ποιότητας ὠνόμασεν, ἡμεῖς δὲ ὀρθῶς
καὶ ταῦτα καὶ τἄλλα πάντα διαφορὰς, ὅθεν καὶ τοὐπί-
γραμμα τῷ λόγῳ παντὶ περὶ σφυγμῶν διαφορᾶς ἐποιησάμεθα.
τί λοιπὸν ἔτι λείπει τῶν ἀναβληθέντων; οὐδὲν ἢ τὸ δεῖξαι
τήν τε παρὰ τοῖς παλαιοῖς ἰατροῖς καὶ τοῖς ἄλλοις Ἕλλησι
περὶ τοὔνομα τῆς διαφορᾶς συνήθειαν. ὁ μὲν γὰρ ἔμπροσθεν
λόγος παρ' Ἀρχιγένους αὐτοῦ τὰς πίστεις ἐποιήσατο, καὶ οὐδ'
ἐξ ἁπάντων μέντοι τῶν βιβλίων αὐτοῦ, ἀλλ' οὐδ' ἐκ τοῦ
περὶ σφυγμῶν ὅλου. ὡς εἴγε κἀπὶ τἄλλα τις ἔρχοιτο τοῦ
Ἀρχιγένους συγγράμματα, καὶ πυρετῶν διαφορὰς εὑρήσει
καλοῦντα τὸν ἄνδρα καὶ παθῶν καὶ διαιτημάτων καὶ μυριά-
κις χρώμενον καθ' ὧν εἴπομεν πραγμάτων τῷ τῆς διαφορᾶς
ὀνόματι. τὸ δὲ καὶ παρὰ τῶν ἄλλων τε ἰατρῶν καὶ ὅλως
Ἑλλήνων χρήσεις παραγράφειν, οὕτω μοι δοκεῖ μακρὸν ὑπάρ-
χειν, ὥστε βίβλους μεγίστας δύνασθαι πληρῶσαι. κάλλιστον

subalterna, et semel omnia quae aliquo modo sunt, etiam
differentia oportet in omnibus sit, quae sunt, non item
qualitas. Male ergo prima genera Archigenes differentia-
rum pulsuum vocavit qualitates, nos recte atque ordine
quum haec tum alia omnia differentias; quare etiam uni-
verso operi titulum fecimus De pulsuum differentiis. Quid
jam superest eorum, quae distulimus? nihil, nisi ut vete-
rum medicorum aliorumque auctorum usum nominis diffe-
rentiae declaremus. Nam superior quidem oratio ipsius te-
stimonio Archigenis fidem fecit, neque ex omnibus tamen
ejus libris, ne ex illo quidem de pulsibus toto. Quod si
alia opera inspicias Archigenis, etiam febrium differentias
reperias hominem appellare, et morborum, victuumque:
atque uti millies in his, quas memoravimus, rebus, nomine
differentiae. Quod si aliorum medicorum usum et omnino
Graecorum adscribam, res mihi tam fore videtur prolixa,
ut libros conficere maximos possit. Omnium ergo primum

Ed. Chart. VIII. [61.]   Ed. Baf. III. (31.)

οὖν αὐτῶν ἕκαστον ἐκλέγειν. εὐθὺς γὰρ καὶ τοῖς ἄλλοις τῶν
Ἑλλήνων ὀνόμασιν ἐθισθήσεται καὶ ἧττον ἡμῖν πράγματα
παρέξει πρὸς τὸν ἑξῆς λόγον. καὶ ἡμετέρας δὲ δύο πραγμα-
τείας ὁ βουλόμενος ἔχει, τήν τε περὶ Ἀττικῶν ὀνομάτων
καὶ τὴν περὶ τῶν ἰατρικῶν. ἴσως δ᾽ ἄν ποτε καὶ περὶ τῶν
Ἰωνικῶν ποιήσαιμ᾽ ἄν, ὥστε ἐξ ἐκείνων ὅσα περὶ λέξεώς τε
καὶ ὅλως ὀνομάτων ζητεῖται, μανθάνειν. νυνὶ δὲ τὸ συνε-
χὲς τοῦ λόγου περαινέσθω, τοῦτο μὲν ἐνταῦθα καταπαυσάν-
των ἡμῶν, ἐν δέ τοι τοῖς ἑξῆς ὅσα λείπει προσθέντων.

fit, ut quisque excerpat; nam fe ftatim authorum vocabulis
affuefecerit, minusque nobis exhibuerit negotii ad fequentem
difputationem.   Etiam duae cuilibet ad manum funt lucu-
brationes noftrae, et de Atticis nominibus et de medicis.
Poteft fieri ut de Ionicis quoque confcribam aliquando: ut
quae de dictione et omnino de nominibus quaeruntur difcas
ex illis.   Nunc feriem orationis perfequamur, atque hunc
librum quidem hic finiamus, in fequentibus libris addamus
reliqua.

ΓΑΛΗΝΟΥ ΠΕΡΙ ΔΙΑΦΟΡΑΣ ΣΦΥΓΜΩΝ
ΛΟΓΟΣ Γ.

Ed. Chart. VIII. [61. 62.]   Ed. Baf. III. (31.)

Κεφ. α'. Τὸ μὲν δὴ περὶ τῶν πραγμάτων ἡμᾶς δια-
φέρεσθαι, τῷ μὲν ἴσως ἀναγκαῖον εἶναι δόξει, τῷ δ' εὐλογον,
τῷ δέ τινι καὶ συγνώμης ἄξιον. κατὰ μὲν γὰρ τὸν τραγικὸν
ποιητὴν,
     Εἰ πᾶσι ταὐτὸ καλὸν ἔφυ σοφόν θ' ἅμα,
     Οὐκ ἦν ἂν ἀμφίλεκτος ἀνθρώποις ἔρις.
[62] νυνὶ δ' ἐπεὶ οὐδὲ δοκεῖ πᾶσι ταὐτὸν οὔτε καλὸν οὔτε
σοφὸν οὔτε ἀληθὲς εἶναι, ἀναγκαῖον, οἶμαι, διαφέρεσθαι.
κατὰ δὲ τὸν φιλόσοφον τὸν εἰπόντα· ἦν γὰρ καὶ τὰ μέγιστα

GALENI DE PVLSVVM DIFFERENTIIS
LIBER III.

Cap. I. Controverfia nobis de rebus, cuipiam ne-
ceffaria fortaffe videatur effe, alii jufta effe, alicui etiam
condonanda.   Nam ut ait Poëta Tragicus,
     Anceps foret contentio haud mortalibus,
     Effet fi idem bonum atque fapiens omnibus.
Nunc quia non videtur omnibus idem neque honeftum, ne-
que fapiens effe, neque etiam verum, neceffarium puto dif-
fentire.   Ut vero philofophus dixit, *Etenim fi vel maxi-*

τύχῃ τετελεσμένα, εἰπὼν αὐτὸς, ὅμως οὐκ οἶδε, δοκὸς δ᾽ ἐπὶ
πᾶσι τέτυκται. διὰ τὸν δοκὸν τοῦτον εὔλογον διαφέρεσθαι.
κατὰ δὲ τοὺς ἡγουμένους εἶναι βεβαίως τε καὶ ἀραρότως γνω-
στὸν, ἀλλὰ χαλεπὸν εὑρεθῆναι τοῖς πολλοῖς, συγγνωστὸς ὁ
μὴ τυγχάνων αὐτοῦ. τὸ δὲ καὶ περὶ τῶν ὀνομάτων διαφέρε-
σθαι, καὶ μηδὲ μετρίως τοῦτο, μηδ᾽ ὡς ἔτυχε, ποιεῖν, ἀλλὰ
βίβλους ὅλας μεγίστας ἀναπιμπλάναι τῆς περὶ ταῦτα τερθρείας,
οὔτ᾽ ἀναγκαῖον οὔτ᾽ εὔλογον οὔτε συγγνώμης ἄξιον ἐμοὶ
γοῦν εἶναι δοκεῖ. τοσαύτης γὰρ οὔσης τῆς ἐν τοῖς πράγμα-
σιν ἀσαφείας, ὥστε εἰ καὶ τριπλασίονα βίον ζήσαιμεν οὗ νῦν
ζῶμεν, οὐδὲ τότ᾽ ἂν ἴσως ἁπάντων ἡμῖν ἀκριβῶς γνωσθέν-
των, καὶ διὰ τοῦτ᾽ εἰπόντος Ἱπποκράτους, ὁ βίος βραχὺς,
ἡ δὲ τέχνη μακρὴ, πῶς οὐκ ἄτοπος ὁ περὶ τὰ μηδὲν προσή-
κοντα τρίβων τὸν χρόνον; ὥσπερ οὕτω πολὺν ἔχων, ὥστε
καὶ τοῦτ᾽ ἐκ περιττοῦ μανθάνειν, καὶ τἀναγκαῖα κατὰ σχολὴν
ζητεῖν. ἆρ᾽ οὖν οὐ τοῦτο δρῶσιν οἱ τὰ τοιαῦτα γράφοντες,
οἷά περ καὶ ὁ Ἀρχιγένης ἐν τῷ περὶ σφοδροῦ σφυγμοῦ λόγῳ;
ἔστι δὲ ἡ ῥῆσις μακρὰ καὶ πᾶσαν παραγράφειν ἐνταῦθα

ma fint, inquit, definita, non tamen fcio, fed eft in om-
nibus opinio; ex opinione hac par eft nafci diffidium. Ut
autem fentiunt illi qui fcientiam firmam effe et congruentem
ducunt, fed non facile inveniri; qui eam non affequitur,
huic eft habenda venia. At de nominibus pugnare, nec
ullum hic modum facere, et multum laborare, folidosque
implere libros maximos hifce praeftigiis, nec neceffe effe,
nec par, nec venia dignum mihi videtur. Nam rerum
quum fit ea obfcuritas, ut fi vel in triplum haec vita noftra
prorogetur, ne tunc quidem exacte nos omnia cognofca-
mus, et hac adductus re dixerit Hippocrates, *Vita brevis,
ars longa,* quomodo qui in his quae abs re funt, tempus
fuum ponit, non abfurdus videatur? quafi vero tantum ei
fupereffet temporis, ut et hunc ei liceat cumulum addifcere,
et neceffaria per otium indagare. Quid? hoc nonne faciunt
qui ejuscemodi confcribunt, ut Archigenes in libro de vche-
mente pulfu? Eft vero prolixa ejus oratio, nec convenit

αὐτὴν ατοπον, ἀλλ᾽ ὅμως ὁ βουλόμενος ἐκ τοῦ περὶ τῶν
σφυγμῶν συγγράμματος ἀναγινωσκέτω. τέταρτον γάρ ἐστιν
ἀπὸ τῆς ἀρχῆς κεφάλαιον. ἄρχεται δ᾽ αὐτοῦ τοῦτον τὸν τρό-
πον· τὴν σφοδρότητα τοῦ σφυγμοῦ οὐκ εἶναι ἁπλῶν ποιο-
τήτων φησὶ Μάγνος. ὡς οὖν ἀνεγνωκότι σοι τοῦτον ἅπαντα
τὸν λόγον τὸν περὶ τῆς σφοδρότητος, ἤδη πειράσομαι λέγειν
ἃ γινώσκω. θαυμάζω γὰρ οὐ τοῦτο μόνον ὅτι περὶ ὀνόματος
ἐρίζει· τοῦτο μὲν γὰρ τὸ ἁμάρτημα σχεδὸν ἤδη τοῖς πλεί-
στοις οὐκ ἰατροῖς μόνον, ἀλλὰ καὶ φιλοσόφοις σύνηθες
ἀλλ᾽ ὅτι μηδ᾽ αὐτὸ τοῦτ᾽ αἰσθάνεται, ὅτι περὶ ὀνομάτων ἐρί-
ζει, καὶ διὰ τοῦτο, οἶμαι, νομίζων περὶ πράγματος διαλέ-
γεσθαι, μακροὺς ἀποτείνει λόγους. οἳ πρὸς τοῖς ἄλλοις
ἀτόποις, ἔτι καὶ ἀσαφῶς κειμένοις, βίβλου τινὸς ἑτέρας ἐξη-
γουμένης αὐτοὺς οὐ μικρᾶς δέονται, ἵν᾽ ἀεὶ κατατριβώμεθα
δηλαδὴ περὶ ὄνου σκιᾶς ἀμφισβητοῦντες, μηδὲ τοσοῦτον ἄρα
πρὸς τῆς διαλεκτικῆς ὠφεληθέντες, ὡς γνωρίζειν δύνασθαι,
τίς μὲν ὑπὲρ ὀνόματός ἐστι, τίς δὲ ὑπὲρ αὐτοῦ ζήτησις τοῦ
πράγματος. ὄντος γάρ τινος σφυγμοῦ βιαίου κατὰ τὴν προσ-
βολὴν, ὡς ὠθεῖν τε καὶ ἀνατρέπειν τὴν ἁφὴν, τὸ μὲν ὅπως

omnem hic adfcribere; nihilominus qui eam requirit, ex
opere de pulfibus legat. Nam quartum eſt a principio ca-
put, quod orditur in hunc modum. Vehementiam pulfus
non eſſe fimplicem qualitatem confirmat Magnus. Proinde,
quafi hoc de vehementia caput legeris, quae fentio aggre-
diar dicere. Miror enim non hoc modo, quod de nomine
certet; nam hoc quidem delictum plerisque jam folenne eſt;
verum quod ne id ipfum quidem percipiat, fibi de nomini-
bus eſſe litem. Quapropter quum arbitretur, puto, de re
difputare, extendit orationem, quae praeter alia abfurda,
etiam fcripta obfcure, librum alium quaerit, neque eum
parvum, qui ipfam exponat; ut perpetuo haereamus fcilicet
de afini umbra ambigentes, neque tantum in dialectica nobis
fit profectum, ut quae de nominibus, quae de ipfa fit re
quaeſtio, perfpiciamus. Siquidem ubi pulfus aliquis fit vio-
lento occurfu, ut impellat tractum et evertat, fi qua ipfum

Ed. Chart. VIII. [62.]   Ed. Baf. III. (31. 32.)

ἄν τις αὐτὸν ἀκριβῶς διαγινώσκοι ζητεῖν, καὶ προσέτι τὰς
αἰτίας ὑφ᾽ ὧν γίνεται, καὶ τί δηλοῦν πέφυκεν ὁ τοιοῦτος
σφυγμός, περὶ πράγματός ἐστι σκοπεῖσθαι τὸ δὲ τί κλη-
τέον αὐτὸν, ὑπὲρ ὀνόματος. ἵν᾽ οὖν σαφῶς ἐπιγνῶμεν, ὅτι
τὸ μὲν ὑπὲρ ὀνομάτων ἐστὶ, τὸ μηδὲν ζητεῖν, τὸ δ᾽ ὑπὲρ
αὐτῶν τῶν πραγμάτων σκοπεῖσθαι τὰς τέχνας αὔξει, καλέ-
σωμεν τὸν προειρημένον σφυγμὸν Δίωνα. κᾆπειτα λέγωμεν,
ὅπως μὲν ἀκριβῶς διαγινώσκεται, τουτέστι ὅτι θλιβόντων
τὴν ἀρτηρίαν, οὐκ ἐπιπολῆς ψαυόντων, ἔπειθ᾽, ὅτι γίνεται
τῇ ῥώμῃ τῆς ζωτικῆς δυνάμεως, ὡς ἐν τοῖς περὶ σφυγμῶν αἰ-
τίας ἐνδείκνυμεν. εἶθ᾽ ὅτι σημεῖόν ἐστιν ἐν νόσοις ἀγαθὸν,
καὶ ἄλλα τέ τινα καὶ κρίσεις οἵας πέφυκε δηλοῦν. εἰς τέτ-
ταρα γάρ τοι μέρη νενεμημένης ἁπάσης τῆς περὶ τοὺς σφυγ-
μοὺς θεωρίας, εἴς τε τὸ περὶ τῆς διαφορᾶς αὐτῶν καὶ τὸ
περὶ διαγνώσεως καὶ τὸ περὶ τῶν αἰτίων καὶ τέταρτον τὸ
περὶ τῆς δι᾽ αὐτῶν προγνώσεως, οὐδὲν αὐτῶν παραβλάπτεται,
καλεσάντων ἡμῶν τὸν ἰσχυρῶς πλήττοντα σφυγμὸν Δίωνα.
καὶ γὰρ ὅπη τῶν (32) ἄλλων διαφέρει μεμαθήκαμεν, ἄν τε
Θέων, ἄν τε Δίων, ἄν τ᾽ ἄλλό τι καλῆται, καὶ ὅπως

ratione dignofcas quaeris, et praeterea caufas, a quibus pro-
ficifcitur, et quid denunciare is pulfus folet, de re tum
commentaris; fin autem, quo fit appellandus nomine, de
nomine. Quo igitur intelligamus, de nominibus laborare,
operam effe ludere, ipfas vero res confiderare, artes auge-
re, vocemus illum pulfum Dionem. Inde dicamus, quem-
admodum exacte dignofcatur, hoc eft, fi comprimamus arte-
riam, non leviter attingamus; deinde robore fieri vitalis fa-
cultatis, ut in commentariis docemus de caufis pulfuum;
poftea fignum in morbis falubre effe, et alia quaedam; etiam
quas judicationes folet promittere. Nam quando in quatuor
partes fit omnis diftributa de pulfibus commentatio; in par-
tem de differentiis eorum, de cognofcendis iis, de caufis, et
quartam de praefagitione per eos; ut pulfum valenter pul-
fantem appellemus Dionem illorum nihil labefactatur.
Siquidem, quatenus ab aliis diftat, perfpeximus, five
Theon, five Dion, five quid aliud vocetur; et quomodo

[63] διαγνωσθήσεται, καὶ ὑπὸ τίνος αἰτίας γίγνεται, καὶ τί δηλοῖ. φιλονεικείτω δὴ λοιπὸν ὑπὲρ αὐτοῦ πρὸς Μάγνον Ἀρχιγένης, τάχα μὲν παρανομοῦντα καὶ αὐτὸν εἰς τὸ τῶν Ἑλλήνων ἔθος τὸ περὶ τὰς προσηγορίας, ὅμως δὲ συνιέντα τό γε τοσοῦτον, ὡς τὸ πλεῖστον αὐτῷ τῆς πρὸς τοὺς πρεσβυτέρους ἀμφισβητήσεως ὑπὲρ ὀνόματος ἐστί. τί γὰρ δὴ καί φησιν ὁ Μάγνος αὐτῇ λέξει; χρὴ τοίνυν καὶ μέγεθος ἀξιόλογον εἶναι τοῖς σφυγμοῖς καὶ πληρότητα καὶ μετὰ τάχους προσπίπτειν τοῖς δακτύλοις, εἰ μέλλει τις κυριολογεῖν σφοδρὸν σφυγμὸν ὀνομάζων. οἶδεν οὖν σαφῶς ὁ Μάγνος ὅτι μὴ περὶ πράγματος, ἀλλὰ τοῦ κυρίως ὀνομάζειν, ἢ μὴ κυρίως, πρὸς τοὺς ἄλλους ἰατροὺς ἀμφισβητεῖ. σαφέστατον δ᾽ ἔτι ποιεῖ τοῦτο διὰ τῶν ἐφεξῆς· ἀξιοῖ γὰρ τὸν Δημήτριον, ᾧ ταῦτα τὰ βιβλία τὰ περὶ τῶν ἐφευρημένων μετὰ τοὺς Θεμίσωνος χρόνους ἀνέθηκε, συνεπισκέψασθαι καὶ αὐτὸν, ὡς ἂν φιλόσοφόν τε ὄντα καὶ τί τὸ κύριον ὄνομα καὶ τί τὸ μὴ τοιοῦτον ἀκριβέστερον εἰδότα. λέγει δ᾽ οὕτως, οὐδὲν γὰρ χεῖρον κἀνταῦθα παραγράψαι τὴν ῥῆσιν αὐτὴν τοῦ Μάγνου· πῶς οὖν τοῦτον καλῶς ἐν ταῖς ἁπλαῖς διαφοραῖς κατέταξαν,

dignofcitur, et a qua gignitur caufa, ac quid fignificat. Difputet jam licet de ipfo in Magnum Archigenes, contaminantem et eum fortaffe confuetudinem Graecorum in nomine, at tantum certe intelligentem, controverfiam fere cum veteribus fibi de nomine effe. Nam quae funt Magni verba? *Debent igitur magnitudinem pulfus infignem habere et plenitudinem, velociterque digitis occurrere, fi proprie vocare vehementem pulfum velis.* Probe igitur hoc novit Magnus, non fibi de re, fed de proprio, vel ion proprio nomine concertationem cum medicis effe. Apertius hoc etiam inferius declarat; nam Demetrium vult, cui libros hos de inventis poft Themifonis tempora dicavit, fimul etiam hoc confiderare; nempe qui quum philofophus etiam effet, et quod proprium nomen effet et quod fecus exactius teneret. Atque ejus haec funt verba; nibil enim caufae eft quin ipfa verba adfcribamus Magni: *Qua ratione ergo recte in fimplicibus differentiis hunc ftatuit.*

σύ μοι διαίτησον. σοὶ γὰρ ἐπιβάλλει μᾶλλον τὰς κυριολο-
γίας κρίνειν καὶ ἀπὸ τῶν ὀνομάτων τεκμήρασθαι τὴν ὑπό-
στασιν τῶν σημαινομένων. εἶθ᾽ ἑξῆς μᾶλλον σαφέστερον
ποιεῖ λέγων ὡδί· ἐγὼ δ᾽ οὐκ ἀλλάσσω τὴν ἐμαυτοῦ γνώ-
μην μέχρι τοῦδε. φημὶ δὲ τὸ τῆς σφοδρότητος ὄνομα ση-
μαίνειν οὐχ ἁπλῆν διαφορὰν σφυγμῶν, σύμμετρον δὲ ἐκ με-
γέθους καὶ τάχους καὶ πληρότητος. οὐκοῦν κἀνταῦθα περὶ
τοῦ τί σημαίνει τὸ ὄνομα τὸ τῆς σφοδρότητος ἀμφισβητεῖν
ὁμολογεῖ. καὶ ὅλως εἴ τις βούλεται τὸν πάντα λόγον ἀναλέξα-
σθαι, γέγραπται δὲ ἐν τῷ τρίτῳ τῶν ἐφευρημένων μετὰ τοὺς
Θεμίσωνος χρόνους, εὕροι αὐτὸν αἰσθανόμενον ὅτι περὶ
ὀνόματος ἡ ζήτησίς ἐστι. τάχ᾽ οὖν τινι θαυμάζειν ἔπεισι
τῆς καινοτομίας τοῦ Μάγνου. τί γὰρ ἔδει μετατιθέναι τὰ
σημαινόμενα τῶν ὀνομάτων, εἴτε ὀρθῶς εἴτε οὐκ ὀρθῶς οἱ
πρόσθεν ἰατροὶ κατεχρήσαντο αὐτοῖς; θεωρίαν μὲν γάρ τινα
ἐφευρίσκειν εἰς τὰ τῆς τέχνης ἔργα διαφέρουσαν ἀνεμέσητον
ὂν Μάγνῳ μόνον, ἀλλὰ καὶ παντὶ τῷ δυναμένῳ, κἂν τήμερόν
τις ᾖ τοιοῦτος, κἂν μετὰ μυριάδας ἐτῶν παμπόλλας γίνηται·

tu mihi expedi; nam ad te pertinet magis proprietatem
verborum judicare, et ex nominibus conjicere ſignificato-
rum ſubſtantiam Poſtea clarius etiam facit hiſce verbis:
Equidem de mea ſententia hactenus non diſcedo. Tan-
tum dico vehementiae nomen ſignificare non ſimplicem dif-
ferentiam pulſuum, ſed moderatum ex magnitudine et ce-
leritate atque plenitudine. Proinde hoc etiam loco ſe diſ-
ceptare fatetur de hoc, quid ſcilicet hoc nomen vehemen-
tia, ſignificet. Ac omnino ſi quis totam velit diſputationem
colligere (ſcripta enim eſt in tertio inventorum poſt Themi-
ſonis tempora libro) ipſum ſentientem intelliget hanc eſſe
de nomine quaeſtionem. Fortaſſe ergo cuipiam veniet in
mentem innovationem mirari Magni. Quid enim transpo-
ſuiſſe oportebat nominum ſignificationes, ſive recte iis, ſive
ſecus priſci medici ſint abuſi? Nam meditationem indagare
quae ad artis opera intereſt, non ſolum Magno non eſt ver-
tendum in vitium, ſed nec cuiquam, qui facultatem eam
habet, ſive hodie ſit is, ſive a ſexcentis annis naſcetur.

τὸ δ᾿ ὑπὲρ ὀνομάτων ἐρίζειν οἷς τοσούτων πέρι ἢ σκέψις, οὐκ
ὀρθόν. ἀλλ᾿ εἴ τις ταῦτα θαυμάζει τε καὶ μέμφεται, καλῶς
μὲν ἴσως ποιεῖ, δοκεῖ δὲ ἀγνοεῖν τὴν προαίρεσιν τῶν ἀνδρῶν.
ἀρέσκονται γὰρ οὗτοι πάντες οἱ Πνευματικοὶ καλούμενοι τοῖς
ἀπὸ τῆς στοᾶς δόγμασιν. ὥστ᾿ ἐπεὶ Χρύσιππος αὐτοὺς εἴθι-
σεν ἀμφισβητεῖν περὶ τῶν κατὰ τὴν φιλοσοφίαν ὀνομάτων,
οὐδ᾿ αὐτοὶ περὶ τῶν κατὰ τὴν ἰατρικὴν ταῦτα ποιεῖν ὀκνοῦσι.
καὶ Ζήνων δὲ ὁ Κιττιεὺς ἔτι πρότερον ἐτόλμησε καινοτομεῖν
τε καὶ ὑπερβαίνειν τὸ τῶν Ἑλλήνων ἔθος ἐν τοῖς ὀνόμασιν.
οὐκοῦν ἔτι θαυμαστὸν οὐδὲν, εἰς τοσοῦτον ἐκπεπτωκέναι τῆς
ἐν αὐτοῖς φιλονεικίας τοὺς νεωτέρους ἰατρούς τε καὶ φιλοσό-
φους. ἀλλὰ τί θαυμάζειν αὐτῶν ἄξιον, εἰ μηδ᾿ ὅτι περὶ
ὀνόματος ἐρίζουσι συνιᾶσιν; ὥσπερ οὖν οἶδ᾿ ὁ Ἀρχιγένης,
καί τοι τἆλλα συνετὸς ὤν, οὐκ ἠξίωσεν, αὐτὸ τοῦτ᾿ ἐπισημη-
νάμενος, ὅτι καινοτομεῖ περὶ τοὔνομα τῆς σφοδρότητος ὁ
Μάγνος, οὕτω παρελθεῖν ἐπί τι τῶν χρησιμωτέρων, ἀλλ᾿
ἄνω καὶ κάτω στρέφεται κατὰ τὸν τόπον, τά τ᾿ ἄλλα διαμαρ-

Verum de nominibus pugnare, quibus tantarum rerum eſt
propoſita commentatio alienum eſt. Sed ſi haec mireris ac
reprehendas, facis tu quidem probe, caeterum inſtitutum te
videtur iſtorum hominum fugere, nam omnibus qui Pneu-
matici vocantur decreta Stoicorum placent. Proinde ut
Chryſippus eos de nominibus contendere, quorum in phi-
loſophia uſus eſt, aſſuefecit, nec medicis ipſis nominibus
haec dubitant facere. Jam vero Zeno Citienſis prius
etiam novare ſuſtinuit et praeterire Graecorum uſum in
nominibus. Quare nihil habet admirationis, ſi eo devene-
runt contentionis de eis juniores philoſophi et medici. Sed
quid habes quod de iis mireris, niſi quod ne de nominibus
ſe quidem animadvertunt digladiari? Quemadmodum nec
Archigenes, alioqui prudens, noluit, quum hoc ipſum oſten-
diſſet in nomine vehementiae Magnum innovationem facere,
tum accedere denique ad utiliora; ſed ſurſum atque deor-
ſum id loci verſatur, quum in aliis offendens tum quod

τάνων καὶ ὅτι μηδ᾽ αὐτὴν τὴν ῥῆσιν ἑκάστοτε τοῦ Μάγνου
παρατίθεται, πολὺ σαφεστέραν οὖσαν ὧν αὐτὸς γράφει, με-
ταλαμβάνων. ἄλλο δέ τι μεῖζον ἁμάρτημα τῆς ἐν τοῖς ὀνό-
μασι μικρολογίας ἁμαρτάνουσι σχεδὸν ἅπαντες [64] οἱ μεθ᾽
Ἡρόφιλον περὶ τῶν σφυγμῶν γεγραφότες. δέον γὰρ, ὡς
ὀλίγῳ πρόσθεν ἡμεῖς διειλόμεθα, καὶ αὐτοὺς οὕτω διελομέ-
νους, ἰδίᾳ μὲν περὶ τῆς διαφορᾶς τῶν σφυγμῶν, ἰδίᾳ δὲ περὶ
τῆς διαγνώσεως αὐτῶν, ἰδίᾳ δ᾽ ἔτι περὶ τῶν ἐν αὐτοῖς αἰτίων,
κἄπειθ᾽ ἑξῆς ἰδίᾳ περὶ τῆς δι᾽ αὐτῶν προγνώσεως διδάσκειν,
οὐκ οἶδ᾽ ὅπως ἅπανθ᾽ ὁμοῦ συγχέουσί τε καὶ ταράττουσι, τὰ
μὲν παραλιπόντες ὅλως, τῶν δ᾽ ἐπὶ σμικρὸν κομιδῇ μνημο-
νεύοντες, τὰ δ᾽ ἀχρήστως τε καὶ περιττῶς ἀπομηκύνοντες,
τὰ δ᾽ ἀλόγως εἰς ταὐτὸ συναγαγόντες, ὥσπερ ἓν ὄντα, καί
τοι πάμπολυ διαφέροντα. κατά γ᾽ οὖν τοῦτον αὐτὸν λόγον
τὸν περὶ τῆς σφοδρότητος ὁ Ἀρχιγένης, ὅταν μὲν γράφῃ ὡς
ἐκ τοῦ καθ᾽ ἕνα χωρισμοῦ φανερὰ γίγνεται καθ᾽ αὑτὴν ἡ σφο-
δρότης οὖσα ὁ τόνος, ὡς εἶπον, τῆς τῶν ἀρτηριῶν κινήσεως,
τὸ τῆς σφοδρότητος αἴτιον εἰπὼν αὐτὴν οἴεται δεδηλωκέναι

ipfa verba non femper Magni profert; quae quum funt iis
quae fcripfit ipfe, multo clariora immutat.　Jam vero aliud
majus crimen hac de nominibus curiofitate committunt qui
poft Herophilum de pulfibus fcripferunt prope omnes.　Nam
quum debuiffent, uti paulo ante nos divifimus, et ipfi item
dividentes, feorfim de pulfuum differentiis, feorfim de di-
gnofcendis iis, feparatim etiam de eorum caufis, feparatim
jam de praefagitione per eos docere omnia fimul nefcio quo-
modo confundunt atque conturbant; ac partem eorum femel
omiferunt, partem leviter attigerunt; nonnulla abs re et prae-
ter modum extenderunt; alia temere coëgerunt, ut fi unum
fint, in unum, quum multum interfit inter illa.　Atque hoc
ipfo in capite de vehementia Archigenes, ubi fcribit, fi per fe
aeftimetur, manifefte apparere fua fponte vehementiam con-
tentionem effe, ut dixi, arteriarum motus; quum caufam
explicavit vehementiae, ipfam putat fe aperuiffe vehemen-

τὴν σφοδρότητα. εἰ γὰρ δὴ τοῦτό ἐστιν, ὦ Ἀρχίγενες, ἡ
σφοδρότης, ἀπόκριναι τὴν αἰτίαν ἡμῖν αὐτῆς. ἀλλ᾽ οὐχ
ἕξεις. ἢ πάλιν ταὐτὸν ἀναγκασθήσῃ λέγειν τὸν τόνον. καὶ
ἔσται σοι ὁ τόνος τῆς τῶν ἀρτηριῶν κινήσεως ἅμα μὲν αἰτία
τῆς σφοδροτέρος, ἅμα δὲ ἡ σφοδρότης αὐτή. πολλῷ τοίνυν
ἄμεινον οἱ πρὸ Ἀρχιγένους περὶ σφυγμῶν γράψαντες, οἱ μὲν
τὸ ἀντιβατικὸν, οἱ δὲ τὸ βίαιον, οἱ δὲ τὸ ἰσχυρὸν, οἱ δὲ τὸ
ἀνατρεπτικὸν τῆς προσβολῆς τῶν ἀρτηριῶν ἐκάλεσαν σφο-
δρότητα. καὶ τοῦτο καὶ αὐτὸς ὁ Ἀρχιγένης ἐπίσταται. τί
γοῦν φησι; δοκεῖ δέ τισι ἐν τῇ τῆς ἀφῆς πληγῇ κεῖσθαι, καθ᾽
ὃ καὶ πληγὴν ἀπ᾽ ἀρτηρίας φασὶν αὐτήν τινες. εἶτ᾽ οὐκ
οἶδ᾽ ὅπως οἴεται διαβάλλειν αὐτῶν τὴν δόξαν, ὡδί πως
γράφων· φαίνεται δὲ καθ᾽ ὅλην τὴν διαστολὴν τὸ στεγανὸν
τῆς ὁρμῆς, καθ᾽ ὃ καὶ εἰ προσπιέσαιμεν τοὺς δακτύλους, στε-
ρεωτέρα ὑποπίπτει ἡ πληγὴ, οὐ κατὰ τὸ πέρας τῆς διαστολῆς,
ἀλλὰ κατωτέρω τότε γινομένη. ἡ μὲν λέξις αὕτη. πάρεστι
δὲ ἐπισκοπεῖσθαι, ὡς οὐδὲν ἡ ἀντιλογία περαίνει. τί γὰρ
πρὸς ἔπος, εἰ καὶ πρὸ τοῦ πέρατος τῆς διαστολῆς ἢ τῆς

tiam. Nam quidem, fi hoc, Archigenes, eft vehementia,
da mihi ejus caufam. At non poteris, aut eandem iterum
dicere cogeris contentionem, eritque contentio tibi motus
arteriarum fimul et caufa vehementiae et ipfa vehemen-
tia. Ita multo fcripferunt rectius qui anteceſſerunt Archi-
genem de pulfibus, quorum aliqui renifum, alii violen-
tiam, alii robur, nonnulli impulfum occurfus arteriarum
vocitarunt vehementiam. Nec hoc quidem ipfum latet Ar-
chigenem; nam quid ait? *Sunt quibus in tactus ictu vi-
detur pofita effe: unde et ictum quidam arteriae illam ap-
pellant.* Mox haud fcio, quomodo putat illorum fe fen-
tentiam premere, ubi fic fcribit: *Apparet vero per totam
diftentionem firmitas impetus, ex qua fi objiciamus digitos,
etiam firmior occurrit ictus, qui non ad finem diftentionis,
fed etiam ante eum fit.* Haec ejus funt verba. Jam at-
tendendum eft, nihil eum efficere contradicendo. Nam
quid ad rem facit, fi etiam ante finem diftentionis qualitas

Ed. Chart. VIII. [64.]   Ed. Baf. III. (32. 33.)

πληγῆς ποιότης δήλη γίγνεται, τὸ μὴ οὐκ εἶναι πληγὴν ἀπ᾽
ἀρτηρίας, τὴν σφοδρότητα; εἰ μὲν γὰρ τοῦτ᾽ ἔλεγον οἱ πρὸ
Ἀρχιγένους, ὡς ἔστιν σφοδρότης ἀντιβατικὴ πληγὴ κατὰ τὸ
πέρας τῆς διαστολῆς γινομένη, καλῶς ἀντέλεγεν αὐτὸς ὑπο-
μιμνήσκων ὅτι καὶ πρὸ τοῦ πέρατος ἤδη φαίνεται τὸ βίαιον
τῆς προσβολῆς, ἐπεὶ δ᾽ ἁπλῶς ἔφασαν ἀντιβατικὴν εἶναι πλη-
γὴν τὴν σφοδρότητα, τὸ δεικνύειν ὅτι καὶ πρὸ τοῦ πέρα-
τος τῆς διαστολῆς ἤδη φαίνεται τοιαύτη, μάταιον.

Κεφ. β΄. Ἀλλ᾽ ἔστω τοῦθ᾽ ὅπερ ὁ Ἀρχιγένης βούλε-
ται, τόνος μέν τις ἡ σφοδρότης, τὸ δ᾽ ἰσχυρὸν τῆς πληγῆς,
οὐκ εἶναι σφοδρότης. ἐρωτήσωμεν αὐτὸν, τίς αἰτία σφο-
δρότητος σφυγμῶν; οὐ γὰρ δή που ταυτόν ἐστι σφοδρότης
τε καὶ σφοδρότητος αἰτία. τὸ μὲν γὰρ φαίνεται καὶ πᾶς
ἰατρὸς ζητεῖ ἐπὶ νοσοῦντος· ὅ γε μὴν παντάπασιν ἀγύμνα-
στος εὐθὺς γνωρίζει τὸν σφυγμὸν ἢ σφοδρὸν ἢ ἀμυδρὸν εἶναι,
οὐ μὴν ᾗ γε (33) αἰτία φαίνεται. καὶ διὰ τοῦτο οὐδὲν ὑπὲρ
αὐτῆς ὡμολόγηται. Ἡρόφιλος μὲν γάρ φησι ῥώμην τῆς κατὰ
τῆς ἀρτηρίας ζωτικῆς δυνάμεως αἰτίαν εἶναι σφοδροῦ σφυγμοῦ·

ictus fiat manifefta, nequaquam ictum arteriae effe vehe-
mentiam? Nam hoc fi illi ante Archigenem dixiffent, ve-
hementiam effe renitentem ictum, qui in fine diftentionis
fit, recte contradiceret, ac ipfe fubjiceret jam ante finem
etiam apparere occurfus violentiam; fed quandoquidem di-
xerunt abfolute, renitentem ictum effe vehementiam, ftul-
tum fit jam ante etiam finem diftentionis animadverti talem,
demonftrare.

Cap. II. Verum deńus hoc quod contendit Archi-
genes, contentionem et robur quoddam effe vehementiam,
fed vim ictus non effe vehementiam; rogemus eum quae fit
caufa vehementiae pulfuum, neque enim idem vehementia
eft et vehementiae caufa. Nam illa quidem aperta eft et
omnis medicus in aegroto quaerit; ac vero, quantumlibet
imperitus, ftatim pulfum cognofcit vel vehementem vel
languidum effe; caufa tamen non ftatim perfpicituı. Unde
fit ut de ea nihil conveniat. Siquidem Herophilus vitalis
facultatis robur arteriarum affirmat caufam vehementis pul-

Ἀθήναιος δὲ τοῦ ζωτικοῦ τόνου τὴν ἰσχύν· Ἀσκληπιάδης
δὲ ἀμφοῖν καταγελάσεται, καὶ τόνους καὶ δυνάμεις καὶ πάν-
τα τὰ τοιαῦτα καινὰ φάσκων ὑπάρχειν ὀνόματα, τὴν δ᾽
αἰτίαν τῆς σφοδρότητος εἰς πλῆθος καὶ λεπτότητα πνεύμα-
τος ἀνοίσει, καθάπερ, οἶμαι, καὶ Ἐρασίστρατος. οὐδὲ γὰρ
οὗτος τοῖς χιτῶσιν αὐτοῖς τῶν ἀρτηριῶν μεταδίδωσι τῆς τονι-
κῆς δυνάμεως, ἀλλὰ [65] τῆς καρδίας ἰσχυρῶς ἐκθλιβούσης
τὸ πνεῦμα, τῇ τούτου διὰ τῶν ἀρτηριῶν φορᾷ τὸ ἀντιβα-
τικὸν ἐν τῇ πληγῇ φησι γεννᾶσθαι. καὶ τί δεῖ τούτων μνη-
μονεύειν; ὁ γάρ τοι Μάγνος, καὶ αὐτὸς ἀπὸ τῆς πνευματικῆς
αἱρέσεως εἶναι προσποιούμενος, ἑτέρως τὸ ἰσχυρὸν τῆς πλη-
γῆς γίνεσθαί φησιν ἢ ὡς Ἀρχιγένης. ἀλλὰ περὶ μὲν τῆς
τοιαύτης διαφωνίας οὐ νῦν ὁ καιρός. ὑπομεμνήσθω δ᾽ οὖν
εἰς τὰ παρόντα τό γε τοσοῦτον, ὡς τὸ μὲν ἰσχυρὸν τῆς
πληγῆς ἐν τῷ τὴν ἁφὴν ὠθεῖν καὶ ἀντιβαίνειν καὶ ἀνατρέ-
πειν κείμενον ἅπασιν ὡμολόγηται, τὸ δ᾽ ὑπὸ τίνος αἰτίας
γίγνεται διαφωνεῖται. γελοῖον δ᾽ ἐστὶν ἐν τῇ διαφωνίᾳ τοῦ
τί ποτ᾽ ἐστὶν ὅδε τις ὁ σφυγμὸς μὴ τοῦτο διδάσκειν, ἀλλ᾽ ὑπὸ
τίνος γίγνεται γράφειν. τὸ μὲν γὰρ τί ποτ᾽ ἐστὶ φαίνεσθαι

fus eſſe; Athenaeus vitalis contentionis vim; Asclepiades
utrumque deridet, et contentiones et virtutes, eaque dicit
omnia eſſe inania nomina; at cauſam vehementiae ad co-
piam reſert et ſubtilitatem ſpiritus, quemadmodum etiam, ut
opinor, Eraſiſtratus.   Nam nec hic quicquam tunicis ipſis
arteriarum contentae virtutis aſſignat: ſed quum ſpiritum
valenter cor exprimat, hujus per arterias tranſitu reniſum
ait in ictu gigni.   Sed quo haec afferimus? quum Magnus,
qui ſe quoque eſſe Pneumaticae ſectae fingit, aliter dicat ac
Archigenes, ictus fieri vim; verum ea diſſenſio non eſt hu-
jus loci.   Tantum referamus tamen ad rem praeſentem,
quod robur ictus in tactus impulſu, repulſu, ſubverſioneque
poſitum eſſe, omnibus eſt in profeſſo; at a qua cauſa fiat,
controverſum eſt.   Ridiculum vero eſt, ubi diſceptatur,
quidnam ſit quiſpiam pulſus, non hoc docere, ſed a quo
fiat tradere; nam quid ſit, clarum oportet eſſe; a quo gigna-

ΣΦΥΓΜΩΝ ΛΟΓΟΣ Γ. 647

Ed. Chart. VIII. [65.]   Ed. Baf. III. (33.)

δεῖ, τὸ δ᾽ ὑπὸ τίνος γίγνεται λόγῳ φωρᾶσθαι. δῆλον οὖν
ὡς οὐδ᾽ ὅπῃ διήνεγκεν ὁ σφοδρὸς σφυγμὸς τῆς αἰτίας ὑφ᾽
ἧς γίγνεται, διηρθρωμένως ἐγίγνωσκεν ὁ Ἀρχιγένης. καὶ διὰ
τοῦτο ἐν τῷ τόνῳ τῆς κινήσεως τῶν ἀρτηριῶν τὴν σφοδρό-
τητα τίθεται, δέον τοῦτο μὲν αἴτιον εἰπεῖν σφοδρότητος,
αὐτὴν δὲ κατὰ τὸ ποιὸν τῆς πληγῆς φάναι συνίστασθαι
βιαιόν τινα οὖσαν καὶ ἀντιβατικὴν προσβολήν. ὅτι δὲ συγκέ-
χυται περὶ τὰ πράγματα καὶ διηρθρωμένως οὐδὲν λέγει, δῆ-
λον ἐξ ὧν ἐπιφέρει, προελόμενος ὁρίζεσθαι τοὺς σφυγμούς.
τί γάρ φησι; σφοδρὸς μὲν οὖν σφυγμὸς ὁ μείζονα τόνον
ἔχων τῆς κινήσεως καὶ ῥοιζώδης ὤν· ἀμυδρὸς δὲ ὁ ἐκλε-
λυμένον τὸν τόνον ἔχων καὶ ἀσύστροφον τὴν πληγήν. οὐ
γὰρ ἁπλῶς εἶπε, σφοδρὸς μὲν οὖν ἐστι σφυγμὸς ὁ μείζονα
τὸν τόνον ἔχων τῆς κινήσεως, ἀλλὰ προσέθηκε, καὶ ῥοιζώδης
ὤν· ὃ τί ποτ᾽ αὐτῷ βούλεται, μὰ τοὺς θεούς, οὐκ ἀκρι-
βῶς συνίημι. ποιητικὸν γὰρ τοὔνομά ἐστιν ὁ ῥοῖζος, οὐ
πολιτικόν, οὔτε συνεχῶς λεγόμενον οὐδέν, οὐδὲ τί ποτε
σημαίνει, προδηλοῦν. ἀλλ᾽ εἰ μέν τι χρὴ τοῖς γραμματικοῖς

tur, ratione inveſtigare. Planum eſt ergo, nec quid inter
pulſum vehementem interſit, et cauſam quae ipſum conſti-
tuit, probe Archigenem tenere. Quapropter in contentio-
ne motus arteriarum vehementiam ſtatuit, quum hanc cau-
ſam debuiſſet vehementiae dicere eſſe, et illam in ictus qua-
litate poſitam eſſe, ac violentum quendam eſſe et reniten-
tem occurſum. Nam quod confundat res, nec quicquam
diſtincte doceat, ex illis quae inſert, cernas, quum pulſus
inſtituiſſet definire. Nam quid ait? *Vehemens ergo pul-*
ſus eſt, qui majorem contentionem habet motus et
ſtridulus eſt; languidus, qui remiſſam habet contentio-
nem, et ictum non incitatum. Neque enim dixit ſim-
pliciter, *vehemens ergo pulſus eſt qui majorem con-*
tentionem habet motus, ſed addidit, *et ſtridulus eſt;*
quod medius fidius non intelligo quid ſiguificet: nam
poëticum eſt nomen ſtridor, non civile; neque etiam vul-
gare eſt, nec quid denotat, oſtendit. Verum grammaticis

648 ΓΑΛΗΝΟΥ ΠΕΡΙ ΔΙΑΦΟΡΑΣ

Ed. Chart. VIII. [65.] Ed. Baf. III. (33.)

πιστεύειν ἐξηγουμένοις τὸ παρὰ τῷ ποιητῇ λεγόμενον ἐπὶ
τοῦ Κύκλωπος,

Πολλῷ δὲ ῥοίζῳ πρὸς ὄρος τρέπε πίονα μῆλα,

τάχος κινήσεως ὁ ῥοῖζος δηλοῖ. οὐ μὴν ἐβούλετό γε τοῦτο
Ἀρχιγένης αὐτὸς, ὁπότ᾽ ἀντέλεγε τῷ Μάγνῳ, πλὴν εἰ παρα-
πλήσιόν τι τοῖς ῥήτορσι ποιεῖ, κατηγορεῖ πολλάκις ὧν οὐκ
ἔγνωκεν. ἀλλ᾽ οὐκ ᾤμην ἔγωγε. τί ποτ᾽ οὖν ἐστιν ὃ βού-
λεται δηλοῦν ὁ ῥοῖζος, εἰ μὴ τὸ τάχος; ἀλλ᾽ ἆρά γε τὸ ἰσχυ-
ρὸν τῆς πληγῆς; ἀλλ᾽ οὕτως πάλιν ἅμα δυοῖν ἔσται τὸν
ὁρισμὸν πεποιημένος, αἰτίου τε τοῦ ποιοῦντος καὶ γιγνο-
μένου πρὸς αὐτοῦ, καὶ μείζων ἡ ἀπορία. πότερον ἑκάτερον
αὐτῶν βούλεται τὸν σφοδρὸν εἶναι σφυγμὸν, τό τε τοῦ τόνου
μέγεθος καὶ τὸ βίαιον τῆς πληγῆς, ἢ τὸ συναμφότερον, ἄν
τε γὰρ ἑκάτερον ἄν τε συναμφότερον, οὐ καλῶς, ὅτι μὴ
δυνατὸν, ὡς ἐλέχθη, τὴν αἰτίαν τῷ γιγνομένῳ πρὸς αὐτῆς
ταὐτὸν εἶναι. καὶ γὰρ δὴ τὸ φάναι, μείζονα τόνον ἔχειν τῆς
κινήσεως τὸν σφοδρὸν σφυγμὸν, ἀσαφές. οὐδὲ γὰρ οὐδ᾽ ἐν-
ταῦθα συνίημι τί λέγει, πότερον ὑπὸ μείζονος τόνου γίγνεσθαι

ſi habenda fides eſt, enarrantibus, quod eſt apud poetam
de Cyclope:

Ad montem cogit pingues ſtridore bidentes.

celeritatem motus ſtridor ſignificat. At non hoc ſane Ar-
chigenes ipſe voluit, quando in Magnum diſputat; niſi ora-
torem agit, frequenter reprehendit quae non intelligit. Sed
mihi quidem non fit veriſimile. Quid tandem igitur eſt,
quod ſignificare vult ſtridor, niſi celeritatem; num vim ictus?
Atqui ita duorum rurſus fecerit definitionem, cauſae effi-
cientis et effectus; ac major erit haeſitatio, utrumquene ho-
rum eſſe velit vehementem pulſum, tum contentionis magni-
tudinem tum vim ictus, an ſimul ambo. Nam ſive utrun-
que, ſive ſimul ambo, non recte; quod nequeat, ut oſten-
ſum eſt, cauſa eadem eſſe cum ſuo effectu. Sed enim quod
dicit majorem contentionem motus habere vehementem pul-
ſum, obscurum eſt. Nam quid vel hic dicat equidem non
aſſequor: utrum a majore contentione et robore vehemen-

τὸν σφοδρὸν σφυγμὸν, ἢ τὸν μείζονα τόνον σφοδρὸν εἶναι
σφυγμόν. κατὰ μὲν γὰρ τὸ πρότερον τῶν σημαινομένων, οὐ
τί ποτ᾽ ἐστὶν ὁ σφοδρὸς σφυγμὸς, ἀλλ᾽ ὑπὸ τίνος γίνεται, δε-
δηλωμένον ἂν εἴη· κατὰ δὲ τὸ δεύτερον, ἀδήλου τε καὶ ἀμ-
φισβητουμένου κατὰ τὰς αἱρέσεις ἡ διδασκαλία. χρὴ δ᾽ εἴπέρ
τι καὶ ἄλλο, καὶ τὸν σφοδρὸν σφυγμὸν ἕν τι τῶν αἰσθητῶν
εἶναι πραγμάτων. ἀλλ᾽ ὁ τόνος οὐκ αἰσθητὸς, ἢ πάντως ἂν
ἅπασιν ὡμολόγητο. τινὲς μὲν γὰρ οὐδὲ συνιέναι φασὶν
ὅλως, τί ποτε σημαίνεται πρὸς τοῦ τόνος ὀνόματος, καί τοι
συνιέντές τε καὶ αἰσθανόμενοι σφοδροῦ σφυγμοῦ. τινὲς μὲν
ὁμολογοῦσι τὸ λεγόμενον, ὑπάρχειν δ᾽ οὐ συγχωροῦσιν.
οὕτως οὐ ταὐτόν ἐστι τόνος κινήσεως καὶ σφοδρὸς σφυγμὸς,
εἴγε τὸ μὲν αὐτῶν αἰσθήσει φαίνεται, τὸ δὲ οὐ μόνον ἄδηλον
ταῖς αἰσθήσεσιν, ἀλλὰ καὶ διαμφισβητούμενον καὶ ἀσαφὲς
ὅλως ἐστίν.

Κεφ. γ'. [66] Ἆρ᾽ οὖν ἡ μὲν τοῦ ϛφοδροῦ σφυγμοῦ δι-
δασκαλία καὶ ἀσαφὴς καὶ ψευδὴς κατὰ πάντα τὰ σημαινόμενα,
σαφεστέρα δὲ καὶ ἀληθεστέρα ἡ τοῦ ἐναντίου αὐτοῦ τοῦ ἀμυ-
δροῦ; τάχα γὰρ ἐκ τῆς ἀντιθέσεως συνιέναι τινὸς τῶν ἐν

tem pulfum fieri, an majorem contentionem effe vehemen-
tem pulfum. Nam priore fignificatione, non quid fit vehe-
mens pulfus, caeterum a quo fiat, explicatum fit; altera
rem obscuram et controverfam inter fectas docet. Vehe-
mentem vero pulfum oportet, fi quid aliud, effe de rebus
fenfibilibus. Atqui contentio non eft fenfibilis, aut omnino
apud omnes effet pro confeffo; quando funt, qui fe a nomi-
ne contentionis quid fignificetur, quum intelligant pulfum
vehementem fentiantque, plane affirment non affequi: qui-
dam fe intelligentia affequi id quod dicitur, fatentur, fed
negant effe. Adeo non idem eft contentio motus et ve-
hemens pulfus; fiquidem hic fenfu percipitur, illa non mo-
do fenfus latet, fed ambigua eft et prorfus obscura.

　　Cap. III. Quid ergo? quod de vehementi pulfu do-
cuit, et obscurum eft et omnibus fignificationibus falfum;
de ejus contrario quod fcribit languido, apertiusne eft atque
verius? forte enim ex oppofitione aliquid intelligere pote-

τῷ προτέρῳ λόγῳ δυνησόμεθα. τί δή φησιν; ἀμυδρὸς δὲ
ὁ ἐκλελυμένος τόνον ἔχων καὶ ἀσύστροφον τὴν πληγήν. ἐν-
ταῦθα δὴ φανερῶς τῷ μὲν μεγάλῳ τόνῳ τὸν ἐκλελυμένον
ἀντέθηκε, δέον οὐ τοῦτον, ἀλλὰ τὸν μικρὸν ἀντιθεῖναι.
ἢ κακῶς ἐν τῷ σφοδρῷ τὸν μέγαν εἶπε, τῷ δὲ ῥοιζώδει
ἀσύστροφον τῆς πληγῆς. εἰ μὲν οὖν ἐνόουν τί ποτ᾽ ἐστὶν τὸ
ἀσύστροφον, ἴσως ἂν συνῆκα τοῦ ῥοιζώδους. νυνὶ δ᾽ αὐτὸ
τοῦτο πάλιν ἀσαφέστερόν ἐστι πολλῷ τοῦ ῥοιζώδους. ὥστ᾽
οὐδέτερον αὐτῶν ἐξηγητικὸν γίνεται θατέρου. πότερον γὰρ
τὸ βραδὺ νομίσομεν λέγειν αὐτὸν ἀσύστροφον, ἢ τὸ ἄῤῥωστον,
ἢ τὸ μαλακὸν, ἢ τὸ εὐανάτρεπτον, ἢ τὸ διαλελυμένον, οὐκ
ἔχω συμβαλεῖν. ἓν δὲ μόνον ἐν τούτῳ τῷ τρόπῳ πλέον μοι
νομίζω γεγονέναι, τὸ καὶ τὴν ποιότητα τῆς πληγῆς αὐτὸν
εἰς τὴν ἔννοιαν τῆς σφοδρότητος παραλαμβάνειν, καί τοι κατ᾽
ἀρχὰς, ὁπότ᾽ ἀντέλεγε τῷ Μάγνῳ, μόνον τόνον εἰπόντι τῆς
τῶν ἀρτηριῶν κινήσεως. ἀλλὰ νῦν καὶ ἀσύστροφον ἔφη τὴν
πληγήν· καὶ μὴν ἀντεῖπεν ὀλίγῳ πρόσθεν τοῖς ἐν τῇ τῆς ἁφῆς
πληγῇ κεῖσθαι νομίζουσιν αὐτόν. ἐμοὶ μὲν δὴ καὶ ταῦτα

rimus eorum, quae in fuperiori oratione dixit. Cedo ergo
ejus verba. *Languidus eft qui remiffam habet contentio-
nem, nec incitatum ictum.* Hic manifefte quidem magnae
contentioni remiffam oppofuit, par erat vero non hanc, fed
parvam opponere, aut male in vehemente magnam dixit;
praeterea ftridulo non incitatum ictum. Jam fi quidnam
non incitatum fit, caperem, fortaffis ftridulum intelligam;
nunc ftridulo hoc ipfum multo obscurius eft. Itaque neu-
trum interpretatur alterum; an enim pro tardo accipien-
dum fit non incitatum, an pro imbecillo, an molli, an fa-
cile fubverfo, an diffoluto, quid conjiciam, non habeo.
Unum quidem certe mihi quiddam profectum, hoc modo
arbitror, qualitatem etiam illum ictus ad notionem vehe-
mentiae affumere, tametfi a primo, quum refelleret Magnum,
folam contentionem dixit arteriarum motus, hic autem etiam
non incitatum dixit ictum, atqui cum illis paulo ante pu-
gnabat qui in tactus ictu eum ponunt. Equidem haec om-

ΣΦΥΓΜΩΝ ΛΟΓΟΣ Γ. 651

Ed. Chart. VIII. [66.]　　　　　　　Ed. Baf. III. (33.)

πάντη τεταραγμένου καὶ μηδὲν ἀκριβὲς ἔχοντος εἰπεῖν εἶναι
δοκεῖ. σοὶ δ᾽ εἴπερ μὴ ταῦτα, τὰ δ᾽ οὖν ἐφεξῆς αὐτῶν οἶδ᾽
ὅτι λῆρος εἶναι δόξει μακρὸς, ἄν γε μὴ σοφιστής τις ᾖς καὶ
αὐτὸς, ἀλλὰ τῶν τῆς ἰατρικῆς ἔργων ἐραστής. ἡ μὲν οὖν
ῥῆσις αὕτη τοῦ Ἀρχιγένους τόνδε τὸν τρόπον ἔχει· ἔστι δὲ
κατὰ τὴν σφοδρότητα τοιαύταις καὶ ἄλλαις ἐντυγχάνειν δια-
φοραῖς, ἐν αἷς ἐκλελυμένη ἐμπίπτει ἡ πληγὴ καὶ ἀβαρὴς, ὃν
ἀμαυρὸν σφυγμὸν ἤδη τινὲς ἐκάλεσαν. ἄλλη δὲ βαρεῖα μὲν
ἔκλυτος ταύτην ἀμυδροῦ σφυγμοῦ διαφορὰν θείη τις ἄν, ἡ δ᾽
οὐκ ἔκλυτος μὲν, ἀλλ᾽ οἷον παραπεποδισμένη καὶ εἴσω ῥέπον
τὸ βάρος ἔχουσα, πεπιεσμένη καὶ δεδυκυῖα. διαφορὰ κατὰ
σφοδρότητα εἴη ἂν σφυγμοῦ καὶ κατὰ τὸν σφοδρόν. ἡ μέν τις
πληγὴ εἴη ἂν ἐξεριστικὴ, ὑγρότερον ἐξωθοῦσα τὴν ἀφὴν, οἷα
ἀπὸ τροφῆς μάλιστα νεαρᾶς ἐγγίνεται. ἡ δὲ δύσθραυστός
ἐστι μᾶλλον, οἷον διηγκωνισμένου τοῦ κινοῦντος. ἡ δ᾽ ἐν
πείσεσί τισι καὶ ἐπὶ τοῖς ἐν σαρκὶ πλεονασμοῖς (34) φαίνεται.
ταῦτ᾽, ὦ πρὸς θεῶν, πότερον θαυμαστά τις, ἢ ληρήματα
φήσει; τὸν γοῦν βίον βραχὺν ὡς πρὸς τὸ τῆς τέχνης ὄντα

nia attoniti effe nihilqne certi quod diceret habentis duco.
Tu, fi quidem fentis aliter, at proxima, non dubito, fi non
ipfe fane fophifta es etiam, fed mediocrum operum ftudio-
fus, quin meras nugas dicas. Porro caput hoc Archigenis
hujuscemodi eft: *In vehementia autem ejuscemodi inve-*
nias praeterea alias differentias, in quibus remiffus occur-
rit ictus et levis, quem obscurum pulfum nunc nonnulli
vocitarunt. Alius gravius ille quidem, caeterum remif-
fus; hunc in differentias languidi pulfus referas. Qui-
dam non remiffus quidem, fed quafi impeditus, et intro
vergente praeditus gravitate, repreffus et demerfus; dif-
ferentia erit vehementiae pulfus. Atque in vehementi qui-
dam fuerit ictus connitens, humidius impellens tactum, qui
maxime a cibo recente efficitur. Alius eft qui aegrius
frangitur, veluti motore cubitis propellente. Et qui in
affectibus quibusdam et in carnis fuperfluitatibus apparet.
Haec per Deos utrum miracula dices, an deliramenta? Vi-
tam quidem pro artis prolixitate brevem, hic fcilicet non

μέγεθος οὐ βραχὺν οὗτός γε, ἀλλὰ τὸ μηδὲν ποιεῖ, τοσοῦ-
τον ὄχλον ἐπεισάγων αὐτῇ ψευδοῦς θεωρίας. πόθεν γοῦν οὗ-
τοι πάλιν ἥκουσιν ἡμῖν οἱ σφυγμοὶ, βαρὺς καὶ ἀβαρής; τί
δ᾽ οὐ καὶ ταύτην ἐν ἀρχῇ τὴν διαφορὰν ἐδήλωσεν, ἡνίκ᾽ ὀκτὼ
ποιότητας ἔλεγεν ὑπάρχειν τοῖς σφυγμοῖς; ὡς γὰρ μέγεθος
καὶ τάχος καὶ σφοδρότητα καὶ τἄλλα, τί τὸ κωλῦον ἦν καὶ
βαρύτητα προσγράψαι; πόθεν αὕτη πάλιν ῾ καινὴ τραγῳ-
δία, βαρὺς σφυγμός ἐστί τις; πόσων μνῶν, ὦ Ἀρχίγενες,
ἑρμήνευσον ἡμῖν, εἴ γε μὴ μόνον ὀνόματα γεγραφὼς ἔσῃ,
πρᾶγμα δ᾽ οὐδὲν εἰρηκώς. ἔστι τις σφοδρὸς σφυγμὸς, ὡς
οἱ μὴ τραγῳδοῦντες ἔγραψαν, ἀντιβατικὸς κατὰ τὴν πληγὴν,
διάγνωσις δ᾽ αὐτοῦ, θλιβόντων τὴν ἀρτηρίαν, οὐκ ἐπιπολῆς
ψαυόντων. αἰτία δ᾽ ἄλλη μὲν κατ᾽ ἄλλον, ἄλλη δὲ κατὰ
τοὺς πνευματικοὺς ὑμᾶς, ἡ ῥώμη τοῦ τόνου. λέξον μοι καὶ
περὶ τοῦ βαρέος ὡσαύτως, τήν τε φύσιν αὐτοῦ καὶ τὴν διά-
γνωσιν καὶ τὴν αἰτίαν. ἢ γελοιότατος ἂν εἴης [67] τίς μέν
ἐστι σφοδρὸς σφυγμὸς καὶ ταχὺς καὶ μέγας, ἐξηγούμενός τε
καὶ ὁριζόμενος, οὓς καὶ χωρὶς ὁρισμῶν ἐνοήσαμεν ἂν, εἴ γε

brevem facit, fed nihili facit, qui tanto oneret eam acervo
falfae meditationis. Unde nobis ergo rurfum hi adfunt pul-
fus gravis et levis? Quin hanc initio prodidit differentiam,
quum diceret octo pulfuum qualitates effe? Nam ut ma-
gnitudinem, celeritatem, vehementiam et reliqua, quo mi-
nus grevitatem quoque adjungeret, quid caufae erat? Un-
de haec denuo nova tragoedia? Gravis pulfus quis eft?
quot ponderum? o Archigenes, explica nobis, quod ni fa-
cias, nomina tantum fcripferis, rem dixeris nullam. Eft
quidam vehemens pulfus, ut illi tradiderunt, qui monftra
non prodiderunt, in ictu renitens. Cognoscas, fi premas
arteriam, non leniter tangas. Caufam alius aliam facit,
aliam etiam vos Pneumatici vim contentionis. De gravitate
mihi itidem expedi, naturam, rationem, dignoscendi ejus
caufam. Nam ridiculofiffimus fis, quum, qui vehemens pul-
fus fit, qui celer, qui magnus exponas et definias, quos
etiam citra definitiones intelligemus, nifi femel fimus Graecae

Ed. Chart. VIII. [67.]   Ed. Baf. III. (34.)
μὴ παντάπασιν ἀήθεις ᾖμεν Ἑλληνικῆς λέξεως, τίς δ' ἐστὶν
ὁ σφυγμὸς ὁ βαρὺς οὗτος, ὃν ἐπεισάγεις ἡμῖν καινὸν, οὐκ
ἐξηγούμενος, ἀλλ' ὑπολαμβάνων, εἰ τοὔνομα μόνον γράψειας,
εἰρηκέναι τι πλέον. τοῦτο δὲ οὐ λέγειν, ἀλλὰ λαλεῖν ἐστί.
εἰ μὲν οὖν βούλει κατὰ τὸν Κωμικὸν,

Λαλεῖν ἄριστος, ἀδυνατώτατος λέγειν,

ἕτερος ἂν εἴη λόγος· εἰ δ' οὐ λαλεῖν, ἀλλὰ λέγειν, τί καὶ
διδάσκειν ἐθέλεις, δήλωσον ἡμῖν, τίνι τῶν αἰσθήσεων, καὶ
πῶς διαγνωσόμεθα τόν βαρὺν τοῦτον σφυγμόν; ἐγὼ μὲν γὰρ
οὐδὲ λίθου βάρος, οὐδὲ ξύλου δύναμαι διαγνῶναι, μὴ ταῖς
χερσὶν ἀράμενος, ἢ ἀναθέμενος τοῖς ὤμοις, ἢ ἐξαρτησάμενος
τοῦ τραχήλου. πότερον οὖν καὶ τὴν ἀρτηρίαν τοῦ νοσοῦν-
τος ἐν ταῖς χερσὶ βαστάζοντας ἡμᾶς, ἢ ἀναθεμένους, δεήσει
διαγιγνώσκειν οὕτως τὸ βάρος τῶν σφυγμῶν, ἢ τί κελεύεις
ὦ Ἀρχίγενες; πρὸς δὲ ταῦτα τῶν ἀπ' αὐτοῦ τις, γέρων
σεμνὸς, ἐννενηκοντούτης, ὦ τὰν, ὦ τέκνον ἔφη, ἐκλελυμένος
καὶ νωχελὴς καὶ βραδὺς καὶ μέλλων σφυγμὸς ἂν εἴη. πάλιν
οὖν ἡμεῖς ἐφαμεν, ὦ πάτερ, ἐκλελυμένον τίνα λέγεις; ἆρά γε

linguae rudes; gravis vero hic pulſus qui ſit, quem novum
inducis nobis, non exponas, ſed ſi nomen ſcripſeris tantum,
arbitreris aliquid conſecuturum te. Enimvero non eſt hoc
dicere, ſed blaterare. Si igitur vis, ut dixit Comicus,
eſſe,

   Garrire doctus, verum ineptus dicere,

alia erit ratio; quod ſi non garrire velis, ſed dicere aliquid
ac docere, quonam ſenſu, quaque ratione in notitiam ve-
niemus gravis hujus pulſus, demonſtres fac nobis. Equi-
dem certe ne lapidis quidem valeo gravitatem vel ligni co-
gnoscere, niſi manibus ſuſtollam, vel humeris imponam,
vel appendam collo. Num igitur etiam manibus noſtris ar-
teria eſt aegroti libranda, aut attollenda, ut cognoscamus ita
demum pulſuum gravitatem? aut quid imperas, Archige-
nes? His quidam ab illius ſchola ſenex nonagenarius, Heus
tu fili, reſpondit, remiſſus et ſegnis et tardus et cunctans
pulſus erit. Rurſus hic requiſivimus. Quemnam tu re-

τὸν βραδὺν, ἢ τὸν ἀραιόν; οὐ γὰρ συνίεμεν. ὀλίγον οὖν
διασιωπήσας, τὸν βραδὺν ἀπεκρίνατο. καὶ μὴν περί γε τοῦ
νωχελοῦς, ἔφην, οὐκ ἂν ἐροίμην σε. δῆλον γὰρ ὅτι καὶ
τοῦτον βραδὺν εἶναι φήσειας. ἀλλὰ καὶ ὁ μέλλων, ἔφην,
οἶμαι, βραδύς ἐστι. ἐκ τούτων συνεὶς ὁ γέρων, ὡς ἐξ
ἁπάντων τῶν τεττάρων ὀνομάτων ἐν ἐδείκνυτο δηλούμενον
πρᾶγμα, βραδύτης σφυγμοῦ, ταράττεσθαί τε καὶ φιλονεικεῖν
ὑπήρξατο. καὶ πρῶτον μὲν τὸν μέλλοντα πρὸς αὐτοῦ κλη-
θέντα σφυγμὸν οὐ κατὰ τὸ βραδὺ τῆς κινήσεως, ἀλλὰ κατὰ
τὸ τῆς ἡσυχίας ἔφασκε μῆκος κεῖσθαι. τοῦτο γὰρ εἶναι τὸ
μέλλειν, ὀκνεῖν ἄρξασθαι· μετὰ δὲ ταῦτα καὶ τὸν ἐκλελυμέ-
νον καὶ τὸν νωχελῆ τὸν οἷον ἄῤῥωστον ἔλεγεν. ἐκλελύσθαι
γὰρ καὶ ἀδυνατεῖν καὶ ἀσθενεῖν ταὐτὸν δηλοῦν. ἐγὼ τοί-
νυν πρὸς αὐτὸν ὑπολαβὼν, οὐδὲν, ἔφην, πρᾶγμα. καὶ γὰρ
εἰ δεύτερον καὶ τρίτον ἀναθέσθαι περὶ τῶν αὐτῶν ἐθέλεις,
συγχωρήσομέν σοι. ζητοῦμεν γὰρ ἐξευρεῖν τἀληθὲς, οὐκ ἀμ-
φισβητοῦμεν φιλονεικοῦντες. ἔστωσαν δὴ, ἔφην, ὁ μὲν μέλ-
λων κατὰ τὸ τῆς ἡσυχίας μῆκος νενοημένος ὁ δὲ ἐκλελυμένος
καὶ νωχελὴς κατὰ τὴν ἀῤῥωστίαν. ἀναμνήσθητι τοίνυν, ὡς

miffum, pater, appellas? tardumne an rarum? nam non affe-
quimur.   Qui poftquam aliquantisper conticuiffet, tardum
refpondit.   Sane quidem de fegni, inquam, te non rogarim,
quem plane etiam dices tardum effe.   Imo etiam cunctans,
inquit, tardus mea fententia eft.   Hinc fenex, quum ex
omnibus his quatuor nominibus rem declarari unam ani-
madvertiffet, tarditatem pulfus, ftomachari coepit rixari-
que.   Atque primum, quem cunctantem appellaffet pulfum,
non in tarditate motus dixit, fed in quietis longitudine effe
pofitum, nam cunctari effe incipere tardare, deinde remif-
fum et fegnem veluti imbecillum effe, nam remitti, fatif-
cere et imbecillum effe atque debilem idem denotare.
Tum illi fubjeci: nil laboro.   Etenim fi iterum ac tertio
eandem rem narrare velis, dabimus tibi; veritatem nos in-
dagamus, non litigamus contentiofe.   Age cunctantem,
inquam, de quietis longitudine accipiamus, et remiffum fe-
gnemque de imbecillitate.   Proinde gravem pulfum memi

βαρὺν ἔφησθα σφυγμὸν εἶναι τὸν ἐκλελυμένον καὶ νωχελῆ καὶ
βραδὺν καὶ μέλλοντα. σαφέστερον δέ μου περὶ τῶν σημαι-
νομένων ἀξιώσαντος μαθεῖν, ἐν ἀρχῇ μὲν οὐδὲν πλέον ἅπαν-
τος τοῦ βραδέος ἐφαίνετο δηλοῦν, νυνὶ δὲ τὸν μὲν ἐκλελυ-
μένον καὶ νωχελῆ τὸν οἷον ἄῤῥωστον ἔφαμεν εἶναι, τὸν
μέλλοντα δὲ κατὰ τὸ μῆκος τῆς ἡσυχίας νενοῆσθαι, τὸν βρα-
δὺν δὲ βραδὺν καὶ νῦν ἔτι μένειν. αὖθις οὖν ἀπόκριναί μοι,
τὸν ἀραιὸν, εἰ μὴ τὸν ἀμυδρὸν λέγεις; ἀλλὰ λέγω, φησί.
τί δὲ τὸ τὸν ἡσυχάζοντα μέχρι πολλοῦ; ἆῤ οὐ καὶ τοῦτον
ἀραιὸν ἐρεῖς; ὡμολόγει. περαίνοιτ᾽ ἂν οὖν, ἔφην, ἐκ τῶν
ὡμολογημένων ὁ βαρὺς σφυγμὸς ἀμυδρός τις ἅμα καὶ
βραδὺς εἶναι καὶ ἀραιός. ἐσιώπησεν ἐπὶ τούτοις ὁ πρεσβύ-
της μάλα σεμνῶς. ἀλλ᾽ εἰ καὶ τοῦτ᾽, ἔφην, οὐκ ἂν εἴη ποιό-
της ἑτέρα τις παρ᾽ ἃς ἅπαντες λέγουσιν ἡ τοῦ βαρέος, ἀλλ᾽
ὄνομα κατὰ τριῶν ποιοτήτων συνόδου κείμενον. τὸν γὰρ
ἀμυδρὸν ἅμα καὶ βραδὺν καὶ ἀραιὸν βαρὺν εἶναι φήσομεν.
οὐκ οἶδ᾽, ἔφη, τί λέγεις, καὶ φιλονεικεῖς μάτην, καὶ τοῦτ᾽
εἰπὼν ἀπηλλάττετο, προσβλέψας ἡμῖν ἐπιτιμητικόν τι καὶ

neris te remiſſum confirmaſſe eſſe et ſegnem et tardum et
cunctantem.   Quumque de ſignificationibus explicatius cu-
perem discere, primo plane praeter unum tardum nihil de-
monſtrabat.   Hunc autem remiſſum et ſegnem diximus
quaſi imbecillum eſſe; cunctantem de quietis longitudine ac-
cipi; tardum tardum adhuc manere.   Quare hoc quoque
mihi denuo reſponde, an rarum eſſe languidum dicas.   Ve-
rum, inquit.   Quid autem diu quiescentem? nonne hunc
etiam dices rarum?   Annuit.   Igitur ex confeſſis, inquam,
efficitur, gravem pulſum languidum pulſum ſimul et tar-
dum eſſe rarumque.   Conticuit ad haec ſenex ſane cum ma-
gna gravitate.   Verum ſi hoc, inquam, ſic habet, non
erit qualitas diſtincta ab iis quas omnes in ore habent, ea
quae eſt gravitatis, ſed nomen concurſui trium qualitatum
attributum; quandoquidem ſimul languidum et tardum at-
que rarum eſſe dicimus gravem.   Quid dicas, inquit, non
intelligo, et rixas concitas inanes; ſimulque his dictis dis-
ceſſit, oculisque nos acerbis intuitus eſt ac minacibus.

καταγνωστικόν. ἀλλ᾽ ἡμεῖς μετ᾽ ὀλίγας ἡμέρας ἐπὶ νοσοῦν-
τός τινος αὐτοῦ τε παρόντος ἐκείνου τοῦ [68] γέροντος καὶ
ἄλλων πολλῶν εὐδοκίμων ἰατρῶν, καὶ πάντων ταραττομέ-
νων ἐπὶ τοῖς ὑπάρχουσι τῷ κάμνοντι συμπτώμασι, κοιλίαν
ἐκταραχθήσεσθαι προειπόντες, εἶτ᾽ ἐρωτώμενοι πρὸς αὐτῶν,
ὁπόθεν αὐτὸ προειρήκαμεν, πόκον, εἴπομεν, εἰς γναφεῖον
οὐδεὶς ἀποφέρει, δηλοῦντες αὐτοῖς, ὡς πολλοῦ δέουσι τὰ τη-
λικαῦτα μανθάνειν, μηδὲ τὰ βραχύτατα γινώσκοντες. ὀλί-
γων δ᾽ ὕστερον ἡμερῶν ἐξ ἀριστεροῦ μυκτῆρος αἱμοῤῥαγίαν
προειπόντες, εἶτ᾽ αὖθις παρωτίδας ἐσομένας, εἶτα ἄλλο τι
καὶ ἄλλο, τὸ μὲν προγνόντες, τὸ δὲ θεραπεύσαντες, ὧν ἠδυ-
νάτουν ἐκεῖνοι, δεομένοις αὐτοῖς εἰπεῖν, ἐκ τίνος τὰς τοιαύ-
τας θεωρίας προλέγετε καὶ πράττετε, διὰ παντὸς ἐσιωπῶμεν,
ἐκείνοις μὲν οὐδὲν ἀποκρινόμενοι, πρὸς δὲ ὑμᾶς αὐτοὺς λέ-
γοντες τὸ τοῦ Κωμικοῦ,

> Ὡς οὔτε στρεβλὸν ὀρθοῦται ξύλον,
> Οὔτε γερανδρυὸν μετατεθὲν μοσχεύεται.

At paucis diebus apud aegrotum quendam quum hoc illo ipfo
praefente fene tum aliis multis magni nominis medicis,
quum de fymptomatibus quae tenerent aegrotum, omnes at-
toniti effent, ventris fluxum praediximus.   Mox illi, unde
id praediceremus, requirebant.   Quibus refpondimus: vel-
lus ad fullonem nemo portavit, innuentes iis multum abeffe
ipfos ut hoc intelligerent, qui ne leviffima quidem fcirent.
Paucis poft diebus de finiftra nare praefagivimus fanguinis
profluvium, deinde etiam parotidas; poftea alia atque alia
tum praediximus tum curavimus, quorum illi erant impe-
riti.   Ubi quum illi inftarent ut ex qua re eas commentatio-
nes praenunciatis et obilis, aperirem, perpetuo filui, nec
quicquam illis refponfi dedi, fed nobis ipfis dixi Comici
illud,

> *Ut ligna tortuofa nunquam corrigas,*
> *Virides nec arbor vetus, alio fi transferas,*
> *Produxerit ftolones.*

θᾶττον γὰρ ἄν τις τοὺς ἀπὸ Μωϋσοῦ καὶ Χριστοῦ μεταδι-
δάξειεν ἢ τοὺς ταῖς αἱρέσεσι προστετηκότας ἰατρούς τε καὶ
φιλοσόφους. ὥστ᾽ ἐγὼ τελευτῶν ἔγνων κερδαίνειν μακρὰν
ἀδολεσχίαν περὶ μηδενὸς αὐτοῖς ὅλως διαλεγόμενος· καί μοι
τοῦτο πράττεται καὶ πραχθήσεται. καὶ τάδε τὰ γράμματα
σαφῶς εἰδὼς ἀνωφελῆ πᾶσιν ὀλίγου δεῖν ἐσόμενα, πλὴν
ἑνὸς ἴσως τινὸς, ἢ δυοῖν, οἳ ἂν καὶ φύσει θαυμαστῇ καὶ
διδασκαλίᾳ καὶ μελέτῃ χρήσωνται, καὶ πρὸ τούτων ἁπάντων
ἔξω τῆς περὶ τὰς αἱρέσεις καταστῶσι μανίας, ὅμως γράφω,
ἅμα μὲν παιδιὰν οὐκ ἄμουσον παίζων, ἅμα δὲ εἰς τὸ τῆς
λήθης γῆρας, ὡς ὁ Πλάτων φησὶν, ὑπομνήματα ἑαυτῷ πα-
ρασκευαζόμενος, ἅμα δὲ καί τισι τῶν ἑταίρων δεηθεῖσι χαρι-
ζόμενος. ἀλλὰ περὶ μὲν τῆς ἐπιπολαζούσης ἀμαθίας ἅμα καὶ
φιλονεικίας ἀρκεῖ καὶ ταῦτα.

Κεφ. δ'. Περὶ δὲ ὧν προὐθέμεθα λέγειν ἐπάνιμεν
αὖθις, ἐπιδεικνύντες τοῖς ἔπεσθαι δυναμένοις, ὡς ὁ βαρὺς
σφυγμὸς ὄνομα μόνον ἐστὶ, πρᾶγμα δὲ οὐδὲ ἕν. εἰ γὰρ ὡς ὁ
σοφώτατος τῶν καθ᾽ ἡμᾶς Ἀρχιγενείων ἀναγκαζόμενος αὐτὸν

Potius enim alii Moyſis et Chriſti ſectatores decedant de ſua
disciplina quam qui ſectis ſunt addicti et conſecrati medici
et philoſophi.   Itaque tandem ego cognovi magnas me et
importunas ineptias lucrari, de re nulla cum illis diſputan-
do; egoque in eo ſum et ero; et hos libros quum certo
ſciam, niſi uni forte, aut alteri, qui ſingulari ingenio ſit,
doctrinaque utatur et meditatione et prae his omnibus inſa-
nia liber ſit illa circa ſectas, nemini propemodum fore uſui;
attamen ſcribo, ſimul nec indocte ludens, et praeſidio obli-
vioſae ſenectuti, ut dixit Plato, commentarios mihi ipſe
comparans; ſimul familiarium etiam quorundam precibus
gerens morem.   At de inſigni imperitia atque etiam con-
tentione hactenus eſt ſatis.

        Cap. IV.   Jam ad inſtitutum redeamus ac oſtenda-
mus illis qui id valent aſſequi nomen tantum eſſe grave
pulſum, rem vero nullam.   Nam ſi ut ex Archigeniis noſtra
memoria ſapientiſſimus, quum ad eum exponendum compel-

658 ΓΑΛΗΝΟΥ ΠΕΡΙ ΔΙΑΦΟΡΑΣ

Ed. Chart. VIII. [68.]   Ed. Baf. III. (34. 55.)

ἐξηγεῖσθαι, μετελάμβανεν, ἀμυδρὸς ἔσται καὶ (35) βραδὺς καὶ
ἀραιός. εἰ δὲ τὸν τοιοῦτον σφυγμὸν ἐνδείκνυσθαι φαῖεν ὑπὸ
πλήθους βαρύνεσθαι τὴν φύσιν, καὶ διὰ τοῦτο καλεῖσθαι δεῖν
βαρὺν σφυγμὸν, ὥρα καλεῖν αὐτοὺς οὐ βαρὺν μόνον, ἀλλὰ
καὶ ὠμὸν αὐτὸν καὶ ψυχρὸν, ὃς οὐδὲν ἧττον πλήθους ὠμό-
τητα χυμῶν καὶ κατάψυξιν ἐνδείκνυσθαι δύναιτ' ἄν. οὕτω
δ', οἶμαι, καὶ χολώδη τινὰ καὶ φλεγματώδη σφυγμὸν ὀνομά-
ζειν οὐκ ὀκνήσομεν, ἂν ἅπαξ τῶν ποιούντων αὐτοὺς αἰτίων
τὰς προσηγορίας αὐτοῖς τοῖς σφυγμοῖς ἐπιφέρειν ἐθίσωμεν.
ὅπερ οὖν ἀεὶ λέγεται, τὸ μὴ διωρίσθαι παρ' αὐτοῖς ἰδίᾳ μὲν
τὴν περὶ διαφορᾶς σφυγμῶν πραγματείαν, ἰδίᾳ δὲ τὴν περὶ
διαγνώσεως, ἰδίᾳ δὲ τὴν περὶ τῶν ἐν αὐτοῖς αἰτίων, ἰδίᾳ δὲ
τὴν περὶ προγνώσεως, εἰς τὰς τοιαύτας ἀδολεσχίας ἐμβάλλει.
ὅ γ' οὖν Ἀρχιγένης περὶ πρώτου πάντων γράφων τοῦ κατὰ
τὸ μέγεθος γένους τῶν σφυγμῶν, οὔτε τῶν ποιούντων αὐτοὺς
αἰτίων οὔτε τῆς ἐξ αὐτῶν προγνώσεως ἐμνημόνευσεν, ἀλλὰ
τὰς διαφορὰς τῶν κατὰ τὸ γένος τοῦτο συνισταμένων σφυγ-
μῶν καὶ τοὔνομα ἑκάστης αὐτῶν ἐδίδαξε, βραχέα μέν που
παρεμβάλλων αὐτοῖς τῆς διαγνώσεως, ἀλλ' οὐδὲ αὐτὸ τοῦτο

leretur, fumebat, languidus erit et tardus et rarus; ac fi
hunc pulfum oftendere dicant a repletione naturam onerari;
atque eo effe appellandum gravem pulfum, eadem opera
non gravem modo, fed et crudum vocent et frigidum, ut
qui non fecus, atque repletionem, cruditatum humorum
poffit et frigiditatem arguere. Itidem certe biliofum quoque
et pituitofum pulfum non dubitabimus appellare, fi femel
apud nos fit receptum caufarum illos efficientium ad eos effe
nomina transferenda. Quare quod femper teftor, quia apud
illos non diftinctum eft peculiariter de differentiis pulfuum
opus, feparatim de dignofcendis iis, privatim etiam de prae-
fagitione, eo in has ineptias impelluntur. Ac Archigenes
quidem in primo omnium genere pulfuum, quod in magnitu-
dine confiftit, de caufis eos efficientibus, vel praefagitione
per eos verbum nullum fecit: fed differentias docuit hujus
generis pulfuum, nomenque earum cujusque tradidit, pau-
ca quidem nonnullis locis de dignofcendo inferens, fed ne

γινώσκων, ὡς ἐν τοῖς ἑξῆς ἀποδειχθή[69]σεται. δευτέρου δὲ
τοῦ κατὰ τὴν σφοδρότητα γένους μνημονεύων, τὰς τρεῖς ὁμοῦ
διδασκαλίας συνέχεεν, οὐ περὶ διαφορᾶς μόνον καὶ διαγνώ-
σεως, ἀλλὰ καὶ περὶ τῶν ποιούντων αὐτῶν αἰτίων διαλεχθείς.
κἂν τῇ περὶ πληρότητος ἔτι μᾶλλον ταραχθεὶς, ἑξῆς ἐν τῇ
περὶ ῥυθμῶν ὀλίγα μὲν προσήψατο τῆς διαγνωστικῆς θεω-
ρίας, τὰ πλεῖστα δὲ ἐν τῇ πρώτῃ κατέμεινεν· ἐν μόνῃ δὲ
τῇ περὶ τάξεώς τε καὶ ἀταξίας ὁμαλότητός τε καὶ ἀνωμαλίας
τὸ πρῶτον μέρος τῆς περὶ τοὺς σφυγμοὺς θεωρίας ἠδυνήθη
φυλάξαι καθαρὸν, μήτε περὶ διαγνώσεως καὶ προγνώσεως
τῆς ἐξ αὐτῶν, ἀλλ᾽ οὐδὲ περὶ τῶν αἰτίων οὐδὲν εἰπὼν ἐνταυ-
θοῖ. ἐν δὲ τῷ περὶ τοῦ βαρέος τε καὶ ἀβαροῦς, ὡς αὐτὸς
ὀνομάζει, λόγῳ, πρὸς τοῖς ἄλλοις ἔτι καὶ τοῦτο θαυμα-
στῶς οὕτως ἔγραψεν· ὃν ἀμαυρὸν σφυγμὸν ἤδη τινὲς ἐκά-
λεσαν. τίνες, ὦ οὗτος, ἐχρῆν εἰπεῖν· ἐκ ποίας Σκυθίας
ἥκοντες; ἵνα γνῶσιν ὡς οὐδὲν πλέον δηλοῖ τὸ ἀμαυρὸν
ὄνομα τοῦ ἀμυδροῦ, ἄμφω γὰρ κατὰ τοῦ αὐτοῦ λέγου-
σιν οἱ Ἕλληνες, ἀλλὰ συνηθέστερον αὐτοῖς τὸ ἀμυδρόν.

id quidem ſciens, ut inferius demonſtrabimus. At vero de
ſecundo genere, quod in vehementia conſiſtit, ubi agit, tres
ſimul tractatus confundit, non tautum de differentia et di-
gnoſcendo, ſed et de cauſis eorum efficientibus differens: ubi
de plenitudine, confuſior eſt etiam. Deinde, quando de
rhythmo tractat, pauca de dignoſtica ſpeculatione adjecit,
ut plurimum vero in prima fere perſtitit. In ſolo vero
tractatu de ordine et perturbatione ordinis, aequalitate et
inaequalitate, primam partem de pulſibus commentationis
ſervare ſinceram potuit, nec dignoſcendi rationem hic, nec
praeſagitionem ex iis, imo nec cauſas attigit. At quo loco
de gravi et levi, ut vocat, narrat, inter alia etiam id miri-
fice ſcripſit ad hunc modum: *Quem obſcurum pulſum
nunc nonnulli vocitarunt.* Quinam, bone vir, erat dicen-
dum; in quanam illi nati Scythia: ut cognoſcant nomen
obſcurum ultra languidum nihil ſignificare. Ambo enim ei-
dem rei tribuunt Graeci; ſed apud eos τὸ ἀμυδρὸν eſt fre-

660 ΓΑΛΗΝΟΥ ΠΕΡΙ ΔΙΑΦΟΡΑΣ

Ed. Chart. VIII. [69.] Ed. Baf. III. (35.)

οὗτοι μὲν δὴ δύο σφυγμοὶ, βαρύς τε καὶ ἀβαρὴς, Ἀρχιγένεια
δῶρα, μέχρι τοῦ ληθῆναι προελθόντες, οὐδεμίαν ἔχουσι
διάγνωσιν· οἱ δ᾽ ἐφεξῆς αὐτῶν ἔτ᾽ ἀλλοκοτώτερον σύγκειν-
ται. τίς γάρ ἐστιν ἡ ἔσω ῥέπον τὸ βάρος ἔχουσα διαφορὰ
σφυγμῶν, ἐγὼ μὲν οὐκ οἶδα. καὶ διὰ τοῦτο πάλιν ἠναγκά-
σθην ἐρωτᾶν τοὺς ἀπ᾽ αὐτοῦ, τί ποτε εἴη τὸ αἴνιγμα. τῶν
δ᾽ αἰνιγματωδέστερόν τε καὶ ἀλλοκοτώτερον ἔτ᾽ αὐτοῦ τοῦ
συγγράψαντος ἀποκριναμένων, ἔγνων βεβαίως, ὡς εἰσὶν ἄρα
τινὲς ἄνθρωποι θαυμάζοντες ἃ μὴ νοοῦσι. καί μοι δοκεῖ
τοῦτ᾽ αὐτὸ κατανοήσας ὁ Ἀρχιγένης ἑκὼν εἶναι πολλαχόθι
γράφων ἀσαφῶς. ἐγὼ μὲν οὖν οὐδὲ χωρὶς τοῦ γελᾶν δύνα-
μαι μνημονεῦσαί ποτε τοῦ ῥέποντος ἔσω βάρους. δῆλον γὰρ
ὡς ἕτερόν τι βάρος ἔξω ῥέπον ἐστί. καὶ τοῦτο μὲν, ὡς οἶ-
μαι, τῷ δέρματι τοῦ ἀνθρώπου βαρὺ, τὸ δ᾽ ἕτερον τοῖς
ὀστοῖς ἐστι· πῶς γὰρ ἂν ἄλλως τὸ μὲν ἔξω, τὸ δ᾽ εἴσω
ῥέπειν λέγοιτο; τὸ δὲ παραπεποδισμένην καὶ πεπιεσμένην καὶ
δεδυκυῖαν ὀνομάζειν τινὰ διαφορὰν σφυγμοῦ, ἆρ᾽ οὐ καὶ αὐτὰ
τῶν ἐξηγησομένων δεῖται; τίς γάρ ἐστιν ἡ παραπεποδισμένη;

quentius.   Ita duobus his pulſibus, gravi et levi, Archigenis
muneribus tantum eſt profectum, ut prolati temere ſint et
nullum habeant, quo dignoſcantur, veſtigium.   Qui conſe-
quuntur, longe adhuc abſurdius conflati ſunt.   Nam quae
ſit differentia pulſuum, quae gravitatem obtineat intro ver-
gentem, me ſane praeterit.   Quae me res de integro coëgit
ex illius diſcipulis quaerere, quodnam ſit aenigma.   Qui
quum intricatius et abſurdius reſponderent ipſo auctore,
animadverti plane eſſe homines, qui quae non intelligunt
ſuſpiciant; quo Archigenes cognito, mihi videtur de indu-
ſtria ſcripta ſua obſcurare multis in locis.   Equidem, quo-
ties vergentis intro gravitatis mihi in mentem venit, non
poſſum me a riſu abſtinere.   Apertum eſt enim aliam, quae
foras vergit, gravitatem eſſe; atque haec cuti ſcilicet homi-
nis gravis eſt, altera oſſibus; alioqui quomodo una foras, al-
tera diceretur intro vergere?   Quid jam? impeditam et re-
preſſam et ſubmerſam appellare pulſuum aliquam differen-
tiam, nonne interpretes etiam deſiderat?   Quaenam impe-

Ed. Chart. VIII. [69.]   Ed. Baf. III. (35.)

καὶ γὰρ ἡ βραδύτερα ἢ χρὴν κινουμένη παραπεπόδισται,
καὶ ἡ ἀραιοτέρα ἢ προσήκει καὶ ἡ διαλείπουσα καὶ ἡ ἐκλεί-
πουσα καὶ ἡ ἀνώμαλος πᾶσα καὶ ἡ ἄτακτος καὶ ἡ ἄρυθμος,
ἀλλὰ καὶ ἡ μικροτέρα τοῦ δέοντος καὶ ἡ ἀμυδροτέρα, πάν-
τως δή που καὶ αὗται τῶν παραπεποδισμένων εἰσίν. ὅλως
γὰρ τὸ παραπεποδίσθαι μᾶλλον αἰτίας ἐστὶν ἢ διαφορᾶς
σφυγμοῦ δηλωτικόν. ἡ δ᾽ αὖ πεπιεσμένη, καὶ αὕτη πότερον
ἀμυδρά τίς ἐστιν ἢ σμικρά; ἢ τί μέντοι βούλεται κἀπὶ τῆς
δεδυκυίας διαφέρειν; δόξειε γὰρ ἂν ἡ δεδυκυῖα μικρά τις ὑπάρ-
χειν. ἀλλ᾽ ἴσως μὲν ἡμεῖς σκαιοὶ παντάπασίν ἐσμεν, Ἀρχι-
γένης δὲ μονονοὺ αὐτὸς ὁ Ἑρμῆς, ἕνεκα συνέσεως· ἐχρῆν
οὖν αὐτὸν ὡς θεὸν ἀνθρώπους διδάσκειν ἐπιχειροῦντα, μὴ
μόνον ὀνόματα γράφειν, ἀλλὰ καὶ διαγνώσεις, ὡς ἐπὶ τῶν
σαφεστέρων ἐποίησεν. ἀλλ᾽ εἴπερ ὅλως ἐπεχείρησεν αἰσθη-
τοῖς γνωρίσμασι διακρίνειν αὐτούς, οὐκ ἂν οὕτως μάταια
λέγων ἐλάνθανεν, ὥσπερ οὖν καὶ ἡμῶν ἑτέρους πλείονας ἄχρι
λόγου συνθεῖναι δυναμένων. καὶ δὴ λέγω πρῶτον μὲν τὸν
ἀναπεπταμένον σφυγμόν. οὐ γὰρ δήπου δεδυκότα μὲν ἐκείνῳ

dita eft? Sane quae tardius ac par eft movetur, impe-
dita eft; et quae rarior jufto eft, tum quae intermittit et
quae deficit; praeterea omnis inaequalis et inordinata,
arhythma etiam adhaec jufto minor atque languidior; omni-
no haec fcilicet in impeditis funt; nam impediri quidem cau-
fam potius quam differentiam pulfus, denunciat. Repreffa
verum utrum ipfa quoque languida eft, an parva? aut quid
tandem a demerfa vult differre? fiquidem demerfam dixeris
parvam aliquam effe. At enim tardi prorfus nos fortaffe
fumus; Archigenes vero folus ipfe Mercurius eft, propter
prudentiam. Ergo eum par erat, quafi deus fit, homines
ut doceret operam dare; non ut nomina tantum confcri-
beret: fed quod in clarioribus fecit et indicia quibus di-
gnoscamus, adfcriberet. Verum fi omnino ftuduiffet aper-
tis indiciis eos difcernere, non tam inania verba fudiffet im-
prudens, quafi vero non poffimus nos item alios verbo te-
nus plures fingere. Ac jam dico primum volantem pulfum.
Nam qui illi magis demerfum licebit dicere quam volantem

λέγειν ἔξεστιν, ἀναπεπτάμενον δ᾽ ἡμῖν οὔ; καὶ νὴ Δί᾽
ἄλλον νηχόμενον. ἤδη δὲ καὶ γλίσχρον καὶ κραῦρον ἐρῶ καὶ
μέλανα καὶ λαμπρὸν καὶ καθαρὸν καὶ θολερὸν καὶ δεινὸν
καὶ ἱλαρόν. καί που καὶ βλιτυριζόμενον ἐρῶ σφυγμὸν καὶ
σκινδαψιζόμενον, εἰ χρὴ λέγειν ὀνόματα μόνον. [70] ἀλλὰ
καὶ τὸ βλίτυρι, φασὶ, καὶ τὸ σκινδαψὸς ἄσημα παντελῶς
ἐστι, τὰ δ᾽ Ἀρχιγένους δῆλα. τί ληρεῖς ἄνθρωπε ἑκών,
καὶ γὰρ τὸ βλίτυρι κροῦμά τι δηλοῖ καὶ τὸ σκινδαψὸς οὐκ
οἰκέτου μόνον, ἀλλὰ καὶ ὀργάνου τινός ἐστιν ὄνομα. τί δὴ
τοῦτο φήσει τις, οἶμαι, πρὸς τοὺς σφυγμούς; τί δὲ ἃ σὺ
λέγεις ὀνόματα πρὸς αὐτούς ἐστι, τά τε μικρῷ πρόσθεν εἰ-
ρημένα καὶ ὁ ἀποκεκρημνισμένος καὶ ὁ τρύζων καὶ ὁ ὑγροφα-
νὴς καὶ ὁ καρώδης καὶ βομβῶν καὶ ὁ ἐκτεθαμβημένος καὶ ὁ
ἀναλυθεὶς καὶ ὁ ἀτενὴς καὶ ὁ ἀδρανὴς καὶ ὁ ἀποπεπηγὼς καὶ
ὁ διαπεφυσημένος καὶ ὁ διηγκωνισμένος καὶ ὁ ἐγκαλυπτόμενος
καὶ ὁ ἐξώστης καὶ ὁ ἐμβριθὴς καὶ ὁ ἐγκρέκων καὶ ὁ νότυλος
καὶ ὁ κατανεναγμένος καὶ ὁ διανεναγμένος καὶ ὁ λαγαρίζων
καὶ ὁ ὑποκλεπτόμενος καὶ ὁ ῥακώδης καὶ ὁ σεσοβημένος καὶ ὁ
σκυθρωπῶς ἀποχωρῶν, ὅ τε τῆς ἀρτηρίας ὁλκίμου προσ-

nobis? et hercle nutantem alium. Jam glutinoſum etiam
quendam et friabilem dicam; praeterea nigrum, ſplendidum,
purum, turbidum, difficilem, hilarem. Quinetiam βλιτυ-
ριζόμενον pulſum dixero et σκινδαψιζόμενον, ſi nomina tan-
tum requirunt. Sed enim τὸ βλίτυρι, ajunt, et τὸ σκινδαψὸς
plane nihil ſignificant, Archigenis clara ſunt nomina. Quid
tu bone vir dedita opera nugaris? Etenim τὸ βλίτυρι pul-
ſationem quandam ſignificat et τὸ σκινδαψὸς non tantum fer-
vi, ſed etiam inſtrumenti cujusdam eſt nomen. Sed quid
(dices, ni fallor) haec ad pulſus? Quid vero quae tu
profers nomen ad illos faciunt, quum illa, quae paulo ante
recenſui, tum praecipitatus, ſtridens, humidus apparens, ſo-
poroſus, bombans, ſtupefactus, reſolutus, intentus, ineffi-
cax, congelatus, difflatus, cubitis propellens, occultatus,
expulſor, gravis, crepens, madidus, congregatus, disgrega-
tus, languescens, ſubſuratus, lancinoſus, exagitatus, tetrice
recedens, et qui eſt cum arteria tractili occurrente, atque id

πιπτούσης, ἄλλων τε τοιούτων ὀνομάτων πάμπολυ πλῆθος,
ἅπερ ἰδίᾳ μέν τι καὶ καθ᾽ αὑτὰ δηλοῖ, κοινὸν δὲ αὐτοῖς
πρὸς τοὺς σφυγμοὺς οὐδέν ἐστιν, ὥσπερ οὐδὲ τὸ ὑγρότερον
ἔξωθεῖν λέγεσθαί τινα σφυγμόν; ἐνταῦθα γὰρ πάλιν ἀπο-
πλανᾶται τῆς τῶν σφυγμῶν διδασκαλίας ὁ Ἀρχιγένης, ὑγρό-
τητος μνημονεύων, εἰς μὲν τὰς προγνώσεις χρησίμου πράγμα-
τος, ἀλλ᾽ οὐκ ἐκ τῆς περὶ σφυγμῶν θεωρίας. μίξας οὖν
αὐτῇ τῇ ἐξεριστικῇ πρὸς αὐτοῦ κληθείσῃ πληγῇ μηδὲν διαφε-
ρούσῃ τοῦ σφοδροῦ σφυγμοῦ, διαφοράν τινα προσποιεῖται
ἑτέραν ταύτην διδάσκειν, οὖσαν οὐχ ἑτέραν, ἀλλὰ σφοδρὸν
σφυγμὸν μεθ᾽ ὑγρότητος. εἶτα ἐξαπατᾷ τὸν ἰδιώτην τῆς
θεωρίας, ὡς μέγα τι προσγράψας, τὸ οἷα ἀπὸ τροφῆς μά-
λιστα νεαρᾶς ἐγγίνεται· ἡ γὰρ ἐξεριστικὴ πληγὴ, φησὶν,
αὐτὴ μεθ᾽ ὑγρότητος ἀπὸ τροφῆς μάλιστα νεαρᾶς γίγνεται.
τίς λόγος καί φησιν, ὦ Ἀρχίγενες, ἀληθὲς τοῦτο λέγεις,
ἀλλὰ ἀδιαρθρώτως τε καὶ συγκεχυμένως, καὶ διὰ τοῦτο
ἀσαφῶς. ἐχρῆν γὰρ οὕτως εἰπεῖν, ἐπὶ τροφαῖς προσφάτοις
σφοδρὸς γίνεται σφυγμὸς μεθ᾽ ὑγρότητος. τοῦτον δ᾽ οὐκ

genus nominum immenſus numerus, quae ſeparatim et ſola
aliquid ſignificant, ſed cum pulſibus nihil ipſis convenit, ſic-
ut nec quod dicitur humidius impellere quendam pulſum.
Nam hoc rurſus loco Archigenes a pulſuum doctrina defle-
ctit, quum humiditatis meminit, rei illius quidem ad prae-
ſagiendum conducentis, at non ex pulſuum commentatione.
Miſcuit ergo eam cum connitente, quem ille vocat, ictu, qui
a vehemente pulſu nihil diſtat; ac differentiam quandam ſe
hanc fingit aliam docere, quum non alia ſit; caeterum vehe-
mens pulſus cum humiditate.   Deinde ignaro ſpeculationis
hujus imponit, quaſi mirificum quid ſit, quod adſcripſit, qui
a cibo potiſſimum recente efficitur; nam connitens ictus, in-
quit, cum humiditate ab humidiore cibo potiſſimum recente
fit.   Hic ſubeſt aliqua, Archigenes, ratio, dicisque verum:
indiſtincte tamen et confuſe, itaque obſcure.   Nam ſic erat
dicendum: ex cibis recenter mactatis vehemens generatur
pulſus cum humiditate: atqui hoc non eſt alium pulſum a

664 ΓΑΛΗΝΟΥ ΠΕΡΙ ΔΙΑΦΟΡΑΣ

Ed. Chart. VIII. [70.]   Ed. Baf. III. (35. 36.)

ἔστιν ἄλλον τινὰ παρὰ τὸν σφοδρὸν σφυγμὸν εἰπεῖν, ἀλλὰ
σφοδρὸν σφυγμὸν, καὶ ἄλλο τι, ὃ οὐκ ἔστιν ὅλως (36) σφυγ-
μός, πρὸς τῷ καὶ ἀκαίρως ἅπτεσθαι κοινῆς θεωρίας, τοῦ τε
περὶ τῶν ἐν τοῖς σφυγμοῖς αἰτίων τόπου καὶ τοῦ περὶ τῆς
δι᾿ αὐτῶν προγνώσεως. ἐν ἐκείνοις γὰρ ἄμεινον ἦν εἰπεῖν,
ἐπὶ τροφῇ ποῖός τις σφυγμὸς γίνεται. καὶ ἡμεῖς λέγομεν, ὦ
Ἀρχίγενες, οὐχ οὕτως ῥαθύμως, ὡς σὺ νῦν, ἀλλὰ μετὰ τῶν
οἰκείων διορισμῶν. οὐ γὰρ ἁπλῶς ἐπὶ τροφῇ πάσῃ σφο-
δρὸς μεθ᾿ ὑγρότητος γίνεται σφυγμός, ἀλλὰ καὶ ἐπὶ τῇ συμ-
μέτρῳ μὲν κατὰ ποσὸν, ὑγρᾷ δὲ κατὰ τὸ ποιόν. οὔτε γὰρ
ἡ πλείων τροφὴ σφοδρὸν τὸν σφυγμὸν, ἀλλ᾿ ἀνώμαλον ἐξ
ἀμυδρῶν καὶ σφοδρῶν καὶ μέσων, οὔτε ἡ ξηρὰ τὸν ὑγρὸν ἐρ-
γάζεται. ὥστε τῇ μὲν ὑγρότητι τῆς τροφῆς, ὑγροτέρου ποτὲ
γενομένου τοῦ δέρματος, οὐδὲ γὰρ διὰ τοῦτο διαπαντός,
ἀλλὰ δεῖταί τινος διορισμοῦ, τῇ συμμέτρῳ δ᾿ αὖ κατὰ τὸ
ποσὸν τροφῇ πάντως ἑπομένης σφοδρότητος, ἄμεινόν ἐστιν,
ὑγρότητος μὲν μηδόλως μνημονεύειν, ἤ γε οὐδὲ τρέπει
ποτὲ κατὰ τὸν ἑαυτῆς λόγον τοὺς σφυγμοὺς, τροφῆς
δὲ συμμέτρου μνημονεύσοντας σφοδρὸν ὑπ᾿ αὐτῆς λέγειν

vehementi dicere, fed ufum vehementem vel aliud quiddam,
quod omnino pulfus non eft. Jam etiam importune hoc lo-
co tractat de commentatione, quae tractatui communis eft
De pulfuum caufis et De praefagitione per eos. Sane prae-
ftabat illic retuliffe, a cibo qui fiat pulfus: nosque, Archige-
nes, dicimus, ut hic, ut nunc tu, negligenter, fed adhibitis
propriis diftinctionibus. Neque enim omnino fit a cibo qui-
dem omni vehemens cum humiditate pulfus, fed modico
quantitate et qualitate humido; nam copiofior cibus non ve-
hementem pulfum, fed inaequalem ex languidis et vehe-
mentibus mediisque. Neque humidum efficit ficcus, proin-
de humiditate alimenti, quum humidior aliquando evaferit
cutis. Neque enim ideo femper, fed ineft aliqua difcretio.
Etiam moderatum quantitate quum cibum excipiat vehemen-
tia, humiditatem praeftat nequaquam appellare, quae per fe
quidem pulfus nunquam immutat, fed mentione cibi mode-

γίνεσθαι τὸν σφυγμόν. ἀλλὰ τοῦτο, κἂν ἀληθὲς ᾖ, πρώτης μὲν τῆς τῶν ἐν σφυγμοῖς αἰτίων ἐστὶ διδασκαλίας, ἐφεξῆς δὲ τῆς προγνωστικῆς. οὐ μὴν προὔκειτό σοι περὶ τούτων λέγειν. εἰ δ᾽ ἀδιορίστως ἅμα καὶ οὐκ ἐν καιρῷ γράφειν συγχωρεῖται, μὴ μόνον ἐπὶ νέᾳ τροφῇ τὸν τοιοῦτον ἴσθι γινόμενον σφυγμὸν, ἀλλὰ κἂν τοῖς βαλανείοις ποτὲ, κἂν τοῖς γυμνασίοις, καὶ τοῖς θυμοῖς. γίνεται γὰρ κἂν τούτοις ἔσθ᾽ ὅτε. καὶ πῶς καὶ τίνι τρόπῳ [71] γίνεται, εἰ μὲν μόνον εἰπόντες ἀρκεσθείημεν, οὐδὲν δήπου πλέον ἐδιδάξαμεν, εἰ δὲ διοριζόμεθα, τῆς προκειμένης ἀποστησόμεθα πραγματείας. μὴ τοίνυν παραφλυαρῶμεν, ἀλλ᾽ εἴ τινα ἔχεις ἡμᾶς διδάξαι διαφορὰν σφυγμῶν ἑτέραν ὧν ἴσμεν, δίδασκε, μὴ μόνον ὀνόματα λέγων, ἀλλὰ καὶ τὸ σημαινόμενον αὐτῶν καὶ τὴν διάγνωσιν ὅλου τοῦ πράγματος. ἐπεί τοι πάλιν, ἵνα ταῦτά τις παραλίπῃ, συνάπτεις αὐτοῖς ἑξῆς τὸν διηγκωνισμένον σφυγμὸν, παραλιπὼν τὸν διεζωσμένον τε καὶ ἀποπεπλεγμένον καὶ προβεβηκότα καὶ ἀποβεβηκότα καὶ λακτίζοντα καὶ γονατίζοντα καὶ γαστρίζοντα.

rati facta, vehementem dicere ex eo pulfum oriri. At hoc, etfi verum fit, tamen praecipue ad commentationem pertinet pulfuum caufarum, deinde ad praefagia. Sed de his non inftitueras agere. Quod fi confufe datur facultas fimul et intempeftive fcribendi, non tantum a recente cibo fcito eum pulfum, fed et a balneis interdum et ab exercitationibus, iraque generari; eft enim, quum ex his generetur. Atque quomodo generatur et qua ratione, fi expofuiffe tantum habeamus fatis, nihil ad docendum nobis profectum eft: fi di ftincte explicemus, recefferimus ab inftituta tractatione. Quare inanes iftas nugas mittamus. At fi quam nobis aliam potes differentiam pulfuum, ac fcimus, tradere, trade; neque tantum nomina profer, fed fignificationem etiam eorum et totius modum dignoscendae rei. Caeterum rurfus, ut haec omittamus, iis mox adjungit cubitis pulfantem pulfum discinctum, relinquens et applicatum et progreffum et regreffum et calcitrantem et geniculantem et ventriculantem.

τίς γὰρ ἡ νομοθεσία διηγκωνισμένον μέν τινα καλεῖν, τοὺς
δ᾽ ἄλλους παραλιπεῖν; ἀλλὰ διηγκωνισμένον μὲν, φησὶ, λέγο-
μεν τὸν οἷον τεθυμωμένον. οὐκοῦν πάλιν κακῶς παραλεί-
πεις τὸν οἷον λυπούμενον καὶ ὀργιζόμενον καὶ μηνιῶντα. μὴ
παῖζε, φησὶ, τὸν γὰρ ἰσχυρὸν οὕτως καλοῦμεν. οὐ παίζω,
βέλτιστε. σὺ δ᾽ ἐπιτρέπεις ἡμᾶς, ἐνὸν ἰσχυρὸν εἰπεῖν, διηγ-
κωνισμένον λέγειν. εἰ γὰρ ἰσχυρὸν εἰρήκεις, ἐπυθόμην ἄν
σου, τίς ποτέ ἐστιν οὗτος ὁ ἰσχυρὸς, καὶ πῶς αὐτὸν δια-
γνωσόμεθα. τὸν μὲν γὰρ σφοδρὸν, ὅταν ἐν τῷ θλίβειν ἡμᾶς
τὴν ἀρτηρίαν ἀντιβαίνῃ, καὶ τὸν ἐναντίον αὐτῷ τὸν ἀμυ-
δρὸν, ὅταν ἀφανίζηται, θλιβόντων διαγιγνώσκομεν, τὸν δ᾽
ἰσχυρὸν ἐὰν εἴπῃς, καὶ τοῦτον ὅπως διαγνωσόμεθα, διδάξεις
τι πλέον. εἰ δὲ μὴ, κἀνταῦθα ὄνομα μόνον, οὐ πρᾶγμα προσ-
θήσεις. ὅταν βιαίως, φησὶν, ἀνατρέπῃ, καὶ ὠθῇ τὴν ἀφήν.
ἀλλὰ καὶ ὁ σφοδρὸς ἀνέτρεπεν, ἀλλ᾽ ἧττον, φησὶ, τούτου
βιαίως, οὐκοῦν ἐπιτεταγμένον σφοδρότητι λέγεις τὸν ἰσχυ-
ρὸν δὴ τοῦτον καὶ διηγκωνισμένον σφυγμόν; ναὶ, φησὶν,
οὕτω λέγομεν. ὥρα τοίνυν ἡμῖν καὶ τὸν ἐπιτεταμένον τῷ

Nam quae eſt iſta nominum lex, quendam vocare cubitis
pulſantem et praeterire caeteros? Quin cubitis pulſantem,
inquit, quaſi indignantem pulſum vocamus. Jam male
praeteris quaſi triſtantem, irascentem et ſuccenſentem. Ex-
tra jocum, inquit, nam validum ſic appellamus. Serio ago,
bone vir, tu vero, quum validus dicendus ſit, cubitis pul-
ſantem vis nos dicere. Nam validum ſi diceres, qui ſit hic
validus, te rogem et qua illum ratione dignoscamus; nempe
vehementem quidem, ubi quum premimus arteriam, reniti-
tur; et contrarium illi languidum, quum obscuratur pre-
mentibus nobis, dignoscimus. Validi vero, ſi etiam expli-
ces rationem dignoscendi, fructum tulerit aliquem tua do-
ctrina; ſi minus, etiam nomen hic modo, rem tradideris
nullam. Ubi magna vi, inquit, ſubvertat tactum et impel-
lat. Atqui ſubvertebat et vehemens. At minus, inquit,
quam hic, violenter. Ergo intenſe vehementem appellas
validum hunc et cubitis pulſantem pulſum? Scilicet, in-
quit, hoc ipſum. Igitur jam etiam magnopere velocem fa-

τάχει μὴ τάχιστον, ἀλλ᾽ ἄλλο τι καλεῖν, καὶ τὸν ἐπιτετα-
μένον μεγέθει μὴ μέγιστον, ἀλλ᾽ ἕτερόν τι, καὶ τοὺς ἄλλους
ὡσαύτως. εἰ δ᾽ ἐκείνοις ἀρκεῖ τάχιστον εἰπεῖν καὶ μέγιστον
καὶ βραδύτατον καὶ ἀραιότατον καὶ πυκνότατον, ἀρκεῖ κἀν-
ταῦθα σφοδρότατον εἰπεῖν, καὶ μὴ νομίζειν, παρακειμένης
τινὸς τῇ σφοδρότητι μνημονεύειν ἑτέρας διαφορᾶς. αἱ γὰρ
ἐν ἑκάστῳ τῶν γενῶν ἐπιτάσεις οὐκ εἰσὶν ἔξω τοῦ γένους.
οὔτε γὰρ τὸ λίαν λευκὸν ἄλλό τι καὶ οὐ λευκόν ἐστι οὔτε
τὸ λίαν μέλαν ἄλλό τι καὶ οὐ μέλαν. οὐκοῦν οὐδὲ τὸ λίαν
σφοδρὸν ἄλλό τι καὶ οὐ σφοδρόν. ἅπαντ᾽ οὖν τὰ τοιαῦτα
λῆρός ἐστι μακρὸς, ἐξ ἀνάγκης ἑπόμενα τῷ μὴ διηρθρῶσθαι
καλῶς ἀπ᾽ αὐτῶν μήτε τὴν ἔννοιαν ἑκάστου τῶν σφυγμῶν
μήτε τὴν οὐσίαν μήτε τὴν διάγνωσιν μήτε τὰς αἰτίας ὑφ᾽
ὧν γίγνονται. χρὴ γὰρ, ὡς ἤδη πολλάκις εἴρηταί μοι, τὸν
ἀληθείας ἐφιέμενον ἀπὸ τῶν πραγμάτων αὐτῶν ἀρξάμενον
ὁπόσα τε ταῦτά ἐστι καὶ ὁποῖα διορίσασθαι, κᾆπειθ᾽ ἑξῆς
αὐτοῖς ὀνόματα θέσθαι, καὶ μετὰ ταῦτα περὶ τῆς διαγνώ-
σεως εἰπεῖν, εἶτ᾽ ἐπὶ τοῖσδε τῆς αἰτίας, εἶτα τῆς προγνώ-

ciendum eſt nobis, ut non velociſſimum, ſed aliud quid ap-
pellemus et magnopere magnum, non maximum, ſed alio
nomine, itaque reliquos. Quod ſi illis hoc ſatis eſt, ſi ve-
lociſſimum dicant et maximum, tardiſſimum, rariſſimum,
creberrimumque, quin hic quoque ſufficiat vehementiſſimum
dicere? Neque eſt ducendum, finitimam aliquam vehe-
mentiae memorari aliam differentiam; nam quae in unoquo-
que genere fiunt intenſiones, non ſunt extra genus: neque
enim admodum album aliud ac album eſt neque admo-
dum nigrum quicquam eſt praeter nigrum: itaque nec ad-
modum vehemens aliud eſt atque vehemens. Quare ſunt
haec omnia mera deliramenta, quae neceſſario conſequun-
tur, quod iſti ordine non diſtinguant ac digerant, nec no-
tionem ſingulorum pulſuum, nec cauſas quae eos efficiunt.
Namque quod ſaepe jam diximus, qui veritatem ſpectat, de-
bet ab ipſis rebus ingreſſus, quot hae ſint et quae explicare,
deinde nomina ipſis ponere, mox de iis dignoscendis agere,

668 ΓΑΛΗΝΟΥ ΠΕΡΙ ΔΙΑΦΟΡΑΣ

Ed. Chart. VIII. [71. 72.]　　　　　　Ed. Baf. III. (36.)

σεως, ὅπερ ἡμεῖς πεποιήκαμεν, ἐν μὲν τῇδε τῇ νῦν ἐνεστώσῃ
πραγματείᾳ τὰς διαφορὰς ἁπάσας ἐπελθόντες τῶν σφυγμῶν,
ἐν δὲ τῇ περὶ διαγνώσεως, ὅπως χρὴ τοὺς δακτύλους ἐπιβάλ-
λοντα, καθ᾽ ἑκάστην αὐτῶν ἀκριβῶς αἰσθάνεσθαι, καὶ μετὰ
ταῦτα τὴν περὶ τῶν αἰτίων πραγματείαν συνθέντες, εἶτα
τὴν προγνωστικήν. ἀλλὰ νῦν γε περὶ μὲν τῆς πρώτης ὁ λό-
γος ἡμῖν ἐστι, ἧς τὸ χρήσιμον αὐτὸ πρὸς τὰ τῆς τέχνης ἔργα
διὰ τοῦ πρώτου βιβλίου δεδήλωται, κεφαλὴν ἐπιθῶμεν ἤδη
τῷ περὶ σφοδρότητος λόγῳ.

Κεφ. ε΄. [72] Ἔστι δέ τις σφυγμὸς ὁ ἀνατρέπων τὴν
ἁφήν, τουτέστιν ἰσχυρῶς τε καὶ ἀντιβατικῶς πλήττων. τοῦτον
εἴτε σφοδρὸν εἴτ᾽ εὔτονον εἴθ᾽ ὅ τι βούλεται καλεῖν τις, οὕτω
θέμενος ἴστω διαγιγνωσκόμενον αὐτὸν, ἐρειδόντων ἐπὶ πλεῖον
τοὺς δακτύλους, οὐκ ἐπιπολῆς ψαυόντων. αἰτία δ᾽ αὐτοῦ
ῥώμη τῆς τοὺς σφυγμοὺς ἐπιτελούσης δυνάμεως. εἰ μὲν οὖν
ἡμεῖς πρῶτοι τὴν ὅλην ἐξουσίαν εἴχομεν τῆς θέσεως τῶν
κατὰ τὴν ἰατρικὴν ὀνομάτων, εὔτονον ἂν, οὐ σφοδρὸν ἐκα-
λέσαμεν τὸν τοιοῦτον σφυγμόν. ἐπεὶ δ᾽ ἔφθασεν ὑπὸ τῶν

ab his de caufis, poftea de praefagitione; id quod nos feci-
mus. Atque in hoc opere, pulfuum differentias perfequuti
omnes fumus. In opere de pulfibus dignoscendis, quo pa-
cto in quaque harum applicatis digitis, exacte debeant fen-
tiri. Inde lucubrationem de caufis compofuimus. Secun-
dum hanc de praefagitione. Sed hoc loco, quandoquidem
agimus de prima, quae quid referat ad artem colendam, pri-
mo in libro explicavimus, fummam jam faciamus difputa-
tionis de vehementia.

Cap. V. Pulfus eft quidam qui tactum fubvertit, id
eft valde et cum renifu quodam pulfat. Hunc five vehe-
mentem, five contentum, five quicquid vifum eft vocare,
hoc conftituto, dignosci fcito eum, ubi plurimum digitos in-
figimus, non leniter palpamus. Caufa ejus facultatis ro-
bur pulfus efficientis. Proinde fi de medicis vocabulis pri-
mo omnis noftra poteftas fit inftituendis, contentum eum
pulfum, non vehementem appellemus; nunc quia a pluri-

πλείστων ὀνομάζεσθαι σφοδρὸς, οὐ μετατίθεμεν τοὔνομα,
καί τοι γινώσκοντες παρὰ τοῖς Ἕλλησι τὸ τῆς σφοδρότητος
ὄνομα κατ᾽ ἐνεργείας ἀεὶ λεγόμενον ἰσχυρᾶς τε ἅμα καὶ
ταχείας· παλαίσματά τε γὰρ ὀνομάζεται σφοδρὰ τὰ μετὰ
συντονίας τε ἅμα καὶ τάχους γινόμενα καὶ ἄνθρωποι κατὰ
τὸν αὐτὸν τρόπον, ὅταν εὐτόνως τε ἅμα καὶ ταχέως ἐνερ-
γῶσι, σφοδροὶ προσαγορεύονται. καὶ δὴ καὶ τὸ τῶν λεόν-
των γένος ἅπαντες ὀνομάζουσι σφοδρὸν, ὅτι καὶ τοῦτο μετὰ
συντονίας τε ἅμα καὶ τάχους ἐνεργοῦν ὁρῶσιν, ὥστ᾽ εἴπερ
ἦν ἐπ᾽ ἐμοὶ θέσθαι τοὔνομα, τὴν μὲν ἁπλῆν ποιότητα τῶν
ἀντιβατικῶν τε καὶ ἀνατρεπτικῶν τῆς ἁφῆς τῶν σφυγμῶν
ἰσχὺν ἂν, ἢ ῥώμην, ἢ εὐτονίαν, ἤ τι τοιοῦτον ἕτερον ὠνό-
μασα, τὴν δ᾽ ἐκ ταύτης ἅμα καὶ τάχους σύνθετον οὐκ ἐκά-
λεσα σφοδρότητα. νυνὶ δ᾽ ἐπειδὴ τὸ τῆς σφοδρότητος ὄνομα
δι᾽ ἔθους ἐγένετο τοῖς πλείστοις τῶν ἰατρῶν ἐπὶ μιᾶς τῶν
πρώτων λέγεσθαι διαφορῶν, ἔγνων χρῆναι μὴ φεύγειν αὐτό·
καὶ διὰ τοῦτο τὸν μὲν εὐρώστως πλήττοντα σφυγμὸν ὠνό-
μασα σφοδρὸν, τὸν δ᾽ ἀρρώστως ἀμυδρὸν, οὐδὲν διαφέρον,

mis jam pridem vehemens eſt vocitatus, nomen nihil muta-
mus; tametſi non ſimus neſcii apud Graecos vehementiae
nomen actioni ſemper tribui validae ſimul et citatae; ſiqui-
dem luctae vocantur vehemens quae cum contentione et ce-
leritate fiunt. Ac eodem modo homines vehementes appel-
lantur, qui cum contentione et celeritate operantur. Et
hercle genus leonum appellant omnes vehemens, quoniam
hujus quoque contentam actionem atque citatam conſpi-
ciunt. Quamobrem ſi mihi nomen ſit inſtituere liberum,
ſimplicem pulſuum qualitatem renitentiam et evertentium
tactum vim, vel robur, vel contentionem appellem, vel
quid tale aliud; quae vero ex hac eſt et celeritate conflata,
non vocem vehementiam. Nunc vero, quandoquidem ve-
hementiae nomen maxima pars medicorum uſurpavit, pro
una de primis differentiis eſſe, illud ſtatui non vitandum;
atque ea re pulſantem valide pulſum nominavi vehemen-
tem, remiſſe languidum; neque quicquam intereſt, ro-

670 ΓΑΛΗΝΟΥ ΠΕΡΙ ΔΙΑΦΟΡΑΣ

Ed. Chart. VIII. [72.]   Ed. Baf. III. (36. 37.)

ἢ εὐρώστως, ἢ ἰσχυρῶς, ἢ βιαίως, ἢ εὐτόνως εἰπεῖν. αἰτίαν
δ᾽ αὐτοῦ ῥώμην τῆς κινούσης τὰς ἀρτηρίας δυνάμεως εἶναί
φησι, διάγνωσιν δὲ τῶν δακτύλων εἰς βάθος ἐρειδομένων.
ἐν γὰρ τῷ τοιούτῳ τρόπῳ τῆς ἐπαφῆς ὁ μὲν ἰσχυρὸς σφυγ-
μὸς (37) ἰσχυρότερος φαίνεται, βιαιότερον ἀνθιστάμενος τοῖς
θλίβουσι δακτύλοις, ὁ δ᾽ ἀσθενὴς οὗτος ἐνίοτε καταπίπτει
τε καὶ νικᾶται πρὸς αὐτῶν, ὡς ἄσφυκτον δοκεῖν εἶναι τὸν
ἄνθρωπον. ἀλλὰ περὶ μὲν τούτων ἐν ταῖς ἐχομέναις πραγ-
ματείαις ἐροῦμεν· ὁ δὲ νῦν ἐνεστηκὼς λόγος ἤδη μοι πέρας
ἐχέτω.

Κεφ. στ. Βούλομαι γὰρ ἑξῆς ἐπὶ τὴν πολυθρύλλη-
τον ἀφικέσθαι πληρότητα, πολλὰ πράγματα παρεσχηκυῖαν
ἅπασι τοῖς ἰατροῖς τοῖς νεωτέροις, μέλλουσάν γε δή που καὶ
ἡμῖν οὐκ ὀλίγα παρέξειν, οὐκ ἐν τῇδε τῇ νῦν ἐνεστώσῃ πραγ-
ματείᾳ μόνον, ἀνεκτὸν γὰρ ἂν ἦν, ἀλλὰ πολὺ δὴ μᾶλλον ἐν
τῇ διαγνωστικῇ. τὴν μὲν γὰρ ἔννοιαν αὐτῆς ὁμολογοῦμεν
ὑπάρχειν ἐναργῆ, διάγνωσιν δὲ οὐδεμίαν αἰσθητὴν εἶναί
φαμεν. ἀλλὰ περὶ μὲν τῆς διαγνώσεως αὖθις εἰρήσεται,
περὶ δὲ τῆς ἐννοίας, ἐπειδὴ καὶ ταύτην ἔνιοι συγχέουσιν,

bufte dicas, an valenter, an violenter, an contente. Hu-
jus caufam moventis arterias robur dico facultatis effe: di-
gnosci, fi digitos alte infigas. Nam quum ita attrectes, va-
lidus pulfus videtur validior, quod acrius digitis prementi-
bus refiftat; at imbecillus adeo nonnunquam concidit et deji-
citur ab illis, ut privatum pulfu hominem dicas. Verum in
fequentibus lucubrationibus de his tractabimus. Hic mihi
finis efto hujus disputationis.

Cap. VI. Nam ad decantatam illam volo jam me
conferre plenitudinem, in qua omnes fudarunt medici junio-
res, nec minus nobis certe negotii exhibituram, non in hoc
quidem folum opere, nam hoc quidem feras, fed multo plus,
ubi de dignoscendo differemus; cujus fatemur quidem effe
evidentem notionem, fed notitiam ejus repraefentari nega-
mus fenfui ullam; verum de ea dignoscenda pofthac dice-
mus. De notione nunc, quandoquidem et funt qui hanc

ἤδη λέγωμεν. ἀπὸ μὲν οὖν τῶν πραγμάτων ἀρχομένοις, ἤτοι
τοῦ τῆς ἀρτηρίας σώματος ἔσται τις ποιότης ἡ πληρότης,
ἢ τῆς ἐγκεχυμένης οὐσίας· [73] ἀπὸ δὲ τῶν ὀνομάτων, ἐν-
θένδ᾽ ἄν μάλιστά τις ὑπάρξαιτο. πλῆρές φαμεν εἶναι τὸ
κεράμιον οἴνου, καὶ πλήρη τὸν θύλακα ἀλφίτων. οὕτω δὲ
καὶ τὸ θέατρον, ἢ τὸ στάδιον, ἢ τὸ βουλευτήριον, ἀνθρώ-
πων πλήρη λέγομεν ὑπάρχειν, ὥσπερ αὖ καὶ κενά. οὕτω δὲ
καὶ τὴν γαστέρα καὶ τὸ στόμα ποτὲ μέν φαμεν πλήρη εἶναι,
ποτὲ δὲ κενά.

Πλῆρές τοι μέλιτος τὸ καλὸν στόμα Θύρσι γένοιτο,
Πλῆρές τοι σχαδόνων, καὶ ἀπ᾽ Αἰγίλω ἰσχάδα τρώγοις.

καὶ ὅλως ἅπαν ἀγγεῖον ἐντὸς αὑτοῦ περιέχων εὐρυχωρίαν
ἤτοι πλῆρες, ἢ κενὸν εἶναί φαμεν· ἐπειδὰν μὲν ὑφ᾽ ἑτέρου τι-
νὸς σώματος, εἴθ᾽ ἑνός, ἢ καὶ πλειόνων, ἡ εὐρύτης αὐτοῦ
καταλαμβάνηται, πλῆρες· ἐπειδὰν δὲ μόνον ἀέρα περιέχῃ,
κενόν. οὕτω μὲν ἅπαντες ἄνθρωποι κυρίως τε καὶ πρώ-
τως ὀνομάζουσι. μεταφέροντες δ᾽ ἐντεῦθεν ἤδη τινὲς ἐπὶ
τὰς ἑαυτῶν τέχνας, οὐκέτι δηλονότι κυρίως, οὐδὲ πρώτως,

conturbent, verba faciamus. Itaque a rebus ipfis exordia-
mur. Aut arteriae corporis erit quaedam qualitas pleni-
tudo, aut infufae fubftantiae. A nominibus hinc maxime
incipias. Plenum dicimus dolium vini effe et plenum fari-
nae culeum; fic etiam theatrum, fic curriculum, vel curiam
effe plenam hominum dicimus, et contra vacuam. Haud
aliter ventrem et os interdum dicimus plena effe, interdum
vacua.

Os tibi fit plenum, Thyrfis mea, mella decorum,
Atque favis plenum, Aegiali tibi carica cibus.

In fumma quodvis vas, quod quidem internam habet ullam
capacitatem, vel plenum, vel vacuum dicimus effe; quum
ejus ab alio corpore uno, vel pluribus capacitas occupetur,
plenum; vacuum, fi praeter aerem contineat nihil. Ita
proprie omnes mortales et praecipue vocant. Hic jam qui-
dam ad fuas artes, qui traducunt, non jam proprie utique

ἀλλὰ δευτέρως τε καὶ τροπικῶς ὁ μὲν ἔριον ὠνόμασε πλῆρες,
ὁ δὲ οἶνον, ὁ δὲ ἄλλο τι τῇ χρείᾳ κρίνων ἕκαστος τὸ πρᾶγμα.
τὸ μὲν γὰρ διαρκῆ τε καὶ μόνιμον ἔχον αὐτὴν ὀνομάζουσι
πλῆρες, ὥσπερ τὸν οἶνον οἱ γευσάμενοι μέχρι πλείστου παρα-
μενούσης αἰσθάνονται τῆς ποιότητος, εἰ δ᾽ ἂν ἐν τάχει παύη-
ταί τε καὶ ἀπολύηται ἢ ποιότης, ἢ δύναμις, ἢ χρεία, κενὸν
ἐκεῖνον προσαγορεύουσι. οὕτως οὖν καὶ τοὺς λόγους ἐνίοτε
ψευδεῖς ὀνομάζουσι κενοὺς, οὐ μήν γε ὅταν κενὸν εἶναί τινα
λέγουσιν νοῦ μεταφορᾷ χρῶνται τηνικαῦτα, καθάπερ οὐδ᾽
ὅταν τοὺς μὲν ἰσχνοὺς ἀνθρώπους κενὸν ἔχειν τὸ σῶμα σαρ-
κῶν φάσκωσι, τοὺς δὲ παχεῖς πλῆρες. ἀλλ᾽ ἐν τούτοις φυ-
λάττουσι τὴν ἀγγείου τε καὶ περιεχομένου νόησιν. ἐφ᾽ ὧν,
ἃς ἐῤῥέθη, κυρίως τε καὶ πρώτως εἴθισται λέγεσθαι τὸ πλῆρές
τε καὶ τὸ κενόν. ἕτερα δ᾽ αὖ σώματα διάκενα λέγουσιν, οἳ
κενὰ, καθάπερ σπόγγον τε καὶ κίσσηριν. οὐδὲ γὰρ σῶμα
νομίζουσι εἶναι τὸν ἀέρα, χώραν δέ τινα καὶ τόπον κενὸν,
ἐπιτήδειον ὑποδέχεσθαι σώματα. οὐ μὴν οἱ τῷ λόγῳ δια-
σκεψάμενοί τι περὶ τοῦ ἀέρος, ἰατροί τε καὶ φιλόσοφοι, κενὸν

neque prima ratione, fed fecunda et tropice, hic lanam ap-
pellavit plenam, vinum ille, alius aliud, ufu quisque rem
aeſtimans; nam illa quae perſeverantem eum et conſtantem
habet, hanc plenam vocant.   Ut qui vinum guſtarunt, quum
diutiſſime ſentiant qualitatem perdurare, cujus ſi abeat ex-
templo et pereat vel qualitas, vel vis, vel ufus, vacuum il-
lud vocant.   Et vero ſic fermonem quoque aliquando fal-
ſum vacuum appellant.   Non tamen quum quempiam men-
te vacuum eſſe dicant, metaphora jam utuntur; nec item,
quum graciles homines corpus habere vacuum carne dicant
et craſſos plenum; ſed intelligentiam in his vaſis ſervant et
contenti, in quibus, ut expoſuimus, proprie et praecipue
plenum et vacuum recepta ſunt.   Jam alia corpora fiſtulis
inanibus cavernoſa dicunt, non vacua, ut ſpongiam et pu-
micem; namque aërem non numerant corpus, ſed regionem
quandam et locum vacuum ad excipienda corpora appoſi-
tum.   At non qui ratione quicquam ſunt de aëre commen-
tati medici juxta ac philoſophi, vacuum eum prorſus eſſe

εἶναι παντάπασιν ὑπολαμβάνουσιν αὐτὸν, ἀλλ᾽ οἱ μέν τινες,
ὧν τῆς δόξης καὶ ἡμεῖς μετέχομεν, ἐν ὑπάρχειν σῶμα συνεχὲς
ἑαυτῷ πάντη, μηδαμόθι κενοῦ παραπλοκὴν ἔχον· οἱ δέ τι-
νες ἐν κενῷ πολλὰ σώματα, τὰ σμικρὰ, τὰ πρῶτα προσφε-
ρόμενα, προσκρούοντά τε καὶ ἀποπαλλόμενα, μὴ μέντοι περι-
πλεκόμενά τε καὶ συγκρινόμενα. καὶ τοίνυν καὶ τὸν κενὸν
σφυγμὸν οὕτω μὲν ἡμῖν ἀδύνατον ὀνομάζειν, ὡς οἱ πολλοὶ
λέγουσι τὸν ὄντως κενὸν, οὐδὲν γάρ ἐστιν ἐν κόσμῳ τοιοῦ-
τον, ἀλλ᾽ οὐδὲ κατ᾽ ἐπικράτειαν. οὐδενὸς γὰρ ὑπάχοντος
ὅλως ἐν κόσμῳ κενοῦ, πῶς ἂν εἴη τι κατ᾽ ἐπικράτειαν κενόν;
ὑπόλοιπον δὴ, κενὸν ἡμᾶς λέγειν σφυγμὸν ὥσπερ θύλακον,
ἢ ἀσκὸν, ἢ τάλαρον, ἢ σάκκον, ἢ ὅλως ἀγγεῖον ὁτιοῦν.
ἀλλ᾽ εἴπερ οὕτω λέγοιτο, διχῶς ἐπινοηθήσεται τοιοῦτος γινό-
μενος, ἕνα μὲν τρόπον ὥσπερ ὁ πίθος, ὅταν ἀέρα μόνον ἐν
αὐτῷ ἔχῃ, ἕτερον δὲ καθάπερ ἀσκὸς, ἢ θύλακος, ἤ τι τοιοῦ-
τον ἕτερον, οὗ δυνατόν ἐστι συμπίπτειν ἐπ᾽ ἀλλήλους τοὺς χι-
τῶνας, ὥσπερ τὸν πεφυσημένον ἀσκὸν οἴνου μένειν ἀεὶ κενὸν,
ἀέρος δὲ μεστόν· εἰ δὲ καὶ τοῦτον ἐκκενώσεις, ὡς συμπεσεῖν
πανταχόθεν ἀκριβῶς, τηνικαῦτα ἀκριβῶς γίνεσθαι κενόν. καὶ

putant, fed quidam, in quorum etiam nos fententia fumus,
unum effe corpus undique fibi continuum, quod nusquam
habet quicquam intextum vacui; alii multa corpora in va-
cuo parva et prima committi, concurrere et repelli, non
connecti tamen nec confundi. Sed enim vacuum pulfum
ita non queas appellare ac vulgus dicit vere vacuum; quip-
pe tale non fit quicquam in orbe, ne per excellentiam qui-
dem; nam quum nullum exiftat omnino vacuum in mundo,
qui fit per excellentiam quicquam vacuum? Quare vacuum
relinquitur, ut vocemus, quomodo culeum, vel utrem, vel
calathum, vel faccum, vel omnino quodlibet vas. Quod
fi ita accipiamus, bifariam talem pulfum interpretabimur;
uno modo, ut dolium, ubi aërem contineat tantum; altero,
ut utrem, vel culeum, vel aliud tale, cujus poffunt tunicae
confidere, quemadmodum inflatus uter vino manet perpe-
tuo vacuus, fed aëris plenus: quem fi tamen evacues, ut
undique confidat plane, ibi fit vacuus. Itaque arteriam effe

τοίνυν καὶ τὴν ἀρτηρίαν ἢ οὕτως ἐροῦμεν ὑπάρχειν κενήν,
ὡς ἀέρα περιέχουσαν, ὥστε κἂν ἐπιπλεῖστον ᾖ διαπεφυσημένη
τε καὶ διεστᾶσα, κενὴν ὀνομάζεσθαι, ἢ οὐχ οὕτως, ἀλλ᾽
ὥσπερ ἐλέγομεν ἐπὶ τῶν ἀσκῶν, ἐπειδὰν καὶ τὸν ἀέρα τις
ἐξ αὐτῶν ἐκκενώσῃ. κατὰ μὲν δὴ τὸ πρότερον τῶν σημαινο-
μένων ὁ κενὸς σφυγμὸς ἔσται τοιοῦτος, οἷόν περ Ἐρασίστρα-
τος ἀεὶ βούλεται κατὰ φύσιν ὑπάρχειν αὐτόν· κατὰ δὲ τὸ
δεύτερον οὐδὲν διοίσει τοῦ μικροῦ. τὸ γὰρ δὴ τρίτον τῶν
σημαινομένων οὔτε Ἀρχιγένης οὔτε Ἀγαθῖνος οὔτε Μάγνος
οὔτ᾽ Ἀθήναιος [74] οὔτε ἄλλος οὐδεὶς τῶν πνευματικῶν
ἰατρῶν ἀληθὲς ὁμολογήσει. λέγω δὲ ὅταν ὀλίγα μὲν σώ-
ματα περιέχῃ ἐν αὐτῇ ἡ ἀρτηρία, πλείστην δὲ τὴν κενὴν χώ-
ραν. οὐ γὰρ εἶναι τοιαύτην οὐδεμίαν ἐν κόσμῳ νομίζουσιν,
ἀλλ᾽ ἡνῶσθαι τὴν ὅλην οὐσίαν ἑαυτῇ. λοιπὸν οὖν, ὡς ἔφα-
μεν, ἤτοι τὸν μικρὸν σφυγμὸν, ἢ τὸν ἀερώδη κενὸν ὀνομά-
σομεν. οὕτω δὲ καὶ τοὺς ἐναντίους αὐτοὺς πλήρεις, τόν
τε μέγαν καὶ τὸν οἷον ὑγροφανῆ. ἀλλὰ τούτους μὲν κατὰ
τὴν ἐγκεχυμένην οὐσίαν, καθ᾽ ἣν δὴ καὶ μάλιστ᾽ ἄν τις ὀνο-
μάσειε κυρίως ἢ πλῆρες ἢ κενὸν ἀγγεῖον· ἑτέρως δὲ καθ᾽

aut eo modo vacuam dicemus, ut quae aerem contineat, ut
quanquam fit plurimum inflata et diftenta, vacua fit tamen
appellanda, aut non fic, verum ut de utribus retulimus,
quando et aërem iis exhaurias. Prima quidem fignificatio-
ne vacuus pulfus erit talis, qualem Erafiftratus natura fem-
per afferit ipfum effe; altera nihil a parvo differet; nam
tertiam fignificationem nec Archigenes, nec Agathinus, nec
Magnus, nec Athenaeus, nec alius ex Pneumaticis me-
dicis agnoscet ullus, quum pauca, inquam, corpora arteria
contineat, regionem autem vacuam plurimam, nullam enim
in mundo repiriri exiftimant talem; unitam vero fibi totam
fubftantiam. Reftat ergo, ficuti diximus, ut aut parvum
pulfum, aut aëreum vocemus vacuum; itemque contrarios
iis plenos, magnum et eum qui humidam fpeciem habet.
Sed hos fcilicet infufae fubftantiae ratione, cujus quidem
maxime ratione appelles proprie vel plenum vel vacuum
vas; at aliter arteriae corporis ratione, id eft ejus tunica-

αὐτὸ τῆς ἀρτηρίας τὸ σῶμα, τουτέστι τοὺς χιτῶνας αὐτῆς,
οὓς ἄμεινον ἦν, οἶμαι, σκληροὺς καὶ μαλακοὺς, οὐ πλήρεις
ἢ κενοὺς ὀνομάζειν. οὐδὲν γὰρ ὁμοιομερὲς σῶμα κενὸν ἢ
πλῆρες καλεῖται, πλὴν εἰ μὴ κατὰ μεταφορὰν, ἧς οὐ χρὴ
προσάπτεσθαι κατὰ τὰς ἐπιστημονικὰς διδασκαλίας. ἀλλ᾽ εἰ
μὲν ἔχοιμεν ὀνόματα κύρια, τούτοις χρῆσθαι προσῆκεν· εἰ
δὲ μὴ, λόγῳ μᾶλλον ἑρμηνεύειν ἕκαστον τῶν πραγμάτων, οὐκ
ἐκ μεταφορᾶς ὀνομάζειν, ὅταν γε διδάσκειν τις βούληται καὶ
μὴ περιλαλεῖν, ἐπεὶ τῷ γε μεμαθηκότι τὸ πρᾶγμα συντόμου
δηλώσεως ἕνεκεν ἐγχωρεῖ καὶ διὰ τῶν ἐκ μεταφορᾶς ὀνομά-
των καὶ διὰ τῶν ἐκ καταχρήσεως ἐνδείκνυσθαι τὸ λεγόμε-
νον. ἡ πρώτη μέντοι διδασκαλία τῶν τεχνικῶν ἁπάντων
πραγμάτων ὑπὲρ τοῦ σαφής τε εἶναι καὶ διηρθρωμένη
κυρίων ὀνομάτων δεῖται. τὸ τοίνυν σῶμα τῆς ἀρτηρίας,
τουτέστιν ὁ χιτὼν αὐτοῦ, ἤτοι σκληρότερός ἐστι τοῦ δέοντος,
ἢ μαλακώτερος, ἢ δηλονότι σύμμετρός τε καὶ κατὰ φύσιν
ἔχων. οὐ γὰρ δὴ κατ᾽ αὐτό γε τοῦτο πάλιν ἢ ἀερώδη τινὰ
φήσομεν περιέχεσθαι οὐσίαν, ἢ ὑγράν. ἓν γάρ ἐστι τὸ
συνεχὲς ἑαυτῷ πανταχόθι, πλὴν εἴ που τρήματά τινα πάνυ

rum, quas rectius fane duras et molles et non plenas voces
vel vacuas, quod fimilare corpus (nifi per metaphoram, quae
in difciplina quae fcientia eft locum non habet) quod va-
cuum vocetur, vel plenum, fit nullum. At fi nomina pro-
pria fuppetant, his uti nos par fit; fi non, definitione prae-
ftet fingulas res explicare quam a metaphora nomina mu-
tari, fi quidem docere inftituas, non obtundere. Tamen
apud eum quidem, qui jam rem didicit, quo compendiofius
explices, nominibus a metaphora fumptis et abufu nihil eft
caufae quin rem exprimas; verum omnium doctrina prima
rerum artificialium, quo aperta fit et diftincta, propria no-
mina quaerit. Ergo arteriae corpus, hoc eft ejus tunica,
aut jufto durior eft, aut mollior, aut moderata certe et in
nativo ftatu. Nec vero in hoc ipfo jam vel aëraem quandam
dicemus, vel humidam contineri fubftantiam; unum eft enim
quod undequaque fibi cohaeret, nifi foraminibus quibusdam

σμικρὰ κέκτηται. ἀλλὰ καὶ ταῦτα ἢ ἀερώδη τινὰ περιέχειν
οὐσίαν, ἢ ὑγρὰν, ἢ ἀτμώδη πάντως ἀναγκαῖόν ἐστιν, ἢ συμ-
πεπτωκέναι παντάπασιν. ἀλλὰ συμπεπτωκότα μὲν εἰς ἴσον
τοῖς οὐδ᾽ ὅλως ἔχουσι καθίσταται· περιέχοντα δὲ ὑγρὸν ἢ
ἀτμὸν, ἢ ἀέρα, μαλακώτερον ἐργάσεται τὸ τῆς ἀρτηρίας σῶμα
ὥστε ἐκ (38) περιόδου πάλιν εἰς τοῦθ᾽ ἥκειν ἡμᾶς, ὅπερ ἐξ
ἀρχῆς ἐλέγομεν, ὡς ἤτοι σκληρός ἐστιν ἢ μαλακὸς ὁ τῆς
ἀρτηρίας χιτὼν, ὁ γὰρ ἐν τῷ μεταξὺ λόγος οὐκ ἄλλην τινὰ
τρίτην ἐδήλωσε φύσιν, ἀλλὰ τῶν εἰρημένων δυοῖν διαφόρους
τῆς γενέσεως αἰτίας. ἦν δὲ οὐ τοῦτο τὸ προκείμενον, οὐδὲ
χρήσιμον ὅλως εἰς τὰ παρόντα, ὡς ἔγωγε καὶ πάσας εἰπεῖν
ἕτοιμός εἰμι τὰς τῶν σκληρῶν τε καὶ μαλακῶν γενέσεις, εἰ
μέλλοιμί τινος ἐντεῦθεν ἀπολαύειν εἰς τὰ παρόντα χρηστοῦ.
πειράσομαι δ᾽ ὡς ἔνι μάλιστα διὰ βραχυτάτων αὐτὸ πρᾶξαι.
πάντων τῶν σωμάτων ἐκ γῆς καὶ ὕδατος καὶ ἀέρος καὶ
πυρὸς συνεστώτων, ἐν οἷς μὲν ἂν ὑπάρχῃ πλεῖστον, ἤτοι τὸ
γεῶδες στοιχεῖον, ἢ τὸ ὑδατῶδες ὑπὸ ψύξεως πεπηγὸς, ἀναγ-
καῖον εἶναι τὰ τοιαῦτα σκληρά· ἐν οἷς δ᾽ ἂν ἢ τὸ πυρῶδες,

praeditum fit vala minutis; quae tamen omnino comple-
ctantur etiam neceffe eft vel aeream fubftantiam, vel humi-
dam, vel halituofam, vel confidant undique.   Verum quae
confiderunt, inftar funt nulla plane obtinentium foramina;
quae humorem vero, vel vaporem, vel aerem continent,
mollius reddunt corpus arteriae.   Itaque eodem revolvimur,
quod dicebamus a principio aut duram effe arteriae tuni-
cam aut mollem; nam qui intercurrit fermo, nullam de-
mouftrat tertiam naturam aliam, fed duarum commemora-
tarum diverfas generationis caufas.   Sed haec res quam di-
co nihil ad inftitutum pertinet.   Equidem vel omnes liben-
ter expofuerim durorum et mollium generationes, fi id mihi
ullum fructum poffet ad praefens inftitutum ferre, idque
dabo operam, ut quantum facere poffim, breviffime expli-
cem.   Quandoquidem omnia corpora ex terra, aqua, aëre
et igne conflata funt, in quibus exuperat vel terreftre ele-
mentum, vel aquofum, fi gelu concreverit, non poffunt ea
non dura effe; in quibus igneum, vel aërum, vel humidum

ἢ τὸ ἀερῶδες, ἢ τὸ ὑγρὸν στοιχεῖον ἀπαγὲς ἐπικρατῇ, μα-
λακὰ ταῦτ᾽ εἶναι πάντα. οὕτω δὲ καὶ εἰ τρήματά τινα καὶ
πόρους ἔχοιεν, εἰ μὲν ἤτοι γεώδους οὐσίας ἢ ὑδατώδους πε-
πηγυίας ἐπικρατούσης ἐν αὐτοῖς, ἀναγκαῖον εἰς σκληρότητα
τοῦ παντὸς σώματος συντελεῖν· εἰ δ᾽ ἤτοι λεπτομεροῦς τινος
ἢ ὑγρᾶς ἀπαγοῦς, εἰς μαλακότητα. τούτων οὕτως ἐχόντων,
ἤδη δίκαιον ἐρέσθαι τοὺς ἄνδρας, ἐπὶ τί μάλιστα φέρουσιν
ὑποκείμενον πρᾶγμα τὸ τῆς πληρότητος ὄνομα. πάντως
γὰρ ἢ τὴν σκληρότητα καλοῦσιν πληρότητα ἁπλῶς, ἤ τινα
τῶν εἰρημένων αὐτῆς διαφορῶν. αἱ διαφοραὶ δ᾽ ἦσαν, ὅταν
ἤτοι ξηρότης ἐπικρατῇ γεώδης, ἢ πῆξις ὑδατώδης. εἴτ᾽ οὖν
ἔχει πόρους τινὰς τὸ ὑποκείμενον ἐν ἑαυτῷ εἴτε μή. κατὰ
ταῦτα δὲ καὶ τὴν κενότητα πότερον τὴν μαλακότητα λέγου-
σιν, ἤ τινα τῶν διαφορῶν αὐτῆς. [75] ἦσαν δ᾽, οἶμαι, καὶ
αἱ ταύτης διαφοραὶ κατ᾽ ἐπικράτειαν ἤτοι λεπτομεροῦς οὐ-
σίας ἢ ὑδατώδους ἀπαγοῦς. ἀλλ᾽ οὐδεμίαν ἀποκρίνασθαι
τούτων τολμῶσιν. εἶεν γὰρ ἂν οὕτως δήπου μήτε τῆς σκλη-
ρότητος ἕτερόν τι τὴν πληρότητα μήτε τῆς μαλακότητος
τὴν κενότητα τιθέμενοι. φεύγουσι δ᾽ ἀπὸ τοῦ λόγου πάντα

elementum inconcretum excellat, mollia haec omnia eſſe.
Et item ſi foraminibus ſint praedita, vel meatibus: ſi ſupe-
rior ibi ſit terreſtris ſubſtantia, vel aquoſa concreta, facit
neceſſario ad totius corporis duritiem; ſin ſubtilis vel humi-
da, ſed non concreta, ad mollitiem. Quae quum ſic ha-
beant, jure jam de illis quaeſierimus, cuinam potiſſimum rei
ſubjectae aſſignent nomen plenitudinis. Sane enim aut du-
ritiem vocant plenitudinem abſolute, aut aliquam de com-
memoratis ejus differentiis; differentiae erant, quum vel
ſiccitas excellit terreſtris, vel concretio humida. Aut ergo mea-
tus quosdam haec res habet, aut non habet. Similiter vacui-
tatem, utrum mollitiem vocent, an quam ejus differentiam; cu-
jus quidem erant etiam differentiae in excellentia aut tenuis
ſubſtantiae, aut aquoſae inconcretae. Verum nullam harum
committent, ut reſpondeant; nam ita nihil profecto eſſe
plenitudinem aliud ac duritiem ſtatuerint, et vacuitatem ni-
hil aliud ac mollitiem. Recedunt vero a ratione omnibus

τρόπον; ἔνιοι μὲν αὐτῶν ἀναισχυντότερον, εἰσὶ δ᾽ οἳ καὶ μετ᾽
αἰδοῦς τινος. ἡ δ᾽ ἀπόδρασις ἡ γοῦν εὐσχήμων εἰς τὴν τοῦ
πνεύματος καταφεύγει δύναμιν. ὡς γὰρ οἴνου, φασὶ, ποιό-
της λέγεται πληρότης, οὕτω καὶ τοῦ πνεύματός ἐστί τις πλη-
ρότης. ἀλλ᾽ ἐνταῦθα πάλιν ἡμῶν ἀξιούντων, οἴνου τίνα
πληρότητα καλοῦσιν, ἀποσαφεῖν αὐτοὺς, ἄρρητον εἶναί φασι
τὸ πρᾶγμα. πῶς οὖν, ὦ πρὸς Διὸς, ἢ ὀνομάζειν ἐπιχειρεῖτε
τὸ ἄρρητον, ἢ διδάξειν ἡμᾶς ἐλπίζετε; εἰ γὰρ μήτε διδάξαι
δύνασθε τὸ πρᾶγμα μήθ᾽ ἑρμηνεῦσαι λόγῳ, πῶς ἂν ἢ μά-
θοιμέν τι τῶν γραφομένων ὑφ᾽ ὑμῶν, ἢ κρίναιμεν; καὶ μὴν
ἰδοὺ, φασὶν, ἐπ᾽ αὐτῶν τῶν νοσούντων δείκνυμί σοι τὸν
πλήρη σφυγμόν. καλῶς τοίνυν ποιήσεις, ὦ οὗτος, εἴπερ
ἐστὶν ἄρρητος μὲν, δεικτὸς δὲ, μηδὲν μὲν γράφων ὑπὲρ αὐ-
τοῦ, δεικνὺς δὲ μόνον ἡμῖν τὸ πρᾶγμα. καὶ μὴν καὶ γράφεις,
ὡς ἑρμηνεῦσαι δυνάμενος, καὶ δεικνύειν ἀδυνατεῖς. οὐδὲ γὰρ
συστῆναι δύναται κατὰ δεῖξιν οὐδεμία διδασκαλία χωρὶς ἐξη-
γήσεως. ἐπιβάλλειν οὖν με κελεύεις τοὺς δακτύλους, ὡς οἶμαι,
ἐπὶ τὴν ἀρτηρίαν, εἶτ᾽ ἐρεῖς, ἰδοὺ πλήρης ὁ σφυγμὸς ὁ τοιοῦ-
τός ἐστιν, οὗ νῦν αἰσθάνῃ. τοῦτο δὲ εἰ μὲν ἁπλῆ τις

---

modis quidam impudentius, nonnulli fane verecunde; fu-
ga honefta quidem illa ad fpiritus recipit fe facultatem,
nam quemadmodum vini, ajunt, qualitas dicitur plenitu-
do, si spiritus quaedam est plenitudo.　　Atqui quum
jam hic petimus, vini quam plenitudinem appellent, ut
declarent, non poffe dicunt rem explicari.　　Quomodo
igitur cedo audetis nomiuare quod explicari non va-
let, aut discere de vobis nos fperatis?　　Nam fi nec docere
rem valetis, nec explicare oratione, qui tandem aliquid dis-
camus de fcriptis veftris, aut judicemus?　　Enimvero en vo-
bis, inquiunt, in aegrotis oftendo plenum pulfum.　　Recte
igitur feceris, mihi crede, fi quidem exprimi oratione ne-
queat, fed monftrari, fi nihil de eo confcripferis, rem au-
tem nudam oftenderis nobis.　　At et fcribis ut fi explicare
poffis, et oftendere non vales, fi quidem doctrina conftare
citra interpretationem in oftendendo nulla poteft.　　Admo-
vere igitur me digitos jubes; fcilicet arteriae inde fubjicis.
En tibi plenus hic pulfus eft, quem nunc fentis.　　At hoc, fi

ΣΦΥΓΜΩΝ ΛΟΓΟΣ Γ.   679

Ed. Chart. VIII. [75.]   Ed. Baf. III. (38.)
ὑπῆρχε καὶ μία ποιότης τοῖς σφυγμοῖς, ἀληθῶς ἂν ἐλέγετο.
νυνὶ δὲ ἐπειδὴ πολλαὶ μὲν αὗται καὶ καθ' ὑμᾶς εἰσιν, ἅπα-
σαι δ' ὑποπίπτουσιν ἀθρόως, οὐκ ἔθ' οἷόν τε χωρὶς ἐξηγή-
σεως οὐδεμίαν αὐτῶν ἐκμαθεῖν. ἰδοὺ γοῦν ἅπτομαι τῆς
ἀρτηρίας, ὡς κελεύεις, ἀλλ' οὐκ εἰδὼς ὅ τί ποτε τῶν συμβε-
βηκότων αὐτῇ πληρότητα καλεῖς, οὐδὲ μᾶλλον ἐπὶ τῇ δείξει
σου συνίημι τοῦ πράγματος ἢ πρόσθεν, ὅτ' οὐκ ἐδείκνυες.
ἔστω γὰρ, ὁπότ' ἐπιβάλλω τοὺς δακτύλους τῷ σφυγμῷ, διαί-
ρεσθαι μὲν ἐπὶ πλεῖστον αὐτὸν εἰς μῆκός τε καὶ κύκλον· εἰ
δὲ καὶ θλίψαιμι καὶ πιέσαιμι, βιαιότερον ἐμπίπτειν τῇ ἁφῇ,
φαίνεσθαι δὲ καὶ σκληρὸν ταχύν. εἶτά με τὴν βίαιον αὐτοῦ
προσβολὴν ὑπονοῆσαι λέγεσθαι πληρότητα, πῶς οὐκ ἄτοπόν
τι συμβαίη κατὰ τὴν δεῖξιν; ὃν γὰρ ἐν τοῖς ἔμπροσθεν ἐμά-
θομεν ὀνομάζειν σφοδρὸν σφυγμὸν, τοῦτον νῦν μεταδιδασκό-
μεθα πλήρη καλεῖν. ἢ τοίνυν ἕτερόν τι σύμπτωμα τῆς δια-
στελλομένης ἀρτηρίας εἰπὲ, καθ' οὗ κελεύεις με τὸ τοῦ πλή-
ρους ὄνομα φέρειν, ἢ εἴπερ παρὰ ταῦτα οὐδὲν ἄλλο ἐστίν,
ὄνομα μὲν ἐπεισάγεις τοῖς σφυγμοῖς, πρᾶγμα δ' οὐδὲν διδάσκεις.

simplex accidat et una pulfibus qualitas, recte dicatur: nunc
quando variae hae vel veftra fententia fint, occurrant vero
repente omnes: absque interpretatione non poteft fieri ut
jam ullam ex illis intelligamus.   Atqui jam tango, ut vis,
arteriam, fed quia quid tu ex accidentibus ejus voces ple-
nitudinem, me latet, nihilo ego ex tua oftenfione intelligo
clarius rem ac nuper quum oftenderes nihil.   Diftendatur
fane quum admoveam pulfui digitos, plurimum in longitudi-
nem et circulatim: fi ftringam etiam et premam, violentius
in tactum incurrat: videatur praeterea durus et velox.   Et
fi violentum ejus occurfum putem plenitudinem appellari,
quid an non res oftenfioni accidat abfurda? nam quem ante
didicimus vehementem pulfum vocare, hunc jam oblivisci-
mur, ac discimus appellare plenum.   Quare aut aliud fym-
ptoma diftentionis arteriae adducas, cui plenitudinis me ju-
bes vocabulum tribuere; aut fi nullum praeterea fit aliud,
nomen invehis pulfibus, rem doces nullam.   Nam fi tibi

εἰ δ᾽ ἀρκεῖ σοι λέγειν ἄῤῥητον εἶναι τὸ πρᾶγμα, συγχωρήσεις
δήπου κἀμοὶ λέγειν ἄλλας ἐπὶ ταῖς εἰρημέναις ὑφ᾽ ἡμῶν
ποιότητας ἐν τοῖς σφυγμοῖς ὑπάρχειν, κατὰ τὴν διαστολὴν
τῆς ἀρτηρίας φαινομένας, τρεῖς τὸν ἀριθμὸν, οὐκ ὀρθῶς ὑφ᾽
ἡμῶν παραλελειμμένας. εἰ δ᾽ ἐρωτήσετέ με, τίνας ταύτας,
ἀῤῥήτους εἶναι φήσω κυρίοις ὀνόμασιν. ἐκ μεταφορᾶς δ᾽ εἰ
βούλοισθε, διδάξειν ὑφέξομαι. καθάπερ γὰρ φωνὴν τὴν
μὲν λευκὴν εἶναι, τὴν δὲ μέλαινάν φαμεν, οὕτω καὶ τῶν
σφυγμῶν τὸν μέν τινα λευκὸν ὑπάρχειν ἐρῶ, τὸν δὲ μέλανα,
καὶ ταύτην πρώτην εὐθέως τὴν ποιότητα παραλελεῖφθαι πρὸς
ὑμῶν, ἑτέραν δὲ δευτέραν, καθ᾽ ἣν ἤτοι γλυκύτης τις, ἢ
πικρότης αὐτῶν ὁρᾶται, χρῆναι δὲ καὶ τούτων τῶν ὀνομά-
των ἀκούειν ἐκ μεταφορᾶς, ἄῤῥητον γὰρ εἶναι τὸ πρᾶγμα,
δειχθῆναι μέντοι δυνάμενον. ἰδού γέ τοι δείκνυμί σοι τὸν
σφυγμὸν τοῦτον τὸν πικρόν. ἀλλὰ καὶ ἡ τρίτη ποιότης ἄῤῥη-
τος μέν ἐστι, δειχθῆναι μέντοι δυναμένη. καλῶ δ᾽ αὐτὴν
ὑπογραφῆς ἕνεκα στρυφνότητα. καθάπερ γὰρ ἐν τῇ γεύσει
τὸν στρυφνὸν χυμὸν διαγινώσκομεν, οὕτω κἂν τῇ ἀφῇ τὴν

hoc fatisfaciat, fi rem dicas non eſſe explicari oratione, da-
bis certe mihi quoque ut dicam alias eſſe praeter illas, quas
vos recenſuiſtis, qualitates pulſuum, quae in diſtentione ar-
teriae advertantur, numero tres, male a vobis neglectas. Si
me rogatis quasnam has? nominibus propriis exprimi dicam
non poſſe, ſed metaphora, fi vultis, audebo docere. Nam
ut vocem quandam albam, eſſe aliquam nigram dicimus, ſic
pulſum etiam quendam album dixero eſſe, quendam nigrum:
atque hanc primam ſtatim qualitatem a vobis eſſe praeter-
miſſam: alteram porro ſecundam, ex qua vel dulcedo ali-
qua eorum, vel amaritudo conſpicitur: eſſe autem per
metaphoram accipienda etiam haec nomina, quod exprimi
oratione res non poſſit, demonſtrari poſſit tamen. Ecce ti-
bi pulſum oſtendo hunc amarum. Jam tertia qualitas eſt,
non illa quidem verbis expreſſa, ſed quae tamen poſſit mon-
ſtrari. Voco eam, ut eam deſcribam, acerbitatem: nam
in guſtu ut animadvertimus acerbum ſuccum, ita in tactu

οἷον στρυφνὴν τῆς ἀρτηρίας προσβολήν. [76] τούτῳ τῷ
τρόπῳ τις χρώμενος οὐ τρεῖς μόνον, ἀλλὰ καὶ τριάκοντα
φήσει παραλελεῖφθαι διαφορὰς σφυγμῶν. καὶ πρὸ πάντων
ἐκείνῳ μοι πρόσεχε τὸν νοῦν, ὅτι στρυφνὸς ¹μέν τις χυμὸς
κυρίως ὀνομάζεται, πλήρης δ᾽ οἶνος οὐδεὶς κυρίως· ἀλλ᾽
εἴ τις οὕτω προσαγορεύει, μεταφορᾷ χρῆται καθ᾽ ὃν ὀλίγον
ἔμπροσθεν ἐξηγησάμεθα τρόπον. ἀπὸ μὲν δὴ τῶν κυρίως
ὠνομασμένων ἅπασιν ἀνθρώποις ἐγχωρεῖ μεταφέρειν, οὐ
μὴν ἀπὸ τῶν μετενηνεγμένων αὖθις ἑτέρας ποιεῖσθαι μετα-
φοράς. οὐδὲ γὰρ ποιηταῖς τοῦτό γε συγχωρητέον ἐστὶν, μή
τί γε τοῖς ἐπιστημονικόν τι καὶ τεχνικὸν ἐπαγγελλομένοις δι-
δάξειν. ὥσθ᾽ ὁ μὲν ἀπὸ τῶν χυμῶν ἐπὶ τὴν ἁφὴν μεταφέρων
τὸ στρυφνὸν ὄνομα συγγνωστὸς ἀπὸ τῶν χυμῶν κυρίως ἀρ-
χόμενος, ὁ δ᾽ ἀπὸ τοῦ κατὰ γεῦσιν πλήρους ἐπὶ τὸ κατὰ
τὴν ἁφὴν πλῆρες ἀξιῶν μεταβαίνειν, οὐδὲ κατὰ νόμον οὗτός
γε ποιεῖται τὴν μετάβασιν, ἀλλὰ καὶ τῆς τῶν ποιητῶν ἐξου-
σίας ἐπέκεινα πρόεισιν, ἀπὸ τῆς προτέρας μεταφορᾶς ἑτέραν
ποιῶν δευτέραν μεταφοράν. εἰ γὰρ ἅπαξ τοῦτο συγχωρηθείη,
καὶ τρίτην ἀπὸ τῆς δευτέρας, οἶμαι, τολμήσει καὶ τετάρτην

arteriae occurſum quaſi acerbum. Qua ſi quis via inſiſtat,
non ſolum tres, verum etiam triginta dicet praetermiſſas eſſe
pulſuum differentias. Et hoc mihi praeter caetera ſac at-
tendas, eſſe humorem qui proprie acerbus appelletur: ple-
num vinum proprie nullum, quod ſi ſic quis appellet, meta-
phora utitur, quemadmodum ſuperius expoſuimus. Sane
omnibus hominibus a propriis nominibus poteſtas eſt trans-
ferendi: a translatitiis autem alias ducendi metaphoras, non
item: neque enim hoc eſt permittendum ne poetis quidem,
nedum his, qui ſcientiam aliquam et diſciplinam profitentur.
Quare ab humoribus transferenti ad tactum nomen acerbum,
quod ab humoribus proprie incepit, ignoscendum eſt. At
ſi a plenitudine, quae in guſtu eſt, ad plenitudinem velis
traducere, quae percipiatur tactu, parum legitime ſane fa-
cies tranſitum. Quin etiam, qui ducit alteram a prima me-
taphora, licentiam is ſuperat poëtarum. Nam hoc ſi ſemel
conceſſum ſit, hercle etiam tertiam a ſecunda audebit et

ἀπὸ τῆς τρίτης καὶ πέμπτην ἀπὸ τῆς τετάρτης ποιήσασθαι
μεταφορὰν, ὥστε εἰς ἐκφορὰν ὄντως ἐμβάλλειν τοὺς ἐπιτρι-
βομένους ὑπ᾽ αὐτῶν. καίτοι γε οὐδ᾽ ἀπὸ τῶν κυρίων ὡς
ἔτυχε μεταφέρειν ἔξεστιν οὐδὲ τοῖς ποιηταῖς, ἀλλὰ κἂν Πίν-
δαρος εἴη τις, ἢ Ὠκεανοῦ τὰ πέταλα τὰς κρήνας λέγων, οὐκ
ἐπαινεῖται, καὶ πολὺ μᾶλλον ἐπει(39)δὰν ἀψευδῆ πρὸς ἄκ-
μονι χαλκεύειν γλῶσσαν, ἤ τι τοιοῦτον ἕτερον εἴπῃ. ἀλλὰ
γὰρ, ὡς ἔοικεν, οὐδὲν οὕτω πολυλογίας ἐστὶ ποιητικὸν ὡς
ἐπιτολμῶν ἀνὴρ οἷς ἀγνοεῖ. διαφορὰς γοῦν ἑκάστου τῶν πραγ-
μάτων ἐξευρεῖν, ὅσαι τ᾽ εἰσὶ τὸν ἀριθμὸν καὶ ὁποῖαι τὸ εἶ-
δος, ἀνδρὸς ἔργων ἐστὶ θεωρίαν λογικὴν ἠκριβωκότος· ἐφεξῆς
δ᾽ ὀνόματα κατ᾽ αὐτῶν θέσθαι, ῥητορικοῦ τινος, ἢ τἀλη-
θέστερον φάναι, διαλεκτικοῦ. ὅταν οὖν ἄνθρωποι μήτε
λογικὴν θεωρίαν ἠκριβωκότες μήθ᾽ ἑρμηνεύειν ἱκανοὶ τολ-
μῶσιν ἅπτεσθαι πολὺ μειζόνων ἢ καθ᾽ ἑαυτοὺς πραγμάτων,
αὐτοί τε πολυλογοῦσι καὶ τοὺς ἐξελέγχοντας ἀναγκάζουσι,
κἂν ὅτι μάλιστα βραχυλογίαν ἀσκοῦσιν, εἰς τὴν αὐτὴν ἐκείνοις
ἐμπίπτειν μακρολογίαν, ὅπερ, οἶμαι, κἀγὼ νῦν πάσχω. διὰ
γάρ τοι τὸ πλῆθος ὧν ἡμαρτήκασιν ἐξίσταμαι τῆς συνήθους

quartam a tertia atque quintam a quarta facere metapho-
ram, ut plane enecentur quos obtundunt. Tametſi nec a
propriis licet quibuslibet nec poëtis transferre; imo ſi quis
vel Pindarus ſit et Oceani folia dicat fontes, non collaudetur;
ac multo magis, quum Veracem ſuper incudem fabricare lin-
guam, aut aliud quid tale dicat. Sed enim nihil ita loqua-
citatem efficit ut qui deſignat quicquam et temerarius eſt in
illis quae ignorat. Nam differentias cujusque rei, quot ſint
numero qualesque ſpecie, viri eſt invenire logicam naviter
meditati; deinde nomina eis inſtituere, rhetoris partes, aut
verius dialectici ſunt. Ubi ergo homines, qui nec logicam
ſpeculationem exacte tenent, nec interpretari valent, ad res
aſpirare quae ſuperant ipſorum facultatem audeant, quum
ipſi verba ſunditant, tum reprehenſores impellunt, licet ma-
xime ſtudeant brevitati, in eandem orationis prolixitatem;
id ſcilicet quod mihi nunc uſu venit. Siquidem a mea per-
petua brevitate divellit ipſorum me numerus erratorum;

ἐμαυτῷ βραχυλογίας. ἀλλὰ κἀνταῦθα καθ᾽ ὅσον οἷόν τε
συντέμνειν πειράσομαι. γένοιτο δ᾽ ἂν τοῦτο τὰ μὲν καθό-
λου καὶ κοινὰ πάντων ἁμαρτήματα διελέγχοντός μου, τὰ δὲ
κατὰ μέρος ἑκάστου παραλείποντος. ἔστι δὲ κοινὰ καὶ κα-
θόλου ταυτὶ, πότερα ποιότητά τινα τοῦ τῆς ἀρτηρίας χιτῶ-
νος ὁ πλήρης σημαίνει σφυγμός, ἢ τῆς ἐγκεχυμένης οὐσίας τὸ
ποσὸν, ἢ τὸ ποιὸν, ἢ τοῦ συμφύτου πνεύματος· ὡς καὶ
τοῦτό τινες ἐτόλμησαν εἰπεῖν, ἤτοι δύναμίν τινα, ἢ ποιό-
τητα. τοῦ μὲν γὰρ σώματος αὐτοῦ τῆς ἀρτηρίας αἱ ποιό-
τητες, ὡς ὀλίγον ἔμπροσθεν ἐδείκνυμεν, οὐ πληρότης ἂν οὐδὲ
κενότης, ἀλλὰ σκληρότης τε καὶ μαλακότης ὠνομάζοντο δι-
καιότερον· τῆς δ᾽ ἐγκεχυμένης οὐσίας αὐτῆς τὸ ποσὸν ὀρ-
θῶς μὲν ἄν τις ὀνομάσειε πληρότητα καὶ κενότητα. διαφέ-
ρουσι δ᾽ οὐδὲν αὗται μεγέθους τε καὶ σμικρότητος. εἰ δὲ μὴ
τὸ ποσὸν, ἀλλὰ τὸ ποιὸν τῆς περιεχομένης ἐν αὐτοῖς οὐσίας
ὑπὸ τῶν ὀνομάτων φάσκοιεν δηλοῦσθαι, κυρίως μὲν οὐκ ἂν
ὀνομάζοιεν, ὑπάρχουσαν μέντοι τινὰ ἐροῦσι διαφοράν, οὐ
μὴν αἰσθήσει γε διαγνωστὴν, ὡς ἐν τοῖς περὶ διαγνώσεως

tamen faciam etiam hic ut fim quantum poſſum brevis:
quod quidem aſſequar, ſi generalia peccata atque communia
omnium reprehendam et ſingulorum privata praetermittam.
Communia et generalia haec ſunt: utrum certam qualitatem
arteriae tunicae denunciet plenus pulſus, an infuſae ſubſtan-
tiae quantitatem, vel qualitatem, an innati ſpiritus (nam et
hoc ſunt auſi quidam dicere) aut facultatem quandam, aut
qualitatem. Ipſius enim corporis arteriae qualitates, quod
paulo ante demonſtravi, neque plenitudo vocari, neque va-
cuitas, ſed durities et mollities juſtius debuerunt: ipſius ve-
ro infuſae quantitatem ſubſtantiae recte quidem plenitudi-
nem voces et vacuitatem, at inter has nihil intereſt et ma-
gnitudinem parvitatemque. Quod ſi non quantitatem, ſed
qualitatem ſubſtantiae contentae in illis denotari a nomini-
bus iſtis dixerint, haudquaquam appellaverint proprie: eſſe
tamen confirmaverint quandam differentiam, ſed eam ſenſui
incognitam, ut in libris De dignoscendis pulſibus oſtende-

684 ΓΑΛΗΝΟΥ ΠΕΡΙ ΔΙΑΦΟΡΑΣ

Ed. Chart. VIII. [76. 77.] Ed. Baf. III. (39.)

ἐπιδείξομεν. ἡ δὲ τοῦ πνεύματος πληρότης τε καὶ κενότης
ἔτι δὴ καὶ μᾶλλον ἀναίσθητός ἐστιν αὐτὴ καθ᾽ αὑτὴν, εἰ δ᾽
ὡς αἴτιόν τις αὐτὴν ἐνδείξει λαμβάνοι, τῆς μὲν ῥώμης αὐτοῦ
τὸν σφοδρὸν σφυγμὸν θήσεται σημεῖον, τῆς δ᾽ ἀῤῥωστίας
τὸν ἀμυδρόν. εἴη δ᾽ ἂν ὁ ταῦτα τιθέμενος ἐκ τῆς πνευμα-
τικῆς αἱρέσεως. ὥστε κἂν νῦν δῆλον, ὡς οὐ κοινὴν ἔν-
[77]νοιαν, οὐδ᾽ αἰσθήσεως πάθος εἰς διάγνωσιν ἧκον ἐρεῖ τις,
ἀλλ᾽ ἑαυτοῦ δόγμα πρεσβεύσει. χρὴ δὲ οὔτ᾽ ἐν ταῖς τῆς ἐν-
νοίας τοῦ πράγματος ἀποδώσεσιν οὔτε ἐν ταῖς διαγνώσεσι
περιέχεσθαι δόγμα, κοινὰ γὰρ ἁπάντων ἐστὶν, ἀλλ᾽ ἐν μόναις
ταῖς αἰτίαις λέγεσθαι, καθάπερ ἡμεῖς ποιήσομεν ἐν τοῖς περὶ
τῶν ἐν τοῖς σφυγμοῖς αἰτίων ὑπομνήμασιν. ἐν ἐκείνοις μὲν
γὰρ ἁπάσας διεξιόντες τὰς ἀλλοιούσας τοὺς σφυγμοὺς αἰτίας,
ἀναγκασθησόμεθα δογμάτων ἐφάπτεσθαι· κατὰ μέντοι τὴν
νῦν ἐνεστῶσαν αὐτὸ τοὐναντίον, οὐδενὸς χρὴ ψαῦσαι τὸν
λόγον, οὐδ᾽ ἐπ᾽ ἐλάχιστον δόγματος. ἀρκεῖν ἡγοῦμαι ταῦτα
καὶ περὶ πληρότητός τε καὶ κενότητος εἴς γε τὰ παρόντα.
λεχθήσεται γὰρ ἐπὶ πλέον ὑπὲρ αὐτῶν ἐν τοῖς περὶ δια-
γνώσεως. καὶ μὲν δὴ καὶ ὅσα περὶ αὐτῶν ἐπὶ πλεῖστον

mus. Spiritus vero plenitudo et vacuitas fola longe etiam
minus percipi potest. Nam si quis, ut caufam, eam in
oftendendo fumat, roboris ejus vehementem pulfum statuet
fignum et imbecillitatis languidum: qui autem haec posuerit,
de fecta erit Pneumatica. Quare vel hic, quod liquet, nec
communem notionem, nec fenfus affectum ad cognitionem
pervenientem proferet, fed fuum placitum colet. Atqui non
est in explicanda rei notione, neque in dignoscenda ea ad-
mittendum placitum, funt enim communia omnium: fed in
folis caufis praedicandum: quod nos faciemus in commenta-
riis De caufis pulfuum: in quibus ut caufas, quae pulfus
variant, omnes referamus, placita attingere cogemur: hoc
loco contra nullum debet oratio vel leviffime attingere
decretum. Haec duco hic de plenitudine et vacuitate fuffi-
cere, quarum in libris de dignoscendis pulfibus ampliorem
mentionem faciemus. Et etiam quae longissime nugatur de

Ἀρχιγένης περιλαλεῖ, καὶ ταῦτ᾽ ἐν τῷ κρίνειν αὐτοῦ τὸ περὶ
τῶν σφυγμῶν βιβλίον εἰρήσεται. διεγνώκειν μὲν γὰρ ἐγὼ τό
τε κατ᾽ ἀρχὰς ἀρκεσθῆναι ταῖς τέτρασι ταύταις πραγματείαις,
ὑπὲρ ὧν ἤδη πολλάκις ἐμνημόνευσα, πρώτης μὲν τῆς ἐνε-
στώσης, δευτέρας δὲ τῆς διαγνωστικῆς, καὶ τρίτης τῆς αἰ-
τιολογικῆς, καὶ τετάρτης τῆς προγνωστικῆς, ἀλλ᾽ ἕτεροι πολ-
λοὶ βιαζόμενοί τε καὶ καταναγκάζοντες ὑπὲρ τοῦ περὶ σφυγ-
μῶν Ἀρχιγένους βιβλίου γράψαι με, καὶ δεικνύντες, τίνα μὲν
ὀρθῶς αὐτῷ, τίνα δὲ οὐκ ὀρθῶς εἴρηται, συντομωτέραν εἰρ-
γάσαντο τὴν νῦν ἐνεστῶσαν ἡμῖν διέξοδον. ἀποχωρήσας γὰρ
ἐν αὐτῇ τῶν κατὰ μέρος ἁπάντων, αὐτὰ τὰ καθόλου δίειμι
κατὰ τὸν ἑξῆς λόγον, οὐχ ὥσπερ ἔν τε τῷ δευτέρῳ τῷ πρὸ
τοῦδε. καὶ κατ᾽ αὐτὸ δὲ τοῦτο τὸ βιβλίον ἐν τῷ περὶ τῆς
σφοδρότητος λόγῳ τὰς ῥήσεις παρέγραψα τοῦ Ἀρχιγένους,
ὑπὲρ τοῦ δεῖξαι τὰ κακῶς εἰρημένα.

Κεφ. ζ. Μεταβὰς οὖν ἤδη πρὸς τὸν περὶ τῆς σκλη-
ρότητός τε καὶ μαλακότητος λόγον, ἐπιδεῖξαι πειράσομαι
κἀνταῦθα τὴν περὶ τὰ ὀνόματα πλημμέλειαν τῶν ἀνδρῶν,
δι᾽ ἣν ἀναγκαίως καὶ περὶ τὴν διαγνωσίν τε καὶ

eis Archigenes, in examinando ejus libro De pulfibus expli-
cabimus. Nam ita a primo ſtatueram, ut quatuor his lu-
cubrationibus eſſem contentus, quarum jam mentionem fre-
quenter feci, primae hujus, quam nunc in manibus habemus,
alterius de dignoscendis pulfibus, tertiae de cauſis, quartae
de praeſagitione. Verum quia alii me multi induxerunt et
impulerunt, ut in librum Archigenis De pulfibus ſcriberem,
atque demonſtraverunt modo bene illum dixiſſe, alicnbi
etiam offendiſſe, reddiderunt hanc nobis compendioſiorem
narrationem. Nam hic a ſingulis ſeparatim discedemus, ac
ipſa generalia poſthac perſequemur, non perinde ut in ſe-
cundo ante hunc. Etiam hoc ipſo in libro, quo loci de
vehementia dixi, ut errata declararem, ipſa verba citavi
Archigenis. Cap. VII. Quare ad disputationem jam de duritie et
mollitie digreſſus faciam ut hic quoque iſtos oſtendam in
nominibus eſſe lapſos: quamobrem in dignoscendo etiam

πρόγνωσιν ἐσφάλησαν. ἓν γὰρ κυρίως σημαίνοντος ἑκατέρου
τῶν ὀνομάτων, οὐκ οἶδ᾽ ὅπως ἐκ μεταφορῶν οὗτοι μεταφο-
ρὰς ποιοῦσι. τίς γοῦν οὐκ οἶδεν ὡς τὸν μὲν σίδηρον καὶ
τὸν λίθον καὶ τὸ ξύλον σκληρὰ σώματα εἶναί φαμεν,
ἔλαιον δὲ καὶ μέλι καὶ γάλα καὶ ὕδωρ μαλακά; κριτήριον
γὰρ, οἶμαι, πάντες ἄνθρωποι σκληροῦ καὶ μαλακοῦ σώμα-
τος ἔχομεν τὴν ἁφήν. ταύτην οὖν ἐπιβάλλοντες τοῖς ἐντὸς
ὑποκειμένοις, ὅσα μὲν ἂν αὐτὴν εὑρίσκωμεν ὑποδεχόμενα καὶ
οἷον ἐγκαταβαινούσῃ πως ὑπείκοντα, μαλακὰ προσαγορεύο-
μεν· ὅσα δ᾽ ἔμπαλιν αὐτὰ τὸ ἡμέτερον δέρμα βιάζηταί τε καὶ
ὠθῇ, τὸ δ᾽ ὑπεῖκον εἰς ἑαυτὸ δέχηται τὰ βιαζόμενα, σκληρὰ
ταῦτα προσαγορεύομεν. εἰ μὲν γὰρ ἁπλῶς εἴκοι τε καὶ ἀνα-
τρέποιτο πρὸς τοῦ βιαζομένου, τὸ μὲν ἀνατρεπόμενον ἀσθε-
νέστερον ἅπαντες ὀνομάζουσι, τὸ δ᾽ ἀνατρέπον ἰσχυρότε-
ρον· οὕτω γὰρ καὶ ἄνεμος ἰσχυρὸς οὐχ ἡμᾶς μόνον ἀνατρέ-
πειν τε καὶ καταβάλλειν πέφυκεν, ἀλλὰ καὶ δένδρα μέγιστα
καὶ πλοῖα. καὶ ἡμεῖς δ᾽ αὐτοὶ καὶ χαλκὸν καὶ σίδηρον καὶ
λίθους καὶ ξύλα, καὶ εἴ τι τούτων ἔτι ᾖ σκληρότερον ἀνατρέ-
πομεν, ἐπειδὰν τοῖς ὄγκοις ᾖ μέτρια. καὶ ταύτῃ διήνεγκε τὸ

praefagiendoque hallucinati. Nam quum una fignificatio fit
propria utriusque nominis, miror e metaphoris hos meta-
phoras ducere. Nam quem fugit, ferrum, lapidem, lignum
dura nos corpora vocare, oleum vero et lac et aquam mol-
lia? Arbitrum enim omnes nos homines habemus duri cor-
poris et mollis tactum. Hunc quum extrinfecus objectis
applicamus, quae illum offendimus recipere et quafi fubeunti
cedere, mollia appellamus: contra quae vim afferunt cuti
noftrae et protrudunt, fi haec cedens urgentia intus excipiat,
dura illa vocamus. Nam omnino fi cedat et dejiciatur ab
urgente, quod concidit, imbecillius omnes, quod dejicit va-
lidius vocant: nam hoc modo validus ventus non nos tan-
tum profternere et deturbare folet, verum etiam arbores ma-
ximas atque naves. Et etiam nos ipfi aes, ferrum, lapi-
des, ligna et fi quid his fit durius, fi modica fint mole,
facilo diruimus. Atque hactenus diftat a duro validum:

ΣΦΥΓΜΩΝ ΛΟΓΟΣ Γ. 687

Ed. Chart. VIII. [77. 78.]　　　　　　　Ed. Baf. III. (39.)

ἰσχυρὸν τοῦ σκληροῦ· τὸ μὲν γὰρ, ὡς εἴρηται νῦν ἤδη, τῆς
ἀρχαίας ἕδρας ἐξίστησί τε καὶ ἀνατρέπει τὸ πλησιάζον, τὸ δὲ
σκληρὸν μὲν, οὐ μὴν καὶ ἰσχυρὸν, οὐκ ἐξίστησι μὲν, ἐγκαταβαί-
νει δὲ τῷ μαλακωτέρῳ, κοιλαῖνόν τε καὶ βοθροῦν καὶ πιλοῦν
αὐτό. ταῦτά τοι καὶ ὁ Πλάτων ἔλεγε, σκληρὰ μὲν οἷς ἂν
ἡμῶν ἡ σὰρξ ὑπείκοι, μαλακὰ δὲ ὅσα ἂν τῇ σαρκί. πολὺ δ᾽
ἀκριβέστερον ὁ Ἀριστοτέλης, οὐ τὸ ὑποκείμενον ὀνομάζων
μαλακὸν, ἀλλὰ προστιθεὶς αὐτῷ ποτὲ μὲν τὸ εἰς ἑαυτὸ,
ποτὲ δὲ τὸ μὴ μεθιστάμενον. ἄν τε [78] γὰρ οὕτως εἴπωμεν,
μαλακόν ἐστι τὸ ὑπεῖκον εἰς ἑαυτό· ἄν θ᾽ οὕτω, μαλακόν ἐστι
τὸ ὑπεῖκον ἄνευ τοῦ μεθίστασθαι, καλῶς ὁριούμεθα. καὶ
μέντοι καὶ εἰ τὸ συναμφότερον ἅμα προσθέντες, ὡς ἐν τῷ
δευτέρῳ περὶ γενέσεώς τε καὶ φθορᾶς ὁ Ἀριστοτέλης ἐποίησε,
μαλακὸν εἶναι φαίημεν τὸ ὑπεῖκον εἰς ἑαυτὸ καὶ μὴ μεθιστά-
μενον, ἔτι σαφέστερον ὁριούμεθα, διὰ δυοῖν οἰκείων συμπτω-
μάτων ἐνδειξάμενοι τὸ μαλακόν. εἰς ἑαυτό τε γὰρ ὑπείκει
καὶ οὐ μεθίσταται. ἑκάτερον δ᾽ ἐστὶν αὐτῷ μόνῳ συμβεβη-
κός· ὡς τό γε ὑπείκειν κοινὸν ὑπάρχει σύμπτωμα μαλακοῦ

hoc enim, ut modo diximus, exturbat priſtina ſede et evertit,
ſi quid attingat: durum, ſed non validum, non exturbat qui-
dem, ſed ſubit rem molliorem, excavans, ſuffodiens cogens-
que eam. Atque haec Plato etiam dixit dura eſſe, quibus
cedit noſtra caro: mollia quae carni. At multo haec Ari-
ſtoteles elimatius, qui non quod cedit vocat molle, ſed ei
addit modo, quod in ſeipſum, modo, quod loco non move-
tur. Sive enim ſic dicamus, Molle eſt quod in ſe ipſum ce-
dit: ſive hoc modo, Molle eſt quod cedit, nec de loco mi-
grat: bene definierimus. Jam ſi etiam ſimul utrumque ad-
damus, ut in ſecundo libro Ariſtoteles De generatione et in-
teritu fecit, ac molle dicamus eſſe quod cedit in ſe ipſum,
nec migrat: adhuc definiemus apertius: quod duobus pro-
priis ſymptomatibus ob oculos ponamus: molle etenim tum
in ſe ipſum cedit tum loco non movetur. Utrumque autem
ſoli accidit illi: nam cedere quidem commune ſymptoma

τε καὶ ἀσθενοῦς, τὸ δὲ εἰς ἑαυτό, μόνου τοῦ μαλακοῦ,
καθάπερ τὸ μὴ εἰς ἑαυτό, μόνου τοῦ ἀσθενοῦς. καὶ μὲν δὴ
καὶ ὥσπερ εἰς τὸ περιέχον μεθίστασθαι τοῦ ἀσθενοῦς ἴδιον,
οὕτω τὸ μὴ μεθίστασθαι μόνου τοῦ μαλακοῦ. τὸ μὲν οὖν
ὑπεῖκον εἰς ἑαυτὸ καὶ μὴ μεθιστάμενον ἅπαντες Ἕλληνες
ὀνομάζουσι μαλακόν, τὸ δ᾽ οὕτως αὐτὸ διατιθὲν σκληρόν.
οὐδὲ ἔστιν ὥσπερ ἄλλων τινῶν ὀνομάτων πλείω τὰ σημαινό-
μενα κυρίως ὀνομάζοντι καὶ μὴ τροπικῶς, οὕτως καὶ μαλα-
(40)κοῦ καὶ σκληροῦ. ἢ γὰρ ἂν αὐτὰ καὶ ὁ πάντων
δεινότατος εἰς σημαινομένου διαίρεσιν εἶπεν Ἀριστοτέλης,
ὥσπερ ἀμέλει τούτων ἐφεξῆς ἐν ταὐτῷ βιβλίῳ τῷ δευτέρῳ
περὶ γενέσεως καὶ φθορᾶς ὑπὲρ ὑγροῦ τε καὶ ξηροῦ διαλε-
γόμενος, ἑκάτερον αὐτῶν ἐδίδαξε πλεοναχῶς λεγόμενον, ἀλλ᾽
οὐ σκληρόν τε καὶ μαλακὸν οὐδ᾽ ἐν ἐκείνῳ τῷ συγγράμματι
πολλαχῶς ὀνομάζεσθαί φησιν, ὥσπερ οὐδὲ ἐν ἄλλῳ τινί,
καθάπερ οὐδὲ ὁ Πλάτων. ἀλλ᾽ ἓν ἑκατέρου τῶν ὀνομάτων
ἄμφω τὼ ἄνδρε εὑρίσκετον σημαινόμενον, ὅταν γ᾽, ὡς εἴρη-
ται, κυρίως τις ὀνομάζῃ καὶ μὴ τροπικῶς, ἐπεὶ κατά γε

eſt mollis et imbecilli: at in ſe ipſum, ſolius eſt mollis: et
non in ſeipſum, imbecilli tantum. Itemque ut in vicinum
locum migratio proprium inſirmi eſt, ita non demigrare
unius mollis Proinde quod cedit in ſeipſum, nec migrat
tamen, omnes Graeci vocant molle, et id quod eo illud adi-
git, durum. Neque ſunt ut aliorum quorundam nominum
diverſae ſignificationes, ſi proprie appelles, non tropice,
mollis et duri. Omnino enim ea peritiſſimus omnium in
diſtinguendis ſignificationibus exponeret Ariſtoteles, quomo-
do inferius hoc in ipſo ſecundo libro De generatione et inter-
itu differens, de humido et ſicco utrumque docuit hoc va-
rias ſignificationes habere: at non durum et molle nec illo
in libro multis dixit attribui, neque vero alio in ullo: nec
etiam Plato. Cacterum nominis unam utriusque ambo illi
viri repererunt ſignificationem, ſiquidem proprie, ut dixi-
mus, utaris, non tropice. Metaphora enim immenſum ſigni-

τὰς μεταφορὰς ἀναρίθμητον ἔσται τι πλῆθος σημαινομένων,
οὐ τούτων μόνον τῶν ὀνομάτων, ἀλλὰ καὶ τῶν ἄλλων
σημαινομένων ἁπάντων. αὐτίκα γέ τοι Πλάτων αὐτός
φησιν ἐν Σοφιστῇ, σκληροὺς λέγεις καὶ ἀντιτύπους ἀνθρώ-
πους, οὐ κατὰ τοῦ σώματος δή που φέρων ἑκάτερον τῶν
ὀνομάτων, οὔτ᾽ οὖν τὸ σκληρὸν οὔτε τὸ ἀντίτυπον, ἀλλὰ
καὶ τὸ τῆς ψυχῆς, καὶ ταύτης μάλιστα τοῦ ἤθους τε καὶ
τοῦ τρόπου. οὕτω δὲ καὶ οἶνον ἔφη σκληρόν τις ἐκ
μεταφορᾶς ὀνομάζων, καὶ φωνὴν σκληρὰν, ἐπιτήδευμά τε
καὶ βίον, ἔθος τ᾽ αὖ καὶ νόμον, ἄνεμόν τε καὶ ὕδωρ,
ἤτοι τὸ ἀπηνὲς, ἢ τὸ δύσμικτον, ἢ τὸ δυσξύμβολον,
ἢ τὸ ἀηδὲς, ἢ τὸ δυσκατέργαστον, ἢ τὸ δυσκαταγώνιστον,
ἤ τι τοιοῦτον ἕτερον ἐκ μεταφορᾶς ὀνομάζων. τὸ δὲ σκλη-
ρὸν σῶμα τὸ κυρίως τε καὶ πρώτως λεγόμενον ἀντίτυπόν
τέ ἐστι καὶ κατ᾽ οὐδὲν εἴκει τῷ πλησιάζοντι. τὸν αὐτὸν,
οἶμαι, τρόπον ἄνθρωπον μὲν σκληρὸν λέγουσι τὸν μονό-
τροπον καὶ δυσπειθῆ καὶ πρὸς ἅπαν ἀντιτείνοντα· νόμον
τε σκληρὸν καὶ δικαστὴν οἷς μηδὲν μέτεστι συγγνώμης·
οἶνον μέντοι σκληρὸν, ὅταν ἰσχυρὸς ᾖ τῇ ποιότητι καὶ

ficationum numerum fuppeditabit, non horum tantum no-
minum, fed et fignificationum aliarum omnium. Adeoque
Plato ipfe ait in Sophifta: Duros mihi narras et reniten-
tes homines, neutrum corpori quidem vocabulum tribuens,
nec durum, nec renitens, verum animo, ejusque praefertim
moribus. Ad eundem modum vinum dixeris durum, per
metaphoram quidem: et vocem duram, ftudium etiam et vi-
tam: praeterea inftitutum, legem, ventum, aquam, fi aut
faevum, aut folitarium, aut morofum, aut trifte, aut con-
coctu aut fuperatu difficile, aut ejuscemodi quid aliud, ex
metaphora voces. At durum corpus, quod proprie et pri-
marie appellatur, renititur et nihil tangenti cedit. Eodem
vero modo hominem durum vocant, qui eft folitarius et dif-
ficilis atque ubique repugnat; legem etiam duram et ju-
dicem, qui a venia danda funt omnino alieni; at vinum
durum, quum forti fit qualitate et violenter pungat vel ca-

Ed. Chart. VIII. [78. 79.] Ed. Baf. III. (40.)

πλήττων βιαίως ἤτοι τὴν κεφαλὴν ἢ τὴν αἴσθησιν τὴν
γευστικὴν, ὕδωρ δ' αὖ σκληρὸν τὸ δυσκατέργαστόν τε καὶ
βραδύπορον, ὡς ἐπιπλεῖστον ἐν τοῖς ὑποχονδρίοις μένον,
ἕκαστόν τε τῶν ἄλλων ὅσα σκληρὰ λέγομεν οὐ κυρίως
οὐδὲ πρώτως, ἀλλὰ κατὰ συμβεβηκός τε καὶ μεταφέρον-
τες ἀπό τινος ὁμοιότητος οὕτως ὀνομάζομεν. ἐπειδὴ δὲ
πολλὰ συμβέβηκε τῷ σκληρῷ σώματι, καθ' ἕκαστον αὐτῶν
αἱ μεταφοραὶ γίγνονται· οὐ μὴν τούτου γε ἕνεκεν ἐπιλα-
θέσθαι προσήκει τοῦ πρώτου τε καὶ κυρίου τῶν σημαινο-
μένων. ἁπτὸν γάρ τοι τὸ σκληρόν ἐστι καὶ ἡ σκληρότης
ἁπτὴ ποιότης. ὅταν οὖν ἐπὶ γεῦσιν, ἢ ὄσφρησιν, ἢ ὄψιν,
ἢ ἀκοὴν, ὁ λέγων μεταφέρῃ τοὔνομα, τηνικαῦτα χρὴ τὸν
ἀκούοντα τῆς πρὸς τὸ κύριον ὁμοιότητος ἀναμιμνήσκε-
σθαι. καὶ γὰρ καὶ ἡ κρίσις αὕτη τῶν μεταφορῶν ἐστιν
εἴτε ὀρθῶς εἴτε οὐκ ὀρθῶς εἰσιν εἰρημέναι. τὰς μὲν
γὰρ ἐναργῆ τὴν ὁμοιότητα καὶ πρόδηλον ἐχούσας ἐπαι-
νοῦμεν, ὅσαι δὲ ἀμυδραί τέ εἰσι καὶ ἄδηλοι, ἀπολείπομεν
ἅπαντες. ἀλλ' οὔτ' ἄλλο τι τοῖς νεω[79]τέροις ἰατροῖς

put, vel fenfum guftatorium. Jam aquam duram, quae non
facile concoquitur tardeque in corpus permeat et diutiffime
in praecordiis fubfiftit, et quicquid aliud, quod durum vo-
camus, non quidem proprie vel praecipue, fed per acci-
dens et a quadam traducentes fimilitudine, eo pacto appel-
lamus. Quia vero multa corpori duro accidunt, unumquod-
que eorum metaphoras fuppeditat; nihilo magis iccirco ta-
men prima eft negligenda fignificatio propria. Tangibile eft
etenim durum ac durities qualitas tangibilis. Quum ad
guftum jam, vel olfactum, vel vifum, vel auditum derives
in oratione nomen, ibi auditorem oportet fimilitudinis cum
proprio recordari. Etenim examen hoc eft metaphorarum,
recte fint, an fecus fumptae: nam apertam quae fimilitudi-
nem illuftremque habeant probamus: obscuras et tectas re-
pudiamus omnes. At neque quicquam norunt aliud recen-
tiores medici probatae interpretationis, quo illis fit, ut nihil

ἀγαθὸν ἑρμηνείας ἔγνωσται, διόπερ ἀσαφεῖς ἐσχάτως εἰσὶν,
οὔθ' ὡς ἐν καιρῷ χρηστέον ἐστὶ ταῖς μεταφοραῖς. εἰ μὲν
οὖν ἀσαφῆ μόνον ἦν αὐτῶν τὰ συγγράμματα, τάχ' ἄν τις
ἧττον ἐμέμψατο· νυνὶ δ' ἐπεὶ καὶ τὴν ἀλήθειαν αὐτὴν
τῶν πραγμάτων ὧν διδάσκειν ἐπιχειροῦσι διαφθείρουσι
ταῖς ἀκαίροις μεταφοραῖς, δίκαιον ἤδη μέμψασθαι μειζόνως
αὐτοῖς. ὅταν δ' ἔτι πρὸς τούτῳ τις εἰς τοσοῦτον ἐμ-
πληξίας ἥκῃ, ὥστε αὐτὰ τὰ πρῶτά τε καὶ κυριώτατα τῶν
ὀνομάτων ἐπιφέρων τοῖς οἰκείοις πράγμασιν ἐκ μεταφορῶν
λαμβάνει τὰ σημαινόμενα, πῶς ἄν τις ἀνάσχοιτο; φωνὴν
μὲν γὰρ λευκὴν ἐκ μεταφορᾶς νοήσειεν ἄν τις, οὐ μὴν
χρῶμά γε λευκὸν ἔθ' ὁμοίως ἐκ μεταφορᾶς ἀκούειν ἐγχωρεῖ·
εἰ μὴ γὰρ τοῦτο λέγεται κυρίως λευκὸν, οὐδ' ἄλλο τῶν
κυρίως οὐδέν. οὕτω καὶ ἄνθρωπον μὲν στρυφνὸν ἐκ με-
ταφορᾶς, οἶνον δὲ στρυφνὸν οὐκέτ' ἐκ μεταφορᾶς, ἀλλὰ
δηλονότι πρώτως τε καὶ κυρίως. ὥσπερ οὖν εἴ τις τὸν
Θηραῖον οἶνον ὀνομάσας στρυφνὸν, εἶτ' ἐξελεγχόμενος ὡς
ψευδῶς δοξάζει, γλυκὺν οἶνον, ᾧ μηδὲ βραχὺ μέτεστι στρυφνό-
τητος, οὕτω προσαγορεύων, ἀπίθανος ἂν εἶναι δόξειεν, εἰ

fit obscurius: neque quod metaphorae, niſi in tempore, non
funt uſurpandae. Sed enim ſi obscura ſint duntaxat ſcripta
iſtorum, minus fortaſſe culpes; nunc quandoquidem ipſam
veritatem rerûm, quas aggrediuntur docere, ineptis iſtis
metaphoris labefactant, acerbius eos jure reprehendas.
Quum vero eo inſuper quis deveniat ſtuporis, ut quum pri-
ma et peculiariſſima nomina ſuis aſſignet rebus, accipiat per
metaphoram ſignificationes, qui feras? Nam vocem albam
ex metaphora intelliges, caeterûm colorem album etiam
aeque ex metaphora non accipere potes: nam hic niſi pro-
prie albus dicatur, quid jam aliud ex illis, quae proprie di-
cuntur? Sic etiam hominem acerbum vocamus per meta-
phoram: vinum vero acerbum non item per metaphoram,
ſed praecipue et proprie. Nam ut ſi quis vinum Theraeum
acerbum vocet, mox reprehenſus ſit perperam cenſere, qui
vinum dulce, quod prorſus abeſt ab omni acerbitate, ſic vo-

692 ΓΑΛΗΝΟΥ ΠΕΡΙ ΔΙΑΦΟΡΑΣ

Ed. Chart. VIII. [79.] Ed. Baf. III. (40.)

κατ᾽ ἐκεῖνο τὸ σημαινόμενον φαίη εἰρῆσθαί οἱ στρυφνὸν
τὸν οἶνον, ὥσπερ καὶ ἀνθρώπους ἐνίοτε λέγομεν εἶναι στρυ-
φνούς, ἐν ἴσῳ τῷ ἀηδεῖς, οὕτω καὶ ὅστις ἁπτὸν ὁτιοῦν
σῶμα σκληρὸν εἰπὼν οὕτω κελεύσειεν ἀκούειν τῆς προσηγο-
γορίας, ὡς οἶνος λέγεται σκληρὸς, οὐκ ἂν, οἶμαι, δόξειε σώ-
φρων εἶναι. πασῶν γὰρ τῶν ἁπτῶν ποιοτήτων ἐχουσῶν
ὀνόματα, λῆρος μακρός ἐστιν ἐκ μεταφορῶν αὐταῖς ἕτερα
ἐπεισάγειν. κατὰ μὲν τὰς ὀσμὰς ὄντως οὐκ ἔστιν ἁπασῶν
τῶν ποιοτήτων ὀνόματα, καὶ συγχωρήσειεν ἄν τις ἀλλο-
τρίοις χρήσασθαι μεταφέροντα. κατὰ μέντοι τὴν ἁφὴν
ἅπαντα ὠνόμασται, καθάπερ που καὶ τοῦτ᾽ Ἀριστοτέλης
ἐδίδαξεν, ἁπάσας ἐκθέμενος ἐφεξῆς αὐτῶν τὰς προσηγορίας,
ἃς κἀγὼ νῦν ἐρῶ· θερμότης, ψυχρότης, ξηρότης, ὑγρό-
της, βαρύτης, κουφότης, σκληρότης, μαλακότης, γλισχρό-
της, κραυρότης, τραχύτης, λειότης, παχύτης, λεπτότης.
οὕτω μὲν οὖν αἱ ἁπταὶ ποιότητες ἅπασαι ῥηταί. κατὰ δὲ
τὸν αὐτὸν τρόπον καὶ τὰ μετέχοντα αὐτῶν σώματα. καὶ
γὰρ καὶ τούτων ἑπτὰ μὲν αἱ κατ᾽ ἐναντίωσίν εἰσι συζυγίαι,
τεσσαρεσκαίδεκα δὲ τὰ ὀνόματα. πρώτη μὲν οὖν ἐναντίωσις

cet, ineptus videatur, fi ea fe fignificatione dicat ufurpaffe
acerbum vinum, qua homines interim effe dicimus acerbos,
perinde ac injucundos, ita fi quis tangibile aliquod corpus
appellaverit durum, ac eo modo vocabulum velit interpre-
tari, quomodo vinum dicitur durum, hic fane parum mi-
hi fapere videatur. Nam pofteaquam omnes qualitates tan-
gibiles fortitae nomina funt, ex metaphora ftultum eft alia
illis accommodare. In olfactu vero omnium qualitatum funt
nomina, ubi translatitiis nominibus permittas uti. In tactu
omnibus fua nomina funt: id quod quodam loco Ariftoteles
docuit, atque nomina eorum ordine omnia expofuit: quae
ipfe quoque narrabo: Calor, frigus, ficcitas, humiditas,
gravitas, levitas, durities, mollities, lentor, friabilitas, as-
peritas, laevor, craffities, tenuitas. Itaque exprimi tangi-
biles omnes qualitates poffunt et corpora non fecus iis prae-
dita; quippe horum pariter feptem funt oppofitae conjuga-
tiones et nomina XIV. Prima eft oppofitio calidi et frigi-

θερμοῦ καὶ ψυχροῦ, δευτέρα δὲ ξηροῦ καὶ ὑγροῦ, τρίτη δὲ
βαρέος τε καὶ κούφου, τετάρτη σκληροῦ τε καὶ μαλακοῦ,
πέμπτη γλίσχρου καὶ κραύρου, ἕκτη τραχέος καὶ λείου,
ἑβδόμη παχέος καὶ λεπτοῦ. μὴ τοίνυν, ὦ οὗτος, ἔμ-
πληκτα λήρει μηδ' ὀνόμασιν Ἑλληνικοῖς τε καὶ κοινοῖς ἁπάν-
των οἴκοθεν ἐπίφερε καὶ παρὰ σαυτοῦ τὰ σημαινόμενα,
ἀλλὰ τὸ μὲν σῶμα τῆς ἀρτηρίας ἢ σκληρὸν, ἢ μαλακὸν
εἰπὲ πρώτως καὶ μάλιστα· τὸν δ' ὅπως ἔχει τοῦτο δεικνύντα
σφυγμὸν οὐ κυρίως μὲν, οὐδὲ πρώτως ἔτι, κατὰ συμβεβη-
κὸς δ' ἐξέσται σοι καλεῖν σκληρὸν, ἢ μαλακόν. εἴτε γὰρ ἡ
κίνησις αὐτὴ τῶν ἀρτηριῶν ὁ σφυγμός ἐστιν, οὐκ ἄν τις εἴποι
κυρίως ὀνομάζων σκληρὰν κίνησιν, εἴθ' ἡ ἀπ' αὐτῆς πληγὴ
κατὰ τὴν ἡμετέραν ἁφὴν, εἴτε ἡ τῆς πληγῆς αἴσθησις, οὐ-
δὲν οὐδὲ τοῦτο λέγεται κυρίως οὐδὲ πρώτως σκληρὸν, ἀλλὰ
παρονομάζεται δηλονότι τοῦ σκληροῦ σώματος ὁ σκληρὸς
σφυγμός· ἐκεῖνο δὲ μόνον, οὐκ ἄλλῳ τινὶ παρονομάζοντες,
οὔτε κατὰ συμβεβηκὸς οὔτε μεταφέροντες, ἢ καταχρώμενοι,
προσαγορεύομεν σκληρὸν, ἀλλὰ κυρίως τε καὶ πρώτως. ὅταν
οὖν τις σκληρὸν σφυγμὸν ἢ κατὰ τὴν τοῦ πνεύματος λέγῃ

di, altera ficci et humidi, tertia gravis et levis, quarta duri
et mollis, quinta lenti et friabilis, fexta asperi et lævis,
feptima craffi atque tenuis. Quare infulfi nihil, obfecro,
nugeris, nec vocabulis latinis et omnium Graecorum com-
munibus privatim abs te imponas fignificationes, fed cor-
pus arteriae vel durum, vel molle primum et praecipue,
at pulfum ejus ftatum denunciantem non proprie nec pri-
mo, fed per accidens durum vel mollem voces licet. Sive
enim ipfe arteriarum motus pulfus eft, non proprie dixeris,
fi motum appelles durum, five is quem tactui noftro infli-
git ictus, five fenfus ictus, nihilo magis hic proprie et prae-
cipue durus dicitur: fed denominatur fcilicet duri corporis
durus pulfus; illud vero folum non aliunde denominantes,
neque per accidens, aut per metaphoram, aut abufum, ap-
pellamus durum, fed proprie et praecipue. Proinde ubi
quis pulfum durum, aut ex qualitate fpiritus dicat reprae-

694   *ΓΑΛΗΝΟΥ ΠΕΡΙ ΔΙΑΦΟΡ. ΣΦΥΓΜ. ΛΟΓΟΣ Γ.*

Ed. Chart. VIII. [79.]   Ed. Baf. III. (40.)
ποιότητα φαίνεσθαι τοιοῦτον, ἢ καὶ κατὰ τὴν ἰδιότητα τῆς
θερμότητος, ἢ κατὰ ἄλλο τι τῶν λαληθῆναι μὲν δυναμένων,
διδαχθῆναι δὲ ἀδυνάτων, οὐκ ἀνεξόμεθα τοῦ τὰ τοιαῦτα δη-.
λονότι ληροῦντός τε καὶ περιλαλοῦντος, ὥσπερ οὐδ' Ἀρχι-
γένης ἔν τε τῷ περὶ σφυγμῶν αὐτοῦ γράμματι κἂν τῷ
δευτέρῳ τῆς τοῦ πυρετοῦ σημειώσεως.

fentari talem, aut ex proprietate caloris, aut alia de re,
quae enunciari verbis valet, non doceri tamen, rejiciemus
eum, qui ifta nugetur et garriat: quod etiam facit Archige-
nes in fuo de pulfibus libro et in fecundo de fignis febris.

ΓΑΛΗΝΟΥ ΠΕΡΙ ΔΙΑΦΟΡΑΣ ΣΦΥΓΜΩΝ
ΛΟΓΟΣ Δ.

Ed. Chart. VIII. [80.]   Ed. Baf. III. (41.)

Κεφ. α'. Εἴρηταί μοι καὶ κατὰ τὴν ἀρχὴν εὐθέως τοῦ
δευτέρου γράμματος, ὅσον εἰς τὰ τῆς τέχνης ἔργα χρήσιμον ἐν τῷ
πρώτῳ πεπλήρωται βιβλίῳ· καὶ γὰρ ὁπόσον ἐστὶ τὸ πᾶν πλῆθος
τῶν σφυγμῶν, ἐδείχθη, καὶ τὰς προσηγορίας, ὅσον γέ εἰσι
προσηγορίαι, διήλθομεν, ἠξίωσά τε τὸν βουλόμενον τοῦ ἐπὶ
τὸ χρήσιμον ἰέναι τῆς θεωρίας τὴν περὶ τῆς διαγνώσεως τῶν
σφυγμῶν πραγματείαν, ἐφεξῆς τῇδε γεγραμμένην ἐν τέτταρσι
βιβλίοις, ἀναλεξάμενον, εἶτ' ἐπ' ἐκείνῃ τὴν περὶ τῶν αἰτίων ἐν

GALENI DE PVLSVVM DIFFERENTIIS
LIBER IV.

Cap. I. Quantum ad artis opera complexus fit utilitatis primus liber, diximus initio ftatim fecundi libri. Etenim quantus fit univerfus numerus pulfuum, declaravimus,
atque appellationes, quatenus quidem appellationes funt, recenfuimus; juffique illi, qui ad commentationis hujus voluerit commoditatem aspirare, opus revolvere de pulfibus
dignoscendis, quod fecundum hoc quatuor libris eft explicatum: ab illo de caufis lucubrationem quatuor libris:

τέτταρσιν ἄλλοις, οὕτως ἐπὶ τὴν ἓξ αὐτῶν ἡμῖν γινομένην
ἀφικνεῖσθαι πρόγνωσιν, γεγραμμένην καὶ αὐτὴν ἐν τέτταρσιν
ἄλλοις βιβλίοις. τὰ δὲ μετὰ τὸ πρῶτον ἐν τῆδε τῇ πραγμα-
τείᾳ τῇ περὶ τῆς διαφορᾶς τῶν σφυγμῶν εἰρημένα, καθάπερ
καὶ ταυτὶ τὰ νῦν γραφησόμενα, διὰ τὴν περίεργον φλυαρίαν
τῶν νεωτέρων ἰατρῶν εἴρηται, δεηθέντων τινῶν ἑταίρων,
καίτοι γ᾽ ἀντιτείνοντος αὐτοῖς ἐμοῦ μέχρι πολλοῦ. βέλτιον
γὰρ ἐνόμιζον εἶναι μηδόλως ἄχρηστα γράφειν καὶ περιττά,
μήθ᾽ ἑκόντα μήτ᾽ ἄκοντα τοῖς φλυαροῦσιν ἀντιφλυαρεῖν.
ἀλλὰ γὰρ ὄντως ἀφόρητόν ἐστιν ἐνίων τὸ θράσος, ἀγνοούν-
των μὲν ὁπόσας ἀπορίας ἔχει τὰ κατὰ τοὺς ὁρισμούς, προχεί-
ρως δ᾽ ὁριζομένων οὐ τοὺς σφυγμοὺς μόνον, ἀλλὰ καὶ τἄλλα
ξύμπαντα. καίτοι γε οὐδεμιᾶς χρείας οὔσης τῶν ὅρων, ὅταν
καὶ πρὸ ἐκείνων σαφῶς νοῆται τὰ πράγματα, καθάπερ ἐπὶ
τῆς τοῦ σφυγμοῦ προσηγορίας, ἣν οὐ μόνον ἰατροὶ νοοῦσιν,
ἀλλὰ καὶ πάντες ἄνθρωποι. ὅταν γοῦν ἐκτείνοντες τὴν χεῖρα
παρέχωσιν αὐτοῖς τὸν καρπόν, ἅψασθαι κελεύοντες τοῦ σφυγ-
μοῦ τὸν ἰατρόν, ἆρ᾽ οὕτως αὐτοὺς οἰηθῆναι χρὴ λέγειν
[81] τοῦ σφυγμοῦ τὴν προσηγορίαν, ὡς εἰ καὶ σκινδαψὸν

denique ad praefagitionem ex iis inftitutam pergere, quae
quatuor etiam libris continetur. Nam quae in hoc opere de
differentiis pulfuum a primo libro disputavi, et hercle quae
nunc inftitui fcribere, propter recentiorum medicorum ina-
nem loquacitatem differui, amicorum, quibus equidem mul-
tum reluctatus fum, precibus adductus. Satius enim fta-
tuebam effe nequaquam inania et fupervacanea attingere,
nec volentem nolentem cum nugatoribus pugnare nugis. Sed
enim quidam audacia funt intoleranda: qui nefcii quum fint,
quantum in definiendo infit difficultatis, temere tamen defi-
niunt non pulfus tantum, fed alia cuncta, tametfi definitionum
fit nullus ufus, ubi res ipfae et ante definitiones intelligun-
tur, ut in pulfus nomine, quod intelligunt etiam omnes morta-
les, nedum medici. Nam ubi manum protendentes iis por-
rigunt carpum, medicosque jubent pulfum tangere, eft vero
tum arbitrandum pulfus eos nomen ufurpare, ut fi σκινδαψὸν

εἶπον, ἢ πρᾶγμά τι σημαίνοντες ἐφθέγξαντο τὴν φωνὴν
τήνδε; δοκεῖ μοι βέλτιον εἶναι φάναι, νοοῦντάς τι πρᾶγμα,
κατ᾽ ἐκείνου τίθεσθαι τοὔνομα τοῦ σφυγμοῦ. πότερον οὖν
οὕτω λέγουσι τὸν σφυγμὸν, ὡς τὸν Ἱπποκένταυρον καὶ τὰς
Σειρῆνας, ἢ τὴν Σκύλλαν, ἢ κατά τινος πράγματος ὑπάρ-
χοντος ἐπιφέρουσι τοὔνομα; ἐμοὶ μὲν κἀνταῦθα βέλτιον εἶναι
δοκεῖ φάναι, κατά τινος ὑπάρχοντος πράγματος ὑπ᾽ αὐτῶν
λέγεσθαι τὸ τοῦ σφυγμοῦ ὄνομα, καὶ τοῦτ᾽ εἶναι τὸ πρᾶγμα
τὴν κίνησιν τῶν ἀρτηριῶν, ἣν ὁρῶνται κινουμένην δι᾽ ὅλου
τοῦ βίου πᾶσιν ἀνθρώποις, ἐν ἅπαντι μορίῳ τοῦ σώματος,
ἔνθα περ ἂν οὖσαι τύχωσι. καὶ μέντοι καὶ κατὰ τὰ φλεγ-
μαίνοντα μόρια σφυγμοῦ τινος αἰσθάνεσθαί φασι καὶ κρο-
τάφων σφυζόντων, ἔν τε πυρετοῖς διαπύροις καὶ πλέονος
ἀκράτου πόσει καὶ κεφαλαλγίαις τισὶ καὶ μάλιστα ταῖς ἐξ
ἐγκαύσεως ἡλίου. καὶ ταῦτα ἀλλήλοις ἑρμηνεύοντες, οὐ
δέονται μακρῶν λόγων, ὧν ἐπλήρωσαν οἱ νεώτεροι τῶν ἰα-
τρῶν τὰ βιβλία, μετὰ τῶν θαυμαστῶν ἀντιλογιῶν ὧν πρὸς
ἀλλήλους ποιοῦνται περί τε τοῦ κατ᾽ αὐτὸν τὸν σφυγμὸν ὅρου
καὶ τῶν ἐν μέρει διαφορῶν αὐτοῦ πασῶν, οἷον τοῦ σφοδροῦ

dicerent, aut rem aliquam defignantes, eam vocem pro-
ferrent? Equidem rectius dixerim, rem eos certam in-
telligere, illique affignare nomen pulfus. Utrum jam ita
proferunt pulfum, ut Hippocentaurum et Sirenas, vel
Scyllam, an rei certae, quae extat, nomen tribuunt?
Rectius eſt hic quoque dicendum, ſi quid fentio, certae rei,
quae reperiatur, eos attribuere nomen pulfus, atque hanc
rem effe arteriarum motum, quas quidem moveri omnibus
hominibus, dum vivunt, confpiciunt omni in parte corporis,
ubi certe infunt. Jam in partibus etiam inflammatis pul-
ſum quendam fe ajunt animadvertere: ad haec tempora pul-
fare per febres urentes et a potu meri largiore, praeterea
in quibusdam doloribus capitis, maxime a folis ardore profe-
ctis. Quae quum ſibi invicem declarant, non requirunt
multa verba, quibus fcatent juniorum medicorum libri cum
praeclaris iſtis confutationibus, quas invicem inſtituunt de
definitione pulfus et de fingulis ejus differentiis, ut vehe-

698 ΓΑΛΗΝΟΥ ΠΕΡΙ ΔΙΑΦΟΡΑΣ

Ed. Chart. VIII. [81.]   Ed. Baf. III. (41.)

καὶ μεγάλου καὶ πλήρους, ὁμαλοῦ τε καὶ τεταγμένου τῶν
ἄλλων, ὑπὲρ ὧν ἐπὶ πλέον εἴρηται δι' ἐκείνων καὶ τῶν
ὑπομνημάτων, ἐν οἷς ἐξηγοῦμαί τε ἅμα καὶ κρίνω τὸ περὶ
σφυγμῶν Ἀρχιγένους βιβλίον, ἐπεὶ καὶ τοῦτον τὸν ἄνδρα
σὺν τοῖς ἄλλοις ἰατροῖς τοῖς νεωτέροις τὸ τῆς φιλοριστίας
ἐπενείματο νόσημα· καινὴν γὰρ ἐγὼ τήνδε τὴν προσηγορίαν
ἐπὶ τῷ καινῷ πράγματι τέθειμαι· καίτοι γε οὐκ ἦν ἄξιος
Ἀρχιγένης παθεῖν τοῦτο τὸ κακὸν, οὐκ ἀμελῶς ἐσχηκὼς ἀνὴρ
περὶ τὰ τῆς τέχνης ἔργα. ἀλλ' ὥσπερ ψώρας καὶ ὀφθαλμίας
ἀπολαύουσιν ἔνιοι τῶν πλησιαζόντων ἄκοντες, οὕτω καὶ ὁ ἀνὴρ
οὗτος εἰς τὴν περὶ τῶν ὁρίσεων φλυαρίαν ὑπεσύρη, καίτοι
μᾶλλον τῶν ἄλλων ἀντιποιούμενος τῶν ἔργων τῆς τέχνης·
ὅτι τοίνυν ὧν μάλιστα ἀγνοοῦσι, τούτων ἐφίενται, δείκνυμι
διὰ συντόμων αὐτοῖς, ἀξιῶν ὧν βούλονται προβάλλειν ὄνομα,
ἐπειδὰν δὲ τοῦτο πράξωσι, κελεύων αὖθις ἀριθμὸν ἐπῶν εἰ-
πεῖν, ἐν ὁπόσῳ βούλονται μέτρῳ ἐλθεῖν ὑπὲρ τοῦ κατὰ τὸ
προβληθὲν ὁρισμοῦ. τιτρώσκονται γὰρ ἐκ τῆς τοιαύτης ἐπι-
δείξεως, καίτοι γε ἀναισθησίας ἐπὶ πλεῖστον ἥκοντες. ὡς γὰρ
ἐγχωρεῖ μὲν ὑπὲρ ἑκάστου τῶν ὀνομάτων ἓν ὅλον ποιεῖσθαι

mente, magno, pleno, aequali, ordinato et reliquis: de qui-
bus amplius in illis disputavi commentariis, quibus enarro
pariter et examino Archigenis de pulfibus librum, quando
etiam cum aliis medicis junioribus hunc virum amoris de-
finitionum morbus eft depaftus, ut novam in re nova vocem
ufurpem. Etfi ifto malo Archigenes effet indignus, in co-
lenda arte vir non ignavus. Sed ut psora et lippitudine,
qui propius accedunt quidam corripiuntur inviti, fic ad
iftas definitionum nugas vir ille illectus eft, tametfi ad ar-
tem colendam praeter caeteros ille contenderet. Quod er-
go quae maxime ignorant, haec affectant, brevi illis often-
do, jubeoque, ut nomen quorumlibet ponant Deinde ubi
haec egerint, verficulorum ab iis numerum requiro, quanto
velint intervallo percurrere definitionem ejus, qua de re
agitur. Sane quanquam mire ftupidi funt, pungit hoc ta-
men illos fpecimen. Nam haec fi de omnibus perinde di-
camus, fingulis de nominibus finguli libri confcribi pos-

βιβλίον, ἔσται δὲ ἔπη πλείω τῶν χιλίων. ταῦτα περὶ πάν-
των ἡμῶν ὁμοίως διερχομένων, ἀλλὰ νῦν γε δεινὸν ἔοικα
πείθεσθαι, προβάλλειν ἀναγκαζόμενος ἐμαυτῷ τι τῶν κατὰ
τοὺς σφυγμοὺς, εἰς ἐπίδειξιν αὐτῶν τῆς ματαίας φλυαρίας.

Κεφ. β΄. Ἔστω δὴ τοῦτ᾽ αὐτὸ τὸ πρῶτον καὶ σα-
φέστατον ὁ σφυγμός. εἰ γὰρ ἐπὶ τούτου δείξαιμι, πόσην
ἐποιήσαντο ματαιολογίαν, οὐδὲ περὶ τῶν ἄλλων ἔτ᾽ ἄδηλος
ὁ λόγος μενεῖ. τὸν γοῦν σφυγμὸν κίνησιν ἀρτηριῶν ὡρίσαντό
τινες, οἷς ἀντιλέγοντες ἔνιοι πρῶτον μὲν ἡμαρτῆσθαι τὸν
ὅρον ἔφασαν, ἐπειδὴ παραλέλειπται τὸ, καὶ τῆς καρδίας.
ἐχρῆν γὰρ οὕτως ὁρίσασθαι· σφυγμός ἐστιν ἀρτηριῶν καὶ
καρδίας κίνησις. ἔνιοι δὲ οὐ καρδίας φασὶ δεῖν, ἀλλὰ τοῦ
τῆς καρδίας ἀρτηριώδους μέρους προστιθέναι, ὡς γίνεσθαι
τὸν ὅρον τοιοῦτον, σφυγμός ἐστι κίνησις ἀρτηριῶν καὶ τῆς
κατὰ τὴν καρδίαν ἀρτηριώδους κοιλίας, ἢ νὴ Δί᾽ οὕτως·
[82] σφυγμός ἐστι κίνησις ἀρτηριῶν καὶ τῆς ἀρτηριώδους κοι-
λίας τῆς καρδίας. οἷς αὖθις ἕτεροι μεμφόμενοι κακῶς εἰρῆ-
σθαί φασι τὸν σφυγμὸν κίνησιν ἁπλῶς· εἶναι γὰρ καὶ ἄλλας
κινήσεις ἀρτηριῶν καὶ καρδίας, οἷον τήν τε πεπτικὴν τοῦ

fint: fint porro verficuli amplius mille. At nunc indignam
rem videar fubiiffe, qui inducar, quo illorum inanes nugas
detegam, de pulfibus mihi aliquid proponere.

Cap. II. Sit ergo hoc ipfum primum atque clariffi-
mum pulfus: in quo fi demonftrem, in quam inciderunt lo-
quacitatem, fimul de aliis apertus erit fermo. Pulfum igi-
tur motum definiverunt arteriarum effe. In quos disputan-
tes aliqui, primum peccatum effe in definitione contendunt,
quod praeteritum fit et cordis; nam in hunc modum defi-
nire oportebat: Pulfus eft arteriarum et cordis motus.
Alii non cordis ajunt, fed arteriofae cordis partis addendum
effe, ut haec fit definitio: Pulfus eft arteriarum motus et
ventriculi in corde arteriofi. Aut hercle fic: Pulfus eft ar-
teriarum motus et arteriofi ventriculi cordis. Quos rurfus
infimulant alii, qui volunt male dictum effe, pulfum effe
motum abfolute, effe fcilicet praeterea arteriarum alios

Ed. Chart. VIII. [82.]   Ed. Baf. III. (41. 42.)

περιεχομένου κατ᾽ αὐτὰς αἵματος, ἑλκτικήν τε τούτου καὶ
προσθετικὴν, ἀποκριτικήν τε τῶν περιττωμάτων. ἐχρῆν οὖν,
φασὶ, προσκεῖσθαι τῷ ὅρῳ τὸ τῆς τῶν σφυγμῶν κινήσεως
εἶδος, ἵν᾽ ἴδιος αὐτῶν ᾖ καὶ μὴ πολλῶν κινήσεων κοινός.
καὶ τοίνυν αὐτοὶ τὸν ὅρον ἐποιήσαντο τοιόνδε· σφυγμός
ἐστιν ἀρτηριῶν καὶ καρδίας διαστολή τε καὶ συστολὴ, καὶ δη-
λονότι καὶ τούτου πάλιν αὐτοῦ τοῦ ὅρου τοσαῦται γεγόνασιν
ἐπανορθώσεις, ὅσαι τοῦ πρόσθεν, ἐνίων μὲν αὐτῷ προστιθέν-
των καὶ τὸ τῆς καρδίας, ἐνίων δ᾽ οὐχ ἁπλῶς καρδίας, ἀλλὰ τοῦ
κατ᾽ αὐτὴν ἀρτηριώδους γένους, ἐνίων δὲ τῆς ἀρτηριώδους κοι-
λίας τῆς ἀριστερᾶς. εἰσὶ γὰρ οἳ καὶ τοῦτο προσέθεσαν, ὡς γί-
νεσθαι τοὺς ὅρους τοσούτους· σφυγμός ἐστιν ἀρτηριῶν καὶ καρ-
δίας διαστολή τε καὶ συστολή. σφυγμός ἐστιν ἀρτηριῶν, καὶ
τοῦ τῆς καρδίας ἀρτηριώδους μέρους διαστολή τε καὶ συστολή.
σφυγμός ἐστιν ἀρτηριῶν καὶ τῆς ἀρτηριώδους κοιλίας τῆς
καρδίας διαστολή τε καὶ συστολή. πολεμοῦσι δὲ τούτοις
ἅπασιν ἕτερος χορὸς ἀνδρῶν, οὐ ταῦτα μόνον, ἀλλὰ καὶ τὰς
μήνιγγας (42) σφύζειν λέγοντες· ἔνιοι δὲ καὶ τὸν ἐγκέφαλον·

motus et cordis; ut qui concoquit fanguinem in illis conten-
tum et attrahit eum app*onitque, praeterea qui excernit re-
crementa; quare definitioni adjiciendum fuiffe fpeciem arte-
riarum motus, ut propria illorum et non multorum motuum
fit communis.   Itaque hanc ipfi definitionem inftituerunt:
Pulfus eft arteriarum et cordis diftentio atque contractio.
Cujus quidem etiam definitionis tot fuerunt correctiones,
quot fuperioris; quum ei quidam adjungerent cordis; alii
non fimpliciter cordis, fed arteriofae partis cordis; nonnulli
arterioli ventriculi; alii finiftri ventriculi; funt enim qui et
hoc annectant ut tot exiftant definitiones.   Pulfus eft arte-
riarum et cordis diftentio contractioque.   Pulfus eft arte-
riarum et cordis arteriofae partis diftentio ac contractio.
Pulfus eft arteriarum arteriofique ventriculi cordis diftentio
et contractio.   Pulfus eft arteriarum et finiftri ventriculi
cordis diftentio contractioque.   Jam cum omnibus his bel-
lum eft alii virorum catervae, qui non tantum haec, fed et
membranas cerebri confirmant pulfare; funt qui etiam ce-

ἄλλοι δὲ ἀμφότερον· τινὲς δὲ πρώτως μὲν τὸν ἐγκέφαλον,
κατὰ συμβεβηκὸς δὲ τὰς μήνιγγας· ἄλλοι δὲ αὖ πάλιν οὔτε
τὰς μήνιγγας οὔτε τὸν ἐγκέφαλον ἡγοῦνται σφύζειν πρώτως,
ἀλλὰ ταῖς μὲν ἀρτηρίαις ὑπάρχειν τοῦτο, κατὰ συμβεβηκὸς δ᾽
ἐκείνοις. συνεξαίρεσθαι γὰρ αὐτὰ ταῖς ἐν αὐτοῖς ἀρτηρίαις
φασὶ, παμπόλλαις οὔσαις. εἰ μὲν οὖν συνεξαίρεται μόνον,
οὐδεμίαν αὐτὰ δύναμιν ἔχοντα τῆς προειρημένης τοιαύτης κι-
νήσεως, οὐδὲν ἔτι δεήσει προστιθέναι τοῖς προειρημένοις
ὅροις· εἰ δ᾽ ἔχει τινὰ δύναμιν οἰκείαν ὁμοίαν ταῖς ἀρτηρίαις,
ἀναγκαῖον ἔσται μνημονεύειν κατὰ τὸν ὅρον ἐγκεφάλου καὶ
μηνίγγων, ὡς γενέσθαι τὸν ὅλον ὁρισμὸν τοιόνδε, σφυγμός
ἐστι διαστολὴ καὶ συστολὴ καρδίας καὶ ἀρτηριῶν ἐγκεφάλου
τε καὶ μηνίγγων. εἰ δὲ τὸ ἕτερον αὐτῶν μόνον ἔχει τὴν
τοιαύτην δύναμιν, ἐκείνου μόνου μνημονεύσομεν, ἤτοι γ᾽
οὕτω ποιοῦντες τὸν ὅρον· σφυγμός ἐστι διαστολὴ καὶ συ-
στολὴ καρδίας καὶ ἀρτηριῶν καὶ μηνίγγων, ἢ οὕτω σφυγ-
μός ἐστι διαστολὴ καὶ συστολὴ καρδίας καὶ ἀρτηριῶν
καὶ ἐγκεφάλου, καὶ καθ᾽ ἕκαστον γένος τῶν ἔμπροσθεν

rebrum; alii utraque; aliqui praecipue cerebrum, membra-
nas per accidens. Contra alii nec membranas cenfent, nec
cerebrum pulfare praecipue, caeterum ad arterias hoc per-
tinere, atque per accidens ad illa; nam attolli illa una cum
arteriis ajunt, quas habent plurimas. Quamobrem fi cum
illis tantum attolluntur, nullam ipfa obtinentia facultatem
ejus quem commemoravimus motus, nihil fuperiores defini-
tiones amplius acceffionis defiderant. Quod fi quam ut arte-
riae obtinent facultatem peculiarem, cerebri et ejus mem-
branarum in definitione erit necefaria mentio, atque tota
definitio haec erit: Pulfus eft diftentio et contractio cordis
et arteriarum atque cerebri et ejus membranarum. Sin
autem alterum modo illorum ea eft facultate, ejus faciemus
unius mentionem atque vel hunc in modum definiemus, Pul-
fus eft diftentio et contractio cordis et arteriarum atque
membranarum; vel fic: Pulfus eft diftentio et contra-
ctio cordis arteriarum cerebrique, ac fimilis unoquoque

εἰρημένων ὅρων ὁμοία προσθήκη γενήσεται. τινὲς μὲν γὰρ, ὡς ἔφην, ἠρκέσθησαν εἰπεῖν· σφυγμός ἐστι διαστολὴ καὶ συστολὴ καρδίας καὶ ἀρτηριῶν· ἔνιοι δὲ οὐχ ἁπλῶς οὕτως, ἀλλ᾽ ἤτοι τῆς ἀρτηριώδους ἐν τῇ καρδίᾳ κοιλίας, ἢ τῆς ἀριστερᾶς, ἢ τοῦ μέρους αὐτῆς τοῦ ἀρτηριώδους προσέθεσαν. ἑκάστου δὴ τούτων τῶν ὅρων οἱ μὲν ἐγκέφαλον, οἱ δὲ μήνιγγας, οἱ δ᾽ ἀμφότερα προσθήσουσι· καὶ γενήσεται πλῆθος ὅρων οὐκ ὀλίγων. ἠμφισβήτηται δὲ οὐδὲν ἧττον αὐτοῖς καὶ περὶ τῶν τῆς καρδίας κοιλιῶν· ἔνιοι γὰρ ἡγοῦνται μὴ σφύζειν τὴν δεξιάν· εἰσὶ δὲ οἳ σφύζειν μὲν, οὐ μὴν πρώτως οὐδὲ δι᾽ αὐτὴν, ἀλλὰ τῇ πνευματικῇ καλουμένῃ συγκινουμένην· ὥσθ᾽ ὅσοι τῆς ἀριστερᾶς κοιλίας τῆς καρδίας, ἢ τῆς ἀρτηριώδους, ἢ ὁπωσοῦν ἄλλως ὀνομάζοντες μνημονεύουσι, διενεχθήσονται τοῖς κατὰ τὴν δεξιὰν ἡγουμένοις σφύζειν. ἔτι δὲ μείζων ἄλλη διαφορὰ τοῖς ἰατροῖς ἐκ παλαιοῦ περὶ τῶν ἀρτηριῶν ἐγένετο, τινῶν μὲν ἡγουμένων αὐτὰς ἐξ ἑαυτῶν σφύζειν, σύμφυτον ἐχούσας ὁμοίως τῇ καρδίᾳ τὴν τοιαύτην δύναμιν, ὧν ἐστι καὶ ὁ Πραξαγόρας, ἐνίων δὲ σφύζειν μὲν αὐτοῦ,

in genere commemoratarum definitionum acceſſio fiet; nam quibusdam ſatis, ut dixi, fuit dixiſſe: Pulſus eſt diſtentio et contractio cordis et arteriarum; quidam non ita abſolute, ſed vel arterioſi cordis ventriculi, vel ſiniſtri, vel partis arterioſae ejus adjecerunt. Jam cuilibet harum definitionum hi cerebrum, illi meningas, alii utrunque adjungent, exiſtentque definitionum numerus non paucarum. At vero de cordis ventriculis eſt non minor illis disceptatio, quia aliqui dextrum non arbitrantur pulſare, alii pulſare quidem, at non primo et ſua ſponte, ſed una cum illo, qui ſpiritualis vocatur, moveri. Proinde qui ſiniſtri ventriculi cordis, aut arterioſi, aut quoquo modo aliter appellent, fecerint mentionem, ab illis hi diſſidebunt, qui etiam putant dextrum pulſare. Alia praeterea major diſſenſio medicis jam olim de arteriis fuit; nam eas quidam ſua ſponte dicebant pulſare, ingenita praeditas, perinde ac cor, ea vi: de quorum numero eſt Praxagoras: alii pulſare quidem, nam ipſam dis-

τοῦ χιτῶνος αὐτῶν διαστελλομένου τε καὶ συστελλομένου,
καθάπερ ἡ καρδία, τὴν δύναμιν δὲ οὐκ ἐχουσῶν σύμφυτον ᾗ
τοῦτο δρῶσιν, ἀλλὰ παρὰ καρδίαν λαμβανουσῶν. ἧς γνώμης
ἔχεται καὶ Ἡρόφιλος. Ἐρασι[83]στράτῳ δὲ οὐδέτερον ἀρέ-
σκει· βούλεται γὰρ ἔμπαλιν τῇ καρδίᾳ τὰς ἀρτηρίας σφύζειν,
ἐκείνης μὲν, ὅτε διαστέλλεται πληρουμένης τῇ πρὸς τὸ κενού-
μενον ἀκολουθίᾳ, τῶν δὲ ἀρτηριῶν, ὅτε πληροῦνται δια-
στελλομένων, πληροῦσθαι δὲ αὐτὰς τοῦ παρὰ καρδίας ἐπι-
πεμπομένου πνεύματός φησιν. ἅμα μὲν οὖν ἀναγκαῖόν ἐστιν
ἀμφότερα γίνεσθαι, τήν τε διαστολὴν καὶ τὴν πλήρωσιν αὐ-
τῶν, ἡγεῖσθαι δὲ τὸ ἕτερον θατέρου λόγον αἰτίας ἔχον ἐν
μὲν τῇ καρδίᾳ τὴν διαστολὴν, ἐν δὲ ταῖς ἀρτηρίαις τὴν πλή-
ρωσιν, ὥσπερ ὁρᾶται κἀπὶ τῶν ἐκτός. αἱ μὲν γὰρ τῶν χαλ-
κέων φῦσαι διότι διαστέλλονται, διὰ τοῦτο πληροῦνται, οἱ
σάκκοι δὲ καὶ οἱ θύλακοι καὶ οἱ ἀσκοὶ διότι πληροῦνται,
διὰ τοῦτο διαστέλλονται. τὸν ὁρισμὸν οὖν εἴπερ ὅλην τὴν
οὐσίαν ἀκριβῶς τοῦ πράγματος μέλλει δηλώσειν, οὐδὲν αὐ-
τῆς τῶν κυριωτάτων παραλείπειν προσήκει· τῆς δ' οὐσίας ἀμ-
φισβητουμένης, ἀναγκαῖον ἔσται καθ' ἑκάστην αἵρεσιν ἴδιον

tendi tunicam earum, contrahique non fecus ac cor; fed
facultatem non habere, qua hoc agunt, innatam, fed cordi
referre acceptam; in qua opinione Herophilus eft. Erafi-
ftratus neutrum probat: contendit enim pulfare contra ac
cor arterias, illud quum diftenditur, repleri eo quod con-
fequitur ad vacuatum; arterias, quum replentur, diftendi;
repleri autem immiffo a corde dicunt fpiritu. Simul itaque
fieri utramque eft neceffe, diftentionem et repletionem earum,
verum alteram antecedere alteri rationem caufae obtinen-
tem, in corde diftentionem, repletionem in arteriis, ut cer-
nitur et in externis rebus. Folles fabrorum, quia diften-
duntur, proinde replentur; facci, culei, utres, quod im-
pleantur, idcirco diftenduntur. Quare definitio, quae to-
tam rei effentiam eft ob oculos pofitura, nihil debet eorum
quae illi praecipua funt et propria maxime omittere. Sed
quandoquidem controverfia de effentia eft, neceffario fua

ὁρισμὸν , γίνεσθαι· ὥστε τοῖς Ἐρασιστρατείοις οὕτως ὁρι-
στέον ἐστὶν, ὡς ἐνδείκνυσθαι τὸ ἴδιον ἐξ Ἐρασιστράτου δόγμα
περὶ τῆς τῶν σφυγμῶν οὐσίας, τοῖς δ᾽ Ἡροφιλείοις, ὡς τὸ
ἴδιον Ἡροφίλῳ, καὶ τοῖς ἄλλοις ἅπασιν ὡσαύτως οἰκεῖον
ἑκάστοις ἐστὶν ὅρον ποιητέον τῷ σφετέρῳ δόγματι. τοῦτο δὲ
εὐθέως αὐτὸ οὐδεὶς σχεδὸν αὐτῶν ἐπίσταται, καὶ τούτου γ᾽
ἔτι μᾶλλον ἀναγκαῖον ἐγνῶσθαι δύο γένη τὰ πρῶτα τῶν ὁρισ-
μῶν εἶναι, τὸ μὲν ἕτερον ἐξηγούμενον σαφῶς τὴν τοῦ πράγ-
ματος ἔννοιαν, ἣν ἔχουσιν οἱ ὀνομάζοντες αὐτό, τὸ δ᾽ ἕτε-
ρον, ὡς εἴρηται, τὸ τὴν οὐσίαν διδάσκον. ἀρετὴ δ᾽ ἑκατέρου
τῶν ὅρων ἰδία τοῦ μὲν τὴν ἔννοιαν ἑρμηνεύοντος ὁμολογεῖ-
σθαί τε πᾶσι τοῖς ὁμοφώνοις καὶ μὴ προσάπτεσθαι τῆς οὐ-
σίας τοῦ πράγματος, τοῦ δὲ τὴν οὐσίαν διδάσκοντος ὁμο-
λογεῖν μὲν τῷ κατὰ τὴν ἔννοιαν, ἕτερον δὲ ὑπάρχειν αὐτῷ.
πρῶτον οὖν τοῦτό σοι γιγνέσθω γνώρισμα τῶν εἰκῆ φλυα-
ρούντων, ὅταν ἕνα τοῦ προκειμένου πράγματος ἀκούσῃς αὐ-
τῶν λεγόντων ὅρον. ἐπὶ τινῶν μὲν γὰρ οὐ δύο μόνον, ἀλλὰ
καὶ τρεῖς καὶ τέτταρας ἄμεινόν ἐστι ποιεῖσθαι· πρῶτον μὲν

erit cuique fectae definitio; proinde eſt Eraſiſtrati diſcipulis
ita definiendum, ut Eraſiſtrati peculiare placitum ac dogma
in pulſuum eſſentia ſimul appareat; Herophili aſſeclis, ut
peculiare Herophili; aliisque ſimiliter omnibus definitio ſi-
gillatim efficienda eſt ſuo placito conſtans; ac vero jam hoc
ipſum qui ſciat, eſt illorum prope nemo. Atque eſt ope-
rae pretium magis ſcire definitionum eſſe genera duo prima;
alterum quod plane rei notionem explicat; quam qui po-
nunt rei nomen habent; alterum, ut dictum eſt, quod docet
eſſentiam. Virtus eſt ſua utrique definitioni; illi quae no-
tionem explicat, ut omnibus probetur, qui eadem utuntur
lingua, nec ad rei eſſentiam aſpiret; huic quae eſſentiam
docet, ut ei quae notionem ſubjicit, conſentiat, non ſit ta-
men eadem cum ea. Itaque hoc tibi primum ſit indicium
hominum inanium et vanorum, ubi eos rei propoſitae afferre
unam definitionem audias. Nam ſunt in quibus non jam
duas, ſed tres praeſtat vel quatuor facere; primam quae

τὸ ὁμολογούμενον ἅπασι τοῖς ὁμοφώνοις, ὅστις οὐδὲν ἀπο
φαίνεται περὶ τῆς τοῦ πράγματος οὐσίας, ἐπὶ ψιλῆς καταμέ
νων τῆς ἐννοίας· ἕτερον δ᾽ ἐπ᾽ αὐτῷ, βραχὺ μέν τι τῆς ἐν
νοίας ἀποχωροῦντα, βραχὺ δέ τι καὶ τῆς οὐσίας ἐφαπτόμενον·
καὶ τρίτον ἐπὶ τῷδε, πλέον μὲν ἤδη τῆς ἐννοίας, πλέον δὲ
καὶ τῆς οὐσίας ἑρμηνεύοντα· καὶ τέταρτον ἐπ᾽ αὐτοῖς τὸν
τὴν οὐσίαν ὅλην διδάσκοντα. τοῦτον μὲν οὖν δείκνυσθαι δεῖ
τὴν ἀναφορὰν ἐπὶ τὸν τρίτον ἔχοντα, τοῦτον δ᾽ αὖ πάλιν
ἐπὶ τὸν δεύτερον, κᾀκεῖνον αὖθις ἐπὶ τὸν πρῶτον, αὐτὸν
δὲ τὸν πρῶτον ἐξ αὑτοῦ πιστεύεσθαι, φαινομένων ἐναργῶς
πραγμάτων ἑρμηνείαν ἔχοντα. διὸ καὶ λόγον αὐτὸν ὀνομα
τώδη κέκληκεν ὁ Ἀριστοτέλης, ὡς εἰ καὶ λόγον ὀνόματος ἑρ
μηνευτικὸν εἰρήκει. τὸν δ᾽ ἕτερον ὅρον, οὐσιώδη τινὲς ἐκά
λεσαν, λόγον εἶναί φησιν τὸν τί εἶναι δηλοῦντα. τί μὲν
γάρ ἐστιν ἑκάστῳ τῶν ὁριζομένων τὸ εἶναι τοῦτον ἑρμηνεύειν
φησὶ, τὰ συμβεβηκότα δὲ ἰδίως αὐτῷ συνδιέρχεσθαι τὸν ἐν
νοηματικόν. ὑπολαμβάνει δὲ καὶ ἄλλον ὁρισμὸν εἶναι τὸν
καὶ τὴν οὐσίαν τοῦ πράγματος διδάσκοντα. καὶ τί με δεῖ λέ
γειν μακρότερον ἔτι περὶ τηλικούτων πραγμάτων, ἃ δυοῖν

ejusdem linguae omnibus hominibus probetur, quae quidem
de rei eſſentia nihil ſtatuit, ſed in nuda quieſcit notione;
alteram jam, quae aliquantum recedat a notione, atqne nonnihil accedat ad eſſentiam; ad haec tertiam, quae amplius
cum de notione tum de eſſentia oſtendat ac aperiat; po
ſtremo quartam, quae doceat totam eſſentiam. Atque hanc
quidem oſtendendum eſt ad tertiam referri, quam rurſus ad
ſecundam, atque illam quoque ad primam, prima vero
debet ex ſe ipſa habere fidem, res perſpicuas explicans manifeſtasque. Unde definitionem eam Ariſtoteles nominis appellavit, ut ſi definitionem diceret nomen interpretantem;
alteram definitionem (quidam eſſentialem vocaverunt) definitionem dicit eſſe, quae quid ſit explanat: nam quae ſit cujusque definiti eſſentia, hac dicit docere; propria vero accidentia ejus una complecti definitionem notionis. Putat aliam praeterea eſſe definitionem, quae eſſentiam rei do

Ed. Chart. VIII. [83. 84.]   Ed. Baf. III. (42.)

ἐδεήθη βιβλίων, τοῦ τρίτου καὶ τετάρτου τῶν ὑπομνημάτων
ὧν ἐποιησάμην εἰς τὸ δεύτερον Ἀριστοτέλους τῶν δευτέρων
ἀναλυτικῶν. ἐπ᾽ αὐτοῦ δέ σοι τοῦ σφυγμοῦ πειράσομαι δεῖξαι
τούτων ἕκαστον ὅσον οἷόν τέ μοι διὰ βραχυτάτων· ὅστις δὲ
οἷς εἶπον ὑπομνήμασι πρότερον ὡμίλησεν, οὗτος ῥᾷον ἀκο-
λουθήσει τοῖς λεχθησομένοις. αἰσθανόμεθα κατ᾽ ἔνια μόρια
τοῦ δέρματος κινήσεώς τινος, οὐ μόνον ἐπιβάλλοντες αὐτῷ τὴν
ἀφὴν, ἀλλὰ καὶ τοῖς ὀφθαλμοῖς ἐνίοτε. καὶ ἥδ᾽ ἡ κίνησις
ἐπὶ πάντων [84] φαίνεται τῶν ὑγιαινόντων ἐν πολλοῖς μέ-
ρεσι τοῦ σώματος, ὧν ἕν ἐστι καὶ τὸ κατὰ τὸν καρπὸν τῆς
χειρός. ἐναργῶς μὲν οὖν ἀνιόντος τινὸς ἐκ βάθους ἐπὶ τὸ
δέρμα καὶ πλήττοντος ἡμᾶς αἰσθανόμεθα, μετὰ δὲ τὴν
πληγὴν ἐνίοτε μὲν ἀποχωροῦντος αὐτοῦ σαφῶς, εἶθ᾽ ἡσυ-
χάζοντος, ἐνίοτε δ᾽ εὐθέως ἀπ᾽ ἀρχῆς ἡσυχάζοντος ἔμφασις
γίγνεται, καὶ μετὰ ταῦτα πάλιν ἀνιόντος τε καὶ πλήττοντος,
εἶτ᾽ αὖθις ἀπιόντος τε καὶ ἡσυχάζοντος, καὶ τοῦτο διὰ παν-
τὸς ποιοῦντος, ἀφ᾽ ἧς ἂν ἡμέρας γεννηθῇ τις, ἕως θανάτου.
τὴν τοιαύτην κίνησιν οἱ ἄνθρωποι πάντες ὀνομάζουσι σφυγμόν.

ceat.   Sed quid orationem produco tantis de rebus, quae
commentaria flagitaverunt duo, quae in Ariſtotelis librum
ſecundum conſcripſi poſteriorum analyticorum?   In ipſo
tibi pulſu haec faciam, ut figillatim quam potero breviſſi-
me ob oculos ponam; qui vero verſatus exercitatusque
prius eſt in illis commentariis, facilius quae paro dicere aſſe-
quetur.   Quibusdam in partibus cutis percipimus motum
quendam, non modo fi attingamus, ſed interim oculis etiam.
Hic in omnibus valentibus motus multis corporis partibus
cernitur, de quibus eſt carpus manus.   Atque palam qui-
dem animadvertimus quiddam de profundo ascendere et nos
ferire, ab ictu interdum aperte id recedere, inde requies-
cere.   Interdum a primo ſtatim ſpecies repraeſentatur re-
quiescentis, ac deinde ascendentis iterum ferientisque atque
mox recipientis ſe rurſus atque quiescentis, idque jam inde
a nativitate hominis ad obitum usque facientis.   Eum mo-
tum omnes homines pulſum appellant.   Hunc qui brevibus

καὶ ὅστις ἂν αὐτὴν διὰ ταχέως ἑρμηνεῦσαι δυνηθῇ, κάλλιστα
τὸν ἐννοηματικὸν ὅρον ὁ τοιοῦτος ἐργάσεται, μήτε παραλι-
πὼν δηλονότι μήτε προστιθεὶς ἐκ περιττοῦ παρ' ἃ διῆλθον
ἀρτίως. εἰ δέ γέ τι προσθείη, κἂν ᾖ (43) σμικρὸν, εἰ μὲν
ἄχρηστον εἴη τὸ προστιθέμενον, ἀδολεσχήσει μάτην, εἰ δὲ
χρήσιμον, ἀποχωρήσει κατ' ἐκεῖνο τῆς ἐννοίας ἐπὶ τὴν οὐ-
σίαν τοῦ πράγματος· οἷον εἰ φαίη τὴν τῶν ἀρτηριῶν τοιάν-
δε κίνησιν εἶναι σφυγμόν. ὁ γὰρ τοιοῦτος ὅρος οὐ τὴν κί-
νησιν μόνον, ἀλλὰ καὶ τίνων ἐστὶν ἑρμηνεύει, καίτοι τῶν
ἰδιωτῶν ὅτι μέν ἐστί τις ἐν τῷ σώματι τοιάδε κίνησις ἐναρ-
γῶς αἰσθανομένων, ἀγνοούντων δ' αὐτὸ τὸ κινούμενον σῶμα.
εἰ δέ τις οἱ μόνον εἶδε τὴν ἀρτηρίαν γυμνώσας τοῦ δέρματος
ἁπλῶς οὑτωσὶ κατὰ τὴν ἔξωθεν αὐτῆς περιγραφὴν, ἀλλὰ
καὶ τοὺς χιτῶνας, ὁπόσοι τέ εἰσι καὶ ὁποῖοι, κατεσκέψατο,
περαιτέρω προὐχώρησεν οὗτος ἢ κατὰ τὴν ἔννοιαν, ἔτι καὶ
μᾶλλον ἐκείνου τοῦ πρόσθεν, ὃς ἔξωθεν αὐτὴν ἑώρα μόνον.
εἰ δὲ δὴ καὶ τὴν δύναμιν εὕροι, καθ' ἣν αἱ ἀρτηρίαι σφύζουσι,
καὶ πότερον ἐξ ἑαυτῶν ἔχουσι τὴν ἀρχὴν τῆς κινήσεως, ἢ παρὰ
τῆς καρδίας, καὶ εἰ παρὰ ταύτης, ὅπως ἆρά γε πνευματικὴν

poterit interpretari, optime definitionem ille notionis effe-
cerit, modo ut praetereat nihil, nec quicquam addat fuper-
flui ultra quae commemoravi modo. Nam fi quid etiam
pufillum addiderit, fi quidem additio fit inutilis, inaniter
garriat; fi vero fit utilis, discedat ea re a notione ad rei
effentiam; ut li dicat, talem motum arteriarum effe pul-
fum. Ea enim definitio non motum tantum, fed et quorum
eft, declarat; quum aperte fentiat quidem vulgus effe talem
in corpore motum, fed non corpus ipfum cognoscat, quod
movetur. Quod fi quis non folum fic leviter arteriae vide-
rit detracta cute externam figuram, fed tunicas etiam quot
fint et quales perfpexerit, hic praetergreffus notionem eft et
longe vero etiam illo priore magis, qui foris eam tantum
viderat. At vero fi facultatem quoque repererit, qua pul-
fant arteriae, atque motus utrum principium a fe ipfis ha-
beant, an a corde, ac fi ab hoc, qui tandem fpiritualemne

ὕλην ἐπιπεμπούσης κατὰ τὴν ἐντὸς κοιλότητα τῶν ἀγγείων,
ἢ δύναμίν τινα διὰ τῶν χιτώνων αὐτῶν, ἔτι τε πρὸς τούτοις,
ἢ τίς ποτέ ἐστιν ἡ χρεία τῆς κινήσεως αὐτῶν, οὗτος ἀκριβῶς
εἴσεται τὴν οὐσίαν ὅλην τῆς τῶν σφυγμῶν γενέσεως. οὐ μὴν
ἅπαντά γε ταῦτα δυνατὸν ὅρῳ περιλαβεῖν· οὐ γὰρ βούλονται
μακροὺς εἰς τοσοῦτον γίνεσθαι τοὺς ὅρους οἱ χαίροντες αὐ-
τοῖς· ὥστε οὐδέ ἐστι πᾶς ὅρος σφυγμῶν οὐσιώδης ἀκριβῶς,
ἢ πάνυ μακρὸς ἔσται. πρόσκειται δὲ τῷ λόγῳ τὸ ἀκριβῶς,
ὅτι τῶν κατὰ τὴν οὐσίαν ἄλλος ἄλλο προσθέντες ἔνιοι τῶν
νεωτέρων ἰατρῶν οὐσιώδη νομίζουσιν ὅρον εἰρηκέναι τοῦ
σφυγμοῦ, πρὸς τῷ κἀκεῖνο μέγιστον ἡμαρτηκέναι, τὸν μόνον
εἰρηκέναι τὸ ὁριζόμενον ὑπ' αὐτῶν οὐσιώδη, μὴ προειρημένου
τοῦ κατὰ τὴν ἔννοιαν, ὃς ἐν τοῖς περὶ τούτων λογισμοῖς ἡμῖν
ἐπιδέδεικται κριτήριον γενόμενος τοῦ κατὰ τὴν οὐσίαν. ἀλλ'
οὐδὲ τοῦτ' αὐτὸ γινώσκοντες, εἰκότως ἀποφαίνονται τὸ δόξαν
ἀλόγως ἑαυτοῖς. ἀρξώμεθα οὖν αὖθις ἀπὸ τῶν ἐννοηματικῶν
ὅρων. οὓς οὐδὲν ἔφαμεν ἑρμηνεύειν πλέον ὧν ἅπαντες ἄν-

materiam immittente in vaforum internam cavitatem, an
facultatem quandam per tunicas illarum, ad haec qui ufus
demum fit earum motus, is plane tenebit univerfam effen-
tiam pulfuum generationis. Veruntamen ifta quidem ne-
queas definitione univerfa complecti; neque enim volunt de-
finitiones quibus illae funt cordi adeo effe immenfas; unde
fit ut nulla pulfuum fit definitio prorfus effentialis, aut prae-
longa erit. Addidi prorfus, quod quum illorum quae ad
effentiam pertinent, quidam ex junioribus medicis, aliis
aliud adjecerunt, effentialem arbitrantur fe definitionem
pulfus explicaviffe. Ubi praeterea in eo maxime peccant,
quod folam definitionem protulerunt, quam vocant ipfi
effentialem, nec ante dederunt definitionem quae explicet
notionem, quam, ubi de his egimus, arbitram nos definitio-
nis effentialis oftendimus. Ad hujus etiam ignorationem
merito pronuntiant quod ftulte in mentem ipfis venit. Qua-
re de integro exordiamur a notionis definitionibus, quas
praeter quod perfpectum eft omnibus hominibus nihil de-

θρωποι γινώσκουσιν. ἔοικε δ᾿ οὐδεὶς εἰρῆσθαι τοιοῦτος οὐδ᾿
ὑπὸ τῶν ἐμπειρικῶν, οἷς ἔπρεπε μάλιστα πάντων ὅροις χρῆ-
σθαι τοιούτοις, οὓς οἱ δεινοὶ περὶ τὰς προσηγορίας οὐδ᾿
ὅρους ἀξιοῦσιν, ἀλλ᾿ ὑπογραφάς τε καὶ ὑποτυπάσεις ὀνομά-
ζειν. ἐγένοντο δ᾿ ἂν αἱ ὑπογραφαὶ τοιαίδε τινές. κίνησις
ἀπροαίρετος ἔν τισι μορίοις ὑπάρχουσα τῶν ἐναίμων ζώων
ἡσυχίᾳ διακοπτομένη. καὶ μὲν δὴ καὶ εἰ φυσικὴν εἴποι τις
τὴν κίνησιν, ἢ οὐχ ἑκουσίαν, ἢ οὐ καθ᾿ ὁρμὴν, οὐ διοίσει.
εἰ δὲ καὶ ὅτι κατὰ τὰ σμικρὰ μόρια γίνεται τοῦ δέρματος, ἢ
ὅτι βραχυχρόνιος, ἐν τῷ τῆς ὑπογραφῆς λόγῳ περιλάβοι, τε-
λεώτερον ἀποδώσει τὴν ἔννοιαν. εἰ οὐδὲ καὶ τὰς τῶν σοφι-
στῶν ἐπηρείας φυλάττοιτο, [85] προσθήσει τῷ τῆς κινήσεως
ὀνόματι τὸ αἰσθητή· καίτοι γε αἱ τοιαῦται προσθῆκαι δειλίας
ἀλόγου μᾶλλόν εἰσιν ἢ ἀσφαλείας εὐλόγου σημεῖον. τὸ γὰρ τῆς
κινήσεως ὄνομα πάντες ἄνθρωποι κατὰ τῆς ἐναργῶς φαινο-
μένης αἰσθήσει λέγειν εἰώθασιν, ἐπεί τοι τὰς λόγῳ θεωρητὰς
ἔστι τις λόγος πιθανὸς ἐπιδεικνὺς ὑπάρχειν ἀεὶ τοῖς σώμασιν

monstravimus explicare. Talem autem invenio nullam pro-
ditam, ne ab empiricis quidem, quorum erat praeter caete-
ros hisce uti definitionibus, quas artifices isti graves in ap-
pellationibus ne quidem definitiones dignantur, sed descri-
tiones et illustrationes vocare. Ac fiant quidem descriptiones
tales: motus involutarius, qui in partibus est quibusdam ani-
malium sanguine praeditorum quiete interpellatus. Quin-
etiam si naturalem dixeris eum motum, vel non volunta-
rium, vel citra appetitionem, nihil refert. Si item ad par-
vas partes cutis fieri, aut non diuturnum esse, in descriptio-
ne colligas, perfectiorem notionem reddas. Jam si nondum
declinaveris sophistarum calumnias, appones motus nomini,
sensibilis; quanquam hercle stultum potius timorem istae ad-
ditiones quam probatam fiduciam arguunt. Nam motus
nomen omnes homines illi solent tribuere, quem aperte
sensus animadvertit, quandoquidem illos quos ratione per-
spicimus, argumentum est quoddam probabile, quod semper

ἅπασιν, κἂν μὴ φαίνηται κινούμενα. καὶ αὐτὸ δὲ τοῦτο τὸ
αἰσθητὸν ὄνομα δύο σημαίνει, τό θ᾽ ὑποπίπτειν αἰσθήσει
πρᾶγμα νῦν ἤδη, καθ᾽ ὃν ἂν λέγοιτο χρόνον, ἕτερόν τε πρὸς
τούτῳ τὸ δυνάμενον αἰσθητὸν γενέσθαι, κἂν νῦν ᾖ μηδέπω·
καθ᾽ ὃ καὶ τὸν ἐν τῷ βυθῷ λίθον αἰσθητὸν εἶναι λέγομεν
ὅσον ἑαυτῷ, διὰ τὸ τῆς φύσεως εἶναι δηλονότι τῶν αἰσθητῶν.
ἡ τοίνυν αἰσθητὴ κίνησις, ἔν τισι μέρεσι τοῦ σώματος ἕως ἂν
ζῶμεν ἡμῖν φαινομένη, σφυγμὸς ὀνομάζεται· διακόπτεται δὲ,
ὡς ἔφην, ἡσυχίᾳ. τοῦτο γὰρ ἀσφαλὲς εἶναι νομίζουσι λέγειν
μᾶλλον ἔνιοι τῶν ἰατρᾶν ἤπερ ἐκ διαστολῆς τε καὶ συστολῆς
συγκεῖσθαι τὴν ὅλην κίνησιν, καίτοι γε οὕτως ἔχει τὸ φαινό-
μενον ἐναργῶς, εἰς ὕψος τε καὶ πλάτος καὶ μῆκος ἐκτεινομέ-
νης τῆς κινήσεως ἐπὶ τῶν ἰσχνῶν τε καὶ μεγαλοσφύκτων. ἕτε-
ροι δὲ τούτων ἀτολμότεροι τῶν ἰδίων παθῶν τῆς ἁφῆς αἴ-
σθησιν αὐτοῖς εἶναί φασι, δεδιότες ἀποφήνασθαι περί τινος
τῶν ἐκτὸς ὡς ὑπάρχοντος, ἐκ τῆς τῶν σκεπτικῶν καὶ ἀπορη-
τικῶν ὀνομαζομένων ἀγωγῆς ἐπὶ τοῦτό γε ἠγμένοι. · τούτους
μὲν οὖν ἀπολειπτέον ἡμῖν ἐστιν. ἴσως γὰρ οὐδ᾽ ὅτι φαί-
νεταί τις αὐτοῖς κίνησις ἀποφήνασθαι τολμήσουσιν, εἰ τὰ

adeffe omnibus corporibus, licet non videantur moveri, de-
monftrat. Jam ipfum nomen hoc, fenfibile, duo denotat,
rem fenfui repraefentari jam nunc, quo tempore dicatur;
alteramque etiam, quae licet non fentiatur in praefenti,
poffit tamen: quomodo lapidem in alto dicimus fenfibilem
fua fponte effe, nimirum quod de natura fit fenfibilium.
Senfibilis ergo motus, quem quibusdam in partibus corpo-
ris per totam vitam animadvertimus, pulfus appellatur. Hic
quiete, ut diximus, interpellatur; quod cautius quidam me-
dici putant dici quam diftentione et contractione conftare
totum motum. Et quidem nihil eft apertius quam motum
in altum, latum et longum extendi in gracilibus magnisque
pulfibus Porro alii his timidiores peculiares affectus fen-
tire fe tactus ajunt, pronunciare veriti rem externam ullam
effe: quo illos fcepticorum et haefitantium, qui vocantur,
induxit inftitutio. Quare ab his discedamus: fortaffis enim
ne ullum fe percipere motum dicere fuftinebunt, fi iftis

πάντα πείθοιντο τοῖς ἀπορητικοῖς. ἐκείνων γοῦν ἔνιοι φα-
σὶν οὐδὲ τὰ σφῶν αὐτῶν πάθη βεβαίως γινώσκειν, οὓς κα-
λοῦσιν εἰκότως ἀγροικοπυῤῥωνείους. ἐπὶ δὲ τοὺς ὁμολογοῦν-
τας πεπεῖσθαι κίνησιν ὁρᾶν ἐναργῶς ὑπὸ τῷ δέρματι σώμα-
τός τινος εἰς μῆκος καὶ πλάτος καὶ βάθος ἐκτεινομένου μετα-
βάντες, ἐπειδὴ μετριώτεροι τῶν ἄλλων εἰσὶ, παρακαλέσομεν
αὐτοὺς διαιρεθέντος τοῦ δέρματος, ἢ κατὰ τὴν ἡμετέραν
προαίρεσιν, ἢ κατὰ τύχην ποτὲ, σκέψασθαι, τί ποτ᾽ ἐστὶ
τὸ φαινόμενον ὑπ᾽ αὐτῷ κινεῖσθαι. δῆλον γὰρ ὅτι παραπλή-
σιον ἀγγεῖον ὄψονται τῇ φλεβὶ, πλὴν ὅσῳ τὸν χιτῶνα διττόν
τε καὶ πολὺ ῥωμαλεώτερον ἔχον, ὃ καλοῦμεν ἀρτηρίαν. ὄψον-
ται δὲ ἐναργῶς καὶ τὸ πρόσθεν αὐτοῖς ἀμυδρῶς ὁρώμενον,
ὡς κατὰ κύκλον τοῦτο τὸ ἀγγεῖον διαστέλλεται. κατὰ δὲ τὸν
αὐτὸν τρόπον ἥ τε καρδία γυμνωθεῖσα φανεῖται κινουμένη
καὶ ὁ ἐγκέφαλος, ὥστε τολμῆσαί ποτε λέγειν αὐτοὺς, τὴν
ὁρωμένην κίνησιν ἐν τῇ τῶν σφυγμῶν γενέσει περὶ σώματα
γίνεσθαι τὰ προειρημένα. πότερα δὲ πρώτως τε καὶ καθ᾽
αὐτὸ ἡ δεξιὰ κοιλία τῆς καρδίας, ἢ συγκινουμένη τῇ ἀριστερᾷ,

haefitatoribus credunt undequaque. Sunt quidem certe
nonnulli in his, qui ne fuos quidem ipforum affectus probe
fatentur fe agnoscere, quos vocant jure agreftes Pyrrhonios.
Ad illos vero nos conferamus, qui non diffimulanter motum
videre fe putant cujusdam fubter cutem corporis in longum,
latum profundumque extenfi, quando aliis funt moderatio-
res, atque admoneamus eos disciffa cute, vel de induftria
noftra, vel cafu aliquando, ut attendant quid fit fub ea
quod moveri videtur. Sane enim vas aperte cernent affi-
mile venae, nifi quatenus duplicem tunicam et longe robu-
ftiorem habet, quod arteriam vocamus. Clare etiam
quod obscurius videbant antea perfpicient, hoc vas in
omnes partes diftendi. Haud aliter denudatum moveri cor
confpicietur, ac cerebrum etiam, ut audeant dicere tandem
motum, quem in pulfuum generatione animadvertunt, in
corporibus fieri quae commemoravimus; fed an primo et
per fe cordis dexter ventriculus, an una fimul cum finiftro

κατὰ τὸν αὐτὸν ἐκείνη ῥυθμὸν φαίνεται σφύζουσα, παραιτή-
σεται ζητεῖν ὁ κατὰ τὴν πρώτην μετάβασιν ἀπὸ τῆς ἰδιω-
τικῆς ἐννοίας ἐπὶ τὴν οὐσίαν προερχόμενος. ὡσαύτως δὲ κᾀπὶ
τοῦ κατὰ τὸν ἐγκέφαλον φαινομένου σφυγμοῦ παραιτήσεται
ζητεῖν, εἴτε πρώτως τε καὶ ἐξ ἑαυτοῦ τὴν ἐνέργειαν ἔχει ταύ-
την εἴτε συνεξαιρόμενος ταῖς κατ᾽ αὐτὸν ἀρτηρίαις, πολλαῖς
καὶ μεγάλαις οὔσαις. ὁ δ᾽ ἐπὶ μᾶλλον τοῦδε τολμῶν ἀποφή-
νασθαι περὶ τῆς τῶν σφυγμῶν οὐσίας καὶ τοῦτο προσθήσει.
τέλεον δ᾽ ἄν τις ὁρισμὸν ποιοῖτο τοῦ σφυγμοῦ προσθεὶς τοῖς
εἰρημένοις τὴν χρείαν τῆς γενέσεως αὐτῶν, ἣν ἡμεῖς ἐν τῷ
περὶ χρείας σφυγμῶν ὑπομνήματι φυλακήν τε τῆς ἐμφύτου
θερμασίας ἔφαμεν εἶναι, γινώσκοντος δηλονότι τοῦ τὸν τοιοῦ-
τον ὅρον ποιουμένου, κατὰ τίνα τρόπον γίνεται τὸ φυλάτ-
τεσθαι τὴν συμμετρίαν τῆς ἐμφύτου θερμασίας, ἆρά γε τῷ
ῥιπίζεσθαι κατὰ τὴν κίνησιν, ἢ διὰ τὴν πρόσπτωσιν τοῦ ψύ-
χοντος ἀέρος συναγομένης, ὡς μὴ διαφορεῖσθαι ῥᾳδίως, ἢ
καθαιρομένης τὸ καπνῶδές τε καὶ λιγνυῶδες περίττωμα.
[86] χρεία δ᾽ ἐδείχθη τῆς κατὰ τὰς ἀρτηρίας πνευματικῆς οὐ-
σίας καὶ πρὸς τὴν τοῦ ψυχροῦ πνεύματος γένεσιν. τῆς δ᾽ οὐσίας

motus, iisdem atque ille modulis pulfare videatur, nolet
inquirere qui primo tranfitu a notione vulgari progreffus
eft ad effentiam.　Nec fecus in pulfu, qui in cerebro ani-
madvertitur, indagare deprecabitur, utrum primo id et per
fe agat, an una cum fuis arteriis attollatur, multis illis ac
ingentibus.　Qui autem hoc eft audacior in decernendo de
pulfibus, iftud addet etiam.　Integram definitionem pulfus
facias, fi fuperioribus conjungas ufum eorum generationis:
quem in commentario nos de usu pulfuum innati caloris
effe diximus tutelam; fi quidem fciat qui eam definitionem
facit, quo fiat pacto, ut nativi caloris mediocritas fervetur;
utrum quod motu ventiletur, an quod frigidi aëris cogatur
occurfu, ut diffolvatur difficilius, an quod fumofis purgetur
atque fuliginofis excrementis.　Facere praeterea ad anima-
lem procreandum fpiritum oftendimus fubftantiam, quam
fpiritualem habent arteriae.　Jam et ad effentiam pulfuum

τῶν σφυγμῶν ἐστι καὶ πότερον, ὅταν αἱ ἀρτηρίαι διαστέλ-
λωνται, τηνικαῦθ᾽ ἕλκεσθαι συμβαίνει τὰς ὕλας αὐτὰς, ἢ
ὅταν συστέλλωνται. καὶ πάλιν περὶ τοῦ ἐκκρίνεσθαί τι τῶν
ἀρτηριῶν ὁ αὐτὸς λόγος. ἡμεῖς γὰρ ἐδείξαμεν, ἕλκεσθαι
μὲν διαστελλομένων, ἐκκρίνεσθαι δὲ συστελλομένων. οἱ δ᾽
ἀπὸ τῆς πνευματικῆς καλουμένης αἱρέσεως συστελλομένων
μὲν ἕλκεσθαι νομίζουσι, διαστελλομένων (44) δ᾽ ἐκκρίνεσθαι.
προσθήσει δ᾽ ἄλλος τούτοις ὁριζόμενος τὸν σφυγμὸν καὶ
τὴν ποιητικὴν αἰτίαν αὐτοῦ. περὶ ἧς αὐτῆς ἐζήτηται, πότε-
ρον ζωτική τίς ἐστιν, ἢ ψυχικὴ δύναμις, ἢ ὅλως οὐδὲ δύνα-
μις, ὡς Ἀσκληπιάδης κατασκευάζει. δῆλον οὖν ἐστιν, ὡς ὁ
οὐσιώδης ὀνομαζόμενος ὅρος, ὅσπερ ἐστὶ λόγος διδασκαλικὸς
τῆς τοῦ πράγματος οὐσίας, τό τε γένος ἐρεῖ τοῦ σφυγμοῦ
καὶ τὰς διαφορὰς, τήν τε χρείαν τῆς γενέσεως καὶ τὴν ποιη-
τικὴν αἰτίαν, ἔτι τε πρὸς τούτοις ὑλικὴν, ἢ ὀργανικὴν, ἢ
ὅπως ἄν τις ὀνομάζειν ἐθέλῃ· οἷον τὸ μὲν γένος ἤτοι κί-
νησιν, ἢ ἐνέργειαν, ἢ πάθος ἀρτηριῶν, τὰς δὲ διαφορὰς,
ὅτι κατὰ διαστολὴν καὶ συστολὴν καὶ ὅτι χωρὶς προαιρέσεως,
τὴν δὲ χρείαν, ὅτι τῆς ἐμφύτου θερμασίας ἕνεκεν, ἢ πνεύματος

pertinet, utrum quum arteriae diſtenduntur, tum accidat in
ipſas materias allici, an ubi conſidant. Atque de excretio-
ne alicujus ex arteriis, eadem eſt ratio, ſiquidem attrahi de-
monſtravimus quum diſtenduntur, et quum contrahuntur ex-
cerni. Qui vero de ſecta ſunt, quam pneumaticam vocant,
in contractione putant attrahi, in diſtentione excerni. Alius
porro his in definiendo pulſu cauſam ejus efficientem addet,
de qua in quaeſtionem venit, vitalisne ſit, an animalis fa-
cultas, an omnino ne facultas quidem, ut aſſerit Asclepia-
des. Quare definitionem, quam vocat, eſſentialem, quae
eſt oratio eſſentiam rei docens, planum eſt genus explicatu-
ram eſſe et differentias et uſum generationis, cauſam item
efficientem, ad haec materialem aut inſtrumentalem, aut
quoquo modo velis appellare, ut genus, aut motum, aut
actionem, aut paſſionem arteriarum; differentias, quod per
diſtentionem et contractionem quodque ſponte; uſum, quod
innati caloris nomine, vel ſpiritus vitalis generandi, aut

714 ΓΑΛΗΝΟΥ ΠΕΡΙ ΔΙΑΦΟΡΑΣ

Ed. Chart. VIII. [86.]   Ed. Baf. III. (44.)

ζωτικοῦ γενέσεως, ἢ καὶ νὴ Δία ψυχικοῦ, τὴν ποιητικὴν δ'
αἰτίαν, ὅτι δύναμίς τίς ἐστι διαστέλλουσα τήν τε καρδίαν
καὶ τὰς ἀρτηρίας, ἤτοι ζωτική τις, ἢ ψυχικὴ, ἢ ἀμφότερα,
τὴν ὑλικὴν δὲ καὶ ὀργανικὴν, τὴν κατασκευὴν τῶν ἀρτηριῶν,
εἰς ἣν εἶπον ἐνέργειαν ἐπιτηδείαν δεῖξαι. καὶ γενήσεται δη-
λονότι καθ' ἑκάστην αἵρεσιν λογικὴν ἴδιος ὅρος. ὁ μὲν γὰρ
Ἐρασίστρατος ἐρεῖ τὸν σφυγμὸν εἶναι κίνησιν ἀρτηριῶν κατὰ
διαστολὴν καὶ συστολὴν ὑπὸ ζωτικῆς τε καὶ ψυχικῆς δυνά-
μεως γινομένην, ἐπιπληρώσεως ἕνεκεν ἀρτηριῶν, ἐχουσῶν ἐν
αὐταῖς πνεῦμα ζωτικόν· ὁ δ' Ἀσκληπιάδης κίνησιν ἀρτη-
ριῶν κατὰ διαστολὴν καὶ συστολὴν, πληρουμένων μὲν πνεύ-
ματος τῇ πρὸς τὸ λεπτομερὲς φορᾷ, κενουμένων δὲ τῇ κα-
ταπτώσει τοῦ χιτῶνος αὐτῶν. ἡμεῖς δὲ φήσομεν, ἐνέργειαν
εἶναι τὸν σφυγμὸν ἰδίαν, πρώτως μὲν τῆς καρδίας, δευτέρως
δὲ τῶν ἀρτηριῶν κατὰ διαστολὴν καὶ συστολὴν κινουμένων
ὑπὸ ζωτικῆς δυνάμεως, ἕνεκα τοῦ φυλάττεσθαι μὲν τὴν συμ-
μετρίαν τῆς ἐμφύτου θερμασίας, γεννᾶσθαι δὲ ἐν ἐγκεφάλῳ
πνεῦμα ψυχικόν. ἀνάλογον δὲ τοῖς ὅροις τοῖσδε καὶ οἱ ἀπὸ

hercle etiam animalis; caufam efficientem, quod vis fit
quaedam cor diftendens et arterias, aut vitalis, aut anima-
lis, aut utraque; materialem et inftrumentalem, confor-
mationem arteriarum ad actionem, quam dixi appofitam.
lta fuam quaeque fecta rationalis fortietur definitionem.
Namque pulfum dicet Erafiftratus motum effe arteriarum per
diftentionem et contractionem, quem facultas efficit vitalis et
animalis, ad implendas arterias fpiritum continentes vita-
lem; Asclepiades, motum effe arteriarum per diftentionem
et contractionem, quae fpiritu implentur, quum extenuan-
tur, quum confidunt earum tunicae, evacuantur. Nos vero
dicemus actionem effe pulfum peculiarem, praecipue cor-
dis, deinde arteriarum, quae diftentione et contractione
moventur a facultate vitali, quo caloris nativi mediocritas
retineatur, generetur autem in cerebro fpiritus animalis.
Atque ad modum harum definitionum, qui de aliis fectis

Ed. Chart. VIII. [86.]   Ed. Baſ. III. (44.)

τῶν ἄλλων αἱρέσεων ὁριοῦνται τὸν σφυγμὸν, ἕκαστος δη-
λονότι κατὰ τὰς οἰκείας ὑποθέσεις. ἐὰν μὲν οὖν τελέως
ὁρίζωνται, συμφωνήσουσιν ἀλλήλοις· ἐὰν δὲ ἐλλιπῶς, ἢ
περιττῶς, ἢ κατά τι μοχθηρῶς, διενεχθήσονται. τούτου
δέ σοι πίστις μεγίστη τὸ τοὺς Ἡροφιλείους, οἵπερ δὴ
καὶ πρῶτοι τὸν σφυγμὸν ἐπεχείρησαν ὁρίζεσθαι, διενεχθῆ-
ναι πρὸς ἀλλήλους, ἀντιπαρεξάγοντας δὲ αὐτοῖς καὶ
τοὺς Ἐρασιστρατείους, ἤκμασε γὰρ ἄμφω ταῦτα τὰ δι-
δασκαλεῖα μετὰ τὸν Ἡροφίλου θάνατον, ἑτέρως πάλιν
καὶ αὐτοὺς ποιεῖσθαι τὸν ὅρον τοῦ σφυγμοῦ, διαφω-
νοῦντας ἀλλήλοις τε καὶ τοῖς Ἡροφιλείοις. αὐτοὶ μὲν
γὰρ οἱ παλαιοὶ χωρὶς ὅρων ἐποιοῦντο τὰς διδασκαλίας,
ἐνδεικνύμενοι τὰ σημαινόμενα τῶν ὀνομάτων ὧν ἔλεγον
αὐτῇ τῇ κατὰ τὴν ἑρμηνείαν ἰδέα, καθ᾽ ἣν δηλονότι καὶ
τὰς παρ᾽ Ὁμήρῳ λέξεις ἅπασί τε τοῖς ἄλλοις παλαιοῖς οἱ
γραμματικοὶ σαφηνίζουσι. τὸ γὰρ τῇδε τῇ ἑρμηνείᾳ μήπω
σαφὲς ἐξ ἑτέρας εὔδηλον γίνεται, καθάπερ ἐπὶ τοῦ πίσυρες.
ἐν μὲν γὰρ τῷ,

  — — Πίσυρες ἐριαύχενες ἵπποι,

ſunt, definient pulſum, ubique pro ſuis quisque ſuppoſitio-
nibus. Proinde ſi perfecte definiant, conſenſerint mutuo;
ſin anguſtius, vel latius, vel aliqua ex parte minus bene,
non convenerint. Hujus habes argumentum maximum,
quod Herophili discipuli, qui quidem pulſum aggreſſi primi
ſunt definire, inter ſe disceptarunt; tum vero etiam quod
cum his Eraſiſtrati discipuli digladiantes (nam floruerunt
ambae hae ſcholae ab Herophili obitu) aliam etiam pulſus
definitionem inſtituunt, diſſidentes et inter ſe mutuo et a dis-
cipulis Herophili. Nam veteres quidem relictis definitioni-
bus docebant, ſignificationes declarantes nominum, quibus
utebantur, ea interpretandi forma, qua Homeri dictiones
grammatici aliorumque antiquorum omnium explicant.
Nam in hac interpretatione, quod haud dum liquet, ex al-
tera declaratur; ut in dictione πίσυρες, nam hoc in
verſu,

  — — Πίσυρες ἐριαύχενες ἵπποι,

Ed. Chart. VIII. [86. 87.]   Ed. Baf. III. (44.)

σαφὲς οὐδέπω τὸ σημαινόμενόν ἐστιν, ἐν μέντοι τῷ,
  Ἔνθεν τέσσαρα μὲν σάκε εἷλον, δούρατα δ᾽ ὀκτὼ,
    — — καὶ πίσυρας κυνέας,
εὔδηλον ἐγένετο. τεττάρων γὰρ ὄντων τῶν καθοπλιζομένων,
ὥσπερ σάκη τέσσαρα λαβεῖν αὐτούς φησιν, οὕτω καὶ περι-
κεφαλαίας τέσ[87]σαρας. ὡσαύτως οὖν ὅταν ἀναγνῶμεν ἔν
τινι τῶν παλαιῶν ἰατρῶν βιβλίῳ, σφύζειν τὸ φλεγμαῖνον μό-
νον μόριον, ἢ τὴν ἐπὶ φλεγμονῇ κίνησιν τῶν ἀρτηριῶν σφυγ-
μὸν ὀνομάζοντας μόνην, ἐπὶ δὲ τοῦ κατὰ φύσιν ἔχοντος τοῦ
σώματος οὐδέποτε χρωμένους τῇ προσηγορίᾳ, λογιζόμεθα
μὴ πᾶσαν ἀρτηριῶν κίνησιν, ἀλλ᾽ ἤτοι τὴν μεγάλην καὶ σφο-
δρὰν, ἢ τὴν αἰσθητικὴν αὐτῷ τῷ κάμνοντι, προσαγορεύεσθαι
σφυγμόν. οὕτω δὲ δοκεῖ τῇ προσηγορίᾳ τοῦ σφυγμοῦ κεχρῆ-
σθαι καὶ ὁ Ἐρασίστρατος. ὅταν δ᾽ αὖ πάλιν ἀναγνῶμεν
Αἰγιμίου τὸ περὶ παλμῶν βιβλίον, εὑρίσκομεν, ὃ νῦν ἡμεῖς
καλοῦμεν σφυγμὸν, ὑπ᾽ ἐκείνου παλμὸν ὀνομαζόμενον. ἐναν-
τίως δ᾽ αὐτῷ τὸν Ἡρόφιλον εὕροις ἂν εὐθὺς ἐν ἀρχῇ τῆς
περὶ σφυγμῶν πραγματείας διορίζοντα σφυγμὸν παλμοῦ.

nondum quid fignificet conftat. Sed ibi:
  Ἔνθεν τέσσαρα μὲν σάκε εἷλον, δούρατα δ᾽ ὀκτὼ,
    — — καὶ πίσυρας κυνέας,
explicatum eft. Dum enim effent quatuor, qui armaren-
tur, tum fcuta illos quatuor accepiffe dicit tum galeas etiam
quatuor. Hoc modo, quando legimus apud veterem ali-
quem medicum, folam pulfare inflammatam partem, aut
motum tantum in inflammatione arteriarum appellare eos
pulfum, in corpore autem fano hoc vocabulo uti nunquam,
non omnem motum arteriarum colligimus, fed aut magnum
et vehementem, aut quem ipfe poteft aegrotus animadver-
tere, pulfum vocari. In hunc modum videtur et Erafiftra-
tus pulfus nomen ufurpaviffe. Sed enim ubi legimus rurfus
Aegimii De palpitationibus librum, quem hic pulfum nos
vocamus, palpitationem ab illo invenimus appellari. At
vero Herophilum contra videas ftatim a principio libri de
pulfibus a palpitatione pulfum feparare; videtur enim om-

φαίνεται γὰρ ὁ ἀνὴρ οὗτος ἅπασαν ἀρτηριῶν κίνησιν, ἣν
ὁρῶμεν ἐξ ἀρχῆς ἡμῖν ἕως τέλους ὑπάρχουσαν, ὀνομάζων σφυγ-
μὸν, ἐξ οὗ καὶ τὰς διαγνώσεις τῶν παρόντων καὶ τὰς προ-
γνώσεις τῶν ἐσομένων ποιούμεθα, μηδὲν τοῦ κατὰ τὴν καρ-
δίαν, ἢ τὸν ἐγκέφαλον, ἢ τὰς μήνιγγας δεόμενοι σφυγμοῦ.
κυριωτάτη μὲν οὖν ἔννοια τοῦ σφυγμοῦ πᾶσι τοῖς νῦν ἰατροῖς
ἐστιν ἡ εἰρημένη· καὶ γὰρ δέονται ταύτης, ὡς εἶπον ἄρτι.
τὸ δ᾽ ἐπὶ τῇδε πᾶν ἤδη σοφιστικόν. ὅθεν οὐδὲ ὁρίζεσθαι
προσήκει τὰ τοιαῦτα τῶν πραγμάτων, οὐδ᾽ αὐτὸν ἐμβάλλειν
εἰς λόγους καὶ παρ᾽ αὐτοῖς τοῖς διαλεκτικοῖς διαπεφωνημέ-
νους ἕξεώς τε μεγάλης δεομένους, ἵν᾽ ἀκριβᾶς τις αὐτοὺς κα-
τορθώσῃ, πρὸς τῷ μηδ᾽ ἀναγκαῖον εἶναι δι᾽ ὅρων οὐσιωδῶν
ποιεῖσθαι τὰς διδασκαλίας. οἱ δ᾽ ἐννοηματικοὶ καλούμενοι
τῶν ὅρων τοῖς μὲν ἤδη γινώσκουσι τὸ πρᾶγμα περιττοὶ, τοῖς
δ᾽ ἀγνοοῦσιν οὐκ ἀναγκαῖοι, δυναμένης γε δὴ τῆς διδασκαλίας
διὰ μακροτέρου λόγου γενέσθαι σαφέστερον. εἰ μὲν γάρ τις
δύναται διὰ βραχέος θ᾽ ἅμα καὶ σαφοῦς λόγου περιλαβεῖν
ἀκριβῶς τὴν ἔννοιαν τοῦ δηλουμένου πράγματος ὑπὸ τῆς

nem vir ille motum arteriarum, quem habere nos a primis
vitae temporibus ad mortem usque perfpicimus, pulfum ap-
pellare: ex quo praefentem ftatum cognoscimus futurum-
que providemus, nec pulfum, qui in corde eft, vel in ce-
rebro, vel in membranis ejus, requirimus. Sic praecipua
pulfus eft omnibus hujus aetatis medicis notio, quam nunc
explicavimus: nempe hanc, ut modo dixi, defiderant; quod
hanc fequitur, omne jam cavillationibus plenum eft. Quo
minus ejuscemodi res definiendae funt: nec fe ipfum debet
quisquam conjicere in definitiones, de quibus nec inter ipfos
convenit dialecticos et quae ut omnibus numeris abfolvas
ufum magnum poftulant, ne dicam nihil op s effe ad tra-
dendas disciplinas definitione effentiali. Definitiones, quas
vocant, notionis, his, qui jam rem cognoscunt, funt fu-
pervacaneae; ignorantibus non neceffariae, quod doceri
certe plu ibus verbis poffunt apertius. Nam notionem qui
rei fignificatae a vocabulo brevi poteft et aperta oratione
accurate complecti, doctor fit hic quidem praeftantiffimus,

προσηγορίας, ἄριστος ἂν εἴη διδάσκαλος, οὐ μὴν ὅ γ' ἀπο-
λειπόμενος τῆς τοιαύτης ἕξεως ἄχρηστος, ὥσπερ οὐδ' ὁ μὴ
καλῶς ἑρμηνεύων. ἄριστον μὲν γὰρ οὕτω σαφῶς ἑρμηνεύειν,
ὡς οἱ περὶ Λυσίαν τε καὶ Δημοσθένη ῥήτορες· οὐκ ἄχρηστοι
δέ εἰσι καὶ οἱ νῦν ἐν τοῖς δικαστηρίοις λέγοντες· οὐκ οὖν
κωλύω τοὺς δυναμένους τὰ σημαινόμενα πράγματα πρὸς
ἕκαστον τῶν ὀνομάτων ἐναργῶς τε ἅμα καὶ ταχέως ἑρμη-
νεύειν τοῖς ἀγνοοῦσιν, ὥς γε καὶ αὐτὸς ἔργῳ φαίνομαι τοῦτο
σπουδάζων, ἀλλ' ὅτι περιττόν ἐστι πράττειν οὕτως, ἐν οἷς
ἤδη γινώσκουσι τὸ ἑρμηνευθησόμενον ἅπαντες, οὐδ' ὅλως τε
χρὴ τοὺς οὐσιώδεις ὅρους λέγεσθαι τοῖς ἀρχομένοις ἡστινοσ-
οῦν μαθήσεως, ἀλλ' ὅταν ἀπὸ τῆς ἐννοίας ἀρξάμενοι προσ-
άγωμεν αὐτοὺς ἐπὶ τὴν τῆς οὐσίας γνῶσιν, εἴη ἂν ἤδη χρήσι-
μον ἐν βραχεῖ λόγῳ περιλαβεῖν τὸ σύμπαν, ἕνεκα προχείρου
μνήμης. ὅσοι τοίνυν ἰατροὶ καὶ φιλόσοφοι τοῖς ἀρχομένοις
ὁτιοῦν μανθάνειν ἀπὸ τῶν οὐσιωδῶν ὅρων τὴν ἀρχὴν τῆς
διδασκαλίας ποιοῦνται, κἂν ὅτι μάλιστα δυνατοὶ λέγειν ὦσι,
κἂν σαφῶς ἑρμηνεύσωσιν, ὅμως ἀσαφεῖς γίνονται, μὴ δυνα-

non tamen qui abeſt ab illa perfectione malus eſt, nec ve-
ro qui minus probe interpretatur. Nam ita aperte rem ob
oculos ponere, ut Lyſias et Demoſthenes oratores fecerunt,
optimum ſit; non contemnendi ſunt tamen qui nunc in ju-
diciis cauſas agunt. Equidem nihil obſiſto illa facultate
praeditis, quin clare ſimul et compendiose quae ſingulis no-
minibus denotantur declarent ignorantibus, quippe qui
hoc videor ipſe agere: ſed quod inanem ibi laborem ſubeas,
ubi omnes jam cognoscunt, quod inſtituis declarare. Om-
nino vero apud tirones cujusvis disciplinae ne proferen-
dae quidem definitiones eſſentiales ſunt, verum ubi a notio-
ne exorſi ad eſſentiae eos notitiam deducamus, hic jam
promptae memoriae gratiae rem univerſam limitata comple-
cti oratione fuerit commodum. Quare quicunque medici
et philoſophi initiatis primum cujuspiam disciplinae ini-
tium faciunt docendi ab eſſentialibus definitionibus, ut elo-
quentiſſimi ſint, ut clare interpretentur, obscuri evadunt
tamen, quod aſſequi auditores, quae amplam explanatio

Ed. Chart. VIII. [87. 88.]   Ed. Baf. III. (44. 45.)

μένων νοεῖν τῶν ἀκουόντων ἐν ὅροις βραχέσι λεγόμενα πράγ-
ματα, μακρᾶς ἑρμηνείας εἰς νόησιν δεόμενα. προαποδειχθῆ-
ναι γὰρ χρὴ διὰ λόγων πολλῶν τὴν οὐσίαν τοῦ ζητουμένου
πράγματος, ἵνα γνωσθεῖσά τε καὶ πιστευθεῖσα νοηθῇ ποθ᾽
ὕστερον ἐν βραχείᾳ λέξει. ταῦτα οὖν εἰκότως μεμφόμενος ἀεὶ
τοῖς ἐπιχειροῦσιν ἅπαντα δι᾽ ὅρων διδάσκειν εἵνεκα παρα-
δείγματος ἐπὶ τόνδε τὸν λόγον ἧκον, ἔργῳ πολλάκις ἐπι-
δειξάμενος, ὡς ὅ τι περ ἂν προβάλλῃ τις ὄνομα, βιβλίον ὅλον
ποιεῖν ἐπιδεικνύντα πῶς ὁριστέον ἐστὶ τὸ δηλούμενον ὑπ᾽ αὐ-
τοῦ πρᾶγμα. λέγωμεν οὖν αὖθις ἀναλαβόντες ὑπὲρ τοῦ
κατὰ τὸν σφυγμὸν ὅρου, μνημονεύοντες ὀνομαστὶ τῶν δοξάν-
των αὐτὸν ὡρίσθαι καλῶς. [88] (45) ἤρξαντο μὲν οὖν,
ὡς ἔφην, τῆς τοιαύτης περιεργίας οἱ Ἡροφίλειοι· διεδέξαν-
το δ᾽ αὐτοὺς ἔνιοι τῶν Ἐρασιστρατείων· εἶθ᾽ οἵ τε πνευμα-
τικοὶ καλούμενοι καί τινες τῶν μεθοδικῶν. εἰ μὲν οὖν ἁπάν-
των μνημονεύω, δυοῖν, οὐχ ἑνός, ἔσται χρεία βιβλίων. βου-
λομένῳ δέ μοι τὴν οὐκ ἀναγκαίαν ταύτην πολυλογίαν ἐν ἑνὶ
καταπαῦσαι γράμματι, τοσούτους αὐταρκές ἐστι διελθεῖν
ὅρους, ἅμα τοῖς εἰποῦσιν ἀνδράσιν αὐτούς, ὅσους ἂν ὑπο-

nem, quo intelligantur, quaerunt, quum brevibus haec de-
finitionibus referuntur, nequeant.   Longa enim oratione
prius rei, qua de agitur, aperienda effentia eft, ut cognita
jam et perfpecta brevibus tandem verbis accipiatur.   Haec
ergo quia jure exprobro illis femper, qui definitionibus
omnia docere conantur, huc exempli gratia veni: qui re
ipfa declaravi multis locis, quodcunque quis ponat nomen,
folidum librum effe faciendum, ut declaret, quomodo fit
res, quae ab illo fignificatur, definienda.   Itaque de pulfus
definitione agamus de integro, ac, qui recte definire nifi
funt eum, hos nominatim appellemus.   Ergo hujus curiofi-
tatis difcipuli Herophili, ut dixi, principes fuerunt: quibus
fuccefferunt de Erafiftrati familia nonnulli: fecuti funt qui
pneumatici vocantur et ex methodicis quidam: quos omnes
fi appellem, duobus erit, non uno libro opus.   Quia vero
certum eft mihi hanc verbofam inanemque difputationem
uno volumine limitare, tot fufficiet definitiones recenfuiffe,

Ed. Chart. VIII. [88.]   Ed. Baf. III. (45.)

δέξασθαι δύνηται τὸ βιβλίον. ἐκ τούτων γὰρ οὖν ἐνέσται
καὶ τοὺς ἄλλους ἅπαντας κρίνειν.

Κεφ. γ΄. Ὁ μὲν Ταραντῖνος Ἡρακλείδης ἐμπειρικῷ
πρέπουσαν ὑπογραφὴν ποιούμενος τὸν σφυγμὸν εἶναί φησι
κίνησιν ἀρτηριῶν καὶ καρδίας. ἴσμεν δ᾽ ὅτι τὴν ἀρχὴν οὐδ᾽
ὁρίζεσθαι σπουδάζουσιν οἱ ἀπὸ τῆς ἐμπειρικῆς αἱρέσεως, ἀλλ᾽
ὑποτυπώσεσί τε καὶ ὑπογραφαῖς χρῶνται. καλοῦσι δ᾽ οὕ-
τως αὐτοὶ τοὺς λόγους, ὅσοι διὰ βραχέων ἑρμηνεύουσι τὴν
ἔννοιαν τοῦ πράγματος, οὗ τὴν προσηγορίαν φθεγγόμεθα.
ταύτην οὖν ἡγεῖται τοὺς ἀνθρώπους ἔχειν ἔννοιαν περὶ τὴν
τοῦ σφυγμοῦ προσηγορίαν, αὐτούς τε προτείνοντας ἐνίοτε
τὴν χεῖρα καὶ τῶν σφυγμῶν ἀξιοῦντας ἅψασθαι τὸν ἰατρόν.
ὅταν δέ τινα λέγωμεν ἄσφυκτον, ἐκ τῆς φωνῆς ταύτης ἡγού-
μεθα σημαίνεσθαι τὸν οὕτω διακείμενον ἄνθρωπον, ὡς μη-
δεμίαν ὑποπίπτειν κίνησιν ἐν μηδενὶ μέρει τοῦ σώματος ἀρτη-
ρίας μηδεμιᾶς. εἰ δ᾽ ἔστι τις ἄλλη κίνησις ἐν ταῖς ἀρτηρίαις
αὐξανομέναις τε καὶ τρεφομέναις καὶ πληρουμέναις καὶ κενου-
μέναις, οὐδὲν αὐτῷ μέλει, διότι μηδ᾽ ὑποπίπτει μηδεμιᾷ τῶν

una cum earum auctoribus, quot liber fit capiundis: nam ex
his judicium etiam de aliis facias licet.

Cap. III. Nam Tarentinus quidem Heraclides em-
pirico defcriptionem dignam faciens pulfum inquit motum
arteriarum effe et cordis. Atqui non latet nos, qui funt in
empirica fecta, nequaquam de definitione laborare, fed de-
lineationibus et defcriptionibus uti. Ita enim orationes illi
eas appellant, quae breviter notionem fubjiciunt rei, cujus
appellationem proferimus. Atque hanc ille homines putat
notionem de pulfus nomine habere, eosque protendere ma-
num interdum ac tangendam praebere medico. Quum
vero quem privatum pulfu dicamus, hoc nomen defignare
illum arbitramur, qui ita eft affectus, ut nullus motus fub
noftrum fenfum cadat in ulla corporis parte cujuscunque ar-
teriae. Si quis alius eft motus in arteriis augendis, nutrien-
dis, implendis et vacuandis, hoc non laborat, quod fugiat

ἡμετέρων αἰσθήσεων τὸ γένος τοῦτο τῶν κινήσεων, ἀλλ' ἔστι
λόγῳ θεωρητόν. ᾧ λόγῳ καὶ τὰ φυτὰ πάντα φασὶν οἱ φυ-
σιολογοῦντες ἀεὶ κινεῖσθαι, καὶ τό γε τούτου μεῖζον, ὅτι
καὶ τἄλλα πάντα μέχρι τῶν σκληροτάτων λίθων, καὶ γὰρ καὶ
τούτων ἀποῤῥεῖ τι διαπαντός. ἔνιοι δὲ καὶ προσκρίνεσθαί
φασιν αὐτοῖς ἐκ τοῦ περιέχοντος. τὴν μὲν οὖν τοιαύτην κί-
νησιν οὐ μόνον ἔτι ζῶντος, ἀλλὰ καὶ τεθνεῶτος ἤδη τἀν-
θρώπου, κατὰ τοὺς ταῦτα φυσιολογοῦντας, ἀναγκαῖον ὑπάρ-
χειν, ὥστε οὐκ ὀρθῶς ἐροῦμεν ἀκινήτους ὑπάρχειν τὰς ἀρτη-
ρίας ἐπὶ τῶν τεθνεώτων, οὐδ' ἀσφύκτους ἐνίοις φαίνεσθαι
τῶν ἔτι ζώντων. εἰ δὲ λέγοιντο πρὸς ἁπάντων οὕτως, εὔδη-
λον εἶναι κίνησιν ἡμᾶς νοεῖν τε καὶ ὀνομάζειν, οὐ τὴν λόγῳ
θεωρητήν, ἀλλ' ᾗ τις ἂν εἰς ἐναργῆ γνῶσιν ἥκῃ διαθέσεως.
ἐκ τοιούτων μὲν οὖν λογισμῶν ὅ τε Ταραντῖνος Ἡρακλείδης
καὶ ἄλλοι τινὲς τῶν ἐμπειρικῶν ἑαυτοὺς πείσαντες ὑπεγρά-
ψαντο τὸν σφυγμὸν εἶναι κίνησιν ἀρτηριῶν καὶ καρδίας,
ἐπειδὴ καὶ ταύτην ἑώρων αἰσθητῶς κινουμένην ὡσαύτως ταῖς
ἀρτηρίαις. ἀντεῖπον δ' αὐτοῖς ἔνιοι τῶν δογματικῶν, οὐκ
ἀξιοῦντες αἰσθήσει μόνῃ κρίνεσθαι τὴν κίνησιν, ἀλλ' ἐνίοτε

id genus motuum omnes noftros fenfus, quod quidem affe-
quimur ratione.   Quo adducti ftirpes omnes qui de natura
commentantur perpetuo confirmant moveri, atque adeo
cuncta alia, vel duriffimos lapides; etenim et ab his defluit
perpetuo aliquid.   Quidam haec etiam ex aëre autumant iis
attribui.   Quare hunc motum non modo adhuc viventi,
fed demortuo etiam homini, ut placet phyficis, qui de ho-
rum natura tractant, oportet adeffe.   Itaque non moveri
arterias male dicemus demortuis et non pulfare in quibusdam
videri adhuc fuperftitibus.   Quod fi omnes fic loquantur,
motum conftet nos eum et appellare et intelligere, non ra-
tione perfpectum, caeterum qui apertam notitiam praebet
ftatus.   His adducti rationibus quum Tarentinus Heraclides
tum empirici nonnulli alii pulfum defcripferunt effe mo-
tum arteriarum et cordis, quando hoc plane videbant non
fecus ac arterias moveri.   Cum his pugnant quidam do-
gmatici, qui nolunt aeftimari folo fenfu motum, fed interim

καὶ τῷ λόγῳ· τὸν γοῦν ἥλιον καὶ τὴν σελήνην καὶ τοὺς
ἀστέρας ἅπαντας ὁμολογεῖσθαι μὲν ἅπασιν ἀνθρώποις κι-
νεῖσθαι, μὴ γὰρ ἂν ἀπ᾽ ἀνατολῆς εἰς δύσιν ἀφικνεῖσθαι το-
σαύτην φορὰν ἄνευ κινήσεως, οὐ φαίνεσθαι δὲ κινουμένους.
ἐχρῆν οὖν, φασὶν, εἰ καὶ μηδὲν ἄλλο, τοῦτο γοῦν προσκεῖ-
σθαι τῷ λόγῳ τῶν ἐμπειρικῶν, τὸ τὴν κίνησιν τῶν ἀρτηριῶν
καὶ τῆς καρδίας αἰσθητὴν εἶναι, καὶ λέγειν αὐτούς, τὸν
σφυγμὸν εἶναι κίνησιν τῶν ἀρτηριῶν καὶ καρδίας αἰσθητήν.
ἔνιοι δ᾽ ἀντιλέγοντες αὐτοῖς κινήσεις αἰσθητάς φασι κατά
τε τὴν καρδίαν καὶ τὰς ἀρτηρίας οὐ τὰς σφυγμώδεις μόνον,
ἀλλὰ καὶ τὰς παλμώδεις φαίνεσθαι, καὶ ταύτας οὖν ἐχρῆν
περιλαμβάνεσθαι κατὰ τὴν ὑπογραφὴν τῶν σφυγμῶν, ἐάν θ᾽
ἁπλῶς εἴπωσιν ἀρτηριῶν καὶ καρδίας εἶναι τὸν σφυγμὸν κί-
νησιν ἐάν· τε προσθᾶσι τὴν αἰσθητήν. [89] ἔνιοι δὲ καὶ
σπασμᾶν καὶ τρόμων μνημονεύουσιν, ὡς καὶ τοιούτων τινῶν
κινήσεων ἔστιν ὅτε γινομένων ἐν ἀρτηρίαις τε καὶ καρδίᾳ,
παρὰ φύσιν δηλονότι. καὶ διὰ τοῦτο ἀξιοῦσι προσκεῖσθαι
τῷ ὅρῳ τὸ φυσικὴ, τοιοῦτον ὅλον αὐτὸν ἐργαζόμενοι·

et ratione; nam soli, lunae, stellis omnibus motum ab
omnibus mortalibus tribui; neque enim tantum ſpatium vi-
deri citra motum ab oriente ad occidentem obire; tamen
motus eorum non apparere.   Quare, inquiunt, ſi nihil
aliud, hoc certe empiricorum definitioni oportebat adjec-
ctum, motum arteriarum cordisque ſenſibilem eſſe, debebant-
que dicere, pulſum eſſe motum arteriarum et cordis
ſenſibilem.   Huic definitioni quidam contradicentes, mo-
tus ſenſibiles in corde et arteriis confirmant non tan-
tum qui pulſent animadverti, ſed et qui palpitent.   Ita-
que comprehendendi etiam hi erant in pulſuum deſcri-
ptione, ſive abſolute dicant arteriarum et cordis eſſe pulſum
motum, ſive adjiciant ſenſibilem.   Sunt qui convulſiones
tremoresque narrent: quippe hos quoque interdum motus
in arteriis fieri et in corde, praeter naturam quidem. Quam-
obrem addi definitioni volunt naturalis, atque totam eam

σφυγμός ἐστιν ἀρτηριῶν τε καὶ καρδίας κίνησις φυσική. τού-
τοις ἀντιλέγοντες οἱ συναγορεύοντες τῷ τοῦ Ταραντίνου ὅρῳ,
φασὶ, μηδέποτ᾽ ἐν ἀρτηρίαις, ἢ καρδίᾳ τὰς τοιαύτας γίνεσθαι
κινήσεις, μόνον τῶν νευρωδῶν σωμάτων οὔσας. ἀλλ᾽ ὅτι μὲν
ὅ τε σπασμὸς καὶ ὁ τρόμος ἐν νεύροις μόνον γίνονται, κᾀγὼ
σύμφημι. παλμὸς δὲ προφανῶς ὁρᾶται καὶ περὶ τὸ δέρμα
συνιστάμενος. ἐναργῶς δὲ κᾂν τοῖς σαρκώδεσι μορίοις, ἅπερ
ἐστὶ μυῶν μέρη, καὶ κατά γε τοὺς φόβους καὶ τὰς ἀγωνίας
ἐναργῶς ἡ καρδία φαίνεται παλλομένη. οὐ σμικρὰ δ᾽ ἀντι-
λογία περὶ τῶν παθῶν τούτων γέγονεν Ἡροφίλῳ πρὸς τὸν
διδάσκαλον Πραξαγόραν, οὐκ ὀρθῶς ἀποφηνάμενον ἀρτηριῶν
πάθος εἶναι καὶ παλμὸν καὶ τρόμον καὶ σπασμὸν, οὐ γένει
διαφέροντα τῆς σφυγμώδους ἐν αὐτοῖς κινήσεως, ἀλλὰ μεγέ-
θει. κατὰ φύσιν μὲν γὰρ ἐχόντων ἄνευ πάσης περιστάσεως
γίνεσθαι τοὺς σφυγμοὺς, αὐξηθείσης δὲ τῆς κινήσεως αὐτῶν
εἰς τὸ παρὰ φύσιν πρῶτον μὲν σπασμὸν ἀποτελεῖσθαι, δεύ-
τερον δ᾽ ἐπ᾽ αὐτῷ τρόμον, καὶ τρίτον τὸν παλμὸν, ἀλλήλων
διαφέροντα μεγέθει πάντα ταῦτα τὰ πάθη. διὰ τοῦτ᾽ οὖν

efficiunt ejuscemodi: Pulſus eſt arteriarum et cordis mo-
tus naturalis. Ab his diffident qui pro definitione Taren-
tini propugnant, qui in arteriis negant et corde tales un-
quam motus exiſtere, ad nervoſa autem corpora pertinere.
At convulſionem tremoremque in ſolis fieri nervis equidem
comprobo; palpitationem vero inſidere perſpicue etiam in
cute cernas; clare autem etiam in carnoſis partibus, quae
partes ſunt musculorum; etiam in timore et angore plane
cor videtur palpitare. Jam contentio de affectibus his non
parva Herophilo adverſus praeceptorem ſuum extitit Praxa-
goram, qui non recte pronunciavit affectus arteriarum eſſe
palpitationem, tremorem et convulſionem; ac non genere a
motu earum pulſante differre, caeterum magnitudine. Nam
quum ſecundum naturam ſe habent extra omnem caſum,
fieri pulſum; aucto vero praeter naturam motu, primum
effici convulſionem, deinde tremorem, mox palpitationem;
magnitudine inter ſe omnes hos affectus differentes. Quam-

Ἡρόφιλος εὐθέως ἐν ἀρχῇ τῆς περὶ σφυγμῶν πραγματείας ἀνατρέπειν πειρᾶται τὴν τοῦ διδασκάλου δόξαν, ἀλλ᾽ ὡς ἔθος Ἡροφίλῳ, δι᾽ ἑρμηνείας ἀσαφοῦς, ἣν ἐπὶ τὸ σαφὲς οἱ ἀπ᾽ αὐτοῦ μεταλαμβάνοντες ἔγραψαν ἐν αἷς ἐποιήσαντο πραγματείαις περὶ τῆς Ἡροφίλου αἱρέσεως. ὥστε εἰ μνημονεύω νῦν αὐτῆς Ἡροφίλου ῥήσεως, ἣν ἐν ἀρχῇ τοῦ πρώτου περὶ σφυγμῶν ἔγραψεν, ἢ τῶν εἰρημένων τοῖς ἀπ᾽ αὐτοῦ, μέγεθος ἑνὸς βιβλίου γενήσεται, περὶ μόνων τούτων ἐπιμελῶς διερχομένου, ὅπου καὶ χωρὶς τοῦ μνημονεῦσαι τούτων ἓν ὅλον ἐμόν ἐστιν ὑπόμνημα περὶ τρόμου καὶ παλμοῦ καὶ σπασμοῦ καὶ ῥίγους. ἀρκεῖ δέ μοι κἀνταῦθα τὸ πλῆθος ἐνδεδειγμένῳ τῶν ἐπεισαχθησομένων λόγων εἰς τὸ προκείμενον ζήτημα καταλιπεῖν αὐτὸ, τοσοῦτον μόνον εἰπόντι, κατὰ φύσιν μὲν ἐχόντων ἡμῶν, αἱ κατὰ τὴν καρδίαν τε καὶ τὰς ἀρτηρίας κινήσεις, διαστελλομένων τε κατὰ κύκλον αὐτῶν καὶ αὖθις εἰς ἑαυτὰς συναγομένων, γίνονται, παρὰ φύσιν δὲ ἐχόντων, κἂν παλμώδης, ἢ κλονώδης, ἢ σπασμώδης, ἢ τρομώδης ἡ κίνησις φαίνοιτο τῶν ἀρτηριῶν, οὐδὲν ἄτοπον εἶναι τὸν σφυγμὸν ὀνομάζεσθαί ποτε

obrem Herophilus ſtatim initio operis de pulſibus magiſtri ſui evertere ſententiam molitur, verum quod ſolenne Herophilo eſt, obſcura oratione; quam ipſius diſcipuli mutantes, apertius ſcripſerunt iis in lucubrationibus, quas de Herophili ſecta conſcripſerunt. Quod ſi referre hic ipſa verba Herophili velim, quae in principio libri primi de pulſibus fecit, aut quae attulerunt ejus diſcipuli, requirant integrum librum qui haec accurate perſequatur; quum vel nulla de his facta mentione integer meus liber extet, De tremore, palpitatione, convulſione et rigore. Mihi vero hoc quoque loco ſatis ſit, numero definitionum explicato, quae in praeſentem quaeſtionem convehi poſſunt, illa praeterire. Tantum dicam, quum valemus, cordis et arteriarum motus, quando illa diſtenduntur undequaque rurſusque in ſe conſidunt, obeuntur: ſin autem aegrotemus, ut palpitans, ut concutiens, vel convulſibus, vel tremulus motus arteriarum appareat, quid novi eſt, ſi pulſum vocemus modo convulſi-

ΣΦΥΓΜΩΝ ΛΟΓΟΣ Δ. 725

Ed. Chart. VIII. [89. 90.]   Ed. Baf. III. (45. 46.)

μὲν σπασμώδη, ποτὲ δὲ κλονώδη, ποτὲ δὲ παλμώδη, ποτὲ
δὲ τρομώδη. καὶ γὰρ οὖν καὶ καλεῖν ἔθος ἡμῖν ἐστί τινα κλο-
νώδη σφυγμὸν, οὐκ ὀλιγάκις φαινόμενον ἐναργῶς, οὗ τὴν
φύσιν ἡρμήνευσα κατὰ τὸ πρῶτον γράμμα τῆσδε τῆς πραγμα-
τείας, ὥστε καὶ κατὰ τοῦτον τὸν λόγον οὐκ ὀρθῶς ἄν τις
προσθείη τῷ ὅρῳ τοῦ σφυγμοῦ τὸ φυσική. περὶ δὲ τῆς αἰ-
σθητῆς, ἐπειδὴ καὶ ταύτην ἔνιοι τὴν προσθήκην ἀξιοῦσι ποιεῖ-
σθαι, τὸ πολλάκις εἰρημένον ὑπ' Ἀριστοτέλους ἄξιον εἰπεῖν.
ἐκεῖνος γὰρ ὁ ἀνὴρ αὐτάρκως ἐνίοτε διελθὼν, τὶ προστιθέναι
φησὶ δεῖν αὐτῷ διὰ τὰς σοφιστικὰς ἐνοχλήσεις ἔξωθεν ἄλλο
τὸ δοκοῦν ἑκάστοτε συμφέρειν τῷ λόγῳ, καὶ διὰ τοῦτο κἀγὼ
τοὐπίπαν ὑπογράφομαι τὸν σφυγμὸν ἀρτηριῶν καὶ καρδίας
κίνησιν αἰσθητὴν, καὶ μάλισθ' ὅτι καλοῦμεν ἀσφύκτους οἷς οὐκ
ἔστιν ἡ κίνησις αἰσθητὴ, καίτοι σωζομένης αὐτῆς πολλάκις,
ὡς πρὸς τὴν οἰκείαν ὕπαρξιν. οὐ γὰρ ἂν ἔζησαν εἰ παν(46)τά-
πασιν ἡ κίνησις ἀπωλώλει τῆς καρδίας καὶ τῶν ἀρτηριῶν.

Κεφ. δ'. [90] Ὁ γε μὴν Ἡροφίλειος Ἀλέξανδρος, ὁ

vum, modo vibratum, interdum palpitantem, interdum tre-
mulum? Quinimo vocare quendam folemus vibratum pul-
fum, qui aperte identidem confpicitur; cujus in libro pri-
mo hujus operis declaravi naturam. Sic vel hac ratione
appofueris parum recte definitioni pulfus naturalis. De
fenfibili vero, pofteaquam hoc quoque additum nonnulli vo-
lunt, quod faepe apud Ariftotelem refertur, operae pretium
eft meminiffe. Nam rem ille vir cumulate nonnunquam
perfecutus, addendum ei dicit aliud quiddam ob fophifticas
cavillationes externi, quod videatur femper ad definitio-
nem facere. Atque ob id ego fere pulfum defcribo arteria-
rum effe et cordis fenfibilem motum, maxime quod appelle-
mus pulfu privatos quibus motus non fentitur; tametfi ille
faepe fervetur, quod ad fuam pertinet effentiam; neque
enim viverent, fi omnis periiffet motus cordis et arte-
riarum.

Cap. IV.   At Herophilius tamen Alexander, Philale-

726 ΓΑΛΗΝΟΥ ΠΕΡΙ ΔΙΑΦΟΡΑΣ

Ed. Chart. VIII. [5o.]　　　　　　　　Ed. Baf. III. (46.)

Φιλαλήθης ἐπικληθεὶς, διττὸν ἐποιήσατο διὰ τὰς τοιαύτας
ἐπηρείας τὸν ὁρισμὸν τοῦ σφυγμοῦ, τὸν μὲν ἕτερον ἐξ αὐτοῦ
τοῦ πράγματος ἐξ οἰκείας φύσεως, ὃν ὡς ἐν ὑποκειμένοις
ὀνομάζει, τὸν δὲ ἕτερον ὡς ἐν ἐπισκέψει. τὸν μὲν οὖν ὡς
ἐν ὑποκειμένοις σφυγμὸν εἶναί φησι καρδίας καὶ ἀρτηριῶν συ-
στολὴν καὶ διάστασιν ἀπροαιρέτως, οἵαν τε φαίνεσθαι· τὸν
δὲ ὡς ἐν ἐπισκέψει τὴν ἐκ τῆς τῶν ἀρτηριῶν διαπαντὸς
ἀπροαιρέτου κινήσεως πρὸς τὴν ἀφὴν πληγὴν καὶ τὸ μετὰ
τὴν πληγὴν γινόμενον διάλειμμα. καὶ λέγει γέ τινας λο-
γισμοὺς ἐπ᾽ αὐτοῖς, ὡς οἴεται, πιθανοὺς ἐν τῷ ε΄ τῶν
ἀρεσκόντων, ὥσπερ καὶ ὁ Ταραντῖνος Ἡρακλείδης ἐν οἷς
ἀντιλέγει πρὸς τὸ περὶ σφυγμῶν Ἡροφίλου. ἀντιλογίαι
δ᾽ οὐχ ἥκιστα πρὸς τοὺς τοῦ Φιλαλήθους ὅρους ἐγένοντο
τοῖς μετ᾽ αὐτὸν, ἔνιαι μὲν ἀπίθανοι πάνυ καὶ προφανῶς
ἐριστικαὶ, τινὲς δὲ ἧττόν τε καὶ μᾶλλον πιθαναὶ, πρὸς ἃς
ἀπήντησάν τινες τῶν ἀπ᾽ αὐτοῦ, καὶ μακρός γε λόγος ἑκα-
τέροις περαίνεται. διὰ κεφαλαίων δὲ κἀγὼ περὶ αὐτῶν ἴσως
ὀλίγον ὕστερον ὅλως ἐρῶ, πρότερόν γε. παραγράψας τοὺς

thes cognomine, quo iſlas calumnias declinaret, definitio-
nem duplicem pulſus fecit, alteram ex ipſius rei propria
natura, quam ut in ſubjectis appellat, alteram ut in con-
fideratione.　Ac pulſum ut in ſubjectis eſſe cordis ait
et arteriarum contractionem atque dilatationem ſponſi
taneam, quae animadverti poſſit, pulſum vero ut in confi-
deratione ictum ex arteriarum perpetuo ſpontaneo motu
ad tactum et intervallum, quod ictum excipit.　Porro con-
firmat haec rationibus, ut putat, probabilibus quinto in libro
Placitorum.　Quod etiam fecit Heraclides Tarentinus, ubi
librum confutat Herophili De pulſibus.　Multis autem argu-
mentis Philalethis definitionem, qui ejus memoriam ſecuti
ſunt, oppugnaverunt, quibusdam illis mire levibus ac pla-
ne contentioſis, aliquibus plus et minus probabilibus, quae
quidam de illius familia confutaverunt, multaque verba ul-
tro citroque facta ſunt.　De his ego ſummatim paulo inſe-
rius fortaſſe pertractabo.　Aſcribam tamen prius definitio-

Ed. Chart. VIII. [90.] Ed. Baf. III. (46.)

τοῦ Δημοσθένους ὅρους, ὡσαύτως τῷ διδασκάλῳ Φιλαλή-
θους ἐπικληθέντος,

Κεφ. ε΄. οὗ καὶ τὰ τρία περὶ σφυγμῶν ἐστι συγ-
γράμματα, παρὰ πολλοῖς εὐδοκιμοῦντα. διαιρεῖται δ᾽ οὖν
καὶ οὗτος τὸν σφυγμὸν ὁμοίως τῷ Ἀλεξάνδρῳ, καί φησιν
εἶναι τὸν μὲν κατὰ τὸ ὑποκείμενον καρδίας καὶ ἀρτηριῶν
διαστολὴν, ἢ συστολὴν φυσικὴν, φαίνεσθαι δυναμένην· τὸν
δὲ ἐξ οὗ ποιούμεθα τὰς ἐπισκέψεις, καρδίας ἢ ἀρτηριῶν
πρὸς τὴν ἁφὴν πλῆξιν φυσικὴν καὶ τὸ μετὰ τὴν πληγὴν
γενόμενον διάλειμμα. χρῆται δὲ κατὰ τοὺς ὅρους τῷ ἢ συν-
δέσμῳ παραδιαζευκτικῷ, νομίζων τὸν καί συμπλεκτικὸν ὄντα
τὸ μὲν συγκείμενον ἐξ ἀμφοῖν ὁρίζεσθαι μόνον, ἰδίᾳ δ᾽ ἑκά-
τερον οὐχ ὁρίζεσθαι. βούλεται δ᾽ αὐτὸς τὴν τῶν ἀρτηριῶν
κίνησιν εἶναι σφυγμὸν αὐτὸν καθ᾽ ἑαυτὸν μόνον, εἶναι δὲ
δηλονότι καὶ τὴν τῆς καρδίας, αὐτὴν καθ᾽ ἑαυτὴν μόνην καὶ
ταύτην, εἶναι δὲ καὶ τὸ συναμφότερον σφυγμόν· ὡσαύτως
δὲ καὶ τὴν διαστολὴν μόνην σφυγμὸν ὀνομάζεσθαι καὶ τὴν
συστολὴν καὶ τὸ συναμφότερον. ἐπείσθη δ᾽ οὕτως ὀνομά-
ζεσθαι τὸν σφυγμὸν, ἐπειδὴ κατὰ τὴν διαστολὴν μέγας τε

nes Demofthenis, qui et ipfe non fecus, ac ejus doctor,
Philalethes cognominabatur.

Cap. V. Hic tres reliquit de pulfibus libros apud
multos commendatos. Qui quidem etiam pulfum juxta ac
Alexander dividit, dicitque illum quidem pro fubjecto effe
cordis et arteriarum diftentionem, vel contractionem natu-
ralem, quae valeat animadverti; alterum vero ex quo con-
fiderationes inftituimus, cordis vel arteriarum ad tactum,
ictum naturalem, intervallumque, quod ictum excipit. Hic
in definitionibus conjunctione utitur disjunctiva *vel*, arbitra-
tus copulativam *et*, quod ex ambobus conftituitur, tantum de-
finire, utrumque vero feparatim non definire. Eft autem ejus
fententia, arteriarum motum per fe folum effe pulfum, et cordis
item per fe folum; effe etiam utrumque fimul pulfum; ita folam
diftentionem vocari pulfum et contractionem, et utramque
fimul. Inductus eft fic pulfum appellari, quod ex diftentio-

καλεῖται καὶ μικρὸς καὶ σφοδρὸς καὶ ἀμυδρὸς καὶ ταχὺς καὶ
βραδὺς, κατὰ δὲ τὴν συστολὴν ἀραιὸς καὶ πυκνός. ὅταν
μὲν οὖν κατὰ τὸ ὑποκείμενον τὰ μέρη λέγῃ τοῦ σφυγμοῦ,
διαστολὴν ὀνομάζει καὶ συστολήν· ὅταν δ᾽ ὡς ἐν ἐπισκέψει,
πληγὴν καὶ διάλειμμα, νομίζων ἀδιάγνωστον αἰσθήσει τὴν
συστολὴν εἶναι. μεγάλη δὲ πάλιν ἐνταῦθα γέγονεν ἐναντιολο-
γία τοῖς ἰατροῖς, οὐ περὶ ὀνόματος μόνον ἔτι, καθάπερ ἔνιαι
τῶν εἰρημένων, οὐ μὴν οὐδὲ περίεργός τε καὶ περιττὴ ταῖς
πολλαῖς αὐτῶν ὁμοίως, ἀλλὰ τὸ μέγιστον αὐτὸ καὶ κυριώτα-
τον ἐπισκεπτομένη τῆς θεωρίας. καὶ κρῖναι ἀδεκάστως ἐγὼ,
καθάπερ καὶ τἄλλα περὶ ὧν διεφώνησαν οἱ ἰατροὶ, προελό-
μενος, οὕτως καὶ τοῦτο παμπόλλοις ἔτεσιν ἀπορῶν διετέλεσα·
χρόνῳ δ᾽ ὕστερον οὐκ ὀλίγῳ τήν τ᾽ αἰτίαν τῆς διαφωνίας
αὐτῶν εὗρον, ἔν τε περὶ τούτου μόνου βιβλίον ἔγραψα, τὸ
πρῶτον περὶ τῆς τῶν σφυγμῶν διαγνώ[91]σεως. ἐν ᾧ διώ-
ρισται, τίνες μὲν σφυγμοὶ τὴν συστολὴν αἰσθητὴν ἔχουσι,
τίνες δ᾽ οὔ. φαίνεται δ᾽ οὖν ὁ κατ᾽ ἐκεῖνο τὸ βιβλίον ἅπας
λόγος ἐπεισαγόμενος τοῖς οἰομένοις αὐτὸν ἐκ πληγῆς τε καὶ

ne magnus vocatur et parvus, vehemensque et languidus,
celer et tardus, ex contractione rarus atque creber. Pro-
inde ubi pro fubjecto partes pulfus exponit, diftentionem
et contractionem vocat, quum vero pro confideratione,
ictum et intervallum, fenfu putans contractionem non poffe
percipi. At vero magna hic denuo contentio medicis fuit
non jam de nomine tantum, uti multae fuperius, nec vero
anxia et inanis, ut pleraeque illarum, verum quae ad caput
ipfum et fummam pertinet commentationis. Equidem
quum meo inftituto expenderem, citra pronunciationem ta-
men, ut alia, quae apud medicos funt controverfa, fic hoc
quoque per multos annos haefitatio mea non potuit expli-
cari; tandem aliquando reperi caufam eorum diffenfionis:
unumque de hoc folo librum fcripfi, primum De dignofcen-
dis pulfibus, ubi explicatum eft, qui contractionem pul-
fus fenfibilem obtineant et qui non. Unde univerfa difpu-
tatio illius libri ad eos plane dirigitur, qui ex ictu pulfum

διαλείμματος συγκεῖσθαι. τινὲς γὰρ καὶ χωρὶς τοῦ διελέσθαι
τὸν ὡς ἐν ὑποκειμένῳ τοῦ κατὰ τὰς ἐπισκέψεις ἁπλῶς ἀπε-
φήναντο τὸν σφυγμὸν ἐκ πληγῆς καὶ διαλείμματος συγκεῖσθαι.
καίτοι κἂν ἐκ διαστολῆς τε καὶ συστολῆς λέγηται συγκεῖσθαι,
ζήτημά τι γίνεται περὶ τῶν ἠρεμιῶν, ἥν τ᾽ ἐπὶ τῇ διαστολῇ
πρὸ τῆς συστολῆς καὶ ἣν ἐπὶ τῇ συστολῇ πρὸ τῆς διαστολῆς
ἥ τε καρδία καὶ αἱ ἀρτηρίαι ποιοῦνται. κἂν παραλίπωμεν δέ
ποτε τὸ τῆς καρδίας ὄνομα, μόνον τῶν ἀρτηριῶν μνημονεύ-
σαντες, ὑπακούειν χρὴ κατ᾽ ἐκείνης εἰρῆσθαι τὰ αὐτά· καθά-
περ κἂν ἐπὶ τῆς καρδίας εἴπωμέν τι παραλιπόντες τὰς ἀρτη-
ρίας, ἡγεῖσθαι χρὴ καὶ ἐπ᾽ ἐκείνων λελέχθαι τὸ αὐτό. τὴν δ᾽
αὐτὴν ἀπορίαν ἔσχηκε καὶ ἡ κατὰ τὴν ἀναπνοὴν ἠρεμία
διττὴ τῶν ἀναπνευστικῶν ὀργάνων. ἡσυχάζει γὰρ ὅ τε θώραξ
ὅ τε πνεύμων ἐν τῷ μεταξὺ χρόνῳ τῆς εἴσω τε καὶ ἔξω φορᾶς
τοῦ πνεύματος, καὶ κατά γε τὸν χρόνον τῶν ἡσυχιῶν τούτων
ἀραιὰν, ἢ πυκνὴν ὀνομάζουσι τὴν ἀναπνοήν. ἥ γε μὴν διά-
γνωσις οὐχ ὁμοία τούτων ἐστὶ τῶν ἡσυχιῶν καὶ τῶν ἐν
τοῖς σφυγμοῖς. ἐναργῶς μὲν γὰρ ἀεὶ ἐπὶ τῆς ἀναπνοῆς

et intervallo putant conſtare: nam ſunt qui etiam absque
diſtinctione definitionis pro ſubjecto, a definitione pro con-
ſiderationibus, abſolute dixerunt pulſum ex ictu et inter-
vallo conflatum eſſe.   Atqui ut dicatur ex diſtentione et
contractione conſtare, quaeſtio exiſtit quaedam de quietibus,
et quam a diſtentione ante contractionem et quam ante dis-
tentionem a contractione cor molitur et arteriae.   Quod ſi
quando etiam cordis nomen praetereamus, ſolas autem
commemoremus arterias, interpretandum eſt de illo dici ea-
dem, quemadmodum, ſi de corde quid referamus, omiſſis
arteriis, accipere oportet dictum de illis idem.   Idem ha-
bet dubium in reſpiratione quies duplex reſpiratoriorum in-
ſtrumentorum: quiescunt enim et thorax et pulmo id tem-
poris, quod intercedit inter ingreſſum ſpiritus et exitum:
atque pro tempore quidem harum quietum raram appellant
vel crebram reſpirationem.   Veruntamen non ſimiliter hae
quietes dignoscuntur atque pulſuum: perſpicuae enim ſcm-

φαίνονται, τῶν δ' ἐν τοῖς σφυγμοῖς ἠρεμιῶν ἐνίοις μὲν
ἔδοξεν οὐδ' ὅλως εἶναι διάγνωσιν, ἐνίοις δὲ τοῖς ἐκτὸς μόνοις.
ἥν περ δὴ αἰσθητὴν καὶ ἡμεῖς εἶναί φαμεν, οὐ μὴν ἐπὶ πάν-
των γε τῶν σφυγμῶν. ὅτι μὲν οὖν, ὥσπερ ἀναπνοὴ πυκνὴ
καὶ ἀραιὰ τῶν ἐπικαίρων ἐστὶ σημείων, οὕτω καὶ σφυγμὸς
πυκνὸς καὶ ἀραιὸς, ὡς ἐν τῇ δι' αὐτῶν προγνώσει μαθήσῃ.
τὸ δὲ μέρη τὰς ἡσυχίας εἶναι τῆς ὅλης ἀναπνοῆς τε καὶ τῶν
σφυγμῶν, ἀμφισβητεῖται. καὶ γὰρ οἱ δοξάζοντες οὕτως οὐ
πρώτως, ἀλλὰ κατὰ συμβεβηκὸς εἶναι μέρη φασὶν ἐν ταῖς
ἐνεργείαις ταύταις τὰς ἡσυχίας. ἐν μὲν γὰρ ταῖς εἰσπνοαῖς τε
καὶ ἐκπνοαῖς ἐνεργεῖ προφανῶς τὰ τῆς ἀναπνοῆς ὄργανα,
κατὰ δὲ τοὺς σφυγμοὺς διαστελλομένης τε καὶ συστελλομένης
τῆς καρδίας, τὰς μεταξὺ τῶν ἐνεργειῶν τούτων ἡσυχίας πα-
ραπλήσιόν τι πρᾶγμα εἶναι τῇ κἀπὶ τῶν τεθνεώτων αὐτοῖς
ὑπαρχούσῃ· ὥσπερ καὶ οἱ λέγοντες ἐνέργειαν εἶναι ἀρτηριῶν
τε καὶ καρδίας τὸν σφυγμὸν, ἢ κίνησιν ἀρτηριῶν τε καὶ καρ-
δίας, ἢ διαστολὴν καὶ συστολὴν ἀρτηριῶν τε καὶ καρδίας,
δόξουσι παραλιπεῖν τὰς ἡσυχίας, οὐ μικρὰν μοῖραν ἐχούσας

per in refpiratione funt: at quietes in pulfibus quidam di-
xerunt nullo poffe modo dignosci: quidam folam externam,
quam quidem et nos vocamus fenfibilem, at non in omnibus
tamen pulfibus. Itaque ut refpiratio crebra et rara in fignis
eft magnis, ita etiam pulfus creber atque rarus, ut disces in
praefagitione ex iis: quietes autem partesne totius refpira-
tionis fint et pulfuum, in controverfia eft. Etenim non
primo, fed per accidens, qui in ea opinione funt, in parti-
bus numerant harum functionum quietes: nam in infpiratio-
nibus quidem expirationibusque perfpicuo operari inftru-
menta refpirationis; in pulfibus, diftento et contracto cor-
de: quietes autem interpellantes has actiones inftar effe
quietis, quae illis etiam inftrumentis defunctis ineft. Quem-
admodum etiam, qui pulfum afferunt actionem effe arteria
rum et cordis, vel motum arteriarum et cordis, vel diften-
tionem et contractionem arteriarum atque cordis, omittere
quietes videbuntur, quae non parvum ad praefagiendum

εἰς πρόγνωσιν. οἱ γοῦν ἀραιὸς καὶ πυκνὸς σφυγμὸς κατὰ
τοῦτο τὸ γένος εἰσὶ, μετὰ τῆς ἐν αὐτοῖς ὁμαλότητός τε καὶ
ἀνωμαλίας, ἀταξίας τε καὶ τάξεως, οὐ σμικρὰ δηλοῦντες,
ὥσπερ καὶ ὁ διαλείπων καὶ ὁ παρεμπίπτων, κατ' αὐτὸ τὸ
γένος τοῦτο συνιστάμενοι, σημεῖον οὐ σμικρὸν οὐδ' αὐτοὶ
τῶν ἐσομένων ὄντες. ἐὰν οὖν τις ἐθέλῃ τὸν σφυγμὸν ὁριζό-
μενος ἐπεισάγειν αὐτῷ τὸν περὶ τῶν ἡσυχιῶν λόγον, εἴτε μέρη
τίθεσθαι χρὴ τῶν σφυγμῶν αὐτὰς, εἴτε μὴ, καὶ εἰ μέρη, πό-
τερον πρῶτα καὶ κατὰ τὸν ἴδιον αὐτῶν λόγον, ἢ κατὰ συμ-
βεβηκὸς, οὐκ ὀλίγον ἀναλώσει χρόνον. ἀλλ' ἡμεῖς ὥσπερ
ἐπὶ τῶν ἄλλων ἄχρι τοῦ δεῖξαι τὴν καθ' ἕκαστα μακρολογίαν
ἀφικόμενοι μετέβημεν ἐφ' ἕτερόν τι, καὶ νῦν οὕτω πράξομεν,
ἐπανελθόντες ἐπὶ τοὺς Ἀλεξάνδρου καὶ Δημοσθένους ὅρους,
οὓς ἐποιήσαντο τοῦ σφυγμοῦ. φαίνεται γὰρ, εἰ καὶ μὴ τῇ
λέξει, τῇ γε δυνάμει ταὐτὰ τῷ διδασκάλῳ βουλόμενος ὁ Δη-
μοσθένης. ὁ μὲν γὰρ Ἀλέξανδρος ἀπροαίρετον ἔφη τὴν τῶν
σφυγμῶν ἐνέργειαν ὑπάρχειν, ὁ δὲ φυσικήν· καὶ ὁ μὲν οἵαν
τε φαίνεσθαι, ὁ δὲ φαίνεσθαι δυναμένην. οὕτως μὲν οὖν ἐν
τῷ κατὰ τὸ ὑποκείμενον ὅρῳ τοῦ σφυγμοῦ φαίνεται τῷ δι-

momentum habent.   Rarus itaque et creber pulſus cum
aequalitate ſua et inaequalitate, cum perturbatione ordinis
et ordine, ſunt hujus generis, qui non parva nunciant.
Itidem intermittens pulſus et intercurrens, ex eodem hoc
genere, futurorum ſunt non parva ſigna.   Ergo ſi definien-
do pulſui voles orationem de quietibus inferere, partesne
habendae illae ſint pulſuum, an ſecus, quod ſi partes ſint
utrum primae et per ſe, an per accidens: multum profecto
temporis in eo pones.   Verum quod in aliis fecimus, ut
quum progreſſi usque ad cognitam ac detectam ubique lo-
quacitatem eſſemus, ad aliud tranſiremus, idem nunc faciemus,
reverſi ad Alexandri et Demoſthenis quas de pulſibus fecerunt
definitiones.   Sane videtur, ſi non verbis, at ſententia, cum
doctore ſuo Demoſthenes conſentire.   Namque functionem Ale-
xander pulſuum ſpontaneam eſſe dixit, hic naturalem: et ille
quae poſſit animadverti, hic quae animadverti valeat.   Nec ve-
ro aliter in definitione pulſus pro ſubjecto cum magiſtro

Ed. Chart. VIII. [91. 92.]   Ed. Baf. III. (46. 47.)

δασκάλῳ συμφερόμενος ὁ (47) Δημοσθένης, ὡσαύτως δὲ κᾂν
τῷ κατὰ τὰς ἐπισκέψεις. [92] εὔδηλον γὰρ ὡς οὐδὲν διαφέρει
πληγὴν ἢ πλῆξιν εἰπεῖν, ὥσπερ οὐδ᾽ ἀπροαίρετον ἢ φυσι-
κήν. ὅτι δὲ μόνῳ τῷ τὸν ἢ σύνδεσμον εἰς τὸν ὅρον παρα-
λαβεῖν ἀπέστη τοῦ διδασκάλου, πρόσθεν εἴρηται, καὶ καθ᾽
ὅν τινα λογισμὸν οὕτως ἔπραξεν. ἑξῆς οὖν ἐπισκεψώμεθα
τοὺς ὑπὸ τῶν ἄλλων Ἡροφιλείων εἰρημένους ὅρους.

Κεφ. στ᾽. Ὁ μὲν οὖν Βακχεῖος ἐν ταῖς ἄλλαις ἀκροά-
σεσι τὸν σφυγμὸν εἶναί φησι συστολὴν καὶ διαστολὴν ἅμα
ἐν ἁπάσαις ταῖς ἀρτηρίαις γιγνομένην. πρὸς ὃν ὅροι ἐπηρεα-
στικῶς μὲν ἀντεῖπον οἱ Ἐρασιστράτειοι, τὸ σφέτερον ἁμάρ-
τημα κατηγορίας ἀρχὴν ποιησάμενοι. δοκεῖ γὰρ αὐτοῖς ἡ μὲν
καρδία πρώτη διαστέλλεσθαί τε καὶ συστέλλεσθαι τῶν ἀρτη-
ριῶν ἁπασῶν, ἐπιπεμπομένου δὲ τοῦ πνεύματος ἀπ᾽ αὐτῆς
εἰς τὰς ἀρτηρίας, κατὰ τὴν ἐπιπλήρωσιν αὐτῶν γίνεσθαι τὴν
διαστολὴν, πρῶτον μὲν τῶν πλησίον αὐτῆς τῆς καρδίας, δεύ-
τερον δὲ τῶν ἐφεξῆς ταύταις, εἶθ᾽ ἑξῆς τῶν ἐπὶ ταῖσδε, καὶ
οὕτω κατὰ τὸ συνεχὲς ἐπὶ τὰς ἐσχάτας ἁπασῶν ἀρτηριῶν

videas Demofthenem fentire: eodem modo in definitione
pro confiderationibus. Conftat enim, ictum dicas an per-
cuſſum, nil intereſſe: nec etiam, fpontaneam dicas, an na-
turalem. Nam eo tantum, quod conjunctionem *vel* in
definitionem intulit, ante diximus a praeceptore eum diffi-
dere, quaque id ratione fecit. Deinceps jam quas attule-
runt alii Herophilii attendamus definitiones.

Cap. VI. Bacchius quidem aliis in aufcultationibus
pulfum dicit diſtentionem et contractionem eſſe, quae fimul
fiat in omnibus arteriis. In hanc definitionem disputarunt
cum contumelia Erafiſtratii, a fuo errore criminationis du-
centes exordium. Siquidem illorum eſt opinio, cor pri-
mum prae omnibus arteriis diſtendi atque contrahi, im-
miſſo autem in arterias fpiritu ab illo, fimul atque implean-
tur, diſtendi primum ipfi cordi vicinas, deinde quae has
confequuntur, mox his proximas, atque ita continenter ad
extremas omnium arterias motum penetrare, omni ipfis

ΣΦΥΓΜΩΝ ΛΟΓΟΣ Δ. 733

Ed. Chart. VIII. [92.]   Ed. Baf. III. (47.)

διϊκνεῖσθαι τὴν κίνησιν, οὐδεμίαν αὐτῶν τῶν ἀρτηριῶν ἐχου-
σῶν δύναμιν οὔτε ἰδίαν οὔτε παρὰ καρδίας ἐπιπεμπομένην·
αὐταῖς, ᾗ χρώμεναι διαστέλλουσί τε καὶ συστέλλουσιν ἑαυτὰς,
ὥσπερ ἡ καρδία. τοῖς δὲ περὶ τὸν Ἡρόφιλον ἀρέσκει τὰς
ἀρτηρίας συνεχεῖς οὔσας τῇ καρδίᾳ διὰ τῶν χιτώνων ἐπιῤῥέου-
σαν ἔχειν τὴν παρ᾽ αὐτοῖς δύναμιν, ᾗ χρώμεναι παραπλησίως
αὐτῇ τῇ καρδίᾳ διαστελλόμεναι μὲν ἕλκουσι πανταχόθεν,
ὅθεν ἂν δύνωνται, τὸ πληρῶσον αὐτῶν τὴν διαστολὴν, συστελ-
λόμεναι δὲ ἐκθλίβουσι, καὶ διὰ τοῦτο φαίνεσθαι καθ᾽ ἕνα
χρόνον ἅμα πάσας αὐτὰς διαστελλομένας τε καὶ συστελλομέ-
νας, τὴν αὐτὴν προθεσμίαν τῇ καρδίᾳ τῶν κινήσεων ἀμφοτέ-
ρων φυλαττούσας. Ἐρασιστράτῳ δὲ ἀκολυνθεῖ μὲν, οὐχ ἅμα
φαίνεσθαι τήν τε καρδίαν καὶ τὰς ἀρτηρίας διαστελλομένας
τε καὶ συστελλομένας. ἔχει δ᾽ οὐχ οὕτως τὸ φαινόμενον·
ὥστ᾽ οὐκ ὀρθῶς ἐνεκάλεσαν οἱ Ἐρασιστράτειοι τῷ Βακχείῳ
τὸ φαινόμενον εἰπόντι. βέλτιον δ᾽ ἀντεῖπον ὅσοι φασὶ μόνων
τῶν κατὰ φύσιν σφυγμῶν ὑπ᾽ αὐτοῦ γεγονέναι τὸν ὁρισμόν·
ἐν γὰρ τῷ παρὰ φύσιν ἔχειν τὸ ζῶον ἐνίοτε φαίνεσθαι μὴ
πάσας ἅμα διαστελλομένας τὰς ἀρτηρίας.

arteriis facultate vacantibus, tum peculiari, tum a corde ipfis
fuppeditata, cujus fe ipfas ope diftendant, ut cor, contra-
hantque. At Herophiliis in arterias placet, quia funt cum
corde continuae, per tunicas influere ab illo vim, cujus
ope perinde atque cor, dum diftenduntur, ex omnibus
partibus, unde poffint, attrahunt, quod impleturum fit
fuam capedinem; dum contrahuntur, excernunt: itaque
eas fimul uno tempore omnes videri diftendi et contrahi,
idemque praefcriptum ac cor utriusque motus fervare.
Erafiftrato autem confentaneum eft, non una videri cor
et arterias diftendi contrahique, quod res ipfa aperte ne-
gat. Quo minus Erafiftratii probe Bacchium accufarunt,
id afferentem, quod res ipfa monftrat. Illi contradicerent
melius qui folorum naturalium pulfuum contendunt inftitu-
tam ab eo definitionem: nam quum aegrotat animal, atten-
di interim non fimul pulfare omnes arterias.

Κεφ. ζ'. Ἀριστόξενος δὲ ὁ Ἡροφίλειος οὐ τοῦτο μό-
νον ἐνεκάλεσεν, ἀλλὰ καὶ τὸ παραλελεῖφθαι μὲν τὸ γένος τῶν
σφυγμῶν κατὰ τὸν ὅρον, ἐκ διαιρέσεως δ' αὐτοῦ λελέχθαι
τι περὶ διαστολῆς καὶ συστολῆς· αὐτὸς γὰρ ἀξιοῖ τὸν σφυγ-
μὸν λέγειν ἐνέργειαν ἀρτηριῶν. τοῦτο γὰρ εἶναι τὸ πρῶτον
γένος. εἶτ' ἐπεὶ καὶ ἄλλαι τινὲς ἐνέργειαί εἰσι τῶν ἀρτηριῶν,
αὐξανομένων τε καὶ τρεφομένων, προστίθησι τὴν ἰδίαν, ὡς
εἶναι τὸν ὅλον ὅρον τοιόνδε· σφυγμός ἐστιν ἐνέργεια καρ-
δίας καὶ ἀρτηριῶν ἴδιος. ὅτι μὲν οὖν τὸ γένος τοῦ πράγμα-
τος, οὗ περ ἂν ὁριζόμενοι τύχωμεν, ἁπάντων πρῶτον λέγε-
σθαι χρὴ κατὰ τὸν ὅρον, ὀρθῶς εἶπεν ὁ Ἀριστόξενος· ἐπεὶ
δ' ἐστὶ τὸ μέν τι προσεχὲς αὐτοῦ γένος, οὕτω γὰρ ὀνομάζουσι
τὸ διὰ μηδενὸς ἑτέρου μέσου, τὸ δέ τι δι' ἑνός, ἢ δυοῖν μέ-
σων, ἢ καὶ τὸ πάντων ἀνωτάτω, ζήτησις οὐ μικρὰ γέγονε,
ποῖον χρὴ γένος λέγεσθαι πρῶτον ἁπάντων κατὰ τὸν ὅρον,
ἆρά γε τὸ ἀνωτάτω, μεθ' ὃ μηδέν ἐστιν ἔτι γενικώτερον, ἢ
τὸ προσεχὲς, ἢ καί τι τῶν μεταξὺ τούτων, ὅταν ἀμφοτέρων
τῶν εἰρημένων ᾖ σαφέστερον. εἰκότως οὖν ἐνίοις ἤρκεσε τὸ

Cap. VII. Quod Ariſtoxenus Herophilius non ſolum
reprehendit, verum etiam genus pulſuum in definitione de-
ſiderari, ex ejus vero diviſione aliquid dictum de diſtentio-
ne et contractione eſſe. Nam pulſum ille dicere vult fun-
ctionem arteriarum eſſe; ſcilicet primum hoc genus eſſe.
Deinde quia functiones arteriis praeterea aliae ſunt (cres-
cunt enim et nutriuntur) addit peculiarem. Ita haec eſt to-
ta definitio: Pulſus eſt ſunctio cordis et arteriarum pecu-
liaris. Sane genus rei, quamcunque definiamus, expri-
mendum in definitione eſſe ante alia, recte Ariſtoxenus di-
xit. At quia quoddam ejus eſt genus continuum, ita enim
vocant, ante quod nullum aliud intercedit: quoddam autem
uno, vel altero intercedente, aut etiam omnium ſupremum:
quodnam genus non parum quaeſitum eſt caeteris in defi-
nitione ſit praeponendum, ſupremumne genus, a quo am-
plius nullum eſt generalius, an continuum, an aliquod etiam,
quod inter haec intercedat, ubi ſit utroque manifeſtius.
Quamobrem merito quidam contenti fuerunt continuum et

προσεχὲς γένος τῶν σφυγμῶν κίνησιν εἰπεῖν. [93] οὐσῶν δὲ
κινήσεων πολλῶν, ἥ τε γὰρ φορὰ καὶ ἡ ἀλλοίωσις, ἥ τε
αὔξησίς τε καὶ φθίσις, ἔτι τε πρὸς τούτοις γένεσίς τε καὶ
φθορά, κινήσεις εἶναι δοκοῦσιν, ἀκόλουθον ἦν εἰπεῖν ἥν τινα
κίνησιν εἶναι βούλοιντο τὸν σφυγμόν. εἶπον γὰρ ἂν δηλονότι
φοράν. εἶτα τῆς φορᾶς πολλὰς ἐχούσης διαφορὰς, ἐχρῆν
ἐφεξῆς εἰπεῖν ἥν τινα φορὰν εἶναι βούλονται τῶν τοὺς σφυγ-
μοὺς ἀποτελούντων ὀργάνων. ἄνωθεν δέ τις ἀρξάμενος ἀπὸ
τοῦ πρώτου γένους, εἰ τοῖς διαλεκτικοῖς ἕπεσθαι βούλοιτο,
τὸν σφυγμὸν ἂν ὡρίσατο καρδίας καὶ ἀρτηριῶν ἐνέργειαν εἶναι
κατὰ κίνησιν τὴν κατὰ φορὰν γινομένην ἐν τῷ διαστέλλεσθαι
καὶ συστέλλεσθαι. τάχα δὲ ἀξιώσει τις τούτοις προσθεῖναι καὶ
τὰς ἠρεμίας, ὥσπερ οὖν καὶ ἠξίωσαν ἔνιοι· τινὲς δ᾽ ἀφαιροῦσιν,
ὡς κατὰ συμβεβηκὸς, οὐ πρώτως αὐτῶν γινομένων. ἀλλὰ πρὸς
Ἀριστόξενον ἱκανὰ καὶ ταῦτα, διαλεκτικῶς μὲν ὁρίζεσθαι βου-
λόμενον, οὐ φυλάττοντα δὲ τοὺς διαλεκτικοὺς νόμους οὐδ᾽
αὐτόν. ἀξιοῦσι γὰρ οἱ δεινοὶ περὶ τοὺς ὁρισμοὺς ἀπὸ τοῦ
πρώτου γένους ἀρξαμένους ἡμᾶς, εἶτα διὰ τῶν μεταξὺ
προϊόντας ποιεῖσθαι τὸν ὅλον ὅρον. ἔγραψα δ᾽ ἂν ἴσως τὸ

proximum genus pulſuum motum dixiſſe. Sed enim quod
motus varii ſunt (nam latio et alteratio, auctio, tabes, ad-
haec generatio interitusque, videntur motus eſſe) quemnam
velint motum eſſe pulſum, par erat aperire. Dicent ſane
lationem. Deinde quia multas habet latio differentias, ad-
dendum erat, quam lationem velint eſſe efficientium pulſus
inſtrumentorum. Superne aliquis a primo genere exorſus,
ſi dialecticos ſequi volet, definiat pulſum cordis et arteria-
rum functionem eſſe, quae motu lationis obitur diſtentis il-
lis contractisque. Erit fortaſſe, qui his quietes cenſebit ad-
dendas, ut certe voluerunt quidam: alii contra detrahunt,
quaſi quae per accidens, non primo fiant. Verum in Ari-
ſtoxenum haec ſufficiunt, qui quum dialectice voluit defini-
re, leges praeteriit ipſe dialecticas. Volunt enim qui deſi-
niendi periti ſunt a primo nos genere exordiri, deinde per
media progredi et ita facere definitionem. Equidem exem-

παράδειγμα τοῦ τοιούτου τρόπου τῶν ὅρων, εἰ μὴ τὰ Πλά-
τωνος ἦν δύο βιβλία πᾶσι γνώριμα, καθ' ἃ διδάσκει τε καὶ
γυμνάζει τῇ διαιρετικῇ μεθόδῳ χρωμένους ποιεῖσθαι τοὺς
ὁρισμούς. ἐπιγράφει δὲ τῷ βιβλίῳ τούτῳ, τῷ μὲν ἑτέρῳ Σο-
φιστής, τὸ δ' ἑτέρῳ Πολιτικός.

Κεφ. η'. Ἐπὶ δὲ τὸν ὑπὸ τοῦ Ζήνωνος εἰρημένον
ὅρον ἔλθωμεν, ἀνδρὸς οὐδενὸς δευτέρου τῶν Ἡροφιλείων.
οὗτος δὴ τὸν σφυγμόν φησιν εἶναι τῶν ἀρτηριωδῶν μερῶν
μικτὴν ἐνέργειαν ἐκ συστολῆς καὶ διαστάσεως, καθ' ἣν ἐν ἅπα-
σι τοῖς μέρεσι τὴν αὐτὴν ὑπάρχειν τάξιν ἠκολούθησεν, ἐάν
τε ἐν τοῖς ἴσοις ἐάν τε ἐν τοῖς ἀνίσοις ἐκείνη συντελῆται χρόνοις.
καὶ οὕτως οὖν ἐνέργειαν μὲν εἰπὼν εἶναι μικτήν, οὐ μόνον τὸ
γένος ἀπεφήνατο τῶν σφυγμῶν, ἀλλὰ καὶ τὴν, ὡς οἴεται,
προσεχῆ διαφοράν, ὑπερβὰς μὲν, ὅτι κατὰ κίνησιν ἡ ἐνέργεια
γίγνοιτο, καὶ τῆς κινήσεως κατὰ φοράν, τῶν δὲ τῆς φορᾶς
εἰδῶν ἢ διαφορῶν μνημονεύσας, συστολῆς τε καὶ διαστολῆς.
εὔδηλον γὰρ ὅτι τὴν διάστασιν ἀντὶ τῆς διαστολῆς εἴρη-
κεν. οὐ κακῶς δ' εἶπε μικτὴν εἶναι τὴν κίνησιν, οὐχ ἁπλῆν,

plum fortaffis adducerem iftiusmodi definitionum, nifi Pla-
tonis extarent duo libri, quos habent omnes in manibus, in
quibus docet nos atque exercet, ut ex dividendi via et ra-
tione faciamus definitiones. Titulum dedit horum librorum
alteri Sophifta, alteri Politicus.

Cap. VIII. Sed ad Zenonis nos definitionem, viri
Herophiliorum nemini fecundi, conferamus. Hic pulfum
dicit effe partium arteriofarum mixtam ex contractione et
dilatatione functionem: ex qua eundem omnibus in partibus
ordinem confonum fuit effe, five aequalibus illa, five inae-
qualibus temporibus abfolvatur. Itaque functionem ille di-
cendo mixtam effe, non genus modo dixit pulfunm, fed et
proximam, ut credit, differentiam; ubi praeteriit quod motu
functio obeatur, eoque lationis; meminit autem lationis
fpecierum vel differentiarum, diftentionis et contractionis,
neque enim obfcurum eft dilatationem pro diftentione eum
accepiffe. At non male mixtum dixit effe motum, non fim-

Ed. Chart. VIII. [93.] Ed. Baf. III. (47. 48.)

οὐδὲ μονοειδῆ, σύνθετος γάρ ἐστιν ἐξ ἐναντίων μορίων,
ὡσαύτως τῇ κατὰ τὴν ἀναπνοήν. εὔδηλον δὲ καὶ ὅτι τὸ ἕτε-
ρον μέρος μόνον τῆς συνθέτου ταύτης κινήσεως οὐ βούλεται
σφυγμὸν ὀνομάζειν, ἀλλὰ μέρος σφυγμοῦ. τὸ γὰρ οἴεσθαι
διὰ τοῦτο καὶ τὴν διαστολὴν ὅλην ὀνομάζεσθαι σφυγμὸν,
ὅτι μέγας σφυγμὸς λέγεται κατ᾽ αὐτὴν, οὐκ ἐννενοηκότων
ἐστὶν, ὡς ἀπὸ τῶν ἐν τοῖς μέρεσι συμβεβηκότων ἐνίοτε τὴν
ἐπωνυμίαν ἴσχει τὸ σύμπαν. ἐν γοῦν τᾷ σιμὸς ἄνθρωπος
καὶ γρυπὸς καὶ γλαυκὸς καὶ χαροπὸς καὶ φαλακρὸς ἑτέροις
τε παμπόλλοις ἀπὸ τῆς κατὰ τὰ μόρια διαθέσεως ἐπωνυμία
τῷ ὅλῳ γίγνεται. τῶν δ᾽ ἄλλων σχεδὸν ἁπάντων Ἡροφι-
λείων ἢ ἀρτηριῶν, ἢ καρδίας, ἢ ἀμφοτέρων τούτων τὴν
διαστολὴν καὶ συστολὴν σφυγμὸν ὀνομαζόντων, οὗτος οὐ
καρδίας καὶ ἀρτηριῶν, ἀλλὰ τῶν ἀρτηριωδῶν μερῶν ἔφη,
διὰ τὴν περὶ τῆς καρδίας ζήτησιν, ἣν ἔμπροσθεν εἶπον.
ἐκπέφυκε γὰρ ἡ μεγίστη τῶν κατὰ τὸ ζῷον ἀρτηριῶν ἐκ
τῆς ἀριστερᾶς κοιλίας αὐτῆς. αὐτὸ δὲ τὸ σῶμα τῆς κοι-
λίας ταύτης ὅτι μὴ ταὐτόν ἐστι τῷ τῶν ἀρτηριῶν, ὁμο-
λογεῖται καὶ αὐτοῖς τοῖς ἀρτηριώδη (48) καλοῦσιν αὐτήν.

plicem, neque unius formae, fiquidem ex contrariis parti-
bus conftat, ut motus in refpiratione. Etiam illud liquet,
alteram partem illum nolle compofiti hujus motus appellare
pulfum, caeterum pulfus partem. Nam qui putant quia
magnus pulfus ex diftentione denominatur, continuo diften-
tionem etiam totum appellari pulfum, hi non animadvertunt
interdum ex his quae accidunt partibus totum invenire co-
gnomen; ut hic, fimus homo, aquilus, caefius, flavis ocu-
lis, calvus, in aliisque permultis, a partium affectu cogno-
men totum mutuatur. Jam quum alii Herophilii prope om-
nes vel arteriarum, vel cordis, vel horum amborum diften-
tionem et contractionem appellent pulfum, hic non cordis
et arteriarum, fed partium dixit arteriofarum, quaeftione
quam dixi fuperius, quae de corde eft, adductus. Exoritur
enim animantis maxima arteria ex cordis finiftro finu Ip-
fum autem corpus hujus ventriculi non effe idem cum eo
arteriarum, vel illi fatentur, qui arteriofum eum vocant,

[94] ὡς γὰρ νευρῶδές τι σῶμα λέγομεν ἕτερον ὂν νεύρου,
οὕτω καὶ ἀρτηριώδη τὴν κοιλίαν ταύτην ἐκάλεσαν ἑτέραν
προφανῶς ἔχουσαν οὐσίαν τῶν ἀρτηριῶν. οὐ συγχωρεῖται δ᾽
αὐτοῖς ὑπὸ τῶν ἀντιλεγόντων οὐδ᾽ ἀρτηριώδης ὀρθῶς ὀνο-
μάζεσθαι. τὴν αὐτὴν γὰρ ἔχει φύσιν τῇ δεξιᾷ, σαρκοειδεῖ
τὴν οὐσίαν οὔσῃ. διὸ κἂν τοῖς μυσὶν ἔνιοι τὴν καρδίαν ἐνη-
ρίθμησαν. ἀλλ᾽ οὗτοι μὲν ὅπως σφάλλονται, δι᾽ ἑτέρων δέ-
δεικται· λέγειν δ᾽ οὕτως ἐτόλμησαν διὰ τὴν ὁμοιότητα τῆς
σωματικῆς οὐσίας αὐτῶν. ὁμοιότατον γάρ ἐστι τὸ τῆς καρ-
δίας σῶμα τῷ τῶν σκληρῶν μυῶν. καὶ μέντοι καὶ φαίνεται
σαφῶς ἀμφοτέραις ταῖς κοιλίαις σφύζουσα, καὶ καθ᾽ ὃν ἔγ-
κειται καιρὸν ἔτι τῷ ζώῳ καὶ μετὰ τὴν ἐξαίρεσιν ἄχρι χρόνου
τινός. ἀλλὰ καὶ ὅτι τὸν κατὰ φύσιν μόνον ὥρισται σφυγμὸν
ὁ Ζήνων, καὶ κατὰ τοῦτο εἰκότως ἐγκέκληται· τὸ γὰρ ἐν
ἅπασι τοῖς μέρεσι τὴν αὐτὴν ὑπάρχειν τάξιν τῆς κινήσεως τῶν
ἀρτηριῶν, ἐπὶ μὲν τῶν κατὰ φύσιν ἐχόντων ἀληθές, ἐπὶ δὲ
τῶν παρὰ φύσιν ἐνίοτε ψεῦδος. ἐγκαλεῖ δ᾽ Ἀριστόξενος εἰ-
κότως τῷ Ζήνωνι, καθάπερ καὶ ἄλλοις πολλοῖς, τῆς περιττῆς
προσθήκης ἐν τῷ φάναι, ἐάν τε ἐν τοῖς ἴσοις ἐάν τε ἐν τοῖς

Nam ut nervofum appellamus aliquod corpus, quod tamen
diſtat a nervo, ſic arteriofum hunc ſinum vocaverunt, ſub-
ſtantia plane diverſa praeditum ab arteriis. Verum non
obtinent ab adverſariis ut recte vel arteriofus vocetur,
quod eadem natura ſit ac dexter, qui eſt carneus; quocirca
cor quidam in musculis poſuerunt, quorum errorem alio
loco deteximus. Id autem ut dicere auderent, ſimilitudo
eos corporeae ſubſtantiae induxit, quae illis eſt; ſimillimum
enim eſt cordis corpus durorum musculorum corpori. Ac
verum etiam manifeſte utroque ſinu videtur pulſare, et dum
in corpore adhuc eſt et quum exemptum eſt, aliquantisper.
Quinetiam quod pulſum naturalem tantum Zeno definivit,
merito et in eo eſt culpatus. Nam eundem in omnibus par-
tibus eſſe ordinem motus arteriarum, in valentibus quidem
verum eſt, in affectis fit quum falſum fit. Inſimulat porro
Ariſtoxenus Zenonem, ut multos alios, de additione ſuper-
vacua hac, quum dicat, ſive aequalibus illa, ſive inaequali-

ἀνίσοις ἐκείνη συντελῆται χρόνοις. κατὰ γὰρ τὴν κοινὴν καὶ
γενικὴν ἔννοιαν τῶν σφυγμῶν μὴ περιέχεσθαι μήτε τοῦτο
μήθ᾽ ὅλως ἄλλο τι τῶν κατὰ τὴν διαίρεσιν τοῦ προκειμένου
πράγματος εἰς τὸν ὁρισμόν. ὁ γοῦν εἰπὼν τὸν ἄνθρωπον
εἶναι ζῶον, εἶτα προσθεὶς αὐτῷ διαφορὰν τὸ πεζὸν, εἶθ᾽
ἑξῆς τὸ δίπουν, οὐκέτι δεῖται τὰς ἐν αὐτοῖς τοῖς ἀνθρώποις
προσθεῖναι διαφορὰς, ὡς γενέσθαι τὸν ὅρον τοιοῦτον· ἄν-
θρωπός ἐστι ζῶον πεζὸν δίπουν, καθ᾽ ὃ τεχνῖται καὶ ἄτεχνοι
καὶ σοφοὶ καὶ ἀμαθεῖς γίνονται. μόνων μὲν γὰρ ἀνθρώπων
ὄντως εἰσὶν αἱ τοιαῦται διαφοραί, περιτταὶ δὲ ὡς πρὸς τὸν
οἰκεῖον ὁρισμόν. ἀρκεῖ γὰρ ἤτοι ζῶον πεζὸν δίπουν εἰπεῖν,
ἢ ζῶον λογικὸν θνητόν. οὐ γὰρ τὸ προκείμενον εἰς τὸν ὁρισ-
μὸν πρᾶγμα τέμνεσθαι χρὴ, καθάπερ ἔφην, ἀλλὰ τὸ γένος
αὐτοῦ, καὶ μέχρι τοσούτου τέμνεσθαι, μέχρις ἂν ἐπὶ τὸ προ-
κείμενον ἀφικώμεθα πρᾶγμα. συμπληρωθείσης δ᾽ ἀκριβῶς αὐ-
τοῦ τῆς ἐννοίας καὶ τοῦ λόγου τὴν οὐσίαν αὐτάρκως δηλοῦν-
τος, ἄχρηστος ἡ μετὰ ταῦτα προσθήκη πᾶσα, καὶ μάλισθ᾽ ἡ
κατὰ τὴν διαίρεσιν αὐτοῦ τοῦ μέλλοντος ὁρίζεσθαι πράγματος

bus abſolvatur temporibus, ſiquidem communem notionem
et generalem pulſuum non complecti nec hoc nec aliud
prorſus quicquam eorum quae ex diviſione rei quae deſi-
nienda eſt proficiscitur. Nam hominem qui animal eſſe
dixit, inde ei addidit differentiam pedeſtre, poſtea bipes,
non opus habet etiam differentias ipſorum hominum ut ad-
addat, ut haec ſit definitio: Homo eſt animal pedeſtre bi-
pes, in quo artifices et inertes, ſapientes et indocti conti-
nentur. Solorum enim hae hominum quidem ſunt differen-
tiae, inutiles illae tamen, quod ad propriam definitionem at-
tinet, quod ſufficiat vel animal pedeſtre bipes dicere, vel
animal rationale mortale. Neque enim definienda quae res
proponitur eſt, ut dixi, partienda, ſed genus ejus, atque
hactenus dividendum, dum quod intendimus aſſequamur.
Cujus ſi exacte notio completa ſit, definitioque abunde eſſen-
tiam declaret, inutile eſt quicquid deinde addatur, maxime
ſi ex diviſione ejus rei adjiciatur, quae definienda eſt.

γιγνομένη. τὸ γὰρ κοινὸν ἁπάντων σφυγμῶν προσήκει δηλοῦ-
σθαι κατὰ τὸν ὅρον, ὅπερ ἐστὶ καθ᾽ ὃ σφυγμοὶ νοοῦνταί τε καὶ
λέγονται, οὐ καθ᾽ ὃ τοιοίδε τινὲς σφυγμοί. ὡς ἐάν γέ τινος
ἐφάψηται διαφορᾶς ὁ κατὰ τὸν ὅρον λόγος, ὑποκάτω τοῦ προ-
κειμένου πράγματος οὔσης, ἀφορμὴν παρέξει τοῖς ἐγκαλεῖν βου-
λομένοις ὡς κακῶς τῶν ἄλλων παραλελειμμένων. ὡς γὰρ ὁ
Ζήνων προσέθηκεν, ἐάν τε ἐν τοῖς ἴσοις ἐάν τ᾽ ἐν τοῖς ἀνίσοις
χρόνοις συντελῆται, τὴν κατὰ χρόνον ἔν γε τοῖς σφυγμοῖς δια-
φορὰν ἐνδεικνύμενος, οὕτως ἄλλος προσθήσει τὴν κατὰ μέγε-
θος, εἶτ᾽ ἄλλος τὴν κατὰ σφοδρότητα, καὶ ἄλλος μέν γε τὴν
κατὰ πυκνότητα, τὴν κατ᾽ ἀριθμὸν δ᾽ ἄλλος, ἁπάσας δὲ τὰς
ὑπολοίπους διαφορὰς ἄλλος τις καὶ ἄλλος. ταῦτα μὲν οὖν
εἰκότως ἐμέμψαντο τῷ τοῦ Ζήνωνος ὅρῳ, πλεονασθέντι πε-
ριττῶς. εἶχον δ᾽ ἐγκαλεῖν, εἴπερ ἐβούλοντο, καὶ τὰ παρὰ
τοῖς διαλεκτικοῖς εἰρημένα περὶ τῶν πλεοναζόντων ὅρων κατὰ
τὴν λέξιν. ἐπιδεικνύουσι γὰρ οἱ ἄνδρες ἐκεῖνοι τὴν τῆς λέξεως
αὔξησιν, μείωσιν ἐργαζομένην τοῦ κατὰ τὸν ὁρισμὸν πράγμα-
τος, καθάπερ εἰ καὶ τὸν ἄνθρωπόν τις εἴποι πεζὸν δίπουν
ζῷον γεωμετροῦν. οἱ γὰρ μὴ γεωμετροῦντες οὐκ ἔσονται

Namque quod commune eſt omnibus pulſibus, id debet in de-
finitione proferri, quae eſt res, per quam pulſus concipiun-
tur et dicuntur, non per quam certi quidam pulſus.   Nam
ſi quam attingat differentiam definitio ſubjectam propoſitae
rei, reprehendendi cuivis anſam praebebit, non recte prae-
termiſſas caeteras eſſe.   Nam ſicut Zeno adjecit, ſive in ae-
qualibus, ſive in inaequalibus temporibus abſolvatur, tempo-
ris pulſuum ſcilicet ſubjiciens differentiam, ita alius addet
magnitudinis, alius vehementiae, erit qui crebritatis, alius
numeri, denique omnes differentias reliquas alius atque
alius.   Quamobrem jure illi definitionem Zenonis nimium
exuberantem et ſuperfluam criminati ſunt.   Habuiſſent
etiam, ſi libuiſſet, illa objicere, quae dialectici prodiderunt
de definitione, in qua dictio abundat.   Demonſtrant enim
viri illi dictionis acceſſionem, de re quae definitur, detra-
here, ut hominem ſi dicas eſſe animal pedeſtre bipes geo-
metriae peritum, nam geometrae qui non ſunt, non erunt

ΣΦΥΓΜΩΝ ΛΟΓΟΣ Δ. 741

Ed. Chart. VIII. [94. 95.]   Ed. Baf. III. (48.)
ἄνθρωποι. προδήλου γεγονυίας ἤδη καὶ τῆς κατὰ τοῦτον
τὸν ὅρον ἀντιλογίας αὐτῶν, εἰς ὅσον ἐκτείνεσθαι δύναται,
μεταβῶμεν ἀπὸ τοῦ Ζήνωνος ἐπὶ τὸν Χρύσερμον, ὁριζόμενον
οὑτωσὶ τὸν σφυγμόν·

Κεφ. θ'. [95] Σφυγμός ἐστι διάστασις καὶ συστολὴ
ἀρτηριῶν, πάντοθεν τοῦ χιτῶνος ἐπανισταμένου καὶ πάλιν
εἰς ἑαυτὸν συντρέχοντος ὑπὸ ψυχικῆς καὶ ζωτικῆς δυνάμεως,
παρεπομένη διαπαντὸς ἐν τῷ ὑγιαίνειν καὶ νοσεῖν, πρὸς αἴ-
σθησιν ληπτή. φαίνεται δὲ καὶ οὗτος ὁ ἀνὴρ παραλελοιπὼς
μὲν τὴν καρδίαν, τὴν δὲ τοῦ χιτῶνος τῶν ἀρτηριῶν κατὰ κύ-
κλον ἐπανάστασίν τε καὶ συνίζησιν ὀνομάζων σφυγμὸν, ἅσπερ
οἱ πλεῖστοι συστολήν τε καὶ διαστολὴν ἐκάλεσαν. ὃ δ' ἄλλοι
τινὲς ἐκ τῶν Ἡροφιλείων παρέλιπον, αὐτὸς προσέθηκεν·
ὑπὸ γὰρ ψυχικῆς καὶ ζωτικῆς δυνάμεως ἔφη γίνεσθαι τὴν
εἰρημένην τῶν ἀρτηριῶν κίνησιν, ἐκ περιττοῦ μὲν προστιθέ-
μενον, εἰ τὸν ἐννοηματικὸν ὀνομαζόμενον ὅρον ἀποδιδοίη τις,
οὐκ ἐκ περιττοῦ δὲ τοῖς ἀξιοῦσι τοὺς ὅρους οὐσιώδεις λέγε-
σθαι. τῶν γὰρ ἐν γενέσει πραγμάτων ὁ περιέχων τὸ ποιοῦν

homines. Nunc quando confutationem hujus definitionis,
quam porro poſſit produci, aperuimus, tranſeamus a Ze-
none ad Chryſermum, cujus haec eſt definitio pulſus:

Cap. IX. Pulſus eſt dilatatio et contractio arteria-
rum, exurgente undique tunica et in ſe ipſam rurſus con-
ſidente, ab animali facultate atque vitali, comitans perpe-
tuo tam ſanitatem quam morbum, ad ſenſum perceptibilis.
Videtur enim hic etiam vir praeteriiſſe cor et tunicae arte-
riarum circularem elevationem et concidentiam pulſum ap-
pellare, quas plerique diſtentionem et contractionem voca-
verunt. Quod vero praetermiſerunt quidam de familia He-
rophili, hic addidit, ab animali enim et vitali, inquit, facul
tate hunc arteriarum motum proficisci; ſuperflue illud ad-
ditum quidem, ſi definitioni, quam vocant, notionis aſſignes,
quod tamen non abundat his, qui definitiones eſſentiales po-
ſtulant. Nam rerum quae poſitae in generatione ſunt de-
finitio cauſam complectens efficientem optima habetur;

αἴτιον ὅρος ἄριστος εἶναι δοκεῖ. τῶν τοιούτων δ᾽ ἐστὶ καὶ
ὁ σφυγμός, ἐν τῷ γίνεσθαι τὴν ὕπαρξιν ἔχων, ὥσπερ καὶ
πᾶσα κίνησις. εἰ δ᾽ ἀληθῶς, ἢ οὐκ ἀληθῶς ὑπὸ ψυχικῆς καὶ
ζωτικῆς δυνάμεως ἔφη γίνεσθαι τὸν σφυγμὸν, οὐ μικρὰ ζήτη-
τησις ἐκδέχεται τὸν λόγον, ἣν ὁ πάντ᾽ ἐν πᾶσι λέγειν βουλό-
μενος ἐπεισάξει τῇ προκειμένῃ σκέψει, καίτοι γ᾽ οὐκ οὔσης
ἀνάγκης· οἱ γὰρ τὴν οὐσίαν τοῦ πράγματος ἑρμηνεύοντες
ὅροι κατὰ τὰ δόγματα τῶν ὁριζομένων γίγνονται, πρὸς ἃ
τὴν μὲν ἀντιλογίαν ἰδίᾳ χρὴ ποιεῖσθαι, δι᾽ αὐτὰ δὲ τὸν ὅρον,
ὡς οὐ νομίμως γεγονότα μὴ συκοφαντεῖν. ἐν δὲ τῇ περὶ τῆς
ἀληθείας σκέψει τῶν εἰρημένων, ἐν αὐτῇ περιέχεται καὶ ἡ
τοιαύτη πᾶσα μακρολογία εἰ δ᾽ ἐγκαλεῖν τις ἐθέλοι διότι
συνέχεεν εἰς ἕνα λόγον ἀμφοτέρους τοὺς ὅρους, τόν τε ἐννοη-
ματικὸν ὀνομαζόμενον, ὃς κατὰ τὴν κοινὴν ἔννοιαν προέρχε-
ται, καὶ τὸν οὐσιώδη καλούμενον, ὃς τὴν οὐσίαν ἑρμηνεύει
τοῦ πράγματος, ὀρθῶς τ᾽ ἐγκαλέσει καὶ πολλοὺς τῶν εἰρημέ-
νων ὅρων ὑπευθύνους ἀποδείξει τῇ τοιαύτῃ κατηγορίᾳ. τὴν
ἀρχὴν μὲν γὰρ ἁπάσης τῆς διδασκαλίας ἀπό τινος κατὰ τὴν
ἔννοιαν ὁρισμῶν γίγνεσθαι προσῆκεν, ἀπ᾽ ἐκείνης δ᾽ ἤτοι

de quibus eſt pulſus, qui ut caeteri motus, dum fit eſt. At
rectene an ſecus, ab animali et vitali facultate effici dixerit
pulſum, non parvam ea oratio quaeſtionem habet; quam
quidem qui omnia vult ubique dicere, praeſenti lucubra-
tioni infereret, etſi non fit neceſſarium. Nam quae rei ex-
ponunt eſſentiam definitiones, placita conſequuntur defi-
nientium; quae confutari privatim debent, nec ob illa de-
finitionem quaſi haud legitime factam improbare: at ubi ve-
ritas illorum quae dicta ſunt inveſtigatur, tum maxime lon-
gior omnis diſputatio locum habet. Quod ſi quis vitio ver-
tendum ducat, quod in unam ambas definitiones confuderit,
et notionis, ut vocant, quae poſita eſt in communi intelligen-
tia, et eſſentialem, quam vocant, quae eſſentiam rei aperit,
recte ſane accuſabit, et vero etiam complures definitiones,
quas retulimus, recte criminabitur. Nam omnis diſciplina
ab aliqua notionis definitione ducere initium debebat; ab

κατὰ βραχὺ μεταβαίνειν ἐπὶ τοὺς οὐσιώδεις, ἢ ἀθρόως ἐπὶ
τὸν ἀκριβῶς ἑρμηνεύοντα τὴν οὐσίαν τοῦ προκειμένου πράγ-
ματος. εἴρηται δέ μοι κατὰ τὴν ἀρχὴν εὐθέως τοῦδε τοῦ
πράγματος, ὁποῖον μέν τινα τὸν ἀκριβῶς τὸν ἐννοηματικὸν
ὅρον προσῆκεν εἶναι, ὁποίους δὲ τοὺς ἀποχωροῦντας αὐτοῦ
κατὰ βραχύ. διόπερ οὐδὲ χρονίζειν ἔτι κατὰ τὸν λόγον
ἀναγκαῖον. ὥσπερ γὰρ τοῦτο λέλεκται πρόσθεν, οὕτω καὶ
περὶ τῶν ἄλλων ὅλων, ὅσα κατὰ τὸν ὅρον ὁ Χρύσερμος
εἶπεν.

Κεφ. ί. Ὅ γε μὴν Ἐρυθραῖος Ἡρακλείδης, ἐνδοξό-
τατος τῶν μαθητῶν αὐτοῦ γενόμενος, οὐ πάνυ φαίνεται
προσιέμενος τοῦ διδασκάλου τὸν ὅρον. συστολὴν γὰρ ἔφη καὶ
διαστολὴν ἀρτηριῶν καὶ καρδίας εἶναι τὸν σφυγμὸν ὑπὸ ζω-
τικῆς καὶ ψυχικῆς δυνάμεως πλειστοδυναμούσης ἀποτελού-
μενον. τὸ μὲν οὖν διαστολὴν ἀντὶ διαστάσεως εἰπεῖν ἐν φωνῇ
μόνον, οὐκ ἐν πράγματι διαφωνοῦντός ἐστι, τὸ δ᾽ ἀφελεῖν
ἐξ αὐτοῦ τὸ παρεπόμενον διαπαντὸς ἐν τῷ ὑγιαίνειν καὶ νο-
σεῖν ἐν πράγματι. παραλείπει γὰρ ὡς περιττὸν τοῦτο,
καθάπερ γε καὶ τὸ πρὸς αἴσθησιν ληπτὴν εἶναι τὴν εἰρη-
μένην κίνησιν τῶν ἀρτηριῶν καὶ τῆς καρδίας, καίτοι τὸ

illa vel paulatim ad effentiales progredi, aut repente ad
eam quae adamuffim explicet rei propofitae effentiam. Equi-
dem initio ftatim dixi hujus libri, qualis effe notionis defini-
tio debeat, quales autem quae pedetentim ab illa recedunt:
quo eft hic minus nobis inhaerendum, quod quum hoc de-
claratum ante fit, tum alia etiam omnia, quae in definitione
Chryfermus pofuit.

Cap. X. At Erythraeus Heraclides, clariffimus ejus
discipulorum, parum videtur magiftri definitionem probare;
diftentionem enim dixit et contraclionem arteriarum atque
cordis pulfum effe, a vitali et animali facultate plurimum
valente effectum. Nam quod diftentionem dixit pro dilata-
tione, verbo tantum diffidet ab illo, non re; quod vero de
illa detraxit, comitans perpetuo tam fanitatem quam mor-
bum, in re diffentit. Omittit hoc enim pro fupervacaneo,
ficut illud, fenfu perceptibilem effe illum motum arteriarum

μὲν διαπαντὸς ἐν τῷ ὑγιαίνειν φαίνεσθαι τὸν σφυγμὸν κατὰ
τὴν ἔννοιάν ἐστιν αὐτοῦ μάλιστα, καὶ μέντοι (49) καὶ κατὰ
τὰς πλείστας τῶν νόσων, οὐ γὰρ δὴ πάσας γε. [96] τὸ δὲ
πρὸς αἴσθησιν ληπτὴν εἶναι τὴν κίνησιν αὐτῶν εἴρηταί μοι
πρόσθεν, ὁποίου χρῄζει διορισμοῦ κατὰ τὸν λόγον ἐκεῖνον, ἐν
ᾧ περὶ τῶν ὑπ᾽ Ἀλεξάνδρου τε καὶ Δημοσθένους εἰρημένων
ὅρων ἐσκοπούμην. ἀφεῖλε δὲ καὶ τὸ πάντοθεν τοῦ χιτῶνος
ἐπανισταμένου καὶ πάλιν εἰς ἑαυτὸν συντρέχοντος, ὡς ἐν τῷ
διαστέλλεσθαί τε καὶ συστέλλεσθαι δεδηλωμένων αὐτῷ. τῷ δ᾽
ὑπὸ ζωτικῆς καὶ ψυχικῆς δυνάμεως γίνεσθαι τὸν σφυγμὸν ὑπὸ
Χρυσέρμου λελεγμένῳ προσέθηκεν ὁ Ἡρακλείδης τὸ πλειστο-
δυναμούσης, ἐπειδὴ καὶ ἄλλα τινα συντελεῖν εἰς τὴν τῶν
σφυγμῶν γένεσιν ὁ Ἡρόφιλος αὐτός φησι καὶ πάντες οἱ ἀπ᾽
αὐτοῦ κληθέντες Ἡροφίλειοι. μέμφεταί γε μὴν ὁ Ἀριστόξενος
καὶ τούτῳ καὶ Ἀπολλωνίῳ τῷ Μυΐ, προσθέντι καὶ αὐτῷ
τὸ πλειστοδυναμούσης. οὐ γὰρ ἐχρῆν, φησὶ, τὸ κοινὸν
ἁπάσης ἐνεργείας φυσικῆς ὡς ἴδιον τῶν σφυγμῶν λέγεσθαι.
μέμφεται δὲ καὶ τῷ πάντῃ τὸν χιτῶνα τῆς ἀρτηρίας κυκλο-

et cordis, tametſi perpetuo in ſanitate animadverti pulſum ad
ejus pertinet notionem, nec non in aliis plerisque aegritu-
dinibus, at non in omnibus. Illud vero, a ſenſu percepti-
bilem eſſe motum eorum, declaravimus anteaquam requirat
discretionem, eo loco, ubi definitiones Alexandri et De-
moſthenis examinaremus. Demit praeterea, inſurgente
undique tunica et in ſe ipſam rurſus confidente; quod illa
ſcilicet per diſtentionem et contractiorem ſigniſicentur. Ad
illud vero quod dixit Chryſermus, a vitali et animali facul-
tate effici pulſum, adjungit Heraclides, plurimum valente;
quatenus alia etiam quaedam facere ad generandum pulſum,
cum ipſe confirmat Herophilus tum omnes qui ab eo ſunt
Herophilii nominati, tametſi reprehendat Ariſtoxenus et
hunc et Apollonium Murem, qui etiam addit, plurimum
valente. Neque enim inquit, quod erat commune cujusli-
bet naturalis functionis, par erat ut proprium pulſibus attri-
buere. Reprehendit etiam undique tunicam arteriae circu-

τερῶς διΐστασθαι λελέχθαι κατὰ τὸν ὅρον, οὐ μόνον, ὥσπερ
ὁ Ἡρακλείδης, ὡς περιττῷ, ἀλλ᾽ ὅτι καὶ τῶν παρὰ φύσιν
σφυγμῶν ἔνιοι τὴν διαστολὴν τῆς ἀρτηρίας οὐχ ὁμαλὴν
ποιοῦνται, καθάπερ ἑαυτῶν μέρος. ἐπηρεάζει δὲ τῷδε προ-
δήλως· εἰ γὰρ αὐτὸς ὁ Χρύσερμος ἐνεγεγράφει τῷ ὅρῳ τὸ
ὁμαλῶς, εἰκότως ἂν ἤλεγχεν αὐτὸν ἀναμιμνήσκων τῶν ἀνω-
μαλον ἐχόντων τὴν κίνησιν σφυγμῶν, ἐπεὶ δ᾽ ἁπλῶς ἔφη,
πάντοθεν τοῦ χιτῶνος ἐπανισταμένου καὶ πάλιν εἰς ἑαυτὸν
συντρέχοντος, οὐκέτ᾽ εὐλόγως ἐγκαλεῖ. βέλτιον δ᾽ ἦν, εἴπερ
ὅλως ἐφιλοτιμεῖτο διελέγχειν τὸν Χρύσερμον, ἐπὶ τοὺς τοιού-
τους τῷ λόγῳ ἀφικέσθαι σφυγμούς, ἐν οἷς ὁ χιτὼν τῆς ἀρτη-
ρίας ὥσπερ χορδὴ φαίνεται τεταμένος, ἄνω μὲν καὶ κάτω
τῆς ἀρτηρίας ὅλης φερομένης, οὐ μὴν διαστελλομένης γε. τοῦ-
το γὰρ εἴρηταί τισιν εἰς μὲν ἐξήγησιν τοῦ τοιούτου σφυγμοῦ
χρησίμως, οὐ μὴν εἰς ἀκριβῆ γε ἐπιστήμην. ἀδύνατον γοῦν
ἔστι μηδ᾽ ὅλως διαστέλλεσθαί τε καὶ συστέλλεσθαι τὰς ἀρ-
τηρίας ἔτι ζῶντος τοῦ ζώου. δυνατὸν δὲ μὴ φαίνεσθαι
τοῦτο πασχούσας ἐναργῶς διά τε τὴν βραχύτητα τῆς διαστο-

latim dilatari, in definitione dictum effe, non modo, ut He-
raclides, tanquam fupervacaneum, fed quod etiam pulfus
quidam non naturales arteriae diftentionem non aequalem
moliuntur, veluti fui partem. Sed vero calumniatur hunc
planiffime. Nam fi ipfe in definitione Chryfermus pone-
ret, aequaliter, jufta fit ejus objectio fubjicientis praeditos
pulfus motibus inaequalibus, verum quando fimpliciter di-
xit, infurgente undique tunica et in fe ipfam rurfus confi-
dente, nullus crimini relictus eft locus. Omnino fi id age-
bat, ut Chryfermum reprehenderet, praeftiterat orationem
ad illos pulfus deflectere, in quibus in modum fidis videtur
tenfa arteriae tunica, ubi fertur furfum deorfum arteria,
non diftenditur tamen, nam hoc dixerunt quidam ad decla-
randum eum pulfum, non abs re illi quidem, parum tamen
ad abfolutam fcientiam. Atqui ut prorfus non diftendantur
nec contrahantur vivo adhuc animali arteriae, plane fieri
non poteft; quo minus autem animadvertatur hoc arterias

λῆς καὶ τὸν ἐζευγμένον κλόνον ταῖς τοιαύταις ἀρτηρίαις.
ἐλέγομεν γοῦν τηνικαῦτα ταῖς τεταμέναις χορδαῖς ὁμοίως
φαίνεσθαι τὰς ἀρτηρίας ἀνιούσας τε καὶ κατιούσας, οὐ μὴν
διαστελλομένας τε καὶ συστελλομένας σαφῶς. ὥστε οὐδὲ κατὰ
τοῦτον τὸν λόγον εἰκότως ἄν τις ἐγκαλέσειεν ὡς ψευσαμένῳ
τῷ Χρυσέρμῳ περὶ τῆς κατὰ κύκλον διαστολῆς τε καὶ συστο-
λῆς τῶν ἀρτηριῶν, οὐ περὶ τῆς αἰσθητῆς κινήσεως αὐτῶν
ποιησαμένῳ τὸν ὅρον, ἀλλὰ περὶ τῆς οὐσιώδους ὑπάρξεως
τοῦ σφυγμοῦ. ἀλλὰ γὰρ εἴ τις βούλοιτο καὶ περὶ τούτων
ἢ αὐτὸς γνῶναι τὰ λελεγμένα τοῖς ἀνδράσιν, ἢ μεταστρέφειν
εἰς ὑπομνήματα, τοῦ μὲν Ἐρυθραίου τὸ ἕβδομον ἀναγνώτω
περὶ τῆς Ἡροφίλου αἱρέσεως, τοῦ Ἀπολλωνίου δὲ τὸ εἰκο-
στὸν ἔννατον, Ἀριστοξένου δὲ τὸ τρισκαιδέκατον. ἐμοὶ δ'
ἀρκεῖ καθ' ἑκάστην ἀντιλογίαν ἐνδεικνυμένῳ τὰ κεφάλαια
τῶν λόγων ἐφ' ἕτερόν τι μετέρχεσθαι· καὶ γὰρ καὶ οὕτω
πράττοντι τὸ βιβλίον ὅλον ὑποπληρώσιται. κάλλιον δὲ ἴσως
μηδὲ τοῦτο παραλιπεῖν, ὡς αὐτὸς ὁ Ἀριστόξενος, Ἀλεξάν-
δρου τοῦ Φιλαλήθους γεγονὼς μαθητὴς, ἐλέγξας τε τοὺς τῶν
πρεσβυτέρων ἑαυτοῦ πάντας ὅρους, ὡς οἴεται, κάλλιστα δ'

habere, fieri poteft et brevitate diftentionis et adjuncta iis
arteriis vibratione.   Diximus itaque tum contentarum fi-
dium arterias fpeciem habere, attollique atque demitti, non
diftendi tamen et contrahi aperte.   Sic ne hac quidem ra-
tione mendacii poftulet Chryfermum de circulari diftentione
et contractione arteriarum, qui non de fenfibili eorum mo-
tu definitionem, fed de effentiali fubftantia pulfus fecerit.
At cui etiam haec cordi eft, vel ipfi legere quae illi viri
fcripta reliquerunt, vel in commentarios referre, Erythraei
feptimum librum legat de Herophili fecta, Apollonii vige-
fimum nonum, Ariftoxeni tertium decimum.   Mihi qui-
dem fatis eft fi in fingulis diffenfionibus capita orationum
prodam, itaque alio me conferam, fic enim fiet tandem ut
totum librum conficiam.   Sed fuerit non incongruum, fi
hoc apponam.   Ipfe Ariftoxenus, qui Alexandri Philalethis
fuerit discipulus, et priorum fe omnes, ut putabat, defini-
tiones coarguiffet, atque hanc confirmaffet effe optimam:

ἔχειν εἰπὼν τόνδε· σφυγμός ἐστι καρδίας καὶ ἀρτηριῶν
ἐνέργεια ἴδιος, ὅμως αὐτὸς ἐφεξῆς, οὐδὲν κωλύει, φησὶ, καὶ
τοιοῦτον ὅρον ποιήσασθαι· σφυγμός ἐστι καρδίας καὶ ἀρ-
τηριῶν ἐνέργεια ἴδιος, μικτὴ, ἀπροαίρετος. ἐπαινεῖ δὲ τοῦ-
τον τὸν ὅρον ὡς σαφέστερον τοῦ πρόσθεν, ἐκείνῳ μαρτυ-
ρῶν τὸ σύντομόν τε καὶ τεχνικόν. [97] οἴεται γὰρ ἀπροαιρέ-
τους κινήσεις πολλάκις ὅμως ἔχειν τι καὶ προαιρετικόν· ὅπερ
εὔδηλόν ἐστιν ὁπόσας ἀντιλογίας ἔχει καὶ ζητήσεις. ἀλλὰ
τὰ μὲν τοιαῦτα πρὸς τοὺς ἀφ᾽ ἑτέρων αἱρέσεων ἀμφισβη-
τεῖται καὶ τούτῳ καὶ τοῖς ἄλλοις Ἡροφιλείοις, αὐτῷ δὲ
τῷ Ἡροφίλῳ φαίνοιτ᾽ ἂν διαφερόμενος ἐν τῷ τὸν σφυγμὸν
ἐνέργειαν μὲν εἶναι νομίζειν ἀρτηριῶν καὶ καρδίας, μέρη δ᾽
αὐτῷ τίθεσθαι τὴν διαστολήν τε καὶ συστολὴν καί ποτε καὶ
τὰς ἠρεμίας. ἐὰν γὰρ ἀκριβῶς ἔπηται τοῖς Ἡροφίλου δόγμα-
σιν, ἡ συστολὴ μὲν ἐνέργεια τῶν ἀρτηριῶν ἐστιν, ἡ διαστολὴ
δὲ εἰς τὴν οἰκείαν τε καὶ φυσικὴν κατάστασιν τοῦ σώματος
αὐτῶν ἐπάνοδος. βούλεται γὰρ, ὥσπερ ἐπὶ τῶν τεθνεώτων
ὁρᾶται διεστὼς ὁ χιτὼν τῆς ἀρτηρίας, οὕτω κἀπὶ τῶν ζώντων

Pulfus eft functio cordis et arteriarum peculiaris: idem poft-
ea tamen, nihil caufae eft, inquit, quin etiam talem defi-
nitionem faciamus: Pulfus eft cordis et arteriarum functio
peculiaris, mixta et involuntaria. Hanc etiam extollit de-
finitionem ut priore clariorem, illi compendium tribuit et
artificium. Ducit enim faepe involuntarios motus habere
tamen aliquid voluntarii; quod quidem non obscurum eft
quam multis implicatum fit controverfiis et quaeftionibus.
Sed de iftis cum aliis fectis difceptat hic et reliqui Hero-
philii, ab ipfo autem Herophilo diffidere in eo videatur,
quod pulfum effe exiftimet functionem arteriarum et cor-
dis, et partes ejus ftatuat diftentionem et contractionem,
nonnunquam etiam quietes. Nam fi undequaque Herophili
placita tueatur, contractio fit functio arteriarum, dilatatio
in proprium ftatum et naturalem earum corporis reditus, nam
ejus haec eft fententia, quemadmodum diftenta in demor-
tuis cernitur tunica arteriae et in vivis item, quantum ex fe

ὅσον ἐφ᾽ ἑαυτῷ διεστάναι, τοὐναντίον ᾽Ασκληπιάδου δοξά-
ζοντος· οἴεται γὰρ ὁ ἀνὴρ οὗτος καὶ τὴν καρδίαν καὶ τὰς
ἀρτηρίας διαστέλλεσθαι πληρουμένας πνεύματος, εἰσρέοντος
αὐταῖς διὰ λεπτομέρειαν, ἣν ἐντὸς ἑαυτῶν ἔχουσιν, ὅταν δὲ
πληρωθεισῶν εἰς τὸ ἔμπροσθεν οὐκέτι ῥέῃ, καταπίπτειν αὖ-
θις εἰς τὴν ἔμπροσθεν ὑπάρχουσαν ἑαυταῖς κατάστασιν φύσει
τὸν χιτῶνα. καὶ τοῦτο ἐν παρέργῳ τὸ ζήτημα παρεισέρχε-
σθαι δύναται τοῖς ἀπέραντα μακρολογεῖν ἐθέλουσι σοφισταῖς.
ὥσπερ δ᾽ ἐνταῦθα πολλῶν λόγων ὑπόθεσιν ἑαυτῷ τις πορί-
σασθαι δύναται, κατὰ τὸν αὐτὸν τρόπον, ἐὰν τὰ γεγραμμένα
Φιλωνίδῃ τῷ Σικελῷ κατὰ τὸ περὶ τῆς ἰατρικῆς ὀκτωκαιδέκα-
τον προχειρίζηταί τις, ὧν ἐπὶ βραχὺ καὶ ᾽Αγαθῖνος ἐμνη-
μόνευσε μεμφόμενος αὐτῷ πρῶτον μὲν ὡς μοχθηρῶς ἀπο-
φηναμένῳ τὸν σφυγμὸν ἐν ἀρτηρίαις μόναις γίγνεσθαι, δεύ-
τερον δὲ ὡς καὶ τὸν Βακχεῖον οὐκ ὀρθῶς ἑαυτῷ συνεπισπω-
μένῳ, τὴν πολυλογίαν αὐξήσεις δηλονότι κἀκ τοῦ τοιούτου
τρόπου τῷ λόγῳ. πρῶτον μὲν γὰρ δεήσει τὰ ἐπιχειρήματα
λέγειν οἷς πεισθεὶς ὁ Φιλωνίδης ἀρτηριῶν μόνων τὸν σφυγμὸν
οἴεται εἶναι, δεύτερον δ᾽ ἐξελέγχειν αὐτὰ, καὶ τρίτον ἐπι-

ipfa eft, diftentam effe.   In contraria opinione eft Asclepia-
des.   Hic vir cor et arterias arbitratur diftendi, quum fpi-
ritu implentur in ea influente per fubtilem contextum, quo
praedita intus funt; ubi jam in eorum os repletorum nihil
influat amplius, ibi recidere tunicam in priorem fuum fta-
tum illum naturalem.   Atque haec obiter fubire quaeftio
fophiftis poteft, qui fermonem in immenfum volunt produ-
cere.   Et ut verbofam materiam tibi hic paratam habes,
ita fi quae Philonides Siculus fcripta reliquit in libro de me-
dicina decimo octavo, in manus accipias (quorum etiam
Agathinus brevibus meminit, ei objiciens, primum quod
male pulfum afferuit in folis arteriis fieri, deinde quod Bac-
chium parum recte fecum conjungat) magnum certe cumu-
lum loquacitatis hac ratione addideris orationi.   Primum
enim epicheremata funt commemoranda, quibus adductus
arteriarum folarum Philonides pulfum arbitratur, deinde
illa refellenda, tertio Bacchium demonftrabimus in hunc

δεικνύναι τὸν Βακχεῖον ἐν μὲν ταῖς ἀκροάσεσιν οὕτως εἰρη-
κέναι τὸν σφυγμὸν εἶναι συστολὴν καὶ διαστολὴν ἐν ἁπάσαις
ταῖς ἀρτηρίαις γινομένην. ἐν δὲ τῇ τῶν σφυγμῶν ἐπιτομῇ
κατὰ λέξιν οὕτως γράφει· σφυγμὸς δὲ καὶ πᾶν πάθος σφυγ-
μοῦ μόνον ἐν ἀρτηρίαις καὶ καρδίᾳ συμβαίνει. καὶ μετ᾽ ὀλίγα
πάλιν· ὁ μὲν γὰρ σφυγμὸς, καθάπερ ἐρρέθη, διάστασίς τέ
ἐστι τῆς ἀρτηρίας, ἢ τοῦ ἀρτηριώδους μέρους τῆς καρδίας.
καὶ πρὸ πάντων ἐκείνου μέμνησο τοῦ μέχρι δεῦρο μόνων σχε-
δὸν τῶν Ἡροφιλείων ἡμᾶς τοὺς ὅρους προκεχειρίσθαι, πολ-
λῶν καὶ τοῖς Ἐρασιστρατείοις καὶ τοῖς Ἀσκληπιαδείοις γε-
γονότων· ὥσπερ γε καὶ τοῖς ἀπ᾽ Ἀθηναίου τοῦ Ἀτταλέως,
οὓς πνευματικοὺς ὀνομάζουσιν, εἰ καὶ μὴ τοσούτων ὅρων,
ὅμως γοῦν οὐ τοσούτων εἰρημένων. ὁ γοῦν Ἀγαθῖνος, οὐ
σμικρὸν ἔμπροσθεν ἐμνημόνευσα, καίτοι τοῖς δι᾽ ὅρων ἐπιχει-
ροῦσιν ἅπαντα διδάσκειν ἐπιτιμῶν, ὅμως καὶ αὐτὸς ἐν ἔγρα-
ψεν ὅλον βιβλίον τὸ πρῶτον περὶ σφυγμῶν, ἐξηγούμενος
ἕκαστον τῶν ἐν τοῖς σφυγμοῖς ὀνομάτων ἅμα τοῖς οἰκείοις
ὅροις τῶν πραγμάτων. ἀλλὰ περὶ μὲν τῶν ἄλλων σιωπῶ.
πρόκειται γὰρ ἐν τῷδε τῷ γράμματι τοῦ κατὰ τὸν σφυγμὸν

modum locutum in auscultationibus, pulſum eſſe contractio-
nem et diſtentionem omnium arteriarum. In compendio
vero pulſuum ſic ad verbum ſcribit: *Pulſus et omnis pul-*
ſus affectus arteriis duntaxat et cordi accidit. Rurſus
paulo poſt: *Nam pulſus quod dictum eſt, dilatatio eſt ar-*
teriae, vel arterioſae partis cordis. In primis hoc tibi
fac haereat, hactenus ſolorum fere Herophiliorum nos
commemoraſſe definitiones, quum etiam Eraſiſtratii mul-
tas et Asclepiadii fecerint. Etiam hercle Athenaei Atta-
lenſis aſſeclae, quos pneumaticos vocant, etſi non ita mul-
tas definitiones, tamen non quantas diximus fecerunt. Aga-
thinus quidem certe, de quo paulo ante feci mentionem,
quanquam improbet iſtos, qui omnia definitionibus ſtudent
docere, ipſe tamen librum primum conſcripſit de pulſibus,
ubi ſingula quae ad pulſum pertinent, nomina cum propriis
definitionibus rerum interpretatur. Caeterum alias quidem
praetereo, nam hoc in libro ſolius pulſus ſtatui definitionem

ὅρου μόνου μνημονεύειν, ἐπιδεδει(50)χότος μου πολλάκις,
οὐδὲν ἧττον τοῦδε καθ' ἑκάστην διαφορὰν σφυγμῶν ὁμοίως
δύνασθαι πληρωθῆναι βιβλίον, ἐάν τέ τις ὁρίζηται τὸν μέγαν
σφυγμὸν, ἅμα τοῖς παρακειμένοις αὐτῷ, κατὰ τὸ πηλίκον
τῆς διαστολῆς, ἐάν τε τὸν μικρὸν, ἅμα τοῖς κατὰ τοῦτο παρα-
κειμένοις. οὕτω δὲ καὶ τοὺς ἄλλους ἅπαντας· καὶ νῦν, ὡς
ἔφην, ὑπὲρ αὐτοῦ μόνου τοῦ σφυγμοῦ πρόκειται διελθεῖν ἐπὶ
κεφαλαίων.

Κεφ. ια'. [98] Ὁ τοίνυν Ἀγαθῖνος ἐπιτιμῶν τοῖς
πάντως ὁρίζεσθαι τὸν σφυγμὸν βουλομένοις, ὅμως καὶ αὐτὸς
εἰς μακρολογίαν οὐκ ἀναγκαίαν ἐνέπεσε μετὰ τοῦ καὶ σφάλλε-
σθαι φανερῶς, οἰόμενος ὁμωνύμως λέγεσθαι τὸν σφυγμόν.
ἄλλως μὲν γὰρ, φησὶ, τὴν τῆς καρδίας καὶ τῶν ἀρτηριῶν κί-
νησιν λέγομεν σφυγμὸν, ἄλλως δὲ τὴν ἐν ταῖς φλεγμοναῖς γι-
νομένην αὐτῷ τῷ κάμνοντι συναίσθησιν. καὶ γὰρ καὶ ταύ-
την ὁμωνύμως φησὶ καλεῖσθαι σφυγμόν· ἀλλὰ καὶ τὴν δια-
στολὴν τῆς ἀρτηρίας μόνην, καὶ ταύτην ὀνομάζεσθαι σφυγμὸν,
ἐπειδὰν ἤτοι μέγαν, ἢ σφοδρὸν εἶναι λέγωμεν αὐτὸν, οὐ γινο-
μένων τούτων ἐν τῇ συστολῇ. καὶ μέντοι καὶ τὸν Ἀθήναιόν

memorare. Certe quidem demonſtravi ego multis in locis,
librum de ſingulis differentiis pulſuum poſſe non ſecus ac
hunc confici, ſi magnum pulſum definias una cum his, quae
ei ex quantitate diſtentionis ſunt conjuncta, et ſi parvum
una cum adjunctis ex hac, atque hoc modo omnes alios.
Sed in praeſenti, ut dixi, de ſolo pulſu ſtatui ſummatim ver-
ba facere.

Cap. XI. Hic ergo Agathinus qui eos accuſat, pul-
ſum qui volunt omnino definire, tamen in loquacitatem et
ipſe incidit inanem, atque etiam liquido in eo lapſus eſt quod
homonymum pulſum putarit eſſe. Alio enim loco ait:
Cordis et arteriarum motum dicimus pulſum eſſe. Alias:
ſenſum illum quem in inflammationibus aegrotus percipit,
num et hunc ait pulſum per homonymiam vocari, quin-
etiam ſolam arteriae diſtentionem nominari pulſum, quan-
do vel magnum, vel vehementem eum dicimus eſſe, qui in
contractione non fiunt. Et vero etiam Athenaeum ait cen-

φησιν οἴεσθαι καὶ τὴν συστολὴν ὀνομάζεσθαι σφυγμὸν, ᾧ
σημαινομένῳ κελεύει τὸν Ἡρόδοτον ἐπιστῆναι. τούτῳ γὰρ
ἀνδρὶ προσεφώνησε τὸ βιβλίον, ἑαυτοῦ μὲν ὄντι μαθητῇ, πάνυ
δ᾽ ἐπιφανῶς ἰατρεύσαντι κατὰ τὴν τῶν Ῥωμαίων πόλιν.
ἀλλὰ τὸν σύνθετον ἐκ πλειόνων διαστολῶν ὀνομάζεσθαί φησι
σφυγμὸν, ἔτι τε πρὸς τούτοις οὐ μόνον τὸν ἐκ τῶν διαστο-
λῶν, ἀλλὰ καὶ τῶν συστολῶν. ὅρα δὲ, φησὶ, μή τις καὶ ὁ
κατὰ τὸν καρπὸν ἴδιος ὀνομάζεται σφυγμός. δοκεῖ δέ μοι,
φησὶ, σφυγμὸς λέγεσθαι καὶ ἡ τῶν ἐν προχείρῳ τεταμένων
ἀρτηριῶν κίνησις. ἐπὶ τούτοις ἅπασι καὶ τοῦ κατὰ τὰ ὑπο-
χόνδρια γινομένου παλμοῦ μνημονεύει ζητῶν, εἰ καὶ τοῦτον
ἄμεινόν ἐστιν ὀνομάζειν σφυγμόν. γίνεσθαι μὲν γὰρ αὐτὸν
ἐνίοις τῶν παρακοπτικῶν, εἶναι δὲ τῆς κατὰ τὴν ῥάχιν ἀρτη-
ρίας τῆς παχείας. καὶ εἴπερ καὶ ταύτην, φησὶ, τὴν κίνησιν
ὀνομάζομεν οὐ σφυγμὸν, ἀλλὰ παλμὸν, ἔσται τις ἀρτηριῶν
κίνησις, οὐ σφυγμὸς, ἀλλὰ παλμὸς ὀνομαζομένη. καθ᾽ ὃ
σημαινόμενον καὶ ὁ Ἡλεῖος Αἰγίμιος ἐπέγραψε τὸ περὶ παλ-
μῶν βιβλίον, ἐν ᾧ περὶ τῶν σφυγμῶν διαλέγεται. παρεισέρ-
χεται δὲ κἀνταῦθα πάλιν λόγος ἕτερος τοῖς μακρολογεῖν

fere contractionem quoque pulſum appellari; quam ſignifi-
cationem jubet Herodotum attendere; huic enim viro ſuum
librum nuncupavit, ſuo quidem diſcipulo, apud Romanos
tamen in medicina exercenda claro.   Sed conflatum ex
compluribus diſtentionibus appellari pulſum dicit; ad haec
non ſolum ex diſtentionibus conſtitutum, ſed et ex contra-
ctionibus.   Quid, inquit, ſi etiam qui proprius eſt carpi,
vocetur pulſus?   Equidem exiſtimo, inquit, pulſum dici
etiam evidentium arteriarum motum.   Ab his omnibus pal-
pitationis ſecundum praecordia meminit, ecquid hanc quo-
que par ſit appellare pulſum; quam quidem habeant non-
nulli deliri; eſſe autem craſſae dorſi arteriae.   Quem in
motu, inquit, vocamus non pulſum, verum palpitatio-
nem, erit jam quidam arteriarum motus, qui non pulſus,
ſed palpitatio appelletur; qua etiam ſignificatione Aegimius
Helienſis inſcripſit librum de palpitationibus, in quo tractat
de pulſibus.   Sed hoc rurſus loco obrepit aliud argumentum

ἐθέλουσι, σκοπουμένοις εἰ γνήσιον ὄντως ἐστὶν Αἰγιμίου τὸ
βιβλίον, ἢ εἰ πρῶτος Αἰγίμιος ἁπάντων ἔγραψε περὶ σφυγμῶν
βιβλίον, ἢ καί τις ἄλλος πρὸ αὐτοῦ. τοῦτο μὲν ὄντως περιτ-
τὸν, οὐ περιττὸν δ᾽ ἴσως δόξει εἶναι, καίτοι περιττὸν ὂν, ἐπισκέ-
ψασθαι πότερον ἕν τι σημαίνεται πρὸς τοῦ σφυγμοῦ ὀνόματος,
ἢ πολλά. φαίνεται γὰρ καὶ ὁ Ἀρχιγένης ἠκολουθηκέναι κατὰ
τοῦτο τῷ διδασκάλῳ, πολλαχῶς οἰόμενος λέγεσθαι τὸν σφυγ-
μόν. ἵνα δέ τις ἐπικρίνῃ τοὺς τοιούτους λόγους, ἀναγκαῖόν
ἐστιν αὐτὸν ἐν τῇ τῶν γενῶν εἰς εἴδη τε καὶ διαφορὰς τομῇ
γεγυμνάσθαι. μόνως γὰρ οὕτως τὰ ἴδια καὶ τὰ κοινὰ ση-
μαινόμενα τῶν ὀνομάτων ἑκάστου δυνατὸν εὑρίσκειν ἐστί.
πολλαχόθι γ᾽ οὖν μοι δοκοῦσι καὶ οἱ δόξαν ἐπὶ διαλεκτικῇ
μεγάλην ἔχοντες ἡμαρτηκέναι, τοσαῦτα σημαινόμενα τῶν γε-
νικῶν προσηγοριῶν οἰηθέντες ὑπάρχειν, ὅσαι πέρ εἰσιν αἱ
καθ᾽ ἑκάστην αὐτῶν οἰκεῖαι διαφοραί. λέγω δὲ, εἴ τις οἰηθείη
τὴν, ζῶον, φωνὴν, οὐχ ἕν τι σημαίνειν· ἄλλως μὲν γὰρ λέ-
γεσθαι ζῶον ἀθάνατον, ἄλλως δὲ θνητὸν, καὶ λογικὸν
μὲν ἄλλως, ἄλογον δὲ ἄλλως, καὶ δὴ καὶ ἄγριόν τε καὶ

his qui fermones ftudent ducere, fi difceptent, an Aegimii
ille germanus liber fit, aut utrum caeterorum Aegimius
fcripferit de pulfibus primus, an alius ante illum. Hoc
vero omnino eft frivolum, illud fortaffe non inane cenfebi-
tur, tametfi eft inane, indagare unumne pulfus nomen, an
multa fignificet; videtur enim etiam Archigenes in eo cum
praeceptore fentire, multis modis putans pulfum dici. De
quibus fermonibus quo aliquis cognoscat, ad genera eum in
fpecies et differentias partienda neceffarium eft exercitatum
effe; nam propriarum et communium fignificationum nomi-
num haec una eft via inveniendi. Itaque multis mihi locis
videntur etiam qui illuftres in dialectica funt lapfi effe,
qui totidem effe generalium nominum fignificationes funt ar-
bitrati, quot in iis fingulis contineantur propriae fpecies.
Dico autem, fi quis putaverit nomen animal non rem unam
fignificare; aliter enim dici animal immortale, aliter mor-
tale, et rationis particeps aliter, expers rationis aliter, et

ΣΦΥΓΜΩΝ ΛΟΓΟΣ Δ. 753

Ed. Chart. VIII. [98. 99.]   Ed. Baf. III. (5o.)

ἥμερον, ἀγελαῖόν τε καὶ μονότροπον, ὅσα τ᾽ ἄλλα τοιαῦτα,
ὥστε ἐάν τις ἐπέξεισι τῷ λόγῳ τῷδε καὶ γυμνάζῃ τὸν μαθη-
τὴν ἐπὶ παραδειγμάτων πλειόνων ἑτοίμως ὁρᾷν τό τε κοινὸν
ἐν πολλοῖς καὶ τὸ καθ᾽ ἕκαστον ἴδιον, οὐκ ὀλίγον τριβήσε-
σθαι χρόνον. καὶ μὴν οὐχ οἷόν τε χωρὶς τοιαύτης διδασκα-
λίας ἐπιδεῖξαι τὴν τοῦ σφυγμοῦ προσηγορίαν ἕν τι σημαί-
νειν, ὥσπερ τὴν τοῦ ζώου, [99] κἂν ὅτι μάλιστα κατὰ τὴν
ἑκατέρου τομὴν εὑρίσκωνται διαφοραὶ πολλαί. πρόδηλον οὖν
ἤδη κἀνταῦθα τὸ μῆκος τῶν λόγων καί τινος ἑνὸς ὅλου καὶ
αὐτὸ δεόμενον βιβλίου τῷ βουλομένῳ διελθεῖν, ἀφ᾽ ὧν ὁρμη-
θέντες οἱ ἄνδρες οἵδε νομίζουσι πολλαχῶς λέγεσθαι τὸν
σφυγμὸν, ὅ τι τε τὸ παρακρουσάμενον αὐτοὺς ἐστιν. εἴρηται
μὲν οὖν μοι περὶ τούτων ἐπ᾽ ὀλίγον κἂν τῷ πρώτῳ τῶν
ἐξηγητικῶν ὧν εἰς τὸ περὶ σφυγμῶν Ἀρχιγένους πεποίημαι,
τὸν ἀριθμὸν ὄντων ὀκτώ. καὶ νῦν δὲ ἀρκέσει, καθάπερ ἐπὶ
τῶν ἔμπροσθεν, ἐν δεδεῖχθαι τὸ μῆκος τῶν ἐσομένων λόγων,
ἐὰν ἅπαντά τις ἐπεξέρχηται τὰ τοιαῦτα. φαίνεται δ᾽ οὖν καὶ
ὁ Ἀγαθῖνος, εἰ καὶ ὅτι μάλιστα τοῖς ἐπιχειροῦσιν ὁρίζεσθαι
τὸν σφυγμὸν ἐπιτιμᾷ, δι᾽ αὐτῶν τῶν λεγομένων ὑπ᾽ αὐτοῦ

ferum etiam manfuetumque, ad haec gregale et folitarium,
et id genus reliqua.   Proinde fi hanc disputationem perfe-
quare, discipulumque exercites ad multa exempla, ut ftatim
quod multis commune eft cernat et quod unicuique pro-
prium, non parum impendes temporis.   Atqui fine tali in-
ftitutione oftendi non poteft, pulfus vocabulum unam rem
fignificare, ut animalis, etfi ex utriusque divifione quam
plurimae prodeant differentiae.   Itaque hic jam perfpicias
etiam longitudinem fermonis, qui integrum item librum re-
quiret, fi exponere velis, unde inducti illi pulfum multis
modis putent dici, et quid fit quod iis impofuit.   De quibus
ego nonnihil etiam in primo commentariorum, quae in li-
brum Archigenis de pulfibus confcripfi, numero octo, dixi;
hic fatis erit, ficut antea, fi unam fermonis prolixitatem de-
monftrem, qui ei habebitur, fi quis talia perfequi omnia ve-
lit.   Nam videtur Agathinus, etfi incufet illos quam vehe-
mentiffime, qui pulfum conantur definire, ex fuis ipfius

ποτὲ μὲν ἐνέργειαν ἀρτηριῶν τε καὶ καρδίας οὗτὸν εἶναι νο-
μίζων, ποτὲ δὲ κίνησιν ἀρτηριῶν τε καὶ καρδίας, ἔστι δ᾽ ὅτε
καὶ διαστολὴν καὶ συστολὴν ἀρτηριῶν καὶ καρδίας, οὐ μα-
χομένων ἀλλήλοις τῶν εἰρημένων λόγων, ἀλλὰ τοῦ μὲν, ὡς
ἄν εἴποι τις, ὄντος γενικωτέρου, τῶν δ᾽ εἰδικωτέρων.

Κεφ. ιβ′. Ὁ γοῦν Ἀρχιγένης ἐξειργάσθαι δοκῶν τὸν
περὶ τῶν σφυγμῶν λόγον ἐν ἑνὶ μεγάλῳ βιβλίῳ κατὰ τὴν
ἀρχὴν αὐτοῦ τόνδε τὸν ὅρον ἔγραψε· σφυγμός ἐστι καρδίας
καὶ ἀρτηριῶν διαστολὴ φυσική τε καὶ συστολὴ φυσική, προσ-
θεὶς δηλονότι τὸ φυσικὴ τῷ τοῦ Ἀγαθίνου λόγῳ δι᾽ ἣν
ἔμπροσθεν αἰτίαν εἶπον. ἐκ διαστολῆς τε καὶ συστολῆς ὡς
μερῶν συγκεῖσθαι νομίζουσι τὸν σφυγμὸν οἱ πνευματικοὶ πάν-
τες, ἐνεργείας ἡγούμενοι τὰς κινήσεις ἀμφοτέρας εἶναι, τῶν
περὶ τὸν Ἡρόφιλόν τε καὶ Ἀσκληπιάδην οὐχ ὁμοίως δοκούν-
των φέρεσθαι. τὸν μὲν οὖν Ἡρόφιλον περὶ διαστολῆς τε
καὶ συστολῆς ἀρτηριῶν ζήτησιν ἰδίαν ἔχειν μακροτέραν· ἐνίοτε
μὲν γάρ σοι δόξει καὶ τὴν διαστολὴν καὶ τὴν συστολὴν
ἐνέργειαν νομίζειν, ὡς τὸ πολὺ δὲ μόνην τὴν συστολήν·

verbis, nunc functionem arteriarum et cordis eum putare
eſſe, nunc motum arteriarum et cordis, non quod inter ſe
hae definitiones pugnent, ſed quod una eſt, ut ita dicam,
generalior, aliae ſpecialiores.

Cap. XII. Et jam Archigenes, qui commentationem
de pulſibus in uno praegrandi libro confeciſſe exiſtimatur,
in ejusdem initio definitionem hanc ſcripſit: Pulſus eſt
cordis et arteriarum diſtentio atqne contractio naturalis.
Addidit hanc dictionem, naturalis, ad definitionem Agathi-
ni, ob cauſam quam ante explicavi. Ex diſtentione atque
contractione ut partibus arbitrantur conſtare pulſum
pneumatici omnes, actionem putantes utrumque motum eſſe,
quum Herophilus et Asclepiades haud aeque ſentire videan-
tur. Ac Herophilus quidem de diſtentione et contractione
arteriarum peculiarem quaeſtionem inſtituere videtur proli-
xiorem; nam ſubinde putabis eum et diſtentionem et con-
tractionem cenſere actionem eſſe, fere tamen unam contra-

Ed. Chart. VIII. [99.]   Ed. Baf. III. (5o.)

ὁ δὲ Ἀσκληπιάδης, οὐδεμίαν ὑπολαμβάνων δύναμιν ὑφ᾽ ἧς
ἥ τε καρδία καὶ αἱ ἀρτηρίαι κινοῦνται, ποικίλος ἐστὶ κατὰ
τὴν λέξιν ὥσπερ ἐν ταῖς ἄλλαις ἁπάσαις ἐνεργείαις φυσικαῖς
τε καὶ ψυχικαῖς, οὕτω κἂν τῇδε. ποτὲ μὲν γάρ σοι δόξει μὴ
ἐνεργείας αὐτὰς τίθεσθαι, καίτοι γε ἀκόλουθον αὐτοῦ ταῖς
ὑποθέσεσι τοῦτ᾽ ἔστι, ἐνίοτε δὲ ἐνεργείας αὐτὰς τίθεσθαι, ἃς
καταχρώμενος, ἢ τῷ ἔθει συγχωρῶν. οἱ δ᾽ ἀπ᾽ Ἀθηναίου πάν-
τες, ὡς εἴρηται, τὰς κινήσεις ἀμφοτέρας ἐνεργείας ἡγοῦνται,
τήν τε ἐν τῷ διαστέλλεσθαι γιγνομένην καὶ τὴν ἐν τῷ συ-
στέλλεσθαι, οὕτω τε καὶ ἡμεῖς ὑπολαμβάνομεν, οὐκ ἐπὶ μό-
νων τῶν ἀρτηριῶν τε καὶ τῆς καρδίας, ἀλλὰ καὶ τοῦ θώρακος.
καὶ γὰρ καὶ τοῦτον ἐνεργεῖν ἐδείξαμεν ἔν τε τῷ διαστέλλεσθαι
καὶ συστέλλεσθαι. διορίζομαι δὲ ὡς ἐπὶ τοῦ θώρακος, οὕτω
κἀπὶ τῶν ἀρτηριῶν τὰς ἐπὶ τὴν μέσην κατάστασιν ἀπὸ τῶν
ἄκρων φοράς, ἐνίοτε μὲν ἐνεργείας χωρὶς, ἐνίοτε δὲ σὺν
ταύτῃ γινομένας. ἐὰν οὖν καὶ τὰς περὶ τούτων ἀποδείξεις
ἐπεισάγῃ τις τῷ λόγῳ, καὶ κατὰ τοῦτ᾽ αὐτὸν εἰς μῆκος προά-
ξει μακρότερον. ἐὰν δὲ καὶ τῆς τῶν ὀνομάτων ὑπαλλαγῆς,

ctionem. Asclepiadis vero qui nullam ducit facultatem effe,
abs qua cor et arteriae moveantur, varia eſt oratio, quum
in aliis functionibus naturalibus animalibusque omnibus
tum in hac. Dicas enim interim ſtatuere eas illum ne actio-
nes quidem effe, quanquam hoc confequens eſt ſuppofitio-
nibus ipfius; interim vero functiones effe ponere, veluti
abutens nomine, aut confuetudini concedens. At vero fa-
milia Athenaei, ut dixi, omnis utrumque motum in functio-
nibus habet et diſtentionis et contractionis. In qua etiam
nos fententia fumus, neque tantum de arteriis et corde, fed
etiam de thorace, quippe quem etiam demonſtravimus agere
diſtendendo fe et contrahendo. Diſtinguo autem tum in
thorace, tum in arteriis lationes in medium ſtatum ab ex-
tremis, quae nunc citra actionem, nunc cum illa fiunt.
Horum fi jam demonſtrationes in hunc fermonem con-
jicias, hac re ad longitudinem tibi multum proficie-
tur. Ad haec, fi nominum varietatem, qua in definien-

Ed. Chart. VIII. [99. 100.]   Ed. Baf. III. (50. 51.)

ἣν ἐποιήσατο κατὰ τοὺς ὅρους, ἃς αὖθις προσέθεσαν αἰτίας
εὐλόγους διέρχηταί τις, εἶθ᾽ ἑξῆς ὅπως ἐμέμψαντό τινες αὐ-
τὰς, εἶθ᾽ ὅπως ἀπελογήσαντο περὶ τῶν εἰπόν(51)των, ἕτερον
μῆκος ἔτι κἂκ τοῦδε περιττὸν τῷ λόγῳ προστεθήσεται.

Κεφ. ιγ΄. [100] Μάγνος οὖν οὐ διαστολὴν καὶ συ-
στολὴν, ἀλλὰ καὶ διόγκωσιν καὶ συνίζησιν αἰσθητὴν καρ-
δίας καὶ τῶν ὁμοιοπαθούντων αὐτῇ τὸν σφυγμὸν εἶναί
φησιν.

Κεφ. ιδ΄. Αὐτὸς δὲ ὁ τῆς αἱρέσεως αὐτῶν ἡγεμὼν
Ἀθήναιος τὸν σφυγμὸν ὁρίζεται κίνησιν κατὰ διαστολὴν φυ-
σικὴν καὶ ἀπροαίρετον τοῦ ἐν ἀρτηρίαις καὶ καρδίᾳ θερμοῦ,
ἐξ ἑαυτοῦ τε καὶ εἰς ἑαυτὸ κινουμένου, καὶ συγκινοῦντος καρ-
δίαν καὶ ἀρτηρίας, οὐ μόνον οὐσιώδη τὸν ὁρισμὸν ποιησάμε-
νος, ἀλλὰ καὶ μετὰ τοῦ τῆς αἰτίας λογισμοῦ, καθ᾽ ὃν τρόπον
ὁρίζεσθαι κελεύουσιν οἱ διαλεκτικοὶ τὰ ἐν τῷ γίγνεσθαι τὸ
εἶναι κτώμενα. καὶ συντομώτερον δὲ τὸν σφυγμὸν εἶναί φησι
διαπνοὴν φανερὰν πρὸς αἴσθησιν ληπτὴν ὅσον ἐφ᾽ ἑαυτῇ
καρδίας καὶ ἀρτηριῶν. ἔστι δὲ καὶ ὅδε ὁ ὅρος Ἀθηναίου·

do funt ufi, et hercle quas adduxerunt probabiles caufas re-
cenfueris, deinde quemadmodum eas quidem reprehende-
runt, poftea quomodo dicta fua alii defenderunt, hinc ora-
tioni accedet frivolae prolixitatis cumulus.

Cap. XIII. Magnus itaque non diftentionem et con-
tractionem, fed etiam inflationem et concidentiam fenfibi-
lem cordis, eorumque quae illi afficiuntur fimiliter, dixit
pulfum effe.

Cap. XIV. At ipfe fectae illorum princeps Athe-
naeus pulfum definivit motum per diftentionem naturalem
et involuntariam caloris, qui in arteriis eft et in corde, qui-
que ex fe ipfo et in fe ipfum movetur, unaque cor movet
et arterias. Ubi non effentialem modo definitionem fecit,
fed addidit et caufam, quemadmodum definiri dialectici vo-
lunt ea quae dum fiunt funt. Et compendiofius etiam pul-
fum dicit effe manifeftum perfpiratum, a fenfu per fe qui-
dem perceptibilem, cordis et arteriarum. Jam Athenaei

σφυγμός ἐστι διαστολὴ καὶ συστολὴ κατὰ διάπνοιαν καρδίας
καὶ ἀρτηριῶν. ἔξεστι δὲ τῷ βουλομένῳ καὶ τὸν περὶ τού-
των τῶν ὅρων λόγον ἐκτείνειν ἐπὶ πλεῖστον ἀνασκευάζοντί
τε καὶ κατασκευάζοντι. καὶ ἄλλοι δέ τινες τῶν ἀπὸ τῆς πνευ-
ματικῆς αἱρέσεως ὅρους ἐποιήσαντο τοῦ σφυγμοῦ βραχὺ
τῶν προειρημένων παραλλάττοντας, ὡς εἶπον, ὥστ᾽ οὐ χρὴ
μνημονεύειν αὐτῶν ἐπειγομένους καθ᾽ ὅσον οἷόν τε διαδρα-
μεῖν τὸν λόγον.

Κεφ. ιε΄. Ὡσαύτως δὲ καὶ τοῖς ἀπ᾽ Ἀσκληπιάδου
διαφωνία ἐγένετο πρὸς ἀλλήλους, τοῖς μὲν προστιθεῖσί τι
τοῖς εἰρημένοις ὑπ᾽ Ἀσκληπιάδου, τοῖς δ᾽ ἀφαιροῦσι, τοῖς
δ᾽ ὑπαλλάττουσιν. αὐτὸς μὲν γὰρ ὁ Ἀσκληπιάδης τὸν μὲν
σφυγμὸν εἶναι συστολὴν καὶ διαστολὴν καρδίας τε καὶ ἀρτη-
ριῶν, οὐκ ὀλίγοι δὲ τᾶν ἀπ᾽ αὐτοῦ γινομένων προστιθέα-
σιν, οὐχ ἅπαξ, ἀλλὰ πολλάκις γιγνομένην κατὰ μίαν εἰσ-
πνοήν, ὡς εἶναι τὸν ὅλον ὅρον τοιόνδε· σφυγμός ἐστι δια-
στολὴ καὶ συστολὴ καρδίας τε καὶ ἀρτηριῶν οὐχ ἅπαξ, ἀλλὰ
πολλάκις γινομένη κατὰ μίαν εἰσπνοήν. ἐξηπατήθησαν δὲ ὑπὸ

etiam haec eſt definitio: Pulſus eſt diſtentio et contractio
cum perſpiratu cordis et arteriarum. Si cui autem cordi
eſt, hisce definitionibus confutandis confirmandisque lon-
giſſime orationem extendat licet. Jam vero alii quidam de
pneumatica ſecta definitiones pulſus fecerunt aliquantum
ab antedictis, ut dixi, variantes; quo minus eas eommemo-
rare ſtatui, quod perſtringere quam breviſſime orationem
ſtudeam.

Cap. XV. Asclepiadis etiam discipuli fuerunt inter
ſe discordes, quod definitionibus quidam Asclepiadis aliquid
adjicerent, alii detraherent, alii immutarent. Nam ipſe
Asclepiades quidem pulſum dicit eſſe diſtentionem et con-
tractionem cordis et arteriarum. Hic multi ejus discipuli
addunt, quae non ſemel, ſed identidem in una inſpiratione
fiat, ut tota definitio haec ſit: Pulſus eſt diſtentio et
contractio cordis et arteriarum, quae non ſemel, ſed identi-
dem in una inſpiratione fiat. Sed decepti quidam ſunt ab

τοῦ γεγράφθαι κατὰ τὸ περὶ τῆς ἀναπνοῆς καὶ τῶν σφυγμῶν αὐτοῦ βιβλίον οὕτως τὴν λέξιν, ἐπιλαθόμενοι τοῦ λόγου ἐν ᾧ τοῦτ᾽ ἔγραψε. πρόκειται γὰρ αὐτῷ δεῖξαι, τίνα μὲν ὁμοίως γίγνεται κατά τε τὰς ἀναπνοὰς καὶ τοὺς σφυγμοὺς, τίνα δὲ ἑτέρως τε καὶ διαφερόντως. ἐν ᾧ τοίνυν ἐπιδείκνυσι τὰ διαφέροντα, καὶ ἡ προκειμένη γέγραπται λέξις, εἰς διορισμὸν ἀναπνοῆς τε καὶ σφυγμῶν ἔχουσα προσκείμενον, οὐχ ἅπαξ, ἀλλὰ καὶ πολλάκις γιγνομένη κατὰ μίαν εἰσπνοήν.

Κεφ. ιστ'. Ἔνιοι δὲ καὶ αὐτοῖς τούτοις προσέθεσάν τινα, καθάπερ καὶ Μοσχίων ὁ διορθωτὴς ἐπικληθεὶς, ἐπειδή τινα τῶν ὑπ᾽ Ἀσκληπιάδου λελεγμένων ἐπηνωρθοῦτο, μὴ πάντῃ πειθόμενος τἀνδρὶ, καθάπερ οὐδ᾽ ὁ Ἀλέξανδρος Ἡροφίλῳ. τίς οὖν ὁ τοῦ Μοσχίωνος [101] ὅρος εἰπόντες ἀπαλλαγῶμεν ἤδη καὶ τῶν Ἀσκληπιάδου· σφυγμός ἐστι κίνησις ἴδιος καρδίας καὶ ἀρτηριῶν καὶ φλεβῶν καὶ ἐγκεφάλου καὶ τῆς περὶ αὐτὸν μήνιγγος κατὰ μίαν εἰσπνοὴν, οὐχ ἅπαξ δὲ, ἀλλὰ πολλάκις γιγνομένη. καί σοι καὶ τῆς

eo, quod in libro fuo de refpiratione et pulfibus fcripferit in eum modum ifta verba, obliti orationis ubi hoc fcripfit. Nam demonftrare inftituit, quae fimili modo fiunt in refpirationibus et pulfibus et quae alio diverfoque, ac ubi diverfitatem declarat, ifta commemorata verba funt fcripta, quo refpirationem fepararet a pulfibus, quibus hoc eft adfcriptum: quae non femel, fed identidem in una infpiratione fiat.

Cap. XVI. Alii porro quaedam adjecerunt praeterea, de quibus Mofchion eft, cognomine corrector, quod Asclepiadis fcripta quaedam corrigeret, non ubique cum eo fentiens, ficut nec cum Herophilo Alexander. Ego vero fimul ut Mofchionis definitionem narravero, recedam a fchola Asclepiadis: Pulfus eft motus peculiaris cordis, arteriarum, venarum, cerebri, ambientisque hoc membranae, qui in una infpiratione non femel, fed identidem fiat. Atqui

ἐξηγήσεως ἑκάστου τῶν κατὰ τὸν ὅρον εἰρημένων οὐκ οἶμαι δεήσειν, εἰ μέμνησαι τῶν ἄχρι δεῦρο λελεγμένων.

Κεφ. ιζ, Ἄξιον οὖν ἴσως ἐστὶ καὶ τῶν περὶ τὸν Ἐρασίστρατον μνημονεῦσαι, διενεχθέντων καὶ αὐτῶν πρὸς ἀλλήλους οὐχ ἧττον ἢ οἱ ἄλλοι. τὸ γάρ τοι θαυμάσιον τοῦτ᾽ ἐστιν, ὅτι μὴ μόνον ἀπὸ διαφερουσῶν αἱρέσεων, ἀλλὰ καὶ αὐτῶν τῶν ἀφ᾽ ἑνὸς ἀνδρὸς ἀναγομένων οἱ πλεῖστοι διεφάνησαν, ἔνιοι δὲ καὶ δύο καὶ τρεῖς ὅρους ἔγραψαν, ὥσπερ Ἀπολλώνιος ὁ ἀπὸ Στράτωνος ἕνα μὲν τόνδε· σφυγμός ἐστι κατὰ τὴν ἐπιπλήρωσιν τοῦ ἀπὸ καρδίας πνεύματος ἐκπεμπομένου περὶ τὴν ἀρτηρίαν διάστασις γινομένη. δεύτερον δὲ τόνδε· σφυγμός ἐστιν ἡ ἀπὸ τῆς ἀρτηρίας διάστασις καὶ συστολὴ ἀπὸ τῆς ἐν αὐταῖς παρακειμένης καὶ ἀνάλογον δυνάμεως. τρίτον δ᾽ ἄλλον· σφυγμός ἐστι διάστασις, καθ᾽ ἣν πρὸς τὴν ἀφὴν ἡ ἀρτηρία προσπίπτει. οὗτος μὲν οὖν ὁ τρίτος ὅρος ὅτι τὴν αὐτὴν ἔχει δύναμιν τῷ κατὰ τὸν ἐν ἐπισκέψει σφυγμὸν ὁρισμῷ πρόσθεν ὑπὸ τῶν περὶ τὸν Ἀλέξανδρον εἰρημένῳ, παντὶ δῆλον· ὁ δὲ πρῶτος ὑπ᾽ αὐτοῦ γεγραμμένος οὐσιώδης ἐστὶ κατὰ τὴν Ἐρασιστράτου

non puto defiderare te interpretem horum quae definitio habet, fi quid memores hactenus dictorum.

Cap. XVII. Quare fit operae pretium fortasse transire ad Erafiftrati discipulos, qui inter fe non minus ac alii diffenferunt. Siquidem hoc quidem mireris, non tantum diverfarum fectarum medicos, fed illos etiam qui unum virum fectarentur, diffenfiffe plerosque; quosdam etiam duas et tres definitiones confcripfiffe, ut Apollonius Stratonis filius unam hanc: Pulfus eft dilatatio arteriae, quae completione fit fpiritus a corde emiffi. Alteram hanc: Pulfus eft arteriae dilatatio et contractio, a facultate quae illi conjuncta eft ac proportione respondet. Ac tertiam aliam: Pulfus eft dilatatio quae facit ut tactum arteria feriat. Atque hanc definitionem tertiam aequipollere definitioni pulfus in confideratione pofiti, nuper ab Alexandro allatae, nemo eft qui nefciat. Prima autem quam fcripfit effentialis eft, confentiens Erafiftrati fententiae, quandoquidem pu-

760　ΓΑΛΗΝΟΥ ΠΕΡΙ ΔΙΑΦΟΡΑΣ

Ed. Chart. VIII. [101.]　　　　　Ed. Baf. III. (51.)

δόξαν συγκείμενος, ἐπειδὴ καὶ τὰς ἀρτηρίας, ὡς καὶ πρόσθεν
ἔφην, οἴεται διαστέλλεσθαι κατὰ τὴν ἐπιπλήρωσιν τοῦ παρὰ
τῆς καρδίας ἐπιπεμπομένου πνεύματος. ἀξιοῦσι γὰρ ἡμᾶς
ἐπιπλήρωσιν, οὐ πλήρωσιν λέγειν, ἵνα μή τις ὑπονοήσῃ πᾶν
ἐκκενοῦσθαι τὸ πνεῦμα τῶν ἀρτηριῶν ἐν ταῖς συστολαῖς. ὁ
δὲ δεύτερος ὅρος ἐφάπτεται καὶ τοῦ τῶν δυνάμεων λόγου,
βέλτιον ὑπ᾽ ἄλλων Ἐρασιστρατείων συντεθεὶς, ὅσοι τὸν
σφυγμὸν ἔφασαν εἶναι διαστολὴν καὶ συστολὴν ἀρτηριῶν τε
καὶ καρδίας, ὑπὸ ζωτικῆς τε ψυχικῆς δυνάμεως ἐπιτελουμένην.
αὐτὸς γὰρ ὁ Ἐρασίστρατος ἐν τοῖς περὶ πυρετῶν ἀπεφήνατο
σαφῶς, οὐ μόνον ζωτικὴν δύναμιν εἶναι κατὰ τὴν καρδίαν,
ἀλλὰ καὶ ψυχικήν. ἐνίοις δ᾽ αὐτῶν ἤρκεσε τὸν σφυγμὸν εἰπεῖν
κοινὴν ἐνέργειαν καρδίας τε καὶ ἀρτηριῶν. ἔνιοι δὲ περιεργό-
τερον ἀντιδιαστολὴν ἀρτηριῶν πρὸς καρδίαν ἔφασαν εἶναι
τὸν σφυγμὸν, ἐν ᾧ μὲν χρόνῳ διαστέλλεσθαι συμβαίνει τὴν
καρδίαν, ἐν τούτῳ συστέλλεσθαι τὰς ἀρτηρίας οἰόμενοι, καθ᾽
ὃν δ᾽ ἐκείνη συστέλλεται, τὰς ἀρτηρίας διαστέλλεσθαι. ὅ γε μὴν
πρῶτος τῶν ἀπὸ τοῦ Ἀπολλωνίου ῥηθέντων τὴν διαστολὴν
μόνην σημαίνει σφυγμὸν εἶναι, ἣν αὐτὸς ὠνόμασε διάστασιν,

tat arterias, ut fuperius etiam memini, ideo diftendi, quod
compleantur fpiritu a corde fuppeditato. Nam completio-
nem volunt nos, non impletionem dicere, ne quis omnem
in contractionibus exiftimet fpiritum evacuari. Secunda
definitio facultatum etiam fermonem tangit, quam alii re-
ctius Erafiftratii fecerunt, qui pulfum efse dixerunt diften-
tionem et contractionem arteriarum et cordis, quam vitalis
facultas et animalis efficit. Nam ipfe Erafiftratus in com-
mentariis de febribus aperte affirmavit etiam animalem efse
in corde, nedum vitalem facultatem. Nonnullis illorum
fatis fuit dixiffe, pulfum communem actionem efse cordis
atque arteriarum. Quidam anxie magis diftentionem arte-
riarum, cordi contrariam, efse pulfum affirmaverunt, quan-
do attollitur cor, eodem tempore contrahi arterias exifti-
mantes et quum illud contrahitur, tum diftendi arterias. At
vero Apollonii prima definitio folam declarat diftentionem
efse pulfum, quam dilatationem appellavit, hisce verbis:

ΣΦΥΓΜΩΝ ΛΟΓΟΣ Δ. 761

Ed. Chart. VIII. [101. 102.]   Ed. Baf. III. (51.)

ὧδέ πως γράψας· σφυγμός ἐστι κατὰ τὴν ἐπιπλήρωσιν τοῦ
ἀπὸ καρδίας πνεύματος ἐκπεμπομένου περὶ τὴν ἀρτηρίαν διά-
στασις γιγνομένη. ὅ γε μὴν Ἐρασίστρατος ἔοικεν οὐ τὴν κατὰ
φύσιν ἐν ἀρτηρίαις κίνησιν ὀνομάζειν σφυγμὸν, ἀλλὰ μόνην
τὴν ἐπὶ φλεγμονῇ. δῆλον δὲ ἐκ τῶν ῥήσεων αὐτοῦ τῶν ἐν
τῷ πρώτῳ περὶ πυρετῶν, ἐν αἷς κίνησιν μὲν ἀρτηριῶν ὀνο-
μάζει τὸν κατὰ φύσιν ὑφ᾽ ἡμῶν καλούμενον σφυγμὸν, ὃν δ᾽
αὐτὸς ἐπὶ φλεγμονῇ τὴν μεταβολὴν ἔχειν φησὶ, σφυγμὸν φαί-
νεται καλῶν, ὡς οὐ κατὰ πάσης κινήσεως ἀρτηριῶν ἐπιφέ-
ρειν ἡγούμενος χρῆναι τὴν τοῦ σφυγμοῦ προσηγορίαν, ἀλλ᾽
ἐπ᾽ ἐκείνης μόνης, ἥ τις ἐξίσταται τοῦ κατὰ φύσιν ὑπὸ τῆς
κατὰ τὴν φλεγμονὴν διαθέσεως. εὔδηλον οὖν ἤδη τὸ πλῆθος
τῶν ἐσομένων λόγων, ἐάν τις ἐπεξέρχηται ταῦτα πάντα καὶ
μνημονεύῃ τῶν τε πρὸς ἀλλήλους εἰρημένων τοῖς Ἐρασιστρα-
τείοις καὶ τῶν πρὸς τοὺς ἄλλους, ὅσα τε πάλιν ἐκεῖνοι πρὸς
αὐτοὺς ἀντεῖπον. ὁπότ᾽ οὖν τὰ κεφάλαια μόνον αὐτὰ λέγων
ἐγὼ νῦν ἐπλήρωσα ὅλον [102] βιβλίον, οὐδ᾽ οὖν οὐδὲ πάν-
τας ἐπελθὼν τοὺς εἰρημένους ὅρους, ἆρ᾽ οὐ πρόδηλον, ὡς
τῷ πάντ᾽ ἐπεξέρχεσθαι βουλομένῳ καὶ τρία καὶ τέτταρα

Pulſus eſt dilatatio arteriae, quae completione ſit ſpiritus a
corde emiſſi Eraſiſtratus vero videtur non naturalem ar-
teriarum motum appellare pulſum, verum motum duntaxat
in inflammatione, id quod ejus verba arguunt in primo
commentario de febribus, ubi vocat motum arteriarum, quem
naturalem nos pulſum appellamus; quem vero in inflam-
matione ille immutationem dicit habere, pulſum videtur vo-
care, non cenſens ſcilicet cuivis arteriarum motui eſſe pul-
ſus nomen attribuendum, ſed ſoli ei qui ab affectu in in-
flammatione a naturali ſtatu deducitur. Cernis igitur ver-
borum copiam, qua abundabis, ſi cuncta haec perſequare et
quae in ſe Eraſiſtratii mutuo ac quae in alios diſputarunt,
commemores, et quae item illi reſponderunt his. Quum
igitur in capitibus ego tantum recenſendis librum jam to-
tum confecerim, idque multis etiam praeteritis illorum de-
finitionibns, quid qui exequi omnia velit, nonne tres libros,

762 ΓΑΛΗΝΟΥ ΠΕΡΙ ΔΙΑΦΟΡΑΣ

Ed. Chart. VIII. [102.]   Ed. Baf. III. (51. 52.)

πληρωθήσεται βιβλία; καὶ τοίνυν νόμιζε πεπληρῶσθαι τὰ
τοιαῦτα, καί τι μειράκιον εἰς φλύαρον ἐμπεσὸν σοφιστὴν
ἅπαντα λέγειν ἐσπουδακότα καὶ μηδὲν ὅλως παραλιπεῖν τῶν
εἰρημένων τοῖς ἰατροῖς ἐν πολλῷ χρόνῳ φιλοπόνως ἐκμαθεῖν
αὐτὰ, κἄπειτα συντυχεῖν ἐπ' ἀῤῥώστου τινὸς ἑτέρῳ μειρα-
κίῳ παρ' ἑτέρου διδασκάλου, πῶς τε χρὴ διαγιγνώσκειν ἕκα-
στον τῶν σφυγμῶν καὶ τί δηλοῦν πεφύκασι μεμαθηκότι,
πότερόν σοι δοκεῖ χρήσιμόν τι πρὸς τὴν τέχνην εἰς πρόγνωσιν
ἐπὶ τοῦ νοσοῦντος εὑρήσειν; ἢ πότερον εὐδοκιμήσειν παρ'
αὐτῷ τε τῷ κάμνοντι καὶ τοῖς παροῦσι; τὸ μὲν γὰρ ἕτερον
μειράκιον ὅπως ὁρίζεσθαι χρὴ τὸν σφυγμὸν διήξει λόγους μα-
κροὺς, εἴτε δ' ἀκινδύνως, εἴτε κινδυνωδῶς ὁ (52) κάμνων
ἔχει, καὶ πότερον εἰς χρόνου μῆκος αὐτῷ προελθεῖν, ἢ διὰ
ταχέων κριθῆναι συμβήσεται, παντάπασιν ἀγνοήσει· τὸ δ'
ἕτερον μειράκιον ἀκριβῶς μὲν ταῦτα προγνώσεταί τε καὶ
προερεῖ τοῖς παροῦσιν, ἀγνοήσει δὲ πῶς ὁρίζεσθαι χρὴ τὸν
σφυγμόν. ἐκ παραβολῆς δ' οὕτως ἐναργῶς διαγνωσθήσεται
ποῖον μέν τι τὸ ἄχρηστόν ἐστι τῆς διδασκαλίας εἶδος, ὁποῖον

atque adeo quatuor habebit conficiendos?   Fac vero con-
fectos eſſe, et adolescentem quempiam qui in nugatorem in-
curriſſet praeceptorem, qui omnia dicere velit, nihilque
praeterire eorum quicquam quae tradiderunt medici, longo
tempore illa et ſummo ſtudio edidiciſſe, poſtea congreſſum
apud aegrotum aliquem eſſe cum alio adolescente, qui ab
alio praeceptore didicerit rationem cujusque pulſus dignos-
cendi et quid denuntiare ſoleant, uter tibi videatur commo-
di aliquid inventurus ad praeſagiendum de aegroto? aut uter
nomen aſſecuturus apud aegrotum et praeſentes?   Nam al-
ter adolescens, qui pulſus ſit definiendus, multis verbis aget;
at morbus periculone vacet, an cum periculo ſit, et diutur-
nusne ſit futurus, an brevi judicatio ſit expectanda, plane
neſciet: alter adolescens exacte haec praeſentiet, praedi-
cetque praeſentibus, ſed eum ratio definiendi pulſus fugit.
Hoc autem aperte declarabit comparatio, quae ratio docendi
utilis, quae inutilis ſit.   Verum ut eſt in proverbio, Dulce

δὲ τὸ χρήσιμον· ἀλλ' ὡς ἡ παροιμία φησὶ, γλυκὺς πόλεμος
ἀπείρῳ, οὕτω μοι δοκοῦσι καὶ οἱ πάνθ' ὁρίζεσθαι προαιρού-
μενοι μηδόλως ἐγνωκέναι τὰς γεγοννίας ζητήσεις τοῖς δια-
λεκτικοῖς περὶ τοῦ πῶς ὁρίζεσθαι προσήκει. τὸ μὲν οὖν
ἑρμηνεύειν λόγῳ τὸ δηλούμενον ἐκ τοῦ ῥηθέντος ὀνόματος,
ὅταν γε μὴ πάνυ τι τοῦ προκειμένου πράγματος ἐναργῆ πάν-
τες ἔχωσι τὴν νόησιν, οὐ μόνον χρήσιμον, ἀλλὰ καὶ ἀναγ-
καῖόν ἐστιν· ἀναγκαῖον δὲ κἀπειδὰν ἤτοι γ' ἑκών τις αὐτὰ
ὑπὸ πανουργίας, ἢ ἄκων ὑπὸ ἠλιθιότητος ἐναλλάττῃ τὰ
σημαινόμενα πρὸς τῶν ὀνομάτων, ἐπιφέρων αὐτὰ καθ' ἑτέ-
ρων πραγμάτων ἢ πάντες ἄνθρωποι. μηδετέρου δὲ τού-
των ὄντος, οὐδὲ λόγῳ χρὴ δηλοῦσθαι τὸ πρᾶγμα, τῆς ἰδίας
προσηγορίας αὐτάρκως αὐτὸ σημαινούσης. τὸ δὲ ὁρίζεσθαι
πάντως ἐθέλειν ἅπαν πρᾶγμα σοφιστικῆς διδασκαλίας ἔργον
ἐστί. καὶ ταῦτα ἔξεστι λέγειν ἐμοὶ μάλιστα πεῖραν ἱκανὴν
ἐν αὐτοσχεδίοις προβλήμασι δεδωκότι. περὶ παντὸς γὰρ ἀεὶ
τοῦ προβληθέντος εἰς ὁρισμὸν ἔδειξα δι' ὅλης ἡμέρας δύνα-
σθαί τινα λέγειν. οὐκ οὖν ἀπορίᾳ λόγων εἰς ὅρους ἐπιτηδείων
ἐγκαλῶ τοῖς εὐποροῦσιν, ἀλλ' ἐπιδείξας ἐμαυτὸν ἁπάντων

bellum inexperto, fic ifti videntur mihi, qui omnia volunt
definire, prorfus quaeftiones ignorare quas dialectici de ra-
tione definiendi inftituerunt.　Nam definitione quidem figni-
ficationem explicare propofiti nominis, fi quidem propofi-
tam rem non omnes plane affequantur, non dico conducit,
fed neceffarium eft.　Neceffarium etiam ubi quis vel verfu-
tia de induftria, vel imprudens prae ftupiditate, fignifica-
tiones commutet nominum, tribuens aliis rebus ea ac omnes
homines.　Si absque utroque horum fit, omnino res defini-
tione non eft aperienda, quod fuum ipfa nomen abunde de-
claret, nam definire plane omnia velle ad fophifticam dis-
ciplinam pertinet.　Mihi quidem haec licet dicere, qui fre-
quentiffime in quaeftionibus improvifis feci periculum; nam
de quavis re ad definiendum propofita dici demonftravi poffe
totum diem.　Quare non quo verbis deficiar ad definien
dum accommodatis, inabundantes queror, fed quum probavi
omnium me ad eam loquacitatem effe inftructiffimum, hu-

764   *ΓΑΛΗΝΟΥ ΠΕΡΙ ΔΙΑΦΟΡΑΣ*

Ed. Chart. VIII. [102.]   Ed. Baf. III. (52.)
εὐπορώτατον εἰς τὴν τοιαύτην ἀδολεσχίαν, φιλάνθρωπον
ἡγησάμην εἶναι, τῶν μανθανόντων ἕνεκα τῆς ὠφελείας τὰς
τέχνας, ἐπιδεῖξαι τὴν ἀλήθειαν, οὐχ ὥσπερ οἱ πολλοὶ
τῶν ὁτιοῦν ἐπισταμένων ἐπιχειροῦσιν αὐτὸ σεμνύνειν, ἀλλ᾽
ἐκεῖνοι καὶ σφᾶς αὐτοὺς ἡγούμενοι φανεῖσθαι σεμνοτέρους,
ἀλλ᾽ ἀεὶ τῶν ἐγνωσμένων ἐμαυτῷ, διακρίνειν ἀπὸ τῶν
ἀχρήστων τὰ χρήσιμα. πλὴν γὰρ ὀλίγων ἅπαντες οἱ δι-
δάσκοντες τὰς τέχνας ἐν τοῖς ἀχρήστοις πλεονάζουσιν, ὧν
ἓν καὶ τοῦτ᾽ ἔστιν, ὃ νῦν ἐν ἅπαντι τῷ διηνυσμένῳ λόγῳ
προεχειρισάμην, ἐπινειμαμένου τοῦ τῆς φιλοριστίας νοσήμα-
τος οὐ μόνον τοὺς ἰατροὺς καὶ φιλοσόφους, ἀλλὰ καὶ
ῥήτορας καὶ μουσικοὺς καὶ γραμματικούς. ἅπασιν οὖν, ἐὰν
σωφρονῶσιν, ἐφ᾽ ἑνὸς παραδείγματος τοῦ κατὰ τὸν σφυγμὸν
ὠφέλιμον ἡγοῦμαι πεποιῆσθαι βοήθειαν. ἐὰν δ᾽ αὖθίς
ποτε δόξῃ κατὰ πολλὴν σχολὴν ἅπαντα τὰ περὶ τῶν ὅρων
ἀμφισβητούμενα διελθεῖν τε καὶ κρῖναι, καὶ τοῦτ᾽ ἀόκνως
πράξω. τινὲς μὲν γὰρ αὐτοὺς ἀχρήστους εἶναί φασι, τινὲς
δὲ χρησίμους μὲν εἶναι λέγουσιν, ὅπως δ᾽ ὁρίζεσθαι χρὴ
διαφέρονται. καὶ νῦν δὴ ἤδη δύο βιβλία περὶ αὐτῶν ἐστί

manitatis duxi eſſe, ſi artibus inſudantium haberem ratio-
nem, veritatemque aperirem, non quod plerique faciunt
ſcioli, qui ſuspici, quod ſciant, quaerunt, ſed et ipſi ſe ipſos
venerandos magis apud alios putant fore, ſed quae cogno-
viſſem ſemper, diſtinguerem utilia ab inutilibus.   Omnes
enim, quum a paucis disceſſum eſt, qui artes tradunt, nugis
omnia reſarſerunt: de quibus hoc eſt, quod hactenus tra-
ctavimus.   Nam pervaſit amoris definiendi morbus non me-
dicos tantum ac philoſophos, ſed oratores etiam et muſicos
grammaticosque.   Quibus ego, ſi ſapiant, omnibus uno de
pulſibus exemplo medicinam ſane praeſentem feci.   Quod ſi
quando per otium multum ſit viſum omnes perſequi et di-
judicare controverſias de definitionibus, ne id quidem fa-
cere dubitabo, ſiquidem inutiles quidam dictitant illas eſſe,
alii utiles illas quidem, ſed de ratione disceptant definiendi.
Sed jam libros etiam de his duos conſcripſi, tertium et quar-

ΣΦΥΓΜΩΝ ΛΟΓΟΣ Δ. 765

Ed. Chart. VIII. [102.]   Ed. Baſ. III. (52.)

μοι γεγραμμένα, τῶν εἰς τὰ περὶ ἀποδείξεως Ἀρισοτέλους ὑπομνημάτων τοῦ δευτέρου τὸ τρίτον καὶ τέταρτον. ἐπιγράφεται δ᾽ ὑπὸ τῶν πλείστων ἀναλυτικῶν δεύτερον ἡ τοιαύτη πραγματεία, καθάπερ ἡ περὶ συλλογισμοῦ προτέρων ἀναλυτικῶν.

tum commentarium in ſecundum librum Ariſtotelis De demonſtratione. Cui libro titulum multi indiderunt Analyticorum poſteriorum, ſicut et libro De ſyllogismo priorum Analyticorum.

—————

ΓΑΛΗΝΟΥ ΠΕΡΙ ΔΙΑΓΝΩΣΕΩΣ
ΣΦΥΓΜΩΝ ΛΟΓΟΣ Α.

Ed. Chart. VIII. [103.]   **Ed. Baf. III. (52.)**

Κεφ. α'. Τῆς περὶ τοὺς σφυγμοὺς θεωρίας εἰς τέτ-
ταρα μέρη νενεμημένης τὸ μὲν πρῶτον ἔξαριθμεῖται τὰς κατ᾿
εἴδη τε καὶ γένη διαφορὰς αὐτῶν, τὸ δὲ δεύτερον αὐτὸ δὴ
τοῦτο, ὃ νῦν ἐστιν ἡμῖν προκείμενον, τὸ περὶ τῆς διαγνώσεως
αὐτῶν, τὸ δὲ τρίτον τὰς αἰτίας τῆς γενέσεως ἑκάστου δι-
δάσκει, τὸ δὲ τέταρτόν τε καὶ ἔσχατον, οἷόν τι δη-
λοῦν πέφυκεν ἰατροῖς μὲν ἁπάντων τὸ τιμιώτατον, ὥστε
καὶ τἄλλα διὰ τοῦτο μεταχειρίζονται, φιλοσόφοις δ᾿, ὅσοι
τὴν περὶ φύσεως ἐπιστήμην ἐζήτησαν, οὐ παντελῶς ἄτιμον·

GALENI DE DIGNOSCENDIS PVLSIBVS
LIBER I.

Cap. I. De pulfibus commentationem in quatuor
partes fumus partiti. Prima fpecierum et generum illorum
differentias recenfet. Altera, quae eft haec ipfa, quam nunc
in manibus habemus, agit de iis dignoscendis. Tertia cau-
fas aperit a quibus quisque generatur. Quarta et poftrema,
quid denunciare folent, medicis fane prae caeteris honora-
tiffima, quo fit ut reliquas partes hujus nomine tractent, et
a philofophis, qui fcientiam naturalem inveftigarunt, non

ὅθεν εἰκότως τὸ μὲν πρῶτον ἁπάντων μόριον κοινὸν ἐξ ἴσου
ἰατροῖς τε καὶ φιλοσόφοις, τὸ δὲ δεύτερόν τε καὶ τέταρτον
ἰατρῶν μᾶλλον ἴδιον, ὥσπερ τὸ τρίτον φιλοσόφων. ταῦτ'
ἄρα τὸ μὲν τρίτον ἱκανῶς ἀμφοτέροις ἐσπούδασται, τοῖς
μὲν αὐτὸ δὴ τὸ τιμιώτατον ὑπάρχον, τοῖς δ' ἐγγύτατα τοῦ
τιμιωτάτου, τὸ δὲ τέταρτον ἧττον μὲν τούτου, μόνων ἰα-
τρῶν ὑπὲρ αὐτοῦ γραψάντων, μᾶλλον δὲ τῶν ἄλλων. τὸ δὲ
πρῶτον ὑπὸ μὲν τῶν σοφιστῶν ἀμετρότερον, ἰατροῖς δὲ,
ὅσοις τῶν ἔργων τῆς τέχνης πλείων φροντὶς ἢ τοῦ ληρεῖν ἐν
διατριβαῖς, αὐτάρκως ἐσπούδασται. λοιπὸν δὲ τὸ δεύτερον,
οὔτε φιλοσόφων τις ἔγραψεν, οὐ γὰρ δὴ τῷ τρίτῳ γε, ἀλλὰ
τῷ τετάρτῳ χρήσιμον ἦν, οὔτε ἰατρῶν, πλὴν ἐπὶ βραχὺ παν-
τελῶς οἱ περὶ τὸν Ἀρχιγένην. [104] δεῖται δὲ λόγου μὲν
ἥκιστα συχνοῦ τοῦτο, χρόνου δ' ὁμοῦ τῶν ἄλλων ἁπάντων
μακροτέρου. πρὸς γὰρ τὸ χρῆναι τὴν ἁφὴν ἀσκῆσαι, ὥστε
τῆς παρὰ μικρὸν ἀκριβῶς αἰσθάνεσθαι διαφορᾶς, οὐδ' ἐφ'
ἡμῖν ἐστιν ἡ ἄσκησις αὐτῆς. τὴν μὲν γὰρ τῶν ἁρμένων τε καὶ
ὀργάνων χρῆσιν, ἔτι τε τὰς ἀνατομάς, καὶ τὴν περὶ τοὺς

plane neglecta. Quamobrem merito omnium prima pars
ad medicos juxta et ad philofophus pertinet, fed fecunda et
quarta medicis eft propria magis, ut tertia philofophis.
Quocirca magnopere utrique in tertia elaborarunt, quod hi
honoratiffimam partem effe cenferent, illi proximam fta-
tuerent honoratiffimae. In quarta non perinde quidem ac
in hac, eo quod foli de ea medici fcripferunt, plus tamen
quam in reliquis laboratum eft. At in prima fophiftis
plus fatis, medicis qui magis artis opera fpectant quam nu-
gas, fatis inter disputandum laboris fuit. Reliquam fecun-
dam partem nec philofophorum, neque enim ad tertiam,
fed ad quartam faciebat, nec medicorum praeter Archige-
nem, idque plane leviter, attigit quisquam. Flagitat autem
haec non prolixam quidem orationem, fed tempus aliis fi-
mul omnibus longius. Nam quum tactu nobis opus eft
exercitato, ut parvam etiam exacte differentiam fentiamus,
tum non eft in manu noftra ejus exercitatio. Nam compa-
ginum ufum et inftrumentorum, et vero diffectiones, ufum-

ἐπιδέσμους τε καὶ βρόχους ἐμπειρίαν, ὅσαι τ᾽ ἄλλαι χειρουργίαι
τοῖς ἰατροῖς ἀναγκαῖαι, τάχ᾽ ἄν τις καὶ χωρὶς τῶν ἔργων ἐκ-
μάθοι. καὶ τά γε πολλὰ οὕτω δρῶμεν, μιμήματα τῶν ἀλη-
θινῶν μηχανώμενοι, δι᾽ ὧν εἰς μὲν τὸ τέλειον ἐλθεῖν οὐχ οἷόν
τε, πλεῖστον δ᾽ οὖν προελθεῖν καὶ πλησίον τοῦ τέλους ἀφι-
κέσθαι δυνατόν. ἐν δὲ τῇ περὶ τοὺς σφυγμοὺς τριβῇ, τί ἄν
τις ἐξεύροι μίμημα δορκαδίζοντος, ἢ σκωληκίζοντος, ἤ τινος
τῶν σπανίως μὲν γινομένων, μέγα δέ τι δηλούντων; οὐδὲν
οὐδ᾽ ἐγγύς· ἀλλὰ λόγῳ μὲν αὐτῶν τὴν φύσιν ἑρμηνεῦσαι δυ-
νατώτερος ἕτερος ἑτέρου. ὥστε δ᾽ ἀσκῆσαι γνωρίζειν ἐντυχόντα
ῥᾷστα καὶ ἀκριβέστατα, χωρὶς τῆς ἐπ᾽ αὐτῶν τῶν ἔργων τρι-
βῆς, οὐδὲν ἂν εὕροις τοιοῦτο μηχάνημα τοῖς ἰατροῖς ἐπινενοη-
μένον, οἷα περὶ τὰς ἄλλας χειρουργίας. διά τε οὖν τοῦτο
χρόνου δεῖται μακροῦ καὶ προσέτι διὰ τὴν τῆς φύσεως τῶν
πραγμάτων ἀκρίβειαν. εἰ γὰρ οἱ πλαστικοὶ μὲν καὶ γραφικοὶ
τὴν ὄψιν, οἰνοτροπικοὶ δὲ καὶ μαγειρικοὶ τὴν γεῦσιν, τὴν
ὄσφρησιν δὲ οἱ περὶ τὴν τῶν μύρων σκευασίαν, καὶ τὴν ἀκοὴν
οἱ μουσικοὶ, καίτοι τὴν ὕλην τῆς τέχνης ἄφθονον ἔχοντες,

que fasciarum et laqueorum, praeterea reliquas chirurgias
medico neceffarias, citra tuam operam fortaffe discas. Et
fane multa ipfi hoc pacto obimus, imitamenta molientes, per
quae etfi ad fummam pervenire non poffumus, at plurimum
tamen progredi ac prope finem pervenire poffumus. In
meditando vero ad pulfus, quid invenias, quod caprizan-
tem, vel vermiculantem, vel omnino quenquam imitetur
minus frequentium, non vulgarem tamen rem indicantium?
nihil hercle, nec quod accedat quidem. Sed ad naturam
eorum alius alio praeftat oratione declarandam: ut exer-
ceas autem te ad quempiam facillime fimul et exacte dignos-
cendum, nifi ipfe tuam operam naves, nihil reperias ma-
chinae a medicis ita commentum, ut in caeteris fecerunt
operibus manu obeundis. Itaque quum ob id tempus re-
quirit longum, tum ob abfolutam naturae rerum fcientiam.
Nam fi figuli pictoresque vifum, fi caupones et coci guftum,
olfactum unguentarii, auditum mufici, tametfi artis habent
ubique promptam materiam, multos non dies dico, aut men-

Ed. Chart. VIII. [104.]   Ed. Baſ. III. (5a. 53.)

οὐχ ἡμέραις, οὐδὲ μησὶν, ἀλλ᾽ ἔτεσι συχνοῖς εἰς ἀκρίβειαν ἀσκοῦσιν, πόσου χρὴ δοκεῖν δεῖσθαι χρόνου τὸν ἰατρὸν εἰς τὴν τῆς ἁφῆς ἄσκησιν; ὃν καθ᾽ ἕνα χρόνον πάμπολλα χρὴ γνωρίσαι παθήματα τῆς ἀρτηρίας, οὐχ ὡς οἱ πλαστικοὶ τὰ σχήματα μόνον, ἢ οἱ γραφικοὶ τὰς χρόας, ἀλλὰ πρῶτον μὲν τὸ ποσὸν τῆς διαστάσεως, εἶτα τήν τε ποιότητα καὶ τὸν χρόνον τῆς κινήσεως, κἄπειθ᾽ (53) οὕτω τὸν τόνον τῆς κινούσης αὐτὰ δυνάμεως, εἶτ᾽ αὐτὸν τὸν χιτῶνα τῆς ἀρτηρίας, ὅπως ἔχει. ταῦτα γὰρ πάνθ᾽ ἅμα γνωρίζειν χρὴ, διαστελλομένης αὐτῆς. καὶ μὲν δὴ καὶ τὴν τῆς θερμασίας ποιότητα σαφέστερον ἡ διὰ τῆς κινήσεως προσβολὴ τῆς ἀρτηρίας γνωρίζει, καὶ εἰ ὁμαλῶς, ἢ ἀνωμάλως ἅπαντα τὰ εἰρημένα γίγνεται καθ᾽ ἕν τι μόριον καὶ κατὰ διαφέροντα. ταῦτα μὲν ἐν τῷ διαστέλλεσθαι χρὴ γνωρίσαι, παραπλήσια δ᾽ αὐτοῖς ἐν τῷ συστέλλεσθαι καὶ τὸν μεταξὺ χρόνον ἀμφοῖν ὃν ἠρεμεῖ διττὸν ὄντα, τὸν μὲν ἐπὶ τῷ διασταλῆναι πρὸ τοῦ συστέλλεσθαι, τὸν δ᾽ ἐπὶ τῷ συσταλῆναι πρὸ τοῦ διαστέλλεσθαι, καὶ τὸν τούτων πρὸς ἀλλήλους λόγον, τοῦ τε τῆς κινήσεως χρόνου πρὸς τὸν τῆς κινήσεως καὶ τοῦ τῆς ἡσυχίας πρὸς

ſes, ſed annos, ut accurate artem calleant, exercent, ad tactum exercendum quantum ſcilicet cenſeas temporis medicum quaerere? cui plurimi uno tempore affectus arteriae ſunt attendendi, non ut figulis ſolae figurae, aut ut pictoribus colores, ſed primum diſtentionis quantitas, deinde qualitas et tempus motus, tum moventis eam contentio facultatis, poſtea ipſius tunicae arteriae ſtatus. Haec ſimul atque illa attollitur, omnia ſunt cognoscenda. Quinetiam caloris qualitatem occurſus arteriae motu excitatus apertius indicat, et etiam aequaliter an inaequaliter illa quae memoravimus omnia una in parte et in diverſis fiant. Atque in diſtentione haec conſideranda ſunt. In contractione ſane ſimilia illis, praeterea tempus inter utramque medium, quo quiescit, duplex illud, unum a diſtentione ante contractionem, alterum a contractione ante diſtentionem, et horum mutuam proportionem, temporis motus ad tempus motus,

τὸν τῆς ἡσυχίας καὶ συναμφοτέρου πρὸς συναμφότερον, ἃ
σύμπαντα πρὸ τοῦ δεύτερον πλήττειν τὴν ἀρτηρίαν ἐγνῶ-
σθαι χρὴ τοῦ πρώτου συμπληρουμένου σφυγμοῦ. τοῦ γὰρ
δὴ δευτέρου ὑπαρξαμένου ταῦτά τε χρὴ σκοπεῖσθαι περὶ ὧν
ἐπὶ τοῦ πρώτου δεδήλωται καὶ παραβάλλειν τὰ κατ᾽ ἐκεῖνον
ῥηθέντα τοῖς κατὰ τοῦτον, ἵν᾽ ὁμαλότητα καὶ ἀνωμαλίαν αὐ-
τῶν γνωρίσῃς καὶ ἁπάσας τὰς διαφορὰς, εἶτα καὶ τρεῖς καὶ
τέτταρας καὶ πέμπτους καὶ πολλοὺς ἑξῆς ἰδεῖν σφυγμοὺς, ἵνα
σοι τάξις τε καὶ ἀταξία γνωρισθῇ. ταῦτ᾽ οὖν ἅπαντα πόσης
οἴει δεῖσθαι τριβῆς; ἐμοὶ μὲν γὰρ, εἰ χρὴ μὴ ψευσάμενον εἰ-
πεῖν, ἅπαντος τοῦ ἀνθρωπίνου βίου δεῖσθαι δοκεῖ πρός γε
τὴν τελειοτάτην ἐπιστήμην, εἰς δὲ τοσαύτην ὅση καὶ ἡμῖν ἤδη
ἐστὶν οὐχ ἐξ μηνῶν μόνον, ἐν ὅσοις οἱ σοφώτατοι μεθοδικοὶ
τὴν ἰατρικὴν ὅλην ἐπαγγέλλονται διδάξειν, ἀλλ᾽ ἐτῶν πάνυ
πολλῶν. ἐγὼ μέν γε ἀφ᾽ οὗ τὸ πρῶτον εἰς ἰατροὺς φοιτᾶν
ἠρξάμην παῖς ἔτι ὤν, θαυμαστήν τινα ἐπιθυμίαν ἔσχον τῆς
περὶ τοὺς σφυγμοὺς τέχνης· [105] εἶτ᾽ ἐξ ἐκείνου μέχρι καὶ

temporis quietis ad tempus quietis et utriusque fimul ad
utrumque: quae funt univerfa ante alterum arteriae ictum
cognoscenda confecto primo pulfu. Nam quum jam alter
inceperit, quum haec ipfa funt attendenda, quae declarata
jam primo funt, tum vero, quo aequalitatem eorum et in-
aequalitatem perfpicias, omnesque differentias, quae in illo
funt expofita cum iis quae in hoc conferenda funt. Inde
tres, quatuor, quinque atque adeo multi deinceps pulfus
funt videndi, ut ordo tibi atque confufio fit explorata.
Quid haec quantae cenfes effe omnia exercitationis? Equi-
dem ut verum dicam, ad exactiffimam quidem et abfolutiffi-
mam cognitionem requiri totam humanam vitam putem: ut
autem tantam affequaris, quantam nunc paravimus nobis,
non fex menfes tantum, quibus univerfam medicinam pro-
fitentur fapientiffimi fe ifti methodici tradituros. fed annos
permultos. Mihi quidem certe, ut primum medicis coepi
operam dare, primis adhuc aetatis temporibus mirifica cupi-
ditas inceffit artis de pulfibus cognoscendae: atque inde us-

ΣΦΥΓΜΩΝ ΛΟΓΟΣ Α. 771

Ed. Chart. VIII. [105.]   Ed. Baf. III. (53.)
εἰς τόδε μελετῶν οὐδέπω μοι δοκῶ πᾶσαν αὐτὴν ἐκμεμαθη-
κέναι. πολλοῖς μὲν γὰρ ἔτεσιν οὐδ᾽ εἰ σαφῶς ἐστι τῇ ἁφῇ
διαγνῶναι τὴν συστολὴν τῆς ἀρτηρίας ἠπιστάμην, ἀλλ᾽ ἦν
ἄπορόν μοι πότερον οἱ περὶ τὸν Ἀρχιγένην καὶ Ἡρόφιλον,
ἢ οἱ περὶ τὸν Ἀγαθῖνον καὶ σχεδὸν ἅπαντας τοὺς ἐμπειρι-
κοὺς ἀληθεύουσι, τοσοῦτον ἀπελειπόμην τοῦ πότερον ὅλης
αὐτῆς αἰσθάνεσθαι δυνατόν ἐστιν, ἢ μορίου τινός, καὶ πό-
σον τούτου, σαφές τι γινώσκειν. ἀλλὰ καὶ περὶ τῶν τῆς
διαστολῆς οὐδὲν ἧττον ἠπόρουν παραπλήσια. καίτοι ταῦτά
γε τὰ πρῶτα καὶ οἷον στοιχεῖα τῆς ἐν τοῖς σφυγμοῖς τέχνης
ἐστίν, ὧν ἀγνοουμένων οὐδὲ τῶν ἄλλων οὐδὲν οἷόν τ᾽ ἦν
γνῶναι βεβαίως. τοσοῦτον δὲ μόνον ἠπιστάμην αἰσθήσει δια-
γινώσκειν, ὅτι διαστέλλεται ἡ ἀρτηρία καὶ οὐκ ἀνέρχεται
καὶ κατέρχεται, καθάπερ οἱ ἐμπειρικοὶ καλούμενοι λέγουσιν
ἐνδέχεσθαι, καὶ τοῦτ᾽ ἀληθὲς εἶναι. μὴ γὰρ διαστολῆς, ἀλλὰ
πληγῆς μόνον αἰσθάνεσθαι τὴν ἁφήν· εἴτε δ᾽ ἀνιόντος τινός,
εἴτε διαστελλομένου, μηκέτι φαίνεσθαι. μόνον δὲ σχεδὸν τοῦθ᾽
ἡμῖν ἐν πολλοῖς ἔτεσιν ἔγνωστο, κἀπὶ τῶν ἐφεξῆς ἐν, ἡ τοῦ

que in hanc diem, eam commentatus, haud dum mihi om-
nem artem videor affecutus. Siquidem multos annos etiam
dignoscerene effet tactu clare arteriae contractionem, incer-
tus eram. Quin incertum mihi erat, an Archigenes, Hero-
philus et qui Agathini temporibus erant, omnesque prope
empirici vera dicerent; tantum aberat ut plane fcirem,
poffetne tota fentiri, an pars aliqua, eaque quanta. Jam
in diftentione de fimilibus perinde implicatus tenebar, quum
tamen haec fundamenta fint et veluti elementa totius de pul-
fibus artis: quibus incognitis nihil effet praeterea quicquam,
quod cognosci certo poffit. Tantum fenfu noveram di-
gnoscere diftendi arteriam, non ascendere et descendere,
quod confirmant ifti, qui empirici vocantur, probari, at-
que id effe verum. Neque enim diftentionem, fed ictum
tantum percipere tactum: ascendentisne cujuspiam, an dis-
tenti, non item animadverti. Hoc quidem multis annis
prope folum affecutus fum, poftea unum etiam, vehemen-

σφοδροῦ σφυγμοῦ διάγνωσις, τῶν δ' ἄλλων οὐδὲν οὐδέπω
γνώριμον ἦν, ἀλλ' ἐν βαθείᾳ τινὶ κυλινδουμένοις ἀπορίᾳ συ-
χνῶν ἐτῶν, οὐ μὴν ἀφισταμένοις γε τῆς ζητήσεως, ἀλλ' ἀεὶ
καὶ μᾶλλον λιπαρῶς ἐγκειμένοις ἐφαντάσθη ποτὲ συστολὴ σα-
φὴς τῇ ἁφῇ. τοὐντεῦθεν ἀσκοῦσιν ἐπὶ πλέον οὐ φάντασμα
ἔτι ἀμυδρὸν, ἀλλ' ἐναργὴς ἡ διάγνωσις αὐτῆς οὐδὲν ἧττον
τῆς διαστολῆς ἐγίνετο. ἐπὶ ταύτῃ δ' εἰπεῖν οὔτ' ἔχω τὸ τά-
χος τῆς τῶν ἄλλων διαγνώσεως, ἐπιῤῥεῖ γὰρ ἅπαντα, καὶ
σαφῶς λοιπὸν ἐφαίνετο καθάπερ ἐν σκότῳ λαμπροῦ φωτὸς
ἀθρόως ἐκλάμψαντος. εἴ τις δὲ τοῦτον τὸν λόγον ὡς ἀληθῆ
λόγον καὶ μὴ μῦθον δέξαιτο, κερδανεῖ μεγάλα μὴ προαπο-
γινώσκων τῆς τῶν ζητουμένων εὑρέσεως, μηδὲ προαφιστάμε-
νος, κἂν ὅτι μάλιστα παμπόλλῳ χρόνῳ ζητῶν ἔτ' ἀγνοῇ.
λεληθυῖα γάρ τις ἐν αὐτῷ τῷ ζητεῖν ἕξις ὑποτρέφεται κατὰ
βραχὺ προϊοῦσα, πρὸ μὲν τοῦ τελειωθῆναι μηδ' εἰ ἄρχεταί
πω δήλη τυγχάνουσα, τελειωθεῖσα δ' ἀθρόως ἐκφαίνεται
πάντων τῶν προπονηθέντων τὸν καρπὸν ἀποδιδοῦσα διὰ

tem pulſum: alia me omnia adhuc fugiebant.   Itaque in
profunda haeſitatione multos annos volutatus, nihilo magis
indagare deſtiti: ſed quum acrius etiam, atque etiam in id
incubui, tandem aliquando ſpecies contractionis tactui aper-
te repraeſentata eſt.   Deinde quum in ea meditatione diu-
tius immorarer, non ſpeciem adhuc obscuram, ſed clariſſi-
mam notitiam ejus non concedentem diſtentionis notitiae
confecutus ſum.   Poſtea quid commemorem, quam alia ſim
cito aſſecutus?   Omnia enim ultro ſe offerebant et plane
poſthac perſpicua erant, ut quum in ſummis tenebris lux
ſubito ſplendida eluxit.   Quod ſi quis haec accipiat ut ve-
ra et non ut fabulam, magnum fructum capit, ne eum de-
ſperatio ſubeat inveniendi quae indagat: neque eo deterrea-
tur, quod multis etiam annis inquirendo nihil dum profece-
rit.   Nam quidam in quaerendo clam obducitur callus,
uſusque comparatur, qui progreditur pedetentim, neque
prius quam abſolutus ſit unquam coepiſſe apparet.   Simul
atque completus eſt, cumulate fert omnium exhauſtorum la-

ταχέων, καὶ εἰ ἀγροικότερον φάναι, σὺν αὐτοῖς τοῖς τόκοις.
προσγεγενημένης δὲ τοῖς μεθ᾽ ἡμᾶς ἀνθρώποις οὐ σμικρᾶς
μοίρας τῆς ἐμῆς εἰς ταῦτα προθυμίας ἄχρι τοῦ καὶ λόγῳ πάν-
τα τὰ τῆς αἰσθήσεως ἐπιχειρεῖν ἑρμηνεῦσαι πάθη, ἐν ἐλάτ-
τονι ἂν χρόνῳ καὶ ἀταλαιπωρότερον ἡ περὶ τοὺς σφυγμοὺς
ἀσκοῖτο τέχνη. ἐγὼ γὰρ τά τ᾽ ἄλλα καὶ τὰς ὁδοὺς πειράσο-
μαι ἐνδεῖξαι δι᾽ ὧν ἄν τις μάλιστα τοῦ σκοποῦ τυγχάνοι,
μόνον εἴη τῆς ἀπλήστου περὶ πλοῦτόν τε καὶ δόξαν σπουδῆς
τῆς νῦν κατεχούσης χαλάσαι τοὺς ἀνθρώπους. καὶ οὐδὲν
οὐδὲ τῆσδε τῆς πραγματείας πλέον, ἔστ᾽ ἂν ἀπορῇ τῶν σπου-
δαζόντων ἀλήθειαν. ἀπορήσει δὲ μέχρις ἂν ἡδονὴ μὲν κρατῇ
καὶ βασιλεύῃ, τὸ καλὸν δ᾽ ἀπερῥιμμένον τε καὶ ἄτιμον ᾖ.
οὐ γὰρ τρυφώντων ὅδε ὁ λόγος, ἀλλ᾽ ἱκανῶς συντεταμένων
τε καὶ προθύμων δεῖται. τοιοῦτοι δ᾽ εἰσὶ παντελῶς ὀλίγοι
τῶν νῦν. ἀλλὰ κατὰ τὸν Ἡράκλειτον εἰς ἐμοὶ μύριοι, καὶ
ἥδιον ἂν τοὺς λόγους πρὸς τοῦτον τὸν ἕνα ποιησαίμην ἢ
πρὸς τοὺς μυρίους τοὺς ἑνὸς ἢ οὐδενὸς ἀξίους. οὐ γὰρ
δὴ πλήθει τὸ ἀληθές, ἀλλὰ φρονήσει κρίνεται. λέγωμεν

borum quam citiſſime fructum, adeoque ut rudius dicam
cum ipſa uſura.   Jam quum poſteris noſtris non mediocre
momentum acceſſerit promptitudo noſtra atque induſtria in
hisce rebus, qui non dubitaverim vel ipſos affectus tactus
aperire oratione, breviore tempore ad artem ſe exerceant
pulſuum et minore cum labore.   Faciam enim ut praeter
aliam viam muniam qua votum aſſequaris potiſſimum: li-
ceat tantum ab immenſa divitiarum atque gloriae ſiti, quae
nunc dominatur, mortales abducere.   Neque ſane quicquam
erit profectum hac lucubratione, ſi veritatis ſtudioſos deſi-
derabit: quos ſcilicet hactenus deſiderabit, dum voluptas
ſuperior ſit et regnet, honeſtas autem nulli curae, nullo
numero ſit; neque enim voluptarios haec commentatio, ſed
egregie gnavos induſtriosque quaerit.   At talis quotusquis-
que eſt?   Sed enim, ut dixit Heraclitus, Unus mihi inſtar
eſt mille.   Profecto libentius cum uno illo egero ac cum
iſtis mille, qui unum vel etiam nullum valent: nam non
numero veritas, ſed ſapientia aeſtimatur.   Ergo ad unum

774   ΓΑΛΗΝΟΥ ΠΕΡΙ ΔΙΑΓΝΩΣΕΩΣ

Ed. Chart. VIII. [105. 106.]   Ed. Baf. III. (53.)

οὖν ἤδη πρὸς τοῦτον τὸν ἕνα τὸν τῆς ἀληθείας ἐραστὴν, ὅστις
πότ᾽ ἂν ἢ νῦν ᾖ τοιοῦτος ἢ αὖθις γενήσεται, πρῶτον μὲν,
ὡς οὐδ᾽ ἀδύνατόν ἐστι λόγῳ πολλὰ τῶν τῆς αἰσθήσεως ἑρμη-
νεῦσαι παθῶν, ἔπειτα δ᾽, ὅτι κἂν ἀδύνατον ᾖ, οὐ χρὴ τού-
του γ᾽ ἕνεκα τῆς ἡμετέρας σπουδῆς καταγινώσκειν. [106] εἰ
γὰρ καὶ μὴ κατὰ πᾶν ἀκριβῶς, ἀλλ᾽ ἐγγυτέρω γε τοῦ μηδόλως
ἀφίκοιτ᾽ ἄν τις διὰ τοῦ λόγου πρὸς τὴν ἐπίγνωσιν αὐτῶν.
τίς γοῦν ἀκριβῶς τὴν ἰδέαν ἑκάστου τῶν ἀνθρώπων διδάξαι
λόγῳ δύναται; οὐδ᾽ εἷς δήπουθεν· ἀλλ᾽ ὅμως καὶ τοὺς
ἀποδιδράσκοντας οἰκέτας κηρύττουσιν ὁσημέραι κατὰ τὰ
τῆς ἰδέας γνωρίσματα· καί τινι καὶ τοῦτο μόνον ἤρκεσεν
ἀκοῦσαι,

  Γυρὸς ἔην ὤμοισι, μελάγχροος, οὐλοκάρηνος.

κἀγὼ μηδέποτε τοῦ γλυκέος Φαλερίνου πρὶν εἰς τὴν Ῥώμην
ἀφικέσθαι γευόμενος, ἡνίκα πρῶτον ἐνέτυχον οὐκ ἠγνόησα
δι᾽ ὧν ἀνεγνώκειν αὐτοῦ γνωρισμάτων ἐξευρών. ἡμέτερος δέ
τις ἑταῖρος τὸν ἐν τῇ Λυδίᾳ γεννώμενον οἶνον γλυκὺν, τὸν
Καρύϊνον ὑπὸ τῶν ἐπιχωρίων καλούμενον, ἐγνώρισε ῥᾳδίως

hnnc verba nunc facimus cupidum veritatis, quisquis ille five
nunc fit five poſthac exiſtet.   Primum multa ad fenſum
pertinentia fieri non poſſe ut verbis explanentur: dein-
de tametſi non poſſit fieri, nihil eo tamen cauſae eſſe, quam-
obrem noſtrae te diligentiae poeniteat.   Nam ſi minus unde-
quaque accurate ſermone ad eorum notitiam, propius tamen
quam nihil aſpiraveris.   Nam quis tandem faciem cujusque
hominis depingere oratione exacte poſſit? haud ſane quis-
quam: tamen ſervos fugitivos quotidie ex notis faciei pro
clamant, adeoque fuit, cui hoc eſſet ſatis tantum exau-
diſſe :

  Craſſus erat, nigris humeris, crispisque capillis.

Atque ego quum prius quam Romam profectus eſſem dulce
Falernum nunquam guſtaſſem, tamen me, quum eſt primum
oblatum mihi, non fefellit, quod ſignis deprehenderem ea
quae legeram.   Quidam etiam meus familiaris vinum, quod
crescit in Lydia (dulce Caryinum vocatur ab incolis) facile

τοσοῦτον μόνον παρ' ἡμῶν προακηκοὼς, ὡς ἔοικε τῷ τε γλυ-
κεῖ τῷ Κρητικῷ καὶ τῷ Σκυβελλίτῃ καλουμένῳ κατά τε τὴν
χρόαν καὶ γλυκύτητα καὶ πάχος, στύψιν δέ τινα θαυ-
μαστὴν καὶ ἡδίστην παρ' ἐκείνους εἰσφέρεται. τοιαῦτ' οὖν
καὶ ἡμεῖς ἐρεῖν ἐπαγγελλόμεθα τῆς τῶν σφυγμῶν διαγνώσεως
σημεῖα· καὶ προσέτι, πῶς ἄν τις ἐπιβάλλοι τὴν χεῖρα καθ'
ἕκαστον· ἐπὶ τινῶν μὲν γὰρ χρὴ βιαίως ἐρείδειν, ἐπὶ τινῶν
δὲ μαλακῶς ἅπτεσθαι, καθάπερ ἐπὶ τοῦ σφοδροῦ τε καὶ ἀμυ-
δροῦ, τὸν μὲν γὰρ οὐκ ἂν γνωρίσαις, εἰ μὴ θλίβοις τὴν ἀρ-
τηρίαν, τὸν δ' οὐχ ὅπως ἂν γνοίης θλίβων, ἀλλὰ καὶ παν-
τάπασιν ἀκίνητος εἶναί σοι δόξει τοῦτο δρῶντι. καὶ μὲν δὴ
καὶ ὅσοι μεγάλοι θ' ἅμα καὶ ἀμυδροὶ σφυγμοὶ, καθάπερ ἐπὶ
τῶν ληθαργικῶν, καὶ τούτων τὸ μέγεθος οὐκ ἂν γνοίης, εἰ
μὴ πάνυ μαλακῶς ἅπτοιο. ὅτι δὲ καὶ τοὺς ὑψηλοὺς τῶν
ἁδρῶν καὶ (54) μεγάλων καὶ σκληρῶν καὶ σφοδρῶν ἱκανὸς
ὁ λόγος διδάξαι διακρίνειν, εἰ μέγαν εἴποιμί σοι τοῦτον ὑπάρ-
χειν, ὃς ἂν εἰς τὰς τρεῖς διαστάσεις ἀνάλογον ηὐξημένος ᾖ, εἰς
μῆκος καὶ πλάτος καὶ βάθος, ἁδρὸν δὲ τὸν εἰς τὰς δύο μόνας,

cognovit, hoc duntaxat a me admonitus, dulce vinum Cre-
ticum et quod Scybellite appellant, colore repraefentare et
dulcedine craffitieque, praeterea mirificam quandam ju-
cundiffimamque adftringendi vim praeter illa habere. Hu-
juscemodi nos quoque figna recipimus pulfuum dignoscen-
dorum tradituros: ad haec manus quanam ratione erit
cuique pulfui admovenda, fiquidem hic firmius infigenda
eft, illic lenius applicanda, ut in vehementi et languido
pulfu. Nam illum nifi premas arteriam, non dignoscas:
hunc tantum abeft ut cognoscas premendo, ut femel etiam,
fi ita facias, videatur immotus. Nec vero magnorum fimul
et languidorum pulfuum, quos lethargici habent, cognove-
ris magnitudinem, nifi admodum attingas molliter. Quod
autem a turgidis et magnis et duris vehementibusque altos
discernere oratio poffit docere, fi magnum dicam tibi hunc
effe qui increvit ex aequo in tres dimenfiones, in longitudi-
nem, latitudinem profunditatemque, turgidum autem qui
in duas tantum, latitudinem et profunditatem, altum qui in

πλάτος τε καὶ βάθος, ὑψηλὸν δὲ τὸν εἰς μίαν μόνην τὴν ἄνω,
καὶ τὸν μὲν σκληρὸν βίαιον ποιεῖσθαι τὴν πληγὴν τῇ τοῦ
χιτῶνος τῆς ἀρτηρίας ποιότητι, τὸν δὲ σφοδρὸν τῇ ῥώμῃ
τοῦ ζωτικοῦ τόνου, οὐκ ἂν εἴποις ὡς οὐκ ἀρκεῖ τινι συνετῷ
καὶ μὴ ῥαθύμῳ παντάπασιν ἀπὸ τούτων ὁρμωμένῳ κτή-
σασθαί ποτε βεβαίαν ἐπιστήμην τῆς διαγνώσεως αὐτῶν, εἰ
μόνον περὶ τὰ πρῶτα καὶ οἱονεὶ στοιχεῖα τῆς τέχνης ἱκα-
νῶς εἴη τετριμμένος, ὑπὲρ ὧν καὶ ἡμεῖς πρῶτον εἰπόντες
οὕτως ἐπὶ τὰ λοιπὰ κατὰ τὴν προσήκουσαν τάξιν μεταβη-
σόμεθα.

Κεφ. β'. Ἔστι δὲ τέτταρα ταῦτα. τὸ μὲν πρῶτον
ἁπάντων, ὅπερ ἔφαμεν ἐρίζοντας μᾶλλον ἢ ἀληθεύοντας λέ-
γειν τοὺς ἐμπειρικοὺς, ὡς πληγῆς μόνης αἰσθάνονται, δια-
στολὴν δ' ἀρτηρίας οὐ γνωρίζουσι. καὶ διὰ τοῦτο τινὲς
ἐξ αὐτῶν τὸν σφυγμὸν ὁρίζονται μνήμην παθῶν ἁφῆς ἐκ κι-
νήσεως ἀρτηριῶν· οὐ γὰρ ἐκ διαστολῆς ἀρτηριῶν, ἀλλ' ἐκ
κινήσεως ἔφασαν δι' οὐδὲν ἄλλο ἢ ὅτι τὰ τῆς διαστολῆς
οὐχ ὁμολογοῦσιν αἰσθάνεσθαι. ἀλλὰ λόγῳ μὲν, φασὶν, ἴσως
ἄν τις πιστώσαιτο αὐτὴν, οὐ μὴν τῇ γ' ἁφῇ κατάδηλον

unam tantum, altam, et durum violentum ictum efficere
qualitate arteriae tunicae, vehementem vitalis robore con-
tentionis, haud dixeris prudentem virum atque gnavum
omnino ab his initiis ingreſſum non poſſe dignoscendorum
illorum confirmatam ſcientiam parare, modo ad principia et
veluti elementa artis hujus probe exercitatus ſit. De qui-
bus nos primo loco dicemus, deinde congruo ordine ad re-
liqua progrediemur.

Cap. II. Sunt haec quatuor. Omnium primum,
quod empiricos diximus contentioſe potius quam vere aſſe-
rere, ictum ſe tantum ſentire, diſtentionem autem ignorare
arteriae. Quocirca pulſum quidam ex illis definiunt, me-
moriam affectuum tactus ex arteriarum motu. Nam non ex
diſtentione arteriae, ſed ex motu dixerunt, nulla de re alia
quam quod diſtentionem ſe negant ſentire. Verum ratione,
inquiunt, conſtituas eam licet, non percipit tamen eam

γίγνεσθαι. τοὐναντίον δ' ἅπαν ἐχρῆν αὐτοὺς λέγειν, εἴπερ
ὅλως φιλονεικεῖν ἐσπουδάκασιν, ὡς ἡ μὲν ἁφὴ διαστελλομέ-
νης αἰσθάνεται τῆς ἀρτηρίας, εἰ δὲ καὶ κατ᾽ ἀλήθειαν δια-
στέλλεται, τοῦτ᾽ οὐκέτι γινώσκειν ἀκριβῶς. τὸ δ᾽ ὅτι μὴ
φαίνεται φάσκειν καταψευδομένων ἐστὶ τῆς αἰσθήσεως. εἰ
γάρ τις αὐτοὺς ἔροιτο, ποῖός τις ὁ σπασμώδης σφυγμὸς φαί-
νεται, τί ἂν ἄλλο ἔχοιεν εἰπεῖν ἢ ὅτι τεταμένης ἐφ᾽ ἑκάτερα
[107] τῆς ἀρτηρίας οἷον χορδῆς προσβολή τις ὑπ᾽ αὐτῆς γί-
νεται τῇ ἁφῇ, μηδὲ φυλαττούσης ἀκριβῶς τὴν ἀρχαίαν ἕδραν,
ἀλλ᾽ ἠρέμα πως ἄνω καὶ κάτω φερομένης. εἰ δὲ δὴ καὶ περὶ
τοῦ κλονώδους ἐροίμεθα, καὶ τοῦτον ὁμολογήσουσιν, εἴπερ
ὅλως παρεφύλαξαν τὰ πάθη τῆς ἁφῆς, ἀπολιπούσης τῆς ἀρ-
τηρίας τὴν ἰδίαν χώραν φαίνεσθαι γινόμενον. ἐναργῶς γὰρ
ἄνω τε καὶ κάτω φερομένης αὐτῆς αἰσθανόμεθα κατὰ τοὺς
τοιούτους σφυγμούς. καὶ μὲν δὴ καὶ τὴν καθ᾽ ἕνα σφυγμὸν
ἀνωμαλίαν, τὴν παρὰ τὰ μὲν ὑψηλότερα φαίνεσθαι κείμενα τῆς
ἀρτηρίας μόρια, τὰ δὲ ταπεινότερα, εἰ μὴ ὁμολογοῖεν γνωρί-
ζειν, ἀμαθεῖς ἐξελεγχθήσονται τῆς ἐμπειρίας ἣν ἀεὶ πρεσβεύου-
σιν. οὐ γὰρ δὴ τῶν ἐκ λόγου δεικνυμένων ἐστὶ τὸ τοιοῦτον,

tactus. Contra vero debebant omnino dicere, fi id tantum
agebant ut contenderent, tactum arteriae diftentionem fen-
tire, fed verene diftendatur, hoc fe non plane fcire; nam
confirmare non percipi mentientium eft de fenfu. Etenim
fi iftos roges, quis tandem convulfivus pulfus videatur, quid
aliud respondeant ac intentae utroque arteriae quafi fidis
quendam occurfum illum efficere tactui, quae ne priftinam
quidem fedem plane retineat, fed fenfim furfum deorfum-
que jactetur? Jam etiam fi de vibrato requiramus, fate-
buntur hunc quoque, fi quidem illis certe tactus affectus
non exciderunt, fieri quum deferuit arteria fuam fedem.
Nam in iis pulfibus furfum ferri arteriam atque deorfum
fentimus plane. Quinimo pulfus inaequalitatem eam, in
qua arteriae quaedam partes editiore loco appareant, quae-
dam humiliore, fi nefcire fe dicant, experientiae deprehen-
dentur inanes, quam femper venditant. Neque enim de
illis hoc eft, quae ratione oftenduntur; caeterum tactus id

ἀλλὰ φαίνεται μὲν σαφῶς τῇ ἁφῇ, τὴν δὲ αἰτίαν αὐτοῦ ζη-
τοῦντες οἱ δογματικοὶ κληθέντες ἰατροὶ διαφέρονται πρὸς
ἀλλήλους, διενεχθέντες ἂν καὶ περὶ τοῦ φαίνεσθαι, εἰ μὴ
πάνυ ἐναργὲς ἦν. ἀλλὰ καὶ κατὰ μέγεθος ἀνώμαλός ποτε
γίνεται σφυγμὸς ἐν τῇ μιᾷ διαστολῇ, τῶν μὲν ἐπὶ πλέον, τῶν
δ' ἐπ' ἔλαττον αὐτοῦ μορίων διϊσταμένων, οὐκ ἂν γενόμενος,
εἰ μὴ τὸ φαίνεσθαι διαστελλομένην τὴν ἀρτηρίαν ἀληθὲς ἦν
μακρολογῶν δ' ἴσως σοφώτερον αὐτοῖς ἢ ἐναργέστερον δια-
λεγόμενος συνίημι. ἀρκεῖ γὰρ εἰπεῖν ὡς μακρὸς ἢ βραχὺς,
καὶ ὑψηλὸς ἢ ταπεινὸς, καὶ πλατὺς ἢ στενὸς, καὶ μέγας ἢ
μικρὸς, καὶ ἀδρὸς ἢ ἰσχνὸς, καὶ δηλονότι ὅτι οἱ μέσοι αὐτῶν
οὐκ ἂν ἐγένοντο σφυγμοὶ μὴ κατὰ πᾶν μέρος φαινομένης
διαστέλλεσθαι τῆς ἀρτηρίας, καθ' ὃ δοξάζουσι μόνην κίνησιν
γίνεσθαι, ἀλλὰ μόνον ἂν ἢ ὑψηλὸς, ἢ ταπεινὸς, ἢ ὁ μέσος
αὐτῶν ἐγίγνετο, τῶν δ' ἄλλων οὐδείς. οἷος οὖν ὁ σπασμώ-
δης σφυγμός ἐστι σπανίως γιγνόμενος, τοιούτους ἀξιοῦσιν ἀεὶ
φαίνεσθαι πάντας οἱ μὴ συγχωροῦντες αἰσθητὴν εἶναι τὴν
διαστολήν. ὄντως γὰρ ἐπὶ τοῦ σπασμώδους ἢ οὐδόλως
αἴσθησις γίγνεται τῆς διαστολῆς, ἢ ἐπὶ βραχὺ καὶ ἀμυδρῶς,

percipit dilucide, in cujus quaerenda caufa medici qui vo-
cantur dogmatici diffentiunt mutuo, diffenfuri etiam in eo,
an percipiatur, nifi ea fit rei evidentia. Quinetiam eft
quum magnitudine inaequalis pulfus fiat in una diftentione,
quum ejus partes quaedam plus, quaedam minus diftendan-
tur, qui non fieret, nifi diftendi arteriam revera videremus.
At intelligo producere illis me ingeniofius fortaffe fermo-
nem, quam aperte agere; nam fatis hoc fit dixiffe, longum
vel brevem, altum vel humilem, latum vel anguftum, ma-
gnum vel parvum, craffum vel gracilem, et praeterea horum
medios fieri non poffe, quum non omni ex parte diftendi
arteria confpiciatur, quoniam folum fieri motum arbitran-
tur; tantum vel altus, vel humilis fieret, vel eorum me-
dius, alius nullus. Igitur qualis convulfivus pulfus eft qui
raro contingit, tales contendunt qui negant fenfibilem dis-
tentionem effe, femper omnes videri, revera enim in con-
vulfivo aut nequaquam fentitur diftentio, aut parum et

ΣΦΥΓΜΩΝ ΛΟΓΟΣ Δ. 779

Ed. Chart. VIII. [107.]   Ed. Baf. III. (54.)

οἷον χορδῆς τῆς ἀρτηρίας ἄνω τε καὶ αὖθις κάτω φερομένης.
τὸ δ᾽ ὑπὸ τοῦ Ἀρχιγένους λεγόμενον, ὅτι καὶ τῶν ἰσχνῶν ἀν-
θρώπων αἱ ἐν τοῖς ἀσάρκοις μέρεσιν ἀρτηρίαι φαίνονται τῇ
ὄψει διαστελλόμεναι καὶ συστελλόμεναι, πρὸς μὲν αἰδήμονας
ἀνθρώπους ὀρθῶς λέγεται, πρὸς δὲ τοὺς, ὅταν αὐτοῖς
δόξῃ, μηδὲ τῶν φαινομένων πεφροντικότας οὐκ ὀρθῶς.
ἢ γὰρ οὐδὲ τοῦτο φαίνεσθαι φήσουσι, τῶν αὐτῶν γὰρ
ἐστιν ἐκείνων καὶ τοῦτ᾽ ἀρνεῖσθαι, ἢ εἰ καὶ ὁμολογήσαιεν,
ὄψει μὲν φαίνεσθαι διαστελλομένην ἐροῦσι τὴν ἀρτηρίαν,
ἁφῇ δ᾽ οὐκ ἔτι, περὶ ταύτης δ᾽ εἶναι τὴν ζήτησιν. ὅθεν
ἡμεῖς οὐκ ἐπὶ τὴν ὄψιν τὸν λόγον ἄγομεν, ἀλλ᾽ ἐξ αὐτῶν
τῶν κατὰ τὴν ἁφὴν φαινομένων ὑπομιμνήσκοντες αὐτοὺς
πειραώμεθα δυσωπεῖν. εἰ δὲ χρὴ τἀληθὲς εἰπεῖν, οὐ τοσοῦτον
ἐκείνων ἕνεκεν, ὅσον τοῦ διωρθωμένην ποιεῖσθαι τοῖς εἰς τὴν
θεωρίαν ταύτην εἰσαγομένοις τὴν διάγνωσιν τῶν αἰσθητῶν
παθῶν ὑπεμνήσαμεν, τῶν τε φανερὰν ἐχόντων τὴν διαστολὴν
τῆς ἀρτηρίας σφυγμῶν καὶ τῶν ἀφανῆ, καθάπερ οἱ σπασμώ-
δεις. ἔτι δὲ καὶ ὅπως τῶν κατὰ τὸ ποσὸν τῆς διαστολῆς
συνισταμένων σφυγμῶν μὴ συγκεχυμένην ποιῶνται τὴν ἐπί-

obscure arteria in fidis modum furfum deorfumque jactata.
At vero quod tradit Archigenes, hominum gracilium in
partibus non carnofis oculis cerni arterias diftendi et con-
trahi, apud homines quidem verecundos recte dicitur, apud
eos vero qui de rebus confpicuis, quando fibi ipfis libuerit,
non laborant fecus. Etenim vel confpici negabunt hoc,
quod quidem eorumdem fit illorum hoc quoque inficias ire,
aut fi etiam annuant, oculis videri dicent arteriam diftendi,
tactu non item; atqui de hoc quaeftionem effe. Quare non
ad vifum fermonem derivemus, verum propofitis his quae
tactu percipiuntur, placare homines conemur. Atque ut
verum dicam, non tam iftorum nomine, quam ut veram
traderem rationem dignofcendi tironibus hujus meditationis
affectus fenfibiles, memini pulfuum manifeftam diftentionem
arteriae obtinentium et obfcuram, de quibus convulfivi funt;
praeterea ut pulfuum qui in quantitate pofiti diftentionis
funt ne confundant confiderationem, fed femper in me-

780 ΓΑΛΗΝΟΥ ΠΕΡΙ ΔΙΑΓΝΩΣΕΩΣ

Ed. Chart. VIII. [107. 108.]   Ed. Baf. III. (54.)

σκέψιν, ἀλλ᾽ ἀεὶ μεμνημένοι τῶν τριῶν διαστάσεων ἔχωσι
παραβάλλειν τὸν νῦν γινόμενον σφυγμὸν τῷ πρόσθεν ὑπάρ-
ξαντι πότερον κατὰ τὰς τρεῖς διαστάσεις ὁ αὐτός ἐστι, ἢ
κατά τινας αὐτῶν, ἤ τινα. τοὺς γὰρ ἑπτὰ καὶ εἴκοσι σφυγ-
μοὺς, οὓς κατὰ τὸ ποσὸν τῆς διαστολῆς συνισταμένους ἐν
τῷ πρώτῳ περὶ τῆς τῶν σφυγμῶν διαφορᾶς ἐπὶ διαγράμματος
ἐξεθέμεθα, κατὰ τοῦτον ἄν τις μάλιστα γνωρίζοι τὸν τρόπον,
εἰ μεμνημένος εἴη τῶν διαστάσεων ἑκάστης ἰδίᾳ τὸ ποσόν. ὅτι
δ᾽ αὐτῶν τούτων τῶν εἰρημένων καὶ τῶν ἄλλων ἁπάντων
τῶν ἑξῆς μελλόντων λέγεσθαι προηγεῖσθαι χρὴ ἐκεῖνο τὸ βι-
βλίον, καὶ κατ᾽ [108] ἀρχὰς εὐθὺς τοῦδε τοῦ λόγου προει-
ρήκαμεν, ὥσθ᾽ ὅστις πρὶν ἐκεῖνα ἐκμαθεῖν ἐπὶ τάδε ἥκει τοῦ
παντὸς ἁμαρτάνει. τοῦτο μὲν δὴ καὶ ἡμῖν παρὰ πάντα τὸν
λόγον ὑπαρχέτω· νυνὶ δὲ τὸ προκείμενον περαινέσθω, τὸ
σαφῶς ὑποπίπτειν τῇ ἀφῇ τὴν διαστολὴν τῆς ἀρτηρίας, οὐ
πληγὴν μόνην, ὡς οἱ πρὸς ἅπαντας φιλονεικοῦντες ἐμπειρικοὶ
φασίν. ὥστε πεισθέντες ἐμοὶ, τἀναντία τοῖς ἔμπροσθεν λέ-
γοντες, εἰ μή που σοφισταί τινες, καὶ πιθανοὶ εἶναι δοκεῖν
γλίχονται, τὴν μὲν διαστολὴν τῆς ἀρτηρίας φαίνεσθαι πρός γε

moria habitis tribus dimenfionibus contendere praefentem
pulfum cum fuperiori valeant in tribusne dimenfionibus
illi, an in eorum aliquibus, vel aliqua refpondeat. Nam
qui ex diftentionis quantitate viginti feptem pulfus conftant,
quos in tabella libro primo De pulfuum differentiis propo-
fui, hac maxime ratione cognoscas, fi dimenfionum quanti-
tatem fingularum teneas memoria. Porro autem tum haec
ipfa quae nunc commemoravimus, tum reliqua quae pofthac
dicenda funt, omnia praecedere ille liber debet, ut initio
ftatim hujus libri admonuimus. Itaque prius huc qui fe
conferat quam illa edidicerit, errat planiffime; atque hoc fit
in toto fermone conftitutum. Nunc quod inftituimus, ex-
igamus: aperte diftentionem arteriae a tactu, non ictum
modo (quod qui cum omnibus disceptant, affirmant empi-
rici) animadverti. Quare adducti rationibus meis contra
ac prius dicentes, fateantur (ni fophiftae certe et arguti ge-
ftiant haberi) arteriae animadverti quidem a tactu diftentio-

τὴν ἀφήν, οὐ μὴν εἴ γε καὶ πρὸς τὴν φύσιν οὕτως ἔχει γι-
νώσκειν. ἢ γὰρ ἂν οἰκειότερα ταῦτ᾽ εἴη τῇ αἱρέσει τῶν ἀν-
δρῶν, ἢ τί παθόντες ἐν μὲν τοῖς ἄλλοις ἅπασι λόγοις τὸ
φαίνεσθαι τιθέντες ἀποροῦσι τὸ πρὸς τὴν φύσιν, ἐνταυθοῖ
δὲ οὐκέτι ποιήσουσιν αὐτό; καὶ μὴν εἰ τοῦτο δράσουσιν,
οὐκ ἐγχωρήσει λέγειν, ἴσως μὲν διαστέλλεται ἡ ἀρτηρία, οὐ
μὴν καὶ φαίνεται, ἀλλ᾽ ἔμπαλιν, ἴσως μὲν οὐ διαστέλλεται,
φαίνεται μέντοι. τοῦτο γὰρ ἀκόλουθόν ἐστι τοῖς τὸ φαινόμε-
νον μόνον, καὶ μὴ, αὐτὸ τὸ πρὸς, τὸ δοξαζόμενον αὐτῶν τιθεῖ-
σιν, εἴ γε τὸ φαινόμενον πάντη σθένει οὗ περ ἂν ἔλθῃ,
κατὰ τὸν Τίμωνα. τί ποτ᾽ οὖν νῦν πλασθὲν οὐ σθένει; καὶ
μὴν ἐχρῆν γε, εἴπερ πάντη σθένει. κοινὴν οὖν ἀρχὴν λαβόν-
τες τὸ φαίνεσθαι διαστελλομένην τὴν ἀρτηρίαν, ὅταν γὰρ
μὴ σπασμωδῶς κινῆται, μετὰ τοῦτ᾽ ἂν ἴσως διαφεροί(55)μεθα
πρὸς ἀλλήλους, εἰ ἡμεῖς μὲν ἐκείνῳ πιστεύοιμεν, ἐκείνῳ δ᾽
ἀπιστοῖεν. ἴσως δὲ κἀνταῦθα πάλιν αὐτοὺς ὑπομνήσαντες
τῶν σφετέρων λόγων, εἰς ὁμολογίαν κοινὴν παρακαλέσομεν. τί
γὰρ δὴ καὶ βούλονται; μὴ ἄλλο τι ἢ φαίνεσθαι μὲν ἕκαστον

nem, tamen itane revera habeat, fe haefitare; fane enim
haec confentanea magis fint cum eorum fecta. Aut quam-
obrem cum omnibus aliis in disputationibus, quod cernunt,
conftituunt, de natura vero haerent, hic non faciunt idem?
Atqui fi hoc faciant, non eft quod dicant, diftenditur for-
taffis arteria, fed non eft confpicuum. Verum e diverfo,
fortaffis non diftenditur illa, tamen percipitur; fiquidem
confentit hoc cum illis qui quod cernunt tantum et non
quod cohaeret, cum placito fuo ponunt. *Siquidem quod
confpicimus, ubique locorum,* ut dixit Timon, *valet,* qui
fit igitur, quo minus nunc quod cernitur valeat? Atqui
fiquidem valet ubique, pro communi igitur principio aperte
dilatari arteriam fumpto, quum fcilicet non convulfione
moveatur, inde diffentiamus fortaffe inter nos, an fidem illi
nos habebimus, illi non habebunt. Fortaffis hic quoque, fi
fuam illis auctoritatem fubjiciamus, ad concordiam in com-
muni ineundam auctores fuerimus. Quidnam igitur vo-
lunt? nihil aliud, quam fingula evidentia confpici et fcru-

τῶν φαινομένων, ἀπιστεῖσθαι δὲ μάλιστα μὲν εἰ οἷον φαί-
νεται καὶ ἔστιν, ἔπειτα δ᾽, εἰ καὶ τὴν ἀρχὴν ὅλως ἔστι.
λαβέτωσαν οὖν καὶ παρ᾽ ἡμῶν ὁμολογούμενον τοῦτο· πάντα
γὰρ αὐτοῖς βούλομαι χαρίζεσθαι· καὶ μήτ᾽ εἰ ἔστιν ὅλως
ἥλιος, ἡ σελήνη, ἡ γῆ, μήτ᾽ εἰ θάλαττα, μήτ᾽ εἰ ἐγρηγόρα-
μεν, ἀλλ᾽ εἰ μηδὲ φρονοῦμεν, ἢ ζῶμεν, μηδ᾽ ὅλως μηδὲν
ἁπάντων ὡς ἔχει φύσει γινώσκειν ἡμᾶς. οὐκ οἶδα εἰ ταύτης
ἔτι μείζονος ἀπορίας ἐπιθυμοῦσιν, ἐχέτωσαν αὐτὴν παρ᾽ ἡμῶν
ἑκόντων, μὴ καμνέτωσαν τῷ λόγῳ δεικνύναι, δαψιλῶς εὐω-
χείσθωσαν τῆς περὶ φύσιν ἀγνοίας, μόνον ἡμῖν ἀποκρινά-
σθωσαν βραχύ τι, πότερον καὶ πρὸς τὴν χρῆσιν τῶν πραγμά-
των τὴν κατὰ τὸν βίον ἀπορεῖν ἀξιοῦσι, καὶ μήθ᾽ ὅταν
ἀνατέλλων ὁ ἥλιος ἐναργῶς φαίνηται, πράττειν ἡμᾶς ἃ πράτ-
τομεν ὡς ἐν ἡμέραις, ἀλλ᾽ ἡσυχάζειν ἐπὶ τοῦ σκίμποδος κα-
τακειμένους, ἀποροῦντας εἴτε νύξ ἐστιν ἔτι εἴθ᾽ ἡμέρα,
μήθ᾽ ὅταν ἐν πλοίῳ καὶ πελάγει τυγχάνωμεν ὄντες, οὕτω
καὶ πράττειν, ἀλλ᾽ ἀπιστοῦντας ἐκπηδᾶν τολμᾶν εἰς τὴν
θάλατταν, ὡς ἴσως μὲν οὖσαν θάλατταν, ἴσως δ᾽ οὔ,

pulum habere maximum, an, qualia videntur, etiam fint,
deinde an ulla etiam ratione fint. Sumpferint fane et id a
nobis confeſſum, nihil enim illis denegatum volumus. Quin
nec ecquid omnino fit fol, luna, terra, nec an mare, neque
an vigilemus, fed ne an fapiamus quidem, vel vivamus,
nec quicquam nobis prorfus qua fit natura conftare. Equi-
dem haud fciam, hac quam defiderent majorem haefitatio
nem. Obtinuerunt hanc a nobis libentibus, fuperfedeant
hoc labore orationis, ut demonftrent, habeant fuam natu-
rae ignorationem, ac abunde fruantur licet, tantum re-
fpondeant nobis rem non fane prolixam, an fimul de ufu
nos rerum ad vitam pertinentium haefitare velint, neque
ubi folem perfpicue oriri cernamus, obire folita nos nego-
tia, quae quum dies eft, an in grabato conquiescere, dubi-
tantes noxne etiam an dies, nec quum navem confcende-
rimus ac fimus in alto hoc agere, fed nihil credentes au-
dere in mare profilire, quafi id fortaffis mare, fortaffis non

μηδ' ὅταν ἤδη καταγώμεθα καὶ ἡ ναῦς ἐν τῷ λιμένι πλησίον
τῆς γῆς καταφέρηται καὶ πάντας περὶ τὴν γῆν ἐξιόντας ὁρῶ-
μεν, πιστεύειν ταῖς αἰσθήσεσι καὶ μέχρι τῆς χρείας, ἀλλ'
ἔνδον καθέζεσθαι σκεπτομένους καὶ ἀποροῦντας καὶ λέγον-
τας, ἴσως γε φαίνεται μὲν ἡμῖν γῆ, οὐκ ἔστι δὲ γῆ. καὶ
κατ' αὐτοὺς ἐκείνους ἅπαντα τὰ τοιαῦτα μέχρι μὲν τῆς
χρείας πιστά, πρὸς δὲ τὴν φύσιν ἀπορεῖται. καὶ ἡμεῖς δ'
αὐτοὶ τοῦτο δήπου βουλόμεθα, χρῆσθαι δ' αὐτοῖς ὡς πι-
στοῖς. τὸ δ' ἐπέκεινα τῆς χρήσεως περιττὸν εἶναί φαμεν.
εἰ οὖν ὃ βουλόμεθα συγχωροῦσιν ἡμῖν, οὐκ οἶδα περὶ τίνος
ἔτι διαφερόμεθα. περὶ τοῦ πρὸς τὴν φύσιν, φασί. παῦσαι
ἄνθρωπε. οὐδὲ φθεγξόμεθά ποτε τοῦτο, εἰ καὶ κελεύεις.
ἀλλά σε καὶ εἰς συνθήκας ἕτοιμός εἰμι προσκαλέσασθαι.
καὶ τοῦ λοιποῦ προΐτω καθάπερ τοῖς ἄλλοις ἀνθρώποις,
[109] οὕτω καὶ ἡμῖν, εἰ βούλεσθε, τά τε τῶν πράξεων καὶ
τὰ τῶν λόγων, ἐπειδὴ καὶ ἡμᾶς αὐτοὺς ὁρῶ περὶ πολλοῦ
ποιουμένους, μηδὲν τῶν κατὰ τὸν βίον ὡμολογημένων τοῖς
ἀνθρώποις ἅπασιν ἀνατρέπειν. ὡς οὖν ἐκείνοις περαίνεται

fit, neque ubi in portum ex alto invehamur appellaturque
navis ad terram omnesque videamus in terram exire, fidem
dare fenfibus usque ad ipfum ufum, caeterum intus nos con-
tinere haefitantes et dubitantes dicentesque, Forte quidem vi-
detur nobis terra, non eft tamen. Atque omnia illa ipfis illis au-
ctoribus ad experientiam usque fidem habent, at de natura in
dubitationem adducuntur. Quin hoc nos fcilicet ipfi volumus,
ut eis pro certis utamur: quod vero excedit ufum, fuperfluum
dicimus effe. Quamobrem fi quod cupimus nobis dant, de
quo amplius diffideamus invenio nihil. Quod ad naturam
pertinet, de eo fcilicet inquiunt. Define quaefo, nec de eo
verbum unquam faciemus, fi voles. Imo vel ad foedus fe-
riendum te adhortemur et procedant pofthac, fi vultis, non
minus nobis quam aliis mortalibus, qua res, qua verba,
quando vos etiam ipfos animadverto laborare, ne quid de
illis, quae omnibus hominibus teftata in vita funt, evertatis.
Proinde ficut illi negocia obeunt, et item nos obeamus, nec

τὰ κατὰ τὰς πράξεις, οὕτω καὶ ἡμῖν περαινέσθω, μὴ πολυ-
πραγμονοῦσι περὶ τὸ φαινόμενον ἐναργῶς μηδὲν, ἀλλ᾽ ἐκ προ-
χείρου πιστεύουσί τε καὶ ἑπομένοις, ὡς εἴ γέ τινος ἀπαγγέλ-
λοντος ὑετοῦ γενομένου τὸν ποταμὸν αὐξηθέντα τὴν γέφυ-
ραν ἀνατρέψαι, παρών τις ὑμῶν κωλύει οὕτως ἁπλῶς, ὑετοῦ
γενομένου, λέγειν, ἀλλὰ τοῦ φαινομένου γεγονέναι, μηδὲ
ποταμὸν, ἀλλὰ τὸν φαινόμενον καὶ δοκοῦντα, μηδ᾽ αὐξη-
θέντα, ἀλλὰ ηὐξῆσθαι δόξαντα, μηδὲ τὴν γέφυραν καταβα-
λεῖν, ἀλλὰ φαίνεσθαι καταβεβληκότα, πῶς οὐκ ἂν δόξειε
μαίνεσθαι; τί ποτ᾽ οὖν τοῖς ἄλλοις ἀνθρώποις ἅπασιν ἑτέρως
διαλεγόμενοι μόνοις ἡμῖν πράγματα παρέχετε, καίτοι ταῖς
αἰσθήσεσι χρωμένοις ἐπί τε τῶν κατὰ τὴν ἰατρικὴν κἂν τῷ
λοιπῷ βίῳ; εἶτα τὸν μὲν ἀσκὸν, εἰ οὕτως ἔτυχε, καὶ τὴν
κύστιν καὶ τὸν θύλακον καὶ τὰς τῶν χαλκέων φύσας τί δια-
στέλλεσθαι λέγοντες καὶ συστέλλεσθαι τὸ φαίνεσθαι παρε-
λείψατε, τῇ δ᾽ ἀρτηρίᾳ μόνῃ, τῇ τί ποθ᾽ ὑμᾶς κακὸν ἐργα-
σαμένῃ, πράγματα παρέξετε, καὶ τὴν ἀπιστίαν τῶν φαινομέ-
νων κατ᾽ αὐτῆς κινήσετε, καὶ οὐχ ἁπλῶς ἐρεῖτε, διέσταλται καὶ
διαστέλλεται, καὶ συνέσταλται καὶ συστέλλεται, ἀλλὰ φαίνεται

curiofi fimus ulla in re, quae aperte confpicitur, fed ftatim
credamus et affentiamur, ut fi quis annunciet ab imbribus
qui deciderunt fluvium auctum evertiffe pontem, hic quis-
piam de vobis praefto ita vetet abfolute ab imbribus
qui deciderunt dicere, fed qui vifi funt decidere: neque flu-
vium, fed qui videtur et apparet: neque auctum, verum,
qui videbatur auctus effe, neque diruiffe pontem, fed vi-
deri diruiffe, quis hunc fanum dicat? Quid igitur, quan-
do cum caeteris omnibus mortalibus alio modo disputetis,
negotia folis nobis faceffitis, quum iisdem utamur fenfibus
tam in arte medica quam reliqua in vita? Et utrem verbi
gratia et veficam, culeum, atque fabrorum folles quid dis-
tendi dicitis ac contrahi, videri praetermittitis, arteriae
vero foli innocenti eftis molefti, atque in ea de apparentibus
fcrupulum injicitis, quominus abfolute pronuncietis, diftenta
eft et diftenditur, contracta eft et contrahitur, fed videtur

διαστελλομένη, εἰ δὲ καὶ ὄντως διαστέλλεται, οὐκ οἶδα;
παύσασθε πρὸς τοῦ Διὸς ἤδη ποτὲ μηδὲν προσήκουσι λήροις
ἐπιφορτίζοντες τὴν τέχνην, ὡς οὖσαν καθ᾽ ἑαυτὴν μακράν.
εἰ σχολὴν ἄγετε, καὶ τὸν βίον οὐκ ἀνατρέπειν, ἀλλ᾽ ὠφελεῖν
προῄρησθε, καὶ τὴν τέχνην οὐ κωλύειν, ἀλλ᾽ αὔξειν ἐσπουδάσατε,
τὴν φιλοτιμίαν ταύτην εἰς τὰ χρηστότερα τρέψατε. πολλὰ τῆς
ἰατρικῆς εὑρήσετε ζητήσεως οὐ σμικρᾶς δεόμενα, περὶ ταῦτα
δεινοὶ γίγνεσθε, τὴν σύνεσιν ἐν τούτοις ἐπιδείκνυσθε, τὴν
δὲ τῶν ἐναργῶς φαινομένων ἀπιστίαν ἤδη ποτὲ μισήσατε,
πλέον οὐδὲν ἕξειν ἀπ᾽ αὐτῆς μέλλοντες, ἀναγκασθήσεσθε γὰρ
ἑκόντες τε καὶ ἄκοντες ὡς πιστοῖς χρῆσθαι τοῖς ἐναργέσιν,
ἢ οὐδὲ φθέγξασθαι ὑμῖν οὐδὲ τὸ βραχύτατον ἔσται. ὅταν
οὖν ζητήσαντάς γε καὶ μὴ ζητήσαντας ἡ αὐτὴ χρῆσις ἐκδέ-
χηται, περιττὸν τὸ ζητεῖν. εἰσὶ δ᾽ ἕτεραι πολλαὶ τοῖς ἀν-
θρώποις αἱ μὲν τῶν αἰσθήσεων ἀσκήσεις, αἱ δὲ καὶ τοῦ
λογισμοῦ, περὶ ταύτας σπεύσατε, τὴν σχολὴν περὶ ταῦτα
διάθεσθε, τοῖς δ᾽ ἐναργέσι χωρὶς ζητήσεως ὡς τοιούτοις οὖσι
οἷα φαίνεται πιστεύετε. συγχωρήσαντες οὖν μοι λέγειν τὴν
ἀρτηρίαν εἰς μῆκος καὶ πλάτος καὶ βάθος διαστέλλεσθαι,

diftendi, verene diftendatur me latet? Defiftite per deos
tandem aliquando inanibus nugis artem onerare, vel fua
fponte longam. Si otiamini et vitam non labefactare, fed
elfe ufui inftituiftis, artemque non interpellare, fed augere
conamini, rebus hanc commodioribus contentionem refer-
vate. Multa offendetis in medicina, quae magnae fint quae-
ftionis, huc conferte vim veftram, hic ingenium oftendite et
dubitationem de rebus evidentibus tandem abjicite, quando
nihil ea re profectus fitis facturi. Compellemini enim, ve-
litis nolitis, evidentia pro certis habere, aut ne hiscere qui-
dem vobis poteftas erit: nam quum, five quaeramus, five non
quaeramus, idem confequitur ufus, ne quicquam inquiramus.
Sunt vero permultae aliae hominibus tum fenfus, tum rationis
exercitationes, hic laborate, in his tempus ponite, res autem
evidentes citra fcrupulum pro iis, quae elfe illae videantur,
numerate. Facite itaque ut mihi arteriam concedatis in lon-

τὸ ἐπὶ τῷδε διασκέψασθε, πότερον αἰσθήσεσθαι δυνατόν ἐστι
τῆς συστολῆς, ἢ οὔ. ἀλλ᾽ ὑμεῖς, ἵνα μηδὲ τοῦτο, μηδ᾽ ἄλλο
ζητήσητε, τὴν περὶ τῆς ὑπάρξεως τῶν ἐναργῶν ἀπορίαν ἐκι-
νήσατε, συχνὸν μέν τινα λόγων ἑσμὸν ἔχουσαν, οὐ μὴν κα-
ταβαλεῖν γε δυναμένην οὐδ᾽ ἀνατρέψαι τὴν χρείαν τῶν ἐναρ-
γῶν. ἡμεῖς οὖν ἔμπαλιν ὑμῖν πράξομεν· ἅπασι μὲν τοῖς φαι-
νομένοις ἐναργῶς χωρὶς ζητήσεως χρησόμεθά τε καὶ πιστεύ-
σομεν ὡς τοιούτοις οὖσιν οἷα καὶ φαίνεται, τὰ δ᾽ ἀμυ-
δρότερα διασκεψόμεθα, τὰ μὲν τῷ λόγῳ, τὰ δὲ ταῖς αἰ-
σθήσεσι, τὰ δ᾽ ἀμφοτέροις ἐπιχειροῦντες ἑλεῖν. ἥτις μὲν
οὖν ἡ ὁδὸς τῆς εὑρέσεως αὐτῶν, ἐπὶ πλέον ἑτέρωθι λέγομεν,
ἐν δὲ τῷ παρόντι τὸ χρήσιμον εἰς τὰ προκείμενα λεχθήσε-
ται μόνον.

Κεφ. γ'. Ἀγαθίνου τοίνυν λέγοντος ἀναίσθητον
εἶναι τὴν συστολὴν τῆς ἀρτηρίας, Ἡροφίλου δὲ διὰ παντὸς
ὡς ὑπὲρ αἰσθητῆς διαλεγομένου, χαλεπὸν ὄντως ἦν καὶ ἄπο-
ρον ἑτέρῳ πρὸ θατέρου πιστεῦσαι, τοσαύτην μὲν ἀμφοτέρων
σπουδὴν εἰσενηνεγμένων εἴς τε τἆλλα [110] τῆς ἰατρικῆς καὶ

gum, latum et profundum diftendi: poftea jam dispicite, an
fentire contractionem, necne poffitis. Vos vero, ut nec
hoc, nec aliud inquireretis quicquam, fintne omnino res
evidentes, in dubium vocaftis: unde vobis fuppeditat ma-
gnus quidem verborum acervus, fed qui non poffit labefa-
ctare tamen neque convellere ufum evidentium. Nos igi-
tur contra faciemus ac vos. Omnibus quae clare cernun-
tur, utemur citra ullam haefitantiam et credemus talia effe
qualia videntur, quae obscurius, haec in quaeftionem voca-
bimus, atque partim ratione, partim fenfibus, partim etiam
amborum ope aggrediemur eruere. Verum horum viam
inveniendi alio loco amplius tradimus: hic tantum quod ad
inftitutum noftrum intereft referemus.

Cap. III. Nam quum Agathinus dicat arteriae non
poffe contractionem fentiri, Herophilus autem conftantis-
fime ut de re fenfibili differat, res hercle plena erat diffi-
cultatis uni magis quam alteri accedere. praefertim quo-
rum tantum uterque ftudii quum ad alias partes medicinae

Ed. Chart. VIII. [110.]   Ed. Baf. III. (55.)

τὴν περὶ τοὺς σφυγμοὺς τέχνην αὐξῆσαι, μακρῷ τε χρόνῳ
τόν τε λογισμὸν καὶ τὴν αἴσθησιν ἱκανῶς γεγυμνασμένων.
ἐδόκει δή μοι δίκαιον εἶναι πρῶτον μὲν ἀσκῆσαι τὴν ἁφὴν
τῆς παρὰ μικρὸν αἰσθάνεσθαι διαφορᾶς, ἵν᾽ εἴπερ ἡμῖν αὐ-
τοῖς ποτε καταφανὴς ἐναργῶς γένοιτο ἡ συστολὴ, μηκέτ᾽ ἄλ-
λου δεοίμεθα μάρτυρος· δεύτερον δὲ καὶ τὴν τῶν πρεσβυτέ-
ρων ἱστορίαν ἀναλέξασθαι. τῶν πλείστων μὲν γὰρ καὶ τῶν
ἀξιοπίστων αἰσθητὴν λεγόντων, μηδ᾽ ἂν ὅτι μάλιστα πολ-
λῷ χρόνῳ τριβομένοις ἡμῖν ἔτ᾽ ἀναίσθητος φαίνηται, προα-
φίστασθαί τε καὶ ἀπογινώσκειν τῆς εὑρέσεως, εἰ δὲ μηδεὶς ἄλ-
λος ἢ ὀλίγοι παντελῶς καὶ ἄπιστοι τοῦτο λέγοιεν, ἡμῖν τε
περὶ αὐτὸ ἔχουσιν ἀδιάγνωστον φαίνεται, τηνικαῦτ᾽ ἤδη καὶ
ἀπογινώσκειν τῆς εὑρέσεως αὐτοῦ καὶ ἀναίσθητον ὁμολογεῖν
ὑπάρχειν. εὑρίσκοντες οὖν τοὺς μὲν Ἡροφιλείους σχεδὸν
ἅπαντας αἰσθητὴν εἶναι λέγοντας, τοῦ δὲ περὶ τὸν Ἐρα-
σίστρατον χοροῦ τοὺς μὲν ὁμολογοῦντας, τοὺς δ᾽ ἀρ-
νουμένους, καὶ τρίτους τοὺς ἀπ᾽ Ἀθηναίου τοῦ Ἀττα-
λέως, ὧν εἷς ἦν καὶ Ἀγαθῖνος, ὡσαύτως πρὸς ἀλλήλους

contulisset tum ad artem de pulfibus augendam, ac etiam
rationem multis annis fenfumque mire exercitaffet.   Itaque
operae pretium effe duxi, primum quidem ita tactum exer-
cere, ut parum abeffet quin *pulfuum* differentias fentiret,
ut fi quando nobis ipfis manifefte contractio appareret,
alium ne teftem defideraremus; deinde ut veterum fcripta
revolveremus.   Nam fi plurimi hanc atque probatiffimi
fentiri confirmarent, fi ne quam diutiffime quidem commen-
tantibus haud dum videretur tamen nobis fentiri, defifte-
remus et deponeremus fpem inveniendi.   Sin autem nullus
alius, aut plane pauci ac leves hoc affererent, nobisque
in hoc incumbentibus non dignosc ivideretur poffe, abjicere-
mus jam tum ejus fpem inveniendae, atque non fentiri poffe
fateremur.   Ergo quum familiam inveniremus Herophili
prope omnem fentiri affirmantem, fcholam autem Erafiftra-
tiorum partim annuentem, partim euntem inficias, ac ter-
tios illos ab Athenaeo Attalenfi, de quibus Agathinus erat,

διαφερομένους, ὅσον μὲν ἐπὶ τῇ τῶν πρεσβυτέρων ἱστορίᾳ
πλέον οὐδὲν (56) ἡμῖν ἔγνωμεν ἐσόμενον, ἴσων σχεδὸν
ἀριθμῷ τε καὶ ἀξιώματι τῶν ὁμολογούντων τοῖς ἀρνου-
μένοις ὑπαρχόντων· ἐφ᾽ ἡμῶν δ᾽ αὐτῶν ἅμα τοῖς δι-
δασκάλοις διεσκοπούμεθα, μηδ᾽ αὐτοῖς ὁμολογοῦσι σαφῆ
διάγνωσιν ἐσχηκέναι ποτὲ τῆς συστολῆς. ἐν τούτῳ δ᾽, οἷα
εἰκός, καὶ λόγῳ τινὲς ἐκινοῦντο, καὶ πᾶσι μὲν αὐτοῖς ἐδό-
κει πιθανὸν εἶναι μὴ δύνασθαι τῆς ἀποχωρούσης ἀρτηρίας
αἰσθάνεσθαι τὴν ἁφήν· ἤτοι γὰρ τῆς κινήσεως αὐτῆς, ἢ τῆς
ἅμ᾽ αὐτῆς πληγῆς αἴσθησιν ἡμῖν γίγνεσθαι κατὰ τὴν διαστο-
λήν, ἀποχωρούσης δὲ καὶ συστελλομένης οὔτε πληγῆς ἔθ᾽
ἡμᾶς οὔτε κινήσεως αἰσθάνεσθαι· τῶν γὰρ ὁμιλούντων
αὐτῇ καὶ προσιόντων καὶ ψαυόντων, οὐ τῶν ἀφισταμένων
εἶναι διαγνωστικήν, ἐπεὶ οὕτως ἂν καὶ τῶν ἐκ μακροῦ δια-
στήματος εἰς ἐπίγνωσιν ἐλθεῖν, εἴπερ ἅπαξ αὐτῇ συγχωρη-
θείη τῶν οὐχ ἁπτομένων αἰσθάνεσθαι. ταῦτα καὶ τοιαῦτα
λέγοντες, ἀνέπειθόν με ῥᾳδίως, ὡς ἂν καὶ αὐτὴν τὴν ἁφὴν
μάρτυρα ὧν ἔφασκον ἔχοντες. οὐ γὰρ ᾐσθανόμην τῆς συστελ-

inter fe eodem modo diffidentes, nihil nos fane ex veterum
fcriptis quidem confequuti opis fumus, quod numero et di-
gnitate qui affirmarent et negarent propemodum aequarent.
Itaque apud me adhibitis praeceptoribus confiderabam, qui
etiam fe negabant ipfos in apertam cognitionem veniffe un-
quam contractionis.   Jam haec etiam nonnullos ratio, ut
fit, movebat, ac iis probabatur omnibus, ut recedentem
tactus arteriam fentiat fieri non poffe: quippe aut motum
ipfum in diftentione, aut conjunctum cum eo ictum, nos
fentire; atqui neque ictum jam nos, ubi recipiat fe illa
contrahiturque, neque fentire motum: fcilicet ea illum,
quae confuetudinem habent fecum, adeuntque ac contin-
gunt, non quae discedant, dignoscere: alioqui ad remoto-
rum afpirare notitiam poffe, fi hoc fit ei femel conceffum,
quae non tangantur, fentire.   His et talibus me verbis fa-
cile in fuam fententiam adduxerunt, ut qui teftem a fe, ut
jactabant, tactu haberent; neque enim contractionem fen-

λομένης τῆς ἀρτηρίας καὶ ὀλίγου δεῖν ἀπέστην ὡς οὐκ αἰσθη-
τῆς αὐτῆς, εἰ μή μοί ποτε καθάπερ ἐκ παρατρίψεως πυκνῆς
πῦρ ἔξαφθὲν καὶ λάμψαν ἐναργῶς ἔδειξε τὸ ἀληθές, ὥστε
μηκέτι ἑτέρων δεῖσθαι μαρτύρων καὶ κριτῶν, ἀλλ᾽ αὐτὸν ἱκα-
νὸν ἐμαυτῷ γενέσθαι. δηλώσω δὲ τὸ σύμπαν, ἐντεῦθεν
ἀρξάμενος, ὅθεν περ καὶ αὐτὸν ἐμὲ ὁ λόγος ἐποδήγησεν.
ἐπειδὴ τῶν ἁπτομένων σωμάτων τὰ μὲν ἐπιπολῆς ἀλλήλων
ἅπτεται ψαύοντα μόνον, ἕτερά τε βιάζεται καὶ ὠθεῖ καὶ ἀνα-
τρέπει, κἀνταῦθα τὸ μὲν ἰσχυρότερόν τε καὶ σκληρότερον
οἷον ἐγκαταβαίνει τῷ ἀσθενεστέρῳ τε καὶ μαλακωτέρῳ, θά-
τερον δ᾽ εἴκει τε καὶ ἀνατρέπεται καὶ· οἷον περισχίζεται τῷ
βιαζομένῳ τὴν διάλυσιν αὐτῶν ἀπ᾽ ἀλλήλων, οὐ τὸν αὐτὸν
ἐνδέχεται γίγνεσθαι τρόπον, ἀλλὰ τὰ μὲν ἐπιπολῆς ἁπτόμενα
καὶ ἀποχωρεῖ ἀθρόως, ὅσα δ᾽ εἴκοντος τοῦ μαλακωτέρου
προσωτέρω ἰόντα οἷον ἐγκαταβαίνει αὐτῷ, ταῦτα οὐκ ἔτ᾽
ἀθρόως ἀφίσταται, ἀλλ᾽ ὅσον ἀπὸ τῆς πρώτης προσβολῆς
ἐσωτέρω χωροῦντα ἐβιάσατο, τοσοῦτον ἀποχωριζομένοις
αὐτοῖς αἰσθητὸν φυλάττεται. χρόνος γάρ τις ἐν τῷ μεταξὺ

tiebam arteriae. Sic nihil factum eſt propius, quam ut ab
illa me removerem, ut ea, quae fentiri non poſſet, niſi mi-
hi tandem veluti ex aſſidua colliſione ignis incenſus et elu-
cens clare veritatem monſtraſſet, ut alios jam teſtes non
quaererem, nec arbitros, ſed mihi ipſe ſatisfacerem. Sed
rem omnem explicabo, hinc adeo exorſus, unde me ipſum
ratio duxit. Quando corpora tangentia partim leniter fefe
mutuo tangunt, palpantia tantum, partim vero urgent, im-
pellunt, evertuntque, itaque quod fortius eſt et durius,
veluti ſubit imbecillius et mollius, alterum autem cedit ever-
titurque ac veluti amplectitur id, quod urget, diſceſſus
eorum mutuus non poteſt eodem modo effici. Caeterum,
quae in ſuperficie tangunt, diſcedunt ſubito; at quae ce-
dente molliore longius progreſſa illud veluti intrant, non
revertuntur item ſubito, ſed quanto a primo occurſu pro-
greſſa penitius urgebant, tantum illis diſcedentibus fenſi-
bile ſupereſt. Tempus namque intercedet inter primum

790   ΓΑΛΗΝΟΥ ΠΕΡΙ ΔΙΑΓΝΩΣΕΩΣ

Ed. Chart. VIII. [110. 111.]   Ed. Baf. III. (56.)

γενήσεται τῆς τε πρώτης ὁρμῆς τοῦ ἀφίστασθαι καὶ τῆς
ἐσχάτης τελευτῆς, μεθ᾽ ἣν οὐκέτ᾽ ἀφίστασθαι, ἀλλ᾽ ἐφεστά-
ναι ἤδη λεχθήσεται, ἐν ᾧ χρόνῳ παντὶ κατὰ βραχὺ μὲν ἀπο-
χωροῦντος τοῦ ἑτέρου, κατὰ βραχὺ δὲ τῆς θατέρου θλίψεως
ἐκλυομένης, ἑκατέρων ἡ κίνησις αἰσθητὴ γενήσεται. εἰ δὲ δὴ
καὶ τοῦτο προσείη, ὥστε τὸ μὲν κινούμενον κάτωθεν ἄνω
φέρεσθαι, τὸ δ᾽ ἁπτόμενον ἄνωθεν ἐπικεῖσθαι, πρὸς τῷ
τῆς θλίψεως ἀφαιρεῖσθαι τὸ ἐπικείμενον ἔτι καὶ οἷον κατα-
πίπτειν αὐτῷ συμβήσεται, τοῦ πρότερον ἀντερείδοντός τε καὶ
ὠθοῦντος ἄνω νῦν κάτω φερομένου.

Κεφ. δ'. [111] Ταῦτα διά τε κύστεων καὶ ἀσκῶν
καὶ φυσῶν καὶ τῶν τοιούτων ἁπάντων ὀργάνων ἔνεστι πείρᾳ
μαθεῖν, ὅτῳ μὴ πάνυ ἐναργὴς ἡ διὰ τοῦ λόγου ἔνδειξις.
εὑρεθήσεται γὰρ ἐπὶ πάντων ἔνθα μὲν ἀβίαστος ἡ τῶν
ἁπτομένων ὁμιλία καὶ ἡ ἀποχώρησις ἄνευ χρόνου γιγνομένη,
θατέρου δ᾽ ὑπάρχοντος ἰσχυροτέρου, εἰς ὅσον ἂν ὠθούμενον
εἴη τὸ ἀσθενέστερον, εἰς τοσοῦτο καὶ τὸ κινούμενον, ὅταν
ἀφίστηται τὸ βιασάμενον. εἰ δὲ δὴ καὶ κάτωθεν ἄνω τὸ
θλῖβον ἔρχοιτο, πολὺ δήπου ῥᾷόν τε καὶ θᾶττον τηνικαῦτα

impetum discedendi et extremum finem fecundum quem
non discedere amplius, fed difceffiffe jam dicentur. Quo
tempore toto, paulatim discedente altero, paulatim etiam
alterius remiffo preffu, utriusque fentietur motus. Jam fi
hoc accedat, ut quod ab imo movetur, feratur furfum,
et quod tangit, fuperne incumbat; praeter quod com-
preffio ei quod incumbit detrahetur, etiam accidet ei ut
veluti fubfidat, quia quod prius excipiebat et furfum im-
pellebat nunc defertur.

Cap. IV.   Haec ex veficis, utribus, follibus et id ge-
nus inftrumentis experientia ducta ei licet edifcere, cui non
fatis perfpicua eft ex oratione declaratio.   Nam in omnibus
invenies, ubi languidus eft tangentium concurfus, ibi
momento temporis fieri discelfionem: at alterum fi validius
fit, quanto fpatio impellebatur infirmius, tanto movebitur,
fcilicet ubi fe, quod urgeret, recipiat: at vero, fi ex infe-
riore loco etiam premens ascendat, longe tunc proclivius

Ed. Chart. VIII. [111.]   Ed. Baf. III. (56.)

τὸ ἀσθενέστερον ἀκολουθήσει τῷ ἰσχυροτέρῳ, σύμμαχον τῆς
ἀκολουθήσεως προσλαβὸν τὴν εἰς τὸ κάτω ῥοπήν. δυνήσει δὲ
πληρώσας ἢ ἀσκὸν ἢ κύστιν ἤ τι τοιοῦτον ἄλλο ὑγρᾶς
οὐσίας ἢ ἀέρος ἐπιπολῆς μὲν ψαύειν αἴρων τε καὶ αὖθις
προσφέρων μὲν δακτύλους, ἔπειτα δ᾽ ἤδη καὶ ὠθεῖν τε καὶ
βιάζεσθαι πρόσω, κἀνταῦθα πάλιν ἐναλλὰξ αἴρων τε καὶ
προσφέρων. ὄψει γὰρ ἐναργῶς τὴν μὲν ἑτέραν τῶν ἀποχω-
ρήσεων τὴν ἐπὶ τῇ ψαύσει χωρὶς αἰσθητοῦ χρόνου, τὴν δ᾽
ἑτέραν τὴν ἐπὶ τῇ θλίψει μετά τινος ἀεὶ χρόνου γιγνομέ-
νην. καὶ κατὰ μὲν τὴν προτέραν ἀκίνητον ὄψει τὸ ἀγγεῖον,
εἴτε προσάγοις εἴτ᾽ ἀπάγοις τὸν δάκτυλον, ἐν δὲ τῇ δευτέρᾳ
κινούμενον οὐ προσβάλλοντος μόνον, ἀλλὰ καὶ ἀφαιροῦν-
τος. ἀνάλογον δή μοι τίθει τῷ μὲν δακτύλῳ ἀρτηρίαν, τῷ
δ᾽ ἀγγείῳ τὸ ἐφαπτόμενον αὐτῆς σῶμα, καὶ μένοντος δη-
λονότι τοῦ ἁπτομένου καθ᾽ ἕνα καὶ τὸν αὐτὸν τρόπον, ἡ ἀρ-
τηρία κινουμένη προσίτω τε καὶ ἀποχωρείτω. γιγνέσθω δὲ
ἡ μέν τις προσβολὴ τῆς ἀρτηρίας τῷ ἔξωθεν ἁπτομένῳ σώ-
ματι οἷον ψαῦσίς τε καὶ ἐπαφὴ, καθάπερ ἐπὶ τῶν ἀμυδρῶν

fane et citius tunc imbecillius fequetur, id quod validius,
focio ad perfequendum adjuncto momento ad inferna.   Po-
teris autem, fi humida materia, vel aëre utrem, vel veficani,
vel fimile vas impleveris, leniter attingere, auferendis ac
rurfum admovendis digitis; deinde etiam trudere et impel-
lere prorfum, admovendis hic quoque viciffim applican-
disque digitis.   Profecto alterum discessum, quum tantum
palpaveris, clariffime animadvertes momento temporis
fieri, alterum a compreffione, nunquam citra aliquod fpa-
tium.   Praeterea in priore nihil moveri confpexeris, five
admoveas digitum, five removeas, at vero in altero move-
ri, non modo fi imprimas digitum, fed et fi retrahas.   Age
jam compares arteriam digito et vafi corpus, quod arte-
riam contingit, ac eo, quod arteriam contingit, de loco fuo
nihil moto, arteria mota accedat et recedat.   Ac nunc occur-
rat arteria corpori, quod foris eam tangit, quafi palpet con-

ἔχει σφυγμῶν, ἢ δέ τις οὐ ψαῦσις μόνον, ἀλλὰ καὶ εἰς τὸ
βάθος ὦσις, ὡς ἐπὶ τῶν σφοδρῶν. ἀνάγκη τοίνυν ἐπὶ μὲν
τῆς προτέρας, ὅταν ἡ ἀρτηρία συστέλληται, τὸ μὲν, ὅτι
ἀπεχώρησε τοῦ ἔξωθεν ἁπτομένου δύνασθαι λέγειν, τὸ δ᾽,
ὅτι νῦν ἀποχωρεῖ μὴ δύνασθαι. χρόνου γὰρ ἡ τοιαύτη χρῄ-
ζει διάγνωσις, ἀθρόως δὲ καὶ χωρὶς αἰσθητοῦ χρόνου τῶν
ἐπιπολῆς ἁπτομένων σωμάτων αἱ ἀποστάσεις γίγνονται. κατὰ
δὲ τὴν ἑτέραν προσβολὴν τῆς ἀρτηρίας τὴν ἐπὶ τῶν σφοδρῶν
σφυγμῶν, ὑφ᾽ ἧς ἀπωθεῖσθαι τὴν ἀφὴν ἡμῶν συμβέβηκε,
πρότερον μὲν τοῦ χωρίζεσθαι ἡ αἴσθησις, ἐφεξῆς δ᾽ αὐτοῦ
τοῦ κεχωρίσθαι ἡ διάγνωσις, οὐκέτι τῆς αἰσθήσεως τοῦτο
γνωριζούσης, ἀλλὰ τῷ παύεσθαι τὸ ταύτης πάθος τοῦ
νοῦ τότε ὡς χωριζόμενον νῦν κεχωρίσθαι συλλογισαμένου,
τοῦ δ᾽ ἐπιπολῆς ἁπτομένου τὸ μὲν χωρίζεσθαι παντάπασιν
ἀδιάγνωστον, τὸ κεχωρίσθαι δὲ κἀπὶ τούτων συλλογισμῷ
ληπτέον.

Κεφ. ε΄. Ὅτι δ᾽ οὐ προσιόντος, ἢ ἀπιόντος, ἢ
θλίβοντος, ἢ ἁπτομένου, ἢ ἀπωθουμένου πρώτην αἴσθησιν
ἔχομεν, ἄνευ τῶν κατὰ τὸ ἡμέτερον σῶμα παθημάτων, οὐδ᾽

trectetque, quod in languidis pulfibus ufu venit, nunc non
palpet tantum, fed et in altum impellat, ut in vehementibus.
Hic in priore occurfu necefſe eft, ubi arteria contrahitur, hoc
poffis dicere, receffiffe illam ab eo, quod eam foris tangebat:
hoc non poffis, nunc recedere: tempus enim ea cognitio po-
ftulat: discedunt autem fubito quae leviter fefe corpora tan-
gunt, momentoque temporis, quod nequeas attendere: fed in
altero arteriae occurfu in vehementibus pulfibus, a quo fit ut
tactus noster repellatur, prius recedere fentimus, deinde
receffiffe jam dignoscimus: id quod non fenfus etiam ani-
madvertit, fed mens ibi ex eo, quod affectus abiit ipſius
fenfus, colligit quod tum recederet nunc receffiffe. At
leviter attingentis animadvertere disceffum non poffis, di-
ceffiffe etiam ibi conjicias.

    Cap. V.   Porro autem non accedentis, vel prementis,
vel tangentis, vel repulfi primum nos fenfum habere, fed affe-

Ed. Chart. VII. [111. 112.]   Ed. Baf. III. (56.)

αὐτὸ οἴομαι λανθάνειν, αἰσθανόμεθα μὲν γὰρ ἀνατρεπομέ-
νης ἡμῶν τῆς σαρκὸς ἅμα τῷ περικειμένῳ δέρματι κατὰ τὴν
προσβολὴν τῶν σφοδρῶν σφυγμῶν, συνεισέρχεται δὲ αὐτῷ
κινουμένου τε καὶ βιαζομένου ἡ γνῶσις. καὶ μὲν δὴ καὶ ἀπο-
χωρούσης τῆς ἀρτηρίας, ἡ μὲν αἴσθησίς ἐστι τῆς ἐν αὐτῷ τῷ
ἡμετέρῳ σώματι κινήσεως. ἕπεται γὰρ τὸ εἴσω θλιβὲν ἢ τοῦ
δέρματος ἡμῶν ἢ τῆς σαρκὸς μόριον ἀφισταμένη τῇ ἀρτη-
ρίᾳ, τὴν ἐξ ἀρχῆς χώραν, ὅθεν ἀπεώσθη, καταλαμβανομένη,
ἡ δὲ τοῦ χωρίζεσθαι γνῶσις συνεπινοεῖται. πρῶτα γάρ ἐστιν
αἰσθητὰ ἐν τοῖς ἡμετέροις [112] σώμασι τὰ παθήματα, δεύ-
τερα δὲ τὰ τούτων ποιητικά, ἐκτὸς ὑποκείμενα. τῆς τε οὖν
μετὰ τὴν θλίψιν ἀποχωρούσης τῆς ἀρτηρίας γινομένης ἡμῖν
ἐν τοῖς ἁπτομένοις μορίοις κινήσεως αἰσθανόμενοι πρὸ τῆς
ἐπὶ τῶν σφοδρῶν σφυγμῶν, κατὰ τοῦτο καὶ τὴν συστολὴν
τῆς ἀρτηρίας ὑποπίπτειν αἰσθήσει φαμὲν, ὡς τῶν ποιούντων
δηλονότι τὰ ἐν ἡμῖν πάθη συγκεχωρημένων αἰσθητῶν κα-
λεῖσθαι· τό τε τῆς θλίψεως ἄνισον ἐνδείκνυται τὴν τοῦ
θλίβοντος ἐπάνοδον. οὐδὲ γὰρ οὐδὲ τὴν ῥώμην οὐδὲ τὴν
κίνησιν αὐτοῦ δι' ἄλλου τινὸς ἐγνωρίσαμεν ἢ διὰ τοῦ τῆς

ctuum corporis noftri, neminem etiam effe puto, quem fugiat.
Sentimus enim ab impreffione vehementium pulfuum carnem
noftram una cum ambiente illam cute impelli; huic autem eft
adjuncta moti et prementis cognitio. Quinetiam recedente ar-
teria fentimus in ipfo corpore noftro motum, fiquidem intro
compreffa, five ea cutis eft, five carnis pars, arteriam difce-
dentem comitatur, priftinam fedem, qua dejecta erat, oc-
cupans, fimulque fit ut in receffus cognitionem veniamus.
Nam fentimus primos omnium affectus corporum noftro-
rum, deinde quae hos induxerunt foris objecta. Quare
quum recedit a premendo arteria, quia fecundum partes
noftras attingentes eam motam fentimus primum in vehe-
mentibus pulfibus, ea dicimus ratione contractionem etiam
occurrere fenfui, conceffo fcilicet ut, quae affectus nobis
creant, fenfibilia appellemus, atque compreffionis inaequa-
litas prementis annunciat reditum; neque enim vel robur,
vel motum ejus quicquam erat quo cognofceremus, nifi

Ed. Chart. VIII. [112.]   Ed. Baf. III. (56. 57.)

θλίψεως ἀνίσου. ἐπιβαλλόντων γὰρ ἡμῶν τοὺς δακτύλους τοῖς σφοδροῖς σφυγμοῖς, ἡ μὲν πρώτη προσβολὴ βραχὺ παντελῶς ὠθεῖ τὴν ἀφὴν, ἀπὸ ταύτης δ᾽ ἀεὶ καὶ μᾶλλον ἄχρι τῆς τελευτῆς ἐπιτείνεται ἡ θλίψις, ἥτις ἐνδείκνυται δηλονότι τήν τε κίνησιν καὶ τὴν ῥώμην τοῦ ἀπωθουμένου. θαυμαστὸν γὰρ δὴ, ὅπως οἱ ἀμυδροὶ σφυγμοὶ, κἂν μέγιστοι τυγχάνωσιν ὄντες, οὐχ ὅπως μικροὶ παν(57)τελῶς φαίνονται θλιβόντων, ἀλλὰ καὶ παντάπασιν ἀφανίζονται. καί τις ἴσως ἀγνοῶν, ὡς χρὴ τῶν τοιούτων ἐπιπολῆς ψαύειν, ἄσφυκτον εἶναι φήσει τὸν ἄνθρωπον, ἐξ ὧν αὐτὸς κακῶς ἥψατο ψευδῶς ἀποφηνάμενος. οἱ σφοδροὶ δ᾽ ἅπαν τοὐναντίον ἐρειδόντων ἰσχυρῶς δέονται τῶν ἁπτομένων εἰς τὴν τῆς ῥώμης αὐτῶν διάγνωσιν. ἀπωθεῖσθαι γὰρ τηνικαῦτά σοι μᾶλλον δόξουσιν, ὅταν ἐπὶ πλεῖον αὐτοὺς βιάζῃ. καὶ γοῦν καὶ τὴν συστολὴν αἰσθητὴν οἱ σφοδροὶ μὲν ἅπαντες ἔχουσι, τῶν ἀμυδρῶν δ᾽ οὐδεὶς, αὐτῶν δὲ τῶν σφοδρῶν ἄλλος ἄλλου μᾶλλον, ἢ παρ᾽ αὐτὸ τὸ μᾶλλόν τε καὶ ἧττον ἐν τῇ σφοδρότητι, ἢ διὰ μέγεθος καὶ μικρότητα, ἢ διὰ σκληρότητα καὶ μαλακότητα,

compreſſio inaequalis. Nam vehementibus pulſibus, ubi digitos injicimus, primus occurſus admodum impellit parum tactum, ab hoc etiam atque etiam ad finem usque comprimit magis, unde ſane motus arguitur et robur ejus, quod repellitur. Mira enim res eſt, quonam modo languidi pulſus, ut ſint maximi, non parvi tantum, ſi premas, videantur, verum etiam omnino ſenſum fugiant. Quod ſi quis leniter eſſe illos tangendos ignoret, fortaſſe abolitum homini pulſum dicat eſſe, qui quidem mentiatur inde, quod non recte eos tetigerit. Contra plane vehementes, quo ipſorum deprehendatur robur, requirunt ut qui tangunt digitos valide infigant; repelli enim hoc tibi tum magis videbuntur, quo eos urgeas magis. Unde etiam contractionem omnes vehementes pulſus ſenſibilem habent, languidorum vero nullus; atque inter vehementes alius alio magis, prout major, vel minor ſit vehementia, aut pro magnitudine et parvitate, aut pro duritie et mollitie, aut pro celeritate et tar-

ἢ διὰ βραδύτητα καὶ τάχος. ὅστις γὰρ ἂν μέγιστός θ᾽ ἅμα
καὶ σφοδρότατος καὶ σκληρὸς, καθ᾽ ὅσον οἷόν τε μεγέθει
μιχθῆναι σκληρότητα, καὶ μὴ ταχὺς, σαφεστάτην οὗτος ἔχει
τὴν συστολήν. οἱ δ᾽ ἄλλοι πάντες καθ᾽ ὅσον ἂν τούτων τινὸς
ἔλαττον ἢ πλέον μετέχωσι, κατὰ τοσοῦτον ῥᾷον ἢ χαλεπώ-
τερον γνωσθήσονται. προσεθήκαμεν δ᾽ ἐπὶ τῆς κατὰ τὴν
σκληρότητα καὶ τὸ μέγεθος μίξεως τὸ, καθ᾽ ὅσον ἐνδέχεται,
τοῦδε χάριν, ἵνα μή τις ὑπονοήσῃ δύνασθαί ποτε γενέσθαι
τὸν αὐτὸν ἅμα σφυγμὸν ὥσπερ μέγιστόν τε καὶ σφοδρότα-
τον, οὕτω καὶ σκληρότατον. οὐ γὰρ οἷόν τε συνελθεῖν ὥσ-
περ σφοδρότητι τὸ μέγεθος, οὕτω καὶ σκληρότητι, μεγίστους
μὲν γὰρ καὶ σφοδροτάτους σφυγμοὺς πολλάκις ἂν εὕροις,
σκληροτάτους δ᾽ ἅμα καὶ μεγίστους τοὺς αὐτοὺς οὐκ ἂν εὕ-
ροις, οὐ μὴν οὐδὲ σκληροὺς ἅμα καὶ μεγίστους, ἀλλ᾽ ὁ μέσος
σκληροῦ καὶ μαλακοῦ σφυγμὸς, ὁ σύμμετρός τε κατὰ φύσιν,
ἅμα τῷ μεγίστῳ πολλάκις εὑρίσκεται. καὶ μὲν δὴ καὶ
σκληρόν θ᾽ ἅμα καὶ σφοδρὸν τὸν αὐτὸν εὑρήσεις πολλάκις,
καὶ σκληρός θ᾽ ἅμα καὶ σφοδρότατος ἔστιν ὅτε φαίνεται,

ditate. Nam qui maximus fimul et vehementiffimus du-
rusque fit, quatenus conjungi cum magnitudine durities va-
leat, atque non velox, hic apertiffimam habet contractio-
nem. Omnes alii, quatenus plus vel minus de illorum
aliquo habeant adjunctum, hactenus facilius percipientur
vel aegrius. Addidimus autem eo in commiscenda duritie
et magnitudine, quatenus valeat, ne adducatur quis poffe
unquam fieri, ut idem fimul pulfus tum maximus et vehe-
mentiffimus tum evadat duriffimus; neque enim conjun-
gatur ficut cum vehementia magnitudo, ita cum duritie.
Maximos enim et vehementiffimos pulfus fubinde invenias,
at duriffimos eosdemque maximos nunquam reperias, ac ne
duros quidem pariter et maximos: caeterum, qui inter du-
rum et mollem medius eft pulfus, qui et moderatus eft fe-
cundum naturam, cum maximo connexus frequenter inve-
nitur. Etiam durum fimul ac vehementem non raro eun-
dem cernas, adeoque durus idemque vehementiffimus non-

σφοδρότατον δὲ καὶ σκληρότατον οὐκέτ' ἄν εὕροις τὸν αὐ-
τὸν, ὥσπερ οὐδὲ μέγιστόν τε ἅμα καὶ σφοδρότατον καὶ τα-
χύτατον, ἀλλ' οἱ μέγιστοι καὶ σφοδρότατοι τοὐπίπαν μὲν
καὶ ταχεῖς εἰσιν, εἰ δὲ μὴ, ἀλλ' οὐδὲ βραδεῖς γε. εἰ μὲν οὖν
ἐνεδέχετο τὸν αὐτὸν ἅμα γενέσθαι σφυγμὸν σφοδρότατόν τε καὶ
μέγιστον καὶ σκληρότατον καὶ βραδύτατον, ἡ πασῶν σαφεστάτη
τῶν συστολῶν ἐπὶ τῶν τοιούτων ἐφαίνετ' ἄν. ἐπεὶ δ' ἀδύνα-
τος ἡ μίξις, ὁ σφοδρότατος ἔτι καὶ μέγιστος καὶ μὴ μαλακὸς
καὶ μὴ ταχὺς ἐναργεστάτην ἕξει τὴν συστολήν. σαφῆ δὲ καὶ
ὁ σφοδρότατός γε καὶ μέγας καὶ σκληρός· καὶ μὲν δὴ καὶ ὅσοι
σφοδροί θ' ἅμα καὶ μεγάλοι καὶ σκληροί, καὶ τούτων ἧττον
μὲν ἢ τῶν πρόσθεν, ὅμως δ' ἔτι σαφὴς ἱκανῶς ἡ συστολή.
τούτων δ' ἧττον, ἀλλὰ καὶ αὕτη σαφὴς ἡ τοῦ σφοδροῦ καὶ
μεγάλου καὶ μαλακοῦ. σαφὴς δ' ἔτι καὶ ἡ τοῦ σφοδροῦ τε
ἅμα καὶ συμμέτρου κατὰ μέγεθος καὶ σκληρότητα· τούτου δ'
ἀσαφεστέραν ἔχει τὴν συστολήν, [113] οὐ μὴν ἀδιάγνωστόν γ'
ὁ μέγας μὲν, σύμμετρος δ' ἐν ταῖς λοιπαῖς δύο διαφοραῖς.
καὶ ὅστις δὲ κατὰ τὰς τρεῖς διαφορὰς συμμέτρως ἔχει, δήλη

nunquam exiſtit, at vehementiſſimum et duriſſimum nun-
quam eundem invenias: neque etiam qui maximus et idem
vehementiſſimus tardiſſimusque ſit, ſed maximi et vehe-
mentiſſimi plurimum etiam celeres ſunt; ſin minus, at non
tardi. Atqui ſi idem poſſet pulſus vehementiſſimus fieri et
maximus et duriſſimus et tardiſſimus, appareret in talibus
pulſibus omnium apertiſſima contractio. Quae quando non
poteſt mixtio fieri, vehementiſſimus adhuc et maximus, qui
neque mollis, neque velox ſit, clariſſimam adducet contra-
ctionem. Claram etiam vehementiſſimus certe et magnus et
durus; et etiam vehementes ſimul et magni et duri, quo-
rum minus quidem quam ſuperiorum, manifeſta adhuc ſatis
tamen contractio eſt: praeterea his minus, ſed evidens
tamen contractio vehementis, magni et mollis: manifeſta
adhuc vehementis ſimul et moderati magnitudine et duritie;
ſed hoc obscuriorem habet contractionem, non tamen quin
poſſit dignosci magnus et moderatus in reliquis duabus diffe-
rentiis. Imo vero qui tribus differentiis eſt moderatus,

καὶ ἡ τοῦδε συστολή. δυσγνώριστος δ᾽ ἥ τε τοῦ σφοδροῦ τε καὶ μικροῦ. πάντως δ᾽ ὁ τοιοῦτος καὶ σκληρός ἐστι, καὶ ἡ τοῦ μικροῦ μὲν καὶ σκληροῦ, συμμέτρου δὲ κατὰ τὸν τόνον, ἔτι μᾶλλον ἀσαφής. εἰ δὲ μικρὸς καὶ μὴ σκληρὸς εἴη, καὶ σύμμετρος κατὰ τὸν τόνον, ἱκανῶς γεγυμνασμένης αἰσθήσεως ὁ τοιοῦτος δεῖται πρὸς τὴν γνῶσιν, ἔτι δὲ μᾶλλον εἰ μικρὸς καὶ μαλακὸς ὢν, μετρίως ἔχοι τοῦ τόνου. ἀμυδρὸς δὲ σφυγμὸς, εἴτε μεγάλῳ μιγνύμενος, εἴτε μικρῷ, δήλην ἔχει τὴν συστολήν. τῷ μὲν οὖν μεγίστῳ τὴν ἀρχὴν οὐδὲ μίγνυταί ποτε, καθάπερ οὐδὲ τῷ σκληροτάτῳ, μεγάλῳ δὲ μίγνυται μέν ποτε, ἀλλὰ πάντως ὁ τοιοῦτος ἐσχάτως μαλακός ἐστιν. εἰ δὲ τῷ σκληρῷ μιχθείη, μικρότατος ὁ τοιοῦτος ἐξ ἀνάγκης ἔσται. χρὴ τοίνυν τὸν βουλόμενον ἀσκῆσαι τὴν ἁφὴν, αἰσθάνεσθαι τῆς συστολῆς ἐναργῶς, αὐτό τε τοῦτο πρῶτον ἐπίστασθαι τὸ παραλειφθὲν ὑπὸ τῶν πρεσβυτέρων, ὡς οὔτε παντὸς σφυγμοῦ δυνατὸν αἰσθάνεσθαι τῆς συστολῆς, οὔθ᾽ ὧν αἰσθάνεσθαι δυνατὸν ὁμοίως ἐστὶν ἁπάντων σαφής, ἔπειτα δὲ καὶ τοὺς διορισμοὺς μεμνῆσθαι τοὺς ὑφ᾽ ἡμῶν ἄρτι

perfpicuam adhuc contractionem habet.   Verum non facile vehementis et parvi contractio cognoscitur, qui omnino etiam durus eſt.   Ac parvi durique, ſed contentione moderata, etiam eſt obscurior.   Jam ſi parvus, nec durus ſit et moderato robore, ut deprehendatur is, ſenſum flagitat probe exercitatum, atque adhuc magis, qui parvus et mollis contentusque moderate ſit.   At languidus pulſus, neque cum magno conjunctus, neque cum parvo, apertam obtinet contractionem.   Omnino is cum maximo unquam commiscetur, nec vero cum duriſſimo: cum magno fit ut commisceatur, ſed prorſus eum mollem oportet eſſe: quod, ſi cum duro conjungatur, is neceſſe eſt ſit minimus. Quare qui exercitare tactum volet ad manifeſte ſentiendam contractionem, hoc in primis ſcire debet, quod praeteritum ab antiquis eſt, non cujusvis pulſus poſſe contractionem ſentiri, nec quorum poſſit perinde omnium eſſe claram.   Ad haec diſtinctiones quas tradidi modo memoria ſunt tenen-

γεγραμμένους, ἵνα μήτ᾽ ἐφ᾽ ὧν ἀδύνατον αὐτῆς αἰσθέσθαι,
γλιχόμενος ἐξευρίσκειν, εἶτ᾽ ἀπορῶν ἀποστῇ τελευτῶν ἁπά-
σης ὡς ἀναισθήτου, μήτ᾽ ἐφ᾽ ὧν δυνατὸν μὲν αἰσθέσθαι, μὴ
σαφῶς δὲ, πρώτοις αὐτοῖς ἐγχειρεῖν, αὐτῶν τε τούτων ἀπο-
γνῷ τῆς εὑρέσεως, καὶ πρὸς τὴν τῶν ἄλλων ζήτησιν ἀποκνέοι
παντάπασιν. ἀλλ᾽ ἐφ᾽ ὧν ἐναργεστάτην συστολὴν φαίνεσθαι
συμβέβηκεν, ἀπὸ τούτων ἄρξασθαι, τήν τε τῆς χειρὸς ἐπι-
βολὴν, ὡς εἴρηται, ποιούμενος καὶ μεμνημένος ὧν εἴρηται
σκοπῶν, ὡς χρὴ πάντως ἢ σφοδρὸν, ἢ οὐκ ἀμυδρόν γε τὸν
σφυγμὸν εἶναι τὸν μέλλοντα ποιήσειν αἰσθητὴν τοῖς ἁπτο-
μένοις τὴν συστολήν. καὶ τοῦτο μὲν ἀχώριστον ὑπάρχειν
αὐτῷ δεῖ, πρὸς δὲ τὴν σαφεστέραν διάγνωσιν οὐ σμικρὰ συντε-
λεῖ τὸ μέγεθος, εἶναι δέ τινα καὶ παρὰ τῆς σκληρότητος ὠφέ-
λειαν καὶ τῆς βραδύτητος. ὥστε μήτ᾽ ἐν ἀμυδρῷ ποτε σφυγμῷ
συστολὴν αἰσθητὴν δύνασθαι γενέσθαι μήτ᾽ ἀναίσθητον ἐν
σφοδρῷ, μᾶλλόν τε καὶ ἧττον ἐναργῆ παρὰ ταὐτὸν τὸν ζωτι-
κὸν καλούμενον τόνον, ἧττόν τε καὶ μᾶλλον ἐνταθέντα καὶ
παρὰ τὸ ποσὸν τῆς διαστολῆς καὶ παρὰ τὸ ποιὸν τοῦ τε
χιτῶνος τῆς ἀρτηρίας καὶ τῆς κινήσεως.

dae, ut ne, ubi fentiri nequeat, invenire avens, deinde de-
pofita fpe, omnem tandem, ut non fenfibilem, relinquat,
neque ubi poffit fentiri, non aperte tamen, hos primo ag-
grediens, quum horum defperet inventionem, tum alios
eum plane pigeat inveftigare. Verum in quibus apertiffi-
ma cerni contractio folet, ab his initium fumat, atque ma-
num, ut praefcripfimus, applicet, cum memoria propofito-
rum, quae tradidimus, plane vel vehementem, vel non
languidum certe oportere effe, qui fenfibilem tangentibus
fit repreafentaturus contractionem, atque hoc habere fixum
debet et certum: ad clariorem autem notitiam non parum
magnitudinem referre, accidere item a duritie nonnullam
opem et hercle a tarditate etiam. Proinde nec in languido
unquam pulfu fentiri contractionem, nec in vehementi non
fentiri, idque magis et minus clare, prout ipfa vitalis, ut
vocant, contentio major fit vel minor et pro diftentionis
quantitate ac pro qualitate arteriae tunicae et motus.

ΣΦΥΓΜΩΝ ΛΟΓΟΣ Δ.   **799**

Ed. Chart. VIII. [113. 114.]   Ed. Baf. III. (57.)

Κεφ. στ΄. ᾿Ιν᾽ οὖν ὁλόκληρον ἔχωσιν οἱ φιλομαθεῖς
τὴν ὁδὸν τῆς ἀσκήσεως, μὴ τὸ καθόλου μόνον ἀρκεσθῶμεν
αὐτῆς εἰρηκότες, ἀπὸ τίνων ἄρχεσθαι σφυγμῶν προσήκει
γυμνάζειν τὴν ἁφὴν ἐν τῷ ζητεῖν τὴν συστολὴν, ἀλλὰ καὶ
οἵστισιν ὑπάρχουσιν οὗτοι νοσοῦσί τε καὶ ὑγιαίνουσιν, ἐφεξῆς
εἴπωμεν. εἰ γὰρ ἔτι τοῦτο μάθοιεν, ῥᾷον, οἶμαι, τοῦ προ-
κειμένου τύχοιεν. ἐπὶ μὲν οὖν τῶν ὑγιαινόντων ὅσοι σύμμε-
τροί τε τὴν ἕξιν εἰσὶ καὶ τὴν φύσιν εὔκρατοι, καὶ τῆς ἡλι-
κίας ἐν ἀκμῇ μάλιστα, καὶ τῶν ὡρῶν τοῦ ἔτους ἐν τῷ ἦρι
καὶ γῆν ἐποικοῦσιν εὔκρατον, εὐρωστοῦσί τε καὶ λύπης καὶ
δέους καὶ πλησμονῆς καὶ κινήσεως ἐκτός εἰσιν, οὗτοι πάντες
σφοδρὸν καὶ μέγαν ἔχουσι τὸν σφυγμόν. εἰ δὲ καὶ γυμνά-
σαιντο σύμμετρα καὶ λουτροῖς μετρίοις θαλφθεῖεν, ἢ οἶνον
μὴ πολὺν πάνυ προσενηνεγμένοι τύχοιεν, ἢ θυμοῖντο, ἢ ἀν-
δρίζοιντο, οὐ μεγάλους ἔτι καὶ σφοδροὺς ἁπλῶς, ἀλλ᾽ εἰς
ἄκρον μεγίστους τε καὶ σφοδροτάτους ἕξουσι τοὺς σφυγμούς.
[114] οἱ αὐτοὶ δὲ νοσοῦντες οὗτοι τὸν ἀκριβῆ τριταῖον, ἢ
καῦσον τὸν ἐπιεικῆ καὶ ἁπλοῦν, ἤ τινα ἄλλον θερμὸν ἰσχυρῶς

Cap. VI. Quare ut ſtudioſi abſolutam exercitandi
viam habeant, non ſolum generale praeceptum explicaviſſe
contenti ſimus, a quibusnam initium ordiendum ſit tactus
in contractione indaganda exercendi, ſed etiam quibus hi
inſint in aegrotis et valentibus, deinceps aperiamus. Nam
hoc ſi etiam didicerint, minori negotio votum, arbitror,
aſſequentur. Ac de ſanis quidem qui moderato ſunt habi-
tu et natura temperata, in vigore aetatis, maxime vero ex
anni temporibus, regionemque incolunt temperatam, robu-
ſtique ſunt et omni moerore, metu, ſaturitate, motu vacui,
hi pulſum vehementem et magnum omnes habent. Qui ſe
moderate ſi exercitaverint, fotique ſint modicis balneis, vel
vini non permultum hauſerint, vel irati ſint, vel operam
ſtrenuam aliquam naverint, non magnos jam et vehementes
tantum, ſed quam maximos vehementiſſimosque pulſus ha-
bebunt. Itidem, ſi laborent ſincera tertiana, vel ardente
miti et ſimplici, aut qua alia magnopere calida et veluti

καὶ οἷον ζέοντα πυρετὸν, καὶ τῶν ἐφημέρων τινὰ τῶν ἐπὶ
βουβῶσι καὶ ἐγκαύσεσι καὶ κόποις μετρίοις συνισταμένων, μι-
γίστους καὶ τόθ᾽ ἕξουσιν καὶ σφοδροτάτους σφυγμούς. εἰ
δὲ τινὰ μὲν ὧν εἶπον παρείη αὐτοῖς, τινὰ δὲ μὴ, σφοδροὺς
μὲν καὶ μεγάλους ἔτι ἔχοιεν ἂν, ἀλλ᾽ ἧττον, εἰ οὕτως ἔτυχεν,
εἴ τινος ἀκμάζοντος καὶ ὑγιαίνοντος, οὐ μὴν συμμέτρου τὴν
ἕξιν, ἀλλ᾽ ἤτοι πίονος, ἢ ἰσχνοῦ, χωρίον οἰκοῦντος ψυχρὸν,
ἅπτοιο τῶν σφυγμῶν, σφοδροὺς μὲν εὑρήσεις αὐτοὺς καὶ
μεγάλους, ἀλλ᾽ οὐχ ὁμοίους τοῖς προειρημένοις. οὐ μὴν ἀλλὰ
κἀπὶ τῶν τοιούτων ἁπάντων, ἐφ᾽ ὧν ὁ σφυγμὸς ἔτι μένει
σφοδρὸς καὶ μέγας, εἰ καθ᾽ ὃν εἴπομεν τρόπον ἅπτοιο τῆς
ἀρτηρίας, αἰσθήσῃ τῆς συστολῆς, ἐναργέστατα δ᾽ ἐφ᾽ ὧν
εἴρηται μέγιστός τε καὶ σφοδρότατος. ὅτι μὲν οὖν εἰ σφοδρό-
τατος (58) εἴη, μᾶλλον ἐμπίπτει τῇ ἁφῇ, καὶ διὰ τοῦτο ἡ
ἔφοδος αὐτοῦ σαφεστέρα γίγνεται, πρόσθεν ἐλέχθη· ὅτι δὲ
καὶ εἰ μέγιστος, ᾧδ᾽ ἂν μάλιστα μάθοις, εἰ νοήσεις, ὅτι το-
σοῦτον ἐν ταῖς συστολαῖς ἡ ἀρτηρία κάτω πέφυκε φέρεσθαι,

fervente febre, praeterea diariarum aliqua, quae ex bubone
proficiscuntur et ex aduftionibus, modicisque laffitudinibus,
maximos etiam tum et vehementiffimos pulfus habebunt.
Porro fi quaedam horum quae retuli, eos teneant, quae-
dam non, vehementes quidem et magnos vel tum obtine-
bunt, non perinde tamen. Exempli gratia, fi cujus ju-
venis, qui fanus fit, non tamen habitu moderato, fed vel
pinguis, vel gracilis, loci incolae frigidi pulfus tangas, ve-
hementes eos et magnos invenies, at non fimiles tamen
prioribus. Verum enimvero in iis omnibus, in quibus pul-
fus adhuc manet vehemens et magnus, fi quo diximus modo
tangas arterias, fenties contractionem clariffime autem in
illis, quibus maximum effe et vehementiffimum diximus.
Atque fi fit vehementiffimus, facere majorem eum fic in
tactu impreffionem, itaque manifeftiorem effe ejus impetum,
fuperius explicavimus. Quin etiam fi maximus fit hac
facillime via cognoscas, fi intelligas tantum in contractioni-
bus folere arteriam descendere, quantum in diftentionibus

ὅσον ἐν ταῖς διαστολαῖς ἄνω φέρεται. εἰ δὲ τοῦτο, μετὰ
μεγίστης διαστάσεως ἑκατέραν ἀνάγκη φέρεσθαι τὴν κίνησιν,
ἄνω μὲν ἐν τῷ διαστέλλεσθαι, κάτω δ᾽ ἐν τῷ συστέλλεσθαι,
ὥστε τὴν μὲν ἄνω θεῖν ἐπὶ πλεῖστον, τὴν δ᾽ ἀφίστασθαι.
τοῦ δ᾽ ἀφίστασθαι τὴν αἴσθησιν ἐλέγομεν, οὐ τοῦ ἀφεστάναι
γίγνεσθαι· ἐφ᾽ ὅσον οὖν αὐξηθῇ τὸ ἀφίστασθαι τῷ τε τῆς
διαστάσεως καὶ τῷ τοῦ χρόνου μεγέθει, καὶ ἡ διάγνωσις ἐπὶ
τοσοῦτον αὐτοῦ σαφεστέρα γενήσεται. διὰ τοῦτο ἔφαμεν
εἶναι τὴν πρώτην ἄσκησιν τῆς ἀφῆς οὐκ ἐπὶ τῶν σφοδροτά-
των μόνον, ἀλλὰ καὶ μεγίστων ἅμα ποιεῖσθαι σφυγμᾶν, καὶ
μηδ᾽ ὠκέως πάνυ κινουμένων. ἐλέχθη δ᾽ ὅτι καὶ ἡ σκληρό-
της συντελεῖ τι πρὸς τὴν τῆς συστολῆς διάγνωσιν, οὐ μὴν
τὴν αἰτίαν εἴπομεν ἐκεῖ. νῦν δ᾽ οὐδὲν κωλύει καὶ ταύτην ἤδη
προσθεῖναι. τῷ γὰρ πληγῆς βιαίῳ μέγα συμβάλλεται καὶ ἡ
τοῦ χιτῶνος τῆς ἀρτηρίας σκληρότης. εἴσῃ δ᾽ αὐτὸ κἀπὶ τῶν
ἐκτὸς σαφῶς, εἰ τῇ ἴσῃ ῥώμῃ χρώμενος, ἢ λίθον σκληρό-
τατον ἐπερείδοις ὁτῳοῦν, ἢ ξύλον, ἤ τι τῶν μαλακῶν.
ἀνάγκη γὰρ, οἶμαι, πολὺ θᾶττόν τε καὶ μᾶλλον ὑπὸ τοῦ

ascenderit. Quod fi eft, non poteft maximis intervallis
non ferri uterque motus, furfum, dum diftenditur, dum
contrahitur, deorfum, ita ut ille quam longiffime furfum
currat, hic recedat. Diximus autem nos fentire recedere
arteriam, non receffiffe, itaque ut maximum receffus fpa-
tium et tempus erit, ita ejus erit apertiffima cognitio. Quod
fuit in caufa cur dicerem effe primam tactus exercitatio-
nem, non in vehementiffimis tantum, fed et in maximis
fimul pulfibus fubeundam, qui non perinde moveantur ve-
lociter. Diximus etiam nonnihil ad contractionem perci-
piendam facere duritiem: cujus tamen illic caufam praeter-
ivimus, quam hoc loco nihil caufae eft quin adfcribamus;
nam ad vim ictus magnopere refert durities quoque arteriae
tunicae. Id etiam in rebus extra corpus pofitis aperte per-
fpexeris, fi aequis viribus vel lapidem cuipiam duriffimum
impegeris, vel lignum, vel aliud, quod molle fit. Sane
multo citius et magis prematur neceffe eft a lapide et ever-

Ed. Chart. VIII. [114.]　　　　　　Ed. Baf. III. (58.)

λίθου θλιφθῆναί τε καὶ ἀνατραπῆναι τὸ ἐπερεῖδον ἢ πρὸς
τοῦ ξύλου. τῷ δ᾽ ἀνάλογον ἔχειν ἀεὶ τῇ κατὰ τὸ διαστέλλεσθαι
βίᾳ τὴν αἴσθησιν τοῦ συστέλλεσθαι σαφέστεραι γενήσονται
τῶν συστολῶν αἱ διαγνώσεις, ὁπόσαι βιαιοτέραις ἕπονται δια-
στολαῖς. μέγας δὲ σφυγμὸς οὔτε ῥᾳδίως μίγνυται τῷ σκληρῷ,
καὶ τὰς διαθέσεις ἐν αἷς εἰς ταὐτὸν ἥκουσιν ἔν τε τῇ περὶ τῶν
κατὰ τοὺς σφυγμοὺς αἰτίων πραγματείᾳ καὶ τῇ περὶ τῆς δι᾽
αὐτῶν προγνώσεως ἐροῦμεν. ἐν δὲ τῷ παρόντι τοσοῦτον ἀρ-
κέσει τοῖς εἰσαγομένοις, παραδείγματος ἕνεκα, μαθεῖν, ὡς τοῖς
ἰσχυροῖς μὲν τὴν ζωτικὴν δύναμιν, ἣν καὶ ζωτικὸν τόνον ἔνιοι
τῶν ἰατρῶν καλοῦσι, πλημμελήσουσι δὲ κατὰ τὴν δίαιταν
ἄλλα τέ τινα, οὐχ ἥκιστα δὲ καὶ περὶ τὰς τῶν οἴνων οὐκ ἐν
καιρῷ πόσεις οἱ τοιοῦτοι συμπίπτουσι σφυγμοί. καὶ γὰρ οὖν
καὶ ἐπὶ τούτων ὥσπερ κἀπὶ τῶν ἔμπροσθεν εἰρημένων ἡ συ-
στολὴ τῆς ἀρτηρίας ἐναργής. ὅτι δὲ καὶ ἡ βραδύτης ἐφ᾽ ὅσον
αὔξει τὸν χρόνον τῆς ἀποχωρήσεως, ἐπὶ τοσοῦτον ἐναργεστέ-
ραν ἐνδείξεται τὴν κίνησιν, οὐδ᾽ αὐτὸ χαλεπὸν συλλογίσασθαι.
καὶ διὰ τοῦτο καὶ αὕτη συντελεῖ τι πρὸς τὴν διάγνωσιν. οἷον
μὲν οὖν εἶναι χρὴ σφυγμὸν τὸν αἰσθητὴν μέλλοντα ποιήσειν
τὴν συστολὴν, αὐτάρκως εἴρηται.

tatur quod impetum fuſtinet quam a ligno. Jam quod
violentiae diſtentionis ſemper reſpondeat contractionis ſen-
ſus, hoc contractiones clarius dignoscentur, quo violentio-
ribus ſuccedant diſtentionibus. At non facile magnus pul-
ſus commiscetur cum duro, et affectus, in quibus congre-
diuntur, in opere de cauſis pulſuum et in opere de praeſa-
gitione per eos explicabimus: hoc loco tantum ſatis ſit ti-
ronibus exempli gratia didiciſſe: quibus valida facultas
vitalis eſt, quam eandem quidam medici vitalem contentio-
nem appellant, ſed in victu offendunt et nonnullis in aliis, in
primis in vini intempeſtivo potu his tales pulſus accidunt.
Itaque in his, ita ut in prioribus, aperta eſt arteriae contractio.
Jam etiam tarditatem, quantum tempus auget receſſus, tanto
oſtenſuram eſſe manifeſtiorem motum, ne id quidem col-
lectu eſt difficile; quam ob rem et haec uſum ad cognitionem
aliquem praeſtat. At qui debeat pulſus eſſe qui ſenſibilem
contractionem eſt redditurus, abunde declaravimus.

Κεφ. ζ. [115] Ποίῳ δέ τινι τρόπῳ τὴν ἐπιβολὴν
τῆς χειρὸς προσήκει ποιεῖσθαι, μετὰ τοῦτο ἡμῖν ζητητέον
ἐστὶν, ἆρά γε διὰ παντὸς ἄνωθεν τῆς ἀρτηρίας, ἢ κάτωθεν,
ἢ ποτὲ μὲν οὕτως, ποτὲ δ' ἐκείνως, καὶ πότερα θλίβοντας,
ἢ ψαύοντας, ἢ ἐπιτιθέντας ἁπλῶς, ἢ ποτὲ μὲν οὕτως, ποτὲ
δ' ἐκείνως, ὡς ἂν ἡ τοῦ σφυγμοῦ δέηται φύσις. οὐδὲ γὰρ οὐδὲ
περὶ τούτων οὐδὲν διώρισται τοῖς πρὸ ἡμῶν. ἡμεῖς δὲ καὶ
ταῦτα ζητήσαντες, ὅσα τῷ τε λογισμῷ καὶ τῇ πείρᾳ περὶ
αὐτῶν ἐξεύρομεν, εἰς τὸ κοινὸν φέροντες καταθήσομεν, ἵν',
εἰ μὲν αὐτάρκη φαίνοιτο, πᾶν ἤδη τὸ δέον ἔχοι παρ' ἡμῶν ὁ
λόγος, εἰ δὲ μὴ, ἀλλ' ἐπὶ πλέοσί γε τοῖς χρηστοῖς εὑρημένοις
ἄλλός τις καὶ ἄλλος ῥᾷον ἐξευρίσκοι τὸ λεῖπον. εἰ μὲν δὴ
μετὰ τοῦ θλίβειν ἐπιβάλλοιμεν τὴν ἁφὴν, οὐδεμίαν εὑρίσκοι-
μεν αἰσθητὴν διαφορὰν ἐκ τοῦ κάτωθεν, ἢ ἄνωθεν τῆς ἀρ-
τηρίας ἐπιφέρειν τὴν χεῖρα. καὶ εἰ ψαύοντες δὲ μόνον, οἷον
αἰωροῦντες τοὺς δακτύλους, οὐδ' οὕτως οὐδεμιᾶς αἰσθανό-
μεθα διαφορᾶς. ὁ δὲ τρίτος τρόπος τῆς ἐπιβολῆς, ὁ μεταξὺ
τοῦ θλίβειν τε καὶ ψαύειν ἐπιπολῆς, οὐδὲ συστῆναι δύναται

Cap. VII. Deinceps quo modo fit applicanda manus,
nobis inquirendum eft, an perpetuo fuper arteriam, an fub-
ter, aliquando hoc modo, aliquando illo, et utrum compri-
mendo, an palpando, an applicando tantum, an interdum
hoc modo, interdum illo, ut natura pulfus ferat; nam nec
de his quicquam majores noftri explicarunt. Nos autem
his inquirendis, quae ratione et ufu confecuti fumus, in
medium proferemus; quo, fi fufficere quidem videantur,
omnibus fuis partibus et numeris doctrina a nobis fit abfo-
luta: fin minus, complurium quidem et utilium invento-
rum certe ope alius atque alius quod reliquum eft inve-
nerit. Itaque fi comprimendo applicemus tactum nulla
differentia fenfibilis ex manus fuper arteriam vel fubter ap-
plicatione inveniatur: vel, fi palpando tantum, veluti fuf-
penfis digitis, ne tum quidem ullam animadvertamus diffe-
rentiam. Ac tertius applicandi modus, qui medius eft in-
ter compreffionem et palpitationem levem, ne obiri quidem

κάτωθεν ἁπτομένοις τῆς ἀρτηρίας. ἐκλῦσαι γὰρ ἁπασῶν τη-
νικαῦτα χρὴ τὴν χεῖρα τῶν κατὰ προαίρεσιν κινήσεων οἶον
πάρετον ἐπιθέντα. τοῦτο δ᾽ εἰ δράσαιμεν, ὑπὸ τοῦ βάρους
καταφερομένης τῆς κατὰ τὴν ἀρτηρίαν ἐπαφῆς, ἀπορρυήσε-
ται. κατὰ τοῦτον οὖν τὸν τρόπον τῆς ἐπιβολῆς μόνον ἄνω-
θεν ἔστιν ἅψασθαι, κάτωθεν δ᾽ οὐδέποτε. γίνεται δ᾽ ἐν
αὐτῷ πολλάκις μὲν καὶ πάνυ σαφὴς ἡ συστολὴ, πολλάκις δ᾽
ἀμαυρὰ μὲν, οὐ μὴν ἄδηλός γε τοῖς ἠσκημένοις, ἐπὶ μὲν τῶν
σφοδρῶν καὶ μεγάλων καὶ μὴ ταχέων ἐναργὴς, ἐπὶ δὲ τῶν
συμμέτρων ἐν ἅπασι τοῖς εἰρημένοις γένεσιν ἀμαυρά. τὸ δ᾽
ὅτι θλιβόντων τοὺς σφοδροὺς καὶ μεγάλους καὶ μὴ ταχεῖς
σφυγμοὺς ἐναργεστάτη πασῶν ἔσται συστολὴ, πρόσθεν εἴ-
ρηται, τὰς δ᾽ αἰτίας τούτων οὐ χαλεπὸν ἐξ ὧν ἐν ἐκείνοις
εἶπον ἐξευρίσκειν. εἰς ὅσον γὰρ ὑπὸ τῆς ἀρτηρίας διαστελλο-
μένης ἀνατρέπεσθαι συμβαίνει τὴν ἁφὴν, εἰς τοσοῦτον ἀπο-
χωρούσης αὐτῆς αἰσθητὴν ἀνάγκη γίνεσθαι τὴν συστολήν.
ἀνατρέπεται δ᾽ ἐν μὲν ταῖς θλίψεσιν ἐπὶ πλέον γ᾽ ἐν τοῖς
προειρημένοις σφυγμοῖς, ἐν δὲ ταῖς ψαύσεσιν εἰς ἴσον τῷ
μηδόλως. κατὰ δὲ τὰς μεταξὺ τούτων ἐπιβολὰς, ἃς οἶον

poteſt, ſi inferne tangas arteriam, ſiquidem liberare oportet
tum manum omnibus voluntariis motibus et veluti langui
dam admovere: quod ſi fecerimus, ne arteriam contrectet,
a gravitate depreſſa delabetur. Proinde hoc modo attin-
gendi ſuperne tantum licebit, inferne nunquam tangere. In
eo autem frequenter contractio multum aperte patet, ſaepe
etiam obscura exiſtit, non tamen quin exercitatis animad-
verti poſſit. In vehementibus et magnis, nec velocibus ma-
nifeſta eſt. In moderatis per omnia haec dicta genera ob-
ſcura. Nam ſi vehementes et magnos vel veloces pulſus
comprimamus, fore manifeſtiſſimam omnium contractionem
nuper diximus. Quorum cauſas ex iis quae de illis narra-
vimus facile invenies. Nam quatenus tactum ab arteriae
diſtentione accidit repelli, hactenus recedente ea ſenſibilis
contractio fiat neceſſe eſt: qui repellitur, ſi compreſſuris
majorem in modum, in pulſibus quidem commemoratis: ſin
palpaveris tantum, perinde ac nihil: at in manus applica-

παρειμένης τῆς χειρὸς ἔλεγον γίγνεσθαι, συμμέτρως ἀνατρέπεται. ὥστε καὶ τῆς συστολῆς μᾶλλον ἐπὶ ταῖς θλίψεσι ἤπερ ἐν ταῖς ἁπλαῖς ἐπιβολαῖς αἰσθήσεται, καὶ οὐδὲν ἧττον κάτωθεν ἁπτομένων ἢ ἄνωθεν. ὁμοίως γὰρ ἀκολουθεῖ καθ' ἑκάτερον ἡ ἁφὴ συστελλομένη τῇ ἀρτηρίᾳ. χρὴ δὲ καὶ αὐτὴν εἶναι τὴν ἁπτομένην χεῖρα μὴ μόνον εὐαίσθητον, ἀλλὰ καὶ μαλακήν. οὕτω γὰρ ὑπάρξει ῥᾳδίως αὐτῇ καὶ τῶν ἐλαχίστων αἰσθάνεσθαι κινήσεων. ὅτι μὲν οὖν ὥσπερ ὁρῶμέν τε καὶ ἀκούομεν ἑτέρων ἕτεροι φύσει βέλτιόν τε καὶ χεῖρον, οὕτω καὶ διὰ τῆς ἁφῆς αἰσθανόμεθα, πρόδηλον, οἶμαι, παντὶ τοῦτό γε ὑπάρχει· ὅτι δ', εἰ πρὸς τούτῳ καὶ μαλακή τις ἡ σύστασις εἴη τῆς ἐν τοῖς δακτύλοις σαρκώδους φύσεως, ἑτοιμότερόν τε καὶ μᾶλλον ἐν τῷ προσπίπτειν τὴν ἀρτηρίαν ἀνατρεπομένην κατὰ μείζονος ἐν τῷ συστέλλεσθαι διαστάσεως ἐνεχθήσεται, οὐδ' αὐτὸ νομίζω τοῖς μεμνημένοις τῶν ἔμπροσθεν εἰρημένων ἀσαφὲς εἶναι. οὐ μὴν οὐδ' ὅτι κατὰ μείζονος φερομένη διαστάσεως ἐναργέστερον αἰσθήσεται τῆς συστολῆς, οὐδὲ τοῦτ' ἄδηλον. ὥστ' εὔλογον τὴν μαλακωτέραν

tionibus mediis inter illas, quas fieri quaſ. remiſſa manu diximus, moderate repellitur. Quo magis contractionem comprimendo quam tantum attingendo fenties, nec minus, fi inferne tangamus, quam fi fuperne; quod perinde utrobique arteriae contractionem tactus fequatur. At enim manus, quae tangat, non modo prompte fentiat oportet, verum etiam mollis fit: nam fic demum facile confequatur ut motus vel minimos animadvertat. Nam hoc fane quemadmodum natura eft comparatum, ut alio alius videatur melius deteriusque et audiamus, ita etiam tangere nos, equidem fugere neminem puto. Huc jam fi ftatus quidam mollis accedat carnofae digitorum naturae, promptius et magis in occurfu arteriae everfae, intervallo majore, dum contrahitur illa, fore ut ablegetur, nec hoc puto ante dictorum memori obscurum effe. Nec vero etiam quum per longius fertur intervallum, clarius fenfuram effe contractionem, hoc fugit quenquam. Quare molliorem manum

χεῖρα τῆς σκληροτέρας τῶν ἄλλων ἐπίσης ἐχόντων ἀκριβέστε-
ρον αἰσθάνεσθαι τῆς [116] συστολῆς. κεφαλὴν οὖν ἤδη ἐπι-
θέντες τῷ λόγῳ μεταβαίνωμεν ἐφ᾽ ἕτερον. ζητήσεως οὔσης
τοῖς ἰατροῖς περὶ τῆς κατὰ τὰς ἀρτηρίας συστολῆς καὶ τῶν
μὲν λεγόντων αἰσθητὴν, τῶν δ᾽ ἀναίσθητον ὑπάρχειν αὐτὴν,
ἐδείξαμεν ἡμεῖς μήτε διαπαντὸς αἰσθητὴν μήτ᾽ ἀναίσθητον
εἶναι διαπαντός. καὶ πρῶτον μὲν τοὺς σφυγμοὺς εἴπομεν
ἀφ᾽ ὧν ἐστιν αἰσθητὴ, δεύτερον δὲ τὰς διαθέσεις ἐν αἷς τοὺς
τοιούτους ἐξευρήσομεν σφυγμοὺς, μετὰ ταῦτα δὲ πῶς μὲν
ἅπτεσθαι προσήκει τὸν βουλόμενον ἀκριβῶς αἰσθάνεσθαι τῆς
συστολῆς, ὁποίαν δ᾽ εἶναι χρὴ τὴν ἐπιβαλλομένην χεῖρα.

Κεφ. η′. Τούτων δ᾽ οὕτως ἐχόντων ἑξῆς ἂν εἴη
σκοπεῖσθαι, πότερον ὅλης αἰσθανόμεθα τῆς τε διαστολῆς καὶ
τῆς συστολῆς, ἢ μόριαν ἡμᾶς ἑκατέρας διαλανθάνει, καὶ εἰ
διαλανθάνει, τί τοῦτό ἐστι καὶ πόσον. ἀρχὴν δὲ καὶ τούτῳ
τῷ λόγῳ τὴν περὶ τῆς διαστολῆς κίνησιν ποιησόμεθα καὶ
πρῶτον μὲν ἀναμνήσομεν ἡμᾶς αὐτούς, ὡς πολλάκις ἐπὶ
(59) πολλῶν ἀῤῥώστων μικροὺς καὶ ἀμυδροὺς ἐχόντων τοὺς
σφυγμοὺς, οἷοι μάλιστα τοῖς τε συγκοπτομένοις γίνονται

duriore, fi reliquorum aequa fors fit, ratio dictat exactius
contractionem fentire. Itaque fi fummam orationis feceri-
mus, alio tranfibimus. Quandoquidem inter medicos con-
troverfia eft de arteriae contractione, quorum pars eam
fentiri confirmat, pars non fentiri, oftendimus nos neque
perpetuo fenfibilem, neque perpetuo infenfibilem effe; ubi
primum pulfus, in quibus fentitur, aperuimus, deinde fta-
tus, in quibus illos indagabimue pulfus: denique, qui fen-
tire plane contractionem cupiat, quomodo tangere ille de-
beat, qualemque effe manum conveniat applicandam.

Cap. VIII. His conftitutis, deinceps erit explican-
dum, totamne fentiamus diftentionem atque contractionem,
an pars nos utriusque fugiat, et fi fugiat, quae haec fit et
quanta. Atque hujus etiam inftituemus orationis initium a
motu diftentionis. Ac primum nobiscum repetemus faepe-
numero in multis aegrotis, quibus pulfus parvi funt lan-
guidique (quales habent prae caeteris ii, qui fyncope corri-

σχεδὸν ἅπασι τοῖς ἀποθνήσκουσι, τινὲς μὲν τῶν ἰατρῶν ἐπὶ
βραχὺ τῆς κινήσεως αἰσθάνονται, τινὲς δ᾽ οὐδ᾽ ὅλως·
δεύτερον δ᾽, ὅτι καὶ ὁ αὐτὸς ἰατρὸς πολλάκις παρὰ τὸ
προσηκόντως τε καὶ ἀκριβῶς, ἢ ῥᾳθύμως τε καὶ ἀμελῶς ἅπτε-
σθαι, ποτὲ μὲν αἰσθάνεται τῆς κινήσεως, ποτὲ δ᾽ οὔ. ὅταν
οὖν τὴν αὐτὴν ἀρτηρίαν ὁ μέν τις τῶν ἰατρῶν ἄσφυκτον
ὑπάρχειν, ὁ δέ τις σφύζειν ἔτι λέγει, καὶ πολλάκις ὁ αὐτὸς
ἰατρὸς ἐν ἑνὶ καιρῷ παρὰ τὰς διαφόρους ἐπιβολὰς τῆς χειρὸς
ἐν μέρει τἀναντία φησὶ, δῆλον ὡς διαφεύγει μόριόν τι τῆς κι-
νήσεως τὴν ἁφήν. ἴσως τις ἐρεῖ τὸν ἄριστα μὲν πεφυκότα,
κάλλιστα δ᾽ ἐπιβάλλοντα τὴν χεῖρα, τετριμμένον δ᾽ ἀκριβῶς,
ἁπάσης αἰσθάνεσθαι τῆς διαστολῆς. καὶ πῶς τοῦτον εὑρή-
σομεν; τίς ἡμῖν ἐγγυήσεται φύσιν ἀνθρωπίνην εἰς τοσαύτην
ἀκρίβειαν αἰσθήσεως ἥκειν, ὡς μηδὲν αὐτὴν μηδὲ τοὐλάχιστον
παρελθεῖν; ἐγὼ μὲν γὰρ οὐδ᾽ ἐπὶ τῶν ἐκτὸς τούτων σωμά-
των, ὧν ἐστιν αὐτῶν ἅψασθαι μηδενὸς ἐπίπροσθεν ὄντος
ἑτέρου, δυναίμην ἂν ἀλαζονεύσασθαι βεβαίαν διάγνωσιν, οὐχ
ὅπως ἐπὶ σώματος, οὗ πιμελὴ καὶ ὑμένες καὶ δέρμα πρόκειται

piuntur et qui de vita decedunt prope omnes) quosdam
medicos motum aliquantisper fentire, alios haudquaquam:
secundo loco, prout accurate et fedulo, vel fegniter atque
negligenter tangit, eundem medicum interdum motum fen-
tire, interdum non fentire. Proinde, quum eandem arte-
riam quidam medicus non pulfare, alius pulfare etiamnum
dicat, atque idem frequenter medicus eodem tempore pro
diverfis manus applicationibus viciffim contraria dicat, par-
tem motus fugere conftat tactum. Dices, praeclariffima na-
tura praeditum et manum rectiffime applicantem experien-
que totam fentire diftentionem. At hunc quomodo inve-
niemus? Quis nobis humanam naturam fpondebit eam in-
tegritatem fenfus affecutam, ut nihil illam ne fubtiliffimum
quidem praetereat? Ego quidem certe nec exteriorum cor-
porum horum, quae licet praeter ullum impedimentum
ipfa tangas, jactem confummatam notitiam effe, nedum
corporis, quod adeps, membranae, cutis munit craffior

παχύτερον αὐτοῦ πολλάκις τοῦ τῆς ἀρτηρίας σώματος. εἰ δέ
τις οὕτως ἐστὶ θρασὺς, ὡς ἀπαυθαδίσασθαί τε καὶ φάναι
τὴν πρώτην ὁρμὴν τῆς κινήσεως γνωρίζειν ἐν ταῖς διαστολαῖς
τῆς ἀρτηρίας, ἡδέως ἂν αὐτοῦ πυθοίμην, κατὰ ποίαν ἐπι-
βολὴν τῆς χειρὸς τοῦτο διαγιγνώσκει, πότερον ἐπιπολῆς
ψαύων, ἢ θλίβων, ἢ ἀβιάστως ἐπιβάλλων. ἴσως μὲν οὖν,
ἐάν τις τῶν μεγάλων ᾖ σοφιστῶν, ὅσοι τὰ μὲν ἔργα τῆς
τέχνης μέχρι τοσούτου τρίβοντές εἰσιν, ὥστε μηδ᾽ εἰ πυρέττει
τὴν ἀρχὴν ὁ ἄνθρωπος εἰδέναι, τῷ λόγῳ δ᾽ ὑπερφθέγγονται
τὴν ἀλήθειαν, οὐδὲ εἰ πλείους εἰσὶν ἐπιβολαὶ τῆς χειρὸς, οὐδ᾽
εἰ καθ᾽ ἑκάστην αὐτῶν διαφοράν τινα λαβεῖν ἔστιν, ὁ τοιοῦ-
τος ἐπίσταται. καὶ λῆρος αὐτῷ μακρός εἶναι δόξει τὰ ἡμέ-
τερα καὶ οὐδ᾽ ὑπομενεῖ τὴν ἀρχὴν ὑπακοῦσαι τῶν λόγων.
ἀλλ᾽ ἡμεῖς ὥσπερ καὶ τἆλλα τὰ πρόσθεν, οὕτω καὶ ταῦτα
πρὸς τὸν τῆς ἀληθείας ἐραστὴν, κἂν εἷς ᾖ, λέγωμεν, ὡς ἡ
μὲν μέση τῶν ἐπιβολῶν, ἡ ἀβίαστος, τοσοῦτον αἰσθητὸν
ἕξει τῆς κινήσεως, ἔν γε τοῖς οὐκ ἀμυδροῖς σφυγμοῖς, ὅσον
καὶ ἡ ὄψις· ἐν γὰρ τοῖς ἀμυδροῖς καὶ τῆς ὄψεως αὐτῆς ἔλατ-
τον αἰσθήσεται. ἡ δευτέρα δὲ, καθ᾽ ἣν θλίβομεν, ἐν μὲν

ipfo fubinde corpore arteriae   Quod fi quis tam fit audax
et arrogans, ut dictitet in diftentionibus arteriae primum
fe motus cognoscere impetum, libenter de ifto quaefierim,
quanam ipfe hunc manus applicatione deprehendat, utrum
leviter palpando, an premendo, an nulla vi admovendo.
Sane fi de magnis ille fophiftis forte fit, qui in operibus ar-
tis hactenus verfati funt, ut omnino an homo febricitet
ignorent, verborumqne jactatione ipfam veritatem fuperent,
haud ifte fcilicet, nec an plures fint applicandae manus ra-
tiones, nec an inter fe illae mutuo diftent, noverit, noftra-
que ftomachum illi fecerint, nec ullo modo me fuftinuerit
audire.   Verum enimvero uti alia, quae ante tradidimus,
ita haec veritatis ftudiofo, etiam fi folus fit, dictemus.
Nempe media applicatio quae citra ullam vim fit, hactenus
motum fentiet in pulfibus certe non languidis, quatenus vi-
fus. in languidis vero fentiendis etiam vifui concedet.   Al-

τοῖς ἀμυδροῖς ἔτι καὶ μᾶλλον τῆς προτέρας ἀφανῆ τὴν κί-
νησιν ἐργάσεται τῆς ἀρτηρίας, ἐν δὲ τοῖς σφοδροῖς προτέρα
διαγνώσεται. ἡ δὲ τρίτη, καθ᾽ ἣν οἷον αἰωροῦμεν τὴν χεῖρα,
παντελῶς ὀλιγοχρονίου τῆς κινήσεως αἰσθήσεται. [117] τού-
των δὲ καὶ τὰς ἀποδείξεις πειραθῶμεν εἰπεῖν, ἀπ᾽ αὐτῶν τῶν
ἐναργῶν λαμβάνοντες τὰς ἀρχάς. τί δ᾽ ἂν ἐναργέστερον εἴη
τοῦ πάσας τὰς ἀρτηρίας μήτ᾽ ὄψει μήθ᾽ ἁφῇ φαίνεσθαι κι-
νουμένας, ἀλλὰ μόνας ὅσας τὸ δέρμα καλύπτει, καὶ τοῦτο
μὴ πάνυ παχὺ, τὰς δ᾽ ὑπὸ σαρκὸς κρυπτομένας, ἢ καί τινων
ἄλλων σωμάτων, ἀφανῆ τὴν κίνησιν ἔχειν, πλὴν εἴ ποτε τῶν
ἐπικειμένων ἐκτακέντων ἰσχυρῶς αἰσθητὴ γένοιτο; καὶ αὐ-
τῶν δὲ τῶν αἰσθητὴν ἀεὶ τὴν κίνησιν ἐχουσῶν ἀρτηριῶν ὅσα
γυμνότερα μόρια καὶ ὑπ᾽ αὐτῷ τῷ δέρματι, σαφεστέραν
ὄψει τε καὶ ἁφῇ τὴν κίνησιν ἐνδείκνυται. καὶ ἡ μεγίστη τῶν
ἀρτηριῶν ἡ κατὰ τὴν ῥάχιν ἀφανῆ τέως ἔχουσα τὴν κίνησιν,
ἐκτακέντος τοῦ ζώου διασημαίνει κατὰ τὸ ἐπιγάστριον· ᾧ
δῆλον ὅτι τὰ μὲν κουφότερα σώματα ῥᾳδίως συνεξαίρουσιν
αἱ ἀρτηρίαι διαστελλόμεναι, τὰ δὲ βαρύτερα δυσχερέστερον.

tera, quum premimus, in languidis fupra primam motum
arteriae obscurabit: in vehementibus prae caeteris percipiet.
At tertia, qua veluti fuspendimus manum, motum fane
quam breviffimum fentiet. Sed haec faciamus quoque ut
demonftrationibus confirmemus, ab rebus evidentibus ex-
orfi. Quid vero clarius hoc fit, quam omnium arteriarum
nec vifu nec tactu motum videri, fed earum duntaxat,
quas cutis contegit, neque ea craffior, at fub carne abdi-
tas, aut fub aliis corporibus, occultum habere motum, nifi
quando magnopere intabuerint quibus funt illae fubjectae
corpora, itaque fentiantur? Imo vero quarum fentitur
motus, quo funt arteriarum nudiores partes ipfi fubjectae
cuti, hoc vifui clariorem motum tactuique repraefentant.
At maxima quidem arteria, quae fecundum dorfum fita eft,
cujus fugit pridem motus, fimul atque contabuit animal, ad
abdomen motus apparet. Unde liquet leviora corpora ar-
terias facile, ubi diftenduntur, una fecum attollere, gra-

810 ΓΑΛΗΝΟΤ ΠΕΡΙ ΔΙΑΓΝΩΣΕΩΣ

Ed. Chart. VIII. [117.]   Ed. Baf. III. (59.)

ὅσα δ᾽ ἱκανῶς βαρέα, ταῦτ᾽ οὐδόλως κινοῦσιν. ἔτι δ᾽ ἂν
μᾶλλον ὃ λέγω μάθοις σαφῶς, εἰ ἐν ταῖς ἐπιφανῇ τὴν κίνησιν
ἐχούσαις ἀρτηρίαις ἔξωθεν ἐπιβάλλοις τι κατὰ τοῦ δέρμα-
τος ἕτερον σῶμα λεπτὸν, οἷον φύλλον, ἢ ὑμένα, ἢ ὀθόνιον,
ἢ ῥάκος, ἤ τι τοιοῦτον ἄλλο. φανεῖται γάρ σοι κινούμενον
αὐτῇ διαστελλομένῃ. δεύτερον δ᾽ αὖθις ἴσον ἐπιβάλλοντι τῷ
προτέρῳ, πολλῷ νῦν ἧττον ἄμφω φανεῖται κινούμενα, καὶ
εἰ τρίτον ἐπιβάλλοις, ἧττον ἔτι μακρῷ, καὶ εἰ τέταρτόν γε
καὶ πέμπτον, ὥστε καὶ εἰ παντάπασιν ἀκίνητα εἶναί σοι δόξει
τὰ ἐπικείμενα γεγονέναι. καὶ εἰ μὲν ἔτι μᾶλλον σφοδρὸς ὁ
σφυγμὸς εἴη, πλειόνων ἐπίθεσιν ἀνέξεται σωμάτων, εἰ δ᾽
ἧττον, ἐλαττόνων, εἰ δὲ μηδόλως εἴη σφοδρὸς, ἴσως ἂν οὐδὲ
τὴν ἑνὸς ἀνάσχοιτο σώματος ἐπιβολήν. εἰ δὲ καὶ ἀμυδρὸν
αὐτὸν ἐπινοήσαις γινόμενον, οὐχ ὅπως τι τῶν ἔξωθεν ἐπικει-
μένων τῷ δέρματι οὐ κινήσει σωμάτων, ἀλλ᾽ οὐδ᾽ αὐτὸ πολ-
λάκις τὸ δέρμα. καὶ γὰρ οὖν καὶ φαίνεται τοῦθ᾽ οὕτως γιγνό-
μενον, εἰς ὅσον γὰρ ἂν εὐρωστότερος ὁ τόνος ᾖ τῆς ἀρτηρίας,
εἰς τοσοῦτον ὄψει τὸ δέρμα κινούμενον. ἐκλυθέντος δ᾽ ἱκανῶς

viora aegrius, praegravia vero non movere prorfus. Quod
dico multo animadvertes manifeftius, fi arteriis praeditis
illuftri motu foris corpus aliud fubtile ad cutem imponas,
ut folium, membranam, liuteum, panniculum, aut aliud
tale quid: fcilicet una cum arteria diftenta moveri cernes:
si iterum priori tantundem apponas, jam multo amborum
obscurior motus erit: si vero tertium addas, adhuc longe
obscurior: itidem fi quartum et quintum, tandem impofi-
torum motum omnino abolitum putabis. Jam fi vehe-
mentior pulfus fit, plurium onus corporum feret: fin mi-
nus vehemens, pauciorum: quod fi nequaquam fit vehe-
mens, fieri poteft ut nullo onerari corpore fuftineat. At
vero fi praeterea languidum effe finxeris, non modo foris
cuti corpus impofitum non movebit, fed nec ipfam inter-
dum cutem. Id quod fic conftat habere: nam arteria quam
fuerit contentiffima, tam maxime cutem confpicies moveri:
contra quum exoluta multum contentio fit, plane non mo-

τοῦ τόνου, παντάπασιν ἀκίνητον φαίνεται. ὡς οὖν ἡ μὲν
ἰσχυροτέρα κίνησις τῆς ἀρτηρίας οὐ τὸ δέρμα μόνον, ἀλλὰ
καὶ πολλὰ τῶν ἔξωθεν ἐπιτιθεμένων σωμάτων ἠδύνατο συγ-
κινεῖν, ἡ δ᾽ ἀσθενεστέρα τὸ δέρμα μόνον, ἡ δ᾽ ἔτι μᾶλλον
ταύτης ἀῤῥωστοτέρα οὐδὲ τὸ δέρμα, τί θαυμαστὸν, εἶναι
ταύτης ἑτέραν πάλιν ἀσθενεστέραν, ἢ μηδὲ τοὺς ὑποκειμένας
ὑμένας ταῖς ἀρτηρίαις, μηδὲ τὴν πιμελὴν ἐξαίρειν δυνήσεται;
τίς οὖν ἁφὴ τῆς τοιαύτης αἰσθήσεται κινήσεως; οὐδεμία δη-
λονότι. πρὸς γὰρ αὖ τοῖς εἰρημένοις οὐδὲ τοῦτ᾽ ἔστιν εἰπεῖν,
ὡς θλῖψαι προσήκει τὸ κατὰ τῆς ἀρτηρίας δέρμα πιέσαντα
τοῖς δακτύλοις, ἵν᾽ ἀπαντήσωμεν ἐλλιπῶς ἀναφερομένῳ τῷ
σφυγμῷ. καὶ γὰρ ἐπὶ τῶν ἐχόντων αἰσθητὴν κίνησιν, ἀμυδρῶν
δὲ, θλιψάντων ἡμῶν τὸ δέρμα παντελὴς ἀσφυξία γίνεται.
τί ποτ᾽ οὖν οἴει πείσεσθαι τὴν μηδὲ τὸ δέρμα κινεῖν δυναμέ-
νην ἀρτηρίαν, εἰ προσέτι βαρύνοιμεν αὐτὴν τοῖς δακτύλοις;
ἢ δῆλον ὅτι καὶ τὸ σωζόμενον τῆς κινήσεως προσαπολέσθαι;
τὸ δ᾽ ὅλον ἀγνοεῖν μοι δοκοῦσι τὴν ἐκ τῆς ἀνατομῆς θέσιν τῶν
ἀρτηριῶν οἱ διστάζοντες ὡς τὸ πρῶτον μέρος τῆς διαστο-
λῆς αἰσθητόν ἐστιν. οὐδεμία γὰρ αὐτῶν τοῦ δέρματος ἅπτε-

veri videbis. Quum igitur arteriae validior motus etiam
multa corpora extrinfecus impofita, nedum cutem, fecum
movere valuit, languidior autem tantum cutem, et qui fit
multo hoc imbecillior, ne cutem quidem, quid habet admi-
rationis, fi alius etiam hoc infirmior exiftat, qui neque
membranas, quae arterias contegunt, neque adipem fubve-
here poffit? At quis tanget hunc motum tactus? nempe
nullus. Neque vero ad haec illud respondeant, compri-
mendam digitis cutem effe quae arteriam tegit, ut pulfui non
fatis ascendenti occurramus; quum in his, quorum fentitur
motus, fed languidis tamen, fi cutem comprimas, omnino
pulfus confiftat: quid jam illa, cedo, arteria fiet, quae ne
cutem quidem poteft movere, fi digitis eam infuper premas?
an non reliquam partem motus etiam amittet? Omnem igno-
rare mihi videntur ifti arteriarum fedem, quae ex diffectione
perfpicitur, qui primam diftentionis partem fenfibilem pu-
tant effe, quum cutem nulla ex illis attingat. Imo fi quae

ται, ἀλλ᾽ εἰ καὶ τὰς πάνυ δοκούσας προφανεῖς εἶναι καὶ πλη-
σίον αὐτοῦ παραδείρας ἑκατέρωθεν ἐθέλοις ἐπισκοπεῖσθαι,
πολὺ τοὖν μέσῳ φανεῖταί σοι τοῦ τε δέρματος καὶ τοῦ χι-
τῶνος τῶν ἀρτηριῶν. καὶ γὰρ ἂν καὶ ἀτόπως ἐπέπρακτο μό-
νον τοῦτο τῇ φύσει, καίτοι μηδὲν εἰκῇ δημιουργούσῃ, κατα-
σκευάσαι μὲν ὄργανον πάντῃ διαστέλλεσθαι δυνάμενον, χώραν
δ᾽ αὐτῷ μηδεμίαν παρασχεῖν ἐν ᾗ κινήσεται. ἀλλ᾽ οὐκ ἔχει
ταῦθ᾽ οὕτως, πολλοῦ γε καὶ δεῖ· φαίνεται γὰρ ἐν ταῖς ἀνα-
τομαῖς εὐρυχωρία τις ἱκανὴ περὶ τὴν ἀρτηρίαν, εἰς ἣν ἐν
ταῖς ἀμετροτέραις σαρκώσεσιν [118] ἡ σὰρξ ἀποχεομένη
κωλύει διαστέλλεσθαι τὸ ἀγγεῖον εἰς ὅσον ἐπεφύκει. καὶ διὰ
τοῦτο μικρός ἐστιν ὁ τῶν παχέων σφυγμός. τὸ μὲν γὰρ μῆκος
αὐτοῦ βραχύτερον γίνεται, καὶ τὸ πλάτος στενότερον, τῷ
πλήθει τῆς σαρκὸς θλιβόμενον· ἡ δ᾽ εἰς ὕψος ἄνοδος κωλύε-
ται τῇ τῶν ἐπικειμένων σωμάτων εὐτροφίᾳ βαρυνθεῖσα. τῶν
δ᾽ ἰσχνῶν μὲν τὴν ἕξιν, τἆλλα δ᾽ εὐρώστων, ἱκανὸν μὲν τό γε
πλάτος καὶ τὸ μῆκος ὁ σφυγμὸς ἔχει, ἀξιόλογον δὲ καὶ τὴν
εἰς ὕψος ἀνάβασιν. ἔτι δὲ μᾶλλον ἐφ᾽ ὧν χαλαρόν ἐστι τὸ
δέρμα κατάδηλον γίνεται τὸ τοῦ δια(60)στήματος αὐτοῦ τε

admodum videntur confpicuae effe, eique propinquae, has
velis excoriatas utrinque infpicere, multum cernes fpatii in-
ter cutem et tunicam arteriarum interpofitum. Etenim te-
mere hoc natura unum condidiffet, quae tamen citra ratio-
nem molita nihil eft, fi inftrumentum creaffet quod in om-
nem partem poffet diftendi, neque locum ei ubi movere-
tur deftinaffet ullum. Atqui aliter res fe habet, et longe
quidem. Siquidem monftrant diffectiones circum arteriam
fpatium effe fatis amplum, quod caro, dum ejus moles au-
getur immodice quum fubeat, ne diftendatur vas, quantum
folet, interpellat. Unde fit, ut craffis parvus pulfus fit, quod
longitudo ejus imminuatur et latitudo fiat anguftior, quum a
multa carne conftringatur; afcenfus item ubertate corpo-
rum incumbentium depreffus inhibetur. Illorum vero qui
gracili corpore funt, alioqui robufti, infignem latitudinem et
longitudinem pulfus habet, infignem etiam afcenfum. Ac
magis etiam in his, quibus cutis laxa eft, perfpicuum inter-

Ed. Chart. VIII. [118.]   Ed. Baf. III. (60.)

καὶ τοῦ τῆς ἀρτηρίας χιτῶνος. εἰ γὰρ οὕτως ἔχοντος σφο-
δρὸς ὁ σφυγμὸς, ἢ μὴ ἀμυδρός γ᾽ εἴη, δυνήσῃ τὸ κῶλον
ὑπαλλάττων καὶ ποτὲ μὲν ὕπτιον, ποτὲ δὲ πρηνὲς ποιού-
μενος τὰς διαφορὰς τῶν τῆς ἀρτηρίας διαστάσεων, ἃς ἐγὼ
νῦν εἶπον, φωρᾶσαι σαφῶς τῇ θλίψει. τῷ μὲν γὰρ πλάτε
καὶ τῷ μήκει τὸ πρανὲς σχῆμα πλεονεκτεῖν σοι φανεῖται, τῷ
δ᾽ ὕψει καὶ τῷ χρόνῳ τὸ ὕπτιον. αἴτιον δ᾽ ἀμφοῖν τὸ
χαλαρὸν τοῦ δέρματος, ἐν μὲν τοῖς ὑπτίοις σχήμασι τῆς χει-
ρὸς ὡς ἂν ἄνωθεν ἐπικείμενον καὶ καταπῖπτον ἐπὶ τὴν ἀρ-
τηρίαν, ἐν δὲ τοῖς πρηνέσιν ὡς ἂν κάτω ῥέπον ἐκκρεμαννύ-
μενόν τε καὶ πλεῖστον ἀφιστάμενον. διὰ τοῦτο ἐν μὲν τοῖς
ὑπτίοις σχήμασιν ἐν τῷ διΐστασθαι τὴν ἀρτηρίαν ἀπὸ τῶν
ὑψηλοτέρων ἐπὶ τὰ πλάγια περιῤῥέον, διπλοῦταί τε καὶ οἷον
ῥυτιδοῦται, καὶ πλεῖστον ἀθροιζόμενον ἐνταῦθα κωλύει
κατὰ ταῦτα μάλιστα τὰ μέρη, τὸ μέγεθος τοῦ σφυγμοῦ. ἐν
δὲ τοῖς πρανέσιν οὐδαμοῦ βαρῦνον, οὐδὲ διακωλύον τὴν κί-
νησιν τῆς ἀρτηρίας, οὐδὲ τοῦ μεγέθους τοῦ κατὰ τὸν σφυγ-
μὸν ἀφαιρεῖται. πῶς οὖν οὐ καὶ κατὰ τὸ βάθος ἐπὶ πλέον
ἐνταῦθα φαίνεται διαστελλόμενος ὁ σφυγμὸς, ἢ εἰ μὴ πλέον,

vallum eſt inter eam et arteriae tunicam. Nam ejus, qui
in ſtatu illo eſt, ſi vehemens pulſus, aut non languidus certe
ſit, poteris membro convertendo, atque interim ſupino, in-
terim prono figurando, differentias, quas nunc retuli arte-
riae dimenſionum, manifeſte premendo aſſequi; nam longi-
tudine et latitudine pronam figuram attendes praeſtare, alti-
tudine et tempore ſupinam. Cauſa utriusque cutis eſt laxi-
tas, ut quae in ſupinis manus figuris ſuperne incumbat et
decidat in arteriam, in pronis deorſum vergat et dependeat
plurimumque diſtet. Quamobrem in ſupinis figuris, quum
diſtenditur arteria, in obliquum ex altioribus circumfluens
complicatur et quaſi rugas agit, atque hic in magnum acer-
vum collecta, magnitudini pulſus in his maxime partibus
obſiſtit, in pronis vero, quia minime deprimit, nec interpel-
pellat arteriae motum, nihil quoque de pulſus detrahit ma-
gnitudine. Quomodo ergo non et hic plus in profunditate
item diſtendi pulſus videtur, aut ſi non amplius, at aeque

ἀλλὰ τὸ γ' ἴσον τῇ κατὰ τὸ ὕπτιον; ὅτι τῇ τοῦ πλάτους τε
καὶ τῇ τοῦ μήκους αὐξήσει κατακρύπτεται τὸ βάθος. καὶ
ἄλλως, οὕπερ ἕνεκα πάντα ταῦτα λέγεται, χρόνῳ πλέονι φαι-
νομένης ὡς πρὸς τὴν ὄψιν κινεῖσθαι τῆς ἐν τοῖς ἄνω μέρεσι
τοῦ κώλου τεταμένης τῆς ἀρτηρίας, συμφαντάζεται καὶ ἡ
εἰς ὕψος ἄνοδος μείζων γίνεσθαι. τὸ γὰρ ἐν χρόνῳ πλέονι
φαινόμενον ἄνω φέρεσθαι ῥᾳδίως ἀναπείθει τὴν ὄψιν, ὡς
κατὰ μείζονος διαστάσεως ἐνηνεγμένον, τὸ δὲ φέρεται μὲν
κατὰ τῆς ἴσης, πρός γε τὴν ἀλήθειαν, ὅπως ἂν ἔχῃ θέσεως
ἡ ἀρτηρία, τῷ δὲ προτέραν εἰς τὸ δέρμα διαδίδοσθαι τὴν ἐν
τοῖς ὑπτίοις σχήμασι κίνησιν ὁ χρόνος αὐξανόμενος, ὡς πρὸς
τὴν ὄψιν, ὁ τῆς διαστολῆς τὴν τοῦ βάθους οὕτως συναύξει
φαντασίαν. ταῦτά τε οὖν τὰ φαινόμενα καὶ ἄλλα τινὰ πα-
ραπλήσια τὰ πρῶτα μέρη τῆς διαστολῆς ἐκφεύγειν ἐνδεί-
κνυται τὴν ὄψιν. ὅσον δέ ἐστι ταύτης τῆς κινήσεως τὸ τῇ
ὄψει αἰσθητὸν, τοσοῦτον καὶ τῇ ἀβιάστῳ ἁφῇ κατά γε τοὺς
σφοδροὺς σφυγμοὺς, ἐπὶ τῶν γε ἀμυδρῶν, ἔλαττον πολλάκις.
φανερὸν μὲν γὰρ, ὡς οὐκ ἐνδέχεται κατὰ τὸν τοιοῦτον

ut in fupina figura? quod fcilicet fub latitudinis longitudi-
nisque incremento latet profunditas. Et alioqui, quum
(cujus haec omnia nomine commemorantur) longiori tempo-
re videatur, quantum ad confpectum, arteria moveri, quae
in fuperioribus artus regionibus locata eft, fimul intelligitur
major in altum etiam ascenfus fieri. Quod enim in ascen-
dendo longius tempus videtur ponere, hoc facile vifum indu-
cit longiore fe fpatio profectum effe. Atqui hoc vehitur
per aequale fpatium, ut vult quidem veritas, quomodocunque
locata arteria fit: fed quia prior nimirum in fupinis figuris
motus fub cutem fuit diffipatus, tempus auctum diftentionis,
quantum vifus judicat, fpeciem fimul auget profunditatis.
Atque haec quidem evidentia exempla aliaque id genus de-
clarant diftentionis primas partes effugere aciem. Quantum
autem hoc in motu a vifu fentitur, tantundem etiam in non
violenta tactione in vehementibus certe pulfibus: nam in
languidis quidem fubinde minus. Siquidem in confpicuo eft

τρόπον τῆς ἐπαφῆς αἰσθέσθαι τῶν πρώτων τῆς διαστολῆς,
ἀλλ᾽ οὐδ᾽ εἰ ψαύοις ἐπιπολῆς, οἷον αἰωρῶν τὴν χεῖρα. λοιπὸν
οὖν, εἴπερ ἄρα, ἐν ταῖς θλιβούσαις ἐπιβολαῖς τῆς χειρὸς
αἰσθέσθαι δυνατὸν τῶν πρώτων τῆς διαστολῆς. ἀλλ᾽ ὅτι γε
μὴ κατὰ πάντας τοὺς σφυγμοὺς, ἀλλ᾽ εἴπερ οἷόν τε, κατὰ
μόνους τοὺς σφοδροὺς, ἄντικρυς δῆλον, εἴ τι μεμνήμεθα τῶν
εἰρημένων. τοῦτο μὲν δὴ ἡμῖν μέχρι τοσούτου προελήλυθε,
τὸ μηκέτ᾽ ἄλλην τινὰ ἐπιβολὴν μήτ᾽ ἄλλον σφυγμὸν ὡμο-
λογῆσθαι τὴν ἀρχὴν τῆς διαστολῆς αἰσθητὴν ἐγχωρεῖν ἐργά-
ζεσθαι, πλὴν τῆς μετὰ θλίψεως ἐν τοῖς σφοδροῖς γινομένης,
ἑξῆς δ᾽ ἴδωμεν, εἰ τοῦτ᾽ αὐτὸ τὸ ἐνδεχόμενον ὄντως ἀλη-
θές ἐστιν, ἢ μόνον πιθανόν. ἐμοὶ μὲν γὰρ δοκεῖ κἂν τούτοις
διαφεύγειν ἔτι τὰ πρῶτα τῆς διαστολῆς, οὐ μὴν ὁμοίως γ᾽
ὥσπερ ἐπὶ τῶν ἄλλων σφυγμῶν, ἀλλὰ [119] παντελῶς ἐλά-
χιστον εἶναι τὸ λανθάνον. μάθοις δ᾽ ἄν, εἰ νοήσαις, ὡς
ἀναγκαῖόν ἐστι τὴν ἐκ τῆς ἀρτηρίας ἀρχομένην κίνησιν δια-
δοθῆναι, πρώτοις μὲν τοῖς περικειμένοις σώμασιν, εἶτα
τῷ δέρματι παντὶ, καὶ τότ᾽ ἤδη τοῖς ἡμετέροις δακτύλοις.

non effe eo attingendi modo primas diftentionis partes fen-
tiendas, ac ne fi palpes quidem leniter, velut fuspenfa ma-
nu. Reftat igitur, fi modo poflit, ut manibus cum com-
preffione applicatis fentiri primae partes diftentionis poffint.
Atqui non in omnibus pulfibus poffe, fed, fiquidem poffint,
tum in folis vehementibus, fi quam memoriam habemus fu-
periorum, plane teftatum eft. Ac hoc quidem hactenus du-
ctum eft, eo quod aliam manus applicationem nullam in
confeffo fit, nec alium pulfum (fi a manus applicatione, quae
compreffione in vehementibus pulfibus obitur, difceffum fit)
diftentionis initium offerre fenfibus poffe. Deinceps vero
videamus, an id, quod praeftari videtur poffe, plane fit
verum, an verifimile tantum. Equidem vel in his latere
nos cenfeo diftentionis principium, fed non perinde tamen
atque aliis in pulfibus: verum effe quod fugiat quam mi-
nimum. Id intelliges, fi cum animo tuo cogitaveris motum
quem arteria orditur, impertiri neceffario primum corpori-
bus, quae illam cingunt, deinde univerfae cuti, tum digitis

οὔκουν ἐνδέχεται παντάπασιν ἄχρονον εἶναι τὴν οὕτω γινομέ-
νην τῆς κινήσεως μετάληψιν. εἰ δὲ τοῦτ᾽ ἀληθὲς εἴρηται, λαν-
θάνειν ἀναγκαῖόν ἐστι τὴν ἀρχὴν τῆς κινήσεως. ἀλλὰ κἀκ τοῦ
πολὺ μακροτέρας αἰσθάνεσθαι τὴν ἀφὴν τῆς μετὰ τὸ συνιζῆ-
σαι τὴν ἀρτηρίαν πρὸ τοῦ διαστέλλεσθαι γιγνομένης ἡσυ-
χίας ἤπερ τῆς μετὰ τὸ διασταλῆναι πρὸ τοῦ συνιζάνειν
οὐκ ἀλόγως ἄν τις ὑπονοήσειεν, ἐκφευγόντων ἡμᾶς μορίων
τινῶν τῆς ἐντὸς κινήσεως τοῦτο γίνεσθαι. δῆλον γάρ, ὡς
εἴπερ ἄληπτον τὸ πρῶτον τῆς διαστολῆς, εἴη ἂν καὶ τὸ τῆς
συστολῆς ἔσχατον ἀδιάγνωστον. οὐ γὰρ ἄν ποτε πλείονος,
ἢ μείζονος αἴσθοιτο κινήσεως κατὰ τὴν συστολὴν ἡ ἁφὴ, εἴ
γε ἀσμενιστέον ἐστὶ κἂν τῆς ἴσης αἰσθέσθαι τῆς διαστολῆς.
δηλοῦσι δὲ τοῦτο οἱ μηδόλως αὐτὴν αἰσθητὴν εἶναι λέγοντες,
οὐκ ὀλίγοι τὸν ἀριθμὸν ὄντες, οὔτ᾽ εὐκαταφρόνητοι κατὰ τὴν
ἐν τῇ τέχνῃ τριβήν. ἡμεῖς δ᾽, ὅτι μὲν αἰσθητὴ, καὶ πότε,
μάλιστα φθάνομεν ἤδη δεδιδαχότες, συναπεδείξαμεν δὲ καὶ
ὡς οὐκ ἐνδέχεται πλείονος αἰσθάνεσθαι κινήσεως τὴν ἁφὴν ἐν

noſtris denique. Quamobrem non poteſt in illa diſtributio-
ne motus nihil pɔni temporis. Et ſi hoc vere dictum eſt,
neceſſe eſt motus initium lateat. Imo etiam (quia tactus
quietem percipit, quae poſtquam conſederit arteria, ante diſ-
tentionem fit, multo illa quiete longiorem, quae a diſten-
tione prius, quam conſideat, fit) recte putes hoc eo conſe-
qui, quod interni motus nos aliquae praetereant partes. Ne-
que enim hoc obscurum eſt, ſi initium deprehendi diſtentio-
nis non poteſt, quin contractionis quoque incognitus finis
ſit. Etenim ampliorem nunquam, aut majorem motum in
contractione ſentiat arteria, praeclare enim agitur ſcilicet,
ſi parem liceat ac in diſtentione ſentire. Teſtes huic rei
illi ſunt, qui plane illam negant percipi poſſe ſenſu: quo-
rum numerus late patet, virorum ſane in artis commenta-
tione non contemnendorum. Nos vero ſentiri illam et
quando potiſſimum, jamdudum docuimus, ſimulque demon-
ſtravimus ampliori motui non eſſe tactum ſentiendo in con-
tractionibus, quam in diſtentionibus, niſi fiat ut quantitas

ταῖς συστολαῖς ἥπερ ἐν ταῖς διαστολαῖς, πλὴν εἰ μεταβολή
ποτε κατὰ τὸ ποσὸν τῆς διαστολῆς ἢ τῆς συστολῆς γίγνοιτο.
τοῦτο δ᾽ ἐν ταῖς συστηματικαῖς ἀνωμαλίαις συμβαίνει. κείσθω
τοίνυν καὶ διὰ τὸ τῆς ἐντὸς ἠρεμίας μέγεθος ἐκφεύγειν τὴν
αἴσθησίν ποτε τό τε τῆς συστολῆς πέρας καὶ τὴν τῆς δια-
στολῆς ἀρχὴν, καὶ ἡμῖν ἤδη καὶ τὸ ἕτερον τῶν ζητημάτων
τὴν προσήκουσαν ἐχέτω τελευτήν. ἑξῆς γὰρ ἦν τῷ περὶ τῆς
διαστολῆς, εἰ ἔστιν αἰσθητὴ πᾶσα, τὸ περὶ τῆς συστολῆς
ὁμοίως ἐπισκέψασθαι. φαινόμεθα δ᾽ ἐξ ὧν περὶ τῆς διαστο-
λῆς εἴπομεν ἤδη καὶ τὸν περὶ τῆς συστολῆς πεπληρωκέναι
λόγον. εἰ γὰρ οὐκ ἐνδέχεται πλείονος αἰσθέσθαι κινήσεως ἐν
ταῖς συστολαῖς, ἀλλ᾽ ἤτοι τῆς ἴσης τῇ κατὰ τὰς διαστολὰς,
ἢ ὅπερ ἀληθὲς, ἐλάττονος, πάσης δ᾽ οὐκ αἰσθανόμεθα τῆς
ἐν ταῖς διαστολαῖς, δῆλον ὡς οὐδὲ πάσης αἰσθανόμεθα τῆς
ἐν ταῖς συστολαῖς.

Κεφ. θ᾽. Λοιπῶν δ᾽ ὄντων δυοῖν προβλημάτων, τοῦ
τε πόσον ἀναίσθητόν ἐστι τῆς διαστολῆς εἰπεῖν καὶ τοῦ
πόσον τῆς συστολῆς, ἐοίκαμεν καὶ περὶ τούτων ἐξ ἂν εἰρή-

diftentionis, vel contractionis incidat in mutationem, quod
quidem in collectivis inaequalitatibus ufu venit. Age jam
hoc conftitutum etiam efto, fenfum aliquando ob internae
quietis magnitudinem tum finem fugere contractionis tum
diftentionis initium, ficque jam altera nobis quaeftio recte
atque ordine efto confecta. Nam quaeftioni quam de diften-
tione, an tota fentiatur, habuimus proximum erat de con-
tractione fimiliter quaerere; fed quum tractaverim de dis-
tentione, videor mihi etiam quod de contractione erat di-
cendum affecutus effe. Nam majorem motum fi in contra-
ctionibus non fentimus, fed vel parem ac in diftentionibus,
vel quod verum eft, minorem, omnem autem in diftentioni-
bus non percipimus, planum eft nec totum nos in contractio-
nibus fenfuros.

Cap. X. Porro de duabus quaeftionibus, quae etiam
reftabant, ut quanta diftentionis pars non fentiatur expli-
caremus et quanta contractionis, videmur ex antedictis fum-

Ed. Chart. VIII. [119. 120.]   Ed. Baf. III. (60.)

καμεν ἔχειν ἤδη τὸ καθόλου. τοσοῦτο γὰρ ἀναίσθητον τῆς
διαστολῆς ὁ λόγος ἀπέδειξεν, ὅσον ἐν τῷ μεταξὺ γίγνεται τῆς
τε πρώτης ὁρμῆς τοῦ κινεῖσθαι τὴν ἀρτηρίαν καὶ τοῦ διαδο-
θῆναι τὴν πληγὴν ἄχρι τῆς ἡμετέρας ἁφῆς. κατ᾽ εἴδη δὲ
τέμνοντες αὐτὸ, πλεῖστον μὲν ἐν τοῖς ἀμυδροῖς τε ἅμα καὶ
μεγάλοις εὑρήσομεν, ὧν ἐπιπολῆς ἐψαύομεν, ἐλάχιστον δ᾽ ἐν
τοῖς σφοδροῖς, οὓς θλίβοντες διεγινώσκομεν, μέσον δ᾽ ἀμφοῖν
ἐν ταῖς μέσαις ἐπιβολαῖς τῆς χειρὸς, κἂν ταύταις δὲ παρα
τὸ σφοδρὸν ἢ οὐ σφοδρὸν εἶναι τὸν σφυγμὸν ἄνισον. ἐπειδή
τοι ἴσον αἰσθανόμεθα τῆς συστολῆς, ὅσον περ καὶ τῆς δια-
στολῆς, ἢ βραχεῖ τινι μεῖον, εἴη ἂν καὶ τὸ τῆς συστολῆς
ἀναίσθητον ἤτοι τοσοῦτον, ὅσον καὶ τὸ τῆς διαστολῆς,
ἢ βραχεῖ τινι πλέον. τὰ μὲν οὖν πρῶτα ζητήματα καὶ οἱονεὶ
στοιχεῖα τοῦ λόγου

(Κεφ. ι´.) τὰ περὶ τῶν κυριωτάτων μερῶν τοῦ σφυγ-
μοῦ σχεδὸν ἤδη τέλος ἔχει. τὰ γὰρ ὑπόλοιπα δύο κατά τι
συμ[120]βεβηκὸς μᾶλλον, οὐ κυρίως οὐδὲ πρώτως ἐστὶ μό-
ρια τοῦ σφυγμοῦ, ἥ τ᾽ ἐντὸς καὶ ἡ ἐκτὸς ἡσυχία τῆς ἀρτηρίας.

mam jam confecuti. Tantam fcilicet partem oftendit oratio
non fentiri diftentionis, quanta inter arteriae primum im-
petum motus et ictus usque ad noftrum tactum diftributio-
nem intercedit. Quam fi fpeciatim diffecemus, plurimam
in languidis fimul et magnis, quos tangimus leviter, repe-
riemus, minimam in vehementibus, quos comprimendo di-
gnoscimus, mediam inter utramque in manus mediis appli-
cationibus, in hisque prout vehemens erit, vel non vehe-
mens pulfus, imparem. Jam quando tantam fentimus con-
tractionis partem, quantam diftentionis, aut paulo minorem,
erit etiam contractionis pars illa, quae non fentitur, par dis-
tentionis parti, aut aliquanto major. Habes de primis
quaeftionibus et veluti elementis disputationis.

Cap. XI. Quae de pulfus principibus partibus di-
cenda erant, pene jam percurrimus, nam duae quae reli-
quae funt per accidens potius, non proprie, nec per fe
partes pulfus funt, arteriae externa et interna quies; fed

ΣΦΥΓΜΩΝ ΛΟΓΟΣ Δ. 819

Ed. Chart. VIII. [120.]   Ed. Baf. III. (60. 61.)
ἐπεὶ δὲ καὶ διὰ τούτων προγινώσκεταί τινα, περὶ τῆς διαγνώ-
σεως αὐτῶν ἀναγκαῖον εἰπεῖν. τὴν μὲν οὖν ἐκτὸς ἡσυχίαν
ἁπλῶς ἐπιβάλλων τὴν χεῖρα μάλιστ᾽ ἂν γνωρίσαις πηλίκη τίς
ἐστιν, ἢ εἰ καὶ θλίβειν ἐθέλοις ἐν τοῖς σφοδροῖς δηλονότι
σφυγμοῖς, εἰς τοσοῦτον βιαζόμενος, εἰς ὅσον οὐδὲν κωλῦσαι
τῆς κινήσεως· τὴν δὲ ἐντὸς εἰ θλίβοις εἰς ὅσον ἡ παροῦσα
σφοδρότης ἐγχωρεῖ, μάλιστ᾽ ἂν οὕτως διαγνοίης. καὶ τὴν μὲν
ἐκτὸς ἠρεμίαν ὅλην ἀκριβῶς διαγνώσῃ δεόντως ἁπτό(61)μενος,
τὴν δ᾽ ἐντὸς, ὡς καὶ πρόσθεν εἴρηται, σὺν τοῖς ἀναισθήτοις
μορίοις ἑκατέρας τῶν κινήσεων, τοῦ τε τῆς συστολῆς πέρατος
καὶ τῆς ἀρχῆς τοῦ διαστέλλεσθαι. τὰς δ᾽ αἰτίας τούτων οὐ
χαλεπὸν μὲν οὐδ᾽ αὐτῷ τινι τῶν ἐντυγχανόντων ἐξευρίσκειν,
εἰ μὴ μάτην τῶν ἔμπροσθεν ἤκουσεν, εἰρήσονται δὲ καὶ πρὸς
ἡμῶν οὐδὲν ἧττον διὰ βραχέων. ἐπεὶ τοίνυν οἰκ ἐνδέχεται
γνῶναι, εἰ τοιαύτην τινὰ τὴν ἐκτὸς ἠρεμίαν ὁ σφυγμὸς ποιεῖ-
ται, μὴ συγχωρήσαντες κινηθῆναι τὴν ἀρτηρίαν ὡς ὅσον
οἷόν τε, κωλύομεν δ᾽, ὅταν ἀμετρότερον ἐπιθλίβωμεν, δῆλον
ὡς οὐκ ἄν ποτε σαφῶς αἰσθησόμεθα τοῦ ποσοῦ τῆς ἐκτὸς

quoniam quaedam denunciant, de iis dignoscendis operae
pretium eſt ut verba faciamus. Ac externam quidem quie-
tem, fimpliciter manum admovens, maxime quanta fit
percipias, aut fi premere etiam libeat, in vehementibus qui-
dem pulfibus hactenus urgendo, ut ne motui obfis, inter-
nam autem fi premas quoad tibi per praefentem vehemen-
tiam liceat, ita maxime dignosces. Externam certe totam
quietem, fi ordine attingas, plane animadvertes, internam,
quod etiam ante dictum eſt, una cum partibus, quae non
poffint fentiri, utriusque motus, fine contractionis et initio
diſtentionis. Quorum caufas non magno negotio etiam qui-
libet inveniat, fi attente aufcultavit fuperiora, faciam ta-
men ut fummatim ipfe quoque expliccm. Nam poſtea
quam fieri non poffit, ut cognoscamus, quantam pulfus ex-
ternam quietem effecturus fit, fi moveri arteriam, quatenus
poteſt, prohibeamus (prohibemus porro, ubi nimium com-
primamus) profecto, quam magna fit externa quies fi prae-
terquam concedit nobis praefens vehementia premamus,

ἠρεμίας, εἰ θλίβοιμεν ὑπὲρ τὴν παροῦσαν σφοδρότητα. ἀλλὰ
ἴσως τις ἐρεῖ τὸ μὲν τῆς διαστολῆς μέγεθος θλιβόντων κω-
λύεσθαι, τὴν δὲ κίνησιν ἐμφαίνεσθαι μέχρι παντὸς, ἀπωθεῖ-
σθαι γὰρ ὑπὸ τῆς ἀρτηρίας ἀνιούσης τὴν ἁφὴν, καὶ τότε
παύεσθαι πρῶτον ὠθουμένην τε καὶ κινουμένην ὑπ᾽ αὐτῆς,
ὅταν κἀκείνη παύσηται. τοῦτο δ᾽ ὅτι ψεῦδός ἐστιν ἐν
τῷ καθόλου καὶ διορισμοῦ δεῖται, γνωσόμεθα ῥᾳδίως, ἂν
τῶν ἔμπροσθεν ἀναμνησθῶμεν, ἡνίκ᾽ ἐλέγομεν, ὡς κινουμέ-
νην τὴν ἀρτηρίαν ἐνίοτε συμβαίνει μὴ συγκινεῖν ἑαυτῇ τὰ
ἐπικείμενα, νικηθεῖσαν ὑπὸ τοῦ βάρους αὐτῶν. οὐκ οὖν οὐδ᾽
ὁπόταν πιέζωμεν, εὔλογόν ἐστιν ἄχρι τοσούτου χρόνου προϊέ-
ναι τὴν κίνησιν αὐτῆς αἰσθητὴν ἐν ἅπασι τοῖς σφυγμοῖς, εἰς
ὅσον ἄθλιπτός τε καὶ ἀβίαστος οὖσα προΐῃ. ὥστε κινουμένης
κατὰ τὸν ἑαυτῆς λόγον τῆς ἀρτηρίας ἡσυχάζειν πολλάκις
ἡμῖν ἤδη δόξουσιν οἱ σφυγμοὶ, καὶ τοσούτῳ θᾶττον ἄρχεσθαι
τῆς ἠρεμίας, ὅσῳ τῆς αἰσθητῆς κινήσεως ἠκολούθησαν. ἐπεὶ
δ᾽ ὅσον ὠθεῖ τὴν ἁφὴν ὁ σφυγμὸς ἐν τῷ διαστέλλεσθαι τὴν
ἀρτηρίαν, τοσοῦτον κἂν τῷ συστέλλεσθαι γίγνεται τὸ αἰσθη-
τὸν, ἀνάγκη πᾶσα μηδὲ τῶν πρώτων μορίων τῆς συστολῆς

non percipiemus perfpicue unquam. At fortaffe dices dis-
tentionis magnitudinem compreffione prohiberi, motum ta-
men perpetuo apparere, rejici enim ab ascendente arteria
tactum, ibique defiftere primum impelli ab ea moverique,
ubi illa fimul quieverit. Sed hoc falfum effe, fi univerfe
dicatur, ac requirere diftinctionem facile perfpiciemus, fi
quid priorum meminimus, quum diceremus, arteria dum
movetur, fieri interim ut fecum incumbentia fibi corpora
non moveat, eorum oppreffa pondere. Quare nec quum
premamus ratio dictat tam diu fenfum durare ejus motus in
cmnibus pulfibus, quamdiu, quum non premeretur, vel ur-
geretur, progrediebatur. Proinde quum arteria fua ipfius
ratione movetur, quiescere jam nos fubinde arbitrabimur
pulfus, atque eo quietem ocyus ingredi, quo fenfibili motu
prohibiti fuerunt. Quum vero quantum pulfus tactum in
diftentione arteriae impellit, tantum, dum contrahitur, fen-
tiatur, omnino neceffe eft, quum finis non fentiatur diften-

αἰσθάνεσθαι, ἀναισθήτων γενομένων τῶν ἐσχάτων τῆς δια-
στολῆς. πῶς οὖν δυνατὸν ἀκριβῶς διαγνῶναι τὴν ἐκτὸς ἠρε-
μίαν τὸν οὕτως ἁπτόμενον ἃς οὐκ ἐνδέχεται; μετρεῖν γὰρ
δεῖ τὸ ποσὸν τῆς θλίψεως πρὸς τὴν ῥώμην τῆς ἀρτηρίας, εἰς
τοσοῦτον θλίβοντας, εἰς ὅσον μηδὲν τῶν ἐσχάτων τῆς κινή-
σεως μορίων ἀναίσθητον ἔσται. δῆλον οὖν ὡς οὐκ ἐνδέχεται
θλίβειν ἐν ἅπασιν, ἀλλ᾽ ἐν τοῖς σφοδροῖς μόνοις, οὐδ᾽ ἐν
τούτοις εἰς τοσοῦτον, ὡς κινῆσαι τῷ βιαίῳ τῆς ἐπιβολῆς τὴν
ῥώμην τῆς ἀρτηρίας. ἀσφαλέστατον οὖν, ὅταν τὴν ἐκτὸς
ἡσυχίαν διαγινώσκειν ἐθέλῃς, ἀβιάστως ἐπιβάλλειν τὴν ἁφήν·
τὴν δ᾽ ἐντὸς ἐκ τῶν ἐναντίων, εἰ μὴ βιάζοιο καὶ θλίβοις,
οὐκ ἂν γνωρίσαις. ἀκολουθῆσαι γὰρ δεῖ τὴν ἁφὴν μέχρι παν-
τὸς συστελλομένῃ τῇ ἀρτηρίᾳ, θλίβειν δ᾽ ἐν τοῖς σφοδροῖς
μόνοις ἐγχωρεῖ. δῆλον οὖν ὡς καὶ ἐν τούτοις μόνοις δια-
γνωρίσει τὴν ἐντὸς ἡσυχίαν, οὐ μὴν οὐδ᾽ ἐν τούτοις ἀκριβῶς,
ἀλλὰ πολλάκις μὲν συχνῷ μείζονος ἤπερ ὄντως ἐστὶ, πολ-
λάκις δ᾽ ὀλίγῳ μὲν, ὅμως δ᾽ οὖν ἔτι μείζονος αὐτῆς ἐπαισθή-
σει. προσέρχονται γὰρ ἐξ ἀνάγκης δύο χρόνοι τῶν ἀναισθή-
των μορίων ἑκατέρας τῶν κινήσεων, ὁ μὲν ἐπὶ πέρατι τῆς

tionis, nec contractionis initium fentiri.   Qui ergo non
convenienter tangit, quomodo dignoscere plane externam
quietem poffit?   Nam quantitas compreffionis ad robur me-
tienda arteriae eft, ut eatenus comprimamus, quatenus ex-
trema motus pars nulla fenfum effugiat.   Unde conftat non
effe in quibusvis premendum, fed folis in vehementibus:
neque hic tamen adeo, ut vi applicatae manus arteriae fu-
peretur robur.   Quare cautiffimum erit, ubi dignoscere ex-
ternam quietem voles, citra ullam vim applicare tactum,
contra internam, ni urgeas comprimasque, non cognoscas,
nam contractioni arteriae conftantiffime tactus adhaerere de-
bet, premere vero nifi in vehementibus non licet.   Ita li-
quet in his etiam folis dignosci poffe internam quietem, imo
ne hic quidem exacte, fed nunc multo majorem quam re
vera eft, nunc paulo attamen adhuc eam majorem animad-
vertes.   Neceffario enim duo ei tempora accedunt partium
infenfibilium utriusque motus, et quod ad finem contractio-

συστολῆς, ὁ δ᾽ ἐν ἀρχῇ τῆς διαστολῆς, ὧν ἄλλοτ᾽ ἄλλο μῆκος
ἐχόντων, ὡς ἔμπροσθεν ἐδείξαμεν, οὔτ᾽ ἴσον ἀεὶ τὸ προσιὸν
ἔσται τῷ χρόνῳ τῆς ἐντὸς ἡσυχίας οὔτ᾽ ἀκριβής ποθ᾽ ἡ
διάγνωσις.

nis eſt et quod in principio diſtentionis: quae quum aliam
alias longitudinem habeant, ut ante explicavimus, neque
parem ſemper acceſſionem tempus internae quietis habe-
bit, neque exacte unquam dignoscetur.

ΓΑΛΗΝΟΥ ΠΕΡΙ ΔΙΑΓΝΩΣΕΩΣ ΣΦΥΓΜΩΝ ΛΟΓΟΣ Β.

Κεφ. α'. Ὅπως μὲν οὖν χρὴ τὰ μέρη τοῦ σφυγμοῦ
διαγινώσκειν ἐν τῷ πρὸ τοῦδε λόγῳ δεδήλωται· ὡς δ' ἄν τις
καὶ τὰ τοῖς μέρεσιν αὐτοῖς ὑπάρχοντα γνωρίζειν ἱκανὸς εἴη,
νῦν ἐροῦμεν, ἀπὸ τοῦ τῆς διαστολῆς ἀρξάμενοι λόγου. καὶ
γὰρ κυριώτατον τοῦτο τῶν τοῦ σφυγμοῦ μερῶν καὶ πλείστην
μὲν ἔχον τὴν ποικιλίαν τῆς διαγνώσεως, πλείστην δὲ τῆς δι'
ἑαυτοῦ προγνώσεως τὴν χρείαν. ὄντων δὲ πλειόνων τῶν ὑπαρ-
χόντων ταῖς διαστολαῖς, κυριώτατον ἁπάντων καὶ κατὰ τὸν

GALENI DE DIGNOSCENDIS PVLSIBVS
LIBER II.

Cap. I. Superiore commentario de partibus pul-
fuum dignoscendis egimus: nunc explicabimus rationem,
qua in partibus ipfis, quae infunt, poffis perfpicere, adeo-
que initio ducto orationis a diftentione, quod maxime prin-
ceps haec pulfus partium fit et plurimam habeat cognitionis
varietatem, plurimum etiam ad praefagiendum ex fe prae-
ftet ufum. Nam quando complura funt, quae diftentioni-
bus infunt, praeter caetera eft peculiaris proprieque ad

τῆς οὐσίας τῶν σφυγμῶν μάλιστα λόγον ἡ κίνησίς ἐστιν. ἁπάσῃ δὲ κινήσει χρόνος τέ τις ἐν ᾧ γίνεται συμβέβηκε καὶ τάχος, ἢ βραδύτης, ἢ ὁμαλότης, ἢ ἀνωμαλία, καὶ πρὸς τούτοις ἔτι διάστημα καθ᾽ οὗ φέρεται. περὶ τούτων οὖν πρῶτον λεγέσθω. καὶ γὰρ οὐδὲ δοκεῖ τοῖς πλείστοις τῶν ἰατρῶν ἑτέρα μὲν ἡ τοῦ χρόνου τῆς κινήσεως εἶναι διάγνωσις, ἑτέρα δ᾽ ἡ τοῦ τάχους τε καὶ τῆς βραδύτητος. εἰ γὰρ γνωσθείη πόσος τίς ἐστιν ὁ χρόνος, εὐθὺς καὶ πότερα ὠκέως, ἢ βραδέως, ἢ συμμέτρως κεκίνηται, δῆλον ὑπάρχειν φασίν. ἐμοὶ δ᾽ ἑτέρα μὲν ἡ τοῦ χρόνου φαίνεται διάγνωσις, ἄλλη δὲ ἡ κατὰ βραδύτητα καὶ τάχος. οὐ γὰρ εἰ βραχύτερος ὁ τῆς κινήσεως εἴη χρόνος, ἤδη καὶ τὸν σφυγμὸν ὠκύτερον εἶναί φημι. τὴν δ᾽ ἀπάτην τοῖς οὕτως ὑπολαμβάνουσιν ἐκ τοῦ κατὰ τὸν ταχὺν καὶ βραδὺν σφυγμὸν ὅρου νομίζω γεγονέναι, ὃς, ἐὰν μὲν τοῦθ᾽ ὃ νοοῦσιν οὗτοι δηλοῖ, μοχθηρός ἐστιν, εἰ δ᾽ ὡς ἡμεῖς ἀκούομεν, ὁ μὲν ὅρος ὀρθός, οὗτοι δ᾽ οὐ συνιᾶσιν αὐτοῦ. λέγει μὲν γὰρ ὁ ὅρος, ταχὺν εἶναι σφυγμὸν τὸν ἐν ὀλίγῳ χρόνῳ τὴν κίνησιν περιγράφοντα καὶ βραδὺν τὸν ἐν πολλῷ. τοῦ δ᾽ ὀλίγου καὶ τοῦ πολλοῦ πρὸς τι λεγο-

eas ex ratione fubftantiae pulfuum motus pertinet. Omnis porro motus tempus habet quo fit, et celeritatem, vel tarditatem et aequalitatem, vel inaequalitatem, ad haec ubi feratur fpatium. Quare de his dicamus primum. Neque enim putavit medicorum maxima pars, diftinctam rationem effe tempus motus dignoscendi et celeritatis tarditatisque; nam fi quantum tempus eft, perfpectum fit, ftatim etiam celerne, an tardus, an moderatus motus fit, planum ajunt effe. Mihi vero aliter tempus videtur dignosci, aliter tarditas et celeritas: neque enim fi motus fit brevius tempus, continuo pulfum dixero celeriorem effe. Sane quod illis impofuit, qui in illa opinione funt, ego definitionem effe celeris et tardi pulfus duco: quae fi ut illi accipiunt, ita fignificat, non valet; fin ut eam nos intelligimus, haec conftat, illi parum bene affequuntur. Definitio haec eft: celer pulfus eft qui pauco tempore motum finit, tardus qui multo. Nam quum paucum et multum ad aliquid refe-

μένων, οὗτοι μὲν οἴονται τοὺς τῶν σφυγμῶν χρόνους ἀλλή-
λοις παραβάλλεσθαι. [122] τὸ δ' ἀληθὲς οὐκ οὕτως ἔχει.
πολλάκις γὰρ ἡ τοῦ μακρότερον τὸν χρόνον ἔχοντος σφυγμοῦ
κίνησις ὠκυτέρα τῆς τὸν βραχύτερον ἐχούσης ἐστίν. καὶ
τοῦτ' εἰ μή τις ἀκριβῶς διαγνοίη, πολλὰ καὶ μεγάλα τῶν ἐκ
τῆς διὰ σφυγμῶν προγνώσεως εὑρισκομένων ἀγνοήσει. τοῖς
μὲν οὖν ἡμῶν πεπειραμένοις ἐπ' αὐτῶν τῶν ἀῤῥώστων καὶ
τόπους πεπονθότας πολλάκις εἰρηκότων, πρὶν γυμνῶσαι τὰ
μέρη, καὶ τῶν ἐπιγινομένων τε καὶ προγεγονότων αἰτίων
καὶ συμπτωμάτων ἕκαστον οἶδ' ὅτι τῶν νῦν λεχθησομένων
οὐδὲν ἄπιστον εἶναι δόξει. τὴν γὰρ ἀκριβεστάτην ἁπασῶν πί-
στεων ἐσχήκασιν οὗτοι διὰ τῆς τῶν προῤῥηθέντων ἀληθείας,
τοῖς δ' ἄλλοις ἄπιστος τήν γε πρώτην ὁ λόγος φαίνεται
καὶ θρασὺς, εἰ τοσούτους τε καὶ τοιούτους ἰατροὺς σφάλλε-
σθαι λέγοιμεν ἐν ταῖς τοῦ τάχους τε καὶ τῆς βραδύτητος δια-
γνώσεσιν. εἰ δ' ἀνάσχοιτό τις καὶ προσοῖτο τῶν νῦν λεγο-
μένων ἐπακοῦσαι λόγων, οἶδ' ὅτι κἂν μὴ τελέως αὐτὸν πείσω
πιστεύειν, ἀλλ' ἀποστήσω τοῦ παντάπασιν ἀπιστεῖν τοῖς λε-

rantur, hi pulſuum tempora inter ſe mutuo arbitrantur con-
ferri.   At res ſe ita non habet, quia motus longiore tem-
pore praediti pulſus eſt non raro velocior eo qui brevius
obtinet.   Sane multas res et praeclaras, quae ex praeſagi-
tione per pulſus aperiuntur, niſi hoc probe dignoscas, igno-
rabis.   At qui quidem noſtri fecerunt periculum, quum in
ipſis aegrotis ſaepe locos affectos prius declararemus quam
partes inſpexiſſemus, praeterea unamquamque cauſam et
ſymptomata, quae conſequebantur anteceſſerantque, his nihil,
ſat ſcio, eorum quae nunc narrabo novum videbitur, nam
hi habuerint fidem omnium certiſſimam, adducti praedicto-
rum veritate, aliis autem primo ſuspecta erit oratio et te-
meraria videbitur, ſi tot talesque medicos in pulſu celeri et
tardo dignoscendo lapſos dicemus   Quod ſi quis ſuſtineat
et animum inducat, quae dicam audire, profecto ſi non
omnino fidem faciam illi, eum dimovebo certe ne omnibus
quae a me dicentur fidem deneget, neque enim quae apud

826 ΓΑΛΗΝΟΥ ΠΕΡΙ ΔΙΑΓΝΩΣΕΩΣ

Ed. Chart. VIII. [122.]   Ed. Baf. III. (61, 62.)
γομένοις. οὐ γὰρ οἷόν τε μεταπεῖσαι ῥᾳδίως περὶ τῶν ἐκ μα-
κροῦ χρόνου παμπόλλοις ὡμολογημένων, καὶ μάλισθ᾽, ὅταν
οὕτω παμπόλλης τε καὶ ἀκριβοῦς δέηται θεωρίας. καὶ εἰ τῇ
θεωρίᾳ δέ τις αὐτῶν παρακολουθή(62)σειεν, ἀλλ᾽ ἵνα καὶ τῇ
πείρᾳ γε κρίνῃ, παμπόλλης γε δεῖται κατὰ τὴν ἁφὴν τριβῆς.
ὁ γοῦν μυρμηκίζων καλούμενος σφυγμός, ἀκριβοῦς αἰσθήσεως
δεόμενος εἰς διάγνωσιν, ὡς ὢν εἰς ἐσχάτην ἀμυδρότητά τε καὶ
μικρότητα καταπεπτωκὼς, τὴν ἀρχὴν ὅλως ἐστὶ λανθάνων
τοὺς ἀγυμνάστους τὴν ἁφήν. ὥστε πολλάκις ἀσφύκτους εἶναι
λέγουσι τοὺς ἀνθρώπους ἐφ᾽ ὧν ὁ τοιοῦτος εὑρίσκεται σφυγ-
μός. εἰ τοίνυν τοῖς ταχὺν εἰποῦσιν αὐτὸν ἀντιλέγοιμι, καὶ
πόθεν ἐσφάλην δεικνύοιμι, τίς ἄν μοι κριτὴς γένοιτο; τοὺς
γὰρ μηδ᾽ εἰ τὴν ἀρχὴν ὁ σφυγμὸς οὗτος ὑπάρχει τῷ νο-
σοῦντι διαγνῶναι δυναμένους πῶς ἂν ποῖός τίς ἐστι δι-
δάξαιμι; ταῦτ᾽ ἄρα καὶ λέγειν ὀκνῶ περὶ τῆς τοιαύτης θεω-
ρίας. ἀρκεῖ γὰρ ἐπὶ τῶν ἔργων δεικνύναι τὴν ὕπαρξιν αὐτῆς.
ἐπεὶ δ᾽, ὅπερ ἐλέχθη καὶ κατ᾽ ἀρχὰς, οὐ πρὸς τοὺς πολλοὺς
ταῦτα τὰ γράμματα σύγκειται, ἀλλὰ τὸν ἕνα τῶν μυρίων

multos confeſſa jamdiu et certa habita ſunt, de his facile eſt
quempiam abducere, idque maxime, quum adeo multam
ſpeculationem accuratamque poſtulent. Quin ſi ſpeculatio-
ne etiam ea aſſequaris, ut experientia tamen aeſtimes, om-
nino multum deſideres tactum exercitatum. Nam pulſus,
qui formicans appellatur, quam ſenſum, quo dignoscatur,
exactum quaerat, quippe qui in extremam recidat imbecilli-
tatem parvitatemque, ſemel lateat in tangendo rudes adeo,
ut homines frequenter confirment, in quibus talem pulſum
animadvertunt, pulſum non habere. Itaque ſi hos qui ce-
lerem eum defendunt eſſe refutem et unde factum ſit decla-
rem ut errarint, quemnam feram judicem? Nam eos qui
ne hoc quidem dignoscere valent, adſitne omnino hic pul-
ſus aegroto, qua ratione qualis ſit docebo? Quamobrem
non faciam, ut de iſtiusmodi ſpeculatione narrem, ſatis eſt
enim, ſi operibus comprobem eſſe eum. At vero quod ini-
tio teſtati ſumus, quia hosce libros vulgo non paramus, ſed
unum qui inſtar ſit mille expectant, commentationem ejus

ἄξιον ἀναμένει, δι᾽ ἐκεῖνον γραπτέον τοὺς λόγους, οἳ μυριάκις
πρότερον ὡς ἀδύνατοί τε καὶ ἀλαζόνες προπηλακισθήσονται,
πρὶν εἰς τὸν ἄξιον ἀφικέσθαι. δέομαι γὰρ ἐγὼ νῦν ἀκροατοῦ
τινὸς, οἷος ἦν Ἀρχιγένης, ἵν᾽ εἴπω πρὸς αὐτὸν οὑτωσί· τί δή
ποτ᾽, ὦ γενναιότατε, ταῦτα γράφεις ἐν τῷ περὶ σφυγμῶν σου
γράμματι, περὶ τοῦ μυρμηκίζοντος σφυγμοῦ διαλεγόμενος ὡδί
πως κατὰ λέξιν; σύνθετος δέ μοι δοκεῖ εἶναι ἐκ μικρότητος,
ἀμυδρότητος, πυκνότητος, ἀναγκαίως δὲ καὶ ταχύτητος. οὐ
γὰρ οἶδα τί σοι βούλεται τὸ πάντων ἔσχατον εἰρημένον. ὥστε
τά γε πρὸ τούτου συνίημί τε καὶ ἀποδέχομαι παντὸς μᾶλλον
ἀληθῆ τε ὄντα καί σοι πρέποντα. τὸ δ᾽ ἀναγκαίως ἐζεῦχθαι
ταχύτητα τῷ μυρμηκίζοντι πῶς εἴρηται ζητῶ. πλέον γάρ ἐστι
τοῦ ψιλῶς ῥηθέντος ἂν, χωρὶς τοῦ προσκεῖσθαι τὸ ἀναγκαίως.
καὶ ἦν μὲν ἂν καὶ τοῦτο ψεῦδος. ἀλλ᾽ ἄνευ προσθήκης εἰρη-
μένον ἐν μόνῃ τῇ τῆς ἁφῆς ἁμαρτίᾳ ἐφαίνετ᾽ ἂν ἔχειν τὴν
ἀπάτην, τὸ δ᾽ ἀναγκαίως προσκείμενον λογικήν τιν᾽ ὑπό-
ληψιν ἐμφαίνει. τίς οὖν ἐστιν αὕτη μαθεῖν ἐδεόμην. ἐγὼ μὲν
γὰρ οὐδὲ μίαν ἀνάγκην ὁρῶ, δι᾽ ἣν ἄῤῥωστόν τε καὶ πυκνὴν

nomine fcriptis mandabimus, quae prius ut abfurda et info-
lentia fexcentis convitiis confcindentur quam incident in
dignum. Talem vero ego in praefentia, qualis Archigenes
erat, defiderem auditorem, ut ita hominem appellem:
Quid tu haec tandem vir egregie in libro tuo de pulfibus
fcribis, quum de pulfu formicante his verbis differis? Con-
ftare mihi ex parvitate, imbecillitate, crebritate videtur et
vero necefario ex celeritate. Non enim extremum illud
omnium fatis quid velit capio, nam priora affequor pro-
boque veriffima effe et perfonam tuam decere: hoc vero,
cum formicante conjunctam necefario celeritatem effe, quo-
modo interpreteris quaero Nam plus valet ac fi abfolute
dictum fit, non addito necefario: tamen fit mendacium ni-
hilominus: fed fi nihil effet adjectum, error manaffe ex ta-
ctus offenfione videatur; nunc quando additum, necefario,
eft, rationalem prae fe fert aliquam fufpicionem. Quae au-
tem haec fit difcere optarem. Equidem nullam video ne-
ceffitatem, qua adductus imbecillum, crebrum et parvum

καὶ μικρὰν κίνησιν εὐθὺς καὶ ταχεῖαν εἶναι νομιῶ. οὐδὲ γὰρ
αὐτὸς ὁ μύρμηξ, ᾧ παρώνυμος ὁ σφυγμὸς, τῶν ὠκέως κι-
νουμένων ἐστὶν, ἀλλὰ βραχείας μὲν αὐτοῦ καὶ ἀμυδρὰς καὶ
πυκνὰς τὰς κινήσεις ὁρῶμεν, ὠκείας δὲ οὐδαμῶς. [123] τίνι
γὰρ τούτων ἐξ ἀνάγκης ὠκύτης ἕπεται; πότερον τῇ ἀμυδρό-
τητι; ἀλλὰ θαυμάζοιμ᾽ ἂν, εἴ τις τῶν ἄλλων ἁπάντων ἐπί-
σης ἐχόντων, διὰ τὴν ἀῤῥωστίαν τῆς δυνάμεως ὠκέως κινήσε-
ται, τοὐναντίον γὰρ ἅπαν ἐπὶ τοῖς ἄλλοις ὡσαύτως ἔχουσιν
ἡ ῥώμη τῆς δυνάμεως προσιοῦσα ταχεῖαν τὴν κίνησιν ἐργά-
ζεται, ὡς κἂν τοῖς περὶ σφυγμῶν αἰτίοις ἀποδείκνυμεν. ἀλλ᾽
οὐδ᾽ ἡ πυκνότης αἰτία τοῦ τάχους. τίς γὰρ ἀνάγκη τὸν πυ-
κνῶς Ἀθήνηθεν εἰς τὸν Πειραιᾶ πορευόμενον εὐθὺς καὶ τρέ-
χειν; ἄλλαι μὲν γὰρ αἰτίαι τοῦ πυκνῶς τι πράττειν, ἄλλαι
δὲ τοῦ ταχέως. ἀλλ᾽ ἴσως διὰ τὴν μικρότητά φησιν ἐξ ἀνάγ-
κης εἶναι τὸν μυρμηκίζοντα σφυγμὸν ταχύν. τί γὰρ ἄλλο τις
ἐπινοήσει; εὔλογον μὲν οὖν τό γε τοιοῦτον, εἰ δὲ καὶ ἀληθὲς
ἤδη σκοποῦμεν. ἀναγκαῖον μὲν γάρ ἐστι τὴν ἀρτηρίαν κατὰ
βραχυτάτης διαστάσεως φερομένην ἐλάττονα χρόνον ἀναλοῦν

motum ſtatim putem celerem eſſe. Neque vero ipſa, de
qua nomen pulſus invenit, formica celeriter movetur: ſed
breves ejus eſſe et languidos motus crebrosque conſpicimus:
celeres autem nequaquam. Quam autem harum celeritas
neceſſario comitatur? imbecillitatemne? imo vero mirabor,
ſi quicquam, quum caetera omnino pari momento ſint, ob
virium imbecillitatem movebitur velociter, quum plane
contra aliis ſimili in ſorte poſitis robur facultatis conjun-
ctum motum celerem reddat, quod in cauſis pulſuum oſten-
dimus. Quin nec crebritas cauſa celeritatis eſt, nam quis
Athenis iter Piraeum crebro faciens continuo etiam currat
neceſſario? etenim crebrae actionis aliae ſunt cauſae, aliae
celeris. Sed parvitatem fortaſſe dicet eſſe in cauſa, cur
neceſſario formicans pulſus celer ſit, nam quid aliud exco-
gites? Habet ſane hoc certam quandam rationem, ſed ve-
rumne etiam ſit, hic quaerimus, nam fieri non poteſt, quin
arteria quae breviſſimo vehatur intervallo, minus conſumat

Ed. Chart. VIII. [123.]   Ed. Baf. III. (62.)

ἥπερ ὅτε κατὰ μεγίστης ἐφέρετο, οὐ μὴν ἥτις ἐν ὀλίγῳ χρόνῳ
περιγράφεται κίνησις, ἀναγκαῖόν ἐστι ταύτην ὠκεῖαν εἶναι.
τὴν οὖν ἐν πολλῷ χρόνῳ γινομένην ὠκεῖαν εἶναι λέγεις; ἴσως
ἄν τις ἐπανέροιτο. ἐγὼ δ᾽ οὐ ταύτην φημί. καθόλου γὰρ
οὐκ ἀξιῶ τοῦ χρόνου τὸ ποσὸν ἐπισκοπεῖσθαι μόνον, ἀλλὰ
καὶ τῆς διαστάσεως. ὅταν οὖν ἐθέλῃς πυθέσθαι μου τὴν ἐν
ὀλίγῳ χρόνῳ γινομένην κίνησιν, ὁποίαν τινὰ εἶναί φημι, πρόσ-
θες εὐθέως τὸ ποσὸν τῆς διαστάσεως, ἵν᾽ ἀποκρίνω καί σοι.
εἰ δὲ μὴ, ἀλλ᾽ ἐγὼ προσθήσω καὶ διωρισμένως ἐρῶ, τὰς ἐν
ἐλάττονι χρόνῳ γινομένας κινήσεις οὐκ ἐξ ἅπαντος εἶναι τῶν
ἐν πλέονι συντελουμένων ὠκυτέρας. ἀλλ᾽ εἰ μὲν ὁ αὐτὸς
ὑπάρχει λόγος τῷ τε χρόνῳ πρὸς τὸν χρόνον καὶ τῇ διαστά-
σει πρὸς τὴν διάστασιν, ἰσοδρομοῦσιν· εἰ δ᾽ ἤτοι τοῦ χρό-
νου πρὸς τὸν χρόνον, ἢ τῆς διαστάσεως πρὸς τὴν διάστασιν
ὁ λόγος μείζων γένοιτο, τὴν μὲν ὠκυτέραν οὕτως, τὴν δὲ
βραδυτέραν ἔσεσθαί φημι κίνησιν. ἐμοὶ μὲν εἴρηται τὸ πᾶν·
σὺ δ᾽ εἰ μὲν ἐνόησας, ἔχοι τάχ᾽ ἂν ἤδη τὴν προσήκουσαν ὁ
λόγος τελευτήν· εἰ δ᾽ οὐκ ἐνόησας, ἐξηγήσομαί σοι διὰ

temporis quam quum feratur maximo, nihilo magis tamen
qui pauco tempore motus circumfcribitur, fimul celer is ne-
ceffario erit.   Quid tu, quaeres, num ergo, qui multo tem-
pore fiat, effe dicis celerem?   Ego vero neque hunc di-
co, omnino enim non modo dico rationem habendam quan-
titatis temporis, fed et fpatii.   Quum jam motum, qui pau-
co obitur tempore, de me quaeras, qualem dicam effe, quo
responfum tibi dem, continuo quantitatem fac fpatii addas.
Si fupprimes, addam ego, atque diftincte dicam, cauteque
motus, qui brevi tempore obeuntur, non effe prorfus his
citatiores, qui majore efficiuntur.   At fi proportioni tem-
porum fpatiorum respondeat proportio, neuter alterum an-
tevertit; fi vero aut temporis ad tempus, aut intervalli ad
intervallum major proportio fit, tum unum celeriorem fore,
alterum tardiorem motum dico.   Habes rem univerfam:
quam tu fi es affecutus, recte forfitan hic finem faciam ora-
tionis, fi non intellexifti, accipe prolixius quod paucis

μακροτέρων τὸ ταχέως εἰρημένον. ὅσαι μὲν ἐν ἴσοις χρόνοις
ἴσα μήκη διέρχονται, κινήσεις ταύτας ἰσοχρόνους τε καὶ ἰσο-
δρόμους ὀνομάζομεν· ὅσαι δ᾽ ἐν ἴσῳ μὲν χρόνῳ, μείζονα δ᾽
ἀνύουσι διαστήματα, ταύτας ὠκυτέρας. ὁμοίως δὲ καὶ ὅσαι
διάστημα μὲν ἴσον, ἐλάττονι δὲ χρόνῳ. παραδείγματος δ᾽
ἕνεκα δύο τινὲς ἄνθρωποι σταδίους πεντήκοντα διερχέσθωσαν
ὥρᾳ μιᾷ, ἰσοδρόμους ἂν εἴποις τοὺς τοιούτους· εἰ δ᾽ ὁ μὲν
ἕτερος ὥρᾳ μιᾷ διανύσειεν, ὁ δ᾽ ἕτερος τριάκοντα, δῆλον ὡς
θᾶττον ἂν εἴη κινούμενος ὁ πρότερος ὁ τὴν μείζονα διάστα-
σιν ἐν ἴσῳ χρόνῳ διελθών. εἰ δὲ τοὺς πεντήκοντα σταδίους
ὁ μὲν ὥρᾳ μιᾷ, ὁ δὲ τρισὶν εἰ οὕτως ἔτυχε διέλθοι, δῆλον
ὡς ὁ πρότερος ὠκύτερος, εἴ γε τὸ ἴσον διάστημα θᾶττον
ἤνυσεν. ἐν μὲν δὴ τούτοις οὐδὲν ἀσαφές. ἴσως δ᾽ ἐν τοῖς
ἐφεξῆς, ἄν γε μὴ προσέχωσι τὸν νοῦν· προσέχουσι δὲ κά-
κεῖνα παραπλησίως τούτοις ἔσται σαφῆ. ποιήσωμεν γὰρ δυοῖν
τινων κινήσεων τὴν μὲν ἐν ὥρᾳ μιᾷ πεντήκοντα, τὴν δ᾽
ἐν τρισὶν ἑκατὸν πεντήκοντα διανύουσαν σταδίους. ἆρα οὖν
καὶ ταύτας ἂν εἴποιμεν ἰσοδρόμους; πάνυ μὲν οὖν. εἰ
γὰρ ἡ τοὺς πεντήκοντα κινηθεῖσα σταδίους ἐν ὥρᾳ μιᾷ

perſtrinxi. Qui pari tempore par ſpatium conficiunt, mo-
tus hos appellamus aeque diuturnos et celeres, qui vero
pari tempore majora intervalla emetiuntur, hos celeriores:
haud aliter qui par ſpatium, ſed minore tempore. Atque
exempli gratia, duo quidam homines ſtadia quinquaginta
una hora percurrant, aeque veloces hos dixeris. Sin alter
una hora haec confecerit, alter triginta horis, liquet cele-
rius ſe priorem moviſſe, qui majus pari tempore ſpatium
percurrerit. At vero ſi quinquaginta ſtadia hic una hora,
alter tribus perficiat, plane prior celerior eſt, ſi quidem par
ſpatium confecit citius. Nihil ſic difficultatis ineſt, ſed poſt-
hac erit ſortaſſe, niſi animum intendas: nam nihilo ſecius
attendentibus illa non ſecus atque haec aperta erunt. Er-
go faciamus in duobus motibus alterum una hora quinqua-
ginta conficere ſtadia, quid hos, nonne aeque celeres eſſe
dicemus? Verum. Nam ſi ille, qui confecerat una hora,

ταῖς τρισὶν ἔτυχε κινουμένη, πάντως ἄν που καὶ αὕτη πρὸς
τοὺς πεντήκοντα τοὺς ἑκατὸν ἐκινήθη. καὶ εἰ τούτους ἐν
τρισὶν ὥραις κινουμένη μιᾷ μόνον ὥρᾳ κινηθεῖσα ἔτυχε, πάν-
τως ἂν καὶ ἥδε τοὺς πεντήκοντα μόνους ἐκινήθη. ὥστ᾽ εἶεν
ἂν ἰσόδρομοι αἱ ἐν ἴσοις χρόνοις ἴσα διαστήματα περαίνουσαι.
προσέχειν οὖν δεῖ τοῖς τε τῶν διαστάσεων μήκεσι καὶ τοῖς
τῶν χρόνων, ἵν᾽ εἰ μὲν ὃν ἔχει λόγον ἡ διάστασις πρὸς
τὴν διάστασιν, τὸν αὐτὸν ὁ χρόνος ἔχοι πρὸς τὸν χρό-
νον, ἰσοδρόμους εἶναι λέγωμεν τὰς κινήσεις. [124] εἰ δ᾽
ἤτοι μεῖζον ἔχοι τὸ διάστημα πρὸς τὸ διάστημα ἤπερ
ὁ χρόνος πρὸς τὸν χρόνον, ἢ ὁ χρόνος πρὸς τὸν χρόνον
ἤπερ ἡ διάστασις πρὸς τὴν διάστασιν, μηκέτι ἰσοδρόμους
αὐτὰς εἶναι νομίζωμεν. ἔστω γὰρ ἡ μὲν διάστασις τῆς δια-
στάσεως τετραπλάσιος, ὁ δὲ χρόνος τοῦ χρόνου διπλά-
σιος· δῆλον ὡς μείζονα λόγον ἡ διάστασις ἕξει πρὸς τὴν
διάστασιν ἤπερ χρόνος πρὸς τὸν χρόνον, καὶ οὕτως γένοιτ᾽
ἂν ἡ ἑτέρα τῶν κινήσεων ὠκυτέρα. φέρε γὰρ εἶναι τῆς μὲν
τὴν διάστασιν τετρακοσίων πηχέων, τῆς δὲ ἑκατόν, τὸν δὲ χρό-

ſtadia quinquaginta, tres ſit horas motus, omnino etiam ſu-
pra quinquaginta confeciſſet centum.   Si item qui tri-
bus horis haec pereurreret, unam tantum horam fuiſſet
motus, hic ſcilicet quoque quinquaginta ſola progreſſus es-
ſet.   Sic aeque erunt celeres qui paria ſpatia paribus
temporibus obeunt.   Quare advertendae ſpatiorum ſunt
longitudines et temporum, ut ſi quomodo ſpatium ſpatio,
ita tempori respondeat tempus, aeque celeres eſſe dicamus
motus.   Si vero majorem proportionem habet ſpatium ad
ſpatium quam tempus ad tempus, vel tempus ad tempus
quam ſpatium ad ſpatium, non amplius aeque celeres hos
motus eſſe exiſtimamus.   Nam ſit ſpatium ſpatii quadru-
plum, tempus vero temporis duplum, certum eſt ſpatii pro-
portionem ad ſpatium majorem eſſe quam temporis ad tem-
pus.   Itaque alter motus velocior erit.   Jam illius eſto ſpa-
tium cubitorum quadringentorum, hujus centum, ac tempus

νον τῆς προτέρας μὲν δυοῖν, τῆς δ' ἑτέρας μιᾶς ὥρας, εἰ τοίνυν
ἡ μὲν ἑτέρα τῶν κινήσεων ἐν δυοῖν ὥραις τετρακοσίους διῆλθε
πήχεις, ἡ δ' ἑτέρα ἐν μιᾷ τοὺς ἑκατὸν, δῆλον ὡς, ἐὰν μὲν τὴν
προτέραν τοὺς ἑκατὸν μόνους κινουμένην νοήσωμεν, ἐν ὥρας
ἡμίσει μέρει κινηθήσεται. καὶ οὕτως ὠκυτέρα τῆς δευτέρας
γενήσεται, τὴν ἴσην διάστασιν ἐν ἐλάττονι χρόνῳ κινηθεῖσα.
ἐὰν δὲ τὴν δευτέραν τοὺς τετρακοσίους νοήσωμεν κινουμένην,
τεττάρων ὡρῶν αὕτη δεήσει, καὶ (63) οὕτως ἔσται βραδυτέρα
τῆς προτέρας, εἴ γε τὸ ἴσον διάστημα πλέονι χρόνῳ κινήσεται.
φανερὸν οὖν ὡς, ὅταν ἡ διάστασις τῇ διαστάσει παραβαλλο-
μένη μείζονα λόγον ἔχῃ, τῷ χρόνῳ τοῦ χρόνου παραμετρου-
μένου τὴν τοιαύτην κίνησιν ὠκυτέραν ἀναγκαῖον ὑπάρχειν·
εἰ δ' ἔμπαλιν ἡ τῆς προτέρας κινήσεως διάστασις πρὸς τὴν
τῆς δευτέρας ἐλάττονα λόγον εἶχεν ἤπερ ὁ χρόνος πρὸς τὸν
χρόνον, ἀναγκαῖον ἂν ἦν τὴν προτέραν εἶναι βραδυτέραν.
εἰρήσεται δὲ καὶ αὐτοῦ τούτου παράδειγμα. νόησον γάρ μοι
τῆς προτέρας κινήσεως τὸ μὲν διάστημα τοῦ τῆς δευτέρας
διαστήματος εἶναι διπλάσιον, τὸν δὲ χρόνον τοῦ χρόνου

prioris duarum, alterius unius horae, fi jam duabus horis
alter motus cubita quadringenta confecerit, alter centum
una, conſtat, fi priorem centum tantum cubita moveri fin-
gamus, hora dimidia confecturum: itaque altero erit cele-
rior, quod par ſpatium breviori tempore emenſus fit. Si
vero ſecundum quadraginta faciamus progredi, quatuor hic
horas requiret, quo nomine erit priore tardior, quippe par
ſpatium percurret longiore tempore. In conſpicuo igitur
eſt, ubi ſpatii cum ſpatio collati major ſit proportio quam
temporis comparati cum tempore, eum motum neceſſariu
celeriorem eſſe. Contra fi prioris motus ſpatium minorem
habeat proportionem ad ſpatium alterius quam tempus ad
tempus, priorem neceſſe ſit tardiorem eſſe. Atque hujus
etiam exemplum proponam. Fac mihi prioris motus ſpa-
tium ſpatii ſecundi motus duplum eſſe, tempus autem tem-
poris quadruplum. Si jam prior quatuor cubita progredia-
tur quatuor horis, alter una hora duo, planum eſt, fi duo

τετραπλάσιον, ἅστ᾽ εἰ τύχοι τὴν μὲν προτέραν τέτταρας πή-
χεις τέτταρσιν ὥραις κινεῖσθαι, τὴν λοιπὴν δὲ δύο πήχεις
ὥρᾳ μιᾷ, δῆλον ὡς, ἐὰν τὴν προτέραν τοὺς δύο μόνους πή-
χεις νοήσωμεν κινουμένην, δυοῖν ὥραιν κινήσει᾽ ἂν, καὶ οὕ-
τως ἔσται τῆς δευτέρας τῆς τοὺς αὐτοὺς δύο πήχεις ὥρᾳ μιᾷ
κινουμένης βραδυτέρα. ἂν θ᾽ ἡ δευτέρα τοὺς τέτταρας πή-
χεις κινηθῇ, δυοῖν ὥραιν κινηθήσεται, καὶ οὕτως ἔσται τῆς
τοὺς τέσσαρας τέσσαρσι κινουμένης ὠκυτέρα. τὸ γὰρ ἴσον
διάστημα θᾶττον ἀνύσει. τούτου τοίνυν ὑποκειμένου, δύο
τινὰς ἐννοήσωμεν ἤδη σφυγμοὺς ἀνίσους τῆς εἰς ὕψος ἀνόδου.
ταύτης γὰρ μάλιστα τῆς διαστάσεως εἰς τὸν λόγον δεόμεθα,
καὶ ποιήσωμεν εἰ βούλει παραδείγματος ἕνεκα τὸ μὲν βάθος
τοῦ βάθους δεκαπλάσιον, τὸν δὲ χρόνον τοῦ χρόνου διπλά-
σιον· ἆρ᾽ οὐ φανερῶς ἡμῖν, εἴ τι μεμνήμεθα τῶν προειρημέ-
νων, ὁ σφυγμὸς ὁ δεκαπλάσιον ἔχων τὸ ὕψος ὠκύτερος
ἔσται πολὺ θατέρου; εἰ γὰρ τὴν αὐτὴν κίνησιν διαφυλάττων
ὁ ταπεινὸς δεκάκις αὐξηθείη κατὰ τὴν τοῦ βάθους διάστασιν,
ὁμοίως μὲν ὑψηλὸς γενήσεται θατέρῳ, χρόνῳ δὲ πολλῷ πλέονι
ἢ κατ᾽ ἐκεῖνον. εὑρέθη τοίνυν ταπεινός τις σφυγμὸς βραχυ-
χρόνιος ὑψηλοῦ πολυχρονίου βραδύτερος, καὶ τοῦτ᾽ ἦν τὸ

tantum cubita priorem fingamus progredi, duabus ea horis
confecturum, quo tardior altero erit, qui eadem duo cubita
percurreret una hora: et alterum, fi quatuor cubita eme-
tiatur, duabus id horis facturum, unde illo, qui quatuor
cubita quatuor progreffus horis eft, velocior erit, fi qui-
dem par fpatium ocyus confecerit. Quo quidem conftituto,
duos jam fingamus afcenfu impares pulfus, nam hanc in
primis dimenfionem in hac difputatione quaerimus, ac facia-
mus, fi lubet, exempli gratia, effe profunditatem profun-
ditatis decuplam et tempus temporis duplum, nonne aperte
perfpicies, modo fuperiorum memineris, pulfum cujus de-
cupla eft altitudo multo fore altero celeriorem? Nam hu-
milis, fi in eodem conftans motu, decuplo in profunditatis
dimenfione increverit, fiet ille quidem aeque ac alter altus,
fed tempore longe majore quam ille. Inventus igitur qui-
dam eft humilis pulfus brevi tempore durans, qui alto diu-

λεγόμενον ἐξ ἀρχῆς, ὡς ἑτέρα μὲν ἡ τοῦ χρόνου τῆς κινήσεως,
ἑτέρα δ᾽ ἡ τοῦ χρόνου τοῦ τάχους ἐστὶ διάγνωσις. ἀλλ᾽ ἴσως
μέχρι μὲν λόγου ἐπινοεῖται ταῦτα, ταῖς δ᾽ ἀληθείαις οὐ φαί-
νεται. καὶ μὴν εἰ παραβάλλοις ἀκμάζοντος ὑγιαίνοντος σφυγ-
μὸν παιδὸς σφυγμῷ μυρμηκίζοντι, δεκαπλασίαν τὴν εἰς ὕψος
εὑρήσεις ἄνοδον. εἰ δέ γε τὸν αὐτὸν τοῦτον ἀκμάζοντα δια-
θερμήνας μετρίως, ἢ λουτροῖς, ἢ τρίψεσιν, ἢ γυμνασίοις εἰς
θυμόν τινα καὶ ἀγανάκτησιν ἐμβάλλοις, οὐ δεκαπλάσιον, ἀλλὰ
πέντε καὶ δεκαπλάσιον εὑρήσεις αὐτοῦ τὸ ὕψος τῆς κατὰ τὸν
ἐν τῷ παιδὶ μυρμηκίζοντα σφυγμὸν ταπεινῆς διαστάσεως. ἀλλ᾽
ὁ μὲν ἐν τῷ παιδὶ μυρμηκίζων ὑπὸ τῆς ἡλικίας ἐπιβοηθεῖται
πρὸς τὸ μὴ παντελῶς βραδὺς εἶναι, τὸν δ᾽ ἐν τῷ γέροντι
μυρμηκίζοντα τίς ἂν εἰδὼς ἅπτεσθαι σφυγμοῦ [125] ταχὺν
εἶναι λέγοι οὐ μᾶλλον ἢ τὸν σκωληκίζοντα; τούτου μέν γε
βραδύτερος οὐκ οἶδ᾽ εἴ τις ἄλλος ἐναργῶς φαίνεται σφυγμός.
ὁ μὲν γὰρ μυρμηκίζων διὰ βραχύτητα τὴν ἐναργῆ διάγνωσιν
ἐκπέφευγε, ὁ δὲ σκωληκίζων οὐδ᾽ ἀσαφῶς ἐστι βραδὺς,
ἀλλ᾽ εἴπερ τις ἄλλος ἱκανῶς σαφής. τί δή ποτ᾽ οὖν καὶ τοῦ-
τον ἐν τοῖς ταχέσιν οἱ πλεῖστοι καταριθμοῦνται, εἰ μή τι

turno fit tardior, id quod eft, de quo initio agebatur, aliam
rationem dignofcendi temporis effe motus, aliam temporis
celeritatis. At enim haec verbotenus fortaffis finguntur, a
vero autem abfunt. Imo fi juvenis valentis compares pul-
fum cum pueri formicante, decuplum afcenfum offendes.
Quod fi hunc ipfum juvenem excalfacias moderate, vel bal-
neis, vel frictionibus, exercitationibusve, ac tum bilem
moveas illi, et ftomachum facias, non decuplam, fed quin-
decuplam ejus profunditatem inveneris humilis dimenfionis
pulfus in puero formicantis. Verum in puero formicans,
ne fit femel tardus, fubfidium ab aetate habet, at in fene
formicantem, fi pulfum nofti tangere, celerem non magis
dicas quam vermiculantem. Nam hoc haud fcio, an tar-
dior clare ullus pulfus videatur. Formicans enim qua eft
brevitate, apertam cognitionem fugit, vermiculans non ob-
fcure quidem eft tardus, fed fi quis alius, abunde perfpi-
cuus. Quid igitur inter celeres hunc qnoque plerique re-

Ed. Chart. VIII. [125.]   Ed. Baf. III. (63.)

πρὸς τὸν μυρμηκίζοντα διασώζειν ὁμολογίαν βουληθέντες ὡς
ὑπὲρ ἀναισθήτων ἑαυτῶν ἀποφαίνονται; μεταπιπτόντων γὰρ
εἰς ἀλλήλους τῶν σφυγμῶν τούτων ῥᾳδίως καὶ τῆς μὲν τοῦ
σκωληκίζοντος ῥᾳδίως ἐσχάτης καταπτώσεως τὸν μυρμηκίζοντα
γεννώσης, τῆς δὲ τοῦ μυρμηκίζοντος πρώτης αὐξήσεως τὸν
σκωληκίζοντα, φανερῶς ἄτοπον αὐτοῖς ἐδόκει ταχὺν μὲν εἰ-
πεῖν τὸν ἕτερον αὐτῶν, βραδὺν δὲ τὸν ἕτερον. ἐπεὶ τοίνυν
ἐτύγχανον οὐκ ὀρθῶς ταχὺν εἰρηκότες τὸν μυρμηκίζοντα, διὰ
τοῦτ᾽ ἐξ ἀκολουθίας ὑπέμειναν οὕτω ψευδῶς τε καὶ φανερῶς
ἐναργῆ μαχόμενον ὁμολογῆσαι τὸ καὶ τὸν σκωληκίζοντα τα-
χὺν εἶναι, καίτοι σκώληκος εἰκάζουσιν αὐτὸν πορείᾳ, καθά-
περ τὸν μυρμηκίζοντα μύρμηκος, ὅρα πᾶς ὠκέων ζώων,
εἶθ᾽ ἅμα μὲν οὕτως εἰκάζουσιν, ἅμα δὲ ταχεῖς εἶναί φασιν
οὐκ αἰσθανόμενοι τῆς πρὸς ἑαυτοὺς μάχης. ἐπεὶ δ᾽ ἅπαξ
εἰς τηλικαῦτ᾽ ἐνέπεσον ἁμαρτήματα καὶ τοὺς ἐπὶ ταῖς
στομαχικαῖς διαθέσεσι σφυγμοὺς ἅπαντας ταχεῖς εἶναι
λέγουσιν, οὐδ᾽ αὐτοὺς ἅπαντας ὄντας ταχεῖς, καὶ ἄλ-
λους μυρίους, οὓς ἑτέρωθι μᾶλλον εἰπεῖν οἰκειότερόν ἐστιν.

ferunt, nifi confenfionem cum formicante ftudentes fervare
eos non fentiri ftatuunt? Nam quando in fe facile hi pul-
fus mutuo convertuntur et vermiculantis facile extremus
delapfus formicantem gignit, fimiliter primum formicantis
incrementum vermiculantem, plane illi novum putaverunt,
fi eorum alterum dicerent celerem, tardum alterum. Ac
quia femel non probe celerem appellarunt formicantem, id-
circo rem ex confequenti tam falfam, tam etiam plane diffo-
nam fuftinuerunt admittere, vermiculantem etiam celerem
effe. Et quidem vermis eum greffui comparant et formi-
cantem item formicae, animantium vide quam velocium,
et qui fimul ita comparant, fimul effe celeres contendunt,
nec animadvertunt, quam fecum pugnent. Poftquam vero
in tantos fe errores femel demiferunt, non dubitant etiam
in ftomachicis affectibus confirmare omnes effe pulfus cele-
res, quum ne hi quidem fint celeres omnes, ac vero alios
etiam fexcentos, de quibus alio loco dicere magis convenit.

ἅπαντα δ᾽ αὐτοῖς ἠκολούθησε τὰ τοιαῦτα σφάλματα διὰ
τὸ τῆς ἐννοίας τοῦ τάχους ἀδιάρθρωτόν τε καὶ πάντη συγκε-
χυμένον. μόνῃ γὰρ τῇ βραχύτητι τοῦ χρόνου κρίνοντες τὸν
ταχὺν σφυγμὸν, μὴ προσδιορίζοντες δὲ πῶς ἔχει μεγέθους,
ἀφ᾽ ὧν ψευδῶς ἐδόξασαν, ἀπὸ τούτων ἐν τῇ διαγνώσει σφάλ-
λονται. ἀλλ᾽ ἡμεῖς ἐπεδείξαμεν, οἶμαι, σαφῶς ἕτερον μὲν εἶναι
τὸν ὀλιγοχρόνιον, ὡς ἄν τις οὕτω καλέσειε, σφυγμὸν, ἕτερον
δὲ τὸν ταχύν. ὡσαύτως δὲ καὶ τῶν ἐναντίων αὐτοῖς ἕτερον
μὲν τὸν πολυχρόνιον, ἕτερον δὲ τὸν βραδύν. ἴσως οὖν οἴει
τὸ πᾶν ἤδη πεπληρῶσθαι τοῦ λόγου, καὶ γινώσκειν σαφῶς
ὅτι ταχὺς σφυγμὸς βραδέος διενήνοχεν. ἐγὼ δ᾽ ηὐξάμην μὲν
ἀποχωρῆσαι τῷ σκέμματι τοσοῦτον λόγον, οὐ μήν γ᾽ οὕτως
ἔχει τἀληθὲς, ἀλλ᾽ ἔστι τὰ νῦν εἰρημένα προοίμιόν τι τῆς
τοῦ ταχέος τε καὶ βραδέος σφυγμοῦ διαγνώσεως. ἐν ἅπαντι
γὰρ τούτῳ τῷ προειρημένῳ λόγῳ παραβάλλοντες ἀλλήλαις δύο
κινήσεις, τὴν μὲν βραδυτέραν, τὴν δ᾽ ὠκυτέραν ἀπεδείξαμεν,
οὐ μὴν περί τε βραδείας καὶ ταχείας εἴπομέν τι. πάμπολυ δ᾽

Qui errores mutuo confecuti illos funt ob notionem non dis-
tributam, nec diftinctam celeritatis, prorfusque confufam.
Nam quum illi de celeri pulfu ex fola temporis exiftimarent
brevitate, neque etiam de ejus magnitudine ftatuerent, quae
falfo illis in mentem venerant, haec in errorem ipfos in di-
gnoscendo impulerunt Sed nos clare, ni fallor, alium
oftendimus brevi tempore durantem effe, ut fic appellem pul-
fum, alium celerem, fimiliter contrarios his alium diutur-
num, alium tardum effe. Hic tu putas fortaffe abfolutam
omnibus partibus effe disputationem, teque manifefto co-
gnoscere, celerem pulfum differre a tardo. Ego vero ni-
hil magis in votis habeam, quam ut de commentatione tan-
ta disputatio detrahatur. At re vera ita non habet, fed eft
habita oratio ad celerem pulfum et tardum dignoscendum,
veluti quoddam praeludium. Nam per totam hanc quidem
habitam orationem duobus inter fe motibus conferendis
unum tardiorem effe, alterum celeriorem oftendimus: nus-
quam verba fecimus tamen de tardo et celeri. Sane quam-

ὅσον διενήνοχεν ἢ βραδυτέραν λέγειν κίνησιν, ἢ βραδεῖαν,
καὶ αὖθις ὠκυτέραν, ἢ ὠκεῖαν. αὐτίκα τὸν μὲν εἰπόντα βρα-
δυτέραν εἶναι τήνδε τὴν κίνησιν ἐπανερωτῶμεν ἥστινός φη-
σιν αὐτὴν εἶναι βραδυτέραν· ἀεὶ γὰρ ἑτέρας ἡ βραδυτέρα λέ-
γεται βραδυτέρα. τὸν δ᾽ εἰπόντα βραδεῖαν εἶναι τήνδε τινὰ
κίνησιν οὐκ ἔτ᾽ ἐπανερωτῶμεν ἥστινος, ἢ γελοῖοι δόξομεν
εἶναι. καὶ σφυγμὸν δ᾽ εἰ φαίημεν εἶναι βραδύτερον, ἢ θάτ-
τονα, πάντως τις ἡμᾶς ἐρήσεται, τίνος βραδύτερον λέγομεν,
ἢ τίνος θάττονα. βραδὺν δ᾽ εἰπόντων, ἢ ταχὺν, οὐκέτ᾽ οὐ-
δεὶς ἐπανερωτᾷ τίνος. ἆρ᾽ οὖν ὁ μὲν ταχὺς καὶ βραδὺς τῶν
ἁπλῶς λεγομένων εἰσὶν, ὁ δὲ θάττων τε καὶ βραδύτερος τῶν
ἕτερον; ἴσως μέν τις ἐκ προχείρου θήσει τοῦθ᾽ ὡς ἀληθὲς,
ἐμοὶ δ᾽ οὐχ οὕτως ἔχειν δοκεῖ, ἀλλὰ παμπόλλης δεῖται σκέ-
ψεως τά τ᾽ ἄλλα καὶ ὅτι κοινὴ πλειόνων πραγμάτων ἐστὶν
ἡ τοιαύτη θεωρία. οὐ γὰρ δὴ περὶ ταχέος τε καὶ βραδέος,
ἢ θάττονος καὶ βραδυτέρου διορίσασθαι χρὴ, [126] περὶ με-
γάλου δὲ καὶ μικροῦ καὶ μείζονος καὶ μικροτέρου καὶ τῶν

plurimum intereſt, tardiorem dicas motum an tardum, nec
non celeriorem an celerem. Exempli gratia, ſi quis ali-
quem dicat motum tardiorem eſſe, quaerimus, quonam dicat
eſſe tardiorem eum, ſemper enim qui tardior eſt, alio dici-
tur tardior: fin tardum dicat aliquem motum eſſe, haud-
quaquam interrogamus quonam, nam ridiculi habeamur.
Sic ſi pulſum tardiorem eſſe dicamus aut celeriorem, erit
omnino qui de nobis, quonam tardiorem dicamus, vel ce-
leriorem, requiret; ſed tardum quum dicimus, vel cele-
rem, nullus jam rogat quonam. Nunquid igitur celer et
tardus abſoluto ſermone proferuntur, at celerior vero tar-
diorque referuntur ad alterum? Sane hoc fortaſſe quis
prompte pro vero probabit. Mea vero longe alia ratio eſt.
Adeo multae eſt res cogitationis deliberationisque, quum
aliis de cauſis, tum quod ad plures res pertinet ea ſpecula-
tio, neque enim de celeri et tardo, vel celeriore et tardiore,
diſtincto et definito eſt opus, de magno autem parvoque et
majore atque minore aliisque quorum idem uſus eſt negli-

ἄλλων τῶν οὕτω λεγομένων παραλιπεῖν, ἀλλ᾽ ἐπισκέψασθαι
πότερα ταὐτόν ἐστι μείζονα φάναι καὶ μέγαν σφυγμὸν, καὶ
μικρότερον αὖ καὶ μικρὸν, ἢ διαφέροντα πράγματα ὑπόκειν-
ται τούτοις τοῖς ὀνόμασι. καὶ τὸν μὲν μείζονα νοοῦμεν ἀεὶ
τοῦ μικροτέρου μείζονα, καὶ τὸν μικρότερον τοῦ μείζονος
μικρότερον, τὸν μέγαν δ᾽ οὐδενὸς μέγαν, ἀλλ᾽ ἁπλῶς, ὥσπερ
οὐδὲ τὸν μικρὸν οὐδενὸς μικρὸν, ἀλλ᾽ ἁπλῶς. τὰ δ᾽ αὐτὰ
καὶ περὶ βραχυτέρου καὶ βραχέος καὶ μακροτέρου καὶ μακροῦ
καὶ πλατυτέρου καὶ πλατέος καὶ στενοτέρου καὶ στε(64)νοῦ
καὶ νὴ Δία μαλακωτέρου καὶ μαλακοῦ καὶ σκληροτέρου καὶ
σκληροῦ καὶ τῶν ἄλλων ἁπάντων οὕτω λεγομένων ἄξιον
διορίσασθαι. σχεδὸν γὰρ εἰς ὅλην τὴν ἰατρικὴν καὶ τὰς ἄλλας
δὲ τέχνας ἁπάσας ἐκτείνεται τὸ σκέμμα. καὶ γὰρ θερμότερον
λέγομεν καὶ θερμὸν καὶ ψυχρότερον καὶ ψυχρὸν καὶ ξηρότερον
καὶ ξηρὸν καὶ ὑγρότερον καὶ ὑγρὸν, καὶ τό γ᾽ ἐπὶ πᾶσι τού-
τοις πλέον γε καὶ πολὺ, καὶ πάλιν ἔλαττόν γε καὶ ὀλίγον.
ἐφ᾽ ἑνὸς οὖν τινος τὸν λόγον ὡς ἐπὶ παραδείγματος βασανί-
σαντες, εἰ μὲν τύχοιμεν εὑρόντες τι πλέον, οὕτως ἤδη κἀπὶ

gere par eſt. Imo attendendum eſt, perindene ſit, ſi ma-
jorem dicas ac magnum pulſum, et item minorem ac par-
vum, an diverſae res ſub his nominibus lateant. Majorem
quidem ſemper accipimus minore majorem, atque minorem
majore minorem, magnum vero nullo magnum, ſed abſo-
lute, itemque parvum nullo parvum, caeterum abſolute.
Eodem modo de breviore et brevi, longiore et longo, latiore
atque lato, anguſtiore anguſtoque et hercle etiam de molliore
et molli, duriore et duro, denique de omnibus aliis, quae
in eum uſurpantur modum, diſtinctione eſt opus. Quippe
haec conſideratio pene pertinet quum ad totam medicinam,
tum vero ad alias artes omnes: etenim calidius dicimus et
calidum, frigidius et frigidum, ſiccius et ſiccum, humidius
et humidum, denique plus et multum, ſimiliterque minus et
parum. Una igitur in re ſermonem pro exemplo explora-
bimus, ubi ſi indagando nobis quid profectum ſit, ad alia
tum omnia viam et rationem hanc faciemus, ut traduca-

τἄλλα πάντα μεταφέρειν πειρασόμεθα τὴν μέθοδον, εἰ δ᾽
ἀπορήσομεν, αὐτὴν γοῦν τὴν ἀπορίαν ἐπὶ πάντα μετοίσομεν,
καὶ δυοῖν θάτερον, ἢ χρησιμωτάτην εἰς πολλὰ μέθοδον ἔξευ-
ρήσομεν, ἢ τὴν οἴησιν τοῦ δοκεῖν γιγνώσκειν ἃ μὴ γινώσκο-
μεν ἀποθησόμεθα. φέρε δὴ προκεχειρίσθω γὰρ ἡμῖν εἰς
τὴν σκέψιν τό τε μέγα καὶ τὸ μικρὸν, ὅπη διαφέρει τοῦ μεί-
ζονός τε καὶ μικροτέρου. καὶ πρῶτον μὲν ἁπάντων τῶν
κατὰ τὸν βίον λεγομένων, ἐν οἷσπερ εἰθίσμεθά τε καὶ τεθράμ-
μεθα, τί νοοῦμεν τὸ μέγα καὶ τί τὸ μικρὸν, ἀναμνήσομεν
αὐτούς. ἆρά γε περὶ τὸ μεῖζόν τε καὶ μικρόν. ἢ μεῖζον μὲν
οὐκ ἀνασχόμεθα τοῦ λέγοντος ἁπλῶς, εἰ μὴ προσθείη τὸ
τίνος λέγει μεῖζον, μέγα δ᾽ ἁπλῶς αὐτοί τε λέγομεν καὶ τῶν
ἄλλων ἀκούομεν ἄνευ προσθήκης; ἆρ᾽ οὖν τῶν καθ᾽ ἑαυτὰ
λεγομένων ἐστὶ τὸ μέγα καὶ τὸ μικρόν; ἀλλ᾽ εἰ τοῦτο, πάν-
τως δήπουθεν ἢ οὐσίας ἐστὶ δηλωτικὰ, ἢ ποιότητος, ἤ τινος
τῶν κατὰ τὰς ἄλλας κατηγορίας λεγομένων. οὐσίας μὲν οὖν
οὐκ ἔστι δηλωτικὰ, καθάπερ Σωκράτης ἢ Πλάτων ἢ ἵππος
ἢ ἄνθρωπος, οὐ μὴν οὐδὲ ποιοῦ τινος, οὔτ᾽ οὖν σχήματος,

mus, fin haereamus, ipfam etiam hanc haefitationem trans-
feremus ad omnia. Alterutrum quidem certe, aut viam
rationemque invenerimus ad multa accommodiffimam, aut
inanem fcientiae eorum perfuafionem, quae ignoramus, de-
pofuerimus. Age jam fumamus in manus magnum et par-
vum, ut expendamus, quatenus a majore et minore diftent.
Et primum de rebus omnibus mundi, in quibus quidem ver-
fati fumus et educati, quid intelligamus magnum et quid
parvum, nobis ipfis fubjiciamus: fimili modo, quid majus
et minus. Nonne majus, ut quisquam abfolute dicat, non
ferimus, nifi addat, quo dicat majus, magnum autem ab-
foluto fermone et ipfi proferimus et alios citra additio-
nem audimus? Nunquid igitur per fe dicuntur et abfoluto
fermone magnum et parvum? At fi eft, nimirum vel fub-
ftantiam fcilicet denotabunt, vel qualitatem, vel aliquod
aliud praedicamentum? Atqui fubftantiam non fignificant,
ut Socrates, Plato, equus, homo. Nec vero etiam quali-

οὐδὲ χρώματος, οὐδὲ θέσεως, οὔτε διαπλάσεως, οὐδόλως
οὐδενὸς τῶν οὕτω λεγομένων. ἀλλ᾽ οὐδὲ τὸ ποῦ δηλοῦν πέ-
φυκεν, ἢ τὸ πότε, οὐ μὴν οὐδὲ τὸ κεῖσθαι, ἢ ἔχειν, ἢ ποιεῖν,
ἢ πάσχειν, ἀλλ᾽ ἐν μόνοις αὐτὰ δεῖ ζητεῖν τοῖς κατὰ τὸ ποσὸν,
ἢ πρός τι λεγομένοις. ἐὰν οὖν, ὥσπερ ὀλίγῳ πρόσθεν ἐφαί-
νετο, μὴ δοκῇ τῆς πρὸς τι κατηγορίας ἔχεσθαι, κατὰ τὴν τοῦ
ποσοῦ ζητητέον αὐτά. καὶ μὴν ἀπορώτατόν ἐστιν ὁρίσαι
πηλίκον χρὴ νοεῖν ἑκάτερον αὐτῶν, ἆρά γε τὸ μὲν σταδιαῖον
μέγα, τὸ δὲ πηχυαῖον μικρόν. καὶ μὴν τὸ μὲν ὄρος μικρὸν
λέγομεν, κἂν σταδιαῖον ᾖ, τὸν δὲ μύρμηκα μέγαν, πάμπολυ
δηλονότι πήχεος ἀπολειπόμενον. ἀλλ᾽ ἴσως φησί τις, ὅπερ
τῶν ἡμετέρων ἑταίρων ἤρκεσέν τινι, ποσὸν μέν τι δηλοῦσθαι
πρὸς αὐτῶν, οὐ μὴν ἀφωρισμένον γε τοῦτο, καθάπερ τὸ
ποδιαῖον, ἀλλ᾽ ὡς ἐκεῖνος ἔλεγεν, ἐν πλάτει τε καὶ ἀορίστως·
ἆρ᾽ οὖν ἔχομεν ὅροις περιλαβεῖν τὸ πλάτος αὐτῶν, ὥσπερ
τῶν ἄλλων τῶν οὕτως λεγομένων οἷον χοροῦ καὶ πόλεως καὶ
ὄρους καὶ στρατεύματος καὶ λίμνης; ἕκαστον γὰρ τούτων

tatem ullam, neque figuram igitur, neque colorem, neque
pofitionem, neque conformationem et paucis nihil iftius ge-
neris.   Quin nec ubi indicare vel quando poffint, nec item
fitum, nec habitum, nec actionem, nec paffionem.   Sed in
illis haec folis funt quaerenda, quae in praedicamento quan-
titatis, aut ad aliquid funt.   Atque fi, quae nuper noftra
fententia erat, non videantur ad praedicamentum relationis
pertinere, in quantitatis erunt quaerenda.   Porro plenum
eft difficultatis ftatuere, quantum intelligere utrunque opor-
teat, anne inftar ftadii magnum, et cubitale parvum.
Atqui montem, etiam fi magnitudine fit ftadii, parvum dici-
mus, et formicam magnam, longe quidem cubito minorem.
Dices fortaffe, quod familiari cuidam meo fatisfecit, quan-
titatem quidem ab iis fignificari, non certam tamen illam,
ut pedale, caeterum ut ille dicebat, latam et indefinitam.
Nunquid igitur finibus altitudinem eorum complecti poffu-
mus, ut alia id genus, nimirum chori, civitatis, montis,
exercitus, ftagni? quippe quae cum quantitate incerta om-

Ed. Chart. VIII. [126. 127.]   Ed. Baf. III. (64.)

μετὰ ποσότητος ἀορίστου λέγεται. δυνατὸν μὲν εἰπεῖν, ὡς
οὔτε τοὺς τρεῖς, ἢ τέτταρας χορευτὰς ἤδη νοοῦμεν χορὸν, οὐ
μὴν οὐδὲ τοὺς μυρίους ἔτι· [127] καθάπερ οὐδὲ πόλιν, οὔτε
τὴν ἐκ τριῶν οἰκιῶν συγκειμένην οὔτε τὴν εἰς χιλίους στα-
δίους ἐκτεταμένην, οὐδ᾽ ὄρος οὐ τὸ πηχυαῖον μόνον, ἀλλά τι
μεῖζον, οὐδ᾽ αὖ πάλιν τὸ μέχρι τῆς σελήνης ἀνατεταμένον,
οὔτε λίμνην συστατικὴν ὕδατος ἀμφορῶν τριῶν, οὐ μὴν οὐδ᾽
ὥστε τὴν γῆν ὅλην ἐπικλύζειν. ἑκάστου γὰρ τούτων εἰ καὶ
μὴ δυνατὸν ἀκριβῶς ἀφορίσαι τὸ ποσὸν, ἀλλ᾽ ἐξευρεῖν γε δυ-
νατὸν πολλὰ σώματα παντελῶς ἐκπεπτωκότα τῆς νοήσεως
αὐτῶν ἐφ᾽ ἑκάτερον, τὰ μὲν τῷ μηδέπω, τὰ δὲ τῷ μηκέτ᾽
εἶναι τηλικαῦτα.

Κεφ. β΄. Τίνες οὖν ὅροι τῷ μεγάλῳ τε καὶ σμικρῷ,
καθάπερ ἑκάστῳ τῶν εἰρημένων, οὐκ ἔχομεν εἰπεῖν, ἀλλ᾽ εἰς
τοσοῦτον ἔτι πλάτος ἡ νόησις ἐκτέταται τοῦ μεγάλου, ὥστε
καὶ αὐτοῦ τοῦ κόσμου παντὸς εἰπεῖν, εἴ τι μεῖζον δύναιτό τις
νοῆσαι, καὶ τοῦτο δέξεται τὴν τοῦ μεγάλου κατηγορίαν.
ἀλλὰ καὶ μύρμηξ καὶ κώνωψ καὶ κέγχρος καὶ εἴ τι τούτου

ma dicantur. Poffumus dicere non tres nos, aut quatuor
faltatores chorum intelligere, non tamen jam mille: nec
etiam civitatem, fi qua tribus conftet domibus, nec quae
mille ftadiis exporrecta eft: neque montem, qui cubitalis
fit, fed qui major, neque tamen qui lunam attingat: neque
ftagnum collectionem aquae trium amphorarum, non tamen
ut univerfam terram inundet. Nam uniuscujusque horum
quanquam adamuffim nequeas quantitatem conftituere, multa
tamen invenias corpora, quae ab eorum notione utrinque
deflexerunt, haec quod nondum, illa quod non amplius fint
talia.

Cap. II. Qui ergo termini magno et parvo ftatuan-
tur, ut commemoratis omnibus, non eft quid dicamus; imo
vero adeo intelligentia patet late magni, ut ipfo etiam uni-
verfo mundo, verbi gratia, fi quid excogitari majus poffit,
hoc magni fit obtenturum nomen. Nihilominus formica,
culex, milium, et fi quod hoc minus fit animal, vel gra-

μικρότερον εἴη ζῶον, ἢ, σπέρμα, δέχεται τὴν τοῦ μεγάλου
κατηγορίαν. οὐ γὰρ μύρμηξ μόνον, ἀλλὰ κέγχρος τις καὶ
κώνωψ μέγας λέγεται. δῆλον οὖν τό γε τοσοῦτον, ὡς ἕκα-
στον τοῖς ὁμογενέσι παραβαλλόμενον ἢ μικρὸν, ἢ μέγα λέ-
γομεν, ἁπλῶς δ᾽ οὐδέν. καὶ ταύτῃ διήνεγκε τὸ μεῖζον τοῦ
μεγάλου, τὸ μὲν μεῖζον παντὸς τοῦ μικροτέρου δύνασθαι
μεῖζον λέγεσθαι, τὸ μέγα δ᾽ οὐ παντὸς, οὗ τινος μεῖζον,
ἀλλὰ τὸ μόνον τῶν ὁμογενῶν. οὕτω δὲ καὶ περὶ μικροτέρου
καὶ μικροῦ χρὴ διορίζεσθαι καὶ περὶ ταχέος καὶ θάττονος καὶ
βραδέος καὶ βραδυτέρου τὸν αὐτὸν τρόπον, εἴ γε καὶ ἵππος
βραδὺς λέγεταί τις καὶ μύρμηξ ταχύς. ὁμοίως δὲ καὶ τῶν
ἄλλων ἕκαστον ὠνομασμένων εὑρήσεις ἔν τε τοῖς τῶν σφυγμῶν
γένεσιν ἅπασι καὶ κατὰ τὴν ὅλην ἰατρικήν. ἤδη δὲ καὶ κατὰ
τὸν σύμπαντα βίον τῶν ἀνθρώπων καὶ σκληρὸν καὶ σκληρό-
τερον καὶ μαλακὸν καὶ μαλακώτερον καὶ πυκνὸν καὶ πυκνό-
τερον καὶ τἄλλα πάντα παραπλήσια τὰ μὲν πρὸς ἕτερον
ὅ τι δήποτε παραβάλλεται, τὰ δὲ πρὸς μόνα τὰ κατὰ τὸ ἐν
αὐτοῖς γένος. ἆρ᾽ οὖν ἤδη τὸ πᾶν ἔχομεν, ἢ καὶ τούτῳ τις

num, accipiat magni nomen: neque enim formica tantum,
fed et milium et culex magnus dicitur. Tantum ergo con-
ftat, unamquanque rem cum ejusdem generis rebus colla-
tam vel parvam vel magnam dici, abfolute nihil. Atque
hoc quidem inter majus intereft et magnum, quod majus
omni minore poffit majus dici, magnum vero non quolibet
majus, fed tantum eis, quae funt ejusdem generis. Eadem
de minore et parvo diftinctio eft, nec non de celeri et ce-
leriore, nec fecus de tardo et tardiore, fiquidem equus
quispiam tardus dicatur et formica velox. Simili ratione
alia cuncta videbis appellata effe quum in pulfuum omnibus
generibus tum per totam medicinam, et hercle per totam
mortalium vitam, durum durius, molle mollius, crebrum
crebrius, breviter alia id genus omnia partim cum altero
quolibet comparata, partim cum iis tantum, cum quibus
conveniunt genere. Quid jam igitur fummamne affecuti
fumus, an vero hic etiam fermo poftulat diftinctionem?

ΣΦΥΓΜΩΝ ΛΟΓΟΣ Β. 843

Ed. Chart. VIII. [127.] Ed. Baf. III. (64.)

τῷ λόγῳ λείπει διορισμός; οὐ γὰρ ἅπασι τοῖς ἐκ ταὐτοῦ γέ-
νος τὸ μέγα παραβάλλοντες οὕτως ὀνομάζομεν. οὐ γὰρ ἂν
Ἀχιλλεύς θ᾽ ἅμα καὶ Αἴας ἐλέγοντο μεγάλοι καὶ Πολυδάμας
καὶ Μίλων, εἴ γε τοῦ μὲν Αἴαντος ὁ Ἀχιλλεύς, τοῦ δὲ Μί-
λωνος Πολυδάμας ἦν μείζων, ἀλλὰ δῆλον ὅτι τῷ μέσῳ τε
καὶ μετρίῳ καὶ συμμέτρῳ προσαγορευομένῳ καθ᾽ ἕκαστον
γένος ὥσπερ κανόνι καὶ κριτηρίῳ τἄλλα παραβάλλοντες,
ὅσα μὲν ὑπὲρ αὐτὸ, μεγάλα πάντ᾽ εἶναι λέγομεν, ὅσα δ᾽
ἐναντία, σμικρά. καὶ τοῦτ᾽ ἔστιν μὲν κἂν τῷ βίῳ παντὶ,
μάλιστα δ᾽ οὖν ἐν ταῖς τέχναις· περὶ γὰρ τὴν τοῦ συμμέτρου
θήραν ἔχουσιν ἅπασαι, καὶ τοῦτ᾽ ἐκπορίζειν σπεύδουσι ταῖς
οὐσίαις περὶ ἃς καταγίγνονται, καὶ πολὺ σιτίον ἐδηδοκέναι
τόνδε τινά φησιν ὁ ἰατρὸς, ὅταν ὑπὲρ τὴν τοῦ τρεφομένου
σώματος ᾖ φύσιν, καὶ ὀλίγον αὖθις, ὅταν ἀπολίπηται συμ-
μετρίας τοῦ τρεφομένου. οὕτω γοῦν ἀθλητῇ δύο μνᾶς κρεῶν
ὀλίγον εἶναι λέγοντες, τῷ νοσοῦντι πολλάκις ἀπαγορεύομεν
χυλοῦ πτισάνης ἐκροφῆσαι λεκάνιον, ὡς πλέον ὂν τοῦ συμ-
μέτρου. καὶ μέγαν οὖν σφυγμὸν καὶ μικρὸν ἐροῦμεν τὸν

neque enim fi cum omnibus, quae funt ejusdem generis,
magnum comparemus, ftatim fic nominamus. Neque enim
fimul Achilles et Aiax dicentur magni, nec Polydamus et
Milo, fi quidem Ajace Achilles, Milone erat major Polyda-
mas, fed plane cum medio et mediocri atque moderato,
quod vocant, unoquoque in genere, veluti cum regula
arbitroque caetera conferemus: tum quae illud excedunt,
magna effe dicemus omnia: quae contra, parva. Id quod
ufu venit in omni vita, in artibus quidem utique maxime,
nam ad moderati omnes examen referuntur: atque hoc fup-
peditare effentiis, in quibus verfantur, ftudent. Ac multum
cibi dicit medicus fumpfiffe quempiam, ubi corporis natu-
ram nutriendi excedat, rurfus parum, ubi infra mediocrita-
tem ejus fit. Nam ea ratione athletae duas minas carnis
parum dicimus effe, et frequenter aegroto interdicimus cre-
moris ptifanae pelvim exorbere, ut fupra mediocritatem.
Ita magnum etiam pulfum et parvum dicimus, qui a medio-

ἐξιστάμενον τῆς συμμετρίας, καὶ τούτους μὲν πολλοὺς ἑκα-
τέρους, ἕνα δὲ τὸν σύμμετρον, ὃν χρὴ θηρᾶσαί τε καὶ τῇ
μνήμῃ παραθεμένους ἐπάγειν τοῖς ἄλλοις ἅπασιν [128] οἷον
μέτρον τι δίκαιον ὑπ᾿ αὐτῆς τῆς φύσεως ὡρισμένον. ὅπως
οὖν αὐτὸν ἐξεύρωμεν, ἤδη σκοπῶμεν. ἐπὶ τοῦτο γὰρ ὁ πᾶς
σπεύδει λόγος καὶ τούτου χάριν εἴρηται τὰ πρόσθεν ἅπαντα.
εὕροιμεν δ᾿ ἂν αὐτὸν, εἴπερ δυναίμεθα, μεθόδῳ. χρήσιμον γὰρ
τοῦτο πρὸς τὸ κατὰ πάντων τῶν συμμέτρων ἕνα λόγον ἔχειν,
καὶ μὴ ζητεῖν αὖθις, ὅπως μὲν εὑρίσκειν χρὴ τὸ κατὰ τὴν κί-
νησιν σύμμετρον, ὅπως δὲ τὸν κατὰ τὴν (65) ἡσυχίαν, ἢ τὸ
τῆς ἀρτηρίας σῶμα. καὶ πρῶτον μὲν τοῦτ᾿ ἴδωμεν, εἰ χρὴ
καθ᾿ ἕκαστον γένος σφυγμὸν ἕνα ζητεῖν τὸν σύμμετρον, ἢ
πλείους, ἄλλον μὲν ὡς ἐν ἡλικίᾳ σύμμετρον, ἄλλον δ᾿ ὡς
ἐν ἕξεσι σωμάτων, ἄλλον δ᾿ ὡς ἐν κράσεσιν, ἄλλον δ᾿ ὡς
ἐν ὥραις, ἢ χώραις, ἢ καταστάσεσιν, ἢ ἐπιτηδεύμασιν, ἢ
ψυχικαῖς διαθέσεσιν. ἐν ἅπασι γὰρ τούτοις τοὺς μὲν μεγά-
λους, τοὺς δὲ μικροὺς, τοὺς δὲ συμμέτρους λέγομεν εἶναι

criate deflectit, atque hujus utriusque magnum numerum
efle, moderatum unum, qui indagandus nobis et ob memo-
riam ponendus, omnibusque aliis applicandus eft veluti
menfura quaedam aequa ab ipfa conftituta natura. Quem
quomodo invenire poffimus reliquum eft ut confideremus:
nam eo tota oratio properat, cujus quidem nomine retuli-
mus quicquid ante dictum eft. Invenerimus autem il-
lum, modo poffimus, via et ratione. Quippe hoc ad il-
lud intereft, ut unam viam ad omnia moderata unam-
que rationem habeamus, nec denuo necefle habeamus
quaerere, quo pacto inveniendus fit in motu moderatus,
quo pacto in quiete, vel in contentione, vel in arte-
riae corpore. Ac primum hoc videamus, utrum finguli in
fingulis generibus quaerendi pulfus moderati fint, an plu-
res, alius pro aetate moderatus, alius pro habitibus corpo-
ris, alius pro temperamentis, alius pro anni temporibus,
alius pro locis, ftatibus, vitae inftitutis, vel animi affectibus.
Pro his enim omnibus alios magnos, alios parvos, alios mo-

ΣΦΥΓΜΩΝ ΛΟΓΟΣ Β. 845

Ed. Chart. VIII. [128.]   Ed. Baſ III. (65.)

σφυγμοὺς, καὶ τοὺς μὲν ταχεῖς, τοὺς δὲ βραδεῖς, τοὺς δὲ
συμμέτρους, καὶ κατὰ τὰς ἄλλας διαφορὰς ὡσαύτως. καὶ
τάχ᾽ ἄν τινι δόξειε τοῦτ᾽ εὐλογώτερον εἶναι καὶ τῇ χρείᾳ μᾶλ-
λον ὁμολογοῦν, τὸ καθ᾽ ἕκαστον γένος σφυγμῶν ἕνα ποιεῖν
τὸν σύμμετρον. ἐπισκεψώμεθα οὖν ἀκριβέστερον αὐτό, καὶ
προχειρισάμενοι γένος ἕν σφυγμῶν ὡς ἐν παραδείγματι τὸ
τῶν μεγάλων τε καὶ μικρῶν, ὑπὲρ ὧν ὀλίγον ἔμπροσθεν ἐλέ-
γομεν, τὸν μέσον αὐτῶν, καὶ τὸν σύμμετρον ἐξευρεῖν πειρα-
θῶμεν, ἰδίᾳ μὲν ἐν ἡλικίαις, ἰδίᾳ δ᾽ ἐν ὥραις τε καὶ χώ-
ραις καὶ φύσεσι καὶ κράσεσι καὶ τοῖς ἄλλοις ἅπασι τοῖς τοιού-
τοις. ἀρκέσει γάρ, εἰ τοῦθ᾽ εὕροιμεν, εἰς τὴν χρείαν, εἴ τε
πρόκειται μὲν ἡμῖν τὸν οἰκεῖον ἑκάστου τῶν εἰρημένων σφυγ-
μῶν εἰδέναι, καὶ τὰς εἰς τὸ παρὰ φύσιν ἐκτροπὰς αὐτοῦ δια-
γινώσκειν. ἡ δὲ νῦν εἰρημένη διδασκαλία φαίνεται τοῦθ᾽
ἡμῖν ἐκπορίζουσα. σκεψώμεθ᾽ οὖν ἀκριβῶς, εἰ δυνατὸν ἐξευ-
ρεῖν αὐτό. φαίνεται γὰρ ἐμοὶ μὲν χαλεπώτατον, ἴσως δὲ καὶ
ἀδύνατον. ἡ χαλεπότης δ᾽ ἐν τῷ μηδὲν τῶν εἰρημένων ἰδίᾳ

deratos dicimus pulſus eſſe: jam hos celeres, illos tardos,
quosdam moderatos, parique modo in caeteris differen-
tiis. Forſan autem hoc probabilius alicui videbitur ma-
gisque conſonum uſui, ſi cuilibet generi unum aſſignemus
moderatum. Ergo accuratius hoc disceptemus, atque unum
ſumamus genus pulſuum pro exemplo, ſcilicet magnorum et
parvorum, de quibus egimus paulo ſuperius; ac medium
eorum et moderatum demus operam ut inveniamus, ſigilla
tim pro aetatibus, ſigillatim pro anni temporibus, regioni
bus, naturis, temperamentis, aliisque id genus omnibus
nam hoc nihil deſideremus ad uſum amplius, ſi inventum
ſit, ſive proprium inſtituamus cujusque memoratorum pul
ſum ſcire, ſive etiam ejus a natura receſſus dignoscere
Quod praeſens nobis doctrina videtur ſuppeditare. Quare
etiam atque etiam videamus, poſſitne hoc inveniri. Mihi
quidem ſane difficillimum videtur atque adeo non poſſe
fortaſſe inveniri: ac difficultas quidem in eo eſt, quod nihil
ex his, quae commemoravimus, ſeparatim licet et ſolum

καὶ καθ᾽ αὑτὸ λαβεῖν δύνασθαι. πότε γὰρ ἰδίᾳ καὶ καθ᾽
αὑτὴν ἔστιν ἰδεῖν τὴν ἐν ταῖς ὥραις διαφορὰν τῶν σφυγμῶν
ἄνευ σώματος, ὃ καὶ μὴ κράσεως πὼς ἔχει καὶ ἕξεως καὶ ἡλι-
κίας καὶ τῶν ἄλλων τῶν εἰρημένων; ὥστ᾽ οὐκ ἂν ἔχοις εἰπεῖν,
ἦρι μὲν τηλικοῦτος σφυγμὸς οἰκεῖος, θέρει δ᾽ ὁ τηλικοῦτος.
ἐρωτηθεὶς γὰρ ἐν τίνι καὶ λέγεις σώματι, πότερον ἐν θερμο-
τέρῳ τὴν κρᾶσιν, ἢ ψυχροτέρῳ καὶ ἰσχνῷ, ἢ παχεῖ καὶ ἀκ-
μάζοντος, ἢ γέροντος, ἢ ψυχρῷ χωρίῳ, ἢ θερμῷ, καὶ ἀν-
δρὸς, ἢ γυναικὸς, καὶ κατὰ τὰς ἄλλας διαφορὰς ὡσαύτως.
ὥστε φαίνεται δεῖν κατὰ τὴν ὅλην τῶν ὑποκειμένων σωμάτων
φύσιν ἐπισκοπεῖσθαι τὸν οἰκεῖόν τε καὶ οὐκ οἰκεῖον σφυγμὸν,
ἵνα εἰδῶμεν, εἰ οὕτως ἔτυχεν, ὅτι Δίωνι μὲν ὁ σφυγμὸς τηλι-
κοῦτός ἐστι φύσει, Θέωνι δὲ τηλικοῦτος. ἀλλὰ καὶ τουτ᾽
ἄτοπον, οὐ μόνον τῷ χρῆναι καθ᾽ ἕκαστον ἄνθρωπον ἰδίαν
ἡμᾶς ἔχειν μνήμην τε τῶν οἰκείων σφυγμῶν καὶ μὴ δύνασθαι
περὶ μηδενὸς διαγνῶναι μηδὲν ᾧ πρῶτον οὐκ ἐντυγχάνομεν,
ἀλλὰ καὶ τῷ μηδ᾽ ἀπ᾽ αὐτοῦ τοῦ Δίωνος, εἰ τύχοι, τὸν ἕνα
τοῦτον τὸν οἰκεῖον σφυγμὸν ἐν ἑκάστῳ γένει δυνατὸν ἰδίᾳ

fumere. Nam quando feparatim et folam cernas pulfuum
pro temporibus anni differentiam citra corpus, quod jam
fuum temperamentum habeat et habitum et aetatem et alia
quae diximus? Itaque fit ut non poffis dicere, hic pulfus
peculiaris veri eft, ille aeftati: nam te quis roget, quo tu nam
in corpore dicas, in calidiore temperatura, an frigidiore,
gracili an corpulento, juvenis an fenis, in frigida regione
an calida, et viri an mulieris, nec fecus in reliquis diffe-
rentiis. Quocirca in omni natura videtur propofitum cor-
porum proprius effe animadvertendus pulfus et non proprius
quo fciamus Dionis verbi gratia pulfus talis natura eft, Theo
nis talis. At hoc abfurdum fit, non tantum quia neceffe
effet, qui peculiares fingulis hominibus pulfus fint et qui
non peculiares, feparatim meminiffe, et nihil nos poffe de
quoquam, nifi ufus nobis cum eo interceffiffet, cognoscere;
verum etiam quod ne in ipfo Dione quidem verbi gratia
unum hunc proprium pulfum in unoquoque genere fepara

καὶ χωρὶς τῆς τῶν ἔξωθεν πραγμάτων περιστάσεως λαβεῖν.
πότε γὰρ καὶ λήψει; πότερα τοῦ ἐν χειμῶνι Δίωνος, ἢ τοῦ
κατὰ τὸ θέρος, καὶ πότερα τοῦ ἐν Ῥώμῃ, ἢ τοῦ ἐν Λιβύῃ,
καὶ τοῦ ἰσχνοτέρου γεγονότος, ἢ τοῦ παχυτέρου, καὶ ἀργότε-
ρον, ἢ ἐπιπονώτερον διηγημένου, καὶ ἐνδεέστερον, ἢ δαψι-
λέστερον διῃτημένου, καὶ οἶνον, ἢ ὕδωρ πεπωκότος, ἢ
διψῶντος; οὐ γάρ ἐστιν ἄνευ τούτων καὶ ἄλλων μυρίων
περιστάσεων ἰδίᾳ ποτὲ καὶ ταὐτὸ λαβεῖν τὸ Δίωνος σῶμα.
μένει τοίνυν καὶ νῦν ἔτι ἡ ἐξ ἀρχῆς ἀπορία. τὸν γὰρ τῇ
ὅλῃ φύσει τοῦ ὑποκειμένου σώματος οἰκεῖον σφυγμὸν, ὃν δὴ
καὶ σύμμετρον ἐκαλοῦμεν, ἐν ἴσῳ τῷ μέτριον εὑρεῖν ἀδυνα-
τοῦμεν. ἄμεινον οὖν [129] ἴσως μὴ ταύτῃ μετιέναι τὴν περὶ
τοῦ σφυγμοῦ διάγνωσιν, ἀλλ᾽ ὡς τοῖς εἰσαγομένοις ἐγράψα-
μεν, ἐφ᾽ ἑκάστου τῶν εἰρημένων αἰτίων τὴν τροπὴν ἐκμαθεῖν.
ἔστι γὰρ τιν᾽ εὑρεῖν τοῦ τοιούτου μέθοδον, ἣν καὶ νῦν παρα-
γράψαντες πρότερον ἐφεξῆς ἐπισκεψόμεθα, πότερ᾽ αὐτάρκης
ἐστὶν εἰς ἅπαν, ἢ καὶ αὐτὴ κατά τι ἐλλιπής. εἴη δ᾽ ἂν ἡ
μέθοδος τοιάδε, προχειρισαμένων ἡμῶν ἕνεκα παραδείγματος

tim poſſemus et praeter rerum externas circumſtantias ſu-
mere.   Nam quando ſumes tandem?   Dionisne hieme,
an Dionis aeſtate, et utrum Dionis Romae, an in Africa;
jam gracilioris, an corpulentioris? praeterea ejus qui otio-
ſius egerit, an laborioſius, durius an lautius vixerit? tum
vinum, an aquam potaverit, an ſitiverit?   Neque enim
eſt ab his aliisque circumſtantiis ſexcentis ſeparatum ſu-
mere et ſolum corpus Dionis.   Itaque nondum explicata
prima dubitatio eſt, ſiquidem pulſum toti naturae propoſiti
corporis proprium, quem quidem moderatum, hoc eſt me-
diocrem appellavimus, non valemus invenire.   Praeſtiterit
igitur non ambire hac ratione pulſuum notitiam, ſed ut
praeſcripſi tironibus, in ſingulis quas narravi cauſis ediſce-
re variationem.   Nam aliquam poſſis ejus viam atque ra-
tionem invenire, quam hoc loco prius adnotabimus; deinde
inſpiciemus utrum omnia praeſtare queat, an aliqua ex
parte etiam claudicet.   Porro via ratioque haec, ut exem-

ἕν τι τῶν τρέπειν τοὺς σφυγμοὺς πεφυκότων αἰτίων, οἷον
γυμνάσιον. προτεθέντος γὰρ σκοπεῖσθαι, τίνα τρόπον τῶν
σφυγμῶν ἐργάσεται γυμνάσιον τὴν τροπὴν, λαβὼν οὖν τιν'
ἄνθρωπον, ἁπάσας αὐτοῦ τὰς διαφορὰς τῶν σφυγμῶν ἐπί-
σκεψαι πρότερον, εἶτα γυμνάσας αὖθις. ἐπίσκεψαι, τίς μὲν
αὐτῶν ἐξετάθη, τίς δ' ἐξελύθη, καὶ μέχρι πόσου, καὶ οὕτως
ἐξευρήσεις, ὁπόσον πέφυκε γυμνάσιον τρέπειν τοὺς σφυγμούς.
ὁμοίως δὲ καὶ περὶ λουτρῶν καὶ πομάτων καὶ ἐδεσμάτων καὶ
τῶν ἄλλων ἁπάντων, ἐκ τῆς καθ' ἕκαστον ἄνθρωπον πείρας
ἕτοιμον εὑρεῖν τὰς τροπάς. οὕτω μὲν ἡ πεῖρα ῥάστη, τὰ δὲ
τῶν ἐπὶ τῇ τοιαύτῃ πείρᾳ λογισμῶν οὐκέτι ῥάδια. κίνδυνος
γὰρ ὥσπερ ἐν πάσῃ πείρᾳ σφαλῆναι παρὰ τὸ ἀδιόριστον,
οὕτω κἀνταῦθα. διχῶς δὲ τοῦτ' αὐτὸ ἀδιόριστον γίνεται,
τὸ μὲν τῷ μὴ τεμεῖν τὸ κοινὸν εἰς τὰς ἐν αὐτῷ πάσας δια-
φοράς, τὸ δὲ τῷ μὴ σκέψασθαι τοῖς τρέπουσιν αἰτίοις τίνα
μὲν προηγουμένως, ἢ πρώτως, ἢ ὅπως ἄν τις ὀνομάζειν ἐθέ-
λῃ, τίνα δὲ κατὰ συμβεβηκὸς ἠκολούθησε. τὸ μὲν δὴ μὴ
τέμνειν τὸ κοινὸν εἰς τὰς ἐν αὐτῷ πάσας διαφορὰς τοιόνδε·

pli gratia viam fumamus de caufis quae alterandis funt pul-
fibus, ut exercitationem. Nam fi confiderandum venit,
quemadmodum pulfus exercitatio immutet, delige hominem,
cujus attendas prius omnes pulfus, inde exercites, tumque
de integro attendas, qui illorum fit intenfus et quis exolu-
tus et quantum, atque fic invenies, quantum exercitatio pul-
fus poffit immutare. Haud aliter in balneis, potu cibisque
omnibus facto de fingulis hominibus periculo, facile altera-
tiones inveniemus. Haec facillima experientia eft; verum
quae ab experientia ineundae rationes funt, non perinde fa-
ciles. Nam quod eft in omni experientia, id hic item, ne,
dum nihil diftinguimus et confufe rem tractamus, offendamus
periculum eft. Quod fit bifariam, ut res non diftributa, vel
diflincta fit, partim quod commune non dispartiamus in fuas
omnes partes, partim quod alterantibus caufis non attenda-
mus, quae praecipue, vel primo vel quocunque velis no-
mine vocare, et quae per accidens fuccefferunt. Atque
commune non fecare in omnes fuas differentias tale eft,

δεῖται γὰρ ὁ λόγος, ἵν᾽ ᾖ σαφὴς, παραδείγματος. εἴ τις ἀπο-
φήναιτο τῶν γυμνασαμένων τοὺς σφυγμοὺς τοιούσδε γίγνε-
σθαι, μὴ διορισάμενος, μήθ᾽ ᾧ τινι λέγῃ τῷ γυμνασαμένῳ
μήτε πῶς γεγυμνασμένῳ μήτε πότε μήθ᾽ ὁπόσα, παρὰ τὸ
μὴ τέμνειν τὸ κοινὸν εἰς τὰς διαφορὰς ἐσφάλη· τίνι γὰρ καὶ
λέγω τῷ γυμνασαμένῳ, πῶς ἡλικίας ἔχοντι, πῶς δὲ ἰσχύος,
ἢ ἀσθενείας, πῶς δὲ χυμῶν, πῶς δὲ ἕξεως, πῶς δὲ
κράσεως, πῶς δὲ τῆς τῶν μορίων τοῦ σώματος συμπηγίας,
πῶς δὲ τοῦ πρὸς τὸ γυμνάσιον ἔθους. εἰς τοσαῦτα γὰρ
διαιρεῖται τὸ τίνι. τὸ δὲ πῶς ἐγυμνάσατο πάλιν εἰς ἄλλας
τέμνεται διαφοράς, ἆρά γε συντόνως, ἢ οὔ, καὶ ὀξέως, ἢ οὔ,
καὶ ὁμαλῶς, ἢ οὔ. καθ᾽ ἕκαστον γὰρ τούτων οὐχ ὡσαύτως τρα-
πήσεται. ὁμοίως δὲ καὶ περὶ τὸ πότε διαφέρουσαν ἀνάγκη
γενέσθαι τὴν τροπήν. οὐ γάρ ἐστι ταὐτὸν ἐδηδοκότα γυμνά-
ζειν ἢ νῆστιν, καὶ λυπούμενον ἢ χαίροντα, καὶ πρόθυμον
ἢ ῥᾴθυμον, καὶ ἐρριγωκότα ἢ διατεθερμασμένον, καὶ πλέονα
τοῦ δέοντος ἢ ἐλάττονα, ἢ σύμμετρα κεκοιμημένον. ὁμοίως
δὲ καὶ περὶ τὸ ποσὸν τῶν γυμνασίων ἡ τροπὴ διάφορος γενή-
σεται. οὐ γὰρ ὡσαύτως τὰ σύμμετρα τοῖς πλείοσιν, ἢ ἐλάτ-

nempe requirit oratio ad claritatem exemplum. Si quis
exercitatorum tales dicat eſſe pulſus, neque diſtinxerit, nec
cuinam dicat exercitato, neque quando, neque quantum,
hic eo quod non diviſit commune in differentias lapſus eſt.
Cuinam exercitato inquam, qua aetate, quo robore, aut in-
firmitate, quibus humoribus praedito, quo corpore, qua
compage corporis partium, quam ad exercitationem conſue-
to: ſcilicet in tot membra dividitur cuinam. Jam quomodo
exercitatus eſt in alias etiam differentias ſcinditur, an valide,
necne; celeriter, necne; aequaliter, necne; in quibus omnibus
non eodem modo mutabitur. Jam etiam diverſam eſſe pro tem-
pore alterationem oportet; neque enim a cibo ſubire exer-
citationem perinde eſt ac jejunum; nec perinde eſt triſtem
atque hilarem, alacrem ac ſegnem, rigidum ac excalfactum,
item eum qui plus juſto ac qui intra modum vel mediocri-
ter dormivit. Similes immutationis differentiae manabunt
ex quantitate exercitationum, ſiquidem moderatae aliter,

τοσιν ὑπαλλάξει τοὺς σφυγμούς. τὸ δὲ κατὰ συμβεβηκὸς, ἢ
πρώτως γίνεσθαι τὴν τροπὴν, ᾧδε χρὴ διορίζεσθαι. μή τι
ἄρα περιττωμάτων μὲν ἦν μεστὸς, ἀρξαμένῳ δ' αὐτῷ
γυμνάζεσθαι ῥυέντων εἰς τὴν γαστέρα πλειόνων χυμῶν μοχθη-
ρῶν, ἢ δάκνεσθαι τὸ στόμα συνέβη τῆς γαστρὸς τῇ κακίᾳ τῶν
χυμῶν, ἢ βαρυνθῆναι τῷ πλήθει, ἢ ἀνατρέπεσθαί τε καὶ
ναυτιᾶν, καὶ διὰ ταῦτα τὸν ἄνθρωπον ἢ ἀναλύειν, ἢ ἐκ-
λύεσθαι, ἢ καταψύχεσθαι, ἢ πνίγεσθαι. τούτων γὰρ ἕκα-
στον ἀλλοιώσει τοὺς σφυγμοὺς καί τις ἴσως οἰήσεται κατὰ
τὸν τοῦ γυμνασίου λόγον αὐτοὺς τετράφθαι. καὶ γὰρ εἰ πλη-
θωρικὸς ὢν, καὶ τοῖς κατὰ θώρακα καὶ πνεύμονα νοσωδέ-
στερος, ἀρξάμενος ὠκέως γυμνάζεσθαι, δύσπνους γένοιτο,
(66) τραπήσονται μὲν οἱ σφυγμοὶ κατὰ τὸν τῆς δυσπνοίας
λόγον, ἴσως δ' οἰήσεται κατὰ τὰ γυμνάσια. πῶς οὖν χρὴ
διορίζεσθαι πρὸς τὸ μηδὲν ἐν τῇ πείρᾳ σφάλλεσθαι, εἴρηται
μὲν ἑτέρωθι μακρότερον, εἰρήσεται δὲ κἀνταῦθα διὰ βραχέων.
[130] πάσας τὰς εἰρημένας διαφορὰς εἰς τρεῖς ταύτας ἀνα-
γαγεῖν χρὴ τὰς καθόλου, τὸ μὲν ὑποκείμενον σῶμα παραλαμ-
βάνοντας εἰς τὴν πεῖραν, ὑγιαῖνόν τε καὶ κατὰ μηδεμίαν τῶν

atque plures, vel pauciores, commutant pulſus. At per ac-
cidens, an per ſe, mutatio fiat, ita eſt diſtinguendum; ec-
quid fuiſſet excrementis plenus et quum coepit exercitari,
fluente in ventrem vitioſorum humorum copia, vellicari
contigit os ventriculi humorum vitio, aut copia opprimi,
aut everti, ac nauſeare, eoque vel fatiscere hominem, vel
languescere, vel refrigerari, vel ſuffocari; horum enim al
terat quodque pulſus, quos aliquis forſitan ab exercitatione
exiſtimabit profectos. Nam ſi qui plethoricus ſit ac tho
race et pulmone affecto, ſimul ut coepit velociter exerci
tari, in dyspnoeam inciderit, pro dyspnoea variabunt pul
ſus, et tu putabis fortaſſis pro exercitationibus. Ergo ut iħ
experiundo non fallaris quomodo ſit diſtinguendum, etſi
alio loco ſim longius perſecutus, ſummatim hic tamen per-
ſtringam. Omnes commemoratas differentias ad tres has
reducemus generales; corpus propoſitam deſignabimus ad
experientiam, quam ſanum ſit ac nulli obnoxium externae

ἔξωθεν τροπὴν δυναστευόμενον, τὸ προσαγόμενον δ᾽ αὐτῷ
γυμνάσιον σύμμετρον τῇ ποσότητι φυλάττοντας, ἐν δὲ τῇ
τροπῇ σκοπουμένους, μή τι κατὰ συμβεβηκὸς ἀπήντησεν, καὶ
οὐ κατὰ ταύτην τοῦ γυμνασίου τὴν φύσιν. ἂν γὰρ εἰς ταῦτα
τὰ τρία βλέπῃς, ῥᾳδίως ἐξευρήσεις, πῶς καὶ μέχρι πόσου τρέ-
πει τὸ προσιὸν αἴτιον. καὶ οὕτως ἔξεσταί σοι καθ᾽ ἕκαστον
εἶδος αἰτίου τῇ πείρᾳ τὴν τροπὴν ἐκμαθόντι χρῆσθαι πρὸς
τὰς ἐν ταῖς νόσοις διαγνώσεις, ῥᾳδίως εὑρίσκοντι, πόσον μὲν
ἀπὸ τῶν ἔξωθεν αἰτίων ἐτράπησαν οἱ σφυγμοί, πόσον δ᾽
ἀπὸ τοῦ νοσήματος. ὥστ᾽ οὐκέτι σοι δεήσει προγιγνώσκειν
ποῖος ὁ φύσει σύμμετρος, ἀλλὰ τὸν ἑκάστῳ τῶν ὑποκειμένων
οἰκεῖον ἐπιστάμενος, εἰς ὅσον οὕτως ὑπό τε τῶν ἄλλων αἰ-
τίων καὶ αὐτοῦ τοῦ νοσήματος ἐτράπη, γνωρίζειν δυνήσῃ.
καὶ μὴν εἰ μὴ πρὸς ταῦτα δεοίμεθα τῆς τοῦ συμμέτρου γνώ-
σεως, ἐκ περιττοῦ ζητήσομεν αὐτόν. πῶς οὖν ἐροῦμέν τινα
μέγαν, ἢ ταχὺν, πρὶν τὸν σύμμετρον ἐξευρεῖν; ἔτι γὰρ ἔοικε
τὸ ἐξ ἀρχῆς φυλάττεσθαι ζήτημα. τί δὲ καὶ δεόμεθα τοῦ μέ-
γαν, ἢ ταχὺν λέγειν; ἀποχρήσει γὰρ ἡμῖν τῶν τρόπων μόνων

alterationi, tum exercitationem, qua ad id vtemur, mode-
ratam quantitate fervabimus, atque in mutatione hoc atten-
dimus, ecquid cafu inciderit, non ex ipfa natura exercita-
tionis. Si enim tria haec refpicias, nullo negotio invene-
ris, quemadmodum et quatenus adventitia caufa immutet.
Itaque fi omni in genere caufae, alterationem experiundo
addidiceris, utendi tibi ad dignoscendos in morbis pulfus fa-
cultas erit, facile quantum ab externis caufis alterati pulfus
funt, exploranti, quantum item a morbo. Itaque nihil
erit quod labores, ut qualis fit qui natura moderatus eft,
praefcias; fed fi qui fit fingulis, de quibus agitur, peculia-
ris, teneas, quatenus mutatus hic eft, cum ab aliis caufis,
tum vero ab ipfo morbo, noffe poteris. Atqui nifi ad
haec ufus nobis moderati pulfus erit, nequicquam eum quae-
remus. Qua igitur ratione aliquem magnum dicemus, vel
celerem incognito moderato? nam manere etiamnum vide-
tur prima dubitatio. Quid autem magnum nobis opus eft,
ut celerem dicere, cum alterationum nobis tantummodo

852 ΓΑΛΗΝΟΥ ΠΕΡΙ ΔΙΑΓΝΩΣΕΩΣ

Ed. Chart. VIII. [130.]   Ed. Baf. III. (66.)

μνημονεύειν ὧδέ πως λέγουσι· γυμνάσια σύμμετρα τοὺς
σφυγμοὺς εἰς μέγεθος καὶ τάχος καὶ σφοδρότητα καὶ πυκνό-
τητα τρέπει. καὶ τοῦτο φήσομεν καὶ τοὺς ἄλλους βουλομέ-
νους δηλοῦν ἐν γυμνασίοις φάσκειν μεγάλους καὶ ταχεῖς καὶ
σφοδροὺς καὶ πυκνοὺς γίγνεσθαι τοὺς σφυγμούς. ἀλλ᾽ ἡμεῖς
πρῶτον μὲν οὐχ ἁπλῶς ἐροῦμεν ἐν γυμνασίοις, ἀλλ᾽ ἐν τοῖς
συμμέτροις προσθήσομεν. τὰ γὰρ πλείω τῆς φύσεως τοῦ γυμ-
ναζομένου σώματος εἰς ἕτερον εἶδος τροπῆς μεθίστησι τοὺς
σφυγμούς. ἔπειτα δ᾽ οὐδ᾽ ἁπλῶς οὕτω μεγάλους καὶ ταχεῖς
ἐροῦμεν, ἀλλὰ καὶ μείζονας καὶ θάττονας καὶ σφοδροτέρους
καὶ πυκνοτέρους καὶ τἄλλα πάντα φήσομεν οὕτως χρῆναι λέ-
γειν, οἷον ὅτι κατὰ μὲν τὰς ἡλικίας μέγιστοι μὲν οἱ τῶν
ἀκμαζόντων, μικρότατοι δ᾽ οἱ τῶν γερόντων, οἱ δὲ τῶν
παρακμαζόντων μείζους μὲν τῶν ἐν τοῖς γέρουσιν, ἐλάτ-
τους δὲ τῶν ἐν τοῖς ἀκμάζουσιν. καὶ κατὰ τὰς ὥρας ὡσαύ-
τως καὶ κατ᾽ ἄλλα πάντα τὴν αὐτὴν ποιησόμεθα διδασκα-
λίαν, ἐν ἑκάστῳ τῶν γενῶν τοὺς σφυγμοὺς ἀλλήλοις παρα-
βάλλοντες, οὐχ ἁπλῶς ὑπὲρ αὐτῶν ἀποφαινόμενοι. τῷ μὲν
οὖν ἐμπειρικῷ τάχα ἂν ἀρκέσειεν ἡ τοιαύτη διδασκαλία. καὶ

fatis fit meminiffe, ut dicamus in hunc modum: Exerci-
tationes moderatae pulfus in magnitudinem, celeritatem, ve-
hementiam et crebritatem convertunt? Quod dicemus alios
quoque, quum id fignificare volunt, in exercitationibus di-
cere, magnos, celeres, vehementes, crebrosque fieri pulfus.
Nos vero primum non abfolute in exercitationibus dicemus,
fed in moderatis addemus. Nam naturam quae corporis
exercitati excedunt, pulfus in aliud vertunt genus mutatio-
nis. Deinde non ita dicemus abfoluto fermone magnos et
celeres, fed majores, celeriores, vehementiores, crebriores,
aliaque dicemus ita effe omnia ufurpanda, ut, pro aetatibus,
maximos juvenum effe, fenum minimos; eorum quorum
inclinat aetas majores quidem quam fenum, tamen mino-
res quam juvenum. Pro regionibus eodem modo et pro
reliquis omnibus idem praefcribemus, inter fe omni in ge-
nere pulfus conferentes, non abfolute de iis decernentes. Ac
empirico forfitan fatisfaciat haec inftitutio, de qua accura-

μετ᾽ ὀλίγον ἀκριβέστερον ὑπὲρ αὐτῆς ἐπισκεψόμεθα· τῷ δὲ τὰς πρώτας καὶ συνεκτικὰς ὀνομαζομένας αἰτίας ἑκάστου τῶν σφυγμῶν ἐξευρεῖν βουλομένῳ καὶ σὺν λόγῳ τε καὶ μεθόδῳ τὴν τέχνην ἀσκοῦντι τὸ σύμμετρον ἑκάστῳ τῶν γενῶν ἀναγκαῖον ἐπίστασθαι. φέρε γὰρ ζητεῖσθαι διὰ τί μικρὸς ὁ τοῦ παιδίου σφυγμός, εἶτα ἀπορεῖν ἡμᾶς αἰτίας εὐλόγους. καὶ γὰρ καὶ ἀπορήσομεν, ἂν μὴ φθάνωμεν ἀκριβῶς ἐξητακότες τὰς τῶν μεγάλων τε καὶ μικρῶν σφυγμῶν τῆς γενέσεως αἰτίας. οὐ γὰρ εὑρήσομεν ἐπὶ τῶν παίδων τὰς τοὺς μικροὺς γεννώσας. καὶ μὴν εἰ καὶ καθ᾽ ἓν ὁτιοῦν ὁ τῆς αἰτίας λογισμὸς σφάλλοιτο, κἂν τοῖς ἄλλοις ἐν οἷς εὐπορεῖν δοκεῖ δικαίως ὑποπτευθήσεται. πάντῃ γὰρ ὁμολογεῖν αὐτόν, εἴπερ ἀληθής ἐστιν, ἑαυτῷ προσήκει. διὰ ταῦτ᾽ οὖν ἀναγκαῖον ἐπίστασθαι τὸν σύμμετρον. ἴσως γὰρ καὶ ὁ τοῦ παιδὸς ὑπὲρ τὸν σύμμετρόν ἐστιν. Ἡρόφιλος γοῦν ποτὲ μὲν εὐμεγέθη τὸν σφυγμὸν τοῦτον ὀνομάζει. τί δή ποτ᾽ οὖν, φησί τις, ὁ Ἀρχιγένης μικρὸν αὐτὸν εἶναί φησιν; ἴσως ἂν εἴποιμί σοι τὴν αἰτίαν τῆς διαφωνίας, ἂν πρότερον γνῷς, ὅτι τὸ προκείμενον ἀποδέδεικται, τὸ δεῖν εἰς τὴν περὶ τῶν ἐν σφυγμοῖς αἰτίων

tius nos paulo poſt viderimus. At qui primas ſtudeat et continentes quas vocant, cauſas inveſtigare cujusque pulſus et ratione artem viaque tractet, huic cujusque generis moderatum operae pretium eſt noſſe. Quaeratur enim cur parvus pueris ſit pulſus, deinde cauſae nos probabiles deficiant, nempe enim nos deficient, ni ſedulo prius cauſas quae magnos pulſus et parvos gignunt, expenderimus; neque enim in pueris cauſas reperiamus, quae parvos generent. Atqui ſi vel una in re, quamvis levi, cauſae ratio claudicet, ſimul in reliquis, ubi videatur abundare, merito titubabit, ubique enim ſibi, ſi quidem vera eſt, conſtare illa debet. Quo magis neceſſarium eſt noſſe moderatum, nam poteſt etiam pueri pulſus moderatum ſuperare. Herophilus certe inſigniter magnum interdum hunc pulſum vocat. Quid tandem igitur, quaeres, parvum Archigenes illum nominat? Fortaſſe cauſam tibi diſſenſionis aperiam, ſi noveris prius inſtitutum probatum eſſe, debere ad commentandas pulſuum cauſas virum

[131] θεωρίαν ἐπίστασθαι τὸν σύμμετρον ἀνδρὶ λογικῷ τ᾽
εἶναι βουλομένῳ καὶ σὺν τῷ τῆς αἰτίας λογισμῷ πάντ᾽ ἐπί-
στασθαι προῃρημένῳ. καὶ τοῦτο μὲν ἴσως ἧττον, (ἐρεῖ γάρ
τις μὴ βούλεσθαι λογικὸς εἶναι,) τὸ δ᾽ ὀλίγῳ πρόσθεν ἀνα-
βληθὲν, ὡς ἄξιον σκέψεως, ἤδη θεασώμεθα, τὸ μηδένα
τῶν ἐμπειρικῶν δύνασθαι τὴν τήρησιν ἀκριβῆ καὶ διηρθρω-
μένην ποιήσασθαι, πρὶν τὸν ἁπλῶς σύμμετρον ἐξευρεῖν.
ἐπειδὴ γὰρ αὐτῷ πρόκειται μὴ μόνον εἰ τρέπει τοὺς σφυγ-
μοὺς εἰς τάχος, ἢ μέγεθος, ἤ τι τῶν ἄλλων ἡ παροῦσα πε-
ρίστασις, ἀλλὰ καὶ μέχρι πόσου τρέπει γιγνώσκειν, ἡ γὰρ
ὅλη χρεία τῆς διὰ τῶν σφυγμῶν προγνώσεως ἐν τούτῳ μά-
λιστα περιέχεται, τὸ δ᾽ ἄχρι πόσου τρέπει διαγινώσκειν ἀμή-
χανον ἀγνοοῦντα τὸ κατὰ φύσιν, ἀνάγκη προεπίστασθαι τὸ
κατὰ φύσιν ἑκάστου τῶν νοσούντων, εἰ μέλλει τὸ ποσὸν τῆς
παρούσης τροπῆς διαγνώσεσθαι. οὐ μὴν ἅπασί γε τοῖς νο-
σοῦσιν ὑγιαίνουσιν ἐνέτυχεν; ἵν᾽ ἐκ τῆς πείρας μάθοι, εἶτα
μεμνημένος παραβάλλοι τοῖς νοσοῦσι τὴν φύσιν. πῶς οὖν
ἔτι δυνήσεται δι᾽ ἐμπειρίας ἔχειν τὸ προκείμενον; ἢ πάλιν κᾀν-

qui rationem fequatur et cum caufae confideratione omnia
inftituat fcire, pulfum moderatum tenere. Sed hoc levius
eft fortaffe, dices enim nolle rationalem te effe. Quod ve-
ro paulo ante rejecimus, ut rem magnae confiderationis,
nunc discutiamus, nifi vere moderatum prius pulfum inve-
nerit, neminem poffe empiricum diligenter obfervationem
et accurate inftituere. Nam pofteaquam propofitum eft
illi, non modo an mutet in celeritatem pulfus, vel magni-
tudinem, vel quid aliud, praefens circumftantia, ut cognos-
cat, verum etiam quatenus alteret (nam praefagiendi ex pul-
fibus in hoc potiffimum omnis ufus vertitur) quatenus au-
tem alteret, nifi naturam perfpexerit, nulla ratione cogno-
fcat, necesse erit, cujusque aegroti naturam praefciat, modo
noffe magnitudinem velit praefentis alterationis. At enim
non omnium aegrotorum ufus eft confuetudine per fanita-
tem, quo experientia eam addisceret, et inde memor, illius
cum aegrotantibus compararet naturam. Qua igitur ratio-
ne poterit etiam experientia quo intendit afpirare? an hic

ταῦθα κατὰ κοινότητάς τινας ἢ τήρησις ἔσται; πῶς καὶ τίνα
τρόπον; οὐ γὰρ ἔθ᾽ ὁμοίως ἐνταυθοῖ δυνατὸν, ὡς ἐπὶ τῶν
ἔξωθεν αἰτίων, τὰ μὲν ἄλλα φυλάττειν ἄτρεπτα, μόνον δ᾽
ὑπαλλάτττειν καθ᾽ ὃ τὴν τήρησιν ἐποιούμεθα. καὶ γὰρ καὶ
χρώματα καὶ σχήματα καὶ ὀσμαὶ καὶ μήκη καὶ πλάτη καὶ βάθη
σωμάτων καὶ λεπτότητες καὶ πάχη καὶ ἡ κατὰ γένη τε καὶ ἡλι-
κίας καὶ χώρας καὶ ὥρας καὶ τὴν παροῦσαν κατάστασιν δια-
φορὰ πᾶσιν ἐξ ἀνάγκης ὑπάρχει τοῖς ἀνθρώποις, ὥστ᾽ ἐπειδὴ
χωρὶς μὲν τούτων οὐκ ἂν εὕροις οὐδένα, τὴν τήρησιν δὲ τὴν
ἐν αὐτοῖς χαλεπὸν ἀγαγεῖν ὑπὸ τῶν ὀλίγον πρόσθεν εἰρημέ-
νων, ἐπὶ τῶν ἔξωθεν αἰτίων τροπῶν ἑτέρας τινὸς ἡμῖν
δεήσει μεθόδου. ὅτι δὲ χαλεπὸν ἐπὶ τούτου τὴν τήρησιν ποιή-
σασθαι, μάθοις ἂν, εἰ μὴ λόγῳ μόνον, ἀλλὰ καὶ δι᾽ αὐτῶν
τῶν ἔργων ἐθέλοις ἐξευρίσκειν ἀνθρώπους δύο καθ᾽ ἕν τι
μόνον ἑκάστοτε διαφέροντας, ἐν δὲ τοῖς ἄλλοις ἅπασιν ὡσαύ-
τως ἔχοντας. οὐ γὰρ εὑρήσεις ῥᾳδίως πρὸς τῷ καὶ παμ-
πόλλας γίνεσθαι τὰς τῶν ἐπαλλάξεων συζυγίας καὶ μακροῖ
μὲν χρόνου δεῖσθαι πρὸς τὴν τήρησιν, ἀμηχάνου δέ τινος καὶ

etiam ex communitatibus quibusdam erit obfervatio.? At
quomodo et quonam pacto? neque enim perinde hic atque
in caufis externis, alia fixa ferves, unum quod obfervas
immutes. Quippe colores, figurae, odores, longitudines,
latitudines, profunditates corporum, gracilitates, corpulen-
tiae, differentia generum, aetatum, regionum, temporum
anni, praefentis etiam ftatus, neceffario omnibus adfunt ho-
minibus. Quare quandoquidem quin habeat haec reperias
neminem, difficulterque fub pauca illa, quae paulo ante re-
cenfui, reducas horum obfervationem, in externarum cau-
farum mutationibus alia nobis opus eft via et ratione. Jam
quam ardua fit horum obfervatio, cognosces, fi non ratione
tantum, fed et velis experiundo inveftigare duos viros fem-
per una aliqua in re differentes, in aliis omnibus conve-
nientes; fane enim aegre invenias, ut omittam quam multae
exiftant alterationum conjugationes et quantum obfervatio
temporis requirat, quantam autem memoriam et quam prae-

θαυμαστῆς μνήμης. τά τε γὰρ ἄλλα καὶ τὰ μηδὲν εἰς τὴν
τροπὴν τῶν σφυγμῶν διαφέροντα παραφυλάττειν ἀναγ-
καῖόν ἐστι μέχρι πλείστου τοῖς ἐμπειρικοῖς, ἵν᾽ αὐτό γε τοῦθ᾽,
ὅτι μηδὲν διαφέρει, βεβαίως ἐπιγνῶσι. καὶ τοῦτ᾽ ἔστι τὸ μά-
λιστα τὴν ἄλογόν τε καὶ ἀμέθοδον κίνησιν εἰς ἀπέραντόν τι
χρόνου μῆκος ἐκτοπίζον, καὶ διὰ ταῦτ᾽ ἀεὶ φαμεν, ὥσπερ
οὖν καὶ δι᾽ ἑτέρων ἐπέδειξα, τηρήσει μόνῃ συστήσασθαι τὴν
τέχνην, ἄνευ λογισμοῦ τῶν ἀδυνάτων ὑπάρχειν. κἂν εἰ συγ-
χωρηθείη γε ταῦτα πάντα, τὸ γοῦν ποσὸν τῆς καθ᾽ ἕκαστον
αὐτῶν τροπῆς ἀμνημόνευτον γενήσεται πρὸς μηδὲν μέτρον
ὡρισμένον ἀναφέρειν ἡμῶν τάς θ᾽ ὑπερβολὰς καὶ τὰς ἐν-
δείας δυναμένων. πᾶς γὰρ ἄν τις μνημονεύσειεν ἅπαντα
ταῦτα, συμπλέξας (67) ἀλλήλοις τὰ τοῖς σώμασιν ἐξ
ἀνάγκης ὑπάρχοντα μετὰ τοῦ καθ᾽ ἕκαστον αὐτῶν πο-
σοῦ; πάντως γὰρ ἡ συμπλοκὴ τοιάδε, τις ἔσται· τῷ λευ-
κῷ μὲν ἐπὶ τοσοῦτον, εὐρυστέρνῳ δὲ ἐπὶ τοσοῦτον·
ὁμοίως δὲ παχεῖ μέχρι τοσοῦδε καὶ πλάτους καὶ βάθους
τοῦ κατὰ τὸ σῶμα μέχρι τοσοῦδε, προήκοντι, ἄρρενι ὄντι
καὶ παιδὶ καὶ ἐν ὥρᾳ θερινῇ καὶ ἐν χωρίῳ φύσει ψυχρῷ

claram. Nam praeter alia etiam quae nihil referunt ad pul-
fuum mutationem, obfervare empiricos quam diutiffime
oportet, ut hoc faltem, intereffe nihil, certo fciant; atque
hoc illud eft quod in primis obfervationem iftam a ratione
et compendio remotam in immenfam prolixitatem temporis
producit. Quod eft cur femper clamemus, ut etiam alias
docuimus, ut obfervatione tantum artem conftituas, remota
ratione, fieri minime poffe. Et ut ifta omnia admittantur
certe, quod nullum habeamus certum modum, ad quem ex-
ceffus et defectus referamus, magnitudinem alterationis in
iis fingulis nunquam complectetur memoria. Qui enim
poffit quisquam memoria haec omnia tenere, connexis inter
fefe his, quae corporibus neceffario comitantur una cum
quantitate fingulorum? Omnino connexio hujuscemodi erit;
albo eatenus, lato pectore eatenus, item corpulento hactenus,
corporis latitudine et profunditate tanta, masculo et puero,
tempore aeftivo, in loco natura frigido, in ftatu ficco talis

καὶ ἐν καταστάσει ξηρᾷ τοιόσδε τις ὁ σφυγμός ἐστι. τοιαύτας
γάρ τινας συμπλοκὰς ἀπεράντους τὸ πλῆθος ὑπὸ μηδενὸς ἀν-
θρώπων μήτε τηρηθῆναι μήτε μνημονευθῆναι δυναμένας,
ἀλλ᾽ ἄχρι λόγου μόνον ἐν ταῖς τῶν σοφιστῶν διατριβαῖς τὸ
δυνατὸν ἐχούσας, [152] ἐπ᾽ αὐτῶν δὲ τῶν ἔργων τῆς τέχνης
ἀδυνάτους ἐξελεγχομένας, ἀναγκαῖον ἔσται συμπλέκειν. εἰ δὲ
δὴ καὶ τῷ μᾶλλόν τε καὶ ἧττον ἅπασι τοῖς εἰρημένοις αἱ
τοιαῦται συζεύξεις μέλλοιεν ἀλλήλων διαφέρειν, ὥσπερ οὖν
διαφέρουσιν, εἰς ὅσην ἀμηχανίαν ἄξουσι τὸν τηρητικὸν, οἶμαι
πρόδηλον ὑπάρχειν. ἄμεινον οὖν ἴσως μὴ διατρίβειν ἔτι,
μηδ᾽ ἐγχρονίζειν, ἐνδεικνύμενον τὸ χαλεπὸν καὶ ἀπέραντον
τῆς ἐμπειρικῆς τηρήσεως, ἀλλ᾽ αὐτὸν δεῖξαι μέθοδόν τινα λο-
γικὴν, ᾗ χρώμενοι τὸ παρὰ τῆς ἐμπειρίας χρηστὸν ἑτοίμως
ληψόμεθα. τίς δ᾽ ἂν εἴη μέθοδος; ἡ τοιάδε· μάλιστα τὴν
ἀρίστην τοῦ σώματος ἡμῶν ἐξευρόντας κατασκευὴν πρῶτα
μὲν ἐπισκέψασθαι χρὴ, ποῖοί τινες οἱ κατ᾽ αὐτὴν εἰσι σφυγ-
μοὶ, καὶ τοῦθ᾽ οὐχ ἁπλῶς οὐδ᾽ ὡς ἔτυχε ποιητέον, ἀλλ᾽ ἐν
τοιαύτῃ καταστάσει λαβόντας τὸν ἄνθρωπον, ἐν οἷᾳ τὴν
οἰκείαν κίνησιν οἱ σφυγμοὶ φυλάττουσιν ὑπὸ μηδενὸς τῶν

pulfus erit.   Eas enim complicationes infinitas numero
(quas nemo mortalium nec obfervaverit, nec complexus me-
moria fuerit, fed in disputando tantum comparari poffe fo-
phiftae jactent, in arte vero adminiftranda inanes deprehen-
dantur, nec ulla poffe facultate parari) erit contexere ne-
ceffe.   Jam fecundum magis et minus in omnibus, quae
narravimus, iftae inter fe conjugationes different, ut certe
differunt, ad quem ftuporem obfervationem adducent aper-
tum effe cenfeo.   Proinde fatius fortaffe fit, ne hic longior
fim, nec immorer in demonftranda difficultate empiricae
obfervationis et immenfa longitudine, verum rationem ut
aliquam et viam tradam, cujus praefidio omnem facile,
quem experientia oftendit, fructum capiamus.   Quaenam
tandem eft illa via? haec eft.   Ubi optimam conftitutionem
invenerimus corporis noftri, primum animadvertendum eft,
qui ejus pulfus funt, neque obiter id vel negligenter, fed in
eo ftatu hominem accipiemus, ubi fuum proprium motum

ἔξωθεν αἰτίων τετραμμένοι. γένοιτο δ᾽ ἂν τοῦτο μήτ᾽ ἀργίᾳ
μακρᾷ κατεσχημένου μήθ᾽ ὑπόγυιον γεγυμνασμένου, ἀλλὰ
μηδ᾽ ἐν ἀσιτίᾳ μακρᾷ γεγονότος, ἢ ἀρτίως ἐδηδοκότος. εἶναι
δὲ χρὴ καὶ τὸ περιέχον εὔκρατον δηλονότι καὶ τὸν ἄνθρωπον
ἔξω τῶν ψυχικῶν παθημάτων, ἐν γαλήνῃ καθαρᾷ τὴν ψυχὴν
ἔχοντα. μετὰ δὲ ταῦτα τὰς μοχθηρὰς τοῦ σώματος κατα-
σκευὰς εὑρόντα πρῶτον μὲν ἐξαριθμήσασθαι τὰς διαφορὰς
αὐτῶν, ἔπειτα δὲ τάς τε ὑπερβολὰς, καὶ τὰς ἐνδείας τὰς ἐν
αὐταῖς κατιδόντα τῇ συμμέτρῳ τε καὶ ἀρίστῃ παραβάλλειν,
καὶ λογίσασθαι μὲν πρῶτον, ὅσον εἰκὸς διαλλάττειν τοὺς ἐν
ταῖς τοιαύταις φύσεσι σφυγμοὺς τῶν ἐν τῇ ἀρίστῃ, ἔπειτα
καὶ δι᾽ αὐτῆς τῆς πείρας βασανίσαι τὸν λόγον, εἰ ὁμολογεῖ
τοῖς ἐναργέσι, καὶ τοῦτο πολλάκις ποιήσαντα καὶ δι᾽ ἀσκή-
σεως μακρᾶς τόν τε λογισμὸν καὶ τὴν ἁφὴν γυμνάσαντα,
τότε νομίζειν ἤδη βεβαίως ἐπίστασθαι τόν τε σύμμετρον ἐν
ἅπασι τοῖς γένεσιν τῶν σφυγμῶν καὶ τοὺς ὁπωσοῦν ὑπερβάλ-
λοντας τοῦδε, ἢ ἐλλείποντας. ἐμοὶ μὲν εἴρηται τὸ πᾶν·
ὅστις δὲ ἢ τὴν φύσιν τοῦ σώματος ἡμῶν, ἢ τὰς μοχθηρὰς οὐκ

pulfus a nulla externa caufa immutati retineant.   Hoc fiat,
fi non in longo otio fit verfatus, nec recens exercitatus, nec
vero etiam diu jejunaverit, vel modo comederit, aër prae-
terea temperatus fit oportet, ipfeque omnibus liber animi
affectibus et tranquilliffimam mentem habeat.   Poftea inve-
ftigandae funt corporum vitiofae conftitutiones, tumque pri-
mum earum recenfebis differentias, deinde quos in illis ex-
ceffus repereris atque defectus, hos ad moderatam et opti-
mam conferes.   Jamque quum animo reputabis primum,
quantum oporteat iftarum naturarum pulfus diffidere ab op-
timae pulfu, deinde ab ipfa experientia rationem hanc, fi
conftet veritati, explorabis.   Quod quum fubinde feceris et
longo ufu rationem exercitaveris et tactum, tum putabis de-
mum certo te moderatum tenere in omni genere pulfuum,
illosque etiam qui aliquo modo ultra hunc funt et citra.
Habes fummam.   Proinde quicunque aut corporis noftri
optimam naturam, aut vitiofas non novit, aut ratione qui-

οἶδεν, ἢ λόγῳ μὲν αὐτὰς ἐπεσκέψατο, διαγινώσκειν δ᾽ ἐντυγ-
χάνων οὐκ ἐμελέτησεν, οὐδὲ ἂν ἔχοι πλέον ἐκ τοῦ παρόντος
λόγου. δικαίως οὖν ἐστιν ἐκεῖνα πρότερον ἐκμαθὼν οὕτως
ἐπὶ τάδε ἥκειν. καὶ γὰρ οὐ τὴν τυχοῦσαν ἐν αὐταῖς εὑρή-
σει διαφωνίαν τοῖς τε παλαιοῖς ἰατροῖς πρὸς ἀλλήλους τοῖς
τε νεωτέροις οὐ πρὸς ἀλλήλους μόνον, ἀλλὰ καὶ πρὸς τοὺς
παλαιούς. οὔτε γὰρ τίς ἡ ἀρίστη φύσις ὡμολόγηται πᾶσιν
οὔτε τῶν μοχθηρῶν ὁ ἀριθμὸς εὕρηταί πως. καὶ τὰ σημεῖα,
δι᾽ ὧν τις ἢ τὰς ἀρίστας, ἢ τὰς μοχθηρὰς γνωρίζοι, παν-
τάπασιν ὀλίγοι τῶν ἰατρῶν ἔγραψαν. εἰ δὲ καὶ ταῦτα πάντα
τοῖς ἔμπροσθεν ὡμολόγητό τε καὶ δεόντως εὕρητο, διαγι-
νώσκειν γοῦν ἐπ᾽ αὐτῶν τῶν ἔργων τὰς φύσεις ἐχρῆν πρότερον
ἀσκήσαντας, καὶ οὕτως ἐπιχειρεῖν τῇ περὶ τοὺς σφυγμοὺς
τέχνῃ. τάχα τινὲς ἀχθεσθήσονται τῷ πλήθει τῆς ἐπεισαγομέ-
νης θεωρίας, ἀλλ᾽ ἡμεῖς γ᾽ οὐκ ἀχθεσθησόμεθα προπηλακιζο-
μένου τοῦ πράγματος. οὐδὲ γὰρ ἠλπίσαμέν ποτε πάντας
ἀρέσκειν, ἢ ὠφελήσειν αὐτό. πάνυ δὲ τοῦτο σαφῶς καὶ ἀκρι-
βῶς ἐπιστάμενοι, πλὴν ἑνὸς τοῦ τῆς ἀληθείας ἐραστοῦ, τοῖς

dem perfpexit eas, fed ufu ut dignosceret non laboravit,
nihil huic fructus feret hic fermo, fiquidem illa prius funt
edifcenda, poftea huc veniendum. Etenim in non parvam
incidet controverfiam, quam veteres medici de his inter fe
habuerunt, et juniores non folum inter fe, fed cum veteri-
bus etiam. Nam nec optima natura, quae fit inter omnes
convenit; neque dum vitiofarum eft inventus numerus, et
figna quibus vel optimas, vel pravas cognoscas, admodum
pauci medici literis prodiderunt. Quod fi vel haec omnia
apud majores noftros confeffa fint et ordine inventa, debe-
rent tamen naturas discere prius experiundo, itaque ad ar-
tem fe de pulfibus conferre. Erunt fortaffe quibus longitu-
do displicebit hujus, quam induco, contemplationis. Nos
vero fi inftitutum noftrum fugillent, non offendemur; ne-
que enim probatum unquam iri fperavimus omnibus, aut
ufui futurum. Nam quum admodum liquido et certo fci-
rem, praeter unum veritatis amatorem, reliquos omnes

ἄλλοις ἅπασι λῆρον εἶναι μακρὸν δόξαι τοὺς τοιούτους λόγους, ἐπὶ τὴν διέξοδον αὐτῶν ἐτραπόμεθα τὸν ἕνα τῶν πολλῶν προτιμήσαντες. εἰ δὲ δὴ καὶ ἡμᾶς τις αὐτοὺς ἐθεάσατο περὶ τοῖς νοσοῦσι τά τε προγεγονότα καὶ μέλλοντα προλέγοντας, οἶμαι καὶ τοῦτον, εἰ μὴ παντάπασιν εἴη κηφὴν, ἐρασθήσεσθαι τῆς θεωρίας, εἰ καὶ μακρότερα φαίνοιτο, χρήσιμον οὕτω καὶ καλὸν τέλος ἐπαγγελλομένης.

Κεφ. γ'. [133] Μαθὼν οὖν τις πρότερον ὡς χρὴ τὴν ἀρίστην τοῦ σώματος ἡμῶν γνωρίζειν φύσιν, ἑτέρωθι δ' αὐτῆς εἴρηται τὰ γνωρίσματα, τὸν ἐν ταύτῃ σφυγμὸν μέσον ἁπασῶν τῶν ἄλλων ἴστω καὶ οἷόν τι μέτρον καὶ κανόνα τοῦτον ἐν ἁπάσαις ταῖς περὶ σφυγμῶν πραγματείαις, τὸν σύμμετρόν τε καὶ μέτριον ὑφ' ἡμῶν μεμνήσθω λεγόμενον, ᾧ παραβάλλοντες τοὺς ἄλλους ἅπαντας ταχεῖς καὶ βραδεῖς καὶ μεγάλους καὶ μικροὺς εἶναί φαμεν. ὁ δ' ἐν τῇ συμμέτρῳ τε καὶ κατὰ πᾶν ἀρίστη φύσει, τοῦτον οὐδὲ καλεῖσθαι δίκαιον οὔτε μέγαν οὔτε μικρὸν οὔτε ταχὺν οὔτε βραδὺν, ἀλλ' οὐδὲ σκληρὸν, ἢ μαλακὸν, ἤ τι τῶν ἄλλων τῶν τὰς ἀμετρίας δηλούντων ὀνομάτων. ἀλλ' ὥσπερ ἐν τῷ περὶ κράσεων

pro nugis meris habituros quae doceo, tamen aggreſſus ſum ad haec explicanda, ac unum illum multis praepoſui. Porro autem fi nos ipſos quis de aegrotis vidit praeterita et futura praedicere, hunc etiam puto, niſi plane ſit fucus, etiam fi videatur longior, quum tam utilem exitum tamque praeclarum polliceatur, hanc commentationem amplexaturum.

Cap. III. Qui ergo ante intellexit naturam corporis noſtri optimam cognoscendam eſſe (cujus nos alio loco indicia prodidimus) hujus ſciat pulſum eſſe inter omnes alios medium, et veluti menſuram quandam regulamque in omnibus lucubrationibus de pulſibus hunc moderatum et medium a nobis meminerit appellari, cum quo ubi alios omnes comparamus, celeres, tardos, magnos, parvos dicimus eſſe. At pulſum moderatae naturae et undequaque optimae non recte vocaveris magnum, parvum, celerem, tardum, nec etiam durum, vel mollem, nec quoquam alio nomine, quod immoderationem interpretetur. Imo ut in

λόγῳ τὴν ἀρίστην ἁπασῶν κρᾶσιν οὔτε θερμὴν ἔφαμεν οὔτε
ψυχρὰν οὔτε ξηρὰν οἶθ᾽ ὑγρὰν οὔτε μαλακὴν οὔτε σκλη-
ρὰν ὑπάρχειν, (ἁπάσας γὰρ ταύτας ὑπερβολαῖς τέ τισι καὶ
ἐλλείψεσι τῆς τε μιᾶς ἐκείνης τῆς εὐκράτου τε καὶ συμμέτρου
συνίστασθαι,) οὕτω καὶ νῦν οὔτε μέγαν οὔτε μικρὸν οὔτε
ταχὺν οὔτε βραδὺν οὔτ᾽ ἄλλ᾽ οὐδὲν ὅσα τῆς μετριότητος
ἐξίσταται τὸν ἐν τῇ καλλίστῃ φύσει σφυγμὸν οὔτε προσα-
γορεύσομεν οὔτε νοήσομεν. οὐδὲ γὰρ αὐτὸν τὸν ἄνθρωπον,
ἐν ᾧ τὸν τοιοῦτον εὑρίσκομεν σφυγμὸν, οὐδενὶ τῶν τὰς ἀμε-
τρίας δηλούντων ὀνομάτων προσαγορεύομεν· οὔτε γὰρ παχὺν
οὔτ᾽ ἰσχνὸν οὔτε θερμὸν οὔτε ψυχρὸν, ἢ ὑγρὸν, ἢ ξηρὸν,
οὔτε ἄλλ᾽ οὐδὲν τοιοῦτον, ἀλλ᾽ εὔκρατόν τε καὶ σύμμετρον
ἅπασι τοῖς μορίοις τοῦ σώματος ὀνομάζομεν. ἐν τούτῳ τοί-
νυν, ὅταν γε μάθῃς αὐτὸν διαγινώσκειν, ἁπάσας τὰς διαφο-
ρὰς τῶν σφυγμῶν ἐπισκεψάμενος, μέμνησό τε καὶ κρίνων πρὸς
αὐτοὺς τοὺς ἄλλους ἅπαντας σφυγμοὺς, ἢ σκληροὺς οὕτως,
ἢ μαλακοὺς, ἢ ἀραιοὺς, ἢ πυκνοὺς, ἤ τι τῶν ἄλλων ἀνάλο-
γον κάλει. ὁπότ᾽ οὖν ἤδη ἔχειν τὸ πᾶν δοκοῦμεν, οὐ χεῖρον

opere de temperamentis omnium optimam temperaturam
nec calidam eſſe docuimus, nec frigidam, nec ſiccam, nec
humidam, neque mollem, neque duram, (quippe hasce om-
nes quibusdam exceſſibus defectibusque conſtare unius illins
temperatae et moderatae) ſic nunc etiam nec magnum, nec
parvum, nec celerem, nec tardum, nec quicquid aliud quod
a mediocritate deflectit, pulſum optimae naturae vel appel-
labimus vel intelligemus.   Nec vero etiam ipſum hominem
in quo eum pulſum reperimus, ullo nomine quod quidem
moderationem non ſignificet, nominabimus.   Non enim
craſſum, non gracilem, non calidum, frigidum, humidum,
ſiccum, nullo denique alio nomine, verum nominamus
omnibus partibus corporis temperatum et moderatum.   Ad
quem quum dignoscere quidem illun didiciſti, pulſuum om-
nes differentiae perpenſae cave excidant, et ubi aeſtimes
ad illas reliquos omnes pulſus, vel duros ita, vel molles,
vel raros, vel crebros, vel alio nomine ad eundem modum
voca.   Nunc ergo, quando ſummam confecuti videmur eſſe,

ἂν εἴη κινῆσαί τινα ἀπορίαν ἀναγκαίαν, ἵνα δόξαντες μηδὲν
εὑρῆσθαι μηδέπω, προσθεῖναί τινα τῷ λόγῳ πειραθῶμεν διο-
ρισμὸν, ὃς ἡμᾶς πείσει τε ἅμα καὶ διδάξει, πρῶτον μὲν, ὡς
ἤδη τὸ πᾶν ἔχομεν, ἐφεξῆς δὲ τὴν τελεωτάτην τῶν προκειμέ-
νων ἐνδείξεται διάγνωσιν. ἀρκτέον οὖν ἤδη τῆς ἀπορίας καὶ
ῥητέον, ὡς οὐκ ἐνδέχεται πάσας τὰς ἐν τῷ σώματι πεφυκυίας
ἀρτηρίας οὔτ᾽ ἴσας ἀλλήλαις ὑπάρχειν οὔτ᾽ εἰς ἴσον διαστέλ-
λεσθαι. πῶς γὰρ ἐνδέχοιτο τὴν ἐπὶ τῆς ῥάχεως ἀρτηρίαν
ταῖς κατὰ τὸν τράχηλον, ἢ τὰς μασχάλας τε καὶ τοὺς βουβῶ-
νας, ἢ αὐτὴν ἴσην ὑπάρχειν, ἢ τὴν διαστολὴν αὐτῆς ταῖς
ἐκείνων διαστολαῖς; πολὺ δὲ δὴ μᾶλλον οὐδὲ ταῖς κατὰ τοὺς
ἀγκῶνάς τε καὶ ἰγνύας, καὶ μᾶλλον ἔτι ταῖς κατὰ τοὺς καρ-
πούς τε καὶ τοὺς ταρσοὺς, καὶ πολὺ δὴ μᾶλλον ἔτι ταῖς
κατὰ τοὺς κροτάφους τε καὶ τοὺς δακτύλους. οὐκ οὖν ἐνδέ-
χεται κατὰ τὸ πο(68)σὸν τῆς διαστολῆς ἕνα σφυγμὸν εἶναι
τὸν σύμμετρον οὐδ᾽ ἐν αὐταῖς ταῖς ἀρίσταις φύσεσιν, ἀλλὰ
τὸ μὲν ἐν τῇ κινήσει τε καὶ τῷ τόνῳ καὶ τοῖς ἄλλοις γένεσιν
ἕνα τυγχάνειν εἰκὸς ὑπάρχοντα κατὰ πάσας τὰς ἀρτηρίας.
οὐ γὰρ οἷόν τε κατὰ φύσιν ἔχοντος τἀνθρώπου, καὶ μάλιστα

non fane incommodum erit fi dubitationem quandam neceſſa-
riam exeitem; quo fi nihil dum inventum arbitremur, ex-
plicationem fermoni apponere conemur, quae adducat nos,
fimulque doceat, primum fummam nos jam obtinuiſſe;
deinde abſolutiſſimam eorum notitiam, de quibus agimus,
commonſtret. Ac exordienda quidem modo dubitatio eſt,
dicendumque non poſſe omnes, quae in corpore funt, arte-
rias neque eſſe aequales inter fe, nec aequaliter diſtendi.
Qui enim poſſet dorfi arteria arteriis colli, aut alarum et
inguinum, vel ipfa par eſſe, vel ejus diftentio illarum dis-
tentionibus? ac multo vero minus arteriis ulnarum atque
poplitum, adhucque etiam minus arteriis carporum et tar-
forum, adhucque minus arteriis temporum digitorumque.
Non poteſt itaque pulſus unus in quantitate diſtentionis mo-
deratus eſſe, ne fi optima quidem fit natura, fed in motu
et robore, caeterisque generibus ufus eſſe per omnes arte-
rias poteſt. Neque enim poſſunt, dum in natura ſua con-

τοῦ τὴν ἀρίστην κεκτημένου κατασκευὴν, τὰς μέν τινας τῶν
ἀρτηριῶν θᾶττον, τὰς δέ τινας βραδύτερον, ἢ τὰς μὲν σφο-
δρότερον, τὰς δ᾽ ἀμυδρότερον, ἢ τὰς μὲν σκληρότερον, τὰς
δὲ μαλακώτερον, ἢ τὰς μὲν πυκνότερον, τὰς δ᾽ ἀραιότερον
σφύζειν· ἀλλὰ παραπλησίως ἀλλήλαις τε καὶ τῇ καρδίᾳ πάσας
ἀναγκαῖον κινεῖσθαι, τῷ δ᾽ ὄγκῳ [134] καθάπερ τὰ σώματα
αὐτῶν διήνεγκεν, οὕτω καὶ τὰς διαστολὰς εἰκὸς εἶναι διαφε-
ρούσας. ἴσως οὖν τις ἡγήσεται πρόχειρον εἶναι τῆς ἀπορίας
τὴν λύσιν. οὐδὲν γὰρ κωλύει ἤτοι τῶν κατὰ τοὺς καρποὺς
μόνων ἀρτηριῶν ἁπτόμενον ἀεὶ πηλίκος μὲν ἐν ταῖς ἀρίσταις
φύσεσιν ὁ ἐν αὐταῖς ἐστι σφυγμὸς ἐπίστασθαι, πηλίκος δὲ
τῶν ἐν ταῖς ἄλλαις ἕκαστος ὁ τούτῳ παραβαλλόμενος, ἢ καὶ
νὴ Δί᾽ εἴ τις ἐθέλοι, καὶ τῶν κατὰ τοὺς ταρσοὺς, ἤ τι μέρος
ἄλλο τοῦ σώματος, μεμνῆσθαι χρὴ τοῦ ποσοῦ τῆς διαστολῆς,
ἐπί γε τῆς ἀρίστης φύσεως, ἵν᾽ ἔχῃ μετρεῖν τούτοις τοὺς ἐν
τοῖς αὐτοῖς μέρεσιν ἐν ταῖς ἄλλαις φύσεσι γιγνομένους σφυγ-
μοὺς, οὐδὲν ἄτοπον οὔτε χαλεπὸν οὔτε δύσγνωστον ἔσεσθαι·
ἀλλ᾽ ὁ ταῦτα λέγων οὐκ οἶδεν ἐν τοῖς περὶ τῆς ἀρίστης τοῦ

ftat homo, praefertim fi optimam adeptus conftitutionem
fit, quaedam celerius arteriae, aliae tardius, vehementius,
languidius, durius, mollius, crebrius, rarius pulfare; fed
fimilem quum inter fe mutuo, tum cum corde motum om-
nes necefle eft habeant; magnitudine vero, ut eorum dif-
ferant corpora, ita diftentiones par eft effe diverfas.   Puta-
bis igitur ad manum effe folutionem haefitationis, quod nihil
caufae fit, quin qui carporum tantum arterias femper tangat,
quantus in optimis naturis fit pulfus earum noscat, et vero
etiam quantus in aliis quisque, fi cum hoc comparetur.   Et
hercle fi velis arterias etiam tarforum pedum tangere, aut
partium aliarum corporis, diftentionis retinenda quantitas
eft in optima quidem natura, quo poffis ad hos aeftimare
earundem partium pulfus, qui in alias naturas incidunt;
neque hic quicquam confecuturum abfurditatis aut difficul-
tatis, neque multum laboris in cognoscendo fore.   Verum
haec qui dicit, in libro De optima corporis conftitutione

864 ΓΑΛΗΝΟΥ ΠΕΡΙ ΔΙΑΓΝΩΣΕΩΣ

Ed. Chart. VIII. [134.]						Ed. Baf. III. (68.)

σώματος κατασκευῆς ἀποδεδειγμένον, ὡς ἔν τε μεγάλοις καὶ
μικροῖς σώμασιν ὁμοίως συνίστασθαι πέφυκεν ἡ τοιαύτη φύ-
σις. εἰ γὰρ τοῦτ᾽ ἐγίνωσκεν, οὐκέτ᾽ ἂν οὔτε τῶν ἀρτηριῶν
αὐτῶν τῶν καθ᾽ ἕκαστον μόριον οὔτε τῶν κατ᾽ αὐτὰς δια-
στολῶν τὸν ἴσον ἐνόμιζεν ὄγκον ἐν ἁπάσαις εἶναι ταῖς ἀρί-
σταις φύσεσιν, ἀλλ᾽ ἐξαλλάττεσθαι κατά τε τὰ μεγέθη τῶν
σωμάτων καὶ τὰς μικρότητας, ὥστε μένειν τὸ ἐξ ἀρχῆς ἄπο-
ρον, οὐ δυναμένων ἡμῶν ἕνα σύμμετρον ἐξευρεῖν κατὰ τὸ πο-
σὸν τῆς διαστολῆς. ἆρ᾽ οὖν ἄξιον ἐπειδὴ τελέως ἠπορήκαμεν,
ἁπάντων θαυμάσαι τῶν ἰατρῶν, μεγάλους μὲν ἀεὶ καὶ μι-
κροὺς, ὡς ἔτυχεν, ὀνομαζόντων σφυγμούς, πηλίκος δέ τις ὁ
σύμμετρος, ᾧ παραβάλλοντες αὐτοὺς εὑρήσομεν, οὐ διδασκόν-
των; ἐοίκασι γὰρ οὐδ᾽ εἰς ἔννοιάν τινα διηρθρωμένην ἀφῖχ-
θαι τοῦ τοιούτου σφυγμοῦ, ἀλλὰ μᾶλλον ἐν τῷ πρὸς τὶ κατη-
γορεῖν μέγα, ἢ μικρὸν, ἐν ἴσῳ τῷ μείζονά τε καὶ μι-
κρότερον. ἐγὼ γοῦν καὶ τῶν καθ᾽ ἡμᾶς ἀρίστων ἰατρῶν,
ὅταν ἁψάμενοί τινος μέγαν, ἢ μικρὸν εἴπωσι τὸν σφυγμὸν,
εἴωθα πολλάκις πυνθάνεσθαι, τίνος αὐτὸν μείζονα λέγουσιν,

ignorat demonſtratum eſſe, aeque in magnis corporibus ac
in parvis conſtare eam naturam poſſe. Quod ſi ſciret, ne-
quaquam neque ipſas arterias ſingularum partium putaret
neque diſtentiones earum parem poſſidere in omnibus opti-
mis naturis magnitudinem; caeterum prout magna ſint cor-
pora vel parva, ita variare. Unde fit ut nondum discuſſa
prima ſit haeſitatio, quia moderatum unum invenire in dis-
tentionis quantitate non valemus. Proinde operae pretium
eſt, quandoquidem hic prorſus haeremus, omnes medicos
demirari, qui magnos temere appellant perpetuo et parvos
pulſus; quantus autem moderatus ſit, ex cujus compara-
tione alios reperiemus, non tradunt. Videantur enim pa-
rum diſtincte illi ejuscemodi pulſum concepiſſe, ſed referen-
tes potius ad aliquid, magnum vel parvum dicere, perinde
ut majorem et minorem. Equidem etiam noſtrae memoriae
ſoleo praeſtantiſſimos medicos, ubi tangentes aliquem ma-
gnum vel parvum eſſe dicant, frequenter rogare, quonam

ἢ τίνος μικρότερον. οἱ δὲ τοῦ κατὰ φύσιν φασίν. αὖθις δ'
ἂν ἐρωτήσαντος ἐμοῦ, τοῦ τίνος κατὰ φύσιν, οὐχ ὅπως ἀξίαν
ζητήσεως εἶναι νομίζουσι τὴν ἐρώτησιν, ἀλλὰ καὶ θαυμάζου-
σιν, εἴ τινος ἄλλου νομίζοιμι λέγειν πλὴν αὐτοῦ τοῦ νοσοῦν-
τος, οὗπερ ἂν ἐν τῷ παρόντι τυγχάνωσιν ἁπτόμενοι, ἐπεὶ
τοῦτό γε καὶ τοὺς παῖδας ἤδη γιγνώσκειν φασὶν, ὡς ἄλλος
ἄλλου μείζονά τε καὶ μικρότερον ἐν αὐτῷ τῷ ὑγιαίνειν ἔχει
σφυγμόν. ἆρ' οὖν οὗτοι μὲν οὕτως, οἱ δὲ τούτων βελτίους,
οἳ τὰ περὶ σφυγμῶν ἡμῖν συγγράμματα καταλιπόντες ἑτέρως
ὑπολαμβάνουσιν, ἢ κἀκεῖνο παραπλησίως; οἵ γε δὴ λέγουσιν
ἦρος μὲν καὶ φθινοπώρου τὰ μέσα μεγίστους ἐργάζεσθαι
τοὺς σφυγμούς, χειμῶνος δὲ καὶ θέρους ἐλαχίστους, οἱ δὲ με-
ταξὺ τῶν εἰρημένων καιροὶ μέσους μεγάλων τε καὶ μικρῶν.
οὐδὲ γὰρ οὐδ' οὗτοι δοκοῦσί μοι λέγειν ἁπλῶς ἢ μεγάλους,
ἢ μέσους, ἀλλ' ἐν τῷ πρός τι. διὰ τοῦτο γοῦν καὶ προστι-
θέασιν αὐτῶν τινες ἐν τῷ λόγῳ τὸ ὡς ἐν ὥραις, ὡδί πως
γράφοντες· ἦρος μὲν καὶ φθινοπώρου τὰ μέσα μεγίστους
ὡς ἐν ὥραις ἐργάζεται τοὺς σφυγμούς. οἱ δ' αὐτοὶ κἂν ταῖς

illum dicant majorem, aut quo minorem. Illi naturali re-
spondent. Iterum quum quaesivi, quo illo naturali? non
modo existimant non dignam investigatione quaestionem,
verum etiam demirantur, cujus putem eos alius dicere ac
ipsius aegroti, quem in praesenti tetigerint. Quin hoc la-
tere ne pueros quidem autumant, alio alium per commo-
dam valetudinem majorem et minorem pulsum habere. An
sic quidem hi, qui vero his praestant, qui libros nobis de
pulsibus reliquerunt conscriptos, aliane sunt in opinione,
an in eadem illa? Hi quidem certe dicunt veris medium et
autumni efficere maximos pulsus, hiemis et aestatis mini-
mos, quae inter haec tempora intercedunt, medios inter
magnos et parvos. Nam videntur mihi ne hi quidem abso-
luto sermone proferre magnos, vel parvos, sed referre ad
aliquid. Itaque ex illis sunt quidam qui sermoni addant
illud (pro anni temporibus) et scribant in hunc modum, Ve-
ris medium et autumni maximos, pro anni temporibus qui-
dem, pulsus efficiunt. Iidem nec in aetatibus scribunt ab-

ἡλικίαις οὐχ ἁπλῶς γράφουσιν, ὥσπερ ἕτερος, μεγάλους μὲν
εἶναι τοὺς ἀκμαζόντων, μικροὺς δὲ τοὺς τῶν παίδων καὶ τῶν
γερόντων, ἀλλὰ κἀνταῦθα προσγράφουσιν, ὡς ἐν ἡλικίαις.
ὥσθ᾽ οὕτως λέγουσι τοὺς μεγάλους καὶ μικροὺς, ὡς εἰ καὶ
μείζονας ἔλεγον καὶ μικροτέρους, ἀλλήλοις παραβάλλοντες
δηλονότι αὐτοὺς, οὐκ ἐν τῷ συμμέτρῳ. ὅτι δ᾽ ἀλλήλοις, δῆ-
λον οἶμαι κἀξ αὐτῆς ὑπάρχειν τῶν πραγμάτων τῆς φύσεως,
ὑπὲρ ὧν δια[135]λέγονται. οὐ γὰρ δὴ πάντων γε τῶν ἀνθρώ-
πων ὡσαύτως οἱ σφυγμοὶ μέγιστοι τυγχάνουσιν ὄντες ἐν τοῖς
μέσοις τοῦ ἦρος, ἀλλ᾽ ἑκάστου κατὰ τὴν ἰδίαν φύσιν. καὶ
τοῦτο μέντοι καὶ αὐτὸ παχεῖ λογισμῷ παντάπασιν ἀδιάρ-
θρωτον καὶ συγκεχυμένον. λῆρος γὰρ οὐ σμικρὸς, εἴ τις
οἴοιτο τῷ χολώδει τε καὶ θερμῷ καὶ διακαεῖ τὴν φύσιν, ἢ τὸ
ἐναντίον αὐτοῦ τῷ φλεγματώδει τε καὶ ψυχρῷ μεγίστους ἐν
ἦρος μέσῳ γίγνεσθαι τοὺς σφυγμούς. ἐν μὲν γὰρ ταῖς διατρι-
βαῖς καὶ μέχρι λόγου τάχ᾽ ἂν ἴσως δόξειε γίγνεσθαι, πειρω-
μένοις δ᾽ οὐκ ἂν εὑρεθεῖεν. τοὺς μὲν γὰρ θερμοτέρους καὶ
ξηροτέρους τὴν κρᾶσιν οὐκ ἀναμένοντας ὄψει τὰ μέσα τοῦ
ἦρος, ἀλλὰ πολὺ πρότερον τοὺς σφυγμοὺς μεγίστους σφῶν
αὐτῶν ἴσχοντας, τοὺς δ᾽ ἐναντίους αὐτοῖς τοὺς ὑγροτέρους

folute, ut alii magnos eſſe juvenum, puerorum parvos et
ſenum, ſed addunt hic quoque, pro aetatibus. Proinde ſic
pronunciaut magnos et parvos, ut ſi majores dicant et mi-
nores; nimirum eos inter ſe invicem conſerentes, non cum
ipſo moderato. Nam mutuo ipſam puto demonſtrare re-
rum, de quibus differunt, naturam, nam non omnium mor-
talium medio vere aeque pulſus maximi ſunt, ſed cujusque
pro ſua natura. Porro id ipſum quoque craſſa ratione om-
nino indiſtinctum eſt et conſuſum, nugae enim ſint merae,
ſi cenſeas illi, qui biliofa, ſicca, calida et aduſta natura eſt,
aut contra, qui pituitoſa atque frigida, maximos medio vere
pulſus eſſe. In disputationibus ita utique et verbotenus
forſitan videantur habere; quod ſi periculum facias, non
reperiantur. Quippe calidiores et ſicciores temperamento
non expectare conſpicias medium ver, ſed multo habere an-
te ſuos maximos pulſus, jam contrarios his humidiores et

τε καὶ ψυχροτέρους ἐπέκεινα πολὺ τῶν μέσων τοῦ ἦρος, ἤδη
τοῦ θέρους ἀρχομένου. μόνους δὲ τοὺς τὴν ἀρίστην κατα-
σκευὴν τοῦ σώματος ἔχοντας ἐν τοῖς μέσοις τοῦ ἦρος ἔστιν
εὑρεῖν μεγίστους σφῶν αὐτῶν τοὺς σφυγμοὺς ἴσχοντας. οὕτω
δὲ καὶ κατὰ τὰς ἡλικίας ἔχει. καὶ γὰρ τούτων αἱ μὲν εὔκρα-
τοι τοῖς μέσοις τοῦ ἦρος, αἱ δὲ δύσκρατοι πρότερον, ἢ ὕστε-
ρον, μεγίστους ἔχουσι τοὺς σφυγμούς. ἀλλ᾽ οὐδεὶς τῶν ἰατρῶν
οὐδὲν ἡμῖν τούτων διωρίσατο, ἀλλ᾽ ὡς ἂν πάντων ἀνθρώπων
ὁμοίως διατιθεμένων ἐν ἑκάστῃ τῶν ὡρῶν, οὕτως ἀποκρίνον-
ται. καίτοι τά γ᾽ Ἱπποκράτους οὐκ οἶμαί τινα λανθάνειν,
ὅσα τε καὶ οἷα περὶ τῶν ὡρῶν εἴρηται παρ᾽ αὐτῷ, σαφῶς
ἐνδεικνυμένῳ, μήτε φύσεις μήθ᾽ ἡλικίας ἁπάσας πρὸς τῶν
αὐτῶν ὡρῶν ὡσαύτως διατίθεσθαι. τοὺς μὲν γὰρ ὁ χειμὼν
ἰσχυροτέρους καὶ ὑγιεινοτέρους καὶ κατὰ πάντα βελτίους,
τοὺς δὲ τὸ θέρος ἐργάζεται. πῶς οὖν ἐνδέχεται τὸν ὠφελού-
μενον τῷ βλαπτομένῳ τὴν αὐτὴν ἔχειν τροπὴν τῶν σφυγμῶν;
πῶς δ᾽ οὐκ αἰδοῦνται γράφοντες ἡμῖν ἁπλῶς οὕτως καὶ ἀδιο-
ρίστως, ἦρος τὰ μέσα μεγίστους ἐργάζεται τοὺς σφυγμούς; εἰ
γὰρ μὴ προσθείη τίσι μεγίστους, οὐδὲν ἐμάθομεν. πῶς δ᾽,

frigidiores longe ultra medium ver, ineunte jam aeftate; foli
vero, qui optimam funt nacti conftitutionem corporis, in-
veniantur medio vere maximos fuos pulfus obtinere. Ea-
dem in aetatibus ratio eft, inter quas temperatae medio ve-
re, intemperatae ante vel poft habent pulfus maximos. Ve-
rum nullus haec quisquam medicus diftinxit, adeo ut fi omnes
homines parem ftatum in unoquoque anni tempore haberent,
ita respondeant. Tametfi Hippocratis fcripta neminem puto
latere, quae ille et quam multa de anni temporibus reliquerit;
qui aperte oftendit, nec naturas, nec aetates ab iisdam anni
temporibus perinde omnes affici, quosdam enim robuftiores
fimul hiems fanioresque et in omnes partes meliores, ali-
quos aeftas reddit. Qui fiet igitur ut quod commodat juxta
atque id quod officit, mutet pulfus? Quin autem illos pu-
det adeo nobis nude fcribere et praeter omnem diftinctio-
nem, medium ver pulfus creat maximos; nam ni additum
fit, quibusnam maximos, nihil didicerimus. Quin porro,

ὅταν εἴπωσιν θέρους καὶ χειμῶνος μικροὺς γίγνεσθαι τοὺς
σφυγμοὺς, οὐδ᾽ ἄχρι τοῦ, ποτέρα τῶν ὡρῶν τοὺς σφυγμοὺς
μικροτέρους ἐργάζεται, τολμῶσι προσπαραγράφειν; οὐ γὰρ
δήπου μικράν γε φήσουσιν εἶναι τὴν διαμαρτίαν, εἴ τις τὸ θέ-
ρος τοῦ χειμῶνος οἴοιτο μικροτέρους ἐργάζεσθαι τοὺς σφυγ-
μοὺς, τὸ δ᾽ εἰ τύχοι μείζονας ἐργάζοιτο, ἢ εἰ τὸν χειμῶνα
τοῦ θέρους, ἔμπαλιν ἔχοντος τἀληθοῦς. ὅ τι γὰρ ἄν τις εἴπῃ
τῶν τριῶν τούτων, εἴτε τὸ θέρος τοῦ χειμῶνος, εἴτε τὸν χει-
μῶνα τοῦ θέρους, ἢ ἐπίσης ἐν ἀμφοτέροις εἶναι τοὺς σφυγ-
μοὺς, οὐκ ἀληθεύσει, μὴ προσθεὶς τὸ τίσιν. εἰ δὲ προσθείη
τε καὶ διορίσαιτο, κατά τε τὰς φύσεις τῶν σωμάτων καὶ τὰς
ἡλικίας, ἕκαστον τῶν τριῶν ἀληθὲς γενήσεται, καθάπερ ἡμῖν
ἐν τοῖς ἰδίοις περὶ τούτων λόγοις διορίζεται. ἀλλ᾽ οὔθ᾽ αὐτὸν
ἕκαστος οὔτ᾽ ἀλλήλους ἐξελέγξαι (69) περὶ τούτων ἠδυνήθη-
σαν, ὡς πολλὰ μὲν ψευδῆ, πολλὰ δ᾽ ἀδιόριστα λέγου-
σιν, οὐδὲ διὰ μίαν ἄλλην αἰτίαν τὸ τοιοῦτο παθόντες
ἢ ὅτι τοῦ συμμέτρου καθ᾽ ἕκαστον γένος σφυγμοῦ παντάπα-
σιν ἀμαθῶς εἶχον. ἢ διὰ τί, καίτοι περὶ πάντων οὕτω πι-
κρῶς ἀλλήλοις ἐρίζοντες, περὶ τούτων οὐδὲ ζητοῦσιν ὅλως,

quum dicant, aeftate et hieme parvos pulfus fieri, hoc cer-
te, utrum tempus reddat minores pulfus, non fuftinent ad-
jungere? Neque vero parvum fcilicet peccatum dicent, fi
hieme putes aeftatem minores pulfus efficere, haec vero
forte majores efficiat, vel fi hiemem aeftate, quum contra
fe res habeat. Nam quodcunque dicas de his tribus, five
aeftatem hieme, five hiemem aeftate, five pares utrobique
pulfus effe, nifi addas, quibus, mentieris. Sin appofueris
et diftinxeris pro naturis corporum et aetatibus, unumquod-
que ex tribus verum fit, quemadmodum nos, ubi de his pri-
vatim egimus, explicavimus. At neque fe ipfum quisque,
neque fefe illi mutuo potuerunt hic coarguere, quod tum
multa falfa, tum multa indiftincta dixerint; quod illis nulla
alia re ufu venit, praeterquam quod moderatum cujusque
generis pulfum ignorarent prorfus. Nam quamobrem,
quum inter fe mutuo tam decertent acerbe, de hoc ne ver-

ΣΦΥΓΜΩΝ ΛΟΓΟΣ Β. 869

Ed. Chart. VIII. [135. 136.]   Ed. Baf. III. (69.)

ἀλλὰ ταλαιπώρως παρατρέχουσιν; δι᾽ οὐδὲν ἄλλο ἢ ὅτι πε-
φυρημένον τε καὶ ἀδιάρθρωτον ὑπὲρ αὐτῶν ἔχοντες τὸν νοῦν,
ἑνί γε τῷ πρώτῳ σφαλέντι πάντες ἠκολούθησαν, εἶτα περὶ
τῶν ἀξιολόγων οὐδεμίαν εἰς αὐτὰ τὰ τῆς τέχνης ἔργα βλάβην
ἢ ὠφέλειαν εἰσφερομένων πικρῶς ἐριζόντων οὐκ ἀλλήλοις
μόνον, ἀλλὰ καὶ Ἡροφίλῳ. καὶ ταῦτα μέντοι τῆς ἔριδος
ὑπὲρ ἀδήλων πραγμάτων συνισταμένης καὶ πολλῶν καὶ μα-
κρῶν λόγων, ἵν᾽ ἀποδειχθῇ, δεομένων, [136] περὶ τῶν οὕτως
ἐναργῶν, ὡς καὶ διὰ μόνης τῆς αἰσθήσεως ἔνεστι λαβεῖν, οὔτ᾽
αὐτοὶ διωρισμένως γράφουσιν οὔτε τοὺς σφαλέντας ἐλέγχου-
σιν, οὐδ᾽ εἴ τις τῶν παλαιῶν ἕτερόν τι παρὰ τὸ δοκοῦν αὐ-
τοῖς ἔγραψε, μνημονεύουσιν. ἀλλὰ μικρὸν μὲν τὸν τοῦ παι-
δὸς εἰρήκασι σφυγμὸν, ὡσαύτως δὲ καὶ τὸν τοῦ γέροντος
μικρὸν, ὁπότερος δ᾽ αὐτῶν μικρότερος, οὐκέτι γράφουσι,
καίτοι σαφῶς Ἡροφίλου τοῖς τε μὴ παρέργως ἐντυγχάνουσιν
αὐτοῦ τοῖς βιβλίοις ὑπὲρ ἀμφοτέρων γεγραφότος. ἢ καὶ
γελοῖον ἴσως ποιῶ τὰ τοιαῦτα διορίζεσθαι βουλόμενος αὐτοῖς,
οἷς οὐδὲ τὰ πρῶτα καὶ ἁπλούστατα καλῶς εἴρηται. μικρόν

bum quidem faciunt, fed praetermittunt mifere? Nullam
fane aliam ob caufam, nifi quia nihil eorum quum intellige-
rent liquido, fed confufe omnia et minime diftincte, unum
fcilicet qui primo hallucinatus eft, fequuti omnes funt; et
de illis quae nihil prope artis adminiftrationibus nec obfunt
nec accommodant, acriter non mutuo tantum inter fe, fed
cum Herophilo etiam digladiantur, idque quum contentio
illis de rebus obfcurius exiftat, quae longam quaerunt quo
declarentur et prolixam orationem; de rebus vero tam cla-
ris, ut vel folo fenfu deprehendi poffint, neque fcribunt
elimate, neque reprehendunt errantes, nec vero fi quis ve-
terum quicquam fcripfit, quod a fua fententia abhorreat,
meminerunt. Caeterum pueri effe confirmaverunt parvum
pulfum et item fenis parvum, utrius autem fit eorum minor,
praetereunt, tametfi de utroque Herophilus plane, fi dili-
genter ejus libros revolvas, confcripfit. At ridiculus fim,
qui haec explicata ab illis poftulem, quum ne prima qui-
dem, nec fimpliciffima recte atque ordine tradiderint. Ita-

γ᾽ οὖν λέγουσι τὸν τοῦ παιδὸς σφυγμὸν, Ἡροφίλου μηδε-
πώποτε μικρὸν εἰρηκότος, ἀλλὰ ποτὲ μὲν ἱκανὸν τῷ μεγέθει,
ποτὲ δὲ ἀξιόλογον, ἤ πως οὕτως ὀνομάζοντος. εἶτα τίς μὲν
ἡ κινοῦσα τὰς ἀρτηρίας αἰτία ζητοῦσι καὶ τῶν εἰς τοῦθ᾽
Ἡροφίλῳ γεγραμμένων οὐδὲν παραλείπουσι, τῶν δ᾽ εἰς τὰ
ἔργα τῆς τέχνης διαφερόντων θεωρημάτων, οὔτ᾽ εἰ καλῶς
οὔτ᾽ εἰ μὴ καλῶς ἔγραψεν Ἡρόφιλος, οὐδενὸς ἔτι μέμνηνται·
ὦ πρὸς τῶν θεῶν, οὐ πολὺ μέντοι βέλτιον ἦν, μὴ περὶ τοῦ
τέτταρας ὑφ᾽ Ἡροφίλου λέγεσθαι τὰς διοικούσας τὰ ζῶα δυ-
νάμεις ζητεῖν, μηδὲ πικρῶς ἐρίζειν τε καὶ ἀντιλέγειν αὐτῷ
περί γε τούτων, ἀλλ᾽ εἴπερ ἐβούλοντο καταβάλλειν τε καὶ
διεξελέγξαι αὐτὸν εἰκῆ ληροῦντα, τῶν τοιούτων αὐτοῦ μνημο-
νεύειν, ἃ φανερῶς τοῖς ἐναργέσι μάχεται, καὶ ταῦτα μαρτύ-
ρων ἀριθμὸν οὐκ ὀλίγον ἀθροῖσαι κατ᾽ αὐτοῦ δυνάμενοι;
τούς τε γὰρ μεθ᾽ Ἡρόφιλον τὰ περὶ σφυγμῶν πραγματευσα-
μένους καὶ σχεδὸν τοὺς νῦν ἅπαντας ἕξουσι μαρτυροῦντας,
ὡς ὁ τῶν παίδων σφυγμὸς μικρότερός ἐστι τοῦ τῶν γερόν-
των, καὶ πολλῷ γέ τις μικρότερος. ὥστε τὶς ἐμοὶ πρώην

que parvum dicunt pulſum pueri, quem nunquam Herophi-
lus parvum appellavit, ſed modo ſatis magnum, modo in-
ſigniter, vel ejuscemodi quopiam nomine vocavit.　Tum
quae cauſa ſit, inquirunt, quae arterias moveat et eorum
quae de hoc ſcripſit Herophilus, praetermittunt nihil, de
praeceptis vero quae ad artis opera interſunt, rectene He-
rophilus, an ſecus tractaverit, verbum nullum, o Dii in-
mortales, fecerunt.　Atqui nonne longe praeſtiterat, ſi quod
quatuor ſtatuit Herophilus facultates, quae animalia guber-
nant et moderantur, de hoc nihil quaererent, nec atrociter
rixarentur, vel eum oppugnarent, ſed ſi confutatum homi-
nem vellent et convictum inanium ſuarum nugarum, ea
proferrent quae refragantur his quae ſunt plane evidentia,
idque quum adverſus illum tantum poſſint cogere teſtium
numerum?　Etenim quum illos, qui poſt Herophili aeta-
tem de pulſibus ſunt commentati, tum ſuperſtites pene om-
nes teſtes habebunt, pulſum puerorum minorem ſenum eſſe,
atque adeo multo quidem minorem.　Etiam quidam mihi

Ed. Chart. VIII. [136.]   Ed. Baf. III. (69.)

ἔφασκε καταγελῶν ὅλου τοῦ ἐρωτήματος, οὐδὲ ζητήματος
ἄξιον εἶναι τὸ πρᾶγμα. πολὺ γὰρ μικροτέρους ὑπάρχειν τοὺς
τῶν παίδων, καὶ διὰ τοῦτο καλῶς μηδὲ γεγράφθαι τι περὶ
αὐτῶν. τοιούτους οὖν μυρίους ἔχοντες μάρτυρας καὶ τἄλλα
φιλονεικοῦντες ἀεὶ πρὸς Ἡρόφιλον, οὐκ οἶδ' ὅπως τὰ τοιαῦτα
παραλελοίπασι τὴν ἀρχήν, οὐδ' εἰ γέγραφεν αὐτὰ γιγνώσκου-
σιν. οὐδὲ γὰρ αὐτῆς τῆς ἰατρικῆς αὐτοῖς πάνυ φροντίς ἐστιν,
ἀλλὰ μόνον ἐκείνων τῶν δογμάτων, ἃ τὰς ἐν ταῖς διατριβαῖς
φλυαρίας αὐξῆσαι δύναται. ταῦτ' οὖν ἐκλέγουσι μόνον τῶν
Ἡροφίλου βιβλίων τὰ κεφάλαια, τὰ δὲ ἄλλα παντάπασιν
ὑπερβαίνουσι, καὶ διὰ τοῦτ' οὐδ' ὅλως ἴσασι τί γέγραφεν
Ἡρόφιλος, εἰς μὲν τὰ τῆς τέχνης ἔργα μεγάλως διαφέρον,
ἐναντίον δ' οἷς οὗτοι λέγουσι. διὰ τοῦτο γοῦν καὶ περὶ τῶν
ῥυθμῶν ὅσα μὲν ἐχρῆν αὐτοὺς ἔτι παῖδας ὄντας ἐν τοῖς τῆς
μουσικῆς διδασκαλείοις ἐκμαθεῖν, ταῦτ' οὐδόλως εἰς τὰ τῆς
ἰατρικῆς συγγράμματα φέρουσι, τὸ τῶν ὀψιμαθῶν πάθημα
πάσχοντες, οὐδὲ σιωπῆσαι δυνάμενοι, κἂν ἑτέρας ᾖ τέχνης.
πῶς δ' ἀπὸ ῥυθμοῦ δεῖ σημειοῦσθαι, οὐκέτ' οὐδεὶς ἔγραψεν
αὐτῶν. ἀλλ' Ἡρόφιλός γε τὴν ἐναντίαν ὁδὸν ἰὼν αὐτοῖς

nuper ridens, univerfam quaeftionem dictitabat non dignam
efle rem, de qua disputaretur, longe fiquidem puerorum
minores efle, quo rectius nihil de his proditum literis efle,
Tales quum habeant fexcentos teftes et alioqui Herophilum
perpetuo oppugnent, ifta miror, quid femel praeterierint,
nec etiam an haec fcripferit fciant. Nimirum non mul-
tum de medicina laborant, fed de his duntaxat fententiis
quae nugas cumulare in disputationibus poffunt. Quare
haec tantum ex Herophili fcriptis capita decerpunt, caetera
repudiant prorfus, quod in caufa eft, cur ignorent Hero-
phili fcripta, fi quae mirifice ad artis opera faciunt, fed re-
pugnant fuis decretis. Ideoque de rhythmis etiam quae
prima aetate debebant in muficis ludis addiscere, haec te-
mere inferunt libris medicinae. Quibus accidit quod fero
discentibus folet. Nam tacere etiam fi ad aliam artem fpe-
ctet, non valent, rhythmus vero quae fuppeditet figna, nul-
lus illorum fcripfit. At Herophilus, qui aliam viam ac illi

872 ΓΑΛΗΝΟΥ ΠΕΡΙ ΔΙΑΓΝΩΣΕΩΣ

Ed. Chart. VIII. [136. 137.]   Ed. Baf. III. (69.)

παραλείπει μὲν ἃ παρὰ τοῖς μουσικοῖς ἐχρῆν μεμαθηκέναι τὸν
ἀξίως τῆς τέχνης πεπαιδευμένον, ὡς ἐπισταμένοις δ᾽ αὐτοῖς
διαλέγεται, τὸ χρήσιμον εἰς τὴν ἰατρικὴν ἐξ αὐτῶν λαμβάνων.
οἱ δ᾽ ὅταν τὴν θαυμαστὴν ταύτην, ὡς αὐτοὶ καλοῦσι, τεχνο-
λογίαν τὴν περὶ τῶν ῥυθμῶν διεξέλθωσιν, οὐκέτ᾽ αὐτοῖς μέλει
δεῖξαι, πῶς ἄν τις ἱκανὸς προγνῶναί τι δι᾽ αὐτῶν, ἢ σημειώ-
σασθαι γένοιτο. ταῦτ᾽ ἄρα καὶ τὸν παίδων σφυγμὸν μικρὸν
λέγουσιν, Ἡροφίλου τἀναντία γράφοντος, οὐδὲ μέχρι τοσού-
του διασκέψασθαι σπουδάζοντες, ὡς ἐννοῆσαι δυνηθῆναι,
ποία τις παρὰ τοῖς ἀνθρώποις μεγάλη καὶ μικρὰ διαστολὴ
λέγεται. καὶ γὰρ ἐπὶ κύστεων καὶ φυσῶν χαλκευτικῶν καὶ
ἀσκῶν καὶ γαστέρων καὶ μητρῶν [137] καὶ παντὸς ἁπλῶς τοῦ
κοιλότητά τινα κεκτημένου μεγάλας τε καὶ μικρὰς εἰώθαμεν
διαστολὰς ὀνομάζειν. καὶ πολλάκις γε μικρὸν μὲν τὸν ὄγκον
εἶναί φαμεν τῆς γαστρὸς, μέγαν δ᾽ εἰ τύχοι τὸν τῆς κύστεως,
καὶ μικρὸν μὲν τὸν τοῦ ἀσκοῦ, μέγαν δὲ τὸν τῆς γαστρός·
εἴποιμεν δ᾽ ἄν ποτε καὶ τὴν κύστιν εἰς ὄγκον τε μέγαν καὶ
διαστολὴν ἀφικέσθαι μεγίστην, τὸν δ᾽ ἀσκὸν καὶ τὸν σάκκον

leoutus eft, praetermittit quae discenda de muficis erant,
imbutis probe in arte, mox, ut fi ea teneant, apud eos
differit, quod medicinae conducit ex iis accipiens. Illi
vero ut praeclaram iftam, quemadmodum ifti appellant,
τεχνολογίαν de rhythmis enarrarunt, nihil poftea ftudent
oftendere, qua ratione ex illis praefagiendi quid, vel de-
nunciandi compares facultatem. Itaque etiam puerorum
effe ajunt parvum pulfum, contradicente Herophilo, nec
vero hactenus ftudent perpendere, ut quae apud mortales
magna et parva diftentio dicatur, queant affequi. Quippe
veficarum, follium fabrorum, utrium, uterorum, omnium
denique rerum quae praedita cavitate aliqua funt, magnas
et parvas diftentiones folemus vocare. Itaque parvum fae-
pe effe tumorem ventris dicimus, magnum etiam, verbi
gratia, veficae et parvum utris, ventris magnum. Dicemus
etiam interdum magnopere veficam iutumuiffe et diftentam
effe maxime: utrem autem et faccum qui viginti ex ejusce-

εἴκοσι πολλάκις ἑαυτῶν ἐντὸς τοιαύτας κύστεις δέξασθαι δυ-
ναμένους μηδέπω τὴν μεγίστην ἔχειν διαστολήν. λογιζόμεθα
γὰρ, οἶμαι, πρὸς τὴν ἑκάστου τῶν σωμάτων κοιλότητα τὴν
διάστασιν αὐτοῦ χρῆναι παραβάλλειν, οὐχ ἁπλῶς ἀποφαίνε-
σθαι κατὰ πάντων ἑνὶ μέτρῳ χρωμένους. ἔστι γάρ τι τὸ μέ-
τρον ἐν ἑκάστῳ, καθ᾽ ὃ μήτε τείνεσθαι τοὺς τὰς κοιλότη-
τας ἑαυτῶν ἐντὸς ἔχοντας χιτῶνας μήτε χαλαροὺς εἶναι
συμβέβηκεν. ὅταν οὖν ἤτοι τάσις ἐν αὐτοῖς, ἢ κοιλότης ἐμ-
φαίνηται, τότε μεγάλας καὶ μικρὰς λέγομεν ὑπάρχειν τὰς
διαστολάς. ἡνίκα δὲ μήτε αἰσθητὴν κοιλότητα δυνατὸν ἔτι
θεάσασθαι μήτ᾽ ἤδη πονοῦσιν οἱ χιτῶνες ὑπὸ τῆς διαστολῆς
τεινόμενοι, μετρίαν τέ τινα καὶ σύμμετρον καὶ κατὰ φύσιν
τῷ σώματι τὴν τοιαύτην διάστασιν εἶναί φαμεν. τί δὴ οὖν
χαλεπὸν ἐκ τούτων ὁρμηθέντας ἐννοῆσαι περὶ τῆς ἀρτηρίας,
ὡς καὶ ταύτην σῶμα κοῖλον ὑπάρχουσαν, ἀναγκαῖον ὅρους
ἔχειν τῆς ἐφ᾽ ἑκάτερα κινήσεως, καὶ μήτ᾽ εἰς ἄμετρον διΐστα-
σθαι (ῥαγῆναι γὰρ ἄν) μήτ᾽ εἰς ἐλάχιστον συστέλλεσθαι· κω-
λύειν γὰρ τὴν τῶν χιτώνων φύσιν, σκληρὰν καὶ δυσσύμπτω-
τον ὑπάρχουσαν;

modi veficas capiant, nondum maximam diftentionem effe
confecutos. Cenfemus enim, ni fallor, ad cujusque cavita-
tem corporis effe diftentionem aeftimandam, non abfolute
pronunciandam ad eundem ubique modum. Nam eft certus
in qualibet re modus, in quo nec intendi tunicas, quae ca-
vitatem ipfam complectuntur, nec remitti contingit. Ergo
ubi advertitur tenfio et in illis, vel cavitas, tum magnas di-
cimus et parvas diftentiones effe, quamdiu nec fenfibilem
etiam cavitatem cernere poffis, neque dum tunicae laborent
diftentae, modicam illam et moderatam et nativam corporis
diftentionem dicimus effe. Quid ergo eft difficultatis ex
his progreffos arteriam intelligere, quum fit corpus et hoc
concavum, habere terminos oportere motus fui in utramque
partem, nec nimium diftendi (rumperetur enim) neque in
arctiffimum confidere; obftare fcilicet naturam tunicarum
duram, quae aegre contrahitur?

874　ΓΑΛΗΝΟΥ ΠΕΡΙ ΔΙΑΓΝΩΣΕΩΣ

Ed. Chart. VIII. [137.]　　　　　　Ed. Baf. III. (69. 70.)

Κεφ. δ΄. Ἔστιν οὖν τις αὐτάρκης διαστολὴ τῆς ἀρτη-
ρίας, ἅς μήτε διατείνειν μήτ᾽ ἀπολιπεῖν τι χαλαρὸν αὐτῆς
μόριον· ἣν σύμμετρόν τ᾽ εἶναι φήσομεν καὶ κατὰ φύσιν·
εἰ δὲ μὴ, καθ᾽ ἕνα καὶ τὸν αὐτὸν ἄνθρωπον ἀναγκασθησό-
μεθα λέγειν μεγάλους τε καὶ μικροὺς καὶ συμμέτρους ὑπάρ-
χειν σφυγμούς, καίτοι δεινὸν ἐν ἀρίστῃ φύσει τὸ μὴ πάντας
εἶναι συμμέτρους, πολὺ δὲ δεινότερον τὸν αὐτὸν σφυγμὸν
μέγαν θ᾽ ἅμα καὶ μικρὸν καὶ σύμμετρον γίνεσθαι, τοῖς μὲν
μικροτέροις παραβαλλόμενον μέγαν, τοῖς δὲ μείζοσι μικρὸν,
ἀμφοτέροις δ᾽ ὁμοῦ σύμμετρον, δέον, ὅταν μὲν τῷ μικρο-
τέρῳ παραβάλληται, μείζονα καλεῖν αὐτὸν, ὅταν δὲ τῷ μεί-
ζονι, μικρότερον, ἀμφοῖν δὲ μέσον. οὕτως (70) γὰρ ἡμῖν
ἔξεστι καλεῖν τοὺς ἐν ταῖς ἀρίσταις φύσεσι σφυγμοὺς, ἀλλή-
λων μὲν μείζονάς τε καὶ μικροτέρους, συμμέτρους δ᾽ ἅπαν-
τας, εἴπερ τι τῶν ἀνωτέρω λεχθέντων μνημονεύοιμεν, ὁπόταν
πρὸς τὴν φύσιν τοῦ ὑποκειμένου σώματος ἀποβλέπειν ἐφάσκο-
μεν δεῖν, ὅταν τὸ σύμμετρόν τε καὶ τὸ μέγα καὶ τὸ μικρὸν
ἐξευρεῖν ᾖ προκείμενον, ὅταν δ᾽ ἁπλῶς ἀλλήλοις παραβάλλωμεν

Cap. IV. Quare eſt quaedam juſta arteriae diſtentio,
ut neque contendatur, neque laxam quampiam ſuam par-
tem relinquat, quam eſſe moderatam et naturalem dicemus;
ſin minus, in uno eodemque homine dicamus neceſſe erit
magnos, parvos et moderatos pulſus eſſe. Atqui in optima
natura abſurdum eſt non omnes moderatos eſſe, et longe
hercle abſurdius, ſi idem ſit pulſus magnus ſimul et parvus
ac moderatus, magnus, ſi cum minoribus comparetur, ſi
cum majoribus, parvus, utrisque ſimul moderatus. Opor-
tebat vero, quum minori confertur, eum majorem appel-
lare, quum majoribus, minorem, quum utrisque, medium.
Eo enim pacto nobis vocare licet optimarum naturarum
pulſus, inter ſe illos quidem majores et minores, omnes
tamen moderatos, ſi quid antedictorum meminimus, quum
naturam diceremus propoſiti corporis ſpectandam eſſe, ubi
indagare moderatum, magnum et parvum inſtituimus. Quod
ſi corporum inter ſe ſimpliciter comparemus magnitudines,

τοὺς ὄγκους τῶν σωμάτων, μεῖζον μὲν καὶ ἔλαττον καὶ
μέσον ἀμφοῖν ὀνομάζειν, μέγαν δὲ καὶ μικρὸν καὶ σύμμετρον
μηδέπω. τὸ μὲν γὰρ μεῖζον τοῦ ἐλάττονός ἐστιν ὑπερέχον, τὸ
δὲ μέγα τοῦ ὁμογενοῦς συμμέτρου μεῖζον, ὥστ᾽ ἄμφω μὲν
ἐν τῷ πρὸς τὶ λέγεσθαι, ἀλλὰ τὸ μὲν μεῖζον πρὸς ἅπαντα τὰ
μικρότερα παραβάλλωμεν, τὸ δὲ μέγα πρὸς ἓν μόνον τὸ ὁμο-
γενὲς μέτριον· εἰ γὰρ ἐκείνου μεῖζον εἴη, μέγα καλεῖται. ἀν-
τίστροφα δὲ τούτοις ἐπί τε μικροτέρου καὶ μικροῦ χρὴ νοεῖν.
σύμμετρον δὲ καὶ μέτριον εἶναι λεκτέον τὸ κατὰ τὴν οἰκείαν
φύσιν ἔχον, ὥσπερ ἀσύμμετρόν τε καὶ ἄμετρον τὸ παρὰ τὴν
φύσιν. ἐπεὶ τοίνυν ἐστὶ σῶμα κοῖλον ἡ ἀρτηρία, τὴν διάστα-
σιν αὐτῆς ἀνάγκη ποτὲ μὲν οἰκείως τε [138] καὶ συμμέτρως
τῆς τε χρείας, ἧς ἕνεκα πρὸς τῆς φύσεως ἐγένετο τοιαύτη, καὶ
προσέτι τῶν χιτώνων τῶν αὐτῆς, ποτὲ δ᾽ ἀμέτρως ἐπιτελεῖ-
σθαι. δείκνυται δ᾽ ἐν ἑτέροις, ὡς ἐν ταῖς ἀρίσταις φύσεσιν
εἰς τοσοῦτον διαστέλλεσθαι πέφυκεν, εἰς ὅσον τήν τε χρείαν
ἱκανῶς πληρῶσαι καὶ μηδὲν τοὺς χιτῶνας λυπῆσαι. τὸν οὖν
βουλόμενον ἑνὶ κανόνι προσέχειν ἐν ταῖς τῶν μεγάλων τε καὶ

majus, minus, medium inter utrumque nominabimus, ma-
gnum autem, vel parvum, vel moderatum haudquaquam;
majus enim eſt quod minus excedit, at magnum quod mo-
deratum ſui generis.　　Itaque refertur utrumque ad aliquid,
ſed majus ad cuncta minora comparamus, magnum ad
unum duntaxat ejusdem generis moderatum, quo ſi majus
ſit, vocatur magnum.　　Idem vice verſa in minore et parvo
accipiendum eſt.　　Moderatum et mediocre eſſe dicendum
eſt quod in ſua propria natura conſtat, et immoderatum im-
modicumque quod naturam ſuam relinquit.　　Quando igi-
tur corpus eſt cavum arteriae, diſtentio ejus neceſſe eſt in-
terim proprie et moderate, ut poſtulat uſus, cujus gratia
creata a natura talis eſt, praeterea ut ejus poſtulant tunicae,
interim immodice perficiatur.　　Oſtendi autem alio loco hac-
tenus eam in optimis naturis ſolere dilatari, quoad uſus
abunde impleatur et nihil offendantur tunicae.　　Proinde qui
regulam velit attendere in magnis pulſibus et parvis digno-

μικρῶν σφυγμῶν διαγνώσεσι, τὴν ἀρίστην φύσιν ἐξευρόντα,
καὶ γνόντα μιᾶς ἀρτηρίας ἡστινοσοῦν, ἐν αὐτῇ τόν τε τοῦ
σώματος ὄγκον τόν τε τῆς διαστολῆς μεμνῆσθαι χρὴ καὶ
συλλογίζεσθαι, μέχρι πόσου τὴν μείζονα ταύτης ἀρτηρίαν
εἰκὸς ἔχειν μείζονα, καὶ τὴν διαστολὴν ἐν ταῖς ἀρίσταις φύσε-
σιν· εἶτ᾽ εἰ μὲν εὑρίσκοιτο τηλικαύτην ἡλίκην ἔσεσθαι στοχά-
ζοιτο, σύμμετρον οὕτω καλεῖν τὸν σφυγμόν· εἰ δ᾽ ἤτοι μεί-
ζονα ταύτης, ἢ ἐλάττονα, μέγαν, ἢ μικρόν. εἴσεται δὲ τὸ
τῆς ἀρτηρίας μέγεθος ἐπὶ τῆς ἀρίστης φύσεως ἤτοι διὰ τῆς
ἀνατομῆς, εἶτ᾽ οὖν κατὰ περίπτωσιν εἴτε κατ᾽ ἐπιτήδευσιν γι-
γνομένης, ἢ συλλογισάμενος ἐκ τῶν ἐν τοῖς περὶ τῆς ἀρίστης
κατασκευῆς εἰρημένων. καίτοι κἂν εἰ μὴ γιγνώσκῃ τίς ἐστιν ἡ
ἀρτηρία τοῖς τὴν ἀρίστην φύσιν ἔχουσιν, ἀλλὰ τόν γε σφυγ-
μὸν αὐτῶν μεμνημένος, εἶτ᾽ αὖθις συντυχὼν ἑτέρῳ τινὶ καὶ
δυνάμενος συλλογίσασθαι, πότερον εἰκὸς μείζονας τοῦτον ἢ
μικροτέρας ἐκείνου τὰς ἀρτηρίας ἔχειν, οὕτως ἤδη παραβάλ-
λειν τε τῷ κατὰ τὴν διαστολὴν ὄγκῳ δυνήσεται καὶ στοχάζε-
σθαι, πότερα σύμμετρος, ἢ μέγας, ἢ μικρὸς ὁ σφυγμός ἐστιν.
εἰ μὲν γὰρ ὅσῳ φαίνεται μείζονας τὰς ἀρτηρίας ἔχειν ὁ παρα-

cendis, optima natura inventa, cognitoque unius in illa ar-
teriae cujuscunque tumore, corporis atque diftentionis, re-
cordandum illi et aeftimandum eft, arteriam hac majorem
quanto oporteat majorem habere diftentionem in optimis na-
turis.   Quae fi tanta reperiatur effe, quantam fore conji-
ciebat, fic moderatum pulfum appellabit: fin vel majorem
hac, vel minorem, magnum, vel parvum.   Arteriae depre-
hendat in optima natura magnitudinem, aut per diffectio-
nem, five ea cafu, five de induftria fiat, aut colligendo ex
fignis, quae in libello de optima corporis conftitutione pro-
didimus.   Quod fi nesciat etiam quanta fit arteria praeditis
optima natura, pulfus quidem certe eorum memor, fi in
alterum poftea incidat et colligere poffit, utrum par fit ma-
jores hunc, an minores quam illum habere arterias, cum
tumore jam diftentionis conferre poterit, atque conjectare,
an magnus, an parvus, an moderatus pulfus fit.   Etenim
fi quo videtur arterias majores habere homo qui compara-

βαλλόμενος ἄνθρωπος, τοσούτῳ καὶ τὴν διαστολὴν αὐτῶν
ἔχοι μείζονα, σύμμετρον ἐροῦμεν τὸν σφυγμόν· εἰ δ' ἤτοι
πλέονι τὸ τῆς ἀρτηρίας μέγεθος ἤπερ τὸ τῆς διαστολῆς ὑπερ-
βάλλειν δόξειεν, ἢ ἔλαττον εἴη, μέγαν οὕτως ἢ μικρὸν καλέ-
σομεν· εἰ μὲν τὸ τῆς ἀρτηρίας σῶμα φαίνοιτο μεῖζον ἤπερ τὸ
τῶν σφυγμῶν, μικρόν· εἰ δὲ τὸ μὲν τῆς ἀρτηρίας ἔλαττον,
τὸ δὲ τῶν σφυγμῶν μεῖζον, μέγαν. οὕτω δὲ καὶ κατὰ τὰ λοιπὰ
γένη τῶν σφυγμῶν τό τε κατὰ τὴν κίνησιν αὐτὴν, ἐν ᾧ τά-
χος τε καὶ βραδύτητα διαγινώσκομεν, καὶ τὸ κατὰ τὴν ἠρε-
μίαν, ἐν ᾧ πυκνότητα καὶ ἀραιότητα, καὶ τὸ κατὰ τὸν τόνον,
ἐν ᾧ σφοδρότητα καὶ ἀμυδρότητα, καὶ προσέτι τὸ κατὰ τὸ
σῶμα τῆς ἀρτηρίας, ἐν ᾧ σκληρότητα καὶ μαλακότητα. ἐν
ἅπασι γὰρ τούτοις τόν τε σύμμετρον ἐπὶ τῆς ἀρίστης φύσεως
ἐξευρήσομεν τούς τε ἀμέτρους ἢ δι' ὑπερβολὴν, ἢ δι' ἔλ-
λειψιν, οὐκ ἀλλήλοις, ἀλλὰ τῷ συμμέτρῳ παρεξετάσομεν.

tur, hoc majorem etiam habeat diftentionem, moderatum
dicemus pulfum effe.   Quod fi arteriae magnitudo videatur
fuperare magnitudinem diftentionis, aut fit minor, magnum
tunc vel parvum vocabimus; fi arteriae appareat majus
corpus effe quam pulfus, parvum; fin arteriae minus et
pulfus major, magnum.   Haud aliter in reliquis generibus
pulfuum, ut in genere ipfius motus, in quo celeritatem et
tarditatem dignoscimus; in genere quietis, in quo crebrita-
tem et raritatem; contentionis, in quo vehementiam et re-
miffionem; ad haec corporis arteriae, in quo duritiem et
mollitiem.   Nam per haec omnia tum moderatum inveniе-
mus in optima natura tum immoderatos vel ob exceffum,
vel ob defectum, non inter fe, fed cum moderato compara-
bimus.

ΓΑΛΗΝΟΥ ΠΕΡΙ ΔΙΑΓΝΩΣΕΩΣ
ΣΦΥΓΜΩΝ ΛΟΓΟΣ Γ.

Ed. Chart. VIII. [139.]　　　　　Ed. Baf. III. (70.)

Κεφ. α'. ῞Οτι μὲν ἡ τοῦ συμμέτρου καθ᾽ ἕκαστον
γένος σφυγμοῦ νόησίς τε καὶ διάγνωσις ἡγεῖται τῆς τῶν ἀμέ-
τρων καὶ ὡς ἐν τοῖς ἄριστα κατεσκευασμένοις σώμασιν αἱ
ἀρτηρίαι πᾶσαι σύμμετρον σφύζουσιν, ἐν τῷ πρὸ τούτου
λόγῳ διήλθομεν· εἰς τίνα δὲ χρὴ σκοπούμενον γνωρίσματα,
καθ᾽ ὅν τινα χρὴ τρόπον ἐπιβάλλοντα τοῖς σφυγμοῖς τοὺς
δακτύλους ἀσκεῖν τὴν ἁφὴν διαγνωστικὴν ἐξ ἑτοίμου γίγνε-
σθαι τῆς τε συμμετρίας αὐτῶν καὶ τῆς ἀμετρίας, ἐφεξῆς
ἐροῦμεν, ἀπὸ τοῦ κατὰ τὴν κίνησιν ἀρξάμενοι γένους. ὅτι

GALENI DE DIGNOSCENDIS PVLSIBVS
LIBER III.

Cap. I. Moderatum pulſum in quovis genere in-
telligentia et dignotione priorem immoderatis eſſe atque ar-
terias in corporibus optime comparatis cum mediocritate
quadam pulſare, in ſuperiore libro declaravimus. At quae
reſpicienda ſint indicia et quomodo pulſibus applicandi di-
giti, ut tactum exerceas ad facile prompteque cum medio-
critatem eorum dignoscendam, tum exceſſus et defectus,
deinceps dicemus, inducto a genere motus exordio. Atque

μὲν οὖν τὸ ποσὸν τοῦ χρόνου μόνον οὐχ ἱκανὸν γνώρισμα
συμμέτρου τε καὶ ἀσυμμέτρου κινήσεως, ἀλλὰ καὶ τὰς δια-
στάσεις καθ᾽ ὧν ἠνέχθη τὸ κινούμενον ἐπιβλέπειν χρὴ, διὰ
τῶν ἔμπροσθεν αὐτάρκως ἐπεδείξαμεν, ἔνθα καὶ τοὺς ἐξηγου-
μένους κακῶς τὸν ὅρον τοῦ ταχέος σφυγμοῦ διηλέγξαμεν, οὐ
μὴν αὐτοί γ᾽ εἴπομεν ὅπως ἀκούειν χρὴ βέλτιον, ἀλλὰ νῦν
ἐροῦμεν. οὔτε γὰρ μακροῦ δεησόμεθα λόγου, φθάνοντες ὅσα
πρὸς τὴν νόησιν αὐτοῦ συντελεῖ διὰ τῶν ἔμπροσθεν ἐξηγή-
σασθαι, καὶ ἄλλως χρήσιμος ἡμῖν ὁ λόγος ἔσται πρὸς τὰ πα-
ρόντα. τοῦ τοίνυν ἐν ὀλίγῳ χρόνῳ περιγράφοντος ἡμῖν τὴν
κίνησιν σφυγμοῦ ταχέος λεγομένου καὶ βραδέος αὖ τοῦ ἐν
πολλῷ, πρὶν μὲν διορισθῆναι τὰ σημαινόμενα τῶν ὀνομάτων
εἰκότως ἐσφάλλοντό τινες, οἰόμενοι ταὐτὸν ἔκ τε τοῦ πολλοῦ
καὶ τοῦ πλείονος, ὀλίγου τ᾽ αὖ πάλιν καὶ ὀλιγωτέρου δη-
λοῦσθαι. δειξάντων δ᾽ ἡμῶν τὰ πρὸς ὁτιοῦν τὸ τυχὸν ἑκά-
στοτε λεγόμενα, τὰ δὲ πρὸς τὸ σύμμετρον ὁμογενὲς μόνον,
[140] οὐκέτι χαλεπὸν οὐδὲ νῦν εἶναι, πῶς ἐν ὀλίγῳ μὲν χρό-
νῳ τὴν τοῦ ταχέος σφυγμοῦ κίνησιν περιγράφεσθαι λέγομεν,

temporis quantitatem folam moderati motus et immoderati
non idoneum fignum effe, fed et per quae vectum intervalla
fit, quod movetur, refpiciendum effe, fupra abunde de-
monftravimus, quo etiam loco illos confutabimus, qui defi-
nitionem perperam celeris pulfus interpretantur, at nos ta-
men ipfi, quemadmodum potiffimum accipienda fit, non
aperuimus, fed nunc id faciemus. Neque enim multis ver-
bis opus erit, quod quae ad eam pertinent intelligendam
jam ante expofuerimus; nam etiam intereft ad rem praefen-
tem haec narraviffe. Quum ergo quis terminat pulfus pau-
co tempore motum, nobis celer vocetur, et tardus, qui
multo. Ante horum nominum explicatas fignificationes non
injuria quidam funt hallucinati, exiftimantes idem multum
ac plus, paucum et paucius fignificare. Nunc quia often-
dimus haec quidem ad rem quamlibet femper referri, illa
vero ad moderatum tantum fui generis, omnis jam fublata
eft difficultas intelligendi, quemadmodum celeris pulfus
pauco tempore motum dicamus terminari et multo motum

ἐν πολλῷ δὲ τὴν τοῦ βραδέος. εἰ γὰρ φθάνοιμεν γιγνώσκον
τες ἐπὶ πόσῳ χρόνῳ πόσην ἤνυσε διάστασιν ὁ σύμμετρος σφυγ
μός, εἶθ᾽ ἑτέρου τὸν ἴσον ἔχοντος χρόνον, ἐλάττονα τὴν διά
στασιν εὕροιμεν, ἐν πολλῷ χρόνῳ τὸν τοιοῦτον ἐροῦμεν κεκι
νῆσθαι. θαυμαζέτω δὲ μηδεὶς, εἰ δυοῖν κινήσεων τὸ ποσὸν
τοῦ χρόνου ταὐτὸν ἐχουσῶν, τὴν ἑτέραν μόνον ἐν πολλῷ
χρόνῳ γεγονέναι φαμὲν, οὐ μὴν ἀμφοτέρας ὁμοίως. καὶ γὰρ
δυοῖν ἅμα παίδων πεμφθέντων εἰς διαφέροντας τόπους, εἶτ᾽
ἐπανελθόντων ἅμα, τὸν μὲν ἕτερον ἐπηνέσαμεν, ὡς ἐν ὀλίγῳ
χρόνῳ τὴν ὁδὸν ἀνύσαντα, τὸν δ᾽ ἕτερον ἐψέξαμεν, ὡς ἐν
(71) πολλῷ. πρὸς γὰρ τὸ τῆς ὁδοῦ μῆκος ἀποβλέποντες ὀλί
γον ἢ πολὺν τὸν χρόνον εἶναί φαμεν, οὐχ ἁπλῶς. κατὰ
τοῦτο μὲν δὴ καὶ σφυγμὸν ἐροῦμεν ἐν ὀλίγῳ χρόνῳ γιγνόμε
νον ταχὺν εἶναι, καὶ βραδὺν ἐν πολλῷ, καὶ τοὺς ὅρους τοὺς
εἰρημένους ἀποδεξόμεθα καθ᾽ ὃν εἰρήκαμεν τρόπον ἐξηγού
μενοι. εἰ δέ τῳ βίαιος ὁ τοιοῦτος εἶναι δοκεῖ τρόπος, ἀναμνη
σθεὶς ὅτι κατὰ θάτερον σημαινόμενον ἀκουόντων τῆς λέξεως,
ἀπεδείχθησαν ψευδεῖς οἱ ὁρίσμοὶ, πειράσθω ποιεῖν ἑτέρους

tardi.   Nam ſi hoc prius nobis conſtet moderatus pulſus
quanto tempore quantum confecerit ſpatium, deinde alterius offendamus, qui par habuit tempus, minus intervallum, multo hunc tempore dicemus motum eſſe.   Atqui nemo mirari debet, ſi duorum motuum, quorum temporis
quantitas par ſit, alterum tantum multo tempore dicamus
factum eſſe, non perinde utrumque.   Etenim ſi duo pueri
dimiſſi in diverſa loca ſint et ſimul reverſi, alterum quod
iter pauco tempore abſolverit, collaudamus, alterum culpamus, quod multo.   Nam ex viae longitudine aeſtimamus,
quum paucum vel multum temporis dicamus, non abſoluto
ſermone.   Eodem etiam modo pulſum dicemus, qui pauco
tempore ſit, celerem eſſe, ac tardum qui multo, definitionesque probabimus illas ita interpretando, ut diximus.   Quod
ſi cui modus ille videatur coactior, memoria repetat demon
ſtraſſe nos, ſi altera ſignificatione dictio accipiatur, definitiones falſas eſſe, detque operam, ut alias definitiones

ΣΦΥΓΜΩΝ ΛΟΓΟΣ Γ. 881

Ed. Chart. VIII. [140.]   Ed. Baf. III. (71.)

ὅρους. οὐ γὰρ πᾶς ἂν ὁρίσαιτο, νῦν ἡμῖν πρόκειται σκοπεῖν, ἀλλὰ τὰς ἐννοίας τῶν πραγμάτων ἀκριβῶς διαρθρῶσαι, μή πῃ σφαλέντες ἐν ταύταις καὶ περὶ τὴν διάγνωσιν αὐτῶν τῶν σφυγμῶν σφαλῶμεν. ὅπερ οὖν ἀναγκαῖον ἦν εἰς τὴν διάγνωσιν, ὑφ᾽ ἡμῶν εἰρημένον. εἰ δέ τις βούλοιτο μαθεῖν ἐπ᾽ αὐτῷ συντιθέναι τινὰς ὁρισμοὺς, οὐκ ἄχαρι μὲν ἴσως γυμνάσιον γυμνάσαιτ᾽ ἂν, οὐ μὴν τοῖς γε προκειμένοις ἀναγκαῖον. ὅθεν οὐδ᾽ ἡμεῖς περὶ τοῦ πῶς ὁρίζεσθαι χρὴ τοὺς τοιούτους σφυγμοὺς ἐροῦμεν. οὔτε γὰρ ἀναγκαῖον ὅλως οὔτ᾽, εἴ τῳ καὶ ἀναγκαῖον φαίνοιτο, τῆς προειρημένης πραγματείας οἰκεῖον, ἀλλ᾽ ἐν τῷ τετάρτῳ περὶ διαφορᾶς σφυγμῶν ἱκανῶς εἴρηται περὶ αὐτῶν. τῆς δ᾽ ἐννοίας μόνης ἀξιώσαντες εἰς τὰ προκείμενα μνημονεύειν, ἐπὶ τὸ συνεχὲς τοῦ λόγου μεταβῶμεν. ἤδη γὰρ ὅπερ ἡμεῖς εὕρομεν ἐν αὐτοῖς, εἰπεῖν καιρός, εἰς τὴν διάγνωσιν αὐτοῦ συντελοῦν μέγα. μᾶλλον δ᾽ εἰ χρὴ τἀληθὲς εἰπεῖν, τὸ πᾶν ἤδη ῥηθήσεται. ἀξιοῦμεν γὰρ οὐδὲ τοῦ χρόνου καὶ τῆς διαστάσεως τὸ ποσὸν σκοπεῖν, ἀλλ᾽ οὐδὲ τὰς ἐν

fingat. Neque enim quomodo definiendum fit, hic inftituimus disceptare, caeterum ut rerum diligenter atque accurate notiones conftituamus, ut ne fi in his offenderimus, fimul in dignoscendis pulfibus offendamus. Proinde quid requiratur ad dignoscendum, declaratum a nobis eft. Jam fi discere etiam cupias haec definire, non illa quidem fortaffis ingrata exercitatio fit, non ad inftitutum tamen neceffaria. Quo nos minus de iftorum pulfuum ratione definiendi agemus: etenim quum omnino non eft neceffarium tum etiam fi cui neceffarium videtur, nihil cum hac inftituta commentatione eft conjunctum, verum in quarto libro de pulfuum differentiis fufficienter nos de his tractavimus. Notionis tantum in praefenti, quando inftituimus mentionem facere, feriem orationis perfequamur, nam nunc quidem, quod in iis invenimus, locus eft dicendi, ad eum dignoscendum magnopere faciens, atque adeo, fi verum dicendum eft, fummam jam aperiam. Nec quantitatem temporis, nec intervalli respiciendam cenfemus: imo ne pro-

αὐτοῖς ἀναλογίας, ὑπὲρ ὧν ἐν τῷ πρὸ τοῦδε βιβλίῳ διεληλύ-
θαμεν, ἡνίκα τὸν θάττονα καὶ τὸν βραδύτερον ἐδιδάσκομεν
σφυγμόν. ἐκεῖ μὲν γὰρ ἀναγκαίως εἴρηται πρὸς τὸ τῆς πλά-
νης ἐπισχεῖν τοὺς τῷ ποσῷ τοῦ χρόνου μόνῳ διακρίνοντας αὐ-
τοὺς, εἰς δὲ τὴν διάγνωσιν χαλεπὰ καὶ μακρὰ καὶ δυσσυλλό-
γιστα καὶ δύσκριτα καὶ σχεδὸν ἀδύνατα ἐμοί γ᾽ ὄντα ἐφάνη.
τὸ μὲν γὰρ τάχος τε καὶ τὴν βραδύτητα κατὰ τὴν πρώτην ὁρ-
μὴν τῆς ἀρτηρίας γνωρίζομεν, τὸν δὲ λόγον τοῦ χρόνου πρὸς
τὸν χρόνον καὶ τῆς διαστάσεως πρὸς τὴν διάστασιν ἵν᾽ ἐξεύ-
ροιμεν, παμπόλλου δεόμεθα χρόνου. ὥστ᾽ οὐδ᾽ ἀναμένομεν
αὐτὰ λογίζεσθαι πρὸς τὴν ἐπὶ τῶν ἀῤῥώστων διάγνωσιν, ἀλλ᾽
ὥσπερ εἰ καὶ παρόντα τινὰ θεασάμενοι τύχοιμεν, αὐτὸς ὁ ῥοῖ-
ζος τῆς ὁρμῆς ἱκανὸς τὸ τάχος ἐνδείξασθαι, οὕτως ἔχει κἀπὶ
τῆς ἀρτηρίας. καὶ γὰρ ἢ ἠπειγμένην, ἢ ἐκλελυμένην ἔστιν
εὑρεῖν τὴν κίνησιν αὐτῆς. ἕκαστον γὰρ τῶν κινουμένων σω-
μάτων ἐκ τῶν τόπων ἐν οἷς ἑκάστοτε γίγνεται διαγινώσκομεν
ὅπως κινεῖται. ὅταν μὲν γὰρ ἐγχρονίζῃ τοῖς τόποις, βραδεῖαν
εἶναι τὴν κίνησίν φαμεν· ὅταν δ᾽ ἀπαλλάττηται ῥᾳδίως,

portiones quidem illorum, de quibus verba fecimus in fupe-
riore libro, quum celeriorem pulfum et tardiorem doceremus. Illic enim non potui illa praeterire, quo errorem
praedicerem his qui ex folius temporis quantitate de iis exi-
ftimant, quae ad dignoscendum laboriofe mihi et longa dif-
ficilisque aeftimationis et judicii adeoque impoffibilia prope
vifa funt. Nam celeritatem quidem et tarditatem, ut pri-
mum occurrit arteria, noscimus; rationem vero temporis
ad tempus et intervalli ad intervallum ut exploremus, opus
nobis longo tempore eft. Itaque ifta nihil nos morantur,
ut expendamus ad pulfus in aegrotis dignoscendos. Sed
ut fi ante oculos quempiam videamus, impetus motus
celeritatem poteft oftendere, ita ufu venit in arteria, nam
aut incitatum, aut remiffum ejus motum invenias. Om-
nia enim corpora quae moventur, ex locis, ubi moven-
tur femper, dignoscimus quomodo moveantur; quae ubi
in locis remorantur, tardum effe motum praedicamus,
ubi facile discedunt, celerem. Hic fcio futurum, ut

ὠκεῖαν. οἶδα δὲ φυσικὴν ἐκδεξομένην ζήτησιν τὸν λόγον, εἰ
τὸ κινούμενον σῶμα καὶ μένει κατὰ τί. δείκνυται μὲν οὖν
καὶ αὐτὸ τοῦτο παντὸς μᾶλλον ἀληθὲς ἐν τοῖς περὶ τῆς
κινήσεως. [141] ἀλλὰ νῦν φυλαξώμεθα τηλικούτοις ἡμᾶς
αὐτοὺς προσαρτᾶν ζητήμασι. ὅπερ δὲ φαντάζεται μόνον ἡ
αἴσθησις εἰς τὴν διάγνωσιν τῶν ταχέων τε καὶ βραδέων σφυγ-
μῶν, τοῦτο ἀρκεῖ λεχθῆναι, τὸ τὴν μὲν ἀπολιποῦσαν φαίνε-
σθαι τοὺς τόπους ἐν οἷς ἑκάστοτε γίγνεται ῥᾳδίως, τὴν δ'
ἐπιπλέον ἐν αὐτῷ μένουσαν, καὶ καλεῖσθαι τὴν μὲν ὠκεῖαν
οὕτως, τὴν δὲ βραδεῖαν κατὰ τὰς ἐκ τῶν τόπων μεταβάσεις,
τῆς αἰσθήσεως τὴν διάγνωσιν ποιουμένης οὐ κατὰ τὸν τῆς
ὅλης κινήσεως χρόνον, οὔτ' ἰδίᾳ καὶ μόνον οὔθ' ὅσα τῷ ποσῷ
παραβάλλεται. καὶ κατὰ τοῦθ' ἡμῖν ἑτοίμη τοῦ τάχους τε καὶ
τῆς βραδύτητος ἡ διάγνωσις γίγνεται, οὐκ ἂν γενομένη, εἴπερ
ἀνεμένομεν ποσότητα χρόνων τε καὶ διαστάσεων λαβόντες τὰς
ἐν αὐτοῖς ἀναλογίας σκοπεῖσθαι, ἀλλ' οὐκ ἀναμένομεν δη-
λονότι. κατὰ γὰρ τὴν πρώτην ἐπιβολὴν τῆς ὄψεως ἀρρήτῳ
τινὶ χρόνου βραχύτητι προσχρησάμενοι τὴν μονὴν τοῦ κι-
νουμένου σώματος ἐγνωρίσαμεν, ἐφ' ᾗ συνελογισάμεθα τὴν

quaeftio fe phyfica offerat, an corpus, dum movetur, etiam
maneat aliquo modo; atqui in commentariis de motu illud
ita ut quod maxime probatur verum effe. At a tantis in
praefens quaeftionibus declinemus, ne implicemus nos.
Quod informat tantum fenfus ad dignoscendos celeres et
tardos pulfus, hoc fatis eft fi dicamus, nimirum unum mo-
tum cedere videri locis facile, in quibus femper fit, alium
diutius inibi commorari, itaque hunc tardum, illum celerem
vocari. Nam ex locorum tranfitu fenfus dignoscit, non
ex totius motus tempore, nec feparatim et folo, nec qua-
tenus cum quantitate comparatur. Itaque celeritatis et tar-
ditatis facile notitiam confequimur, non perinde confecu-
turi, fi quantitate temporis et intervallorum aucuputa, eo-
rum fuftineremus proportiones obfervare. Enimvero non
fuftinemus, nam ut primum aciem intendimus, momento
temporis moram nos corporis quod movetur, deprehendi-

Ed. Chart. VIII. [141.]   Ed. Baf. III. (71.)

μετάβασιν. ὅσα γοῦν πόῤῥωθεν ὁρῶμεν, ἔστιν ὅτε ταῦτα μέχρι
πλείονος ἡμῖν μένοντα φαντάζεται, κἂν ὅτι τάχιστα κινῆται,
ᾧ καὶ δῆλον ὅτι συλλογισμῷ τὴν κίνησιν, οὐκ αἰσθήσει γνω-
ρίζομεν. ὅταν μὲν γὰρ ἕκαστον τῶν πρώτων αἰσθητῶν μο-
ρίων τοῦ κινουμένου σώματος ἐν τῷ πρώτῳ αἰσθητῷ τόπῳ
τὸν πρῶτον αἰσθητὸν χρόνον ὑπομένῃ, τηνικαῦτα ἀκίνητον
εἶναι δοκεῖ τὸ βλεπόμενον· ὅταν δὲ τὸ πρῶτον αἰσθητὸν μό-
ριον ἐν τῷ πρώτῳ αἰσθητῷ τόπῳ τοῦ πρώτου αἰσθητοῦ
χρόνου βραχύτερον ὑπομένῃ χρόνον, τηνικαῦτα κινεῖσθαι δο-
κεῖ. ἕκαστον μὲν γὰρ τῶν εἰρημένων εἰς ἄπειρον τέμνεσθαι
δύναται, πρός γε τὴν φύσιν, αἰσθήσει δὲ μετρούμενα, πρῶτά
τινα καὶ ἄτμητα κέκτηται μόρια, ᾧ καὶ δῆλον ὅτι συλλο-
γισμῷ μὲν ἅπασα κίνησις, οὐκ αἰσθήσει διαγιγνώσκεται. τῷ
δὲ παρακεῖσθαι μὲν αἰσθήσει τὸν συλλογισμὸν, ταχίστην δ᾽
εἶναι τοῦ νοῦ τὴν μετάβασιν, οὐ συλλογισμῷ πολλάκις, ἀλλ᾽
αἰσθήσει διαγινώσκεσθαι δοκεῖ. ὧν γὰρ ἐν τῷ πρώτῳ πρὸς
αἴσθησιν χρόνῳ τὸ πρῶτον αἰσθητὸν μόριον ἐν τῷ πρώτῳ
πρὸς αἴσθησιν τόπῳ μένει, τούτων μόνων τὰς κινήσεις ἐναρ-

mus, ex qua conjicimus tranfitum. Quo fit ut quae emi-
nus cernimus, haec nobis interim diutius videantur confi-
ftere, licet agitentur velociffime; unde liquet ratione nos
motum colligere, non fenfu deprehendere. Siquidem quum
prima quaeque fenfibilis pars corporis quod movetur in
primo fenfibili loco fubfiftat primo fenfibili tempore, tum
immobile, quod cernimus, videtur effe; at vero ubi prima
fenfibilis pars in primo fenfibili loco quam primo fenfibili
tempore fubfiftat breviore tempore, tum videtur moveri.
Singula enim quae diximus diffecari, quod ad naturam atti-
net, in infinitum poffunt, fenfu vero fi aeftimes, primas
certas habent et indivifas partes. Quod planum facit, ra-
tione omnem motum, non fenfu dignofci. Quia vero fen-
fui ratio conjuncta eft et mentis eft transcurfus velociffimus,
faepenumero non ratione, fed deprehendi fenfu videtur.
Nam quorum primo fenfibili tempore prima fenfibilis pars
in primo fenfibili loco manet, horum tantum nos motus

γῶς ὁμολογοῦμεν, οὐκ αἰσθήσεσιν, ἀλλὰ συλλογισμῷ λαμβά-
νειν, ὥσπερ τῆς τε ἐπὶ γνώμονος σκιᾶς καὶ σελήνης καὶ ἡλίου
καὶ τῶν ἄστρων ἁπάντων, ὅσα τ᾽ ἄλλα πλεῖστον ἡμῶν ἀφέ-
στηκεν. ὧν δ᾽, ὡς ἐῤῥέθη, βραχύτερος ὁ χρόνος τοῦ πρώτου
πρὸς αἴσθησιν, ἄχρονος ἥ τε μονὴ καὶ ἡ ἐξάλλαξις τῶν τόπων
δοκεῖ, πᾶν γὰρ ὅ τι ἐν ἐλάττονι τοῦ πρώτου πρὸς αἴσθησιν χρό-
νῳ γίγνεται, τοῦτ᾽ ἄχρονον εἶναι φαντάζεται. ταῦτα μὲν οὖν
ἰδίᾳ κάλλιον πεφιλοσοφῆσθαι τῷ προῃρημένῳ τά τε νῦν προ-
κείμενα καλῶς ἐκμανθάνειν ἄλλα τε πολλὰ τῆς ἰατρικῆς. ἡμῖν
δ᾽ ἀρκέσει καὶ τὰ τοσαῦτα πρὸς ἔνδειξιν τοῦ μὴ χρόνον καὶ
διαστημάτων ἐπισκοπεῖσθαι τὸ ποσὸν, ἀλλ᾽ αὐτὸ τὸ ποιὸν τῆς
κινήσεως, ὅπερ ἐστὶ μὲν δύσρητον, ἐξ ὧν δ᾽ εἴπομεν ὁρμώ-
μενος, ἄν γε μὴ πανταπασιν ἀδύνατός τε καὶ ἀταλαίπωρος
ᾖς, οὐ χαλεπῶς τεύξῃ τἀληθοῦς, εἰς δύναμιν ἀνθρωπίνην.
ἔτι δὲ μᾶλλον, εἰ τοὺς ἀνωμάλους κατὰ τάχος καὶ βραδύτητα
σφυγμοὺς διαγινώσκειν μελετῴης, εὕροις ἂν ὡς ἐν τῷ ποιῷ
κινήσεως ἡ γένεσις αὐτοῖς. μιᾶς γοῦν διαστολῆς πολλάκις
ἡ μὲν ἀρχὴ τῆς κινήσεως ἐναργῶς ὠκυτέρα φαίνεται, τὸ δ᾽

aperte fatemur non fenfibus, fed ratione animadvertere at
gnomonis umbrae, lunae, folis, omniumque fiderum quae
a nobis longiſſime remota funt. Quorum autem, ut dixi,
brevius eſt tempus primo fenfibili, nullo tempore praedita
horum manfio migratioque videtur; quippe quod minus
primo fenfibili tempus habet, omni mora hoc putatur ca-
rere. Sed haec privatim praeſtiterit commentari eum, qui
cum haec de quibus agimus aveat probe ediscere tum alia
in medicina multa. Nobis vero fatis haec erunt ad demon-
ſtrandum non effe temporum et intervallorum refpiciendam
quantitatem, fed ipfam qualitatem motus; quae eſt explicatu
quidem difficilis, fed horum quae docuimus ope, nifi fis
prorfus ſtupidus et· iners, non magno negotio verum, ut
homini licet, confequere. Multoque magis, fi dignoscen-
dos inaequales celeritate et tarditate pulfus mediteris, ori-
ginem ducere eos invenias ex qualitate motus. Ac unius
quidem diſtentionis faepe initium motus plane celerius vide-

886 ΓΑΛΗΝΟΥ ΠΕΡΙ ΔΙΑΓΝΩΣΕΩΣ

Ed. Chart. VII. [141. 142.]　　　　　Ed. Baf. III. (71. 72.)
ἑξῆς βραδύτερον, αὖθις δὲ τὸ πέρας ὠκύτερον οὐ ποσότητάς
τινας, ἢ χρόνων, ἢ δυνάμεων, ἢ διαστάσεων ἀριθμούντων
ἡμῶν, ἀλλ᾽ αὐτὸ μόνον τὸ ποιὸν τῆς κινήσεως σκοπουμένων.
οὔκουν οὐδ᾽ ἐπιπολῆς ψαυστέον, ὁπόταν τὸ γένος τοῦτο τῶν
σφυγμῶν ἐπισκοποίμεθα. τοῦ γὰρ ἔξω πέρατος τῆς κινήσεως
οὕτως ἂν αἰσθανοίμεθα μόνον, οὐ πάσης αὐτῆς. ἐκ δὲ τού-
των οὐκ ἄδηλον ἤδη τὸ τοὺς τοιούτους σφυγμοὺς δεῖν εἶναι
πάντως μήτε μικροὺς μήτε ἀμυδρούς. [142] οὐ γὰρ οἷόν
τε τριχῇ τέμνειν τὴν κίνησιν, οὔτε ἐν ταῖς μικραῖς διαστάσεσιν
οὔτ᾽ ἐν ταῖς ἀῤῥώστοις δυνάμεσι. κωλύει γὰρ ἐπὶ μὲν τῶν
προτέρων ἡ σμικρότης, οὐχ ὑπομένουσα τομὴν εἰς αἰσθητὰ
μόρια, ἐπὶ δὲ τῶν δευτέρων ἡ ἀῤῥωστία τῆς φύσεως, ὀκλά-
ζουσα πρὸς τὴν θλίψιν. διὰ τοῦτο γοῦν οὐδ᾽ ἐπὶ τῶν λη-
θαργικῶν σφυγμῶν ἔστιν φωρᾶσαι τινὰ ἀνωμαλίαν, ἴσως οὖ-
σαν, ὅτι δεῖται μὲν πάν(72)τως θλίψεως εἰς τὴν διάγνωσιν,
οὐχ ὑπομένει δ᾽ αὐτὴν ὑπ᾽ ἀῤῥωστίας. συνετὸν οὖν ἱκανῶς καὶ
τετριμμένον ἅμα περὶ τὰς διαγνώσεις εἶναι χρὴ τὸν μέλλοντα
τὴν προσήκουσαν ἑκάστου τῶν σφυγμῶν ἐξευρήσειν ἐπαφήν.

tur, proximum tardius, iterum finis celerior, nec hic quan-
titates quasdam aut temporum, aut intervallorum, fed ipfam
unam motus qualitatem attendimus.　Quo minus leviter
palpandum eſt, ubi genus hoc perpendimus pulſuum, ni-
mirum ſic extremum motus finem ſentiamus duntaxat, non
integrum motum.　Ex quibus jam liquet ejuscemodi pulſus
prorſus non oportere parvos eſſe, nec languidos; neque
enim trifariam poſſis motum diſſecare, nec in parvis inter-
vallis, nec in facultatibus imbecillis, quod obſtet illis parvi-
tas, quae dividi ſenſibiles partes non patitur, hic impediat
facultatis infirmitas, quae concidit ad preſſum.　Quamobrem
nec in pulſibus lethargicis deprehenderis inaequalitatem,
quae tamen adeſt forſitan, quia omnino quo dignoscatur,
vult comprimi; at hoc prae imbecillitate non ſuſtinet. Qua-
re qui cuique pulſui inventurus ſit contrectationem appoſi-
tam, hunc ſingulari prudentia eſſe et expertum in digno-

εἰ γὰρ ὁ μὲν μέγιστός θ᾽ ἅμα καὶ σφοδρότατος ἰσχυρᾶς ἀνέχεται θλίψεως, τῶν δ᾽ ἄλλων ἕκαστος εἰς ὅσον ἂν ἤτοι σφοδρότητος, ἢ μεγέθους ἐνδεῶς ἔχῃ, εἰς τοσοῦτον ἐλάττονος, πρῶτον μὲν ἀκριβῶς χρὴ πόσον ἀπολείπονται τοῦ μεγίστου θ᾽ ἅμα καὶ σφοδροτάτου διαγινώσκειν, δεύτερον δὲ συλλογίζεσθαι πόσον ἀρκεῖ τῆς θλίψεως ἐπενεῖναι τοῖς οὕτως ἔχουσιν. ἑκατέρως γὰρ ἁμαρτάνειν ἀναγκαῖον, εἴθ᾽ ὑπερβάλλοιμεν τῆς ἀναλογίας, εἴτ᾽ ἐλλείποιμεν· ἐφ᾽ ὧν μὲν γὰρ ἂν ἔλαττον ἤδη θλίψωμεν, ἐκφεύξεταί τι τῆς ἐντὸς ἡμᾶς κινήσεως, ἐφ᾽ ὧν δ᾽ ἂν πλέον, τῆς ἐκτός. ὥστε πρῶτον μὲν ἀνώμαλόν ποτε τὴν κίνησιν οὖσαν οὐ γνωριοῦμεν, ἔπειτα δὲ καὶ ψευδῶς ὑπὲρ ὅλης ἀποφανούμεθα πολλάκις ἀφ᾽ ὧν ἐν τοῖς μέρεσι κακῶς διέγνωμεν. εἰ γὰρ ἤτοι τὸ πρότερον αὐτῆς μόριον ὠκύτερον, ἢ τὸ δεύτερον ὑπάρχει, γιγνώσκοιτο δ᾽ ἡμῖν αὐτῶν θάτερον μόνον, ἀνάγκη πρῶτον μὲν ὡς ἀνώμαλός ἐστιν ἡ σύμπασα κίνησις ἀγνοεῖν, ἔπειτα δ᾽ ἤτοι ταχεῖαν, ἢ βραδεῖαν αὐτὴν εἶναι νομίσομεν, οὐδ᾽ ἑτέραν ἁπλῶς ὑπάρχουσαν. ἧς γὰρ κινήσεως τὸ μὲν πρότερον ᾖ μόριον ὠκὺ, τὸ δὲ δεύτερον βραδὺ,

scendo oportet.   Nam fi maximus pariter et vehementiffimus validam fert compreffionem, atque alius quisque, quantum a vehementia vel magnitudine abeft, tanto minorem; primum quantum a maximo et vehementiffimo recefferunt, ad unguem perfpiciendum eft; deinde ratio ineunda eft quantum fufficiat compreffionis id genus pulfibus impertiviffe; utrobique enim offendamus neceffe eft, five excedamus proportionem, five non affequamur; quod ubi minus jam premamus, praeteritura nos fit interni pars motus, ubi vero amplius, externi.   Itaque primum motum aliquando inaequalem effe non percipiemus, deinde male etiam de toto motu saepe judicabimus, eo quod male perpenderimus partes.   Si enim vel pars ejus prima, vel altera celerior fit et nobis earum tantum altera fit explorata, non poffumus primum univerfum inaequalem motum effe fcire, deinde vel celerem, vel tardum arbitrabimur eum effe, quum neuter planum fit; fiquidem cujus celeris erat pars prima et altera tarda, hunc nec celerem abfolute, nec tar-

ταύτην οὐκ ἄν τις οὔτ᾽ ὠκεῖαν ἁπλῶς οὔτε βραδεῖαν ἐν δίκῃ
καλέσειεν. οὐκ οὖν, κεφαλὴν γὰρ ἐπιθέντας τῷ λόγῳ χρὴ με-
ταβαίνειν ἐφ᾽ ἕτερα, τὸν σύμμετρον κατὰ τὴν κίνησιν σφυγμὸν
ἐπὶ τῆς ἀρίστης κατασκευῆς ἐξετάσαι προσῆκεν, οὐ κατὰ δια-
στάσεως καὶ χρόνων ποσότητα, ἀλλὰ καὶ αὐτὸ τὸ ποιὸν, ὡς
εἴπομεν, ὅπως ἀπαλλάττηται τῶν τόπων ἐφάσκομεν δεῖν σκο-
πεῖσθαι, καὶ τούτου μνημονεύοντας, ὃς μὲν ἂν θᾶττον ἀπαλ-
λαττόμενος φαίνηται, ταχὺν, ὃς δ᾽ ἂν βραδύτερον, βραδὺν
ὀνομάσαι· ἐμφαίνεσθαι δὲ τοῦτο κατ᾽ αὐτὴν τὴν πρώτην
ἐπιβολὴν τῆς ἁφῆς, πρὶν κατὰ πάσης τῆς διαστάσεως ἐνηνέ-
χθαι τὴν ἀρτηρίαν· ὥστ᾽ εἴπερ ὁμαλὸς ὁ σφυγμὸς εἴη, οἱ περι-
μείναντας τὴν ὅλην διαστολὴν ἐκ τοῦ μέρους αὐτῆς περὶ
πάσης ἔχειν τεκμήρασθαι· ἀνωμάλου δ᾽ ὄντος ἁπάσῃ τε χρῆ-
ναι παρακολουθεῖν ἐλέγομεν, ἐπιβαλεῖν τε τὴν ἁφὴν διαφε-
ρόντως, ὡς ἂν ἔχοι μεγέθους τε καὶ σφοδρότητος ὁ σφυγμός.
περὶ μὲν δὴ τοῦ κατὰ τὴν κίνησιν γένους ἱκανὰ καὶ ταῦτα
πρός γε τὸ παρόν. αὖθις γὰρ ἡμῖν ἐν ταῖς περὶ τῶν σφυγ-
μῶν διαγνώσεσιν ἀναγκαῖον αὐτῆς ἔσται μνημονεῦσαι.

    Κεφ. β´.   Περὶ δὲ τοῦ κατὰ τὸ ποσὸν τῆς διαστολῆς
ἐφεξῆς λέγωμεν· τριῶν δὴ διαστάσεων οὐσῶν τοῦ σώματος

dum jure vocaveris. Quare, ut oratione in fummam col-
lecta alio me conferam, in optima conftitutione moderatus
motu pulfus erat, non ex intervalli nec temporum quantitate
explorandus; fed ex ipfa, ut diximus qualitate, quo pacto
discedat ex locis, dicebamus animadvertendum effe; cujus
memores, qui decedere celerius videatur, celerem; qui tar-
dius, tardum appellemus; repraefentari autem hoc, ut pri-
mum eft admotus tactus, prius quam totum arteria fpatium
confecerit. Proinde, fi pulfus aequalis fit, non expectamus
univerfam diftentionem, fed ex parte ejus facere de tota
conjecturam poffumus; qui fi inaequalis fit, omnem affequi
dicebamus oportere, tactumque pro magnitudine pulfus et
vehementia varie explicare. Atque de genere motus haec
in praefentia fatis funt: ejus enim nos iterum in pulfibus di-
gnoscendis mentionem neceffe eft faciamus.

    Cap. II.   Deinceps de quantitate diftentionis agamus,
nam quum corporis arteriae dimenfiones tres fint, longitudo,

Ed. Chart. VIII. [142. 143.]   Ed. Baf. III. (72.)

τῆς ἀρτηρίας, μήκους καὶ πλάτους καὶ βάθους, οὐδεμιᾶς οἷόν τι πάσης αἰσθέσθαι. τῆς μὲν κατὰ τὸ μῆκος ἄντικρυς δῆλον, μέχρι μὲν γὰρ ἐσχάτου πέρατος ἑκατέρωθεν ἡ ἀρτηρία σφύζει, βραχεῖ δ᾽ αὐτῆς μέρει τὴν ἁφὴν ὑπερβάλλομεν, ὅσον ἂν ὑπερκύπτῃ τὸν ὄγκον τοῦ προκειμένου σώματος. αὐτὸ δὲ τοῦτ᾽ ἔστι τὸ ποιοῦν ἢ μακρὸν, ἢ βραχὺν εἶναι τὸν σφυγμὸν, τὸ μὴ πάσης ἅπτασθαι δύνασθαι τῆς ἀρτηρίας κατὰ τὸ μῆκος, [143] ἀλλ᾽ εἶναί τι πάλιν κἀνταῦθα καθ᾽ ἑκάστην φύσιν σώματος ἐπιφανὲς ὑπὸ τῷ δέρματι, τῇ δ᾽ ἀρίστῃ φύσει δηλονότι τὸ σύμμετρον, οὗ τὸ μὲν πλέον μακρὸν, τὸ δ᾽ ἔλαττον βραχὺν ποιεῖ τὸν σφυγμὸν, οὐκ ἀριθμῷ δακτύλων ὁρισθῆναι δυνάμενον, ὥσπερ τινὲς, εἰ μὲν τοῖς τέτταρσιν ὑποπίπτοι, μακρὸν εἶναι λέγουσιν, εἰ δὲ τοῖς τρισὶ, μέσον, εἰ δὲ τοῖς δύο, βραχύν. οὐ γάρ ἐστιν ἓν μέτρον σώματος ἀρίστης φύσεως, ἀλλὰ καθ᾽ ἑκάστην οὐ χαλεπῶς ἐξευρήσεις τὸ ποσὸν, ἀπὸ μιᾶς ὁρμηθεὶς, εἰ μόνον συλλογίσασθαι δυνατὸς εἴης τὸ ἀνάλογον. ἐκείνη δὲ πάλιν τοὺς ἄλλους παραβάλλων ἀνθρώπους, τοὺς ἴσους κατὰ τὸ τοῦ παντὸς τοῦ σώματος μῆκος οὕτως ἐρεῖς ἢ μακροὺς, ἢ βραχεῖς ἔχειν τοὺς σφυγμούς· ὡσαύτως

latitudo et profunditas, nullam poffumus totam fentire. De longitudine apertiffimum eft, utrinque enim arteria usque ad terminum extremum pulfat. At parvae ejus parti injicimus tactum, quanta extat ex objecti corporis mole; quae quidem ipfa efficit ut longus vel brevis pulfus fit, eo quod non poffit attingi omnis arteriae longitudo. Sit tamen hic etiam aliquid in qualibet corporis natura, quod elucescat fub cute, in optima natura moderatum; fi quid fupra hoc fit, longum; fi quid infra, brevem reddit pulfum, qui non poteft numero digitorum definiri; ficuti quidam, fi quatuor digitis obviet, effe dicunt longum; fi tribus, medium; fi duobus, brevem. Neque enim corporis optimae naturae una eft menfura, fed in una qualibet facile quantitatem affequere, unius ope, modo colligere proportionem poffis; cum qua pôftea fi alios homines conferas pares totius corporis magnitudine, dices vel longos vel breves pulfus habere; eo-

δὲ ἢ πλατεῖς, ἢ στενοὺς, ἢ ὑψηλοὺς, ἢ ταπεινοὺς, καὶ κατὰ
τὰς τρεῖς διαστάσεις ἅμα μεγάλους, ἢ μικροὺς, πανταχοῦ
γὰρ ἐπὶ τὸ σύμμετρον ἀναφέρων τοὺς ἄλλους κρινεῖς. ὅτι
δὲ καθ᾽ ἕκαστον μὲν τῶν ἄλλων ἐν τοῖς σφυγμοῖς γενῶν εἷς
ὁ σύμμετρος, ἐν μόνῳ δὲ τῷ κατὰ τὸ ποιὸν οὐχ ἁπλῶς εἷς,
ἀλλὰ καθ᾽ ἕκαστον μέρος σώματος ἴδιος, ἔμπροσθεν εἴρηται.
νῦν δ᾽ οὐ τοῦτο προὔκειτο λέγειν, ἀλλ᾽ εἰρημένων ὑπομνήσαν-
τας ἐπ᾽ αὐτὸ τὸ προκείμενον ἐπανελθεῖν ἤδη προσήκει·
προὔκειτο δ᾽, οἶμαι, λέγειν, ὡς οὐδεμιᾶς διαστάσεως ἀκρι-
βῶς οἷόν τε τὸ ποσὸν αἰσθήσει διαγνῶναι. ἡ δὲ αἰτία τὸ
μέν τι κοινὸν ἐν ἁπάσαις ἔχει, τὸ δ᾽ ἴδιον ἐν ἑκάστῃ, πρότε-
ρον δ᾽ εἰρήσεται τὸ κοινόν. ἐπεὶ τοίνυν οὐδεμία μέν ἐστι τῶν
ἀρτηριῶν γυμνὴ, περίκειται δὲ πάσαις αὐταῖς πολλαχόθι μὲν
ἐλάττω τε καὶ λεπτότερα σώματα, πολλαχόθι δὲ πλείω τε
καὶ παχύτερα, παντί που δῆλον, ὡς οὐκ ἴσον ἁπάσαις τὸ
αἰσθητὸν ἔσται τῆς κινήσεως, ἀλλὰ ταῖς μὲν πλέον, ὅσαις
ἐλάττονά τε καὶ λεπτότερα, ταῖς δ᾽ ἔλαττον, ὅσαις πλείο-
νά τε καὶ παχύτερα περίκειται σώματα. τὸ μὲν δὴ κοι-
νὸν τοῦτο, τὸ δ᾽ ἴδιον ἑκάστης τῶν διαστάσεων, τῆς μὲν

dem modo latos, anguſtos, altos, humiles, ac in tribus ſimul
dimenſionibus, magnos, vel parvos, ubique enim ad mode-
ratum reſeremus, quum alios aeſtimamus. At enim ſingulos
eſſe in ſingulis aliis pulſuum generibus moderatos; ſed in
ſola quantitate non plane unum, ſed ſuum cuique corporis
parti, antea explicavimus. Hoc tamen non eſt hujus loci,
ſed volui dicti vos admonere, itaque ad inſtitutum jam par
eſt reverti. Inſtitui vero, ut puto, docere, ſenſu nullius di-
menſionis exacte dignosci poſſe quantitatem; cujus rei cauſa
partim omnibus communis, partim ſua cuique eſt. Primo
loco communem exponam. Nam quandoquidem inter arte-
rias, quae nuda ſit nulla eſt, ſed veſtiunt eas multis locis
pauciora et ſubtiliora corpora, multis etiam locis plura et
craſſiora, plane in aperto eſt, non perinde omnes arteria-
rum motus poſſe ſentiri, ſed illarum magis, quas pauciora
tenuioraque; harum minus, quas circumjiciunt plura ac cras-
ſiora corpora. Atque haec communis eſt. Propria vero ſingu-

κατὰ τὸ μῆκος παμπόλλην εἶναι διαφορὰν τοῦ κατ᾽ ἀλή-
θειαν ὑπάρχοντος πρὸς τὸ φαινόμενον, τῆς δὲ κατὰ τὸ πλά-
τος ὀλίγην, ἐλαχίστην δὲ τῆς κατὰ τὸ βάθος. ἐν μὲν γὰρ τῷ
μήκει δύο καὶ τρεῖς πήχεις πολλάκις ἐπεχούσης ὅλης τῆς ἀρ-
τηρίας, τρισὶν ἢ τέτταρσι μόνοις δακτύλοις ἡ κίνησις φαίνε-
ται τῆς ἀρτηρίας, τοῦ λοιποῦ παντὸς διὰ τὸ πλῆθος τῶν
προκειμένων σωμάτων ἐγκαλυπτομένου. κατὰ δὲ τὸ πλάτος,
ὅταν ὑπὸ τῶν ἑκατέρωθεν ἐν αὐτῇ περικειμένων πολλῶν ἢ
παχέων ὑπαρχόντων μήτ᾽ αὐτῷ τῷ σώματι τῆς ἀρτηρίας δυ-
νατὸν ἢ τὴν ἁφὴν ἐπιβάλλειν μήτε διὰ τὸ πάχος αὐτῶν, ἢ
τὸ πλῆθος, εἰς τοὐκτὸς ἡ κίνησις διϊκνῆται, πολλαχόθι μὲν
ἀπώλεια παντελὴς γίγνεται, πολλαχόθι δ᾽ εἰς ἐλάχιστον ἡ κί-
νησις στενοῦται, ὅλη δ᾽ οὐδαμοῦ φαίνεται, διὰ τὸ μηδὲ τὴν
ἀρτηρίαν εἶναί που γυμνήν. οὐ μὴν οὐδὲ τὸ βάθος ἀκριβῶς
ἐστί που γυμνόν, ἵνα κατὰ τοῦτο γοῦν ἡ κίνησις αὐτῆς ἅπασα
σαφὴς φαίνηται· ἀλλ᾽ εἰ καὶ μηδὲν ἄλλο, δέρμα γοῦν αὐτῷ
περίκειται, δι᾽ οὗ τὸν σφυγμὸν αἰσθανόμεθα, πάντως που καὶ
αὐτὸ κατακρύπτον. ὁπότ᾽ οὖν οὕτως ἔχει ταῦτα, πειρατέον
ἐνδείξασθαι τὸν τρόπον τῆς ἀρίστης διαγνώσεως ἐν ἑκάστῃ

larum dimenſionum, longitudinis quod permultum interſit
inter veram et apparentem; latitudinis quod parum; pro-
funditatis, quod minimum. Nam quum ſaepe longa tres
cubitos univerſa arteria ſit, tres vel quatuor duntaxat digiti
percipiunt arteriae motum, reliqua pars a corporum obje-
ctorum numero occultatur. In latitudine quum prae cor-
poribus, quae illam utrinque cingunt, multis illis et craſſis,
neque tactus ipſi corpori arteriae applicari poſſit, neque per
craſſitiem illorum et multitudinem foras motus perrumpat,
multis locis omnino motus perit, multis etiam in maxime
anguſtum cogitur; totum vero, quod arteriam nullo loco
videas nudam. At vero ne profunditas quidem usquam
plane eſt nuda, ut poſſit ſaltem in ea elucere ejus univerſus
motus; ſed ſi nihil aliud, cutis certe ambit eam, per quam
pulſum ſentimus; itaque tecta fuerit haec quoque certe ali-
quatenus. Quae quum ita ſint, dabimus operam ut opti-
mam rationem monſtremus diguoscendarum ſingularum di-

892 ΓΑΛΗΝΟΥ ΠΕΡΙ ΔΙΑΓΝΩΣΕΩΣ

Ed. Chart. VIII. [143. 144.]   Ed. Baf. III. (72. 73.)

διαστάσει· καὶ περὶ πρώτης γε λεγέσθω τῆς κατὰ τὸ μῆκος.
ὅτι μὲν δὴ καὶ ταύτην ἀρίστην ἡγητέον, ἥτις ἂν πλείστης
αἰσθάνηται κινήσεως, ἄντικρυς δῆλον. ὡς γὰρ εἰ καὶ πάσης
αἰσθέσθαι δυνατὸν ἦν, τοῦτ᾽ ἂν ἦν ἄριστον, οὕτως, ἐπειδὴ
τοῦτ᾽ ἀδύνατον, ὅταν μηδὲν τῶν ἐνδεχομένων αὐτῆς γνωσθῆ-
ναι μορίων διαφεύγῃ, τὴν ἁφὴν ἀρίστην νομιστέον. ὅπως δ᾽
ἄν τις αὐτὴν ποιήσαιτο, πειρατέον εἰπεῖν ὑπομνήσαντας πρό-
τερον ὡς ἐν τρισὶ τούτοις αἱ τῶν αἰσθητικῶν γνώσεων ἅπα-
σαι συνίστανται διαφοραί, φύσει τε καὶ ἀσκήσει καὶ τρόπῳ
τῆς ἐπιβολῆς. [144] ὃς μὲν γὰρ ἂν εὐαισθητότατον φύσιν τε
καὶ τὸ αἰσθητήριον ἔχῃ γεγυμνασμένον ἱκανῶς καὶ καθ᾽ ὃν
χρὴ τρόπον ἐπιβάλλῃ τοῖς αἰσθητοῖς, οὗτος ἂν ἄριστος εἴη
γνώμων τῶν ἐντὸς ὑποκειμένων· ὃς δ᾽ ἂν κατά τι τούτων
ἀπολίπηται, καθ᾽ ὅσον ἂν ἀπολίπηται, κατὰ τοσοῦτο χείρων
εἰς ἀκριβῆ διάγνωσιν. εἰρήσεται δ᾽ οὖν τῷ πεφυκότι μὲν ἄρι-
στα, γεγυ(73)μνασμένῳ δὲ μὴ ῥαθύμως, ὅπως ἂν ἐπιβάλλων
τὴν ἁφὴν ἀκριβῶς αἰσθάνοιτο τῆς κατὰ τὴν ἀρτηρίαν κινήσεως
εἰς δύναμιν ἀνθρωπίνην. καὶ ἐπειδὴ περὶ πρώτης τῆς κατὰ

menfionum; ac primo dicemus de longitudine. Atque effe
hanc cenfendam optimam, quae motus maximam partem
fentiat, clariffimum eft; nam ut fi fentire omnis valeat, pri-
mum hoc fit, ita pofteaquam hoc non poteft, ubi nulla pars
ejus, quae quidem animadverti poffit, lateat, tactum exifti-
mamus optimum effe Quomodo autem eum poffis infti-
tuere, faciam ut declarem; fi ob oculos prius proponam in
tribus his omnes pofitas effe fenfibilium cognitionum diffe-
rentias, in natura, exercitatione et modo applicationis. Nam
qui tactum natura appofitiffimum ad fentiendum et probe
exercitatum habet, tum etiam fenfibilibus decenter admo-
vet, optimus hic explorator fit eorum quae intus funt con-
dita; qui hoc eft aliquatenus inferior, quam maxime ab
illo abeft, tam peffime abfolutam cognitionem confeque-
tur. Explicabo igitur huic, qui optime natura comparatus
eft et exercitatus non fegniter, qua applicatione tactus ad
unguem, ut homo poteft, motum fentiat arteriae. Et quia

Ed. Chart. VIII. [144.]   Ed. Baſ. III. (73.)

τὸ μῆκος διαστάσεως προὐθέμεθα λέγειν, τὸν εἰς ταύτην ἐπι-
τηδειότατον τρόπον τῆς ἐπαφῆς ἐροῦμεν. ἄθλιπτος μὲν οὖν
πάντως ἔστω, πολλαχόθι δὲ καὶ ψαύων ἐπιπολῆς καὶ οἷον
αἰωρῶν τὴν χεῖρα. χρηστὸς δ᾽ ὁ τοιοῦτος μάλιστα τρόπος
ἐν τοῖς μικροῖς ἅμα καὶ ἀῤῥώστοις σφυγμοῖς. θλιψάντων
γὰρ τούτους κατά τι, πολὺ τῆς κινήσεως ἀπόλλυται, πολλάκις
δὲ καὶ σύμπασα. παρά τε γὰρ τὸ ποσὸν τῆς θλίψεως καὶ
προσέτι τὸ ποιὸν τοῦ κατὰ τὴν ἀρτηρίαν τόνου ποτὲ μὲν
πολὺ ἀπολείπεται τῆς κινήσεως, ποτὲ δ᾽ ἔλαττον, ἔστι δ᾽
ὅτε καὶ πᾶσα, καὶ διὰ ταῦτα ἀσφαλέστατόν ἐστιν εἰς τὴν τοῦ
μήκους διάγνωσιν ἀθλίπτως ἐπιβάλλειν τὴν ἁφήν. καὶ γὰρ
οἱ σφοδροὶ σφυγμοὶ φέρουσι μὲν ἀλύπως τὴν μετρίαν θλίψιν,
ἀλλ᾽ οὐδὲν οὐδ᾽ οὗτοι βλάψονται ψαυόντων ἀθλίπτως. ὅταν
οὖν ὁ τοιοῦτος τρόπος τῆς ἐπαφῆς χρηστότατος μὲν ᾖ τοῖς
ἀμυδροῖς σφυγμοῖς, ἀβλαβὴς δὲ καὶ τοῖς σφοδροῖς, οὐκ ἄν τις
ἕτερον ἀντ᾽ αὐτοῦ προέλοιτο. χρὴ δὲ καὶ τοῦτο προσδιορίσα-
σθαι φαινόμενον ἐναργῶς, ὡς ἐν ταῖς κατὰ διαφέροντα μόρια
τοῦ μήκους τῆς ἀρτηρίας θλίψεσιν οὐχ ὁμοίως ἐν ἅπασιν ἡ

de prima dimenſione, videlicet longitudine, inſtitui dicere,
accommodatiſſimum huic modum tactus aperiam. Omnino
non premat, imo ſaepe leviter palpet et veluti ſuspendat
manum. Accommodatum eſt hic in primis modus parvis
pariter et imbecillis pulſibus; nam hos ſi aliquatenus pre-
mas, motus pereat magna ex parte et ſaepe vero etiam uni-
verſus. Nam pro quantitate compreſſionis et qualitate prae-
terea arteriae contentionis modo multum imminuitur ejus
motus, modo minus, eſt quum perit totus. Quocirca ad
longitudinem dignoscendam ſumma cautio eſt, ut praeter
omnem compreſſionem tactum admoveas. Etenim modicam
compreſſionem non graviter ferunt quidem pulſus vehemen-
tes, non laedentur tamen ne hi quidem, ſi in palpando nihil
premas. Quandoquidem igitur hic modus attingendi opti-
mus eſt languidis pulſibus, nec incommodus etiam vehemen-
tibus, cave praeponas illi alium. Porro eſt illud etiam ex-
plicandum, quod non obscure advertitur, ubi diverſas par-
tes premas longitudinis arteriae, motum non perinde videri

894 ΓΑΛΗΝΟΥ ΠΕΡΙ ΔΙΑΓΝΩΣΕΩΣ

Ed. Chart. VIII. [144.]　　　　　　　Ed. Baf. III. (75.)

κίνησις φαίνεται βλαπτομένη, ἀλλ' ἐν μὲν τοῖς ἀνώτερον μέ-
ρεσι μείζων ἡ βλάβη, βραχεῖα δ' ἐν τοῖς κατώτερον, καὶ λαν-
θάνουσά γε πολλάκις ἐν τοῖς σφοδροῖς σφυγμοῖς, οὐ μὴν ἔν
γε τοῖς ἀμυδροῖς. ἐν γε τούτοις εἰ τὸ κατώτερον μέρος θλίψαι-
μεν, εὔδηλος ἡ περὶ τῶν ἀνωτέρων γίνεται βλάβη. τὰ δ'
ἀνώτερα καὶ κατώτερα πῶς ἐνταῦθα χρὴ νοεῖν, οὐκ ἄδηλον,
ὅτι τὰ ποῤῥώτερα μὲν μέρη τῆς καρδίας κατωτέρω, τὰ δ'
ἐγγυτέρω καλοῦμεν ἀνωτέρω. τοῦτο ἐπὶ μὲν τῶν κώλων καὶ
πάνυ σύνηθες· ἐπὶ δὲ τῶν ἐν τῇ κεφαλῇ μερῶν καὶ κατὰ τὸν
τράχηλον οὐκ ἔθ' ὁμοίως. κοινὸν δ' οὖν ἐφ' ἁπάντων, ὡς
εἴρηται, τὸ τὰ τῆς καρδίας ἐγγυτέρω θλιβόμενα μεγάλην τὴν
βλάβην ἐργάζεσθαι τοῖς ἐφεξῆς, τὰ δ' ἀπωτέρω πολλάκις
μὲν οὐδ' ὅλως αἰσθητήν, ὅταν ἱκανῶς ᾖ σφοδρὸς ὁ σφυγμός,
ἔστι δ' ὅτε καὶ φαινομένην ἐν τοῖς οὐ σφοδροῖς. περὶ μὲν
οὖν τῆς κατὰ τὸ μῆκος διαστάσεως ἀρκέσει καὶ ταῦτα, περὶ
δὲ τῶν λοιπῶν δυοῖν ἤδη λέγωμεν, ἃς οὐχ οὕτως εἶναι δύο χρὴ
νομίζειν, ὡς ἐπὶ τῶν τετραπλεύρων καὶ κυβικῶν σωμάτων
ἔστιν ἰδεῖν, ἰδίᾳ μὲν τὸ πλάτος, ἰδίᾳ δὲ τὸ βάθος ἀφωρισμέ-

in omnibus offenſum: caeterum in partibus altioribus major
eſt noxa, minor in inferioribus. Et vero frequenter noxa
non animadvertitur in vehementibus pulſibus, ſecus in lan-
guidis: nam in his ſi inferiorem partem preſſerimus, lucu-
lenta ſuperioribus noxa datur. Superiores autem et infe-
riores quomodo hoc loco accipiendae ſunt, non eſt obscu-
rum: ut remotiſſimae a corde partes inferiores, et vici-
niores appellentur ſuperiores: hoc in artubus quidem per-
quam eſt ſolemne, non item in capitis partibus et colli. Ita-
que ad omnes pertinet, ut diximus, cordi viciniores, ſi
premantur, magnam injuriam ſubjectis facere; remotiores
ſaepenumero nullam, quae animadverti poſſit, ſi bene ve-
hemens pulſus ſit, interim tamen manifeſtam in non vehe-
mentibus. Atque de longitudine haec ſatis ſint. Nunc de
reliquis duabus agamus, quas non ita oportet duas numera-
re, ut ſicut in quadrangularibus et quadratis corporibus
videas ſeparatim latitudinem, ſeparatim profunditatem di-

ΣΦΥΓΜΩΝ ΛΟΓΟΣ Γ.   895

Ed. Chart. VIII. [144. 145.]   Ed. Baf. III. (73.)
νον, ἀλλ' ὥσπερ ἐν κύκλῳ καὶ σφαίρᾳ συγκέχυται πάντα,
καὶ μία τις ἢ γραμμῆς, ἢ ἐπιφανείας περιφέρεια φαίνεται,
τὸν αὐτὸν τρόπον ἡγητέον ἔχειν καὶ ἐπὶ τῆς ἀρτηρίας, φαί-
νεται γὰρ ἐν ταῖς ἀνατομαῖς πολλαχόθι μὲν κυλινδροειδής,
πολλαχόθι δὲ κωνοειδὴς τὸ σχῆμα. πῶς οὖν ἐπῆλθε τοῖς
ἰατροῖς ἰδίᾳ μὲν περὶ πλάτους, ἰδίᾳ δὲ περὶ βάθους ἀρτη-
ρίας διαλέγεσθαι, δέον, ὥσπερ ἐστί τε καὶ φαίνεται κατὰ τὰς
διαιρέσεις, τὸ μέν τι μῆκος αὐτῆς, τὸ δέ τι κύκλον ὀνομάζειν;
ἀμέλει καὶ ὀνομάζουσιν οὕτω πολλοὶ πολλάκις, οὐ μὴν διὰ
παντός γε δυνατὸν οὔτε τούτοις οὔτ' ἄλλῳ τινὶ περὶ τῶν
ἐναργῶς φαινομένων διηγουμένῳ μῆκος καὶ κύκλον ὀνομάζειν
μόνον, ἀλλ' ἀναγκασθήσονται πολλάκις εἰπεῖν τινα διαστολὴν
αὐτῆς ὑψηλὴν μὲν, στενὴν δὲ, καὶ αὖθις ἑτέραν ταπεινὴν
μὲν, πλατεῖαν δέ· καὶ γὰρ φαίνεται ταῦθ' οὕτως ἐναργῶς,
ὡς ἀμφισβητῆσαι [145] μηδένα. καὶ διὰ τὰ τοιαῦτα φαινό-
μενα διαφερούσας ἐννοίας πλάτους τε καὶ βάθους ἠναγκά-
σθημεν ἔχειν ἐπὶ τῶν ἀρτηριῶν. ὥσπερ δὲ τὰς τοιαύτας δια-
φορὰς αἰσθήσει διέγνωμεν, οὕτω πολλάκις ὁμολογοῦμεν ἀκρι-

ſtinctam: ſed ſicut in circulo et globo confuſa ſunt omnia,
una vero quaedam, vel lineae, vel ſuperſiciei videtur cir-
cumferentia, ſic eſſe in arteria putes: cujus cernitur in
diſſectionibus figura multis locis cylindrum, multis etiam
conum referre. Quomodo igitur medicis in mentem venit
ſeorſum de latitudine, ſeorſum de profunditate diſſerere,
quum deberent, ut eſt et conſpicitur ex partitionibus, unam
longitudinem ejus appellare, alterum circulum, ut certe
multi frequenter vocant? Non perpetuo poſſunt tamen,
nec hi, nec alius quisquam, quum de exemplis evidentibus
narrant, longitudinem et circulum tantum appellare; ſed
exprimet ſaepe neceſſitas, ut diſtentionem altam quandam
vocent et anguſtam, contra etiam aliam humilem latamque,
etenim hoc ita clarum eſt, ut ambigat nemo. Sic propter
haec manifeſta eventa habere diverſas latitudinis et profun-
ditatis notiones coacti ſumus. Porro ſicut ſenſu percipimus
eas differentias, ita circularem nos figuram ſaepe animad-

βῶς κυκλοτερῇ τὴν κίνησιν ἡμῖν φαίνεσθαι. καὶ νῦν ἐροῦμεν
ὑπὲρ ἑκατέρων τῶν διαφορῶν κοινῇ, πῶς ἄν τις ἄριστα τὴν
ἐπιβολὴν ποιούμενος τῶν δακτύλων διαγιγνώσκειν αὐτὰς δύ-
ναιτο. καὶ γὰρ οὐ σμικρά τις ἀπορία δόξειεν ἂν ἐν τῇ δια-
γνώσει ταύτῃ περιέχεσθαι, κατὰ μηδεμίαν ἐπιβολὴν ἁπάσης
τῆς διαστάσεως ἡμῶν αἰσθάνεσθαι δυναμένων, μήθ᾽ ὅταν ἐπι-
πολῆς ψαύωμεν, ἡ γὰρ τοιαύτη μόνων τῶν ἐσχάτων τῆς κινή-
σεως αἰσθανομένη τὸ πρὸ τοῦ πᾶν ἀγνοήσει, μήθ᾽ ὅταν
ἱκανῶς θλίβωμεν, πρὸς γὰρ τῷ κατὰ τοὺς σφοδροὺς σφυγ-
μοὺς μόνους ἐγχωρεῖν τοῦτο δρᾶν, ἔμπαλιν ἡ τοιαύτη τῇ
πρότερον τῶν ὑστέρων τῆς διαστάσεως ἀναίσθητος ἔσται,
τῶν πρώτων μόνον αἰσθανομένη· κατὰ ταὐτὰ δ᾽ ἱκανὸν εἰ
μέσῃ τινὶ τῶν εἰρημένων ἐπιβολῶν ἑτέρᾳ χρησαίμεθα, τά τε
πρῶτα καὶ τὰ τελευταῖα τοῦ διαστήματος ἀγνοήσομεν. ὅτι
δ᾽ ἀληθές ἐστιν ὃ λέγω, πειραθεὶς ὁ βουλόμενος γνώσεται.
θλίψας γὰρ τοὺς σφοδροὺς σφυγμούς, τούτους γὰρ μόνους
ἐγχωρεῖ θλίβειν, οὐκ εἴσεται πηλίκοι τινές εἰσιν. ἀπόλλυται μὲν
γάρ τι καὶ αὐτῆς τῆς κινήσεως ἐν ταῖς πλείσταις τῶν θλίψεων,
ὡς καὶ πρόσθεν εἴρηται· τὸ διάστημα δ᾽ οὐκέτι μικρὸν, ἀλλ᾽

vertere clare fatemur. Itaque de utraque jam differentia
dicemus in communi, qua potiſſimum ratione applicandorum
digitorum ad eas pervenire dignoscendas queas. Neque
enim in iis dignoscendis mediocris ineſſe ſcrupulus videatur,
quod nulla admovendi tactus ratione valeamus ſentire inter-
vallum totum: neque quum leniter palpemus (nam ea ex-
tremas tantum partes ſentiat motus: quae praecedebat, igno-
ret univerſam) neque quum premimus multum. Ut enim
omittam hoc in vehementibus tantum pnlſibus permiſſum
eſſe, contra ac prior poſtremam partem ignorabit intervalli,
tantum ſentiet primam. Jam ſi alia utamur applicatione
inter illas media, et prima pars|intervalli et poſtrema nos
fugiet. Hoc verum eſſe quisque experientia discat. Nam
vehementes pulſus ſi premas (hos enim premere ſolos fas eſt)
nescies quanti ſint, quod pereat tere in compreſſionibus, ut
ante ſignificavimus, aliquid etiam de ipſo motu, ac interval-
lum non jam parva ex parte, ſed prope corrumpatur uni-

ὀλίγου δεῖν ὅλον διαφθείρεται. ψαύσας δ᾽ αὖ πάλιν ἐπιπολῆς
οὐχ ἕξεις μαντεύσασθαι κατὰ πηλίκου διαστήματος ἡ κίνησις
ἠνέχθη. ἡ μὲν οὖν ἀπορία τοιαύτη. λύσις δ᾽ αὐτῆς τὸ μὴ
ζητεῖν πάντως αἰσθήσει διαγνῶναι τὸ ποσὸν τῆς διαστολῆς,
ἀλλ᾽ εἰ καὶ συλλογισμῷ τινι δυνάμεθα μηδὲν ἡγεῖσθαι βεβλά-
φθαι. πρόκειται γὰρ ἡμῖν οὐκ αἰσθήσει πάντως γνῶναι τὰ
συμβεβηκότα τοῖς σφυγμοῖς, ἀλλ᾽ ἁπλῶς γνῶναι. πᾶσα μὲν
οὖν ἡ τοιαύτη γνῶσις αἰσθήσεως δεῖται, οὐ μὴν μόνης γε
ταύτης, οὐδ᾽ ὡς ἀεὶ τὸ πᾶν εὑρίσκειν δυναμένης, ἀλλ᾽ ἱκανὸν
πολλάκις ἕν τι τῶν αἰσθητῶν παθημάτων γνώρισμα ποιή-
σασθαι τῆς τοῦ πράγματος ὅλης οὐσίας. ἔχει γοῦν οὕτως
κἀπὶ τῶν νῦν προκειμένων. εἰ γὰρ ἐπιπολῆς ψαύοις, ἀναγ-
καῖον ἤτοι κατὰ πλείονα μόρια προσπιπτούσης αἰσθάνεσθαι
τῆς ἀρτηρίας, ἢ κατ᾽ ἐλάττονα, μεθ᾽ ἣν διάγνωσιν συλλο-
γισμὸς αἰσθήσει παρακείμενος ἡμᾶς εἰσέρχεται, μεγάλην μὲν
εἶναι διαστολὴν τὴν κατὰ τὰ πολλὰ μόρια κινοῦσαν τὴν ἁφὴν,
μικρὰν δὲ τὴν κατ᾽ ὀλίγα. φέρε γὰρ εἶναι κυκλοτερῆ τὴν
πρόσπτωσιν αὐτῆς, ἆρ᾽ οὐ πρόδηλον, εἰ μὲν ἀξιόλογος εἴη τὸ
μέγεθος ἡ τοῦ κύκλου περιφέρεια, καὶ τὴν ὅλην εἶναι διαστο-

verfum.   Contra fi leniter palpes, per quantum intervalli
fit motus delatus, non divines.   Habes difficultatem quae fic
explicatur, fi ut prorfus diftentionis quantitatem fenfu dignos-
camus, non laboremus, fed et ratione quadam poffimus nihil
laefam effe exiftimare.   Neque enim hoc nos quaerimus, ut
fenfu omnino, quae accidunt pulfibus, cognoscamus, fed ut
fimpliciter cognoscamus.   Ergo fenfum requirit quidem omnis
talis notitia, attamen non hunc folum, neque quafi femper va-
leat quidlibet invenire: fed fatis eft frequenter, fi fenfibilis affe-
ctus unus totius rei denunciet effentiam.   Eadem ratio eo-
rum eft, de quibus nunc agimus.   Nam fi leniter palpes,
aut pluribus in partibus occurfum arteriae neceffe eft fen-
tias, aut in paucioribus: quo cognito, ad fenfum ratio ad-
juncta, nobis magnam diftentionem fuggerit effe, quae mul-
tis partibus movet tactum; parvam, quae paucis.   Age fac
circularem ejus occurfum effe, quid? nonne clarum eft fi
infigni fit circumferentia circuli magnitudine, totam etiam

898　ΓΑΛΗΝΟΥ ΠΕΡΙ ΔΙΑΓΝΩΣΕΩΣ

Ed. Chart. VIII. [145. 146.]　　　Ed. Baf. III. (73. 74.)

λην τῆς ἀρτηρίας ἁδράν· εἰ δ᾽ ἡ περιφέρεια μικρὰ, καὶ τὴν
διαστολὴν ὅλην ἰσχνὴν εἶναι; οὔτε γὰρ τὴν ἰσχνὴν διαστολὴν
μεγάλοις ὁρίζεσθαι κύκλοις δυνατὸν οὔτε τὴν ἁδρὰν μικροῖς,
ἀλλ᾽ ἀνάγκη ἀνάλογον ἔχειν τῷ ποσῷ τῆς διαστολῆς τὸ πο-
σὸν τοῦ περιγράφοντος αὐτὴν κύκλου. κατὰ ταῦτα δὲ, κἂν εἰ
μὴ κύκλος ἀκριβὴς εἴη τὸ πέρας τῆς διαστολῆς, ἀλλ᾽ οἷον κο-
λοβὸς κατὰ μέρος, ὅπερ ἐν τοῖς ὑψηλοῖς καὶ στενοῖς ἢ ταπει-
νοῖς καὶ πλατέσιν εὑρίσκεται σφυγμοῖς, ὁ συλλογισμὸς ὁ τοῦ
ποσοῦ τῆς διαστολῆς ὁμοίως ἂν γίγνοιτο. τά τε γὰρ τῆς δια-
στολῆς τά τε τῆς εἰς ὕψος ἀνόδου πέρατα τμήματα κύκλου
πάντως ἔσται, καὶ ταῦτ᾽ ἤτοι μείζονα, ἢ μείονα καθ᾽ ἑκατέ-
ρωθεν, ἤτοι κοιλότερα τῆς περιφερείας ταύτης, ἢ κυρτότερα
φαινόμενα πάντως ἤτοι μακροτέραν, ἢ βραδυτέραν ἀποφαίνει
τῆς ἀκριβῶς κυκλοτεροῦς τὴν νῦν φαινομένην γραμμήν. καὶ
οὕτως τό τ᾽ ἄνισον τῆς εἰς πλάτος τε καὶ βάθος διαστάσεως τό
τε διαστολῆς ὅλης τὸ ποσὸν ἀναλογιούμεθα. [146] φέρε γὰρ
φαίνεσθαι κυρτοτέρας μὲν καὶ προπε(74)τεστέρας τὰς ἐν τοῖς
πλαγίοις τῆς ἀρτηρίας προσπτώσεις, κοιλοτέραν δέ πως καὶ

craſſam eſſe diſtentionem arteriae et univerſam diſtentionem
gracilem, ſi circumferentia ſit parva? Neque enim magnis
circumſcribi circulis gracilis diſtentio poteſt, nec craſſa mi-
nutis: caeterum quantitati diſtentionis neceſſario respondet
circuli circumſcribentis eam quantitas. Haud aliter etiam
ſi verus non ſit et exactus circulus finis diſtentionis, ſed
quaſi mutilus partim, id quod in altis et anguſtis, vel hu-
milibus et latis uſu venit, ratio ſimiliter ſubducitur quanti-
tatis diſtentionis. Nam tum diſtentionis tum ascenſus
fines particulae prorſus erunt circuli, hique prout appa-
reant majores, vel minores utrinque, vel concavi magis hac
circumferentia, vel gibboſiores omnino, vel longiorem, vel
anguſtiorem, vel latiorem, quam eſt exacte circularis, hanc
lineam, quae in praeſentia cernitur, oſtendunt. Unde in-
aequalitatem nos latitudinis et profunditatis totiusque quan-
titatem diſtentionis aeſtimabimus. Age enim videantur gib-
boſiores ac praeruptiores obliqui occurſus arteriae, prae-
terea cava magis quodammodo et humilior in profunditate,

ταπεινοτέραν τὴν κατὰ βάθος, ὥστε μηδὲ κύκλου περιφέρειαν
ἔτι δοκεῖν ὑπάρχειν, ἀλλ᾽ οἷον εὐθεῖαν γραμμὴν εἶναι, δῆλον,
ὡς ὁ τοιοῦτος σφυγμὸς πλατὺς ἔσται καὶ ταπεινός. ἡ μὲν γὰρ
εἰς τὸ πλάτος κίνησις ἐπὶ πλέον ἐκταθεῖσα πλατὺν εἰκότως ἐρ-
γάζοιτ᾽ ἄν, ἡ δ᾽ εἰς ὕψος κωλυθεῖσα ταπεινόν. ἔμπαλιν δὲ εἰ
τὰ ἐν τοῖς πλαγίοις μόρια τῆς κινήσεως ἀπολείποιτο πολὺ τοῦ
μέσου, τὸ μέσον δ᾽ αὐτὸ κυρτὸν ἱκανῶς φαίνοιτο, δῆλον,
ὡς ὁ τοιοῦτος σφυγμὸς ὑψηλὸς μὲν ἔσται, στενὸς δέ· παντά-
πασι δὲ στενῆς τῆς κατὰ τὸ πλάτος αὐτοῦ προσβολῆς γενομέ-
νης, ὡς μὴ δοκεῖν μεμειῶσθαι μόνον τὴν ἐν τοῖς πλαγίοις κί-
νησιν, ἀλλ᾽ ὅλην τελέως ἀπολωλέναι, χαλεπὸν γνῶναι, μᾶλ-
λον δ᾽ ἀδύνατον, ὅσον γ᾽ ἐπὶ τούτοις, ὁποῖός τίς ἐστιν ὁ
σφυγμός. εἰ μὴ γὰρ διορισμούς τινας παραλάβοιμεν, οὐκ
εἰσόμεθα πότερον ὑψηλὸς, ἢ ταπεινὸς, ἢ σύμμετρός ἐστι
κατὰ τὸ βάθος. ἅπαντα γὰρ εἶναι δύναται. καὶ γὰρ εἰ
ταπεινὸς ἅμα καὶ στενὸς εἴη, τοιοῦτος φανήσεται, καὶ
εἰ ὑψηλὸς ἅμα καὶ στενὸς εἴη, τοιοῦτος φανήσεται, καὶ
εἰ σύμμετρος κατὰ βάθος ἅμα καὶ στενός. τὸ μὲν γὰρ
εἶναι στενῷ τῷ τοιούτῳ σφυγμῷ πάντως ὑπάρχει διὰ τὴν

adeo ut ne circuli quidem videatur circumferentia manere,
ſed veluti recta linea eſſe, profecto apertum eſt, talem pul-
ſum latum fore et humilem.   Nam motus in latum amplius
exporrectus, latum merito efficiat, at motus ascenſu pro-
hibitus humilem.   E diverſo ſi motus obliqui partes longe
citra medium conſtiterint, ac medium ipſum ſatis videatur
gibboſum eſſe, plane is pulſus erit altus anguſtusque, ſi ſe-
mel anguſtus ejus in latitudine occurſus evadat, ut non mo-
do imminutus eſſe obliquus motus, ſed et totus ſemel videa-
tur periiſſe, difficilis cognitu eſt, vel potius cognosci non
poteſt, quantum in his eſt, qualis ſit pulſus.   Nam niſi di-
ſtinctiones adhibeamus quasdam, non aſſequemur, altusne
ſit, an humilis, an moderatus profunditate: nam omnia eſſe
poteſt.   Etenim ſi humilis ſit pariter et anguſtus, talis vi-
debitur eſſe, et ſi altus ſimul et anguſtus, ejuscemodi appa-
rebit, denique ſi moderatus profunditate una et anguſtus, ta-
lem dicas eſſe; nam anguſtiam is pulſus prorſus ex motu

εἰς τὸ πλάτος κίνησιν κεκωλυμένην. ἡ δ᾽ ἀπορία περὶ τοῦ
βάθους ἐστὶν, ὃ κᾂν ἐκ πολλοῦ διαστήματος, κᾂν ἐξ ὀλίγου,
κᾂν ἐκ συμμέτρου τὴν κίνησιν ἀρχομένην ἔχῃ, τὴν αὐτὴν τοῖς
ἐπιπολῆς ἁπτομένοις φαντασίαν ἐργάσεται. στενῆς γὰρ αἰσθή-
σονται τῆς κινήσεως. πῶς οὖν διορισθήσεται; πολλαχῇ μὲν
καὶ τοῖς τῆς ἁφῆς παθήμασιν, διὰ παντὸς δὲ τῷ λογισμῷ.
λεκτέα δὲ πρότερα τὰ τῆς ἁφῆς, ἐφ᾽ ὧν ἐγχωρεῖ διὰ ταύτης
τι λαβεῖν σαφές. ἐγχωρεῖ δ᾽ ἐπὶ σφοδρῶν σφυγμῶν, ὑπὲρ ὧν
εἴρηται πολλάκις, ὅτι μόνοι θλιβόντων τὴν ἀρτηρίαν οὐκ
ἀπόλλυνται. ῥᾷστον οὖν ἐπί γε τῶν τοιούτων γνωρίσαι τὸ
βάθος τοῦ σφυγμοῦ. θλίψαντι γάρ σοι τάχα μὲν καὶ δι᾽ αὐτῆς
τῆς ἁφῆς, ἐὰν ᾖ γεγυμνασμένη τε καὶ ἁπαλὴ καὶ ἀκριβῶς
αἰσθανομένη φύσιν, γενήσεταί τις διάγνωσις τοῦ διαστήματος
τῆς κινήσεως· εἰ δὲ μὴ, ἀλλ᾽ ὅ γε χρόνος ὁ τῆς κινήσεως ἐν-
δείξεται τὸ ποσὸν τῆς διαστάσεως. εἰ γὰρ οἷός τ᾽ εἴης διακρί-
νειν ἰδίᾳ μὲν τὸ ποιὸν τῆς κινήσεως, ἐν ᾧ τὴν κατὰ τάχος
τε καὶ βραδύτητα διαφορὰν εὑρίσκομεν, ἰδίᾳ δὲ τὴν κατὰ τὸν
χρόνον, ἐν ᾧ βραχυχρονίους κινήσεις διαγιγνώσκομεν, οὐκ ἂν

inhibito in latitudinem contraxit. Difficultas vero refidet
in profunditate, quae et fi ex longo intervallo et fi ex brevi
vel moderato motum ordiatur, eandem tamen tangentibus
repraefentabit fpeciem, nam auguftum motum percipient.
Qua ergo ratione explorabitur? frequenter quidem etiam
tactus affectibus, perpetuo tamen ratione. Primum de ta-
ctus affectibus dicemus, in quibus poffis per eum manifefti
deprehendere aliquid: licet autem in vehementibus pulfibus,
qui ut faepe monuimus, foli preffa arteria non labefactan-
tur. Prompta ergo in illis quidem notitia profunditatis eft
pulfus. Nam fi prefferis, forfitan vel ipfo tactu, fi exer-
citatus fit et mollis fuaque fponte exacte fentiat, in noti-
tiam aliquam pervenies intervalli motus: fin minus, tempus
certe motus quantitatem declarabit intervalli. Nam fi
discernere figillatim motus qualitatem poteris, in qua diffe-
rentiam celeritatis et tarditatis reperimus, figillatim etiam
temporis quantitatem, ubi breves motus animadvertimus,

Ed. Chart. VIII. [146. 147.]   Ed. Baf. III. (74.)

λανθάνοι κατὰ τὴν ἐπίθλιψιν αὐτῶν οὐδέτερον. εἰ δ᾽ ἄμφω λάβοις, οὐ χαλεπῶς συλλογιῇ περὶ τῆς διαστάσεως. φέρε γὰρ εἶναι ταχεῖαν μὲν τὴν κίνησιν, πολυχρόνιον δὲ, παντί που δῆλον, ὡς κατὰ μεγίστης αὐτῇ διαστάσεως ἐνήνεκται. πάλιν οὖν ἔστω βραδεῖά τε καὶ βραχυχρόνιος, εἴη ἂν, οἶμαι, καὶ ἥδε κατ᾽ ἐλαχίστης διαστάσεως ἐνηνεγμένη. σφοδροῦ μὲν ὄντος τοῦ σφυγμοῦ, κατὰ τόνδε τὸν τρόπον διαγινώσκειν τοῦ βάθους τὸ ποσὸν, ἀμυδροῦ δ᾽ ὄντος, ἡ μὲν αἴσθησις ὠφελεῖν ἡμᾶς οὐδὲν ἔτι δύναται, θλιβόντων γὰρ ἀπόλλυται παντελῶς ἡ κίνησις ἐν τοῖς τοιούτοις σφυγμοῖς, τῷ λόγῳ δὲ τηνικαῦτα τὸ πᾶν ἐξιχνευτέον. εἰρήσεται δὲ περὶ τῶν ἐν τοῖς σφυγμοῖς αἰτίων, ὡς οὐ πᾶσι πάσαις διαφοραῖς μίγνυσθαι δύνανται, καὶ διορισθήσεται, τίνες εἰσὶ καὶ ὁπότε καὶ ὅπως. ὥστ᾽ ἐκ τῶν ἄλλων τῶν φαινομένων ἐναργῶς εἰδέναι τί καὶ περὶ τῶν οὐ φαινομένων ἐν ἐκείνοις διδαχθήσεται, καὶ διότι στενός θ᾽ ἅμα καὶ ἀμυδρὸς σφυγμὸς ὑψηλὸς οὐκ ἄν ποτε γένοιτο. περὶ μὲν δὴ τούτων ἀρκέσει καὶ τὰ τοσαῦτα.

Κεφ. γ΄. [147] Περὶ δὲ τῶν ῥυθμῶν ἐφεξῆς ἐροῦμεν εἰς ταύτην τὴν τάξιν τῆς διδασκαλίας ἀγόμενοι κατὰ τὴν

neutra te harum, fi premas, fugiet. Quod fi ambas affecutus fis, facile de intervallo conjicies. Efto celer motus et diuturnus, fane apertiffimum eft maximo eum fpatio delatum effe, contra tardus efto et brevis, fit utique et hic minimo fpatio devectus. Atque hoc pacto fi vehemens fit pulfus, profunditatis quantitatem dignoscimus, qui fi languidus fit, nihil jam nobis fenfus adjumenti adferre poterit, quod motus in ejuscemodi pulfibus compreffione perditur univerfus, quare ratione hic tota res inveftiganda eft. Dicemus autem de caufis pulfuum, non omnes cum omnibus differentiis poffe confundi, diftinguemusque, quae illae fint et quando et quemadmodum. Itaque ex aliis, quae aperte funt confpicua, quomodo etiam aliquid de obscuris deprehendas, inibi docebimus, ad haec cur anguftus fimul et languidus pulfus altus nunquam fit. Sed de his hactenus.

Cap. III. Pofthac de rhythmis verba faciemus: quem ordinem fecuti fumus docendi, quod conjuncta ejuc cum

οἰκειότητα τῆς διαγνώσεως, ἐπεί τοι κατά γε τὴν φύσιν αὐτῶν
τῶν πραγμάτων τὰ καθ᾽ ἓν μόριον σφυγμοῦ καὶ μάλιστα τὴν
διαστολὴν συνιστάμενα γένη πρότερον ἐχρῆν ἐπελθεῖν, ὡς ἐν
τοῖς περὶ διαφορᾶς σφυγμῶν ἐποιήσαμεν. ἀλλ᾽ ἐπεὶ τὰ μὲν ἐν
ἑνὶ μορίῳ συνιστάμενα γένη τὰ μὲν εἰρημένων ὑπόλοιπα κοι-
νῆς δεῖται διδασκαλίας, τὸ δὲ τῶν ῥυθμῶν τοῖς προειρημέ-
νοις δύο γένεσιν ἔζευκται κατὰ τὴν διάγνωσιν, ὡς αὐτὸς περὶ
αὐτῶν λόγος ἐνδείξεται, διὰ τοῦτ᾽ ἐφεξῆς ἐροῦμεν περὶ ῥυθ-
μῶν, τὸν περὶ σκληρότητος καὶ σφοδρότηρος λόγον εἰς τὸ
μετὰ τούτου βιβλίον ἀναβαλλόμενοι, ὥσθ᾽ ἕκαστον τῶν ὑπο-
μνημάτων τελείαν ἔχειν τῶν παρακειμένων ἀλλήλοις κατὰ
τὴν διάγνωσιν τῶν γενῶν τὴν διδασκαλίαν. ἐπεὶ τοίνυν ὁ
ῥυθμὸς ἐν τῷ παραβάλλειν τὸν χρόνον τῆς διαστολῆς τῷ
χρόνῳ τῆς συστολῆς γίνεται, χρὴ δηλονότι διαγνωστικοὺς ἡμᾶς
ὑπάρχειν ἰδίᾳ πρότερον ἑκατέρου τοῦ χρόνου. τοῦτο δ᾽ οὐ
πάνυ τι ῥᾴδιον. εἰ γὰρ ἐν τῷ πρώτῳ βιβλίῳ λεχθέντων ἀνα-
μνησθείημεν, ἡνίκ᾽ ἐζητοῦμεν πότερα πάσης αἰσθέσθαι δυνα-
τόν ἐστι τῆς διαστολῆς καὶ τῆς συστολῆς, ἢ διαφεύγει τι τῆς

fuperioris eft exploratio. Nam natura quidem rerum fere-
bat, ut quae una in parte pulfus, maxime diftentione, gene-
ra confiftunt, prius exponeremus, quod in commentariis de
differentiis pulfuum fecimus; verum quia genera in una par-
te pofita, quae de fuperioribus adhuc reliqua funt, flagitant
communem tractatum, rhythmorum autem genus adjunctam
cum fuperioribus duobus generibus habet cognitionem, ut
ipfe de his fermo docebit, ideo pofthac de rhythmis narrabi-
mus, de duritie et vehementia rejiciemus in proximum li-
brum, ut abfolutam complectantur finguli commentarii ge-
nerum difciplinam, quae conjuncta cognitione funt. Quia
jam in comparatione temporis diftentionis cum contractio-
nis tempore rhythmus confiftit, prius paranda feparatim no-
bis utriusque temporis notitia eft. Hoc vero parum facile
eft, nam (memoriam fi confervavimus eorum, quae primo
in libro retulimus, ubi quaereremus, ecquid fentire totam
diftentionem et contractionem poffimus, an pars nos fugiat

κινήσεως ἡμᾶς ἑκατέρας, εἰσόμεθα ὅπως χαλεπόν ἐστι, μᾶλλον
δ᾽ ἀδύνατον ἅπαντος τοῦ κατὰ ταύτας χρόνου τὴν διάγνωσιν
ποιήσασθαι. δέδεικται γὰρ ἐκεῖ τά γε πρῶτα τῆς διαστολῆς,
τὰ δὲ τελευταῖα τῆς συστολῆς ἄγνωστα. καθ᾽ ὅσον δ᾽ ἄν τι
τῆς κινήσεως διαλανθάνῃ, κατὰ τοσοῦτον, οἶμαι, καὶ τοῦ χρό-
νου διαφεύξεται. πρῶτον δ᾽ αὐτὸ τοῦτο πάλιν ἀναμνηστέον τε
καὶ διοριστέον, ὡς οὐ ταὐτὸν ἦν τό τ᾽ ἐν τῷ πρώτῳ βιβλίῳ ζη-
τηθὲν καὶ τὸ νῦν ὀλίγον ἔμπροσθεν. ἐκεῖ μὲν γὰρ ἐζητεῖτο περὶ
διαστολῆς ἁπλῶς, ἐνταυθοῖ δὲ περὶ τοῦ κατὰ τὸ ἐν αὐτῇ ποσὸν
χρόνου. ἐν μὲν οὖν τῷ ζητεῖν ἁπλῶς εἰ πάσης αἰσθάνεσθαι
δυνατόν ἐστι τῆς διαστολῆς, ὅσον ἂν διαφεύγῃ τῆς κινήσεως
τὴν ἁφήν, τοῦτ᾽ ἂν ἀδιάγνωστον εἶναι φήσομεν. ἐν δὲ τῇ δια-
γνώσει τοῦ κατ᾽ αὐτὴν ποσοῦ πηλίκον ἐστὶ τὸ διάστημα καθ᾽
οὗ κεκίνηται σκοπούμεθα. καὶ δέδεικται μικρῷ πρόσθεν, ὡς
εἰ μόνου τοῦ πέρατος τῆς διαστολῆς ἀκριβῆ τὴν διάγνωσιν
σχοίημεν, συλλογισμὸς ἡμῖν παρακείμενος αἰσθήσει τὴν ἔν-
δειξιν τοῦ κατ᾽ αὐτὴν ποσοῦ ποιήσεται. δυνατὸν οὖν ἐστι μη-
δενὸς ἄλλου μέρους τῆς κινήσεως πλὴν τοῦ ἔξω πέρατος αἰ-
σθανομένους ὅση μέν τίς ἐστι κατὰ τὸν χρόνον ἀγνοεῖν,

utriusque motus) ſciemus, quam ſit laborioſum, adeoque
praeter omnem noſtram facultatem, ut notitiam comparare
omnis harum temporis poſſimus. Quo loco principium dis-
tentionis oſtendimus et finem contractionis non cognosci
poſſe. Jam quatenus aliquid nos motus latet, hactenus
etiam tempus ſcilicet praeteribit. Primum id eſt ipſum re-
petendum, declarandumque idem non eſſe, quod in primo
libro quaereretur ac quod paulo ſuperius, nam illic de dis-
tentione quaerebatur abſolute, hic de temporis ejus quanti-
tate. Proinde quum abſolute quaeritur, an omnis ſentiri
diſtentio poſſit quae tactum fugit motus pars, hanc confir-
mavimus non dignosci; in exploranda autem ejus quantitate,
quantum promota ſpatii ſit, advertimus. Ac non ita dudum
diximus, modo finis diſtentionis habeamus veram notitiam,
rationem nobis cum ſenſu conjunctam ſubjecturam eſſe ejus
quantitatem. Itaque poſſumus, quamvis niſi externum fi-
nem motus, partem aliam nullam ſentiamus, quantum is

καθ᾽ ὅσον ἐνήνεκται διαστήματος, διαγιγνώσκειν. τούτων οὖν
τὸ μὲν ἕτερον ἐν τῷ πρώτῳ βιβλίῳ τὴν ζήτησιν ἔσχε, τὸ δ᾽
ἕτερον οὐ πρὸ πολλοῦ πεπαύμεθα διεξιόντες. ἀναμνησθῶμεν
οὖν πάλιν, ὡς ἐν τοῖς σφοδροῖς σφυγμοῖς, εἰ θλίψαιμεν συμ-
μέτρως τὴν ἀρτηρίαν, τὰ μὲν πρῶτα κινήσεως γνωριοῦμεν,
ἀγνοήσομεν δὲ τὸ ποσὸν τοῦ διαστήματος. ἔτι δὲ καὶ τοῦτο
προσαναμνησθῶμεν, ὃ ἐν τῷ δευτέρῳ βιβλίῳ κατ᾽ ἀρχὰς εὐθὺς
ἐδείχθη, μὴ ταὐτὸν εἶναι ποσότητα χρόνου κινήσεως ἐξετάζειν
καὶ τάχος, ἢ βραδύτητα διαγιγνώσκειν. τούτων γὰρ ἡμῖν εἰς
τὰ παρόντα δεῖ πάντων, ἵν᾽ ἀκριβῶς καὶ διηρθρωμένως εἰδῶ-
μεν, εἰ διενήνοχεν ἡ τοῦ διαστήματος καθ᾽ οὗ τὴν κίνησιν
ἐνηνέχθαι συμβέβηκεν διάγνωσις τῆς τοῦ χρόνου, καὶ ὡς
ἑκατέρων ἑτέρα τίς ἐστιν ἢ τάχος ἢ βραδύτητα σκοπου-
μένη. μετρεῖ γὰρ ἡ μὲν πρώτη λεχθεῖσα τοῦ διαστήματος τὸ
ποσόν, ἡ δὲ δευτέρα τοῦ χρόνου τῆς κινήσεως τὸ ποσόν,
ἡ δὲ τρίτη τὸ ποιὸν τῆς κινήσεως. [148] εἰς οὖν τὴν περὶ
τῶν ῥυθμῶν διάγνωσιν οὔτε τῆς πρώτης οὔτε τῆς τρίτης,
ἀλλ᾽ αὐτῆς τῆς δευτέρας μόνης δεόμεθα. τοιαύτην τοιγαροῦν

habeat temporis ignorare; attamen ſcire, quantum inter-
valli pervectus ſit. Horum alterum in primo libro discuſ-
ſum eſt, alterum non ita diu eſt quum explicavimus. Ergo
iterum ad memoriam evocemus, quod in vehementibus pul-
ſibus, ſi modice arteriam compreſſerimus, perſpiciemus
quidem initium motus, ſed quantitatem ignorabimus inter-
valli. Nec vero hoc praetereamus, quod initio ſtatim ſe-
cundi libri tradidimus, non idem eſſe quantitatem temporis
examinare ac celeritatem vel tarditatem dignoscere. His
enim nobis in praeſentia omnibus opus eſt, quo plane et di-
ſtincte perſpiciamus, ecquid inter ſpatii dignotionem, quo
fertur arteria, et temporis interſit, et praeter utramque quan-
dam eſſe aliam vel celeritatis vel tarditatis aeſtimatricem.
Siquidem prima quam commemoravimus explorat inter-
valli quantitatem, quantitatem altera motus temporis, tertia
qualitatem motus. Ad rhythmum igitur dignoscendum,
nec primam quaerimus, nec etiam tertiam, ſed ipſam tan-
tummodo ſecundam. Quare inſtituenda manus ea applica-

εἶναι χρὴ τὴν ἐπιβολὴν τῆς ἁφῆς, οἷα μάλιστ᾽ ἂν ἅπασαν ἀκρι-
βῶς θεωρήσειε τὴν κίνησιν τῆς ἀρ(75)τηρίας. ὡς ὅσα κατὰ τὸ
πρῶτον βιβλίον εἴρηται, ζητούντων ἡμῶν, εἰ πάσης αἰσθή-
σεσθαι δυνατόν ἐστι τῆς κινήσεως, ἀναμνησθῆναι προσή-
κει γνόντας ἓν καὶ ταὐτὸν ἐκεῖνό τε καὶ τοῦτ᾽ εἶναι τὸ πρό-
βλημα τῇ γε δυνάμει, προβάλλεσθαι δὲ τῇ λέξει διαφερόντως.
εἰ δὴ ταῦτα πάντα προνοήσαιμεν, εἰσόμεθα τὸ χαλεπὸν τῆς
προκειμένης διαγνώσεως. ἔστω γάρ τινα σφυγμὸν εἶναι μέγαν
μὲν, ἀλλ᾽ ἀμυδρόν· οὔκουν οἷόν τε τούτου φωρᾶσθαι τῆς
διαστάσεως ἁπάσης τὴν κίνησιν, ἀλλὰ μόνον τοῦ ἔξω πέρα-
τος. ὡσαύτως δὲ καὶ τῆς συστολῆς, εἴπερ ἄρα, τὴν ἀρχὴν
μόνην καὶ τὴν ἀποχώρησιν, ἄλλο δ᾽ οὐδέν. ἐπιπολῆς οὖν
ψαύειν τῶν τοιούτων χρὴ σφυγμῶν, ὡς πολλάκις εἴρηται. τῇ
δὲ τοιαύτῃ τῆς ἁφῆς ἐπιβολῇ τοῦ μὲν διαστήματος τῆς δια-
στολῆς τὸ ποσὸν οἷόν τε διαγνῶναι, τοῦ δὲ χρόνου τῆς κι-
νήσεως ἀδύνατον. ἐπὶ δὲ τῆς συστολῆς οὐ μόνον τοῦ χρόνου
τῆς κινήσεως ἀδύνατον ἐξευρεῖν τὸ ποσὸν, ἀλλὰ καὶ τοῦ δια-
στήματος αὐτοῦ. τελέως γὰρ αὐτῆς ἀναισθήτου γινομένης,
ἀνάγκη πάντων ὁμοῦ τῶν ὑπαρχόντων αὐτῇ τὴν ἀπώλειαν

tio eft, quae arteriae motum accuratiffime intuetur omnem.
Itaque primo libro, quae expofita funt, quum quaereremus,
poffitne fentiri univerfus motus, memoria repetenda funt,
fciendumque unam virtute effe et eandem quaeftionem illam
atque hanc, licet diverfis verbis ponatur. Quae omnia fi
cum animis noftris prius cogitemus, praefentis difficultatis
affequemur explicationem. Sit enim pulfus quidam ma-
gnus, fed languidus, hujus nequeas fcilicet deprehendere
totius diftentionis motum, caeterum externi finis tantum,
fic etiam contractionis, fi modo tantum poffit, initium dun-
taxat et receffum, praeterea nihil. Proinde leniter funt
iftiusmodi pulfus, ut jam dixi faepe, palpandi: qua tactus
applicatione quantitatem animadvertere intervalli diftentio-
nis poteris, temporis motus non poteris. At vero in con-
tractione non tantum temporis motus non invenias quanti-
tatem, fed ne ipfius quidem intervalli, nam illa ubi infenfi-
bilis evadat, omnium fimul quae ei infunt neceffe eft fiat

γίγνεσθαι. ὥστ᾽ οὐ μόνον τὸ ποσὸν τοῦ διαστήματός τε καὶ
τοῦ χρόνου τῆς κινήσεως, ἀλλὰ καὶ τὸ ποιὸν, ἐν ᾧ τάχους τε
καὶ βραδύτητος διάγνωσις ἡμῖν ἐγίγνετο, παντάπασιν ἡμῖν
ἀναίσθητον ἔσται. πῶς γὰρ ἂν ἔτι καὶ δύναιτο διαγιγνώσκε-
σθαι τὸ ποσὸν τῆς κινήσεως, ὅπου μηδόλως αἴσθησις γίνεται
κινήσεως; ὑπάρχειν γὰρ δεῖ πρότερον τὴν οὐσίαν τοῦ πράγμα-
τος τῆς ποιότητος. ταύτης τοίνυν παντάπασιν ἐκφευγούσης
τὴν αἴσθησιν, οὐχ οἷόν τε τὴν ποιότητα διαγιγνώσκεσθαι.
πῶς οὖν ἐν τοῖς τοιούτοις σφυγμοῖς οἷόν τε διαγνῶναι τὸν
ῥυθμὸν, ἐν οἷς ἄρδην μὲν ἀπόλωλεν ἡ συστολὴ, τῆς διαστο-
λῆς δὲ μόνον τὸ ἐκτὸς ἀποσώζεται πέρας; ἀλλ᾽ οὐδ᾽ ἐπ᾽ ἄλλου
τινὸς τῶν ἀμυδρῶν οἷόν τε τῆς συστολῆς αἰσθέσθαι. μόνων
τοίνυν τῶν οὐκ ἀμυδρῶν γνωρίζοντες τὴν κίνησιν, τὴν ἐν τῷ
διαστέλλεσθαι καὶ συστέλλεσθαι τὴν ἀρτηρίαν, μόνων τούτων
καὶ τὸν ῥυθμὸν διαγνωσόμεθα, σύμμετρον οὕτω δηλονότι τὴν
ἐπιβολὴν τῶν δακτύλων ποιούμενοι, καθὰ πρόσθεν εἴπομεν,
ὡς μηδὲν τῆς ἐκτὸς κινήσεως κωλῦσαι. μᾶλλον γὰρ ἢ δεῖ
θλίψαντες τὴν ἀρτηρίαν παύσασθαι τὴν κίνησιν αὐτῆς
ἀναγκάσομεν, εἰ μή τις κἂν τούτοις ἀδιάγνωστος ὁ ῥυθμός·

jactura. Adeo non modo intervalli quantitas atque tempo-
ris motus, fed et qualitas in qua celeritatis et tarditatis con-
tinentur indicia, nulla ex parte a nobis fentietur. Qui
enim motus etiamnum qualitas dignoscatur, univerfo fen-
fum latente motu? nimirum requiritur prius effentia rei
quam ipfa qualitas, quae quando effentia prorfus fenfum
praeterit, non poteft qualitatis parari notitia. Quae ergo
jam eft in his pulfibus ratio, qua confequi notitiam rhythmi
poffis, ubi funditus contractio periit et de diftentione falvus
et integer folus externus finis eft? atqui nec fentire contra-
ctionem in ullo languido alio poffis. Itaque quandoquidem
motum diftentionis atque contractionis arteriae noscimus
tantum in his qui languidi non funt, in horum etiam folo-
rum notitiam rhythmi veniemus, digitis ita moderate appli-
candis, uti diximus antea, ut externi motus ne quid inter-
pellent. Nam fi plus jufto arteriam compefferimus, con-
fiftere ejus motum cogemus; nifi etiam in his rhythmus non

εἴ γε διὰ παντὸς ἡμᾶς τά τε πρῶτα τῆς διαστολῆς καὶ τὰ
τελευταῖα τῆς συστολῆς ἐκφεύγει, εἰ μή τι παντελῶς βραχέος
ὄντος τοῦ διαφεύγοντος, οὐδὲν ὁ ῥυθμὸς μέγα βεβλάψεται.
τάχα γὰρ ἄν τις εἴποι καὶ τοῦτο. διορισμοῦ μέντοι δεῖ τῷ
λόγῳ. κατὰ μὲν γὰρ τοὺς σφοδροτάτους σφυγμοὺς ἀληθὲς
ἂν εἴη τὸ λεγόμενον, κατὰ δὲ τοὺς ἄλλους οὐκέτ᾽ ἀληθὲς, καὶ
μάλισθ᾽ ὅσοι σφοδρότητος ὀλίγον μετέχουσιν. ἱκανὸν γὰρ ἦν
ἐπὶ τούτων τὸ διαφεῦγον τὴν αἴσθησιν καὶ βλάπτειν ἤδη τὸν
ῥυθμὸν δυνάμενον. ἐκ τῶν εἰρημένων οὖν ἁπάντων σαφὲς
ἤδη γέγονεν, ὡς ἐν τοῖς σφοδροτάτοις μόνοις σφυγμοῖς ἡ διά-
γνωσίς ἐστι τῶν ῥυθμῶν. ἐπὶ δὲ τῶν ἄλλων ἁπάντων ἢ καὶ
παντάπασιν ἀδιάγνωστος, ὡς ἐπὶ τῶν ἀμυδρῶν, ἢ πόῤῥω
τῆς ἀκριβοῦς, ὡς ἐπὶ τῶν ἧττον μὲν σφοδρῶν, οὐδέπω δὲ
ἀμυδρῶν. ἡ μὲν οὖν ἀπορία τοιαύτη. πειρατέον δ᾽ αὐτὴν
ἰᾶσθαι καθ᾽ ὅσον οἷόν τε. πρῶτον μὲν οὖν οὐκ ἐπὶ τῶν ἀμυ-
δρῶν τε σφυγμῶν, οὐ μὴν ἱκανῶς γε σφοδρῶν, ὁμοίας τῆς
βλάβης ἔν τε ταῖς διαστολαῖς καὶ ταῖς συστολαῖς γινομένης,
ἔνεστί πως ἐντεῦθεν παραμυθήσασθαι τὴν ἀπορίαν. ὃν γὰρ

poſſit dignosci, ſiquidem perpetuo initium nos diſtentionis
et contractionis finis latet, et niſi omnino parvum, quod
praeterit, ſit, magnopere rhythmus laedetur. Nam hoc
quidem fortaſſis etiam admittas, diſtincta oratione tamen
opus eſt. In vehentiſſimis enim pulſibus vera eſt oratio, in
aliis ſecus habet, praeſertim qui vehementiae parvam par-
tem habent, quod ſatis magna pars ſenſum in his effugiat,
quae jam offendere rhythmum valeat. Ita hoc am omnia,
quae attulimus, ſecerunt planum, dignosci in ſolis vehe-
mentiſſimis pulſibus rhythmos, in aliis vero omnibus aut
prorſus incognitos eſſe, ut in languidis, aut longe ab abſoluta
notitia abeſſe, id quod uſu venit in minus vehementibus,
non jam languidis tamen. Atque ſcrupulus quidem hic eſt:
hunc nos pro viriribus faciemus ut tollamus. Primum
quia non cadit in pulſibus languidos et eos qui non ſunt ve-
hementes, ſimile diſtentionis et contractionis incommodum,
lenit hoc difficultatem nonnihil. Nam quam habet ratio-

ἔχει λόγον ὁ πᾶς τῆς διαστολῆς χρόνος πρὸς τὸν πάντα τῆς
συστολῆς, [149] τὸν αὐτὸν ἔχει λόγον καὶ τὰ διαφεύγοντ᾽
αὐτῶν τὴν ἀφὴν μόρια, πρὸς ἄλληλα δηλονότι, καὶ τὰ σωζό-
μενα τὸν αὐτὸν ἕξει πρὸς ἄλληλα λόγον. ὥστ᾽ εἰς τὴν ἀπ᾽
αὐτῶν πρόγνωσιν οὐ μέγα βεβλαψόμεθα· διπλασίου γὰρ ὄν-
τος, εἰ τύχοι, τοῦ παντὸς τῆς συστολῆς χρόνου τῷ παντὶ
τῆς διαστολῆς παραβαλλομένου, διπλασίου δ᾽ ὁμοίως ὄντος
καὶ σωζομένου παραμετρουμένου, τὴν ἀπὸ τῶν ῥυθμῶν πρό-
γνωσιν ὁμοίαν ἕξομεν ἐκ τῶν αἰσθητῶν μερῶν τῆς κινήσεως,
ἣν ἂν καὶ πάσης αὐτῆς σωζομένης ἔσχομεν. ἐπὶ μέντοι τῶν
ἀμυδρῶν τὴν ἀπορίαν οὐκ ἔθ᾽ ὁμοίως οἷόν τε παραμυθήσα-
σθαι. καὶ γὰρ ἢν οἱ τὸν χρόνον τῆς διαστολῆς τῷ λοιπῷ
παντὶ παραβάλλοντες εὑρίσκειν εὐπορίαν ζητοῦσιν, κίβδηλός
ἐστι. πειρατέον δὲ πρότερον εἰπεῖν αὐτὴν σαφῶς, εἶθ᾽ οὕτως
ὅπη μεμφόμεθα δεικτέον. ὄντων τοίνυν τεττάρων μορίων τοῦ
σφυγμοῦ, διαστολῆς τε καὶ συστολῆς, καὶ δυοῖν ἠρεμιῶν,
ἑτέρας μὲν ἐπὶ τῇ διαστολῇ πρὸ τῆς συστολῆς, ἑτέρας δ᾽ ἐπὶ
τῇ συστολῇ πρὸ τῆς διαστολῆς, ὅσοι μὲν ἀδιάγνωστον αἰσθή-
σει τὴν συστολὴν εἶναί φασιν, ἰδίᾳ μὲν τὸν τῆς διαστολῆς

nem totum diftentionis tempus ad totum contractionis, ean-
dem quum rationem habeant inter fe quidem partes, quae
tactum latent, etiam quae falvae funt, eandem habebunt
inter fefe rationem.   Itaque ex illis praefentire non mul-
tum interpellabimur.   Nam quum duplum fit, verbi gratia,
omne contractionis tempus cum omni diftentionis comparo-
tum, duplum item fit quod eft falvum, quum comparetur:
per rhythmos praefenfionibus non aliter abundabimus, ex
partibus motus, quae fentiuntur, ac fi totus is falvus fit.
At in languidis non perinde difficultatem explices: quippe,
quod inveftigant qui diftentionis tempus cum toto reliquo
conferunt remedium, adulterinum eft, quod vobis prius
faciam ut declarem, deinde aperiam ubi culpem id.   Nam
quum pulfus quatuor partes fint, diftentio, contractio et
duae quietes, una a diftentione ante contractionem, altera
a contractione ante diftentionem: qui effe contendunt inco-
gnitam contractionem, privatim quidem diftentionis tempus

χρόνον τιθέασιν, ὃν δὴ κινήσεως καλοῦσιν, ἰδίᾳ δὲ τῶν ὑπο-
λοίπων δυοῖν μερῶν, ὃν ἠρεμίαν τε καὶ συστολὴν ὀνομάζου-
σιν, καὶ τὸν τούτων τῶν τριῶν χρόνων πρὸς ἀλλήλους λόγον
ῥυθμὸν εἶναί φασιν. ὅσοι δὲ τῆς συστολῆς αἰσθάνεσθαί φα-
σιν, οἱ μέν τινες αὐτῶν τὸν τῆς διαστολῆς μόνον χρόνον τῷ
τῆς συστολῆς παραβάλλοντες τὸν ῥυθμὸν γίγνεσθαί φασιν,
οἱ δέ τινες προσνέμουσιν ἑκατέρᾳ τῶν κινήσεων τὸν χρόνον
τῆς μετ᾽ αὐτὴν ἡσυχίας. τριῶν οὖν τούτων δοξῶν οὐσῶν περὶ
τῶν ἐν τοῖς σφυγμοῖς ῥυθμῶν, οἱ μὲν ἀπὸ τῆς δευτέρας ὁμο-
λογήσουσι μηδὲν εἰπεῖν ἔχειν πρὸς τὰς εἰρημένας ἀπορίας, οἱ
δ᾽ ἀπὸ πρώτης τε καὶ τρίτης ἴσως ἂν εὐπορεῖν δόξαιεν, οἱ
μὲν, ὅτι τὸν τῆς φαινομένης κινήσεως χρόνον ἅπαντι τῷ
λοιπῷ τῷ τῆς ἡσυχίας ὑπ᾽ αὐτῶν καλουμένης παραβάλλου-
σιν, οἱ δ᾽, ὅτι τὸν τῆς φαινομένης κινήσεως χρόνον ἅμα τῷ
χρόνῳ τῆς μετ᾽ αὐτῶν ἡσυχίας πρὸς τὸν λοιπὸν, τὴν ἀρχὴν
τῆς συστολῆς ὅρον τῆς τῶν προτέρων δυοῖν χρόνοιν συν-
θέσεως ποιούμενοι. ἄξιον δ᾽ ἑκατέρων θαυμάσαι, τῶν μὲν
πρώτων, εἰ τὰ περὶ τῆς συστολῆς εἰρημένα μέμνηνται μόνα,

ponunt, quod fane motionis appellant, privatim vero tem-
pus reliquarum duarum partium, quod quietem et contra-
ctionem vocant, horum trium temporum mutuam propor-
tionem rhythmum efle confirmant. Qui vero contractionem
dicunt fentiri, horum alii diftentionis tantum tempore com-
parato cum tempore contractionis, rhythmum dicunt fieri,
alii utrique motui tempus attribuunt quietis, quae ipfum fe-
quitur. Atque quum tres hae fint de pulfuum rhythmis
opiniones, qui a fecunda ftant, ad dubia illa aperte fe faten-
tur quid dicant non habere, qui a prima et tertia, non de-
fici confilio fortaffis videantur: illi quia confpicui motus
tempus reliquo omni comparant quietis, ut ipfi vocant, hi
vero quod confpicui motus tempus una cum tempore con-
fequentis quietis reliquo, initium contractionis ftatuentes
terminum conjunctionis priorum duorum temporum. Ope-
rae pretium autem eft utrosque demirari: primos, fi ea tan-
tum meminerunt, quae de contractione funt dicta, quae de

τῶν ἐπὶ τῆς διαστολῆς ῥηθέντων ἐπιλαθόμενοι. ἐν γὰρ τοῖς
ἀμυδροῖς σφυγμοῖς τὸ μὲν ποσὸν τοῦ διαστήματος ἐν ταῖς
διαστολαῖς συλλογισμῷ γνωστὸν ἐδείκνυμεν ὑπάρχειν, τὸν
δὲ χρόνον τῆς κινήσεως ἀδιάγνωστον ὑπάρχειν, μόνων τῶν ἐκ-
τὸς αὐτῆς περάτων εἰς αἴσθησιν ἡκόντων. οὐκ οἶδ᾽ οὖν ὅπως
λέγουσι παραβάλλειν τὸν χρόνον τῆς διαστολῆς τῷ λοιπῷ παν-
τὶ, καὶ γὰρ τοῦ ταύτης χρόνου τὸ αἰσθητὸν ὀλίγον παντάπα-
σιν, εἰ μή τι τοῦτ᾽ αὐτὸ μόνον ἐθέλουσι παραβάλλειν τῷ λοιπῷ
παντί. καὶ γένοιτ᾽ ἂν οὕτως ὁ ῥυθμὸς αὐτοῖς λόγος τοῦ
φαινομένου χρόνου τῆς κατὰ τὴν διαστολὴν κινήσεως πρὸς τὸν
λοιπὸν ἅπαντα. τοῦτο δ᾽ εἰ λέγουσι, δυνατὸν μέν τι λέγου-
σιν, οὐ μὴν καὶ χρήσιμόν γε, μηδενὸς ἐκ τοῦ τοιούτου ῥυθμοῦ
προγνωσθῆναι δυναμένου, καθ᾽ ὃν ὁ χρόνος τοῦ φαινομένου
μέρους τῆς διαστολῆς τῷ λοιπῷ παντὶ παραβάλλεται, τῷ
συγκειμένῳ ἔκ τε τοῦ τῆς ἐκτὸς ἠρεμίας καὶ τῆς συστολῆς
καὶ τρίτου τοῦ τῆς ἐντὸς ἠρεμίας καὶ τετάρτου τοῦ μὴ φαι-
νομένου μέρους τῆς διαστολῆς. πρὸς δὲ τὸ μηδὲν χρήσιμον
ἐκ τῆς τοιαύτης διδασκαλίας δύνασθαι λαβεῖν, ἔτι καὶ τὴν

distentione, haec eos latuerunt; nam quantum fit in diften-
tione intervallum, in languidis pulfibus ratione demonftra-
vimus fciri, tempus vero motus non poffe cognosci, quod
ejus tantum externi fines ad fenfum perveniant. Miror
igitur quemadmodum comparare fe dicant tempus diftentio-
nis cum tempore omni reliquo, cujus tempus quod fentiri
poffit, omnino fit paucum, nifi quidem hoc fane ipfum tan-
tum comparatum cum reliquo toto volunt. Itaque rhyth-
mus illis proportio fit conspicui temporis motus in diften-
tione ad reliquum omne. Quod fi dicunt, rem dicunt illam
quidem, quae fieri poffit, fed tamen inutilem, quod prae-
cognosci ex tali rhythmo nihil poffit, in quo tempus mani-
feftae partis diftentionis cum reliquo univerfo comparatur,
quod ex tempore conftat externae quietis, contractionisque
et tertio internae quietis, praeterea quarto partis diftentio-
nis, quae conspicua non eft. Praeterquam vero quod ni-
hil omnino commodi ex iftiusmodi doctrina percipi poteft,

ΣΦΥΓΜΩΝ ΛΟΓΟΣ Γ. 911

Ed. Chart. VIII. [149. 150.]   Ed. Baf. III. (75. 76.)

ἔννοιαν οὗτοι τοῦ (76) ῥυθμοῦ συγχέουσιν, ὡς εἰ καὶ μουσι-
κός τις εἶναι προσποιούμενος, οὐ τοῦ τῆς ἄρσεως χρόνου πρὸς
τὸν τῆς θέσεως λόγον ἔφασκεν ὑπάρχειν τὸν ῥυθμὸν, ἀλλὰ
τοῦ φαινομένου μέρους τῆς ἄρσεως πρὸς τὸν λοιπὸν πάντα.
παραπλήσια δ' αὐτοῖς καὶ οἱ ἀπὸ τῆς τρίτης αἱρέσεως ἁμαρ-
τάνουσι, μόνῳ τῷ προσνέμειν τὸν χρόνον τῆς ἐκτὸς ἠρεμίας
τῷ τῆς διαστολῆς βέλτιον ἐκείνων φρονοῦντες, [150] καθ'
ὅσον δ' ἐπελάθοντο καὶ αὐτοὶ τὸν τῆς συστολῆς χρόνον
ἀδιάγνωστον ὑπάρχειν αἰσθήσει κατὰ τοὺς ἀμυδροὺς σφυγμοὺς,
ὁμοίως σφαλλόμενοι. τρίτον δ' αὖ πάλιν ἐξαίρετον οὗτοι
προσεπιτίθενται τὸ καὶ τῆς συστολῆς τὴν πρώτην ὁρμὴν αἰ-
σθητὴν εἶναι διὰ παντὸς, οὔσης οὐδὲ ταύτης ἐπὶ τῶν ἀμυδρῶν
σφυγμῶν αἰσθητῆς. κατὰ ταῦτ' οὖν ἅπαντα τὰς ἐν ταῖς αἱ-
ρέσεσι πολλὰς ἀπορίας ἀνάγκη συμπίπτειν ἐν ταῖς τῶν ῥυθμῶν
διαγνώσεσι, καὶ διὰ τοῦτ' οἶμαι μηδ' ἐπιχειρῆσαί τι γράψαι
τοὺς μεθ' Ἡρόφιλον εἰς τὴν ἀπ' αὐτῶν πρόγνωσιν. αὐτὸς
δὲ ὁ Ἡρόφιλος πολλαχόθι μὲν ῥυθμῶν εἰς τὰς προγνώσεις
μνημονεύει, χαλεπὸν μὴν ἐξευρεῖν τί ποτε καὶ λέγει τὸν ῥυθμὸν,
ἆρά γε τὸν λόγον τὸ͂ τῆς διαστολῆς μόνον χρόνου πρὸς τὸν

notionem et rhythmi hi confundunt, ut li quis fe muficum
elfe fimulans, non temporis elevationis ad pofitionis tempus
proportionem elfe diceret rhythmum, fed partis manifeftae
elevationis ad reliquum totum.   Nec minus errant illi a
tertia fecta, qui eo duntaxat, quod tempus externae quietis
tempori diftentionis addunt, illis funt fapientiores.   Quod
vero etiam ipfi obliti fuerint contractionis tempus fenfum
in languidis pulfibus non dignofcere, aeque peccaverunt.
Porro tertium etiam hi infigne ponunt, contractionis pri-
mum motum perpetuo fentiri; cum ne ille quidem in lan-
guidis pulfibus fentiri poffit.   Itaque ex his omnibus dubi-
tationes quam frequentes in fectis concurrant in pulfibus
dignofcendis necelfe eft.   Quo factum puto ut non ag-
grelfi fcribere quid fint Herophili fuccelfores in praefagitio-
nem ex illis.   Ipfe Herophilus rhythmos frequenter ad
praefagiendum adducit: verum quid interpretetur rhyth-
mum, difficile eft inventu, temporisne diftentionis folius

τῆς συστολῆς μόνης, ἢ καὶ αὐτὸν τῆς ἑπομένης ἑκατέρᾳ τῶν
κινήσεων ἠρεμίας προσνέμει. καὶ διὰ τοῦτο οὐδὲ τοῖς ὑπ᾽ αὐ-
τοῦ κληθεῖσιν Ἡροφιλείοις ὁμολογεῖται, τί ποθ᾽ ὑπὲρ αὐτῶν
φρονεῖ δεόντως. οὔτε γὰρ ἡ λέξις αὐτοῦ θάτερον ἐνδείκνυται
σαφῶς οὔθ᾽ ἡ τῶν πραγμάτων φύσις ἱκανὴ πιστώσασθαι.
εἰ μὲν οὖν τὴν ἑτέραν τῶν δοξῶν φυλάττωμεν, ἑπόμενοι τοῖς
μουσικοῖς, τοὺς τῶν ἡσυχιῶν χρόνους προσθήσομεν τοῖς τῶν
προηγουμένων κινήσεων· εἰ δὲ τὴν εἰς τὰς προγνώσεις χρείαν,
τὴν κίνησιν τῇ κινήσει παραβάλλοντες, ἰδίᾳ τὸν τῶν ἡσυχιῶν
χρόνον ἐπισκεψόμεθα. ὅταν οὖν δυοῖν θάτερον, ἢ τὴν ἔννοιαν
τῆς προσηγορίας ἀναγκαῖον ἦ διαφθείρειν, ἢ τὴν χρείαν ἀνα-
τρέπειν, ἐν ἀπορίᾳ δυσμεταχειρίστῳ καθιστάμεθα. χρὴ δ᾽ ὅμως,
ἐπειδὴ τὸ ἕτερον αὐτῶν ἑλέσθαι προσήκει, προτιμῆσαι τὸ χρήσι-
μον εἰς τὰς προγνώσεις, καταφρονήσαντα τοῦ παρὰ τοῖς μου-
σικοῖς ὀνόματος. τί γὰρ καὶ βλαβησόμεθα προγιγνώσκοντες
μὲν ἐκ τοῦ λόγου τὸν κατὰ τὰς κινήσεις χρόνον, ὄνομα δ᾽ ἴδιον
αὐτοῦ μηδὲν ἔχοντες; οὐ γὰρ ἐν οἷς ἀποροῦμεν ὀνόμασιν, ἀλλ᾽
ἐν οἷς προγιγνώσκειν ἀδυνατοῦμεν, ἡ τέχνη βλάπτεται. κείσθω

ad tempus contractionis folius proportionem, an ipfum
etiam quietis tempus, quae comitatur utrumque motum, iis
attribuat.   Unde inter Herophilios, qui ab illo cognomen
invenerunt, non convenit utrum de illis decenter fentiat,
neutrum enim ejus oratio plane oftendit, neque confirmare
rerum natura poteft.   Quod fi jam alteram fententiam tue-
amur inftituto muficorum, tempora quietum praecedentibus
motibus adjiciemus: fin quod facit ad praefagiendum, cum
motu motum comparantes, feparatim quietum tempus aefli-
mabimus.   Quum igitur alterutrum fit neceffe, aut notio-
nem nominis labefactare, aut pervertere ufum, utrum fa-
ciamus potius, implicati tenemur.   Tamen quandoquidem
alterum eligendum eft, repudiato muficorum nomine, quod
conducit ad praefagiendum potius ducam, nam quid tan-
dem faciemus damni, fi quum motuum ex proportione tem-
pus praefciamus, nomen nobis, quo id appellemus, deficiat?
Etenim non eo, quod in nominibus haereamus, fed quia
praefagire nequeamus, ideo ars laedatur.   Ergo faciamus

Ed. Chart. VIII. [150.]   Ed. Baſ. III. (76.)

τοίνυν διὰ τὴν χρείαν ἐν τῷ λόγῳ τοῦ χρόνου τῶν κινήσεων
τὸν ῥυθμὸν συνίστασθαι, ζητησόντων ἡμῶν ἰδίᾳ ποτὲ τὸ δο-
κοῦν Ἡροφίλῳ. ἀλλὰ κἂν τοῦτο θῶμεν, ἔοικεν ἔτι μένειν ἡ
ἀπορία, μήτε παντὸς τοῦ τῆς διαστολῆς χρόνου δυναμένου
γνωσθῆναι, πλὴν ἐν τοῖς σφοδροτάτοις σφυγμοῖς, μήτε τῆς
συστολῆς τὴν ἀρχὴν ἐπὶ πάντων αἰσθητὴν ἐχούσης. πῶς οὖν
Ἡρόφιλος πρῶτός τινα πρὸς αἴσθησιν ὑποτίθεται χρόνον, ᾧ
τοὺς ἄλλους μετρῶν ἢ δυοῖν, ἢ καὶ τριῶν, ἢ καὶ πλειόνων
εἶναι φάσκει, ἤτοι τελέων τε καὶ ὡς αὐτοὶ καλοῦσιν ἀπαραύ-
ξων, ἢ καὶ ἀπηυξημένων ἐπ' ὀλίγον, ἢ ἐπὶ πλεῖον, ἢ ἐπὶ
πλεῖστον; ὡς γὰρ ἐπὶ πάντων ἀκριβῶς τῶν σφυγμῶν διαγι-
νώσκων τοὺς χρόνους εἴτε τᾶν κινήσεων μόνων εἴτε καὶ
τῶν μετ' αὐτοὺς ἡσυχιῶν, οὐδὲν γὰρ διαφέρει πρός γε τὴν
παροῦσαν ἀπορίαν, ἔοικε ταῦτα γράφειν, εἰ μή τι οὐκ ἐπὶ
πάντων, ἀλλ' ἐφ' ὧν δυνατὸν, ἐπὶ τούτων μόνον ἡγητέον αὐ-
τὸν τὰ τοιαῦτα γράφειν. τοῦτο μὲν οὖν τάχ' ἂν ἰδίᾳ ποθ'
ὕστερον ἐπισκεψόμεθα· νυνὶ δ', οὐ γὰρ πρόκειται τὸ δοκοῦν
Ἡροφίλῳ ζητεῖν, ἀλλὰ τἀληθές τε ἅμα καὶ χρήσιμον ἐξευρεῖν,

utilitatis nomine confiſtere rhythmum in proportione tempo-
ris motuum, ac expendamus ſuo loco Herophili ſententiam.
Tamen et ſi hoc poſitum ſit, manere adhuc dubitatio videbi-
tur, quod niſi in vehementiſſimis pulſibus nec omne tem-
pus poſſit diſtentionis innotescere, nec contractionis ubique
principium ſentiatur. Cur ergo tempus quoddam ad ſen-
ſum princeps Herophilus ſtatuit, ad quod alia aeſtimans,
duorum, trium, quatuor, vel plurium dicit eſſe, horumque
aut integrorum et ut vocant illi, ἀπαραύξων, aut diminu-
torum etiam aliquantum, vel plus, vel plurimum? Quaſi
enim in omnibus pulſibus ad unguem tempora dignosceret
ſive motuum ſolorum, ſive etiam comitantium illos quietum,
nihil enim ad propoſitam dubitationem refert, ita videtur
haec ſcribere, niſi vero eum non de omnibus, ſed in qui-
bus poſſunt dignosci, de his tantummodo exiſtimandum eſt
iſta ſcribere. At hoc quidem inferius fortaſſe aliquando ſuo
loco conſiderabimus. Nunc, quia non inſtituimus quid
Herophilus ſentiat quaerere, ſed quid verum ſit ſimul et

τοῦτο πειρατέον ἐνδείξασθαι σαφῶς, ὡς ἐπ᾿ αὐτῶν τῶν ἔρ-
γων ἡμῖν πειρωμένοις εὑρέθη. ἔχει δὲ ὧδε· τὸ ποιὸν τῆς κι-
νήσεως κατὰ τὴν διαστολὴν τῷ ποιῷ τῆς κατὰ τὴν συστολὴν
κινήσεως παραβάλλοντες ἐννέα μὲν τὰς πρώτας εὑρίσκομεν
διαφορὰς τὰς ἐν τῷ διαγράμματι δηλουμένας, ἐν ἑκάστῃ δ᾿
αὐτῶν ἄλλας πολλὰς ἀῤῥήτους μὲν λόγῳ, τῷ δὲ μᾶλλον καὶ
ἧττον ἐπ᾿ αὐτῶν τῶν ἔργων διαγιγνωσκομένας. οἷον δέ τι
δηλοῦν ἑκάστη διαφορὰ πέφυκεν, ἐν τοῖς περὶ προγνώσεως
ἐροῦμεν. [151] ἀλλὰ νῦν γε πρῶτον ὑπογράψομεν τὸ διά-
γραμμα, σαφὲς ἑτοίμως γενησόμενον τοῖς ἐν τῷ πρώτῳ περὶ
διαφορᾶς σφυγμῶν γεγυμνασμένοις. ἐφεξῆς δὲ μηνύσομεν,
ὅπως πάλιν ἑκάστῃ διαφορᾷ πολλαὶ συνίστανται τῷ ποσῷ
διαφέρουσαι, κἂν ὁμογενεῖς ὦσι.

διαστολὴ	διαστολὴ	διαστολή
ταχεῖα	σύμμετρος	βραδεῖα
ταχεῖα	σύμμετρος	βραδεῖα
ταχεῖα	σύμμετρος	βραδεῖα

utile indagare, hoc clare aggrediar ad explicandum, quomo-
do in ipfis rebus experiundo invenimus.   Nam fic habeto,
quum qualitatem motus diftentionis cum qualitate conferi-
mus oontractionis motus, novem invenimus primas diffe-
rentias, quas in tabella propofuimus, atque figillatim mul-
tas alias, quas oratione non exprimas, fed experiendo ex-
ceffum et defectum dignoscas.   Quid vero foleat quaeque
denunciare differentia, dicemus in commentariis De praefa-
gitione.   Sed nunc primum tabellam praefcribemus, quam
intelligerent facile qui in primo commentario fe de differen-
tiis pulfuum exercitaverint;   deinde oftendemus, quemad-
modum multas fingulae differentiae conftituant quantitate
dispares, tametfi ejusdem generis fint.

Diftentio	*Diftentio*	*Diftentio*
Celer	Moderata	Tarda
Celer	Moderata	Tarda
Celer	Moderata	Tarda

συστολὴ	συστολὴ	συστολὴ
ταχεῖα	ταχεῖα	ταχεῖα
σύμμετρος	σύμμετρος	σύμμετρος
βραδεῖα	βραδεῖα	βραδεῖα

τῆς τοίνυν πρώτης ἐν τῷ διαγράμματι γεγραμμένης διαφορᾶς
ἑκατέραν τῶν κινήσεων ταχεῖαν ἐχούσης, ἐνδέχεται μὲν τὴν ἐν
διαστολῇ κίνησιν ἐσχάτως ἠπεῖχθαι, τὴν δ᾽ ἐν τῇ συστολῇ
βραχεῖ τινι τῆς συμμέτρου τε καὶ μέσης ὑπερέχειν, ἢ ἔμπαλιν
βραχεῖ μὲν ὑπερέχειν τὴν ἐν τῇ διαστολῇ, παμπόλλῳ δὲ τὴν
ἐν τῇ συστολῇ, ἢ ἀμφοτέραν ὀλίγῳ, ἢ ἀμφοτέραν παμπόλλῳ,
ἢ τὴν μὲν ὀλίγῳ, τὴν δὲ πλέονι μὲν, ἢ κατ᾽ ὀλίγον ἐλάττονι,
ἢ κατὰ πολύ, ἢ ὁπωσοῦν ἑτέρως. ἡ γὰρ ποικιλία σαφής.
καὶ οὐκ ἔστιν εἰπεῖν ἢ ὡς οὐ φαίνεται τοῦτο γιγνόμενον, ἢ
ὡς δηλοῦν οὐδὲν πέφυκε. καὶ γὰρ καὶ γίνεται καὶ δηλοῖ μέ-
γιστα. καὶ ἡμῖν ἀπὸ τῆς τοιαύτης διαγνώσεως ἤρκει προγι-
νώσκειν, οὐ δεομένοις τῶν πρώτων χρόνων ὁλοκλήρων τε καὶ
παρηυξημένων. ὅτι δ᾽ ἡ τοιαύτη διάγνωσις οὐ δεῖται πάσης

Contractio	Contractio	Contractio
Celer	Celer	Celer
Moderata	Moderata	Moderata
Tarda	Tarda	Tarda

Ac quum primae quidem defcriptae in tabella differen-
tiae uterque celer motus eft, poteft motus diftentionis ma-
xime concitatus effe, at motus contractionis paulo moderato
et medio effe fuperior: aut contra, paulum motus diftentionis
eum fuperare, motus vero contractionis permultum, aut
uterque paulum, aut uterque permultum, aut hic paulum,
ille plus, aut paulo minus, aut multo, aut alio quoquo modo,
nam varietas aperta eft. Neque dicas vel non hoc cerni
fieri, vel fignificare nihil: imo et fit et denunciat res maxi-
mas. Ex qua nos notitia potuimus praefentire, neque
quicquam nobis opus fuit primis temporibus integris et am-
plificatis. Nam eam cognitionem totum non defiderare mo-

τῆς κινήσεως, ἀλλὰ καὶ διὰ μέρους αὐτῆς τοῦ τυχόντος δύνα-
ται γίγνεσθαι πρόδηλον παντὶ, πλὴν εἰ ἀνώμαλός ποτ᾽ εἴη·
τηνικαῦτα γὰρ οὐκ ἔθ᾽ ὅμοιον τὸ μέρος τῷ ὅλῳ. κατὰ μέντοι
τοὺς ἐσχάτως ἀμυδροὺς σφυγμοὺς οὐδὲ τῇ τοιαύτῃ χρῆσθαι
δυνατόν. οὐ γὰρ ἔστιν ἐπ᾽ ἐκείνων οὐδὲ τὴν πρώτην ἀρχὴν
τῆς συστολῆς γνωρίσαι, μή τι γε δὴ μόριον αὐτῆς ἀξιόλογον.

tum, fed parari ex qualibet ejus parte poffe, nemini obscu-
rum eft, nifi fi quando inaequalis fit, tum enim pars toto
haudquaquam fimilis eft. At nec in pulfibus ad fummum
languidis hac uti licet, in his enim ne primum quidem ini-
tium cognoscens contractionis, nedum infignem ejus ullam
partem.

ΓΑΛΗΝΟΥ ΠΕΡΙ ΔΙΑΓΝΩΣΕΩΣ
ΣΦΥΓΜΩΝ ΛΟΓΟΣ Δ.

Κεφ. α'. Ὅσα μὲν ὑπάρχει τοῖς σφυγμοῖς κατὰ τὸν
ἴδιον τῆς οὐσίας αὐτῶν λόγον, ἔμπροσθεν εἴρηται πάντα·
περὶ δὲ τῶν ἄλλων, ὅσα μήτ᾽ ἄνευ τῆς κινήσεως τῶν ἀρτη-
ριῶν διαγνωσθῆναι δύναται μήτ᾽ ἐστὶν αὐτῆς ἴδια, νῦν ἐροῦ-
μεν. ἔστι δή τις ἐν τῷ διαστέλλεσθαι τὴν ἀρτηρίαν ἁπτομέ-
νοις ἡμῖν οἷον πληγὴ γιγνομένη κατὰ τὴν ἀφήν, ἣν, ὅταν
μὲν βίαιος ᾖ, κυρίως σοι δόξουσι πληγὴν καλεῖν, οὐ μὴν οὕ-
τως κἂν ἀβίαστος ᾖ. περὶ ταύτης δὴ τῆς ὄντως πληγῆς, ἣν
βίαιον προσβολὴν εἶναί φαμεν, σκεπτέον ἀκριβῶς. ἕπεσθαι

GALENI DE DIGNOSCENDIS PVLSIBVS
LIBER IV.

Cap. I. Quae pulfibus infunt pro fubftantiae eorum
propria ratione, antea omnia expofuimus: nunc de caete-
ris, quae nec citra motum arteriarum poffunt dignosci, ne-
que ejus tamen funt propria, narrabimus. Eft quidam in
diftentione arteriae veluti ictus, qui quum tangimus, tactum
ferit, hunc ubi violentus fit, proprie exiftimabis ictum vo-
cari: vocant ita tamen, etfi careat violentia. De hoc igitur
vero ictu, quem violentum occurfum dicimus effe, magna
diligentia attendendum eft, neque enim parum multarum

γὰρ οὐκ ὀλίγοις εἴδεσι σφυγμῶν δοκεῖ, σκληρῷ καὶ σφοδρῷ
καὶ μεγάλῳ καὶ ταχεῖ καὶ ὑψηλῷ καὶ σπασμώδει καὶ κλονώδει.
ἵν' οὖν τις μὴ ἐξαπατηθεὶς τῷ κοινῷ συμπτώματι περὶ τὴν
διάγνωσιν αὐτῶν σφαλῇ, σκεπτέον ὑπὲρ ἁπάντων ἐπιμελῶς.
εἰ μὲν γὰρ ἄλλοις γνωρίσμασι διακρίνειν αὐτοὺς δυνατόν ἐστι,
ἐκεῖνα μαθόντες ἔχοιμεν ἂν ἤδη τὸ πᾶν· εἰ δ' ἀδύνατον, ἀπο-
χρήσει γοῦν τὸ γιγνώσκειν, ὡς κοινὸν τοῦτο πλειόνων ἐστὶ
σφυγμῶν. ἀρχὴ δὲ τῆς σκέψεως ἀρίστη τὸ μαθεῖν τὴν αἰ-
τίαν δι' ἣν πολλοῖς οὕτω σφυγμοῖς ἓν κοινὸν ἕπεσθαι δοκεῖ
πάθημα, τὸ βίαιον τῆς πληγῆς. ᾧδ' οὖν, ἐπειδὴ χρὴ μὲν
ἀπωσθῆναι τὴν ἁφὴν ὑπὸ τοῦ σφυγμοῦ, μέλλουσαν αἰσθή-
σεσθαι τῆς προσβολῆς αὐτοῦ, ὠθεῖται δ' οὐχ ὁμοίως διὰ παν-
τός, ἀλλὰ ποτὲ μὲν μᾶλλον, ποτὲ δ' ἧττον, ποτὲ δὲ ὥστε
ψαύειν μόνον, ὅσαι κινήσεις αὐτὴν ὠθοῦσι καὶ ἀνατρέπουσιν
ἐπὶ πολύ, βίαιον αὗται φαντασίαν ἐργάζονται τῆς πληγῆς.
ἐπὶ πολὺ δ' ὠθεῖν δύνανται κινήσεις ἥ τε τῇ σκληρότητι τῆς
ἀρτηρίας οἷον θλῶσα τὴν ἁφὴν καὶ ἡ τῇ ῥώμῃ τῆς κινούσης
αὐτὰ δυνάμεως οἷον ἀνατρέπουσα, [153] καὶ ἡ τῷ μεγέθει

pulfuum fpecierum videtur comes effe, duri, vehementis, magni,
celeris, alti, convulfivi et vibrati. Ne ergo deceptus quis com-
muni fymptomate in iis dignoscendis labatur, fedulo omnes
et accurate aeftimandi funt, nam fi aliis illi notis discerni
poffint et has didicerimus, id quod totum eft, affecuti fueri-
mus, fi non poffint, hoc certe fatis erit noffe, commune hoc
compluribus pulfibus effe. Hujus commentationis princi-
pium optimum fit, ut quamobrem unus tam multis pulfibus
communis comitari affectus videatur, violentia ictus, cau-
fam discamus, hoc modo. Quando impelli a pulfu tactum,
modo fit ejus occurfum fenfurus, neceffe eft, impellitur au-
tem non perinde femper, fed nunc plus, nunc minus, in-
terdum ut palpet tantum, quicunque motus eum protrudunt,
et fubmovent longe, violenti hi fpeciem ictus repraefen-
tant. Ac protrudere longe poteft motus et durae arteriae
veluti contundens tactum et qui robore moventis illam fa-
cultatis veluti evertit, praeterea qui magnitudine diftentio-

τῆς διαστολῆς ἐπὶ πλεῖστον ἐξικνουμένη, καὶ ἡ τῷ τάχει τῆς
φορᾶς ὠθοῦσα συντόμως, καὶ ἡ διὰ τὸ ὕψος οἷον ἐγκαταβαί-
νουσα, καὶ ἡ διὰ τὸ τετάσθαι δυσκίνητος, καὶ ἡ διὰ τὸν κλό-
νον ἅμα τάσεώς τε καὶ σκληρότητος καὶ ταχείας προσβολῆς
ἔμφασιν ἔχουσα. ταῦτ᾽ ἄρα παμπόλλοις ἐστὶν ἐντυχεῖν ὁσημέ-
ραι τῶν ἰατρῶν ἅπαντας τοὺς εἰρημένους σφυγμοὺς σφοδροὺς
εἶναι λέγουσιν. εἰ μὲν οὖν ᾐσθάνοντο τῆς ἐν αὐτοῖς διαφορᾶς,
τοῦ καλεῖν ὅπως ἠβούλοντο κοινῇ πάντες οὐδὲν ἂν ἐφροντί-
σαμεν· ἐπεὶ δ᾽ ὥσπερ ὄνομα κοινὸν ἐπιφέρουσιν, οὕτω καὶ
τὴν φύσιν ἁπάντων μίαν εἶναι νομίζουσιν, πειρατέον αὐτοῖς
ἐνδείξασθαι τὴν ἀπάτην ἀπὸ τῶν προφανεστάτων ἀρξαμέ-
νους, οἷον εὐθέως ἀπὸ τοῦ τάχεος. πρόχειρον γὰρ ἐντεῦθεν
τὸ σφάλμα τῷ γε δυναμένῳ συνιδεῖν τὸ τάχος τῆς προσβο-
λῆς οὐ ταὐτὸν ὂν τῷ βιαίῳ τῆς πληγῆς. τά τε γὰρ ἄλλα
καὶ μέχρι πλείονος ὁ ταχὺς ὠθεῖν οὐ δύναται τὴν ἀφὴν, ἂν μὴ
καὶ μέγας ᾖ. ᾧ δῆλον, ὅτι μὴ κατὰ τὴν ἑαυτοῦ φύσιν ἔχει
τοῦτο σύμπτωμα. τὸ γὰρ ὅταν ᾖ ταχὺς μόνον, οὐ διὰ τὸ
μέγεθος ὑπάρχον, τῇ δὲ τοῦ μεγέθους παρουσίᾳ προσγινόμενον

nis plurimum progreditur; jam etiam qui qua fertur celeri-
tate, impellit valenter et qui prae altitudine veluti fubit ac
intrat; ad haec qui quod tenfus fit, aegre movetur; deni-
que qui ob vibrationem fimul tenfionis et duritiei celeris-
que occurfus fpeciem praebet. Quocirca incidas in multos
quotidie medicos, qui illos omnes pulfus dicant vehementes
effe. Qui fi quidem animadverterent, quam hi diftent,
quomodocunque in communi omnes velint appellare, non
laboraremus: fed quia ficut nomen attribuunt commune, fic
naturam putant unam omnium effe, conabimur dolum illis
detegere, a clariffimis et apertiffimis ingreffi, exempli gratia
a veloci. Nam hinc facile errorem deprehendat, qui certe
intelligere poteft, celeritatem occurfus non eandem effe et
violentiam ictus, nam ut omittam alia, nec longius celer
impellere valet tactum, ni fimul magnus fit. Unde liquet
non hoc eum fua fponte obtinere fymptoma, nam quod illi
quum celer tantum effet, non etiam magnus, non aderat,
fed praefentia magnitudinis ei acceffit, qua ratione ei pro-

αὐτῷ πῶς ἄν τις ἴδιον εἶναι λέγοι; ὁ γοῦν ταχὺς ἅμα καὶ
μικρὸς οὐκ ὠθεῖ μέχρι πολλοῦ τὴν ἁφὴν, ἀλλά τοι τὸ μέχρι
τοῦ πολλοῦ μεγέθους ἐστὶν οἰκειότερον, ἢ καὶ τούτου κατὰ
συμβεβηκός. ἂν γὰρ ἀναμνησθῶμεν ὅσα περὶ τῆς τοῦ μεγέ-
θους διαγνώσεως εἰρήκαμεν, οὐ τῷ μέχρι πλείονος ἔσω χωρεῖν,
ἀλλὰ τῷ κατὰ πολλὰ μόρια μήκους θ᾽ ἅμα καὶ πλάτους
καὶ βάθους ἅπτεσθαι τῆς ἁφῆς ἐγνωρίζετο. τὴν γὰρ κατὰ κύ-
κλον τοῦ σφυγμοῦ περιφέρειαν ἱκανὴν τὸ μέγεθος οὖσαν αἰ-
σθήσει διαγνόντες, ἐπ᾽ αὐτῇ λοιπὸν ἤδη συνελογισάμεθα τὴν
ἐκ πολλοῦ βάθους ἄνοδον, οὐκ ἀκολουθησάσης παντὶ τῷ δια-
στήματι τῆς ἁφῆς, ἀλλὰ τῆς ἐκτὸς τελευτῆς μόνης αἰσθομέ-
νης. εἰ γοῦν ἀπὸ τῆς πρώτης ὁρμῆς τοῦ διαστέλλεσθαι τὴν
ἀρτηρίαν τῆς κινήσεως ἐθελήσαιμεν αἰσθάνεσθαι, πολὺ τοῦ
μεγέθους, ὡς καὶ πρόσθεν ἐῤῥέθη, κωλύσομεν· ὥσθ᾽ ἡμῖν
μηδὲ μέγαν ἔτι φαίνεσθαι τὸν σφυγμόν. ἀλλὰ καὶ αὐτὸ τοῦτ᾽
οὐκ ἐν ἅπασιν οἷόν τε ποιεῖν τοῖς μεγάλοις, ἀλλ᾽ ὅσοι πρὸς
τῷ μεγέθει σφοδρότητος μετέχουσι. τοῖς γὰρ μεγάλοις μόνον,
οὐ μὴν καὶ σφοδροῖς, οὐδ᾽ ἀπαντῆσαι δυνατὸν ἀνιοῦσιν, οὐδὲ

prium dices? quippe celer fimul et parvus non longe tactum
impellit, fed longe impellere magis ad magnitudinem per-
tinet, vel etiam ad hanc per accidens. Nam fi colligamus
quae de dignoscenda magnitudine diximus, non eo, quod
longius intret, fed quia multis in partibus longitudinis pari-
ter et latitudinis et profunditatis attingat tactum cognɔsceba-
tur. Ut enim circularem pulfus circumferentiam, quae fa-
tis magna eft, fenfu perceperimus, ex illo deinceps ascen-
fum, qui ex multa profunditate venit, conjiciemus, ubi non
totum tactus intervallum affequitur, caeterum externum
tantum fentit finem. Itaque fi inde usque a primo impetu,
quum diftenditur arteria, velimus motum fentire, magnitu-
dinem magna ex parte, uti ante diximus, interpellabimus, ut
ne magnum quidem jam pulfum effe arbitremur. Id quod
non in omnibus tamen magnis facias, caeterum in his, qui
cum magnitudine vehementiam aliqua ex parte conjunctam
habent. Nam magnis quidem tantum, nec vehementibus
tamen, ne occurrere quidem ascendentibus poteris, neque

θλῖψαι τὴν ἀρτηρίαν· ἀπόλλυνται γὰρ εὐθὺς ὅλοι. δῆλον
οὖν, ὡς οὐδ᾽ ὁ μέγας διαγινώσκεται τῷ πλεῖστον ἔσω τὴν
ἁφὴν ὠθεῖν, ἀλλὰ τῷ κατὰ πολλὰ μόρια τοῦ τε μήκους καὶ
τοῦ κύκλου τῆς ἀρτηρίας προσπίπτειν. ἆρ᾽ οὖν ὁ ὑψηλὸς ἐπὶ
πλεῖστον ἔσω βιάζεται; καὶ μὴν ὅπερ ὁ μέγας ἐν ταῖς τρισὶ
διαστάσεσι, τοῦτο οὗτος ἐν μιᾷ κέκτηται. εἴπερ οὖν μηδ᾽
ἐκεῖνος, οὐδὲ οὗτος. ἀλλὰ μὴν ὁ μέγας ἐδείχθη χωρὶς τοῦ
καὶ σφοδρὸς εἶναι μὴ δυνάμενος ἐπὶ πλέον ὠθεῖν τὴν ἁφήν.
οὐκ οὖν οὐδὲ ὁ ὑψηλός. εἰ δὲ τῷ μεγάλῳ μὲν ὑπάρχει πολ-
λάκις ἀμυδρότης, τῷ δ᾽ ὑψηλῷ μὲν, μὴ μεγάλῳ δὲ, τὰ πολλὰ
μὲν ἡ σφοδρότης, ἀμυδρότης δὲ οὐδέποτε, τοῦθ᾽ ἕτερος λόγος.
ἕξει μὲν γὰρ, ὡς εἶπον, μέχρι πλείονος ὠθεῖν ὁ ὑψηλὸς, οὐ
μὴν κατὰ τὸν ἴδιον λόγον, ἀλλ᾽ ὅτι πάντως σφοδρὸς, ἢ οὐκ
ἀμυδρός γέ ἐστιν. ἅπαντες μὲν οὖν οἱ εἰρημένοι σφυγμοὶ
φαίνονται σφοδρότητος δεόμενοι πρὸς τῷ μέχρι πολλοῦ τὴν
ἁφὴν ὠθεῖν. καὶ διὰ τοῦτο ὅσοις μὲν αὐτῶν διὰ παντὸς σύνε-
στι σφοδρότης, ἀεὶ βιαίως πλήττουσι, ὅσοις δ᾽ οὐκ ἀεὶ μὲν,
ὡς τὸ πολὺ δὲ, καὶ οὗτοι τὰ πολλὰ βίαιοι φαινόμενοι τοῖς

premere arteriam: pereunt enim mox toti. Unde planum
eſt non hinc magnum, quo longiſſime intro tactum protru-
dit, dignosci, ſed quod multis partibus longitudinis et circuli
arteriae occurrat. Quid igitur, intimene altus impellit? at-
qui, quod in tribus dimenſionibus magnus, hoc poſſidet hic
in una, proinde ſi non ille, minime hic. At magnum oſten-
dimus, niſi vehemens quoque ſit, tactum non poſſe protru-
dere longius, quo minus altus. Quod ſi cum magno fre-
quenter imbecillitas adjuncta eſt et cum alto, qui magnus
non ſit, fere vehementia, imbecillitas nunquam, alia haec
ratio eſt. Habebit enim, ut dixi, ſemper hoc altus, ut lon-
gius impellat, verum non ſua tamen ſponte, imo quod om-
nino vehemens, aut non imbecillus certe ſit. Omnes ergo
illi pulſus, ut longe tactum impellant, plane vehementiam
requirunt. Unde etiam qui ex illis cum vehementia perpe-
tuo coniuncti ſunt, ſemper violenter feriunt, qui vero non
ſemper, ſed frequenter, hi quia videntur fere violenti eſſe,

ἀμελέστερον τὰ τοιαῦτ᾽ ἐπισκοποῦσιν ἐπιστεύθησαν ἀεὶ τοιοῦ-
τοί τινες ὑπάρχειν. ἄλλοι δ᾽ αὖ σφυγμοὶ διὰ τὴν ἀχώριστον
αὐτῶν σκληρότητα βιαίως πλήττουσιν, ὥσπερ ὅ τε κλονώ-
δης καὶ ὁ σπασμώδης. [154] οὐδὲ γὰρ οὗτοι δι᾽ ἄλλο τι
βίαιον ἔχουσι τὴν πληγὴν, ἀλλὰ διὰ τὴν ἀχώριστον αὐτῶν
σκληρότητα. καὶ δύο ταῦτ᾽ ἔοικεν εἶναι μόνα σφυγμῶν εἴδη
βιαίως πλήττοντα, τό τε τῶν σφοδρῶν καὶ τὸ τῶν σκληρῶν.
εἰσὶ δ᾽ οἳ κἂν τούτοις δεῖσθαι σφοδρότητος ἔφασαν πρὸς τὴν
σκληρότητα· μὴ γὰρ δύνασθαι μόνην βίαιον ποιήσασθαι πλη-
γὴν, ὥσπερ οὐδ᾽ εἰ λίθον ἀτρέμα προσάγοις· δεῖ γὰρ δὴ καὶ
τούτῳ τόνου τινὸς, εἰ μέλλοι πλήττειν ἰσχυρῶς. ἀλλὰ τούτους
μὲν ἐρέσθαι δίκαιον, τί ποτε καὶ βούλονται, πότερον οὐδὲν
ὅλως εἶναι σῶμα σκληρὸν, ἀλλὰ τοῦτο τοὔνομα τὸ σκληρὸν
μάτην ὑπὸ τῶν ἀνθρώπων εἰρῆσθαι κατ᾽ οὐδενὸς ὑποκειμέ-
νου πράγματος, ἢ πρᾶγμα μὲν (78) εἶναί τι καθ᾽ οὗ λέγεται,
διάγνωσιν δ᾽ αὐτοῦ μηδεμίαν ὑπάρχειν αἰσθήσει, ἢ δι᾽ ἄλλης
τινὸς αἰσθήσεως, οὐ διὰ τῆς ἁφῆς γνωρίζεσθαι. πάντα γὰρ
ἄτοπα τό τε μηδὲν εἶναι σῶμα σκληρὸν τό τε λόγῳ μᾶλλον

qui haec expendunt negligentius adducuntur ut credant eos
nunquam non tales eſſe.   Jam alii pulſus, a quibus divelli
durities non poteſt, violenter ſeriunt, ut vibratus et con-
vulſivus: nec hi enim aliunde violentum ictum compararunt
quam a perpetua ſua duritie.   Quamobrem duo haec tantum
genera habentur pulſuum violenter ferientium, vehemen-
tium atque durorum.   Sunt tamen qui his etiam neceſſa-
riam praeter duritiem dixerunt vehementiam eſſe: nec enim
poſſe ſolam violentum efficere ictum, veluti nec ſi lapidem
admoveas leniter, qui etiam ad valide feriendum aliquid de-
ſiderat contentionis.   Verum de his aequum eſt ut quae-
ramus, quid tandem ſibi velint, nullumne prorſus corpus
eſſe durum, nomen vero hoc duri nequicquam ab homini-
bus uſurpatum, cui nulla ſit res ſubjecta, an rem eſſe cer-
tam, cui tribuatur, at dignosci nequaquam ſenſu poſſe, an
alio illam ſenſu, non nosci tactu.   Profecto ſunt abſurda
omnia et corpus nullum durum eſſe et ratione potius quam

ἢ αἰσθήσει διαγινώσκεσθαι τό τ᾿ αἰσθήσει μὲν, ἄλλη δέ τινι
μᾶλλον ἢ ἁφῇ. καὶ μὴν εἰ συγχωρηθείη γέ τι σκληρὸν εἶναι
καὶ διὰ τῆς ἁφῆς γνωρίζεσθαι, τί λοιπὸν ἢ περὶ ὀνόματος
ἐρίζοντες εὑρεθήσονται, φάσκοντες ἄνευ τόνου μὴ δύνασθαι
βίαιον ἀπ᾿ αὐτοῦ γενέσθαι τὴν πληγήν; εἰ γὰρ καὶ μὴ βίαιον
ἐθέλοιεν καλεῖν, ἀλλ᾿ οἷον θλῶσάν γε πάντως, ἢ ἀπωθουμέ-
νην, ἢ ἀνατρέπουσαν εἰπεῖν ἀναγκασθήσονται. τὸ μέν γε
τοῦ τόνου διαμφισβητεῖται. τὴν ἀρχὴν γὰρ οἷός τίς ἐστιν ὁ
τόνος ἐν τοῖς τῶν ζῴων σώμασι οὐχ ὡμολόγηται πρὸς τῶν
εἰς ἐλάχιστα, ἢ εἰς ἄτομα, ἢ εἰς ἄναρμα τὴν ὅλην οὐσίαν
καταθραυόντων. μόνοις γὰρ ὁμολογεῖται τοῖς ἡνῶσθαι φά-
σκουσιν αὐτήν. ὥστ᾿ οὐδ᾿ αἰσθήσει διαγνωστὸς ὁ τόνος, ἀλλ᾿,
εἴπερ ἄρα, διὰ σημείου τινὸς, ἢ σημείων, ἤτοι κατ᾿ ἔνδειξιν,
ἢ κατ᾿ ἀπόδειξιν πιστός. σκληρὸν δὲ καὶ μαλακὸν σῶμα πάν-
τες ἄνθρωποι διαγινώσκομεν αἰσθήσει. καὶ δίκαιον οὐ περὶ
τῆς ὑπάρξεως αὐτῶν ζητεῖν, ἀλλὰ περὶ τῆς διαγνώσεως, μᾶλ-
λον δ᾿ οὐδὲ περὶ ταύτης, ἀλλὰ περὶ τοῦ πῶς ἄν τις ἑρμηνεύοι
ἑτέρῳ τὸ γιγνόμενον ἑαυτῷ πάθημα κατὰ τὴν ἁφὴν ἐν τῇ

ſenſu dignosci et ſenſu tamen alio quopiam potius quam
tactu. Atqui ſi durum concedant eſſe et dignosci tactu,
quid aliud poſtea quam de nomine contendere invenientur
qui ſine contentione negant violentum ab illo ictum edi?
nam ſi nec violentum appellare volent omnino, contunden-
tem certe, aut repellentem, aut ſubvertentem vocent neceſſe
eſt: nam de contentione quidem controverſia eſt. Omnino
enim quae inſit in animantium corporibus contentio, non
ſtatuitnr ab illis, qui in minima, vel individua, vel incom-
pacta decerpunt totam ſubſtantiam: tantum convenit inter
hos, qui unitam eſſe defendunt eam. Unde nec ſenſu di-
gnosci contentio poterit, ſed ſi poterit, a ſigno quodam, vel
a ſignis, vel ab indicatione, vel demonſtratione, fidem ca-
piet: at durum et molle corpus ſenſu omnes nos homines
dignoscimus. Itaque quaeſtio inſtitui de eſſentia eorum non
debet, ſed de ratione dignoscendi, atque adeo non de hac,
imo de eo qua potiſſimum ratione alteri interpretetur aliquis

προσβολῇ τῶν σκληρῶν σωμάτων, ὅπῃ τε διαφέρει τοῦτο τῶν
σφοδρῶν. ἀλλ᾽ ἐπεὶ τοῖς ἔμπροσθεν παραλέλειπται, πειραθῶ-
μεν ἡμεῖς αὐτὸ ποιῆσαι, ἀρχὴν τῷ λόγῳ τὰ πᾶσιν ἀνθρώποις
ὁμολογούμενα θέμενοι. ἐπεὶ τοίνυν σφοδρά τινα καλοῦμεν οὐ
ζῶα μόνον, ὥσπερ λέοντάς τε καὶ ταύρους, ἀλλὰ καὶ τῶν
ἀψύχων ἔνια, καθάπερ τά τε τῶν ποταμῶν κατάντη ῥεύματα
καὶ ἀνέμους τοὺς μεγάλους, ἕτερα δὲ σκληρά, καθάπερ χαλ-
κὸν καὶ σίδηρον καὶ λίθους, ἀναμνησθῆναι χρὴ, τί δή ποτ᾽
ἐστὶν ἀφ᾽ ἑκατέρων αὐτῶν, ὅταν ὁμιλῶσιν ἡμῖν διάφορα
ἐγγινόμενα τοῖς σώμασι παθήματα. τό τε γὰρ βίαιον τῆς
προσβολῆς κοινὸν ἀμφοῖν, τῶν τε σφοδρῶν ἀνέμων καὶ τῶν
σκληρῶν σωμάτων, πλεονεκτεῖ δ᾽, οἶμαι, κατὰ μὲν τοὺς ἀνέ-
μους τε καὶ τὰ τῶν ποταμῶν ῥεύματα τὸ ἀνατρέπεσθαι
πρὸς αὐτῶν, κατὰ δὲ τοὺς λίθους καὶ τὰ ξύλα τὸ θλίβε-
σθαί τε καὶ θλᾶσθαι. ἐπὶ μὲν γὰρ τῶν προτέρων, εἰ καὶ
πάνυ προθυμηθείημεν ἐναντίοι βαδίζειν πρὸς αὐτὰ, πάντως
ἰσχόμεθά τε καὶ ἀνατρεπόμεθα καὶ εἰς τοὐπίσω βιαίως
ὠθούμεθα, χωρὶς τοῦ θλίβεσθαί τε καὶ θλᾶσθαι καὶ πιέ-
ζεσθαι τὰ μόρια τοῦ σώματος· ἐπὶ δὲ τῶν δευτέρων αὐτὸ

tactus ſui affectum in occurſu durorum corporum, ac qua-
tenus a vehementibus haec diſſent. Verum quia hoc negle-
xerunt qui nos praeceſſerunt, id nos faciamus, orationem
exorſi ab iis quae inter omnes mortales conſtant. Quando
vehementia quaedam non animalia modo vocamus, ut leones
et tauros, ſed et inanimata quaedam, ut fluviorum decurſus
ventosque magnos, alia porro dura, ut aes, ferrum, lapi-
des, memorare oportet, cur ab utrisque his, ubi nos attin-
gant, diverſi corporibus affectus inferantur. Nam occurſus
violentus communis utrisque eſt, tam vehementibus ventis
quam duris corporibus. Sed habent hoc prae caeteris ſci-
licet venti et fluviorum fluctus, ut evertamur ab iis, lapides
et ligna, ut premamur et contundamur. Adverſus illos enim
etiam ſi magna vi contendamus ire contra, prorſus prohibe-
mur atque evertimur, repellimurque violenter, ſed praeter
ullam compreſſionem vel repreſſionem corporis partium. in

τὸ θλίβεσθαί τε καὶ θλᾶσθαι καὶ πιέζεσθαι πλεονεκτεῖ. μά-
λιστα δ᾿ ἂν αὐτὸ μάθοις, εἴ τινι τῶν τοῦ σώματος μορίων
ἐπιθείης λίθον μὴ πάνυ βαρὺν, ἀλλ᾿ ὥστε βουληθέντας
ἴ᾿ποῤῥῖψαι ῥᾳδίως. γνώσῃ γὰρ ὅπως ἐπικείμενος μὲν βαρύνει
καὶ θλίβει καὶ θλᾷ καὶ οἷον ἐγκαταβαίνει τῷ δέρματι, ἀπο-
λιπεὶς δὲ καταλείπει τι περὶ τὸ μόριον ἴχνος καὶ γνώρισμα
τῆς θλίψεως. ἢ γὰρ κοιλότερον ἑαυτοῦ καὶ μέχρι πολλοῦ
διασῶζον τὴν ἕδραν τὸ μέρος ἀπέφηνεν, ἢ πρὸς τούτῳ καὶ
πελιδνόν. [155] οὐ μὴν ἄνεμός γε, κἂν ἰσχυρότατος ὢν τύχῃ,
κἂν ἀνατρέψῃ τινὰ, κἂν καταβάλῃ, πιλεῖ που καὶ κοῖλον
ἀπεργάζεται τὸ σῶμα. μαλακὸς γὰρ ἂν καὶ ῥᾳδίως περισχί-
ζεταί τε καὶ περιῤῥεῖ. διὰ τοῦτο μέγιστα μὲν πλοῖα ῥᾳδίως
ὠθεῖ καὶ καταβάλλει πολλάκις, οὐ μὴν κοιλότερόν γέ τι τῶν
ξύλων τῶν ἐν αὐτοῖς εἰργάσατο, καθάπερ εἰ λίθος ἦν, ἢ σί-
δηρος τὸ προσπῖπτον. ταῦτα γὰρ θλάσαι μὲν καὶ συντρῖψαι
δύναται, ἀπώσασθαι δὲ καὶ ἀνατρέψαι τοῖς ἀνέμοις παρα-
πλησίως οὐ δύναται. μήποτ᾿ οὖν οἷς μὲν ἂν ὑπείκουσαν
ἔχωμεν τὴν τῆς σαρκὸς φύσιν, ταῦτα μὲν σκληρὰ καλοῦμεν,
ἃ δ᾿ ἂν αὐτῇ ὑπείκῃ τῇ σαρκὶ, καθάπερ τὸ ὕδωρ, μαλακὰ

aliis vero pollet compreffio et contufio et repreffio. Perfpicies
maxime, fi cui corporis parti lapidem imponas non ita gra-
vem, quem fi velimus, facile abjiciamus: cognosces profecto
quemadmodum impofitus gravet, premat, contundat et vel-
uti cutem fubeat, dejectus autem relinquat quoddam cor-
pori veftigium et compreffionis fignum; nam aut cavam ma-
gis reddet partem folito et ut veftigium diu fervet, aut livi-
dam praeterea.	At non ventus, et fi vehementiffimus fit et
fi maxime evertat ac dejiciat, ullo modo comprimat aut
excavet corpus, quippe qui mollis fit, facile circum corpus
diffunditur et circumfluit.	Quapropter maximas facile na-
ves impellit et deturbat faepe, tamen nullum cavat in iis li-
gnum, ut fi lapis, vel ferrum impingatur, haec enim rum-
pere poffunt et comminuere, at repellere ut venti et ever-
tere non poffint	An igitur quibus carnis noftrae natura
cedit, dura haec nuncupamus, quae ipfi carni, ut aqua,

κέκληται; καὶ, τοῦτ᾽ ἆρ᾽ ἦν τὸ πρὸς τοῦ Πλάτωνος λεγόμενον, σκληρὰ μὲν, ὅσοις ἂν ἡμῶν ἡ σὰρξ ὑπείκῃ, μαλακὰ δ᾽, ὅσα ἂν τῇ σαρκί. φέρε γὰρ ἡμῶν τὴν ἁφὴν ὑποπίπτειν ὑγρῷ τινι, παντί που δῆλον, ὡς ἐγκαταβήσεται μὲν αὐτά, τὸ δ᾽ ὑγρὸν εἴξει τε καὶ ὑποδέξεται. σκληρῷ δ᾽ εἴ τινι προσπέσοι, δῆλον, ὡς αὐτὴ μᾶλλον εἴξει τε καὶ κοίλη γενήσεται. ἵν᾽ οὖν ἤδη συμπερανώμεθα τὸν λόγον, ἐπινοήσωμεν τὴν ἡμετέραν χεῖρα ποτὲ μὲν ὕδατος ὀξεῖ ῥεύματι, ἢ ἀνέμῳ σφοδρῷ ἐξ ἐναντίας ἀπαντῶσαν, ποτὲ δὲ λίθῳ τινὶ διὰ τῆς ἑτέρας χειρὸς ἀτρέμα προσαγομένῳ, ἆρ᾽ οὐ πρόδηλον, ὡς ἀπὸ μὲν τῶν προτέρων ἀνατραπήσεται μὲν μὴ θλιφθεῖσα, τὸν δὲ λίθον αὕτη μὲν ἀνατρέψει, θλιφθήσεται δ᾽ ὑπ᾽ αὐτοῦ. τὸ μὲν γὰρ σκληρὸν, ὅσον ἐφ᾽ ἑαυτῷ, κωλύειν οὐχ ἱκανὸν ἡμᾶς ἰέναι πρόσω, ἀλλὰ ἤτοι διὰ βάρος, ἢ διὰ τὴν ἔξωθεν αὐτῷ προσιοῦσαν κίνησιν ἴσχειν ποτὲ δύναται· τὸ δὲ σφοδρὸν κατ᾽ αὐτὸ τοῦτο τὸ ἴσχειν τε καὶ κωλύειν καὶ ἀπωθεῖσθαι καὶ ἀνατρέπειν νενόηται. δῆλον οὖν, ὡς ἑτέρα μὲν αἴσθησις ἡμῖν ἐν τῇ τῶν σφοδρῶν, ἑτέρα δ᾽ ἐν τῇ τῶν σκληρῶν ὁμιλίᾳ γίγνεται. τὰ μὲν γὰρ θλίβει μόνον τὴν σάρκα, τὰ δ᾽ ἴσχει που πρόσω.

haec vocata mollia funt? Atque id eſt, quod Plato dicebat, dura eſſe quibus caro noſtra cedit, et mollia quae carni. Nam ſi incidat in humidam rem aliquam tactus noſter, clariſſimum eſt tactum eam diviſurum eſſe, humidam vero ceſſuram et excepturam: at in duram ſi incurrat, omnino ille potius cedet cavabiturque. Atque ut orationem tandem concludamus, fingamus manum noſtram nunc aquae rapido fluctui, vel vento vehementi ex adverſo occurrere, nunc lapidi, quem altera manus ſenſim admoveat, aperte a prioribus perſpicies everti, non preſſam tamen: et lapidem ab hac everti, ſed preſſa ab illo. Nam durum quidem, quominus progrediamur, obſtare per ſe non poteſt, ſed aut per pondus, aut motum acquiſititium impedire interdum poterit: vehementis vero notio hoc ipſum obſtaculum, impedimentum, repulſionem, atque everſionem complectitur. Liquet ergo aliud nos, quum vehementia tangimus, aliud, quum dura, ſentire: nam haec premunt carnem tantum, illa im-

πολλάκις δ᾽ εἰς ταὐτὸν ἀμφοτέρων συνιόντων, ὡς εἶναι τὸ
προσπῖπτον ἅμα μὲν σκληρὸν, ἅμα δὲ σφοδρῶς κινούμενον,
ἀνάγκη καὶ τὴν αἴσθησιν ἡμῖν τὴν ἀπ᾽ αὐτῶν διπλῆν γίνεσθαι,
τὴν μὲν ὡς θλίβοντος, τὴν δ᾽ ὡς ἀνατρέποντος. καὶ εἴπερ
ταῦθ᾽ οὕτως ἔχει, καθάπερ οὖν ἔχει, τὴν τοῦ σκληροῦ σφυγ-
μοῦ διάγνωσιν ἐν τῷ θλίβεσθαι θετέον τὴν ἁφὴν, ὥστ᾽ εἶναι
τὸ μὲν τῆς πληγῆς βίαιον κοινὸν ἀμφοτέροις, τὸ δ᾽ ἴδιον
ἑκατέρου, τὸ μὲν θλίβειν τοῦ σκληροῦ, τὸ δ᾽ ἀνατρέπειν
τοῦ σφοδροῦ. τὰ μὲν δὴ πάθη τῆς ἁφῆς ταῦτα καὶ τὰ
συνήθη τοῖς Ἕλλησιν ἐπ᾽ αὐτοῖς ὀνόματα.

Κεφ. γ´. Δύναιτο δ᾽ ἄν τις καὶ δι᾽ ἑτέρων ὀνομάτων
ταῦτα τὰ πράγματα δηλοῦν, ὥσπερ ἀμέλει ῥᾳδίως αὐτὸ ποιή-
σουσιν οἱ τὸ συνεχὲς τῆς ὅλης οὐσίας διακόπτοντες τῷ κενῷ,
τοῦτ᾽ ἔστιν ἅπαντες ὅσοι σώματα αὐτὰ σμικρὰ καὶ ἀδιαίρετα
καὶ ἄτμητα καὶ ἄναρμα, ποτὲ μὲν συγκρινόμενα, ποτὲ δὲ δια-
κρινόμενα, τάς τε γενέσεις καὶ τὰς φθορὰς ἐργάζεσθαί φασιν,
οὗτοι γὰρ, ὡς ἂν οὐδένα τόνον εἰδότες ζωτικὸν, ὅταν ἀθρόα
καὶ πολλὰ καὶ ταχέως φέρηται ταυτὶ τὰ σμικρὰ σώματα, τότε
τὴν ἀπ᾽ αὐτῶν πληγὴν σφοδρὰν φήσουσι γίνεσθαι, καθάπερ

pediunt progreſſum. At quia ſaepe fit, ut ambo conve-
niant, atque quod occurrit durum ſit, pariterque vehemen-
ter moveatur, non poteſt ſenſus etiam non duplex nobis
offerri, unus veluti prementis, alter veluti evertentis. Quae
ſi ſint ita, ut ſunt certe, duri pulſus in premendo tactu di-
gnotio ponenda eſt, ut violentia utrisque conveniat: ſed
proprium duri ſit premere, evertere vehementis. Hi
ſunt affectus tactus, haec etiam uſitata Graecis illorum
nomina.

Cap. II. Atqui poſſis aliis quoque haec nominibus
interpretari: quod facile illi facient certe, qui continuitatem
totius ſubſtantiae interpolant vacuo, id eſt omnes, qui cor-
pora ipſa parva et indiviſa, individuaque et incompacta,
quod modo concrescant, modo divellantur, ideo generatio-
nes et interitus contendunt efficere. Qui ut ſi nullam agno-
ſcant vitalem contentionem, ubi confertim multa et velociter
ferantur haec parva corpora, tum ictum creare haec vio-

ἐπὶ τῶν ἀνέμων τε καὶ τῶν εἰς τὸ κάταντες φερομένων συμπίπτει ῥευμάτων. τὸ δὲ ἀθρόα καὶ πολλὰ καὶ πυκνὰ λέγειν ταὐτὸν εἶναι φήσουσιν τῷ βραχὺ παρεσπάρθαι κενόν, τοῦτο δὲ τῷ πεπληρῶσθαι στερεᾶς οὐσίας τὴν εὐρυχωρίαν τῆς ἀρτηρίας ταὐτὸν ὑπάρχειν· τὴν γὰρ δὴ κένωσιν αὐτῆς, ὥσπερ καὶ αὐτὸ τοὔνομα δηλοῖ, παρὰ τὸ κενὸν ὠνομάσθαι, τοῦτο γὰρ ἐν ἅπασιν ἀεὶ τοῖς συγκρίμασι περιέχεσθαι· [156] τῷ δ᾽ ἧττον, ἢ πλέον εἶναι ποτὲ μὲν σκληρά, ποτὲ δὲ μαλακὰ γίγνεσθαι τὰ σώματα, καὶ νῦν μὲν πλήρεις (79) αὐτῶν τὰς ἐντὸς κοιλίας, αὖθις δ᾽, εἰ τύχοι, κενάς. τὸν μὲν οὖν χιτῶνα τῆς ἀρτηρίας σκληρὸν, ἢ μαλακὸν φήσουσι γίγνεσθαι διὰ τὸ ποσὸν τοῦ παραπεπλεγμένου τῷ συγκρίματι κενοῦ· τὴν δ᾽ ἐντὸς εὐρύτητα πλήρη καὶ διάκενον, διὰ τὸ ποσὸν πάλιν κἀνταῦθα τῆς παρεσπαρμένης αὐτῇ κενότητος. μέγαν δέ τινα εἶναι φήσουσι σφυγμὸν, οὐ μὴν τό γ᾽ ἀντιβατικὸν ἔχειν τὴν προσβολὴν, ὅταν πολὺ μὲν τὸ κατὰ τὴν κοιλότητα τῆς ἀρτηρίας κενὸν, ὀλίγα δὲ τὰ πρῶτα σώματα· μέγαν δ᾽ ἅμα καὶ ἀνατρεπτικὸν, ὅταν ὀλίγον μὲν, τὸ κενὸν, πολλὰ δὲ τὰ σώματα. δῆλον οὖν ἤδη γέγονεν,

lentum confirmant, quemadmodum in ventis et fluctibus contingit decurrentibus. Conferta dicere et multa denfaqne, perinde effe dicunt, ac paucum immixtum effe vacui, quod tantum valere, quantum folidas fubftantias capacitatem impleffe arteriarum: vacuitatem enim ejus, ut ipfum declarat nomen, effe a vacuo dictum, hoc enim in omnibus quidem concretionibus femper contineri; at prout id augetur vel imminuitur, ita nunc dura, nunc mollia corpora effici, ac nunc plenos fieri eorum internos ventriculos, rurfus forte vacuas. Ita tunicam quidem dicent arteriae duram, vel mollem fieri ex quantitate admixti concretioni vacui: internam capacitatem plenam et vacuam, ob quantitatem hic iterum commixti cum illa vacui. Magnum autem dicent quendam effe pulfum, fed innifum non habere in occurfu, ubi multum in cavitate arteriae vacui fit, ipfaque pauca fint prima corpora: at vero magnum effe et evertere, quum parum vacui et multa corpora fint. Itaque jam apertum

ὡς οὐδὲν κατ᾽ ἐκείνους διοίσει λέγειν πλήρη σφυγμὸν σφο-
δροῦ. καὶ γὰρ καὶ τὸ τῆς ἁφῆς πάθος ἓν ὑπάρχειν καὶ
τοῦ σφυγμοῦ τὴν φύσιν μίαν εἶναι. κενοῦ γὰρ ὀλίγου ταῖς
εὐρυχωρίαις τῶν ἀρτηριῶν παρακειμένου, διὰ μὲν τὸ πλῆθος
τῶν ὄγκων πλήρη λέγεσθαι τὸν σφυγμὸν, διὰ δὲ τὸ τῆς πλη-
γῆς ἰσχυρὸν σφοδρὸν, ὥστε τῶν ὀνομάτων τὸ μὲν ἕτερον
αὐτῆς τῆς οὐσίας δηλωτικὸν εἶναι τοῦ σφυγμοῦ, τὸ δ᾽ ἕτερον
τοῦ ποιοῦ τῆς προσβολῆς. οὔκουν εἶναι σφυγμὸν ἄλλον μὲν
πλήρη, σφοδρὸν δ᾽ ἄλλον· δυοῖν γὰρ ὀνόμασιν ἓν πρᾶγμα
δηλοῦσθαι κατὰ διαφόρους ἐννοίας. ἀλλ᾽ ἡμεῖς γε, ὅσοι ζω-
τικόν τινα τόνον εἶναί φαμεν, διττὴν μὲν ἐξ ἀνάγκης ὁμολο-
γήσομεν ὑπάρχειν τὴν φύσι· τῶν σφυγμῶν· εἰ δὲ καὶ τὴν
διάγνωσιν ἐπιμελέστερον τούτων ἐπισκεψαίμεθα. χαλεπὴ δὲ
ἡ σκέψις μάλιστα γίνεται τῷ μηδένα τῶν ἔμπροσθεν ἀξιόλο-
γον μηδὲν γράψαι περὶ διαγνώσεως σφυγμῶν, ἀλλὰ τοὺς μὲν
τελέως παραλιπεῖν, τοὺς δὲ ἐπὶ μικρὸν κομιδῇ προσάψασθαι.
Ἡρόφιλος μὲν οὖν, ὡς ἂν τὰ τῆς αἰσθήσεως πάθη γράφων,
οὐδαμῇ πληρότητος ἐμνημόνευσεν, ἧς οὐδεπώποτε ἤσθετο.
οἱ δ᾽ ἀπ᾽ αὐτοῦ μὲν κληθέντες Ἡροφίλειοι, πάντα μᾶλλον

eſt, nihil apud illos intereſſe inter plenum pulſum et vehe-
mentem, quippe tactus unum eſſe affectum et unam naturam
pulſus. Nam quum parum in capacitatibus arteriarum inſit
vacui, ob multitudinem tumorum plenum pulſum dici et
ob ictus violentiam vehementem: proinde ex nominibus
illis alterum eſſentiam denotare pulſus, alterum qualita-
tem occurſus: non igitur diverſos eſſe pulſus plenum et ve-
hementem, duobus enim unam rem nominibus ſignificari
pro diverſis notionibus. Nos vero qui contentionem quan-
dam ſtatuimus vitalem, geminam non poterimus non fateri
pulſuum naturam eſſe, ſi dignoscendi rationem eorum dili-
gentius attendamus. Eſt autem plena difficultatis haec com-
mentatio, quod nihil oratione dignum veteres de dignoscen-
dis pulſibus ſcripſerunt, ſed alii prorſus praeterierunt, alii
ſane quam leviter attigerunt. Nam Herophilus ut qui affe-
ctus ſenſus conſcriberet, nusquam plenitudinis, quam ſenſit
nunquam, meminit. Qui vero dicti ab illo Herophilii ſunt,

δόντες ἢ τοῦτο λέγεσθαι βούλονται, σοφισταὶ καὶ πολυλό-
γοι γενόμενοι σχεδὸν ἅπαντες, οὔτ᾽ ἄλλο τι τῶν Ἡροφιλείων
θεωρημάτων ἐπ᾽ αὐτῶν τῶν ἔργων τῆς τέχνης προὐθυμήθη-
σαν ἀσκῆσαι. καὶ πρὸς ἄλλοις πολλοῖς οἷς ἐλυμήναντο τὴν
τέχνην, ἔτι τε καὶ τὸν πλήρη σφυγμὸν ἡμῖν ἐπεισήγαγον ταῖς
διαγνώσεσιν, ἵνα δηλαδὴ μικρᾶς οὔσης τῆς τέχνης ἔχωμεν
ἡμεῖς νῦν ὃ πράττωμεν. οὔτε γὰρ παρελθεῖν οἷόν τε σφυγμὸν
ὑπ᾽ ἀνδρῶν οὕτως ἐνδόξων πεπιστευμένον οὔθ᾽ ὃν οὐδεπώ-
ποτε εὕρομεν ἐπὶ τῶν ἔργων διαγνῶναι προχείρως ἡμῖν θε-
τέον, ἀλλοτρίαις ἀκολουθήσασιν ἀποφάσεσιν. ἀλλ᾽ ἀνάγκη
δεῖξαι πρῶτον μὲν ὅτι μέχρι τῆς ἐννοίας ὁ σφυγμὸς οὗτος
πρόεισιν, ἔπειτα ὡς οὐδ᾽ Ἡρόφιλος αὐτὸν αἰσθήσει διεγί-
νωσκεν. εἰ μὲν οὖν μὴ συγκεχύκεσαν αὐτοὶ τὸ σημαινόμενον
τοῦ ὀνόματος, ἤδη εἶχόν τι κἀγὼ λέγειν ὧν ἐπαγγέλλομαι·
ἐπεὶ δὲ πολυειδῶς ἐτάραξαν αὐτὸ πρὸς ἀλλήλους τε καὶ πρὸς
ἑαυτὸν ἕκαστος οὐχ ὁμολογοῦντες, ἀναγκαῖόν ἐστιν ὑπὲρ τοῦ
σημαινομένου πρότερον ἡμᾶς διασκέψασθαι, μή πη λάθωμεν
ἡμᾶς αὐτοὺς ὡς κόρακες ἢ κολοιοὶ φωνὰς μόνας προφερό-

omnia potius concedentes quam id quod dici volunt, fophi-
ftae fane et loquaces homines pene omnes: et quum nullum
aliud Herophili praeceptum in ipfis artis operibus probare
ftuduerunt, tum praeter alia quibus artem polluerunt, etiam
plenum nobis pulfum invexerunt, ut, quafi parva fit ipfa
ars, haberemus nunc quod ageremus. Neque enim pulfum
praeterire fas eft, a viris conftitutum tam claris: neque
quem experiundo nunquam invenimus, poffe prompte di-
gnosci ftatuendum nobis eft, alienas fequentibus affeveratio-
nes. Verum oftendendum eft primum ad notionem usque
hunc pulfum progredi: deinde ne Herophilum quidem in
ejus notitiam fenfu unquam perveniffe. Quod fi jam nihil
illi fignificationem confudiffent nominis, haberem nunc ali-
quid dicere de illis, quae dicturum recipio: fed quando va-
riis eam modis conturbarunt, nec inter fe mutuo confen-
tientes, nec fecum quisque: cogimur primo loco dispicere
de fignificatione, ne quid imprudentes, ut corvi et graculi,

μένοι, τὰ δὲ πράγματα καθ᾽ ὧν αὗται λέγονται παντάπασιν
ἀγνοοῦντες. ὄντων οὖν πολλῶν τῶν γραφόντων τοὔνομα τοῦ
πλήρους σφυγμοῦ, τοὺς μὲν ἄλλους παραλείψειν μοι δοκῶ,
πλὴν εἴ που κατὰ τὴν ἀνάγκην τοῦ λόγου μνημονεύσαιμι διὰ
βραχέων. ἀποχρήσει δέ μοι τὰ πρὸς Ἀρχιγένους τε καὶ Ἀγα-
θίνου γεγραμμένα προχειρισαμένῳ διασκέψασθαι. λέγει δὲ
ὁ μὲν Ἀρχιγένης ὑπὲρ αὐτοῦ τόνδε τὸν τρόπον· ἔστι δὲ πλή-
ρης σφυγμὸς ὁ ναστοτέραν ἐπιδεικνὺς τὴν ἀρτηρίαν καὶ τὴν
ὑπόπτωσιν αὐτῆς διασεσαγμένην ἐγχύλως, κενὸς δὲ ὁ πομφο-
λυγώδη τὴν ἔγερσιν τῆς ἀρτηρίας ποιούμενος, ὥστε κατὰ τὸν
ἐπιπιεσμὸν τῶν δακτύλων κενεμβάτησιν ὑποπίπτειν. [157] ἐν
τούτῳ δὲ δὴ τῷ λόγῳ πρῶτον τί δηλοῖ τὸ ναστοτέραν οὐ
πάνυ σαφῶς οἶδα, διὰ τὸ μηδὲ σύνηθες εἶναι τοῖς Ἕλλησιν
ὄνομα κατὰ τοῦ τοιούτου πράγματος λέγεσθαι. ἄρτον μὲν
γάρ τινα ναστὸν ἐκάλουν, οὐ μὴν ἄλλο γέ τι σῶμα πρὸς αὐ-
τῶν οὕτως ὠνομασμένον ἐπίσταμαι. αὐτὸς δὲ ὁ Ἀρχιγένης,
δικαιότατον γὰρ τὴν ἐν τοῖς ὀνόμασιν αὐτοῦ συνήθειαν παρ᾽
αὐτοῦ μανθάνειν, δοκεῖ μοι τὸ ναστὸν ἀντὶ τοῦ πλήρους
ὀνομάζειν, ἐν γοῦν τῷ περὶ σφοδρότητος σφυγμοῦ λόγῳ

dum voces edimus tantum, res ipfas, quibus attributae funt,
prorfus ignoremus.   Et quum nomen pleni pulfus multi
fcripferint, ceteros certum mihi eft praetermittere, nifi fi
quando, fi ita feries orationis ferat, ftrictim attingam: Ar-
chigenis autem et Agathini mihi fatis erit fcripta in manus
fumere examinanda.   Ac de eo Archigenes in hunc modum
loquitur: Ἔστι δὲ πλήρης μὲν σφυγμὸς ὁ ναστοτέραν ἐπι-
δεικνὺς τὴν ἀρτηρίαν καὶ τὴν ὑπόπτωσιν αὐτῆς διασεσαγμέ-
νην ἐγχύλως, κενὸς δὲ ὁ πομφολυγώδη τὴν ἔγερσιν τῆς ἀρ-
τηρίας ποιούμενος, ὥστε κατὰ τὸν ἐπιπιεσμὸν τῶν δακτύλων
κενεμβάτησιν ποπίπτειν.   In ea definitione primum quid
τὸ ναστοτέραν denotat, parum liquido novi, quod infolens
apud Graecos fit ut ejuscemodi de re ufurpetur.   Nam ge-
nus quoddam panis appellabant ναστὸν, aliud corpus ab iis
ita ullum appellari haud fcio.   Ipfe Archigenes (nam decet
de illo nos ejus ufum nominum difcere) τὸ ναστὸν pro ple-
no mihi videtur ufurpare: nam in libro De vehementia pul-

διηγούμενος τὰ ὑπὸ Μάγνου εἰρημένα κατὰ λέξιν οὕτω γρά-
φει· ὅλως γὰρ, φησὶν, ἡ σφοδρὰ πληγὴ οὐ γίγνεται, εἰ μὴ
ναστοῦ ὄντος τοῦ προσπίπτοντος, μεγάλου καὶ ταχέος ἐπι-
φερομένου. ἐφ᾽ ἃ μετ᾽ ὀλίγον οὕτως ἄρα φησί· καὶ σφο-
δρότης σφυγμοῦ ἐκ τάχους, μεγέθους, σφοδρότητος, πλη-
ρότητός ἐστι σύνθετος. τὸ γὰρ ἀνωτέρω ναστὸν, τοῦτο νῦν
πλῆρες ἐκάλεσεν, ὡς οὐδὲν διαφέρον ἢ οὕτως ἢ ἐκείνως
εἰπεῖν. ἀλλὰ καὶ πανταχοῦ μοι δοκεῖ κατὰ τὸν αὐτὸν τρό-
πον χρῆσθαι τῇ τοῦ ναστοῦ προσηγορίᾳ. μεταλάβωμεν οὖν
ἤδη τὸ ναστοτέραν εἰς τὸ πληρεστέραν, ἵνα καὶ γνῶμεν τί
ποτ᾽ ἐστὶν ὃ λέγει. ἔστι δὲ ἡ λέξις τοιάδε· ἔστι δὲ πλήρης
μὲν σφυγμὸς ὁ πληρεστέραν ἐπιδεικνὺς τὴν ἀρτηρίαν. ἀλλὰ
τοῦτο μὲν δι᾽ ἑαυτοῦ δηλούμενον, οὐδὲν ἡμᾶς διδάξει πλέον.
ἆρ᾽ οὖν ἄμεινον ὑπερβάντας ὅλον τὸ ναστοτέραν σκέψασθαι
τὸ ἐπιφερόμενον ἐγχύλως. τοιοῦτον γάρ τι δηλοῦν ἔοικεν ἡ
λέξις, ὡς τοῦ πλήρους σφυγμοῦ κατὰ τὴν προσβολὴν δεικνυ-
μένου διασεσαγμένην ἐγχύλως τὴν ἀρτηρίαν. αὐτὸ δὲ πάλιν
τὸ διασεσαγμένην πότερα ταὐτόν ἐστι τῷ μεμεστωμένην, ἢ

fus, exponens Magni verba, fic ad verbum fcribit: Om-
nino, inquit, vehemens ictus non fit, nifi ναστὸν fit quod
occurrat et magnum et celere inferatur.   A quibus paulo
poft in hunc modum fcribit: Et vehementia pulfus ex ce-
leritate et magnitudine, vehementia, plenitudine, conflata
eft: nam quod fupra ναστὸν, id plenum hic vocavit, ut
nihil differat, hoc pacto, an illo dicas.   Et vero ubique
mihi ita videtur nomine τοῦ ναστοῦ uti.   At mutemus jam
τὸ ναστοτέραν in pleniorem, ut quid dicat, intelligamus.
Verba ejus haec funt: Plenus pulfus eft qui pleniorem
oftendit arteriam.   Atqui hoc vel fua fponte clarum eft, nec
nos novi quicquam docet.   Praeftat ergo totum hoc ναστο-
τέραν relinquere, ac quod in definitione fequitur confidera-
re.   Καὶ τὴν ὑπόπτωσιν αὐτοῦ διασεσαγμένην ἐγχύλως. Ta-
le quiddam fignificare haec claufula videtur, plenum pulfum
in occurfu arteriam oftendere διασεσαγμένην ἐγχύλως.   Hic
iterum τὸ διασεσαγμένην idemne fit ac plenum, an aliud

ἄλλο τι δηλοῖ, σαφῶς οὐκ ἔχω συμβαλεῖν. καὶ γάρ τοι καὶ
ἀντιθεὶς ἑξῆς τῷ τῇ πλήρους καὶ τοῦ ναστοτέρου τὸν ὁρισ-
μὸν τοῦ κενοῦ, οὔτε τῷ ναστοτέραν τὸ ἐναντίον ἔλαβεν
οὔτε τῷ διασεσαγμένην, δέον, οἶμαι, λαβεῖν, εἴπερ ἐναντίον
πρᾶγμα ὡρίζετο. νῦν οὐδὲν ἔλαβεν, ἀλλὰ τί φησι; κενὸς
δὲ ὁ πομφολυγώδη τὴν ἔγερσιν τῆς ᾿ρτηρίας ποιούμενος.
τοῦτο γὰρ τὸ πομφολυγώδη οὔτε τῷ ναστοτέραν οὔτε τῷ
διασεσαγμένην ἐναντίον ἐστίν. ἀλλ᾽ εἴπερ ἄρα, μόνῳ τῷ ἐγχύ-
λῳ, ἵνα τὸ μὲν ἔγχυλον οἷον ὑγρότερόν πως εἴη, τὸ δὲ
πομφολυγῶδες ἀερωδέστερον. πάλιν δὲ τῷ τοῦ κενοῦ λόγῳ
πρόσκειται, ὥστε κατὰ τὸν ἐπιπιεσμὸν τῶν δακτύλων κενεμ-
βάτησιν ὑποπίπτειν· τίνι τῶν ἐκ τοῦ πλήρους ἐναντίον ἐστίν,
οὐκ ἂν εὕροις. τῷ μὲν γὰρ τῆς κενεμβατήσεως ὀνόματι τὸ
τῆς ἀντιβάσεως μάλιστ᾽ ἀντιθείη. παραλέλειπται δ᾽ ὅλον
τοῦτο ἐν τῷ πλήρους λόγῳ. καίτοι γ᾽ ἠδύνατο κατὰ τὸν αὐ-
τὸν εἰρῆσθαι τρόπον, ὥστε κατὰ τὸν ἐπιπιεσμὸν τῶν δακτύ-
λων ἀντίβασιν ὑποπίπτειν. ἀλλ᾽ οὐκ εἴρηται, εἰ μή τι ἄρα
περὶ τὸ ναστοτέραν ἐπιδεικνύναι τὴν ἀρτηρίαν τοῦτό ἐστιν,

quid indicet, plane non habeo conjicere. Quinetiam quum
opponeret poſtea definitioni pleni et τοῦ ναστοτέραν defini-
tionem vacui, nec contrarium τῷ ναστοτέραν ſumpſit, neque
τῷ διασεσαγμένην, quod quidem ſi rem contrariam definiret,
ſumendum erat. At non ſumpſit, ſed quid ait? κενὸς δὲ
ὁ πομφολυγώδη τὴν ἔγερσιν τῆς ἀρτηρίας ποιούμενος. Hoc
enim πομφολυγώδη nec τῷ ναστοτέραν, nec τῷ διασεσαγ-
μένην contrarium eſt, ſed ſi cui alii, certe ſoli τῷ ἐγχύλῳ
contrarium eſt: ut τὸ ἔγχυλον veluti humidius quodammodo
ſit et τὸ πομφολυγῶδες magis aëreum. Jam vacui etiam defi-
nitioni additum eſt, ὥστε κατὰ τὸν ἐπιπιεσμὸν τῶν δακτύ-
λων κενεμβάτησιν ὑποπίπτειν, cui verbo in definitione pleni,
quod contrarium ſit, non reperias. Nam τῆς κενεμβατήσεως
nomini rectiſſime ἀντίβασιν opponeret; at hoc in pleni defi-
nitione praetermiſſum eſt univerſum: idque quum in eun-
dem modum poſſet dici, ὥστε κατὰ τὸν ἐπιπιεσμὸν τῶν δακ-
τύλων ἀντίβασιν ὑποπίπτειν. At non dixit, niſi id forte,
pleniorem oſtendere arteriam, hoc eſt, ut in utraque defini-

ἵν᾽ ἐν ἑκατέρῳ τῷ λόγῳ μὴ τί ποτ᾽ ἐστὶν ὁ πλήρης σφυγμὸς
ᾖ δηλούμενον, ἀλλὰ πῶς διαγινώσκεται. καὶ εἰ τοῦτο, τάχ᾽
ἂν ἀκολουθεῖν ἤδη δυναίμην. εἰ γὰρ τῶν ἡμετέρων κατὰ τὴν
ἁφὴν παθημάτων ἐξήγησίς ἐστιν ὁ λόγος, οὐδαμοῦ τῆς τοῦ
πράγματος αὐτοῦ φύσεως ἁπτόμενος ἀναμνησθῆναι δύναμαι
πάντων ὧν κατὰ τὴν διαστολὴν τῆς ἀρτηρίας ἡ ἁφὴ πάσχει.
τάχα οὖν εὑρήσομεν οὕτως, τί (80) ποτε βούλεται δηλοῦν ὁ
Ἀρχιγένης. ἃ δὲ πάσχει, ταῦτ᾽ ἐστίν. αἰσθάνεται προσπί-
πτοντος αὐτῇ κινουμένου σώματος ἐν χρόνῳ τινὶ, καὶ τοῦτο
ποτὲ μὲν κατὰ πολλὰ μόρια προσπίπτειν ἑαυτῇ φαντάζεται,
ποτὲ δ᾽ οὔ, καὶ θλίβειν τε καὶ αὖθις μὴ θλίβειν, καὶ ἡμῶν
θλιβόντων ἀντιβαίνειν, ἢ νικᾶσθαι. ταῦτ᾽ ἐστὶ τὰ πρῶτα
καὶ οἷον στοιχεῖα τοῦ παντὸς περὶ τῶν σφυγμῶν λόγου, πάθη
τῆς ἁφῆς. τὰ γὰρ ἄλλα πάντα τὰ μὲν ἐκ τούτων σύγκει-
ται, τὰ δ᾽ ἐν τῷ πρὸς τι νενόηται, ἤτοι καὶ τὰ μόρια
τῶν εἰρημένων ἀλλήλοις παραβαλλόμενον, ἢ ὅλων πρὸς ὅλα.
[158] κατὰ τίνος οὖν λέγεται τούτων τὸ τοῦ πλήρους ὄνομα;
πότερον κατὰ τῆς κινήσεως αὐτῆς; ἀλλ᾽ ἐν ἐκείνῃ τάχος ἦν
καὶ βραδύτης καὶ τῶν ῥυθμῶν αἱ γενέσεις. ἀλλ᾽ ὅταν κατὰ

tione, non quid plenus pulſus ſit, declaretur, ſed quae ſit
ejus dignoſcendi ratio. Quod ſi eſt, aſſequamur fortaſſis.
Nam ſi affectuum tactus noſtri haec definitio expoſitio eſt,
nec rei ipſius usquam naturam attingit, meminiſſe omnium
poſſum, quae in diſtentione arteriae patitur tactus: fortaſſe
itaque aſſequemur Archigenis mentem, nam quae patitur,
haec ſunt. Occurrens ſibi ſentit aliquamdiu corpus motum:
idque modo multis in partibus videtur ſibi occurrere, modo
non, ac nunc premere, nunc non premere, ac quum nos
premimus, reniti, vel vinci. Hic primi affectus tactus ſunt,
veluti elementa totius de pulſibus commentationis: nam re-
liqua omnia, partim ex his conſtant, partim in relatione
intelliguntur, ſive partes commemoratas mutuo compares,
ſive tota cum totis. At de quonam horum pleni nomen di-
citur; an de ipſo motu? atqui celeritas in illo et tarditas
erant rhythmique illic naſcebuntur. An ubi in multis

Ed. Chart. VIII. [158.]   Ed. Baf. III. (80.)

πολλὰ μόρια τῆς διαστολῆς αἰσθάνηται ἡ ἁφή; ἀλλ' ἐνταῦθα μακροὶ καὶ πλατεῖς καὶ ὑψηλοὶ καὶ μεγάλοι γίνονται σφυγμοί. ἀλλ' ὅταν κατ' ὀλίγα; οἱ ἐναντίοι δηλονότι τῶν εἰρημένων. ἀλλ' ὅταν θλίβηται; σκληρός. ἀλλ' ὅταν ἀνατρέπηται; σφοδρός. τί γὰρ δεῖ περὶ τῶν ἐναντίων αὐτοῖς, ἢ μέσων μακρολογεῖν; πότ' οὖν πλήρης γενήσεται; ἢ τί πάσχει πάθος ἡ ἁφή; πότερον, ὅταν θερμασίας πλείονος, ἢ δριμυτέρας αἰσθάνηται; ἀλλ' οὐκ ἔστιν ἐκ τῶν κατὰ τοὺς σφυγμοὺς διαφορῶν ἡ τοιαύτη διάγνωσις. ἀλλ' ὅταν ὑγρότητος, ἢ ξηρότητος; ἀλλ' οὐδὲ ταῦτα τῆς τῶν σφυγμῶν διαφορᾶς ἐστι τὰ παθήματα. καὶ γὰρ καὶ χωρὶς τῶν σφυγμῶν ἔνεστιν αὐτὰ διαγινώσκειν ἐπιβάλλοντα τὴν χεῖρα τῷ σώματι τοῦ νοσοῦντος. μήτι οὖν τὸ τῆς ἀντιβάσεως εἶδος ἕτερον μὲν ἐν τοῖς σφοδροῖς, ἕτερον δὲ ἐν τοῖς πλήρεσιν ὀνομάζουσι; τάχα γὰρ καὶ ὁ Ἀγαθῖνος τοιοῦτόν τι βούλεται. ἀλλ' εἰ τοῦτο, ἐχρῆν ἀποσαφῆσαι τοῦτ' αὐτὸ ἡμῖν, καὶ μὴ Σφιγγὸς προβάλλειν αἰνίγματα. ἢ βούλονται μὴ μόνον περὶ τῶν πραγμάτων ἡμᾶς ζητεῖν οὕτω χαλεπῶν ὄντων, ἀλλ' ἐξ ἐπιμέτρου τί ποτε

partibus diftentionem tactus fentit? imo longi hinc, lati, alti, magnique prodeunt pulfus. An quum in paucis? contrarii vero tum commemoratorum. An quum premitur? durus. An quum fummovetur? vehemens. Quid enim de contrariis horum et mediis multa difputem? Quando ergo exiftet plenus, aut quem patietur pulfus affectum? tumne ubi calorem largiorem, vel acriorem fentiat? atqui non ex pulfuum differentiis id dignofcitur. An quum humiditatem, vel ficcitatem? fed nec hi funt affectus differentiarum pulfuum, quum haec vel citra pulfus, fi manum admoveas corpori laborantis, explorare poffis. Ecquod ergo renifus genus aliud in vehementibus, aliud in plenis appellant? nam poteft tale quid etiam Agathinus fentire; verum fi hoc fentiebat, aperire debebat nobis, non Sphingis proponere aenigmata. An vero non folum res volunt ut inquiramus tam difficiles, fed ut pro cumulo, quid dicant, ex-

λέγουσι σκοπεῖν, καὶ πολλαπλάσιόν γε χρόνον εἰς τοῦτ᾽ ἀνα-
λίσκειν, ἢ εἰς αὐτῶν τῶν πραγμάτων τὴν εὕρεσιν; ἴδωμεν
οὖν ἤδη καὶ τὴν τοῦ Ἀγαθίνου ῥῆσιν, καὶ ζητήσωμεν εἰ τὸ
τῆς ἀντιβάσεως εἶδος ἕτερον μὲν ἐν τοῖς σφοδροῖς, ἕτερον δὲ
ἐν τοῖς πλήρεσιν εἶναι βούλεται. γράφει οὖν καὶ αὐτὸς ᾧδε·
παρακολουθεῖ γὰρ ἐν ταῖς ἐπισκέψεσι πληρότητος καὶ κενό-
τητος σφυγμοῦ, τοῦ μὲν πλήρους τεταμένον καὶ ἐξεριστικὸν
δι᾽ ὅλου τὸ πνεῦμα παριστάντος, τοῦ δὲ κενοῦ διαῤῥέον καὶ
ταῖς ἀντιβάσεσιν ἐναφανιζόμενον, ὡς ῥήξει τινὸς ὑδατίνης
πομφόλυγος ἐοικέναι. τούτῳ μὲν τό γε τοσοῦτον ἤδη χάριν
ἴσμεν, ὅτι τε μὴ Σφιγγὸς αἰνίγματα προβάλλει, καθάπερ
Ἀρχιγένης τε καὶ πολλοὶ τῶν ἄλλων. εἰ μὲν γὰρ ὀρθῶς, ἢ
μὴ λέγει κατὰ σχολὴν ἔνεστι σκοπεῖσθαι. τὸ δ᾽ οὖν λεγόμενον
αὐτὸ σαφές ἐστιν ἤδη. βούλεται γὰρ τεταμένον καὶ ἐξερι-
στικὸν δι᾽ ὅλου τὸ πνεῦμα κατὰ τοὺς πλήρεις ἐμφαίνεσθαι
σφυγμούς, ἄῤῥωστον δὲ καὶ καταπῖπτον ῥᾳδίως καὶ μηδε-
μίαν ἔχον ἀντίβασιν ἐν τοῖς κενοῖς. εἴτε δὲ τὸ σύμφυτον
πνεῦμα καὶ ζωτικὸν τὸ διὰ τῶν σωμάτων, ὡς αὐτοὶ βού-
λονται, τεταμένον, εἴτε τὸ ἀερῶδές τε καὶ ὑλικὸν τὸ ἐν

pendamus, ac infinitum tempus in eo ponamus, an in rebus
ipfis inveniendis? At expendamus Agathini jam verba, at-
que hoc quaeramus, an renifus aliud in vehementibus genus,
aliud in plenis ftatuat. Adeoque haec ejus verba funt:
Confequitur enim in confideratione plenitudinis et vacui-
tatis pulfus, pleno tenfum et contentum perpetuo fpiri-
tum repraefentante, vacuo diffluentem, et in renifu eva-
nefcentem, ut inftar fit aquofae bullae, quae rumpitur.
Huic quidem eo nomine gratias habemus, quod Sphingis
non ponat aenigmata, ut fecit Archigenes, aliique non pauci,
nam recte, an fecus dixit, per otium expendamus licet.
Verba quidem certe ejus clara funt. Vult enim tenfum et
contentum perpetuo fpiritum in plenis apparere pulfibus,
infirmum et fractum, nec quicquam renitentem in vacuis,
at nativusne fpiritus, atque vitalis fit qui per corpora, ut
illi contendunt, tenfus eft, an aëreus et materialis, qui

ΣΦΥΓΜΩΝ ΛΟΓΟΣ Δ. 937

Ed. Chart. VIII. [158.]   Ed. Baf. III. (80.)

ταῖς εὐρυχωρίαις, οὐ πάνυ μὲν ἡ λέξις ἀποσαφεῖ, τῇ δ᾽ ὅλῃ
τῶν ἀνδρῶν γνώμῃ τεκμήραιτ᾽ ἄν τις τὸ ζωτικὸν αὐτὸν λέ-
γειν. ἀλλ᾽ εἴτε τοῦτο, ἢ ἐκεῖνο, τό γε τοσοῦτον ἐν παρόντι
παρακλητέον αὐτόν τε καὶ τοὺς ἀπ᾽ αὐτοῦ μηδέπω δόγματα
τοῖς τῆς αἰσθήσεως ἀναμιγνύναι πάθεσιν, ἀλλ᾽ ὡς ἐμπειρικὸν,
οὐ γὰρ ἀτιμάζει τὴν ἐμπειρίαν, διαλεχθῆναι πρότερον ἡμῖν
ὑπὲρ αὐτῶν τῶν λεγομένων κατὰ τὴν ἁφὴν, εἶτ᾽ αὖθις, ὅπως
ἐξ αὐτῶν χρὴ διὰ τοῦ λόγου μεταβαίνειν ἐπὶ τὰ δόγματα, δι-
δάξαι. τίνα τοίνυν τὰ τῆς αἰσθήσεως πάθη κατ᾽ αὐτὸν, εἰ
μεταθείημεν τὸ τοῦ πνεύματος ὄνομα, καὶ πληγὴν εἴποιμεν;
ἔσται γὰρ ὁ λόγος τοιοῦτος· ὁ πλήρης σφυγμὸς τεταμένην
καὶ ἐξεριστικὴν δι᾽ ὅλου τὴν πληγὴν παρίστησιν, ὁ δὲ κενὸς
οἷον διαῤῥέουσαν καὶ ταῖς ἀντιβάσεσιν ἐμφανιζομένην, ὡς
ῥήξει τινὸς ὑδατίνης πομφόλυγος ἐοικέναι. τούτων δὲ οὕτω
καλῶς μετειλημμένων, μικρὸν ἐπελίξαντες αὐτοῦ τὸ βιβλίον,
θεασώμεθα τί λέγει περὶ σφοδροῦ καὶ ἀμυδροῦ σφυγμοῦ.
ἔχει δὲ ἡ λέξις οὕτως· διότι μὲν οὖν σφοδρός ἐστιν ὁ
σφυγμὸς βιαίως κρούων τὴν ἁφὴν καὶ κατὰ τὴν πρόσαλ-
σιν ἰσχυρῶς αὐτὴν ἀνατρέπων, δῆλόν τ᾽ ἐστὶν αὐτόθι

continetur in capacitatibus, parum verba declarant, tamen
ex tota illorum fententia ipfum vitalem conjicias dici. Sed
five hic fit, five ille, tantum in praefenti admonebimus il-
lum ejusque affeclas, ne placita cum fenfus affectibus com-
mifceant, fed ut decet empiricum. Neque enim experientiae
imminuerint dignitatem, fi explicaverint prius nobis haec
quae de tactu attulerunt ipfi, ac deinde quomodo ab iis ora-
tione ad placita proficifci oporteat docuerint. Qui igitur
fenfus affectus in ea erunt, fi nomen fpiritus immutemus,
et ictum appellemus? erit enim haec oratio: Plenus pulfus
tenfum et contentum perpetuo ictum repraefentat, vacuus
vero diffluentem et in renifu evanefcentem, ut inftar fit
aquofae bullae, quae rumpitur. His tam bene mutatis,
proferamus hic parvum ejus librum, ut quid de vehemente
et languido pulfu dicat videamus. Verba ejus fic habent:
*Nam quod vehemens etiam pulfus fit qui violenter ferit
tactum, et in occurfu fortiter evertit eum, conftat hinc,*

[159] καὶ συμφωνεῖται τοῖς πλείστοις. εἶτ᾽ ἐπιφέρων φησί·
τῶν ἐναντίων ἐπινενοημένων δηλονότι περὶ τὸν ἀμυδρὸν σφυγ-
μόν. ἀμενηνῶς γὰρ καὶ ἐκλύτως πρόσεισι τῇ ἀφῇ. ταῦτ᾽
ὀρθῶς ὁ Ἀγαθῖνος, ἀλλ᾽ οὐ μὲν διαφέρει τῶν περὶ τοῦ πλή-
ρους τε καὶ κενοῦ. τὸ μὲν γὰρ ἐξεριστικὴν δι᾽ ὅλου τὴν πλη-
γὴν εἶναι ταὐτόν ἐστι τῷ βιαίως τε κρούειν τὴν ἀφὴν καὶ
ἰσχυρῶς ἀνατρέπειν, εἴρηται δ᾽ αὐτῶν τὸ μὲν ἐπὶ τοῦ πλή-
ρους, τὸ δὲ ἐπὶ τοῦ σφοδροῦ. τὸ δ᾽ αὖ ταῖς ἀντιβάσεσιν
ἀφανίζεσθαι ταὐτόν ἐστι τῷ ἀμενηνῶς καὶ ἐκλύτως ἐναφα-
νίζεσθαι τῇ ἀφῇ. εἴρηται δὲ τούτων τὸ μὲν πρότερον ἐπὶ
τοῦ κενοῦ, τὸ δὲ δεύτερον ἐπὶ τοῦ ἀμυδροῦ. ἆρ᾽ οὖν ὁ μὲν
Ἀγαθῖνος οὕτως ἐξηγήσατο τὰ τῆς ἀφῆς πάθη, κατά γε τοὺς
σφοδροὺς σφυγμοὺς καὶ τοὺς ἀμυδροὺς, ὁ δ᾽ Ἀρχιγένης ἑτέ-
ρως, οὐ μὴν ἀλλὰ κἀκεῖνος ὡδὶ γράφει· ἅστ᾽ ἐκ τοῦ καθ᾽
ἕνα χωρισμοῦ γίνεσθαι καθ᾽ ἑαυτήν τις οὖσα ἡ σφοδρότης,
ὁ τόνος, ὡς εἶπον, τῆς τῶν ἀρτηριῶν κινήσεως. εἶθ᾽ ἑξῆς·
φαίνεται δὲ καθ᾽ ὅλην τὴν διαστολὴν τὸ τελανὸν τῆς ὁρμῆς,
καθ᾽ ὃ καὶ εἰ προσπιέσαιμεν τοὺς δακτύλους, στερεωτέρα

et convenit inter multos. Mox fubjicit: Contraria intelli-
guntur de languido, nam debiliter et languide occurrit
tactui. Haec recte quidem Agathinus, fed nihil ab iis,
quae de pleno et vacuo funt dicta differunt, nam contentum
perpetuo ictum effe, nihil eft aliud, ac violenter ferire
tactum et fortiter evertere: quorum illud quidem de pleno,
hoc vero vehemente, dictum eft. Jam etiam in renifu eva-
nescere, idem eft, quod debiliter et languide occurrere ta-
ctui: quorum etiam illud de vacuo, hoc de languido eft di-
ctum. Atque Agathinus in hunc modum expofuit affectus
tactus in vehementibus pulfibus et languidis. Archigenes
alio modo, nam fic fcribit: Itaque fi per fe aeftimetur,
manifefte apparet fua fponte vehementiam contentionem
effe, ut diximus, arteriarum motus. Inde addit: Appa-
ret porro per totam diftentionem firmitas impetus, ex qua,
arteriam fi comprimamus digitis, firmior occurrit ictus.
Haec quidem fic funt aperta, quae dixit de affectibus tactus:
in quibus nullum habebimus proprium affectum monftrare

ὑποπίπτει ἡ πληγή. ταῦτα μὲν οὕτω φανερὰ τὰ περὶ τῶν
τῆς ἁφῆς παθῶν, ἐν οἷς οὐχ ἕξομεν ἴδιον πάθος εἰπεῖν τῆς
πληρότητος, εἰ μή τι ἄρα, καθάπερ τινὸς τῶν νῦν ἔλεγον,
ὅταν ἐπὶ πλεῖστον ὁ σφυγμὸς ἐξαιρόμενος ἀντιβατικὸς εἴη.
τοῦτο δὲ δύο ἐστὶν εἴδη σφυγμῶν, οὐχ ἕν. τὸ γὰρ ἐπιπλεῖ-
στον ἐξαίρεσθαι κατὰ μὲν τὰς τρεῖς διαστάσεις γινόμενον
μέγαν ποιεῖ τὸν σφυγμὸν, κατὰ δὲ μίαν μόνην ἢ μακρὸν,
ἢ πλατὺν, ἢ ὑψηλόν. τὸ δ᾽ ἀντιβατικὸν εἶναι πάλιν ταὐτόν
ἐστι τῷ σφοδρῷ. εἰ δέ τις τὸν μέγαν ἅμα καὶ σφοδρὸν ἑνὶ
καλεῖν ὀνόματι τῷ τοῦ πλήρους βούλεται, καλείτω. περὶ
γὰρ ὀνόματος οὐ διαφερόμεθα. γιγνωσκέτω δ᾽ οὐδεμίαν εἰσά-
γων ἔξωθεν παρὰ τὰς εἰρημένας διαφορὰς κατὰ νῦν,
δύο δὲ καὶ τρεῖς ἐξ αὐτῶν λαμβάνων ἰδίοις ὀνόμασι προσα-
γορεύειν εἰ βούλοιτο, φθόνος οὐδὲ εἷς. ἀλλ᾽ ἡμῖν οὐ περὶ
ὀνομάτων ἡ ζήτησις, ἀλλὰ περὶ πραγμάτων, ἐν οἷς εἴ τι
πλέον ἔχοι τις λέγειν, ἡδέως μαθησόμεθα. τὸ μὲν γὰρ
ἐπινοεῖσθαί τινα διαφορὰν σφυγμῶν κατὰ τὸ τῆς ἀρτηρίας
ἔγχυμα, καλοῦσι γὰρ οὕτως τὸ περιεχόμενον ὑγρὸν ἐν αὐτῇ,
κἀγὼ σύμφημι, καὶ δύναμαι νοῆσαι ποτὲ μὲν παχύτερον,

plenitudinis, nifi fane, ut quidam dixerunt hujus aetatis
homines, quum plurimum pulfus elevatus renitatur.   Atqui
hae duae funt fpecies pulfuum, non una, nam quum pluri-
mum attollitur, fi quidem in tribus dimenfionibus fiat, ma-
gnum efficit pulfum, in una duntaxat, vel longum, vel la-
tum, vel altum; nam reniti idem eft quod vehementem
effe.   Quod fi quis magnum fimul et vehementem volet uno
nomine vocari, plene vocet, licet, de nomine enim non con-
tendimus, tantum fciat, nihil fe novae differentiae alicunde
praeter commemorata in praefenti adducere.   Nam fi duas,
aut tres earum accipiat differentias, quas peculiaribus nomi-
nibus appellet, nulla invidia eft: verum de nominibus non
agimus, fed de rebus: de quibus, fi quis habeat, quod prae-
ter quae nos diximus afferat, libenter didicerimus.   Exco-
gitare vero differentiam quandam pulfuum ex arteriae infu-
fione (fic enim quod in ea continetur humoris appellant)
equidem comprobo: ac intelligere eam poffum modo craffio-

ποτὲ δὲ λεπτότερον αὐτό. καὶ αὖθις γλισχρότερον, ἢ ὑδα-
τῶδες, ἢ πλέον, ἢ ἔλαττον, ἢ ἀερωδέστερον, ἢ ὅπως οὖν
ἄλλως ἔχον. καὶ γὰρ πνεῦμα μόνον ἐν αὐταῖς περιεχόμενον
νοῶ, καὶ τοῦτο ποτὲ μὲν (81) καθαρὸν καὶ αἰθερῶδες,
ποτὲ δ᾽ ἀχλυῶδές τε καὶ ὁμιχλῶδες. ἀλλ᾽ οὐ τοῦτο νῦν
πρόκειται τῶν ἐνδεχομένων ἔννοιαν λαβεῖν, ἀλλὰ περὶ τῆς
ὑπάρξεως αὐτῶν ζητεῖν. τὸ μὲν γὰρ ἐπινοεῖν τἀναντία δυ-
νατόν, τὸ δ᾽ ὑπάρχειν ἅμα ἀδύνατον. αὐτίκα γέ τοι
καὶ περιέχειν νοοῦμεν τὰς ἀρτηρίας αἷμα, καὶ μὴ περιέ-
χειν. ἢ οὐκ ἂν ἐζητοῦμεν ὑπὲρ οὗ μηδόλως ἐνενοοῦμεν.
ἀλλ᾽ οὐ ταύτης ἐστὶν ἐν οἷς ζητοῦμεν τὸ προκείμενον, εἰς
ἔννοιαν ἐλθεῖν αὐτῶν, ἀλλ᾽ ἀποδεῖξαι τὴν ὕπαρξιν· οὐδεὶς
γάρ ἐστιν, ὃς οὐκ ἂν ἐπινοήσειεν ἐν ταῖς ἀρτηρίαις αἷμα
περιεχόμενον, ἀλλ᾽ εἰ κατ᾽ ἀλήθειαν ἐν τῷ κατὰ φύσιν ἔχειν
περιέχεται, ζητοῦμεν. καὶ πολλὰ περὶ αὐτοῦ λέγοντας οἶδα
τοὺς περὶ τὸν Ἀρχιγένην. καίτοι γ᾽ εἴπερ αἰσθήσει διαγνω-
στὸν ἦν, μάτην πολλὰ ληροῦσιν, ἐνὸν εἰπεῖν ἄντικρυς ψεύ-
δεσθαι τὸν Ἐρασίστρατον, ἃ διὰ τῶν αἰσθήσεων ἐμάθομεν,

rem, modo tenuiorem et hercle etiam lentiorem, vel aquo-
fam, vel copiofiorem, vel pauciorem, vel aëream, vel aliam,
qualisqualis fit: fiquidem fpiritum cogito tantum eas conti-
nere, atque hunc interim purum et ferenum, interim cali-
ginofum nebulofumque. Sed hoc non eft inftituti noftri, ut
animo concipiamus, quae effe poffunt, imo de effentia agi-
mus eorum, quum vel contraria liceat concipere; ut fimul
fint, fieri non poteft; ut fanguinem cogitemus continere ar-
terias et non continere, neque enim quaeremus de eo, quod
nequaquam concipimus animo. At non eft huic quaeftioni
propofitum, ut in notionem eorum veniamus, fed effe mon-
ftremus: neque enim eft quisquam, quin in arteriis poffit
intelligere fanguinem contineri; fed an re vera et quum na-
turae lege dispenfatur animal, fanguinem contineant, hoc
quaerimus. Ac multa de eo fcio Archigenis fectatores ver-
ba facere; verum fi id poteft deprehendere fenfus, nequic-
quam multa nugantur, quum aperte mentiri dicere liceat
Erafiftratum, qui id agit, ut quae fenfu didicimus, haec

ταῦτα μεταπείθειν ἡμᾶς λόγῳ πειρώμενον. ἀλλ᾽ οὐδεὶς ἐτόλ-
μησεν εἰπεῖν αἰσθάνεσθαι τὴν ἀφὴν τῆς ἐν ταῖς ἀρτηρίαις
ὑγρότητος. [160] ὡς ἐβουλόμην ἄν μοι τοῦτο παντὸς μᾶλ-
λον ὑπάρχειν, ἵνα μὴ πράγματα ἔχοιμι, λόγῳ ζητῶν ἐξευ-
ρεῖν τὸ ἀληθές. τί ποτ᾽ οὖν ἐστιν ὃ βούλονται λέγειν, οὐ
συνίημι. πλήρης ἐστὶν ὁ σφυγμὸς ὁ τὴν ὑπόπτωσιν τῆς
ἀρτηρίας διασεσαγμένην ἐγχύλως ἐμφαίνων. πότερον, ὡς
αὐτῆς τῆς ἀφῆς τοῦτο γνωρίσαι δυναμένης, ἢ ταύτης μὲν
πασχούσης ὃ δὴ πάσχει, τοῦ πάθους δὲ ἀφορμὴν συλ-
λογισμοῦ πρὸς ἔνδειξιν τῆς τῶν ἀρτηριῶν διαθέσεως πα-
ρασχεῖν δυναμένου; ἀλλ᾽ εἰ τοῦτο λέγουσιν, ὡς ἔστιν ἐκ
τῶν κατὰ τὴν ἀφὴν παθῶν συλλογίσασθαί τι περὶ τῶν
κατὰ τὰς ἀρτηρίας διαθέσεων, οὐκ ἀντιλέγω. καὶ γὰρ
Πραξαγόρας αὐτὸ ποιεῖ καὶ Ἡρόφιλος καὶ πάντες ὀλίγου
δεῖν, οἱ μὲν μᾶλλον, οἱ δὲ ἧττον, καὶ οἱ μὲν χεῖρον, οἱ
δὲ βέλτιον. τὸ μέν γε τοῦ Πραξαγόρου καὶ θαυμαστὸν
ἴσως σοι φανεῖται. μηδὲ γὰρ περιέχεσθαι λέγων ἐν ἀρτη-
ρίαις τοὺς χυμούς, ὅμως ἐκ τῶν σφυγμῶν ἰδέας τινὰς
αὐτῶν ἀναλογίζεσθαι πειρᾶται. ἀλλ᾽ οὐδαμῶς πάθος αἰ-
σθήσεως ἐπεισάγει κοινόν. αἴνιγμα γὰρ ἂν οὕτως τὸν λόγον

fuadeat oratione aliter habere, verum nemo aufus eft con-
firmare pervenire ad tactum humorem, qui in arteriis eft.
Sane nihil malim quam ut hoc obtinere poffem, ne, quum
inveftigo ratione veritatem, negotium mihi exhiberetur; at
quid tandem dicant, plane non intelligo. Plenus eft pulfus,
qui occurfum arteriae humidae tumidum oftendit. Utrum
ceu ipfe hoc tactus poffit cognoscere, an ceu hic patiatur
quod patitur, affectus aperire viam poffit ftatus arteriae co-
gnoscendi? At hoc fi dicat, ex affectibus tactus conjicere
aliquid de ftatu arteriae licere, ego non contradico: etenim
Praxagoras hoc et Herophilus facit, ac prope omnes partim
plus, partim minus, partim etiam deterius, partim melius.
Praxagoram autem forfitan etiam mireris, qui quum humo-
res neget contineri in arteriis, ex pulfibus tamen colligere
quasdam eorum fpecies molitur, at affectum fenfus haud-
quaquam communem adducit. Ea enim ratione aenigma

942　　　*ΓΑΛΗΝΟΤ ΠΕΡΙ ΔΙΑΓΝΩΣΕΩΣ*

Ed. Chart. VIII. [160.]　　　　　Ed. Baf. III. (81.)

ποιήσειεν, ἵνα τις ἀναγινώσκων, εἶτα μὴ νοῶν, οἴηταί τι
βύθιον ἐγκεκρύφθαι τῷ λόγῳ καὶ θαυμαστὸν, εἶτα κατα-
τρίβηται δηλαδὴ, ζητῶν μὲν διὰ παντὸς, εὑρίσκων δ᾽ οὐ-
δέν. πῶς γὰρ ἂν εὕροι τὸ μηδ᾽ ὅλως φαινόμενον; ἄνθρωπε
μὴ μόνον, εἰ βούλει, χυμῶν ἰδέας διαγίνωσκε ταῖς τῶν σφυγ-
μῶν διαφοραῖς, ἀλλὰ καὶ τὰ τῆς ψυχῆς ἤθη, καθάπερ
Ἱπποκράτης ἐπιχειρεῖ. μόνον μοι φύλαττε τὰ τῆς αἰσθή-
σεως πάθη, καὶ μήθ᾽ ἃ μηδ᾽ ὅλως πάσχει καταψεύδε-
σθαι τόλμα μήτ᾽ ἐξ ἑνὸς παθήματος ἄλλοτ᾽ ἀλλοῖον σφυγ-
μὸν γνωρίζειν ἐπαγγέλλου. ἔστι τις σφυγμὸς πολὺ τὸ ἀν-
τιβατικὸν ἔχων, ὥστ᾽ εἰ καὶ θλίβοις τὴν ἀρτηρίαν, μὴ κινη-
θῆναι πρὸς τῆς χειρός. ἕνα τοῦτον φύλαττε, καλῶν ὅ τι
βούλει. τὸ δὲ νῦν μὲν αὐτὸν σφοδρὸν, νῦν δὲ πλήρη κα-
λεῖν, αὖθις δὲ ἴσως ἄλλο τι, καὶ τῷ πλήθει τῶν ὀνομάτων
οἴεσθαι πολλὰ ποιεῖν πράγματα, δεινῶς ἄτοπον. ἔχω κἀγὼ
γνωρίσματα διὰ σφυγμῶν καὶ χυμῶν ἰδέας καὶ παθῶν ψυχῆς,
ἀλλ᾽ ἀφ᾽ ὧν εἶπον ἔμπροσθεν αἰσθητῶν παθῶν ἅπαντα
διαγινώσκειν πειρῶμαι, μηδαμοῦ μήτ᾽ ἀποκεκρημνισμένον

faciat orationem fuam, ut qui legat nec intelligat, profundi
aliquid verbis et mirandi arbitretur fubeſſe, ibique aetatem
conterat, nimirum perpetuo quaerendo, nec tamen quic-
quam inveniendo: nam quomodo inveniatur quod nus-
quam exiſtit? Quin tu non tantum humorum ſpecies cedo
ex pulſuum differentiis discerne, ſed animi etiam mores, ut
Hippocrates conatur; tantum quae ſenſus patitur mihi ſer-
va; nec quae haudquaquam patitur, falſo aude ei tribuere,
neque ex uno affectu diverſos pulſus jacta te cognoscere.
Eſt quidam pulſus, qui multum renititur; adeo ut ſi premas
etiam arteriam, non vincatur a manu: hunc retine, ac quo-
vis voca nomine, nam ſi modo vehementem, modo ple-
num vocas, interdum alio nomine, exiſtimasque numero
nominum multas te res efficere, quis te feret? Habeo ſigna
ego etiam ex pulſibus de ſpecie humorum et de affectibus
animi, tamen ex ſenſibilibus, quos nuper commemoravi,
affectibus omnia conor dignoscere: nec dico usquam pul-

σφυγμὸν λέγων, μήτε κοῦφον, μήτε βαρὺν, μήτε ὑγρο-
φανῆ, μήτε πνευματώδη, μήτε διηγκωνισμένον, μήτε δια-
τενῆ, μήτε μογυλὸν, ἢ στεγνὸν, ἢ κατανενυγμένον, ἢ περι-
λελωσμένον, ἢ ῥοπαλώδη, μήτ᾽ ἄλλο μηδὲν ὧν οὗτοι λο-
γικαῖς ἐπινοίαις ἀναπλάττουσιν, οὐκ αἰσθητοῖς πάθεσι δια-
γινώσκουσιν. ὥστ᾽ ἤδη καὶ τὰ τῆς ἀκοῆς μόνης αἰσθητὰ
μεταφέρει ἐπὶ τὴν ἀφήν. οὐδὲν γάρ ἐστιν ἄλλο τὸ τρί-
ζοντας λέγειν καὶ ψοφοῦντας καὶ βομβοῦντας σφυγμοὺς,
ἢ περὶ τῆς ἀφῆς ὡς ἀκοῆς διαλέγεσθαι. εἶθ᾽ οὕτως ἀπι-
στεῖσθαι ποιοῦσιν δηλαδὴ καὶ αὐτὰ τἀληθῆ. καί τις τῶν
νῦν ἀνὴρ οὐχ ὁ φαυλότατος περιλάλησιν ἔφησεν εἶναι τὴν
τῶν σφυγμῶν θεωρίαν, ὀρθότατα λέγων, τῷ πολλὰς μὲν
φωνὰς φθέγγεσθαι, μηδὲν δὲ χρηστὸν διδάσκειν. ἀλλ᾽ εἰ μὴ
κἀν ταῖς διαλέξεσιν, ἐν γοῦν τοῖς συγγράμμασιν ἐχρῆν αἰ-
δεῖσθαι παθεῖν ὅπερ ὁ Κωμικὸς ἔφη,

　　Λαλεῖν ἄριστος, ἀδυνατώτατος λέγειν.

εἶτα γράφεις μοι πλήρη σφυγμὸν, μηδ᾽ ἄχρι τοσούτου σα-
φῶς ἐξειπεῖν δυνάμενος ὃ φαντάζῃ, πότερα τοῦ χιτῶνος τῆς

fum praeruptum, gravem, lenem, aquofae fpeciei, flatuo-
fum, διηγκωνισμένον, diftentum, μογυλὸν, ftrictum, κατα-
νενυγμένον, περιλελωσμένον, ῥοπαλώδη, neque quicquam
aliud, quae ifti ratione excogitant, nec percipiunt affectibus
fenfibilibus.　Adeo jam etiam quae fentit auditus tantum
ad tactum traducunt: nam quid aliud, quum ftridentes di-
cant et ftrepentes et refonantes pulfus, quam de tactu ceu
de auditu disputant? itaque efficiunt denique ut fides
etiam veris detrahatur.　Ac vir quidam hujus aetatis mini-
me malus verbositatem dixit effe commentationem pulfuum,
qui hercle dixit rectiffime, quod multa verba funditent, nec
quicquam doceant commodi.　Qui hoc fi non in disputatio-
nibus, in fcriptis certe debebant vitare, quod dixit Co-
micus,

　　Garrire doctus, verum ineptus dicere.

Et mihi plenum pulfum fcribis, nec tantillum mihi potes,
ut exponas mentem tuam, tunicaene arteriae fignifices qua-

ἀρτηρίας ποιότητα δηλοῖς, ἢ τὸ ποσὸν τῆς ἐγκεχυμένης οὐ-
σίας αὐταῖς, ἢ τὸ ποιὸν, ἢ τοῦ πνεύματος, ἢ καὶ τῆς
θερμασίας δύναμίν τινα, ἢ ποιότητα. πάντα γὰρ ταῦτα
δοκεῖς μοι λέγειν ἀδιαρθρώτως τε καὶ συγκεχυμένως. ἢ τί
σοι βούλεται πληρότητος οἴνου μνημονεύειν ὡς ἐν παρα-
δείγματι; τί δ᾽ ἐν τῷ περὶ πληρότητος λόγῳ ποτὲ μὲν
λέγειν αὐτοῖς ὀνόμασιν οὕτως, [161] ὥστε καὶ εἴ τις τὸν
πλήρη μὴ κατ᾽ οὐσίαν, ἀλλὰ κατὰ δύναμιν θεωρεῖν βού-
λοιτο. καὶ μετ᾽ ὀλίγον· τάχα δὲ τὸ ἐν δυνάμει Καρῶδες
ἐπὶ τῶν τοιούτων τὸν πλήρη σφυγμὸν χαρακτηρίζει, ὀνό-
ματα ὄντα τῆς δυσκρασίας τοῦ πνεύματος. καὶ ὃν τρόπον
διαγευσάμενοι οἴνου τὸν πλήρη διαγινώσκουσιν οἱ οἰνογεύ-
σται, οὕτω καὶ οἱ σφυγμῶν ἔμπειροι τὸν πλήρη κατὰ τὸ
Καρῶδες τῆς δυνάμεως, κἂν μεσόκενος ᾖ, διαθεωροῦσιν.
ἐν τούτοις μὲν ἐπὶ τὴν δύναμιν ἀναφέρων, τὸν πλήρη σφυγ-
μὸν δοκεῖ μοι νοεῖν, ἐν αὐτοῖς δὲ τοῖς περὶ τῆς πληρό-
τητος λόγοις πάνθ᾽ ὁμοῦ συγχεῖ καὶ ταράττει. μάθοι δ᾽
ἄν τις ἐξ αὐτῆς τῆς λέξεως ἐχούσης οὕτως· ὃν τρόπον
δὲ καὶ ἐρίων ἡ σύστασις αὐτόθεν ἐστὶ ληπτὴ, καθ᾽ ἣν

litatem, an quantitatem infufae in eas fubftantiae, an qua-
litatem fpiritus, an denique caloris facultatem quandam,
vel qualitatem, nam omnia mihi videris dicere non diftribute
et confufe. Aut quo plenitudinis mihi vini mentionem fa-
cis pro exemplo? Quid etiam in tractatu de plenitudine in
haec verba loqueris? *Itaque fi plenum non fubftantia,
fed facultate velis aeftimare.* Et paulo poft: *Sopor fa-
cultatis in talibus plenum pulfum defignat, quae nomina
funt intemperiei fpiritus. Et quemadmodum, ut gufta-
runt vinum guftatores vini, plenum dignofcunt, ita pul-
fuum periti plenum ex facultatis fopore, etiam fi femiva-
cuus fit, animadvertunt.* In his ad facultatem referre mi-
hi pleni pulfus notionem videtur: tamen ubi de plenitudine
agit, univerfa mihi videtur confundere et mifcere. Id adeo
ex ejus verbis intelliges, quae haec funt: *Quemadmodum
autem lanarum contextus inde perceptibilis eft, ex quo va-*

κενὰ καὶ πλήρη λέγεται, καὶ οἴνου ποιότης οὐ προστάτ-
τουσα, ἀλλ᾽ αὐτόθι παρακειμένη τῇ γλώττῃ διαγινώσκεται,
καθ᾽ ἣν τοὺς πλήρεις καὶ κενοὺς οἴνους διαχωρίζομεν, καὶ
τοῦ σώματος δ᾽ αὐτοῦ κενοῦ καὶ πλήρους ἀντιλαμβανό-
μεθα, ἔν τε τῷ κατὰ φύσιν τι ἔχειν ἄλλο ἔν τε ταῖς
παρὰ φύσιν διαθέσεσιν, καὶ ἐπὶ φλεγμονῆς, οἰδήματος, ἐμ-
φυσήματος, οὕτω καὶ τὰς ἀγυμνάστους σάρκας τῶν γεγυμ-
νασμένων διακρίνομεν. ἐν ταύτῃ πάλιν τῇ ῥήσει τὰ μὲν
περὶ τοῦ οἴνου λεγόμενα τῇ κατὰ τὴν δύναμιν πληρότητι
δόξειεν ἂν ὁμολογεῖν, τὰ δὲ περὶ φλεγμονῆς καὶ οἰδήματος
τῇ κατὰ τὸ σῶμα τῆς ἀρτηρίας αὐτό· τὸ δὲ τῶν ἐρίων
παράδειγμα ἐγὼ μὲν οὐδ᾽ ἐννοῶ τὴν ἀρχήν. οὐδὲ γὰρ
ἤκουσά τινος λέγοντος πλῆρες καὶ κενὸν ἔριον, ἵν᾽ ἔρωμαι
πῶς λέγει. καίτοι τὰ περὶ φλεγμονῆς καὶ οἰδήματος οὐδ᾽
αὐτὰ πρός τινος ἤκουσα λεγόμενα, πλὴν Ἀρχιγένους. ἀλλ᾽
ἐν τούτοις ἐπινοῆσαι δύναμαι, τί βούλεται δηλοῦν αὐτὸ τὸ
πλῆρες ὄνομα. τὸ γὰρ ἐναντίον τῷ χαύνῳ πλῆρες καλεῖ-
ται. κενὰ δέ τινα καὶ πλήρη σώματα καὶ τὰ τῶν ἀνθρα-

cuae et plenae dicuntur et vini qualitas non pungens, fed
illinc admota lingua dignoscitur, qua plena et vacua vina
diftinguimus et ipfum etiam corpus apprehendimus, tum
vacuum, tum plenum, tam in eo, quod naturaliter alius
aliud habeat, quam in morbofis affectibus, ut in inflam-
matione, oedemate, inflatione, ita etiam inexercitatas
carnes discernimus ab exercitatis. Rurfus in hac oratione
quae de vino dicuntur convenire cum plenitudine facultatis
videantur et quae de inflammatione et oedemate cum
plenitudine, quae in ipfo eft corpore arteriae. At vero
exemplum lanarum omnino non intelligo, neminem enim
ego unquam audivi plenam et vacuam lanam qui diceret, ut
rogarem, quemadmodum diceret, imo nec de inflammatio-
ne et oedemate ex quoquam audivi nifi ex Archigene.
Tamen ex his intelligere poffum, quid fignificare velit no-
men, plenum; nam quod contrarium laxo eft vocatur ple-
num. Vacua vero quaedam et plena corpora mangones et

ποδοκαπήλων καὶ τῶν παιδοτριβῶν ἤκουσα λεγόντων, ἀλλ'
οὐκ ἀνάλογον οἰδήμασι καὶ φλεγμοναῖς, ἀλλ' ὥσπερ καὶ κυ-
ριώτατα καὶ συνηθέστατα λέγεται, παραπλησίως τοῖς ἀγ-
γείοις τοῖς πλήρεσί τε καὶ κενοῖς ὠνόμαζον, καὶ ἀπολαμβά-
νοντές γε τοῦ δέρματος ἐπεσπῶντο, διαγινώσκοντες, εἰ χα-
λαρὸν, ἢ ἐσφιγμένον εἴη, καὶ οὕτως ἐκ μὲν τοῦ χαλαροῦ
τὸ κενὸν, ἐκ δὲ τοῦ περιτεταμένου τὸ πλῆρες ἐτεκμήραντο.
καὶ πολλάκις γε τὸν ἰσχνότερον τοῦ ἁδροτέρου (82) πλη-
ρέστερον ἐκάλουν ἀπὸ τῆς τοιαύτης διαγνώσεως. ταῦτα
ἀναγκαζόμεθα ληρεῖν διὰ τὸ τοὺς πρώτους τὰ μηδὲν πρὸς
ἔπος ληρήσαντας. ὥσπερ γὰρ ὀνομάτων ἐξήγησιν γράφων
ὁ Ἀρχιγένης, οὐ πράγματα διδάσκειν ἐπιχειρῶν, συνεφόρη-
σεν εἰς ταὐτὸ πολλὰ παραδείγματά τε καὶ ὀνόματα, μήτε
πάντα καθ' ἑνὸς πράγματος ἁρμόττειν δυνάμενα μήτε συνή-
θως τοῖς Ἕλλησιν ὠνομασμένα· παρά τισι γὰρ Ἑλλήνων
ἢ οἶνον, ἢ ἔρια πλήρη καὶ κενὰ δυνατὸν εὑρεῖν γεγραμ-
μένα. δεῖ τοίνυν ἡμᾶς ἐπί τε τοὺς τῶν οἴνων καπήλους
καὶ τὰς γυναῖκας ἰέναι, καὶ πυνθάνεσθαι, τί βούλονται· δη-
λοῦν, καὶ ποῦ τοῦτο χρήσιμον. ἐνῆν γὰρ, εἴπερ ὅλως ἐπε-
θύμει χρήσασθαι τῷ τοῦ πλήρους ὀνόματι, μηνύσαντα τὸ

paedotribas audivi dicere; verum non in modum oedema-
tum et inflammationum, fed ut in primis proprie et ufitate
dicuntur, perinde ac vafa plena vacuaque appellabant, ac
cutem prehendentes revellebant, ut viderent, remiffa effet,
an contenta: itaque ex laxa vacuum, ex contenta plenum
conjiciebant, et vero eum etiam, qui gracilior craffiore effet,
ex iis indiciis pleniorem vocabant. Has nugas cogimur
agere propter eos, qui primi ea quae nihil ad rem faciunt,
funt nugati. Quafi enim nomina Archigenes interpretare-
tur et non declarare res inftitueret, multa coëgit in unum
exempla et nomina, quae nec uni rei omnia congrua funt,
nec ex ufu Graecorum appellata, nam apud quos Graecos
aut vinum, aut lanas plenas et vacuas invenias fcriptum?
Reftat ergo ut cauponas mulieresque adeamus et ab iis
quaeramus, quomodo interpretentur et quonam hoc condu-
cat.   Certe fi uti pleni nomine geftiebat, modo rem decla-

ΣΦΥΓΜΩΝ ΛΟΓΟΣ Δ. 947

Ed. Chart. VIII. [161. 162.]   Ed. Baf. III. (82.)
πρᾶγμα σαφῶς καθ᾽ οὗ τοὔνομα ἐπέφερε, μηδὲν ἔτι παρα-
δειγμάτων δεηθῆναι. ἀλλὰ περὶ τῆς κατὰ τοὔνομα χρήσεως
κἂν τῷ τρίτῳ τῆς περὶ τῶν σφυγμῶν διαφορᾶς αὐτάρκως
εἴρηται, καὶ νῦν ἐμνήσθημεν αὐτοῦ χάριν τοῦ δεῖξαι τὸ τε-
ταραγμένον ἐν τῇ διδασκαλίᾳ τοῦ Ἀρχιγένους. οὐ γὰρ ἐχρῆν
περιπλέκειν μακρὰ καὶ λαβεῖν ἀπέραντα, δι᾽ ὀλίγων ἐπῶν
δυναμένης τῆς διδασκαλίας ῥᾳδίως προϊέναι τόνδε τὸν τρόπον.
εἰρήσεται γὰρ ὑφ᾽ ἡμῶν διὰ βραχέων σαφῶς, ἃ διὰ πολλῶν
ἐκεῖνος ἀσαφῶς ἔγραφεν.

Κεφ. γ΄. [162] Ἔστι τι γένος σφυγμῶν αὐτὸ τὸ
σῶμα τῆς ἀρτηρίας, ὡς ἔχει συστάσεως, ἐνδεικνύμενον· ἕτερον
δὲ τῆς ἐν αὐτῇ περιεχομένης οὐσίας ποιότητα· καὶ τρίτον
τοῦ συμφύτου πνεύματος αὐτῆς τὴν δύναμιν γνωρίζον. ὄνο-
μα δὲ τοῖς τρισὶ τούτοις γένεσι πληρότης. ταῦτα γράψας,
καὶ σαφῶς ἂν ἔγραψε καὶ ταχέως καὶ οὐκ ἂν νῦν ἡμᾶς ἐπέ-
τριβε, ζητοῦντας πρότερον μὲν, τί λέγει, δεύτερον δὲ, εἰ
κακῶς λέγει, ἀλλ᾽ ἄντικρυς ἂν ὃ λέγει γνόντες ἐπὶ τὸ
ζητεῖν εἰ κακῶς λέγει μεταβαίνομεν, ὧδέ πως πάλιν καὶ

raſſet aperte, cui nomen tribueret, non eſſent neceſſaria
exempla. Caeterum de nominis uſu etiam tertio in libro
De pulſuum differentiis abunde tractavimus, ac nunc etiam
meminimus, ut Archigenis in docendo confuſionem aperire-
mus. Neque enim multa complicare et infinita garrire
oportebat, quum paucis verſiculis totum tradi facillime poſſet
in hunc modum, nam qnod obscure ille multis verbis con-
ſcripſit, brevibus faciam ut plane explicem.

Cap. III. Genus eſt pulſuum, quod ipſum arteriae
corpus quo ſtatu ſit, declarat, alterum quod qualitatem
ſubſtantiae, quam contineat, ac tertium nativi ſpiritus ejus
oſtendit facultatem. His tribus generibus plenitudo nomen
eſt. Haec ſi ſcripſiſſet, et aperte ſcripſiſſet et compendioſe,
nec hic nos enecaret, dum inquirimus, primum quid dicat,
deinde ecquid erret: ſed mentem ejus aſſecuti plane, ad in-
veſtigandum nos, ecquid erret, conferremus, iterum in hunc

αὐτοὶ τὸν λόγον ποιούμενοι. τούτων τῶν τριῶν γενῶν, ὦ
Ἀρχίγενες, τὸ μὲν πρῶτον ἔστι τε καὶ διαγινώσκεται τὸ
κατὰ τὴν σύστασιν τῆς ἀρτηρίας, οὐ μὴν πληρότης γε πρὸς
τῶν Ἑλλήνων ὀνομάζεται, καθάπερ ἐδείξαμεν ἐν τῷ τρίτῳ
περὶ τῆς τῶν σφυγμῶν διαφορᾶς. ἐν ἐκείνοις γὰρ περὶ
ὀνομάτων ἦν ἡμῖν ὁ λόγος, ἐνταυθοῖ δὲ, οὐ γὰρ ἔτι περὶ
ὀνομάτων, ἀλλὰ περὶ διαγνώσεως αὐτῶν τῶν σφυγμῶν
σκοπούμεθα, σὺ μὲν ὡς ἐθέλεις αὐτὸ κάλει, συγχωρήσεις
δ' ἡμῖν τοῖς τῶν Ἑλλήνων ὀνόμασι χρῆσθαι, σκληρόν τέ
τινα σφυγμὸν ὀνομάζουσι καὶ μαλακὸν ἕτερον ἐναντίον
αὐτῷ, καί τινα τρίτον ἀμφοῖν μεταξὺ τὸν σύμμετρόν τε καὶ
κατὰ φύσιν ἐν τῇ συστάσει τοῦ τῆς ἀρτηρίας σώματος. τοῦ-
τον οὖν ὃν σὺ μὲν πλήρη καλεῖς, ἐγὼ δὲ σκληρὸν, τίσιν
αἰσθητοῖς παθήμασι τῆς ἁφῆς γνωριοῦμεν; ὅτι μὲν γὰρ
ἀναγκαῖόν ἐστιν ἤτοι πεπιλημένον εἶναι τὸ σῶμα τῆς ἀρτη-
ρίας, ἢ χαῦνον, οὐδεὶς ἀμφισβητεῖ. ἀλλ' οὐ τοῦτο νῦν ἐστι
τὸ προκείμενον, ἀλλὰ πῶς αὐτὸ διαγνωσόμεθα. τοῦτ' οὖν
ἡμᾶς δίδαξον σαφῶς, μὴ περιπλέκων. ἀλλ' οὐ ποιεῖς, οὐ
μὴν ἡμεῖς γέ σοι μεμφόμεθα τούτου χάριν, οὐδ' ὅτι σαφῶς

modum rationem inſtituentes. Horum trium generum, Ar-
chigenes, primum, quod in ſtatu poſitum eſt arteriae, tum eſt,
tum cognoscitur, verumtamen plenitudo a Graecis non ap-
pellatur: quod in tertio commentario de differentiis pulſuum
demonſtravimus. Illic enim egimus de nominibus, non de
nominibus hoc loco, at de ipſis pulſibus dignoscendis, dis-
ceptamus, tu id pro tuo arbitrio voca. Dabis autem nobis,
ut vocibus utamur Graecis, ac durum quendam pulſum ap-
pellemus, atque mollem alterum ei contrarium, praeterea
tertium in medio utriusque poſitum, moderatum et nati-
vum in ſtatu corporis arteriae. Ergo quem plenum tu, ego
durum voco, quibusnam affectibus tactus, qui ſentiri poſſint,
deprehendemus? nam arteriae tunicam nemo ambigit quin
neceſſe ſit vel contentam eſſe, vel remiſſam, verum hoc
non quaerimus, imo vero, quae ejus ſit ratio dignoscendi.
Hoc nos clare ſac doceas nullis involucris utens. Atqui
non facis, neque vero te eo accuſamus, neque quia affici

ἐξηγησάμεθα τὸ πάθημα τῆς ἁφῆς, ἕτερον μὲν ἐπὶ τοῖς σφο-
δροῖς, ἕτερον δὲ ἐπὶ τούτοις τοῖς σφυγμοῖς γιγνόμενον, ἀγαλ-
λόμεθα. δι᾿ ὑμᾶς γὰρ τοὺς πρεσβυτέρους, τοὺς περὶ τούτων
ἐπιμελῶς ζητήσαντας, ἐξεύρηταί τι καὶ πρὸς ἡμῶν χρηστὸν,
οὐκ ἂν ἄλλως εὑρεθὲν, εἰ μὴ πρὸς ὑμῶν τῶν προπονησάν-
των ἐν αὐτοῖς καὶ προκαμόντων ἐγυμνάσθημεν. τοῦτο μὲν
δὴ καταλελείφθω τῷ θλιπτικῷ τῆς ἁφῆς παθήματι, διαγι-
νωσκόμενόν τε καὶ διακρινόμενον τοῦ σφοδροῦ. τὸ γὰρ ἀνα-
τρεπτικόν τε καὶ ἀντιβατικὸν ἀπεδώκαμεν ἐκείνῳ. ζητήσωμεν
δ᾿ ἑξῆς ἐκείνῳ τὰ λοιπὰ δύο γένη τῆς πληρότητος, καὶ πρό-
τερόν γε τὸ κατ᾿ αὐτὸ τὸ πνεῦμα νοούμενον, ὡς φατε, τί
δή ποτ᾿ ἐστὶν, οὐδ᾿ αὐτὸ μὲν οἷόν τε ἐννοῆσαι, καθάπερ καὶ
τοῦτο ἐν τῷ τρίτῳ περὶ τῆς τῶν σφυγμῶν διαφορᾶς ἐδείξα-
μεν. ἀλλ᾿ ἐπειδὴ νῦν συντέμνειν βούλομαι τὸν λόγον ἐν ἐκεί-
νοις διὰ μακροτέρων εἰρημένων, ἤτοι τὸ τῆς θερμασίας πυ-
ρῶδες, ἢ τὸν τόνον αὐτοῦ λέγετε. ταῦτα γὰρ ἐκ τῶν ῥήσεων
ὑμῶν ὥσπερ Λοξίου χρησμῶν ἐξευρεῖν ἠδυνήθημεν. νῦν οὖν
ἤδη καιρὸς διδάσκειν αὐτῶν τὰ γνωρίσματα. τοῦ μὲν δὴ
τόνου μεμαθήκαμέν τε καὶ χάριν ἴσμεν· ἀντιβαίνει μὲν γὰρ

aperte tactum explicavimus, aliter in vehementibus, aliter
hisce in pulfibus, ideo jactamus.   Nam vobis fenioribus,
qui haec magna cura iuveftigaftis, referimus acceptum, fi
quid nos invenimus boni, non inventuri certe, nifi ab iis,
qui ante nos in iis operam pofuerunt et infudarunt, fuiffe-
mus exercitati.   Quare hoc relinquamus, quod affectu ta-
ctus, puta compreffione, discernitur et fecluditur a vehe-
mente: fubvertendi enim vim illi et renifum tribuimus.
Jam quaeramus fecundum illud de duobus plenitudinis reli-
quis generibus, quorum prius, quod de ipfo fpiritu, ut vul-
tis, intelligitur, quidnam fit, nec hoc poffumus intelligere,
ut etiam tertio in libro De pulfuum differentiis demonftra-
vimus.   Verum (quia illic quae fumus latius profecuti, hic
brevibus volo perftringerc) aut caloris ardorem, aut conten-
tionem ejus dicitis: haec enim ex verbis veftris ut ex am-
biguis Apollinis oraculis eruere potuimus: jam horum reli-
quum eft ut figna tradamus   Contentionis quidem jam in-

θλιβόντων, ὥς φατε, καὶ ἀνατρέπει τὴν ἁφήν· τοῦ δὲ τῆς
θερμασίας, τοῦ πυρώδους τούτου, μόνου δεόμεθα μαθεῖν,
ἔστ᾽ ἄν γε τὴν ἁφὴν αἰσθανομένην ἔχωμεν. οὐ γὰρ ἀγνοή-
σομεν, οἶμαι, ψαύσαντες, οὐδεμίαν ἐν θερμότητι διαφοράν.
ἐκεῖνο δὲ θαυμάζομεν ἡμῶν, εἰ τὰ τοιαῦτα ἐν ταῖς τῶν σφυγ-
μῶν διαφοραῖς, ἀλλ᾽ οὐκ ἐν ταῖς τῶν πυρετῶν καταριθ-
μεῖσθε. ἀλλ᾽ ἕα, τό γε νῦν περὶ τούτου μηδὲν διαφερώ-
μεθα, [163] τοῦ δὲ λοιποῦ γένους τῆς πληρότητος ἐπι-
σκεψώμεθα τὴν διάγνωσιν. οὐδὲ γὰρ ἐν τούτῳ διὰ τῆς ἁφῆς
οὐδὲν ἔχω συμβαλεῖν, οὔτ᾽ εἰ πνεῦμα μόνον ἐν ταῖς ἀρτηρίαις
οὔτ᾽ εἰ καὶ χυμοὶ περιέχονταί τινες. ἀλλ᾽ οὐδὲ δύνασθε, ὡς
καὶ πρόσθεν ἔφην, ἐπειδὰν πρὸς Ἐρασίστρατον, ἢ Πραξα-
γόραν ἀντιλέγητε περὶ τοῦ τὰς ἀρτηρίας αἷμα περιέχειν, τὴν
αἴσθησιν ἐπικαλεῖσθαι μάρτυρα, πάντως ἂν αὐτὸ ποιήσον-
τες, εἴπερ ἐναργὲς ἦν. ἀλλ᾽ οὐδ᾽ αὐτῶν ἐκείνων οὐδεὶς ἐπὶ
τὴν αἴσθησιν μάρτυρα κατέφυγεν, ὡς εἶεν αἱ ἀρτηρίαι χυμῶν
μὲν καθαραὶ, πνεύματος δ᾽ ὄργανα μόνου δεόντως. ἁφῆ γὰρ
οὔτ᾽ εἰ πνεῦμα περιέχεται μόνον ὑπὸ τῶν ἀρτηριῶν οὔτ᾽ εἰ

dicia didicimus, gratiasque agimus, fcilicet renititur pre-
mentibus, ut confirmatis, tactumque fummovet.   Ardorem
autem hunc caloris nihil requirimus, nifi ut doceamur, quo-
usque tactus nofter animadvertat, neque fane ulla tactum
noftrum latebit differentia caloris.   At non poffumus hic
nos non mirari, fi in pulfuum differentia ea et non in fe-
brium aggeretis.   At hoc mittamus in praefentia, nec de eo
contendamus.   Reliquum genus quemadmodum dignosca-
tur attendamus plenitudinis.   Hic tactu non habeo quid
conjiciam, nec an fpiritus arteriis folus, nec an etiam qui-
dam humores contineantur, imo non valetis, ut demonftravi
antea, fi quando Erafiftratum refellitis, vel Praxagoram,
quum afferitis fanguinem in arteriis effe, fenfum appellare
teftem: haudquaquam id praetermiffuri, fi confpicuum fit.
Nec vero illorum etiam ad fenfum quisquam confugit teftem,
ut confirmaret arterias effe humoribus vacuas, fpiritusque
tantum inftrumenta: et recte fane, quippe tactus fpiritus ne
in arteriis tantum fit, an fimul humores aliqui, non valet

ΣΦΥΓΜΩΝ ΛΟΓΟΣ Δ. 951

Ed. Chart. VIII. [163.]   Ed. Baf. III. (82.)

καὶ χυμοί τινες ἐνδείξασθαι δύναται. καταλιπόντες οὖν ἤδη
τὴν ματαίαν αὐτῶν φλυαρίαν αὐτοὶ κατὰ μόνας εἴπωμεν,
ὡς οὐκ ἔστιν ἅμα οὐδὲν τῶν αἰσθήσεων διαγνῶναι τὸ περιε-
χόμενον ἐν ταῖς ἀρτηρίαις αἷμα πόσον, εἶθ᾽ ὁποῖόν τί ἐστι.
πρῶτον μὲν γὰρ ἀναμνήσομεν ἡμᾶς αὐτούς, ὡς οὐδὲ κατὰ
τοὺς ὑδέρους ὑγρὸν, ἢ πνεῦμα περιεχόμενον ἐν τοῖς κατὰ
γαστέρα χωρίοις ἁφῇ διαγνῶναι δυνάμεθα, μὴ βοθρουμένου
γε πιεζόντων τοῦ δέρματος. ὥσπερ οὖν οὐδὲ φαίνεται βο-
θρούμενον πολλάκις ἔν τε τοῖς ἀσκίταις τοῖς ἀκριβέσι καὶ
τοῖς τυμπανίταις καλουμένοις ὑδέροις, ἀλλ᾽ ἀναγκαζόμεθα
πρὸς τὴν ἀκριβῆ διάγνωσιν πρῶτον μὲν κρούειν τὸ ἐπιγά-
στριον, ἵνα γνῶμεν εἰ οἷον τύμπανον ἐπηχεῖ, δεύτερον δὲ
καὶ μετασχηματίζειν καὶ μεταβάλλειν ἐπὶ τὰς πλευρὰς τὸν
ἄνθρωπον, ὑπὲρ τοῦ κλύδωνος αἰσθέσθαι τινός. καὶ ἡμῖν
ὁ μὲν τυμπανώδης ψόφος πνεύματος σημεῖόν ἐστιν, ὁ δὲ
κλύδων ὑγρότητος, τῇ δ᾽ ἁφῇ μόνῃ κατὰ τὴν ἐπιβολὴν τὸ
τεταμένον ἐπιγάστριον οὐκ ἔστι διαγνῶναι, πότερον ἐξ ἀέρος,
ἢ ὕδατος τοῦτο πέπονθε. καίτοι συντέτηκεν ἐπὶ τούτων τό
τε δέρμα καὶ πᾶν εἴ τι σαρκῶδες ἐπὶ τῷ περιτοναίῳ καὶ

declarare. Itaque inanibus nugis horum repudiatis, ipfi di-
camus apud nos foli, nullum prorfus fenfum effe, quo di-
gnoscas, in arteriis contentus fanguis quam fit multus et
qualis. Ac primo loco nobiscum repetemus non poffe in
hydrope nos, humor fit, an fpiritus, qui in regionibus ven-
tris continetur, tactu explorare, nifi cavata compreffione
cute. Et vero frequenter non cavari confpicias in finceris
ascitis et iis quos tympanites vocant: fed ad veram notitiam
comparandam pulfare cogimur abdomen, ut attendamus, fi
veluti tympanum refonet, fecundo loco aliter componere
hominem et in latera convertere, quo fluctuationem aliquam
exaudiamus. Ac nobis ftrepitus in modum tympani fpiri-
tum annuntiat, fluctuatio humorem, uno vero admoto tactu
diftentum abdomen non deprehendas, ex aëre fit, an ex
aqua, tametfi cutis his et quicquid carnofum erat fecundum

952 ΓΑΛΗΝΟΤ ΠΕΡΙ ΔΙΑΓΝΩΣΕΩΣ

Ed. Chart. VIII. [163.]   Ed. Baſ. III. (82. 83.)

πολύδερμον ἦν, διά τε τὴν λεπτότητα τῶν περικειμένων
καὶ τὸ πλῆθος περιεχομένης οὐσίας τεκμαίρεσθαι, διά τε
ἀφῆς, εἴθ᾽ ὑγρὸν εἴτε πνεῦμα τὸ περιεχόμενόν ἐστιν, ἀλλ᾽
ὅμως οὐδ᾽ ἐπὶ τούτων ἀσφαλὲς ἀφῇ μόνῃ πιστεύειν.
πῶς οὖν ἐπὶ τῆς ἀρτηρίας, οὕτω μὲν παχὺν ἐχούσης χι-
τῶνα, ὡς ἑξαπλάσιον εἶναι τοῦ περιτοναίου, δέρματος δ᾽
ἱκανῶς παχέος ἐπικειμένου πολλάκις, οὐ γὰρ δὴ πάντας γε
τοὺς νοσοῦντας φθινώδεις ἐπισκοπούμεθα, καὶ (83) τρίτου
προσιόντος τοῦ τῆς κινήσεως, οὐ μικρὰν οὐδ᾽ αὐτοῦ δύνα-
μιν εἰς τὸ συγχέειν μὲν τὴν διάγνωσιν ἔχοντος, εἰσόμεθά τι
διὰ τῆς ἀφῆς ἀκριβές; καίτοι πρὸς τὸ συγχυθῆναι περὶ τὸ
ὑποκείμενον ἧκει τὸ διὰ παντὸς ἐν κινήσει τὴν ἀρτηρίαν
εἶναι. πόθεν οὖν γνῶναι δυνατὸν ἢ ποσότητα τοῦ περιε-
χομένου χυμοῦ κατὰ τὰς ἀρτηρίας, ἢ ποιότητα; τῷ μὲν
γὰρ μεγέθει τοῦ σφυγμοῦ τὸ πλῆθος τῆς περιεχομένης
οὐσίας γνωρίζομεν, ἀλλ᾽ οὐ πάντως ὑγρὸν εἶναι χυμὸν
αὐτὴν ἐντεῦθεν διαγινώσκομεν, τῇ δὲ σκληρότητι τὴν
σύστασιν τοῦ τῆς ἀρτηρίας σώματος. τὸ δ᾽ ἀντιβατικὸν

peritonaeum contabuit, ac multo fuiſſet facilius, tum ob
circumjectarum partium extenuationem, tum ob materiae
contentae copiam, conjectari tactu, utrum humor, an ſpi-
ritus ſit id, quod in eis continetur: attamen hic etiam ſoli
tactui parum tuto fidem habeas. Quomodo igitur in arteria
tam craſſa munita tunica, ut peritonaei ſit ſextupla, et quam
cutis ſaepe tegat bene craſſa? nec enim aegroti, quos viſi-
mus, ſemper tabidi ſunt. Quum praeterea tertius accedat
motus, qui etiam non parum ad confundendam notitiam
valeat, quid tandem tactu comperire exacte poterimus? et
ſi ad conturbandam notitiam ejus, quod continetur, ſatis
erat arteriae perpetuus motus, quo ergo licebit ſigno, aut
quantitatem contenti in arteriis humoris, aut qualitatem
cognoscere? nam magnitudine quidem pulſus contenti hu-
moris cognoscimus copiam, ſed non perpetuo hinc nobis
humidum eſſe ipſum humorem conſtat, duritie vero ſtatum

πληγῆς, οὐ πάχους οὐσίας σημεῖον, ἀλλὰ τῆς ῥώμης τοῦ
ζωτικοῦ τόνου. καὶ γὰρ ἂν καὶ γελοῖον εἴη, παχεῖαν
οὕτως ἐν ταῖς κοιλότησι τῶν ἀρτηριῶν ὑπολαμβάνειν ὑγρό-
τητα περιέχεσθαί ποτε, ὡς θλιβόντων ἀντιβαίνειν. εἰ γὰρ
καὶ βόρβορος εἴη, ῥᾳδίως εἴξει θλιβόντων, εἰ μή τι λίθους
τε καὶ ψάμμον ἐν ταῖς ἀρτηρίαις περιέχεσθαι νομίζουσιν.
οὕτω γὰρ μόνως τὸ πάχος τῆς οὐσίας ἀντιβήσεται θλίβου-
σιν, ἄλλως δὲ οὐδαμῶς. ἐβουλόμην δ᾽ ἂν ἀσκὸν πληρώσας
ὑγρᾶς οὐσίας τοῖς οὕτως ἀκριβοῦν ἐπαγγελλομένοις τὴν
ἁφὴν, ὡς τὴν ἀλήθειαν αὐτὴν ὑπερφθέγγεσθαι παρασχεῖν,
εἰς διάγνωσιν ὁποία τίς ἐστιν ἡ περιεχομένη κατ᾽ αὐτὸν
οὐσία. [164] μόνον γὰρ οὐκ ἂν διακρίναιεν ὕδωρ λεπτὸν
οἴνου παχέος. ἀλλ᾽ οὐδ᾽ εἰ τῶν ἀσκῶν ὁ μὲν εἴη πίττης
ὑγρᾶς πλέων, ὁ δὲ ἀέρος, οὐδ᾽ οὕτως διαγνώσονται. μόνοι
γὰρ οἱ κλύδωνές τε καὶ ψόφοι δυνατοὶ διακρίνειν εἰσὶν,
ὁποῖόν τι τὸ περιεχόμενόν ἐστιν, ἡ δὲ διὰ τῆς ἁφῆς αἴ-
σθησις ὁμοία κατὰ πᾶν. οὐ μὴν οὐδ᾽ οἱ κλύδωνες τὰς
ποιότητας τῶν ὑγρῶν οἷοί τε δηλοῦν, ἀλλ᾽ αὐτὸ τοῦτο μό-

arteriae corporis renifus ictus non craffitiem fubftantiae
fignificat, fed robur vitalis contentionis. Nam ridiculum
fit, fi adeo continere unquam craffum adducaris humorem
arteriarum capacitatem, ut renitatur compreffioni, imo fi vel
fit lutum, facile cedat prementi, nifi lapides in arteriis et
arenam putamus contineri, nam ita renitetur denique mate-
riae craffities prementibus, aliter nullo modo. Equidem li-
benter utrem repletum humida materia his, qui ita elima-
tum tactum jactabant, ut verbis veritatem fuperent, explo-
randum offerrem, quae infit in illo materia, nam ne
aquam quidem tenuem a craffo vino difcernant. Neque
vero fi unus uter picis humidae fit plenus, alter aëre, fic
etiam deprehendant: folae enim fluctuationes et ftrepitus
facultatem habent difcernendi, quid fit, quod contineatur:
fenfus autem tactus usquequaque manet fimilis. Quin qua-
litates humorum ne fluctuationes qnidem annunciant, verum

954 ΓΑΛΗΝΟΥ ΠΕΡΙ ΔΙΑΓΝΩΣΕΩΣ

Ed. Chart. VIII. [164.]   Ed. Baf. III. (83.)

νον τὸ κοινὸν, ὅτι ὑγρὸν τὸ περιεχόμενον, καὶ οὐ πνεῦμα.
καίτοι πῶς ἄν τις πιστεύσειε τοῖς δι᾽ ἑνὸς χιτῶνος τοῦ
κατὰ τὸν ἀσκὸν μὴ δυναμένοις διαγνῶναι τοῦ περιεχομένου
τὴν ποιότητα δυνατοῖς εἶναι διά τε δέρματος οὐχ ἧττον
ἢ κατ᾽ ἀσκὸν παχέος καὶ ὑμένων τοὐλάχιστον δυοῖν καὶ
χιτώνων ἐξ ἀνάγκης δυοῖν τὴν ἐντὸς τῆς ἀρτηρίας διαγνῶ-
ναι ποιότητα; ταῦτ᾽ οὖν αὐτοὶ μὲν λεγέτωσαν, Ἡροφίλου
δὲ μὴ καταψευδέσθωσαν, μηδὲ δυσωπείτωσαν ὀνόματι σεμνῷ
τοὺς ἀμαθεῖς τῶν Ἡροφίλου γραμμάτων, μηδ᾽ ἐκ τούτου
τὴν πίστιν τῷ λόγῳ ποριζέσθωσαν. αἰσχρὸν γὰρ ἐπὶ μαρ-
τύρων ἀγωνίζεσθαι, καθάπερ ἐν δικαστηρίῳ. εἰ λέγειν ἔχεις
εἰς ἀπόδειξιν, ἡδέως ἀκουσόμεθά σου. τὸ δ᾽ Ἡρόφιλόν τε
καὶ Ἡροφιλείους καλεῖν μάρτυρας, ἀποδιδράσκοντός ἐστι τὸν
ἐξ εὐθείας ἀγῶνα, καὶ λόγον καὶ διαδύσεις τε καὶ μηχανὰς
ἐξευρίσκοντος ἐλέγχου φόβῳ. δῆλον, ὡς ἕνεκα τοῦ μὴ περὶ
πράγματος ἔτι ζητεῖν, ἀλλ᾽ ἱστορίας οἱ κατεψευσμένοι μάρ-
τυρες ἐπεισάγονται. λέγει τοῦθ᾽ Ἡρόφιλος; οὐ μὲν οὖν.
ἀλλὰ οὐδὲ ψεύσῃ; δεῖξον πῶς ψεύδομαι, δεῖξον πῶς λέγει.

hoc ipfum duntaxat commune, humorem qui continetur,
non fpiritum eſſe. Et quomodo credas, qui nec valent per
unicam utris tunicam dignoscere contenti qualitatem, per
cutem poſſe non minus utre craſſam membranasque mini-
mum binas ac per tunicas neceſſario duas humorem, qui
in arteria eſt, dignoscere? Atque haec quidem illi dicant,
nec Herophilum onerent mendaciis: neque gravi nomine ru-
des territent Herophili librorum, neque hinc fidem verbis
parent, turpe enim eſt, quaſi ad ſubſellia teſtibus certare.
Si demonſtrationem afferre potes, audiemus te libenter, He-
rophilum vero ejusque aſſeclas proferre teſtes declinantis
eſt rectum certamen et cauſas, exceptiones artesque com-
mentantis, ne detegaris. Conſtat non jam inquirendae rei
gratia, ſed hiſtoriae ſupponi falſo citatos teſtes. Haecne
dicit Herophilus? minime vero. At an ne mentiris tu?
oſtende quemadmodum mentiar, oſtende quomodo dicat,

Ed. Chart. VIII. [164.]   Ed. Baf. III. (83.)

κᾄπειτα λέξις, εἰ οὕτως ἔτυχεν, ἀμφίβολος προβάλλεται
καὶ πόλεμος ἀμφ᾽ αὐτῇ συνίσταται, τί ποθ᾽ ἡ λέξις λέγει
καὶ τί ποτε βούλεται, καὶ κατὰ ῥητὸν ἤδη καὶ διάνοιαν
ἐπιχειρήματα ῥητορικὰ καλινδεῖται, καὶ κατ᾽ ἀμφιβολίαν
ἕτερα καὶ κατὰ συλλογισμοὺς νὴ Δία. ἀλλὰ καὶ πᾶσαν οὕτω
μεταφέρουσιν τὴν ῥητορικὴν, ὥσπερ ὑπόθεσιν μελετῶντες,
οὐ τὸ προκείμενον περαίνοντες. τί γὰρ οὐκ εἴρηται τοῖς νεω-
τέροις ἰατροῖς εἰς τὸ πρόβλημα, τοῖς μὲν κατασκευάζουσιν
ἐπίστασθαι τὸν Ἡρόφιλον καὶ ταύτην τοῦ σφυγμοῦ τὴν
διαφορὰν, τοῖς δ᾽ ὡς οὐκ οἶδεν ἐγχειροῦσι δεικνύειν; ἀταλαί-
πωροι μὲν οὖν ἑκάτεροι καὶ ἐλεεῖσθαι δίκαιοι, τῆς μὲν ἀμα-
θείας οἱ πρότεροι, τῆς φιλονεικίας δ᾽ οἱ δεύτεροι. ἀταλαί-
πωροι δὲ καὶ ἡμεῖς, οἷς γε οὐκ ἀρκεῖ τὴν ἰδίαν ἀσκεῖν θεω-
ρίαν τῆς τέχνης, ἀλλὰ τί μὲν Ἡρόφιλος εἶπεν, τί δ᾽ Ἡρα-
κλείδης τε καὶ Χρύσερμος καὶ Ἡγήτωρ οὐκ ὀρθῶς ἐξηγήσαντο,
τί δ᾽ ἂν εἶπεν Ἀπολλώνιός τε καὶ Βακχεῖος καὶ Ἀριστόξενος
εἰδέναι βουλόμεθα. καὶ εἰ μὴ βουλόμεθα δὲ, πάντως ἀναγκα-
ζόμεθα καὶ διττῶν ἀπολαύομεν κακῶν, ὅτι τε φλυαροῦμεν

deinde dictio forte ambigua profertur, eoque bellum con-
vertitur, quidnam fignificet dictio et quid velit. Ibique in
dicto et fententia vertuntur epicheremata quaedam rhetori-
ca, in amphibolologia item alia et hercle in fyllogismis etiam
alia, imo omnem fic rhetoricam huc transferunt, ut fi ar-
gumentum aliquod meditarentur, nec propofitum ftuderent
efficere. Quid enim non adduxerunt recentiores medici ad
quaeftionem, quum quidam fcire Herophilum defendant et
hanc pulfus differentiam, contra quidam nescire conentur
probare? Miferi certe utrique et mifericordia digni, illi
quod imperiti, hi quod funt contentiofi. Non minus nos
tamen infelices, quibus, fi artis colamus commentationem,
non eft fatis, fed et quid Herophilus, quid Heraclides et
Chryfermus et Hegetor non probe expofuit, quid porro
Apollonius dixit et Bacchius, Ariftoxenusque volumus fcire;
et fi deprecamur, compellimur plane, duobusque exercita-
mur malis, tum quod abs re nugamur, tum quod inviti hoc

οὐδὲν δέον ὅτι τε μὴ βουλόμενοι τοῦτο δρῶμεν, ὥσπερ ἐκεῖ-
νοι νῦν γοῦν ἐμὲ δεῖ δυοῖν θάτερον, ἢ δοκεῖν Ἀρχιγένει τε
καὶ Ἡροφίλῳ καὶ μυρίοις ἄλλοις τἀναντία λέγειν, ἢ δει-
κνύειν, ὅτι καθ᾽ Ἡρόφιλον οὐδείς ἐστι πλήρης σφυγμός.
εἰ μὲν οὖν ὡς ἔργον αὐτὸ προὐχειρισάμην, ἦν ἂν ὁμοίως
ἐκείνοις ἄξιος μέμψεως ἐπὶ τῇ ματαίᾳ σπουδῇ· νυνὶ δὲ κατ᾽
αὐτὴν τῶν πραγμάτων τὴν ἀλήθειαν ἐξελέγξας αὐτῶν τὴν
δόξαν, τοὺς μὲν πρὸς αὐτὰ τὰ ἔργα τῆς τέχνης σπεύδοντας
ἀπολύσω πρὸς ἐκεῖνα, συντετελεσμένης ἡμῖν ἤδη τῆς προκει-
μένης ζητήσεως. ὅσοι δὲ καὶ ἱστορίαν ἐκμανθάνειν παλαιὰν
ἐθέλουσι, καὶ χρόνον εἰς τοῦτ᾽ ἔχουσιν, ἅπαντα προσθήσω,
δεικνὺς ὅτι μηδαμοῦ χρῆται πρὸς μηδὲν Ἡρόφιλος τῷ πλήρει
σφυγμῷ. πρῶτον δ᾽ ἀπ᾽ αὐτῆς ἄρξομαι τῆς λέξεως ἧς ἐκεῖ-
νοι προβάλλουσιν ἐν τῷ πρώτῳ περὶ τῶν Ἡροφίλου περὶ
σφυγμῶν γεγραμμένης, ἣν καὶ μόνην ἀνεγνωκέναι μοι δοκοῦ-
σιν. [165] ἔχει δὲ οὕτως· καθόλου μὲν οὖν δοκεῖ διαφέρειν
σφυγμὸς σφυγμοῦ πλήθει, μεγέθει, τάχει, σφοδρότητι,
ῥυθμῷ. ταύτην γὰρ προβάλλοντες ἐρωτῶσι τί ποτ᾽ ἐστὶ τὸ

faciamus, quod illi. Nunc quidem certe alterutrum mihi
neceſſe eſt, aut ut Archigeni videar et Herophilo, ſexcen-
tisque aliis refragari, aut demonſtrem, nullum de Herophili
ſententia plenum pulſum eſſe. Ac ſi id ut operaepretium
tractem, non aliter ac illi de inani ſedulitate reprehenden-
dus ſim. Nunc quando ex ipſa rerum veritate illorum ſen-
tentiam coargui, qui ad ipſa artis opera properant, ad ea
dimittam, quia jam propoſitam quaeſtionem abſolvimus.
Quod ſi qui avent etiam veterum ſcripta cognoscere, tempo-
reque ad ıd abundant, omnia adjiciam, ac declarabo nus-
quam Herophilum ad ullam rem uti pleno pulſu. Et pri-
mum ab ipſo capite exordiar, quod illi proferunt: quod ab
Herophilo libro primo De pulſibus eſt ſcriptum, quod mihi
ſolum videntur legiſſe. Atque ſic habet: *In ſumma, dif-
ferre mihi videtur pulſus a pulſu, magnitudine, celeritate,
vehementia, rhythmo.* Hoc in multis prolato, quid πλῆ-

ΣΦΥΓΜΩΝ ΛΟΓΟΣ Δ. 957

Ed. Chart. VIII. [165.]   Ed. Baf. III. (83.)

πλῆθος, ὥσπερ εἰ μὴ γιγνώσκοιμεν ὁποῖόν τι δηλοῖ τῷ πλή-
θει, τῆς πληρότητος ἐξ ἀνάγκης ὑπ᾽ αὐτοῦ δηλουμένης. ἐγὼ
τοίνυν, ὡς νομίζω, χαριέντως ἀποκρίνομαι. τὸ γὰρ πλήθει
πυκνότητά φημι δηλοῦν. αὖθις δ᾽ ἂν ἑτέροις ἀποκριναίμην,
τὸ πλήθει σφοδρότητα δηλοῦν, καὶ πάντα μᾶλλον ἢ πλη-
ρότητα φήσαιμ᾽ ἄν, ἵνα γνῶσιν ὅση τοῖς φλυαρεῖν βουλομέ-
νοις ἐστὶν ἐξουσία. διὰ τί γὰρ πληρότητι μᾶλλον, οὐ πυκνό-
τητι δηλώσει τὸ πλῆθος; ἢ ὅτι τὴν πρώτην συλλαβὴν ἔν
τε τῇ πληρότητι καὶ πλήθει διὰ τῶν αὐτῶν στοιχείων λέ-
γομεν; ἀλλ᾽ εἰ τοῦτο, καὶ ἡ πληγὴ καὶ τὸ πλησίον καὶ ἡ
πλησμονὴ καὶ τὸ πλῆκτρον καὶ μυρία ἕτερα τὴν πρώτην
συλλαβὴν ἐκ τῶν αὐτῶν ἔχει στοιχείων συγκειμένην. ἀλλὰ
πόῤῥω, φασὶν, ἔστι τὰ τούτων σημαινόμενα τοῦ κατὰ τὸ
πλῆθος. τί δ᾽ οὐ καὶ τὸ τῆς πληρότητος σημαινόμενον
πάμπολυ τοῦ κατὰ τὸ πλῆθος διενήνοχεν; ἀλλ᾽ εὔλογον, φα-
σὶν, ἔστι καὶ τὴν κατὰ πληρότητα διαφορὰν ὑπάρχου-
σαν ἐν τοῖς σφυγμοῖς εἰρῆσθαι νῦν καὶ γινώσκεσθαι πρὸς

θος fit, quaerunt, quafi vero fi nesciamus, quid πλήθει
fignificetur, quum neceffario πληρότης ab eo, id eft pleni-
tudo, fignificetur. Itaque ego ipfis lepide, ni fallor, re-
fpondeo: nam τῷ πλήθει crebritatem illum affirmo defignare.
Rurfus utique aliis respondeam, τῷ πλήθει vehementiam
denotare, ac quidvis potius quam plenitudinem dicam,
ut videant, nugari volentibus quanta licentia fit. Nam
cur plenitudinem potius quam crebritatem τὸ πλῆθος de-
notabit? num quia primam fyllabam τῆς πληρότητος et
πλήθοις iisdem elementis proferimus? Quod fi eft, etiam
ἡ πληγὴ, τὸ πλησίον, ἡ πλησμονὴ, τὸ πλῆκτρον, τὸ πλημ-
μυρεῖν, fexcentaque funt alia, quorum ex iisdem elementis
prima fyllaba conftat. At enim longe, inquiunt, remotae
horum fignificationes funt a τοῦ πλήθους. Qui autem mi-
nus plenitudinis fignificatio a τοῦ πλήθους fignificatione
procul abeft? Imo probabile eft, inquiunt, differentiam
plenitudinis, quae eft in pulfibus, commemorari nunc at-

958 ΓΑΛΗΝΟΤ ΠΕΡΙ ΔΙΑΓΝΩΣΕΩΣ

Ed. Chart. VIII. [165.]　　　　　　Ed. Baſ. III. (83. 84.)

Ἡροφίλου. τί δ᾽ οὐκ εὔλογον καὶ τὴν σκληρότητα γι-
νώσκεσθαι καὶ λέγεσθαι; καὶ γὰρ καὶ αὗται διαφοραί τέ εἰσι
σφυγμῶν καὶ πάντως αὐτὰς ἐγίνωσκεν Ἡρόφιλος. πόθεν
οὖν τὴν κατὰ πληρότητα λέγει, κάλλιον ἦν, οἶμαι, μακρῷ
πρότερον ἀναγνῶναι πάντ᾽ αὐτοῦ τὰ περὶ σφυγμῶν συγγράμ-
ματα. καὶ γάρ μοι καὶ νόμος οὗτος ἐξηγήσεως, ἕκαστον τῶν
ἀνδρῶν ἐξ ἑαυτοῦ σαφηνίζεσθαι καὶ μὴ κεναῖς ὑπονοίαις
καὶ φάσεσιν ἀναποδείκτοις ἀπαληρεῖν, ὅ τι τις βούλεται.
ποῦ τοίνυν εὗρες ἀλλαχόθι τὸ τοῦ πλήρους ὄνομα παρ᾽
Ἡροφίλῳ; τὸ μὲν γὰρ τοῦ πυκνοῦ μυριάκις. ὅταν οὖν ἡ
μὲν κατὰ πληρότητα διαφορὰ μήτ᾽ εἰς διάγνωσιν ἥκει, κα-
θότι δέδεικται, μήθ᾽ Ἡρόφιλος αὐτῆς ἑτέρωθι μνημονεύει,
ἡ δὲ κατὰ πυκνότητα καὶ πρὸς ἁπάντων ὡμολόγηται, καὶ
μυριάκις αὐτὴν Ἡρόφιλος εὑρίσκεται γράφων, εὐλογώτερον
ἂν εἴη, πυκνότητα νομίζειν εἰρῆσθαι (84) μᾶλλον ἢ πληρό-
τητα, καὶ οὐ τοῦτό φημι νῦν, ὡς τὸ πλήθει γέγραφεν Ἡρό-
φιλος ἀντὶ τοῦ πυκνότητι, γελοῖος γὰρ ἂν εἴην ὁμοίως

que ab Herophilo cognosci.　Quin potius veriſimile eſt du-
ritiem cognosci et appellari, quum et hae pulſuum differen-
tiae ſint, easque prorſus Herophilus cognosceret.　Unde
igitur differentiam plenitudinis dicat, multo praeſtabat mea
ſententia, revolviſſe antea omnes ejus de pulſbus libros.
Mihi quidem hanc legem ſtatui, ut unumquemque ſcripto-
rem ex ſe ipſo declarem, nec inanibus ſuſpicionibus et affir-
mationibus demonſtratione vacuis delirem, quid aliquis di-
cat.　Atque quo inveniſti apud Herophilum alio loco no-
men pleni, quum crebri invenias millies?　Proinde quum
differentia plenitudinis et incognita ſit, ut demonſtravimus,
nec ejus alibi Herophilus meminerit: differentia porro cre-
britatis, quum apud omnes in confeſſo ſit, tum eam Hero-
philus ſcribere millies comperiatur: probabilius multc ſit
crebritatem appellare putare illum, quam plenitudinem.
Neque hoc dico τῷ πλήθει Herophilum pro crebritate ſcri-
pſiſſe (hoc enim ſi dicam, ridiculus ſim non ſecus ac ille

ἐκείνοις ἐξηγητὴς, εἰ τοῦτο λέγοιμι, ἀλλὰ ὅτι ῥᾷόν ἐστι
καὶ πυκνότητα καὶ σκληρότητα καὶ πάντα μᾶλλον ἢ τὴν
πληρότητα δεῖξαι δηλούμενα. ἐγὼ δὲ τί μὲν δηλοῖ τὸ πλήθει
παρ᾽ Ἡροφίλῳ, δι᾽ ἑτέρων οἶμαι σαφῶς ἐξηγήσασθαι, νῦν
δὲ, ὅτι οὐ δηλοῖ πληρότητα, πῶς οὖν ἀποδείκνυμεν αὐτό;
πρῶτον μὲν ἐπιφέρων εὐθύς φησιν ὡδί· γράψω γὰρ τὴν
ῥῆσιν ὅλην, ἵνα μᾶλλον θαυμάσῃς τὴν ἄνοιαν τῶν ἀνθρώ-
πων, πληρότητι τὸ πλήθει νομιζόντων λέγεσθαι· καθ᾽ ὅλου
μὲν οὖν δοκεῖ διαφέρειν σφυγμὸς σφυγμοῦ πλήθει, μεγέ-
θει, τάχει, σφοδρότητι, ῥυθμῷ. ἐκ τοῦ κατὰ ταῦτα δια-
φέρειν φανερὸς γίνεται ἐνίοτε ὅ τε οἰκεῖος καὶ οὐκ οἰκεῖος.
φαίνεται δὲ διαφέρειν καὶ ἐπιγινάσκεσθαι καθόλου μὲν ἕτε-
ρος ἑτέρου σφυγμός, ὡς εἴρηται, ῥυθμῷ, μεγέθει, τάχει,
σφοδρότητι. εἰ δὲ ἐν τῷ αὐτῷ ῥυθμῷ φαίνεται διαφέρειν
ἕτερος ἑτέρου σφυγμὸς σφυγμοῦ τάχει, μεγέθει, σφοδρό-
τητι, τίνα βούλει πιστότερον Ἡροφίλου λαβεῖν μάρτυρα ῆς
Ἡροφίλου γνώμης; φαίνεται, φησὶν, ἕτερος ἑτέρου διαφέρειν
σφυγμὸς, ὥσπερ εἴρηται, ῥυθμῷ, μεγέθει, τάχει, σφοδρό-

interpres) verum eſſe longe proclivius declaratu crebritatem
et duritiem, adeoque quidvis potius quam plenitudinem
ſignificari.   Equidem, quid Herophilo τῷ πλήθει ſignificet,
alias puto aperte declaratum eſſe, nunc non denotare ple-
nitudinem, quonam pacto demonſtramus hoc?   Primum
ſtatim haec ſubdit, nam quo mireris magis hominum de-
mentiam, qui pro plenitudine πλήθει accipiunt, apponam
totum caput.   *Atque in ſumma differre mihi videtur pul-
ſus a pulſu πλήθει, magnitudine, celeritate, vehemen-
tia, rhythmo.   Quia in his differunt, conſpicuus interim
fit et proprius et non proprius, Videtur porro differre
et discerni univerſe pulſus alter ab altero, ut dictum eſt,
celeritate, magnitudine, vehementia:* quem poſſis locuple-
tiorem adducere Herophilo teſtem Herophili ſententiae? Vi-
detur, inquit, alter pulſus differre ab altero, ut eſt de-
claratum, rhythmo, magnitudine, celeritate, vehementia

Ed. Chart. VIII. [165. 166.]   Ed. Baf. III. (84.)

τητι. πῶς οὖν εἴπερ ὅλως διαφοράν τινα σφυγμῶν τὸ πλή-
θει δηλοῖ, παρέλιπεν αὐτὴν νῦν, [166] ἐπαναλαμβάνων
τὸν λόγον, οὐχ ἁπλῶς, οὐδ' ἀργῶς, ἀλλὰ μετὰ τοῦ προσ-
θεῖναι, ὡς εἴρηται. πῶς δὲ τοὺς ἐν ταὐτῷ ῥυθμῷ σφυγ-
μοὺς φησι, τάχει καὶ μεγέθει καὶ σφοδρότητι διαφέρειν;
πῶς δ' ἐφεξῆς τὰς καθ' ἡλικίαν διαφορὰς ἐκτιθέμενος, ταῖς
μὲν ἄλλαις διορίζει τοὺς σφυγμοὺς, παρέλιπε δὲ τὴν πλη-
ρότητα; καὶ κατὰ τὰ πάθη δὲ καὶ τὰς ὥρας καὶ τὰ ἐπι-
τηδεύματα καὶ τἆλλα πάντα διορίζων τοὺς σφυγμοὺς τῶν
μὲν ἄλλων πασῶν ἀεὶ μνημονεύει διαφορῶν, τῆς πληρότητος
δ' οὐδαμοῦ. καὶ τὸ μεῖζον, αὐτὴν ταύτην τὴν λέξιν σχεδὸν
καθ' ἕκαστον αὐτῶν προσγράφων οὐδαμοῦ τὸ πλήθει προσέ-
θηκεν, ἀλλ' ἐν τῷ α' βιβλίῳ μόνον, οὐκ ἐν τοῖς ἅπασι λόγοις,
οὐκ ἂν παραλιπὼν, εἴπερ ὄνομα διαφορᾶς ἦν σφυγμῶν. ταῦθ'
ὥσπερ ἐπιτομὴ τῶν εἰρημένων ἡμῖν ἐν τοῖς περὶ τῆς καθ'
Ἡρόφιλον ἐν τοῖς σφυγμοῖς διαφορᾶς ἔστω λελεγμένα. δι'
ἐκείνων γὰρ ἐπὶ πλέον ἐξηγησάμεθα τὴν Ἡροφίλου τῶν κατὰ

Quanam igitur ratione, fi omnino pulfuum certam diffe-
rentiam τῷ πλήθει indicat, eam hoc loco praeteriit, quum
orationem repetat non obiter, aut negligenter, fed addat,
ut dictum eft? Qui autem fit, ut ejusdem rhythmi pulfus
dicat celeritate, magnitudine vehementiaque diftare?
Quomodo poftea quum exponat differentias pro aetatibus,
reliquas differentias pulfus diftinguit, omifit autem plenitu-
dinem? Praeterea pro affectibus, temporibus anni, vitae
inftitutis et pro ratione aliorum omnium quando discernit
pulfus, caeteras ubique omnes memorat differentias, ple-
nitudinem nusquam. Et quod majus eft, qui hanc ipfam
fingulis iis fere adfcribit orationem, nusquam addit τῷ πλή-
θει, fed in primo tantum libro, non in omnibus libris, cer-
te non praetermiffurus, fiquidem nomen differentiae fit
pulfuum. Haec pro compendio habeto eorum, quae in li-
bris Je differentiis pulfuum fecundum Herophilum diffe-
ruimus, in illis enim latius Herophili ufum nominum pul-

σφυγμοὺς ὀνομάτων συνήθειαν. ἤδη τοιγαροῦν καταπαύσω
τὸν περὶ τῆς διαγνώσεως τῶν σφυγμῶν λόγον. ὅσα γὰρ ἢ
περὶ τῆς διαστρόφου θέσεως τῶν ἀρτηριῶν, ἢ περί τινος ἄλλου
τῶν κατὰ μέρος εἰς τόνδε τὸν λόγον ἀνεβαλλόμην, ταῦτ᾽ ἐν
ταῖς ἐχομέναις δύο πραγματείαις εἰρήσεται, τῇ τε περὶ τῶν
ἐν σφυγμοῖς αἰτίων κἂν τῇ δι᾽ αὐτῶν προγνώσει, τεττάρων
ἑκατέρᾳ βιβλίων ἐσομένῃ.

fuum explicavimus. Jam igitur finem faciam fermonis de
pulfibus dignoscendis; nam fi quae de arteriarum perverfo
fitu, aut de qua alia fingulari re ad hanc disputationem re-
jeci, haec in proximis duabus lucubrationibus declarabo, de
pulfuum caufis et de praefagitione ex illis: quarum com-
plectetur utraque quatuor libros.

Printed in the United States
By Bookmasters